HANDBUCH DER MEDIZINISCHEN RADIOLOGIE

ENCYCLOPEDIA OF MEDICAL RADIOLOGY

HERAUSGEGEBEN VON · EDITED BY

L. DIETHELM   **O. OLSSON**   **F. STRNAD**
MAINZ   LUND   FRANKFURT/M.

H. VIETEN   **A. ZUPPINGER**
DÜSSELDORF   BERN

BAND/VOLUME V
TEIL/PART 3

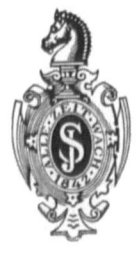

SPRINGER-VERLAG · BERLIN · HEIDELBERG · NEW YORK · 1968

RÖNTGENDIAGNOSTIK DER SKELETERKRANKUNGEN
TEIL 3

DISEASES OF THE SKELETAL SYSTEM (ROENTGEN DIAGNOSIS)
PART 3

VON · BY

H. ALTHOFF · H. G. CLAUS · H. ETTER
W. GASSMANN · G. GIOVANNELLI · H. GÖTT
E. HÄSSLER · A. LAUR · W. MARQUARDT
E. MOSEKILDE · F. PERASSI · R. SEYSS · F. SOMMER
E. STÖRIG · G. TORI · A. UEHLINGER
K. WEISS · H. WEYERS

REDIGIERT VON · EDITED BY

L. DIETHELM
MAINZ

MIT 751 ABBILDUNGEN
WITH 751 FIGURES

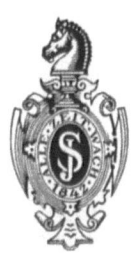

SPRINGER-VERLAG · BERLIN · HEIDELBERG · NEW YORK · 1968

© by Springer-Verlag Berlin · Heidelberg 1968

Softcover reprint of the hardcover 1st edition 1968

Library of Congress Catalog Card Number 68-12799

ISBN-13: 978-3-642-95047-6   e-ISBN-13: 978-3-642-95046-9

DOI: 10.1007/ 978-3-642-95046-9

Titel-Nr. 5832

Druck der Universitätsdruckerei H. Stürtz AG, Würzburg

Vorwort

Die Skeleterkrankungen, insbesondere auch die Entwicklungsstörungen, können nur bei oberflächlicher Betrachtung als ein wissenschaftlich abgeschlossenes Gebiet angesehen werden. Eine handbuchmäßige Bearbeitung wird aber noch schwieriger, wenn die Forschungsrichtung, aus der heraus die zu Grunde liegende Störung erfaßt und begriffen werden soll, durch die klinisch-morphologische, pathoanatomische Betrachtungsweise eingegrenzt und allenfalls — etwa bei den hier in diesem Teilband zusammengefaßten genetischen Störungen — noch auf die Ätiologie ausgedehnt wird. Wichtige Teilaspekte, wie etwa die biochemische Forschungsrichtung, können im Rahmen dieses Handbuchs natürlich nur gestreift werden, zumal gerade auf diesem Sektor noch vieles im Fluß ist. Die biochemischen Analysen haben darüber hinaus aber auch zu Aufspaltungen bisher als Einheit angesehener Krankheitsbilder geführt, wie etwa der Pfaundler-Hurlerschen Krankheit, die heute als Mucopolysaccharidspeicherkrankheit definiert und in mindestens sechs klinisch und biochemisch verschiedenen Formen beobachtet werden kann, ohne daß bisher bekannt ist, ob hier eine Stauung normaler Mucopolysaccharide bei einem lysosomalen Enzymdefekt vorliegt oder anormal strukturierte Mucopolysaccharide nicht von normal ausgestatteten Lysosomen abgebaut werden können.

Das gewählte Beispiel des Pfaundler-Hurler mag dem Radiologen zeigen, welche Grenzen der nur morphologischen Betrachtungsweise gezogen sind, und daß der Fortschritt gerade auf dem Gebiet der genetisch-bedingten Entwicklungsstörungen in dem Studium der formalen Genese und der biochemischen Zusammenhänge gesucht werden muß.

Diese Forschungen wird man genauestens verfolgen müssen, nicht nur, weil sie uns einen tieferen Einblick in die zu Grunde liegende Störung erlauben, sondern weil sich auch für die Beurteilung morphologischer Erscheinungen neue Gesichtspunkte ergeben.

Mainz 1967

L. DIETHELM

Preface

Diseases of the skeletal system, particularly developmental disturbances can only on the most superficial assessment be regarded as a field where science has no more to teach us. Encyclopaedic treatment is further complicated by the fact that fundamental research is held up by the need to study the clinical, morphological, pathological and anatomical aspects of the subject and in some cases — e.g. the genetic disorders included in this volume — the etiology, too. Other important factors, such as advances in biochemical research, can, of course, receive only marginal treatment within the scope of the present volume, particularly since the situation in this field remains very fluid. Moreover, biochemical analyses have brought about the subdivision of diseases formerly regarded as one, e.g. Pfaundler-Hurler's disease now known to be due to the accumulation of mucopolysaccharides; at least six forms of this disease have been observed, differing in their clinical and biochemical manifestations, while it is still not known whether iti is caused by the damming up of normal mucopolysaccharides due to a defect in the lysosome enzymes, or whether it is simply not possible for lysosomes of normal structure to digest mucopolysaccharides of abnormal structure.

This example of Pfaundler-Hurler's disease will serve to show radiologists the limitations of purely morphological observation and bring home to them that future progress must be sought — particularly in the field of genetically determined interference with growth — in the study of the genesis of form and its biochemical implications.

It is essential that all these lines of research should be followed very closely, not only because they provide a deeper insight into the underlying causes, but also because they shed fresh light on the interpretation of morphological phenomena.

Mainz 1967

L. DIETHELM

Inhaltsverzeichnis

Inhaltsübersicht zu den weiteren Teilbänden von Band V

Mitarbeiter von Band V/3

Professor Dr. HUGO ALTHOFF, Altonaer Kinderkrankenhaus, 2000 Hamburg, Bleickenallee 38

Privatdozent Dr. HANS GÜNTHER CLAUS, Institut für Klinische Strahlenkunde der Universität, 6500 Mainz, Langenbeckstr. 1

Dr. HANS ETTER, Kantonspital, Röntgenabteilung, Luzern (Schweiz)

Dr. WILFRIED GASSMANN, 2000 Hamburg-Eppendorf, Breitenfelder Str. 72

Dr. GIORGIO GIOVANNELLI, Istituto di Clinica Pediatrica dell'Università di Parma, Parma (Italien)

Dr. HANS GÖTT, Viktoriastift, 6550 Bad Kreuznach

Professor Dr. ERICH HÄSSLER, X 69 Jena, Mädertal 30

Professor Dr. ALBERT LAUR, Städtisches Krankenhaus, Zentrales Röntgeninstitut, 5090 Leverkusen, Saarlautener Str. 7

Dozent Dr. WOLFGANG MARQUARDT, Heilanstalt „Paulinenhilfe" für orthopädische Kranke, 7000 Stuttgart, Seidenstr. 37

Dr. EYVIND MOSEKILDE, Aarhus Kommunehospital, Röntgendiagnostikafdeling, Aarhus (Dänemark)

Professor Dr. FRANCO PERASSI, Ospedale S. Francesco, Istituto di Radiologia e Terapia Fisica, Nuoro (Italien)

Primarius Dr. RÜDIGER SEYSS, Krankenhaus, Röntgenabteilung, Neunkirchen/Niederösterreich (Österreich)

Professor Dr. F. SOMMER, Universitäts-Strahleninstitut, 6650 Homburg/Saar

Priv.-Dozent Dr. EKKEHARD STÖRIG, Orthopädische Universitätsklinik, 6000 Frankfurt a.M., Marienburgstr. 2

Professor Dr. GIULIO TORI, Istituto di Radiologica dell'Ospedale Civile Maggiore, Verona (Italien)

Dr. ARTHUR UEHLINGER, Krankenhaus, 8180 Bülach (Schweiz)

Professor Dr. KONRAD WEISS, Wien XVIII, Naaffgasse 28 (Österreich)

Dr. Dr. HELMUT WEYERS, 2160 Stade, Am Erlenteich 9

A. Erbschäden mit Knochen- und Gelenkveränderungen

I. Chondrodystrophia fetalis

Von

W. Marquardt

Mit 13 Abbildungen

Synonyme. Fetale Rachitis (Sömmering, 1791); Achondroplasie (Parrot, 1878); Chondrodystrophia fetalis (Kaufmann, 1892); Knorpelverknöcherungsstörung (Dietrich); Chondrodysplasie (Gruber).

1. Allgemeines

Unter 10000 Einwohnern wird nach MÖRCH ein chondrodystrophischer Zwerg beobachtet. Der typische disproportionierte Zwergwuchs ist bei beiden Geschlechtern, bei allen Rassen und zu allen Zeiten beobachtet worden.

Der Gott Bes der Ägypter und deren Schutzgötter Pataeken waren nach DUKEN Chondrodystrophiker. Die von Velazquez gemalten Hofnarren sind weithin bekannt.

Das Bild dieses kurzgliederigen, breiten, großkopfigen Zwerges mit groben Zügen, der körperlich einen kräftigen und trotz seiner Plumpheit nicht ungewandten Eindruck macht, ist einprägsam (Abb. 1 und 2). Differentialdiagnostische Schwierigkeiten können allenfalls gegenüber dem kretinen Zwergwuchs auftreten. Beim Kretinen sind die Röhrenknochen grazil, die Zähne schlecht und die Nebenhöhlen klein. Abgrenzungsschwierigkeiten können sich auch gegen einzelne, sehr seltene Zwergwuchsbilder bei den polytopen epiphysären Dysostosen ergeben.

Die Chondrodystrophie tritt in 83% aller Fälle solitär, sonst familiär auf. In den letzteren Fällen ist ein einfach dominanter Erbgang mit relativ schwacher Penetranz beobachtet worden. VERSCHUER, GREBE, WIEDEMANN u.a. nehmen an, daß in der Regel eine einfach dominant erbliche Mutation vorliegt. Die Variabilität ist bei den Zwergwuchsformen nach WIEDEMANN eine Ausnahme, bei den leichteren Formen häufiger. Das ausnahmsweise Vorkommen der Chondrodystrophie mit einfach recessivem Erbgang ist auf Grund der Sippenbefunde von GREBE, HANHART, LAMY u. Mitarb. anzunehmen.

Nach MÖRCH überleben nur 20% der Chondrodystrophiker das erste Lebensjahr. Viele Totgeburten und Frühsterbende weisen weitere Mißbildungen auf; Spaltbildungen der Kiefer und Wirbel, schwerste Schädeldeformitäten, Klumpfüße, Hüftgelenkluxationen, Mehrfingerigkeit u.a. wurden beobachtet. Unter den lebensfähigen Chondrodystrophikern sind die Begleitmißbildungen relativ selten. Unter 25 Zwergen, die ich eingehend untersuchen konnte und die bei mir in Behandlung standen, beobachtete ich einmal ein Kind, das neben einem gespaltenen Zäpfchen angeborene Plattfüße hatte und ein Kind mit Klumpfüßen. Diese Klumpfüße waren einfache Spitzfußadductuskontrakturen, die gegen die redressierende Behandlung resistent blieben. Die Kontrakturen waren Symptome der Grundkrankheit und durch echte Gelenkdeformierungen verursacht. Dieses Kind W., Karin, das ich nun bis zu seinem sechsten Lebensjahr kenne, hat an allen Gelenken des Körpers Kontrakturen (s. Abb. 7).

Die Chondrodystrophie ist bei Hunden, Schafen, Rindern und Hühnern bekannt. Es wurden Rassen mit diesem Merkmal gezüchtet.

Beim Hund werden zwei Manifestationsformen unterschieden; eine betrifft vorwiegend Kopf und Wirbelsäule (Bulldogge, Mops), die andere zeichnet sich durch Kurzgliederigkeit aus (Dachshund). Beide Merkmale gemeinsam finden sich beim Pekinesen und beim Brüsseler Zwerggriffon. Genetische Untersuchungen beim Hund liegen von STOCKARD vor. Er kreuzte deutsche Schäferhunde mit Bassets. Die Chondrodystrophie vererbte sich dominant und kam nur bei Homozygoten voll zum Ausdruck.

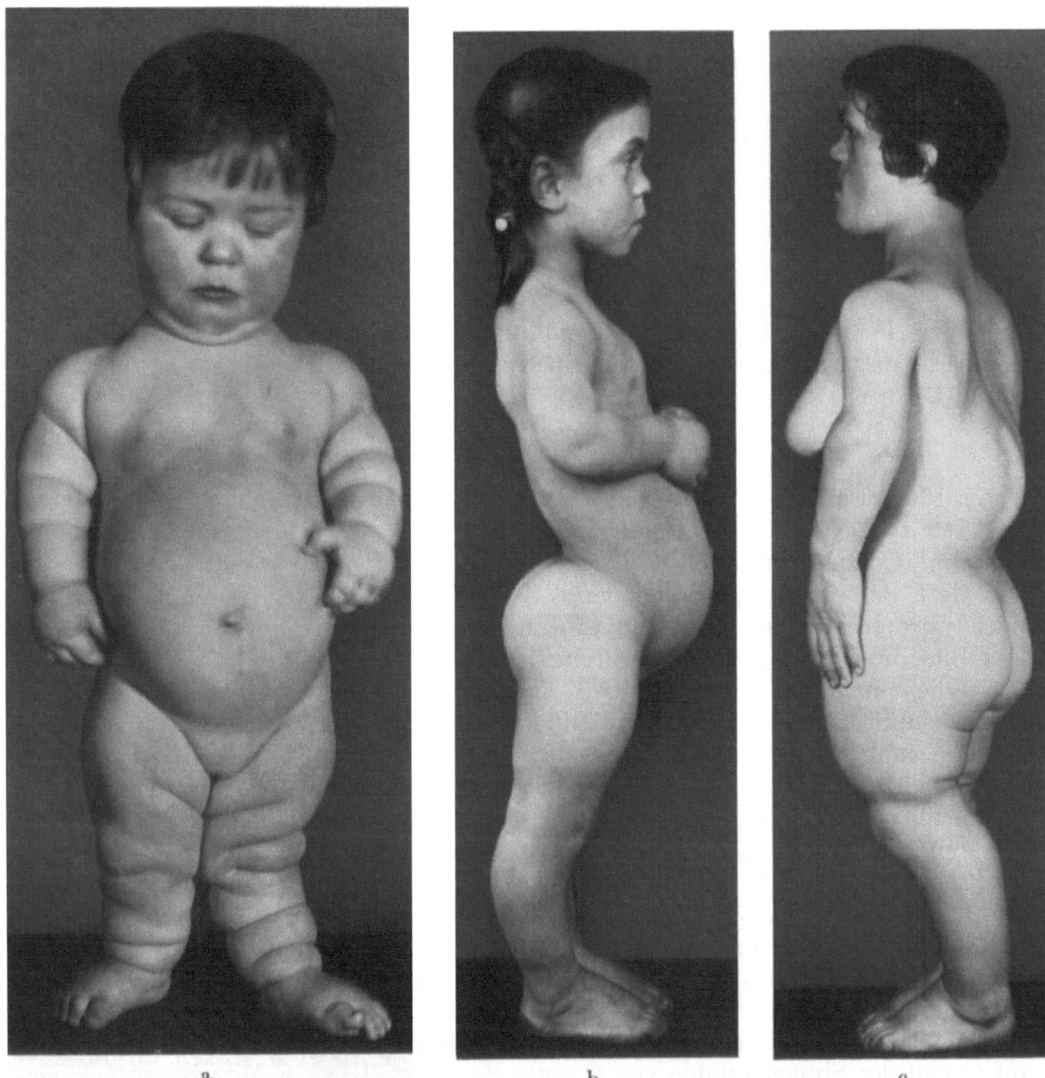

a   b   c

Abb. 1 a—c. B., Christine, 1³/₄ Jahre alt. Charakteristische chondrodystrophische Proportionierung, jedoch ebenmäßige Gesichtszüge. X-Beine und überschüssige Haut wie hier werden seltener beobachtet. b W., Maria, 12 Jahre alt. Sattelnase, Olympierstirn, hoher Thorax mit stark ausgeprägtem Ludwigschem Winkel, tief eingesattelte Lendenlordose, jedoch geringe Kyphose, starke Beckenkippung, O-Beine. c B., Viktoria, 17 Jahre alt. Plumpe Gesichtszüge, eingezogener Gesichtsschädel, hoher Thorax, sehr starke Lendenkyphose, geringere Beckenkippung. Infolge der starken Kyphose erheblicher Höhenverlust der Wirbelsäule, daher erscheint die Proportionierung zwischen Rumpf und Armen günstiger. Die Hände sind fast normal gebildet, die Finger nicht deutlich verkürzt. Diese Patientin konnte sich daher auch im Beruf als Weißnäherin sehr geschickt anstellen. Man beachte bei diesen eindeutigen chondrodystrophischen Zwergen die erheblichen Variationsunterschiede

Bei den Schafen traten zweimal chondrodystrophische Mutationen in Amerika und in Norwegen auf. Das sog. Ankon- oder Dackelschaf wurde gezüchtet. WRIEDT berichtete über diese Schafe.

Ausgedehnte Beobachtungen liegen über die Chondrodystrophie beim Rind vor, über diese berichtete CREW. Bei der irischen Kerry-Rasse findet sich ein Schlag, der auch pathologisch-anatomisch der menschlichen Chondrodystrophie entspricht, das sog. Dexter-Rind. Dieses ging als Mutation aus der Kerry-Rasse hervor. Die Paarung der Kerrys mit den Dexters liefert im Verhältnis 1:1 die Ausgangstypen. Die Paarung von Dexters untereinander liefert beide Schläge sowie nicht lebensfähige „Bulldog-Kälber", die als extremste Chondrodystrophieformen anzusprechen sind. Das Auftreten der Letalfaktoren bei der Kreuzung Dexter mit Dexter wechselt in den einzelnen Herden. Kreuzung mit bestimmten Dexterbullen gibt regelmäßig Bulldog-Kälber. Es wird daher angenommen, daß der wirksame Faktor der Dexter-Individuen dominant ist und heterozygot leichte. Formen, homozygot schwere Chondrodystrophie beim lebensfähigen Dexter-Rind verursacht. NACHTS-HEIM nimmt an, daß während der Weiterzucht der Dexter unabhängig zwei weitere Mutationen in Form von Intensitätsfaktoren auftraten, die mit dem Kurzbeinigkeitsfaktor gekoppelt sind. Die letale Kombination beim Bulldog-Kalb ist dann die maximale Kombination des homozygoten Kurzbeinigkeitsfaktors mit beiden Verstärkungsfaktoren. Bulldog-Kälber sollen auch bei anderen Rinderrassen auftreten.

CREW fand bei den Dexter-Rindern unterentwickelte Hypophysenhinterlappen, bei chondrodystrophischen Schafen wurden von CREW ebenfalls kleine Hypophysen, die aber histologisch normal waren, beobachtet. Die Chondrodystrophie entsteht beim Menschen in so früher Fetalzeit, daß endokrine Störungen ursächlich keine Rolle spielen können (V. v. MEYENBURG). Die von LANDAUER

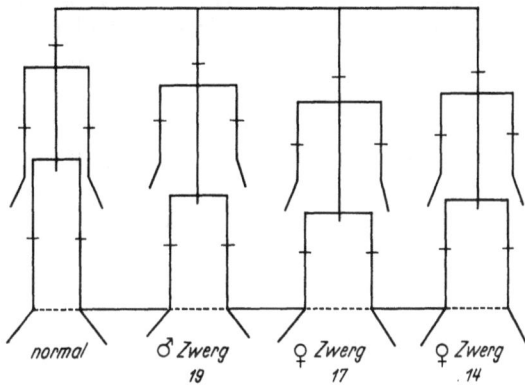

Abb. 2. Körperproportionen beim Normalen und drei chondrodystrophischen Zwergen

	Normal	Männlicher Zwerg 19 Jahre alt	Weiblicher Zwerg 17 Jahre alt	Weiblicher Zwerg 14 Jahre alt
Unterschenkellänge in Prozenten der Oberschenkellänge	84—90	etwa 123	etwa 133	etwa 120
Vorderarmlänge in Prozenten der Oberarmlänge	82—88	etwa 112	etwa 89	etwa 92

und DUNN durch vitaminarmes Futter verursachte Hühnerchondrodystrophie (Krüperhuhn) sei der Vollständigkeit halber erwähnt. Bei der menschlichen Chondrodystrophie sind keine Anhaltspunkte für Exogenese vorhanden; Therapieversuche mit Hormonen und Vitaminen verliefen bei der Chondrodystrophie erfolglos.

Die Chondrodystrophie ist pathologisch-anatomisch klar umschrieben.

Wenig gestört ist das periostale Wachstum. DIETRICH gab an, daß das Periost verbreitert und verdichtet ist. Der Knochenanbau ist verstärkt. Die Haversschen Kanäle sind regellos. Die Knochenbälkchen stehen dicht. In der Regel ist die Corticalis verbreitert, selten verschmälert. Die Knorpelzellen sind spindelig mit langgestrecktem Kern; sie liegen regellos in der Knorpelgrundsubstanz. Etwas regelmäßiger wird die Lagerung der Knorpelzellen erst in der Nähe der Diaphyse und des Perichondrium. Zur Säulenbildung kommt es entweder gar nicht oder nur in unbedeutendem Ausmaß. Auch findet sich nur in geringem Maß eine vorbereitende Verkalkung des Knorpels, die primären Markräume dringen nur wenig vor, wobei die wenigen Osteoblasten einen feinen Knochensaum bilden. Wegen der Unregelmäßigkeit dieser Verknöcherungsvorgänge bleiben einzelne verkalkte und unverkalkte Knorpelinseln bestehen, aus denen sich dann direkt Knochen bilden kann. Oft finden sich im Knorpel und in der Verknöcherungszone oder parallel dazu breite Streifen faserigen Bindegewebes um ein Gefäßbündel, die vom Periost oder Perichondrium ausgehen, sog. Perioststreifen; von diesen aus kann auch Knochen gebildet werden. Bei der malacischen Form fehlt jede Regelmäßigkeit in der Verteilung und Anordnung der Knorpelzellen. Die Grundsubstanz der Epiphysen ist in der Mitte gequollen und weich, gegen die Knochengrenze zu erscheinen die Zellen blasig aufgetrieben.

Die Störung wirkt sich im wesentlichen nach KNÖTZKE an den Skeletteilen aus, die subperiostal verknöchern. KAUFMANN beschrieb drei Unterformen: 1. die malacische

Form mit groben Knorpelveränderungen auch der Epiphysen. Diese Form fand er unter den frühabsterbenden Feten. 2. Die hypoplastische Form, bei der der Knorpel eher vermindert ist, die Epiphyse also höchstens normal hoch erscheint. 3. Die hyperplastische Form, die seltener beobachtet wird. Hier finden sich bis zur Unförmigkeit Massenzunahmen des Epiphysenknorpels. Kaufmann beobachtete diese beiden letzteren Formen bei einzelnen Individuen gemischt. Diese drei Gruppen von Kaufmann können beim lebenden Zwerg nicht unterschieden werden.

Der lebensfähige Zwerg, der für den Kliniker allein bedeutungsvoll ist, mißt in der Regel mindestens 100 cm. Er ist innerorganisch meist gesund und nicht besonders anfällig. Der älteste Zwerg des Schrifttums erreichte das 80. Lebensjahr. Die Entwicklung der Zwerge in der Jugend ist normal. Sie lernen zur rechten Zeit das Stehen und Gehen. Verzögerungen beobachten wir in den Fällen, in denen schwere Epiphysendeformierungen mit Kontrakturen vorhanden sind. Bei dieser Gruppe, auf die noch mehrfach einzugehen ist, beobachtet man gelegentlich auch Frühgeburten und regelmäßig die Verzögerung des Gehenlernens. Die häufigen O-Beine und Wirbelsäulenderformitäten verursachen sehr wenig Beschwerden.

Die Proportionierung der Körperabschnitte bei der Chondrodystrophie ist aus Abb. 2 zu entnehmen. Charakteristisch ist die Verkürzung der Oberlängen der Extremitäten im Vergleich zu den Unterlängen sowie die Verkürzung der Finger und Zehen. Die Behinderung der Finger durch die Kürze ist gelegentlich so erheblich, daß normale Tätigkeiten der Hände nicht durchgeführt werden können. Der Kopf der Zwerge ist groß, die Gesichtszüge sind plump, die Lider dick. Ein Hydrocephalus ist häufig.

Die Mehrzahl der Zwerge ist schwach begabt. Viele zeigen eine ausgesprochene Neigung zur Clownerie, sind hypomanisch, als Kinder laut und läppisch, dabei in der Kleidung oft merkwürdig eitel. Daneben gibt es aber auch ausgesprochen dumpfe Typen, mit denen schwer in Kontakt zu kommen ist. Weygandt beobachtete schizoide Zustände. Hypersexuelle Züge werden häufig mitgeteilt. Früher wie heute sind die Zwerge für die Tätigkeiten als Hofnarren, Spaßmacher und Zirkusclowns scheinbar prädestiniert. Die mangelnde Fähigkeit, in handwerklichen Berufen mitzukommen, ist daran mit schuld. Nach den Erfahrungen des Direktor Lex der Münchener Landesanstalt für krüppelhafte Kinder fühlen sich einige dieser Kinder, trotz gegenteiliger Erziehung, zu diesen Berufen aus Neigung und auch aus Eitelkeit hingezogen. Der Chance, als großer Künstler international bekannt und gefeiert, in auffallenden und schönen Kostümierungen aufzutreten, kann eben kaum widerstanden werden. Einzelne chondrodystrophische Zwerge haben Bedeutendes geleistet. Man findet die leichteren Formen, die nicht mehr unter das Zwergenmaß fallen, aber doch in der Proportionierung unverkennbar sind, in allen Berufen, auch in den akademischen. Auch bei diesen „formes frustes" fällt dem Beschauer neben der Körperproportionierung nicht selten die Eitelkeit in der Kleidung auf.

Die leichteren Formen der Chondrodystrophie wurden teils unter der Sonderbezeichnung Chondrohypoplasie von Grebe und Weisswange zusammengefaßt. Die Grenzziehung zwischen den Abortivformen und der Norm bereitet Schwierigkeiten. Die Übergänge sind fließend und in der Regel röntgenologisch und klinisch uninteressant.

Der Stütz- und Bewegungsapparat des größten Teiles der Zwerge ist für deren Bedürfnisse genügend leistungsfähig. Allenfalls sucht uns einmal ein Zwerg auf, um seine O-Beine osteotomieren zu lassen. Ältere Zwerge leiden unter ihren Kniegelenkarthrosen, zumal wenn Lockerungen der Kniegelenke vorhanden sind. Die Abortivformen, die eben noch oder nicht mehr unter das Zwergenmaß fallen, aber noch deutlich zu erkennen sind, haben sehr selten einen Grund, den Arzt aufzusuchen. Bei den leichteren Formen, die meist nur aus dem familiären Zusammenhang zu erkennen sind, werden kaum mehr Gelenkschäden beobachtet. Diese leichteren Fälle werden trotz mancher Andeutung der Disproportionierung, die dem Geübten noch auffällt, von der Umgebung als Norm gewertet. Die Kleinwüchsigkeit und die Disproportionierung sind die wesentlichsten Merkmale der Abortivformen der Chondrodystrophie. Die Röntgenuntersuchung wird bei den Abortivformen unergiebig.

Unter den in der Literatur bekannt gewordenen Abortivformen muß noch die periphere Chondrodystrophie von Silverskiöld erwähnt werden. In diesem Falle handelte es sich um Mutter und Sohn. SIEGERT und CONRADI veröffentlichten Halbseitenformen. DIETRICH hat den Fall CONRADIs nachuntersucht. Er fand lediglich Intensitätsunterschiede zwischen beiden Körperhälften bei beidseitiger Verknöcherungstörung. GREBE hat bei seinen ausgedehnten Familienuntersuchungen eine Reihe sehr instruktiver Beispiele beibringen können.

In der Regel sind bei der Chondrodystrophie die Gelenkkörper im Röntgenbild glatt begrenzt. Die Epiphysen sind zu niedrig und breit gebaut. Die Apophysen sind meist besonders stark ausgebildet. Inkongruenzen der Gelenke sind sehr häufig. Die Muskelansätze an den Röhrenknochen, die plump ausgebildet sind, sind oft grob konfiguriert. Die Störungen des Epiphysenwachstums sind die Ausnahme, aber nicht selten. Durch die Deformierung der Metaphyse kommt es indirekt auch zu Deformierungen der Epiphysenfuge und damit der Epiphyse. Die Epiphyse wird in diesen Fällen also sekundär deformiert (s. Abb. 13). Am Handgelenk und Knöchelgelenk sind solche Störungen am ehesten zu beobachten. Durch das metaphysär gestörte Wachstum entstehen Deformitäten (X-, O-Beine und -Arme; Streckdefekte und Beugebehinderungen). Auch diese wirken sekundär mechanisch auf die Epiphyse zurück und können Deformierungen einleiten. Reparatorische Vorgänge sind bei diesen mechanischen Einwirkungen zwar zu beobachten, an den Gliedmaßen bleibt ihr Erfolg jedoch ungenügend.

Unter den schwersten Formen der Chondrodystrophie finden sich Störungen, die die gesamte Metaphyse und Epiphyse betreffen. Da hier Merkmale auftreten, die für die epiphysären Dysostosen charakteristisch sind, wurde angenommen, daß es sich um Mischformen handelt (MARQUARDT, MAU). Eine solche Annahme scheint mir zur Erklärung dieser Fälle heute nicht mehr notwendig. Eine grobe Störung der Verknöcherung kann sich im Körper kaum auf begrenzte Gliedabschnitte, etwa auf die metaphysäre Zone unter Aussparung der Epiphyse, begrenzen. KAUFMANN machte die Beobachtung, daß die hypo- und hyperplastische Form bei demselben Träger vorkommen kann. Wir beobachten im Röntgenbild beim selben Träger an verschiedenen Gelenken völlig verschiedene Befunde (Abb. 10). Diese vermeintlichen Mischformen zwischen subperiostalen und subchondralen Verknöcherungstörungen sind aller Wahrscheinlichkeit nach die schwersten Formen der Chondrodystrophie bei Lebensfähigen. Sie sind nicht nur durch besonderen Kleinwuchs, sondern auch durch multiple Gelenkkontrakturen charakterisiert. Diese Fälle kommen wegen ihrer erheblichen Funktionsstörungen in orthopädische Behandlung. Sie werden wohl alle registriert. Ihre Zahl ist nicht sehr groß. Da diese Patienten wandern, findet man in fremden Publikationen gelegentlich alte Bekannte.

Der Formenkreis der Chondrodystrophie kann nach meiner heutigen Ansicht nicht mehr mit anderen Formenkreisen der enchondralen Dysostosen zur Überschneidung gebracht werden. Es handelt sich bei der Chondrodystrophie um eine charakteristische endogene Systemerkrankung. 80% der Merkmalsträger sind nicht lebensfähig. Unter den restlichen 20% mit typisch disproportioniertem Zwergwuchs findet sich nur eine kleine Gruppe mit groben, auf die Epiphyse übergreifenden, metaphysären Verknöcherungsstörungen, die zu Gelenkkontrakturen und Funktionsstörungen führen. Die Zwerge dieser kleinen Gruppe der schwersten Form der Chondrodystrophie sind meist nur um 100 cm groß. Die Masse der Zwerge ist größer und oft beachtlich körperlich leistungsfähig. Sie tragen an ihren Skeletdeformitäten nicht allzu schwer. Diese lebensfähigen chondrodystrophischen Zwerge sind also wohl bereits Abortivformen. Die leichteren Fälle jenseits des Zwergenmaßes sind in der äußeren Proportionierung oft auffälliger als in ihren röntgenologisch nachweisbaren Merkmalen. Diese Fälle verschwinden bereits in der Variationsbreite der Population.

2. Spezielle Röntgenologie der Chondrodystrophie
a) Der Schädel

VIRCHOW und KAUFMANN haben die wesentlichsten Merkmale des Schädels bei der Chondrodystrophie beschrieben. Äußerlich ist der Schädel groß und plump. Die Lippen

sind wulstig. Die Nase ist klobig. Die Augenlider sind dick. Die Nasenwurzel ist ein-
gezogen. Der Gesichtsschädel tritt hinter der Olympierstirn zurück. Daneben gibt es
Zwerge, die ebenmäßige Gesichtszüge tragen. Die mangelhafte Gesichtsbildung hängt
nicht nur von einer vorzeitigen Synostose der drei Knochenkerne (Pars basilaris ossis
occipitis, os postsphenoidale, os praesphenoidale) ab, sondern auch von der Wachstumshemmung der vor dem Schädelgrund liegenden gesichtsbildenden Knochen. Im
Falle der Synostose der drei Knochenkerne fand Kaufmann die Einziehung der Nasenwurzel. Waren die drei Knochenkerne jedoch knorpelig verfugt, so kam es zu einer
Abplattung der Nase. Die Zahnfortsätze der Oberkieferknochen springen schnauzen-
förmig vor (Abb. 3). Das große Hinterhauptsloch ist gelegentlich verengt, was als Todesursache bei Neugeborenen angesehen wurde. Die Stirn wölbt sich stark vor. Der Hirn-

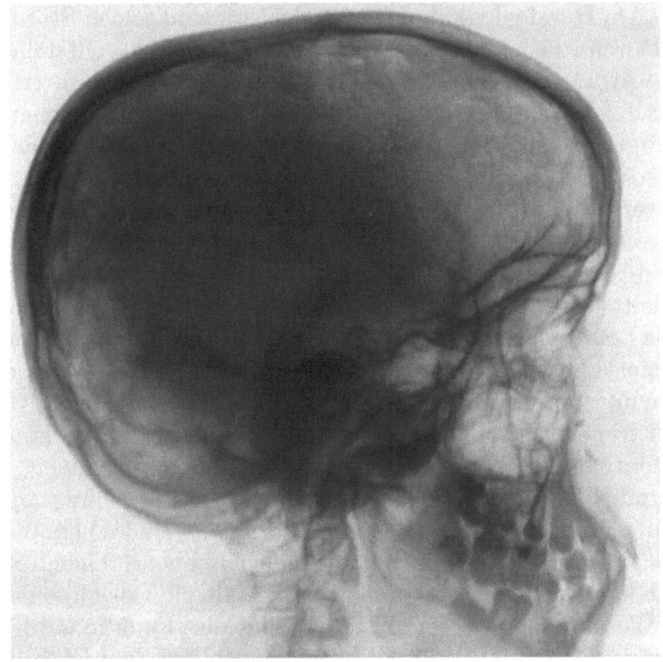

Abb. 3. Schädel eines chondrodystrophischen Zwerges im Alter von 12 Jahren (W., Karin)

schädel ist oft bis zum Hydrocephalus erweitert. Die Zahnentwicklung ist normal. Der
Fontanellenschluß tritt zur rechten Zeit ein. Die Pneumatisation der Schädelknochen
entspricht der Norm. Die Stirnbeinhöhlen sind oft groß. Der Clivus ist steilgestellt und
verkürzt. Der Winkel des Türkensattels ist erhöht (Kyphose der Schädelbasis). Die
Sella turcica wird teils als zierlich und klein teils als erweitert beschrieben.

b) Die Wirbelsäule

Bei den totgeborenen schweren Fällen werden gelegentlich abnorm enge Wirbel-
kanäle durch frühe Verknöcherung der Bogenkerne beobachtet. Bei lebensfähigen
Zwergen wurden Myelitiden beschrieben. In neuerer Zeit fanden Kuhlendahl und Hensel
Bandscheibendegenerationen und Vorfälle mit Querschnitts- und Caudasyndromen.
Günstige Ergebnisse der Operation werden mitgeteilt. Charakteristisch für die Chondro-
dystrophie ist die Gibbusbildung über dem lumbodorsalen Übergang. Diese Buckel-
bildung ist nicht konstant, aber doch sehr häufig nachzuweisen. Bei Wirbelsäulen ohne
Kyphose finden sich oft mehrbogige Skoliosen mit erheblichen Skoliosewinkeln. Diese
Skoliosen sind jedoch nach unseren Beobachtungen, die auch von Mau an seinem Material
bestätigt wurden, nicht progredient.

Der Scheitel der Gibbusbildung liegt in der Regel bei L I, seltener bei L II oder Th 12. Deformiert ist meist nur ein, seltener mehrere Wirbel (Abb. 4 und 5). Der Gibbuswinkel beträgt 5—90⁰. Der Winkel ist dem Zwergwuchs nicht proportional. Die Gibbusbildung wird durch lordotische Umkrümmung der benachbarten Wirbelsäulenabschnitte stets genügend kompensiert. Die starke Lordosierung der Lendenwirbelsäule im lumbosacralen Abschnitt ist ein weiteres Charakteristikum bei der Chondrodystrophie. Das Kreuzbein kann horizontal stehen. Die Umkrümmbarkeit der Wirbelsäule reicht immer aus, um auch bei Hüftbeugekontrakturen den Oberkörper aufrecht zu stellen. Skoliosen sind nach unserer Beobachtung fast immer festzustellen. MAU fand einige Wirbelsäulen ohne Skoliosen. Bei den von uns beobachteten Skoliosen handelte es sich größtenteils bei Anwesenheit einer Lumbalkyphose um harmlose Aufrichtungsskoliosen (SCHEDEs Skoliosenkeim). DONATH und VOGEL führten die Deformität auf eine Beeinträchtigung der Wachs-

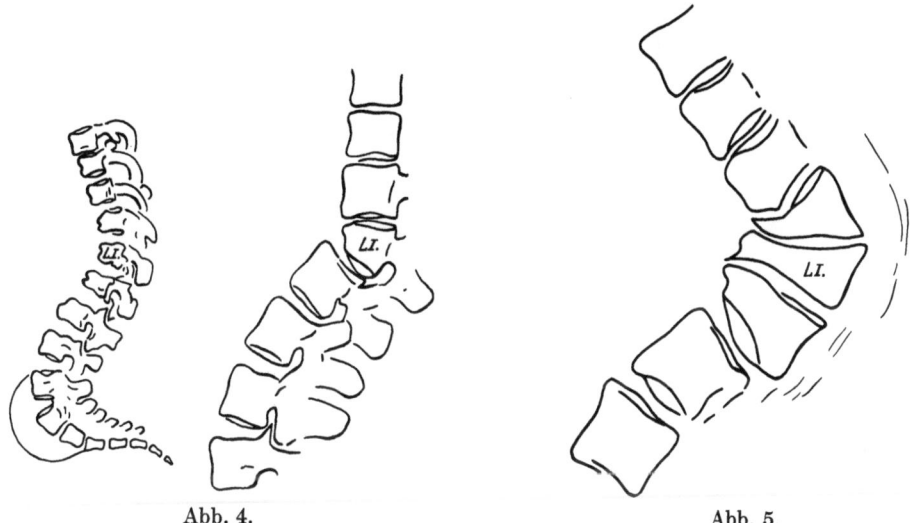

Abb. 4.   Abb. 5.

Abb. 4. Wirbelsäule eines chondrodystrophischen Zwerges im Alter von 2 und 13¹/₂ Jahren. Der Scheitelpunkt ist der 1. Lendenwirbel. Die Bilder zeigen neben einer spontanen Aufrichtung der Wirbelsäule die kompensatorische Lordosierung und das Höherwachsen der Wirbelkörper. Man beachte besonders das Verhalten von L II. Die Kyphose wurde nie behandelt

Abb. 5. Wirbelsäule eines 17jährigen Zwerges (B., Viktoria, s. Abb. 4). An der Kyphose sind hier drei Lendenwirbel beteiligt, die sich entsprechend der Gibbusbildung von 90⁰ umformten

tumsfähigkeit der Wirbelsäule zurück. KNÖTZKE beobachtete, daß das enchondrale Knochenwachstum der Knochenkerne der Wirbelsäule in der Nachbarschaft der Chorda stark beeinträchtigt ist. Er zeigte Wirbelkörper, deren Kerne ausgesprochene Schmetterlingsformen aufwiesen. Wir sahen in unserem Material einmal bei einem 3¹/₂jährigen Kind ähnliche Deformierungen der Wirbelkörper im Röntgenbild.

Eine intrauterine Belastungsdeformität als Ursache wurde schon von MURK JANSEN diskutiert. Ich möchte dieser intrauterinen mechanischen Entstehung der Gibbusbildung ebenfalls das Wort reden. Der Fetus mit seinem großen Kopf und den kleinen Gliedmaßenstummeln bleibt auch noch in der späteren Embryonalzeit auf seinen Kopf aufgerollt, kann sich also nicht aufrichten. Tatsächlich finden sich auch die stärksten Gibbusbildungen bei den Zwergen mit den größten Köpfen und den kürzesten Gliedmaßen. Die von KNÖTZKE mitgeteilte Retardierung der Verknöcherung an der Wirbelsäule kann komplizierend mitwirken. Die Belastung des chondrodystrophischen Rückens mit dem großen Kopf in der Liege- und erst recht in der Sitzperiode kann zur Zunahme der Kyphose nach dem Modus des rachitischen Sitzbuckels zwingen. Erfahrungsgemäß entstehen die „Sitzbuckel" bereits in der Liegeperiode. Die Säuglinge können infolge ihrer kurzen Gliedmaßen und des schweren Kopfes erst sehr spät auf dem Bauch liegen und den Kopf heben. Diese normale Übung der Wirbelsäule, die für die Aufrichtung so entscheidend ist, fällt also beim Chondrodystrophen fort. Die Behandlung mit reklinierender Gipsbettlagerung beim chondrodystrophischen Gibbus ist möglich. Mau berichtet über einen Fall, ich selbst habe einen weiteren Fall beobachtet. Wie beim spondylitischen Gibbus im frühkindlichen Alter wachsen auch hier die benachbarten Wirbelkörper höher. Der Kyphosebogen wird kürzer. Der schädliche Belastungsdruck konzentriert sich immer mehr auf den Scheitelwirbel, der dann extreme Keilform annimmt. Gleichzeitig bilden sich die Lordosen zur Kompensation. Die Abb. 4 zeigt in aller Deutlichkeit die Spuren solcher kompensatorischer Wachstumswirkung.

c) Das Becken

Das Kreuzbein steht bei der Chondrodystrophie häufig horizontal. Das Becken ist dann stark nach vorn gekippt. Das Kreuzbein, das die Last überträgt, hängt in das

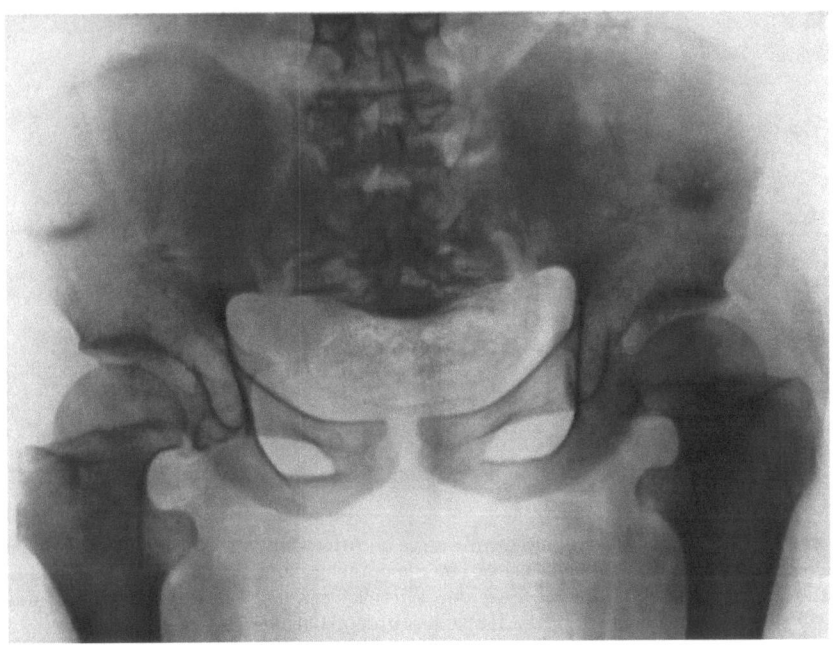

Abb. 6. E., Viktoria, 14 Jahre alt. Charakteristisches Becken des chondrodystrophischen Zwerges mit dem nierenförmigen Beckeneingang und der starken Beckenkippung (s. Text)

kleine Becken hinein (Abb. 6). Der kleine Beckeneingang wird unter dem Belastungsdruck nierenförmig. Die Röntgenaufnahme stellt die Hüftgelenkpfannen nicht von vorn, wie gewohnt, sondern in der Aufsicht dar. Die Hüftgelenkpfannen umfassen daher nur etwa ein Viertel eines Kreisbogens. Diese häufigste Beckenform bei der Chondrodystrophie entsteht zweifellos mechanisch unter dem Einfluß der Belastung. Man darf annehmen, daß die bei der Chondrodystrophie fast regelmäßigen Hüftbeugekontrakturen die auslösenden Faktoren sind und die Beckenkippung die Einstellung der Wirbelsäule verursacht. Wir beobachteten bei einem Kind innerhalb von 2 Jahren das Entstehen eines nierenförmigen Beckens. Breus und Kolisco haben das chondrodystrophische Becken unter geburtshilflichen Gesichtspunkten beschrieben. Das nierenförmige Becken mit dem vorspringenden Promontorium wird von ihnen als charakteristisch angegeben. Die Conjugata vera kann bis auf 3 cm verringert sein. Das Kreuzbein ist sowohl in der Körperportion als auch in den Seitenflügeln schmal. Die Beckenmaße werden am Beckenausgang zwischen den Sitzbeinen annähernd normal. Seltener ist das allgemein verengte Becken, das wir aber bei Kleinkindern und Säuglingen häufiger als bei Erwachsenen beobachten. Der Lumbosacralwinkel ist bei diesen Becken außerordentlich hoch. Die Mehrzahl der Zwerge müssen durch Kaiserschnitt entbunden werden. Die Schenkelhälse sind außerordentlich

kurz und meist zierlich. Die Trochanteren sind demgegenüber plump und massig. Der
Hüftgelenkkopf liegt beim Ausgewachsenen zwischen den mächtigen Trochanteren wie
eine zierliche Halbkugel auf kurzem Hals. Die Basis der Halbkugel steht annähernd
horizontal. Die Gelenkkopfkalotte ist in der Regel weniger hoch als breit. Im frühkindlichen Alter sind die Deformierungen des coxalen Femurendes bei den leichteren Fällen
nicht auffällig. Das Mißverhältnis zwischen Trochanteren und Hüftgelenkkopf und
Schenkelhals tritt erst später auf.

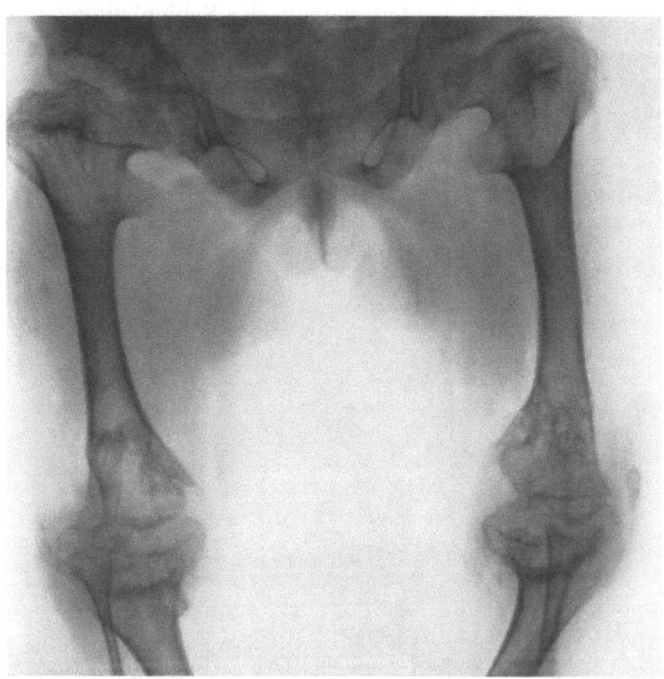

Abb. 7. Wi., Karin, 6 Jahre alt, Hüftgelenke und Kniegelenke. (Charakteristischer Zwerg mit allen Disproportionierungen, klumpfußähnlichen Fußkontrakturen, Kontrakturen an allen Gelenken. Versteifungen der Fingergelenke. Die Wirbelsäule zeigt keinen Gibbus, dafür eine Dreifach-Skoliose. Charakteristischer Chondro-
dystrophenschädel.) Die Metaphysen der Kniegelenke sind als tiefe Trichter ausgebildet, in denen die distalen
Femurepiphysen eingebettet liegen. Die Knochenkerne der Kniescheibe und der übrigen Gelenkkörper sind
niedrig und unregelmäßig. Der Hüftgelenkkopfkern besteht nur aus einem schmalen Band; der Hüftgelenkkopf
ist zweilappig ausgebildet. Der untere Teil des Hüftgelenkkopfes artikuliert mit einer Facette unterhalb der
Y-Fuge, der obere Teil mit einem Sondergelenk oberhalb der Fuge. Solche Hüftgelenkköpfe, die aus mehreren Lappen bestehen, sind als erworbene Deformitäten nach Perthesscher Krankheit und sekundärer
Osteochondritis bei der eingerenkten Hüftluxation gut bekannt

Bei den schweren Formen mit subchondraler und subperiostaler Verknöcherungsstörung finden sich grobe Deformierungen der Hüftgelenkkopfkerne. Entweder sieht man
kleine ausgefranste Hüftgelenkkopfkerne mit ebensolchen weiten Pfannen und gleichartigen Störungen an den Metaphysen und Apophysen, oder man beobachtet dünne,
unregelmäßige, schalenförmige Gelenkkopfkerne bei einem schmalen Zwischenraum zwischen der Schenkelhalsfuge und der Pfanne. Die Abb. 7 zeigt eine besonders grobe
Deformität beider Hüftgelenke mit zweihöckerigen Hüftgelenkköpfen und kümmerlichen
Resten des Epiphysenkernes. Wir haben einen Zwerg beobachtet, bei dem die Hüftgelenke
glatt ausgebildet waren, wie in Abb. 6. An der distalen Tibiaepiphyse fand sich jedoch
beiderseits eine grobe Verknöcherungsstörung, desgleichen am zentralen Humerusende, an
den Knie- und Handgelenken.

d) Das Kniegelenk

Niedrige, relativ breite Gelenkkörper mit einem schmalen aber tief eingeschnittenen
Sulcus intercondyloideus sind charakteristisch. Die Gelenkkörper sind inkongruent im

Sinne PREISERs. Bei Kindern finden sich an den Knochenkernen des Kniegelenkes häufiger als an den anderen Gelenken Strukturunregelmäßigkeiten. Das Wadenbeinköpfchen liegt häufig auf der Höhe des Kniegelenkspaltes (Abb. 8). Eine normale Bildung des Schienbein-Wadenbeingelenkes ist seltener zu beobachten. O-Beine sind häufiger als X-Beine oder gerade Beine. Beim wachsenden Chondrodystrophen findet sich eine starke Retroversion des Schienbeinkopfes, da auch hier die Apophyse der Tibia besonders stark und kräftig auswächst. In mehreren Fällen konnte ich bei einem starken Retroversionswinkel des Schienbeines eine deutliche Anteversion der Schienbeingelenkfläche feststellen.

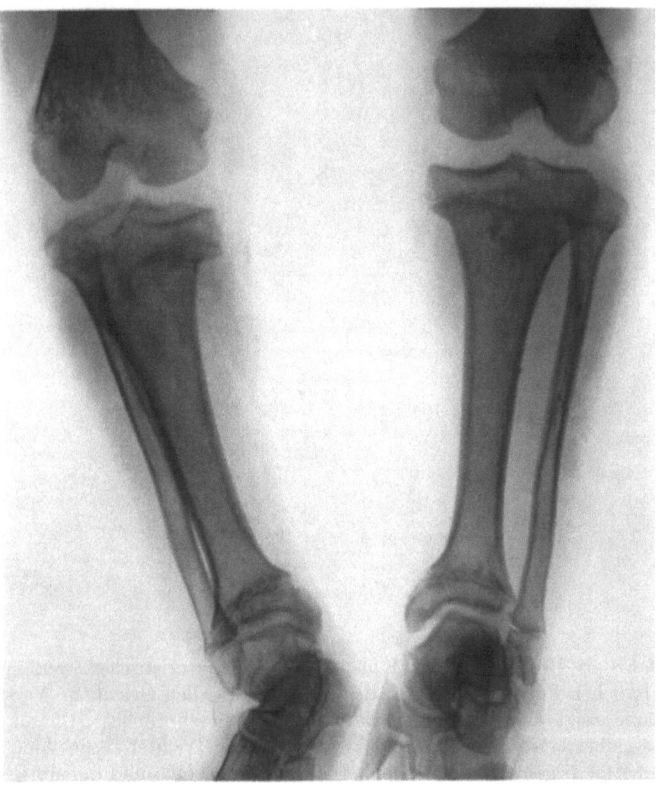

Abb. 8. L., Volkeɪ, 14 Jahre alt. Kräftiger chondrodystrophischer Zwerg, der wegen der O-Beine den Arzt aufsucht. Charakteristisches Kniegelenkskelet der „üblichen" Zwergwuchsfälle. Der innere Condylus ist breiter als der äußere, tiefer Sulcus intercondyloideus, die Kniescheibe steht tief. Das Wadenbeinköpfchen steht hoch, der äußere Knöchel tief. Die Unregelmäßigkeiten an den Metaphysen und Wachstumsfugen sind deutlich, aber im Vergleich zur Abb. 7 minimal

In diesen Fällen war ein Hochstand des Wadenbeinköpfchens nicht zu beobachten. Kniestreckbehinderungen sind häufiger als volle Streckbarkeit auf 180°. Die Beindeformitäten bilden sich nicht spontan zurück. Sekundärarthrotische Veränderungen der Kniegelenke sind häufig. Gelenklockerungen sind oft zu beobachten und verursachen Gelenkbeschwerden. Kniegelenkbeschwerden waren die häufigsten Ursachen, die Chondrodystrophiker im Erwachsenenalter zu mir in die Sprechstunde brachten.

e) Der Fuß

Das vermehrte Längenwachstum des Wadenbeines im Vergleich zum Schienbein führt zu einer charakteristischen Tieferstellung des äußeren Knöchels. Das Fersenbein ist verkürzt und plump. Der von Periost umgebene Hals des Tuber calcanei ist verkürzt (Abb. 9 und 10). Die übrigen Fußwurzelknochen zeigen dagegen nur geringe Veränderungen, da sie ja weitgehend subchondral wachsen. Die Mittelfußknochen und die Phalangen sind stark verkürzt und plump ausgebildet. Der Fuß ist meist hoch-

gesprengt und trotz der O-Beine sind Knickplattfüße selten. Die Spalten der Gelenke
erscheinen eher zu breit als zu schmal. Die Metaphysen der Röhrenknochen zeigen
gegenüber den Epiphysen oft trichterförmige Eindellungen. Deformierungen der Talusrolle sind eine Ausnahme. Sie werden nur bei solchen Fällen beobachtet, bei denen die
Epiphysen insgesamt grobe Verknöcherungsstörungen aufweisen (z.B. Abb. 7).

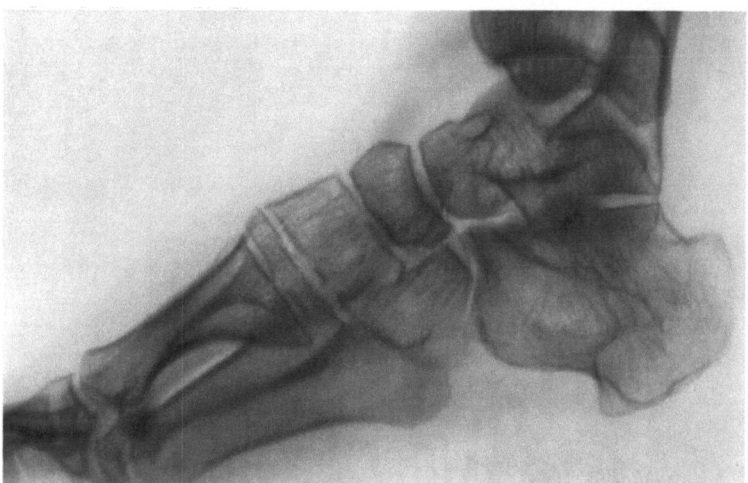

Abb. 9. B., Viktoria, 17 Jahre alt. Dieses Mädchen hat sehr gut gebildete Hände und Füße, siehe Abb. 1 c.
Am Fuß ist jedoch das Fersenbein mit dem kurzen Hals zum Tuber calcanei charakteristisch deformiert

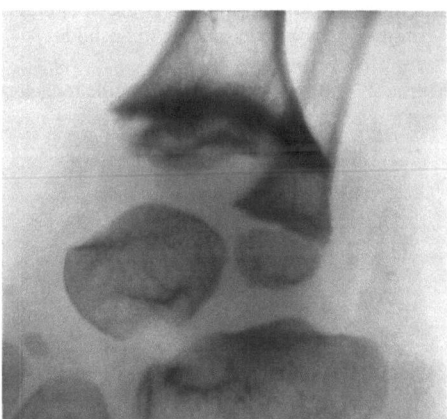

Abb. 10. Z., Franz, 6 Jahre alt. Typischer chondrodystrophischer Zwerg. Bei diesem Patienten fand sich am
oberen Sprunggelenk, am Schultergelenk, weniger an den Kniegelenken eine grobe Deformierung der Epiphyse.
Die Epiphysen des Wadenbeines und der Hüftgelenkköpfe sind dagegen glatt gezeichnet. Man beachte auch hier
das Fersenbein

f) Das Schultergelenk

Der plumpe Aufbau der körpernahen Hälfte des Oberarmknochens mit einer plumpen
Epiphyse, einer breiten Metaphyse, oft in ausgesprochener humerus-varus-Stellung ist
charakteristisch. Diese humerus-varus-Stellung entsteht durch das vermehrte Wachstum
der Apophyse des großen Rollhügels. Der Ansatz des Deltamuskels ist oft auffallend
kräftig gebildet. An der Schulterpfanne und an den Fortsätzen des Schulterblattes
finden sich keine Störungen.

g) Das Ellenbogengelenk

Auch an diesem Gelenk ist die Apophyse des Epikondylus medialis besonders breit
und mächtig ausgebildet und steht in einem Mißverhältnis zu der zierlichen Trochlea.
Das Olecranon erscheint kurz und breit. Am Sehnenansatz des Olecranon findet sich
gelegentlich eine zweizipflige Ausziehung.

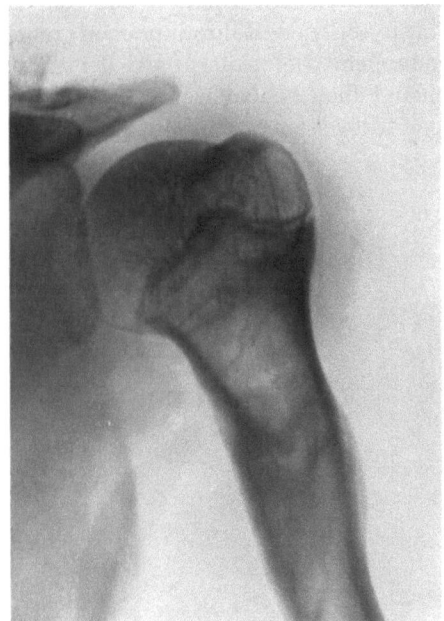 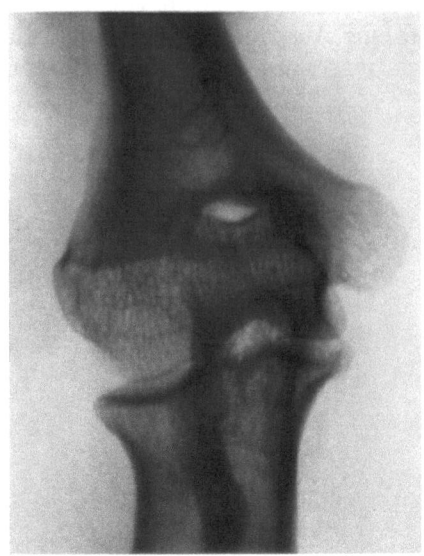

Abb. 11.   Abb. 12.

Abb. 11. B., Viktoria, 17 Jahre alt. Linkes Schultergelenk. Der Ansatz des M. deltoideus ist sehr kräftig ausgebildet. Die Epiphyse erscheint, wie in diesem Falle alle Epiphysen, glatt begrenzt. Die Apophyse des Tuberculum
majus ist besonders kräftig ausgebildet

Abb. 12. B., Viktoria, 17 Jahre alt. Rechtes Ellenbogengelenk (s. Text)

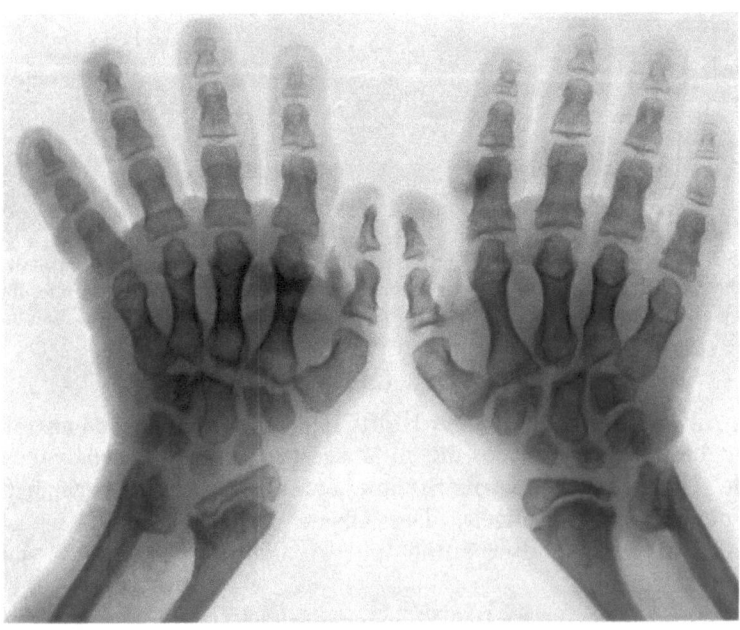

Abb. 13. H., Rudolf, 13 Jahre alt. (Typischer chondrodystrophischer Zwerg.) An der linken Hand angedeutete
Dreizackstellung. Gleichmäßige Verkürzung aller Mittelhandknochen und Phalangen. Niedrige Epiphysen
an den Röhrenknochen. Pseudo-Epiphyse am rechten 1. Mittelhandknochen. Vergleichsweise sehr grobe
Deformierung der Epiphysen der Speiche und der Elle. Diese entstanden sekundär durch Verziehung, ausgehend von den Metaphysen. Die Elle ist kürzer als die Speiche. Das Drehgelenk ist also deformiert

h) Die Hand

FRANGENHEIM bezeichnet die Verformungen der Hand als das besondere Charakteristikum der Chondrodystrophie. Sie ist kurz und plump. Die Finger stehen häufig in sog. Dreizackstellung, dann klafft zwischen 3. und 4. Finger ein Spalt. Die Nagelbildung ist normal. Man beobachtet alle Abstufungen der Handformen. Günstigstenfalls finden sich kurze, breite Hände (Abb. 1). Die Beweglichkeit der Fingergelenke ist infolge der Kürze und Dicke der Glieder beeinträchtigt. Die Massenwirkung der Weichteile verbietet die Ausnutzung der vollen Gelenkbeweglichkeit. Die Geschicklichkeit der Hände hängt einmal von der Länge der einzelnen Glieder ab, das anderemal von den Epiphysenbeteiligungen. Das Röntgenbild der Hände zeigt an jedem einzelnen Röhrenknochen die charakteristischen subperiostalen Störungszonen. Pseudoepiphysen sind oft zu beobachten. Die Epiphysen liegen gelegentlich in trichterförmigen Metaphysen eingelassen. Je nach der Gesamtstörung sind die Epiphysen mehr oder minder mitbeteiligt. Die Störungen an den einzelnen Epiphysen sind in verschiedenem Maße ausgeprägt, so daß an einer Hand oft neben normalen Gelenkkörpern grobe Deformierungen gefunden werden können. Besondere Beachtung verdient das Handgelenk. Die Richtung der Speichengelenkfläche wechselt von annähernd senkrechtem Winkel bis zu den normalen steilen Winkelgraden. Die Elle ist in der Regel wesentlich kürzer als die Speiche. Das „Ellendrehgelenk" ist dann grob deformiert oder überhaupt nicht angelegt. Sekundärdeformierungen der Epiphyse der Speiche und der Elle infolge des unregelmäßigen Wachstums der Metaphysen sind hier am häufigsten zu beobachten. Die Abb. 13 wurde ausgewählt, da sie am Handgelenk auffallend grobe Veränderungen der Epiphysen aufweist, an den Mittelhandknochen und Phalangen dagegen geringfügigere. Deformitäten, die der Madelungschen entsprechen, werden beobachtet. Drehversteifungen sind nicht selten.

II. Die polytopen epiphysären Dysostosen

Von

W. Marquardt

Mit 25 Abbildungen

Synonyme. Atypische Chondrodystrophie, Dysostosis enchondralis (metaphysaria und epiphysaria), Osteochondropathia multiplex, Dyschondroosteose, Dystrophie osseuse familiale, multiple Epiphysenstörungen, Dysostosis multiplex, Pléonostéose familiale (Léri), Krankheit nach Léri, Silverskiöld, Brailsford, Brill, Ribbing, Morquio. Die Zusammenstellung ist nicht vollständig. Bei den letzten Bearbeitungen wurden die Ausdrücke polytope enchondrale Dysostosen von Cocchi und Weil gewählt. Wiedemann mit Grebe und Hientz unterteilen die polytopen enchondralen Dysostosen in subchondrale Dysostosen und subchondral subperiostale Dysostosen. Diese Gruppen werden jeweils unterteilt in Zwergwuchsformen und Normalwüchsige. Eine monographische Beschreibung des Gesamtgebietes der enchondralen Dysostosen einschließlich der Chondrodystrophie wurde von Mau 1958 gegeben. Präzis und kurz umrissen werden die verschiedenen Formen der polytopen epiphysären Dysostosen in der 1960 erschienenen Monographie von Wiedemann dargestellt (Die großen Konstitutionskrankheiten des Skeletes).

Die ersten Mitteilungen einschlägiger Fälle stammen von Ossler 1897. Nach 1913 mehrten sich die Publikationen. Besonders zu erwähnen sind die Arbeiten von Bankart 1913, Schorr 1913 (Chondrodystrophia tarda), Hurler 1919, Léri 1921, Weil 1921, Silverskiöld 1925, Nilsonne 1927, Morquio 1929, Walter Müller 1939.

Unter dem Dachbegriff der generalisierten angeborenen enchondralen Verknöcherungsstörungen finden die polytopen epiphysären Dysostosen genauso wie die Chondrodystrophia fetalis und die Chondrodystrophia calcificans einen Platz.

Bei den polytopen epiphysären Dysostosen wirkt sich die Verknöcherungsstörung an den Epiphysen, also den subchondral verknöchernden Skeletbezirken, aus. Die Störung betrifft daher die Wirbelkörper und die kurzen Knochen der Fußwurzel und der Handwurzel stärker als die Röhrenknochen. Die epiphysären Verknöcherungsstörungen wurden erst durch die Röntgenuntersuchung bekannt und anfangs als Sonderformen der Chondrodystrophie aufgefaßt. Der disproportionierte Zwergwuchs, die Ähnlichkeit mancher Röntgenbefunde und schließlich die Gemeinsamkeit der enchondralen Verknöcherungsstörung führten zu dieser Auffassung. Pathologisch-anatomische Befunde lagen nur von kleinen Stückchen, die gelegentlich operativ entnommen wurden, vor.

Zur Unterscheidung muß betont werden, daß der Krankheitsbegriff der Chondrodystrophia fetalis von den Pathologen auf Grund vieler Sektionsbefunde von Feten, Neugeborenen und Lebensfähigen vor der Röntgenära geprägt wurde. 80 % aller chondrodystrophischen Merkmalsträger sterben vor dem ersten Lebensjahr oder sind nicht lebensfähig. Die epiphysären Dysostosen dagegen finden sich bei lebensfähigen Individuen. Sie wurden erst durch das Röntgenverfahren beachtet. Der Pathologe hat kaum Gelegenheit, solche Fälle zu sehen. Während für die Chondrodystrophie der disproportionierte Zwergwuchs mit den verkürzten Oberlängen der Gliedmaßen charakteristisch ist und die Eltern veranlaßt, schon mit dem Säugling den Arzt aufzusuchen, ist selbst bei den schwersten Formen der epiphysären Dysostose die Disproportionierung uncharakteristisch und gewinnt erst im Wachstum durch die Rumpfverkürzung und häufige Gelenkstörungen an Bedeutung. Während der chondrodystrophische Zwerg häufig ist, ist der epiphysär dysostotische Zwerg selten. Beweis dafür ist, daß in den verschiedenen Bearbeitungen der epiphysären Dysostosen immer wieder die alt bekannten Zwerge auftauchen.

Neben dieser spärlichen Zahl epiphysär dysostotischer Zwerge finden sich sehr häufig die leichten Formen. Diese Patienten suchen unsere ärztliche Hilfe wegen ihrer Gelenkdeformitäten und Sekundärarthrosen auf.

Für Klinik und Begutachtung sind die dysostotischen Gelenkdeformitäten praktisch eminent wichtig. Da die Spätzustände durch die Sekundärarthrosen überlagert sind, ist die differentialdiagnostische Abgrenzung gegenüber den erworbenen Störungen oft nicht einfach. Die Perthessche Krankheit, die Coxa vara epiphysaria, die Scheuermannsche Wachstumsstörung, der chronische Gelenkrheumatismus beim Jugendlichen, andere Gelenkinfekte, Behandlungseffekte bei der angeborenen Hüftluxation, traumatische Gelenkschäden usw. können ähnliche Bilder erzeugen. Nicht selten wird man bei den schwereren sekundärarthrotischen Veränderungen der Gelenke auf eine Klärung der Ursache verzichten müssen. Das familiäre Auftreten der Störung ist bei der Dysostosis epiphysaria häufig und wird meist dankbar als ätiologischer Hinweis angenommen. Die epiphysäre Dysostose ist die häufigste und praktisch wichtigste Systemerkrankung des Skelets. Daher werden in einem Handbuch der Röntgenologie auch die praktisch wichtigen leichteren Gelenkdeformitäten und deren Spätformen besprochen werden müssen.

Über die Einordnung der enchondralen Verknöcherungsstörungen besteht noch keine einheitliche Ansicht. Die Ähnlichkeit der Röntgenbefunde verleitet zu einer Vereinheitlichung der Krankheitsbilder. Die Unterteilung in subperiostal (metaphysär) und subchondral (epiphysär) angreifende enchondrale Wachstumsstörung führte dazu, Mischformen anzunehmen, sobald die Wachstumsstörung von der Epiphyse auf die Metaphyse oder umgekehrt übergreift. Schließlich ist im Röntgenbefund in einer Reihe von Fällen nicht mehr festzustellen, ob die epiphysäre oder metaphysäre Störung überwiegt. In diesen Fällen hilft die Beobachtung des ganzen Patienten oft wesentlich weiter als die ausschließliche Beurteilung der Röntgenbilder. Das Kind Wi., Karin, über das im vorigen Kapitel berichtet wurde, ist ein eindeutiger chondrodystrophischer Zwerg mit allen Symptomen. Eine Abbildung konnte aus persönlichen Gründen nicht gebracht werden. Die Röntgenbilder dieses Kindes könnten auch in diesem Kapitel demonstriert werden. Ebenso wie es bei der klassischen Chondrodystrophie Verknöcherungsstörungen gibt, die nicht nur subperiostal, sondern auch subchondral zu finden sind, gibt es bei den epiphysären Dysostosen schwerste Formstörungen, die sich nicht nur auf die Epiphysen und die Wirbelkörper, also subchondral wachsende Bezirke, beschränken. Auf die Bedeutung sekundärer Störungen am Nachbarabschnitt beim Skeletwachstum wurde im vorigen Kapitel hingewiesen.

Die Abstufung vom typischen epiphysär dysostotischen Zwerg (Morquio) bis zu den leichteren Formen der Störungen ist fließend. Die Disproportionierungen sind uncharakteristisch, da sie im wesentlichen durch den Minderwuchs der Wirbelsäule oder durch Hüftdeformitäten bedingt sind (s. Abb. 3 und 4).

Auch unter dem Einfluß genetischer Untersuchungen von Grebe u. a. wird man heute die Formenkreise der Chondrodystrophie von dem der epiphysären Dysostose streng trennen müssen. Aus dem Kreis der epiphysären Dysostose sollte nach den heutigen Kenntnissen die Pfaundler-Hurlersche Krankheit und die metaphysäre Dysostose (Jansen) ebenfalls ausgeschieden werden.

Eine Unterteilung der epiphysären Dysostosen in schwere Formen mit disproportioniertem Zwergwuchs und in leichte Formen, die normalwüchsig sind, kann also allenfalls aus praktischen Gesichtspunkten durchgeführt werden. Ich scheue mich vor dieser Unterteilung, da ich manches Geschwisterpaar, dessen Abbildungen folgen werden, in verschiedene Gruppen einteilen müßte.

Der Erbgang ist bei den epiphysären Dysostosen nach den bisherigen Beobachtungen überwiegend recessiv, zuweilen geschlechtsgebunden recessiv. WIEDEMANN nimmt Heterogenie an. GREBE weist darauf hin, daß auch bei heterozygoten Merkmalsträgern Veränderungen beobachtet werden können. Neumutationen werden angenommen.

1. Die Pfaundler-Hurlersche Krankheit

Von der *Pfaundler-Hurlerschen Krankheit* sind bisher nach WIEDEMANN über 540 Fälle bekannt geworden. Das ist eine relativ kleine Zahl, wenn man bedenkt, daß die grobe Störung die Mütter solcher Kinder wohl stets zum Arzt führt. Die Störungen am Schädel, die Deformierungen der Hand, die Hornhauttrübungen werden oft schon nach der Geburt beobachtet. Eine Lumbodorsalkyphose, ähnlich der chondrodystrophischen, ist die Regel. Die Epiphysen sind klein, meist auch niedrig. Die Metaphysen sind oft zugespitzt. Dysplasien der Hüftgelenkpfannen werden beobachtet (Abb. 2). Die Entwicklung der Kinder ist retardiert, Schwachsinn häufig, bei den schweren Formen die Regel. Die Beweglichkeit einzelner Gelenke kann erheblich gemindert, anderer Gelenke daneben frei sein. Das häßliche Gesicht (Gargoylismus) ist charakteristisch. Bei der Pfaundler-Hurlerschen Krankheit liegt neben der Dysostose eine Hornhauttrübung vor, die durch Spaltlampenuntersuchung festzustellen ist. Häufig finden sich auch die *Aldersche* Granulationsanomalie der Leukocyten und eine Vergrößerung der Leber und Milz. Es handelt sich bei der Pfaundler-Hurlerschen Krankheit um eine Speicherkrankheit. PONSETI spricht von einer Störung des Metabolismus der Chondroitinschwefelsäure mit einer exzessiven Produktion der Chondroitinschwefelsäure B. Diese wird in

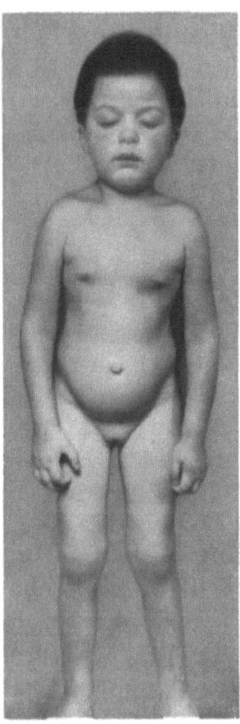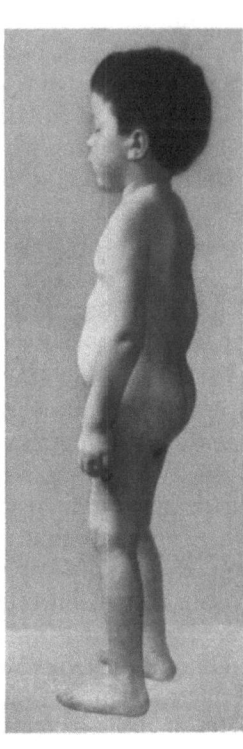

Abb. 1. Pfaundler-Hurlersche Krankheit. Th., Marion, 5 Jahre alt. Man beachte bei dem Kind, das zunehmende Kontrakturen, vorwiegend der Finger-, Schulter-, Ellenbogen- und Vorderarmdrehgelenke, weniger der Hüft-, Knie- und Fußgelenke hatte, die besondere Gesichtsform (Gargoylismus)

Leber, Milz und Hirn vorwiegend gespeichert und verursacht die enchondrale Ossifikationsstörung. Eine vermehrte Ausscheidung im Urin wurde festgestellt. ULLRICH fand zwei genetisch verschiedene Formen, eine recessiv-erbliche Form mit starker Wachstumsstörung, die in der Regel schon vor der Pubertät zum Tod führte, und eine seltenere recessiv-geschlechtsgebundene Form, bei der keine Hornhauttrübungen vorhanden seien und die körperliche Entwicklung weniger stark gestört sei, dafür aber Schwerhörigkeit und Ertaubung häufiger seien. Hierzu gehören etwa ein Drittel aller männlichen Fälle. Als dritte Gruppe werden die Spätformen von ULLRICH ausgesondert. Es scheint sich um verschiedene Intensitätsformen einer recessiv erblichen komplizierten Stoffwechselstörung mit Speicherung zu handeln. Wichtig ist, daß die röntgenologischen Symptome allein nicht ausreichen, um die Hurlersche Krankheit von den epiphysär-dysostotischen Störungen abzugrenzen. Jedoch wird der Röntgenbefund des Skeletes immer ein wesentliches Leitsymptom in der Diagnostik der Erkrankung bleiben. Unsere Abb. 1 und 2 stammen von einem fünfjährigen Kind, das mit einem Jahr zu sprechen begann, dessen geistige Entwicklung im frühen Kindesalter normal war. Bei dem Kind traten Kontrakturen der Finger, dann der Schultern auf. Es hatte X-Beine. Die Hüft- und Kniegelenke waren normal beweglich. Das Kind hörte und sah schlecht. Die Zähne hatten Schmelzdefekte und faulten ab. Die Aldersche Granulocytenanomalie konnte bei dem Kind nachgewiesen werden. Es hatte außerdem Hornhauttrübungen und mußte später wegen eines Glaukoms operiert werden. Die Leber war erheblich vergrößert, weniger die Milz

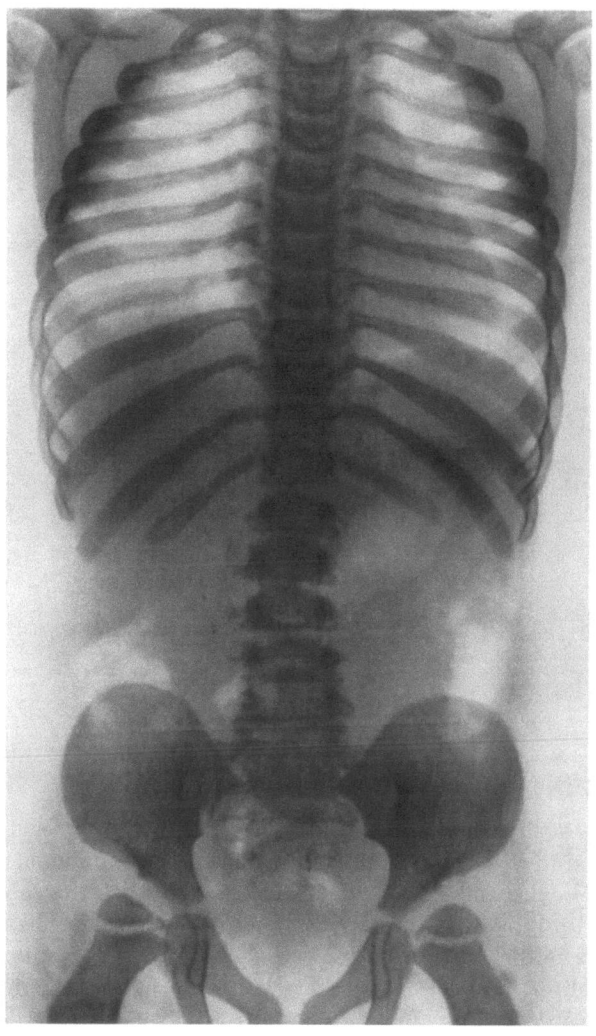

Abb. 2a

Abb. 2 a u. b. Th., Marion (Abb. 1). Beckenrumpfskelet und Hände bei Pfaundler-Hurlerscher Krankheit. Man beachte die Störungen der subchondralen Verknöcherung, die sich an den Hüftgelenkpfannen stärker als an den Hüftgelenkkopfepiphysen und Wirbelkörpern ausprägen, die breiten bandförmigen Rippen und die kräftigen Schulterblätter. Die Deformierung des Handskeletes ist charakteristisch und wird nicht nur durch die gleichmäßig eintretenden Gelenkkontrakturen an allen Gelenken der Hand, sondern auch durch die Hemmung der enchondralen Verknöcherung der kurzen Knochen und Epiphysen erklärt

(s. Röntgenbild Abb. 2a). Der Skeletbefund zeigt im wesentlichen an den Hüftgelenken grobe Veränderungen, niedrige unregelmäßige Epiphysen, rechts mit einem Nebenkern. Die Dogenmützenform der Epiphysen wird man als exogene Sekundärveränderung infolge der weiten flachen Pfanne ansehen dürfen. Die Pfanne ist knöchern unregelmäßig begrenzt und ausnehmend weit. Während an der Wirbelsäule in der antero-posterioren Aufnahme keine sicheren Veränderungen nachzuweisen sind, fällt die breite und kräftige Ausbildung der Rippen und der Schulterblätter auf. Einen charakteristischen Befund bieten die Hände (Abb. 2b). Die Epiphysen, vorwiegend des Handgelenks, sind klein und zierlich, die Metaphysengrenzen sind unregelmäßig gebildet, vor allem an den Basen der Mittelhandknochen. Diese und die Fingerglieder sind bandförmig breit, wobei die Epiphysen der Phalangen zugespitzt erscheinen infolge der mangelnden Ossifikation der Köpfchen. Diese Bandform der Handknochen ist, nach den bisherigen Veröffentlichungen solcher Fälle, charakteristisch.

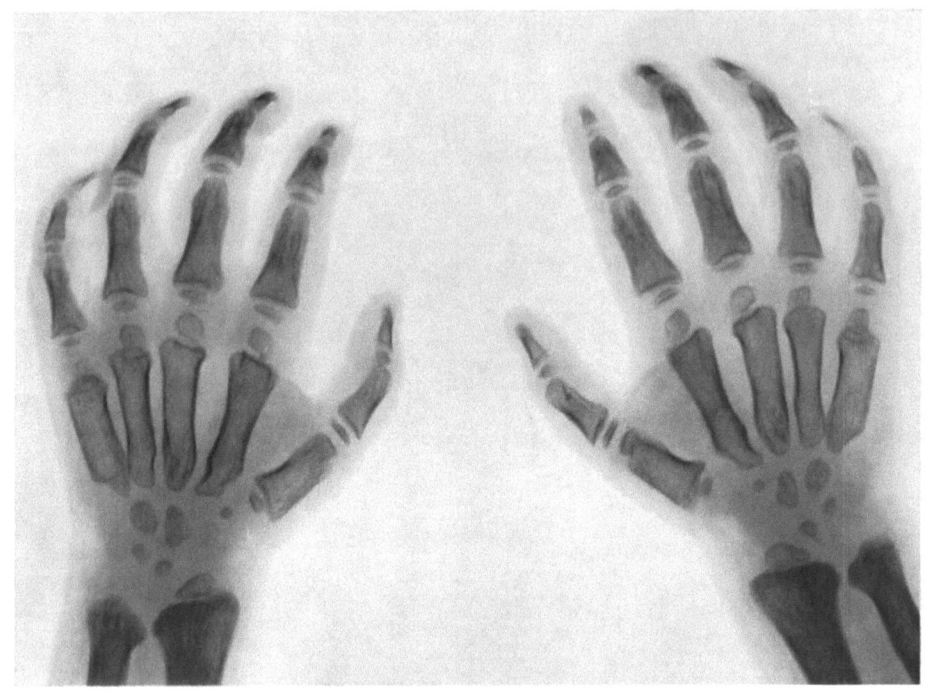

Abb. 2 b

2. Die metaphysäre Dysostose (Morquio-Jansen)

Bisher sind nur wenige Fälle bekannt geworden. Die Störung betrifft allein die Metaphysen. Diese sind verbreitert und mit vielen unregelmäßigen kalkdichten Flecken durchsetzt. Nach Wachstumsschluß verwandeln sich die Metaphysen, wie Weil in seinem Fall beobachtete, in einen aufgetriebenen grob-strähnigen Knochen. Gliedmaßendeformitäten, Gelenkverdichtungen und Zwergwuchs sowie Bewegungsstörungen wurden in der Regel beobachtet. Weder blutchemisch noch im Urin konnten bisher Veränderungen beobachtet werden.

3. Die polytopen epiphysären Dysostosen

Die Kinder mit *epiphysären Dysostosen* werden frühestens am Ende des ersten Lebensjahres auffällig. Die Disproportionierung ist auch in den schwersten Fällen in diesem Alter noch nicht signifikant. Schwierigkeiten mit dem Aufsitzen, mit dem Stehen und Gehen veranlassen die Eltern, den Arzt aufzusuchen. Die Kinder lernen schließlich, oft erst im vierten oder fünften Lebensjahr, Stehen und Gehen. Die Erkrankung wird häufig als Rachitis fehlgedeutet. Ich kenne drei Morquio-Zwerge, heute im Alter zwischen 40 und 55 Jahren, die erst mit 5 und 6 Jahren das Gehen erlernten. Sie galten seinerzeit als Rachitispatienten und wurden wegen der X-Beine osteotomiert.

Die geistige Entwicklung der Kinder ist nicht beeinträchtigt. Sie besuchen die Schule. Sie werden meist berufsfähig und sind psychisch unauffällig. Nur die allerschwersten Fälle, bei denen die körperlichen Störungen schon früh das Gehen einschränken, sind in der Ausbildung behindert. Wegen der Gliedmaßenbeschwerden, die sehr erheblich sind, resignieren die Patienten relativ früh, da ihnen ja doch nicht durchschlagend geholfen

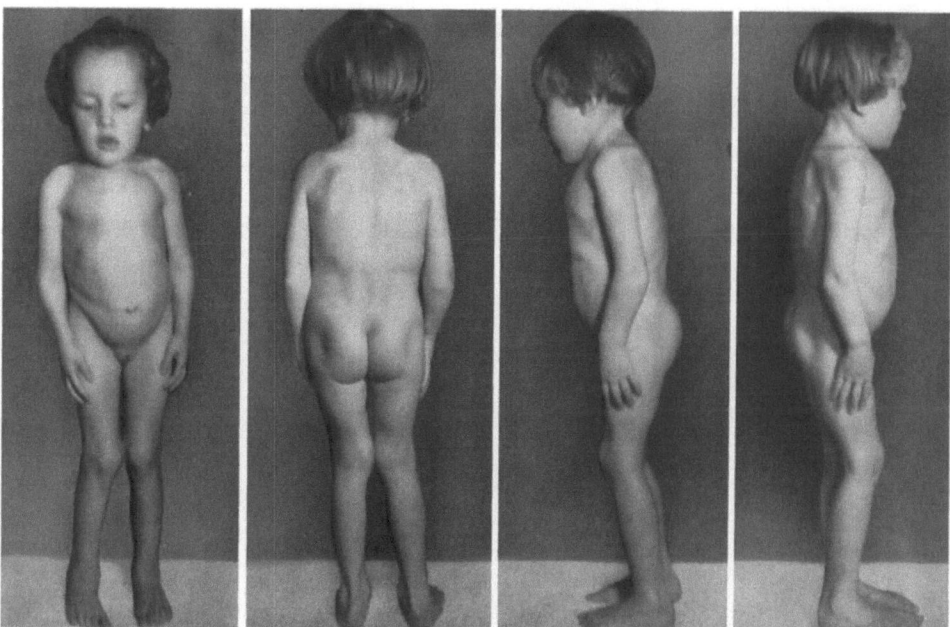

Abb. 3. Sp., Christa, 6 Jahre alt. Zwergwüchsiges Kind. Disproportionierung. Die Rumpfverkürzung nimmt im Laufe des Wachstums relativ zu. Auch die Gelenkkontrakturen nehmen zu. Der Kopf wird daher relativ zu groß. Der disproportionierte Zwerg zeigt die gröbsten Formen, wenn gleichzeitig Hüftluxationen bestehen

werden kann. Während der chondrodystrophische Zwerg allgemein trotz seiner Stabilität abstoßend wirkt und nur selten zum Heiraten kommt, wird der dysostotische Zwerg, auch wenn er recht gebrechlich ist, von der Allgemeinheit hingenommen. Auffallend schwer stigmatisierte Probanden beiderlei Geschlechts kommen zum Heiraten. Ich kenne einige dysostotische Zwerge und extrem Minder-wüchsige in den höheren Berufsgruppen, darunter in akademischen Berufen.

Unter diesen Zwergen findet sich eine sehr kleine Gruppe mit kurzem Rumpf, dünnen, langen Gliedmaßen, die überlang erscheinen. Diese Gruppe wird heute meist nach MORQUIO be-nannt. Die Lebenserwartung dieser Zwerge hängt im wesentlichen von der Höhe der Wirbelsäule ab. Die erhebliche Kurzrumpfigkeit mit der Ein-engung des Bauchraumes verursacht einen Zwerch-fellhochstand mit Atemstörungen und sekundärer

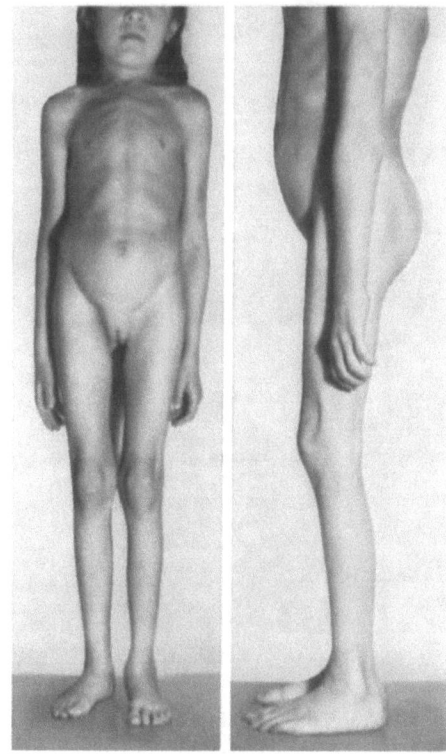

Abb. 4a—c. Drei schwere Formen der epiphysären Dysostose; a und b sind zwergwüchsig, c kleinwüchsig. a G., Edith, 8 Jahre alt. Lernte mit 10 Monaten gehen. Die Röntgenbe-funde entsprechen den Bildern Sp., Christa (Abb. 7). Die Disproportionierung beruht auf der Verkürzung des Rump-fes. b Bi., Therese, 17 Jahre alt. Die Röntgenbefunde ent-sprechen denen der Kinder Gr., Edith und Sp., Christa. Das Kind lernte mit 1 Jahr gehen. Die Disproportionierung ist in diesem Falle nicht nur durch die Rumpfverkürzung, sondern auch durch die Hüftluxation bedingt. c Sch., Karl, 18 Jahre alt. Lernte mit 1 Jahr gehen. Die Disproportionie-rung ist in diesem Falle weitgehend durch die Hüftdeformi-tät (s. Abb. 8) bedingt

Abb. 4a

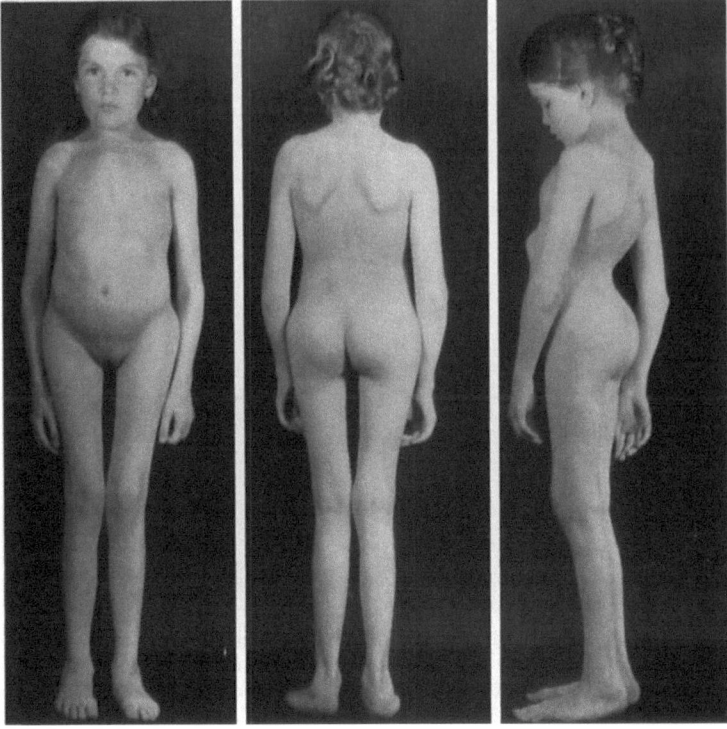

Abb. 4b

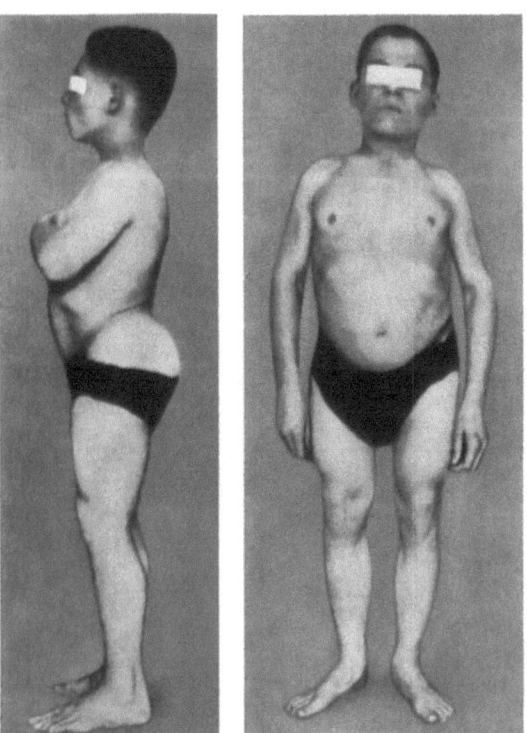

Abb. 4c

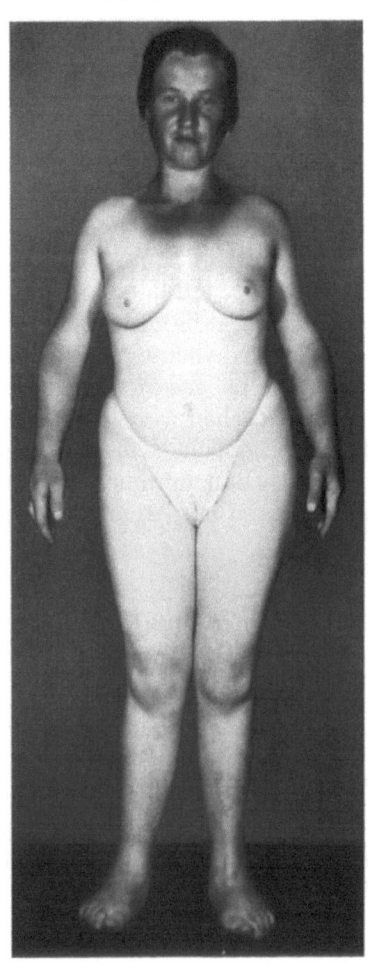

Abb. 5. A., Frieda, 21 Jahre alt. Bei diesem Fall finden sich
trotz schwerer Gelenkdeformitäten (Abb. 9) keine signifikanten
Wuchsstörungen

Beeinträchtigung des Kreislaufes. Die Patienten werden sehr früh kreislaufinsuffizient. Ich habe Wünsche solcher schwer stigmatisierter Zwerge nach operativen Korrektureingriffen an Beindeformitäten stets abgelehnt, da mir das Risiko zu groß schien. Ich weiß von

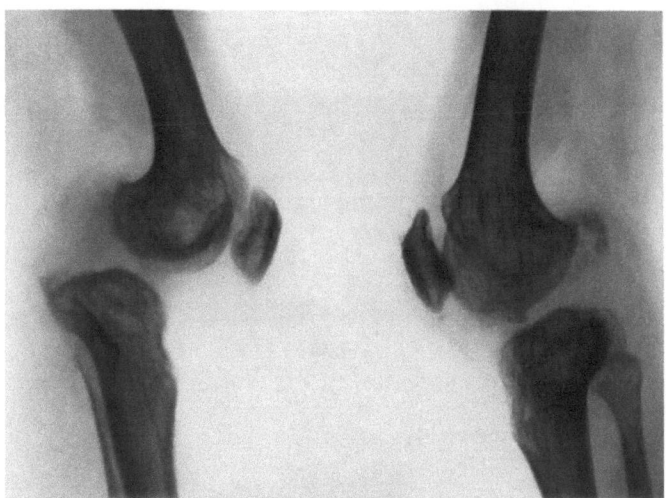

Abb. 6a.

Abb. 6 a—c. Schwerste Form des epiphysär dysostotischen Zwergwuchses. Sin., Luise, 26 Jahre alt. a Die Kniegelenkaufnahmen zeigen eine Reihe von Nebenkernen in den knorpelig gebildeten Gelenkkörpern. Subluxationsstellung des linken Kniegelenkes durch starke Anteklinationsstellung im Schienbeinkopf. b Deformierungen sämtlicher Epiphysen auch an der Hand und am Handgelenk sowie spongiöse Umbaustrukturierung. c Am Fuß ist der partielle Defekt des Kahnbeines auffällig. Dieser wird auch bei den leichteren Formen häufig beobachtet und gibt zur Verwechslung mit der Köhlerschen Krankheit Veranlassung. Die Aufnahme der Wirbelsäule und des Beckens unterscheidet sich nicht von der folgenden Abbildung. Trotz des abgeschlossenen Wachstums sind die Wirbelkörper niedrig und schmal und weitgehend nur knorpelig gebildet. Die Hüften sind subluxiert

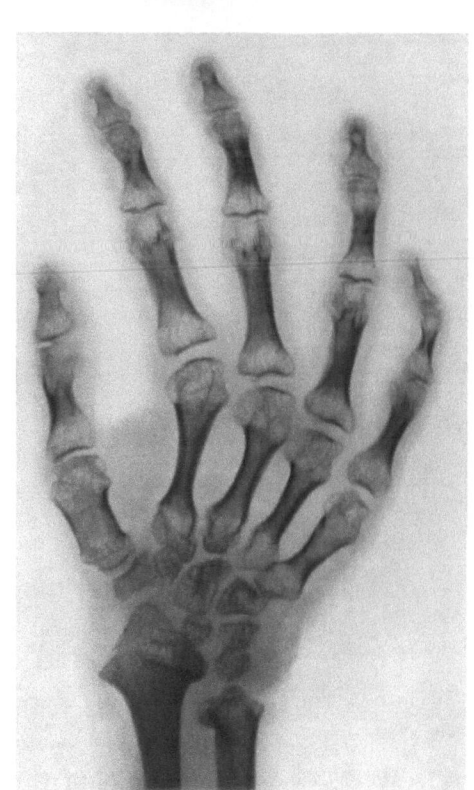

einem dieser Zwerge, der sich damit nicht zufrieden gab, daß er anderweitig in tabula starb. Die Patienten mit geringfügigeren Wirbelsäulenstörungen und günstigeren Atmungs- und Kreislaufverhältnissen erreichen höhere Altersstufen. Der älteste Patient, den ich kenne, ist über 60 Jahre alt und arbeitet noch als kaufmännischer Angestellter.

Die Proportionierung mit den relativ langen Gliedmaßen hängt, wie oben schon erwähnt,

Abb. 6b.

weitgehend mit dem Vorhandensein von Hüftluxationen und Coxa vara zusammen. Der Kopf ist zwar nicht auffällig, aber wir haben eine Vierkantform relativ häufig beobachtet. Die Gesichtszüge sind nicht verändert. Hals und Rumpf sind im Verhältnis zu den Gliedmaßen in wechselndem Maße verkürzt. Der Thorax ist rund, faßförmig und über dem Angulus Ludovici auffallend stark und hoch gewölbt. Die Harrisonsche Furche ist bei Kindern oft sehr stark ausgeprägt. Disproportionierungen der einzelnen Gliedmaßen-

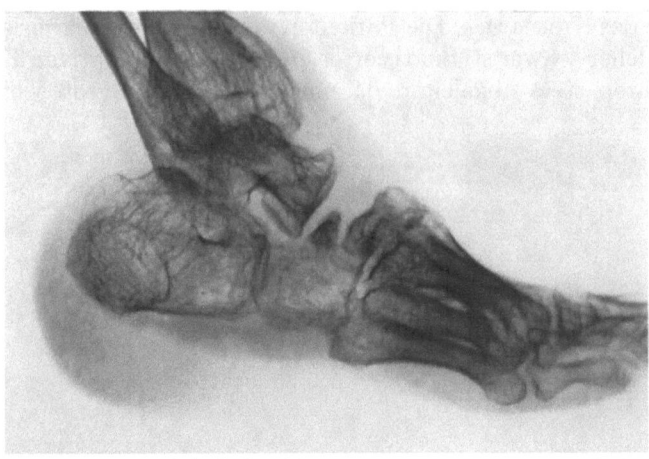

Abb. 6 c.

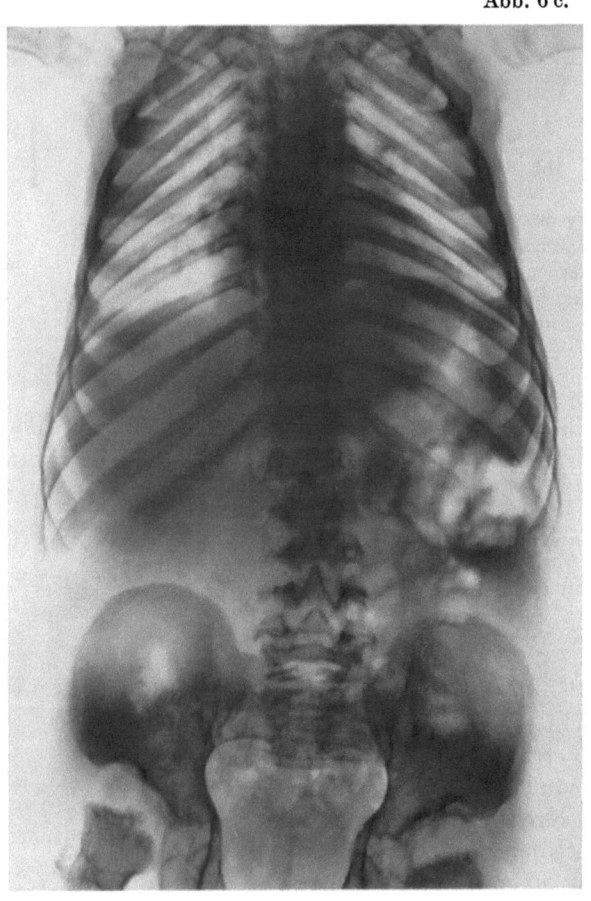

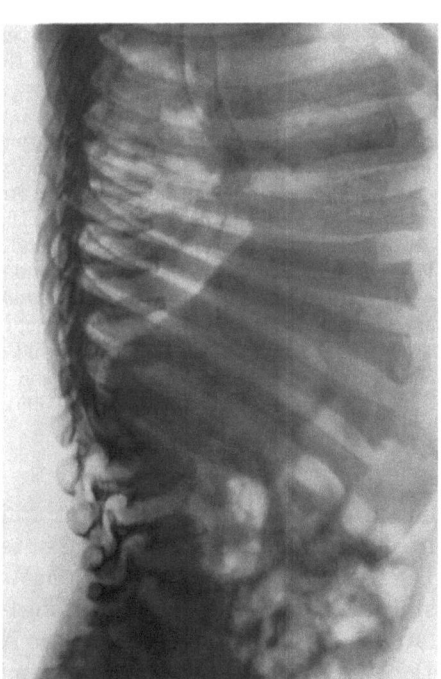

Abb. 7 a   Abb. 7 b

Abb. 7 a—d. Sp., Christa, im Alter von 10 Jahren. Aufnahme des Fußes im Alter von 5 Jahren.
a u. b Das charakteristische Bild der Wirbelsäule mit den niedrigen Knochenkernen. Im Kyphosescheitel
sind die Knochenkerne teilweise grob verkürzt. Die Hüftgelenkpfannen sind wie ausradiert, die Hüftgelenkkopfkerne und die Apophysen ausgefranst. Die rechte Hüfte ist subluxiert, der linke Hüftgelenkkopf steht
in der weiten Pfanne. Das Becken ist baßgeigenförmig gebildet. Auffallend ist, daß die Sacralwirbel nicht
dieselbe Abflachung wie die freien Wirbel aufweisen. c Die Röntgenaufnahmen der Hand weisen die epiphysären
und in die Metaphyse übergreifenden Verknöcherungsstörungen auf, ungenügende Verkalkung der einzelnen
Knochenkerne des Handgelenkes, Entrundung aller Epiphysen. d Die Röntgenaufnahme des Fußes zeigt an
den Mittelfußköpfchen teilweise zapfenförmige Epiphysen, eckige Konturen aller Fußwurzelknochen. Das
Kahnbein ist niedrig. Bei dem damals fünfjährigen Kind findet sich eine breite Verkalkung der Fersenbein-
apophyse

abschnitte, wie bei der Chondrodystrophie typisch, werden nur bei Anwesenheit von Hüftdeformitäten beobachtet. Die Muskulatur ist in der Regel schwach ausgebildet, Beindeformitäten sind sehr häufig. Im Gegensatz zur Chondrodystrophie überwiegen bei weitem die X-Beine. Sehr häufig finden sich Plattfüße. Gelenkkontrakturen sind ebenso häufig wie abnorm lockere Gelenke. Die Geschlechtsentwicklung ist bei den Kindern in der Regel verzögert. Störungen der inneren Sekretion, die behandlungsbedürftig sind, werden jedoch nicht beobachtet.

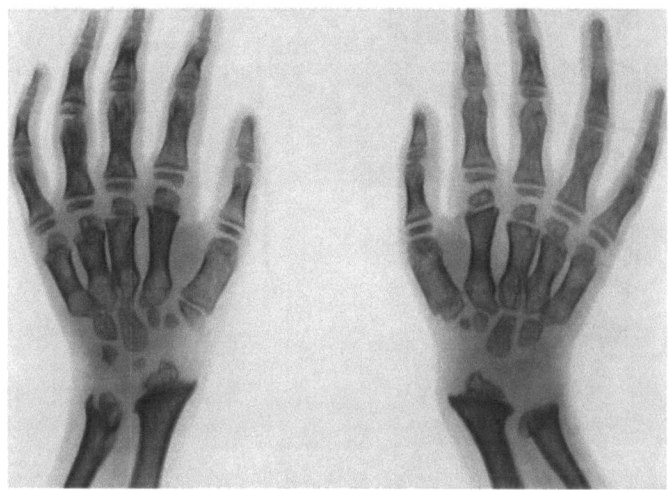

Abb. 7 c

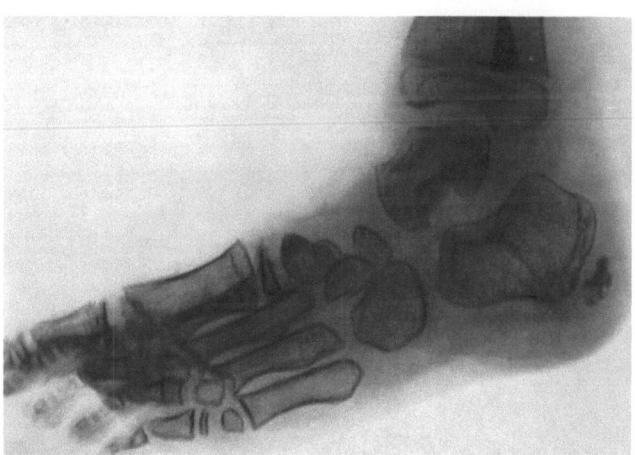

Abb. 7 d

4. Die Röntgenbefunde bei der epiphysären Dysostose

a) Die Wirbelsäule

Bei den schweren Formen finden sich an der Wirbelsäule neben dem Becken die deutlichsten Veränderungen. Die Abb. 7 und 8 zeigen die niedrigen Knochenkerne der normal langen Wirbelkörper. Die Zwischenwirbelräume sind meist normal hoch, gelegentlich aber — vorwiegend beim Erwachsenen — verschmälert (s. Abb. 14a). Die Knochenkerne der einzelnen Wirbelkörper sind zeitweise unregelmäßig und undeutlich, ja ausgefranst begrenzt. Es liegen dann kleine und kurze Knochenkerne neben den größeren. Skoliosen und Kyphosen sind die Regel. Ein Überhang des Oberkörpers wird häufig beobachtet, ist aber, da in diesen Fällen sehr früh die Rippen in das große

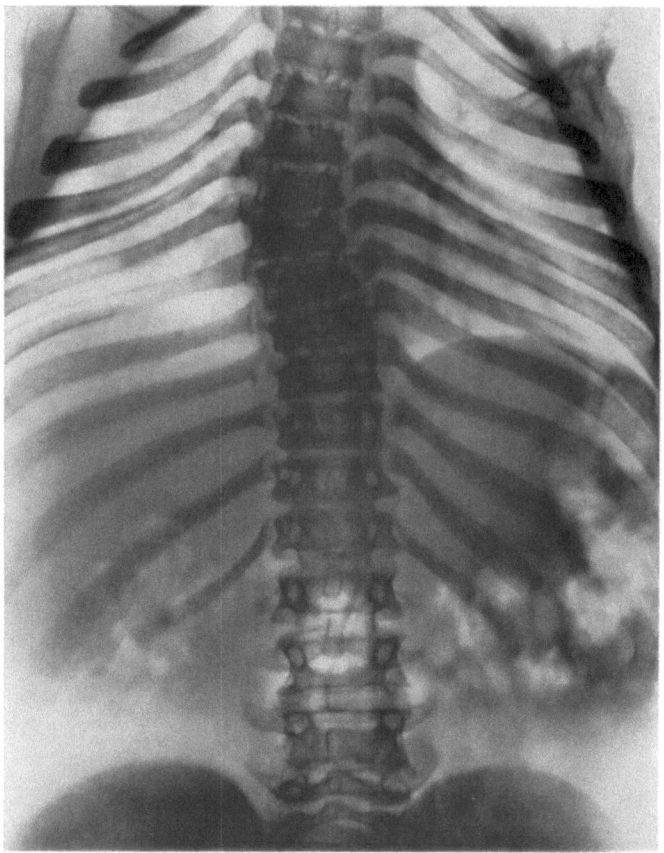

a

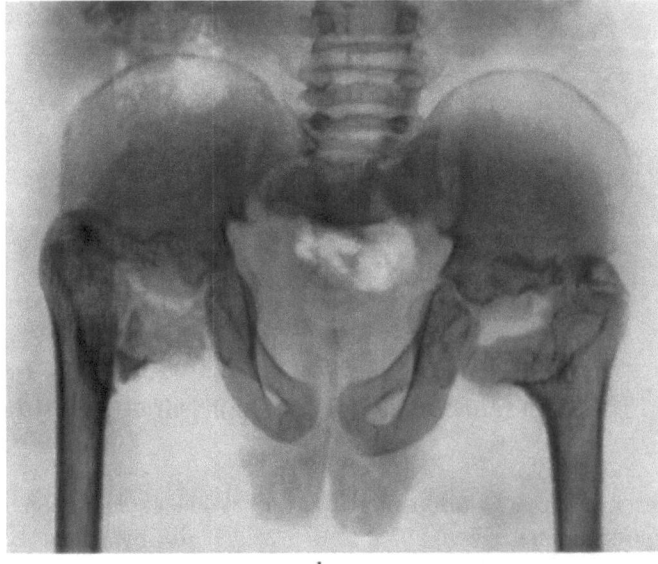

b

Abb. 8a u. b. Sch., Karl, 16 Jahre alt (s. Abb. 4c).

a Die Aufnahme der Wirbelsäule zeigt die niedrigen Wirbelkörper. Die Zwischenwirbelräume erscheinen vorwiegend im Brustabschnitt wesentlich verschmälert. b Grobe Deformierung der Hüftgelenke unter dem Bild der Coxa vara, rechts mit einer Pseudarthrose. Die Trochanterapophyse ist in diesem Falle kräftiger ausgebildet und erscheint fast ungestört im Vergleich zu der kleinen schalenförmigen Kopfepiphyse

Becken treten, prognostisch nicht so ernst zu werten wie bei der habituellen Skoliose. Ich konnte nur in einem Fall eine Progredienz einer Skoliose beobachten. Auch beim Erwachsenen finden sich oft noch niedrige Wirbelkörper (Platyspondylie).

b) Das Becken

Ein platt verengtes Becken ist selten. Allgemeine oder quere Verengung ist häufig. Beim Wachsenden sind die Kreuzbein-Darmbeinfugen und die Y-Fugen klaffend weit, und der Pfannenboden ist in das kleine Becken vorgewölbt. Da diese Protrusion auch bei luxierten Hüftgelenkköpfen zu beobachten ist, kann sie nicht belastungsbedingt sein (Baßgeigenform). Die Hüftgelenkpfannen sind bei den leichteren Fällen weit, bei den schweren Fällen wie ausradiert. Subluxationen oder gar komplette Luxationen sind keine Seltenheit. Wir haben bisher vier Fälle mit Hüftgelenkluxationen beobachtet. Von den behandelten Hüftluxationsfällen mit nachfolgenden schweren Verknöcherungsstörungen an Kopf und Pfanne sind vielleicht ebenfalls einige in diese Gruppe einzureihen. Da bei diesen aber beweisende anderweitige Skeletstörungen fehlen, kann nur die Vermutung ausgesprochen werden. Die Epiphysen und Apophysen sind zum mindesten klein, bei den schweren Formen vorübergehend wie ausgefranst.

Der Gelenkknorpel ist in allen Fällen, wie die Kontrastdarstellung der Hüftgelenke zeigt, tadellos glatt begrenzt. Die Sekundärarthrose setzt frühzeitig ein. Die leichtesten Manifestationsformen am Hüftgelenk sind die Mikroepiphysen (BETTMANN und W. MÜLLER), etwas seltener der sog. muldenförmige Defekt (RIBBING und W. MÜLLER), auf den bei Besprechung der Ribbingschen Krankheit noch einzugehen sein wird. Die niedrige schalenförmige Epiphyse ist häufig. Diese Epiphysenformen werden nicht nur am Hüftgelenk, sondern auch an Knie-, Schulter- und Ellenbogengelenk beobachtet. Die differentialdiagnostische Abgrenzung gegenüber der Perthesschen Krankheit ist bei den leichteren Fällen unter Umständen so schwer, daß trotz der Kontrollaufnahme aller anderen Gelenke und der Wirbelsäule keine vollständige Klärung durch das einmalige Röntgenbild zu erreichen ist.

Die epiphysäre Dysostose ist eine der häufigsten Ursachen der frühen doppelseitigen Arthrosis deformans der Hüftgelenke. Die Abb. 20—25 zeigen eine Serie solcher Fälle. Es muß jedoch darauf hingewiesen werden, daß die Coxa vara epiphysaria, die Perthessche Krankheit, der chronische Gelenkrheumatismus und die angeborene Hüftluxation ähnliche Bilder verursachen können. Vorgeschichte, klinische Untersuchung und Röntgenbilder der Wirbelsäule und anderer Gelenke müssen daher zur Beurteilung mit herangezogen werden. Charakteristisch erscheint der breite Gelenkspalt bei groben Randwülsten und Deformierungen der knöchernen Gelenkkörper.

c) Das Kniegelenk

Im Kindesalter können auch an diesem Gelenk die ausgefransten Knochenkerne unregelmäßig hoch und breit geformt sein. Im späteren Wachstum glätten sich die Konturen der Kerne, bleiben aber kantig. Muldenförmige Defekte können an den Kondylen bleiben, und in diesen Mulden können Nebenkerne liegen (Ribbingsche Krankheit). Die Deformierung der Gelenkkörper ist auch bei den leichten Fällen recht erheblich. Einzelne verkalkte Chondrome können in den Gelenken gelegentlich beobachtet werden. Habituelle Kniescheibenverrenkungen sind bei der erheblichen gewachsenen Deformierung der Gelenkkörper außerordentlich häufig. Die überwiegende Mehrzahl der doppelseitigen habituellen Kniescheibenverrenkungen sind auf die epiphysären Dysostosen zurückzuführen. Eine charakteristische, aber seltene Fehlbildung ist die Verdoppelung oder Verdreifachung der Kniescheibe (Abb. 9, 11, 12), die von BÜTTNER, PAS und HAENISCH zuerst beschrieben wurde. Diese Kniescheibendeformität — es handelt sich um mehrfache, selbständige Knochenkerne der Kniescheibe, die sich im Wachstum schalenförmig überlagern — wird nur bei der Dysostose beobachtet. Auch bei dieser Kniescheibendeformität ist die habituelle Kniescheibenverrenkung häufig. Eine normal gebildete

Kniescheibe ist auch bei den leichten Fällen der epiphysären Dysostosen kaum zu beobachten. Diese Kniescheiben stehen häufig sehr hoch. Die Kniebeschwerden sind häufig Ursache der Behandlungsbedürftigkeit dieser Patienten. Die Gelenkdeformierungen führen zur frühen sekundären Arthrose, die in der Regel alle drei Gelenkkörper

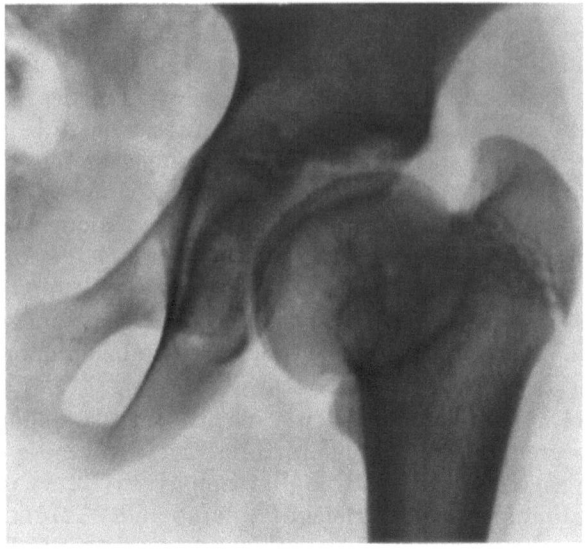

a

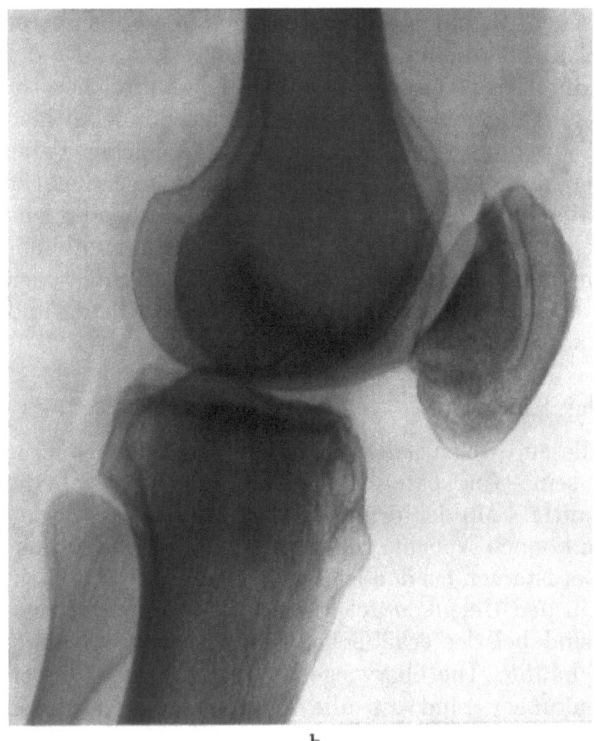

b

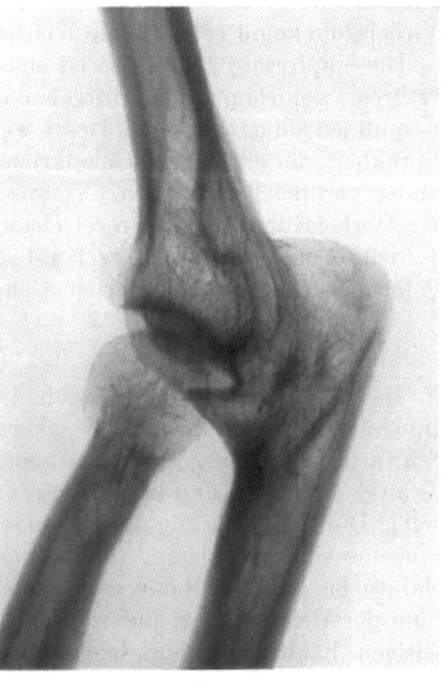

c

Abb. 9 a—c. A., Frieda, 21 Jahre alt (s. Abb. 5).

a Die Hüftgelenkaufnahme (im Alter von 12 Jahren) zeigt eine schalenförmige, schmale Epiphyse. Auffallend ist, wie bei vielen leichteren Fällen, daß die Apophysenkerne im Vergleich zu den Epiphysenkernen relativ normal gebildet sind. b Kniegelenk (im Alter von 21 Jahren). Deformierung der Kondylen. Schalenförmige Dreifachbildung der Kniescheibe. c Ellenbogengelenk mit Pfannenbildung am Capitulum humeri

betrifft. Auffallend ist bei der sekundären Arthrose, daß der Gelenkspalt relativ breit, oft sogar übernormal breit wie beim Hüftgelenk, erscheint. Der Gelenkspalt zwischen Kniescheibe und Gleitbahn dagegen verschmälert sich frühzeitig.

d) Der Fuß

Bei den schwersten Formen findet sich meist ein Plattfuß. Die Knochenkerne zeigen nach dem Wachstumsalter eine weitmaschige Auflockerung der Spongiosa und Deformierung der Gelenkkörper. Im Wachstum sind die oft ausgefransten Konturen gelegentlich

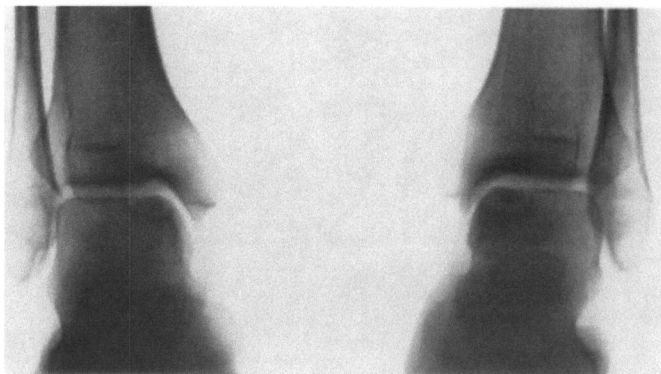

Abb. 10. K., Cäcilie, 27 Jahre alt. Bei dieser kleinwüchsigen Patientin fanden sich neben anderen Zeichen der epiphysären Dysostose symmetrisch am Talus Nebenkerne, die zu keiner Deformierung der Gelenke führten. Das klassische Bild der Ribbingschen Krankheit

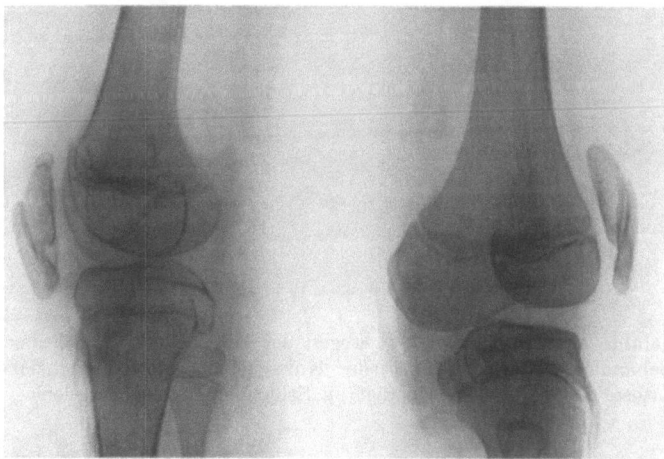

Abb. 11. Th., Gretel, 7 Jahre alt. Klassisches Bild der schalenförmigen Doppelbildung, rechts Dreifachbildung der Kniescheibe. Rechts wurde wegen habitueller Patellarluxation operiert, daher die Periostauflagerung an der Tibia. Auch bei diesem Kind fanden sich schalenförmige, niedrige Epiphysen auf kurzen Schenkelhälsen, Bilder, die denen der Abb. 9a entsprechen

zu beobachten. Ein Pes adductus wurde von SILVERSKJÖLD und von mir bei Patienten beobachtet, die gleichzeitig die charakteristische Kniescheibendoppelbildung hatten. In einem Fall (Schla., Wolfgang) mußte ich angeborene Klumpfüße behandeln. Mutter und Sohn hatten gleichartige Daumenfehlbildungen und Proportionierungsstörungen. Bei den leichteren Fällen finden sich keine signifikanten Fußdeformitäten, die man auf die Verknöcherungsstörung zurückführen dürfte. In einem Fall (Abb. 10) konnte ich symmetrische Nebenkerne an der Talusrolle, die das Bild der „Osteochondritis dissecans" vortäuschten, beobachten. Einmal sah ich einen Jugendlichen, bei dem eine Köhlersche Krankheit des Kahnbeins fälschlich angenommen und behandelt wurde.

e) Das Schultergelenk

Bei den schweren Manifestationsformen sind Oberarmkopf und Pfanne verändert. Die Pfanne ist ausgeweitet und unregelmäßig konturiert, oft — wie an der Hüftpfanne — ausradiert. Die Kopfepiphyse ist in der Regel abgeflacht und entrundet. Muldenförmige Defekte wurden am Schultergelenkkopf auch beobachtet. Das Schultereckgelenk ist nur bei den schwereren Fällen verbreitert. Das Acromion kann dann während des Wachstums

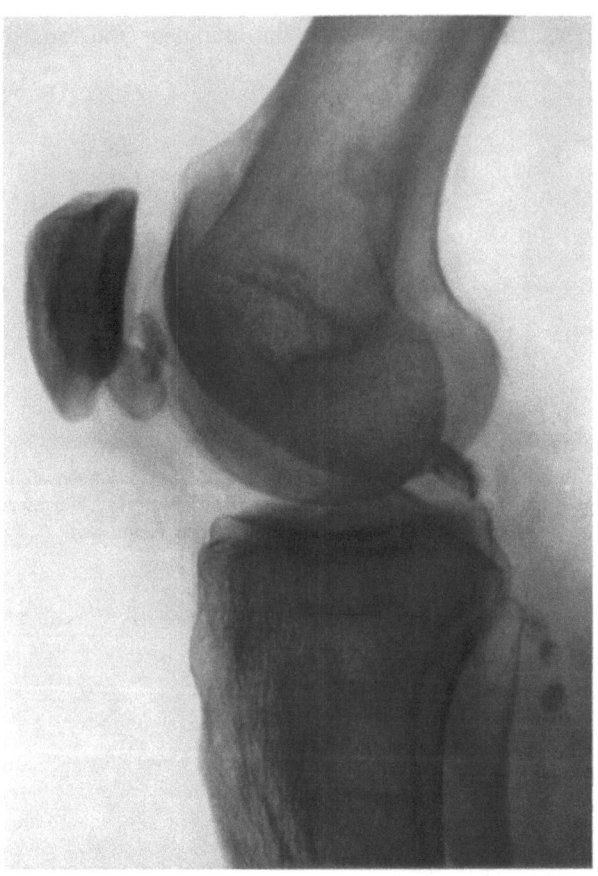

Abb. 12. O., Georg, 24 Jahre alt. Der Patient trat wegen der habituellen Kniescheibenluxation bei sehr starken X-Beinen in Behandlung. Mitigierte Form der Kniescheibendoppelbildung, daneben Gelenkchondromatose, am stärksten ausgeprägt im Schienbein-Wadenbeingelenk

Verknöcherungshemmungen aufweisen. Bei den leichten Fällen werden von seiten des Schultergelenkes nur sehr selten Beschwerden vorgetragen. Die Röntgenbefunde sind oft uncharakteristisch.

f) Das Ellenbogengelenk

Nach dem Hüftgelenk und Kniegelenk ist das Ellenbogengelenk bei den leichten Formen am häufigsten behandlungsbedürftig. Bei den schweren Formen sind Defektbildungen vorwiegend der Oberarmepiphysen, bevorzugt des Capitulum humeri, vorhanden. Die Knochenkerne sind im Wachstum, ähnlich denen der Femurkondylen, verändert. Im Capitulum humeri sind Defektbildungen häufig. Eine seltene charakteristische Fehlbildung des Ellenbogengelenkes, die auch W. MÜLLER beobachtete, wird nur bei der epiphysären Dysostose festgestellt. Die Abb. 9c zeigt diese Deformität. Das luxierte Speichenköpfchen hat sich eine Pfanne im Capitulum humeri geschaffen.

Abb. 13a—e. Schla., Mutter und Sohn. Mutter 26
Jahre alt. Sohn 4 Jahre alt, wegen angeborener Klumpfüße in Behandlung seit dem 8. Lebenstag. Der
disproportionierte Zwergwuchs entwickelte sich entsprechend dem Zurückbleiben des Rumpfes im Wachstum. Die Mutter ist kleinwüchsig und weist eine Reihe
äußerer Stigmatisierungen auf, vor allem fehlgebildete
Hände. Die Ausprägung der dysostotischen Störung
ist bei der Mutter wesentlich geringer als beim Sohn.

a Wirbelsäule des Sohnes seitlich. Veränderungen der
Rumpfwirbelsäule. Kyphose mit kurzem Wirbelkörper
im Scheitel. Relativ normal hohe Kreuzbeinwirbel.
(Die Wirbelsäule der Mutter ist unauffällig). b und c
Beckenübersichtsaufnahme der Mutter und des Sohnes. Bei der Mutter Veränderungen, die von der angeborenen Hüftgelenkdysplasie nicht unterschieden
werden können; beim Sohn die charakteristischen Veränderungen breite Y-Fugen und Kreuzbeindarmbein-
fugen, weite unregelmäßig begrenzte Hüftpfannen.
Hüftgelenkkopf nicht grob verändert. (Auch die Kniegelenke sind in diesem Fall noch nicht wesentlich
verändert.) d Kniegelenke der Mutter. Unregelmäßig
und inkongruent geformte Kondylen. Hochstehende,
doppelt facettierte Kniescheibe. e Ellenbogengelenk
des Sohnes. Luxation des Speichenköpfchens

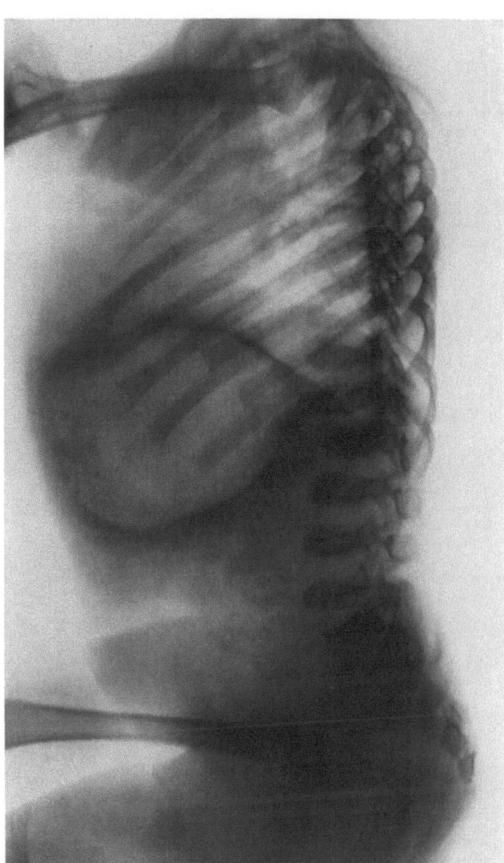

Abb. 13 a

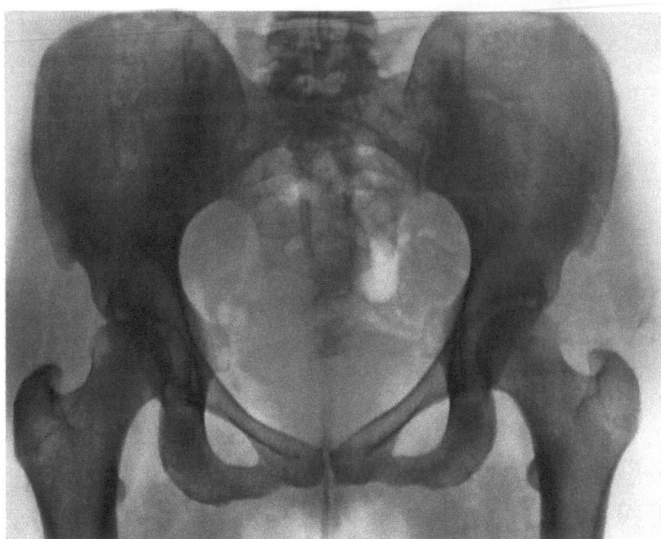

Abb, 13 b

g) Die Hand

Die groben Veränderungen finden sich während der Wachstumsperiode in der Handwurzel. Wie bei den Fußwurzelknochen kommt es zu Deformierungen der einzelnen
Handwurzelknochen. Diese haben eine aufgelockerte, weitmaschige Spongiosastruktur.
Die Gelenkflächen sind kantig, irregulär gebildet. Sekundärarthrosen spielen hier eine
geringere Rolle als an den belasteten Gelenken. Die Epiphysen an den Röhrenknochen

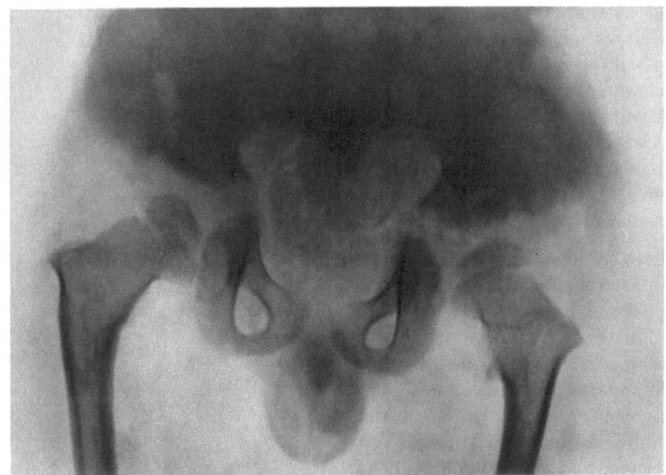

Abb. 13c

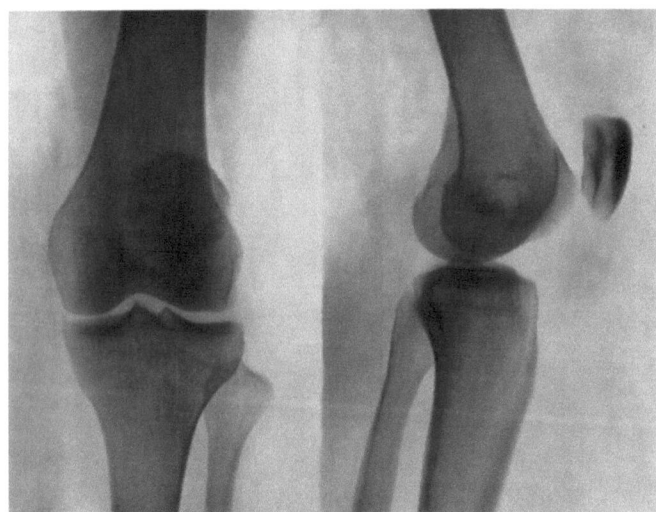

Abb. 13d

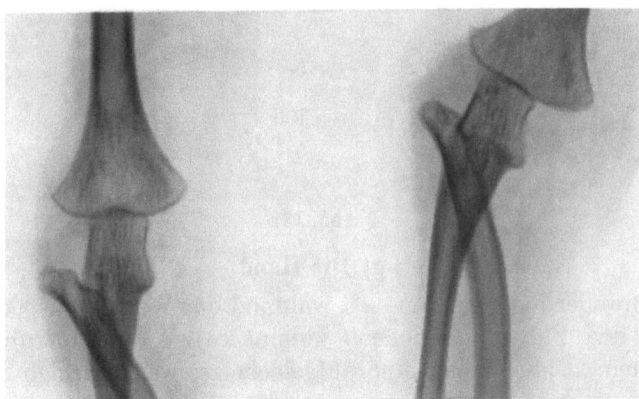

Abb. 13e

sind in der Regel stark verschmälert. Sie können zapfenförmig wie in einem Trichter in die Metaphyse eingelassen sein. Die Hand weist also bei den epiphysären Dysostosen relativ geringe Störungen auf. Grobe Streckbehinderungen werden regelmäßig bei der Pfaundler-Hurlerschen Krankheit beobachtet (Krallenhand). Bei den Zwergen vom MORQUIO-Typ finden sich allenfalls einzelne uncharakteristische Kontrakturen.

5. Die Sonderformen bei der epiphysären Dysostose und deren Abgrenzung

Die *Ribbingsche Krankheit:* Beim wachsenden Skelet vieler epiphysärer Dysostosen beobachtet man Nebenkerne. Die meisten Nebenkerne verschmelzen im Zuge des Wachs-

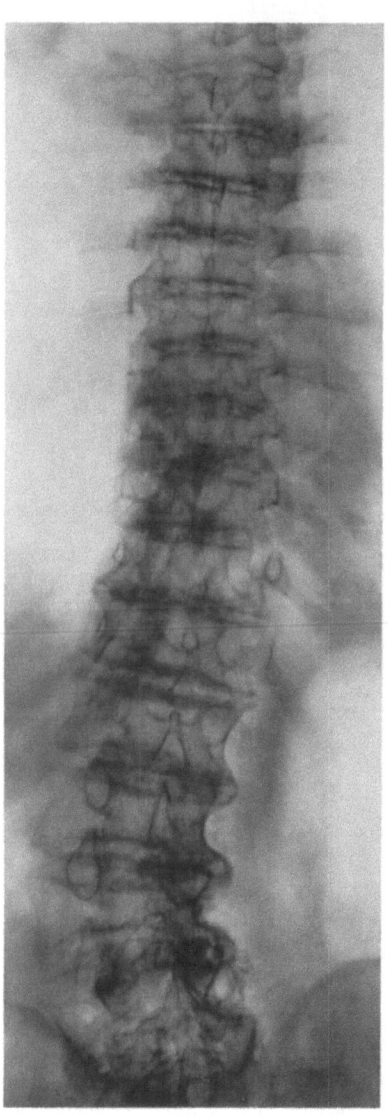

tums mit dem Hauptkern. RIBBING hat in seinem Material in familiären Fällen am Kniegelenk an der charakteristischen Lokalisationsstelle der „Osteochondritis dissecans" solche Nebenkerne bis zum Wachstumschluß verfolgen können. Am Kniegelenk, am Ellenbogengelenk, am Hüftgelenk und an der Talusrolle finden sich solche charakteristische „Osteochondritis dissecans"-Herde, die als persistierende Nebenkerne im Epiphysenknorpel eingelagert sind. Es kann zum Abscheren dieser persistierenden Nebenkerne kommen. Dann können Reizzustände in den Gelenken entstehen und eine Operation erforderlich machen. Bei der Operation beobachtet man unter dem oft noch intakten Gelenkknorpel, der allenfalls etwas vorgewölbt ist, den Nebenkern, der sich von der Basis her löst. Dieser Nebenkern hat eine selbständige, in sich abgeschlossene Spongiosastruktur, wie die Röntgenuntersuchung der „Gelenkmaus" ergibt. Diese Form der „Osteochondritis dissecans", nach Ribbingscher Erklärung

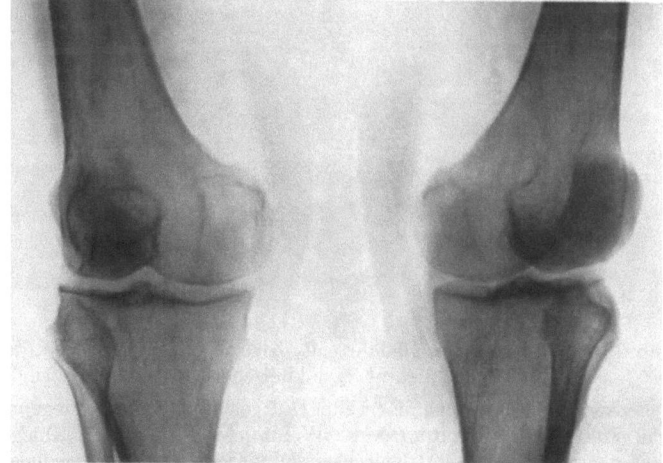

a   b

Abb. 14a u. b. Bi., Sophie, 62 Jahre alt. 1,35 m groß; von zwei Kindern durch Kaiserschnitt entbunden; ein gestorbener Bruder sei nicht größer als sie gewesen. Kommt in Behandlung wegen ihrer Kniebeschwerden.

a Die Wirbelsäule ist klinisch vollständig versteift. Röntgenologisch: schmale Wirbelkörper, grobe Verschmälerung der Zwischenwirbelräume, sekundärspondylotische Veränderungen. b Aplastische unregelmäßige Kondylenbildung der Kniegelenke mit erheblicher Verdrehung der Gelenkkörper gegeneinander. Sekundäre Arthrose. Man beachte den auffallend breiten Gelenkspalt. (Die Beckenübersichtsaufnahme zeigt Hüftkopfdeformierungen, wie sie bei der schalenförmigen, niedrigen Epiphyse beobachtet werden, mit kurzem Schenkelhals, bei erheblicher Sekundärarthrose, jedoch relativ gut erhaltenem Gelenkspalt)

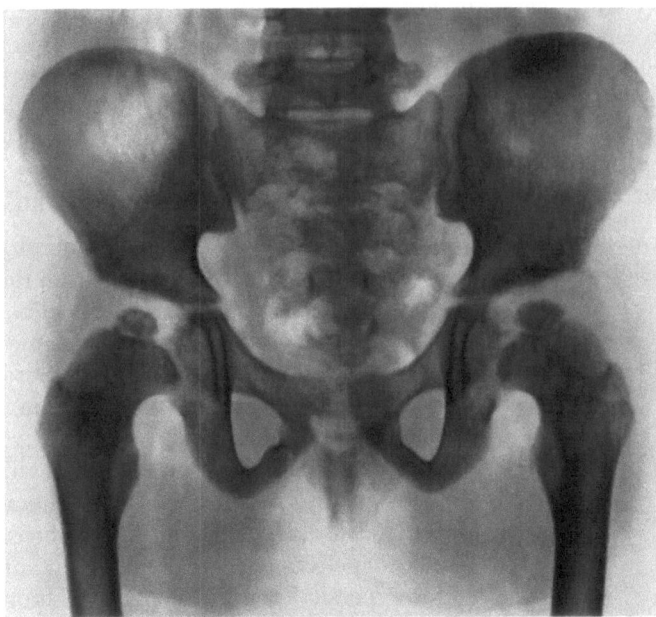

a

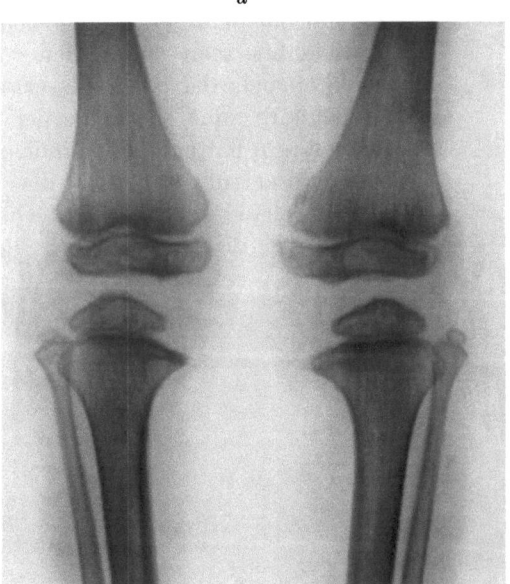

b

Abb. 15a u. b. Fr., Hede, 10 Jahre alt. Kleinwüchsiges Mädchen, das wegen der O-Beine die Sprechstunde aufsucht. Die klinischen Gelenkbefunde sind unauffällig.

a Beckenübersichtsaufnahme: weite Hüftgelenkpfannen, unregelmäßig begrenzte Pfannendächer, typische Mikroepiphysen (BELTMANN, W. MÜLLER). b An den Kniegelenken ebenfalls kleine, niedrige Epiphysenkerne. Die rechte Kniegelenkaufnahme zeigt am medialen Condylus den wahren Gelenkspalt. Dadurch können die Verhältnisse zwischen knorpeligen und knöcherenen Gelenkkörpern gut übersehen werden. Die O-Bein-Bildung liegt in der körpernahen Tibiametaphyse. Es ist der Modus der Tibia-vara-Bildung

ein persistierender Nebenkern, dürfte die häufigste Ursache der genannten Krankheit sein. Dieser Ursache gegenüber dürften andere, die diskutiert wurden, wie Teilnekrosen auf der Basis eines Infarktes (AXHAUSEN), Störungen der Blutzirkulation (LÖHR), subchondrale Impressionsfrakturen, Schäden beim Preßluftarbeiter, allenfalls eine untergeordnete Rolle spielen. Die durch traumatische Absprengung von Knorpelknochenschalen verursachten Gelenkmäuse sind von den genannten meist leicht zu unterscheiden. Bei der Operation ergeben

Abb. 16a u. b. Be., Renate, 45 Jahre alt. Kontoristin. Kleinwüchsig. Seit dem 24. Lebensjahr links habituelle Kniescheibenluxation, die spontan wieder verschwand. Als Kind starke O-Beine, jetzt Kniegelenkbeschwerden. Beinachsen gerade. Kniegelenke locker. Kniescheiben stehen hoch und lateral, luxieren jedoch nicht (Präluxationsstellung). Im linken Kniegelenk mäßige Kapselschwellung. In der Hüftbeweglichkeit Differenzen der Rotationsbewegungen. Vorbehandlung mit Cortisonpräparaten, da Verdacht auf primär chronischen Gelenkrheumatismus bestand.

Die Röntgenbilder der Kniegelenke in zwei Ebenen zeigen rechts drei Nebenkerne, lateral der Kniescheibe; links mindestens einen Nebenkern. Die Nebenkerne sind auch hier vom Typ der schalenförmigen Nebenkerne. Die Gelenkkörper sind dysplastisch gebildet. Der laterale Gelenkspalt erscheint etwas schmaler als der mediale; relativ geringfügige arthrotische Zeichen. (Die Beckenübersichtsaufnahme zeigt uncharakteristische Hüftgelenke. Die Gelenkkopfepiphyse erscheint relativ schmal. An der Wirbelsäulenaufnahme keine charakteristischen Veränderungen)

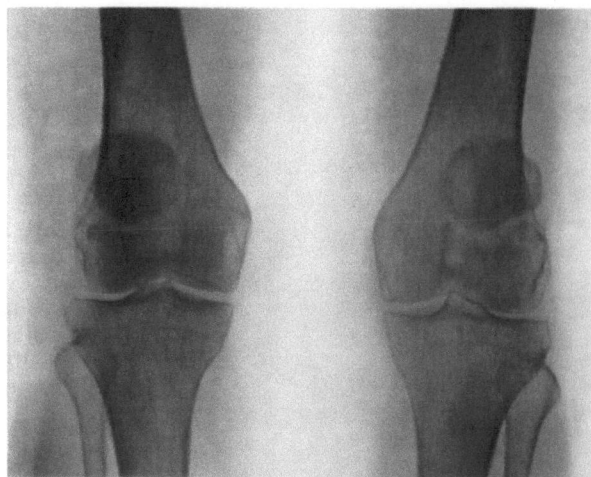

a

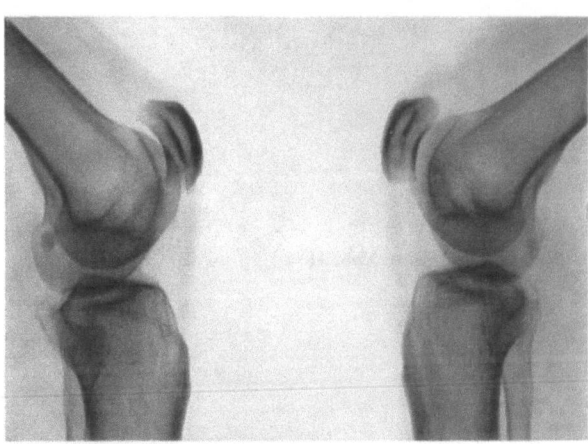

b

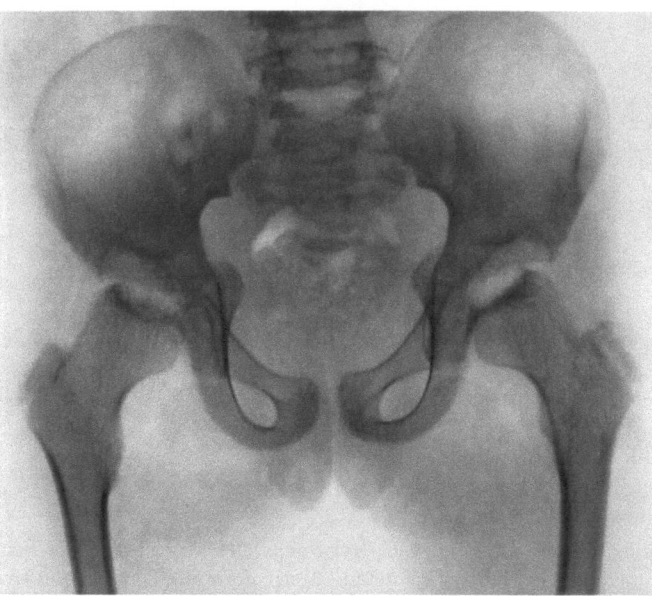

Abb. 17. W., Waltraud, 9 Jahre alt. Das klassische Bild des muldenförmigen Defektes an den Hüftgelenkköpfen. Auch die Hüftgelenkpfanne ist ausgeweitet. Die Wirbelkörper sind niedrig. In diesem Fall sind auch die Apophysenkerne, wie bei allen gröberen epiphysär dysostotischen Veränderungen, deformiert

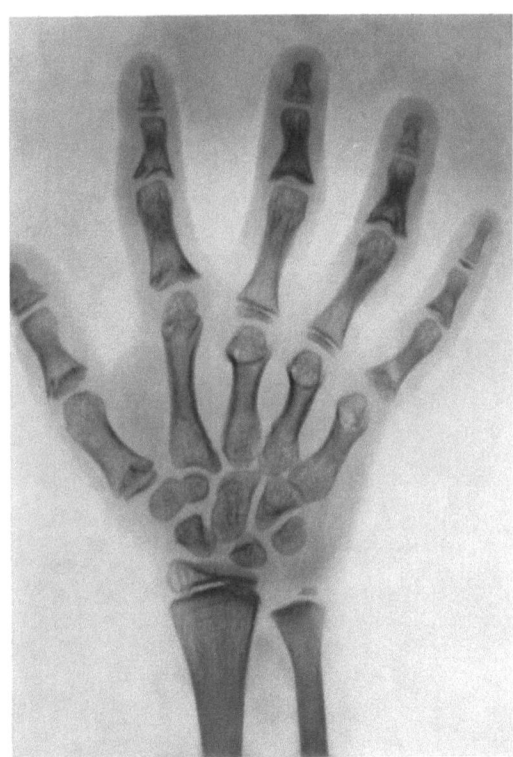

Abb. 18. Ra.,Rolf, 12 Jahre alt. Der Vater habe die-
selben Hände wie der Sohn. Keine Beschwerden.
(X-Beine mäßigen Grades, grobe Knickplattfüße).
Beugekontrakturen der Fingermittelgelenke II bis V
beiderseits von 170⁰, geringe Seitenabweichung der
Finger.

Die Röntgenaufnahme zeigt neben dem Minderwuchs
des 3. bis 5. Mittelhandknochens zapfenförmige Epiphysen bzw. Pseudoepiphysen der Mittelglieder am
Zeigefinger und 5. Finger auch des Grundgliedes.
Speichen- und Ellen-Epiphyse sowie die Epiphyse des
1. Mittelhandknochens weisen charakteristische Veränderungen auf. (An den Hüftgelenken Mikroepiphysen. Die Wirbelkörper sind sämtlich verschmälert,
jedoch tadellos konturiert.) Leichte Form der epiphysären Dysostose

Abb. 18

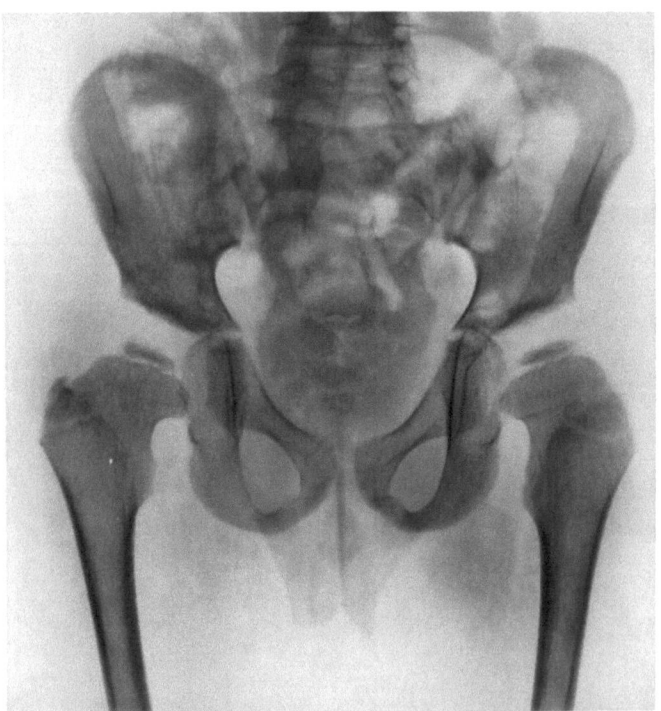

Abb. 19. Br., Joachim, 10 Jahre alt. Kleinwüchsiger Junge, der wegen starker X-Beine gebracht wird.
Die Beckenübersichtsaufnahme zeigt die angedeutete Baßgeigenform des Beckens und eine für die epiphysäre
Dysostose charakteristische Fehlform der Hüftgelenkkopfepiphysen. Die Kerne sind niedrig, verschmälert. Im
Knorpel finden sich viele Nebenkerne. Die Verknöcherung der Apophysen ist ebenfalls gestört. Die Y-Fuge
ist verbreitert. Die Wirbelkörper sind niedriger als normal. (Die Epiphysen an den Kniegelenken, Ellenbogen-
und Schultergelenken sind ebenfalls verschmälert)

sich in der Regel ätiologische Hinweise. Am Hüftgelenkkopf sind diese persistierenden Nebenkerne in der Kasuistik der „Osteochondritis dissecans" die Regel. Sie sind glatt begrenzt und besitzen eine tadellose Spongiosastruktur, die sich in die Gesamtstruktur des Hüftgelenkkopfes einordnet. Die Mehrzahl der Beobachtungen am Hüftgelenk sind röntgenologische Zufallsbefunde. Symmetrisches Auftreten der persistierenden Nebenkerne ist nicht notwendig aber häufig. Die Doppelseitigkeit der „Osteochondritis dissecans" wird mit 15 bis 20 % angegeben (LÖHR, STÖREN, RIBBING, W. MÜLLER). Familiäres Auftreten der „Osteochondritis dissecans" und Manifestation an mehreren Gelenken ist nicht selten.

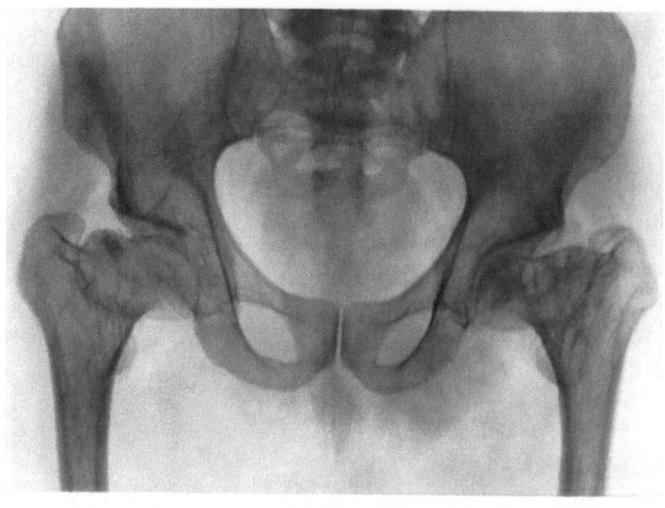

a

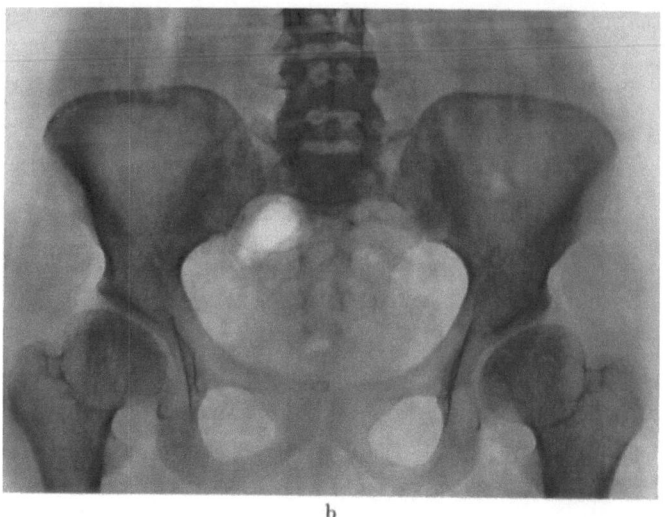

b

Abb. 20 a u. b. Ho., Kurt, 50 Jahre alt — der Vater; 1,39 cm lang, ausübender Musikkünstler. (Sein Vater sei ebenfalls sehr klein gewesen und habe unter seinen Gelenkschäden gelitten.) Seit dem 48. Lebensjahr ist er behandlungsbedürftig. Kommt zu uns wegen der Hüftkontrakturen und Hüftschmerzen. Ho., Gisela, 20 Jahre alt — die Tochter, 135 cm lang. Goldschmiedin. Leidet lediglich unter ihrer Kleinheit und mangelhaften Gehfähigkeit. Müsse gegenüber Altersgenossinnen zurückstehen. Hüftbeweglichkeit seitengleich und vollständig frei, jedoch lautes Krachen im rechten Hüftgelenk.
a Beckenübersichtsaufnahme des Vaters. Muldenförmige Defekte in den Hüftgelenkköpfen. Verkürzter Schenkelhals. In den muldenförmigen Defekten finden sich kleine Nebenkerne. Cystischer Umbau. b Beckenübersichtsaufnahme der Tochter. Ähnliche Deformierungen, jedoch wesentlich geringeren Ausmaßes. Zustand nach niedriger, schalenförmiger Hüftgelenkkopfepiphyse. Man beachte bei Vater und Tochter den relativ gut erhaltenen breiten Gelenkspalt in den tragenden Abschnitten

3*

In diesem Zusammenhang muß auch auf die *Kienböckschen Veröffentlichungen* über die von ihm „Gelenkosteomatose" benannte Krankheit hingewiesen werden. Kienböck versuchte hier, Fälle nach röntgenologischen Gesichtspunkten abzugrenzen, die sich durch multiple Skeletschäden mit dem leitenden Symptom der freien Körperbildung bei schwerer Arthrosis deformans auszeichneten. Er fand bei diesen Fällen oft auch Wirbelsäulendeformitäten. Selbst wenn man zugibt, daß es sich bei diesen Kienböckschen

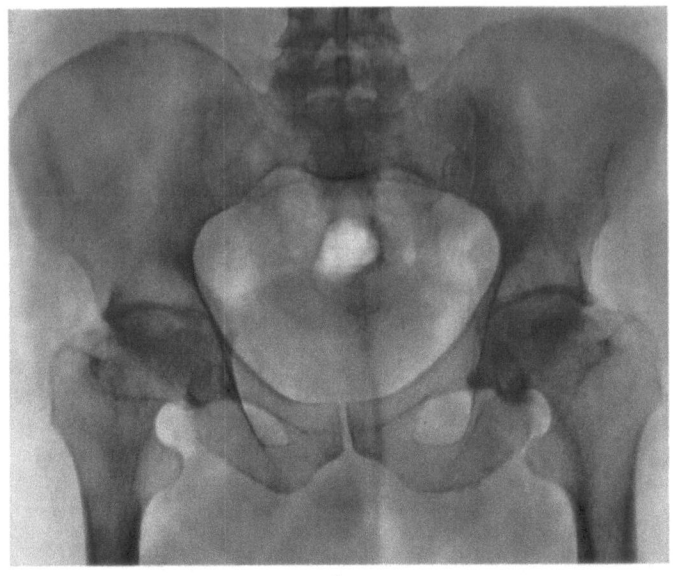

a

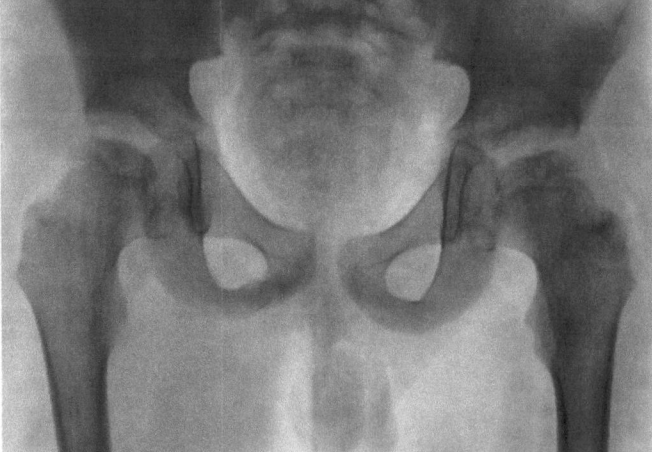

b

Abb. 21a u. b. H., Paul, Schleifer, 37 Jahre alt und dessen Sohn Manfred, 9 Jahre alt. Mit 5 Jahren sei P. H. auf dem Glatteis gestürzt und man habe ihn dann im Krankenhaus ein halbes Jahr lang mit Gipsverbänden wegen einer Hüftkrankheit behandelt. Er sei immer komisch gegangen, habe aber erst seit 3 Jahren ab und zu Hüftschmerzen, die sich in letzter Zeit verschlimmerten. Gangleistung beträgt mehrere Stunden. Der Sohn Manfred ist kleinwüchsig, im Vergleich zu zwei weiteren Kindern, die größer und völlig unauffällig seien. Der Sohn Manfred hat Beugekontrakturen von 160° und eine entsprechende Gangstörung.

a Beckenübersichtsaufnahme des Vaters. Hüftgelenkkopfdeformitäten mit muldenförmigem Defekt, in diesem Nebenkerne. Der Gelenkspalt ist relativ gut erhalten und breit. b Beckenübersichtsaufnahme des Sohnes Manfred: mit 9 Jahren noch breite Y-Fugen.Eine Mikroepiphyse mit Nebenkernen ohne wesentliche Seitendifferenz

Fällen nicht um eine Störung einheitlicher Ursache handelt, so wird man diese Sonderform der Arthrosis deformans weiter verfolgen müssen. Wir beobachteten mehrfach bei Fällen mit epiphysären Dysostosen solche Bilder der Sekundär-Arthrose. Man wird die von KIENBÖCK unter dem Namen „Gelenkosteomatose" zusammengefaßten Störungen zu einem großen Teil als Sekundär-Arthrosen auf der Basis einer epiphysären Dysostose ansehen dürfen.

Coxa vara-ähnliche Bildungen werden selten beobachtet (Abb. 8 und 24b). Auf die Hüftgelenkluxationen wurde schon hingewiesen.

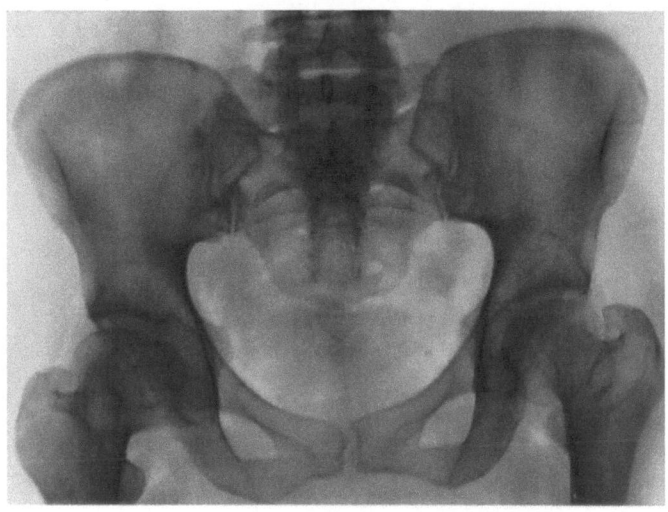

a

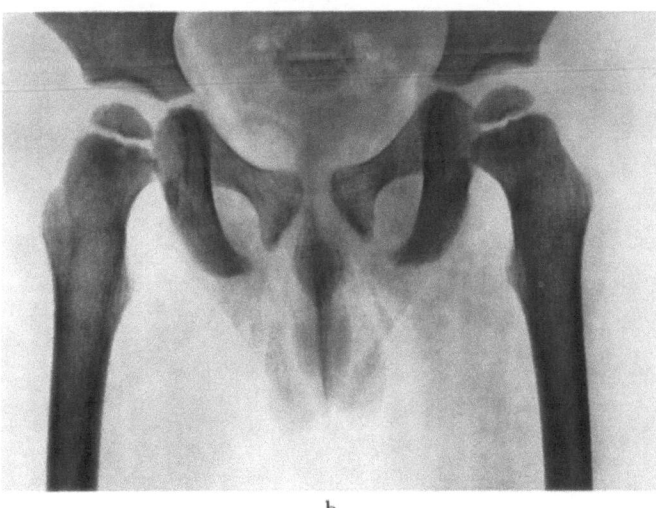

b

Abb. 22a u. b. B., Erika, 35 Jahre, Hausfrau und ihr Sohn Harald, 3 Jahre alt. Die Mutter bekam mit 21 Jahren die ersten Hüftschmerzen. Sie ist eines von neun Kindern und war nie krank. Sie hat zwei Kinder. Im linken Hüftgelenk typische Arthrosebeschwerden. Die Bewegungsstörung hat im bisher vierjährigen Beobachtungszeitraum wenig zugenommen. Die Beschwerden wechseln.
a Die Beckenübersichtsaufnahme (E.B.) zeigt rechts einen entrundeten Hüftgelenkkopf mit kurzem Schenkelhals, cystischer Umbau im Hüftgelenkkopf, der Gelenkspalt ist außerordentlich breit. Am linken Hüftgelenk ähnliche Veränderungen, bisher jedoch ohne arthrotische Umbauveränderungen. Die Wirbelkörper erscheinen etwas niedrig. b Beckenübersichtsaufnahme (Harald, 3 Jahre alt). Relativ kleine Epiphysen. Im Hüftgelenkkopfkern rechts einige cystische Aufhellungen; auch in der Metaphyse, an der Begrenzung der Wachstumsfuge cystische Aufhellungen der Knochenstruktur. (Im Alter von 1¹/₂ Jahren war der linke Hüftkopfkern etwa halb so groß wie der rechte und zeigte einen Nebenkern. Auch der rechte Hüftkopfkern war damals auffallend klein)

Die angeborene Hüftgelenkluxation ist ein Symptom verschiedener endogener Störungen. Die angeborene Hüftgelenkluxation auf der Basis der angeborenen Hüftdysplasie ist die Regel. Wir haben bisher keinen Grund anzunehmen, daß dieser Formenkreis mit einer penetrierenden Erblichkeit und typischen Geschlechtsverteilung mit der epiphysären Dysostose irgendwie zusammenhängt. Ein gelegentliches familiäres Zusammentreffen ist nicht häufiger als das mit anderen Störungen, etwa mit der progressiven Muskeldystrophie.

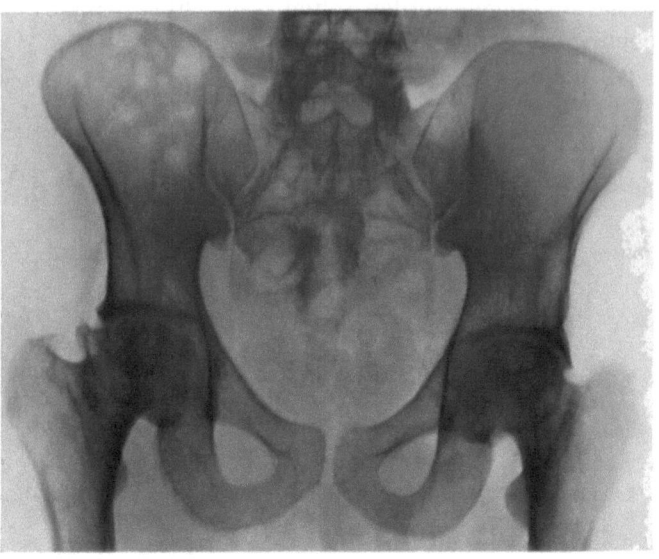

a

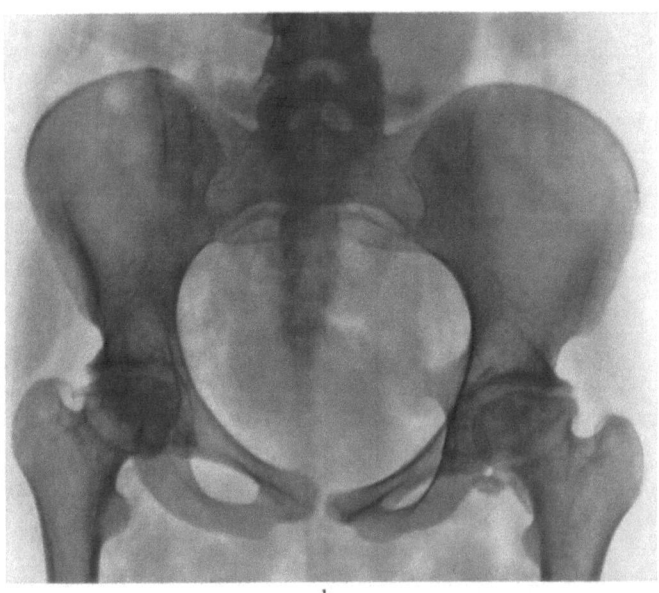

b

Abb. 23a u. b. Geschwister Ki., Heinz Dieter, 32 Jahre alt. Akademiker. Seit dem 13. Lebensjahr gelegentlich in Behandlung. Schwester Annemarie, 24 Jahre alt, Buchhalterin. Mit dem 15. Lebensjahr wurde bei der Patientin eine doppelseitige „Perthessche Krankheit" entdeckt und behandelt.
a (Heinz Dieter). Arthrotische Veränderungen beider Hüftgelenke. Ausgedehnte cystische Umbauveränderungen im Hüftgelenkkopf rechts. Einbruch des Hüftgelenkkopfes, dabei relativ breiter Gelenkspalt. Rechts Kragenbildung, links verkalkter Limbus. Auf den rechten Schenkelhals projiziert sich ein Chondrom. b (Annemarie). Grobe Deformität des Hüftgelenkkopfes. Cystischer Umbau, der weit in den Schenkelhals hineinreicht, dabei sehr breiter Gelenkspalt. Reaktive arthrotische Randwülste und Randzacken. In beiden Gelenken eine Reihe von freien Gelenkkörpern. (Beide Geschwister sind kleinwüchsig, 150 cm. Bei beiden Geschwistern finden sich ähnliche Veränderungen in den Schultergelenkköpfen mit Bewegungsstörungen)

Auch die unter dem Begriff der teratologischen Luxation abgegrenzten Störungen mit zusätzlichen Mißbildungen und Arthrogrypose dürfen nicht mit der epiphysären Dysostose in Zusammenhang gebracht werden.

Die Hüftgelenkluxationen bei der epiphysären Dysostose zeigen auch bei langer Retention in Schienen keinen reparatorischen Umbau.

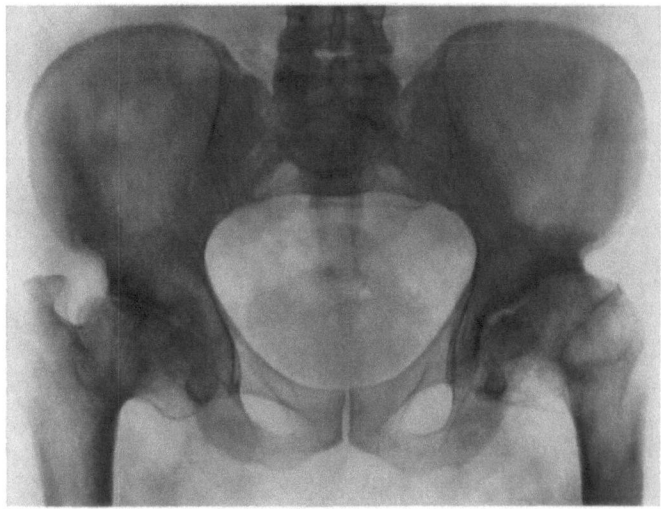

a

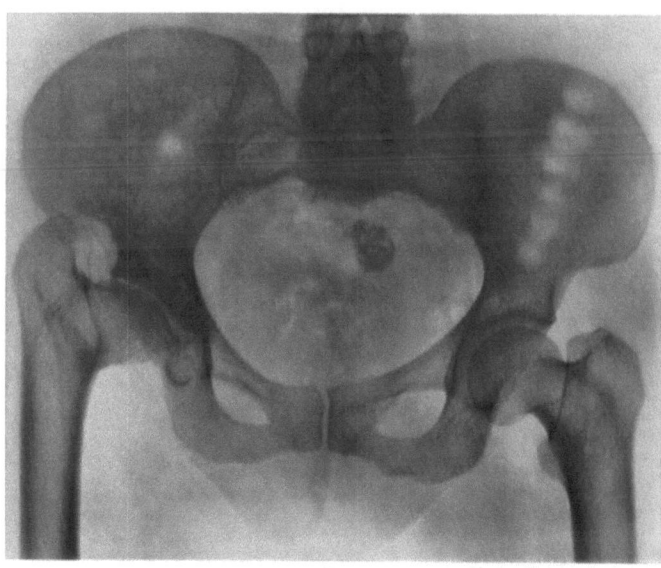

b

Abb. 24a u. b. Geschwister Bu. Albert, Akademiker, 46 Jahre alt. Seit frühester Kindheit gehbehindert. Von neun Geschwistern blieben sechs am Leben. Seine Schwester Rosa, 56 Jahre alt, Haushälterin, hat einen Altersdiabetes. Ein mir nicht bekannter Bruder habe dasselbe Leiden, seitdem er gehen könne. Beide lernten im Alter von 1 Jahr gehen. Das Gangbild sei von Anfang an so auffällig gewesen, daß man den Arzt aufsuchte. Dieser habe die Kinder jedoch nicht für behandlungsbedürftig gehalten. Beide Patienten klagen jetzt über erhebliche Bewegungsstörungen.

a (Albert). Grobe Deformitäten beider Hüftgelenkköpfe. Kurze Schenkelhälse. Abflachung der Hüftgelenkköpfe. Verschmälerung des Gelenkspaltes, Kopf und Pfanne sind kongruent. Bilder dieser Art können von dem Zustand nach einer Perthesschen Krankheit nicht unterschieden werden. b (Rosa). Hier ist nur das rechte Hüftgelenk grob deformiert. Das rechte Bein ist 4 cm kürzer. Das Bild erinnert an die Coxa vara congenita. Der Gelenkspalt ist grob verschmälert, aber doch parallel laufend. Der linke Hüftgelenkkopf und Schenkelhals sind auffallend zierlich ausgebildet

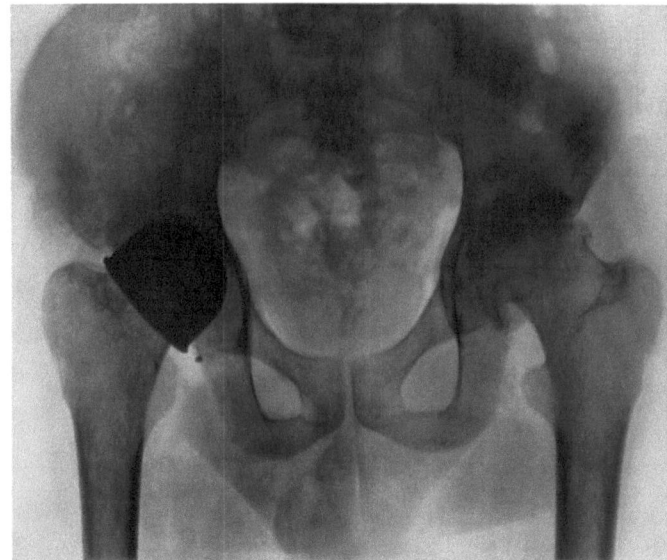

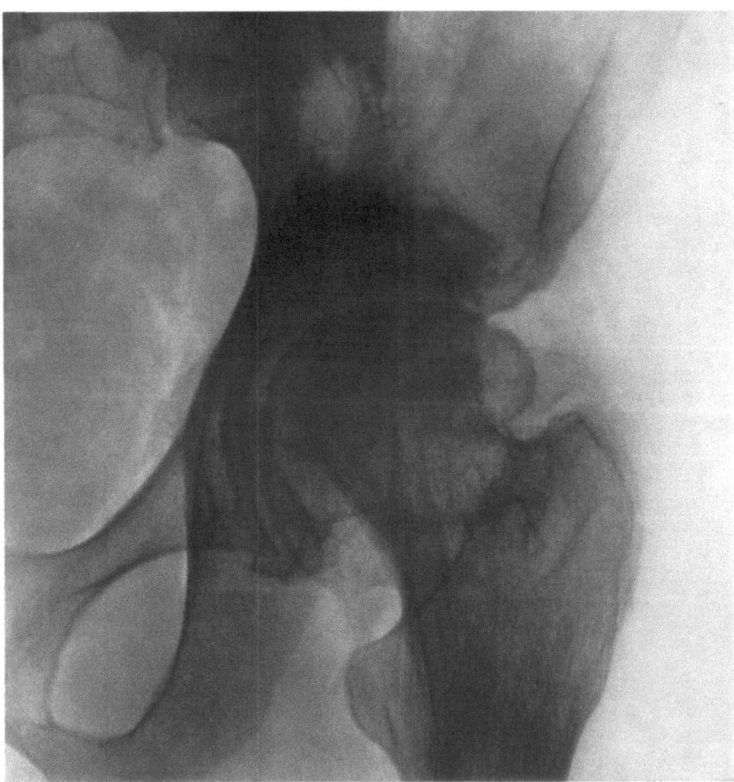

Abb. 25a u. b. Gebrüder Bu., Wilhelm, Weber, 32 Jahre alt. Karl, Rentner, 35 Jahre alt. Wilhelm hat im Alter von 20 Jahren am zweiten Weltkrieg als Infanterist teilgenommen, erkrankte allerdings an „Rheumatismus" in den Hüftgelenken und lag im Lazarett. Das Hüftgelenkleiden ist als KB-Schaden anerkannt worden. Bei beiden Brüdern wurde eine Hüftgelenkplastik ausgeführt. Die histologische Untersuchung der herausgenommenen Knochenteile ergab keine Besonderheiten.

Die Röntgenaufnahmen zeigen bei beiden Brüdern denselben Befund. Der Gelenkspalt ist verschmälert, die Schenkelhälse sind relativ kurz. Auch die Hüftgelenkköpfe erscheinen verkürzt. Arthrotische Randwülste sind festzustellen. In Hüftgelenkkopf und Pfanne finden sich Umbauveränderungen. Die Wirbelkörper sind relativ niedrig. Bilder dieser Art können von sekundären Hüftarthrosen nach gelenkrheumatischen Störungen kaum unterschieden werden. In diesem Fall haben die gleichartigen Befunde bei beiden Brüdern die Kleinwüchsigkeit und die gleichzeitigen Befunde an der Wirbelsäule die Diagnose ermöglicht

Es mag sein, daß sich hinter den angeborenen Hüftgelenkluxationen, die sich behandlungsresistent verhalten und anhaltend grobe Wachstumsstörungen der Gelenkkörper aufweisen, einige Fälle der epiphysären Dysostose verstecken. Wir können sie aber bisher nicht von den Hüftgelenkdysplasien abtrennen.

Die Perthessche Krankheit muß, ebenso wie andere lokale Malacien, streng von den epiphysären Dysostosen unterschieden werden, wenn auch die Differentialdiagnose, wie oben mitgeteilt, oft schwierig ist.

Anders liegen die Verhältnisse bei der *Thiemannschen* und *Dietrichschen Krankheit*. MAU hält diese Störungen für Symptome leichter epiphysärer Dysostosen. Die degenerativen Erkrankungen der Fingergelenke sind noch nicht genügend erforscht. Das Material ist groß. Auffallenderweise sind die Klagen der Patienten gering. Erst weitere Materialsammlungen werden hier Klärung schaffen können.

Literatur

zu Kapitel I und II.

ALDER, A.: Konstitutionell bedingte Granulationsveränderungen der Leukocyten und Knochenveränderungen. Schweiz. med. Wschr. 1950, 1095.

ANDERSON, CARL E., JACKSON T. CRANE, HAROLD A. HARPER, and T. WESLEY HUNTER: Morquio disease and dysplasia epiphysalis multiplex. A study of epiphyseal cartilage in 7 cases. J. Bone Jt Surg. A 44, 295—306 (1962).

BARKIN, H., and A. KOIDA: Familial metaphyseal dysplasia. J. Dis. Child. 53, 152—1527 (1937).

BARRIE, H., C. CASTER, and SUTCLIFFE: Multiple epiphyseal dysplasia. Brit. med. J. 1958 II, 133.

BODART, J.: A propos de trois cas de chondrodysplasies génotypiques. J. belge Radiol. 43, 3—23 (1960).

BRABAND, H.: Beitrag zur Röntgendiagnostik polytoper enchondraler Dysostosen. Fortschr. Röntgenstr. 93, 80—85 (1960).

BRAILSFORD, J. F.: Radiology of bones and joints. London 1948.

— Chondro-osteo-dystrophy, general discussion of a skeletal disorder, first report by the author in 1928. J. Bone Jt Surg. B 34, 53—63 (1952).

BRANTE, G.: Gargylism — a mucopolysacharidosis. Scand. J. Lab. clin. Invest. 4, 43 (1952).

BÜTTNER, G.: Zur Ätiologie und Pathogenese der Perthesschen Krankheit, zugleich ein Fall von Patella tripartita. Langenbecks Arch. klin. Chir. 136, 703 (1925).

CAFFEY, J.: Gargoylism (Hunter-Hurler disease, Dysostosis multiplex, Lipochondrodystrophy). Bull. Hosp. Jt Dis. (N.Y.) 12, 38 (1951).

— SAMUEL H. MADELL, CHARLES ROYER, and PABLO MORALES: Ossification of the distal femoral epiphysis. J. Bone Jt Surg. A 40, 647—654 (1958).

CAMERON, J. A. P., W. B. YOUNG, and H. A. SISSONS: Metaphysial dysostosis. Report of a case. J. Bone Jt Surg. B 36, 622—629 (1954).

CHRISTENSEN, W. R. u. a.: Dysplasia epiphysalis multiplex. Amer. J. Roentgenol. 74, 1059 (1955).

COCCHI, N.: Polytope erbliche enchondrale Dysostosen. (Literatur.) Fortschr. Röntgenstr. 72, 435 (1950).

COCCHI, N.: Erbschäden mit Knochenveränderungen. In: Handbuch der Röntgenologie s. SCHINZ, BAENSCH.

DALE, T.: Unusual forms of familial osteochondrodystrophy. Acta radiol. (Stockh.) 12, 337 (1931).

DAVID, B.: Über einen dominanten Erbgang bei einer polytopen enchondralen Dysostose Typ Pfaundler-Hurler. Z. Orthop. 84, 657 (1954).

DIENSBERG, E. J., u. H. FUEST: Zur Pathogenese der multiplen epiphysären Wachstumsstörungen. Z. Orthop. 91, 239—251 (1959).

DIETRICH, A.: Die Knorpelverknöcherungsstörung (Chondrodystrophie). In: HENKE-LUBARSCHs Handbuch der speziellen pathologischen Anatomie und Histologie, Bd. IX/1. Berlin: Springer 1929.

DONATH, J., u. A. VOGL: Untersuchungen über den chondrodystrophischen Zwergwuchs. Wien. Arch. inn. Med. 10, 1 (1925).

DUKEN, E.: Zur Kenntnis der malacischen Erkrankungen des kindlichen Skelettsystems. Z. Kinderheilk. 46, 114, 136 (1928).

ECKHARDT, H.: Handbuch der Erbkrankheiten, Bd. 6. Leipzig: Georg Thieme 1940.

EICHENBERGER, K.: Kann die Dysostosis Morquio als selbständiges Krankheitsbild vom Gargoylismus abgetrennt werden. Ann. paediat. (Basel) 182, 107, 127 (1954).

EINHORN, N. H., J. R. MOORE, and ROWNTREE: Osteochondrodystrophia deformans (Morquio's disease) observations at autopsy in one case. Amer. J. Dis. Child. 72, 536 (1946).

ELLIS, R. W. B., W. SHELDON, and N. B. CAPON: Gargoylism. Quart. J. Med. 5, 119 (1935/36).

FAIRBANK, H. A. T.: Metaphyseal dysostosis. J. Bone Jt Surg. B 30, 705—708 (1948).

— Achondroplasia. Synonym-Chondrodystrophia foetalis. J. Bone Jt Surg. B 31, 600—607 (1949).

— Chondro-osteo-dystrophy Morquio-Brailsford type. J. Bone Jt Surg. B 31, 291—308 (1949).

— Atlas of general affections of the skeleton. Edinburg: E. & S. Livingstone Ltd. 1951.

FILIPPO, S. DI: Su di un caso di displasia spondiloepifisaria tipo Morquio. Arch. Ortop. (Milano) 72, 1570—1575 (1958).

Ford, N., Silvermann, and Kozlowski: Spondylo-epiphyseal dysplasia. Amer. J. Roentgenol. 86, 462—472 (1961).

Frangenheim: Die Chondrodystrophie. Ergebn. Chir. Orthop. 4, (1912).

Gardiner, T. B.: Osteochondritis dissecans in three members of one family. J. Bone Jt Surg. B 37, 139—141 (1955).

Goldstein, D., u. P. Nikiforow: Über die sog. Kaschin-Becksche Krankheit. Fortschr. Röntgenstr. 43, 321 (1931).

Gram, Peter, B., Joseph L. Feming, Boyframe, and Gerald Fine: Metaphyseal chondrodysplasia of Jansen. J. Bone Jt Surg. A 41, 951—959 (1959).

Grazianski, W.: Die Kaschin-Becksche Krankheit im Röntgenbild. Fortschr. Röntgenstr. 50, 367 (1934).

Grebe, H.: Zur Differentialdiagnose und Ätiologie multipler Epiphysenstörungen. Z. Kinderheilk. 71, 243 (1952).

— Über angeborene Skelettsystemerkrankungen vom Standpunkt des Pathologen. Verh. Dtsch. Orthop. Ges., 27. Kongr. 1959, S. 24—42.

—, u. W. M. Weisswenge: Die Chondrodysplasie und verwandte Systemerkrankungen im Röntgenbild. Fortschr. Röntgenstr. 67, 99 (1943).

—, u. H. R. Wiedemann: Intrafamiliäre Variabilität einiger typischer Mißbildungen. Acta Genet. med. (Roma) 2, 203 (1953).

Green, W. J., and H. M. Banks: Osteochondritis dissecans in children. (Literatur.) J. Bone Jt Surg. A 35, 26—47 (1953).

Gruber, G. B.: Chondrodystrophia foetalis. In: Schwalbe, Morphologie der Mißbildungen, Bd. III, S. 17. Jena 1937.

Grudzinski, Z.: Über eine neue mit Achondroplasie (Chondrodystrophie) verwandte Krankheitsform. Fortschr. Röntgenstr. 38, 873 (1928).

Guilleminet, M., and J. M. Barbier: Osteochondritis dissecans of the hip. General discussion based on eight patients. J. Bone Jt Surg B 39, 268—277 (1957).

Hänisch, F.: Bisher nicht beschriebene Verdoppelungsform der Patella. Fortschr. Röntgenstr. 33, 678 (1925).

Haubenreisser, J.: Kongenital-enchondrale Dysostosen. Arch. orthop. Unfall-Chir. 50, 23—64 (1958).

Hellweg-Lassen, H. F., and E. T. Moerch: Genetic aspects of osteochondrodystrophie. Acta path. microbiol. scand. 22, 335 (1945).

Helmholtz, H. F., and E. R. Harrington: A syndrome characterized by congenital clouding of the cornea and by other anomalies. Amer. J. Dis. Child. 41, 993 (1931).

Hienz, H. A.: Beitrag zur pathologischen Anatomie der subchondralen Dysostosen. Inaug.-Diss. Heidelberg 1953.

— Die Pfaundler-Hurlersche Krankheit. Ergebn. allg. Path. path. Anat. (1960).

Hirsch, J. S.: Generalized osteo-chondrodystrophy; eccentrochondroplasticform. J. Bone Jt Surg. 19, 297 (1937).

Hodkinson, H. M.: Double patellae in multiple epiphysial dysplasie. J. Bone Jt Surg. B 44, 569—572 (1962).

Hurler, G.: Über einen Typus multipler Abartungen vorwiegend am Skelettsystem. Z. Kinderheilk. 24, 220 (1919).

Jackson, W. P. G. u. a.: Multiple Epphysial dysplasia, its relation to other disorders of epiphysieal development. Arch. intern. Med. 94, 886 (1954).

Jansen, M.: Über atypische Chondrodystrophie und über eine noch nicht beschriebene angeborene Wachstumsstörung des Knochensystems. Metaphysäre Dysostosis. Z. orthop. Chir. 61, 253—286 (1934).

Kaufmann: Untersuchungen über die sog. fötale Rachitis (Chondrodystrophia foetalis). Berlin: Springer 1892.

Knötzke, F.: Bemerkungen zur Wirbelsäule des Chondrodystrophen. Beitr. path. Anat. 81, 547 (1928/29).

Kölbl, H., W. Swoboda u. Wolf: Weiterer Beitrag zur Dysostosis multiplex. Öst. Z. Kinderheilk. 9, 96 (1955).

Lamy, M., et P. Maroteaux: Les chondrodystrophies génotypiques. Paris: Expansion Scient. Franc. 1960.

Landauer, W.: Studies on the creeper fowl XII storrs agric. Exp. Station Univ. Connect. Bull. 232 (1939).

— On the chemical production of developmental abnormities and of phenocopies in chiken embryos. J. cell. comp. Physiol. 43, Suppl. 1, 261—305 (1954).

Lenk, R.: Hereditary metaphyseal dysostosis. Amer. J. Roentgenol. 76, 569—575 (1956).

Leri, A.: Les affections des os et articulations. Paris 1926.

Liebenam, E.: Beitrag zur Dysostosis multiplex. Z. Kinderheilk. 59, 91 (1937).

Liess, G.: V-förmige Epiphysen an Händen und Füßen (periphere Dysostosen). Fortschr. Röntgenstr. 81, 173 (1954).

— Familienuntersuchungen zu den angeborenen subchondralen Knorpelverknöcherungsstörungen. Fortschr. Röntgenstr. 82, 169 (1955).

Lindsay Stuart, Reilly: Gargoylism II. Study of pathologic lessons A. Clinical review of twelve cases. Amer. J. Dis. Child. 76, 239 (1948).

Lodes, R.: Familiäres Vorkommen habitueller bilateraler Luxation zweigeteilter Kniescheiben bei Chondrodystrophie. Z. Orthop. 78, 506. (1949)

Love, W. H., and D. D. Beiler: Description, two case histories one of fifteen members (in five generations) of one family. J. Bone Jt. Surg. A 39, 645—650 (1957).

Lunz, M. (Johannesburg): An unusual hereditary bone dystrophy (with absence of the nails). Annual Congr. South African Orthopädie Assoc., 16. Sept. 1957. J. Bone Jt Surg. B 40, 351 (1958).

Maroteaux, P., et M. Lamy: La dysostose métaphysaire. Sem. Hôp. Paris 1958, 1729—1735.

MARQUARDT, W.: Zur Klinik und Röntgenologie der atypischen chondrodystrophischen Wachstumsstörungen. Arch. orthop. Unfall-Chir. **38**, 711 (1938).
— Die Klinik und Röntgenologie der angeborenen enchondralen Verknöcherungsstörungen. Fortschr. Röntgenstr. **71**, 511, 794 (1949).
MARZIANI, R.: Sur les ostéo-chondrodystrophies systématisées de la croissance. Arch. Franco-Belges Chir. **34**, 22 (1933/34).
MAU, H.: Der Formenkreis der enchondralen Dysostosen. Z. Orthop. **88**, 392—396 (1957a).
— Dysostotische Minusvariante der Elle und Speiche (abortive Madelungsche Deformität etc.). Z. Orthop. **89**, 17—29 (1957b).
— Wesen und Bedeutung der enchondralen Dysostosen (Literatur). Stuttgart: Georg Thieme 1958.
— Die Abgrenzung der enchondralen Dysostosen und ihre Beziehungen zu den aseptischen Knochennekrosen, zur Arthrosis deformans und den lokalisierten Formen. Verh. Dtsch. Orthop. Ges., 47. Kongr. 1959, S. 51—70.
MAUDSLEY, R. H.: Dysplasia epiphysialis multiplex. J. Bone Jt Surg. B **37**, 228 (1955).
MOERCH, E. T.: Chondrodystrophic dwarfs in Denmark. Copenhagen 1941.
MORQUIO, R.: Sur une forme de dystrophie osseuse familiale. Arch. Méd. Enf. **32**, 129 (1929).
MÜLLER, W.: Die erbliche multiple Störung der Epiphysenverknöcherung als typisches Krankheitsbild. Fortschr. Röntgenstr. **59**, 65 (1939a).
— Das Bild der multiplen erblichen Störung der Epiphysenverknöcherung. Z. Orthop. **69**, 257 (1939b).
MUSSEY jr., R. R., and M. S. HENDERSON: Oscheochondromatosis, general discussion based on a study of 104 patients. J. Bone Jt Surg. A **31**, 619—627 (1949).
NACHTSHEIM, Handbuch der Erbbiologie des Menschen, Bd. 3. Berlin: Springer 1940.
NIERHOFF, N., u. O. HÜBNER: Familiäre systemisierte enchondrale Dysostose bei 3 Geschwistern· Z. Kinderheilk. **78**, 497—521 (1956).
PAAS, H. R.: Über eine seltene Form der Kniescheibenteilung (Patella partita) und ihre Beziehungen zu anderen Erkrankungen des Skelettes. Langenbecks Arch. klin. Chir. **165**, 322 (1931).
PARROT, J.: Sur les malformations achondorplastiques et le dieu Ptah. Bull. Soc. Anthropol. **3**, 1, 296 (1878).
PEARCE, L., and W. H. BROWN: Hereditary achondroplasia in the rabbit. J. exp. Med. 82 (1945).
PFAUNDLER, M.: Demonstration über einen Typus kindlicher Dysostosen. Jb. Kinderheilk. **92**, 420 (1920).
PICK, and M. PICKERNING: Familial osteochondritis dissecans. J. Bone Jt Surg. B **37**, 142—145 (1955).
PONSETI, J. V., JOWA: Experimental and clinical lessions due to abnormal mucopolysaccharide metabolism. Ass. of Bone and Joint Surgeons 12. Meeting. J. Bone Jt Surg. A **42**, 1272 (1960).

PYLE, E.: A case of unusual bone development J. Bone Jt Surg. **13**, 874—876 (1931).
RAVELLI, A.: Eine seltene Ossifikationsanomalie an den Grundphalangen der Zehen (Zapfenepiphysen). Fortschr. Röntgenstr. **76**, 261 (1952).
RIBBING, S.: Studien über hereditäre multiple Epiphysenstörungen. Acta radiol. (Stockh.), Suppl. **34**.
ROBERTS, N.: Osteochondritis dissecans editorial. J. Bone Jt Surg. B **39**, 219—220 (1957).
—, and H. ROWLAND: Osteochondritis dissecans of the elbow joint (Literatur). J. Bone Jt Surg. B **32**, 348—360 (1950).
RUDDER, B. DE: Über familiär-dysostotischen Zwergwuchs. Fortschr. Erbpath. 6, 57 (1943).
SCHARF, J.: Ein Beitrag zur Kenntnis der Dysostosis multiplex (Hurler) mit besonderer Berücksichtigung der Erbverhältnisse. Albrecht v. Graefes Arch. Ophthal. **143**, 477 (1941).
SCHINZ, H. R.: Dysostosis multiplex Hurler und identische Krankheitsbilder. Erbarzt **11**, 142 (1943).
SCHINZ, H. R., W. E. BAENSCH, E. FRIEDL u. E. UEHLINGER: Lehrbuch der Röntgendiagnostik, 5. Aufl. Stuttgart: Georg Thieme 1952.
SCHORR: Mitt. Grenzgeb. Med. Chir. **25**.
SEAR, H. R.: The congenital bone dystrophies and their correlation. J. Fac. Radiol. (Lond.) 4, 221—234 (1953).
SEITELBERGER, F.: The position of gargoylism among the sphingolipoidoses on the basis of the histochemistry of cellular storage substance. Symposium on lipoidoses, Antwerpen 1955. London: Blackwell.
SEYN, R., u. E. WIESNER: Ein Beitrag zur Frage der enchondralen epiphysären Dysostose. Helv. paediat. Acta 5, 461 (1950).
SHEPARD, E.: Multiple epiphyseal dysplasia. J. Bone Jt Surg. B **38**, 458 (1956).
SIEGERT, F.: Der chondrodystrophische Zwergwuchs (Mikromelie). Ergebn. inn. Med. Kinderheilk. 8, 64 (1912).
SILVERSKIÖLD, N.: A "forme fruste" of chondrodystrophie with changes simulating several of known local malacies. Acta radiol. (Stockh.) 4, 44 (1925).
— Sur la question de l'achondroplasie atypique et de la forme périphérique. Acta radiol. (Stockh.) 5, 223 (1926).
SWOBODA, W.: Das Skelett des Kindes (Literatur). Stuttgart: Georg Thieme 1956.
SZENDI, BL., u. J. LAKATOS: Vererbte fetale Chondrodystrophie. Wien. klin. Wschr. **1959**. 705—708.
TAKAHASHI, T.: Clinical study on the systemic disorder with congenital disturbance of enchondral ossification especially chondrodystrophia foetalis and chondroosteodystrophy. Jap. J. hum. Genet. 4, 55—146 (1959). Ref. Zentr.-Org. ges. Chir. **161**, 108 (1960).
TOBIN, WILLIAM J.: Familial osteochondritis dissecans with associated tibia vara. J. Bone Jt Surg. A **39**, 1091—1105 (1957).

UHLIG, H.: Dysostosis enchondralis Typ Bastenwerfer. Arch. Kinderheilk. **148**, 22 (1954).

ULLRICH, O.: Die Pfaundler-Hurlersche Krankheit. Ergebn. inn. Med. Kinderheilk. **63**, 929 (1943).

—, u. H. R. WIEDEMANN: Zur Frage der konstitutionellen Granulationsanomalien der Leukocyten in ihrer Beziehung zu enchondralen Dysostosen. Klin. Wschr. **1953**, 107

VERSCHUER, O. v.: Genetik des Menschen, Lehrbuch der Humangenetik. München: Urban & Schwarzenberg 1959.

WATT, J. K.: Multiple epiphysial dysplasia. Report of four cases. Brit. J. Surg. **39**, 533 (1952).

WAUGH, W.: Dysplasia epiphysialis multiplex in three sisters. J. Bone Jt Surg. B **34**, 82 (1952).

WEIL, S.: Die angeborenen Skelettsystemerkrankungen. In: Handbuch der Orthopädie, Bd. 1. Stuttgart: Georg Thieme 1957.

WEINBERG, H., M. FRANKEL, M. MAKIN, and A. VAS: Familial epiphysial dysplasia of the lower limbs. J. Bone Jt Surg. B **42**, 313—332 (1960).

WEINERT, P.: Ein Beitrag zur Frage der Pseudoepiphysen. Anat. Anz. **99**, 1 (1952).

WHITE, JOHN: Osteochondritis dissecans in association with dwarfism. Three case report. J. Bone Jt Surg. B **39**, 261—267 (1957).

WIEDEMANN, H. R.: Zur konstitutionellen Dysostosis enchondralis, insbesondere zur Pfaundler-Hurler- und Morquioschen Krankheit. Z. Kinderheilk. **66**, 391 (1949a).

— Zur Spätform der Pfaundler-Hurlerschen Krankheit. Helv. paediat. Acta **4**, 77—91 (1949b).

— Beiträge zur Pfaundler-Hurlerschen Krankheit. Z. Kinderkr. **70**, 81—112 (1951).

— Die großen Konstitutionskrankheiten des Skelettes. Stuttgart: Gustav Fischer 1960.

WINKELMANN, L.: Zur Pfaundler-Hurlerschen Krankheit. Zugleich Bericht über einen Fall von Dysostosis multiplex mit einigen Besonderheiten. Med. Klin. **1957**, 1831—1835.

ZELLWEGER, H., L. G., and S. FIRZLI: Gargoylism and morquio disease. Amer. J. Dis. Child. **84**, 421 (1952).

—, u. M. SCHAICHET: Zwei Fälle von Dysostosis Morquio. Helv. paediat. Acta **3**, 208 (1948).

III. Chondroektodermaldysplasie (Ellis-van Creveld-Syndrom)

Von

W. Marquardt

Mit 2 Abbildungen

ELLIS und VAN CREVELD beschrieben 1940 anhand von drei Beobachtungen diesen Symptomenkomplex, den sie durch Ektodermaldysplasie, Polydaktylie, Chondrodysplasie und kongenitalen Herzfehler charakterisiert fanden. Es wurden bisher mindestens 41 derartige Beobachtungen bekannt, über die zuletzt ELLIS zusammenfassend 1962 berichtete. Eine ausführliche Zusammenstellung in deutscher Sprache stammt von WEYERS 1956.

1. Allgemeines

Im Vordergrund des äußeren Bildes steht neben den Mund- und Zahnveränderungen und der Polydaktylie ein disproportionierter Zwergwuchs mit kurzen Gliedmaßen und kräftigem Rumpf, der an die Chondrodystrophie nur in Andeutungen erinnert (Abb. 1).

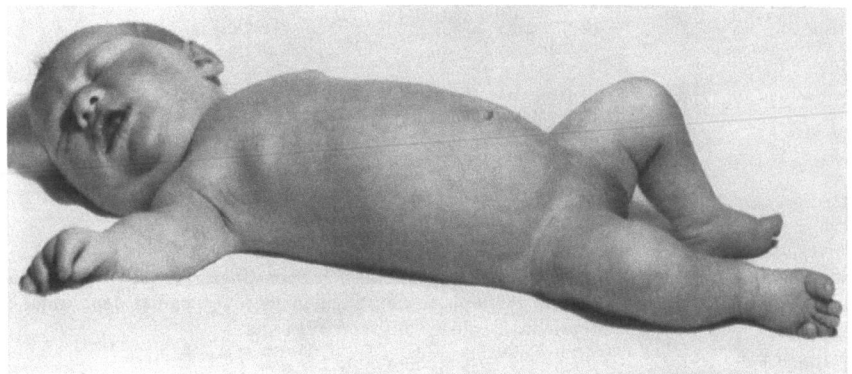

Abb. 1. 12 Tage alter Säugling mit Chondroektodermaldysplasie, Beobachtung von WEYERS

Es wurde daher die Vermutung ausgesprochen, daß es sich um eine einfache Kombination einer Chondrodystrophie mit ektodermalen Erbsymptomen handeln könnte. Die Proportionierung dieses Zwergwuchses entspricht aber nicht der der Chondrodystrophie. Die Verkürzung der Gliedmaßen ist gleichmäßig auf die einzelnen Gliedabschnitte verteilt; auch sind Wirbelsäulendeformierungen, wie sie bei der Chondrodystrophie beobachtet werden, nicht bekannt geworden. Man findet allenfalls einmal einen stark hohlrunden Rücken. Der Kopf ist unauffällig proportioniert, die Gesichtsbildung zeigt außer am Mund keine Veränderung. Die in den verschiedenen Arbeiten abgebildeten Kinder erinnern mehr an Barockputten als an chondrodystrophische Zwerge.

Die Polydaktylie an den Händen ist regelmäßig vorhanden, während sie an den Füßen seltener beobachtet wird. Es handelt sich stets um eine ulnare Sechsfingrigkeit, in vereinzelten Fällen sogar um eine Siebenfingrigkeit. Während der fünfte Finger verdoppelt ist, ist der Mittelhandknochen nur gegabelt (Abb. 2). In einer Reihe der veröffentlichten Fälle steht daher der überzählige Finger fast senkrecht ab.

Das dritte Symptom ist die Ektodermaldysplasie. In allen Fällen sind sehr grobe Zahnanomalien beobachtet worden. Der Mundvorhof ist auch nicht normal gebildet. Das Oberlippenmittelstück ist unterentwickelt. Die Falte zwischen Zahnfleischwall und Lippenweichteilen fehlt oft. Selbst wenn die mittleren oberen Schneidezähne normal angelegt sind, was nicht oft der Fall ist, sind die seitlichen Nachbarzähne verkümmert und fallen bald aus. Auch am Unterkiefer finden sich gleichartige Zahn- und Schleimhautanomalien. In der Regel sind hier die mittleren Schneidezähne stärker betroffen. Die Veränderungen am Oberkiefer betreffen vorwiegend den Zwischenkiefer. Die verzögerte Zahnbildung ist häufiger als das vorzeitige Zahnen. Die reduzierte Zahnformel bei der

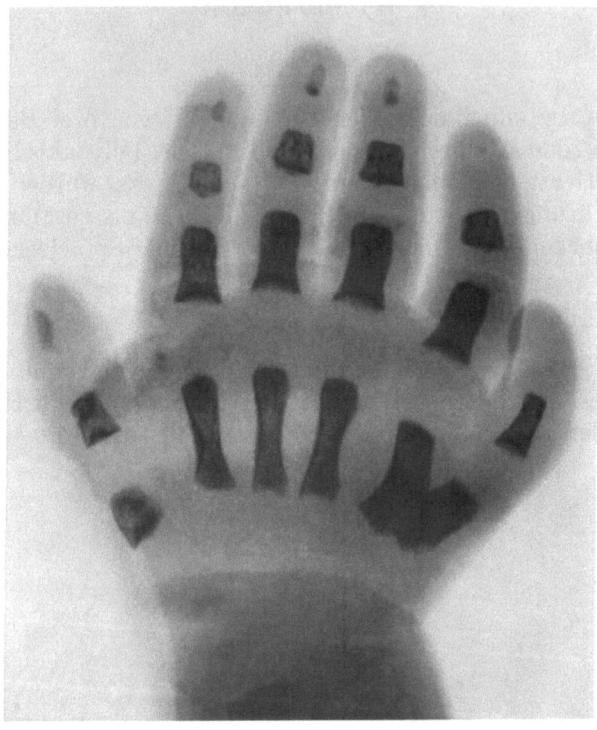

Abb. 2. Röntgenbilder der rechten Hand mit der charakteristischen Sechsfingrigkeit des ulnaren Randstrahles, der Hypoplasie der Endglieder, der auch die Hypoplasie der Nagelanlagen von radial nach ulnar zunehmend entspricht. Beobachtung von WEYERS

Chondroektodermaldysplasie unterscheidet sich nicht von der anderer Ektodermalsyndrome, wie z. B. der Anhydrosis hypotrichotica und der Keratosis palmaris et plantaris.

Als weitere obligatorische Ektodermaldysplasie ist die Störung der Nagelbildung an Fingern und Zehen zu nennen. Die Nagelanlagen sind auch hier an den inneren Strahlen besser ausgebildet als an den äußeren Strahlen. Dieselbe Differenz zwischen inneren und äußeren Bezirken ist von der Epiphysenbildung her bekannt. Am 6. Finger fehlt die Nagelanlage oft vollständig. Die Onychodysplasie ist differentialdiagnostisch wichtig.

Weitere Ektodermaldysplasien sind nicht regelmäßig nachzuweisen. Die Behaarung ist oft außerordentlich spärlich. Störungen in der Entwicklung der äußeren Genitalien wurden mehrfach beobachtet. WEYERS zählt 8 Fälle — unter 22 ausgewerteten — mit solchen Veränderungen auf. Teils sind es Hypoplasien der äußeren Genitalien, vereinzelt auch Vergrößerungen der Clitoris. Abnorme Pigmentierungen, Runzelungen der Genitalhaut und Hypospadien werden mitgeteilt. WEYERS beschrieb in einem Fall eine abnorme Bildung der After-Steiß-Region.

Ein kongenitaler Herzfehler, meist ein Septumdefekt, wird in etwa der Hälfte der Fälle vorgefunden.

In mehreren Fällen wurde eine Hepato-Splenomegalie festgestellt.

Das weibliche Geschlecht überwog bei den bisher beobachteten Fällen das männliche nur um ein weniges. Bei 26 Beobachtungen konnte zehnmal elterliche Blutverwandtschaft nachgewiesen werden; auch bei später veröffentlichten Fällen wurde diese beobachtet. Nach Ansicht von ELLIS, WEYERS und WIEDEMANN handelt es sich um ein einfach recessives Erbleiden mit früh-embryonaler Determinationsperiode.

Beziehungen zu den anderen Ektodermalsyndromen und zu Mißbildungen mit ulnarer Mehrfingrigkeit können diskutiert werden. Zusammenhänge mit der Chondrodystrophie oder mit den epiphysären Dysostosen dürfen nicht angenommen werden. Die Chondroektodermaldysplasie ist also als selbständiges erbliches Leiden aufzufassen.

2. Das Röntgenbild bei der Chondroektodermaldysplasie

Es sei vorausgeschickt, daß das Röntgenbild bei diesem Symptomenkomplex — wie oben mitgeteilt — wenig Charakteristisches bringt. Die Röhrenknochen sind verkürzt. Schon im frühen Kindesalter werden Deformierungen der Epiphysen beobachtet (WEYERS; CHAUS; CROSETT; WEISS; NEIMANN; ELLIS u.a.). Als typisch wird die Hypoplasie der Ossifikationszentren bezeichnet sowie die Neigung der Epiphysen nach außen durch vermindertes Wachstum der äußeren Hälfte der Epiphysenkerne. Dieser Befund ist am deutlichsten an der körpernahen Schienbeinepiphyse, in geringerem Umfang an den körperfernen Unterschenkelepiphysen und Vorderarmepiphysen zu erkennen. Die Epiphysen sind also stets niedrig, in der Regel aber glatt begrenzt. Als Einzelmerkmal wird von FERRERO über eine Synostose zwischen Capitatum und Hamatum, von WEYERS über eine säbelförmige Biegung des Oberarmschaftes berichtet, auch wurde von ihm einmal eine trichterförmige Epiphyse beobachtet. Exostosen am Schienbeinkopf und auch am Becken bei älteren Patienten wurden von ELLIS und VAN CREVELD beobachtet. Auch wird über eine Hypoplasie der Darmbeine beim Säugling oder eine auffallende Verbreiterung der Y-Fuge mit unregelmäßiger Ausbildung der Knorpel-Knochengrenze zum Darmbein hin berichtet. An den Kieferknochen sind die Anlagestörungen und Defekte der Zahnkeime röntgenologisch deutlich darzustellen; das ist der einzige Röntgenbefund, dem eine differentialdiagnostische Bedeutung beizumessen ist.

Literatur

AKOUN, R., et M. BAGARD: La maladie d'Ellis-van Creveld. Algérie méd. 69, 769—776 (1956).

CAFFEY, JOHN: Chondroectodermal dysplasia (Ellis - van Creveld disease). Report of three cases. Amer. J. Roentgenol. 68, 875—886 (1952).

CHAUSS, J. M.: Chondroectodermal dysplasia (Ellis - van Creveld disease). A case report. Radiology 65, 213—217 (1955).

DAYER, L.: Le syndrome d'Ellis - van Creveld. Basel: S. Karger 1960.

DEBRÉ, R., M. LAMY, M. AUSSANAIRE, M.-L. MLLE. JAMMET et J. FREZEL: Syndrome d'Ellis - van Creveld. Arch. franç. Pédiat. 9, 65 (1952).

—— A. MINKOWSKY et R. GRUMBACH: Syndrome d'Ellis-van Creveld chez un nouveau-né décédé le premier jour. Arch. franç. Pédiat. 9, 1055—1058 (1952).

DOUGLAS, W. F., G. J. SCHONHOLTZ, and L. J. GEPPERT: Chondroectodermal dysplasie (Ellis-van Creveld syndrom). Amer. J. Dis. Child. 97, 473 (1940).

ELLIS, R. W. B., and S. VAN CREVELD: A syndrome characterized by ectodermal dysplasia, polydactyly, chondro-dysplasia and congenital morbus cordis. Report of three cases. Arch. Dis. Childh. 15, 65—84 (1940).

—, and A. DOUGLAS: Chondroectodermal dysplasia. J. Bone Jt Surg. B 44, 626—636 (1962).

FERRERO, N. A., O. POZO, and E. S. MORRESI: Chondro-ectodermal dysplasia (Ellis-van Creveld syndrome). J. Bone Jt Surg. A 43, 1230—1236 (1961).

GALLAGHER, E. J., M. E. MacGREGOR, and M. ISRAELSKI: Chondrodystrophy with ectodermal defects. Arch. Dis. Childh. 28, 14—18 (1953).

GATTO, I.: Ellis - van Creveld syndrome. Helv. paediat. Acta 6, 437—442 (1951).

HUSSON, G. S., and P. PARKMAN: Chondro-ectodermal-dysplasie with a complex cardiac malformation. Pediatrics 28, 285 (1961).

KEIZER, D. P. R., and J. H. SHILER: Ectodermal dysplasia achondroplasia, and congenital morbus cordis. Amer. J. Dis. Child. 82, 341—344 (1951).

Leroy-Nicolle, C. E.: La dysplasia chondro ectodermique. Thèse, No 251, Médécine, Paris.

Lucentini, L., and S. Massenti: La displasia condroectodermica (sindrome di Ellis - van Creveld). Policlinico, Sez. prat. 66, 401—415 (1959).

MacGregor, M. E.: Chondro-ectodermal dysplasia (Ellis - van Creveld syndrome). Colobomata of the Iris. Proc. roy. Soc. Med. 47, 540 (1954).

Maresh, M. M.: Growth of major long bones in healthy children. Amer. J. Dis. Child. 66, 227—257 (1943).

McIntosh, R.: In Holt and Howland's diseases of Infancy and Childhood, ed. 10, p. 362. New York: Appleton-Century Co. 1933.

Meitner, E. R.: Eine Beobachtung von Chondrodysplasia triodemica, Beitrag zum Problem des sogenannten Ellis - van Creveld Syndroms. Zbl. allg. Path. path. Anat. 102, 393 (1961).

Metrakos, J. D., and F. C. Fraser: Evidence for a heredity factor in chondroectodermal dysplasia (Ellis - van Creveld syndrome). Amer. J. hum. Genet. 6, 260—269 (1954).

Midulla, M.: La sindrome di Ellis e van Creveld o condrodisplasia ectodermica (contributa di un caso). Pediat. int. (Roma) 4, 1—27 (1954).

Mitchell, F. N., and W. W. Waddell jr.: Ellis - van Creveld syndrome. Report of two cases in siblings. Acta paediat. (Uppsala) 47, 142—151 (1958).

Nabrady, J.: Ellis - van Creveld syndrome and neuroectodermal injury. Ann. paediat. (Basel) 196, 18 (1961).

Neimann, N., S. Stehlin, and M. Manclaux: Maladie d'Ellis-van-Creveld. Sem. Hôp. Paris 29, 1702—1704 (1953).

Smith, H. L., and A. M. Hand: Chondroectodermal dysplasia (Ellis - van Creveld syndrome). Report of two cases. Pediatrics 21, 298—307 (1958).

Turner, E. K.: The Ellis - van Creveld syndrome. Report of a case. Med. J. Aust. 43, 366—367 (1956).

Uehlinger, E.: Pathologische Anatomie der chondroektodermalen Dysplasie Ellis - van Creveld. Schweiz. Z. allg. Path. 20, 754—766 (1957).

Walls, W. L., D. H. Altman, and O. P. Winslow: Chondroectodermal dysplasia (Ellis-van Creveld-syndrome). Report of a case and review of the literature. Amer. J. Dis. Child. 98, 242—248 (1959).

Weiss, Howard, and A. D. Crosset jr.: Chondroectodermal dysplasia. Report of a case and review of the literature. J. Pediat. 46, 268—275 (1955).

Weller, S. D. V.: Chondro-ectodermal dysplasia: Ellis - van Creveld syndrome. Proc. roy. Soc. Med. 44, 731—732 (1951).

Weyers, H.: Zur Kenntnis der Chondroektodermaldysplasie (Ellis - van Creveld). Z. Kinderheilk. 78, 111—129 (1956).

IV. Chondroangiopathia calcarea seu punctata

By

E. Mosekilde

With 12 Figures

1. Introduction

a) Historical

The disease was first described by CONRADI (1914), who reported on a 3-week-old chondrodystrophic girl with shortness of the right lower extremity (3 cm), saddle nose, bilateral cataract, and calcific densities in the epiphyses observed in the roentgenograms. CONRADI gave a detailed description of the histological changes and concluded that it was a case of chondrodystrophia foetalis hypoplastica, and that the epiphyseal densities were to be interpreted as "ein vorzeitiges Auftreten von Knochenkernen, zum Teil allerdings so sehr verfrüht, wie das wohl kaum bisher beobachtet worden ist."

In 1915, DIETRICH reported on similar histological but less conspicuous roentgenological changes in a 10-day-old infant.

In 1931, HÜNERMANN (from the same clinic as CONRADI) published a case in a 3-week-old infant with short extremities. This case was followed for two years. HÜNERMANN designated the disease chondrodystrophia calcificans congenita.

The first American report on the disease was published in 1924 by TISDALL and ERB. The patient was a 5-week-old boy with flexion deformities and incomplete extension involving almost all joints, "secondary" contractures of the muscles, and roentgenograms revealed peculiar irregular calcareous deposits in several epiphyses, and the patella was practically outlined by these deposits.

Of British investigators, FAIRBANK has shown particular interest in the disease. In his first study from 1927, he published two cases, on which he commented as follows: "It is difficult to fit these into the dyschondroplasia group, and it would seem necessary at present to regard them as examples of an entirely separate and, perhaps, new affection."

In 1935, FAIRBANK designated the condition as epiphyseal dysplasia puncticularis; later (1949) he changed the name to dysplasia epiphysealis punctata and presented a survey of all cases on record, which at that time amounted to 16. He gave an excellent clinical description on the basis of the available cases. He mentioned dwarfism of the short-limb type, contractures, bilateral cataract, and stippling. In FAIRBANK's opinion, the last of these symptoms leaves the impression that the epiphyses ossify from many separate centres.

During the period 1930—1950 sporadic cases were published, but since 1950 the number of published cases has increased steeply, from about 35 to more than 100. The disease is most frequently reported from Europe and North America, but reports are also available from Central America (FIGUEROA and RANGEL), Africa (FRANK and DENNY), Australia (MAITLAND), New Zealand (PHILLIPS), Hawaii (SELAKOVICH and WHITE)—not only in whites, but also in negroes (YACOVAC), Chinese (KARLEN and CAMERON), Maoris (PHILLIPS) and Jews (CURTH).

Thus, the disease does not occur in any particular geographical area or in any particular race.

b) Synonyms

In 1950, COCCHI coined the term chondroangiopathia calcarea seu punctata for the disease.

Synonyms are: Chondrodystrophia calcificans congenita (HÜNERMANN), chondrodystrophia fetalis calcarea (BURCKHARDT), punctate epiphyseal dysplasia or dysplasia epiphysialis punctata (FAIRBANK), metaphyseal dyscrasia (LUND), congenital deformities with stippled epiphyses and congenital cataract (LIGHTWOOD), maladie congénitale des épiphyses pointillées (JARROUSSE et al.), epiphyseal dysgenesis (BLATT et al.), calcinosis universalis (BLOXSOM and JOHNSTON).

It has been difficult to obtain a clear concept of the disease, particularly as certain investigators (McCullough and Sutherland; Resnick) have published cases of entirely different disorders as epiphyseal dysplasia punctata. The cases reported by Reilly and Smyth, Buxton, Sears, and Wilkins have nothing to do with epiphyseal dysplasia punctata, but several authors have erroneously considered them to be identical with this disease.

The case described by Blatt et al. as epiphyseal dysgenesis associated with cretinism in a premature infant was one of chondroangiopathia calcarea seu punctata, whereas that reported by Licht and Jesiotr the diagnosis of chondroangiopathia calcarea seu punctata in a 24-year-old male with bilateral pulmonary tuberculosis, typical tuberculous spondylitis and two symmetrical lines of spotty calcific deposits in the posterior parts of all the vertebral bodies certainly did not represent this disease.

Ingelrans and Lacheretz and Freudenberg et al. each published a case of chondroangiopathia calcarea seu punctata, even though the authors did not recognize these cases as such.

c) Incidence

Chondroangiopathia calcarea seu punctata is a very rare disease. Up to 1960, a little more than 100 were on record, but various textbooks have photographs of patients with chondroangiopathia calcarea seu punctata whose case histories have not been published and thus are not included in the figure just mentioned. Personally I know that in Denmark alone there are three recognized, but unpublished cases, while three others have been published. In addition, it may be safely assumed that some cases, both mild and severe, escape recognition because they are not subjected to roentgen examination.

Routine neonatal films of patients with shortening of the extremities, flexion deformities, valgus or varus position of the great joints or cataract might reveal a higher incidence than has previously been suspected.

Mørch estimated the frequency as one case per 500.000 births.

d) Hereditary and familial influences

Simple dominant inheritance can be excluded, since, in the presence of this mode of transmission, the disease might be expected to have occurred in one of the parents. It may be very difficult to decide if one of the parents has had chondroangiopathia calcarea seu punctata — especially if only in a mild degree, since the characteristic calcific deposits always disappear before the age of 3—4 years, and because the only trace that may remain is a slight shortening of an extremity or a slight dislocation. Only in one case have symptoms been observed which might be suggestive of chondroangiopathia calcarea seu punctata in mother and child (Curth). Sex-linked recessive inheritance can also be excluded, since chondroangiopathia calcarea seu punctata occurs in both males and females.

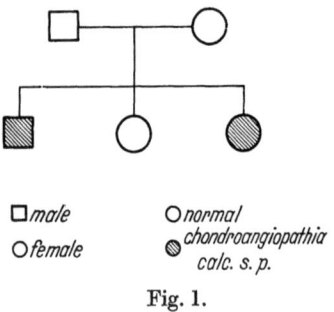

□ male
○ female
○ normal
⊚ chondroangiopathia calc. s. p.

Fig. 1.

After having analysed the cases which were on record in 1954, Fraser and Scriver expressed the view that it is very likely that the disease is inherited recessively. This view is supported by their own case histories. "It is, in any event, difficult to imagine a hypothetical maternal factor that could affect the first and the third child, but not the second" (fig. 1).

Parental consanguinity has been reported in five cases (de Toni and Papio; Lightwood; Mosekilde; Putschar; Tisdall and Erb).

Familial occurrence was first reported by Raap. In four siblings, calcific deposits in the epiphyses were observed, but deformities were absent. Families with two siblings suffering from the disease were described by Fraser and Scriver, Jarrousse et al., Haynes and Wangner, Maitland, Vinke and Duffy, Kåss, and the cases reported by Hünermann, Ford et al. and Sheach and Middlemiss were possibly also of a familial nature.

e) Sex and age

Chondroangiopathia calcarea seu punctata is a little more frequent in females than in males. Among 107 cases of the disease 53 were women and 44 men, while the sex was not stated in 10 cases. The majority of the cases are recognized and studied shortly after birth or within the first two months of life; in an additional 10 % of the cases the disease is diagnosed within the first year—only in exceptional cases is the diagnosis made at some later time (usually as part of family examinations).

2. Clinical manifestations

More than one half of the patients are premature infants. The birth weight is usually subnormal (2500—3000 g) and the length 40—50 cm. As already stated, most of the infants are examined within the first 2—3 months of life.

The cause of the examination may be feeding problems, vomiting, failure to thrive, shortening of one, more or all extremities, deformity of the large joints, flexion of the extremities with incomplete extension, kyphosis, recurrent infections, bronchopneumonia, and attacks of cyanosis or convulsions.

A few cases are revealed in family examinations; in other cases the diagnosis has been made in utero (JARROUSSE et al.) or been suspected in roentgen examinations of pregnant women (HAYNES and WANGNER; FRANK and DENNY).

The clinical picture varies within wide limits—from marked deformity strongly suggestive of chondrodystrophia (FRANK and DENNY; FRASER and SCRIVER; HÜNERMANN; KAMPF; KÅSS; LANG and PRIESEL and others) to near-normal clinical findings (UGLAND; VINKE and DUFFY), in which, for example, everted feet may be the only abnormal feature. In considering all the patients described in the literature, it is seen that there is a smooth transition from very pronounced to less pronounced and, further, to nearly asymptomatic cases and, perhaps, cases in which there are only calcifications in the hyoid bone and in the laryngeal and tracheal cartilages (NABARRO; RUSSO and COIN).

Among the multiplicity of signs which have been described in the literature, the first five mentioned below occur so frequently that they, taken together, form the typical picture of chondroangiopathia calcarea seu punctata.

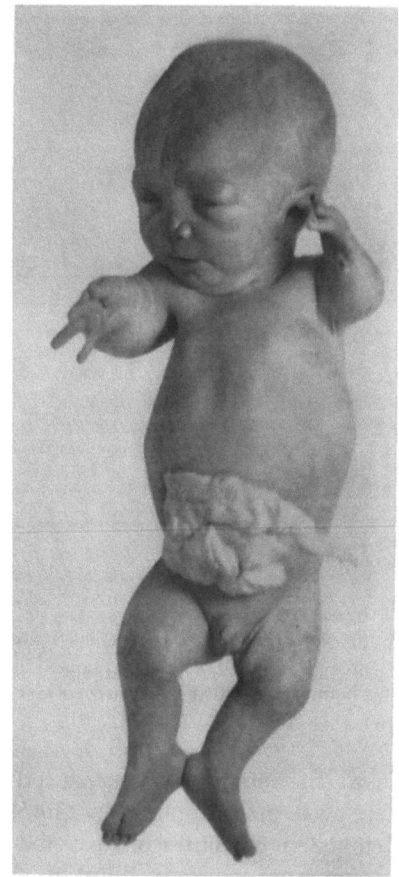

Fig. 2. Newborn boy. Flat, broad nose; short flipper-like deformed upper extremities; short thighs

a) Micromelia and rhizomelia

In the majority of cases, more or less pronounced shortening of the extremities, essentially due to a decrease in the length of the humeri and femora, is present, whereas the peripheal bones are usually of normal or near-normal length.

STÜVE mentioned a case in which there was only symmetrical shortening of both humeri, but normal lower extremities, whereas BIRSNER and COHEN's patient revealed bilateral symmetrical shortening of both lower extremities, but normal upper extremities.

Owing to the short lower extremities the patients are dwarfs, in pronounced cases with a distinctly chondrodystrophic configuration. In these patients, the upper extremities may be markedly shortened, or sometimes flipper-like (phocomelia, fig. 2).

In the milder cases, the micromelia and rhizomelia are less pronounced, and the proportions may occasionally be perfectly normal (Bossi and Pisani; Kucsko; Phillips; Ugland; Vinke and Duffy). Here an essential clue to the diagnosis—and, sometimes, the only one—is the stippled epiphyses.

b) An additional shortening of 1—4 cm in one or, possibly, two extremities

In the literature, this is reported to be present in nearly one half of the cases. This shortening is usually also caused by the condition of the humeri and femora.

Kampf's patient had unilateral shortening of the left leg and arm, which were 2 cm shorter than the fellow limbs, whereas in the patient described by Stopp and Jolly the right arm and leg were shorter than the limbs of the left side.

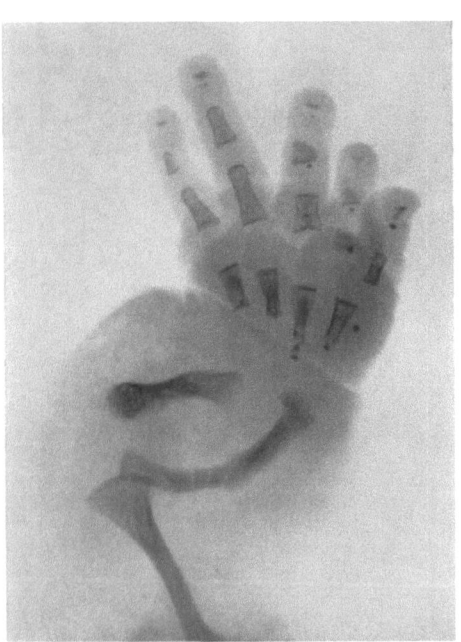

Liess described a patient who in addition to symmetrical shortening of the extremities also showed shortening of the left arm as compared with the right and of the right leg as compared with the left. In addition to markedly shortened extremities, Haynes and Wangner's patient showed very short and curved tibiae and curved bones of the forearms (cf. fig. 3). Curved and markedly shortened tibiae were also seen in Yakovac's patient, while Azemar's patient had antecurved, but not shortened tibiae.

Selakovich and White's patient presented a slightly different picture. The entire right lower extremity was considerably shorter than the left, while the other three extremities were of normal length. Also in this case was the right tibia short and curved, although not to the same extent as was seen in that reported by Haynes and Wangner.

Fig. 3. Newborn boy. Short curved bones of the forearm; tapered metacarpal bones, the first being replaced by a calcareous body (Mosekilde, first case)

In Phillip's third case there was shortening of the right lower limb, but the shortening was most pronounced in the lower leg. Ebel and Keuth mentioned a case with extreme micromelia; the left forearm measured only 1.5 cm; the left humerus was of normal length, but there was no stippling in the left upper extremity. The lower extremities were of normal length, but were rotated outwards and crossed. The flexion, rotation and abduction were markedly limited. Stippling was observed in the hip and knee joints.

c) Semiflexion and limitation of extension of the joints

In many cases (about 50%), some of the larger joints (elbow, shoulder, hip, knee, and ankle joints) were held semiflexed, and limitation of movements was present; notably extension may be difficult, and passive movements meet with a strong elastic resistance. In other cases only rocking movements of the joints may be carried out. Very often there are flexion and abduction in the hip joint and slight flexion in the knee, so that the children adopt a very characteristic position with crossed legs.

The semiflexed position and the limitation of extension may be caused by changes in the ends of the epiphyses, but are usually due to changes in the soft parts, either shortening of the muscles by the formation of connective tissues (Lund), by myositis or tight joint capsules or integuments. Owing to the changes in the muscles, joint capsules and skin and to the increased width of the metaphyses, the joints will in these cases appear relatively swollen. The limitation of movement in the joints will be most pronounced in the extremities with the greatest shortening, but may also be seen in extremities of normal length (EBEL and KEUTH).

Torticollis was observed in five cases (JOLLY; KWERCH; MENICHINI and DERIU; STOPP; SAVIGNAC); in one of these, the cause was stated to be a shortened sternocleidomastoid muscle (KWERCH).

Pain developing when the large joints were moved or merely touched was mentioned in six cases (BATEMAN; BURCKHARDT; CÔTÉ; FREUDENBERG et al.; JEUNE et al.; MOSEKILDE). Although this symptom has not previously been emphasized, it is very interesting and may contribute to the solution of the aetiology of the disease, since it is suggestive of a virus infection (see Aetiology).

d) Bilateral, congenital cataract (and other ocular affections)

Cataract was stated to be present in 32 out of 107 cases, i.e. about 30%. The cataract observed was usually bilateral and congenital. It is usually observed at the first examination, i.e. within the first few months of life, but it may also develop later — for example, at 10 months (BLOXSOM and JOHNSTON). In CURTH's second case, the child had cataract of the left eye at birth, and at the age of 8 years cataract of the right eye was discovered. KÄSER mentioned a case in which some spontaneous improvement of the cataract occurred. Cataract is present in patients with pronounced deformities; only KUCSKO's patient showed normal extremities, but skin changes, cardiac disease and clubfoot were present.

Of the 32 patients, 20 died, and it must be presumed that several of the remaining patients have also died. Thus, cataract indicates a poor prognosis. Diagnostically, the presence of cataract in these patients, in whom the condition is often suggestive of chondrodystrophia, indicates that it is not ordinary chondrodystrophia. In a few cases the cataract was accompanied by atrophy of the optic nerve. In addition to bilateral cataract one patient had bilateral optic-nerve atrophy (ARMALY), while another had bilateral cataract but only left-sided optic atrophy (SAVIGNAC). On the other hand, JOLLY's patient had unilateral cataract, bilateral optic-nerve atrophy and faint diffuse haziness of both corneae. One patient presented bilateral optic atrophy without accompanying cataract (BIRSNER and COHEN).

e) Stippled epiphyses

This change will be discussed in detail under the description of the radiographic appearance.

f) Other clinical findings

The skull does not show any characteristic changes in form. Both macro- and microcephalia, hydrocephalus, and oxycephalia have been reported. In about one third of the cases, changes around the bridge of the nose were observed; it was described either as flat, retracted or saddle-shaped. Saddle nose has been described as a sequela of premature synostosis of the os tribasilare (KAMPF). In other cases, saddle nose was present, while the os tribasilare was normal (CONRADI). However, it would be reasonable to interpret the deformity in this region as a sequela of poor development of the nasal bones, since stippling was also present here, just as in other bones. Bossing of the frontal bones is mentioned in several cases. The anterior fontanelle may be large. A few authors have mentioned cleft palate or a small lower jaw. The neck is often short, so that the head nearly rests on the shoulders due to changes in the ossification of the cervical spine. Torticollis has already been mentioned.

Especially in the late course, many cases reveal kyphosis or kyphoscoliosis of the thoracic and lumbar segments of the spine, which must most naturally be ascribed to the often severe changes in the ossification of the spinal column with poor development of the vertebral bodies and pronounced stippling.

In addition to the previously mentioned abnormalities of the extremities, there is an increased incidence of the following conditions: adactylia, macrodactylia, brachydactylia, arachnodactylia (Oehlecker), syndactylia, polydactylia and ulnar deviation of the hand or of individual fingers. Dislocation of the knee joint may be encountered (Hässler and Schallock) and unilateral or bilateral complete or incomplete dislocation of the hip, valgus or varus position of the feet or talipes equinovarus are frequently present. Umbilical and inguinal herniae as well as undescended testes are mentioned in the literature.

In about 10% of the cases, the authors expressed the view that the infants were mentally retarded. Mental retardation is most frequently combined with deformities and cataract. In Phillips' second case ventriculography revealed porencephalia, and the infants were deaf in two cases (Birsner and Cohen; Briggs et al.).

Cardiac defects were disclosed in 11 cases. A ventricular septal defect was present in three (Biondetti and Zennaro; Borovsky and Arendt; Schönenberg and Schallock), and a patent ductus arteriosus was observed in four (Blatt et al.; Kucsko; Mosekilde; Tisdall and Erb). Patent foramen ovale was present in Phillip's first case; the third patient considered by Fraser and Scriver revealed a harsh systolic murmur, and Brychnáč reported a non-specified congenital cardiac defect. The patient described by Briggs et al. had a grade 3 systolic murmur; the heart was bifid at its apex, but there was no atrial or ventricular septal defect. In two of the cases just mentioned, pathological changes were observed in the mitral valves (see Pathology).

Skin changes were mentioned in 30 of the 107 cases; 12 had also cataract. In the milder cases, the skin was wrinkled, especially around the shortened parts of the extremities (e.g. Jorup), or the skin may be dry or thickened, with a varying degree of desquamation (Conradi; Kwerch), but more eczematous changes may also be present (Côté), or hyperkeratosis may be predominant (Bloxsom and Johnston; Jeune et al.; Swoboda, 1952; Oehlecker). Liess and Vychytil mentioned ichthyosis sebacea. Hässler and Schallock described a case with rough and firm skin, nearly everywhere covered with 3—4 cm long hair arranged in a festoon-like manner; on the dorsal surface of the hand and on the chest there were numerous closely aggregated prominences, projecting about 1 mm above the level of the skin and resembling feathers. In Bateman's patient the skin of the palms was deeply furrowed and adhered to the deep tissues.

The more acute symptoms, such as erythema and bullae, seem to disappear relatively rapidly, following which the skin may become normal (Armaly), or more permanent changes, such as incontinentia pigmenti manifested by striae on the abdomen or extremities, may develop (Allansmith and Senz; Käser). The hyperkeratosis may subside (Bloxsom and Johnston; Jeune et al.), but fairly pronounced skin changes may also be left behind, e.g. spots of atrophic alopecia on the scalp, or irregular zones with dimple-like depressions on the extremities and trunk (Burckhardt, case followed up by Weber).

Curth described three cases of follicular atrophoderma and pseudopelade in females aged, 8, 9 and 37 years with a short right leg, a short left arm and leg associated with cataract and a short left arm, respectively; in all probability, these cases represented sequelae of chondroangiopathia calcarea seu punctata.

g) Blood examinations

In all cases where the Wassermann reaction was performed, this was negative. Serum calcium and serum phosphorus were normal except in three cases, where slight transitory changes were observed. The serum phosphatase values were normal, with the exception of three cases revealing increased levels (Borovsky and Arendt; Stüve; Coughlin et al.). Armaly found low serum cholesterol values in two cases. In one case, total serum lipoids were markedly increased, up to 954 mg% (Briggs et al.). Yakovac revealed polycytaemia in one case, and Swoboda (1950) obtained a reduced platelet count (20.000), likewise in one case. JEUNE et al. disclosed acidosis with hyperchloraemia, which, however, subsided after treatment.

However, no biochemical aberrations have occurred frequently enough to be considered characteristic of the disease. Chromosome study shows a normal karyotype (MELNICK; THAMDRUP and ZACHAN-CHRISTIANSEN).

3. Radiographic appearance

The radiographic changes are of decisive importance in the diagnosis. Most frequently, these occur in the extremities, notably those affected by shortening or deformity. If marked changes are present in the extremities, they will generally also be found in the spinal column, sternum (fig. 4) and cranial parts preformed in cartilage.

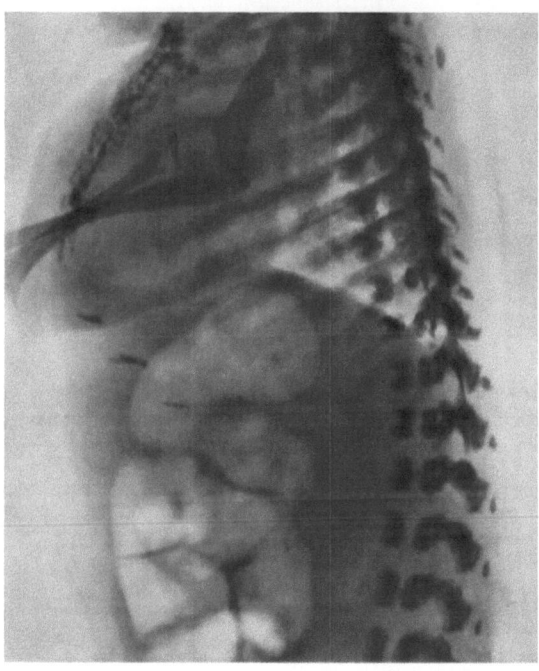
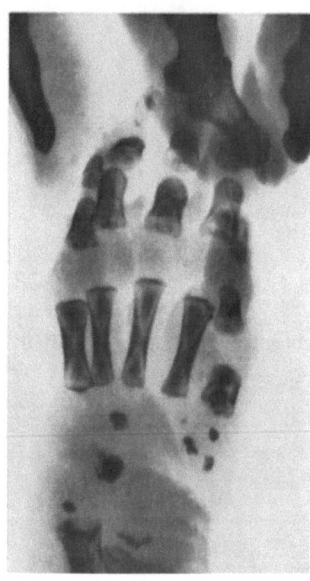

Fig. 4. Newborn boy. Segmented vertebral bodies; stippling of the sternum

Fig. 5. Newborn boy. Hourglass-shaped pattern in the metacarpal bones. Single, scattered, well-defined densities in the carpal bones

a) Epiphyseal (and apophyseal) changes

Densities occur in varying form, size and number in the epiphyseal and apophyseal cartilages and in the carpi and tarsi; they occupy a greater or smaller part of these cartilages and appear either before or simultaneously with the development of the ossification centres, but are localized more peripherally. These densities (stippling) may be of various types:

α) Single, scattered, well-defined, rather regular densities (fig. 5) simulating ossification centres.

β) Numerous, larger or smaller, often highly irregular densities occupying the greater part of the epiphysis (fig. 6), possibly surrounding a central ossification centre as previously mentioned.

The calcifications may be arranged in curved lines, either as a continuous calcification at the circumference of the epiphysis (HILLIARD) or as shorter curved chains, for example, in the limbus acetabuli or the margin of the glenoid cavity (TESARZ and KANIOWSKI).

γ) Cloudy densities occupying more or less of the cartilage (fig. 7), which is the rarest form (MOSEKILDE; RAAP).

In milder cases, stippling is present only in a few epiphyses. In otherwise normally proportioned patients with shortness of one extremity, stippling may be present only in the epiphyses of that extremity. In other cases, it may also be seen in the epiphyses of the fellow extremity. The stippling usually increases in extent and irregularity with the deformity of the extremities (cf. figs. 6 and 7). The actual ossification centres are inde-

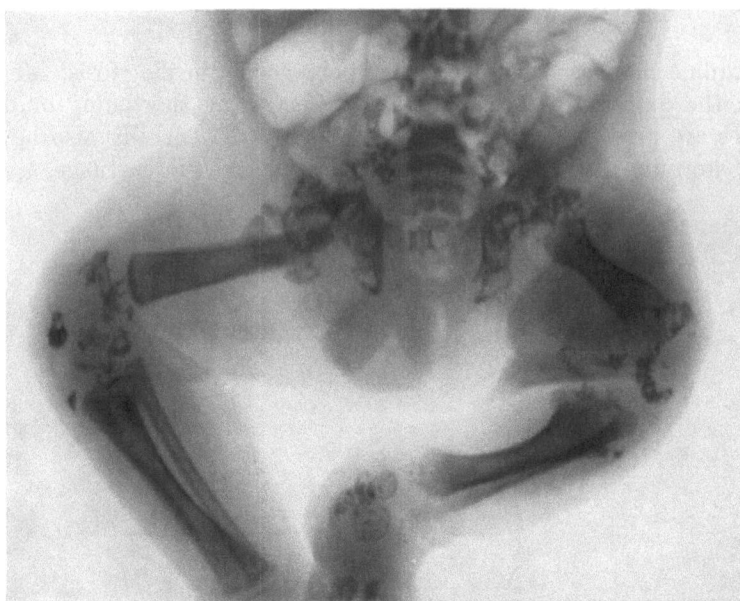

Fig. 6. Newborn boy. Numerous highly irregular densities in the epiphyses and apophyses (note right patella); fracture of the right femur

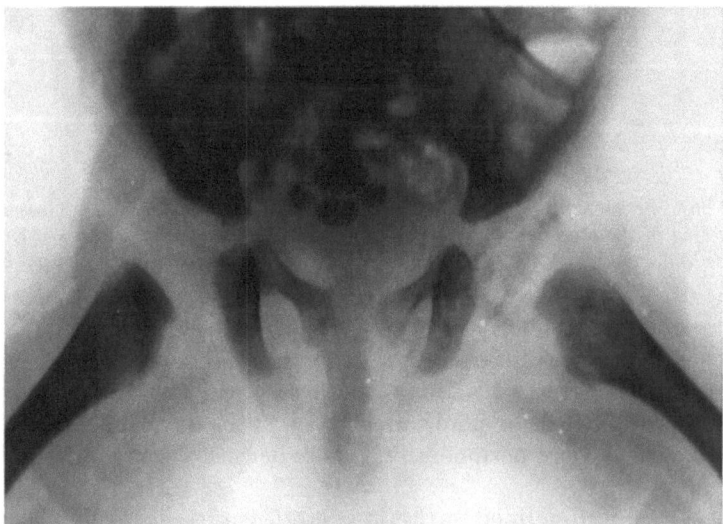

Fig. 7. Girl, aged $2^{1}/_{2}$ months. Cloudy densities in the head of the left femur

pendent of these densities. In epiphyses where there are no densities, the ossification centres usually appear at normal times; on the other hand, in the presence of stippling there may be some delay in the development of the ossification centres; these may then occasionally be bipartite (SWOBODA, 1950).

The apophyses, in which ossification centres normally do not develop until about the age of puberty often reveal even pronounced stippling within the first year of life in these patients. Stippling has been observed in the coracoid process (fig. 8), acromion, glenoid cavity, vertebral margin of the scapula, olecranon, iliac crest, acetabulum, the inferior margin of the pubic bone, the greater and lesser trochanters, the tibial tuberosity and the apophyses of the calcaneus (fig. 9). In many cases, the patella is practically outlined by these deposits.

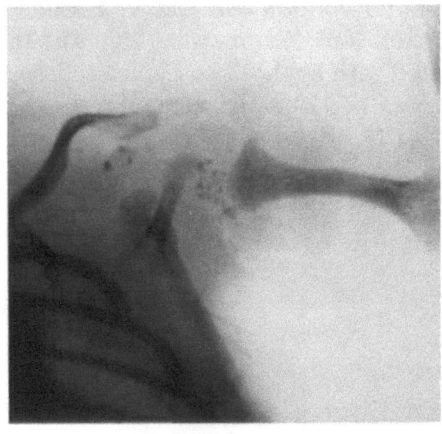 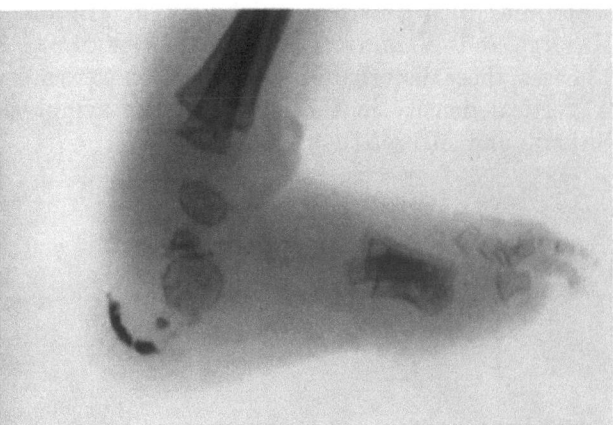

Fig. 8   Fig. 9

Fig. 8. Newborn boy. Numerous distinct calcifications in the proximal humeral epiphysis and the coracoid process

Fig. 9. Newborn boy. A very dense calcification in the calcaneal apophysis

b) Diaphyseal and metaphyseal changes

In agreement with the clinical picture, the long bones, particularly proximally, are in severe cases short and show an increase in the width of the metaphyses, although typical chondrodystrophic changes with excavated metaphyses are not seen in all cases. The demarcation of the metaphysis towards the epiphysis may be convex, concave, wavy or, in some cases, oblique with irregular ossification at one side of the metaphysis (JEUNE et al.).

The tibia may be markedly shortened, curved anteriorly and laterally. In some cases, the radius and fibula extend proximally to the ulna and tibia, respectively, as is the case in chondrodystrophia. The deformities of the hand do not present any characteristic features; an example is seen in figure 3. BERREY and KIMBALL presented another example in which the hands revealed irregular calcium deposits in the epiphyses, and some of the phalanges and metacarpals were formed entirely by irregular calcifications.

Spontaneous fracture was reported in only one case (MOSEKILDE), while a doubtful fracture was encountered in two (FRANK and DENNY; FREUDENBERG et al.). In two patients there were triangular densities with the bases towards the metaphyses. HILLIARD reported such densities in the metacarpals, tibiae and fibulae; in another case (MOSEKILDE) they were present in the metacarpals (fig. 5). In one case, longitudinal streaks of lessened density were seen in the diaphysis of the humerus (SHEACH and MIDDLEMISS), and in the late course fine longitudinal streaks may be visible in the spongiosa of the metaphyses (COCCHI). BOROVSKY and ARENDT, STOPP, STÜVE observed slight periosteal shadows in the vicinity of the epiphyses which were most severely affected.

c) Other changes

Usually, the skull does not exhibit any characteristic changes. The size and the condition of the bridge of the nose have already been mentioned. In some cases where it is also found in other bones, the stippling may involve parts of the base of the skull preformed in cartilage, just as in the epiphyses.

In 44 cases, the changes in the spinal column were essentially confined to the cervical segment and the upper part of the thoracic segment, but in pronounced cases they may extend further downwards. The changes take the form of a varying number of dense spots, arranged segmentally both in the vertebral bodies and processes. The bodies of the vertebrae in the cervical and thoracic regions may show failure of central ossification (Bateman). In the spine, the ossification centres may be situated anteriorly and posteriorly, sometimes with a narrow waist between (Briggs et al.; Brogdon and Crow; Harris; Haynes and Wangner; Hilliard; Mosekilde; Sheach and Middlemiss) (fig. 4). In 13 cases, these disturbances of ossification were associated with kyphosis or kyphoscoliosis. A vertical density in the middle of the symphyses was occasionally seen (Maitland; Sheach and Middlemiss; Käser).

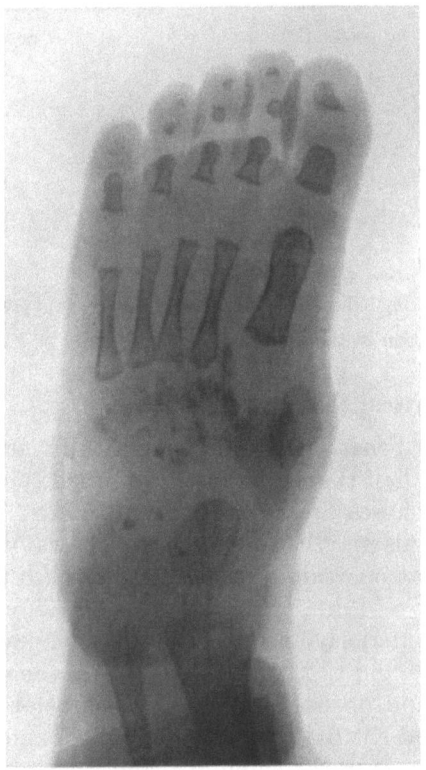 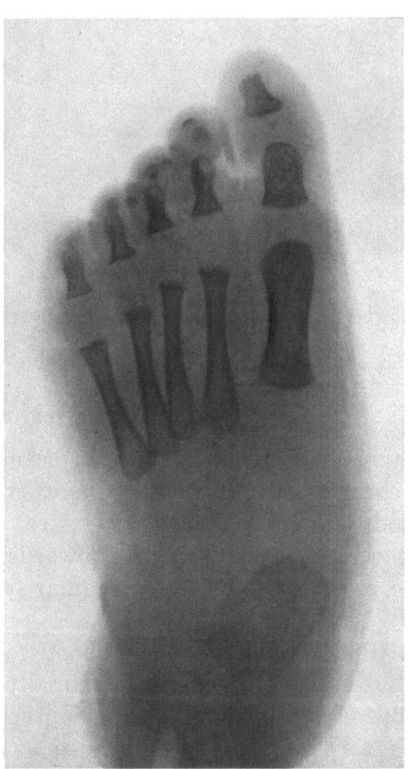

Fig. 10a. Boy, aged 1½ months. Calcifications both in the cartilaginous tarsal bones and the soft parts

Fig. 10b. Same patient, aged 1 year and 4 months. The calcifications have disappeared

In the soft parts of the neck, densities may be seen in the hyoid bone and the laryngeal and tracheal cartilages. This was most pronounced in Lackner's case. Two cases with calcifications in the laryngeal and tracheal cartilages are on record (Nabarro; Russo and Coin), but in these there were no calcifications in the skeletal cartilage and no deformities. Both had congenital stridor and severe recurrent upper respiratory infections, as may be seen in chondroangiopathia calcarea seu punctata; possibly, they were abortive cases.

Not only the epiphyses and apophyses, but also the soft parts around the large joints may reveal calcifications. Borovsky and Arendt found numerous irregular calcifications within the joint capsule of the knee, and de Lorimier et al. mentioned a patient with a paste-like material covered by cartilage, which was removed from the interosseous space of the left knee. In Schönenberg and Schallock's patient, calcifications were observed in the connective tissue around the right shoulder joint. Occasionally, the mother noticed a lump on the foot or at the ankle joint, which appeared to be due to localized calcium deposits in the soft parts (Karlén; Ugland; Ingelrans and Lacheretz; unpublished case observed by the present author) (fig. 10a).

4. Course

In about one quarter of the cases, the patients were followed for periods of varying length. The periods of observation were as follows:

Seven cases from 6 to 12 months (MENICHINI and DERIU; HÄSSLER and SCHALLOCK; BOROVSKY and ARENDT; BLOXSOM and JOHNSTON; DE TONI and PAPIO; UGLAND; JEUNE et al.); five cases from 12 months to 2 years (OEHLECKER; WEBER; JORUP; STOPP; HÜNER- MANN); seven cases from 2 to 5 years (ALLANSMITH and SENZ; PHILLIPS; KÄSER; SARDI; SWOBODA 1950; RAAP; BROGDON and CROW); four cases from 9 to 10 years (PAUL; FAIR- BANK 1951; MOSEKILDE; MARQUARDT); one case for $11^1/_4$ years (SELAKOVICH and WHITE); one case for $14^1/_2$ years (COCCHI); one case for $21^1/_2$ years (BURCKHARDT, followed up by MIESCHER; FANCONI; WEBER).

In addition, as already stated, CURTH described three cases in females aged 8, 9 and 37 years, respectively. These must be regarded as late stages of chondroangiopathia calcarea seu punctata.

a) Clinical course

If the patients are of normal length at birth and are normally proportioned, they may attain normal height (RAAP), but if the length at birth, in particular, of the extremities, is below normal, the condition will result in slight to moderate dwarfism of the short-limb type, yet so that the body growth will approach normal with age (SWOBODA, 1950; WEBER [second case]). The rule is that a shortened extremity will remain too short, although the length will also here approach normal, i.e. the relative shortening becomes less, while the absolute shortening remains roughly unchanged (PHILLIPS; KÄSER; JORUP). However, some patients may present considerable absolute shortening.

MARQUARDT's patient was followed for 9 years. At the age of 18 months, stippling was present in both feet, but only of the left side of the pelvis. At the age of 9 years, the patient measured 121 cm. The left leg was then 9 cm shorter than the right, and the left arm 5 cm shorter than the right. The right foot had become normal, while the left foot was 3 cm too short.

CURTH's patient (second case) was 9 years old on admission. At birth, shortening of the left arm and leg was present. A cataract of the left eye and cutaneous changes on the scalp and body were noted. At the age of 8 years a cataract of the right eye was discovered. 9 years old: low average mentality, hemivertebral deformities. The skeletal measurements of the two sides differed from 2.8 to 10 cm, the extremities on the left being the shorter. The standing height measured 16.5 cm more on the right than on the left side.

Considerable shortening of one leg was also present in the case reported by COCCHI.

SELAKOVICH and WHITE observed their patient for 11 years and 3 months. At the age of 25 days, a definite retardation in longitudinal growth of the right lower extremity was noted. Roentgenograms revealed discrete areas of calcific density in the epiphyses of the right lower extremity, in the ace- tabulum, in the sacrum and in the coccyx and the right pubic bone. Seven years old the child was admitted for correction of 9.5 cm of shortening of the right lower extremity. Lengthening of 4 cm of the right femur was obtained. At the age of 9 and 11 years, epiphyseodesis of the left distal femoral epiphysis and proximal epiphyses of the left tibia and fibula was performed because of 6 cm shortening of the right lower extremity.

BURCKHARDT's patient was followed for $21^1/_2$ years (MIESCHER; FANCONI; WEBER). This patient was a girl who was admitted to hospital at the age of 8 days. Length about 40 cm; the upper extremi- ties were short. The elbow joints showed a moderately limited range of movement; the radius was longer than the ulna. Both lower extremities were short; the right leg was 1 cm shorter than the left, and slight limitation of the mobility of both hip joints was noticed. At 13 months, the right leg was 2 cm shorter than the left, and the mobility of the right hip and knee was limited. At the age of 21 years, the patient measured 130 cm. The extremities were shortened, and the right leg was 7 cm shorter than its fellow, partly because of shortening of the femoral diaphysis and partly as a conse- quence of a short femoral neck.

As contrasted with this cases, FAIRBANK (1949) mentioned one, in which the legs were of equal length at 16 months, but at the age of 9 years there was $1^1/_2$ inches of shortening. Unfortunately, full details of this case are not available.

The flexion deformity is to some extent accessible to orthopaedic treatment, so that in mild and moderately severe cases it may be possible to obtain complete elimination of the flexion contracture or, at least, a distinct improvement.

MOSEKILDE (case 2): A girl, aged $2^1/_2$ months on admission; height 53.5 cm (normal 60 cm). The right arm was moved less then the left; the child gave the impression of having tenderness and cried when passive abduction of the right shoulder joint was attempted. The right upper arm seemed to be 0.5 cm shorter than the left. The left lower extremity was held semiflexed at the hip and knee joint, and because of resistance (myogenic contracture), extension was difficult. Owing to shortening of the left femur, there was an inequality in length of the lower extremities of 1.5 cm. Slight valgus position of the left foot. Treatment: A plastic cast extending from the umbilicus to the toes was applied.

At the age of 9, the shortening of the left leg was unchanged, 1.5 cm. Osteotomy was performed on the left femoral diaphysis, not because of the shortening, but because of a markedly curved left femur and genu valgum position similar, but less pronounced changes were present on the right side. The right arm can be freely moved; there is no flexion contracture of the left leg. The height at 10 years is 125 cm (normal 138 cm). No scoliosis.

KÄSER, who followed his patient for $2^3/_4$ years, also obtained good effect of plaster bed, massage and kinesitherapy with active movements. At birth, the legs were greatly flexed, and pressed up against the abdomen, but at the end of the observation period the extension defect had been partially overcome.

In cases with marked limitation of movements, a severe extension defect may persist, especially if this defect is left untreated. Thus, ALLANSMITH and SENZ mentioned marked limitation of motion of both hips in a child who had been followed for $4^1/_2$ years.

At birth or shortly afterwards, it may be difficult to assess the intelligence level. Most of these patients show normal intelligence, but mental deficiency may later be revealed (BROGDON and CROW), and the skull may fail to grow: microcephalia (HÄSSLER and SCHALLOCK). Cataract and skin manifestations have previously been considered.

b) Radiographic course

During growth, the shortened diaphyses usually become longer and more slender, approaching the normal measurements, but as a rule they do not attain the full normal length. This applies both to the general shortening of the extremities and to the isolated shortening of one or two extremities. During the period of growth, the metaphyses will be irregularly demarcated towards the epiphyses, even when they have previously shown a regular demarcation (fig. 11); during the late course longitudinal streaks of increased density may occur in the metaphyses (COCCHI).

In the cases where the stippling was followed, it subsided within the first few years of life, so that it could not be distinguished at the age of 3—4 years. The densities may disappear in two different ways:

α) They may either be slowly absorbed (figs. 10a—b) or

β) they are gradually incorporated in the normal ossification centre during its growth, so that usually significant changes in the body structure cannot later be distinguished; temporarily the ossification centre may be mulberry-like (BURCKHARDT).

In some cases (GEYMAN; JORUP; SARDI; SWOBODA, 1950), many of the epiphyses appear ragged in contour and show asymmetrical development (AZEMAR).

During the late course, severe changes may occur in the hip joint; the acetabulum may be poorly developed and shallow. The head of the femur may be deformed, less than normal, with a greatly hypoplastic neck in varus position, possibly complicated by complete or incomplete dislocation of the hip joint. These changes add to the shortening of the extremity concerned, since they are often most pronounced on the side with the greatest shortening of the femur. The deformity of the hip joint may vary in degree, from mild (MOSEKILDE [second case] fig. 12) to moderately severe (COCCHI) or very severe (WEBER; CURTH). In MARQUARDT's patient, all joints on the left side showed changes in the epiphyses and metaphyses; these were severest in the knee joint, in which the distal femoral epiphysis was smaller than normal, flat and narrow, with markedly irregular contours and an extra nucleus.

DE TONI and PAPIO observed progression of the stippling within the first 10—11 months. When the stippling has disappeared, it is not possible to diagnose the disease as an independent entity. The patient will be looked upon as being an atypical chondrodystrophic, normally proportioned with one short extremity or as being perfectly normal.

The stippling in the spinal column also disappears within 1—3 years. The irregular and asymmetrical ossification of the vertebral bodies becomes more conspicuous, and kyphoscoliosis and scoliosis gradually develop; these changes may become very pronounced (PAUL; SELAKOVICH and WHITE; WEBER).

The valgus and varus deformities will become stationary or show further progression if they are left untreated.

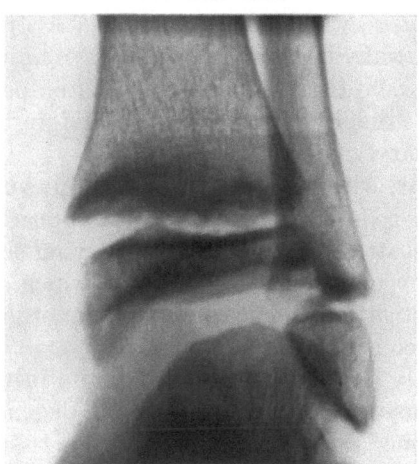

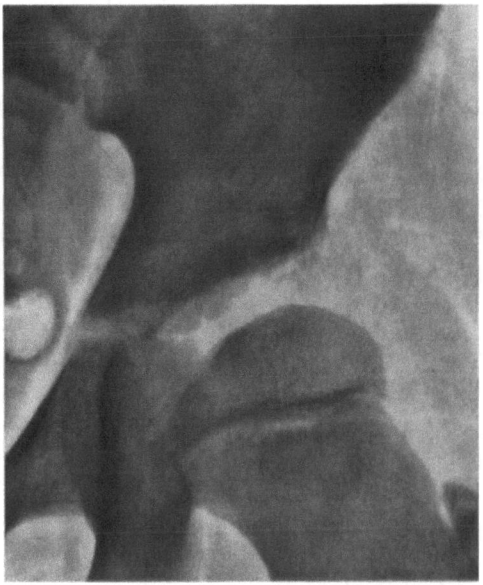

Fig. 11. Girl, aged 10 years. Left ankle joint. The distal metaphyses of the tibia and the fibula are irregularly demarcated towards the epiphyses

Fig. 12. Girl, aged 10 years; left hip joint, same patient as fig. 7. Slight irregularity of the femoral epiphysis

5. Prognosis

In considering all cases on record, the prognosis for life must be said to be very grave. In the 107 cases, information is available that 47 died, but in addition there were several cases in which the patient was not followed, and in which the general condition was so poor that it must be assumed that death has occurred later. During the first few years the mortality rate is about 50%. Most deaths occur within the first year of life, often within the first weeks or months after birth, due to infections, bronchopneumonia, pyelitis or pyodermia. In some cases, sudden death is due to cardiac disease or unknown causes; in others, it is referable to frequent attacks of cyanosis caused, for example, by atelectasis. Nutritional disturbances and failure to thrive may also lead to death after some time, in one case after the lapse of $3^1/_2$ years (FAIRBANK, 1949).

In the individual patient, it is possible to predict the course of the disease with a greater degree of certainty, since experience shows that the gravity of the outlook increases with the number of defects and the severity of the deformities which are present at birth. Markedly chondrodystrophic infants with skin changes, cataract and several accompanying deformities have a very poor prognosis, while patients with one shortened extremity, possibly associated with a slight extension defect, but without cataract have a favourable prognosis for life.

However, BOSSI and PISANI's patient, who showed normal proportions without extension defect and without cataract, but revealed only stippled epiphyses of the lower extremities, was born prematurely at the seventh month and soon succumbed. The prognosis may thus occasionally be poor, even in apparently less defective infants. The patients who survive and are followed over a longer period will during the first few years of life have a tendency to recurrent infections and to vomiting and failure to thrive, but later the general condition seems to improve. The prognosis for restitution has previously been mentioned.

6. Pathology

There are several reports on autopsy (CONRADI; DIETRICH, 1929; FORD et al.; FRANK and DENNY; KARLEN and CAMERON; KUCSKO; KWERCH; YAKOVAC and others) and on biopsy findings (BOROVSKY and ARENDT; BURCKHARDT).

Most investigators concentrate on changes in epiphyses, apophyses and the spine, but a few also mention changes in other organs or tissues (muscles, joints, heart and kidneys).

Examinations of the bones show that the width of the ends of the long bones may be grossly increased owing to cartilaginous masses. After removal of the muscles, the joints may not be fully extended or flexed owing to the presence of these masses.

The hyaline cartilaginous substance of the epiphyses, which is surrounded by a strikingly thick perichondrium, reveals dense bands of partially degenerated connective tissue, which is rich in capillary blood vessels. This connective tissue originates from the periosteum or perichondrium at the junction between the diaphysis and epiphysis and, in the opinion of several authors, extends into the medullary cavity.

The epiphyseal cartilage is markedly hypercellular, with spindle-shaped cells, in some areas and hypocellular in others; occasionally, the cells have completely disappeared. There is mucoid degeneration of the cartilage with scattered cystic areas of varying size. The cyst walls are composed of fibrous tissue lined by multinuclear giant cells, which are interpreted as foreign-body giant cells by some investigators and as osteoclasts by others, and the cystic spaces contain finely granular calcareous or fatty material.

The calcifications in the epiphyses are seen partly as small scattered deposits in the epiphyseal cartilage and partly as larger irregular densities containing a group of degenerated cartilage cells in close relation to the aforementioned dense bands of connective tissue, in which metaplastic osseous tissue is also present. Associated with these larger calcifications, there is vascular granulation tissue with giant cells, which have produced a certain absorption of the calcifications. Two theories have been advanced to explain the presence of these calcareous deposits. In the first, it is assumed that calcium may be deposited in partially necrotic tissues in the pathological cartilage (BURCKHARDT; BOROVSKY and ARENDT), in the second that the calcareous deposits constitute the primary lesion followed by secondary necrosis (HÄSSLER and SCHALLOCK; BLOXSOM and JOHNSTON). The ossification line is irregular; the enchondral ossification is normal in some areas and nearly abolished in others, where the zone of proliferating cartilage with columnar arrangement and the zone of preparatory calcification are narrow. In the layer of new bone, there are trabeculae which contain degenerated cartilage cells. Periosteal ossification is normal or excessive.

In the cancellous bone, the trabeculae are few, quite narrow, and may be obscured by the hyperplastic marrow, in which the usual variety of marrow cells are present; but in some cases the bone marrow contains numerous megakaryocytes (COUGHLIN et al.; BLATT et al.).

In some cases, the joint space may be filled with dense vascularized connective tissue containing cartilage, areas of bone formation and deposits of calcium; at the same time, the synovial membrane is thickened with considerable amounts of amorphous granular material and calcific particles.

In the musculature, acute myositis is seen in some cases (FREUDENBERG et al.), though, white fibrous tissue in others (LUND), or the muscle fibres may appear to be atrophic and show an occasional focus of hyaline-cartilage formation surrounded by connective tissue and inflammatory cells (COUGLIN et al.).

Changes in the mitral valves are mentioned in two studies.

BRIGGS et al.: "There were pale gelatinous vegetations along the free edge of the mitral valve. Histologically, these vegetations consisted of masses of loose connective tissue of a myxomatous nature. No inflammatory changes were apparent."

TISDALL and ERB: "Areas of degeneration were seen in the connective tissue toward the base of the mitral valve curtains, but here there was no deposition of calcium salts."

Renal changes are mentioned in four cases: bilateral hydronephrosis and hydro-ureters (BRIGGS et al.), multiple renal cysts (DE LANGE and JANSSEN; OEHLECKER) and small laminated renal calculi in the pelvis (TISDALL and ERB). Transitory enlargement of the liver was reported by SHEACH and MIDDLEMISS, ALLANSMITH and SENZ. BURCKHARDT, DE LANGE and JANSSEN, and JARROUSSE et al. observed mega-oesophagus of the same width as the stomach.

7. Aetiology

There is no evidence indicating hypervitaminosis A or D, or hyperthyroidism. In one patient (HÄSSLER and SCHALLOCK's second case), the thyroid gland was absent. Cretinism was suspected in one case (BLATT et al.) and hypothyroidism in two (CÔTÉ; BRIGGS et al.), but no beneficial effect has been obtained by treatment with thyroid preparations in chondroangiopathia calcarea seu punctata. Basing their opinions especially on the histological findings, but also to some extent on the clinical appearance (dwarfism of the short-limb type), most early authors believed that the disease was a form of chondrodystrophy, even though it was difficult to classify. Many authors have afterwards supported this theory, while others (COCCHI; PAUFIQUE and ÉTIENNE; FAIRBANK, 1927; MENICHINI and DERIU) claimed that it had nothing to do with chondrodystrophy, inter alia, because the latter disease is usually not associated with asymmetrical micromelia and cataract, or with micromelia which decreases with age, whereas a large head is a very constant finding. However, gradually the theory has gained ground that the disease is due to chemical, toxic or infectious injury to the foetus during the first few months of pregnancy (FORD et al.; KÄSER; COUGHLIN et al.; EBEL and KEUTH; BRYCHNÁČ), even though a history of normal pregnancy is revealed in most cases.

However, abnormal conditions in the mother during the first part of the pregnancy are reported in the literature, such as hyperthyroidism during the preceeding two years (STÜVE), salpingitis during the early months of pregnancy (BERREY and KIMBALL), a severe cold in the first trimester (FORD et al.), purulent angina with lumbar pain and high fever lasting about 10 days at about the seventh week of pregnancy, treatment with Dulfosin (EBEL and KEUTH), hormonal treatment throughout the pregnancy (JEUNE et al.), influenza at third month of pregnancy (KUCSKO), and treatment with 10 cg ethyl phenylbarbituric acid daily for cryptogenic epilepsy (MOSEKILDE, first case). In YAKOVAC's first case, the mother took acetophenetidin, 6 to 12 tablets daily, for her arthritis, and both the father and mother had a positive serological test for syphilis, but this test was negative in the child. In YAKOVAC's second case, the mother had received many injections of various kinds throughout the pregnancy; in the case reported by KARLEN and CAMERON both parents suffered from syphilis, but a serological test for this disease was negative in the child. The syphilis or the treatment with arsenicals or bismuth may have caused the chondroangiopathia calcarea seu punctata in the child.

The above-mentioned cases suggest, although not unquestionable, that the disease is an embryopathy. In 1952, FREUDENBERG et al. published a case of congenital infection by Coxsackie virus in a two-day-old infant, but they did not notice that the clinical and radiographic appearance was that of chondroangiopathia calcarea seu punctata. The infant had contracture and extension defects of both hip joints, dislocation of the left hip and changes around the right hip, which were interpreted as sequelae of an intra-uterine fracture; however, there was no fracture line, but calcification were noticed in the region around the neck and head of the femur. On the left side, the adductors were tense and string-like. The infant cried when the hip regions were palpated. Redness of the skin was present. At $5^1/_2$ weeks, the calcifications in the right hip joint had disappeared; at $6^1/_2$ months, the right femur measured 89 mm and the left femur 100 mm (on the radiograph). In spite of intensive treatment, pronounced adductor spasm persisted, for which reason tenotomy was performed. At the operation, severe left-sided adductor myositis was revealed. Tissue from the affected areas was inoculated into young mice and showed the presence of Coxsackie virus. At the age of 9 months, virus could still be demonstrated in the stools, but it was not possible to reveal any infection by Coxsackie virus in the mother 7 months after the delivery. The pregnancy had been normal, but similar features with an asymptomatic course of the infection in the mother, but with distinct clinical signs in the child, are seen in toxoplasmosis. In five other cases on record muscular tenderness was also revealed, and at autopsy Lund and Coughlin et al. observed degenerative fibrous changes in the muscle of the limbs.

Although it was not recognized as such, the case considered above is the first in which the cause of one of the symptoms (flexion deformity) has been demonstrated in a child with chondroangiopathia calcarea seu punctata who also has other typical symptoms (shortening of the right femur and stippling, which subsided). It is very likely that chondroangiopathia calcarea seu punctata is an embryopathy which is in some cases referable to infectious injury and in others perhaps to chemical, toxic, metabolic or endocrine damage to the rapidly proliferating embryonic tissue in early pregnancy; this assumption also explains the highly variable picture seen in chondroangiopathia calcarea seu punctata, depending on the time of the onset of the harmful influence and its intensity.

In addition to the stippling of the epiphyses and a chondrodystrophic appearance, the patient described by Briggs et al. presented three cardinal symptoms, viz. cataract, deafness and congenital heart disease, which are also seen in another virus disease (rubella) resulting in embryopathy.

Russo and Coin's patient had laryngeal stridor, was not so well developed in height or weight as his brothers and had, during the first year of life, several attacks of acute respiratory infections, but only calcifications of the hyoid, thyroid and tracheal cartilages. The mother had rubella during the second month of gestation.

It must be assumed that the same aetiological factor (virus infection?) is responsible for the chondrodystrophy-like changes, the stippled epiphyses and the muscular changes. The possibility of a recessive mode of transmission cannot be excluded, but embryopathy may well be a contributory cause where the genetic inclination already exists.

8. Diagnosis and differential diagnosis

Although the condition may be suspected clinically by dwarfism associated with flexion deformities of the extremities, limitation of movements and cataract, radiographic examination is necessary in order to secure an conclusive diagnosis. The differential diagnosis does not present any difficulties in the newborn and in infants. The radiographic changes in the epiphyses and apophyses are so characteristic as regards time of occurrence and appearance that they cannot be mistaken for signs of other diseases.

After the disappearance of the calcifications in the epiphyses and apophyses at the age of 3—4 years, a combination of the other aforementioned clinical symptoms may arouse suspicion of sequelae of chondroangiopathia calcarea seu punctata (Curth). In children with only mild clinical symptoms, such as talipes equinovarus, only routine radiography will reveal the proper diagnosis.

References

Allansmith, M., and E. Senz: Chondrodystrophia congenita punctata (Conradi's disease). Amer. J. Dis. Child. 100, 109—116 (1960).

Armaly, M. F.: Ocular involvement in chondrodystrophia calcificans congenita punctata. Arch. Ophthal. 57, 491—502 (1957).

Azemar, J. C.: Displasia epifisaria punteada. Acta ibér. radiol.-cancer. 3, 189—199 (1954).

Bateman, D.: Two cases, and specimens from a third case, of punctate epiphyseal dysplasia. Proc. roy. Soc. Med. 29, 745—747 (1936).

Bergstedt, J., u. K.-H. Karlén: Chondroangiopathia calcarea s. punctata (Chondrodystrophia calcificans congenita). Mschr. Kinderheilk. 102, 347—349 (1954).

Berrey, B. H., and C. H. Kimball: Chondrodystrophia calcificans congenita. J. Pediat. 42, 474—477 (1953).

Biondetti, P., e R. Zennaro: Chondroangiopathia calcarea seu punctata. Radiologia (Roma) 9, 325—352 (1953).

Birsner, J. W., and R. Cohen: Chondrodystrophia calcificans congenita (Dysplasia epiphysialis punctata). J. La med. Soc. 105, 114—115 (1953).

Blatt, M. L., M. Zeldes and J. Goodfriend: Epiphysial dysgenesis associated with cretinism in a premature infant. Amer. J. Dis. Child. 67, 480—484 (1944).

BLOXSOM, A., and R. J. JOHNSTON: Calcinosis universalis with unusual features. Amer. J. Dis. Child. **56**, 103—109 (1938).

BOROVSKY, M. P., and J. ARENDT: Chondrodystrophia calcificans congenita. J. Pediat. **24**, 558—567 (1944).

BOSSI, R., and G. PISANI: Stippled epiphyses in a newborn infant without micromelia. Brit. J. Radiol. **27**, 449—452 (1954).

BRIGGS, J. N., J. L. EMERY and R. S. ILLINGWORTH: Congenital stippled epiphyses. Arch. Dis. Childh. **28**, 209—212 (1953).

BROGDON, B. G., and N. E. CROW: Chondrodystrophia calcificans congenita. Amer. J. Roentgenol. **80**, 443—448 (1958).

BRYCHNÁČ, V.: Chondrodystrophia calcificans congenita. Acta Chir. orthop. Traum. čech. **23**, 328—331 (1956).

BURCKHARDT, E.: Ein Fall von Chondrodystrophia fetalis calcarea. Schweiz. med. Wschr. **1938**, 330—334.

BURTON, S. F., and H. W. DEVINE: Chondroangiopathia calcarea seu punctata. Amer. J. Roentgenol. **88**, 470—475 (1962).

BUXTON, S. J. D.: A dwarf with stippled epiphyses. Proc. roy. Soc. Med. **23**, 1329—1331 (1930).

CAFFEY, J.: Pediatric x-ray diagnosis. Chicago: Year Book Publishers Inc. 1956.

COCCHI, U.: Chondroangiopathia calcarea seu punctata. In Lehrbuch der Röntgendiagnostik by SCHINZ et al., Bd. I, Teil I. Stuttgart: Georg Thieme 1950.

COHEN, J., G. CURRARINO, and E. B. D. NEUHAUSER: A significant variant in the ossification centers of the vertebral bodies. Amer. J. Roentgenol. **76**, 469—475 (1956).

CONRADI, E.: Vorzeitiges Auftreten von Knochen- und eigenartigen Verkalkungskernen bei Chondrodystrophia foetalis hypoplastica. Histologische und Röntgenuntersuchungen. Jb. Kinderheilk. **80**, 86—97 (1914).

CÔTÉ, P.-E.: Observations sur la chondrodysplasie épiphysaire (Maladie de Hunermann). Laval méd. **20**, 481—489 (1955).

COUGHLIN Jr., E. J., H. T. GUARE and A. J. MOSKOVITZ: Chondrodystrophia calcificans congenita. J. Bone Jt Surg. **32 A**, 938—942 (1950).

CURTH, H. O.: Follicular atrophoderma and pseudopelade associated with chondrodystrophia calcificans congenita. J. invest. Derm. **13**, 233—247 (1949).

DELOBEL, L.: Chondrodystrophia calcificans congenita. Maandschr. Kindergeneesk. **29**, 277—300 (1961).

DIETRICH, A.: Vergleichende Untersuchungen über Chondrodystrophie und Osteogenesis imperfecta. Festschr. d. Akad. f. prakt. Med., Köln 1915.

— Die Knorpelverknöcherungsstörung (Chondrodystrophie). In HENKE-LUBARSCH, Handbuch der speziellen pathologischen Anatomie und Histologie, Bd. IX, 1. Berlin: Springer 1929.

EBEL, D., u. U. KEUTH: Extreme Mikromelie bei Chondrodysplasia calcificans congenita. Zugleich ein Beitrag zur Ätiologie. Z. Kinderheilk. **82**, 59—63 (1959).

FAIRBANK, H. A. T.: Some general diseases of the skeleton. Brit. J. Surg. **15**, 120—142 (1927/28).

— Generalized diseases of the skeleton. Proc. roy. Soc. Med. **28**, 1611—1619 (1935).

— Dysplasia epiphysialis punctata. J. Bone Jt Surg. **31 B**, 114—122 (1949).

— An atlas of general affections of the skeleton. Edinburgh a. London: E. & S. Livingstone Ltd. 1951.

FANCONI, G.: Über generalisierte Knochenerkrankungen im Kindesalter. Helv. paediat. Acta **2**, 1—32 (1947).

FIGUEROA, J. M., y L. RANGEL: Un caso de condrodistrofia calcificante congenita. Bol. méd. Hosp. infant. (Méx.) **13**, 819—823 (1956).

FORD, G. D., M. SCHEIDER and J. R. BRANDON: Congenital stippled epiphyses. Pediatrics **8**, 380—392 (1951).

FORNI, S.: Cataracte congénitale familiale dans la chondrodystrophie calcificante (maladie des épiphyses pointillées). Ophthalmologica (Basel) **139**, 322—329 (1960).

FRANK, W. W., and M. B. DENNY: Dysplasia epiphysialis punctata. J. Bone Jt Surg. **36 B**, 118—122 (1954).

FRASER, F. C., and J. B. SCRIVER: A hereditary factor in chondrodystrophia calcificans congenita. New Engl. J. Med. **250**, 272—277 (1954).

FREUDENBERG, E., F. ROULLET u. R. NICOLE: Kongenitale Infektion mit Coxsackie-Virus. Ann. paediat. (Basel) **178**, 150—161 (1952).

GEYMAN, M. J.: An unusual manifestation of epiphyseal and joint pathology in a new-born infant. Amer. J. Roentgenol. **26**, 868—870 (1931).

GØRTZ, G.: Chondrodystrophia hypoplastica calcinosa. Nord. Med. **21**, 375 (1944).

HÄSSLER, E., u. G. SCHALLOCK: Chondrodystrophia calcificans. Mschr. Kinderheilk. **82**, 133—157 (1940).

HARRIS, H. A.: Bone growth in health and disease. London 1933. Cit. by BRIGGS, EMERY and ILLINGWORTH.

HAYNES, E. R., and WM. F. WANGNER: Chondroangiopathia calcarea seu punctata. Radiology **57**, 547—550 (1951).

HILLIARD, C.: A case of chondro-osseous dystrophy with punctate epiphyseal dysplasia. Brit. J. Radiol. **16**, 144—146 (1943).

HÜNERMANN, C.: Chondrodystrophia calcificans congenita als abortive Form der Chondrodystrophie. Z. Kinderheilk. **51**, 1—19 (1931).

INGELRANS, P., et M. LACHERETZ: A propos d'un cas de chondrodystrophie épiphysaire. Rev. Chir. orthop. **39**, 242—248 (1953).

Jarrousse, J., J. P. Kerneis, M. F. Lerat, F. Hervouet et L. Cavellat: Un cas de maladie congénitale des épiphyses pointillées. Bull. Féd. Soc. Gynéc. Obstét. franç. 10, 203—205 (1958).
— M. Lerat, A. Sorin, J. P. Kerneis, F. Hervouet et L. Cavellat: A propos d'un cas de maladie congénitale des épiphyses pointillées. J. Radiol. Électrol. 40, 99—100 (1959).
Jeune, M., F. Larbre, R. Carron et I. Couette: La maladie congénitale des épiphyses pointillées ou calcinose foetale épiphysaire chondrodystrophiante. Arch. franç. Pédiat. 10, 914—942 (1953).
Jolly, H. (for R. Lightwood): Punctate epiphyseal dysplasia. Proc. roy. Soc. Med. 44, 227 (1951).
Jorup, S.: Fall von Chondrodystrophia congenita calcificans. Acta radiol. (Stockh.) 25, 580—586 (1944).
Josephson, B. M., and M. D. Oriatti: Chondrodystrophia calcificans congenita. Report of a case and review of the literature. Pediatrics 28, 425—435 (1961).
Käser, H.: Chondrodysplasia calcificans congenita. Schweiz. med. Wschr. 1957, 676—680.
Kampf, E.: Chondrodystrophia calcificans congenita. Z. Kinderheilk. 61, 124—126 (1939).
Karlen, A. G., and J. A. P. Cameron: Dysplasia epiphysialis punctata. J. Bone Jt Surg. 39 B, 293—301 (1957).
Karlén, K.-H.: A case of congenital chondrodystrophia calcificans. Acta paediat. (Uppsala) 42, 391 (1953).
Kåss, A.: Chondrodystrophia calcificans congenita punctata ("Stippled epiphyses"). Acta paediat. (Uppsala) 44, 134 (1955).
Kremens, S. V., T. Orloff, and E. Richman: Congenital calcific chondrodystrophy: A case report with consideration of etiology. J. Einstein Med. Cent. 3, 137—144 (1955).
Kucsko, L.: Zur Frage der formalen Genese der sogenannten „Chondroangiopathia calcarea s. punctata" (Uehlinger-Cocchi). Wien. klin. Wschr. 1958, 308—311.
Kwerch, H.: Zur Kenntnis der Sonderformen der Chondrodysplasia (Chondrodystrophia) foetalis, im besonderen der Chondrodysplasia calcificans congenita. Öst. Z. Kinderheilk. 4, 165—180 (1950).
Lackner, J.: Zur Röntgendiagnostik polytoper enchondraler Ossifikationsstörungen, bes. der Dysostosis multiplex Pfaundler-Hurler, der Knochenchondromatose und der Chondroangiopathia calcarea. Fortschr. Röntgenstr. 80, 165—180 (1954).
Lang, F. J., u. R. Priesel: Über Chondrodysplasia (Chondrodystrophia) calcificans congenita. Forschungen und Forscher der Tiroler Ärzteschule, Innsbruck 1945/1947.
Lange, C. de, u. T. Janssen: Chondrodystrophia calcificans congenita als onderdeel van een reeks aangeboren afwijkingen. Maandschr. Kindergeneesk. 17, 67—74 (1949).

Licht, J., and M. Jesiotr: Chondroangiopathia calcarea seu punctata (chondrodystrophia calcificans congenita): An atypical stationary form of the disease. Amer. J. Roentgenol. 78, 492—498 (1957).
Liess, G.: Zur Chondrodystrophia calcificans congenita. Fortschr. Röntgenstr. 81, 61—65 (1954).
Lightwood, R. C. (for H. Thursfield): Congenital deformities with stippled epiphyses and congenital cataract. Proc. roy. Soc. Med. 24, 564—566 (1930/31).
de Lorimier, A. A., H. G. Moehring and J. R. Hannan: Clinical roentgenology. Springfield (Ill.): Ch. Thomas 1954.
Lund, E.: Metaphyseal dyscrasia. Proc. roy. Soc. Med. 36, 381 (1942/43).
Maitland, D. G.: Punctate epiphyseal dysplasia occuring in two members of the same family. Brit. J. Radiol. 12, 91—93 (1939).
Marquardt, W.: Die Klinik und Röntgenologie der angeborenen enchondralen Verknöcherungsstörungen. Fortschr. Röntgenstr. 71, 794—827 (1949).
McCullough, J. A. L., and C. G. Sutherland: Epiphyseal dysplasia puncticularis (stippled epiphyses). Report of a case not associated with hypothyroidism. Radiology 34, 131—135 (1940).
Melnick, J. C.: Chondrodystrophia calcificans congenita. Amer. J. Dis. Child. 110, 218—225 (1965).
Menichini, G., et L. Deriu: La condroangiopatia calcarea o punctata (contributo clinico-radiologico). Minerva pediat. 11, 407—415 (1959).
Miescher, G.: Atypische Chondrodystrophie, Typus Morquio, kombiniert mit follikulärer Atrophodermie. Dermatologica (Basel) 89, 38—40 (1944).
Mørch, E. T.: Discussion on the paper of Gørtz. Nord. Med. 21, 375 (1944).
Mosekilde, E.: "Stippled epiphyses" in the newborn and in infants. Acta radiol. (Stockh.) 37, 291—307 (1952).
Nabarro, S.: Calcification of the laryngeal and tracheal cartilages associated with congenital stridor in an infant. Arch. Dis. Child. 27, 185—186 (1952).
Oehlecker, G.: Zur Chondrodystrophia calcificans congenita. Med. Klin. 1955, 1294—1296.
Paparella-Treccia, R., e A. Rampoldi: La condrodistrofia calcificante congenita. Ortop. Traum. Appar. mot. 16, 75 (1948). Cit. by Menichini et Deriu.
Paufique, L., et R. Étienne: Cataracte de la calcinose foetale polyépiphysaire chondrodystrophiante (maladies des épiphyses pointillées). Bull. Soc. Ophtal. Paris 67, 42—44 (1954).
Paul, L. W.: Punctate epiphyseal dysplasia (chondrodystrophia calcificans congenita): Report of case with nine year period of observation. Amer. J. Roentgenol. 71, 941—946 (1954).
Phillips, L. I.: Chondrodystrophia calcificans congenita. N.Z. med. J. 56, 22—27 (1957).

PUTSCHAR, W. G. J.: Chondrodystrophia calcificans congenita. Bull. Hosp. Jt Dis. (N.Y.) **12**, 514—527 (1951).

RAAP, G.: Chondrodystrophia calcificans congenita. Amer. J. Roentgenol. **49**, 77—82 (1943).

REILLY, W. A., and F. S. SMYTH: Stippled epiphyses with congenital hypothyroidism (Cretinoid epiphyseal dysgenesis). Amer. J. Roentgenol. **40**, 675—681 (1938).

RESNICK, E.: Epiphyseal dysplasia punctata in a mother and identical male twins. J. Bone Jt Surg. **25**, 461—468 (1943).

RUSSO, P. E., and C. G. COIN: Calcification of the hyoid, thyroid and tracheal cartilages in infancy. Amer. J. Roentgenol. **80**, 440—442 (1958).

SALISACHS, L. G., J. C. COROMINAS y A. D. CLARÓS: Condrodistrofia calcificans congénita. Acta pediát. esp. **15**, 197—202 (1957).

SARDI, A.: Un caso di condrodistrofia punctata congenita. Minerva ortop. **7**, 8—11 (1956).

SAVIGNAC, E. M.: Chondrodystrophia calcificans congenita. Radiology **58**, 415—420 (1952).

SCHMÖLDER, F. W.: Chondrodystrophia calcificans congenita. Inaug.-Diss. Münster 1954.

SCHÖNENBERG, H., u. G. SCHALLOCK: Zur Kenntnis der Chondrodysplasia calcificans congenita und ihrer Beziehungen zur Chondrodysplasia foetalis. Ann. paediat. (Basel) **180**, 129—162 (1953).

SCHNEIDMAN, H. M., and A. H. SNYDER: Incontinentia pigmenti. Arch. Derm. **77**, 144 (1958).

SCOTT, L. G.: Dysplasia epiphysealis punctata. Proc. roy. Soc. Med. **45**, 17 (1952).

SEARS, W. G.: Dwarfism with stippled epiphyses. Brit. J. Child. Dis. **28**, 290—295 (1931).

SELAKOVICH, W. G., and J. W. WHITE: Chondrodystrophia calcificans congenita. J. Bone Jt Surg. **37** A, 1271—1275 (1955).

SHEACH, J. M., and J. H. MIDDLEMISS: Dysplasia epiphysialis punctata. Brit. J. Radiol. **29**, 111—113 (1956).

SILVERMAN, F. N.: Dysplasies épiphysaires: Entité protéiforme. Ann. Radiol. **4**, 833—867 (1961).

STOPP, H.: Kasuistischer Beitrag zur Chondrodystrophia calcificans congenita. Z. ärztl. Fortbild. **51**, 196—199 (1957).

STÜVE, A.: Zur Chondrodystrophia calcificans congenita. Kinderärztl. Prax. **21**, 314—317 (1953).

SWOBODA, W.: Beitrag zur Chondrodystrophia calcificans congenita. (Ein abortiver Fall dieser Erkrankung.) Ann. paediat. (Basel) **175**, 322—342 (1950).

— Chondrodystrophia calcificans congenita. Mschr. Kinderheilk. **100**, 444—447 (1952).

TESARZ, Z., u. T. KANIOWSKI: Przypadek Chondrodystrophia calcificans congenita. Pediat. pol. **28**, 409—416 (1953).

THAMDRUP, E., and B. ZACHAU-CHRISTIANSEN: Dysplasia Epiphysialis Punctata. Acta paediat. (Uppsala) **51**, 589—593 (1962).

TISDALL, F. F., and I. H. ERB: Report of two cases with unusual calcareous deposits. Amer. J. Dis. Child. **27**, 28—38 (1924).

TONI, G. DE, e F. PAPIO: La condrodistrofia congenita calcificante: primo contributo casistico italiano. Policlin. infant. **16**, 3 (1948). Cit. by MENICHINI et DERIU.

UGLAND, O. M.: Chondrodystrophia calcificans congenita. Nord. Med. **59**, 194—195 (1958).

VINKE, T. H., and F. P. DUFFY: Chondrodystrophia calcificans congenita. J. Bone Jt Surg. **29**, 509—514 (1947).

VYCHYTIL, O.: Rare form of chondrodystrophy. Čas. Lék. čes. **1931**, 1785—1791. Cit. by HÄSSLER u. SCHALLOCK.

WEBER, A.: Zur Frage der Chondrodysplasia calcificans congenita. Helv. paediat. Acta **13**, 228—238 (1958).

WENZL, J. E., J. C. IVINS, and G. B. STICKLER: Punctate epiphyseal dysplasia, another cause of leg length inequality. J. Pediat. **59**, 390—393 (1961).

WIEDEMANN, H. R.: Ausgedehnte und allgemeine erblich bedingte Bildungs- und Wachstumsfehler des Knochengerüstes. Mschr. Kinderheilk. **102**, 136—148 (1954).

WILKINS, L.: Epiphyseal dysgenesis associated with hypothyroidism. Amer. J. Dis. Child. **61**, 13—34 (1941).

WISKOTT, A.: Bestrahltes Ergosterin gegen Rachitis. Münch. med. Wschr. **1929 II**, 1430—1433.

YAKOVAC, W. C.: Calcareous chondropathies in the newborn infant. Arch. Path. **57**, 62—79 (1954).

V. Osteogenesis imperfecta

Von

H. Weyers

Mit 25 Abbildungen

1. Osteogenesis imperfecta letalis (VROLIK)

Synonyma: Osteogenesis imperfecta congenita
Osteogenesis imperfecta precox
Fragilitas ossium
Fetale Osteoporose
Maladie de VROLIK
Vrolik-Disease

Die von VROLIK (1849) vorgeschlagene Bezeichnung *Osteogenesis imperfecta* betrifft eine Mesodermaldysplasie (Abb. 1), welche vorwiegend am Knochensystem in Form abnormer Brüchigkeit in Erscheinung tritt, darüber hinaus aber eine Reihe anderer Mesodermalderivate (Haut und Anhänge, Gefäßbindegewebe, Augea, Zähne u.a.m.) in Mitleidenschaft zieht. Schon eine frühe Beschreibung durch EKMAN (1788) liefert mit dem Auftreten des Leidens in vier Generationen den Hinweis für eine erbliche Grundlage der angeborenen Knochenbrüchigkeit.

Zu den Eigentümlichkeiten, welche mit der genaueren Erforschung der erblichen Knochenbrüchigkeit aufgedeckt wurden, zählen die unterschiedlichen Verlaufsformen der Erkrankung. Dabei wird die *Osteogenesis imperfecta letalis* (VROLIK) der *Osteopsathyrosis idiopathica* (LOBSTEIN) gegenübergestellt (vgl. Abb. 1 u. 12). LOOSER (1906) hat den Zeitfaktor durch die Trennung der Osteogenesis imperfecta congenita von der Osteogenesis imperfecta tarda schärfer zum Ausdruck bringen wollen.

Die Abrundung des Krankheitsbildes durch das Symptom der blauen Skleren (Leptosperie), worauf erstmalig wohl SPURWAY (1896) hingewiesen hat, sowie das Auftreten von Taubheit (Otosklerose) bei den mit der pathologischen Knochenbrüchigkeit behafteten Personen mag als die Ursache dafür angesehen werden, daß eine Abgrenzung dieser Fragilitas ossium auch außerhalb der Erbtypen von VROLIK u. LOBSTEIN als Sonderform der Knochenbrüchigkeit immer mehr Anhänger gefunden hat, zumal auch erbbiologische Abweichungen geeignet waren, diese Sonderstellung zu unterstreichen. Die Durchforschung der mit Knochenbrüchigkeit behafteten Sippen ergab zudem, daß Taubheit und blaue Skleren auch ohne manifeste Knochenbrüchigkeit auftreten konnten und als van der Hoeve-Syndrom (1918) bis heute ihre Selbständigkeit bewahrt haben.

Aus jüngster Zeit liegen eine Reihe ausgezeichneter Beschreibungen des seltenen Krankheitsbildes vor, wovon die umfassenden Darstellungen von SEEDORFF (1949) und McKUSICK (1959) hervorgehoben seien. Das typische Erscheinungsbild wurde auch durch Schrift und Film über das Leben des Malers Henry Toulouse-Lautrec (Moulin-Rouge) in charakteristischen Einzelheiten nachgezeichnet (SEEDORFF 1948; KRABBE 1956). McKUSICK hat nach gründlicher Sichtung der Literatur das Leiden im Verein mit vererbbaren Störungen des Bindegewebes bearbeitet. In der Tat verdient die Osteogenesis imperfecta trotz der hervortretenden Knochenmanifestation mehr unter dem Blickwinkel der Mesodermaldysplasie mit Skeletveränderungen (WEYERS 1949), aber auch mit Augen-, Haut-, Bindegewebs- und Gefäßstörungen, eingehender betrachtet zu werden.

Vom Standpunkt des Klinikers sind zwei Varianten zu unterscheiden, wovon der Typ VROLIK oder Osteogenesis imperfecta congenita als die letale Frühform mit infauster Prognose gilt, welche schon durch intrauterine Gewalteinwirkungen zahlreiche Frakturen mit sich bringt. Die Betroffenen werden meist tot geboren oder überleben wenige Stunden, Tage oder Monate (Abb. 2, 4). Bei der zweiten Verlaufsform, der Osteopsathyrosis, pflegt dagegen die Knochenbrüchigkeit erst postnatal — vielfach mit der ersten Belastung durch das Gehen- und Laufenlernen — aufzutreten. Die Variationsbreite dieser Spätmanifestation, welche mit unterschiedlicher Neigung zur Knochenbrüchigkeit in Erscheinung tritt,

hat SEEDORFF (1949) veranlaßt, die Osteopsathyrosis idiopathica als Osteogenesis imperfecta tarda in einen Typus levis und einen Typus gravis aufzuteilen.

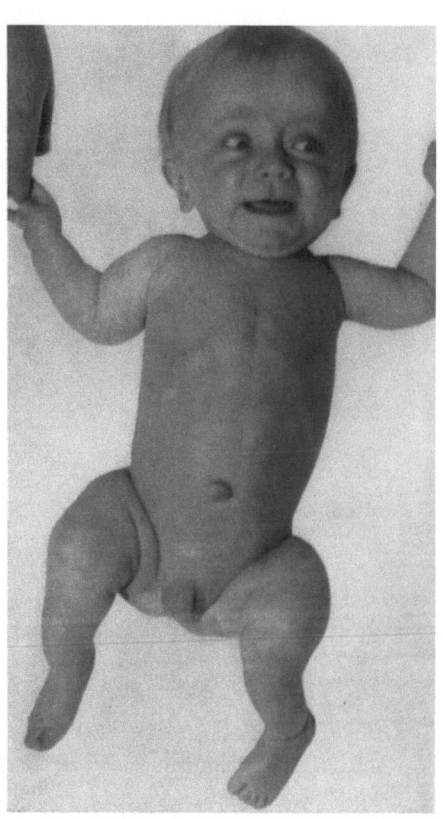

McKUSICK (1959) sieht dennoch in Übereinstimmung mit anderen Autoren die kongenitale Form und die Fälle von Osteogenesis tarda als Expressivitätsschwankungen einer Grundstörung von unterschiedlicher Schwere an. Er begründet dies mit dem Vorkommen der Erkrankung bei verschiedenen Mitgliedern derselben Familie und stützt sich auf die kaum unterscheidbaren histologischen Befunde beider Verlaufsformen. Aus noch zu besprechenden Gründen wird es jedoch zweckmäßig sein, die bisher übliche Trennung in antenatale Frühform (VROLIK) und postnatale Spätform (LOBSTEIN) aufrechtzuerhalten und die kennzeichnenden Unterscheidungsmerkmale gegenüberzustellen.

Klinisch wird die fast immer solitär auftretende Osteogenesis imperfecta congenita schon bei der Geburt registriert. Vereinzelt konnte die Diagnose durch Röntgenkontrolle bereits intrauterin gestellt werden (DANELIUS 1933). Das Wesen der Erkrankung, eine angeborene Hypogenesis ossium, wird gerade bei der letalen Frühgeburt durch das Röntgenbild deutlich (Abb. 2, 5 u. 8), welches die unförmig gestalteten Knochen mit multiplen Frakturen hervorhebt. Das wiedergegebene Bild (Abb. 2) stellt die unteren Extremitäten eines totgeborenen Knaben dar mit alten, bereits konsolidierten und frischen Frakturen, wovon ein Aus-

Abb. 1. Osteogenesis imperfecta letalis (VROLIK) mit Pseudomikromelie nach multiplen, schon intrauterin aufgetretenen Frakturen. (Sammlung ULLRICH)

schnitt den Oberschenkelknochen des gleichen Patienten im mikroskopischen Präparat noch eindrucksvoller wiedergibt (Abb. 3). Schon bei dieser Form werden die langen Röhrenknochen bevorzugt befallen, aber auch an den Rippen findet man das Nebeneinander alter und neuer Bruchstellen, wobei die Frakturen beider Prädilektionsstellen unter kräftiger Callusbildung abheilen. In diesem Stadium der Erkrankung wird die später deutlicher werdende Mikromelie besonders der unteren Extremitäten sichtbar (Abb. 25), welche durch Muskelzug, atypische Stellung und Konsolidierung der Bruchenden besonders an den Oberschenkeln begünstigt wird, wie es die Früh- und Spätstadien der Osteogenesis imperfecta tarda in den Abb. 10 u. 13 zeigen. Die in normaler Lage angelegten Glieder mit regulärer Hautbedeckung werden in Richtung auf den Körper zu verkürzt, wobei sich die bedeckende Haut mit der Verplumpung von Beinen und Armen rosettenförmig um die verbogenen Extremitäten anordnet. Dabei stehen die verkrümmten Beine meist in Beugekontrakturstellung. Die mikromele Verkürzung betrifft vornehmlich den Oberschenkel, welcher schon bei der malignen Frühform die oft zitierte hirtenstab-

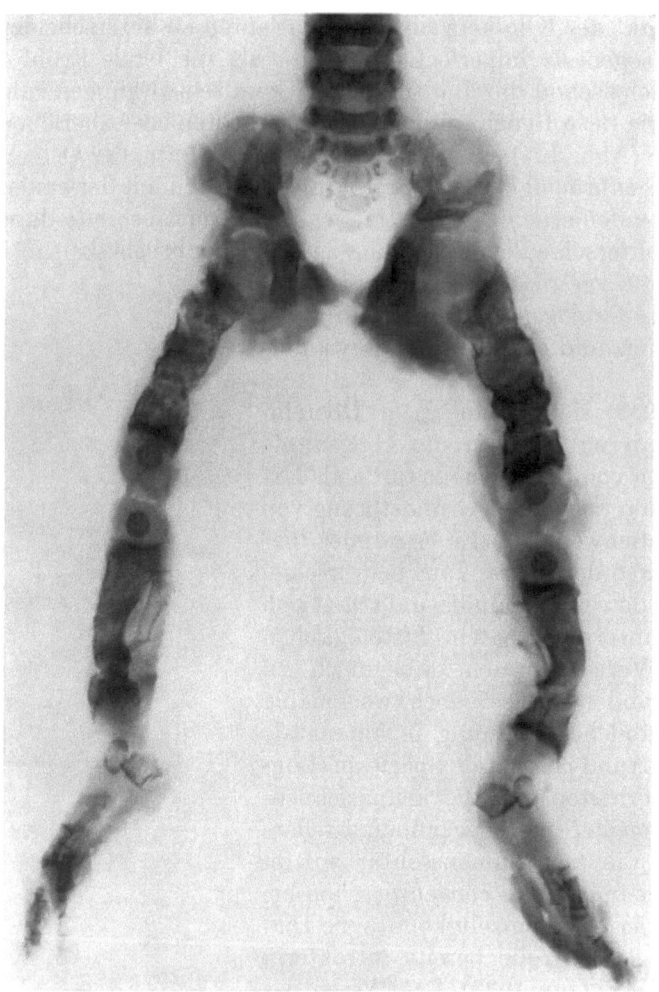

Abb. 2. Röntgenaufnahme der unteren Extremitäten eines totgeborenen Knaben mit Osteogenesis imperfecta letalis (VROLIK)

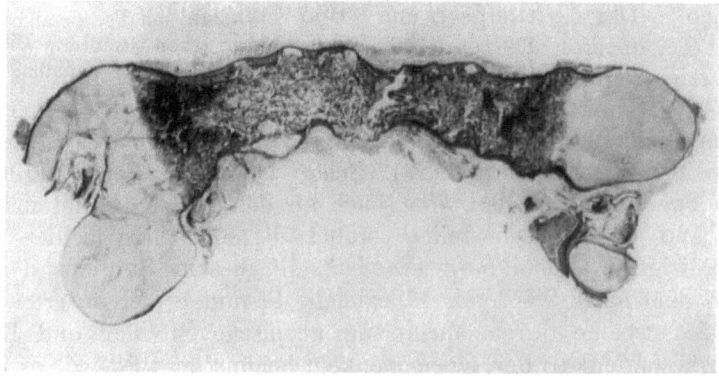

Abb. 3. Schnitt durch den Femur bei Osteogenesis imperfecta (VROLIK) mit mehreren, zum Teil knöchern konsolidierten Frakturen (Ausschnitt von Abb. 2) (nach UEHLINGER)

ähnliche Verformung annimmt (Abb. 1, 3) und das Charakteristikum des Spätstadiums auch der Osteogenesis imperfecta tarda ausmacht (Abb. 12, 13, 14).

Auch der Kopf hat bei der Osteogenesis imperfecta Besonderheiten aufzuweisen, welche wiederum das Röntgenbild aufdeckt. Bei der Frühform beobachtet man eine Vielzahl von unregelmäßig begrenzten Knocheninseln (Abb. 5a u. b), die wie ein Mosaik zusammengesetzt erscheinen. Bei der manuellen Palpation ist die Schädeldecke eindrückbar (Caput membranaceum), so daß man an eine hochgradige Craniotabes erinnert wird. Im Gegensatz zur Schädelweichheit des Rachitikers geht aber das Caput membranaceum über den Bereich der Scheitelbeine hinaus, umfaßt die ganze Schädelkalotte und ist wegen des

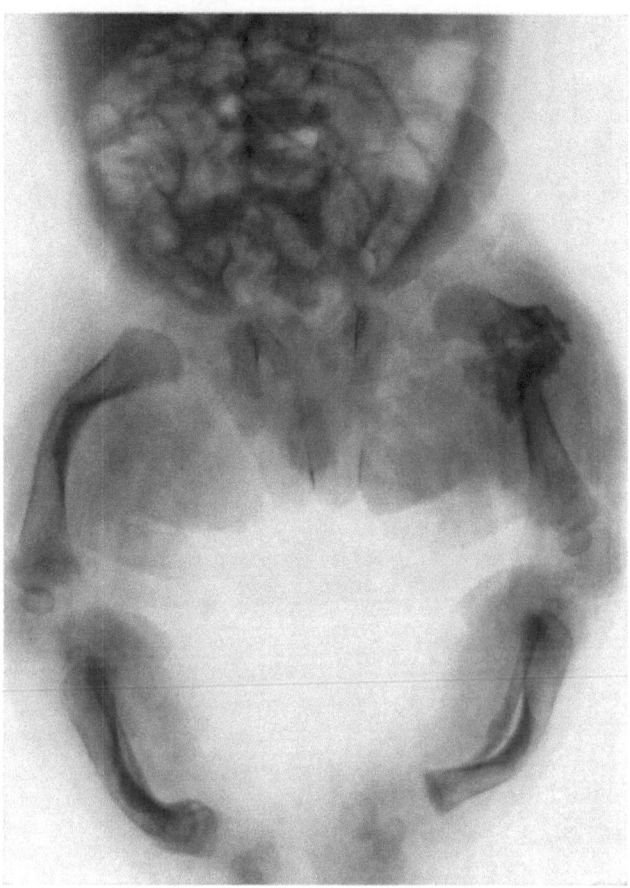

Abb. 4. 2 Monate altes Mädchen mit Osteogenesis imperfecta letalis, allgemeiner Osteoporose und kräftiger Callusbildung am linken Oberschenkel sowie Verdichtungsbezirken an den wie geknickt erscheinenden diaphysären Knochenabschnitten. (Beobachtung Universitäts-Kinderklinik Bonn 1959)

charakteristischen Bildes mit geborstenen Eierschalen verglichen worden. Das Röntgenbild des Schädels bei der Osteogenesis imperfecta darf nicht mit dem sog. Lückenschädel verwechselt werden. Im Gegensatz zum Leistenmosaik dieser vielfach mit Balkenmangel und Spina bifida einhergehenden Konstitutionsanomalie füllt der Schädel bei Osteogenesis imperfecta die Zwischenräume durch viele kleine Knocheninseln aus, eine Architektur, die nach Angaben von RUTH (1943) noch bis in ein hohes Alter der Patienten erhalten bleibt. In ähnlicher Weise wird ein aus gröberen Schaltknochen zusammengesetztes Schädeldach nur noch bei der Dysostosis cleidocranialis gefunden. Der zu groß erscheinende Kopf, die kurzen deformierten Gliedmaßen, Kleinwuchs sowie der eigentümliche Gang der Patienten und ein spätes Gehenlernen werden in ähnlicher Weise auch bei der Chondrodystrophie gefunden, so daß Kinder mit Osteogenesis imperfecta (VROLIK) häufiger als Chondrodystrophe eingestuft werden.

Von besonderem Interesse sind die Röntgenbefunde an den zu wiederholten Frakturen disponierten großen Röhrenknochen. In allen Altersklassen und Stadien der Erkrankung

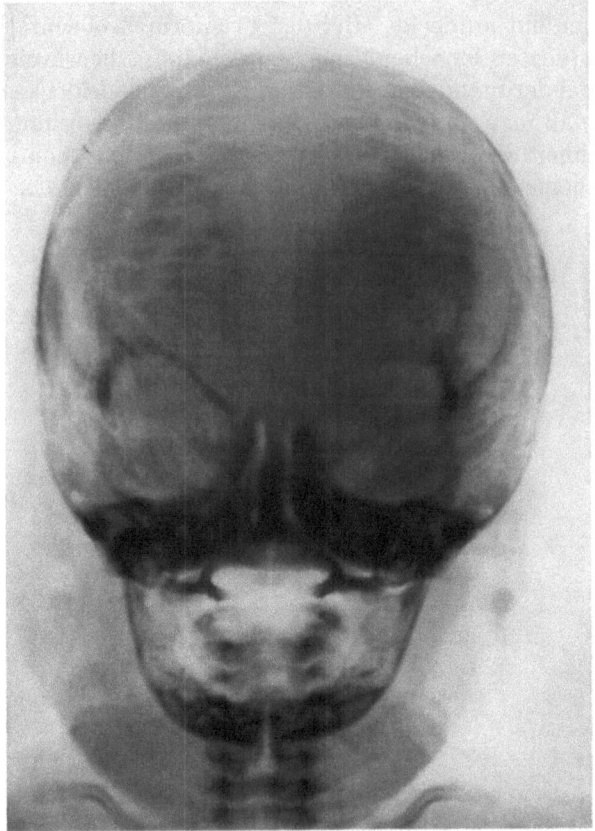

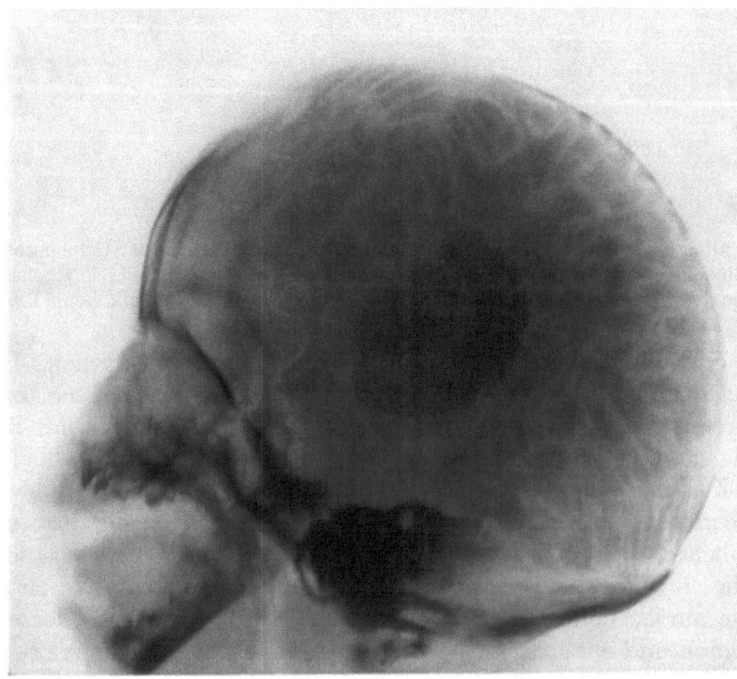

Abb. 5a u. b. Frontale Schädelaufnahme bei Osteogenesis imperfecta (VROLIK) im Alter von 4 Wochen, wobei der gesamte Hirnschädel aus kleinen Knocheninseln zusammengesetzt ist. b Sagittale Röntgenaufnahme des Schädels bei Osteogenesis imperfecta letalis mit konzentrisch zusammenlaufenden Knochenstückchen und -spangen ist eine mehr/minder ausgeprägte Osteoporose vorherrschend (Abb. 6, 9 u. 10). Wie am normalen Skelet können sich bei der Osteogenesis imperfecta rachitische Zeichen am Schädel, an den epiphysären Wachstumszentren und an den unteren Extremitäten ausbilden. Hypertrophische Callusbildung und die bizarren Verbiegungen der langen Röhrenknochen kennzeichnen das Röntgenbild der Früh- und Spätform (Abb. 2, 13, 25). Die Rindenschicht erscheint besonders bei den von Frakturen verschonten Knochen im Röntgenbild

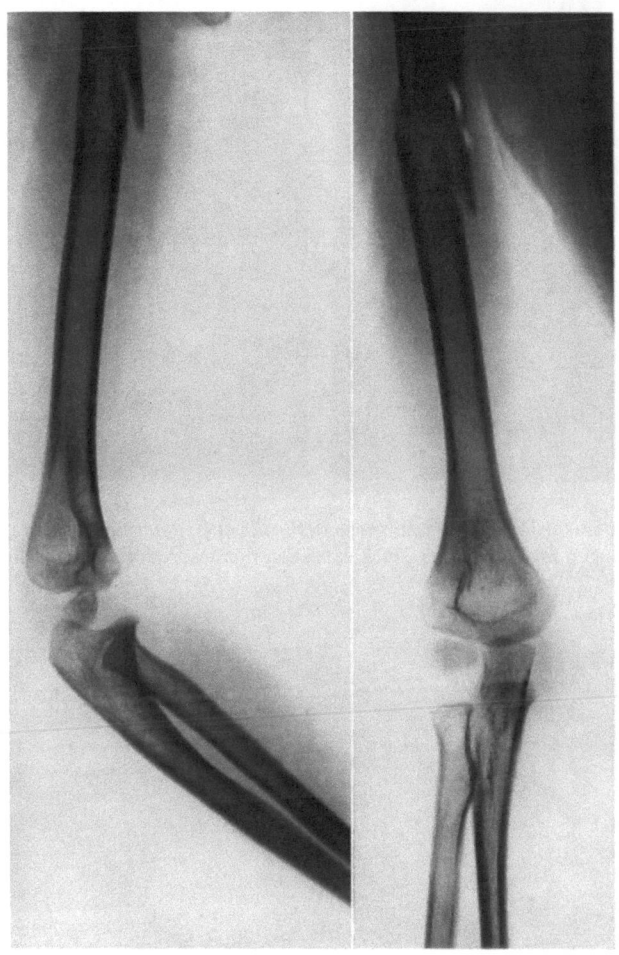

Abb. 6. Allgemeine Osteoporose und schlanke Röhrenknochen mit Oberarmfraktur bei Osteopsathyrosis idiopathica (LOBSTEIN) im Alter von 6 Jahren

dünner als auf einem normalen Vergleichsbild. Die diaphysären Knochenabschnitte sind schlank und können — so bei der Fibula — bleistiftdünn werden (Abb. 10, 13, 15). Zuweilen sind Abweichungen von dem gewohnten Bild beschrieben worden (FAIRBANKS u. BAKER 1948; McKusick 1959), welche einen aufgetriebenen plumpen Schaft mit cystischen Aufhellungen betreffen. Solche Pseudocysten werden durch die verminderte Trabekelstruktur der Spongiosa verständlich, welche der aufgeschnittene Oberarmschaft einer 35jährigen Patientin (Abb. 7) erkennen läßt. An dem macerierten, noch vollständig erhaltenen Oberarmknochen der Gegenseite, der keineswegs grazil erscheint, treten die Muskelansätze deutlicher hervor (Abb. 7). Im übrigen weisen die zur Fraktur disponierten Ober- und Unterlängen der Extremitäten nach wiederholter Bruchheilung chronische Umbauvorgänge auf, welche besonders den Typus VROLIK (Abb. 2, 25), aber auch die Osteogenesis imperfecta tarda (Abb. 13) betreffen. An diesen Stellen erscheint die Periostzeichnung kräftiger, obgleich es sich wohl mehr um Auswirkungen innerhalb der atypischen Biegungs-

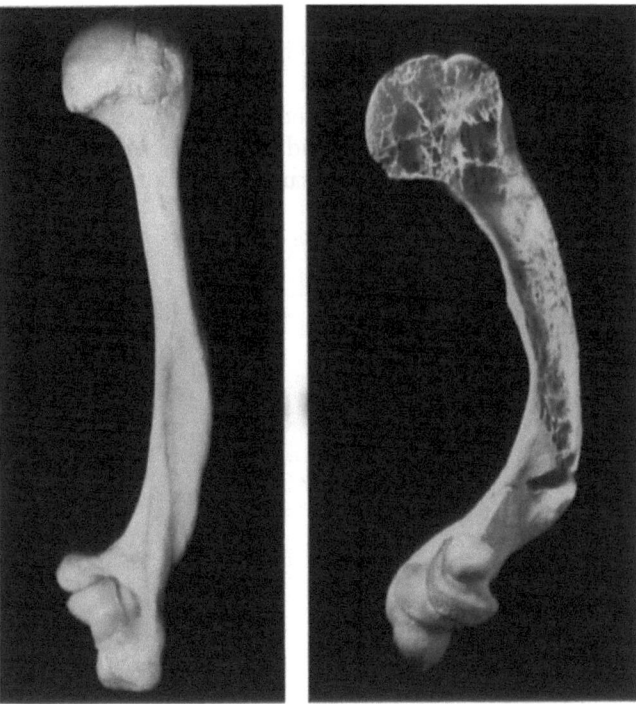

Abb. 7. 35jährige Patientin mit Osteogenesis imperfecta (LOBSTEIN): deformierte, eher plumpe Oberarmknochen mit Ausziehungen im Bereich der Muskelansätze, dünnes Periost und spärliche Spongiosa

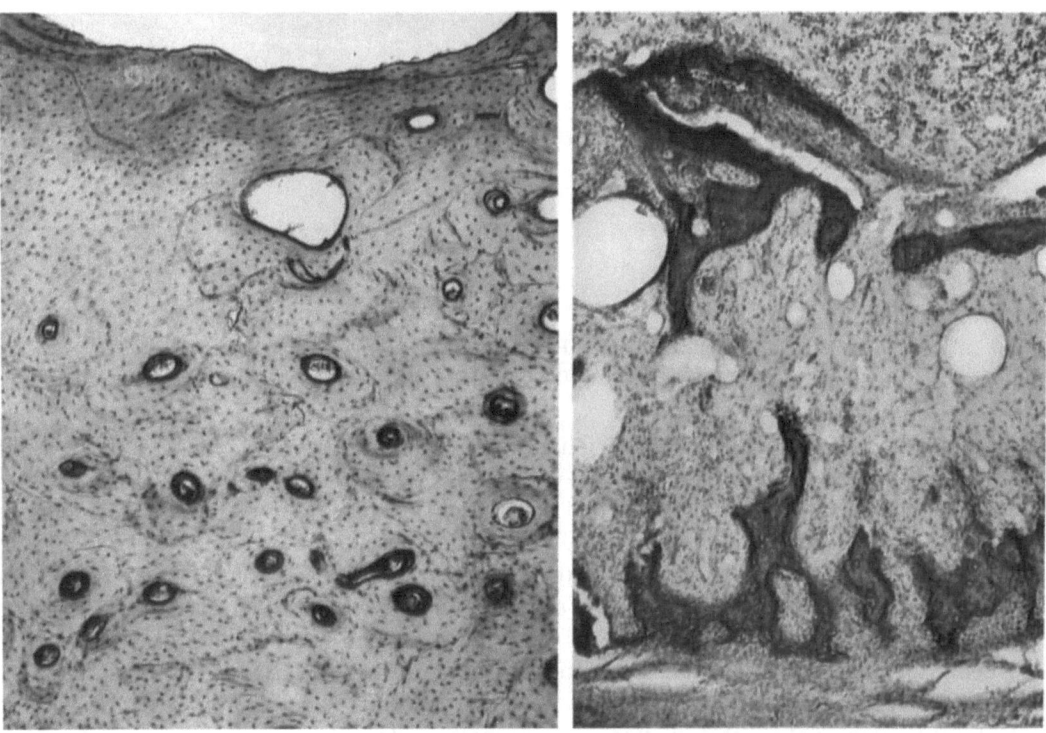

Abb. 8. Histologisches Schnittbild eines Femurschaftquerschnittes bei einem 3 Wochen alten Knaben mit Osteogenesis imperfecta (VROLIK) im Vergleich zu einem Femurschaftquerschnitt bei einem neugeborenen Knaben (Maßstab 60:1) (nach UEHLINGER)

und Spannungsfelder der schon durch den Muskelzug bedrohten „Glasknochen" handelt. Als Folgeerscheinung können daher auch Pseudarthrosen bei mangelhafter knöcherner Vereinigung mit und ohne sichtbare Dislokation entstehen.

Pathologisch-anatomisch ist bei der Osteogenesis imperfecta vorwiegend die enchondrale Knochenbildung gestört (s. Tabelle). Die epiphysären Wachstumszentren zeigen hingegen einen normalen Aufbau und eine normale Funktion, wenngleich die zentrale Spongiosa porotisch und die Corticalis stark verschmälert sein kann (Abb. 7). Die Osteoblasten sind zwar vorhanden, bilden aber nur wenig Knochen, so daß — wie in Abb. 9 dargestellt — nicht ossifizierte Knorpeleinschlüsse oder nur von dünnen Knochen-

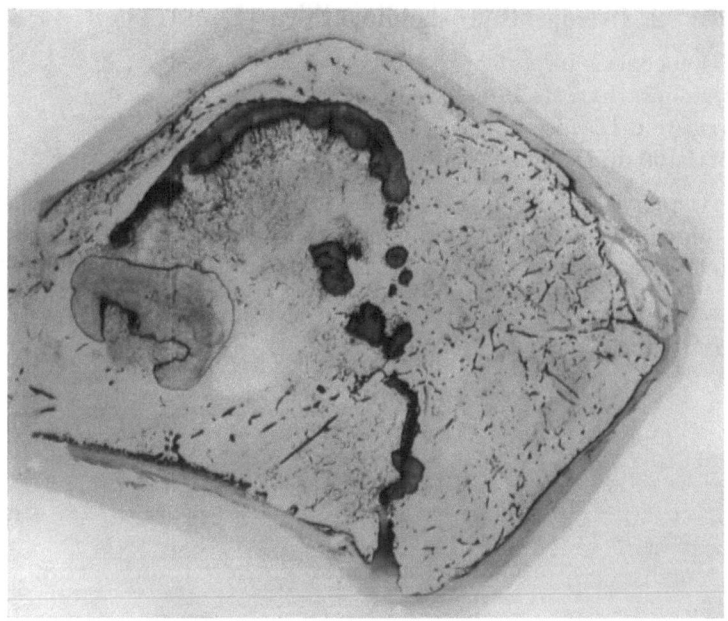

Abb. 9. Proximale Tibiaepiphyse bei einem 17jährigen Patienten mit Osteopsathyrosis idiopathica, Fall LOOSER (1905): hochgradige porotische Spongiosa mit nicht ossifizierten Knorpeleinschlüssen und Verschmälerung der Corticalis (Vergr. 1,8:1)

säumen überzogene Knochenspangen in den Markraum ragen, während an anderen Stellen die Knochenkörperchen eng beieinander liegen, konfluieren können oder nur durch schmale Knochengewebsbrücken voneinander getrennt sind. Statt der unverkalkten Knochensubstanz (Osteoid) findet man ein basophiles Material. An den Bindegewebsfasern vermißt man die Ausreifung des Kollagens. Nach dem Verhalten im Färbeversuch werden nur argentophile Reticulumfasern angetroffen. Was die mangelhafte Knochenbildung angeht, so ist der Grunddefekt mit Sicherheit einer Störung der Osteoblastentätigkeit zur Last zu legen.

Der Verkalkungsvorgang läuft normal ab und die lacunäre Resorption ist nicht gesteigert. Mit den Spontanfrakturen, der wiederholten Kontinuitätstrennung des Periostschlauches und den Folgeerscheinungen der Frakturbildung ergibt sich nicht zuletzt durch die zuweilen überschießende Callusbildung ein recht buntes Bild im Gegensatz zur monotonen Knochenzeichnung bei einem gesunden Neugeborenen (s. Abb. 8).

Durch die ungestörte Kalkeinlagerung tritt der Knochenkernschatten zeitgerecht auf, vielfach umgeben von einer welligen präparatorischen Verkalkungszone. Da die Trabekelbildung äußerst spärlich ist, erscheint der Kern homogen, ohne strukturelle Besonderheiten. In gleicher Weise ist an den Schädelknochen die Knochenneubildung herabgesetzt, so daß auch hier Knorpelmassen (z.B. Felsenbein) über lange Zeit erhalten bleiben. In dieselbe Richtung weisen die Knochenfragmente des Schädeldaches, welche erst spät knöchern konsolidiert werden.

Charakteristisch sind auch die Auftreibungen der Rippen bei der Osteogenesis imperfecta, welche von den rachitischen Perlschnurrippen und den Auftreibungen bei Möller-Barlowscher Erkrankung abgegrenzt werden müssen. Die Lokalisation der wechselnden Bruchstellen, die unterschiedlichen Stadien der Callusbildung und Kalkeinlagerung sind Kriterien, welche es erlauben, die kugelförmigen, glattbegrenzten Veränderungen anderer Ätiologie von den unregelmäßigen Konturen der abheilenden Fraktur bei Osteogenesis imperfecta zu unterscheiden.

2. Osteopsathyrosis idiopathica (LOBSTEIN)

Synonyma: Osteogenesis imperfecta tarda
            Osteopsathyrosis LOBSTEIN
            Lobstein-Disease
            Maladie de LOBSTEIN

Sieht man die Osteopsathyrosis LOBSTEIN als die Spätform der Osteogenesis imperfecta (VROLIK) an, so können die Beziehungen beider Krankheitsbilder zueinander auf Übereinstimmungen histologischer Untersuchungsbefunde, das Vorkommen beider Typen in der

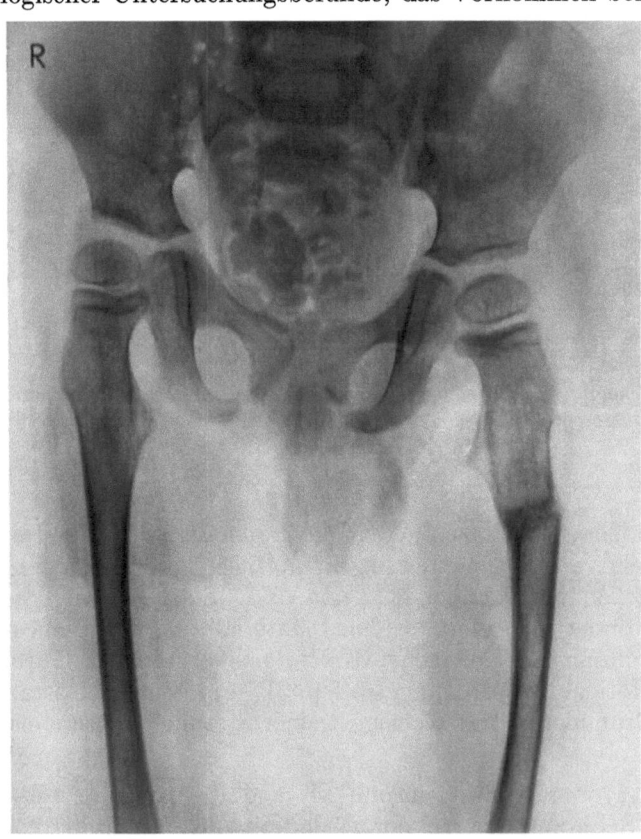

Abb. 10. Beckenübersichtsaufnahme bei einem 3jährigen Patienten mit Osteogenesis imperfecta tarda: abgeheilte Oberschenkelfraktur links, Osteoporose und schlanker Knochenschaft (vgl. auch Abb. 13)

gleichen Familie und auf den gleichartigen Krankheitsprozeß zurückgeführt werden. Dieser Anschauung treten jedoch, beginnend mit GLANZMANN (1936), eine Reihe Autoren entgegen (VOEGELIN 1943; DIETRICH 1948; FEER 1951; COCCHI 1952; ROHWEDDER 1953; LIEBE 1959; UEHLINGER 1959 und KUNZE 1960), welche die Osteogenesis imperfecta letalis streng von der Osteogenesis tarda getrennt wissen wollen.

Nicht nur der Zeitfaktor, der abweichende Manifestationstermin beider Krankheitsbilder, liefert Hinweise, die eine schärfere Trennung gerechtfertigt erscheinen läßt, sondern
auch Einzelheiten der klinischen Symptomatologie sind geeignet, die biotypologische
Sonderstellung beider Verlaufsformen zu unterstreichen. Schon im äußeren Erscheinungsbild steht der eher plumpe Röhrenknochen der Osteogenesis imperfecta letalis (Abb. 2)
einem grazilen Schaft der Osteogenesis imperfecta tarda (Abb. 7, 10) gegenüber. Die
Prognose beider Varianten ist — wie schon die Nomenklatur zum Ausdruck bringt —
unterschiedlich, ebenso das zeitliche Differieren im Auftreten der pathologischen Knochen-

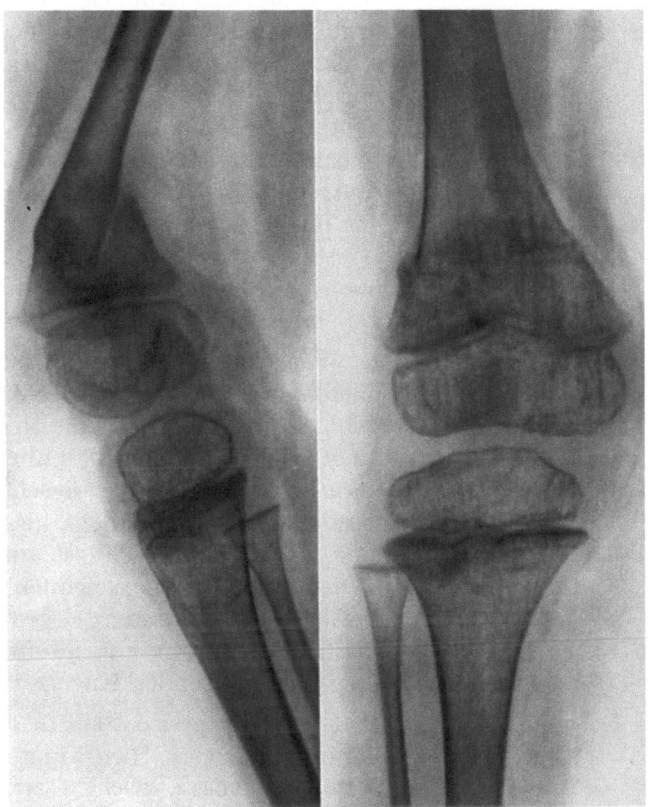

Abb. 11. Hochgradige Osteoporose bei Osteogenesis imperfecta (LOBSTEIN) im Alter von 3 Jahren mit schatten-
dichteren Wachstumszentren. Dislokation im Bereich der distalen Femurepiphyse rechts

brüchigkeit. Hier wird die Abweichung besonders deutlich, weil das Schicksal der Frühform durch die infauste Prognose besiegelt wird, während bei der gutartigen Spätform
gelegentlich Spontanbesserungen mit Sistieren der Knochenbrüchigkeit beobachtet werden
(s. Therapie).

Beweiskräftige Anhaltspunkte für die Selbständigkeit beider Krankheitsbilder sind
ferner von Pathologen geliefert worden. VOEGELIN (1943) hat in ihrer Dissertation aus
dem Pathologischen Institut der Universität Zürich[1] histologische Befunde vom Typus
VROLIK solchen des Typus LOBSTEIN gegenübergestellt. Die Autorin fand bei der Frühform
Pseudomikromelie mit vorwiegender Hemmung der Endostfunktion, spärliche Spongiosa

---

[1] Der Freundlichkeit von Herrn Prof. Dr. E. UEHLINGER, Direktor des Pathologischen Instituts
der Universität Zürich, verdanke ich Neuaufnahmen der klassischen, von E. LOOSER (1906) veröffentlichten Befunde: „Zur Kenntnis der Osteogenesis imperfecta congenita und tarda (sog. idiopathische
Osteopsathyrosis)." Mitt. Grenzgeb. Med. u. Chir. **15**, 161 (1906). Aus dem gleichen Institut sind mir
die Aufnahmen von einem totgeborenen Knaben (Abb. 2, 3, 8), von einem 17jährigen Patienten
(Abb. 9) und von einer 35jährigen Patientin mit Osteogenesis imperfecta (Abb. 15, 16) zur Verfügung
gestellt worden.

und eine meist durch Callusbildung verschmälerte Corticalis, bei der Spätform hingegen vorwiegend eine Hemmung der periostalen Knochenneubildung mit schlanken Diaphysen ohne Mikromelie und ausgeprägterer Spongiosazeichnung. Das übersehbare Material zur Klinik, Pathologie und Erbbiologie der Osteogenesis imperfecta zeigt weitere anschauliche Unterschiede, welche beide Verlaufsformen charakterisieren.

So läßt das Röntgenbild eines totgeborenen Knaben mit Osteogenesis imperfecta (Abb. 2) in Verbindung mit dem histologischen Übersichtsschnittbild des Femurs (Abb. 3) keinen Vergleich mit dem Röntgenbild eines 9jährigen Jungen zu (Abb. 11), welches außer der Verkrümmung der betroffenen Gliedmaßen (Abb. 13) schlanke Schäfte der langen Röhrenknochen und normal konturierte Epiphysen zeigt (Abb. 14). Trotz des Altersunterschiedes, der einen unmittelbaren Vergleich in Frage stellen mag, treten röntgenologisch Merkmale in Erscheinung, welche nur dem Typus Vrolik oder aber dem Typus-Lobstein angehören, aber in keinem Falle gemeinsam bei einem Patienten beobachtet werden können.

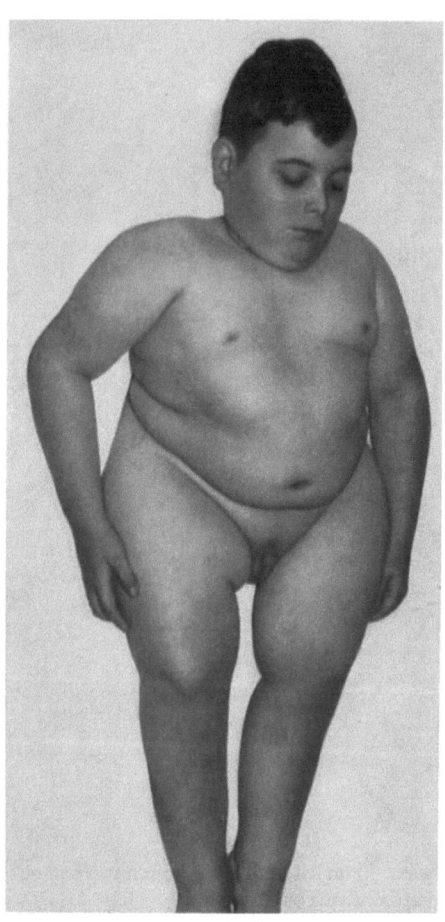

Abb. 12. 10jähriger Junge mit Osteogenesis imperfecta (LOBSTEIN): typische Proportionsverschiebungen von Rumpf und Gliedmaßen durch Verkürzung der Oberschenkel nach zahlreichen Frakturen (eigene Beobachtung 1960)

Während die Osteogenesis letalis mit ziehharmonikaähnlichen Periostschläuchen auftritt (Abb. 3), welche durch multiple Frakturen bedingt sind und durch die Callusbildung eine abnorme Knochendicke vortäuschen, findet sich bei der Osteopsathyrosis idiopathica ein relativ scharf konturiertes, dünnes Periost sowie eine porotische transparante Knochenzeichnung (Abb. 6, 10, 14). Bei der Spätform treten gelegentlich bandförmige Verdichtungszonen mit intensiver Kalkablagerung am wachsenden Knochen auf (Abb. 11).

Für das fortgeschrittene Leiden ist eine weitere Veränderung des Hirn- und Gesichtsschädels pathognomonisch, welche — wie die Proportionsverschiebungen der langen Röhrenknochen — der pathologischen Knochenbeschaffenheit zur Last zu legen sind. Die Stirn ist breit und gewölbt. Der zu groß erscheinende Kopf wird durch die vorstehenden Schläfen und ein ausladendes Hinterhaupt bewirkt und führt zu der typischen Schwierigkeit dieser Patienten, eine passende Hutweite zu bekommen. Vor allem durch das überhängende Hinterhaupt — in ausgeprägten Fällen in Form einer Platysbasie mit neurologischen Ausfallserscheinungen — nimmt der Schädel im Röntgenbild eine pilzförmige Gestalt an, wobei die Konvexität, der Bereich der Schädelhöhe, abgeflacht ist.

Auch die Wirbelsäule wird bei der Osteogenesis imperfecta in Mitleidenschaft gezogen. Schlaffheit des Bandapparates, Osteoporose und Haltungsverfall führen zu einem Rundrücken sowie zu Skoliosen und Kyphoskoliosen. Nicht selten klagen die meist bettlägerigen Patienten mit Osteogenesis imperfecta tarda über hartnäckige Rückenschmerzen. Die Bänderschlaffheit — welche das Leiden mit anderen Mesodermaldysplasien teilt — erklärt, daß Luxationen der Ellenbeuge, der Schulter und der Patella häufiger beobachtet werden.

Der Thorax bei Osteogenesis imperfecta ist kegel- oder bienenkorbartig deformiert. Der Rumpf erscheint wie gestaucht, so daß der Oberschenkelansatz fast in die Höhe der unteren Thoraxapertur zu verlegen ist (Abb. 12). Diese Proportionsverschiebungen werden durch die abnorme Verkürzung der Extremitäten unterstrichen, welche an den von der Fraktur mehr bedrohten Oberlängen (Oberschenkel und Oberarme) ausgeprägter sind.

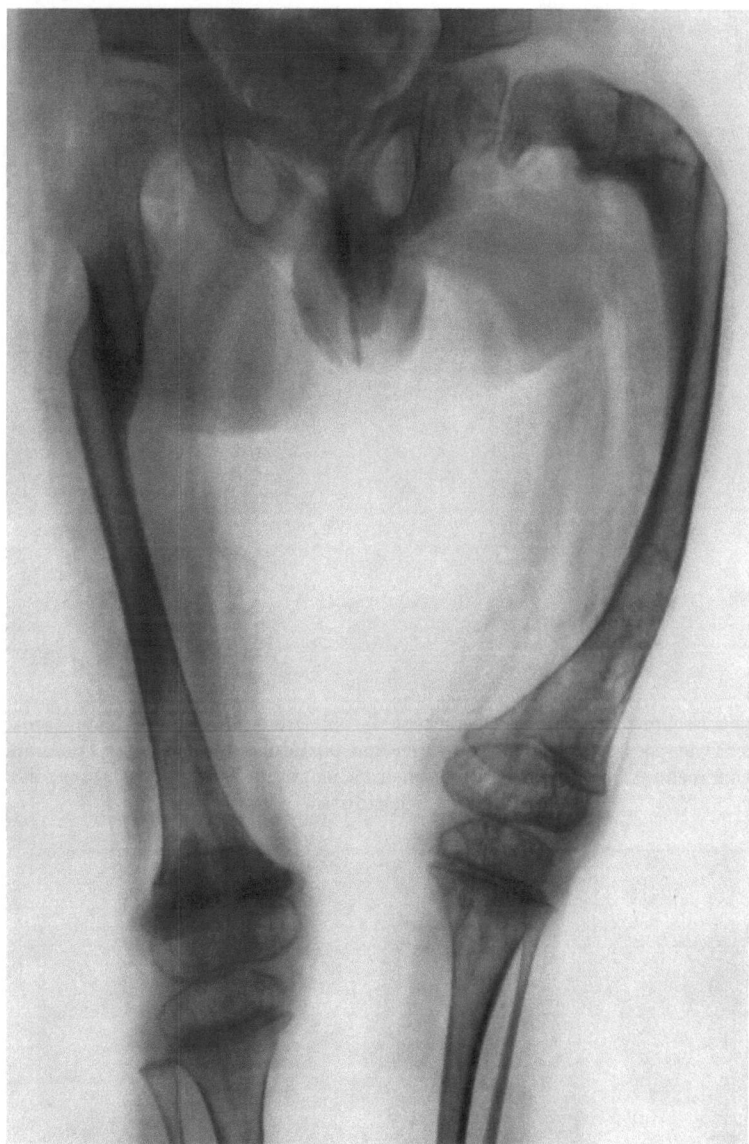

Abb. 13. Übersicht von Becken und Oberschenkeln eines 5jährigen mit Osteogenesis imperfecta (Lobstein): Osteoporose und hochgradige Deformation der Oberschenkel im Sinne der Hirtenstabform nach wiederholten Frakturen im oberen Schaftdrittel. Grazile Fibulae (vgl. Abb. 11)

Erklärlicherweise wird auch das Becken auf Grund der abnormen Knochenbrüchigkeit in Mitleidenschaft gezogen. Die besonders nach langem Krankenlager auftretenden Druckdeformitäten, welche Abb. 16 von einer 35jährigen Patientin mit Osteogenesis imperfecta (Lobstein) zeigt, kann den Gynäkologen während Schwangerschaft und Geburt vor ernsthafte Schwierigkeiten stellen.

Bezüglich der *Erbbiologie der Erkrankung* ist von Cocchi (1952) neben die erwiesene Dominanz für die gutartige Spätform auch eine rezessive Vererbung gestellt worden. Die

Klärung des Erbganges wird erschwert, weil über 60% der Kinder schon innerhalb des
1. Lebensjahres sterben und somit ohne Fortpflanzung erbbiologische Ermittlungen kom-
plizieren. Wie eine genaue Klassifizierung bei der Osteogenesis imperfecta erfolgen kann,

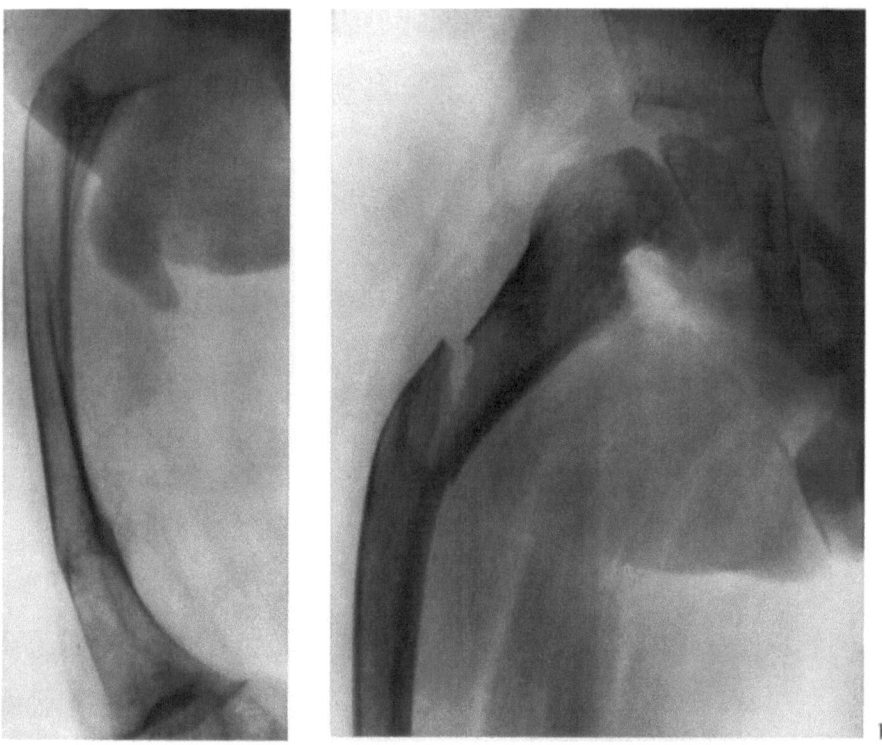

Abb. 14. a Röntgenausschnitt des linken Oberschenkels bei Osteogenesis imperfecta tarda im Alter von
3 Jahren mit starker Osteoporose, heilenden Frakturen und pilzförmig ausgeweiteter Femurepiphyse. b Aus-
schnittsaufnahme vom rechten Oberschenkel des gleichen Patienten im Alter von 6 Jahren: frische Fraktur im
oberen Schaftdrittel

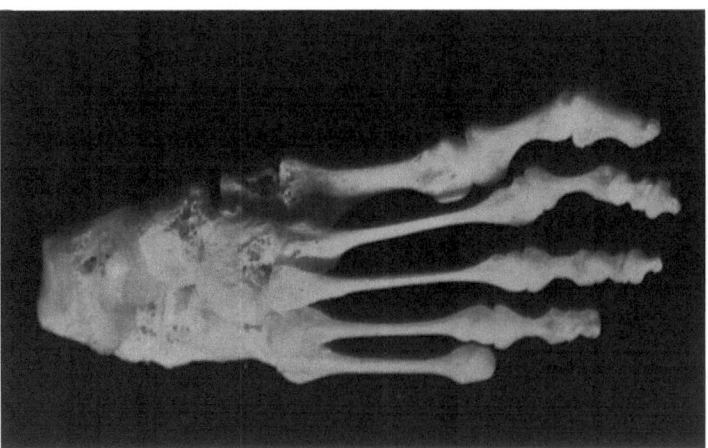

Abb. 15. Rechter Fuß einer 35jährigen Patientin mit Osteogenesis imperfecta (LOBSTEIN) und charakteristischen überschlanken (arachnodaktylen) Mittelfußknochen

zeigen Befunde bei einem über 12 Jahre verfolgten Patienten, der nach Anamnese und
Verlauf als Osteopsathyrosis idiopathica anzusehen ist. Der erste Bruch trat im Alter
von 2 Jahren auf. Inzwischen haben einzelne Gliedmaßen, insbesondere Oberarm und

Oberschenkel, 30—40 Brüche aus geringfügigem Anlaß erlitten, wobei plötzliche Bewegungen, z.B. im Traum, ausreichten, eine Fraktur herbeizuführen. Durch die Unmöglichkeit, ohne fremde Hilfe zu gehen, ist der Junge ans Bett gefesselt, so daß sich ohne Bewegungsausgleich eine Adipositas eingestellt hat (Abb. 12). Blaue Skleren waren nicht vorhanden. Die Zähne zeigten weder Verfärbung, weder Verformung noch Cariesbefall.

Entgegen der gültigen Regel, wonach bei der lebensfähigen Osteogenesis imperfecta tarda vorwiegend ein dominanter Erbgang der Erkrankung zu erwarten ist, ergaben die erbbiologischen Untersuchungen eine Blutsverwandtschaft der Eltern und Manifestation

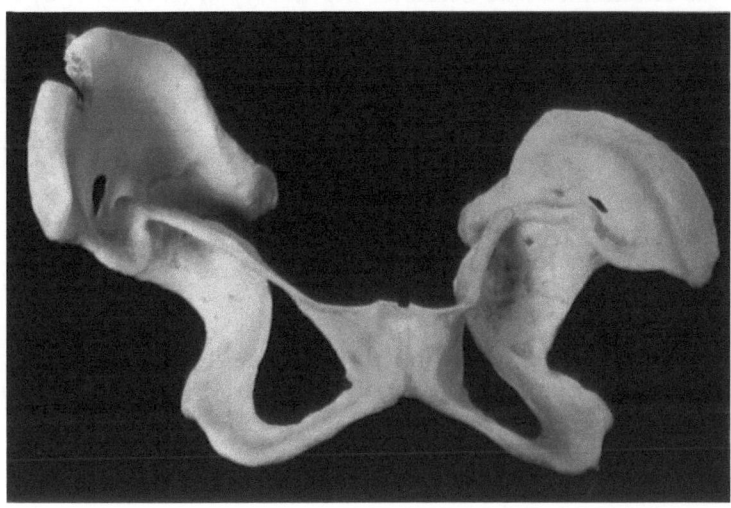

Abb. 16. Becken einer 35jährigen Patientin mit Osteogenesis imperfecta (LOBSTEIN) mit Hypodysplasie und Druckdeformitäten, welches mit bogenförmig verkrümmten Bändern an eine moderne Plastik erinnert

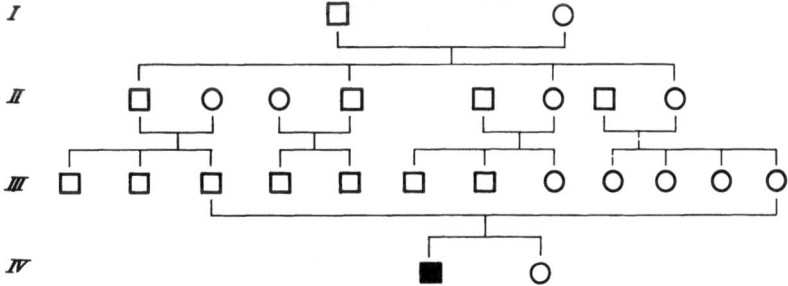

Abb. 17. Stammbaum bei Osteopsathyrosis idiopathica (LOBSTEIN), Typus gravis, mit recessiver Vererbung und Blutsverwandtschaft der Eltern des in Abb. 11—14 beschriebenen Patienten. (Eigene Beobachtung 1960)

der Knochenbrüchigkeit bei dem Erstgeborenen. Eine jüngere Schwester ist gesund, in der Aszendenz konnten keine weiteren Anhaltspunkte für das Vorliegen einer abnormen Knochenbrüchigkeit aufgefunden werden. Nach Klinik und Heredität ist dieser Einzelfall daher als Osteogenesis imperfecta tarda Typus gravis einzuordnen.

Zur Abgrenzung der Erbtypen können klinische Gesichtspunkte des Leidens wertvolle Hinweise liefern, wie aus der Übersichtstabelle (S. 86) zu ersehen ist. Die solitären Fälle der letalen Frühform (VROLIK) zeigen einen recessiven Erbgang, während die Osteopsathyrosis (LOBSTEIN) eine dominante und eine rezessive Vererbung kennt. Die prognostisch günstigere dominante Form der Osteogenesis imperfecta tarda haben HOLCOMB (1931), JOACHIM u. WASCH (1934), KELLOGG (1947) sowie LIEBE (1959) dargestellt (s. Abb. 18). Als rezessive Form mag unsere eigene Beobachtung mit Konsanguinität der Eltern (Abb. 17) angesehen werden.

In einigen Familienbeobachtungen sind vorwiegend Männer befallen, in anderen Sippen überwiegen weibliche Probanden. Auch die Schwere des Verlaufs kann innerhalb einzelner Familien sehr unterschiedlich sein, wobei im Extremfall nicht einmal die Knochenbrüchigkeit in Erscheinung zu treten braucht. Auf der anderen Seite der Expressivitätsschwankungen steht das sporadische Auftreten der Knochenbrüchigkeit mit schwerem Verlauf und Dauerinvalidität. Übersichten, welche eine große Zahl von Patienten mit Osteogenesis imperfecta berücksichtigen, sind von BELL (1928), FUSS (1935), HILLS u. McLANAHAM (1937), SEEDORFF (1948) vorgelegt worden und haben vor allem die genetische Situation sowie die unterschiedliche Semiotik der Erbtypen (s. Abb. 1, 2; 12, 13) der auf allen Kontinenten auftretenden Erkrankung geklärt.

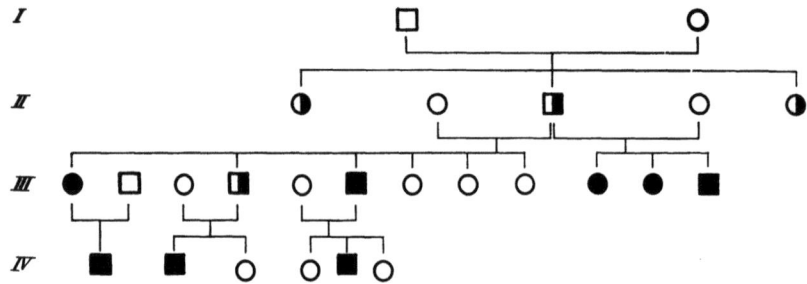

Abb. 18. Stammbaum einer Sippe mit Osteogenesis imperfecta (LOBSTEIN): dominante Vererbung, 12 Merkmalträger in 3 Generationen. (Nach LIEBE 1959)

3. Fragilitas ossium hereditaria mit Schwerhörigkeit und blauen Skleren

Synonyma: Trias der Fragilitas ossium hereditaria
           Mollities ossium
           van der Hoeve-Syndrom
           Spurway-Eddowes-Syndrome

Familiäres Auftreten und dominante Erbfolge charakterisieren auch die Trias von Knochenbrüchigkeit, Schwerhörigkeit und blauen Skleren. Entgegen der Osteopsathyrosis dominieren bei dieser Variante die blauen Skleren. Während die Fragilitas ossium gemeinsam mit blauen Skleren aufzutreten pflegt, werden bei anderen Familienmitgliedern lediglich blaue Skleren mit und ohne Schwerhörigkeit angetroffen. Eine einschlägige Familienbeobachtung hat in jüngster Zeit KUNZE (1960) beschrieben. Hier verteilen sich auf zwei Schwestern die pathologische Knochenbrüchigkeit und blaue Skleren, auf einen Bruder die Frakturneigung, auf zwei weitere Schwestern und die Mutter lediglich die blauen Skleren. Das pathologisch anatomische Knochenbild weicht bei der Fragilitas ossium hereditaria nicht von den beschriebenen Eigentümlichkeiten der Osteopsathyrosis idiopathica ab. In Übereinstimmung mit der Osteogenesis imperfecta letalis und der Osteogenesis imperfecta tarda werden zudem keine nennenswerten Verschiebungen des Calcium-Phosphorgehaltes, aber vereinzelt ein Phosphataseanstieg im Blut angetroffen. Die Schwerhörigkeit tritt in der Regel mit der Pubertät, zuweilen aber auch erst im 2. bis 4. Dezennium auf. Das Röntgenbild der nach VAN DER HOEVE benannten Trias gleicht den in Abb. 10 und 15 abgebildeten schlanken Schäften der langen Röhrenknochen mit Verbiegungen in Diaphysenmitte.

Die Spontanfrakturen können schon mit der Geburt auftreten und nach geringfügiger Einwirkung — in typischer Weise mit der Belastung durch das Laufenlernen — in Erscheinung treten. Auch bei dieser dominant erblichen Knochenbrüchigkeit werden die langen Röhrenknochen vor den Rippen und anderen Skeletabschnitten befallen. Die Bruchheilung, welche nicht verzögert zu sein braucht, zieht Deformierungen durch Dislokation der Bruchenden nach sich, deren Entstehung durch den Muskelzug begünstigt wird. In späteren Stadien der Erkrankung ist wie bei den geschilderten Verlaufsformen die säbelscheidenförmige Verbiegung von Tibia und Fibula charakteristisch (Abb. 25). An den callusfreien Knochenabschnitten ist die Spongiosa aufgelockert, die Epiphysenknorpel weisen eine reguläre Knochenzeichnung auf, wobei eine normale präparatorische Verkalkungszone deutlich abgegrenzt werden kann. Die Röhrenknochen, insbesondere die Metakarpalia und Metatarsalia, werden schlank, zuweilen grazil (Abb. 15), so es sich nicht um Spätfolgen des von FAIRBANKS (1951) bezeichneten plumpen Knochentypus (Osteogenesis imperfecta cystica) handelt. SOMOGYI (1961), welcher der Aufteilung des Krankheitsbildes in 3 Knochentypen folgt, fand die Osteogenesis imperfecta (VROLIK) durch eine Rachitis kompliziert und bei einer Beobachtung mit Fragilitas ossium und blauen Skleren die Schwerhörigkeit bereits im Alter von 6 Jahren voll ausgeprägt.

Die bei der unvollendeten Knochenbildung aller Biotypen erhobenen Röntgenbefunde konzentrieren sich erklärlicherweise auf das Skeletsystem. Es ist aber auch an dieser Stelle wichtig, auf die Mitbeteiligung anderer Mesodermalderivate hinzuweisen. Die Grazilität der osteoporotischen Röhrenknochen und der Extremitätenakren (Abb. 15) hat wiederholt zu der Feststellung einer arachnodaktylen Wachstumsstörung (Arachnodaktylie = Spinnenfingrigkeit, Marfansche Krankheit) geführt (BEHR 1913; ELLIS 1931; KERSLEY 1935; RENNERT u. POPELLA 1955; SEEDORFF 1949; LIEBE 1959; WELL 1960), Beobachtungen, welche den ganzen Komplex der mit dieser Mesodermaldysplasie koppelungsfähigen Begleitmißbildungen erneut in das Blickfeld der Betrachtung rücken (WEYERS 1949). Herzfehler, Bänderschlaffheit, Thoraxdeformitäten und andere Anomalien sind in überzufälliger Häufigkeit gemeinsam mit der Osteogenesis imperfecta beschrieben worden. Auch die beim Ehlers-Danlos-Syndrom hervortretende Gelenkschlaffheit, Bindegewebs- und Gefäßanomalien sowie Blutungsübel (S. 452, 462) zählen zu dem Formenkreis der Osteogenesis imperfecta. Hämorrhagien, verlängerte Blutungszeit, positives Rumpel-Leede-Phänomen haben wiederholt an einen Plättchendefekt nach Art der Glanzmannschen Thrombasthenie denken lassen. Einen gesicherten Faktor VII-Mangel hat in jüngster Zeit BRÜSTER (1959) bei einem Patienten mit Osteopsathyrosis idiopathica nachgewiesen.

Die Schwerhörigkeit des Leidens kann sich bis zur Taubheit steigern und unterscheidet sich klinisch nicht von einer Otosklerose anderer Ätiologie. Das blaue Trommelfell mag als Analogon zu den blauen Skleren im Gefolge der verdünnten und damit transparenten Gewebe von Interesse sein. Nach STENVERS (1918) können sklerotische Veränderungen der Felsenbeine im Röntgenbild schon vor dem Auftreten der eigentlichen Hörstörungen festgestellt werden. Sowohl Cochleaveränderungen als auch Ankylosierung der Gehörknöchel werden als Ursache des Hörverlustes bei der Osteogenesis imperfecta beobachtet. Die Folgen sind Schwindelanfälle und ein oft quälender Tinnitus aurium.

Verkalkung der peripheren Gefäße und frühzeitige Arteriosklerose werden bei Patienten mit Osteogenesis imperfecta registriert; Kalkeinlagerungen in der Pulmonalarterie und in Hirngefäßen konnten von VOORHOEVE bereits bei einem totgeborenen Kind beobachtet werden. Von den Belastungsdeformitäten sei auf die Senkfüße und auf selten fehlende Thoraxdeformitäten und Wirbelsäulenverbiegungen hingewiesen.

Im gewissen Gegensatz zur Osteogenesis imperfecta letalis und zur Osteopsathyrosis idiopathica wird bei der Fragilitas ossium hereditaria häufiger eine Mitbeteiligung des Zahnsystems beobachtet. Analog der brüchigen Knochenmatrix treten strukturelle Veränderungen, Verfärbungen und Deformierungen der Zähne auf.

Angesichts der generalisierten Störung der Knochenmatrix bei der Osteogenesis imperfecta erscheint es verständlich, auch nach vergleichbaren *Zahnveränderungen* bei diesen Patienten zu suchen. Man glaubte, ein Analogon gefunden zu haben, als ROBERTS u. SCHOUR (1929) eine Sippe beschrieben, welche Zähne besaß, die wie die „Glasknochen" der Osteogenesis imperfecta unter geringer Belastung absplitterten. Man nannte diese in der Folgezeit mehrfach bestätigten und erstmalig schon von BARRETT (1882) beschriebenen Zähne ebenfalls Glaszähne und das Krankheitsbild Dentinogenesis imperfecta. Bis in die neueste Zeit sind die engen korrelativen Beziehungen beider Krankheitsbilder zueinander diskutiert worden (URBANA 1939; BLATTNER, HEYES u. ROBINSON 1942; SCLARE 1948;

SCHULZE 1952; IVANCIE 1954; HURSEY, WITKOP, MIKLASHEK u. SACKET 1956; McKUSICK 1959), obgleich deren Gültigkeit durch einfache Überlegungen zu erschüttern ist. Zunächst ist bemerkenswert, daß die überwiegende Zahl der beschriebenen Patienten mit Osteogenesis imperfecta gute Zähne ohne eine überdurchschnittliche Cariesneigung besitzt.

Bei der „*Dentinogenesis imperfecta*", deren Nomenklatur schon auf die Osteogenesis imperfecta hinweist, findet man hingegen im Milch- und Ersatzgebiß bläulich-transluzente Zähne, die bald nach dem Durchbruch der Kaubelastung zum Opfer fallen und bis zum Zahnfleischrand abgenutzt werden (Abb. 19). Die Zähne sind schmerzunempfindlich, ihr Pulpencavum schrumpft mit zunehmendem Alter bis zu einem im Röntgenbild eben sichtbaren Spalt zusammen (Abb. 20). Bemerkenswert ist aber die Tatsache, daß diese Störung der mesodermalen Dentinanlage einfach dominant vererbt wird, keinen anderen

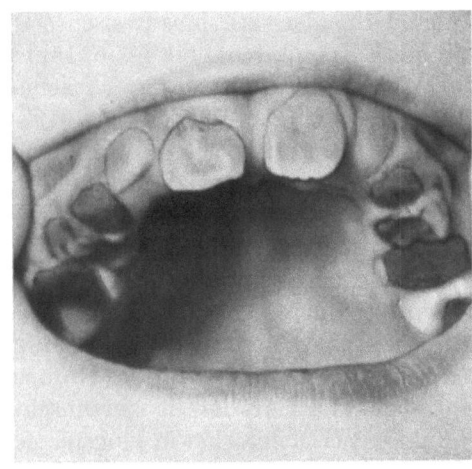 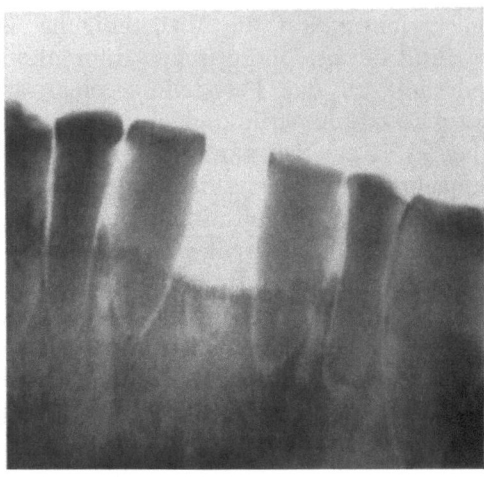

Abb. 19   Abb. 20

Abb. 19. Wechselgebiß einer 7jährigen Patientin mit erblicher Dentinhypoplasie („Dentinogenesis imperfecta"): braune Zahnstümpfe mit abgesplittertem Schmelz, ohne Anhaltspunkte für familiäre Knochenbrüchigkeit. (Eigene Beobachtung 1952)

Abb. 20. Röntgenaufnahme der Zähne bei erblicher Dentinhypoplasie im Alter von 35 Jahren: typische Verödung der Pulpa an den vom Schmelz entblößten Zahnstümpfen

Erbgang kennt und sich mit Sicherheit von einem erkrankten Elternteil auf einen Teil der Kinder überträgt. In einer eigenen Familienbeobachtung haben wir 18 Merkmalträger aus 5 Generationen zusammengestellt (Abb. 21), welche übereinstimmend das charakteristische Bild der erblichen Dentinhypoplasie (Dentinogenesis hypoplastica hereditaria) zeigten, von denen aber keiner der Untersuchten eine abnorme Knochenbrüchigkeit aufwies.

Bei der Osteogenesis imperfecta wird dagegen nur in einem Teil der Fälle eine dominante Erbfolge angetroffen (s. Abb. 18). Darüber hinaus ist rezessive Vererbung (Blutsverwandtschaft) bei der Osteogenesis imperfecta wiederholt beobachtet worden (s. Abb. 17). In den vielfachen Bestätigungen dieses Krankheitsbildes, welches als erblich „opalescierendes Dentin" schon auf STAINTON (1892) zurückgeht und worüber wir einschlägige Kasuistik und Literaturbefunde an anderer Stelle zusammengestellt haben (WEYERS 1957), ist über das zufällige Zusammentreffen von Osteogenesis imperfecta mit erblicher Dentindysplasie berichtet worden, so daß die in Abb. 19—21 dargestellten Zahnbefunde ihrem Wesen nach wohl als eine „Dentinogenesis imperfecta" anzusehen, mit dem Krankheitsbild der Osteogenesis imperfecta aber nicht zu identifizieren sind (JOHNSON, CHAUDRY, GORLIN, MITCHELL u. BARTHOLDI 1959).

Der strukturelle Zahnaufbau hat bei der Osteogenesis imperfecta andere Besonderheiten aufzuweisen, die sich in einer unregelmäßigen Verkalkung mit klumpenartiger Calcifizierung äußern. Die Pulpa-Dentingrenze ist nicht glatt und an Stelle der gewohnten walzen-

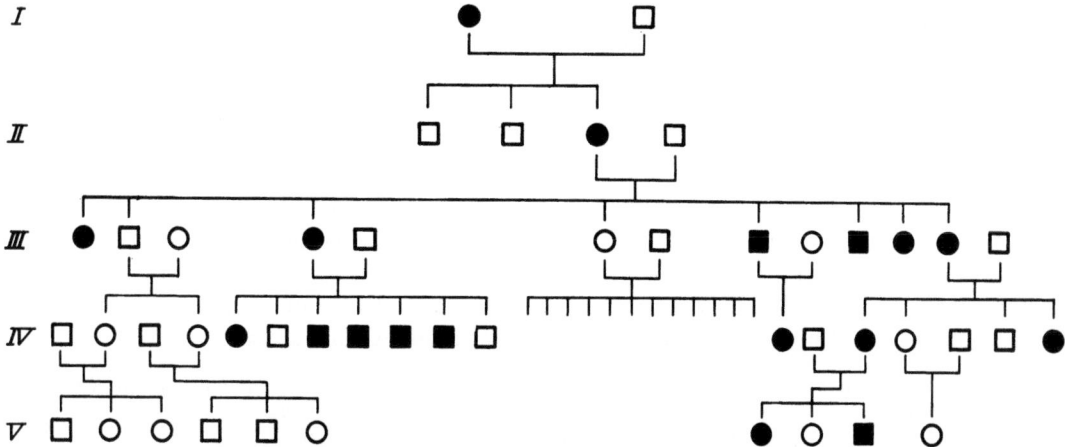

Abb. 21. Familienbeobachtung von erblicher Dentindysplasie (Dentinogenesis hypoplastica hereditaria) mit autosomal dominanter Vererbung durch 5 Generationen ohne Knochenbrüchigkeit. (Eigene Beobachtung 1953)

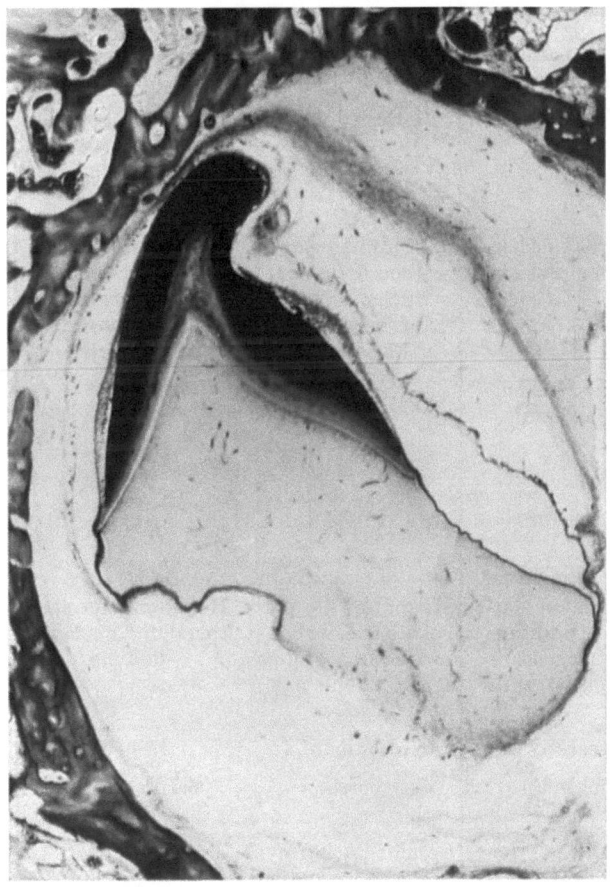

Abb. 22. Frontzahnanlage bei Osteogenesis imperfecta letalis (VROLIK) mit unregelmäßiger Schmelz- und Dentingrenze, spärlicher Prädentinbildung sowie Gefäß- und Zellreichtum des Zahnkeimes

förmigen Odontoblasten sieht man undifferenzierte Zellen in wechselnder Anordnung. Nach RUSHTON (1939) produzieren die peripheren Pulpazellen präkollagene argentophile Fibrillen, welche nur in unmittelbarer Nähe der Blutgefäße in Kollagen umgewandelt werden, Befunde, die mit den von BERGMAN u. ENGFELD (1954) in ihren biophysikalischen Studien an Bindegewebe und Knochen der Osteogenesis imperfecta erhobenen übereinstimmen.

In einer eigenen Beobachtung fanden sich im Schnittbild eines Zahnkeimes spärliche Durchsetzung mit kleinen Gefäßen und Zellenanhäufung mit unregelmäßig konturierter Schmelzdentin-Grenze (Abb. 22). Jeckeln (1931) hat dieses Zustandsbild als „Erschöpfungsstadium der Odontoblasten" gedeutet.

Auf die Dysfunktion der Odonto- und Zementoblasten hat schon Naita (1924) hingewiesen; Bestätigungen erfolgten durch Jeckeln (1931) und Euler (1939). Dem Verhalten der Knochenmatrix entsprechend fehlen alle Grundsubstanz liefernden Elemente. Im Schmelzbild trifft man Verkalkungsstörungen, was verständlich ist, weil es sich meist um Kinder mit geringer Lebenserwartung und Neigung zur Frühsterblichkeit handelt. Die primäre Störung liegt demgegenüber in mesodermalen Gewebsderivaten, welche außer den Knochen auch Bindegewebe und Gefäße in Mitleidenschaft zieht.

Tabelle über Leitsymptome und Verlauf, Erbgang, Prognose und Therapie der pathologischen Knochenbrüchigkeit. 1. Osteogenesis imperfecta letalis (Vrolik), 2. Osteopsathyrosis idiopathica (Lobstein) und 3. Fragilitas ossium hereditaria (van der Hoeve)

Verlaufsform Kriterien	1. Osteogenesis imperfecta letalis (VROLIK)	2. Osteopsathyrosis idiopathica (LOBSTEIN)		3. Trias der Fragilitas ossium mit Schwerhörigkeit und blauen Skleren (VAN DER HOEVE)
		a) Typus levis	b) Typus gravis	
Beginn . . .	perinatal (antenatal)	postnatal	Geburt bis Pubertät	peri- und postnatal
Verlauf . . .	früh-letal	oft Besserung mit der Pubertät	mögliche Besserung bis zum 2.—4. Dezennium	meist Stillstand mit etwa 20 Jahren
Frakturneigung	+++	++	++	++
Lokalisation .	Röhrenknochen, Rippen, Schädel	Röhrenknochen ohne Kümmerwuchs, zart mit Verbiegungen; Fischwirbel	schlanke Röhrenknochen, Beckendeformierungen, Platysbasie; Fischwirbel	Befall von Röhrenknochen, Rippen, Wirbeln und Schädel
Auge	blaue Skleren, inkonstant	—	—	blaue Skleren (Leptosperie)
Gehör	—	—	—	Schwerhörigkeit (Otosklerose)
Zähne	mikroskopische Schmelz-Dentin-anomalien	?	?	Zahndysplasie, Verfärbung und Verformung
Histopathologie	Hemmung der Endostfunktion, spärliche Trabekelstruktur	Hemmung der periostalen Knochenneubildung, stellenweise fehlt das Periost	Hemmung der periostalen Knochenbildung	vorwiegend Hemmung der Periostfunktion
Erbgang . . .	rezessiv	dominant	rezessiv	dominant
Prognose. . .	schlecht	besser	bei Frühfällen schlecht	quoad vitam gut, Dauerinvalidität
Therapie . . .	gemahlene Eierschalen, Hormonbehandlung	Geschlechtshormone mit großer anabolischer Wirkung	Androgene ♂ Oestrogene ♀	Hormonbehandlung, Marknagelung

4. Zur Therapie der pathologischen Knochenbrüchigkeit

Über *therapeutische Möglichkeiten* bei der Osteogenesis imperfecta sind bisher sehr unterschiedliche Ansichten geäußert worden. Da keine primäre Mineralisationsstörung vorliegt, ist von Calcium-, Phosphor-, Strontium- und Vitamin D-Gaben kein nachhaltiger Effekt zu erwarten. Es soll jedoch nicht unerwähnt bleiben, daß in jüngster Zeit vornehmlich von ungarischen Autoren über Behandlungserfolge mit gemahlenen Eierschalen berichtet wurde, welche nach LELKES u. MÉSZÁROS (1960) Calciumcarbonat, Magnesiumphosphat, lösliches Calcium, sonstige Mineralien und Metallspuren, Citronen- säure, Oophyrin, Proteine sowie Vitamin D enthalten. Eine Marknagelung nach KÜNTSCHER ist wiederholt mit Erfolg durchgeführt worden (KUNZE 1960); dagegen sollte eine Immobilisierung durch Gipsverband bei bestehender Osteoporose vermieden werden.

Die Diskrepanzen in der Beurteilung des Therapieerfolges erklären sich wohl weit- gehend durch die Tatsache, daß neben der permanenten Frakturneigung Spontanheilungen

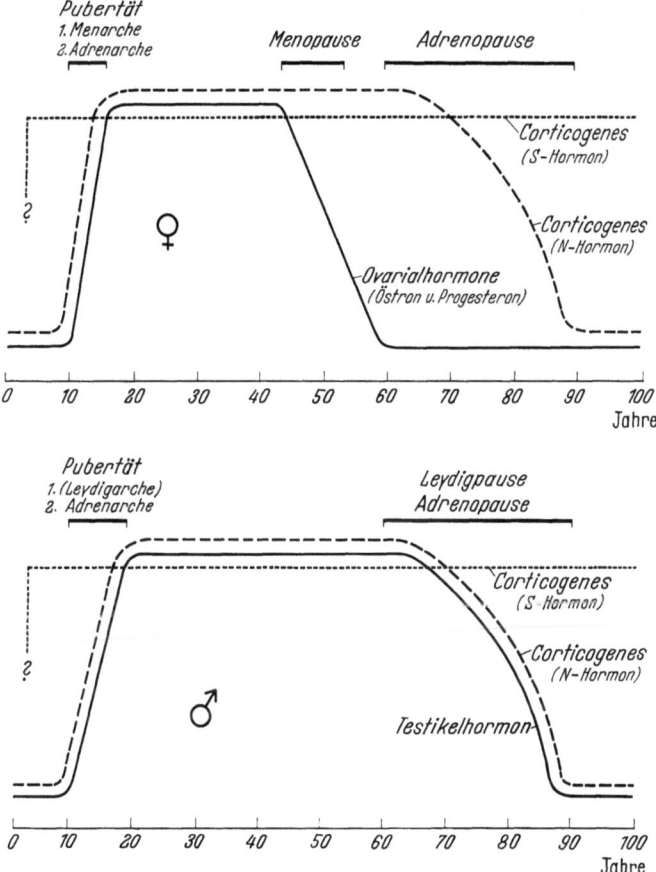

Abb. 23. Graphische Darstellung über die Wechselwirkungen der Geschlechtshormone im Vergleich zum Sugar- Hormon (nach ALBRIGHT) im menschlichen Organismus. (Nach CATEL)

beschrieben wurden, die auffallenderweise in Perioden einer hormonellen Umstellung des Organismus (Pubertät, Meno- und Leydig-Pause) fallen.

Von der Beobachtung ausgehend, daß die Frakturneigung vielfach in der Pubertät nachläßt und nach der Menopause wieder zunimmt (BRYAN, CAIN u. LIPSCOMB 1956), dürfte der Wirkung von Geschlechtshormonen für die Knochenbildung eine besondere Bedeutung einzuräumen sein. Auf diesen Befund stützt sich die Empfehlung von CA- NIGGIA u. Mitarb. (1958), weibliche Patienten mit Oestrogenen, männliche Probanden mit Androgenen zu behandeln. Nach dem bisherigen Vorgehen waren relativ große Dosen notwendig, welche besonders im Kindesalter unerwünschte Nebenwirkungen der Hormon- behandlung erwarten ließen.

Die Hilflosigkeit, mit der man bis heute der verkrüppelnden Skeleterkrankung gegen- übersteht und welche in Amerika (Fort Worth, Texas) zur Gründung einer Osteogenesis imperfecta-Foundation geführt hat, läßt es gerechtfertigt erscheinen, auf die Pathophysiologie der *Hormonbehandlung* bei der Osteogenesis imperfecta näher einzugehen, um wenigstens auf eine erfolgversprechende Therapie verweisen zu können.

Folgt man ALBRIGHT (1947), so ist die Knochenbildung mit der Ovarial- und Testikelhormonbildung und einem bei beiden Geschlechtern gemeinsam vorhandenen corticotropen N-Hormon (Nitrogen-Hormon) in Zusammenhang zu bringen. Diesen der Osteoporose entgegenwirkenden Hormonen steht das S-Hormon (Sugar-Hormon) gegenüber, welches zum Knochenabbau über die Hemmung der Osteoblastentätigkeit führt. Ein geregelter An- und Abbau der Knochengewebe liegt nur dann vor, wenn beide antagonistisch wirkenden Hormongruppen sich in einem funktionellen Gleichgewicht befinden. ALBRIGHTs Lehre baut nun auf der Feststellung auf, daß die S-Hormonproduktion kontinuierlich während des ganzen Lebens in etwa gleicher Höhe anhält, die drei übrigen antiosteoporotischen Hormone aber quantitativen Schwankungen in den Zeiten der hormonellen Umstellung

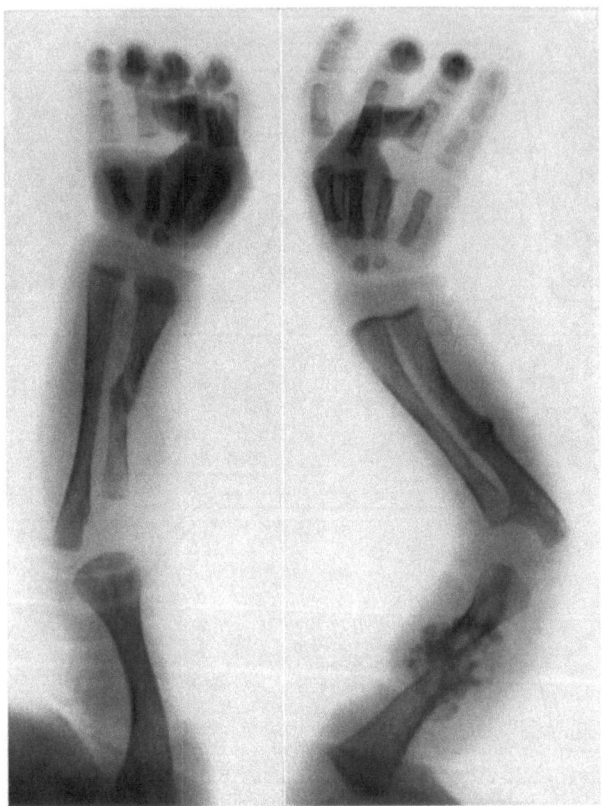

Abb. 24a. Frakturierte linke Oberarm- und Unterarmknochen bei einem 19 Tage alten Jungen mit Osteogenesis imperfecta (VROLIK)

unterliegen. Ist die Ausschüttung von Ovarial-, Testikel- und Nitrogen-Hormonen gering, so überwiegt das zur Osteoporose führende S-Hormon. Zieht man zur Erläuterung gesicherte Befunde über die hormonellen Wechselwirkungen im menschlichen Organismus (s. Abb. 23) heran, so sinkt in der Menopause der Frau das Ovarialhormon, in der Leydig-Pause des Mannes das Testikelhormon und in der Adrenopause beider Geschlechter das N-Hormon wesentlich ab. Durch die konstante Ausschüttung des S-Hormons wird daher in den genannten Pausen der Knochenabbauprozeß gefördert und der Osteoporose Vorschub geleistet.

Bei der Osteogenesis imperfecta ist die allgemeine Osteoporose ein vorherrschendes und im Röntgenbild selten vermißtes Symptom (Abb. 11). Die Demineralisation ist auch vorhanden, wenn keine Knochenbrüche nachgewiesen werden können, so daß sich der Röntgenologe auf Grund der abnormen Strahlendurchlässigkeit des Knochens zuweilen nicht berechtigt fühlt, die Diagnose Osteogenesis imperfecta zu stellen, da nur die auffallende Osteoporose vorliegt. Typische Osteoporosen stellen sich ebenfalls in der Pubertät ein, und für diese wie für die postklimakterische Osteoporose ist die Hormonbehandlung eine anerkannte Indikation.

Mit den hormonell gesteuerten Knochenumbauvorgängen hängt ein weiteres Symptom zusammen, welches bei der Osteogenesis imperfecta nicht selten an der Wirbelsäule auftritt und als „Fischwirbel" bezeichnet wird. Diese „codfish"- oder Fischmaul-Wirbel hat zuletzt McKusick (1959) bei Patienten im Alter von 2 und 13 Jahren mit Osteogenesis imperfecta abgebildet. Bemerkenswerterweise werden solche reversiblen Fischwirbelbildungen bei Personen auch ohne Knochenbrüchigkeit in der Pubertät beobachtet, worauf die geläufigen Bezeichnungen „jugendliche Fischwirbelkrankheit" (Lindemann 1951) und „Pubertäts-Fischwirbelkrankheit" (Catel 1954) zurückgehen. Mit Junghanns

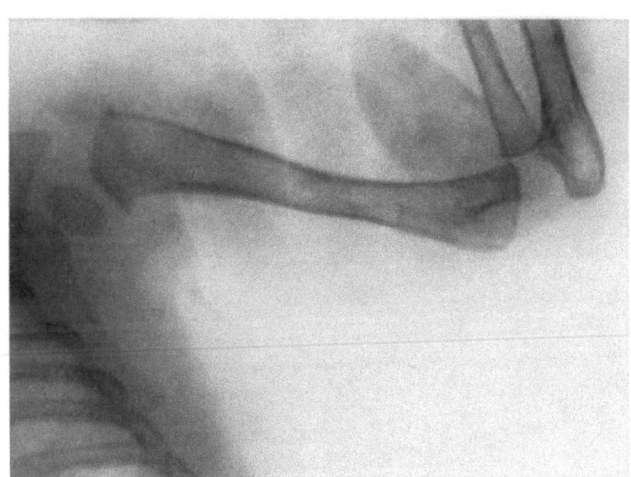
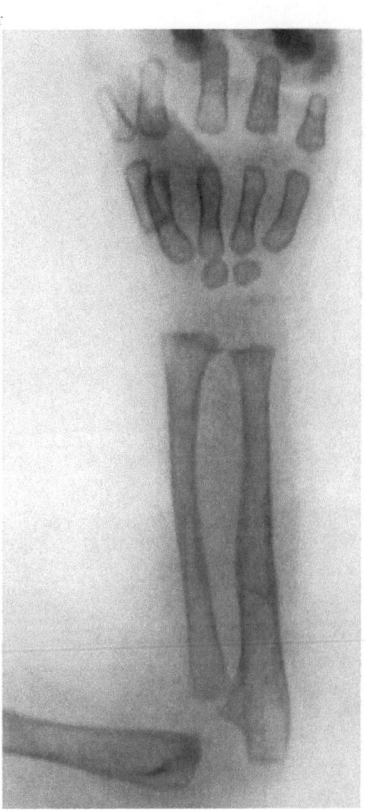

Abb. 24b. Röntgenbild des linken Armes bei der in Abb. 24a gezeigten Frakturneigung (Osteogenesis imperfecta, Vrolik) nach Abschluß der Hormonbehandlung: Ober- und Unterarmknochen mit osteoporotischer Knochenzeichnung und abgeheilten Frakturen

(1953) sind diese Zustandsbilder auf ein unphysiologisches Überwiegen des S-Hormons gegenüber einer verminderten Sexual-Nitrogen-Hormonausschüttung zurückzuführen. Mit der Ovarial- und Testikel- sowie der Nitrogen-Hormonbildung in der Pubertät wird der Knochenanbau und damit die Besserung der pathologischen Knochenbrüchigkeit erklärlich, aber auch die erneute Verschlechterung in der Adrenopause dem Verständnis nähergebracht (s. Abb. 23).

Vor dem Hintergrund dieser Erkenntnisse gewinnen neue Versuche Bedeutung, die abnorme Knochenbrüchigkeit der Osteogenesis imperfecta schon frühzeitig durch eine Hormonbehandlung zu beeinflussen und auf diesem Wege die Osteoblastentätigkeit anzuregen. Günstige Voraussetzungen sind dann gegeben, wenn Präparate mit starker anaboler — d.h. den Eiweißaufbau der Knochenmatrix fördernder — Wirkung, aber möglichst geringen Nebenerscheinungen in Form gesteigerter Virilisierung oder Feminisierung, vorhanden sind. Solche Mittel mit stark eiweißanabolen Eigenschaften und zugleich verminderter androgener Wirkung stehen heute zur Verfügung. Die in Abb. 24a

[1] Für die Überlassung der Röntgenaufnahmen (Abb. 24 u. 25) habe ich Herrn Prof. Dr. E. Hässler (Univ.-Kinderklinik Jena) zu danken.

und 25a dargestellte Knochenbrüchigkeit bei einem 19 Tage alten Jungen mit Osteogenesis imperfecta (VROLIK) wurde über 7 Monate mit dem als Durabolin im Handel befindlichen Androstendiol-Präparat (wöchentlich 5 mg) behandelt. Unter dieser Behandlung sind die multiplen Frakturen ohne Ausbildung einer Mikromelie abgeheilt, wenngleich die typische säbelscheidenförmige Deformierung der Unterschenkelknochen persistiert (Abb. 25b).

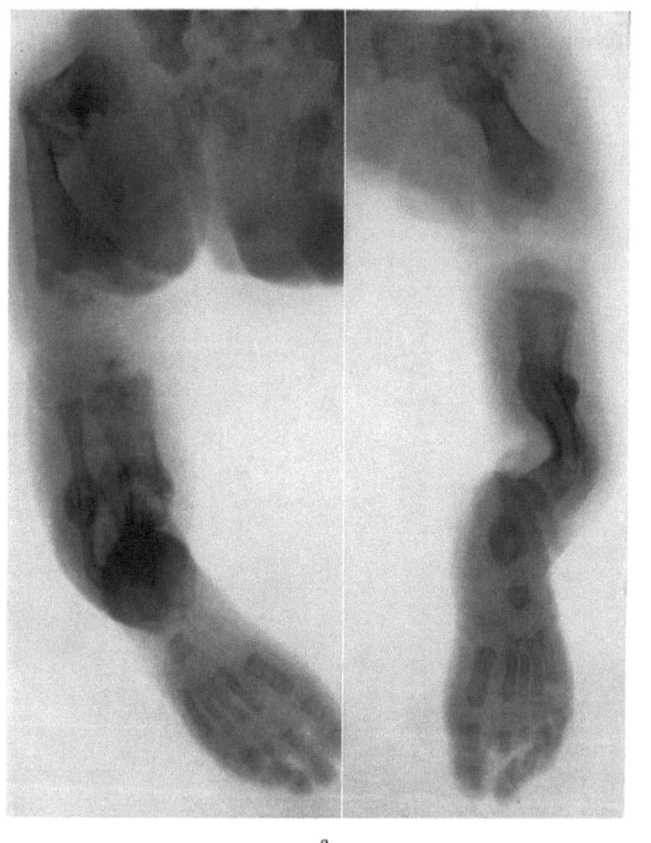
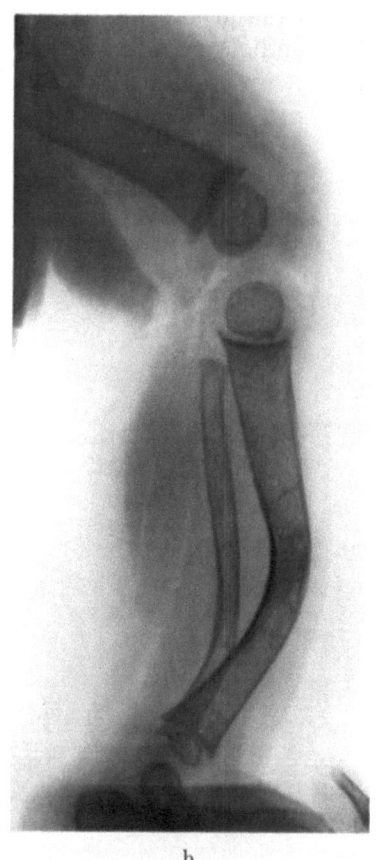

a   b

Abb. 25a u. b. a Multiple Frakturen der Ober- und Unterschenkel mit kräftiger Callusbildung sowie beginnende Pseudomikromelie bei einem 19 Tage alten Jungen mit Osteogenesis imperfecta (VROLIK). b Linker Unterschenkel bei Osteogenesis imperfecta (VROLIK) nach 7monatiger Hormonbehandlung mit persistierender säbelscheidenförmiger Verdickung von Tibia und Fibula

Die Frakturstellen zeigen bei noch vorhandener Osteoporose eine gute Konsolidierung und eine normale Knochenstruktur (Abb. 24b und 25b). Es spricht eher für die Gültigkeit dieser Behandlungsmethode, daß 7 Wochen nach dem Absetzen des Medikamentes erneut eine Spontanfraktur an dem besonders disponierten Oberschenkel aufgetreten ist.

Über einen ähnlichen Behandlungserfolg bei Osteogenesis imperfecta konnte KOUMANS (1958) nach 7monatiger Behandlung mit Durabolin in Verbindung mit Pankreasfermenten berichten. Über Calciumretention und Schwund der typischen Schmerzsymptomatik unter Oranobolbehandlung (orales Anabolicum) bei Osteoporosen haben SALA, CESANA u. FEDRIGA (1960) berichtet.

Neben der medikamentösen Behandlung der Osteogenesis imperfecta darf die sachgemäße chirurgisch-orthopädische Therapie nicht vernachlässigt werden, welche auch ohne Vorbehandlung gute Ergebnisse erzielen kann (FREDA, VOSBURGH and LIBERTI 1961).

Literatur

ADAIR-DIGHTON, C. A.: Four generations of blue sclerotics. Ophthalmoscope 10, 188 (1912).

ALBRIGHT, F.: Osteoporosis. Ann. intern. Med. 27, 861—882 (1947).

APERT, E.: Les hommes de verre. Presse méd. 36, 805 (1928).

AWWAARD, S., and M. REDA: Osteogenesis imperfecta. Review of literatur with report on three cases. Arch. Pediat. 77, 280—290 (1960).

BARRETT: Zit. S. B. FINN, Hereditary opalescent dentin. J. Amer. dent. Ass. 25, 1241 (1938).

BAUER, K. H.: Über Osteogenesis imperfecta. Dtsch. Z. Chir. 154, 166 (1920a).

— Über Identität und Wesen der sogenannten Osteopsathyrosis idiopathica und Osteogenesis imperfecta. Dtsch. Z. Chir. 160, 289 (1920b).

BECKS, H.: Histologic study of tooth structure in osteogenesis imperfecta. Dent. Cosmos 73, 737 (1931).

BEHR, C.: Keratokonus, blaue Sklera, habituelle Luxationen. Klin. Mbl. Augenheilk. 1, 281 (1913).

BELL, J.: Blue sclerotics and fragility of bone. Treasures of human inheritance, vol. II, part III. Cambridge: Cambridge University Press; London: University of London 1928.

BERGMANN, G., and B. ENGFELDT: Studies on mineralized dental tissues. IV. Biophysical studies in osteogenesis imperfecta. Acta path. microbiol. scand. 35, 537 (1954).

BLATTNER, R. J., F. HEYES and H. B. ROBINSON: Osteogenesis imperfecta and odontogenesis imperfecta (hereditary opalescent dentin). J. dent. Res. 21, 325 (1942).

BLENCKE, A.: Über das gemeinsame Vorkommen von Knochenbrüchigkeit mit blauen Skleren und Schwerhörigkeit. Z. orthop. Chir. 45, 406 (1924).

BRÜSTER, H.: Angeborener Faktor VII-Mangel in Kombination mit Osteopsathyrosis idiopathica Typ Lobstein. Mschr. Kinderheilk. 107, 237—239 (1959).

BRUINS, J. W.: Osteogenesis imperfecta and its genetic prognosis. Med. T. Geneesk. 104, 1620—1624 (1960).

BRYAN, R. S., J. CAIN and P. R. LIPSCOMB: Hereditary osteogenesis imperfecta. A mother and son with their family tree-proc. Mayo Clin. 31, 475 (1956).

BULL, J.: Paget's disease of the skull with platybasia. Proc. roy. Soc. Med. 40, 85 (1946).

CANIGGIA, C. S., and R. GUIDERI: Fragilitas ossium hereditaria tarda. Ekman-Lobstein disease. Acta med. scand. 162, Suppl. 340, 5—172 (1958).

CARBONELL, M., y J. PONS: Osteogenesis imperfecta precox. Rev. esp. Pediat. 16, 99—105 (1960).

CATEL, W.: Pubertätsfischwirbelkrankheit. Kinderärztl. Prax. 22, 21—26 (1954).

CHONT, L. K.: Osteogenesis imperfecta; report of 12 cases. Amer. J. Roentgenol. 45, 850 (1941).

CHU, H. I., S. H. LIU, KH. C. CHEN, T. F. YÜ, C. C. SU, C. W. WANG and T. Y. CHENG: Osteogenesis imperfecta. II Observations on the effect of vitamins C and D, and thyroid and pituitary preparations on the calcium, phosphorus and nitrogen metabolism with a report of bone analysis. China med. J. (Suppl.) 3, 539 (1940).

COCCHI, U.: In SCHINZ, BAENSCH, FRIEDL und UEHLINGER: Lehrbuch der Röntgendiagnostik. Stuttgart: Georg Thieme 1952.

COULON, F. A.: Five generations of blue sclerotics and associated osteoporosis. Boston med. surg. J. 169, 16 (1913).

CROOKS, J.: Two unusual examples of osteogenesis imperfecta. Brit. med. J. 1, 705 (1937).

DANELIUS, G.: Osteogenesis imperfecta intrauterin diagnostiziert. Arch. Gynäk. 154, 160 (1933).

DIETRICH, A.: Allgemeine Pathologie und pathologische Anatomie, Bd. II. Stuttgart: Hirzel 1948.

IA DUSCO, F., e R. DI TORO: Sull'osteogenesi imperfetta psatirotica congenita. Pediatrica Napoli 67, 647—666 (1959).

EDDOWES, A.: Dark sclerotics and fragilitas ossium. Brit. med. J. 1900 II, 222.

EKMANN: O. J. Discriptionem et casus aliquod osteomalacia sistens. Dissertatio Upsala, 1788.

ELLIS, R. W. B.: Four cases of fragilitas ossium and blue sclerotics. Proc. roy. Soc. Med. 24, 1054 (1941).

ENGFELDT, B., A. ENGSTROM and R. ZETTERSTROM: Biophysical studies of the bone tissue in osteogenesis imperfecta. J. Bone Jt Surg. B 36, 654 (1954).

EULER, H.: Die Anomalien, Fehlbildungen und Verstümmelungen der menschlichen Zähne. München: Carl Hanser 1939.

FAIRBANKS, H. A. T., and S. L. BAKER: Hyperplastic callus formation with or without of fracture in osteogenesis imperfecta. With account of the histology. Brit. J. Surg. 36, 1 (1948).

FAXEN, N.: Case of twins with osteogenesis imperfecta. Acta paediat. (Uppsala) 14, 251 (1932).

FEER, E.: Diagnostik der Kinderkrankheiten. Wien: Springer 1951.

FOLLIS jr., R. H.: Histochemical studies on cartilage and bone. III Osteogenesis imperfecta. Bull. Johns Hopk. Hosp. 93, 386 (1953).

— Osteogenesis imperfecta congenita; a connective tissue diathesis. J. Pediat. 41, 713 (1952).

FRASER, J.: Fragilitas ossium tarda. Brit. J. Surg. 22, 231 (1934).

FREDA, V. J., G. J. VOSBURGH and C. DI LIBERTI: Osteogenesis imperfecta congenita. A presentation of 16 cases and review of literature. Amer. J. Obstet. Gynec. 18, 535 (1961).

FRIEDBERG, C. K.: Zur Kenntnis des vererbbaren Syndroms: abnorme Knochenbrüchigkeit, blaue Sklerosen und Schwerhörigkeit. Klin. Wschr. 10, 830 (1931).

FUSS, H.: Die erbliche Osteopsathyrosis. Dtsch. Z. Chir. 245, 279 (1935).

Gardner, W. V., and C. A. Pfeiffer: Influence of estrogens and androgens on the skeletal system. Physiol. Rev. 23, 139 (1954).

Gautier, P., et J. Guinard-Daniol: Un cas de maladie de Lobstein associée à une thrombastenie héréditaire et familial de Glanzmann. Bull. Soc. méd. Hôp. Paris 68, 577 (1952).

Glanzmann, E.: Osteogenesis imperfecta (Typus Vrolik) und Osteopsathyrosis (Typus Lobstein). Schweiz. med. Wschr. 66, 112 (1936).

Gordan, G. S., E. Eisenberg, H. D. Moon and W. Sakamato: Methylandrostenediol, a protein anabolic steroid with little androgenic activity. J. clin. Endocr. 11, 209 (1951).

Hills, R., and S. Mc Lanahan: Brittle bones and blue scleras in five generations. Arch. intern. Med. 59, 41 (1937).

Holcomb, D. Y.: A fragile-boned family. Hereditary fragilitas ossium. J. Hered. 22, 105 (1931).

Hursey, R. J., C. J. Witkop jr., D. Miklashek and L. M. Sackett: Dentinogenesis imperfecta in a racial isolate with multiple hereditary defects. Oral Surg. 9, 641 (1956).

Ivancie, G. P.: Dentinogenesis imperfecta. Oral Surg. 7, 984 (1954).

Jeckeln, E.: Systemgebundene mesenchymale Erschöpfung. Eine neue Begriffsfassung der Osteogenesis Imperfecta. Virchows Arch. path. Anat. 280, 351 (1931).

Joachim, H., and M. G. Wasch: Fragilitas ossium in five generations. Ann. intern. Med. 46, 179 (1907).

Johansson, S.: Ein Fall von Osteogenesis imperfecta mit verbreiteten Gefäßverkalkungen. Acta radiol. (Stockh.) 1, 17 (1921/22).

Johnson, O. N., A. P. Chaudry, R. J. Gorlin, D. Mitchell and W. L. Bartholdi: Hereditary dentinogenesis imperfecta. J. Pediat. 54, 786—792 (1959).

Junghanns, H.: Die gesunde und die kranke Wirbelsäule in Röntgenbild und Klinik. Stuttgart: Georg Thieme 1953.

Kellogg, C. S.: Osteogenesis imperfecta; study of five generations. Arch. intern. Med. 80, 358 (1947).

Kersley, G. D.: Fragilitas ossium and allied conditions. St. Bart. Hosp. Rep. 68, 159 (1935).

Khoo, F. Y.: Congenital pseudoarthrosis of the tibia and its relation to fragilitas ossium. Amer. J. Dis. Child. 77, 201 (1949).

Komai, T., H. Kunai and Y. Ozaki: A note on the genetics of van der Hoeve's syndrome with special reference to a large Japanes kindred. Amer. J. hum. Genet. 8, 110 (1956).

Koumans, A. K. J.: Acquired osteogenesis imperfecta? Lancet 1958 I, 1392—1393.

Krabbe, K. H.: La maladie de Henri de Toulouse Lautrec. Acta psychiat. (Kbh.), Suppl. 108, 221 (1956).

Küntscher, G.: Die Marknagelung. Stuttgart: F. K. Schattauer 1962.

Kunze, D.: Ein Beitrag zur Osteogenesis imperfecta tarda (Nomenklatur und Therapie). Zbl. Chir. 85, 1541—1547 (1960).

Lelkes u. Mészáros: Die Wirkung der Verfütterung von Eierschalenpulver auf die Kallusbildung. Orv. Hetil. 101, 47—50 (1960).

Liebe, S.: Zur Osteogenesis imperfecta. Arch. Kinderheilk. 160, 253—259 (1959).

Lindemann, K.: Über die Osteoporose der Wirbelsäule unklarer Ursache. Arch. orthop. Unfall-Chir. 44, 403—411 (1951).

Lobstein, J. G. C. F. M.: Lehrbuch der Pathologischen Anatomie, Bd. II, S. 179. Stuttgart 1835.

Looser, E.: Zur Kenntnis der Osteogenesis imperfecta congenita. Mitt. Grenzgeb. Med. Chir. 15, 161 (1906).

— Zur Kenntnis der Osteogenesis imperfecta congenita et tarda. Mitt. Grenzgeb. Med. Chir. 15, 161 (1906).

Mazzoleni, G., G. Spigolon e G. Chillemi: Rilievi morfologici ed istopatogenetici sulla osteogenesi imperfetta congenita (malattia di Vrolik). Arch. Pat. Clin. Tumori 3, 1263—1292 (1959).

McKusick, V. A.: Vererbbare Störungen des Bindegewebes. Stuttgart: Georg Thieme 1955.

Mittelmann, J. S.: Osteogenesis imperfecta (Odontogenesis imperfecta). Oral Surg. (St. Louis) 3, 1562 (1950).

Naita, S.: Klinische und histologische Untersuchungen des Zahngewebes bei Osteogenesis imperfecta, etc. Mitt. med. Fak. Kyushu-Univ. 9, 97 (1924). Ref. Zbl. Kinderheilk. 18, 822 (1925).

Ormerod, E. L.: An account of a case of mollities ossium. Brit. med. J. 1859 II, 735.

Pindborg, J. J.: Dental aspects of Osteogenesis imperfecta. Acta path. microbiol. scand. 24, 47 (1947).

Rennert, H., u. E. Popella: Abortive Fälle von Osteopsathyrosis mit Marfan-Symptomatik. Med. Mschr. 9, 106 (1955).

Riesemann, F. R., and W. M. Yater: Osteogenesis imperfecta. Its incidence and manifestations in seven families. Arch. intern. Med. 67, 950 (1941).

Roberts, E., u. I. Schour: Hereditary opalescent dentine-dentinogenesis imperfecta. Amer. J. Orthodont. 25, 267 (1939).

Rosenbaum, S.: Osteogenesis imperfecta and osteopsathyrosis, a contribution to the study of their identity and their pathogenesis. J. Pediat. 25, 161 (1944).

Rushton, M. A.: The structure of the teeth in a late case of osteogenesis imperfecta. J. Path. Bact. 48, 591 (1939).

Ruth, E. B.: Osteogenesis imperfecta. Anatomic study of a case. Arch. Path. 36, 211 (1943).

Sala, G., A. Cesana u. G. Fedriga: Klinische Bestimmung der eiweißanabolen Eigenschaften vom 4-hydroxy-17-alpha-methyl-testosteron. Minerva med. 51, 1295 (1960).

Schulze, Chr.: Die Vererbung der Anomalien der Zahnzahl, der Zahnform und der Zahnstruktur. In Handbuch der Zahn-, Mund- und Kieferheilkunde, Bd. 1, S. 721—753. München u. Berlin: Urban & Schwarzenberg.

SCHULZE, CHR.: Erbbedingte Strukturanomalien menschlicher Zähne. München u. Berlin: Urban & Schwarzenberg 1956.

SCLARE, R.: Hereditary opalescent dentin (dentinogenesis imperfecta). Brit. dent. J. 84, 164 (1948).

SCOTT, D., and G. STIRIS: Osteogenesis imperfecta tarda. A study of three families with special reference to scar formation. Acta med. scand. 145, 237 (1953).

SECOND, E. W., R. M. WILDER and M. S. HENDERSON: Osteogenesis imperfecta tarda (osteopsathyrosis. Treated with thymus extrakt Hanson). Proc. Mayo Clin. 11, 1 (1936).

SEEDORFF, K. S.: Osteogenesis imperfecta. A study of clinical features and hereditary based on 55 Danish families comprising 180 affected persons. Copenhagen: Ejnar Munksgaard 1949.

SIEGEL, B. M., I. A. FRIEDMANN and S. O. SCHWARTZ: Hemorrhagic disease in osteogenesis imperfecta. Study of platelet functional defect. Amer. J. Med. 22, 315 (1957).

SMITH, O. N., and J. M. MITCHELL: The serum phosphatase in osteogenesis imperfecta. Amer. J. med. Sci. 190, 765 (1935).

SOMOGYI, Z.: Gemeinsames Vorkommen der Osteogenesis imperfecta congenita (VROLIK) und Rachitis congenita. — Osteogenesis imperfecta tarda (LOBSTEIN) und Turmschädel. Mschr. Kinderheilk. 109, 419 (1961).

SPURWAY, J.: Hereditary tendency to fractur. Brit. med. J. 1896 II, 844.

STENVERS, H. W.: Röntgenologische Bemerkungen zur vorhergehenden Arbeit von J. VAN DER HOEVE u. A. DE KLEIJN. Arch. Ophthal. 95, 94 (1918).

TERRIEN, F., P. SAINTON et P. VEIL: Deux cas de syndrome de van der Hoeve (oeil bleu; fragilité osseuse; surdité). Arch. Ophthal. (Paris) 44, 293 (1927).

TOTO, P. D.: Osteogenesis imperfecta with dentinogenesis imperfecta. Oral. Surg. 6, 772 (1953).

UEHLINGER, E.: Oesteogenesis imperfecta. In: Lehrbuch der Röntgendiagnostik. Stuttgart: Georg Thieme 1952.

URABANA, R. E., and L. SCHOUR: Hereditary opalescent dentin (dentinogenesis imperfecta). Amer. J. Orthodont. Oral Surg. 25, 267 (1939).

VAN DER HOEVE, J., and A. DE KLEIN: Blaue Sclerae, Knochenbrüchigkeit und Schwerhörigkeit. Albrecht v. Graefes Arch. Ophthal. 95, 81 (1918).

VOEGELIN, M.: Zur pathologischen Anatomie der Osteogenesis imperfecta Typus Lobstein. Radiol. clin. (Basel) 12, 397 (1943).

VOORHOEVE, N.: Blue sclerotics, in connection with other hereditary or congenital abnormalities. Lancet 1918 II, 740.

VROLIK, W.: Tabulae ad illustrandam embryogenesis hominis et mammalium, tam naturalem quam abnormen. Amstelodami 1849. Zit. bei BELL.

WEIL, S.: Osteogenesis imperfecta und Marfansche Krankheit. Beil. Z. Orthop. 93, 42—51 (1959).

WELZ, W. E., and B. L. LIEBMANN: Osteogenesis imperfecta in twins. Am. J. Obstet. Gynaec. 14, 49 (1927).

WEYERS, H.: Zur Kenntnis der Arachnodactylie und ihrer Beziehungen zu anderen mesodermalen Konstitutionsanomalien. Z. Kinderheilk. 67, 308—342 (1949).

— Neue Befunde zur Klinik, Pathologie und Genetik der erblichen Dentinhypoplasie (Dentinogenesis hypoplastica hereditaria). Dtsch. zahnärztl. Z. 12, 925—935 (1957).

— Das Ehlers-Danlos-Syndrom. In: Handbuch der Kinderheilkunde. Berlin-Heidelberg-New York: Springer 1967

WIEDEMANN, H. R.: Die großen Konstitutionskrankheiten des Skeletts. Stuttgart: Gustav Fischer 1960.

WILSON, A.: Die Skeletveränderungen bei einem Spätfalle von Osteogenesis imperfecta nebst Erörterung der Entstehungsweise unter Berücksichtigung anderer Skeletkrankheiten. Virchows Arch. path. Anat. 283, 778 (1932).

WINTER, G. R., and P. D. MARIOCCO: Osteogenesis imperfecta and Odontogenesis imperfecta. Oral Surg. 2, 782 (1949).

VI. Die familiären Osteolysen

Von

F. Sommer

Mit 5 Abbildungen

In Bd. V/1 werden unter den speziellen Knochenveränderungen die Osteolysen ausführlich besprochen. In diese Reihe gehören auch die *familiären Osteolysen*. Es wird darunter ein Erbleiden verstanden, von dem mehrere Generationen betroffen werden können. Das Leiden befällt beide Geschlechter. JAKOB, SCHRADER und WILD berichten von einer Familie, in welcher 6 Erkrankungen auftraten. Betroffen waren 2 Männer und 4 Frauen. In dem von GÖBELL und RUNGE mitgeteilten Stammbaum einer Familie

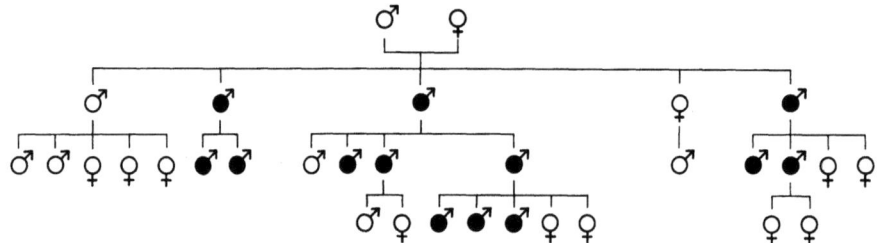

Abb. 1. Stammbaum der Familie W. (Nach GÖBELL u. RUNGE)

(Abb. 1) waren in 3 Generationen 13 Familienmitglieder erkrankt. Auffallend war dabei, daß in dieser Familie nur Männer erkrankten. Das Leiden weist einen dominanten Erbgang auf, doch werden auch Stammbäume angetroffen, bei welchen beide Eltern gesund sind. In den Fällen von TALEB, THÉVENARD, WAGNER und PÉRON lag Blutsverwandtschaft vor.

Familiäre Osteolysen sind in der Literatur vielfach beschrieben worden. GIACCAI stellte 1952 allein 68 Fälle zusammen. Er selbst berichtete über weitere 4 Fälle, und zwar handelte es sich hierbei um eine Araberfamilie. Der Mann war zweimal verheiratet. Aus der ersten Ehe stammen 3 Kinder, von denen das 1. Kind im Alter von 13 Jahren erkrankte. Von 5 Kindern der zweiten Ehe zeigten das 1., 2. und 4. Kind *Acroosteolysen*.

BRUNS berichtete über 5 Geschwister — 4 Brüder und 1 Schwester —, die vor dem 18. Lebensjahr mit größtenteils symmetrisch auftretenden Geschwüren an der Fußsohle erkrankten. Der Prozeß führte zu Verstümmelungen der Füße und Abstoßung einiger Zehenglieder. Tast-, Schmerz- und Temperaturgefühl waren stark herabgesetzt.

OEHLECKER beschrieb das Krankheitsbild zweier Brüder, die im Alter von 18 bzw. 25 Jahren erkrankten. Im Vordergrund des krankhaften Prozesses standen die Veränderungen an den Fußknochen. Besonders hervorgehoben wird die relative Beschwerdefreiheit trotz der ausgedehnten Knochenprozesse. Neurologische Ausfälle wurden bei beiden Patienten nicht beobachtet.

Eine ähnliche Mitteilung stammt von LEVY und LUDLOFF. CLARKE und GROVES beschrieben ein Geschwisterpaar, das im jugendlichen Alter mit trophischen Störungen und schweren Ulcerationen an den Füßen erkrankte, die zur Verstümmelung des Fußes und zur teilweisen Abstoßung der Zehen führten. Der Prozeß war völlig schmerzlos und hinderte nicht am Gebrauch der Füße. An beiden Füßen bestand eine strumpfartig

zirkulär begrenzte Thermanaesthesie und Hypalgesie. Die Berührungs- und Druck-
empfindung war erhalten. Röntgenologisch fanden sich osteolytische Knochenerscheinungen.

GÖBELL und RUNGE hatten Gelegenheit, eine Familie zu untersuchen, deren Stammbaum in Abb. 1 wiedergegeben ist. Von der Familie zeigten 13 Mitglieder die Krankheit.
Die beschriebenen Fälle wiesen viele gemeinsame Symptome auf und zwar den Beginn
im jugendlichen Alter, die Symmetrie der Lokalisation an den Füßen, das primäre Auftreten der Ulcerationen mit Vorliebe an den Großzehenballen, die Herabsetzung aller
Empfindungsqualitäten, den langsamen Verlauf über Jahre und die zunehmende Verstümmelung der Füße infolge Osteolyse, Ulcera und Abstoßung von Knochenfragmenten.
Blasen- und Mastdarmstörungen sowie Muskelatrophien fehlten. So zeigten z.B. die Füße
in einem Fall eine starke Verkürzung. Die Zehen waren nur noch Stummel. Am rechten
Fuß war an der 1., 3. und 5. Zehe nur noch eine Phalanx erhalten, während die 2. Zehe
nur noch ein Weichteilstummel war. Vom Metatarsale I waren noch etwa $2/_3$ erhalten,
vom Metatarsale II, III und IV fehlten die Köpfchen. Am linken Fuß fehlte die 1. Zehe,
die anderen Zehen waren nur Stummel. Die 2. und 5. Zehe zeigten keine Knochen mehr,
während die 3. und 4. Zehe nur noch eine Phalanx aufwiesen. Das Metatarsale I war noch
zur Hälfte, das Metatarsale II zu $2/_3$ erhalten. Vom Metatarsale III, IV und V fehlten die
Köpfchen. Bei einem anderen Fall, bei dem die Krankheit im 10. Lebensjahr begann,
waren die Knochen soweit abgestoßen bzw. aufgelöst, daß der Patient mit dem linken
Bein auf dem abgeschliffenen Ende der Tibia ging, die im Grunde eines großen Geschwürs
freilag. Diese starke Ausbreitung des Prozesses ist ungewöhnlich. Im allgemeinen bleiben
die Fußwurzelknochen erhalten.

SCHULTZE beschrieb eine Familie mit 5 Kindern, von denen 1 Bruder und 2 Schwestern
erkrankt waren. Die Krankheit begann im jugendlichen Alter mit einer Ulceration am
Großzehenballen. In einem Falle wurde das Ulcus so groß, daß es schließlich die vordere
Hälfte des Fußes einnahm und eine Amputation notwendig wurde. In allen Fällen war
die Sensibilität für alle Empfindungsqualitäten herabgesetzt.

WEITZ beschrieb 2 Fälle, Onkel und Neffen aus einer Familie, in der noch andere Mitglieder das gleiche Leiden hatten. Es fanden sich trophische Weichteil- und Knochenveränderungen an den Füßen sowie geringe, nicht dissoziierte Empfindungsstörungen in der
Umgebung der trophischen Stellen.

GUILLAIN und THÉVENARD sowie GUILLAIN, MATHIEU und LEREBOULLET teilen weitere
Fälle mit, bei denen die Symptome ähnlich waren. WAGNER berichtete von einem 15jäh-
rigen Mädchen, dessen Eltern blutsverwandt waren. Eine ältere Schwester erkrankte mit
14 Jahren an schmerzlos auftretenden Blasen an der Fußsohle und den Zehen, die zu
schlecht heilenden Geschwüren führten. Im Alter von 20 Jahren verstarb die Schwester
an einer von den Ulcerationen ausgehenden Sepsis. Die Patientin selbst erkrankte im Alter
von 9 Jahren mit einer Blase am linken Großzehenballen, aus der sich rasch ein großes
Geschwür entwickelte. Kurz darauf bildete sich unterhalb der rechten Großzehe eine
etwas kleinere Ulceration aus. Bei Bettruhe heilten die Geschwüre ab, brachen aber bei
Belastung wieder auf. Schmerzen bestanden nie. Neurologisch fand sich eine Herabsetzung der Schmerz- und Temperaturempfindung an den Unterschenkeln, während sie
im Bereich der Füße aufgehoben war. Die Berührungsempfindung war nicht gestört. Im
Röntgenbild fand sich eine völlige Auflösung des Endgliedes der linken Großzehe sowie
eine weitgehende Auflösung der Grundphalanx. Das Köpfchen des Metatarsale I fehlte.
Am rechten Fuß waren die Veränderungen etwa die gleichen.

Ähnlich lagen die Verhältnisse bei den Fällen von FUTER. Zwei Geschwister erkrankten
im Alter von 7 Jahren mit trophischen Störungen. Neurologisch bestand eine Hypaesthesie
von zirkulärem Typ an den Unterschenkeln. Die Erkrankung zeigte Neigung zum Fortschreiten, jedoch mit Perioden des Stillstandes des Prozesses.

VAN BOGAERT hat über 3 Brüder berichtet, die seit ihrem 25. Lebensjahr ausgeprägte
trophische Störungen an den Füßen und in geringem Maße auch an den Händen hatten.

Neurologische Ausfälle stellten sich erst später ein. Die Osteolysen schritten nicht in gleichem Umfange fort wie die Gefühlsstörungen. Bemerkenswert war, daß die Patienten unter Schmerzen in den Beinen und Füßen litten, die bei zweien einen lanzinierenden Charakter annahmen. Zwei waren taub, was auch bei den Patienten von DENNY-BROWN der Fall war. Bereits im Jahre 1922 hatte HICKS bei 10 Mitgliedern einer 34 Personen umfassenden Familie identische Befunde erhoben. Auch bei seinen Patienten bestand Taubheit und Schmerzhaftigkeit der Füße. Die lanzinierenden Schmerzen traten im weiteren Verlauf auch in anderen Körperregionen auf. Zu bemerken sei, daß von anderen Autoren lanzinierende Schmerzen und Taubheit nicht beschrieben wurden.

Bei den Fällen von WADULLA handelte es sich um einen Vater mit seinen 2 Töchtern. Bei allen begann die Erkrankung vor dem 20. Lebensjahr mit Ulcerationen, vorwiegend am Großzehenballen. Die Ulcerationen waren schmerzlos und zeigten schlechte Heilungstendenz. Beim Vater mußte die Großzehe und später die Kleinzehe wegen „Knochenfraß" amputiert werden. Bei der älteren Tochter kam es mehrfach zu Spontanfrakturen im Mittelfuß- und Zehenbereich beiderseits. Die Erkrankten wiesen dissoziierte Empfindungsstörungen auf und zwar nahezu symmetrisch an den unteren Extremitäten, bevorzugt im distalen Bereich der Dermatome L 5/S 1.

LESSMANN und POTH teilten das Krankheitsbild einer 32jährigen Patientin mit, die seit ihrem 16. Lebensjahr an schlecht heilenden, schmerzlosen Ulcerationen an verschiedenen Zehen beider Füße litt. Der Vater zeigte ein Ulcus an der linken Großzehe. Die rechte Großzehe und die linke Kleinzehe waren amputiert. Die ältere Schwester der Patientin hatte schlecht heilende Ulcera am rechten Großzehenballen. Zwischen dem 18. und 24. Lebensjahr kam es mehrfach zu Spontanfrakturen im Mittelfuß- und Zehenbereich. Bei allen Patienten lagen Sensibilitätsstörungen vor. Im Röntgenbild fanden sich osteolytische Erscheinungen, hauptsächlich an den Metatarsalia.

JAKOB, SCHRADER und WILD gaben einen Bericht über 5 Fälle einer Sippe. HARMS teilte die Krankengeschichte einer 16jährigen Patientin mit. Seit dem 11. Lebensjahr traten zunächst an beiden Großzehen und dann an den übrigen Zehen und im Bereich der Metatarsalia ohne äußeren Anlaß schmerzlose Ulcera auf, aus denen sich Knochensequester abstießen. Die Patientin konnte gehen und hatte keinerlei Schmerzen. Im Verlauf der Erkrankung kam es zu einer weitgehenden Zerstörung der Phalangen und Metatarsalia beiderseits und Tarsalia links und damit zu einer hochgradigen Verstümmelung und Deformierung der Füße. Im Röntgenbild zeigten sich osteolytische Erscheinungen ohne reaktive Knochenveränderung. Die Veränderungen begannen im distalen Bereich beider Füße und dehnten sich langsam nach proximal aus. Charakteristisch war die bleistiftspitzenartige Deformierung einzelner Metatarsalia. In Abb. 2 bis 5 sind die Röntgenbilder wiedergegeben, die eindrucksvoll die Ausdehnung des Prozesses erkennen lassen. Die Arteriographie ergab keinen Anhalt für einen Gefäßprozeß. Neurologisch fand sich zunächst eine Hypaesthesie und später eine Anaesthesie für Schmerz-, Temperatur- und Berührungssinn im Bereich der Füße und distalen Unterschenkel. Aus der Familienanamnese war zu entnehmen, daß die Schwester der Patientin an der gleichen Krankheit litt und daß der Bruder des Vaters trophische Störungen an beiden Füßen aufwies.

Die Beobachtungen von KLEINSORGE und THIELE fallen, was Entstehung des Prozesses und Alter der Patienten anbelangt, aus der Reihe der sonstigen Mitteilungen. Die Autoren hatten Gelegenheit, 2 Geschwister zu untersuchen mit osteolytischen Erscheinungen an den Füßen, wobei bei dem 61jährigen Bruder die Erkrankung erst im Alter von 52 Jahren und bei der 65jährigen Schwester im Alter von 55 Jahren auftrat. Eine zweite Schwester, die Mutter und deren Vater hatten ebenfalls das Leiden, während 2 weitere Brüder nicht erkrankt waren. Bei dem 61jährigen Patienten bestanden trophische Hautveränderungen am linken Fuß, 5 Jahre später auch am rechten Fuß. An der Fußsohle fanden sich schmerzlose Geschwüre. Allmählich trat eine Verkürzung und Deformierung des linken Fußes ein. Die oberflächliche Sensibilität war im Bereich der Füße und Unterschenkel für

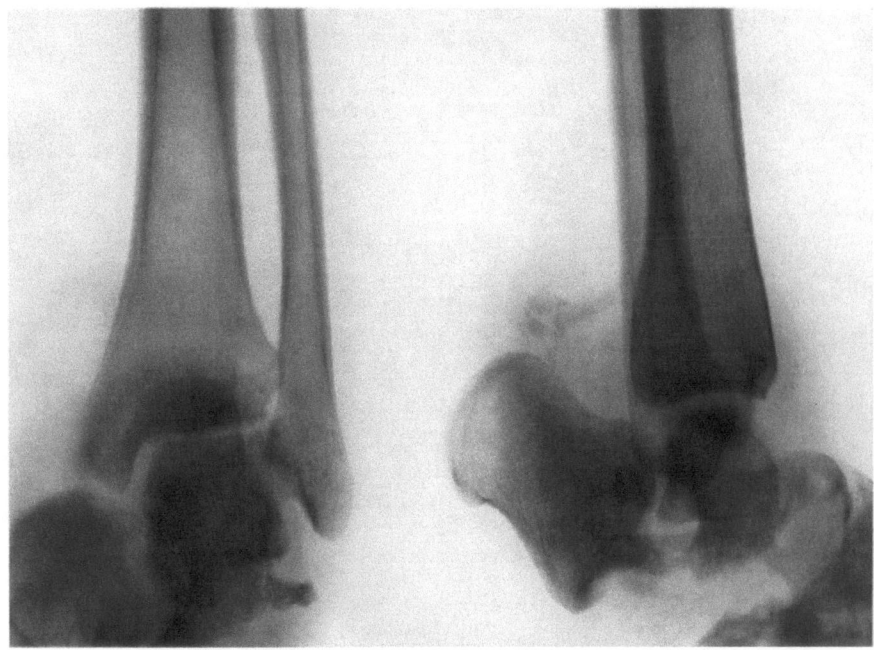

Abb. 2

Abb. 2 bis 5.   Osteolytischer Prozeß an beiden Füßen (Fall HARMS) einer 16jährigen Patientin

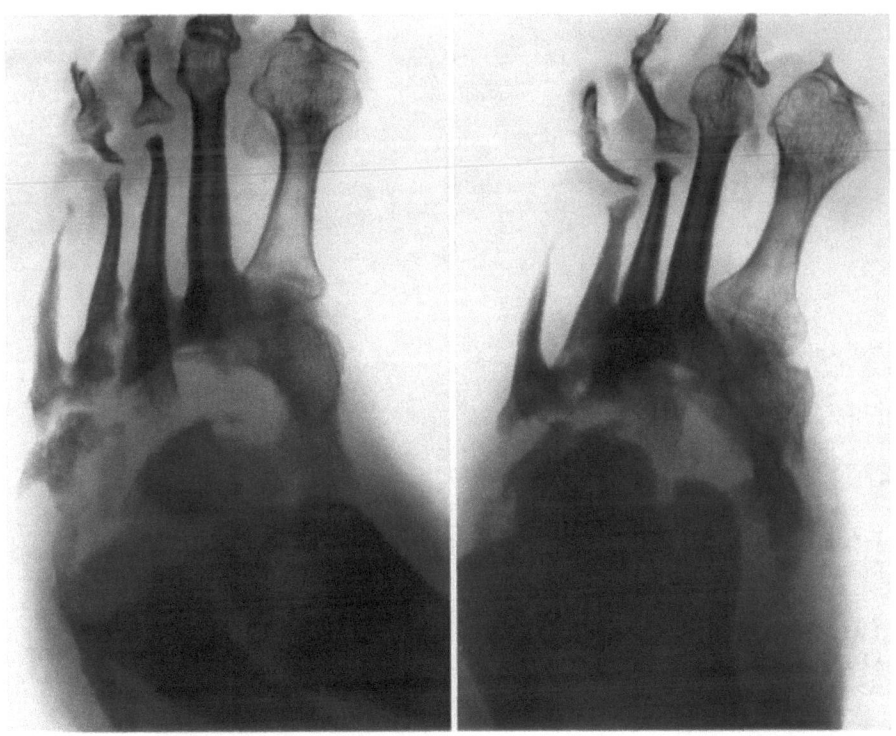

Abb. 3

Abb. 2 u. 3. Linker Fuß

alle Qualitäten herabgesetzt. Ähnlich den Sensibilitätsausfällen hatten die trophischen Hautveränderungen Kniestumpfform. Achilles- und Patellarsehnenreflex fehlten links, rechts waren sie angedeutet. Röntgenologisch zeigte sich eine seit Jahren fortschreitende

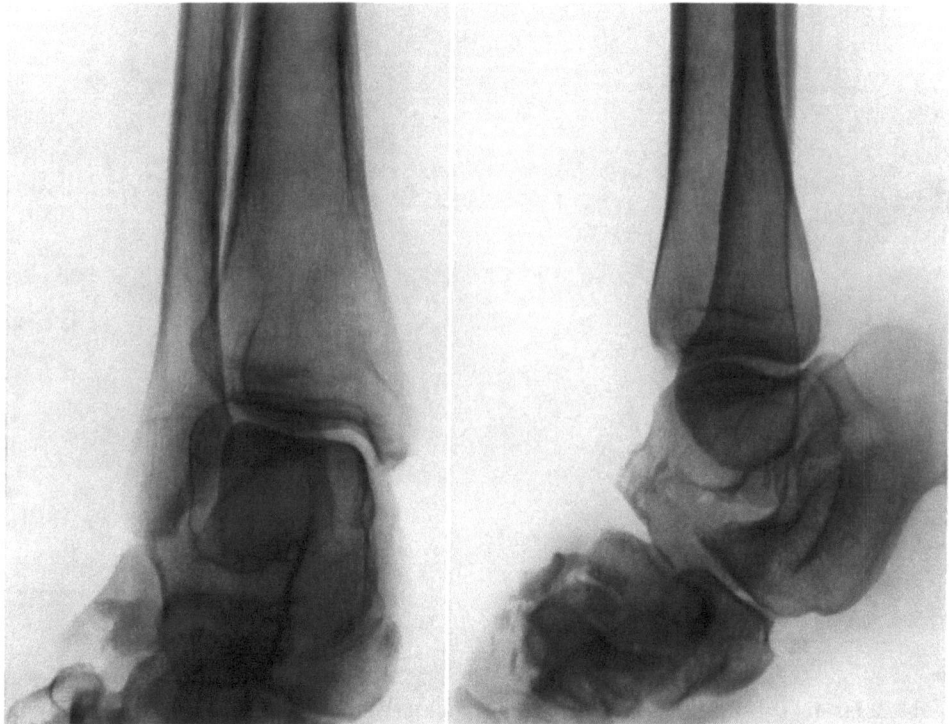

Abb. 4

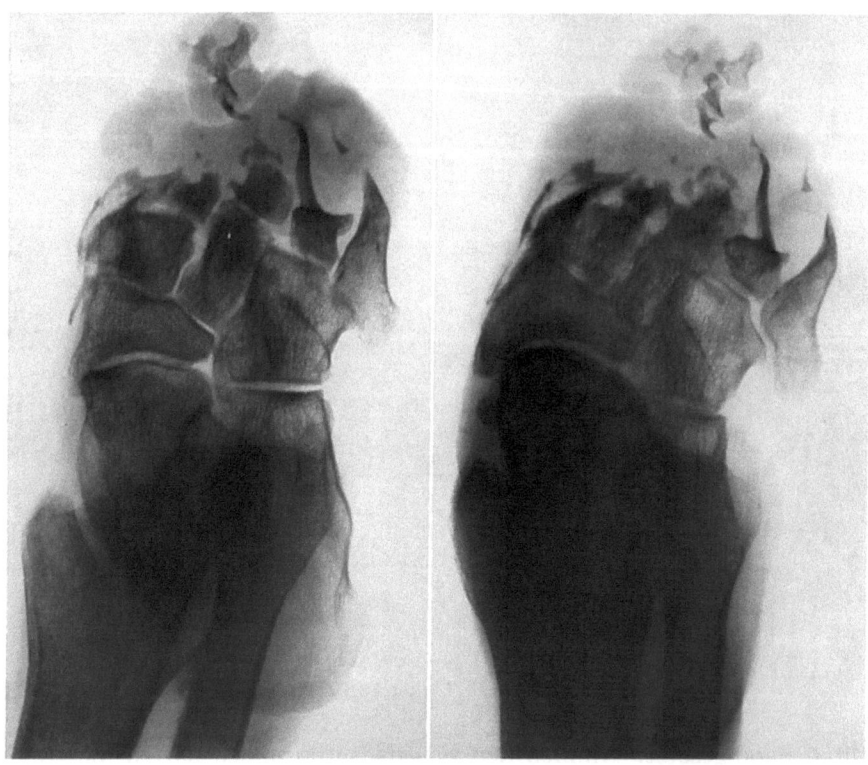

Abb. 5
Abb. 4 u. 5. Rechter Fuß

Osteolyse der Grundphalangen, der Metatarsalia und distalen Tarsalia, überwiegend in Form der konzentrischen Atrophie. Am rechten Fuß fand sich eine Osteolyse am Metatarsale V und der Grundphalanx der Kleinzehe. Außerdem bestanden kleinere Defekte am Köpfchen des 1. Mittelfußknochens. Ein ungewöhnlicher Befund wurde an den Unterschenkelknochen beiderseits erhoben. Hier bestanden periostale, mehrschichtige Auflagerungen. Die 65jährige Schwester des Patienten hatte etwa die gleichen neurologischen Ausfälle. Im Röntgenbild zeigte sich eine Osteolyse am Metatarsale V und dem Grundglied der Kleinzehe. Außerdem an der Grund- und Mittelphalanx der 4. Zehe.

Aus den kurz skizzierten Fällen der Literatur ist zu ersehen, daß die Fälle viele gemeinsame Symptome aufweisen und somit in eine Krankheitsgruppe einzuordnen sind. Die Erkrankung beginnt fast durchweg im Alter von 8—10 Jahren oder im 2. Jahrzehnt. Eine Ausnahme bilden die Fälle von KLEINSORGE und THIELE, bei denen die Erkrankung im Alter von 52 bzw. 55 Jahren begonnen hatte. Als erstes Symptom tritt im vorderen Abschnitt der Fußsohle, gewöhnlich am 1. Strahl, eine Schwellung auf, aus der sich ein langsam vergrößerndes und in die Tiefe greifendes Ulcus entwickelt. Nach Wochen und Monaten heilt das Ulcus, meist nach Ausstoßung eines Knochenfragmentes ab, um bald zu rezidivieren. Dabei kann sich das Ulcus an der gleichen Stelle der Großzehe oder an anderen Zehen entwickeln. Schließlich treten die gleichen Erscheinungen größtenteils symmetrisch auch am anderen Fuße auf. Den Erscheinungen gehen gewöhnlich Sensibilitätsstörungen in Form von Herabsetzung der Intensität aller Empfindungsqualitäten voraus. Äußere Einwirkungen können unter Umständen die Manifestation der Krankheit herbeiführen. So stellten sich die ersten stärkeren trophischen Störungen bei einem Patienten von JAKOB, SCHRADER und WILD im Anschluß an längere Märsche während der Militärdienstzeit ein. Typisch ist, daß der mitunter umfangreiche osteolytische Prozeß keine oder kaum Schmerzen bereitet und nur geringe funktionelle Ausfallserscheinungen aufweist. Die Gebrauchsfähigkeit der Füße ist meist erstaunlich gut.

Ein konstantes und für die Differentialdiagnose sehr wichtiges Symptom sind *Sensibilitätsstörungen* an den Füßen und Unterschenkeln. Sie beherrschen weitgehend das klinische Bild und sind bei zahlreichen Familienmitgliedern anzutreffen, auch ohne daß zunächst Osteolysen vorliegen. Die Sensibilitätsstörungen erstrecken sich meistens über den Ort der Osteolyse hinaus. Die distalen Bereiche von L 5 und S 1 sind bevorzugt befallen, insbesondere Zehen und Vorfüße einschließlich Zehenballen. Stets ist die Oberflächensensibilität herabgesetzt, wobei der Schmerzsinn am stärksten betroffen ist, weniger der Temperatur- und Berührungssinn. Die Tiefensensibilität ist gewöhnlich intakt oder leicht herabgesetzt. Die Sensibilitätsausfälle sind meist zirkulär strumpfartig begrenzt. Eine typische syringomyelische Dissoziation fehlt, sie kann aber auch, wie manche Fälle zeigen, vorhanden sein. Der Geschwürsgrund ist meist völlig anaesthetisch. Die Reflexe können erhalten, abgeschwächt, aber auch völlig aufgehoben sein. Eine Hyperhydrosis kommt ebenso zur Beobachtung wie eine Anhydrosis. Nach OEHLECKER und VAN BOGAERT können trophische und neurologische Störungen völlig fehlen. Dies trifft jedoch nur bedingt zu, denn sie stellen sich später wohl immer ein. Muskelatrophien fehlen im allgemeinen. Nur ganz selten wurden Atrophien geringen Grades beobachtet. Blasen- und Mastdarmstörungen gehören nicht zum Krankheitsbild.

Das *Röntgenbild* ist durch eine fortschreitende Osteolyse gekennzeichnet. Der Prozeß beginnt an den Phalangen, gewöhnlich am 1. Strahl, und schreitet dann proximal und lateralwärts fort, so daß auch die übrigen Zehen und Metatarsalia in den Prozeß einbezogen werden. Die Fußwurzelknochen bleiben im allgemeinen erhalten, sie zeigen lediglich eine Atrophie. Bei einem Falle von KLEINSORGE und THIELE waren auch die distalen Tarsalia in den Prozeß einbezogen, während in einem Falle von GÖBELL und RUNGE am linken Fuß die Tarsalia völlig geschwunden waren, so daß der Patient auf dem abgeschliffenen Ende der Tibia ging. Die Knochen weisen das Bild der Formatrophie, also der konzentrischen Atrophie, auf. Das Charakteristische ist dabei die Verdünnung und Verkleinerung des Knochens. Das Skeletelement läuft spitz aus, vergleichbar einer

7*

abgelutschten Zuckerstange. Für dieses Bild haben französische Autoren der treffende Bezeichnung „en sucre d'orge succé" geprägt. Bei fortschreitendem osteolytischem Prozeß kommt es schließlich zu stärkerer Deformierung und Verunstaltung der Füße. Reaktive und entzündliche Knochenveränderungen fehlen. Natürlich kann sich bei vorhandenen Ulcerationen eine Osteomyelitis aufpfropfen. Vereinzelt werden Spontanfrakturen am Mittelfuß beobachtet (WADULLA; LESSMANN und POTH).

Eine Progredienz im eigentlichen Sinne besteht nicht, wie WADULLA hervorhebt, vielmehr bleiben die trophischen Störungen auf das bei den einzelnen Biotypen erblich festgelegte Gebiet der Ausdehnung der Sensibilitätsstörungen beschränkt. Die befallenen Bezirke können jedoch progredient der Zerstörung anheimfallen. Andererseits kann die Krankheit über längere Zeiträume stationär bleiben. CLARKE und GROVES haben über einen diesbezüglichen Fall berichtet, der 23 Jahre lang kein Fortschreiten des Knochenschwundes zeigte. Eine wirksame Behandlung, die die Krankheit zum Stillstand oder zur Ausheilung bringen könnte, gibt es nicht. Ist es möglich, entzündliche Komplikationen zu vermeiden, können die Kranken alt werden. Andererseits gibt es außerordentlich viele Todesfälle an Komplikationen der Grundkrankheit. Hierbei handelt es sich um Infektionen der trophisch gestörten Weichteile, die zur Sepsis führen. Diese Todesfälle an Sepsis kommen nicht nur bei den Osteolysepatienten selbst zur Beobachtung, sondern auch bei Familienmitgliedern, bei denen von einer manifesten Osteolyse noch nichts bekannt ist. In der von GÖBELL und RUNGE beschriebenen Familie sind allein 5 Mitglieder infolge Infektionen an der Krankheit zugrunde gegangen. Die Amputationen kamen zu spät.

Differentialdiagnostisch ist die familiäre Osteolyse vor allem von zwei Krankheiten, und zwar der essentiellen Osteolyse und der Syringomyelie, abzugrenzen. Die Abgrenzung von der *essentiellen Osteolyse* bereitet im allgemeinen keine großen Schwierigkeiten. Im Gegensatz zu den familiären Fällen ist bei den essentiellen der Prozeß auf eine Extremität begrenzt. Der laterale Strahl der Füße wird bevorzugt. Sensibilitätsstörungen fehlen oder sind nur diskret ausgeprägt. Ein familiäres Auftreten wird nicht beobachtet. Die Abgrenzung gegenüber der *Syringomyelie* bereitet mitunter erhebliche Schwierigkeiten, besonders dann, wenn dissoziierte Empfindungslähmungen vorhanden sind. Das sehr frühzeitige Auftreten der Krankheitserscheinungen im Kindesalter oder frühen Pubertätsalter spricht gegen die Syringomyelie, die bekanntlich meist zwischen dem 20. und 40. Lebensjahr manifest wird. Weiterhin unterscheidet sich die Erbkrankheit durch die Lokalisation in vorwiegend symmetrischer Weise an den unteren Extremitäten und die fehlende Progredienz. Ein wichtiges Symptom ist der zirkuläre Charakter der Sensibilitätsausfälle bei der familiären Osteolyse und das Fehlen von Muskelatrophien. Sind letztere vorhanden, so sind sie sehr gering. Das gehäufte familiäre Auftreten kann ebenfalls zur Unterscheidung herangezogen werden. Bei der echten Syringomyelie wird die Erblichkeit im Verhältnis zur Häufigkeit der Erkrankung nur sehr selten beobachtet. Schließlich ist die in vielen Fällen zu beobachtende, sehr langsame, mit starken Remissionen einhergehende Entwicklung des Leidens und das jahrelange Bestehen der Krankheit, ohne daß deutlichere Erscheinungen der Syringomyelie auftreten, ungewöhnlich.

Die mitunter große Ähnlichkeit des Krankheitsbildes mit der Syringomyelie hat viele Autoren veranlaßt, eine lumbale Sonderform der Syringomyelie anzunehmen. Der letzte Beweis, nämlich Höhlenbildungen im Rückenmark, konnte jedoch nicht erbracht werden. Andere Autoren bezeichnen die Krankheit als *familiäre Trophoneurose, Neurogenic acroosteolysis, Acropathie ulcéro-mutilante, neurovaskuläre Dystrophie*. Die vielen Bezeichnungen für ein und dasselbe Krankheitsbild zeigen, daß Pathogenese und Ätiologie noch in Dunkel gehüllt sind.

Feingewebliche Untersuchungen örtlich entnommenen Materials wurden vielfach durchgeführt. So sahen JAKOB, SCHRADER und WILD endarteriitische Veränderungen sowie eine Periostitis mit Übergreifen auf den Knochen. ENDERLE sah ebenfalls Gefäßveränderungen. Diese waren im Gewebe, das der Osteolyse benachbart war, um so stärker, je näher die

Entnahme der Oberfläche der Ulcerationen erfolgte. Der Autor nimmt an, daß die Gefäß-veränderungen sekundärer Natur seien, durch Infektion der begleitenden Ulcerationen ausgelöst würden und nicht die Ursache, sondern die Folge der trophischen Störungen darstellen.

Die größte Bedeutung wird den *nervösen Störungen* beigemessen, die bei den familiären Osteolysen besonders ausgeprägt sind. Welcher Art die Nervenstörungen aber sind, kann letztlich nur durch Sektionsbefunde geklärt werden. Bisher wurden nur bei wenigen Fällen Sektionen durchgeführt. Es erscheint daher notwendig, die Ergebnisse eingehender wiederzugeben.

JUGHENN, KRÜCKE und WADULLA hatten Gelegenheit, eine Obduktion bei einer Patientin aus der Gruppe der familiären Osteolysen durchzuführen. Am Rückenmark in Höhe L 5/S 1 fand sich eine streifenförmige Blutung auf der rechten Seite an der Grenze Vorderhorn und Vorderseitenstrang. In benachbarten Abschnitten waren noch weitere derartige streifenförmige Blutungen zu erkennen, die z.T. in den ventralen Abschnitten des Rückenmarks, z.T. in der Mitte und in den Hintersträngen lokalisiert waren. Die Gefäße waren erweitert, strotzend mit Blut gefüllt und geschlängelt. Die weichen Rückenmarkshäute erwiesen sich als deutlich verdickt. Höhlenbildungen im Sinne einer Syringomyelie oder eine Gliose konnten nirgends festgestellt werden. Innerhalb der Blutung fanden sich teleangiektatische Veränderungen. Außerdem waren in den Vorderhörnern kleine capilläre Häm-angiome mit Wucherung der Gliazellen in der Umgebung zu erkennen. Die größeren Gefäße zeigten starken Wandumbau. Im vorderen Längsspalt war die Arachnoidea, die die Teleangiektasie begrenzt, durch zellige Wucherungen umschrieben verdickt. Am vorderen und hinteren Umfang des Rücken-markes waren die Gefäße hochgradig erweitert und vermehrt. Der Zentralkanal war stellenweise völlig obliteriert, an anderen Stellen wiederum erweitert. An seinen Wänden fanden sich vereinzelte Ependymdefekte. Schließlich konnten noch zellig-faserige Knötchen nachgewiesen werden, die an beginnende zentrale Neurinome erinnerten. Am Boden des 4. Ventrikels war eine erhebliche Faser-gliose vorhanden, die auf die darunterliegenden vegetativen Kerne und Bahnen übergriff. In der Um-gebung der capillären Hämangiome des Vorderhorns konnte an einzelnen Nervenzellen deutliche Schrumpfung festgestellt werden. Auch Tigrolyse konnte beobachtet werden. In den Hintersträngen kamen zahlreiche heterotope Ganglienzellen vor.

An den von der Osteolyse betroffenen Skeletabschnitten war die Lichtung der Gefäße der Nerven z.T. erheblich eingeengt. Stellenweise waren 2 Lumina vorhanden, die durch Rekanalisation einer Thrombose entstanden zu sein schienen. Das Perineurium der Nerven war im Bereich des von der Osteolyse betroffenen Knochens verdickt und die zahlreichen Gefäße waren sehr zellreich. Sämtliche Wandschichten waren gewuchert und die Intima streckenweise bis zum völligen Verschluß verdickt. Als Folge dieser Gefäßveränderungen fanden sich diskontinuierliche Entmarkungen der Nerven-faserbündel.

Als Ursache der Osteolysen und trophischen Weichteilveränderungen kommen nach Auffassung der Autoren zwei Veränderungen im Zentralorgan in Betracht, und zwar die *Gliose mit Übergreifen auf die vegetativen Kerne* am Boden des 4. Ventrikels und die *Gefäß-anomalien* an dieser Stelle sowie die herdförmigen *Gliawucherungen, besonders in der Me-dulla oblongata*. In zweiter Linie kommen nach ihrer Ansicht die Gefäßveränderungen im Lumbal- und Sacralteil des Rückenmarks ursächlich in Frage. Die schwer veränderten Zellen im dorso-lateralen Gebiet des Vorderhornes sollen dagegen sekundär durch die trophischen Störungen in der Peripherie zustande gekommen sein. Die größte Bedeutung für die Entstehung der Trophoneurose an den Füßen schreiben die Autoren der Thrombo-sierung der Gefäße, vor allen Dingen der Thrombosierung der Vasa nervorum, zu. Sie sehen in dem ganzen Krankheitsbild eine Heredodegeneration mit engen Beziehungen zum myelodysplastischen Syndrom.

Weitere ausführliche anatomische und histologische Untersuchungen stammen von VAN BOGAERT und DENNY-BROWN. Im Falle VAN BOGAERTs waren kleine paraependymäre Neurofibrome vorhanden, denen er aber keine besondere Bedeutung beimißt, ebenso wie vereinzelten Gliaknötchen im Septum posterior. Die hauptsächlichsten Veränderungen bestanden in Demyelinisation im Bereich der spinalen Ganglien. Die Nissl-Substanz war aufgelöst, die Amphicyten vermehrt. Es fand sich eine hyaline Substanz, die auch subpial und periarteriell nachzuweisen war. Am stärksten waren die Ganglien L 5 und S 1 betroffen. Aber auch an den übrigen, insbesondere an den cervicalen, waren gleichartige Veränderungen geringen Grades nachzuweisen. Auch in den Nervenstämmen fanden sich hyaline Umwandlungen des Bindegewebes. Die Muskulatur zeigte in der Umgebung der Osteolysen eine neurale Atrophie. An den kleinen Nervenästchen war eine perineurale Sklerose vorhanden, ebenso an den kleinen Gefäßen. Das Gefäßnetz war stark vermehrt. Der osteolytische Prozeß schien von dem Periost und den subperiostalen Markräumen auszugehen. Diesen Befunden sind diejenigen, die DENNY-BROWN erheben konnte, sehr ähnlich.

GIACCAI dagegen fand weder makroskopisch noch mikroskopisch einen pathologischen Befund am Rückenmark. Er ist daher der Ansicht, daß die familiäre Osteolyse durch eine Läsion der peripheren Nervenfaser hervorgerufen wird. Hierfür spräche die periphere Verteilung der Sensibilitätsstörungen, die Lokalisation der Knochenveränderungen in den distalen Enden der Extremitäten und die Ähnlichkeit des Krankheitsbildes mit der Nervenlepra. HARMS hebt hervor, daß auch dann, wenn die Ursache der familiären Osteolyse in einer organischen Läsion oder funktionellen Schädigung der peripheren sensorischen Nervenfaser zu suchen ist, der Mechanismus eines solchen Prozesses jedoch ungeklärt bleibt. Die bekanntgewordenen Sektionsergebnisse haben also, was die Pathogenese der Erkrankung anbelangt, bisher noch keine klare Entscheidung gebracht.

Françoissche Krankheit

Von der familiären Osteolyse muß ein Krankheitsbild mit recessivem Erbgang abgegrenzt werden, das erstmals 1949 von FRANÇOIS beschrieben wurde. Es handelt sich dabei um ein seltenes und eigenartiges Krankheitsbild, das sich durch eine Trias von Erscheinungen auszeichnet. FRANÇOIS beobachtete die Erkrankung bei zwei Geschwistern, bei denen die Krankheitszeichen bilateral symmetrisch ausgeprägt waren und nur graduelle Unterschiede aufwiesen. Die Augen zeigten subepitheliale und zentrale degenerative Hornhauttrübungen. Außerdem fanden sich verschieden lokalisierte Hautknoten. Am auffälligsten waren die Deformierungen an Händen und Füßen, wobei sich, beginnend an den Handwurzelknochen mit Übergreifen auf die proximalen Abschnitte der Phalangen, Osteolysen einstellten. Bei voll ausgebildetem Krankheitsbild können die Handwurzelknochen völlig fehlen und die proximalen Anteile der Metacarpalia weitgehend das charakteristische Bild der konzentrischen Atrophie zeigen. Die Erkrankung beginnt bereits im Alter von 1—2 Jahren, und zwar zunächst an den Händen, während die Erscheinungen an den Füßen später eintreten. FRANÇOIS bezeichnete die Affektionen als „Dystrophie dermo-chondro-cornéenne familiale". Im einzelnen wird auf dieses Krankheitsbild im Abschnitt „Erbleiden der Gelenke" eingegangen.

Literatur

ANDRADE, C.: Note préliminaire sur une forme particulière de neuropathie périphérique. Rev. neurol. 85, 302—306 (1951).
— A peculiar form of peripheral neuropathy. Familiar atypical generalized amyloidosis with special involvement of the peripheral nerves. Brain 75, 408—427 (1952).
BARBIER, G., et H. JARRICOT: Syndrome acrodynique quatre ans après une épisode d'encephalite léthargique chez une jeune fille de 22 ans. Lyon méd. 148, 3—10 (1931).
BARRAQUER, L., u. J. DE GISPERT: Die Syringomyelie, eine familiäre und hereditäre Krankheit. Dtsch. Z. Nervenheilk. 141, 146—157 (1936).
BEIGLBÖCK, W.: Zum Erbgang der Throphoneurose. Wien. klin. Wschr. 51, 1282—1285 (1938).
BOGAERT, L. VAN: Étude histopathologique d'une observation d'arthropathie mutilante symmétrique familiale. Sa non appartenance à la syringomyélie. Ses raports avec la neuropathie radiculaire sensorielle héréditaire (Hicks et Denny-Brown). Acta neurol. belg. 58, 37—54 (1953).
BOUDIN, G., et R. DJINDJIAN: Acropathie ulcéro-mutilante familiale chez deux sœurs; rhésus négatif. Rev. neurol. 84, 252—256 (1951).
BOURGUIGNON, A.: Acropathie ulcéro-mutilante, amyotrophie Charcot-Marie et troubles trophiques d'origine nerveuse. Sem. Hôp. Paris 29, 3867—3869 (1953).
BRUNS, L.: Ein Fall von symmetrischer Gangrän und Arthropathie an den Füßen. Neurol. Zbl. 22, 599—601 (1903).
CLARKE, J. M., and E. W. H. GROVES: Remarks on syringomyelia (sacro-lumbar type) occurring in a brother and sister. Brit. med. J. 1909 II, 737—740.

COLETTA, A., D. CATALANO e F. SCHETTINI: Sull'osteolisi essenziale familiare. Pediatria (Napoli) 67, 667—684 (1954).

COOPER, G., N. ADAIR and W. M. PATTERSON: Familial osseous atrophy. Radiology 48, 509—513 (1947).

CRECELIUS, W.: Ein Beitrag zum Krankheitsbild der Osteopathia dysplastica familiaris. Fortschr. Röntgenstr. 76, 196—202 (1952).

CURTIUS, F.: Die organischen und funktionellen Erbkrankheiten des Nervensystems. Stuttgart: Ferdinand Enke 1935.

DELMAS-MARSALET, P., et R. PAULY: Acropathie ulcéro-mutilante avec atteinte des membres supérieurs. J. Méd. Bordeaux 123, 206—214 (1946).

DENNY-BROWN, D.: Hereditary sensory radicular neuropathy. J. Neurol. neurosurg. Psychiat. 14, 237—252 (1951).

ENDERLE, C.: Beitrag zur Kenntnis der „familiären myelodysplastischen Syndrome" und des „Status dysraphicus". Z. ges. Neurol. Psychiat. 146, 747—766 (1933).

EPPS, C. v., and H. D. KERR: Familial lumbosacral syringomyelia. Radiology 35, 160—173 (1940).

FRANÇOIS, J.: Dystrophie dermo-chondrocornéenne familiale. Ann. Oculist (Paris) 182, 409—442 (1949).

FUTER, D.: Familiäre Form von trophischer Störung (zur Lehre vom Status dysraphicus). Ref. Zbl. ges. Neurol. Psychiat. 82, 266—267 (1936).

GIACCAI, L.: Familial and sporadic neurogenic acro-osteolysis. Acta radiol. (Stockh.) 38, 17—29 (1952).

GÖBELL, R., u. W. RUNGE: Eine familiäre Trophoneurose der unteren Extremitäten. Arch. Psychiat. Nervenkr. 57, 297—364 (1917).

GUILLAIN, G., P. MATHIEU et F. LEREBOULLET: Sur une affection mutilante des extremités inferieurs syringomyélic de la region lombosacrée. Ann. Méd. 20, 548—559 (1926).

—, et A. THÉVENARD: Mal perforant plantaire familial syringomyélic lombosacrée probable chez deux frères. Ann. Méd. 25, 267—274 (1929).

HARMS, J.: Über die familiäre Akroosteolyse. Fortschr. Röntgenstr. 80, 727—732 (1954).

HICKS, E. P.: Hereditary perforating ulcer of the foot. Lancet 1922 I, 319—321.

JAKOB, W., A. SCHRADER u. H. WILD: Klinische Beobachtungen zur Frage der sogenannten neuro-vasculären Dystrophie. Dtsch. Z. Nervenheilk. 172, 309—320 (1954).

JUGHENN, H., W. KRÜCKE u. H. WADULLA: Zur Frage der familiären Syringomyelie (Klinisch-anatomische Untersuchungen über „familiäre neuro-vasculäre Dystrophie der Extremitäten"). Arch. Psychiat. Nervenkr. 182, 153—176 (1949).

KEHRER, F.: Erbliche organische Nervenkrankheiten. In Handbuch Neurologie, Bd. 4. Berlin: Springer 1936.

KLEINSORGE, H., u. G. THIELE: Acroosteolyse. Dtsch. med. Wschr. 81, 1785—1790 (1956).

LESSMANN, F., u. A. POTH: Röntgenologische Studie als Beitrag zu trophischen Knochenveränderungen. Fortschr. Röntgenstr. 72, 197—201 (1949/50).

LEVY, R., u. K. LUDLOFF: Neuropathische Gelenkerkrankungen und ihre Diagnose durch das Röntgenbild. Bruns' Beitr. klin. Chir. 63, 399—445 (1909).

MARUSIAK, J.: Zur Frage der familiären neurogenen Akroosteolyse. Rad. diagn. 1, 94—100 (1960).

MUELLER, C. R., and S. J. SUGAR: Familial syringomyelia. J. Amer. med. Ass. 122, 743—744 (1943).

MULVAY, B. E., and H. A. RIELEY: Familial syringomyelia and status dysraphicus. Ann. intern. Med. 16, 966—994 (1942).

OEHLECKER, F.: Zur Kasuistik und Behandlung neuropathischer Gelenkerkrankungen. Bruns' Beitr. klin. Chir. 65, 63—105 (1909).

OGRYZLO, M. A.: Familial peripheral neuropathy of unknown etiology resembling Morvan's disease. Canad. med. Ass. J. 54, 547—553 (1946).

PARRINELLO, G., e G. BLANDINO: Alterazioni scheletriche familiari de angiopatia periferica. Pediatria (Napoli) 64, 10—29 (1956).

PASSOUANT, P., G. VALLAT et J. TEMPLE: Acropathie ulcéro-mutilante familiale. Manifestations associées. Rev. neurol. 84, 248—252 (1951).

PÉRON, N., P. DROGUET et M. COULON: Acropathie ulcéro-mutilante familiale. Consanguinité des parents. Rev. neurol. 81, 607—610 (1949).

RILEY, H. A.: Syringomyelia or myelodysplasia. J. nerv. ment. Dis. 72, 1—27 (1930).

SCHINZ, H. R., W. E. BAENSCH, E. FRIEDL u. E. UEHLINGER: Lehrbuch der Röntgendiagnostik. Stuttgart: Georg Thieme 1952.

SCHULTZE, F.: Familiär auftretendes Malum perforans der Füße. Dtsch. med. Wschr. 43, 545—547 (1917).

TALEB, N.: L'acropathie ulcérante familiale. Thèse Fac. franç. de Beyrouth 1950.

THÉVENARD, A.: L'acropathie ulcéro-mutilante familiale. Rev. neurol. 74, 193—212 (1942).

— L'acropathie ulcéro-mutilante familiale. Acta neurol. belg. 53, 1—24 (1953).

—, et M. COSTE: Syringomyélie lombosacrée familiale probable et spina bifida occulta sacré. Rev. neurol. 63, 195—206 (1935).

THIEFFRY, S., et M. SORREL-DÉJERINE: Forme spéciale d'ostéolyse essentielle héréditaire et familiale à stabilisation spontanée, survenant dans l'enfance. Presse méd. 66, 1858—1861 (1958).

WADULLA, H.: Familiäre neuro-vasculäre Dystrophie. Dtsch. Z. Nervenheilk. 160, 413—438 (1949).

WAGNER, J.: Beitrag zur familiären lumbosacralen Syringomyelie. Mschr. Kinderheilk. 53, 137—152 (1932).

WEITZ, W.: Beitrag zur Ätiologie der Syringomyelie. Dtsch. Z. Nervenheilk. 82, 65—70 (1924).

VII. Marmorknochenkrankheit (Morbus Albers-Schönberg)

Von
H. Althoff

Mit 9 Abbildungen

ALBERS-SCHÖNBERG beschrieb 1904 eine generalisierte Knochenerkrankung, deren nosologische Selbständigkeit vor allem durch die genetischen Untersuchungen gesichert wurde. Synonyme Begriffe der Marmorknochenkrankheit (als „marble bones" in der anglo-amerikanischen, als „os de marbre" in der französischen und als „morbo marmoreo" in der italienischen Literatur bezeichnet) sind: „Albers-Schönberg disease", „Osteopetrosis" (KARSHNER) und „Osteosclerosis fragilis generalisata" (LAURELL und WALLGREN). Bezeichnungen wie „Morbus eburneus", „maladie des os d'ivoire", „diffuse Osteosklerose (NADOLNY) sowie „congenital osteosclerosis" (ELLIS) werden heute kaum mehr verwendet.

1. Vorkommen

Es handelt sich um eine seltene Störung, die schon beim Säugling und Kleinkind auftreten kann oder erst in den späteren Altersstufen manifest wird. Der Beginn der Ossifikationsstörung muß bei einigen Fällen schon in die Fetalzeit verlegt werden (LOREY u. REYE; CLIFTON u. Mitarb.; JENKINSON u. Mitarb.; PIRIE u.a.). Nach HINKEL und BEILER waren von 138 Beobachtungen nur 38 Fälle älter als 21 Jahre, als bei ihnen die Krankheit erkannt wurde. Da die Merkmalsträger aber auch klinisch erscheinungsfrei sein können und systematische Untersuchungen meist nur über zwei Generationen durchführbar sind, können genaue Angaben über die Relation der einzelnen Verlaufsformen zueinander kaum gemacht werden. Auch die wirkliche Zahl der bisher bekanntgewordenen Fälle läßt sich nur schwer angeben, da zahlreiche Beobachtungen von den verschiedenen Spezialdisziplinen getrennt und gleiche Krankheitsfälle zu verschiedenen Zeiten als scheinbar neue Beobachtungen beschrieben wurden. MCCUNE und BRADLEY konnten 30 Jahre nach der Erstbeschreibung nur 69 Fälle zusammenstellen und spätere Übersichten ergaben keine wesentliche Zunahme der Morbiditätsrate (1941 fanden HIGINBOTHAM und ALEXANDER 135, 1947 PINES und LEDERER 148, 1951 KNEAL und SANTE 174, 1952 HINKEL und BEILER, 202 Fälle und MACHACEK von 1937—1957 insgesamt 340 Beobachtungen). Die Erkrankung ist nicht geschlechtsgebunden und nicht auf die weiße Rasse beschränkt (EL GHOLMI u. Mitarb.; ANTHONY u. POLLACK; KERR; KELLEY u. LAWLAH; SEIGMAN u. KILBY; PIATT u. Mitarb.).

2. Genetik

Auf die genetische Ursache der Marmorknochenkrankheit haben schon CLAIRMONT und SCHINZ hingewiesen. Gehäuftes Vorkommen sowohl unter Geschwistern als auch innerhalb der weiteren Sippe wurde nach den ersten Mitteilungen von GHORMLEY sowie von LOREY und REYE wiederholt beschrieben, besonders eindrucksvoll von MCPEAK mit acht Fällen innerhalb von drei Generationen. Vereinzelt wurde konkordantes Verhalten bei eineiigen Zwillingen beobachtet (HESSELING; ZETTERSTRÖM; HEMPEL) (Abb. 1). HARNAPP unterschied 1937 aufgrund der vorliegenden Beobachtungen drei Formen:

Form 1: bösartige, brüchige Osteosklerose mit Anämie (Morbus Albers-Schönberg).

Form 2: brüchige Osteosklerose ohne Anämie.

Form 3: gutartige, familiäre Osteosklerose.

Für die erste und zweite Gruppe nahm HARNAPP einen recessiven, für die dritte Form
einen dominanten Erbgang an. SCHINZ hat 1944 auf Mängel dieser Gliederung hingewiesen
und eine genetische Einteilung in vier Gruppen vorgenommen:

1. Dominanter, monophäner Erbgang mit mildem Verlauf unter dem Bild der ausschließlichen Osteosklerose mit guter Prognose.

2. Dominanter, polyphäner Erbgang mit anfänglich benignem Verlauf und späterem
Ausgang in schwerste Anämie bei starken Expressivitätsschwankungen innerhalb der
Sippe.

3. Recessiver, polyphäner Erbgang mit Letalwirkung, frühmalignem Verlauf und
schlechter Prognose.

4. Recessiver, monophäner Erbgang mit mildem Verlauf und relativ guter Prognose.

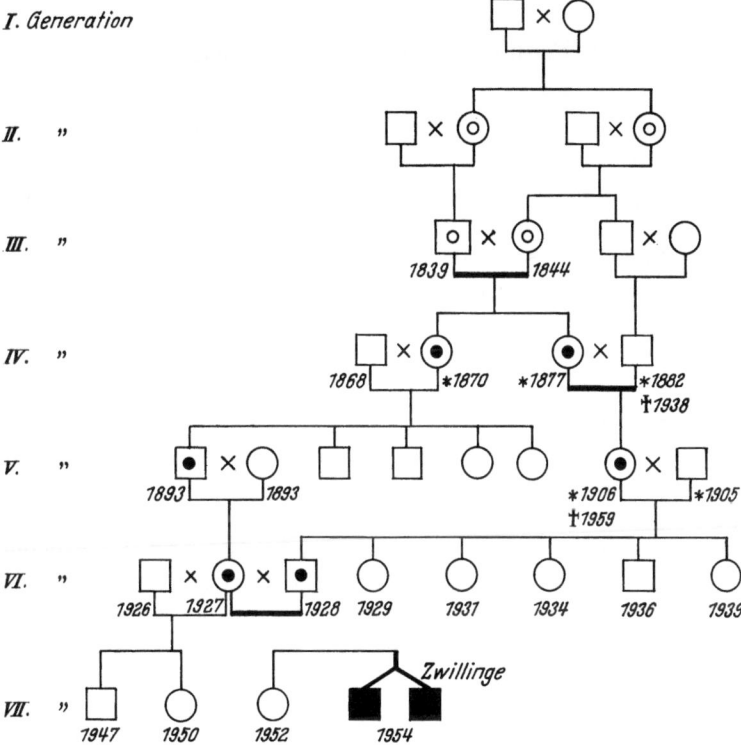

Abb. 1. Frühinfantile, recessive Marmorknochenkrankheit (Beobachtung: H. C. HEMPEL, Univ.-Kinderklinik
Leipzig)

Diese Einteilung wurde später von verschiedenen Autoren (HANHART; COCCHI u.a.)
übernommen. Nach COCCHI ist nicht zu entscheiden, ob diese differenten Erbgänge durch
Mutation verschiedener Genloci im gleichen oder in verschiedenen Chromosomen, durch das
genotypische Milieu oder durch Polyallelie zu erklären sind. Die geringe intrafamiliäre
Variabilität und die beträchtlichen Intensitätsunterschiede zwischen den einzelnen Sippen
(interfamiliäre Variabilität) sprechen gegen multiple Allelie (HANHART).

WEICKER äußerte Zweifel an dieser Einteilung und wies darauf hin, daß sich offene
Fragen und bestehende Diskrepanzen durch die Annahme eines dimer-dominanten Erbganges besser erklären lassen. Die angenommene Zweigleisigkeit des Erbganges bei prinzipiell gleichartiger klinischer Symptomatik, der schon von HANHART vermerkte erhebliche
Recessiven-Überschuß und das Dominanten-Defizit in der von COCCHI mitgeteilten Sippentafel waren Ausgangspunkte für WEICKERs Annahme einer dimeren Dominanz. Wie
wichtig weitere Untersuchungen der betroffenen Familien, ihrer Seitenlinien und der
Nachkommen bekannter Fälle sind, zeigt die Sippentafel von COCCHI. Ihre erste Mitteilung
durch LAUTERBURG ließ zunächst einen einfach recessiven Erbgang annehmen und die

Ergänzung durch Cocchi machte 23 Jahre später eine Revision zugunsten der dominanten polyphänen Vererbung erforderlich. Auf die Problematik der Erklärung scheinbarer Solitärfälle mit Neumutation weist schon der von Albers-Schönberg beschriebene Fall hin. Bekanntlich deckte erst die Sektion bei der Mutter, die klinisch völlig erscheinungs-frei geblieben war, eine Marmorknochenkrankheit auf (Heine 1941).

Da die Einstufung eines gegebenen Falles entsprechend dem Vorschlag von Schinz streng genommen die Untersuchung möglichst vieler Sippenmitglieder voraussetzt, er-scheint für die vorliegende Abhandlung eine lediglich von klinischen und röntgenologischen Gesichtspunkten ausgehende Aufschlüsselung zweckmäßig. Hinsichtlich der Schwere und Intensität des Krankheitsprozesses sowie im Ausmaß der Progredienz unterscheidet sich die beim Säugling und Kleinkind auftretende Form von der sich später manifestierenden Gruppe in wesentlichen Punkten.

3. Frühinfantile (maligne) Form
a) Klinik

Die Symptomatologie der frühinfantilen Form ist recht einheitlich. Meist führen Augenstörungen, die durch zunehmenden Exophthalamus, Nystagmus und eine rasche Abnahme der Sehkraft bis zur vollständigen Erblindung charakterisiert sind, zur Erst-untersuchung. Die röntgenologische Kontrolle deckt die Ätiologie der Opticusatrophie schnell auf. Die Schädigung des Sehnerven wird übereinstimmend mit einer Kompression durch Einengung des Foramen opticum erklärt. Häufig sind auch die Gedeihstörung oder die progressive Anämie Anlaß zur ärztlichen Konsultation. Der Untersucher findet dann immer eine Vergrößerung der Milz, während die Leber in wechselndem Ausmaß beteiligt ist. Die hämatologische Kontrolle zeigt eine normo- bis leicht hypochrome Anämie mit Zeichen der vermehrten Regeneration. Recht häufig treten auch kernhaltige Erythrocyten im peripheren Blut auf. Die gering verminderte osmotische Resistenz, der meist leicht erhöhte Bilirubin- und Eisenwert im Serum sowie die verstärkte Ausscheidung von Urobilinkörpern machten schon früh auf eine zusätzliche hämolytische Komponente aufmerksam. Die Thrombopoese ist ebenfalls beeinträchtigt und die Blutplättchen sind bei zunehmender Progressivität oft so stark vermindert, daß die Blutungsneigung den Krankheitsverlauf vielfach entscheidend beeinflußt. Die Leukopoese ist dagegen verhält-nismäßig wenig in Mitleidenschaft gezogen. Meist besteht eine leichte bis mäßige Leuko-cytose mit Auftreten unreifer, vorwiegend extramedullär gebildeter Zellen im peripheren Blut. Extreme Leukocytosen mit leukämoidem Blutbild sind seltener. Die Kinder bleiben in der statischen Entwicklung zurück. Äußerlich sichtbare Skeletdeformierungen fehlen bei der Geburt immer. Später entwickelt sich meist ein Megacephalus mit Auftreibung der Stirn-höcker und oft besteht ein Hypertelorismus. Die Veränderungen der Extremitäten sind dagegen weniger auffällig, lediglich die Metaphyse kann eine auch palpatorisch nachweis-bare Verbreiterung aufweisen. Man findet häufig Auftreibungen im Bereich der Rippen-knorpelgrenzen ähnlich dem rachitischen Rosenkranz, die sich aber schon vor dem Prä-dilektionsalter der Rachitis einstellen. Die Zahnung kann zum normalen Zeitpunkt ein-setzen, bleibt aber später hinter der normalen Entwicklung zurück. Die Zähne zeigen oft Schmelzdefekte sowie eine Caries und bleiben meist auffallend klein. Auch beim Klein-kind wurden die gefürchteten Kiefernekrosen mit schwerer Osteomyelitis und septischem Krankheitsbild beobachtet. Frakturen treten dagegen — wohl bedingt durch die man-gelnde Exposition infolge der Sehstörungen — selten auf. Bemerkenswert ist weiterhin die Neigung zu tetanischen Krämpfen. Die Prognose ist infaust. Die Kinder sterben häufig schon in den ersten zwei Lebensjahren und erreichen nur selten das Schulalter.

b) Röntgenbefunde

Das Vorliegen einer Marmorknochenkrankheit kann auf Grund der klinischen Befunde nur vermutet und die Diagnose intra vitam nur röntgenologisch gestellt werden. Der

Röntgenbefund ist charakterisiert durch eine
Minderung der Strahlendurchlässigkeit der
Knochen mit teilweiser oder vollständiger Aufhebung der normalen Struktur. Wesentlich ist
die immer symmetrische und meist generalisierte Ausbildung der Osteosklerose (Abb. 2).

Beim Säugling und Kleinkind sind Schädelknochen und Wirbelkörper sehr früh betroffen. Die Sklerose des Schädels beginnt
an der Basis, während das Schädeldach zuletzt befallen wird (Abb. 3a). An der Kalotte
kann eine ausgesprochene Spiculabildung auftreten, wie sie sonst besonders bei der Cooley-
Anämie beobachtet wird. Die Ausbildung von
hyperregeneratorischem Knochenmark führt
hier ebenso wie bei der hämolytischen Anämie zur Abdrängung des Periostes mit an-
schließender Ausprägung eines Bürstenschä-
dels (Abb. 3b). Die Wirbelkörper zeigen
Sklerosezonen vor allem in den deckplatten-
nahen Teilen, während Vorder- und Hinter-
wand diese auffallende Verdichtung nicht immer aufweisen. Meist ist aber der gesamte
Wirbelkörper einschließlich der Wirbelbögen
befallen (Abb. 4). Die langen Röhrenknochen
können schon beim jungen Säugling eine
homogene Verdichtung mit Aufhebung der
Knochenstruktur und Verlust der Markhöhle
zeigen. Häufiger findet man eine von der
Metaphyse ausgehende und zur Diaphyse ab-
nehmende Verdichtung. Charakteristisch ist
dann die keulenförmige Auftreibung der Metaphyse mit querverlaufenden Aufhellungsbän-
dern bei annähernd normal breiter Diaphyse
(Abb. 5). Die Aufhellungen entsprechen anatomisch Zonen relativer Kalkarmut. Sie
wurden früher als Zeichen von Remissionen
angesprochen und werden jetzt als Ausdruck
einer Verkalkungshemmung infolge interkurrenter Störungen gedeutet. Die nahezu obligat vorkommende Demineralisationszone, die
sich später zunehmend diaphysenwärts verschiebt, wird auf Verkalkungsstörungen kurz
nach der Geburt (physiologische Osteoporose)
bezogen. Die Verkalkungshemmung kann an
den kurzen Röhrenknochen Pseudoepiphysen
vortäuschen (Abb. 6). Da die sich anlagern-
den Knorpelsäulen mit primärer Knochengrundsubstanz infolge der Resorptionsstö-
rung nicht entsprechend umgebaut werden,
bildet sich eine oft röntgenologisch nach-

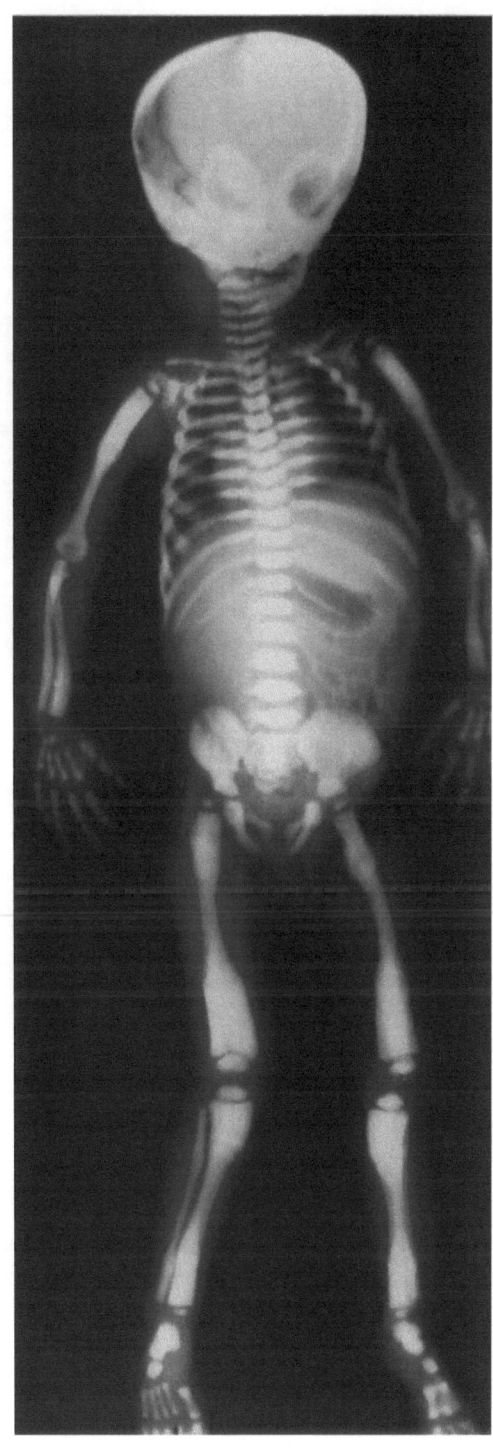

Abb. 2. Die Ganzaufnahme eines 2jährigen Kindes zeigt neben der generalisierten und symmetrischen Sklerose die keulenförmige Auftreibung der
langen Röhrenknochen in den bevorzugt betroffenen Bezirken (Beobachtung und Aufnahme:
Prof. Dr. R. Janker)

weisbare Längsstreifung in den Metaphysen aus, die sich diaphysenwärts kegelförmig
zusammenschiebt (Abb. 5c). Die Epiphysenkerne sind ebenfalls in den sklerotischen Prozeß

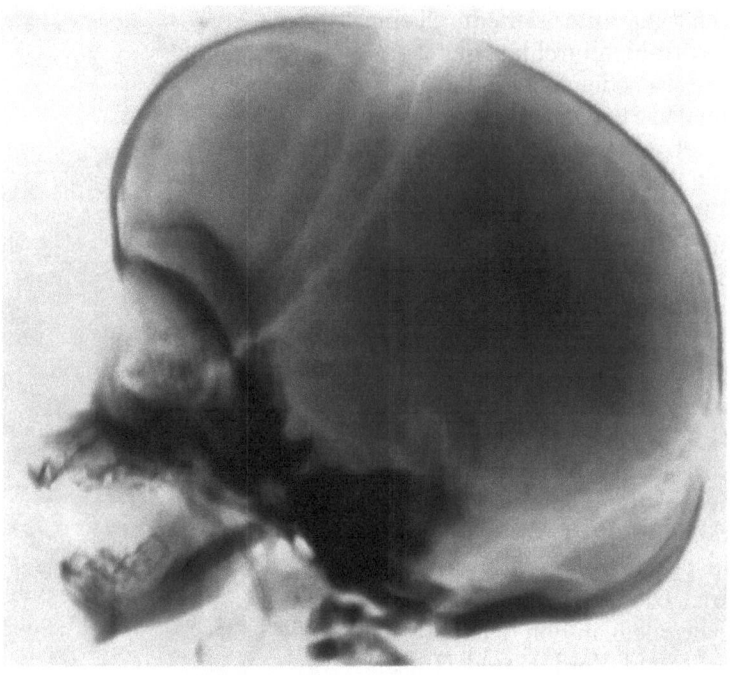

a

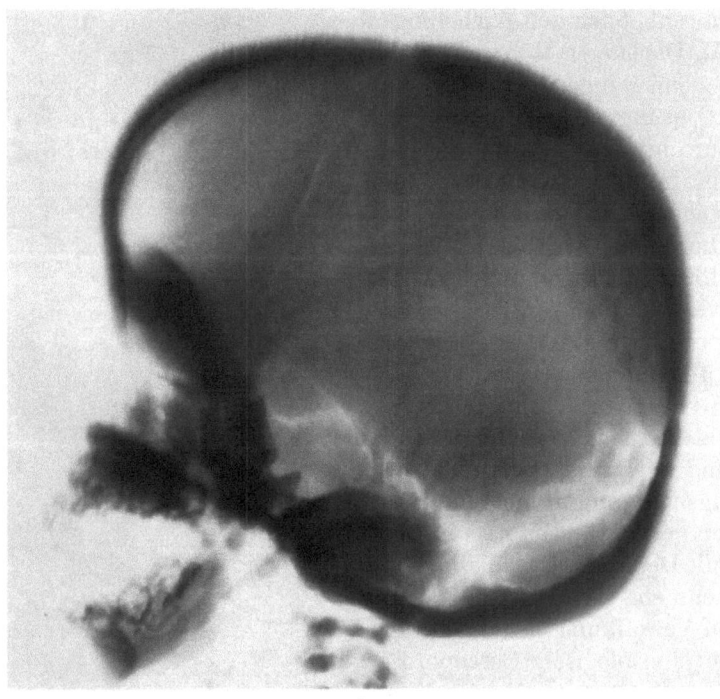

b

Abb. 3a u. b. Marmorknochenkrankheit, frühinfantile Form (Beobachtung: Univ.-Kinderklinik Bonn). a Sklerose der Schädelbasis bei einem $5\frac{1}{2}$ Monate alten Mädchen. b Die Kontrolle 10 Monate später weist zusätzlich einen „Bürstenschädel" nach

einbezogen. Die zeitliche Entwicklung der Handwurzelknochen ist im allgemeinen normal. Am Becken stellen sich Knochenverdichtungen vor allem im Bereich des Acetabulums und der Randpartien der Darmbeinschaufeln ein, während Sitz- und Schambein nicht immer so deutlich betroffen sind. Die transversale Schichtung ist an den Beckenschaufeln oft besonders eindrucksvoll. Die Eburnisation befällt am Femur die kniegelenksnahe Metaphyse ausgesprochener als den proximalen Teil, wogegen an Humerus, Radius und Ulna stärker der Bezirk verändert ist, der dem Ellenbogengelenk abgewendet ist. Die osteosklerotischen Veränderungen sind also in den Zonen des intensivsten Längenwachstums am stärksten (SCHINZ). Abweichend von der später manifest werdenden Form können sich

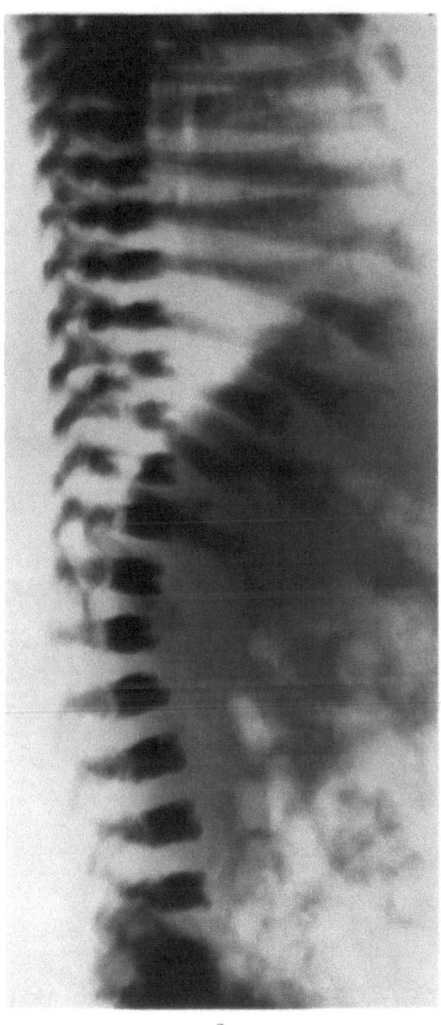 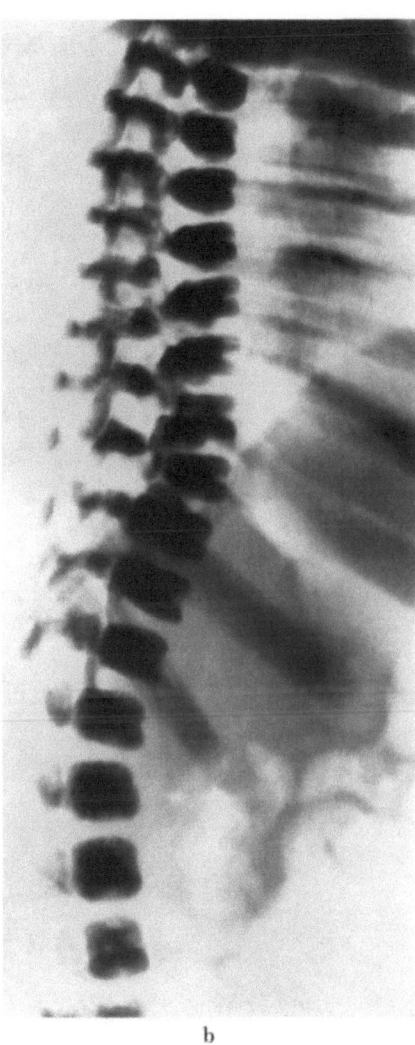

a   b

Abb. 4a u. b. a Sklerosierung vor allem der Wirbelkörper. Alter der Patientin 5¹/₂ Monate. b Zunahme der Veränderung mit Übergreifen auf die Wirbelbögen 10 Monate später (gleiche Beobachtung wie Abb. 3)

erhebliche Periostosen entwickeln (WILDHOLZ) und gelegentlich als schalenförmige, kalkdichte Begleitschatten die Röhrenknochen mantelförmig umgeben. Im Gegensatz zu den verkalkten subperiostalen Blutungen beim abheilenden Skorbut sind sie dann in gleichförmiger Breite lamellös um alle Knochen angeordnet (BOEHNCKE u. Mitarb.).

Machen sich bei der Marmorknochenkrankheit schon geringe Verkalkungsstörungen wie die physiologische Osteoporose nach der Geburt vermehrt bemerkbar, so wundert es nicht, wenn die osteosklerotische Ossifikationsstörung auch die typische Becherform der Metaphysen bei der Vitamin D-Mangelrachitis nicht verdeckt (KARSHNER; KRAMER u. HALPERT; McCUNE u. BRADLEY; SCHACHENMANN u. a.). BOEHNCKE u. Mitarb. sowie ZEITLHOFER u. ZWEYMÜLLER, die neben „rachitischen" Knochenveränderungen eine aus-

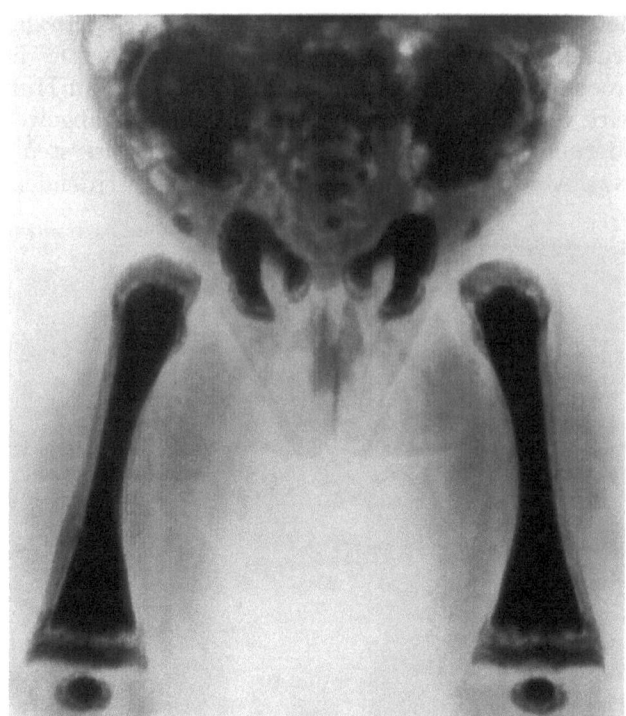

Abb 5a

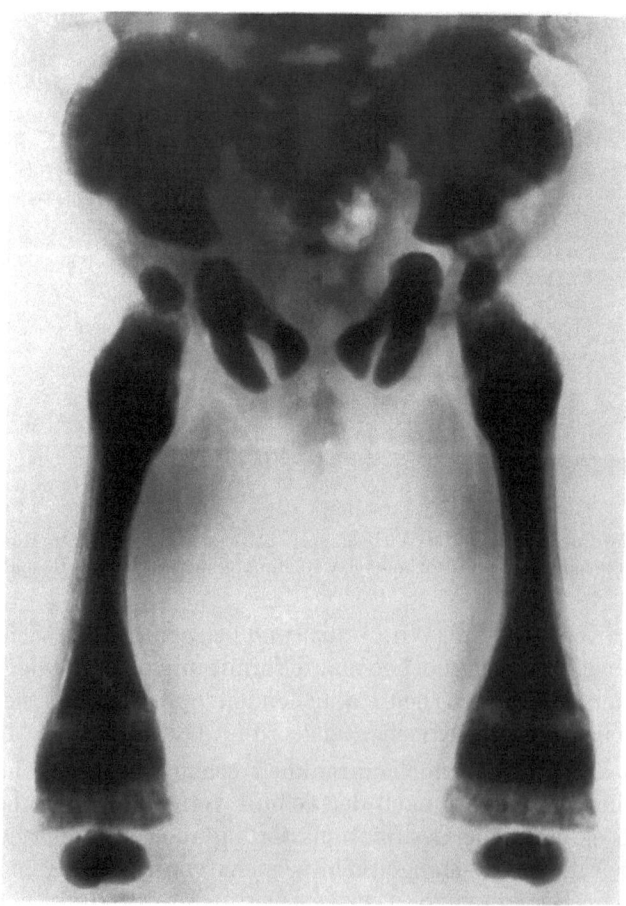

Abb. 5b

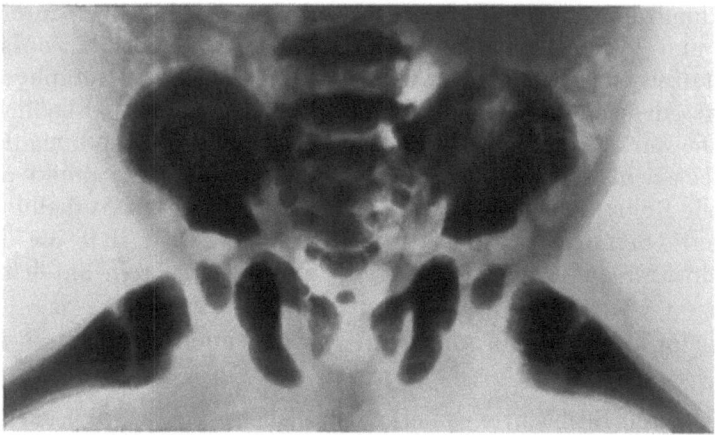

Abb. 5c

Abb. 5a—c. a Neben der Sklerose vor allem im Bereich der Metaphyse sind die Verkalkungshemmung im Bereich der enchondralen Ossifikationszone, der zentral dichte Epiphysenkern sowie die Periostose beachtenswert. b 10 Monate später ist die kolbenförmige Auftreibung der Metaphyse noch ausgesprochener. c Charakteristisch sind die bogenförmigen Aufhellungszonen am Becken und die längsgerichtete Anordnung sklerotischer Bezirke am proximalen Femur

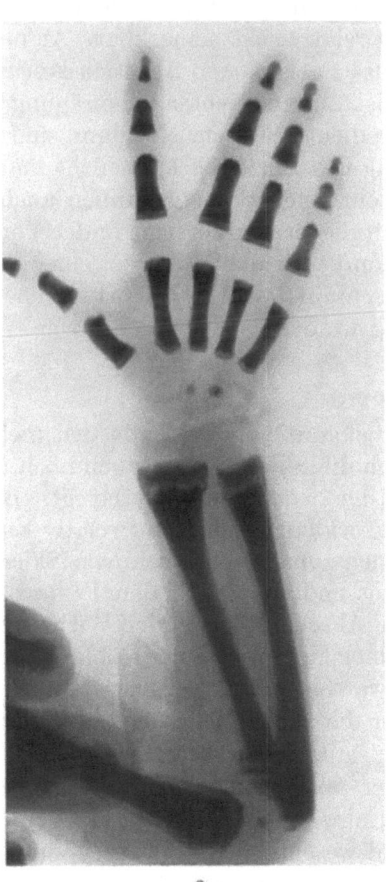
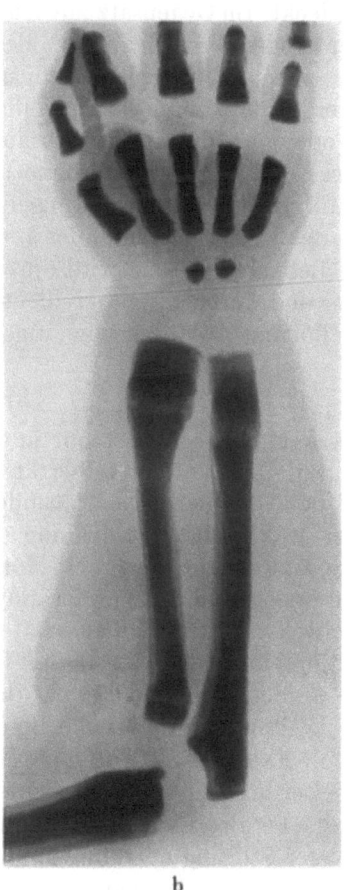

a   b

Abb. 6a u b. Die Verkalkungshemmung kann Pseudoepiphysen vortäuschen (a), dieser Aufhellungsbezirk verschiebt sich später zunehmend diaphysenwärts (b)

gesprochene Aminoacidurie nachwiesen, bezweifeln indes, daß Vitamin D-Mangel die Veränderungen auslöst und machen auf blutchemische und klinische Differenzen aufmerksam.

Die Entwicklung der genannten Knochenveränderungen ist nur durch einige frühe Beobachtungen und Verlaufskontrollen bekannt. Daß die Ossifikationsstörung schon während der Fetalzeit einsetzen kann, wurde eingangs erwähnt. Metaphysär finden sich dann dichte Kegel, die sich immer mehr diaphysär verlagern und schließlich miteinander verschmelzen. Die starke Progressivität bewirkt eine rasche Umwandlung der betroffenen Knochen und bei einem Teil der jungen Säuglinge sind zum Zeitpunkt der Erstuntersuchung schon alle Röhrenknochen, abgesehen von bandförmigen Aufhellungszonen, vollständig sklerosiert. Schachenmann hat darauf hingewiesen, daß die Röntgenbilder erkrankter Geschwister auf gleicher Altersstufe zum Verwechseln ähnlich sein können.

4. Die beim älteren Kind und beim Erwachsenen auftretende Form
a) Klinik

Wie schon die ersten Beobachtungen erkennen ließen, sind die klinischen Befunde und der Verlauf bei der sich später manifestierenden Form nicht einheitlich. So zeigte der von Albers-Schönberg beschriebene Patient zunächst nur eine Neigung zu Frakturen, erkrankte in der Folge gleichzeitig mit osteomyelitischen Nekrosen an einer schweren Anämie und starb im Alter von 49 Jahren. Die abnorme Knochenbrüchigkeit kann auch völlig fehlen, wie erstmals die von Pagenstecher beobachteten Fälle bewiesen. Infolge der Symptomlosigkeit wird die Störung dann nur zufällig oder anläßlich einer Familienuntersuchungentdeckt. Im Gegensatz zur frühinfantilen Form tritt die Sehstörung als Krankheitszeichen entweder gänzlich zurück oder macht sich erst relativ spät bemerkbar. An neurologischen Symptomen werden häufiger noch Trigeminus-, Facialis- und Acusticusstörungen beobachtet. Eine Anämie kann völlig fehlen, zunächst nur in leichter Ausprägung vorkommen oder sich im weiteren Verlauf als rasch progredient erweisen. Nur dann sind Milz und Leber vergrößert. Eine prognostische Beurteilung des Einzelfalles ist nicht möglich und die Expressivitätsschwankungen der Anlage in einzelnen Sippen mahnen auch bei Kenntnis des Krankheitsverlaufes anderer Familienmitglieder zur Vorsicht in der Voraussage. Die Lebenserwartung wird durch die Kieferosteomyelitis, die häufig zu einer Sepsis überleitet, und durch die progrediente Anämie eingeschränkt. Die vermehrte Knochenbrüchigkeit kann Anlaß zu vorzeitiger Invalidisierung werden.

b) Röntgenbefunde

Der Krankheitsbeginn ist nur in wenigen Fällen bekannt und wird von den meisten Autoren in die Zeit vor der Pubertät verlegt. Daß sich die Sklerosierung auch noch nach Abschluß der Geschlechtsreife ausbilden kann, ist bisher jedenfalls nicht belegt. Beobachtungen, welche die Entwicklung der Sklerosierung widerspiegeln, sind relativ selten. So konnte McPeak bei einem elf Monate alten Mädchen zunächst nur schmale Sklerosebänder an den schulternahen Metaphysen des Humerus und an der distalen Femurmetaphyse nachweisen. Zehn Monate später hatten sich die Abschlußplatten der Wirbelkörper verdichtet und im Alter von 4 Jahren fand sich eine homogene Sklerose der Röhrenknochen besonders an der Tibia und Fibula; die Schädelbasis war bemerkenswerterweise noch unauffällig. Weitere eindrucksvolle Beobachtungen über die Progredienz der Sklerosierung wurden von Fairbank sowie von Kneal und Sante mitgeteilt. Pirie wies nach, daß sich erste Zeichen auch bei der gutartigen Form der Marmorknochenkrankheit schon während der Fetalzeit ausbilden können. Es bestehen also weder im Zeitpunkt der Ausbildung dieser Störung noch im röntgenologischen Bild wesentliche Differenzen zur frühinfantilen Form, unterschiedlich sind lediglich Geschwindigkeit und Ausmaß der Progression.

Die Sklerosierung kann zum Vollbild mit Beteiligung aller Knochen fortschreiten oder nur bestimmte Abschnitte bevorzugen, die dann immer einen symmetrischen Befall erkennen lassen. Hinkel und Beiler haben dargelegt, welche Knochen und welche Bezirke bei der Osteopetrosis des Erwachsenen bevorzugt befallen werden. Danach ist das

Becken immer beteiligt und zeigt entweder die schon bei der frühinfantilen Form hervorgehobene Schichtung bogenförmiger Verdichtungszonen am Beckenkamm oder eine mehr
oder weniger homogene Aufhebung der Knochenstruktur, besonders im Bereich des
Acetabulums (Abb. 7). Die langen Röhrenknochen sind ebenfalls sehr häufig verändert.
Bei leichteren Formen finden sich lediglich dichte, scharf begrenzte Bänder am proximalen
Humerus und an beiden Enden des Femur, wogegen der distale Humerus sowie der proximale Unterarm und die Phalangen frei sein können. Ebenso wie beim Säugling bilden sich
gelegentlich transversale Bänder unterschiedlicher Dichte und eine längsgerichtete Streifung im kniegelenksnahen Gebiet aus. Der sklerotische Bezirk kann allmählich in Knochen
mit normaler Struktur übergehen oder besonders im Bereich der Epiphysen als ein dichter

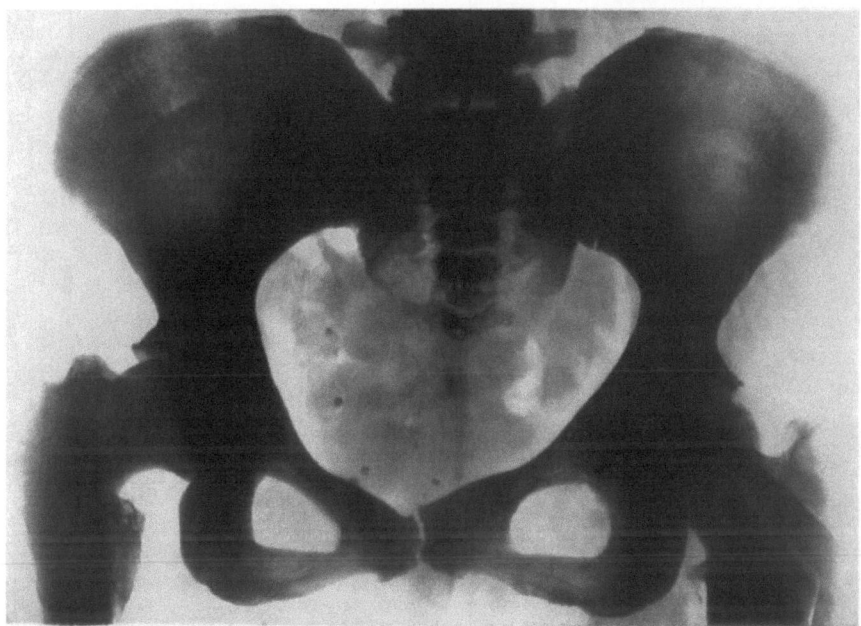

Abb. 7. 44jährige Frau mit generalisierter Osteosklerose, Anämie, Erblindung, Schwerhörigkeit, wiederholten
Frakturen und chronisch sequestrierender Ostitis bei histologisch nachgewiesener Marmorknochenkrankheit
(Beobachtung: Prof. Dr. L. DIETHELM, Kiel). Charakteristisch sind neben der allgemeinen Aufhebung der
Knochenstruktur die parallel laufenden Sklerosezonen am Beckenkamm und die gleichzeitige Längsstreifung

Kern scharf abgesetzt erscheinen. In extremen Fällen ist der ganze Knochen mehr oder
weniger strukturlos sklerosiert und nur mit der Hartstrahltechnik läßt sich stellenweise
noch eine Spongiosa abgrenzen, während in den meisten Gebieten die Grenze zwischen
Compacta und Spongiosa aufgehoben ist. Die keulenförmige Auftreibung der Metaphysen
ist im Gegensatz zur frühinfantilen Form nicht obligat. Findet sie sich symmetrisch, so
kommt ihr große, pathognomonische Bedeutung zu. Am Schädel fällt die unterschiedliche
Dichte zwischen Basis und Kalotte auf. Auch in den leichteren Fällen ist die Sella turcica
und hier besonders der Processus clinoideus posterior betroffen. Zumeist findet sich eine
Sklerose der gesamten Schädelbasis mit Obliteration der Mastoidzellen und der Keilbein-
höhle. Auch das übrige pneumatische System kann zunehmend eingeengt werden. Bei
etwa 40% der Beobachtungen sind Orbita und Oberkiefer befallen, die Mandibula ist
dagegen seltener betroffen. Die Opticusatrophie ist im Vergleich zur frühinfantilen Form
nicht häufig und über Hörstörungen wird nur ganz vereinzelt berichtet. Das Schädeldach
bleibt im allgemeinen frei und wird, wenn überhaupt erst zuletzt in den Sklerosierungsprozeß einbezogen. An der Wirbelsäule unterscheiden sich die Veränderungen nicht von
denen der frühinfantilen Form. Die vorwiegende Sklerosierung in Nähe der Deckplatten
führt zu dem „Rahmenwirbel" bzw. zur „sandwich"-Form (Abb. 8). Aber auch Bogenteile
und Querfortsätze können verändert sein (JUNGHANNS). Findet sich eine Beteiligung der

Handknochen, dann ist sie recht charakteristisch. So können scharfbegrenzte Verdichtungen an den proximalen Teilen der Phalangen und an beiden Enden der Metacarpi bestehen, die nicht auf die Epiphysen beschränkt sind (HINKEL u. BEILER) oder es findet sich eine allgemeine Aufhebung der normalen Knochenstruktur (HIGINBOTHAM u. ALEXANDER). Sind Hand- und Fußwurzelknochen in den Sklerosierungsprozeß einbezogen, so läßt sich innerhalb eines dichten Kernes zentral oft ein wechselnd großer Einschluß mit normaler Struktur (,,bone within a bone") abgrenzen. Dieser normal angelegte Bezirk erlaubt nach

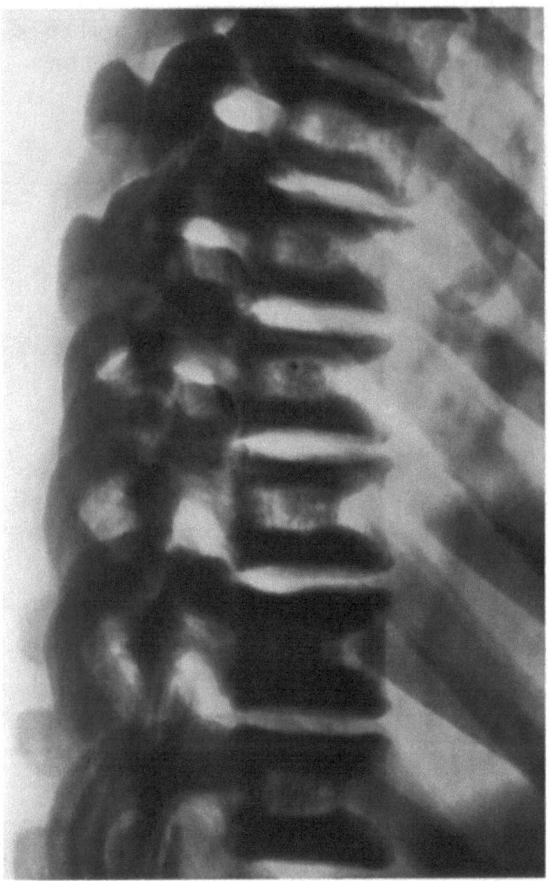 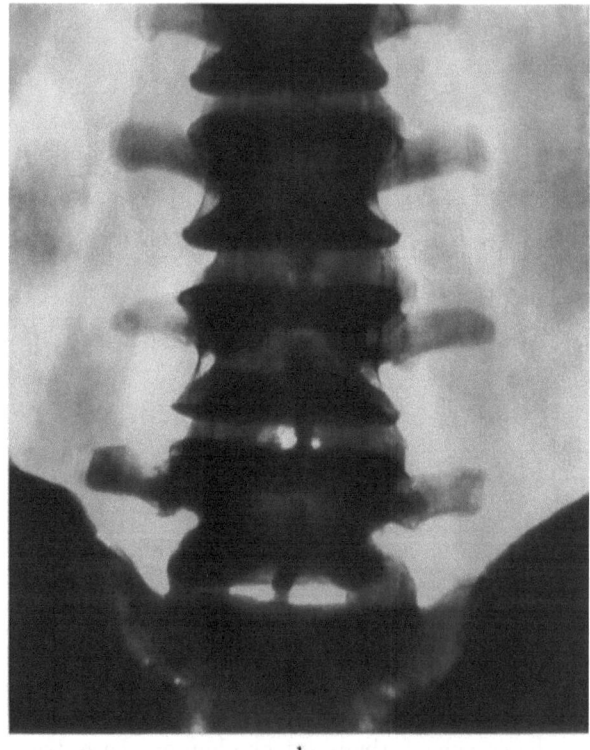

a   b

Abb. 8a u. b. a Die Sklerosierung in der Nähe der Deckplatten führt zu dem charakteristischen ,,Rahmenwirbel". b Die Aufnahme im frontalen Strahlengang zeigt die analogen Veränderungen (gleicher Fall wie Abb. 7)

BRAILSFORD sowie HINKEL und BEILER die Festlegung des Manifestationsbeginns. Differentialdiagnostisch wichtig ist die streng symmetrische Anordnung der Sklerosierung. Die Veränderungen treten in Hand- und Fußwurzelknochen gleichzeitig auf, sind am Fuß aber meistens intensiver (STODTMEISTER, SANDKÜHLER u. LAUR). Die Rippen zeigen gelegentlich nur rechteckige Gebiete mit Sklerosierung, öfter aber sind sie vollständig eburnisiert. Charakteristisch für die Marmorknochenkrankheit ist das Ausbleiben der Verkalkung im Bereich der Rippenknorpel. Am Schulterblatt ist vor allem der Processus coracoides betroffen.

5. Differentialdiagnose

Da das Knochengewebe nur über geringe Reaktionsmöglichkeiten gegenüber pathologischen Reizen verfügt, muß die Differentialdiagnose der Osteosklerose die mannigfaltigsten Störungen berücksichtigen. Von den exogenen, toxischen Osteopathien sind

die Phosphor- und Bleischäden zumeist schnell von der Marmorknochenkrankheit abzugrenzen.

Phosphor führt beim wachsenden Organismus wohl zu einer wechselnd breiten und
intensiven Verdichtung im Bereich der primären Spongiosa der Metaphyse, die sich im
weiteren Verlauf diaphysenwärts verschiebt und bei chronisch intermittierender Zufuhr
mehrfache Querbänder erkennen läßt. Ihr fehlt aber die bei der Marmorknochenkrankheit
so häufige Längsstreifung. Die Phosphorlinien treten weiterhin an allen Knochen auf
und die Hand- und Fußwurzelknochen zeigen ringförmige, intensive Bänder, die aber
schmal und konzentrisch angeordnet sind. Bei der Marmorknochenkrankheit findet sich
gelegentlich wohl ein heller zentraler Kern, der aber von einem breiten sklerotischen Bezirk
umgeben ist. In großen Dosen führt Phosphor neben der ausgeprägteren Knochensklerose
auch zu Kiefernekrosen, die im Gegensatz zur Marmorknochenkrankheit eine starke
periostale Reaktion mit Schalenbildung aufweisen (SCHINZ, BAENSCH, FRIEDL u. UEHLIN-
GER). Blei und ebenso Wismut führen beim Kind zu zarten Verdichtungen der präparatorischen Verkalkungszone, die später diaphysenwärts wandern. Hier findet sich aber ein
schmaler, dichter Saum im periostalen Bereich, den die Marmorknochenkrankheit nicht
besitzt. Bei der chronischen Bleivergiftung des Erwachsenen sind röntgenologische Veränderungen selten (SCHINZ, BAENSCH, FRIEDL u. UEHLINGER).

Die Fluorvergiftung ist dagegen zu Beginn röntgenologisch oft nicht von der Marmorknochenkrankheit zu unterscheiden, da hier ebenfalls eine „milchglasartige" Knochenverdichtung mit Aufhebung der Spongiosastruktur besteht. Finden sich gleichzeitig die
gesprenkelten Zähne, ist eine Differenzierung auch ohne Nachweis der Exposition (fluor-
haltiges Wasser, Kryolitharbeiter) möglich. Im fortgeschrittenen Stadium stellen sich
dagegen deutliche Unterscheidungsmerkmale ein. Die Fluorvergiftung zeichnet sich dann
durch starke periostale Knochenapposition aus, die zu unscharfen Konturen und deutlichen
Knochendeformierungen führt und schließlich treten Verkalkungen an Bändern und Muskelansätzen auf (BISHOP; MØLLER und GUDJONSSON; STEVENSON und WATSON u. a.).

Unter den exogen bedingten Störungen der Ossifikation ist weiterhin die chronische
D-Hypervitaminose zu nennen. Die sich dabei ausbildende Hypermineralisationszone an
der Metaphyse, welche sich bei intermittierender Zufuhr durch mehrfach gestaffelte Querbänder auszeichnet, kann an den Beginn der gutartigen Form der Marmorknochenkrankheit denken lassen. Da sich bei stärkerer Hypervitaminisierung submetaphysär aber
auch osteoporotische Zonen und oft auch feinste Weichteilverkalkungen im Gelenkbereich
ausbilden, ist eine Verwechslung kaum möglich. Hohe Gaben von Vitamin A führen zu
erheblichen periostalen Hyperostosen im Bereich der Diaphyse (CAFFEY), können aber
auch eine starke Sklerosierung der Schädelbasis, der Rippen, der Wirbel sowie der langen
Röhrenknochen bewirken (FRONTALI). Ob der röntgenologisch mit der Marmorknochenkrankheit viele Gemeinsamkeiten aufweisende Fall von FRONTALI durch eine zusätzliche,
allerdings nicht besonders hohe Vitamin D-Gabe bedingt war, muß offenbleiben.

Verschiedene Allgemeinerkrankungen können sich auch auf die Knochenbildung auswirken und sind dann oft nur durch eingehende klinische Untersuchung und durch den
Verlauf von der Marmorknochenkrankheit zu unterscheiden. Beim jungen Säugling
und Kleinkind ist vor allem die Lues zu erwägen, die im allgemeinen zwar zu osteolytischen
Veränderungen führt. An der Schädelbasis kann sich aber auch eine diffuse Sklerose einstellen. Der Nachweis gleichzeitiger osteolytischer Veränderungen an den Prädilektionsstellen schützt vor Verwechslungen. Eine instruktive Phänokopie der frühinfantilen
Form der Marmorknochenkrankheit durch eine konnatale Lues mit generalisierter Osteosklerose und Jaksch-Hayem-Syndrom hat WIEDEMANN mitgeteilt. Nach spezifischer
Therapie zeigte sich drei Jahre später wieder eine völlig normale Knochenstruktur. Die
Athyreose bzw. Hypothyreose kann, wie die eindrucksvollen Beobachtungen von JEUNE
und BÉRAUD sowie von SCHMIDT zeigen, eine gleichmäßige Verdichtung der Schädelbasis
und der Röhrenknochen bewirken, ist aber durch die übrigen klinischen Befunde von der

Osteopetris leicht abzutrennen. Die differente Knochenkernentwicklung gibt auch röntgenologisch eine Unterscheidungsmöglichkeit. Bei entsprechender Medikation bildet sich hier die Sklerose rasch zurück.

Weiterhin muß das von FANCONI und SCHLESINGER gemeinsam beschriebene Syndrom der „chronischen Hypercalcämie mit Osteosklerose, Hyperazotämie, Minderwuchs und kongenitalen Mißbildungen" angeführt werden. Die klinischen Symptome weichen von denen der Marmorknochenkrankheit zwar deutlich ab, röntgenologisch finden sich aber teilweise Übereinstimmungen. So zeigt sich ebenfalls eine Sklerose der Schädelbasis, der Orbita, der Rippen sowie der Wirbelkörper und am Becken lassen sich oft dichte geschichtete Querstreifen erkennen. An den langen Röhrenknochen findet sich eine Hypermineralisation im Bereich der Metaphyse, die mit Bezirken normaler Dichte abwechseln kann; doch besteht im Gegensatz zur Marmorknochenkrankheit eine zusätzliche Sklerosierung der Corticalis im diaphysären Bereich. Epiphysen wie auch Wirbelkörper zeigen weiterhin einen dichten zentralen Kern und die Röhrenknochen weisen streckenweise auch osteoporotische Gebiete auf. Daß chronische, mit sekundärem Hyperparathyreoidismus einhergehende Nierenerkrankungen, vor allem Pyelonephritiden, nicht nur zur Osteoporose sondern auch zur Sklerosierung verschiedener Skeletteile führen können, haben KAYE u. Mitarb., CRONQVIST, ZIMMERMAN u. a. gezeigt. Die typischen blutchemischen Befunde und die meist erhebliche Retention harnpflichtiger Substanzen lassen eine Marmorknochenkrankheit leicht ausschließen.

Differentialdiagnostisch können auch verschiedene Erkrankungen des hämatopoetischen Systems in Frage kommen. Da die Leukosen beim Kind und Erwachsenen meist zu multiplen und unregelmäßigen Osteolysen, selten zu Osteosklerosen führen und diese als isolierte Form der Knochenveränderung in zudem symmetrischer Anordnung bisher nicht beschrieben wurde, scheiden sie rasch aus. Die Osteomyeloreticulosklerose (ROHR) bzw. die Myelosklerose (VAUGHAN) weist gegenüber der Marmorknochenkrankheit auch röntgenologisch wesentliche Unterschiede auf, obwohl bei beiden eine Störung der endostalen Ossifikation vorliegt. Bei der erstgenannten findet sich ein unregelmäßig angeordneter osteoblastischer Strukturumbau, der in bestimmten Knochen bis zur Eburnisation fortschreiten kann, doch sind auch dann meistens noch Gebiete mit abgrenzbarer Spongiosa, die teils sklerotisch und teils normal ist, erkennbar. Ist dieses Kriterium nicht mehr gegeben, so kann die seltene Beteiligung der Schädelbasis und das fehlende Übergreifen auf die Sella turcica (STODTMEISTER, SANDKÜHLER u. LAUR) die Klärung bringen. Findet sich an den Hand- und Fußwurzelknochen ein zentraler Kern mit normaler Struktur, so ist die Entscheidung zugunsten der Marmorknochenkrankheit zu treffen. Auch beim multiplen Myelom können sklerotische Veränderungen gelegentlich vorherrschen (ENGELS, SMITH u. KRANTZ); finden sich auch osteolytische Bezirke (KOHLER u. LAUR; ODELBERG-JOHNSON) oder ist die Sklerose bei Beteiligung der Wirbelkörper auf umschriebene Abschnitte begrenzt (SHARNOFF u. Mitarb.), so ist schon dadurch eine Differenzierung möglich. Eine Sklerosierung einzelner Wirbelkörper oder anderer Skeletteile kann weiterhin bei der Lymphogranulomatose auftreten (STRNAD, MUSSHOFF u. Mitarb.), ein generalisierter bzw. symmetrischer Befall, wie er für die Marmorknochenkrankheit typisch ist, wurde bisher aber nicht beobachtet. Bei der Urticaria pigmentosa sind ebenfalls osteosklerotische Veränderungen beschrieben worden, die im Gegensatz zur Marmorknochenkrankheit eine streng symmetrische Verteilung vermissen lassen und daneben noch cystische Aufhellungen aufweisen (SCHORR u. Mitarb.).

Eine unregelmäßige, nicht an beiden Körperhälften gleichförmige Ausbildung von Sklerosezonen und ein nicht alle Wirbelkörper in gleicher Weise betreffender Umbau spricht generell gegen Marmorknochenkrankheit und muß vor allem an die Metastasierung eines osteoblastischen Carcinoms denken lassen. Für das vornehmlich in Frage kommende Prostatacarcinom ist die Differenzierung durch die Bestimmung der sauren Phosphatasen schnell möglich. Osteoblastische Metastasen anderer Herkunft (SUM u. Mitarb.; TOOMEY u. FELSON; FELD u. OLIVETTI u.a.) scheiden schon durch die meist fleckenförmige und unregelmäßige Anordnung aus. Die beim Kind vereinzelt beobachtete „sklerosierende osteogene Sarkomatose" (Moseley u. Bass) findet sich zwar polyostisch und wie bei der Marmorknochenkrankheit besonders im Bereich der Metaphysen, ihr fehlt jedoch die beiderseits gleichförmige Ausbildung der sklerotischen Bezirke und sie zeichnet sich durch eine teilweise Destruktion der Corticalis mit Übergang des Tumorgewebes in die Weichteile aus.

Differentialdiagnostisch sind die systematisierten sklerotischen Hyperostosen zwar in Erwägung zu ziehen, doch lassen sie sich von der Marmorknochenkrankheit durch ihre charakteristischen Befunde leicht unterscheiden. Bei der Camurati-Engelmannschen Krankheit, die wegen der Gangstörung recht früh auch dem Röntgenologen vorgestellt wird, finden sich gleichfalls symmetrische Veränderungen der Röhrenknochen und eine Sklerose der Schädelbasis. Vor einer Verwechslung schützt aber die pathognomonische Beteiligung ausschließlich der Diaphysen, sowie die spindelförmige Verdickung der Corticalis. Werden lediglich Schädel- oder Handaufnahmen beurteilt, sind Fehlschlüsse allerdings möglich. Die generalisierte Hyperostose mit Pachydermie (Uehlinger u.a.) soll nur erwähnt werden. Hier findet sich eine Umgestaltung der Knochen, die im Gegensatz zur Marmorknochenkrankheit durch eine erhebliche Periostose und eine grobsträhnige Sklerose der Spongiosa charakterisiert ist. Die prognostisch infauste „angeborene, diffuse, generalisierte Hyperostose" (Koszewski) ist gegenüber der frühinfantilen Form der Marmorknochenkrankheit durch eine periostale und endostale Knochenneubildung bei nur geringer Beteiligung der metaepiphysären Abschnitte ausgezeichnet, weiterhin ist hier die Spongiosastruktur noch abgrenzbar. Umschriebene Osteosklerosen, wie die „infantile corticale Hyperostose" (Caffey-Silverman), das Corticalisosteoid (Bergstrand), die Melorheostose (Léri), die sklerosierende Periostitis und Ostitis der Tibia bei Lues tarda sowie die primär sklerosierende Form der Osteomyelitis kommen schon wegen der vorwiegend monostischen bzw. nicht streng symmetrischen Lokalisation differentialdiagnostisch nicht in Frage. Von der Osteopoikilie ist nur die seltene, durch rein streifige Sklerosen sich auszeichnende Abart zu erwähnen, bei der sich die streifige Anordnung der sklerotischen Bezirke aber deutlich von der bei der Marmorknochenkrankheit unterscheidet. Auch die sklerotische Form der Ostitis deformans (Paget) wird kaum in Betracht zu ziehen sein, da hier die nicht streng symmetrische Beteiligung und die früh auftretende Deformierung wichtige Unterscheidungsmerkmale darstellen; zudem wird die Markhöhle dabei nicht gleichmäßig eingeengt. Die Befunde bei der kranio-metaphysären Dysplasie (Pyle-Syndrom) erinnern nach Hässler zu Beginn an eine Marmorknochenkrankheit, doch bilden sich die Knochenverdichtungen später zurück und es bleibt eine flaschenförmige Deformierung des metaphysären Schaftanteiles zurück. Neben der Sklerose der Schädelbasis und der Maxilla ist hier vor allem die Mandibula befallen und die Verplumpung des Gesichtsschädels entsprechend einer Leontiasis ossea differentialdiagnostisch wichtig. Schließlich sei noch die Pyknodysostose genannt, die von Maroteaux und Lamy als eigenständiges Krankheitsbild erkannt wurde. Unterscheidungsmerkmale zur Marmorknochenkrankheit sind neben der verzögerten körperlichen Entwicklung, den kurzen Extremitäten und der Hypoplasie der Endphalangen vor allem mit dem Ausbleiben des Fontanellenverschlusses und der hypoplastischen Mandibula bei aufgehobenem Mandibulawinkel gegeben (Maroteaux u. Lamy, Stanesco u. Mitarb., Wiedemann u. a.).

6. Diagnostische Kriterien

Die Diagnose der Marmorknochenkrankheit beruht demnach auf folgenden röntgenologisch faßbaren Merkmalen:

1. Die Ausbildung sklerotischer Bezirke ist an den Extremitäten beiderseits immer gleichförmig und gleichmäßig stark ausgeprägt. Bei Beteiligung der Wirbelkörper sind alle einheitlich befallen und häufig findet sich ein Rahmenwirbel („sandwich"-Form).

2. An der Schädelbasis sind immer die Processi clinoidei und oft auch das pneumatische System einbezogen.

3. Häufig findet sich an den Hand- und Fußwurzelknochen sowie im Bereich der Epiphysen ein heller zentraler Kern, der von einem breiten, sklerotischen Bezirk („bone within a bone") umgeben ist. Zeigen sich diese Veränderungen beiderseits seitengleich, so ist die Diagnose gesichert.

4. Die Sklerosierung tritt vor allem im Bereich der Metaphyse und hier besonders bei der frühkindlichen Form mit kolbenförmiger Auftreibung auf, während die Diaphyse nicht deformiert ist. Periostosen kommen fast nur bei der frühinfantilen Form vor und eine vom Periost ausgehende Verdickung der Corticalis besteht bei beiden Formen nicht. Finden sich querverlaufende — am Becken bogenförmige — Aufhellungszonen und gleichzeitig eine längsgerichtete Anordnung sklerotischer Züge, so ist der Befund pathognomonisch.

5. Abgesehen von der kolbenförmigen Auftreibung der Metaphysen und den Folgezuständen nach Frakturen fehlen Deformierungen bei der Marmorknochenkrankheit.

6. Der Nachweis zusätzlicher, diffus angeordneter osteolytischer oder osteoporotischer Veränderungen schließt einen Morbus Albers-Schönberg aus.

7. Die Sklerose ist vielfach noch progredient, eine Rückbildung ist dagegen mit der Diagnose „Marmorknochenkrankheit" nicht vereinbar.

7. Besonderheiten und Komplikationen

Die Marmorknochenkrankheit ist nach den bisherigen Mitteilungen nicht bemerkenswert häufig mit anderen Erkrankungen kombiniert. Lediglich in einem Fall wurde zusätzlich ein osteogenes Sarkom beobachtet (Kerr). Das gleichzeitige Vorkommen einer Lymphogranulomatose teilten Herscher u. Mitarb. sowie Clément u. Mitarb. bei einem Kleinkind mit. Die im Schrifttum vielfach als atypische Dysostosis cleidocranialis mit Osteopetrosis beschriebenen Fälle (Giaccai u. Mitarb., Thomsen u. Guttadauro) können nicht für eine Syntropie der beiden genannten Krankheiten gewertet werden, da diese Fälle dem inzwischen wohldefinierten Krankheitsbild der Pyknodysostose zugerechnet werden (Maroteaux u. Lamy, Wiedemann). Bei der frühinfantilen Form ist nur das häufige Vorkommen einer Rachitis und die Neigung zu tetanischen Krämpfen bemerkenswert.

Von den Komplikationen sind Frakturen die häufigsten. Die Callusbildung ist aber recht ausgesprochen und der Heilungsverlauf meist normal. Die ungünstige Prognose der Osteomyelitis, die besonders im Bereich des Unterkiefers auftritt, wurde schon erwähnt. Bemerkenswert ist die seltene Ausbildung von Sequestern.

8. Pathogenese

Die formale Genese der Marmorknochenkrankheit wird übereinstimmend auf eine Ossifikationsstörung sowohl der bindegewebig als auch der knorpelig präformierten Knochen zurückgeführt (Schmidt; Gerstel; Laubmann; Kramer u. Halpert; Pines u. Lederer; Uehlinger; Cohen; Zawisch-Ossenitz u.a.). Nach Uehlinger bildet sich in den enchondralen Ossifikationsgebieten eine atypische primäre Spongiosa, bestehend aus Kalkknorpel und Füllmasse, aus und der Umbau zur sekundären Spongiosa ist weitgehend gehemmt. Stark verzögert ist ebenfalls der Umbau des periostalen Knochens und der bindegewebig präformierten Schädelknochen. Vielfach wurde ein Fehlen der Osteoklasten als wesentliche Ursache angesehen, doch konnten verschiedene Untersucher diese Zellart in ausreichender Anzahl nachweisen. Das Unvermögen, die Knochengrundsubstanz entweder durch normalen Knochen oder durch Markgewebe zu ersetzen, und die ausbleibende exzentrische Verlagerung der Compacta führen nach Uehlinger zu der eigenartigen Deformierung der Röhrenknochen (Abb. 9). Engfeldt u. Mitarb. haben mittels biophysikalischer Methoden weitere Beiträge zur Morphogenese gebracht und konnten zeigen, daß die eingelagerten Salze denen normaler Knochen entsprechen. Die Aufnahme von ^{45}Ca ist bei der Osteopetrosis sehr ausgesprochen und der Marmorknochen zeigt die

gleichen Umbauvorgänge wie normaler Knochen (ENGFELDT u. Mitarb.). Störungen im
Calcium- und Phosphatstoffwechsel ließen sich nicht nachweisen. Die unzulängliche Kalk-
mobilisation als Ursache tetanischer Krämpfe beim jungen Kind wurde schon erwähnt.

Steht auch die hereditäre Ursache der fehlerhaften Knochenbildung außer Zweifel, so ist
doch der eigentliche Wirkungsmechanismus des pathologischen Gens noch ungeklärt.
Die verschiedensten Theorien, insbesondere die Annahme einer Auswirkung über das Endo-
krinum, haben sich als nicht stichhaltig erwiesen. Die symmetrisch immer gleichförmige

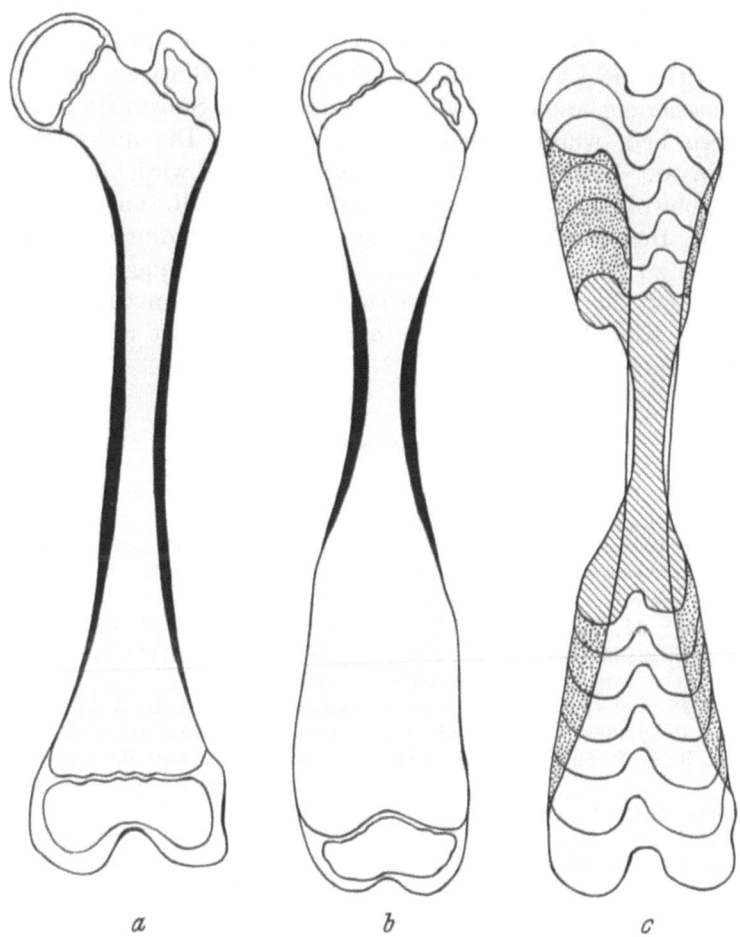

a   *b*   *c*

Abb. 9a—c. Morphogenese des Marmorknochens. Hemmung der Modulation Variation (HUNTER). a Normaler Femur. b Femur bei Marmorknochenkrankheit. c Entwicklung des Femur bei Marmorknochenkrankheit:
schraffiert: frühe Entwicklungsstufe; Umriß: endgültige Form; punktiert: Knochensubstanz, die normalerweise mit fortschreitendem Längenwachstum abgebaut wird, deren Abbau aber bei der Marmorknochenkrankheit unterbleibt (nach E. UEHLINGER 1949)

Ausbildung der sklerotischen Veränderungen spricht für eine übergeordnete Störung und
das Unvermögen der Ausdifferenzierung zum reifen Knochen wird auf einen Stoffwechseldefekt bezogen, wie er in ähnlicher Weise auch durch eine Intoxikation mit Phosphor und
Fluor hervorgerufen werden kann (WEINMANN u. SICHER; ZETTERSTRÖM).

Daß die Anämie ebenfalls durch einen angeborenen Stoffwechseldefekt hervorgerufen
wird, ist unwahrscheinlich. Die hämatologischen Veränderungen wurden zunächst mit
der mechanischen Verdrängung des Markgewebes und der als vicariierend angesehenen
extramedullären Myelopoese vornehmlich der Milz erklärt. Als sich zeigte, daß zwischen
dem Grad der Sklerosierung und dem Ausmaß der Anämie keine feste Korrelation bestand,
wurden verschiedene Hypothesen entwickelt (McCUNE u. BRADLEY; VAN CREVELD u.

HEYBROCK; WEICKER u. SCHMITZ-CLIEVER u.a.). Auf die hämolytische Komponente haben vor allem SCHACHENMANN sowie ENGFELDT u. Mitarb. hingewiesen. ZETTERSTRÖM und auch SJÖLIN konnten zeigen, daß es sich im wesentlichen um eine extracorpusculär bedingte Hämolyse handelt. Als Ursache wurde ein Hypersplenismus angenommen (SJÖLIN).

9. Behandlung

Eine kausale Therapie der Marmorknochenkrankheit ist nicht bekannt. Eine Rückbildung der Hypermineralisation kann nicht erreicht werden, auch läßt sich eine weitere Progredienz der Osteosklerose nicht verhüten. Die Anämie spricht auf die bekannten antianämischen Mittel nicht an und macht immer wieder Bluttransfusionen erforderlich. Da sich die Anämiesierung besonders beim Kleinkind durch Substitution allein nicht nachhaltig beeinflussen ließ, wurden andere Wege gesucht. Die mehrfach durchgeführte Splenektomie (FRANK; LEFÈBRE u. Mitarb.; SJÖLIN u.a.) wird von ZETTERSTRÖM mit Recht abgelehnt, obwohl die oft deletäre thrombopenische Blutungsneigung dadurch gut beeinflußt wurde. Den gleichen Effekt scheint die Behandlung mit Prednison bzw. analogen Derivaten zu bewirken (PIELAGE). Die Frakturheilung ist meist nicht gestört. Die Osteomyelitis und die Kiefernekrosen stellen auch bei Anwendung der Antibiotica prognostisch ernste Komplikationen dar. Zur Prophylaxe ist deshalb eine sorgfältige zahnärztliche Überwachung wichtig.

Literatur

ALBERS-SCHÖNBERG, H.: Röntgenbilder einer seltenen Knochenerkrankung. Arztverein Hamburg. Münch. med. Wschr. 51, 365 (1904).
— Eine bisher nicht beschriebene Allgemeinerkrankung des Skeletts im Röntgenbild. Fortschr. Röntgenstr. 11, 261—263 (1907).
ALBRECHT, A., u. O. GEISER: Beitrag zur Marmorknochenkrankheit. Ann. paediat. (Basel) 153, 84—103 (1939).
ANDERSON, H. E.: Pregnancy complicated by osteopetrosis. J. Bone Jt Surg. 20, 481—485 (1938).
ANTHONY, B., and H. M. POLLACK: Marble bones with pathological fracture and bilateral optic atrophy in negro child. Radiology 38, 355—359 (1942).
BISHOP, P. A.: Bone changes in chronic fluorine intoxication, roentgenographic study. Amer. J. Roentgenol. 35, 577—585 (1936).
BOEHNCKE, H., A. LASSRICH C. KRAUSPE u. W. MEYER: Marmorknochenkrankheit mit „Rachitis" und Aminoacidurie. Z. Kinderheilk. 75, 365—391 (1954).
BRAILSFORD, J. F.: Sclerosis condition of bones. Brit. J. Radiol. 23, 83—91 (1950).
BUCHEM, F. S. VAN, H. N. HADDERS and R. UBBENS: An uncommon familial systemic disease of the skeleton: Hyperostosis corticalis generalisata familiaris. Acta radiol. (Stockh.) 44, 109—120 (1955).
CADY et GRANGE: Un cas d'ostéopétrose d'Albers-Schönberg chez un enfant de 8 ans. Arch. franç. Pédiat. 8, 636—638 (1951).
CAFFEY, J.: Chronic poisoning due to excess of vitamin-A; description of clinical and roentgen manifestations in seven infants and young children. Amer. J. Roentgenol. 65, 12—26 (1951).

CAFFEY, J.: Pediatric X-Ray Diagnosis, IV th edit. Chicago: Year Book Publishers 1961.
CALLENDER, G. R., and G. MIYAKAWA: Osteopetrosis in adult. J. Bone Jt Surg. A 35, 204—210 (1935).
CASSIDY, W. J., F. C. ALLMAN and G. J. KEEFE: Osteopetrosis. Arch. intern. Med. 82, 140—158 (1948).
CLAIRMONT, P., u. H. R. SCHINZ: Klinische, röntgenologische und pathologisch-anatomische Beobachtungen zur Marmorknochenerkrankung. Langenbecks Arch. klin. Chir. 132, 347—380 (1924).
CLÉMENT, R., A. J. COMBES-HAMELLE, C. RICHIR, M. DESIGNOLLE, POUJOL et J. FLIEDER: Ostéopétrose généralisée du nourisson avec adénomégalies de type Hodgkinien. Arch. franç. Pédiat. 14, 201—207 (1957).
CLIFTON, W. M., A. A. FRANK and S. FREEMAN: Osteopetrosis (marble bones). Amer. J. Dis. Child. 56, 1020—1036 (1938).
COCCHI, U.: Sippentafel bei Marmorknochenerkrankung mit dominantem polyphänem Erbgang. Fortschr. Röntgenstr. 73, 77—85 (1950).
— Marmorknochenkrankheit. In Lehrbuch der Röntgendiagnostik, Bd. I, S. 664—677. Stuttgart: Georg Thieme 1952.
COHEN, J.: Osteopetrosis. J. Bone Jt Surg. A 33, 923—938 (1951).
CREVELD, S. VAN, and N. J. HEYBROCK: On Albers-Schönberg's disease (marble bones). Acta paediat. (Uppsala) 27, 462—494 (1940).
CRONQVIST, S.: Renal osteonephropathy. Acta radiol. (Stockh.) 55, 17—31 (1961).
DAVIS, G. G.: Osteosclerosis fragilis generalisata; Marmorknochen; Albers-Schönberg disease. Arch. Surg. 5, 449—463 (1922).

EL-GHOLMI, B., M. NABAWI, A. SAFAT, B. EL-SIBAIE, M. SAFOUH u. S. AIDAROS: Osteopetrosis. Gaz. Egypt. paediat. Ass. 4, 183 (1956). Zit. nach ZETTERSTRÖM, Moderne Probleme der Paediatrie, Bd. III, S. 478—487. Basel und New York: Karger 1957.

ELLIS, R. W. B.: Osteopetrosis (marble bones, Albers-Schönberg's disease, osteosclerosis fragilis generalisata, congenital osteosclerosis). Proc. roy. Soc. Med. 27, 1563 (1934).

ENELL, H., and M. PEHRSON: Studies on osteopetrosis. I. Clinical report of three cases with genetic considerations. Acta paediat. (Uppsala) 47, 279—287 (1958).

ENGELS, E. P., R. C. SMITH and S. KRANTZ: Bone sclerosis in multiple myeloma. Radiology 75, 242—247 (1960).

ENGFELDT, B., A. ENGSTRÖM and R. ZETTERSTRÖM: Biophysical studies on bone tissue. III. Osteopetrosis (Marble bone disease). Acta paediat. (Uppsala) 43, 152—162 (1954).

— C. M. FARJERS, H. LODIN and M. PEHRSON: Studies on osteopetrosis. III. Roentgenological and pathologic-anatomical investigations on some of the bone changes. Acta paediat. (Uppsala) 49, 391—408 (1960).

— P. KARLBERG and R. ZETTERSTRÖM: Studies on the skeletal changes and on the aetiology of the anaemia in osteopetrosis. Acta path. microbiol. scand. 36, 10—22 (1955).

FAIRBANK, H. A. T.: Osteopetrosis; osteopetrosis generalisata, marble bones, Albers-Schönberg disease, osteosclerosis fragilis generalisata. J. Bone Jt Surg. B 30, 339—356 (1948).

FANCONI, G., u. P. GIRADET: Chronische Hypercalcämie, kombiniert mit Osteosklerose, Hyperazotämie, Minderwuchs und kongenitalen Mißbildungen. Züricher Fall. Helv. paediat. Acta 7, 314—334 (1952).

FAZAKAS, J., u. E. GHERMAN: Die Albers-Schönberg'sche Krankheit. Z. Orthop. 90, 260—270 (1958).

FELD, H., and R. G. OLIVETTI: Occurrence of metastasis of bronchogenic carcinoma to bone. Report of a case with osteoblastic metastasis. Amer. J. Roentgenol. 76, 81—87 (1956).

FRANK, E. S.: Marmorbeen ziekto Osteopetrosis. Ned. T. Geneesk. 75, 5794 (1931). Zit. nach SJÖLIN, Acta paediat. (Uppsala) 48, 529—544 (1959).

FRONTALI, G.: Syndrom ostéosclérotique et surdosage des Vitamin A et D. Schweiz. med. Wschr. 82, 430—433 (1952).

GERSTEL, G.: Über die infantile Form der Marmorknochenkrankheit auf Grund vollständiger Untersuchung des Knochengerüstes. Frankfurt. Z. Path. 51, 23—42 (1937).

GHORMLEY, R. K.: A case of congenital osteosclerosis. Bull. Johns Hopk. Hosp. 33, 444 (1922). Zit. nach SCHINZ, Erbarzt 12, 33—51 (1944).

GIACCAI, L., M. SALAAM and H. ZELLWEGER: Cleidocranial-dysostosis with osteopetrosis. Acta radiol. (Stockh.) 41, 417—424 (1954).

GIAMPOLO, A., e P. TOLENTINO: Due casi della forma precore maligna della osteopetrosi (Malattia di Albers-Schönberg). Minerva pediat. 1, 447—461 (1949).

GODIN, K. L. v.: Das Röntgenbild der Marmorknochenkrankheit bei der Sektion. Fortschr. Röntgenstr. 59, 160—168 (1939).

HÄSSLER, E.: Familiäre kranio-metaphysäre Dysplasie. Fortschr. Röntgenstr. 90, 704—713 (1959).

HANHART, E.: Über die Genetik der einfach rezessiven Formen der Marmorknochenkrankheit und zwei entsprechende Stammbäume aus der Schweiz. Helv. paediat. Acta 3, 113—125 (1948).

HARNAPP, G. O.: Zum Bilde der Marmorknochenkrankheit. Die gutartige Form der diffusen Osteosklerose. Mschr. Kinderheilk. 69, 1—46 (1937).

HEIDGER, P.: Ein Fall von Marmorknochenkrankheit beim Erwachsenen. Beitr. path. Anat. 97, 509—525 (1936).

HEINE, J.: Beitrag zur Marmorknochenkrankheit. Fortschr. Röntgenstr. 64, 121—130 (1941).

HEMPEL, H. C.: Persönliche Mitteilung.

HERSCHER, H., and J. J. STEIN: Osteopetrosis associated with Hodgkin's disease; review of literature and report of case. Amer. J. Roentgenol. 43, 74—80 (1940).

HESSELING, W.: Zur Klinik und Erbbiologie der Marmorknochenkrankheit. Mschr. Kinderheilk. 96, 195—201 (1948).

HIGINBOTHAM, N. L., and S. F. ALEXANDER: Osteopetrosis, four cases in one family. Amer. J. Surg. 53, 444—454 (1941).

HINKEL, C. L., and D. D. BEILER: Osteopetrosis in adults. Amer. J. Roentgenol. 74, 46—64 (1955).

JENKINSON, E. L., W. H. PFISTERER, K. K. LATTEIR and M. E. MARTIN: Prenatal diagnosis of osteopetrosis. Amer. J. Roentgenol. 49, 455—462 (1943).

JEUNE, M., et C. BÉRAUD: Ostéopétrose myxoedemateuse. Arch. franç. Pédiat. 12, 368—382 (1955).

JUNGHANNS, H.: Die Wirbelsäule in Forschung und Praxis. Stuttgart: Georg Thieme 1960.

KARSHNER, R. G.: Osteopetrosis. Amer. J. Roentgenol. 16, 405—419 (1926).

KAYE, M., J. E. PRITCHARD, G. W. HALPENNY, and W. LIGHT: Bone disease in chronic renal failure with particular reference to osteosclerosis. Medicine (Baltimore) 39, 157—190 (1960).

KELLEY, C. H., and J. W. LAWLAH: Albers-Schönberg disease, family survey. Radiology 47, 507—513 (1946).

KERR, H. D.: Case of osteopetrosis (marble bones) complicated by osteogenic sarcoma. Amer. J. Roentgenol. 35, 212—214 (1936).

KNEAL, E., and L. R. SANTE: Osteopetrosis (marble bones). Report of a case with special reference to early roentgenologic and pathologic findings. Amer. J. Dis. Child. 81, 693—707 (1951).

Kohler, L. M., u. A. Laur: Osteosklerose beim Plasmozytom. Bericht über einen Fall. Fortschr. Röntgenstr. **72**, 714—717 (1949/50).

Kramer, B., and B. Halpert: Marble bones (Clinical-pathologic observations). Amer. J. Dis. Child. **57**, 795—808 (1939).

— H. Yuska and M. Steiner: Marble bones, chemical analysis of bone. Amer. J. Dis. Child. **57**, 1044—1057 (1939).

Koszewski, B. J.: Angeborene diffuse generalisierte Hyperostose. Schweiz. Z. allg. Path. **12**, 41—53 (1949).

Kretzmar, J. H., and R. A. Roberts: Case of Albers-Schönberg's disease. Brit. med. J. **1936 I**, 837—838.

Kudrjawtzewa, N.: Über die Marmorknochenkrankheit. Langenbecks Arch. klin. Chir. **159**, 658—687 (1930).

Laubmann, W.: Über die Knochenstruktur bei Marmorknochenkrankheit. Virchows Arch. path. Anat. **296**, 343—357 (1936).

Laurell, H., u. A. Wallgren: Untersuchungen über einen Fall einer eigenartigen Skeletterkrankung (Osteosclerosis fragilis generalisata). Upsala Läk.-Fören. Förh. **25**, 309 (1920). Zit. nach Schinz, Erbarzt **12**, 33—51 (1944).

Lauterburg, W.: Beitrag zur Kenntnis der Osteosclerosis fragilis generalisata (Marmorknochenerkrankung Albers-Schönberg). Schweiz. med. Wschr. **1928**, 677.

Lefèbre, C., F. Vandendorp et M. Benoit: Essai de greffe osseuse suivie de splénectomie chez un nourrisson atteint de maladie d'Albers-Schönberg à forme maligne précore. Arch. franç. Pédiat. **9**, 538—545 (1952).

Lorey u. Reye: Über Marmorknochen (Albers-Schönberg'sche Erkrankung). Fortschr. Röntgenstr. **30**, 35—43 (1922/23).

Machacek, J.: Über die Marmorknochenkrankheit. Zusammenstellung der seit 1937 bekannt gewordenen Fälle. Z. Orthop. **92**, 255—275 (1959).

Maroteaux, P., et M. Lamy: La Pycnodysostose. Presse méd. **70**, 999—1062 (1962).

McCune, D. J., and C. Bradley: Osteopetrosis (marble bones) in infant; review of literature and report of case. Amer. J. Dis. Child. **48**, 949—1000 (1934).

McPeak, C. N.: Osteopetrosis; report of eight cases occuring in three generations of one family. Amer. J. Roentgenol. **36**, 816—829 (1936).

Merrill, A. S.: Case of „marble bones" with pathological fractures. Amer. J. Roentgenol. **21**, 361—362 (1929).

Møller, P. F., and Sk. V. Gudjonsson: Massive fluorosis of bones and ligaments. Acta radiol. (Stockh.) **13**, 269—294 (1932).

Moseley, J. E., and M. H. Bass: Sclerosing osteogenic sarcomatosis. Radiology **66**, 41—45 (1956).

Musshoff, K., M. Busch u. H. Kaminski: Lymphogranulomatose mit Knochenbefall. Fortschr. Röntgenstr. **101**, 117—137 (1964).

Nadolny, G.: Diffuse Osteosklerose im Kindesalter. Jb. Kinderheilk. **105**, 212—222 (1924).

Nussey, A. M.: Osteopetrosis. Arch. Dis. Childh. **13**, 161—172 (1938).

Odelberg-Johnson, O.: Osteosclerotic changes in myelomatosis; report of a case. Acta radiol. (Stockh.) **52**, 139—144 (1959).

Pagenstecher, A.: Ein Beitrag zur Erblichkeit der Marmorknochenkrankheit. Röntgenpraxis **7**, 14—16 (1935).

Piatt, A. D., G. A. Erhard and J. S. Aray: Benign osteopetrosis; report of 9 cases. Amer. J. Roentgenol. **76**, 1119—1131 (1956).

Pielage, J. H. W.: Een geval van maligne osteopetrosis. Maandschr. Kindergeneesk. **26**, 101 (1960). Ref. Dtsch. med. Wschr. **85**, 1473 (1960).

Pincus, J. B., I. F. Gittleman and B. Kramer: Juvenile osteopetrosis. Amer. J. Dis. Child. **73**, 458—472 (1947).

Pines, B., and M. Lederer: Osteopetrosis; Albers-Schönberg disease (marble bones); report of case and morphological study. Amer. J. Path. **23**, 755—781 (1947).

Pirie, A. H.: Development of marble bones. Amer. J. Roentgenol. **24**, 147—153 (1930).

— Marble bones. Amer. J. Roentgenol. **30**, 618 (1933).

Poppel, M. H., W. F. Gruber, R. Silber, A. K. Holder and R. O. Christman: The roentgen manifestations of urticaria pigmentosa (mastocytosis). Amer. J. Roentgenol. **82**, 239—249 (1959).

Reiche, F.: Zur Kenntnis der Osteosclerosis generalisata fragilis. Münch. med. Wschr. **1929**, 1078—1080.

Root, J. H.: Albers-Schönberg's disease. Amer. J. Child. **49**, 964—973 (1935).

Schachenmann, G.: Über die früh-infantile, maligne Form der Marmorknochenkrankheit mit einfach rezessivem Erbgang. Helv. paediat. Acta **3**, 126—152 (1948).

Schinz, H. R.: Erbtypen und Formen bei Marmorknochenerkrankung (Morbus Albers-Schönberg). Erbarzt **12**, 33—51 (1944).

— W. E. Baensch, E. Friedl u. E. Uehlinger: Lehrbuch der Röntgendiagnostik, Bd. 1. Stuttgart: Georg Thieme 1952.

Schlesinger, B., N. Butler u. J. Black: Chronische Hypercalcämie, kombiniert mit Osteosklerose, Hyperazotämie, Minderwuchs und kongenitalen Mißbildungen. Londoner Fall. Helv. paediat. Acta **7**, 335—349 (1952).

Schmidt, M. B.: Osteosklerose. In Handbuch der speziellen pathologischen Anatomie, Bd. IX/3, S. 66—75. Berlin: Springer 1937.

Schmidt, J.: Osteopetrosis myxoedematosa mit Nephrolithiasis. Z. Kinderheilk. **86**, 602—618 (1962).

Schorr, S., F. Sagher and E. Liban: Generalized osteosclerosis in urticaria pigmentosa. The radiological aspect. Acta radiol. (Stockh.) **46**, 575—586 (1956).

Seigman, E. L., and W. L. Kilby: Osteopetrosis, report of case and review of recent literature. Amer. J. Roentgenol. **63**, 865—874 (1950).

SHARNOFF, J. G., H. BELSKY and J. MELTON: Plasma-cell leukemia or multiple myeloma with osteosclerosis. Amer. J. Med. 17, 582—584 (1954).

SJÖLIN, S.: Studies on osteopetrosis. II. Investigations concerning the nature of the anaemia. Acta paediat. (Uppsala) 48, 529—544 (1959).

STANESCO, V., V. IONESCO, I. ISPAS, R. STANESCO et S. POENARU: Une nouvelle observation de pycnodysostose avec étude métabolique. Arch. franç. Pédiat. 21, 135—142 (1964).

STEVENSON, C. A., and A. R. WATSON: Fluoride osteosclerosis. Amer. J. Roentgenol. 78, 13—18 (1957).

STODTMEISTER, R., ST. SANDKÜHLER u. A. LAUR: Osteosklerose und Knochenmarksfibrose. Stuttgart: Georg Thieme 1953.

STRNAD, F.: Persönliche Mitteilung.

SUM, P. W., B. ROSWIT and S. M. UNGER: Skeletal metastases from malignant reticulo tumors. A report of 10 cases with osteolytic and osteoblastic changes. Amer. J. Roentgenol. 83, 704—708 (1960).

THOMSEN, G., and M. GUTTADAURO: Cleidocranial dysostosis associated with osteosclerosis and bone fragility. Acta radiol. (Stockh.) 37, 559—567 (1952).

THOMSON, J.: Osteopetrosis in successive generations. Arch. Dis. Childh. 24, 143—148 (1949).

TOOMEY, F. B., and B. FELSON: Osteoblastic bone metastasis in gastrointestinal and bronchial carcinoids. Amer. J. Roentgenol. 83, 709—715 (1960).

TURANO, A. F., K. A. FAGAN and P. A. CORBO: Variations in clinical manifestations of osteopetrosis. Report of two cases. J. Pediat. 44, 688—694 (1954).

UEHLINGER, E.: Zur pathologischen Anatomie der frühinfantilen malignen Form der Marmorknochenkrankheit mit einfach recessivem Erbgang. Helv. paediat. Acta 4, 60—76 (1949).

UEHLINGER, E.: Hyperostosis generalisata mit Pachydermie. Fortschr. Röntgenstr. 67, 8—16 (1943).

WEICKER, H.: Zum Erbgang der Marmorknochenkrankheit. Schweiz. med. Wschr. 88, 1019—1023 (1958).

WEICKER, B., u. E. SCHMITZ-CLIEVER: Zur Klinik und Pathogenese der Marmorknochenkrankheit. Z. klin. Med. 146, 633—643 (1950).

WEINMANN, J. P., and H. SICHER: Bone and bones. Fundamentals of bone biology. St. Louis: C. V. Mosby Comp. 1947. Zit. nach R. ZETTERSTRÖM (1957).

WESTPHAL, J.: Zur Klinik der Marmorknochenkrankheit im Säuglingsalter. Arch. Kinderheilk. 123, 1—11 (1941).

WIEDEMANN, H. R.: Die großen Konstitutionskrankheiten des Skeletts. Stuttgart: Gustav Fischer 1960.

— Pyknodysostose. Fortschr. Röntgenstr. 103, 590—597 (1965).

WILDHOLZ, F.: Osteosclerosis fragilis generalisata (Marmorknochenkrankheit mit periostaler Knochenneubildung). Z. Kinderheilk. 51, 708—728 (1931).

ZAWISCH-OSSENITZ, C.: Marble bone disease, study of osteogenesis. Arch. Path. 43, 55—75 (1947).

ZEITLHOFER, J., u. E. ZWEYMÜLLER: Die Knochenveränderungen der mit „Rachitis" und Aminoacidurie einhergehenden Osteosklerose Albers-Schönberg. Z. Kinderheilk. 88, 475—489 (1963).

ZETTERSTRÖM, R.: Osteopetrosis (Marble bone disease). Clinical and pathological review. Mod. Prob. Pädiat. 3, 488—508 (1957).

ZIMMERMAN, H. B.: Osteosclerosis in chronic renal disease. Report of 4 cases associated with secondary hyperparathyreoidism. Amer. J. Roentgenol. 88, 1152—1169 (1962).

ZWERG, H. G., u. W. LAUBMANN: Die Albers-Schönberg'sche Marmorkrankheit. Ergebn. med. Strahlenforsch. 7, 95—136 (1936).

VIII. Hereditäre Hyperostose ohne Pachydermie (Camurati-Engelmannsche Krankheit)

Von

A. Laur und **F. Perassi**

Mit 14 Abbildungen

1. Allgemeines, Historisches, Nomenklatur, Kasuistik

Überschüssige Knochenbildung an den langen Röhrenknochen, aber auch am ganzen übrigen Skelet, vor allem am Schädel, sind die charakteristischen Merkmale eines Erbleidens, das mit weiteren Störungen der Stützgewebe, besonders der Muskulatur, des endokrinen Systems und der geistigen Entwicklung koordiniert sein kann. Im Gegensatz zu Skeletleiden, die mit einer Verminderung der Knochenbildung (Hypostosen) und Deformierungen einhergehen oder zu vermehrter Brüchigkeit neigen, wie die Osteopsathyrose und Marmorknochenkrankheit, haben die hier zu besprechenden erblichen Hyperostosen ein ungleich geringeres Interesse gefunden, zumal sie als überaus selten angesehen wurden. Mit fortschreitender Kenntnis, an der die Röntgenuntersuchung einen entscheidenden Anteil hat, zeigt sich, daß die Verbreitung des Leidens — wie zu erwarten — größer ist, als zunächst anzunehmen war, besonders in seinen leichteren Formen, denen weniger aus klinisch-therapeutischen als aus differentialdiagnostischen und erbbiologischen Gründen besondere Bedeutung beizumessen ist.

Historisches, Nomenklatur. Die Camurati-Engelmannsche Krankheit („C.E. Kr.") ist unter folgenden Bezeichnungen beschrieben:

1922 CAMURATI: „Symmetrische hereditäre Osteitis", „Osteitis simmetrica ereditaria degli arti inferiori".

1928 LAUTERBURG: „Familiäre generalisierte Osteosklerose".

1929 ENGELMANN: „Osteopathia hyperostotica (sclerotisans) multiplex infantilis (hämatogenes)".

1933 FRITSCH: „Generalisierte Osteosklerose".

1935 JANKER: „Periostitis hyperplastica".

1938 ORTOLANI und CASTAGNARI: „Grave forma di osteodistrofia di probabile natura luetica". 1953 „L'Osteopatia di Camurati-Engelmann".

1943 RILEY und SCHWACHMANN: „Unusual osseous disease with neurologic changes".

1947 WIEDEMANN: „Systematisierte sklerotische Hyperostose des Kindesalters mit Myopathie — ein neuer Typus der systematisierten erblichen Osteosklerose".

1948 NEUHAUSER, SCHWACHMANN, WITTENBORG und COHEN: „Progressive diaphyseal dysplasia".

1949 CASUCCIO: „Sclerosi poliostotica infantile".

1949 RIBBING: „Hereditäre multiple Diaphysensklerose".

1951 GULLEDGE: „Progressive diaphyseal hyperostosis Engelmann's disease".

1954 PERASSI: „Iperostosi sclerotica diafisaria simmetrica ereditaria".

1954 BONOMINI: „Osteosclerosi generalizata familiare benigna".

1955 VAN BUCHEM: „Hyperostosis corticalis generalisata".

Die Bezeichnung Engelmannsche Krankheit hat sich am meisten eingebürgert, besonders im deutschen und englischsprachigen Schrifttum. Es ist jedoch historisch begründet, den Namen

CAMURATI als ersten Beschreiber (1922) voranzustellen (Camurati-Engelmannsche Krankheit). FAIRBANK hat 1951 einen 1921 von COCKAYNE veröffentlichten, vorher nicht diagnostizierten Fall erkannt.

Alle lokalisatorischen Bezeichnungen, die nur die Diaphysen berücksichtigen, an welchen die Erkrankung zunächst aufgefallen war, oder solche, die sich nur auf die Periostosen beziehen, werden einer Gegenüberstellung mit der erweiterten Kasuistik nicht mehr gerecht. Die verschiedene Nomenklatur hat sich für die klinische und röntgenologische Charakterisierung des Leidens hinderlich ausgewirkt.

Erschwerte Vergleichsmöglichkeit veranlaßte die einzelnen Beobachter immer wieder von einem „neuen Typ" zu sprechen. Selbst ENGELMANN hatte 1927 die Camuratische Beobachtung gekannt. COCCHI hat die Zugehörigkeit der beiden Fälle von LAUTERBURG, in welchen erstmalig eine Generalisation der Hyperostosen nachweisbar war, erkannt und durch eine Kontrolle nach 22 Jahren einen wertvollen Beitrag zur Verlaufsbeurteilung geliefert. Verschiedene Abweichungen in kasuistischen Mitteilungen, die die Ausbreitung der Hyperostosen, ihren Beginn in verschiedenen Lebensaltern, Erblichkeit, begleitende Anämie, Muskelsymptome usw. betrafen, erwiesen sich als Varianten des Leidens, so daß im Schrifttum inzwischen weitgehende Einigkeit besteht über die Zuordnung der Beobachtungen von FRITSCH, JANKER, WIEDEMANN, FEDDEMA, HIRSCH, MICHAELIS, BONOMINI, NEUHAUSER u. Mitarb. Eine geringe und zum Teil asymmetrische Ausbreitung der Hyperostosen erschien zunächst als eine eigene Krankheitseinheit (Ribbingsche Krankheit 1949), ähnlich wie eine Beobachtung von HALIDAY (1939), bei welcher auch Hyperostosen des Schädels festgestellt wurden, ebenso wie bei der Hyperostosis corticalis generalisata VAN BUCHEM (1961). Unter Wahrung pathogenetischer, morphologisch-histologischer und erbbiologischer Kriterien fügen sich alle diese Beobachtungen in das hier zu besprechende Syndrom ein, dessen Variabilität sich mit wachsender Kenntnis vor allem des zeitlichen Verlaufes und der Topographie als größer erwies, als aus Einzelbeobachtungen zunächst ersichtlich sein konnte. Zu enggefaßte deskriptive, ätiologische oder lokalisatorische Begriffe der Krankheitsbezeichnung erschweren die Koordination und Verständigung, weshalb im gegenwärtigen Stadium wachsenden Überblickes die Anwendung oder Zuordnung der Eigennamen CAMURATI und ENGELMANN zweckmäßig erscheint.

Kasuistik. Während noch 1952 die Gesamtzahl dieses „seltensten" Knochenleidens mit 17 angegeben wurde (SCHINZ-BÄNSCH-FRIEDEL), ist inzwischen eine Übersicht über 91 Beobachtungen möglich, auf welche sich die folgenden Ausführungen stützen.

2. Klinik

Symptomatologie. Die hereditäre Hyperostose ohne Pachydermie ist ein in Schüben verlaufendes, besonders im frühen Kindes- und Jugendalter auftretendes Skeletleiden. Nur in der Hälfte des übersehbaren Krankengutes werden subjektive Beschwerden angegeben (45/89 Fälle). Die Symptome sind im allgemeinen um so stärker ausgeprägt, je jünger die Patienten sind. Im Vordergrund stehen Schmerzen in den Beinen, Gangstörungen, Appetitlosigkeit, fehlende Gewichtszunahme, Abmagerung, Unruhe und Schlafstörungen (vgl. Abb. 1). Schwellungen an den Gliedmaßen sind selten und meist gering. Bei allgemeiner Abmagerung lassen sich unter Umständen die verdickten Schaftknochen durch den verdünnten Weichteilmantel hindurchtasten, besonders wenn (wie häufig) als weiteres Symptom eine Schwäche und Minderung der Muskulatur hinzukommt (Fall ENGELMANN; ORTOLANI und CASTAGNARI; LAVINE und KOVEN). Die Knochenauftreibungen sind es, welche die gelegentlichen Anschwellungen der Beine hervorrufen. Diese können druckempfindlich sein.

Die Schmerzen treten nach längerem Stehen, körperlicher Belastung, in der Nässe (ENGELMANN), aber auch in der Ruhe und bei Nacht auf (CAMURATI; FRITSCH). Sie werden teils wie Nadelstiche oder häufiger mehr ziehend, verbunden mit einem Schweregefühl in den Beinen, angegeben. Seltener sind Armschmerzen (FRITSCH). Die Kranken sind vielfach von zarter Konstitution (GULLEDGE; LAVINE und KOVEN; JAMMES u. Mitarb.), blassem Aussehen, empfindsam, vasolabil und können im Wachstum zurückbleiben. Gleichzeitig entwickeln sich häufig Überlängen der Gliedmaßen, besonders an den unteren Extremitäten. Der Gang ist behutsam, unsicher, unbeholfen, auch steifbeinig, breitbasig mit nach außen rotierenden Bewegungen, wiegend oder watschelnd. Hinzu kommen rasche Ermüdbarkeit und Schlappheit. Bewegungseinschränkung der Gelenke ist selten (Fall BONOMINI). Gelenkergüsse werden nicht berichtet. Das Gehen wird oft spät erlernt. Die Dentition kann verzögert sein (Hirsch; Bingold). Als Zeichen einer allgemeinen Bindegewebsschwäche finden sich nicht selten Senkfüße. Leichtere Verbiegungen der Gliedmaßen sowohl im Varus- wie auch Valgussinne werden häufig beobachtet, ebenso Verstärkung der Lendenlordose mit Vorwölbung des Leibes, wobei die Schwäche der Muskulatur, die sich nicht nur auf die Gliedmaßen beschränkt, eine Rolle spielt. Vereinzelt kommen stärkere Deformierungen der unteren Extremität zur Beobachtung, die beim Fall von Clawson zu einer Stellungskorrektur durch Osteotomie an Tibia und Femur beiderseits führten. Die Knochenheilung war dabei normal.

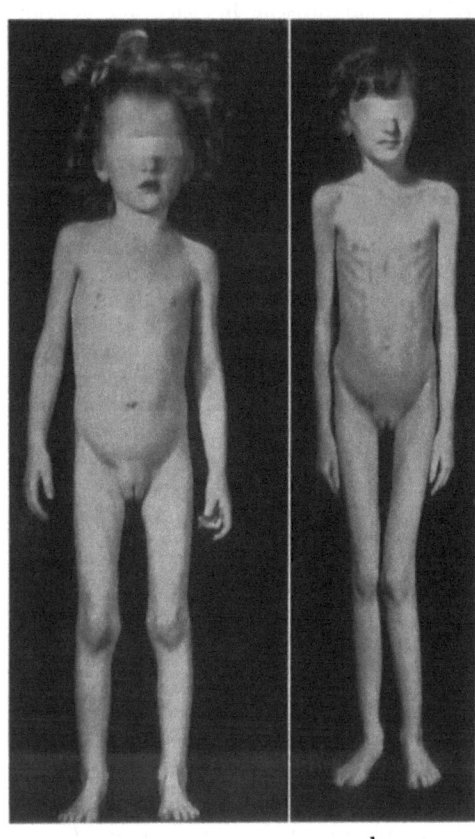

Abb. 1 a u. b. Camurati-Engelmannsche Krankheit bzw. Charakteristischer Aspekt bei Mädchen im Alter von knapp 5 Jahren (a) und 10³/₄ Jahren (b). Seit dem 2. Lebensjahr zunehmend Appetit-losigkeit, Gewichtsverlust, Gangunsicherheit (Watscheln), Mattigkeit. Innere Organe und Laboratoriumsuntersuchungen o. B. Überlänge der Extremitäten. Rö.: Diaphysensklerose der langen Röhrenknochen. Histologie vgl. Abb. 12a, b (aus Neuhauser u. Mitarb., 1948)

Eine mitunter leichte Abschwächung der Sehnenreflexe ist auf eine Minderung und Hypotonie der Muskulatur zu beziehen und nicht als primär neurologische Störung aufzufassen. Die Sensibilität ist intakt. Pathologische Reflexe fehlen. Ein organisches Nervenleiden liegt nicht vor. Zweifellos ist mancherorts im Schrifttum durch Überwertung der Reflexanomalien zu unrecht eine neurogene Komponente in die Pathogenese der Krankheit hineingetragen worden, die jedoch ebenso wieder verlassen ist wie die Annahme einer Erkrankung des Knochenmarkes, die auf Engelmann zurückgeht („Osteopathia ... haematogenes"). Im Fehlen neuromuskulärer Symptome konnte zeitweilig ein differential-diagnostisches Kriterium gegenüber der C.E.Kr. gesehen werden (Bonomini). Vereinzelt wird eine leichte Anämie gefunden, gerade jedoch bei den schwersten Fällen vermißt, so daß ein zufälliges Zusammentreffen mit diesem Symptom aus anderer Ursache angenommen werden darf. Familienuntersuchungen haben gezeigt, daß die Hälfte aller Fälle klinisch völlig „stumm" verlaufen kann. Für die Beurteilung dieser „formes frustes" ist die Kenntnis der Röntgensymptomatologie von besonderer Bedeutung. An den inneren Organen ist kein krankhafter Befund zu erheben. Es fehlen Hinweise auf eine Stoffwechselerkrankung sui generis, ebenso alle Zeichen eines entzündlichen oder neoplastischen Prozesses. Von besonderer klinischer Bedeutung können Kompressionserscheinungen an Hirnnerven durch Hyperostosen der Schädelbasis werden und zu progredienter Störung des Hör- und Sehvermögens bis zu völliger Taubheit und Erblindung führen (van Buchem; Cohen und States, Lélek; Thelen; Wetzel); es kann zu Exophtalmus, Schwindelgefühl (van Buchem), Sprachstörungen und Facialisparese (Wetzel) kommen.

Die *Ergebnisse der Laboratoriumsuntersuchungen* zeigen keine nennenswerten Abweichungen von der Norm. Chemische Untersuchungen von Blut, Liquor und Harn sind ohne wesentlichen Befund. Die Blutsenkung ist normal. Gelegentlich kommt eine leichte Erhöhung der alkalischen Serumphosphatase zur Beobachtung (Neuhauser u. Mitarb.; Gulledge), in welcher der Ausdruck einer aktiven Phase der Hyperostosenentwicklung gesehen werden darf. In den meisten Fällen ist sie normal, ebenso wie der Calcium- und Phosphorspiegel im Serum. Die Luesreaktionen waren, mit Ausnahme von zwei Fällen, negativ.

Der *Beginn der Krankheit* fällt meistens in das frühe Kindesalter (26/88 Fälle in den ersten 5 Lebensjahren). Entgegen einer vorherrschenden Auffassung des ausschließlichen Beginns in der Kindheit hat es sich gezeigt, daß erste Symptome in abfallender Staffelung bis ins vierte Dezennium beobachtet werden. Je später der Beginn, desto milder erscheint die klinische Symptomatologie und um so kürzer der Verlauf. Mit zunehmendem Alter häufen sich die symptomlosen Fälle, die lediglich durch Familienuntersuchungen entdeckt wurden. Sie sind unter dem jeweiligen Lebensalter aufgezeichnet (vgl. Tabelle 1). In der Regel ist nicht aufzuklären, wann diese „stummen" Hyperostosen sich entwickelt haben, die auch in der Kindheit aufgetreten sein können ohne oder ohne erinnerbare Beschwerden. Schmale Schaftreste innerhalb der neuen Knochenrinde weisen in diese Richtung. Auch ist nicht genügend geklärt, ob die Hyperostose kongenital vorkommt, woran bereits CAMURATI dachte und was mit der Erbnatur vereinbar wäre. Im selben Sinne hat GVOZDANOVIĆ seine Beobachtung an dem jüngsten Fall, einem im Alter von 3 Monaten

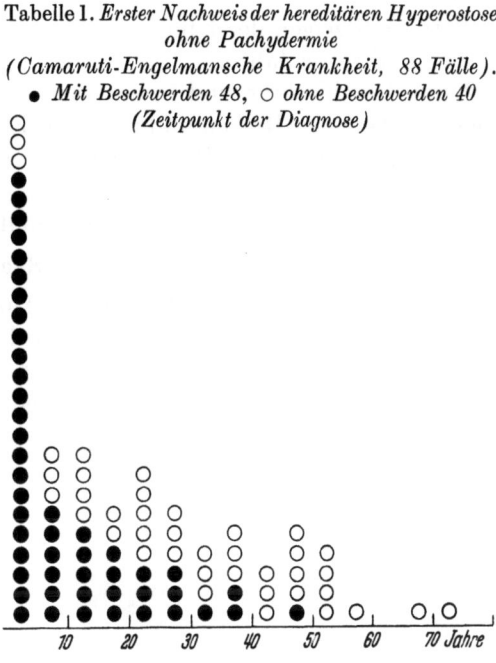

Tabelle 1. *Erster Nachweis der hereditären Hyperostose ohne Pachydermie (Camaruti-Engelmansche Krankheit, 88 Fälle).* ● *Mit Beschwerden 48,* ○ *ohne Beschwerden 40 (Zeitpunkt der Diagnose)*

verstorbenen Mädchen ausgewertet, wenn er von „kongenitaler Dysplasie des Bewegungssystems, der Knochen und Muskulatur" sprach.

Bei 17 Beobachtungen liegen *Verlaufskontrollen* von 2—20 Jahren vor. In 15 davon ist eine Progression des Knochenprozesses in dieser Zeit nachzuweisen (vgl. Tabelle 2).

Tabelle 2. *Röntgenologische Verlaufsbeobachtungen bei der hereditären Hyperostose* (CAMURATI-ENGELMANN)

Beobachtungszeit in Lebensjahren	Progression der Hyperostose	Autor
16—38	+	LAUTERBURG-COCCHI
20—29	+	FRITSCH
6—25	+	ORTOLANI und CASTAGNARI
4—10	+	NEUHAUSER u. Mitarb.
4—10	+	NEUHAUSFR u. Mitarb.
26—32	+	RIBBING
22—29	(+)	RIBBING
18—20	+	RIBBING
25—28	—	STRONGE u. DOWELL
12—16	+ (2 Jahre Stillstand)	LAUR
19—22	+	JAMMES
22—26	+ Schädel, Diaphysen	JAMMES
13—20	+	LESTER
5—8$^{1}/_{2}$	+	STEGMANN und PETERSON
$^{1}/_{4}$—6	+ † Obd.	COHEN u. STATES
23—29	+	GRIFFITTS
7—29	—	MIKITY
3—18	+ Deform. — Osteotomie	CLAWSON

In der Mehrzahl der Fälle kommt der Knochenprozeß ähnlich wie bei der hereditären Hyperostose mit Pachydermie nach 4—6 Jahren unter gleichzeitiger allgemeiner Erholung zum Stillstand.

In dem von Camurati beobachteten Fall sagte der Vater zu seinem Sohn, der über Beschwerden klagte: „Kümmere dich nicht darum, denn im Laufe der Jahre werden sie aufhören. Ich habe genau dasselbe gehabt" und Camurati fügte hinzu, daß derlei Aussagen bereits seit drei Generationen in der Familie üblich waren.

Vereinzelt zeigen der Knochenprozeß und die klinische Symptomatik eine Progression über 10 und mehr Jahre.

Beide Geschlechter sind in annähernd gleicher Häufigkeit befallen (49 ♂, 42 ♀). Das Leiden ist bei allen Rassen und auf allen Erdteilen beobachtet worden. Die meisten Beobachtungen stammen aus Italien, gefolgt von den Vereinigten Staaten und Deutschland.

3. Spezielle Pathologie

a) Skeletsystem

Gesteigerte periostale und endostale Apposition und Resorption sind das integrierende *pathogenetische Prinzip* mit der entsprechenden Konsequenz für Form, Struktur und Begrenzung der betroffenen Skeletabschnitte. Die erweiterte Kasuistik erlaubt eine Ergänzung bzw. Modifizierung der bisherigen Auffassungen.

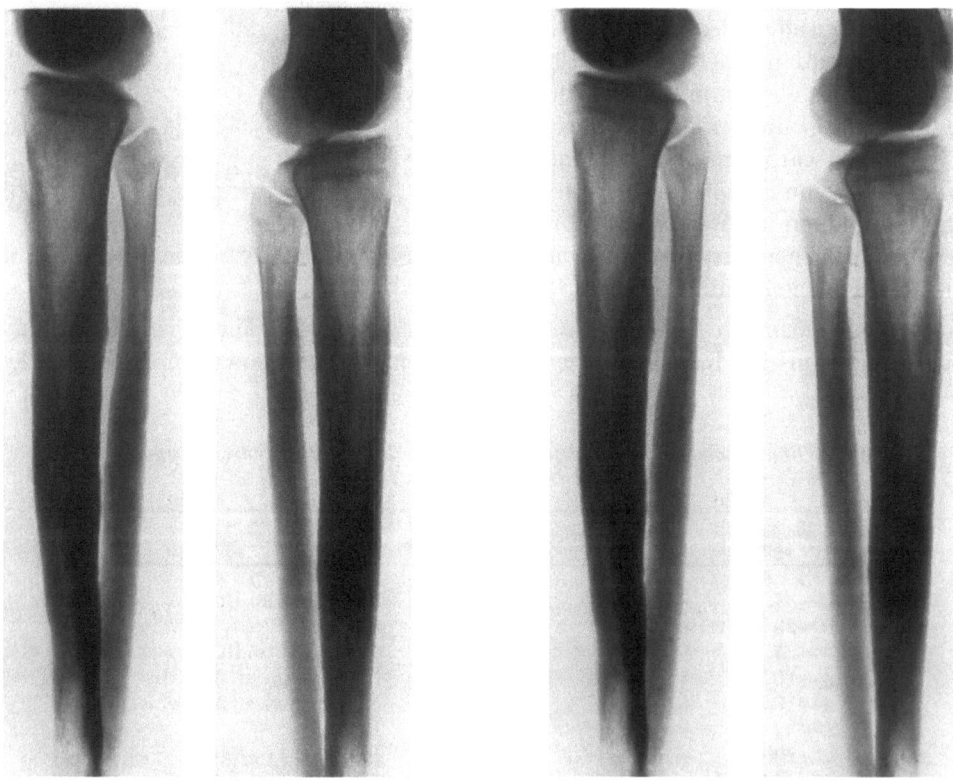

Abb. 2   Abb. 3

Abb. 2 u. 3. Symmetrische spindelförmige Hyperostose der Diaphysen des Schien- und Wadenbeines beiderseits. Der Markraum ist stark verengt aber nicht vollständig verschlossen. Außenkontur teils glatt, teils baumrindenartig. ♂, 41 Jahre, keine Beschwerden. Mit 16 Jahren wegen Beinschmerzen mehrere Wochen in stationärer Behandlung. Hyperostose auch am Femur sowie an der oberen Extremität beiderseits. Keine Pachydermie.

α) Morphologie und Röntgenologie

„Walzen- oder Spindelknochen" sind die wichtigsten Formveränderungen, die besonders die langen Röhrenknochen betreffen. Diese topographische Prädilektion hatte auch die ursprüngliche Nomenklatur wesentlich beeinflußt (s. oben). Erfolgt der periostale Anbau gleichförmig und überwiegt er den Abbau, so entsteht an den Röhrenknochen eine breite und im Röntgenbild homogen verdichtete Rinde mit Markhöhleneinengung ohne oder ohne wesentliche Umfangsvermehrung (Abb. 2 u. 3). Die Knochenapposition kann sich auch ungleichmäßig in Längs- und Querrichtung eines Schaftes ausbreiten. Zusammen mit der häufig hinzutretenden Modulationsstörung ist somit der Variabilität der resul-

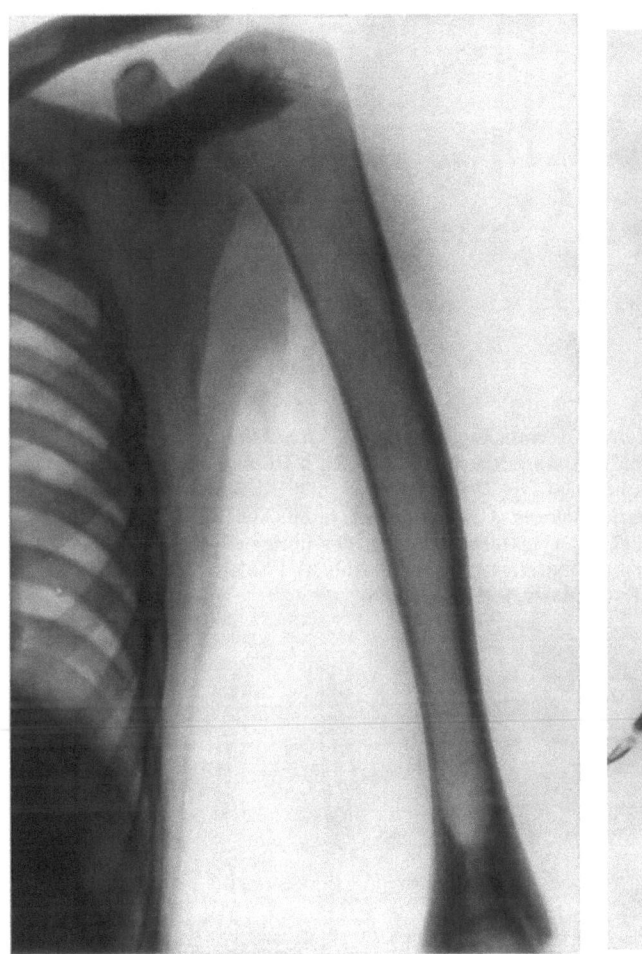 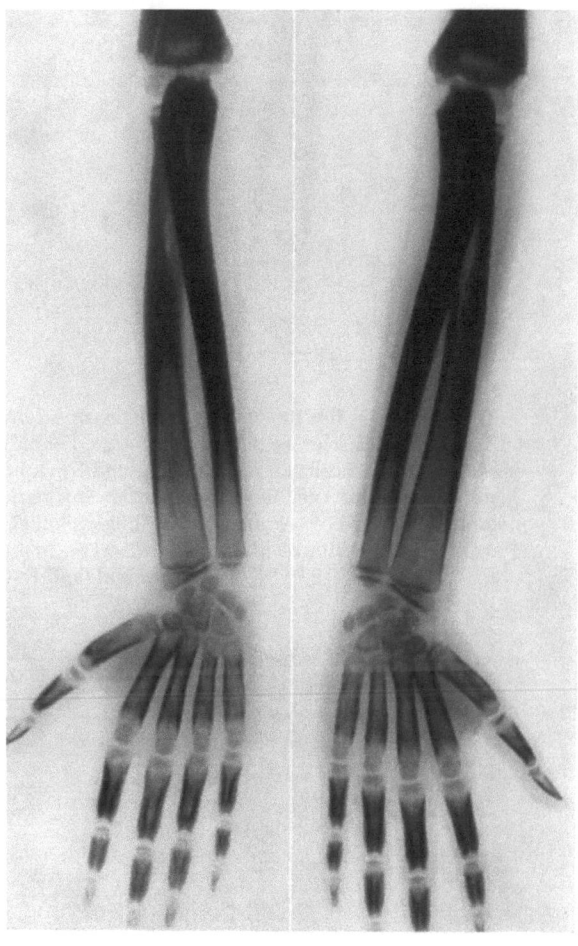

Abb. 4   Abb. 5

Abb. 4. Vorwiegend porotische Form der Hyperostose (CAMURATI-ENGELMANN). Schaftauftreibung des Hume-rus. Corticalisverdünnung über große Strecken. Übermodulation. Kompakte Hyperostose der distalen Meta-physe. ♀, 9 Jahre (nach VILASECA u. Mitarb.)

Abb. 5. Charakteristischer Röntgenbefund bei Camurati-Engelmannscher Erkrankung. Periostale Hyperostosen an langen und kurzen Röhrenknochen. Übermodulation. ♀, 9 Jahre (nach VILASECA u. Mitarb.)

tierenden Form und Struktur breiter Raum gegeben, bei deren Analyse der *Faktor Zeit* jeweils zu berücksichtigen ist. Der Umbau des Knochens erfolgt in Schüben über mehrere Jahre oder kontinuierlich sogar über Jahrzehnte. In jeder Phase kann Stillstand eintreten. Zum Längenwachstum scheinen enge Beziehungen zu bestehen (Streckperiode). Eine Rückbildung ist nicht bekannt. Entscheidend für das Endresultat bleibt, ob der An- oder Abbau vorherrschend ist. Hält man sich nicht diesen pathogenetischen Mechanismus vor Augen mit dem Akzent auf der periostalen Überaktivität, so wird das Verständnis für die formalgenetische Identität der einzelnen Varianten erschwert.

Die wichtigsten Formen sind, wie bei der Hyperostose mit Pachydermie, eine „*hyper-ostotische*" Form der Hyperostose mit röntgenologisch sehr dichten und meist weniger

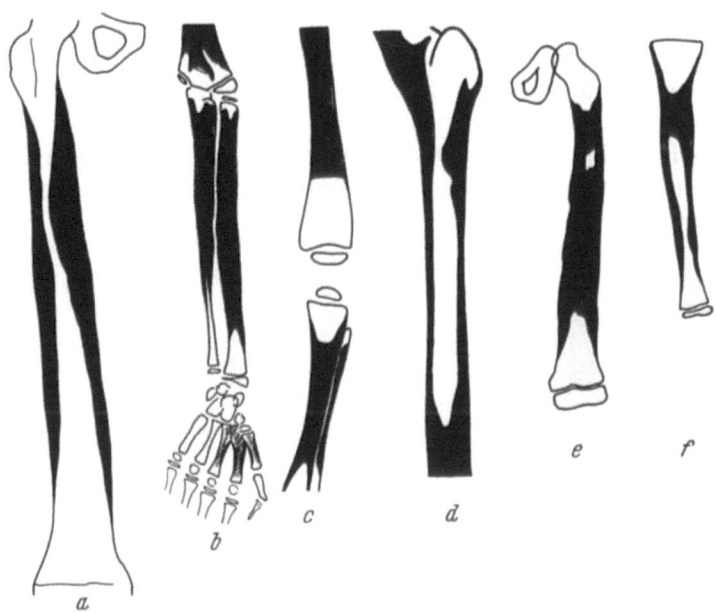

Abb. 6 a—f. *Skeletvariationen bei der Camurati-Engelmannschen Krankheit.*
a Ungleichmäßige schwere Schafthyperostose. Femur (Wiedemann, S. 495, Abb. 1). b Häufiges *Lokalisations-verhältnis* mit Prävalenz an *Radius* distal und *Ulna* proximal (vgl. Wiedemann, S. 495, Abb. 2). c Diaphysen-sklerose. Keulenform der Metaphysen durch *Modulationsstörung* (Gvozdanowicz, S. 86, Abb. 2). d Bevorzugt metaphysäre Hyperostose am Femur (ungewöhnlich bei typischen Befunden der übrigen Röhrenknochen) (Fritsch, S. 253, Abb. 6 rechts). e *Walzenknochen.* Femur (Engelmann, S. 1103, Abb. 4). f Sklerotische *Spindel.* Tibia proximal (vgl. Engelmann, S. 1103, Abb. 5)

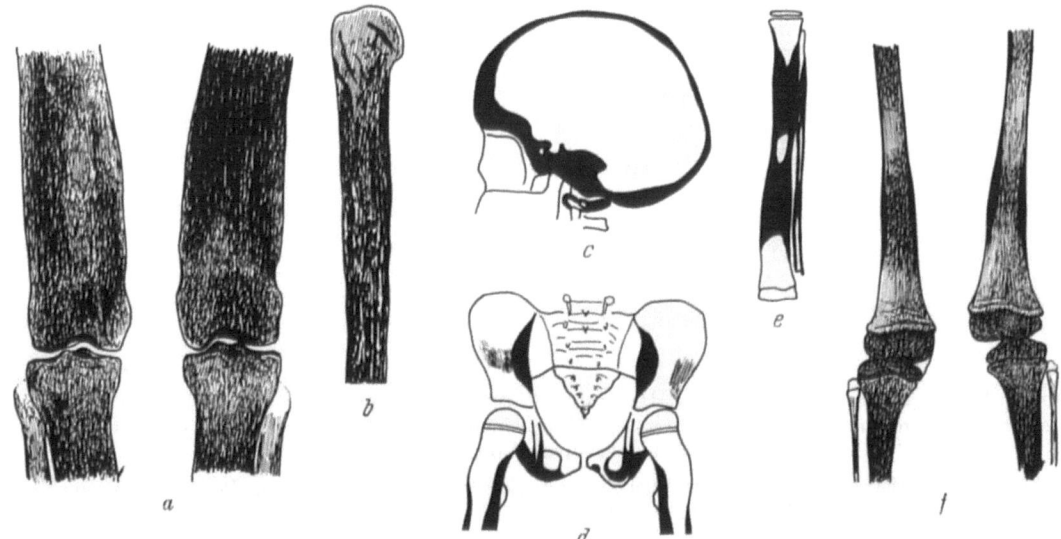

Abb. 7 a—f. *Skeletvariationen bei der Camurati-Engelmannschen Krankheit.*
a Walzenknochen, Schaftverdickung, Spongiosklerose, Modulationsstörung. Kniegelenk (Camurati, S. 664, Fig. 2). b Gleichartiger Befund. Humerus (Ortolani u. Castagnari, S. 160, Fig. 18). c Hyperostose an Schädel-basis, Stirnbein, 1. Halswirbel (Sear, S. 238, Abb. 2). d Prädilektionsstellen der Hyperostosen am Becken (Sear, S. 239, Abb. 4). e *Doppelspindel* an Tibia und Fibula (Neuhauser u. Mitarb., S. 18, Abb. 7). f Einfache *Spindeln* an Femur und Tibia (Camurati, S. 663, Fig. 1)

aufgetriebenen Knochen und eine „*hypostotische bzw. porotische*" Form der Hyperostose mit einer Bilanzstörung zugunsten des Knochenabbaues (Abb. 4). In Abb. 6—8 sind einige Beispiele der Knochenveränderungen bei der C.E.Kr. zusammengestellt. Eine asymmetrische Ausbreitung der Hyperostosen an den Röhrenknochen läßt bisweilen an eine Beeinflussung durch Muskelwirkung denken. So kann z.B. die mediale Rindenzone des Femurschaftes wesentlich stärker betroffen sein als die Außenseite und auf das vier- bis fünffache verdickt werden (Abb. 6a).

Am Radius läßt die mehr distale und an der Ulna die mehr proximale Beteiligung an den gleichen Effekt durch die Kraftübertragung an Hand und Ellenbogengelenk denken (Abb. 6b). Diese Lokalisation wurde ähnlich wie bei den Hyperostosen mit Pachydermie in einem Drittel der Fälle (20/64) beobachtet.

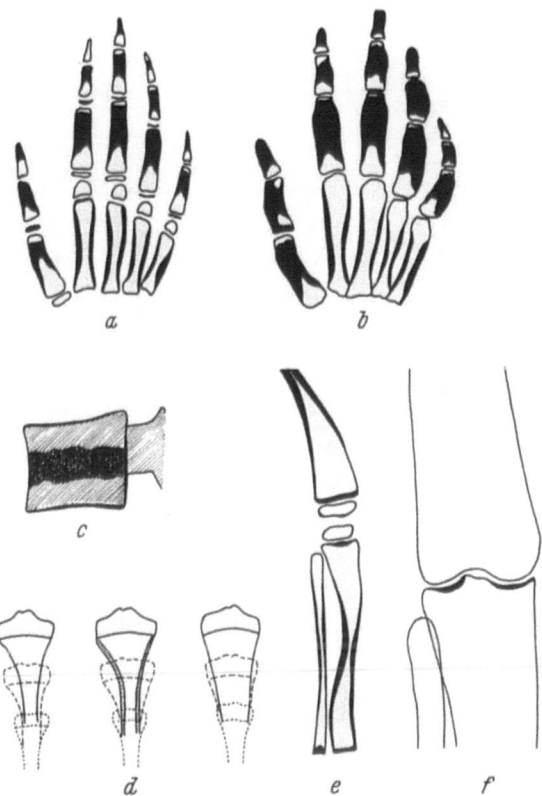

Abb. 8a—f. *Skeletvariationen bei der Camurati-Engelmannschen Krankheit und familiärer metaphysärer Dysplasie.* Formen der Modulation.

a Typisches Handskelet, distale Hyperostosen der Grund- und Mittelphalangen, vereinzelt an den Endphalangen (selten) „*Lanzetten*" (LAUTERBURG, S. 311, Abb. 4). b Gleiche Hand, 22 Jahre später. Progredienz der Hyperostosen „Patronenhülsen" (nach COCCHI u. ZUPPINGER in SCHINZ' Lehrbuch, V. Aufl. S. 676, Abb. 916). c *Flaggenbild* eines Wirbels durch bandförmige zentrale Knochenverdichtung (BONOMINI, S. 8, Fig. 15). d *Formen der Modulation*, Untermodulation, normale Modulation, Übermodulation (NEUHAUSER, S. 732, Fig. 13). e *Familial metaphyseal dysplasia.* Dünnwandige keulenförmige Auftreibung der Metaphysen bei Hyperostose in Schaftmitte, mitunter schwere Verbiegung (PYLE, S. 875, Fig. 2). f Hochgradige Modulationsstörung mit extremer Corticalisverdünnung beim gleichen Leiden. Kniegelenk (HERMEL u. Mitarb., S. 419, Abb. 8d)

Ist die Hyperostose zirkulär, erweist sich die Verdichtung im Röntgenbild meist als homogen mit scharfer Grenze oder fließendem Übergang in Richtung auf die Metaphysen. Die Markhöhle wird auf größere oder kleinere Strecken verdeckt (Abb. 6e, f) und — je nach Intensität — mitunter eine massive Ausmauerung des Schaftes vorgetäuscht (Abb. 2). Dies gilt auch für die Phalangen (Abb. 8a, b). Mit genügend harter Aufnahmetechnik kann der Markraum durchstrahlt werden, der in Höhe der Spindeln trotz der Hyperostose erweitert sein kann. Treten die hyperostotischen Spindeln an einem Schaft doppelseitig auf (Tibia, Fibula), so entstehen außerordentlich charakteristische Bilder, die weitgehend als pathognomonisch anzusehen sind; ihre Röntgendiagnose ist leicht (Abb. 7e, f). Häufiger sind jedoch Einzelspindeln, die an Femur, Tibia und Fibula die kniegelenksnahe Schafthälfte bevorzugen (Abb. 6f). Bei asymmetrischen Doppelspindeln am Femur fand sich die kleinere in der proximalen und die größere in der distalen Hälfte (Sear; Neuhauser u. Mitarb.; Casuccio). An der Clavicula bevorzugen die Spindeln mehr die zentrale Lage. Der Übergang der Knochenauftreibungen an den Diaphysen zu den Metaphysen erfolgt vielfach über eine breite Schweifung als Ausdruck einer Modulationsstörung, die in 41 von 81 Fällen angetroffen wurde (vgl. Abb. 8d). Innerhalb des neuen Knochenmantels können Schaftreste aus einer früheren Wachstumsphase mit engerem Kaliber zurückbleiben. Im Bereich der gestörten Modulation wird der Markraum verbreitert und die

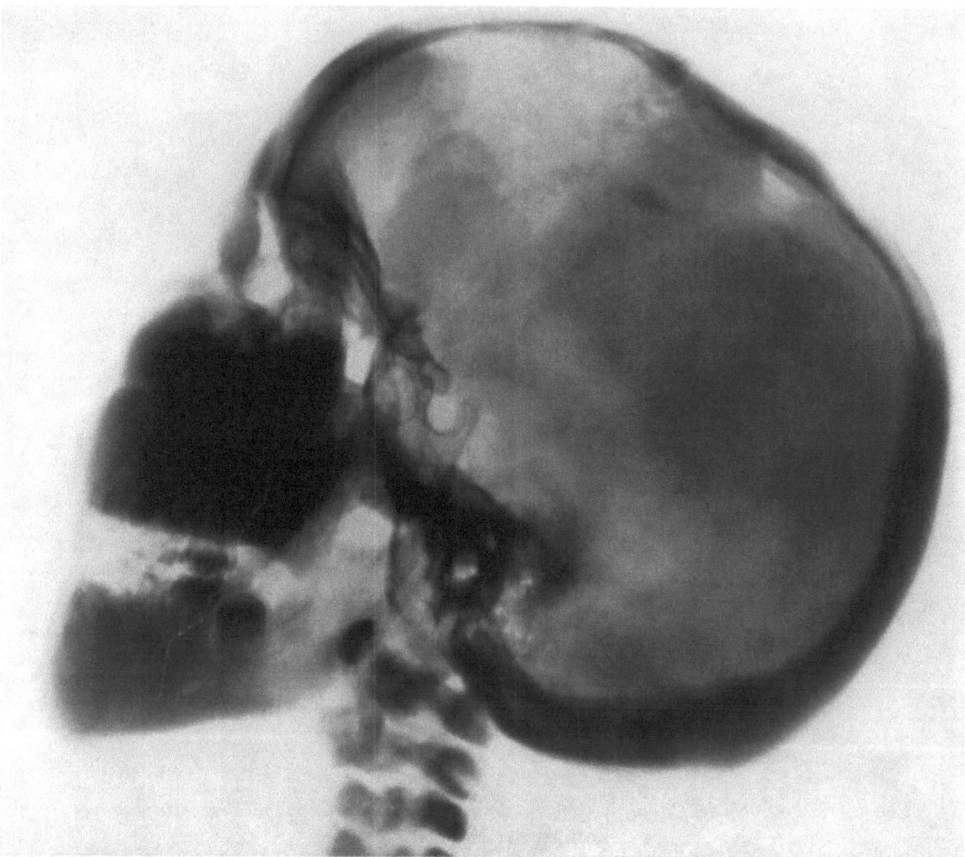

Abb. 9. Massive Hyperostose des Hirn- und des Gesichtsschädels (Leontiasis ossea) und der oberen HWS bei Camurati-Engelmannscher Erkrankung. ♀, 9 Jahre (nach Vilaseca u. Mitarb.)

Rinde meistens verdünnt (Abb. 5, Abb. 6c). Bleibt der sklerosierende Prozeß auf seine Prädilektionsstelle der Diaphyse beschränkt, so gibt diese Diaphysensklerose das Spiegelbild zur Marmorknochenkrankheit ab (Schinz u. Mitarb.). Abweichungen von diesem Verteilungstyp treten zahlenmäßig deutlich zurück (vgl. Abb. 6d).

An den Grund- und Mittelphalangen zeigen die Hyperostosen distal vielfach eine stufenförmige Absetzung, so daß ähnlich wie bei der Hyperostose mit Pachydermie an „Patronenhülsen" erinnernde Deformierungen entstehen (Abb. 8b). Eine „Lanzettenform" der Endphalangen durch Fehlen oder erhebliche Verkleinerung des Processus unguicularis kam in 16 von 66 Fällen zur Beobachtung (Abb. 5, Abb. 8a).

β) Kontur

Die äußeren *Konturen* sind bei der C.E.Kr. in der Mehrzahl glatt, leicht wellig, vereinzelt auch rauh oder höckerig (Camurati; Engelmann; Ortolani und Castagnari; Michaelis; Bingold).

γ) Struktur

In der *Struktur* der *Spongiosa* finden sich Umbauveränderungen im Sinne der sklerotischen Atrophie, vorzugsweise bei den schweren Fällen. In der Sippe, die BONOMINI untersucht hat, wird diese Strukturform mehrfach angetroffen. Durch unregelmäßigen Abbau, z.B. an der Hand, kann es zu einem scheckig-fleckigen Strukturbild kommen, das an Osteopoikilie erinnert. Eine eigentümliche querverlaufende zentrale Hyperostosezone wurde von BONOMINI an den Wirbelkörpern beobachtet, so daß die Wirbel wie Fahnen aussehen (vgl. Abb. 8c). UEHLINGER erklärt den Befund durch die bessere Blutversorgung der zentralen Wirbelanteile entsprechend dem Eintritt und Verlauf der Vasa nutricia. Die Spongiosierung der *Compacta* mit feinmaschigen, wollartigen oder kleincystischen Aufhellungen im Röntgenbild ist ein häufiger und charakteristischer Befund (Abb. 7a, b). Unter gleichzeitiger walzenförmiger Umwandlung der Schaftknochen einschließlich der Metaphyse kann somit eine verblüffende Ähnlichkeit mit Spätformen bei der Hyperostose mit Pachydermie auftreten (vgl. dortige Abb. 18a und b).

δ) Lokalisation

Für die *Lokalisation* ist eine symmetrische Ausbreitung in der überwiegenden Mehrzahl der Fälle charakteristisch (71/76). Die Generalisation wird nur selten voll verwirklicht. Daß sie jedoch vorkommt und sehr hochgradig sein kann (GVOZDANOVIĆ), ist grundsätzlich wichtig, weil daraus hervorgeht, daß bei der C.E.Kr. das Skeletsystem im ganzen in Mitleidenschaft gezogen sein kann, und die Hyperostosen nicht nur auf die Diaphysen der Röhrenknochen beschränkt bleiben. Die häufigste Lokalisation betrifft jedoch — wie bei den Hyperostosen mit Pachydermie — die *Gliedmaßen*, ebenfalls mit einer stärkeren Beteiligung der unteren Extremität und unter Bevorzugung der Unterschenkel- bzw. Unterarmknochen (vgl. Abb. 10).

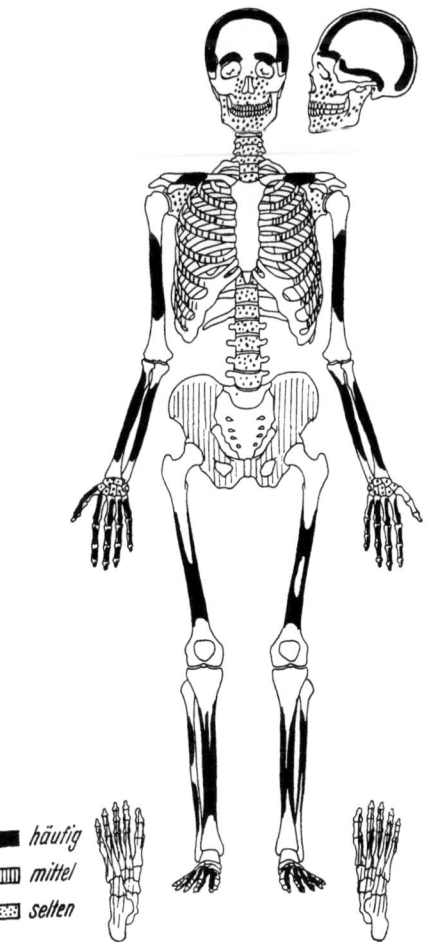

Abb. 10. Lokalisationshäufigkeit der hereditären Hyperostosen ohne Pachydermie (Camurati-Engelmannsche Krankheit). Auswertung von 76 aus 91 Fällen

Lokalisation	Anzahl der Fälle
Schädel	47
Kiefer	12
Scapula	9
Clavicula	19
Rippen	16
Sternum	—
Arm- und Beinknochen	57
Nur Beinknochen . . .	19
Wirbel	19
Becken	21
Carpus	6
Metacarpus	27
Phalangen	24
Patella	—
Sesambein Hand . . .	—
Sesambein Fuß	—
Tarsus	3
Metatarsus	7
Phalangen	5

■ *häufig*
▥ *mittel*
▦ *selten*

Eine Beteiligung des *Schädels* ist mehr als doppelt so häufig wie bei den Hyperostosen mit Pachydermie und meistens stärker ausgeprägt. Sie kann so massiv sein, sowohl an der Basis, als auch an der Kalotte und mit Verdichtung der Diploe verbunden sein, daß im Röntgenbild kein Unterschied zur Marmorknochenkrankheit zu erkennen ist [Vilaseca (Abb. 9 und 11); Bonomini; van Buchem; Lélec; Cohen und States]. Im allgemeinen ist die Basis häufiger betroffen, oft in Verbindung mit einer sklerotischen Anschlußpartie

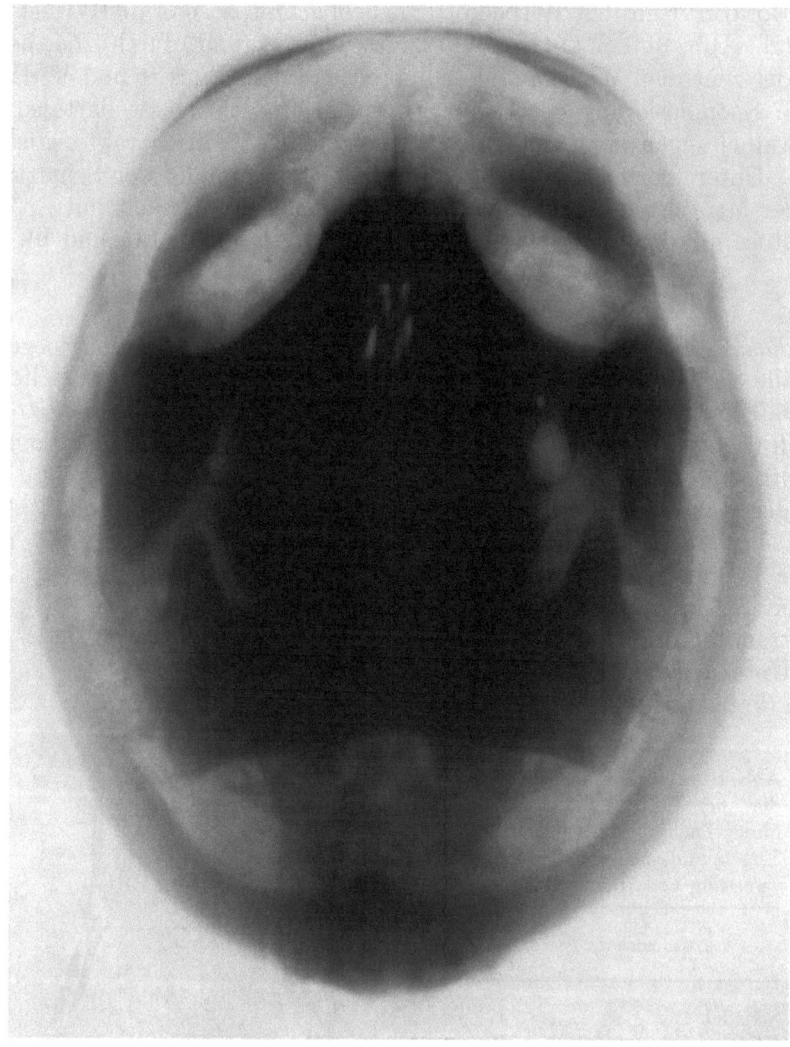

Abb. 11. Basisaufnahme zu Abb. 9. Nasengang eng. Orbitae klein. Kieferhöhlen und Siebbeinzellen wenig, Stirnhöhlen nicht entfaltet

der Kalotte frontal, parietal oder occipital (Abb. 7c). Lélek sah bei einem 19jährigen Jungen eine exzessive Hyperostose der Kalotte mit einem Durchmesser von 3 cm über dem Scheitel und 4 cm in der Occipitalregion. In neuerer Zeit mehren sich die Beobachtungen, in denen die Schädelhyperostose zu folgenschweren Druckwirkungen an Hirnnerven (N. opticus, acusticus, facialis) geführt haben und die gleichzeitig mit charakteristischen Veränderungen an den Gliedmaßen verbunden sind, so daß an der Krankheitseinheit nicht zu zweifeln ist.

47 von 76 auswertbaren Fällen zeigten eine Hyperostose des Hirnschädels. 17 Beobachtungen stammen aus den letzten 10 Jahren. Der Gesichtsschädel ist seltener befallen, wobei eine Vergröberung des Gesichtes mit Verlängerung des Unterkiefers eintreten

kann. Eine Prognatie wurde nicht beobachtet. Bei einer facies leonina wird dennoch die Camurati-Engelmannsche Krankheit ursächlich mit zu beachten sein. Die isolierte Hyperostose des Gesichtsschädels ist relativ selten. Dem Unterkiefer scheint dabei eine größere Selbständigkeit zuzukommen. In vier Beobachtungen VAN BUCHEMs war er allein betroffen, in zehn weiteren in Kombination mit der Schädelbasis oder der Kalotte.

Hyperostosen des Oberkiefers sind bisher nur mit gleichzeitiger Beteiligung der Schädelbasis gesehen worden. Die Pneumatisation der Nebenhöhlen kann gehemmt sein (HIRSCH; SEAR; STRONGE und DOWELL; VILLASECA; LÉLEK), meistens jedoch nicht so ausgesprochen wie bei der Marmorknochenkrankheit. COHEN und STATES beziehen eine Nahtdehiszenz auf Einengung der Schädelöffnungen, darunter auch des Foramen occipitale magnum. In ihrem obduzierten Fall (♀, 6 Jahre) waren die Nasengänge knöchern so stark eingeengt, daß keine Sonde mehr einführbar war. Die Kalottendicke betrug 2,3 cm.

Eine erhebliche Schädelhyperostose kann aber auch einen Nebenbefund darstellen wie bei einer 45jährigen Frau, die anläßlich einer Tibiafraktur zur Untersuchung kam (CHIPS u. Mitarb.). Die Frakturheilung war dabei normal.

Das *Stammskelet* ist weniger häufig befallen, wobei an den Rippen eine allgemeine Verbreiterung und Verdichtung ohne spindelförmige Auftreibung (im Gegensatz zu den Schlüsselbeinen) auftritt. Am Becken ist die Hyperostose vornehmlich an den medialen Abschnitten der Darmbeinschaufeln sowie den Sitzbeinen zu beobachten (Abb. 7 d)

Erwähnenswert und historisch interessant sind alte nubische Gräberfunde aus Dehmit, worin JONES eine deutliche Ausweitung und Verdickung der kniegelenknahen Abschnitte an Femur und Tibia nachweisen konnte, am Kniegelenk lediglich eine leichte Arthrosis deformans. Schwerlich wird an dem Fund nach einigen tausend Jahren eine Artdiagnose zu stellen sein. Bemerkenswert bleibt die systematisierte Anordnung der Hyperostose, in der auch für unser Leiden charakteristischen Lokalisation, was bei Verschonung des Gelenkes gegen eine Osteomyelitis spricht.

ε) Histologie

Histologische Befunde liegen aus 23 Beobachtungen, darunter drei Obduktionen (VAN BUCHEM; COHEN und STATES; LAUR) vor. Kennzeichnend ist das Nebeneinander von Apposition normaler Osteonen und Resorption mit dem Effekt eines verschieden dichten Knochengewebes je nach Stadium der Aktivität. Lebhafter Abbau führt zu einer Spongiosierung der Rinde unter simultanem Anbau reifen Knochens durch das Periost. NEUHAUSER u. Mitarb. fanden bei einer ersten histologischen Untersuchung eines Tibiapräparates Kompaktaknochen mit normalgeformten Havers'schen Kanälen, deren Wand bereits mit vereinzelten Osteoklasten besetzt war, 6 Jahre später völliges Fehlen der Compacta, an deren Stelle ein lockeres Netzwerk von Knochenbälkchen mit eingelagertem Fett- oder Fasermark getreten war (Abb. 12 a und b). Auch COHEN und STATES berichten in ihrem obduzierten Fall eines 6jährigen Mädchens vom völligen Schwund der Compacta, sowohl an großen, wie kleinen Röhrenknochen, Ersatz durch ein plexiformes Trabekelgerüst, Defekte der Generallamellen, Periostverdickung, stellenweise Ansammlung zahlreicher Osteoblasten und Bildung von Fett und Fasermark; Epiphysenknorpel normal. An den Gefäßen können mitunter unbedeutende Media- und Intimaproliferationen beobachtet werden. Lediglich SINGLETON u. Mitarb. fanden sie in stärkerem Maße, daß sie sogar ätiologisch eine vasculäre Genese in Erwägung ziehen. Aktive Entzündungszeichen fehlen. Neben Fett- und lockerem Fasermark werden häufig noch hämatopoetische Elemente angetroffen. GULLEDGE spricht von einer benignen Knochenhypertrophie. Die lamelläre Knochenbildung mit engen Havers'schen Kanälen, die RIBBING vorwiegend in den subperiostalen Lagen der Rinde beobachtete, ist als Ruheform aufzufassen.

b) Muskulatur

Die Schwäche der Muskulatur ist bei der C.E.Kr. nicht selten das klinische Leitsymptom, das den Anlaß zur ärztlichen und röntgenologischen Untersuchung gibt. Eine rasche Ermüdbarkeit und watschelnder Gang erinnern an die Dystrophia musculorum

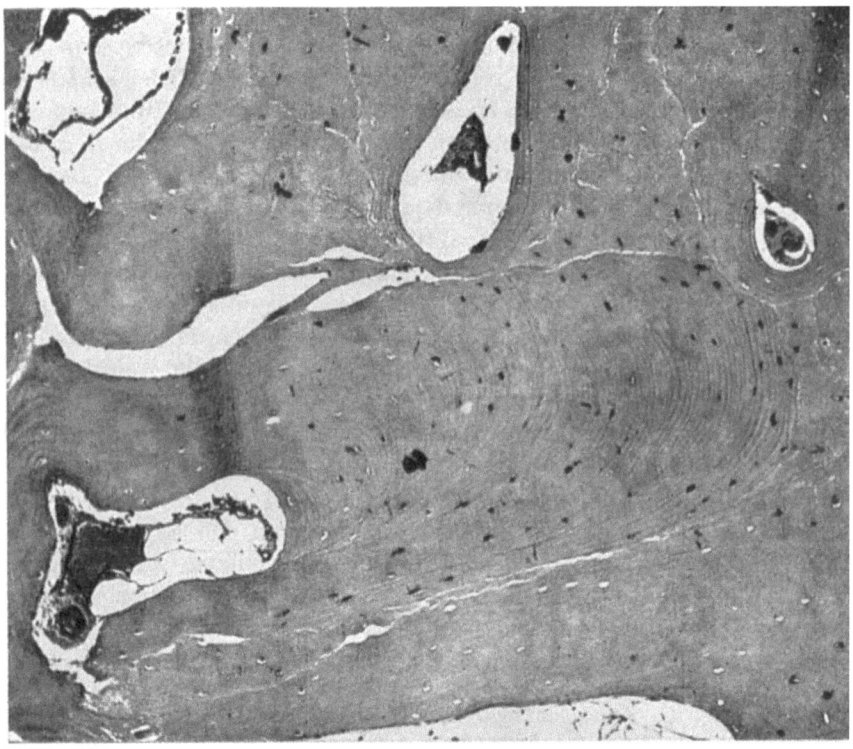

Abb. 12a. Knochenbiopsie (Tibia) (Fall Abb. 1a). Corticalis kompakt, normale Havers'sche Kanäle mit sichtbaren Osteoklasten. Kein fibröses Mark

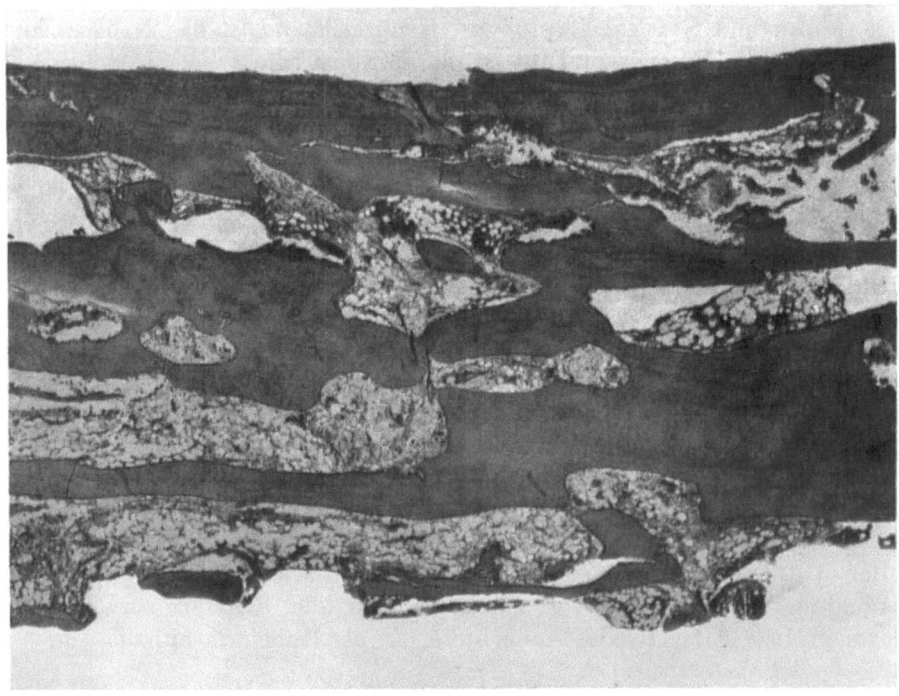

Abb. 12b. Knochenbiopsie 6 Jahre später (gleicher Fall Abb. 1b). Spongiosierung der Compacta. Ein lockeres Netzwerk zeigt neue Knochenformationen neben Arealen stärkerer Resorption. Umwandlung von Fett- in Fasermark

progressiva (MICHAELIS; STRONGE und DOWELL). In der Regel wird die Muskelschwäche im frühen und mittleren Kindesalter, aber auch progressiv während der Pubertät beobachtet. Auch bei den Erwachsenenformen ist die Kraftlosigkeit und rasche Ermüdung ein immer wieder erwähntes Symptom. Bei dem 11jährigen Knaben, den WIEDEMANN 1947 beobachtete, stellte sich vom 2.—5. Lebensjahr ein zunehmender Muskelschwund — besonders an den Extremitäten — ein, so daß das Kind kaum noch 10 m selbständig gehen konnte. Bis zum 11. Lebensjahr erfolgte eine weitgehende Remission bei neurologisch normalem Befund. WIEDEMANN sprach daher von einer systematisierten Hyperostose mit Myopathie. Bei einem Mädchen, das normal gehen gelernt hatte, und bei dem sich vom 2. Lebensjahr an trophische Störungen an der Muskulatur entwickelten, war der Verlauf besonders schwer. Wie ORTOLANI und CASTAGNARI 19 Jahre später beobachteten, konnte sich die Patientin nicht allein aus dem Knien oder Liegen aufrichten. Der Patient, den CLAWSON beschrieb, mußte mit dem Rollstuhl in die Schule gefahren werden.

Unsere Kasuistik läßt mit 32 von 81 Beobachtungen einen sehr hohen Anteil trophischer Störungen der Muskulatur der verschiedensten Grade erkennen. In 23 Beobachtungen wird eine normale oder kräftige Muskulatur gefunden. Die Muskelschwäche, die mit einer sichtbaren Reduzierung des Muskelvolumens einhergeht, erscheint mit der Progression der Knochendysplasie zeitlich koordiniert. Man findet jedenfalls während eines klinischen Schubes, der meist über Jahre dauert, die ersten Knochenveränderungen und kann ihre Progression während dieser Zeit verfolgen. Auch zwischen der Schwere der Knochenveränderung und Muskelschwäche findet sich eine Parallele, ähnlich wie bei den Hyperostosen mit Pachydermie. Im allgemeinen pflegt sich die Muskulatur wieder zu stärken, wenn auch gewisse Insuffizienzerscheinungen noch lange Zeit bestehen bleiben können. Bei leichten Knochendysplasien, die anläßlich von Familienuntersuchungen gefunden werden, wird die Muskelschwäche nicht verzeichnet („formes frustes"). Über das Wesen der gestörten Muskeltrophik läßt sich noch kein befriedigendes Urteil gewinnen. Die wenigen histologischen Untersuchungen sind widersprechend. Während CLAWSON in seinem schweren Fall normale Fasern ohne Zellinfiltration bei unauffälligen Gefäßen findet, weisen SINGLETON u. Mitarb. auf das Fehlen einzelner Muskelbündel hin, die durch Fett ersetzt waren, auf atrophische Muskelfasern mit Pyknose der Sarkolemmzellkerne neben hypertrophischen Fasern.

Bei dem in der Regel passageren Charakter der trophischen Muskelstörung liegt es nahe, die Ursache in einer hormonellen Dysregulation zu suchen, um so mehr als die Muskelschwäche vorzugsweise in den unruhigen Proliferationsperioden der Wachstumschübe in Erscheinung tritt, einer Zeit, in der auch die Dysproportion des Körperwuchses sich entwickelt. Für die Überlänge der Gliedmaßen können die hormonellen Einflüsse im Sinne des Hypogonadismus als gesichert gelten. Was liegt näher, als die Pathogenese der beeinträchtigten Muskelfunktion in gleicher Richtung zu suchen, besonders wenn man noch berücksichtigt, daß in 16 von 19 Fällen die Überlängen der Gliedmaßen mit Muskelminderung vergesellschaftet waren. Nach SELYE ist die Muskulatur beim Hypogonadismus spärlich entwickelt, schlaff und mit Fett infiltriert.

Vergleicht man die Muskelbefunde bei den Hyperostosen mit Pachydermie mit solchen ohne Pachydermie, so ist auffällig, daß bei beiden in $1/4$ bis $1/3$ der Fälle entsprechende Störungen bestehen und daß diese außerdem in einem ähnlichen Verhältnis wie die Dysproportion des Körperwuchses gefunden werden. Es ist hier nicht der Ort, weiter auf die Muskelerkrankung einzugehen, bemerkt sei lediglich, daß bei der Dystrophia musculorum progressiva auch Veränderungen am Skeletsystem beobachtet werden, deren Natur zwar atrophisch ist, die sich jedoch nicht allein durch Inaktivität infolge Muskelschwund erklären lassen, und für welche eine der Dystrophie der Muskulatur gleichgeordnete Dystrophie der Knochen angenommen wird (FR. SCHULTZE). Man erkennt eine Koordination der erblichen Störung an Muskulatur und Skelet, worauf — wenn auch mit anderen Vorzeichen (Hyperostose) — ebenso im Kapitel Hyperostosen mit Pachydermie, hingewiesen werden kann.

c) Endokrines System

In Koordination mit den Hyperostosen wird in knapp $1/4$ der Fälle eine in der Regel geringfügige Symptomatik von seiten des endokrinen Systems beobachtet (18 von 77 Fällen). Hierzu gehören ein Zurückbleiben der sekundären Geschlechtsbehaarung, kleine äußere männliche Genitalien sowie verspätetes Eintreten der Menarche. Fast ausnahmslos handelt es sich um Hypofunktionszustände. Der Hormonausscheidung wurde in den neueren Arbeiten daher besondere Beachtung geschenkt. Überzeugende Abweichungen von der Norm ließen sich jedoch nicht finden, ebensowenig wie bei Untersuchungen des Wasser- und Mineralhaushaltes sowie des intermediären Stoffwechsels. Die 17-Ketosteroide sind meist normal oder an der unteren Grenze der Norm, ebenso der Thorntest und die Untersuchung der Gonadotropine und Oestrogene (VAN BUCHEM; COHEN und STATES; GRIFFIHTS u.a.). In zwei Beobachtungen zeigte sich der Einfluß der Nebennierenrinde in Form von Bartwuchs bei einem 24jährigen Mädchen (MICHAELIS) und maskulinem Habitus bei einer 29jährigen Frau (FRITSCH). Ein ursächlicher Einfluß hormoneller Regulationsstörungen auf die Entstehung der Hyperostosen läßt sich ausschließen. Es ist durchaus möglich, daß im Rahmen dieses Erbleidens konstitutionelle Faktoren einen entscheidenden Anteil an den genannten endokrinen Dysregulationen einschließlich der Muskelminderung und Körperdisproportion haben, wie dies vom erblichen hypophysären Infantilismus her bekannt ist.

d) Psychisches Verhalten

Die Hyperostosen ohne Pachydermie zeigen eine geringere Tendenz zur Oligophrenie als solche mit Pachydermie. In $1/8$ der Fälle ist von mangelhafter Intelligenz, Sitzenbleiben in der Schule, geistiger Stumpfheit oder geistiger Retardierung die Rede (9/72 Fälle). In 14 weiteren Fällen wird die Intelligenz als normal angegeben, in einem weiteren als überdurchschnittlich. Ein Schwachsinn stärkeren Grades bestand lediglich in einem Fall mit großem Hydrocephalus internus (LÉLEK).

4. Ätiologie

Die C.E.Kr. ist ein Erbleiden mit großer familiärer Häufung (55/91 Fälle) davon 29 bei Geschwistern, 16 bei Eltern und Kindern, 2 bei Großeltern und 8 bei Vettern oder Basen. 30 Beobachtungen sind solitär, auch bei teilweise ausgedehnten Röntgenkontrollen der Angehörigen. Bei 6 weiteren fehlen entsprechende Angaben. Blutsverwandtschaft lag bei drei Sippen vor, darunter in einem Fall besonders schwerer Ausprägung bei Inzest (VILASECA u. Mitarb.) (Abb. 4, 5, 9). Eine Geschlechtsbevorzugung besteht nicht.

Der Erbgang dieses monophänen Leidens ist in der Regel einfach dominant (vgl. Abb. 13). Hierfür sprechen die Familienuntersuchungen von CAMURATI, BONOMINI, RIBBING, JAMMES u. Mitarb., FEDDEMA und LESTER, PERASSI, STEGMANN und PETERSON, WETZEL u.a. Nach der ersten Beschreibung durch CAMURATI fand sich das Leiden in vier Generationen: Bei acht von zehn Fällen aus der Sippe von 25 Mitgliedern stützte sich die Diagnose auf subjektive Beschwerden in den Beinen, „die seit der Geburt" bestanden und sich bis zum 20. Lebensjahr allmählich zurückbildeten.

ENGELMANN führte die Affektion auf eine Erkrankung des Knochenmarks zurück und dachte an Beziehungen zu leukämieartigen Erkrankungen mit Osteosklerosen, den Osteomyelosklerosen im heutigen Sinne. Diese Auffassung hat sich nicht bestätigt, auch wenn ganz vereinzelt eine leichte Anämie beobachtet wird. Bei der gesicherten Erbnatur des Leidens erübrigt es sich, auf weitere ätiologische Hypothesen näher einzugehen. Es liegt weder ein infektiöser, noch ein entzündlicher, toxischer oder neoplastischer Prozeß vor. Auch besteht kein nachweisbarer Zusammenhang mit einer bekannten Stoffwechselerkrankung. Daß äußere Faktoren die Auslösung der Hyperostosen begünstigen oder ihre Progression fördern, wie etwa ein Trauma durch Stoß oder Sturz, muß durchaus in Erwägung gezogen werden.

Die Hyperostose kann wahrscheinlich bereits kongenital auftreten (GROZDANOVIĆ; MICHAELIS; SEAR). Bei einem solitären Auftreten müßte man für einen dominanten Erbgang an eine unvollständige Penetranz und Expressivität denken. Sinkt die Penetranz auf 10% oder weniger, so ist bei dominantem Übertragungsmodus und kleinem Stammbaum ein sporadisches Vorkommen eines Merkmals nicht selten (SCHINZ u. Mitarb.).

Darüber hinaus legen eigene Beobachtungen den Gedanken nahe, daß neben dem dominanten auch ein rezessiver Erbgang vorkommt, an den bereits LAUTERBURG 1928

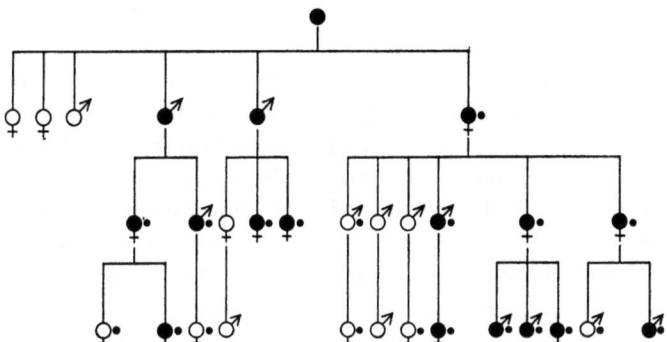

Abb. 13. Stammbaum einer Sippe mit Camurati-Engelmannscher Krankheit (nach BONOMINI). Dominanter Erbgang. ● Befallen, ○ nicht befallen, · Röntgenkontrolle

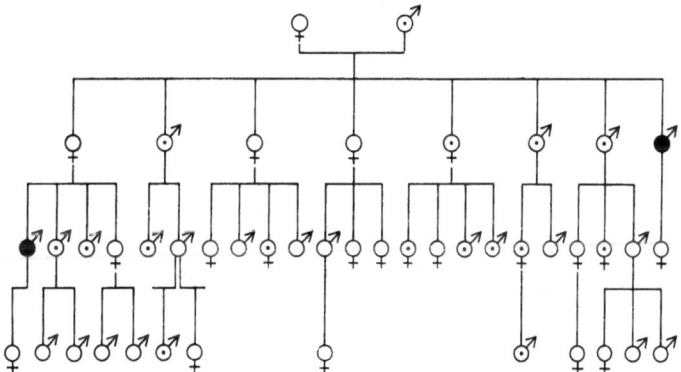

Abb. 14. Stammbaum mit Camurati-Engelmannscher Krankheit (wahrscheinlich rezessiver Erbgang). ● Befallen, ○ klinisch und röntgenologisch symptomfrei, ⊙ nach Angaben symptomfrei

gedacht hat. In einer großen Sippe, in welcher die Merkmalsprägung nach Verwandtenehe manifest geworden war, ließ sich nur noch bei einem Onkel und einem Vetter eine Hyperostose nachweisen (Abb. 14).

Bei den erblichen periostalen Hypostosen (Osteopsathyrosis, Trias fragilitas ossium) finden sich ebenfalls beide Erbgänge.

5. Differentialdiagnose

Sind drei Kriterien der hereditären Hyperostosen verwirklicht, der vorwiegend periostale Charakter, die häufige Modulationsstörung der Röhrenknochen und die Generalisation, so ist die Diagnose leicht. Generalisierte und systematisierte Spindel- oder Walzenknochen können geradezu als pathognomonisch angesehen werden. Die Knochen sind statisch meist vollwertig und neigen nicht zu Frakturen, auch nicht bei der porotischen Form der Hyperostose. Die Modulationsstörung ist für das Syndrom nicht spezifisch. Eine Übermodulation mit Keulen- oder spatelförmiger Ausweitung der Metaphysen kommt bei erblichen, hormonalen und entzündlichen Skeletaffektionen vor, ferner bei myeologenen Osteopathien, bei der Sichelzellanämie und Thesaurismosen (Morbus Gaucher).

Die Übermodulation ist ein prominentes Symptom der *Marmorknochenkrankheit*, bei welcher gleichzeitig eine massive Knochenausmauerung entsteht. Der primär pathogenetische Vorgang beruht hierbei auf einer Störung der enchondralen Ossifikation. Die Knochenverdichtung setzt an den Epiphysen ein — auch bei geringer Ausprägung — und schreitet zur Schaftmitte fort, häufig mit einer queren Bänderung, im Gegensatz zur C.E.Kr., die vom Schaft aus sich metaphysenwärts ausbreitet. Des weiteren gehört zu ihr eine Anämie und Knochenbrüchigkeit. Gemeinsam ist mitunter eine röntgenologisch kaum noch abgrenzbare Knochenverdickung am Schädel, ebenfalls mit Einengung der Nervenaustrittsöffnungen.

Bei der *familiären metaphysären Dysplasie* (Pyle; Barkwin und Krida) ist die Übermodulation ein dominierendes Symptom, das häufig generalisiert und offenbar gesetzmäßig mit einer Verdünnung der Rinde koordiniert ist. Hinzu kommen meist stärkere Verbiegungen bis zu bajonettförmiger Deformität der langen Röhrenknochen (osteomalacisch ?). Das Skeletleiden ist der C.E.Kr. ohne Zweifel eng verwandt. Es finden sich Überlängen der Extremitäten, Knochenverdickungen des Schädels, lanzettenförmige Endphalangen der Finger, familiäres Auftreten und normale chemische Blutwerte.

Von den generalisierten Skeletaffektionen ist die *Osteodystrophia fibrosa generalisata* (v. Recklinghausen) unschwer abzutrennen. Mit Ausnahme des Schädels herrscht eine diffuse Entkalkung des Knochens vor. Charakteristisch sind große Cystenbildungen, Frakturneigung, meist Fehlen periostaler Appositionen, Mineralstoffwechselstörungen (Hypercalcämie, Hypophosphatämie und mikroskopisch „Tunnellierung" der Spongiosa im Sinne eines dissezierenden Knochenumbaues. Das weibliche Geschlecht ist bevorzugt.

Von größerer Bedeutung sind eine Reihe lokalisierter monostischer oder polyostischer Knochenaffektionen insofern, als die Generalisation bei der C.E.Kr. nicht immer realisiert wird. An erster Stelle steht die *Ostitis deformans Paget*, die zwar nie das ganze Skeletsystem, doch aber große Abschnitte, mitunter in symmetrischer Weise befallen kann. Das makroskopische und röntgenologische Bild von Schaftknochen mit walzen- oder flaschenförmiger Auftreibung kann in Einzelfällen den hereditären Hyperostosen zum Verwechseln ähnlich sein. Das gleiche gilt für den grobsträhnigen und maschenförmigen sklerotischen Umbau späterer Stadien der C.E.Kr. (vgl. Abb. 7a, b). So sind die Beobachtungen Camurati's irrtümlich über vier Generationen hinweg als eine Ostitis deformans Paget gedeutet worden (Stemmermann). Andere Formen mit rahmenartiger Verdickung an Wirbeln, Becken usw., polycystischen Strukturen, Freibleiben der Schädelbasis, Neigung zu Frakturen, Erhöhung der alkalischen Phosphatase sowie die histologische Mosaikstruktur und das Auftreten im späteren Lebensalter ermöglichen eine Abgrenzung.

Bei der *Osteofibrosis deformans juvenilis* (Uehlinger), die im Kindesalter auftritt, findet sich eine Verdünnung der Schaftknochen, ebenfalls mit Modulationsstörung bei vorherrschender Asymmetrie und vielfach schweren Verbiegungen (Hirtenstabform des Femur). Monostische Formen können bisweilen eine gewisse Ähnlichkeit mit der C.E.Kr. aufweisen. Histologisch treten „pagetoide Mosaikstrukturen" auf.

Eine Abgrenzung von der Gruppe der polyostotischen *enchondralen Dysostosen*, bei welchen sich der Krankheitsprozeß primär an den Epiphysen und der Wachstumsfuge lokalisiert, ist ohne Schwierigkeit möglich. Es resultieren Minderwuchs und grobe Deformierungen der Gelenke.

Die *Melorheostose* ist immer lokalisiert und im allgemeinen auf ein Glied oder eine Körperseite beschränkt.

Die *infantile corticale Hyperostose* (Roske-Caffey) ist eine ausgesprochene Säuglingserkrankung mit derber schmerzhafter Weichteilschwellung der Gliedmaßen, gelegentlich auch des Gesichts. An den Diaphysen der Röhrenknochen sieht man im Röntgenbild plumpe oder spindelförmige Deformierungen meist über die ganze Schaftlänge mit Auffaserung der Corticalis. Gelegentlich besteht Ähnlichkeit mit der C.E.Kr. Das klinische Bild mit schmerzhafter Weichteilschwellung, häufig Fieber, sowie die Rückbildung nach wenigen Monaten einschließlich der Knochenläsion schützt vor Verwechslung.

Größere Schwierigkeiten in der Differenzierung der monostischen Formen können *Osteomyelitiden* vom Typ GARRÉ, die Osteomyelitis albuminosa oder die Lues verursachen, zumal wenn sich eine Übermodulation hinzugesellt. Erfolg der Therapie, nötigenfalls Probeexcision dürften weiterhelfen. Periostale Appositionen nach subperiostalen Blutungen (Geburtstraumen, Möller-Barlowsche Erkrankung) oder bei einfachen Periostitiden sind ohne Schwierigkeit zu unterscheiden.

Für das *Corticalisosteoid* (BERGSTRAND) ist innerhalb der spindelförmigen hyperostotischen Schaftauftreibung ein kleiner osteolytischer Herd von besonderer differentialdiagnostischer Bedeutung. Klinisch stehen Knochenschmerzen im Vordergrund, die mit Vorliebe während der Nacht auftreten.

Auch an *Sarkome* muß gedacht werden. Sie bevorzugen bei Jugendlichen die gutdurchbluteten kniegelenknahen Abschnitte von Tibia und Femur. Anfangsstadien können einer monostischen Form der C.E.Kr. zum Verwechseln ähnlich sehen. Im weiteren Verlauf bleiben jedoch fleckige oder unregelmäßige Osteolysen selten aus, die auf die richtige diagnostische Fährte führen.

Bei den seltenen periostalen Appositionen der *A- und D-Hypervitaminosen* treten an den Röhrenknochen querverlaufende, der Epiphysenfuge diaphysenwärts angelagerte Verdichtungszonen auf, die als Wachstumslinien imponieren können.

Die Hyperostosen mit und ohne Pachydermie zeigen eine Reihe gemeinsamer Züge der Pathogenese (gesteigerter periostaler, weniger auch endostaler Knochenan- und -abbau mit Spongiosierung der Compacta, Fasermarkbildung), der Histologie (Bildung reifen lamellären Knochens), der Morphologie (Walzen- und Spindelknochen), der Lokalisation (Symmetrie und Generalisation) sowie Störungen der Modulation. Es ist daher die Ansicht vertreten worden, daß auf Grund dieser gemeinsamen Kriterien beiden Syndromen eine identische hereditäre Hyperostose zugrunde liegt. Abweichungen in der Geschlechtsverteilung und in dem bevorzugten Krankheitsbeginn (ohne Pachydermie in der Kindheit, mit Pachydermie im frühen Erwachsenenalter) ließen daran denken, daß Einflüsse eine Rolle spielen, die mit der Einbeziehung eines weiteren Systems in das Erbleiden, der Haut, zusammenhängen (Polyphänie). Als „Plusvariante des erblich gestörten (vor allem) periostalen Bauprinzips" lassen sich die geschilderten Hyperostosen, mit oder ohne Pachydermie, als Antipoden zu den Hypostosen (Osteogenesis imperfecta, Osteopsathyrosis) in die Systematik der erblichen Knochenerkrankungen einreihen (LAUR 1955).

6. Therapie und Prognose

Der Behandlungsmöglichkeit sind enge Grenzen gesetzt. Sie ist nur symptomatisch. Der Knochenprozeß ist therapeutisch unbeeinflußbar. Bei schlechtem Allgemeinbefinden wird man roborierende Maßnahmen, physikalische Therapie und Klimawechsel empfehlen. Bei schwerer Muskelminderung erscheint ein Behandlungsversuch mit Glykokoll gerechtfertigt. WIEDEMANN konnte einen therapeutischen Effekt beobachten. Eine Hormonbehandlung mit Oestrogenen (GRIFFITHS) blieb ohne Erfolg.

Die Prognose ist in schweren Fällen mit stärkerer Beteiligung des Hirnschädels dubiös. Allgemeine Entkräftung und Immobilisation mögen in zwei tödlichen Fällen einer terminalen Pneumonie Vorschub geleistet haben. Schwerwiegend und therapeutisch unbeeinflußbar sind Kompressionseffekte auf Hirnnerven, die bis zu Erblindung und Taubheit führen können. In der Mehrzahl der Fälle ist die Prognose quoad vitam et quoad functionem jedoch gut. Entgegen einer weitverbreiteten Auffassung muß auch im Erwachsenenalter gelegentlich noch mit jahrelanger, langsamer kontinuierlicher oder schubweiser Progression gerechnet werden. Eine Neigung zu entzündlichen Knochenprozessen, Frakturen oder maligner Entartung besteht nicht.

Literatur

Anderson, F. G.: Engelmanns disease. Brit. J. Radiol. 26, 603 (1953).

Barkwin, H., and A. Krida: Familial metaphyseal dysplasia. Amer. J. Dis. Child 53, 1521 (1937).

Bergstrand, O.: Über eine eigenartige, wahrscheinlich bisher nicht beschriebene osteoblastische Krankheit in den langen Knochen der Hand und des Fußes. Acta radiol. (Stockh.) 11, 596 (1930).

Bingold, A. C.: Engelmanns disease. Progressive diaphyseal dysplasie. Brit. J. Surg. 37, 266 (1950).

Bonomini, B.: Osteosclerosi generalizzata familiare benigna di tipo nuovo. Radiol. med. 11, No 3 (1945).

—, e L. L. Gregori: Nuovo tipo di osteopetrosi. Acta med. patav. 12, fasc. 9 (1951).

van Buchem, F. S., H. N. Hadders, R. Hansen, and M. G. Woldring: Hyperostosis corticalis generalisata. Report of seven cases. Proceedings Amsterdam, Series C, 65, No 3 (1962).

— — and R. Ubbens: Hyperostosis corticalis generalisata familiaris. Acta rad. 44, 109 (1955).

Caffey, J.: Infantile corticale hyperostosis: A review of the clinical and radiographic features. Proc. roy. Soc. Med. 50, 347 (April 1957).

Camurati, M.: Raro caso di osteite simmetrica ereditaria degli arti inferiori. Chir. Organi Mov. 662 (1922).

Casuccio, C.: Osteopatie rare. Bologna: Edizione scientifiche Istituto Rizzoli 1949.

Chipps, J., S. Penner, and L. Travis: Mandibular involvement in Engelman's disease. Oral Surg. 7, 1306 (1954).

Clawson, K., and J. Loop: Progressive diaphyseal dysplasia (Engelmanns disease). J. Bone Jt Surg. 46, 143 (1964).

Cocchi, U.: In: Schinz, Bänsch, Friedl, Uehlinger: Lehrbuch der Röntgendiagnostik, 5. Aufl. Stuttgart: Georg Thieme 1950.

Cockayne, E. A.: Case for diagnosis. Proc. roy. Soc. Med. (Section for the Study of Disease in Children) 13, 132 (1920).

Cohen, J., and J. States: Progressive diaphyseal dysplasia. Lab. invest. 5, 492 (1956).

Engelmann, G.: Ein Fall von osteopathia hyperostotica (sclerotisans) multiplex infantilis. Fortschr. Röntgenstr. 39, 1101 (1929).

Fairbank, Sir. T.: An atlas of general affections of the skeleton. Edinburgh and London: E. & S. Livingstone Ltd. 1951.

Feddema, H.: Nicht publiziert. Zit. nach Ribbing und eigene persönliche Mitteilung.

Fritsch, H.: Ein Fall von generalisierter Osteosklerose. Wien. Arch. klin. Med. 23, 247 (1933).

Gillespie, J. B., and R. D. Mussey: Progressive diaphyseal dysplasia (Engelmann's disease). J. Pediat. 38, 55 (1951).

Goerke, H.: Über eine weitere Familie mit Camurati-Engelmannscher Erkrankung. Fortschr. Röntgenstr. 92, 106 (1960).

Gvozdanović, C.: Ein neuer Fall von Engelmannscher Krankheit. Fortschr. Röntgenstr. 73, 86 (1950).

Griffiths, D.: Engelman's disease. J. Bone Jt Surg. B 38, 312 (1956).

Gulledge, W. H., and J. W. White: Engelman's disease (progressive diaphyseal hyperostose). J. Bone Jt Surg. A 33, 793 (1951).

Halliday, J.: A rare case of bone dystrophy. Brit. J. Surg. 37, 52 (1939).

Hirsch, T. S.: Generalized osteotis fibrosa. Radiology 13, 44 (1929).

Jammes, A., R. Serny, J. Prouzet et G. Duclos: Maladie d'Engelmann. Rev. Rhum. 20, 406 (1953).

— — — — Maladie d'Engelmann. Presse méd. 64, 1759 (1956).

Janker, R.: Röntgenganzaufnahmen des Menschen, Tafel 40. Leipzig: Johann Ambrosius Barth 1934.

Jones, F. U.: In Smith und Jones, The archaeological survey of nubia: Report 1907—1908; Report on the human remains, Cairo 1910, rol. 2, p. 289, plate 48, fig. 4.

Laur, A.: Über Osteomyelosklerose und periostale Hyperostosen. Fortschr. Röntgenstr., Beiheft zu 77, 13 (1952).

— Erbliche periostale Hyperostosen in Monogr. Stodtmeister, Sandkühler, Laur; Osteosklerose und Knochenmarkfibrose. Stuttgart: Georg Thieme 1953.

— Hereditäre Hyperostosen mit und ohne Pachydermie. Habil.-Arb. Heidelberg 1955.

Lauterburg, W.: Über 2 Fälle von familiärer generalisierter Osteosklerose. Dtsch. Z. Chir. 230, 308 (1931).

Lavine, L. S., and M. T. Koven: Engelmann's disease (Progressive diaphyseal dysplasia). J. Pediat. 40, 235 (1952).

Lélek, J.: Camurati-Engelmannsche Erkrankung. Fortschr. Röntgenstr. 94, 702 (1961).

Lester, W. P.: Hereditary multiple diaphyseal sclerosis (Ribbing). Radiology 60, 412 (1953).

Michaelis, L. S.: Engelmann's disease. Proc. roy. Soc. Med. 42, 271 (1949).

Mikity, V., and G. Jacobson: Progressive diaphyseal dysplasia (Engelmann's disease). J. Bone Jt Surg. A 40, 51, 206 (1958).

Neuhauser, E. B. D.: Growth, differentiation and disease. Amer. J. Roentgenol. 69, 723 (1953).

Neuhauser, E. B. D., H. Schwachmann, M. Wittenborg, and J. Cohen: Progressive diaphyseal dysplasia. Radiology 51, 11 (1948).

Neumann, G.: Klinische und histologische Betrachtungen zur Hyperostosis generalisata ohne Pachydermie. (Camurati-Engelmann.) Z. Orthop. 96, 201 (1962).

Ortolani, M., e G. Castagnari (zit. nach Casuccio): Grave forma di osteodistrofia di probabile natura luetica. Atti. Acc. Scienze Ferrara, 10. febrario 1938.

— — L'osteopatia di Camurati-Engelmann. Arch. Putti Chir. Organi Mov. 3, 146 (1953).

PALMA, A. F. DE: Clinical orthopaedics. Philadelphia: J. B. Lippincott Co. 1957.

PERASSI, F.: La malattia di Camurati-Engelmann. Iperostosi sclerotica diafisaria simmetrica ereditaria. Radiologia med. 40, 147 (1954).

PYLE, E.: Case of anusual bone developement. J. Bone Jt Surg. 13, 874 (1931).

RIBBING, S.: Hereditary, multiple diaphyseal sclerosis. Acta radiol. (Stockh.) 31, 522 (1949).

RILEY, C., and H. SCHWACHMANN: Unusual osseous disease with neurologie changes. Amer. J. Dis. Child. 66, 150 (1943).

ROSKE, G.: Eine eigenartige Knochenerkrankung im Säuglingsalter. Mschr. Kinderheilk. 47, 385 (1930).

SCHINZ, H. R., W. E. BÄNSCH, E. FRIEDL u. E. UEHLINGER: Lehrbuch der Röntgendiagnostik, 5. Aufl. Stuttgart: Georg Thieme 1950.

SCHÖNFELD, K.: Camurati-Engelmannsche Krankheit bei 1½-jährigem Kind. Monatsschr. Kinderheilk. 103, 451 (1955).

SCHULTZE, FR.: Zit. nach BECKER, Die Myopathien. In: Handbuch der inneren Medizin, 4. Aufl., Bd. V/2, Neurologie. Berlin-Göttingen-Heidelberg: Springer 1953.

SEAR, H. R.: Engelmann's disease. Osteopathia hyperostotica sclerotisans multiplex infantilis. Brit. J. Radiol. 21, 236 (1948).

SELYE, H.: Textbook of endocrinology, II. ed. Montreal (Canada): Acta Endocrinologica Inc. 1949.

SÈZE DE, S., and M. GRIVAUX: Mat. d'Engelmann. Rev. Rhumat. 17, 622 (1950) (Übersicht, kein eigener Fall).

SINGLETON, E., J. THOMAS, and W. WORTHINGTON: Progressive diaphyseal dysplasia (Engelmann's disease). Radiology 67, 233 (1956).

STEGMANN, K., and J. PETERSON: Progressive hereditary diaphyseal dysplasia. Pediatrics 20, 966 (1957).

STEMMERMANN, U.: Die Ostitis deformans Paget unter Berücksichtigung ihrer Vererbung. Ergebn. Inn. Med. Kinderheilk., N. F. 3, 185 (1952).

STEWART, H., W. SEATTLE, and E. COLE: Progressive diaphysial dysplasia (Engelmann's disease). J. Pediat. 48, 482 (1956).

STRONGE, R. F., and H. B. MC DOWELL: A case of Engelmann's disease progressive diaphyseal dysplasia. J. Bone Jt Surg. B 32, 38 (1950).

THELEN, P. O.: Familiäres Auftreten einer Camurati-Engelmannschen Erkrankung. Fortschr. Röntgenstr. 94, 713 (1961).

VILASECA, S., P. FARRERAS, and M. DE CARALT: Osteosclerose diaphysaire multiple héréditaire Type Camurati-Engelmann avec leontiasis. Acta iber. radiol.-cancer. 3, 343 (1954).

VIVIANI, G.: Un caso di malattia di Camurati-Engelmann. Ann. Radiol. diagn. (Bologna) 33, 340 (1961).

VOGT, A.: Die generalisierte Hyperostose und ähnliche Systemerkrankungen der Knochen (Fall 4). Fortschr. Röntgenstr. 73, 411 (1950).

WEINGRABER, H.: Eine neue Beobachtung bei einem Fall von Osteopathia hyperostotica Engelmann-Camurati. Fortschr. Röntgenstr. 81, 800 (1954).

WETZEL, H.: Beitrag zur Camurati-Engelmannschen Erkrankung. Dtsch. med. Wschr. 88, 188 (1963).

WIEDEMANN, H. R.: Systematisierte sklerotische Hyperostose des Kindesalters mit Myopathie — ein neuer Typus der systematisierten erblichen Osteosklerosen. Med. Mschr. 11, 494 (1947).

— Systematisierte sklerotische Hyperostose des Kindesalters mit Myopathie. Z. Kinderheilk. 346 (1948).

IX. Hereditäre (generalisierte) Hyperostose mit Pachydermie

Von

A. Laur und **F. Perassi**

Mit 23 Abbildungen

1. Allgemeines, Historisches, Nomenklatur, Kasuistik

Das Syndrom der hereditären Hyperostose mit Pachydermie (H.H.P.), in dessen Mittelpunkt eine Volumenvermehrung des Skelettsystems und der Haut mit ihren Anhangsgebilden steht, ist nicht selten mit Symptomen von seiten der Muskulatur, des endokrinen Systems und der Psyche korreliert, so daß man sich in verschiedenen Fachgebieten unabhängig voneinander damit auseinandersetzte, wie in der Dermatologie, Chirurgie, Orthopädie, Inneren Medizin, Röntgenologie, Psychiatrie, Erbbiologie und Pathologie. Die klinische und pathogenetische Profilierung eines solchen mit variablen Symptomen verlaufenden und relativ seltenen Leidens erfordert erfahrungsgemäß längere Zeiträume und kritischen Vergleich mit einer möglichst umfangreichen Kasuistik.

Historisches. Seit bald 100 Jahren ist eine Diskussion über das Syndrom im Gange, an deren Anfang die historische Beschreibung des Brüderpaares HAGNER durch FRIEDREICH, ERB und ARNOLD steht (1868, 1888, 1891). In den gleichen Zeitraum fällt die erste Beobachtung der „Ostéoarthropathie hypertrophiante pneumique" (O.h.p.) und deren Differenzierung von der Akromegalie. Die nosologische Einordnung dieser drei Symptomkomplexe ist aufs engste mit dem Namen P. MARIE verknüpft und ging nicht ohne heftige Kontroversen ab. Abgesehen von der Akromegalie, deren wohldefinierte hormonelle Pathogenese heute kaum noch Anlaß zur Verwechslung gibt, reicht die Auseinandersetzung bis in die jüngste Zeit.

Es ist eine Kuriosität, daß in der Originalarbeit von P. MARIE (1890) unter den acht Beobachtungen, die als Grundlage für den Krankheitsbegriff der „Ostéoarthropathie hypertrophiante pneumique" dienten, der einzige eigene Fall nach 59 Jahren durch LIÈVRE als „generalisierte Hyperostose mit Pachydermie" im Sinne UEHLINGERs entlarvt wurde:

„P. MARIE a ainsi décrit avec bonheur une maladie nouvelle et authentique ... sans l'avoir rencontrée."

P. MARIE vollzog die Abtrennung des Syndroms von der Akromegalie (1890), und 9 Jahre später STERNBERG auch von der O.h.p. GRÖNBERG stellte als erster die Zusammengehörigkeit des Haut- und Knochenprozesses fest (1927), BRUGSCH die Erbnatur (1941). Im gleichen Jahr hat ÜHLINGER in seinem klassischen Beitrag die pathologisch anatomischen Grundlagen ARNOLDs bestätigt und erweitert, sowie ätiologisch auf eine mesenchymale Mutation hingewiesen.

Nomenklatur. Nichts könnte die Unsicherheit in der Auffassung über das Syndrom deutlicher widerspiegeln als die Fülle von Bezeichnungen. Deskriptive und pathogenetische Begriffe der im Erscheinungsbild in vielem ähnlichen Akromegalie und O.h.p. sind in der verschiedensten Modifizierung verwendet worden:

1868 FRIEDREICH: „Hyperostose des gesamten Skeletts".
1888 ERB: „Akromegalie".
1891 ARNOLD: „Pachyacria ossea et mollis".
(1891 FRIEDREICH, ERB, ARNOLD: „Idiopathische familiäre generalisierte Osteophytose".)
1891 TOURNIER: „Maladie hypertrophiante singulière: Lésions éléphantiasiques des parties molles et du squelette".
1905 SPIELER: „Eigenartige Osteopathie im Kindesalter".

1913 Vas: „Elefantiasis ossea et mollis".

1918 Simons: „Hyperplastische Osteopathie bzw. Osteosis".

1919 Oehme und

1930 Müller: „Familiäre akromegalieähnliche Skeleterkrankung".

1921 Heissen: „Allgemeine sekundäre Hyperostose" oder „ossale Hypertrophie".

1927 Grönberg: „Megalia cutis et osseum".

1928 Labbé und Renault: „L'ostéo — dermopathie hypertrophiante".

1929 Gigon: „Eléphantiasis à type acromégaloidien".

1930 Israelski und Pollack: „L'ostéodermopathie hypertrophiante".

1930 Bussalai: „Pseudo-Akromegalie".

1932 Schinz, Bänsch, Friedl und

1935 v. Pannewitz: „Hereditäre akromegaloide Osteose".

1935 Touraine, Solente, Golé: „Pachydermie plicaturée avec pachypériostose".

1936 Roy und Yutras: „Hypertrophie des tarses palpébraux des téguments de la face et des extrémités, associée à une osteo-périostose presque généralisée; un syndrom nouveau".

1937 Giomo: „Pachidermia con pachiperiostosi della estremita".

1938 Freund: „Idiopathic familial generalized osteophytosis".

1941 Becken: „Ostéopathie hypertrophiante ohne erkennbare Grundkrankheit".

1941 Brugsch: „Acropachyderma with pachyperiostitis".

1941 Uehlinger: „Hyperostosis generalisata mit Pachydermie".

1948 Camp und Scanlan: „Chronic idiopathic hypertrophic osteoarthropathy".

1948 Kehrer: „Haut-Knochenverriesung (dermato-periostotische Gigantosomie)".

1949 Törnblom: „Osteodermatopathia hypertrophicans".

1950 Castex u. Mitarb.: „Pachyperiostiodermie".

1950 Vague: „La Pachydermoperiostose".

1953 Bayer und Merkel: „Hyperostosis generalisata, hereditaria, idiopathica mit Pachydermie".

Im deutschen Schrifttum hat sich die Bezeichnung „generalisierte Hyperostose mit Pachydermie" nach Ühlinger eingebürgert, im französischen „La pachydermoperiostose". Im angloamerikanischen Sprachbereich wird der Bezeichnung „Chronic idiopathic hypertrophic osteoarthropathy" der Vorzug gegeben.

Kasuistik. Aufbauend auf zusammenfassende Darstellungen von Touraine, Golé mit 35 Fällen (1935), Franceschetti, Gilbert, Klein mit 50 Fällen (1950), Vague mit 60 Fällen (1950) und Laur 81 Fällen (1955) stützen sich die nachstehenden Ausführungen auf eine Zusammenstellung von 94 Beobachtungen.

2. Klinik, Symptomatologie, Beginn, Verlauf

Die *Symptomatologie* wird beim Vollbild beherrscht von der Verdickung der Haut (Pachydermie) an Kopf, Gesicht und Gliedmaßen einschließlich der Hände und Füße sowie der Volumenvermehrung der Knochen (Hyperostosis), häufig verbunden mit Langgliedrigkeit (Abb. 1 und 2). Nicht obligat — jedoch vielfach beobachtet — sind eine Schwäche der Muskulatur, Abweichungen zum endokrinen System (Stoffwechsel, Gonadensphäre) sowie Störungen der geistigen Differenzierung (Oligophrenie). Während die Hautverdickungen durch die Verunstaltung augenfällig werden und häufig der Anlaß zur ärztlichen Untersuchung sind, bleiben die Knochenveränderungen in der Regel lange verborgen und sind eine Domäne der Röntgenuntersuchung. In fortgeschrittenen Fällen sind sie mitunter schon vorher palpabel. Leichtere Grade von Trommelschlegelfingern (T.S.F.) und Weichteilverdickungen werden von ihren Trägern mitunter auffallend lange nicht beachtet.

Mehr als die Hälfte der Patienten geben keine oder lange Zeit keine subjektiven Beschwerden an (34 aus 81 auswertbaren Fällen). Andere klagen zu Beginn über rheumatoide Gelenkschmerzen, gelegentlich mit leichter Bewegungseinschränkung, intermittierenden Gelenkergüssen (Fall Giomo; Keats und Bagnal; Schilling u. Mitarb. u.a.), Gehbehinderung, Watschel- oder Seemannsgang, Spannungsgefühl und Druckempfindlichkeit in der Haut sowie Ungeschicklichkeit der Hände. Des weiteren werden rasche Ermüdbarkeit, vasomotorische Störungen, Kältegefühl an Händen und Füßen, Schwitzen, Cyanose, zunehmendes Schweregefühl in den Beinen, allgemeines Nachlassen der Leistungsfähigkeit, Abmagerung, Verkrümmungen und Versteifungen angegeben. Die schwersten Formen mit Bänder- und Membranverkalkung (Zwischen- bzw. Schlußphase UEHLINGERs) und progressiver allgemeiner Versteifung sind sehr selten (Fall ERB; v. BOGAERT; FREUND; UEHLINGER).

Gelenke. Initiale Gelenkbeschwerden mit Schwellungen, eventuell auch intermittierendem Hydrops (18 von 78 Fällen) sind auf eine nicht eitrige, unspezifische Synovitis

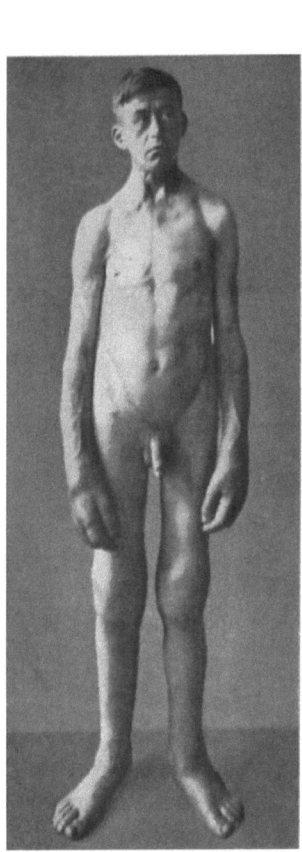
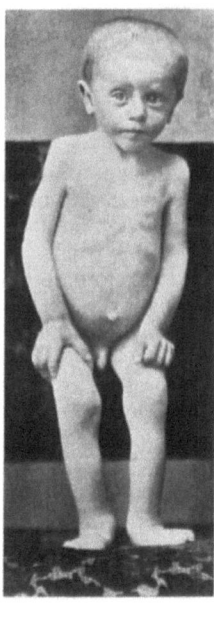
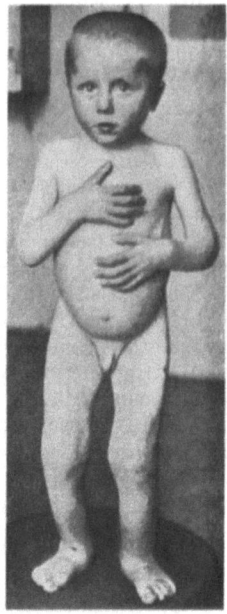
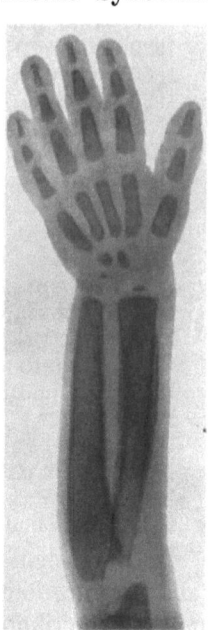
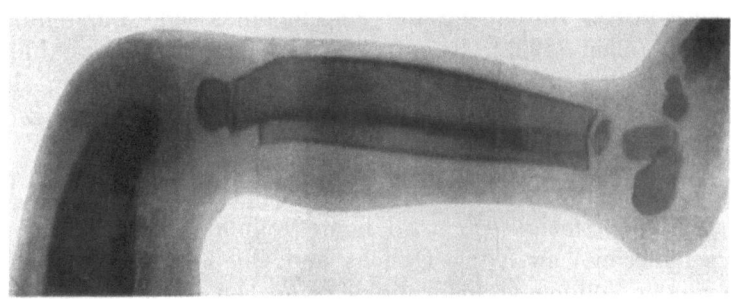

Abb. 1   Abb. 2

Abb. 1. Charakteristisches Aussehen eines Kranken mit generalisierter Hyperostose mit Pachydermie. Schubweise Entwicklung vom 17.—22. Lebensjahr. Überlänge der Extremitäten, „Säulenbeine", „Spindelknie", Schwellung der Unterarme, gabelrückenförmiger Übergang an den Handgelenken. Trommelschlegelfinger und -zehen mit Uhrglasnägeln. Schwache Muskulatur. (Beobachtung MÜLLER 1930)

Abb. 2. Vollbild einer generalisierten Hyperostose mit Pachydermie bei 3jährigem Jungen. Gelenkauftreibung und Verdickung der Extremitäten vom 15. Lebensmonat an entwickelt. Erst mit $2^{3}/_{4}$ Jahren selbständig gehen gelernt. Watschelgang, Abmagerung, starkes Schwitzen. Nach $^{5}/_{4}$ Jahren (Bild rechts) Deformierungen im wesentlichen unverändert. Trommelschlegelfinger, schwache Muskulatur, Hyperostose mit Auftreibung langer und kurzer Röhrenknochen. (Beobachtung SPIELER 1905)

zurückzuführen. Die Bewegungseinschränkung erklärt sich, soweit sie nicht weichteilbedingt ist, durch periostale Osteophyten, die bis an die Gelenkränder heranreichen (keine Arthrosis deformans im üblichen Sinne). Knorpelusuren fehlen. Röntgenologisch sind die Gelenkflächen glatt. Endstadien mit Bänder- und Membranverkalkungen sowie knöchernen Ankylosen sind äußerst selten.

Eine Erkrankung der inneren Organe gehört nach übereinstimmender Auffassung im Schrifttum nicht zu dem Syndrom. Die Blutbildung ist nicht gestört. Drüsenschwellungen fehlen. Die chemischen und mikroskopischen Untersuchungen der Körperflüssigkeiten ergeben im allgemeinen keine charakteristischen Befunde. Calcium- und Phosphorspiegel im Serum sind normal. Selbst eine Erhöhung der alkalischen Serumphosphatase, die im Wachstumschub zu erwarten wäre, ist weder bei eigenen Beobachtungen noch im Schrifttum aufgefallen. Einer leichten Erhöhung der Gammaglobuline in einem Einzelfall ist kaum eine pathognomonische Bedeutung beizumessen (Fall HEROLD und WERNER). Auf Besonderheiten der Endokrinologie, Muskulatur und des psychischen Verhaltens wird später noch einzugehen sein.

Das männliche Geschlecht ist gegenüber dem weiblichen deutlich bevorzugt, jedoch nicht so ausschließlich, wie dies vielfach hervorgehoben wird (82 ♂ zu 12 ♀).

Die *Entwicklung des klinischen Bildes* vollzieht sich in der Regel langsam und erstreckt sich über mehrere Jahre. Der Beginn der Erkrankung fällt meist in die Pubertät oder das frühe Erwachsenenalter. Die Streubreite bis in das erste und vierte Dezennium ist jedoch größer als im allgemeinen angenommen wird (vgl. Tabelle 1). Ein Beginn nach dem 40. Lebensjahr ist selten (Fall UEHLINGER). Für die Hautveränderungen ist das erste Auftreten noch nach dem 50. Lebensjahr beschrieben worden (Fall ISRAELSKI u. POLLACK). Die Zahl von 21 Beobachtungen mit einem Krankheitsbeginn vor dem 10. Lebensjahr, darunter 8 innerhalb der ersten 5 Jahre, erscheint besonders bemerkenswert (z.B. Fall SPIELER, vgl. Abb. 2).

Der *Verlauf* ist kontinuierlich oder schubförmig. In der Regel kommt es nach 6 bis 8 Jahren oder auch 10 Jahren zum Stillstand des Prozesses. Rasche Schübe, wie z.B. eine Zunahme der Schuhgröße von 40 auf 45 in ca. $^1/_2$ Jahr, stellen eine Ausnahme dar (Fall LIÈVRE).

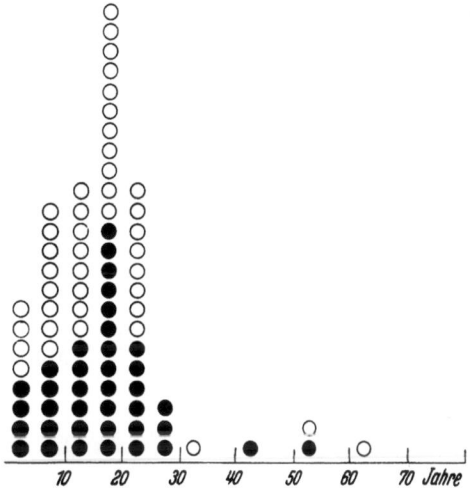

Tabelle 1. *Erster Nachweis der hereditären Hyperostose mit Pachydermie (80 Fälle).* ● *Mit Beschwerden 38,* ○ *ohne Beschwerden 42*

Mitunter schließt sich nach längerem Intervall eine kaum merkliche Progression an. Aber auch stärkere späte Schübe zwischen dem 35. und 40. Lebensjahr kommen vor (Fall BAYER u. MERKEL).

Das Leiden wird in verschiedenen Erdteilen bei der weißen, gelben und schwarzen Rasse beobachtet.

3. Spezielle Pathologie

a) Skeletsystem, Röntgenologie

Im Mittelpunkt der *Pathogenese* steht eine Störung der Umbauvorgänge des Skelets, eine Bilanzstörung, ohne die Bildung pathologischen Knochengewebes. Darin kommt bereits ein wesentlicher Unterschied gegenüber der Ostitis deformans Paget und der Osteodystrophia fibrosa generalisata (v. RECKLINGHAUSEN) zum Ausdruck, bei welchen der Strukturaufbau des Knochens primär pathologisch verändert ist. Bei der H.H.P. besteht eine „Unordnung" in dem sonst fein abgestuften Spiel der physiologischen Knochentransformation. *Steigerung vor allem des periostalen, aber auch des endostalen An- und Abbaues sind die elementaren Prozesse.* Entsprechend finden sich die Knochenveränderungen besonders an der Corticalis, seltener auch an der Spongiosa (Abb. 3—17).

α) Morphologie

Durch periostale Überaktivität werden neue Schichten lamellären Knochens der alten Corticalis angelagert (vgl. Abb. 18). Findet die ursprüngliche Rinde keinen Anschluß an

10*

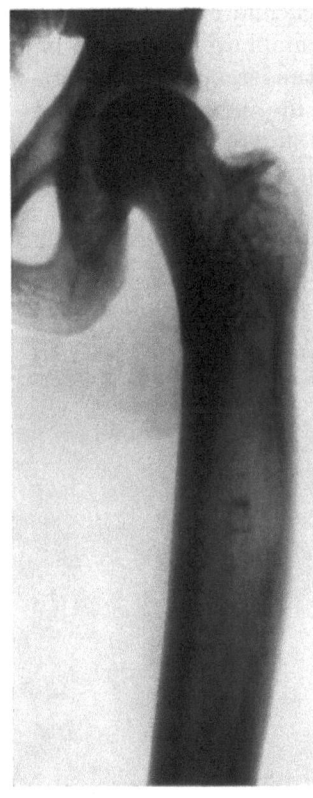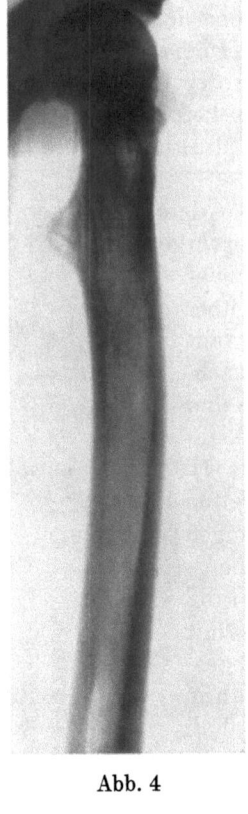

Abb. 3—17. Generalisierte, gemischt kompakt-porotische Hyperostose. 22jähriger Mann. Seit 2 Jahren bei Anstrengungen Schmerzen und Schweregefühl in den Beinen. Hörfähigkeit links etwas gemindert, sonst beschwerdefrei. Hat Wehrdienst geleistet

Abb. 3   Abb. 4

Abb. 3—6. Kompakte („hyperostotische") Hyperostose der Diaphysen an Ober- und Unterschenkel mit leichter Schaftauftreibung. „Porotische" Hyperostose der Meta- und Epiphysen. Die streifigen Knochenverdichtungen folgen Zug- und Drucklinien

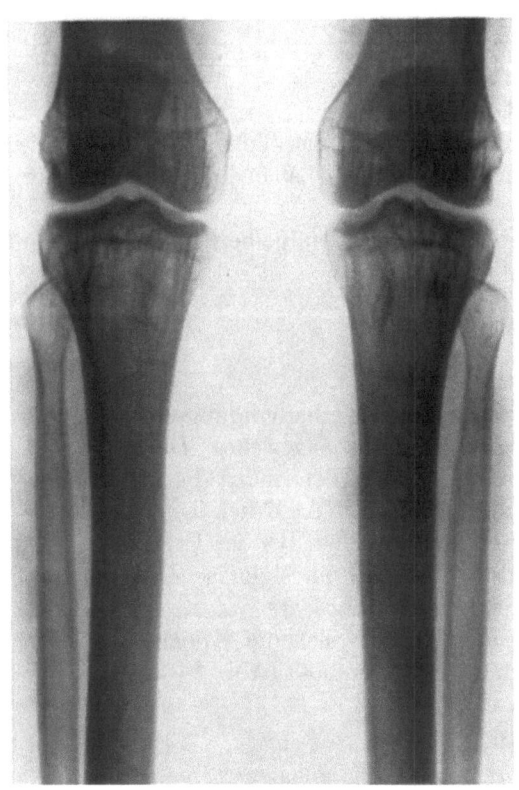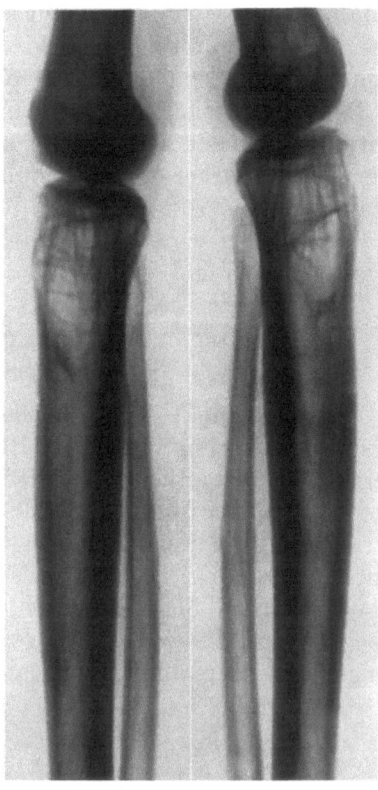

Abb. 5   Abb. 6

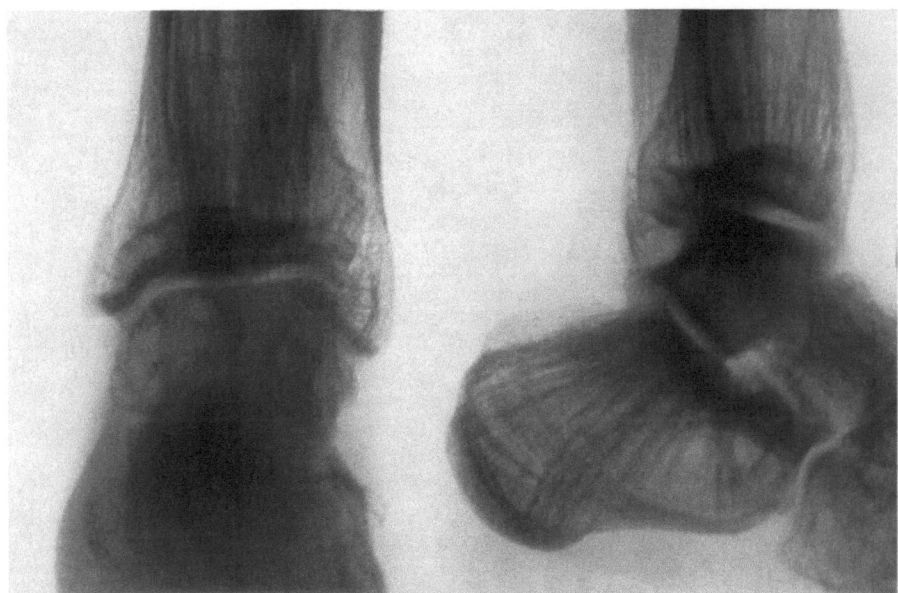

Abb. 7

Abb. 7—8. Strähnige Hyperostose an Sprunggelenken und Fußwurzel. Compactaverbreiterung, besonders an den Metatarsalien. Sklerotische Atrophie

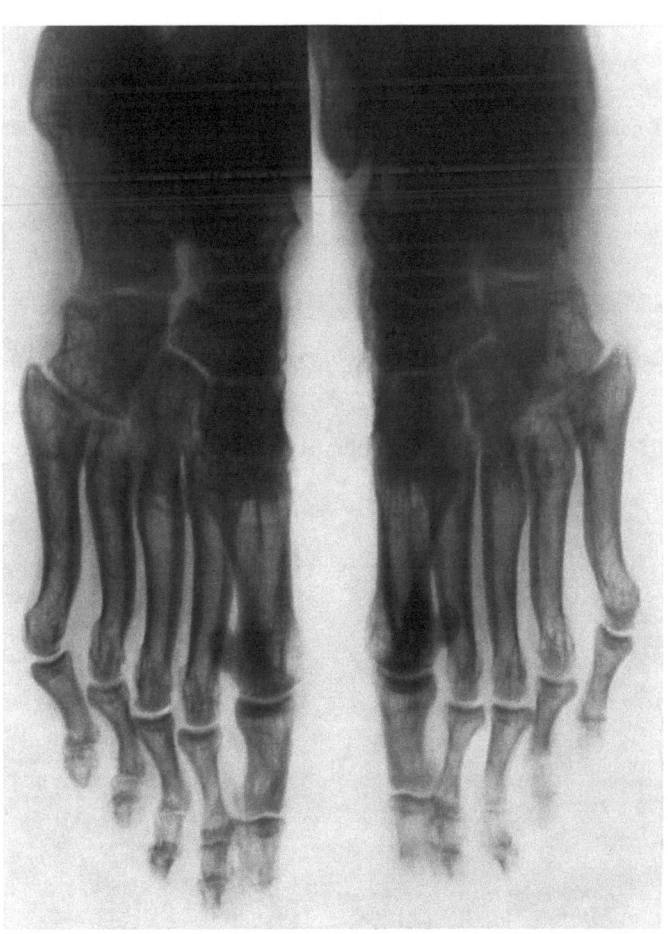

Abb. 8

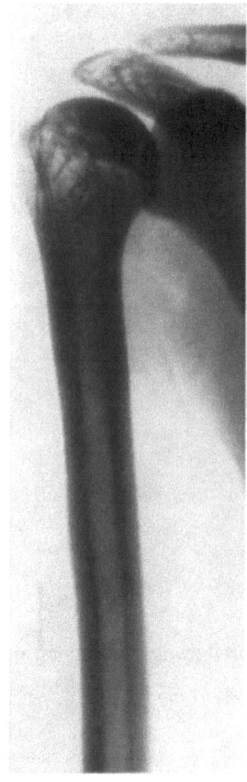 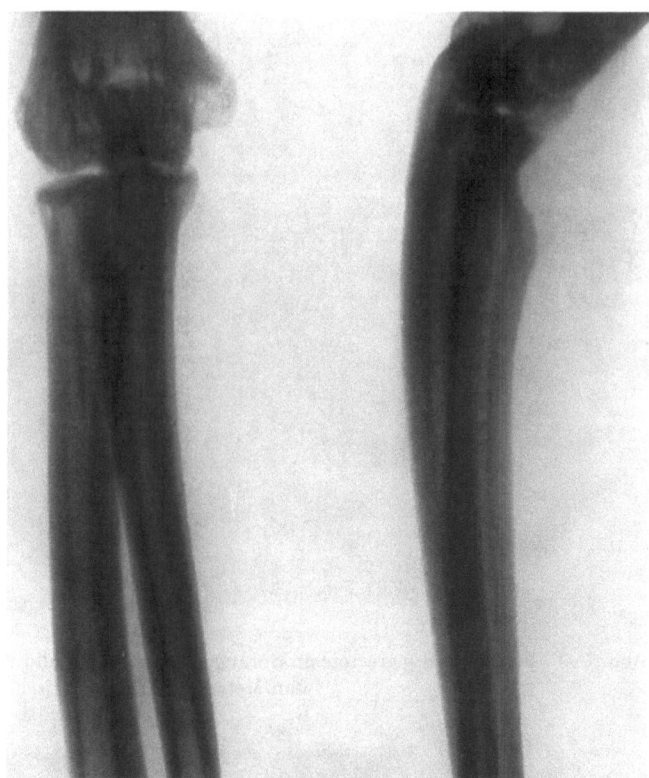

Abb. 9   Abb. 10

Abb. 9—11. Ähnlicher Knochenumbau an der oberen Extremität wie an der unteren beschrieben, jedoch mit stärkerer Ausprägung der kompakten Hyperostose

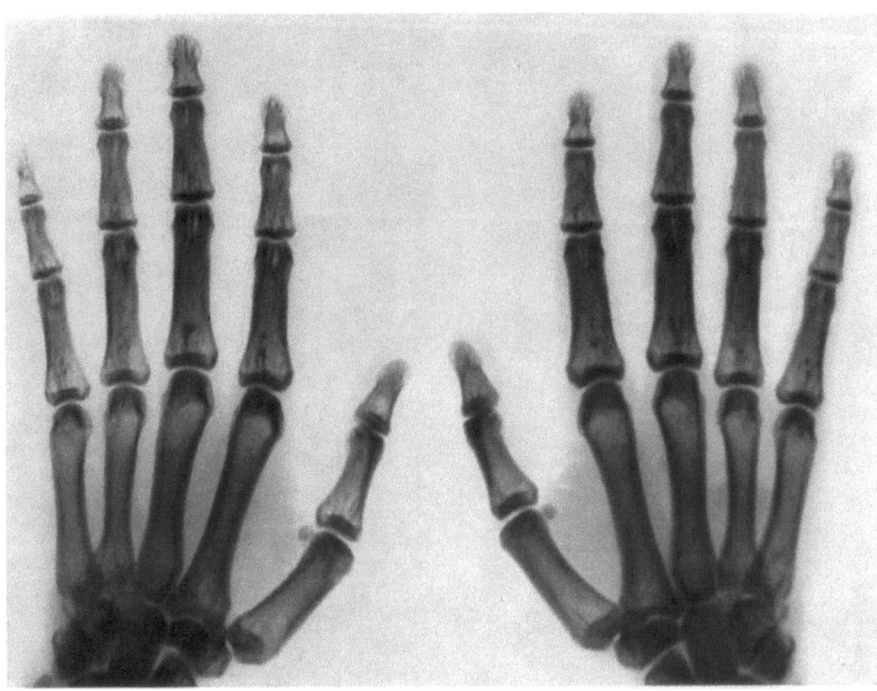

Abb. 11

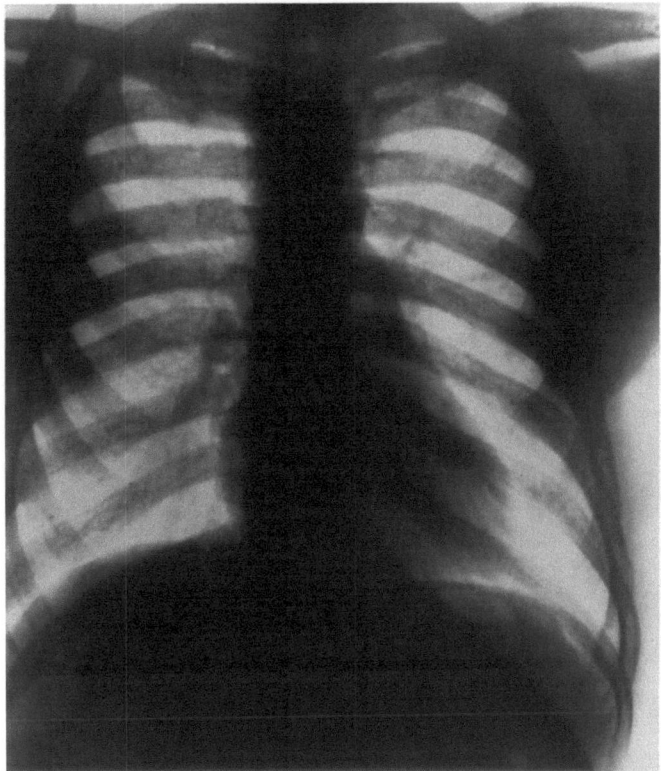

Abb. 12

Abb. 12—15. Am gesamten Stammskelet vorherrschend sklerotische, grobtrabekuläre, in Zug- und Drucklinien geordnete Atrophie („porotische Hyperostose"). Rippen plump. Kompakte Hyperostose am Darmbein-
kamm und der Linea pektinea

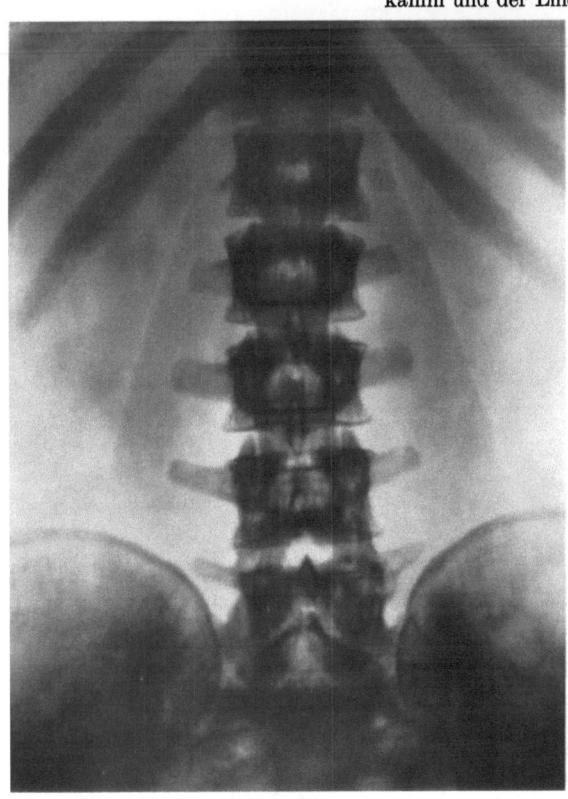

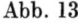

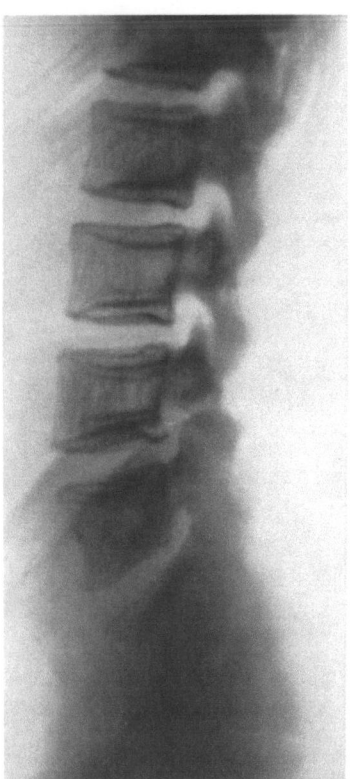

Abb. 13   Abb. 14

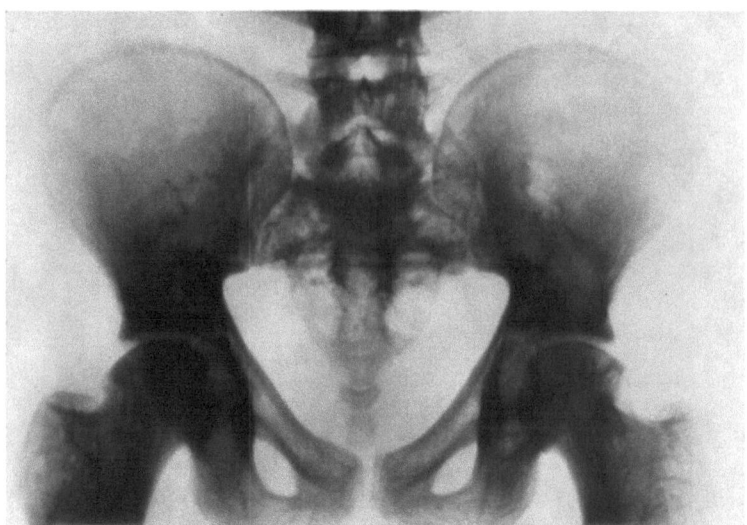

Abb. 15

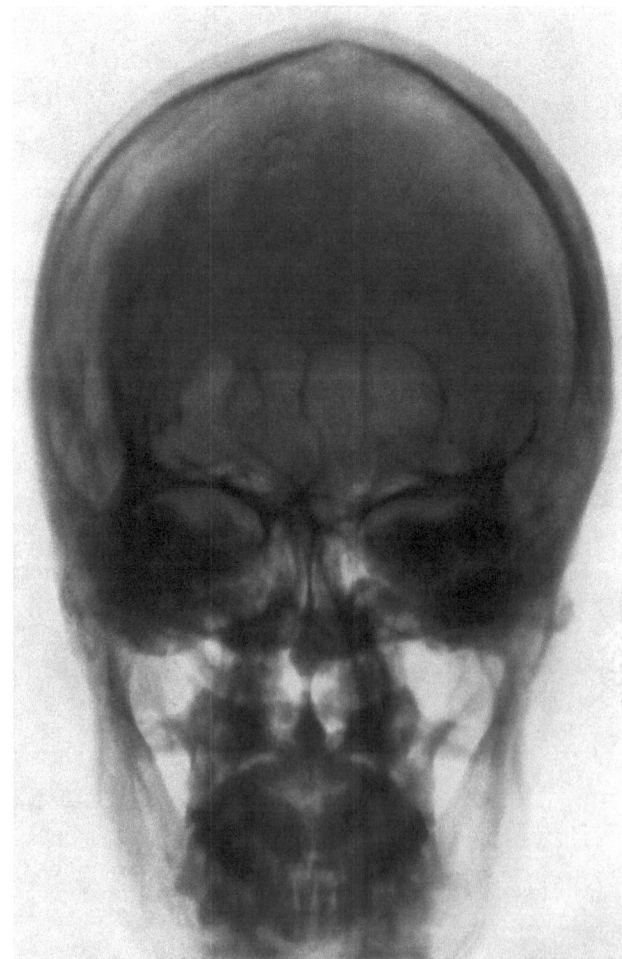

Abb. 16

Abb. 16—17. Hyperostose der Schädelbasis, besonders der Felsenbeine sowie der Kalotte fronto-parietal.
Otologisch endolabyrintäre Störung. Knöcherner Gehörgang beiderseits auf Stricknadeldicke eingeengt.
Pneumatisationshemmung der Warzenfortsätze. Sella turcica relativ klein

die neue peripher angelegte Compacta, so bleiben Schaftreste auf kürzere oder längere Strecken in der verbreiterten Markhöhle liegen (Fall WEENS u. BROWN) und erinnern an Bilder, wie sie bei späten Stadien der Osteomyelitis auftreten. Sie können an einzelnen Stellen mit der neuen Rinde zusammenfließen. Liegen sie weiter ab, muß man daraus schließen, daß der hypertrophierende periostale Knochenprozess in der Kindheit einsetzte, als der Schaft noch schmal war. Treffend ist die neue Knochenrinde als „Etui" um den alten Schaft bezeichnet worden (TOURAINE) (Abb. 18i).

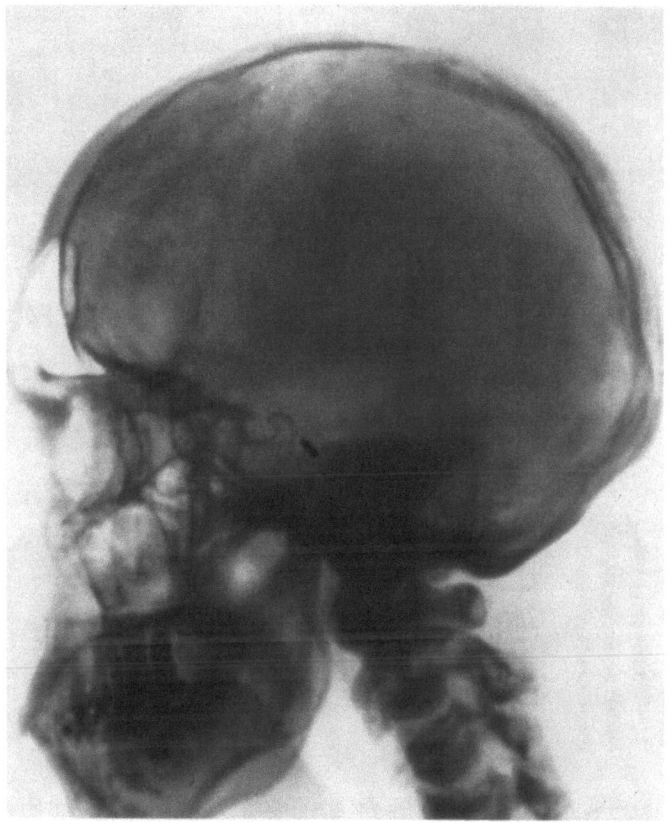

Abb. 17

Die Periostose kann mit der alten Rinde — und das ist die Regel — zu einem einheitlichen Baugefüge verschmelzen. Sie kann aber auch stellenweise die lamellär geschichtete Struktur der Auflagerung beibehalten, die im Röntgenbild sichtbar wird (Abb. 18g, h).

β) Modulation

Ein weiteres wichtiges Moment ist die *Störung der Modulation*. Die Bilanz aus periostalem Anbau und koordiniertem endostalen Abbau ist für die Breite der Rinde und die Weite des Markraumes entscheidend. Gesellt sich zu einer periostalen Überaktivität eine Steigerung der endostalen Modulation, so resultiert eine Verlagerung der Corticalis nach außen und eine Volumenzunahme des Knochens. Ist die endostale Modulation träge, so entsteht eine verbreiterte Compacta mit Verengerung der Markhöhle. Der Umfang des Knochenschaftes braucht nicht oder nicht erheblich vermehrt zu sein. Die normale Schweifung der Metaphysen kann erhalten bleiben, d.h. die Modulation oder Tubulation wie NEUHAUSER sich ausdrückt, ist nicht gestört. Tritt eine Modulationsstörung hinzu, so entsteht ein plumper *walzenförmiger Knochen* (vgl. S. 131, Abb. 8d).

Streng definiert entspräche dieser Befund einer „hyperostotischen Form der Hyperostose" im Gegensatz zur „hypostotischen, porotischen Form der Hyperostose", die dann auftritt, wenn die Markraumbildung durch gesteigerten endostalen Abbau gestört und der Knochenschaft in einen dünnwandigen Hohlzylinder umgewandelt wird (Abb. 18c). Bei dieser Auskehlung von innen her ist der Umfang meistens vermehrt, bis auf das doppelte der Norm und darüber. Die Markhöhle ist entsprechend verbreitert. Es kann sogar zu einer förmlichen „Aufblähung" kommen, daß der Schaft eine Art flache Hohl-

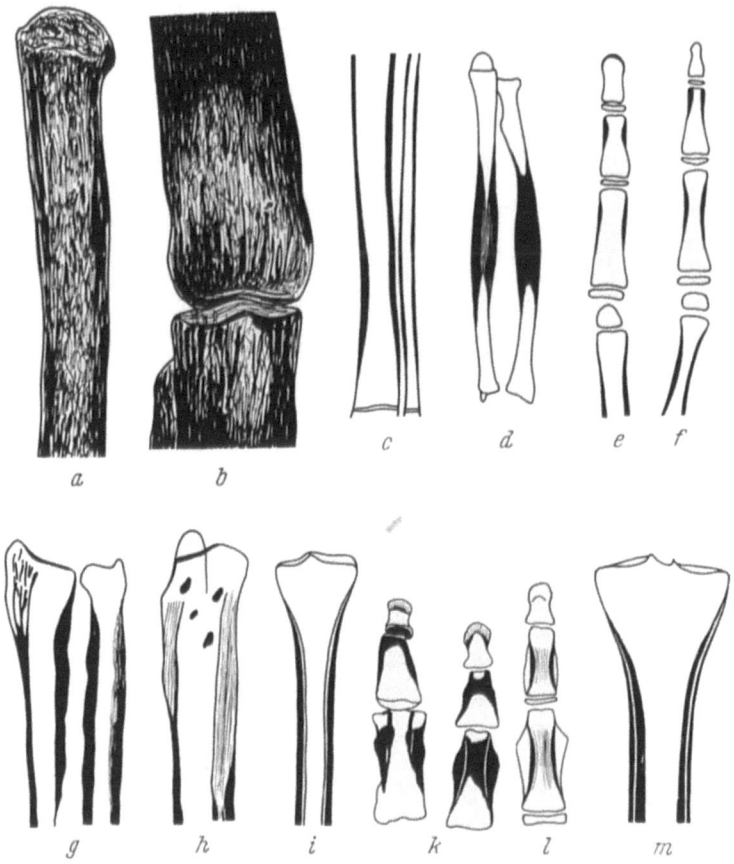

Abb. 18a—m. *Skeletvariationen bei der hereditären Hyperostose mit Pachydermie*
a, b *Walzenknochen* mit Schaftverdickung, sklerotische Atrophie. Humerus und Kniegelenk (UEHLINGER, S. 406, Abb. 6 und 10). c Walzenknochen, *dünnwandiger Hohlzylinder*. Tibia, Fibula (MANKOWSKI u. Mitarb., S. 548, Abb. 8). d *Spindelknochen*. Radius und Ulna (THOMAS, S. 580, Fig. 9). e *Übermodulation* der Metacarpen und Phalangen „Walzen". f Normaler Befund zum Vergleich (e und f HEISSEN, Tafel 17). g *Lamelläre Auflockerung der verdickten Corticalis*. Distaler Radius und Ulna (WEENS u. BROWN, S. 528, Fig. 2). h Ähnlicher Befund (BENARD u. KOVAĆS, S. 318, Abb. 9). i Schaftreste alter Kompakta, umgeben von neuer dicker Rinde (‚Etui"). Tibia (vgl. BENARD u. KOVAĆS, Abb. 3 h). k Akzentuierung der Hyperostose an den Muskelansätzen der Grund- und Mittelphalangen, Grundphalange rechts: „Patronenhülse" (ISRAELSKI u. POLLAK, S. 344, Abb. 4).

Osteoarthropathie hypertrophiante pneumique: l Periostaler Osteophyt einer Grundphalange mit ähnlicher Form wie in k: nicht „durchgebaut" (KÜHNE u. GERSTEL, S. 665). m Charakteristische schalenförmige Apposition an einem normalen Tibiaschaft (WEINBERGER, S. 372, Tafel 2)

spindel (Spindelknochen) bildet (vgl. Abb. 2). Bei einem Überwiegen der Abbauvorgänge tritt eine progressive Spongiosierung der Kompakta ein mit Rarefizierung der Spongiosa und Verstärkung der Reststrukturen im Sinne der sklerotischen Atrophie.

Hiermit sind die Extreme skizziert. Dazwischen gibt es alle Übergänge und Abstufungen bis zur Grenze des Normalen. Eine Spindel kann im Röntgenbild hyperostotisch sein und bei üblicher Aufnahmetechnik so wenig Strahlen durchlassen, daß der Eindruck eines massiven Knochens mit ausgemauerter Markhöhle entsteht (Abb. 18d). Bei Anwendung genügend harter Röntgenstrahlen läßt sich jedoch zumindest bei den

großen Röhrenknochen der Markraum in seinen Umrissen noch erkennen. Die Spindel-
bildung oder walzenförmige Deformität mit Kompaktaverdickung kann sich auf die
Diaphyse beschränken und Meta- und Epiphysen unbeeinträchtigt lassen. Solche Bilder
finden sich besonders in Frühfällen oder Ruhestadien ohne lokale Beschwerden. Die
Röntgenuntersuchung deckt sie zufällig auf (z.B. bei Frakturen) oder gezielt bei der
Kontrolle von Weichteilverdickungen. Es kann sich aber auch vom ersten Nachweis an
die Ausweitung der Rinde — im Gegensatz zur vielfach geäußerten Auffassung im
Schrifttum — auf die Metaphysen, selbst die Epiphysen bis zu den Gelenkrändern er-
strecken (Abb. 18a, b).

Die Einbeziehung der Metaphysen in Form einer Modulationsstörung wird bei mehr
als der Hälfte der Fälle (39/71) angetroffen. Die Modulationsstörung ohne Hyperostose
ist auch an den kleinen Röhrenknochen der Hände und Füße zu beobachten (Abb. 18e, f).
Sie ist irreversibel, nicht spezifisch für die H.H.P. und wird auch bei der Marmorknochenkrankheit (Keulen- oder Flaschenform) sowie einer Reihe anderer Skeletaffektionen gefunden.

An den Muskelansätzen werden Störungen der Modulation und eine Periostose oder
beide zusammen in verstärktem Maße angetroffen (zusätzlicher formativer Reiz). Das
Phänomen ist nicht an allen Knochen zu konstatieren. Beschrieben ist es am Femur
entlang der Linea aspera (Fall Freund) und an der Tibia (Fall Stephan), ferner an der
Volarseite der Phalangen (Fall Friedreich; Erb). Die Mittelphalangen können zuckerhut-
artig umgestaltet werden. Bei den Grundphalangen entstehen durch distal stufenförmig
abgesetzte Appositionen an den Ansätzen der musculi interossei charakteristische Formen,
die wie Patronenhülsen aussehen (Abb. 18k). An der Ulna reicht die Periostose vielfach
weiter nach proximal, am Radius weiter nach distal (18 von 67 Fällen), entsprechend der
Kraftübertragung von Ober- auf Unterarm, bzw. Unterarm auf die Hand (Laur). Ein
weiteres fakultatives Merkmal ist eine mehr oder weniger ausgeprägte Resorption an der
Tuberositas unguicularis der Endphalangen der Hände, seltener der Füße. Auf diese
Weise kann ein auffallender Kontrast mit der Weichteilschwellung durch Trommelschlegelfinger entstehen. Diese „lanzenähnliche" Deformierung (Mankowski u. Mitarb.)
fand sich in 22 von 66 auswertbaren Fällen, davon bei 11 in stärkerer Ausprägung. Die
Resorption kann so hochgradig werden, daß bei erhaltener Basis die Phalangen eine
kragenknopfähnliche Form annehmen (Fall Weens u. Brown).

In 21 Fällen waren die Endphalangen normal, in 6 buschig oder pilzförmig verstärkt.
Die Diaphysen der Endglieder sind im Gegensatz zu den übrigen Phalangen höchst selten
sklerosiert (Fall Battain).

γ) Kontur

Die Konturen der befallenen Knochen sind verschieden, entweder glatt, unregelmäßig,
baumrinden- bzw. bürstensaumartig, leicht gezähnelt, zackig oder höckerig. Am Ansatz
der Sehnen und Bänder, besonders der membrana interossea, werden spicula- und flossen-
ähnliche Exkreszenzen oder kammartige Leistenbildungen beobachtet. Unter Umständen
ist eine Rauhigkeit zu tasten, besonders bei schmalem Muskelmantel. Bänderverkalkungen
über große Körperabschnitte mit allgemeiner Versteifung sind eine Seltenheit und Spät-
erscheinungen (Beobachtung Arnold; van Bogaert; Freund; Uehlinger).

δ) Struktur

Struktur. Die Veränderungen an der Spongiosa treten gegenüber denen an der Corticalis
in den Hintergrund, sind jedoch von grundsätzlicher Bedeutung, weil sie zeigen, daß wir es
bei der H.H.P. nicht nur mit einer reinen periostalen Hyperplasie zu tun haben und daher
alle Bezeichnungen, die sich nur hierauf beziehen, im Grunde zu eng gefaßt sind. Der
Spongiosaumbau wird beherrscht von der Rarefizierung der einzelnen Bälkchen mit Verdickung der Reststrukturen, die sich unter den statisch-dynamischen Kräften in Zug-

und Drucklinien ordnen (sklerotische Atrophie). Dieser spongiöse Strukturumbau wird zwar vorzugsweise wiederum bei schweren Formen beobachtet, ist jedoch nicht auf diese beschränkt (Beobachtung VOGT; HEROLD und WERNER). Die genannten funktionellen Momente wirken sich an der Corticalis entsprechend ihrer besonders gearteten statischen Funktion anders aus. Die verdickte Compacta erfährt eine innere Auflockerung, ohne daß die Tragfähigkeit verändert wird. Es kommt zu einer Spongiosierung der Compacta.

„Der Schaftmarkraum ist mit einer feinen trabekulären schwammartigen Spongiosa ausgefüllt, die zusammen mit der spongiosierten Compacta eine funktionelle Einheit bildet" (UEHLINGER).

Der Knochenschwund kann so hochgradig sein, daß nur noch der dünne Mantel der äußeren Grenzlamelle erhalten bleibt. Die Spongiosierung ist auf dem Schaftquerschnitt oft nicht gleichmäßig. Entsprechend ist im Röntgenbild die Struktur aufgelockert, maschig, schwammartig, wolkig oder fleckig. Alter des Prozesses, Aktivität und verschiedene Tendenz zu Apposition oder Resorption sind von entscheidender Bedeutung für die jeweils anzutreffende Struktur. Es gibt keine feste Regel, in welcher Abhängigkeit (zeitlich und graduell) Apposition und Resorption zueinander stehen. Wohl spielen statisch-dynamische Kräfte bei dem sekundären Umbau eine Rolle. Es müssen aber noch andere im Grundleiden verankerte Impulse hinzukommen, sonst ließen sich die verschiedenen Endresultate mit einerseits massiver Compacta und andererseits dünnen Schalen nicht erklären. Möglicherweise sind beide Bauprinzipien ziemlich selbständig, „pathologisch unabhängig" voneinander (Genotypische Determinierung? Exogene Einflüsse?). Für die erste Hypothese ließe sich die gleiche porotische Verlaufsform bei zwei Geschwistern heranziehen (Fälle MANKOWSKI u. Mitarb.). Es ist auch vorstellbar, daß die Hyperostose durch einen frühzeitigen und besonders intensiven (vorausgehenden?) Resorptionsprozeß überhaupt nicht realisiert war. Über Einzelheiten des Verlaufs dieser „porotischen Hyperostosen" sind wir noch wenig unterrichtet. Wahrscheinlich spricht stärkere Spongiosierung mehr für einen länger bestehenden Prozeß. Dennoch wird man mit dem Urteil zurückhaltend sein müssen. In der Beobachtung UEHLINGERS gehen An- und Abbau von Anfang an Hand in Hand. ARNOLD ließ die Frage für seinen ersten historischen Fall offen, tendiert aber mehr zu der Annahme, daß der „Neubildungsprozeß" nicht nur der Zeit nach die erste, sondern auch der Sache nach die wesentliche Erscheinung gewesen sei und daß sich die gesteigerten Resorptionsvorgänge erst später eingestellt haben.

Statisch sind die Knochen vollwertig. Es besteht keine besondere Neigung zu Frakturen. Gelegentlich werden mäßige Verbiegungen an der unteren Extremität, vornehmlich im Valgussinne gefunden, ferner Kyphosen, Skoliosen und Klinodaktylie. Stärkere Verkrümmungen des Skeletsystems gehören nicht zum Bild der H.H.P. Auffällig dagegen sind vielfach Störungen in den Längenproportionen der Gliedmaßen in Form von Überlängen (Dolichomorphismus), vorzugsweise der unteren Extremität (22 von 67 Fällen).

ε) Lokalisation

Für die *Lokalisation* sind Symmetrie und die Tendenz zur Generalisation wesentlich. Erstere wird in der Regel streng oder angenähert gewahrt (63 von 71 Fällen), während letztere im Einzelfall häufig nicht realisiert wird. Von grundsätzlicher Bedeutung ist jedoch die Potenz zu dieser Entwicklung. Am meisten befallen sind die langen Röhrenknochen (vgl. Abb. 19). An erster Stelle steht die untere Extremität, wobei Tibia und Fibula stärker betroffen sind als der Femur. Der Häufigkeit nach folgt die obere Extremität mit der gleichen Bevorzugung des Unterarmes gegenüber dem Oberarm, ferner die kurzen Röhrenknochen, der Schädel und weitere platte Knochen. Am Schädel ist die Hyperostose im allgemeinen nicht sehr hochgradig und betrifft mehr die Basis als die Kalotte. Pathologische Sellaveränderungen fehlen. In Einzelfällen wird auch eine schwere diffuse Sklerose des gesamten Schädels mit Pneumonisationshemmung beobachtet (CAMP und SCANLAN), ferner Hyperostosen der Felsenbeine (Hörstörungen im Fall UEHLINGER) oder des Ober- und Unterkiefers (Fälle FRIEDREICH; ERB; ARNOLD; MÜLLER; UEHLINGER; CAMP u. SCANLAN).

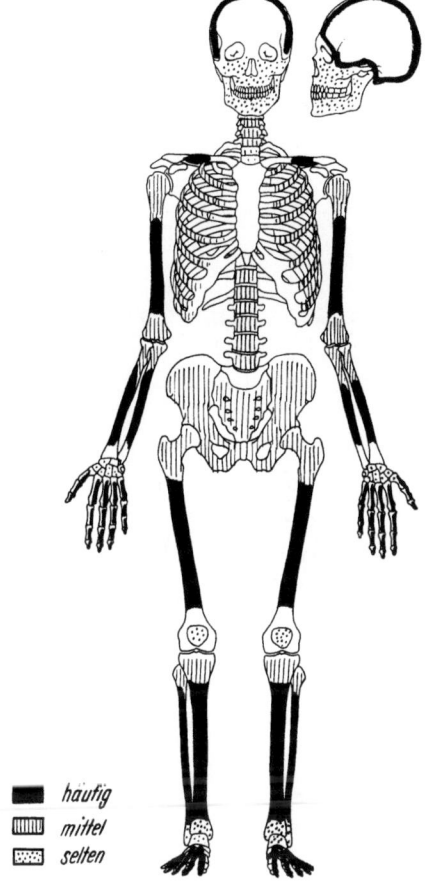

Abb. 19. *Lokalisationshäufigkeit der Hyperostosen* bei hereditärer generalisierter Hyperostose mit Pachydermie. Auswertung von 74 aus 94 Fällen

Lokalisation:	Anzahl der Fälle
Schädel	19
Kiefer	5
Clavicula.	14
Scapula	5
Rippen	7
Sternum	2
Arm- und Beinknochen	61
Nur Beinknochen . . .	10
Wirbelsäule	10
Becken	13
Carpus.	9
Metacarpalien	29
Phalangen	32
Patella.	6
Sesambein Hand . . .	1
Sesambein Fuß	1
Tarsus	9
Metatarsalien	19
Phalangen	14

häufig
mittel
selten

ζ) Histologie

Die Angaben stützen sich auf die bereits genannten Obduktionen durch ARNOLD und UEHLINGER sowie Probeexcisionen von vier Fällen (RÜTT; HEROLD u. WERNER, SCHILLING u. Mitarb.; LAUR). Es besteht eine grundsätzliche Übereinstimmung über das Fehlen einer pathologischen Knochenbildung. Entsprechend dem makroskopischen und röntgenologischen Befund sind je nach Stadium und gegenseitigem Verhältnis der beherrschenden Grundprozesse des An- und Abbaues die verschiedenen Phasen der gestörten Knochenarchitektonik vorzufinden. Charakteristisch sind Aufschichtung neuen lamellären Knochens mit glatter Oberfläche, sowie die Ausdifferenzierung spongiöser Osteophyten, Ausweitung der Havers'schen und Volkmann'schen Kanäle, besonders in den subendostalen und subperiostalen Schichten. In den zentralen Markräumen findet sich Fett- oder Fasermark. Nirgends werden Mosaikstrukturen wie bei der Ostitis deformans Paget angetroffen. Alle Zeichen der Entzündung fehlen. Das Periost ist nicht verdickt. Trotz lebhaften Knochenumbaues werden Osteoblastenketten oder Osteoklasten selten angetroffen. Bezüglich weiterer Einzelheiten sei auf die umfassende Darstellung UEHLINGERs hingewiesen (vgl. Abb. 20 und 21).

b) Pachydermie

Die Phänomenologie des Leidens wird ganz wesentlich durch eine Verdickung der Haut bestimmt. Das Vollbild ist geradezu auf den ersten Blick pathognomonisch (Abb. 1).

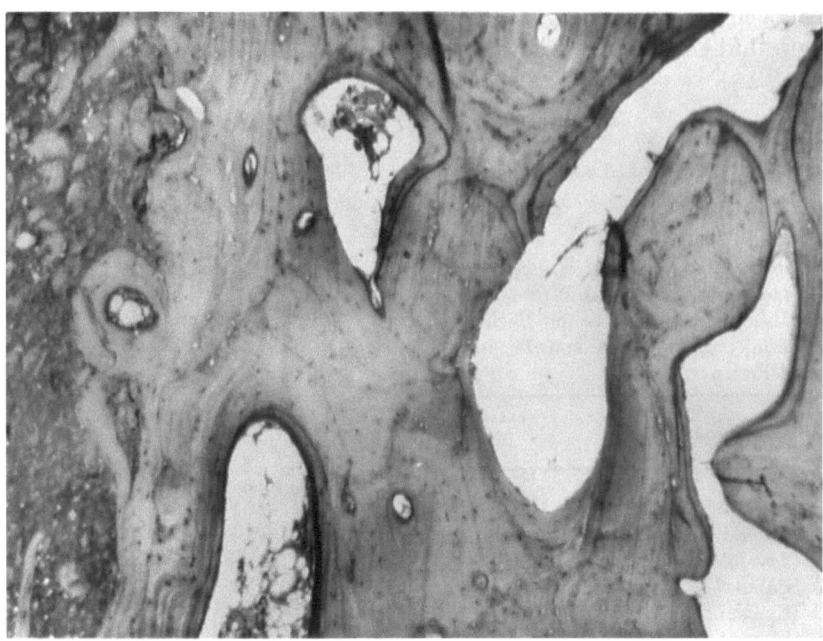

Abb. 20. Generalisierte Hyperostose. Schnitt aus der Tibia (Fall zu Abb. 5.) Der neugebildete Knochen zeigt histologisch reifen, lamellären Knochenanbau. Gefügelockerung durch Aufweitung der Haver'schen Kanäle. In den Markräumen vorwiegend Fettmark (Uehlinger)

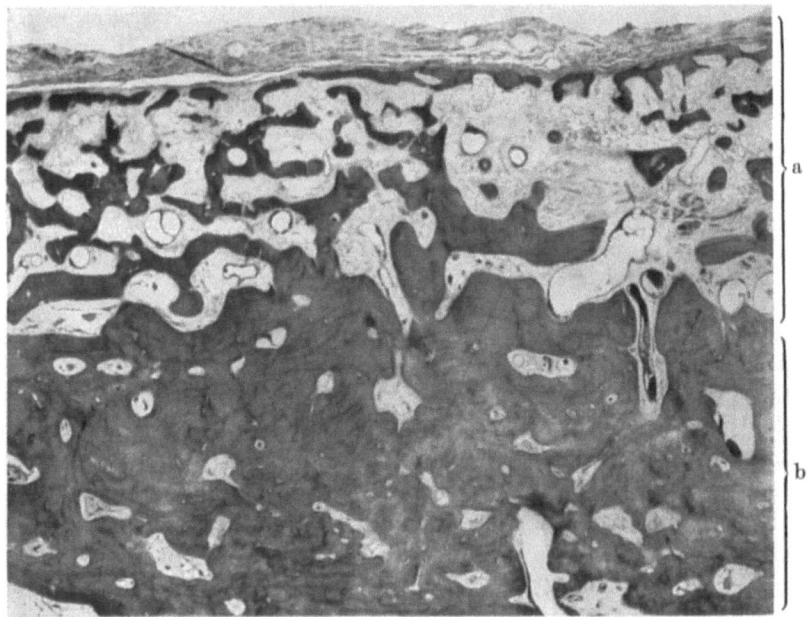

Abb. 21. ♂, 43 Jahre. Generalisierte Hyperostose. Probeschnitt aus der Tibia 13 Jahre vor dem Tode. Beginnende Osteophytenbildung durch periostale Ausdifferenzierung radiärer und tangentialer Knochenlamellen. Ausweitung der Volkmann'schen Kanäle. Weite Kapillarschlingen im Mark des Osteophyten. a) Neugebildeter periostaler Knochen. b) Alte Corticalis. (Vergr. 18:1) (Uehlinger)

Im Rahmen dieser Abhandlung kann nur ein orientierender Überblick über die Hautveränderungen gegeben werden.

Pachydermie ist ein symptomatischer Begriff. Nach Darier ist hierunter eine persistierende Verdickung der Haut zu verstehen, die auf einer interstitiellen Bindegewebshyperplasie beruht. Die Hautverdickungen finden sich im Gesicht, an der behaarten

Kopfhaut, an Gliedmaßen einschließlich Händen und Füßen mit Trommelschlegelfingern (T.S.F.) und Uhrglasnägeln. Der Stamm bleibt in allen Fällen frei von Veränderungen. Die Symmetrie wird in der Regel gewahrt. Eine Beteiligung der Schleimhäute ist äußerst selten.

Für eine eigentümliche grobe Furchung der Kopfhaut ist die Bezeichnung *Cutis verticis gyrata* (UNNA 1907) gebräuchlich. Auf den röntgenologischen Nachweis der oft unter dem Kopfhaar verborgenen Hautwülste ist schon vor mehr als 40 Jahren (FISCHER) und neuerdings wieder anhand von 30 Fällen hingewiesen worden (BRUWER, CHOLIN und KIERLAND). Den Hautverdickungen am Kopf kommt eine besondere Selbständigkeit zu, sowohl bezüglich der Kombination mit Pachydermien der Gliedmaßen als auch der Koinzidenz mit Hyperostosen. Die isolierte Form, die besonders in der Dermatologie, aber auch in der Psychiatrie Beachtung findet, scheint weniger mit Hyperostosen vergesellschaftet zu sein. Systematische Untersuchungen sind bisher nicht bekannt. Unter 282 Fällen eines psychiatrischen Beitrages wird nur bei einer Beobachtung eine Knochenverdickung des Schädels erwähnt (POLAN u. BUTTERWORTH, 1953).

In den Fällen von Cutis verticis gyrata mit Hyperostosen der Extremitäten (21 aus 79 Beobachtungen) fehlten Weichteilverdickungen an den Gliedmaßen niemals. Sie waren sogar stark ausgeprägt. Da bei der isolierten Cutis verticis gyrata noch keine generalisierten Hyperostosen beschrieben sind, ist es eine noch offene Frage, ob koordinierte Knochendysplasien überhaupt vorkommen. Röntgenkontrollen erscheinen daher grundsätzlich empfehlenswert. Möglicherweise besteht eine Parallele zu den Trommelschlegelfingern, die sowohl in ihrer primären „idiopathischen" wie auch in ihrer sekundären Form der O.h.p. ebenfalls ohne Knochenbeteiligung angetroffen werden.

Neben einer Faltenbildung der behaarten Kopfhaut kann auch das Gesicht durch Vergröberung seiner Züge (14/79 Fällen), Vertiefung der Nasolabialfalten, Verdickung der Wangen, Runzeln und Furchenbildung, besonders der Stirn, betroffen werden. Eine Verdickung der Augenlider kann zur Sehbehinderung durch Verschmälerung der Lidspalte führen. Infolge eines ölig-fettigen Glanzes der Haut (Überproduktion der Talgdrüsen) wird die Entstellung des Gesichtes verstärkt (Salbengesicht). Nur selten fehlt die Seborrhoe. Das Aussehen der Kranken erinnert zuweilen auf den ersten Blick an Lepra (Fall GRÖNBERG).

An den Extremitäten zeigt die Verdickung eine distale Prädominanz. Oberarme und Oberschenkel bleiben gewöhnlich frei und kontrastieren durch eine Muskelminderung in auffälliger Weise mit den zu formlosen Zylindern umgewandelten Unterarmen und Unterschenkeln („Säulenbein", „Spindelknie", „Keulenarme", „tatzenartige Hände"). Eine plantare und palmare Form der Pachydermie mit Behinderung des Faustschlusses tritt selten ohne begleitende T.S.F. auf. Sobald die Pachydermie von den Acren auf Hand und Sprunggelenke sowie Unterarme und Unterschenkel übergreift, ist offenbar gesetzmäßig pathogenetisch eine ossale Proliferation dem hypertrophischen Hautprozeß zugeordnet, ohne daß zwischen dem Schweregrad eine Parallele zu bestehen braucht. Grobe Hautveränderungen der Extremitäten sind jedenfalls im Rahmen unseres Syndromes nicht ohne koordinierte Hyperostosen beobachtet worden, während umgekehrt letztere beträchtliches Ausmaß ohne wesentliche Pachydermien erreichen können (Abb. HEROLD und WERNER). TOURAINE, SOLENTE und GOLÉ unterschieden drei Formen des Syndroms: 1. la forme complète, 2. la forme incomplète (Hautveränderungen fehlen), 3. la forme fruste (die Hautveränderungen stehen im Vordergrund; kaum Hyperostosen).

Finger und Zehen sind am häufigsten von der Pachydermie betroffen. Sie zeigen eine kolbenartige Auftreibung, besonders der Endphalangen, oder durch allgemeine Volumenzunahme eine mehr gleichmäßige walzenförmige Schwellung („Wurstfinger", STERNBERG). Die Formen sind sehr verschieden (Abb. 22). Finger- und Zehennägel nehmen regelmäßig an der Hypertrophie teil. Sie werden größer, uhrglasartig, hin und wieder auch mehr schaufelförmig gewölbt. Oft sind sie dystrophisch, rissig, gerieft und am Schnittrand aufgefasert.

Histologisch ist für die Pachydermie eine Proliferation des Bindegewebes, häufig mit Beteiligung der drüsigen Anhangsgebilde, charakteristisch. Entzündliche Prozesse sind sekundärer Natur.

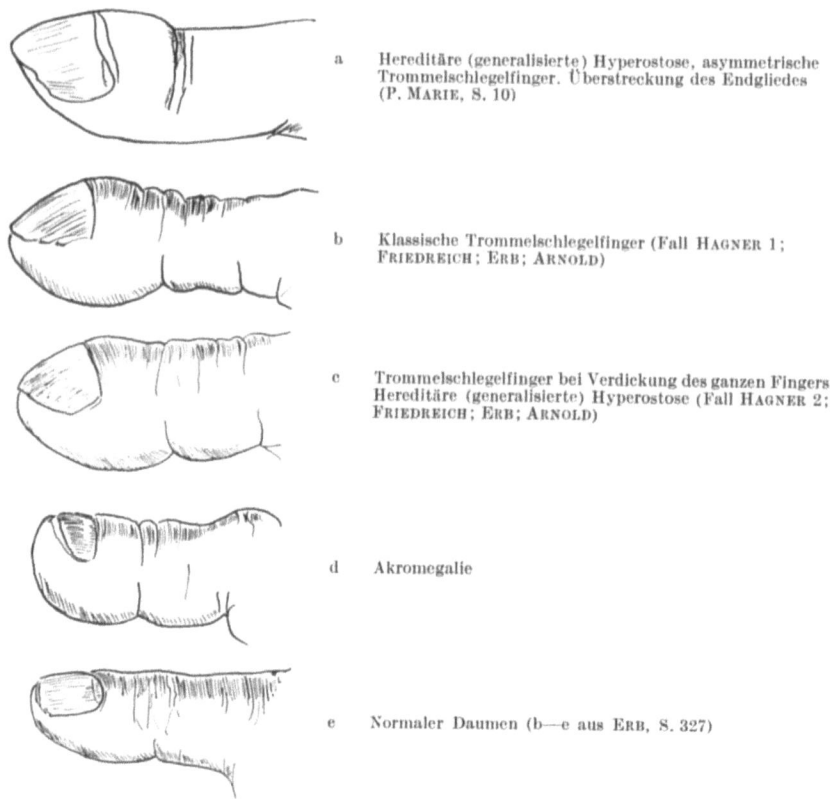

a   Hereditäre (generalisierte) Hyperostose, asymmetrische Trommelschlegelfinger. Überstreckung des Endgliedes (P. Marie, S. 10)

b   Klassische Trommelschlegelfinger (Fall Hagner 1; Friedreich; Erb; Arnold)

c   Trommelschlegelfinger bei Verdickung des ganzen Fingers, Hereditäre (generalisierte) Hyperostose (Fall Hagner 2; Friedreich; Erb; Arnold)

d   Akromegalie

e   Normaler Daumen (b—e aus Erb, S. 327)

Abb. 22.. *Pachydermie-Formen: Daumen*

c) Muskulatur

Das ossal-dermale Vollbild des Syndroms ist in großer Regelmäßigkeit mit Muskelminderung vergesellschaftet, die bei den schweren Formen obligatorisch zu sein scheint. In klinischen Angaben wird vielfach auf Muskelschwäche, Kraftlosigkeit, schlaffe Muskulatur, besonders in der Manifestationsperiode der Hautveränderungen hingewiesen, in welche der Beginn der Osteodystrophie bzw. die entscheidende Progression zu verlegen sein dürfte. Neben einer Minderung der Muskulatur (21 aus 79 Fällen) wird in 23 Beobachtungen eine unauffällige oder kräftige Muskulatur hervorgehoben. Dort, wo der Knochenprozeß zur Ruhe gekommen ist, schreitet auch die Muskelschwäche nicht mehr weiter fort. Auch wenn keine strenge Koppelung der Affektion von Knochen und Muskulatur abgeleitet werden kann, so ist eine Beziehung zwischen dem Grad der Hyperostose und der Tendenz zur Muskelminderung doch unverkennbar. In der gemeinsamen mesenchymalen Ableitung von Knochen und Muskulatur könnte die Erklärung hierfür zu suchen sein. Nach K. H. Bauer sind genetisch bedingte Affektionen des Knochensystems als der höchstentwickelten Stufe der Stützgewebe häufig mit Störungen anderer, weniger hoch differenzierter Derivate des Mesenchyms verbunden. Ähnliche Korrelationen lassen sich teilweise auch zwischen der Pachydermie und dem Skeletsystem feststellen. Generalisierte Hautverdickungen mit „Säulenbeinen und Spindelknien" sind offenbar gesetzmäßig mit Hyperostosen gekoppelt. Bei leichteren Formen wie einfache T.S.F. können sie vollständig fehlen, ebenso wie bei der Cutis verticis gyrata. Die Pathogenese der Muskelreduktion ist bei den wenigen anatomischen Beobachtungen

(ARNOLD; FRAENZEL; LEVA; UEHLINGER) noch nicht befriedigend geklärt. Eine primär neurogene Ursache ist abzulehnen. Auch hier dürften genetische Einflüsse im Vordergrund stehen (vgl. „Hereditäre Hyperostose ohne Pachydermie", S. 135).

d) Endokrines System

Abweichungen in der Gonadensphäre, dysproportionierter Körperwuchs, häufiger Beginn der Erkrankung in der Pubertät sowie schwer einzuordnende Grenzbefunde des Stoffwechsels haben schon früh dazu geführt, nach Zusammenhängen zwischen endokrinem System und der H.H.P. zu suchen. Die Mehrzahl der Fälle läßt charakteristische Symptome endokriner Dysregulation vermissen. Die in rund $^1/_3$ der Fälle (26/77) gefundenen Regulationsanomalien (Wasserhaushalt, Zuckerausscheidung, Grundumsatz) erlauben weder die Diagnose einer signifikanten pituitären Insuffizienz noch ihrer Überfunktion. Sie lassen nur eine vage Tendenz zu klinisch kaum verwertbaren Dysregulationen erkennen, die zu inkonstant, diffus und uneinheitlich sind, als daß sich aus ihnen eine begründete hypophysäre Ursache für die Entstehung der Hyperostosen oder der Pachydermie ableiten ließe. Soviel kann heute als gesichert gelten. Man kann sich mit mehr Berechtigung vorstellen, daß fakultativ etwas Gleichgeordnetes, Parallellaufendes vorliegt. In Übereinstimmung hierzu fehlen verwertbare Rückwirkungen einer Volumenzunahme der Hypophyse auf Gesichtsfeld und Sella gänzlich. Abweichungen in der Gonadensphäre (19 von 77 Fällen) betreffen vor allem ein Zurückbleiben der sekundären Geschlechtscharaktere, verspäteten Eintritt der Menarche, Libido- und Potenzmangel. Die Ausscheidung der 17-Ketosteroide ist vereinzelt unwesentlich erniedrigt. Alles in allem sind die Dysregulationen und Anomalien in ihren Nuancen zu wenig gefärbt, zu unbestimmt, zu nah an der Grenze des Normalen und der vegetativen Stigmatisierung und außerdem zahlenmäßig zu gering, als daß man ihnen innerhalb des Syndroms eine entscheidende Bedeutung beimessen könnte.

e) Psychisch-emotionelles Verhalten

Die Kranken sind oft mürrisch, unzufrieden, pessimistisch und depressiv. Sie sehen gealtert aus, haben einen traurigen Gesichtsausdruck, werden antriebsschwach, interesselos und verlangsamt. Darüber hinaus ist ein Zurückbleiben in der geistigen Entwicklung im Sinne mangelnder Intelligenz in fast $^1/_3$ der Fälle (22/74) zu beobachten. In der Regel ist der Schwachsinn leichten Grades. In der Wahl der Berufe herrschen Tätigkeiten mit sozial niedrigem Niveau vor. Nur in drei Fällen wurden akademische Berufe registriert, wobei in einer Beobachtung über zunehmende geistige Schwäche und Gedächtnisabnahme geklagt wurde (LEVA). Ein Zusammentreffen der Oligophrenie mit einer Cutis verticis gyrata, die in ihrer isolierten Form besonders zur Vergesellschaftung mit Schwachsinn tendiert, war in vier Fällen zu beobachten. Bei 14 weiteren fanden sich lediglich die genannten Vergröberungen des Gesichtes. In unserer Kasuistik stammt keine Beobachtung von psychiatrischer Seite und sind keine Psychosen beschrieben.

4. Ätiologie

In der Frage der Ätiologie herrschte lange Zeit große Unsicherheit. Man ist sich darüber einig geworden, daß weder entzündliche Prozesse (Lues, Tbc), noch die viel diskutierten endokrinen Anomalien eine ursächliche Rolle spielen. Man sprach von Heredogeneration (SIMONS, STEPHAN) oder stellte konstitutionelle Faktoren in den Vordergrund (MANKOWSKI u. Mitarb., DE SÈZE u. JURMAND), toxische Momente (FREUND) und Zirkulationsstörungen (THOMAS, FINDLAY u. Mitarb.). Durchgesetzt hat sich heute die Auffassung von der *Erbnatur* des Leidens (BRUGSCH, UEHLINGER, VAGUE, TÖRNBLOM, DE SÈZE, FRANCESCHETTI, SCHINZ u. Mitarb., ANGEL u.a.). Auf nähere Einzelheiten kann hier nicht eingegangen werden. Erwähnt sei besonders das gehäufte familiäre Vorkommen von 44 aus 94 Fällen, darunter bei 31 Geschwistern. In drei Sippen fand sich eine Blutsverwandtschaft (vgl. Abb. 23).

Was den Erbmodus betrifft, so gewinnt man in Übereinstimmung mit Kehrer sowie Franceschetti u. Mitarb. den Eindruck, daß zwei Formen vorliegen, seltener ein *irregulär*

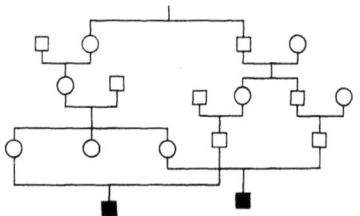

Abb. 23. Recessiver Erbgang bei hereditärer Hyperostose mit Pachydermie. Die Probanden sind Vettern, ihre Mütter Schwestern. Ihre Väter und Mütter stammen zudem von einem Geschwisterpaar ab. Doppelter Ring von Konsanguinität (Erbtafel nach Leva 1915)

dominanter und in der Mehrzahl ein *recessiver Erbgang*. Es scheint eine Tendenz dahin zu bestehen, daß bei dem dominanten Erbtyp der Verlauf gutartiger, beim recessiven bösartiger ist, ähnlich wie bei der Marmorknochenkrankheit und der progressiven Muskeldystrophie. Bei der Bevorzugung des männlichen Geschlechtes wird man auch an einen unvollständig geschlechtsgekoppelten Erbgang denken müssen. Die Vererbbarkeit wird für ein so wesentliches Merkmal des Leidens gehalten, daß es zur Klassifizierung und Verständigung zweckmäßig erscheint, dies in der Namensgebung (hereditär) zum Ausdruck zu bringen.

5. Differentialdiagnose

Die meisten Schwierigkeiten bereitet die Abgrenzung von der Osteoarthropathie hypertrophiante pneumique (P. Marie), jenem in seinem Wesen immer noch rätselhaften Krankheitsbild, über das die Diskussion, man könnte sagen, seit Hypokrates im Gange ist. Was die Skeletveränderungen betrifft, so bestehen folgende grundsätzliche Kennzeichen der O.h.p.: rein appositioneller Charakter der Periostose unter Erhaltung der Knochengrundform (Abb. 18m), keine Modulationsstörung, Reversibilität der Periostose nach Beseitigung der Grundkrankheit. In enger Anlehnung an Uehlinger wird in Tab. 2 eine differentialdiagnostische Gegenüberstellung gegeben.

Die *Akromegalie* ist vom H.H.P. Syndrom streng zu trennen. Letzterem fehlt das Längenwachstum der Acren, die Prognatie, Vergrößerung der Lippen und Zunge, Splanchnomegalie, das vermehrte Knorpelwachstum sowie die Sellaausweitung mit Hemianopsie. Hyperostosen halten sich bei der Akromegalie in mäßigen Grenzen. Sie äußern sich als „Übertreibung" der normalen Muskel- und Bänderansätze am Knochen (Schinz u. Mitarb.). Die Akromegaliehand ist im ganzen vergrößert. An den gleichförmig verdickten Fingern wirken die Nägel, die normal groß bleiben, klein (Abb. 22d); die Tuberositas unguicularis hat vielfach eine blumenkohlartige Auftreibung.

Der Knochenprozeß bei der *Camurati-Engelmannschen* Erkrankung zeigt in vieler Hinsicht verwandte, z.T. identische morphologische Züge, auf welche im einzelnen im entsprechenden Kapitel (S. 128) eingegangen wird.

Von weiteren generalisierten Skeletaffektionen ist die *Osteodystrophia fibrosa generalisata* (v. Recklinghausen) unschwer abzutrennen. Mit Ausnahme des Schädels herrscht eine diffuse Entkalkung des Knochens, häufig mit großen Cystenbildungen und Frakturneigung vor. Meist fehlen periostale Appositionen.

Die sehr seltene *Fluorosteosklerose* kann anfangs durchaus ähnliche Schaftverdickungen und Markhöhlenverengungen hervorrufen, in fortgeschrittenen Stadien auch Bänderverkalkungen. In der Regel erfolgt jedoch eine gleichzeitige starke Spongiosklerose mit homogener Strukturverdichtung, ähnlich der Marmorknochenkrankheit. Modulationsstörungen fehlen.

Die *familiäre metaphysäre Dysplasie* (Pyle; Barkwin u. Krida), die ebenfalls mit einer Übermodulation meist einhergehen kann, zeigt stets eine Verdünnung der Corticalis der Röhrenknochen sowie stärkere Verbiegungen, die bei der H.H.P. nicht auftreten.

Von größerer klinischer Bedeutung sind lokalisierte, monostische oder poliostische Knochenaffektionen, für den Fall, daß die Generalisation bei der H.H.P. nicht realisiert

Tabelle 2. *Differentialdiagnose der hereditären Hyperostose mit Pachydermie und Ostéoarthropathie hypertrophiante pneumique* (P. Marie)

	H.H.P.	O.h.p.
Krankheitsbeginn	Vorzugsweise Pubertät, auch Kindesalter. Kongenital?	Jedes Alter, meist ältere Erwachsene
Geschlecht	♂ > ♀	♂ = ♀
Symptome	Verdickung der Vorderarme und Unterschenkel, T.S.F., Uhrglasnägel, Gelenkschwellung	Intrathorakale, pleuropulmonale oder kardiale Grundkrankheiten. Knochen- und Gelenkschmerzen, T.S.F., Uhrglasnägel
Verlauf	Gewöhnlich Stillstand nach 2—5 (bis 8) Jahren	Progredient in Schüben
Reversibilität	Keine	Nach Beseitigung der Grundkrankheit
Lokalisation	Gesamtes Skelet, besonders alle Röhrenknochen (Diaphysen!), Wirbelsäule, Becken, Schädel (Generalisation), Sella o.B.	Phalangen, Metacarpalia, Diaphysen der Vorderarme und Unterschenkelknochen. Distale Präponderanz, keine Generalisation. Stammknochen frei. Sella o.B.
Bänder	Bänder- und Membranverknöcherung möglich bis zu schwerster Versteifung	Keine Verknöcherungen
Gelenke	Oft frei. In rund $^1/_5$ Schwellung, auch intermittierender Hydrops durch unspezifische Synovitis. Selten knöcherne Ankylosen der Interphalangeal-, Hand-, Fußwurzel- und Costovertebralgelenke	Entzündliche, unspezifische, chronische Synovitis, keine Ankylosen
Haut	Pachydermie an den Unterschenkeln und Vorderarmen, auch des behaarten Kopfes und der Stirn	Nur Verdickung der Finger- und Zehenweichteile
Lider	Lid- und Ohrknorpelverdickung	Keine Knorpelverdickungen
Serum, Calcium und Phosphor	Normal	Normal
Pathologisch-anatomisch	Geschlossener Anbau des periostalen Osteophyten an alte Corticalis	Trennender Weichteilspalt zwischen Osteophyt und alter Corticalis
Histologie	Einheitlicher spongiöser Osteophyt aus lamellärem Knochen mit Fettmark	Geschichteter, Radiär- und Tangentialosteophyt mit Fasermark und entzündlichen Infiltraten
Röntgenbefund	Hyperostose: Verdickung der Röhrenknochen, einheitliche Compacta („Walzen- oder Spindelknochen"), breitbalkiger Spongiosaumbau. An den Endphalangen in rund $^1/_4$ Resorptionen: „Lanzetten". Selten, kolbige Proc. unguiculares	Periostale Schalenbildung, nach distal zunehmend. Nagelphalangen gelegentlich verstärkt, meist unverändert. Stammskelet intakt. Kein Spongiosaumbau (vgl. Abb. 18 l, m)
Ätiologie	Mesenchymale Mutation, primär, idiopathisch, vererblich	Toxigen, sekundär, nicht erblich, konstitutionelle Disposition

wird. Beim *Morbus Paget* kann das röntgenologische Bild von Schaftknochen mit walzen- oder flaschenförmiger Auftreibung in Einzelfällen dem der H.H.P. zum Verwechseln ähnlich sein. Zum Morbus Paget gehören jedoch häufig Verbiegungen der Röhrenknochen, eine rahmenartige Verdickung der Randpartien an Wirbeln, Becken usw. sowie polycystische Strukturen. Weitere Unterscheidungsmerkmale sind Freibleiben der Schädelbasis, Neigung zu Frakturen, gelegentlich sarkomatöse Entartung, Erhöhung der alkalischen Serumphosphatase, Auftreten im höheren Lebensalter und histologisch pathognomonische „Mosaikstrukturen".

Osteomyelitiden vom Typ Garré, die Osteomyelitis albuminosa und die Lues können ähnliche Veränderungen an den Schaftknochen hervorrufen, zumal wenn sich eine Übermodulation hinzugesellt. Eine Probeexcision kann notwendig werden, falls nicht das klinische Bild, der Erfolg der Therapie oder ein Sequesternachweis zur Klärung führen.

Ein *osteogenes Sarkom*, das bei Jugendlichen die kniegelenknahen Abschnitte von Tibia und Femur bevorzugt, kann in Anfangsstadien einer monostischen Form der H.H.P. ähnlich sehen. Früher oder später bleiben jedoch schalenförmige oder unregelmäßige Osteolysen nicht aus, die auf die richtige diagnostische Fährte führen.

Die seltene periostale Apposition bei *A.- bzw. D.-Hypervitaminose*, bei welcher querverlaufende wachstumslinienähnliche Verdichtungszonen an den Metaphysen auftreten, lassen sich ohne Vorgeschichte und Berücksichtigung der klinischen Symptome sowie Bestimmung des Vitaminspiegels im Blut schwerlich richtig diagnostizieren.

6. Therapie und Prognose

Eine Kausaltherapie gibt es nicht. Die Haut- und Knochenveränderungen sind irreversibel. Die Behandlung ist rein symptomatisch. Hypophysenhormone haben sich als wirkungslos erwiesen, ebenso Röntgenbestrahlungen der Hypophyse oder des Skelets. Bei groben Verunstaltungen des Gesichtes durch Pachydermie, vor allem Lidspaltverengungen, können operativ-plastische Maßnahmen notwendig werden. Allerdings muß mit Rezidiven gerechnet werden. Seborrhoe und Hyperhidrosis sind durch lokale Röntgenbestrahlung zeitweilig therapeutisch zu beeinflussen. Zur Hebung des Allgemeinbefindens können physikalische Behandlung und Klimawechsel sich günstig auswirken. Von einer Behandlung mit Schilddrüsenhormon ist in einem Fall Gutes gesehen worden (Bussalai). Die Prognose quoad vitam ist fast ausnahmslos gut, quoad functionen mehr oder weniger bleibend eingeschränkt, besonders wenn die Gelenke betroffen sind. In den meisten Fällen ist das Leiden noch mit einem normalen Leben vereinbar.

Literatur

Adler, H., u. F. Sinek: Zur Frage der Rückbildungsfähigkeit von Trommelschlegelfingern. Med. Klin. **36**, 1368 (1927).

Adrian, Ch., u. A. Forster: Neue Fälle von sog. Cutis verticis gyrata, zugleich ein Beitrag zur Kenntnis mechanisch bedingter Integumentsveränderungen. Arch. Derm. Syph. (Berl.) **127**, 767 (1920).

Angel, J. H.: Pachydermoperiostosis. Brit. med. J. **1957** II, 789.

Arnold, J.: Akromegalie, Pachyacrie oder Ostitis? Ein anatomischer Bericht über den Fall Hagner I. Beitr. path. Anat. **10**, 1 (1891).

Audry, Ch.: Pachydermie occipitale vorticellée. (C.v.g.) Ann. Derm. Syph. (Paris) 257 (1909).

Baldwin, J. N.: Idiopathic hypertrophic Osteoarthropathy. New Engl. J. Med. **261**, 592 (1959).

Bamberger, E.: Über Knochenveränderungen bei chronischen Lungen- und Herzkrankheiten. Z. klin. Med. **18**, 193 (1891).

Barkwin, H., and A. Krida: Familial metaphyseal dysplasia. Amer. J. Dis. Child. **53**, 1521 (1937).

Battain, M.: Osteopatia ipertrofica di Marie congenita in stato demenziale. Rif. med. **1928**, 850.

Bauer, K. H., u. W. Bode: Erbpathologie des Stützgewebes beim Menschen. In: Handbuch der Erbbiologie des Menschen, Bd. III, S. 105ff. Berlin: Springer 1940.

Bayer, B., u. K. Merkel: Über das Krankheitsbild der Hyperostosis generalisata, hereditaria, idiopathica mit Pachydermien. Med. Mschr. Jg. 7, **1953**, 23—28.

Becher, E.: Ein Fall von Osteoarthropathie hypertrophiante (Marie) ohne primäre Erkrankung. Z. klin. Med. **84**, 491 (1917).

Becken, S.: Zwei Fälle von Osteoarthropathie hypertrophiante (P. Marie-Bamberger) ohne erkennbare Grundkrankheit. Dtsch. Arch. klin. Med. **187**, 127 (1941).

Bénard, M., u. A. Kovács: Osteoarthropathie hypertrophiante mit Veränderung des endokrinen Systems. Zur Genese des Syndroms Marie-Bamberger. Fortschr. Röntgenstr. **62**, 316 (1940).

Blumensaat, C.: Osteoarthropathie hypertrophiante pneumique. Röntgenpraxis **3**, 134 (1931).

Bogaert, L. van: Osteoarthropathie hypertrophiante pneumique chez deux frères. J. belge Neurol. Psychiat. **28**, 502 (1928).

Brugsch, H. G.: Acropachydermia with Pachyperiostitis. Arch. intern. Med. **68**, 687 (1941).

Bruwer, A., B. Cholin, R. Holman, and R. Kierland: The roentgenologic recognition of cutis verticis gyrata. Proc. Mayo Clin. **28**, 631 (1953).

Bussalai, L.: Sindrome pseudo-acromegalica e alterazioni della pelle. G. ital. Derm. **71**, 1067 (1930).

CALLE, L. F.: Cuir chevelu encephaloide. Soc. Franc. de Annatol. et Syph. Bull. des Séances **24**, 191 (1913).

CAMP, J. D., and R. L. SCANLAN: Chronic idiopathic hypertrophic osteo-arthropathy. Radiology **50**, 581 (1948).

CAMPBELL, D. C., C. F. SACASA, and J. D. CAMP: Chronic hypertrophic osteoarthropathy. Proc. Mayo Clin. **13**, 708 (1938).

CARRUTHERS, L. B.: Idiopathic hypertrophic osteo-arthropathy familial in type. J. Christ. med. Ass. **18**, 1—3 (1943).

CASTEX, M. R., E. S. MAZZEI y F. SCHAPOSNIK: Paquiperiostodermia. Pres. méd. argent. **36**, 119—123 (1949).

CHARR, R., and P. C. SWENSON: Clubbed fingers. Amer. J. Roentgenol. **55**, 325 (1936).

CRUMP, C.: Histologie der allgemeinen Osteophytose (Osteoarthropathie hypertrophiante pneumique). Virchows Arch. path. Anat. **271**, 467 (1929).

CUSHING, H., and L. M. DAVIDOFF: The pathological findings in Akromegaly. Rockefeller Inst. med. Res. 1927, 31. Zit. nach GOLÉ.

DARIER: Grundriß der Dermatologie, übersetzt von ZWICK, mit Bemerkungen und Ergänzungen von JADASSOHN. Berlin: Springer 1913.

DECLOUX, et LIPPMANN: Osteo-arthropathie hypertrophiante. Bull. Soc. méd. Hôp. Paris **80** (1902).

DOR, L.: Sur une ostéo-arthrite hypertrophique infectieuse produite experimentalement chez le lapin. Lyon méd. **69**, 538 (1892).

DROLL: Über Cutis verticis gyrata. Diss. Freiburg 1921.

ELLIOT, G. F.: Multiple sarcoma associated with osteitis deformans. Lancet 1888, 170.

ERB, W.: Über Akromegalie. Arch. klin. Med. **42**, 295 (1888).

FIEGEL, G.: Beitrag zum Problem der Trommelschlegelfinger unter besonderer Berücksichtigung der erblich-angeborenen Form und Beschreibung von drei eigenen Beobachtungen. Z. menschl. Vererb.- u. Konstit.-Lehre **32**, 157 (1954).

FINDLAY, G. H., and W. J. OOSTHUIZEN: Pachydermoperiostitis. S. Afr. med. J. **25**, 747 (1951).

FISCHER, H.: Zur Frage der Faltenbildung der Kopfhaut insb. der C.v.g. Arch. Derm. Syph. (Berl.) **141**, 251 (1922).

FOGEL, M., u. R. FEJER: Hyperostosis generalisata. Radiol. clin. (Basel) **25**, 115—120 (1956).

FRÄNKEL, E.: Über allgemeine Periostitis hyperplastica. Fortschr. Röntgenstr. **25**, 401 (1917).

FRAENZEL, O.: Über Akromegalie. Dtsch. med. Wschr. **14**, 651 (1888).

FRANCESCHETTI, R., D. GILBERT, D. KLEIN et R. WETTSTEIN: Un nouveau cas familial de pachydermie plicaturée (cutis gyrata) avec pachypériostose des extrémités, vérifié anatomiquement. J. Suisse Med. **49**, 1301 (1950).

FREUND, E.: Idiopathic familial generalized osteophytosis. Amer. J. Roentgenol. **39**, 216 (1938).

FRIEDREICH, N.: Hyperostose des gesamten Skeletts. Virchows Arch. path. Anat. **43**, 83 (1868).

GALLANT: Zur Frage der C.v.g. Korresp.-Bl. schweiz. Ärz. **22**, 743 (1918).

GIACCAI, L.: Acropachidermia con pachiperiostosi. Nunt. radiol. (Roma) **20**, 800—811 (1954).

GIGON, A.: La Pathologie et la Clinique de l'Hypophyse. Schweiz. Arch. Neurol. (Psychiat). **24**, 53 (1929); (identisch mit Fall Rintelen).

GIOMO, G.: Su di un caso di pachidermia con pachiperiostosi delle estremità. Minerva med. **15**, 577 (1937).

GOLÉ, L.: Pachydermie plicaturée avec pachypériostose des extrémités. Thèse, Paris 1935.

GONET, L. C., and M. J. WRIGHT: Hyperostosis generalisata with striatons of bones. Brit. J. Radiol. **32**, 818—821 (1959).

GRÖNBERG, A.: Is cutis verticis gyrata a symptom in an endocrine syndrome which has so far received little attention? Acta med. scand. **67**, 24 (1927).

GROS, C. M., VOETGLIN, FRUHLING et SPEEG: Contribution à l'étude de la périostose engainante. J. Radiol. Électrol. **31**, 153—159 (1950).

HADJU, N., and R. KAUNTZE: Cranio-Skeletal dysplasia. Brit. J. Radiol. **21**, 42 (1948).

HARMS, J.: Über die familiäre Akroosteolyse. Fortschr. Röntgenstr. **80**, 727 (1954).

HARNASCH, H.: Akroosteolysis, ein neues Krankheitsbild. Fortschr. Röntgenstr. **72**, 352 (1950).

HATIEGAN: Einseitige Trommelschlegelfinger bei Aneurysma des Arcus aortae. Wien. klin. Wschr. Nr 23 (1916).

HAZEL, W. VAN: Joint manifestations associated with intrathoracic tumors. J. thorac. Surg. **9**, 495 (1940).

HEISSEN, F.: Zur Kenntnis der allgemeinen Periostitis hyperplastica des Kindesalters. Fortschr. Röntgenstr. **28**, 239 (1921).

HERMEL, M. B., J. GERSHON-COHEN, and D. T. JONES: Familial metaphyseal dysplasia. Amer. J. Roentgenol. **70**, 413 (1953).

HEROLD, G., u. H. WERNER: Über die Hyperostosis generalisata. Z. Orthop. **91**, 424 (1959).

HÖGLER, F.: Über Akropachie, Trommelschlegelfinger und Osteoarthropathie. Wien. Arch. klin. Med. **1**, 35 (1920).

HOULOUSI, u. BEHDJET: Türkische Derm. Ges. Istanbul S. du 7. Jan. 1934. Zit. nach GOLÉ.

HUTH, W.: Zur Osteoarthropathie hypertrophiante ohne Primärerkrankung. Inaug.-Diss. Rostock 1920.

ISRAELSKI, M., u. H. POLLACK: Beitrag zur Ostéoarthropathie hypertrophiante nach P. Marie. Röntgenpraxis **2**, 342 (1930).

JADASSOHN, J.: Eine eigentümliche Furchung, Erweiterung und Verdickung der Haut am Hinterkopfe. Verh. Dtsch. Ges. Derm. Kongr. Bern 1906, 9, 451 (1907). Berlin: Springer.

JESSERER, H.: Zum Erscheinungsbild der Acroosteolyse. Fortschr. Röntgenstr. **77**, 545 (1952).

Keats, T., and W. Bagnall: Chronic idiopathic osteoarthropathy. Radiology 62, 841—844 (1954).

Kehrer, F.: Die konstitutionellen Vergrößerungen umschriebener Körperabschnitte. Stuttgart: Georg Thieme 1948.

Köhler, A., u. E. A. Zimmer: Grenzen des Normalen und Anfänge des Pathologischen im Röntgenbilde des Skelettes, S. 32. Stuttgart: Georg Thieme 1953.

Krosch, H.: Ein Fall von periostaler Hyperostose. Fortschr. Röntgenstr. 83, 546 (1955).

Kühne, H., u. G. Gerstel: Klinisch-röntgenologische und pathologisch-histologische Befunde bei einem Fall von allgemeiner Osteophytose (Ostéoarthropathie hypertrophiante pneumique). Fortschr. Röntgenstr. 46, 662 (1932).

Labbé, M., et P. Renault: L'ostéo-dermopathie hypertrophiante. Presse méd. 35, 545 (1928).

Laur, A.: Über Osteomyelosklerose und periostale Hyperostosen. Fortschr. Röntgenstr., Beiheft zu Bd. 77, 13 (1952).

— Erbliche periostale Hyperostosen in Monogr. Stodtmeister, Sandkühler, Laur: Osteosklerose und Knochenmarkfibrose. Stuttgart: Georg Thieme 1953.

— Die hereditäre Hyperostose mit und ohne Pachydermie. Habil.-Schr. Heidelberg 1955.

Lerin, L.: Pachydermie vorticellée du cuir chevelu à forme circonscrite. Rev. franç. Derm. 272 (1933).

Leva, J.: Über familiäre Akromegalie. Med. Klin. 11,1 266 (1915 II).

Lewy, E.: Congenital drumstick fingers. Med. Klin. 17, 845 (1921).

Lièvre, J. A., A. Breton, H. Bloch-Michel et C. Betourne: A propos d'un cas de pachydermie plicaturée avec pachypériostose des extrémités. Rev. Rhum. 16, 149 (1949).

Locke, E.: Sec. hyper. osteo-arthropathy and its relation to simple club-fingers. Arch. intern. Med. 15, 659 (1915).

Maeda, K. (Tokio) Zit. n. Ota: Étude clinique et anatomique de la Pachydermie vorticellée. Jap. J. Derm. 70 (1925). Zit. nach Golé.

Malaguzzi Valeri, C., e M. Zechini: Su di un caso di acropachidermia con pachiperiostite. Osteoartropatia ipertrofizzante tipo P. Marie-Bamberger senza malattia fondamentale. Policlinico, Sez. prat. 55, 513—521 (1948).

Mankowsky, B. N., J. I. Heinismann et L. I. Czerny: Osteopathia dysplastica familiaris. Fortschr. Röntgenstr. 50, 542 (1934).

Marie, P.: De l'ostéoarthropathie hypertrophiante pneumique. Rev. Méd. (Paris) 10, 1 (1890).

Mendlowitz, M.: Some observations on clubbed fingers. Clin. Sci. 3, 387 (1938).

— Clubbing and hypertrophic osteoarthropathy. Medicine (Baltimore) 21, 269—306 (1942).

—, and A. Leslie: Experimental stimulation in the dog of the cyanosis and hypertrophic osteoarthropathy which are associated with congenital heart disease. Amer. Heart J. 24, 141—152 (1942).

Mitchell, R. G., and W. Macleod: Leontiasis ossea due to Albers-Schönberg's disease. Brit. J. Radiol. 25, 442 (1952).

Moncourier, Fontayne et Rozoy: A propos de deux cas de pachydermopériostose. J. Radiol. Électrol. 40, 310—311 (1959).

Müller, W.: Über die familiäre akromegalieähnliche Skeletterkrankung. Bruns' Beitr. klin. Chir. 150, 616 (1930).

Naumann, H.: Zur Frage der Cutis verticis gyrata. Arch. Derm. Syph. (Berl.) 154, 595 (1927).

Neef, P.: Toxische Periostitis bei benignem Lungentumor. Helv. med. Acta 4, 446 (1937).

Neuhauser, E. B.: Growth, differentation and disease. Caldwell Luture 1952. Amer. J. Roentgenol. 69, 723 (1953).

Odessky, J. N., and P. A. Shirshnev: Generalized ossifying periostitis. Radiology 30, 250—254 (1938).

Oehme, C.: Familiäre akromegalieähnliche Erkrankung, besonders des Skelettes. Dtsch. med. Wschr. 45, 207 (1919 I).

Pannewitz, B. v.: Akromegaloide Osteose. Röntgenpraxis 7, 682 (1935).

Pasini, A.: Cutis verticis gyrata. G. ital. Mal. vener. 54, 36 (1913). Cité par Fischer.

Polan, S., and Th. Butterworth: Cutis verticis gyrata: A review with report of seven new cases. Amer. J. ment. Defic. 57, 613 (1953).

Pratsica, C. A.: La pachydermoperiostose. Sem. Hôp. Paris 93—101 (1956).

Pyle, E.: Case of anusual bone developement. J. Bone Jt Surg. 13, 874 (1931).

Ramond, L., et M. Bascourret: Un cas d'ostéoarthropathie hypertrophiante pneumique de P. Marie. Bull. Soc. méd. Hôp. Paris 1926, 1015. Zit. nach Golé.

Renander, A.: Skelettveränderungen bei einem Fall von Cutis verticis gyrata. Acta radiol. (Stockh.) 9, 399 (1928); (identisch mit Fall Grönberg).

Rintelen, F.: Über elephantiastische Lidveränderungen, zugleich ein Beitrag zur Kenntnis des osteo-dermopathischen Syndroms: Touraine-Solente-Golé. Z. Augenheilk. 92, 1 (1937).

Romeo, F.: Iperostosi generalizzata con pachidermia. Arch. Pat. Clin. med. 31, 436—438 (1954).

Rouvière, G.: Pachydermie occipitale vorticellée et acué chéloidienne. Zit. nach Adrian. Ann. Derm. Syph. (Paris) 494 (1911).

Roy, J., et A. Jutras: Aspects radiologiques d'une osteo-periostose presque généralisée associée à une hypertrophie des tarses palpébraux des téguments de la face et des extrémités des membres: un syndrome nouveau. J. Radiol. Électrol. 22, 539 (1938).

Roy, J. N.: Hypertrophie des tarses palpébraux des téguments de la face et des extrémités des membres, associée à une ostéoperiostose presque généralisée. Ann. Oculist. (Paris) 163, 637 (1936).

Rütt, A.: Die Hyperostosis generalisata mit Pachydermie. Arch. orthop. Unfall-Chir. **49**, 497 (1958).

Schilling, F., B. Knick u. H. Kuck: Hyperostosis generalisata mit Cutis verticis gyrata und ihre Differentialdiagnose. Dtsch. Arch. klin. Med. **207**, 456 (1961).

Schinz, H. R., W. E. Bänsch, E. Friedl u. E. Uehlinger: Lehrbuch der Röntgendiagnostik, 5. Aufl. Stuttgart: Georg Thieme 1950.

Schlagenhaufer: Diffuse ossifizierende Periostitis. Z. Heilk. 564 (1904).

Schmidt, M. B.: Atrophie und Hypertrophie des Knochens einschließlich der Osteosklerose. In: Handbuch der speziellen pathologischen Anatomie und Histologie (Henke-Lubarsch-Rössle), Bd. IX/3. Berlin: Springer 1937.

Seigman, E., and W. Kilby: Osteopetrosis. Amer. J. Roentgenol. **63**, 865 (1950).

Sèze, S. de, et S. H. Jurmand: Pachydermopériostose. Bull. Soc. méd. Hôp. Paris **66**, 860 (1950).

Shen, R., u. S. Yamaneuchi (Jap.): Über Cutis gyrata und Cutis verticis gyrata latens. Derm. Wschr. **98**, 254 (1934).

Simons, A.: Familiäre Trommelschlegelfingerbildung und Knochenhypertrophie. Dtsch. Z. Nervenkr. **59**, 301 (1918).

Sisson, J. R.: Cutis verticis gyrata. J. Amer. med. Ass. **86**, 1126 (1926).

Snapper, J.: Medical clinics on bone disease. New York 1943. Zit. nach Jesserer.

Sommer, F.: Eine besondere Form einer generalisierten Hyperostose mit Leontiasis ossea faciei et cranii. Radiol. clin. (Basel) **22**, 65 (1954).

Spieler, F.: Eigenartige Osteopathie im Kindesalter. Z. Heilk. **6**, 206 (1905).

Sprinz, O.: C.v.g. (Jadassohn-Unna). Arch. Derm. Syph. (Berl.) **132**, 281 (1921).

Steckelmacher, S.: Ein Beitrag zur Kenntnis der hyperplastisch porotischen Osteoperiostitis. Dtsch. Arch. klin. Med. **127**, 242 (1918).

Stepanek, V., and J. Metelka: Generalized hyperostosis and pachydermia and hypertrophy of the mucosa of the digestive tract. Čs. Rentgenol. **12**, 246—249 (1958).

Stephan, E.: Über die Osteoarthropathie hypertrophiante pneumique. Arch. klin. Med. **182**, 183 (1938).

Sternberg, M.: Vegetationsstörungen und Systemerkrankungen der Knochen. In: Nothnagels spezielle Pathologie und Therapie, Bd. VII/2. 1899.

Swoboda, W.: Osteolyse der Endphalangen im Kindesalter. Fortschr. Röntgenstr. **77**, 234 (1952).

Talbott, J., and W. Montgomery jr.: Familial clubbing of fingers and toes. Arch. intern. Med. **92**, 697 (1953).

Teleky, L.: Beiträge zur Lehre von der Osteoarthropathie hypertrophiante pneumique. Wien. klin. Wschr. 1897, 163.

Temple, H. L., and C. Jaspin: Hypertrophic osteoarthropathy. Amer. J. Roentgenol. **60**, 232 (1948).

Thomas, H. M.: Acropathy secondary subperiosteal new bone formation. Arch. intern. Med. **51**, 570—588 (1933).

Tobler, H.: Über Ostéoarthropathie hypertrophiante pneumique. These, Zürich 1939.

Törnblom, N.: Osteodermatopathia hypertrophicans. Nord. Med. **41**, 653 (1949) (Sitzungsbericht).

— E. Malers, and G. Wallenius: Osteodermatopathia hypertrophicans. Acta med. scand. **164**, 325 (1959).

Touraine, A.: Cylindromes, Pachydermie, Langue scrotale, Elephantiasis. Encycl. Med. Chir. Dermatologie, fasc. 1, 12108 K, p. 5 (1944).

—, et G. Solente: Pachydermie et pachypériostose des extrémités. Bull. Soc. franç. Derm. Syph. 287 (1935).

— — et L. Golé: Un syndrome ostéo-dermopathique: La pachydermie plicaturée avec pachypérostose des extrémités. Presse méd. **1935**, 1820.

Tournier, C.: Maladie hypertrophiante singulière. Provence méd. Mai 1891. Zit. nach Golé.

Trousseau, A.: Lectures on clinical medicine, translated by J. R. Cormack, vol. 3. Philadelphia: Lindsay & Blakiston 1868.

Truffi, G.: Intorno alla C. v. g. Arch. ital. Derm. **4**, 451 (1929). Zit. nach Touraine.

Uehlinger, E.: Hyperostosis generalisata mit Pachydermie. Virchows Arch. path. Anat. **308**, 396 (1942).

Unna, P. G.: Cutis verticis gyrata. Mschr. prakt. Derm. **45**, 227 (1907).

Vague, H.: La pachydermoperiostose nouvelle étude critique. Ann. Méd. **51**, 152 (1950).

Vague, J.: Un nouveau cas de pachydermopériostose. Presse méd. **1948**, 682.

Vas, J.: Über die Ostéopathie hypertrophiante pneumique. Virchows Arch. **213**, 537 (1913).

Vogt, A.: Die generalisierte Hyperostose und ähnliche Systemerkrankungen der Knochen (Fall 1). Fortschr. Röntgenstr. **73**, 411 (1950).

Waghemacker, R., et J. Bertin: A propos d'un cas de pachydermopériostose atypique. J. Radiol. Électrol. **40**, 273—274 (1959).

Weber, F. P.: A note on the nature of C.v.g. Brit. J. Derm. **40**, 1 (1928). Zit. nach Franceschetti.

Weens, H. S., and Ch. E. Brown: Atrophy of terminal phalanges in clubbing and hypertrophic osteoarthropathy. Radiology **45**, 27 (1945).

Weil, S.: Die angeborenen Skelet-Systemerkrankungen. Handbuch der Orthopädie. S. 223. Stuttgart: Georg Thieme 1947.

Weinberger, M.: Osteoarthropathie (Akropachie) bei Lungenkarzinom. Wien. Arch. inn. Med. **2**, 357 (1921).

Witherspoon, J. T.: Congenital and familial clubbing of the fingers and toes with a possibly inherited tendency. Arch. intern. Med. **57**, 18 (1936).

Zieler, K.: Lehrbuch und Atlas der Haut- und Geschlechtskrankheiten. Berlin u. Wien: Urban & Schwarzenberg 1942.

X. Melorheostose

Von
W. Gassmann

Mit 4 Abbildungen

1. Allgemeines

Unter Melorheostose wird eine seltene, gutartige Knochensystemanomalie verstanden, die mit streifenförmigen Osteosklerosen und Hyperostosen einhergeht und sich ätiologisch nach dem heutigen Stand der Erkenntnisse am besten in die Gruppe der erbbedingten Mißbildungen einreihen läßt.

Die erste Beschreibung dieser seltenen Knochenaffektion geht auf das Jahr 1922 zurück, als die Franzosen LÉRI und JOANNY über eine 39jährige Frau mit Befall des linken Ober- und Unterarmes berichteten (Une affection non décrite des os: Hyperostose »en coulée» sur toute la longueur d'un membre ou »Mélorhéostose»). Die älteste bekannte Melorheostose wird von LESTER an einem Skelet im Nationalhistorischen Museum in New York beschrieben, welches von einem Eskimo stammt, der vor ca. 1500 Jahren lebte.

Seitdem hat sich die Kenntnis von der Melorheostose durch 154 in der Weltliteratur veröffentlichte Fälle erweitert.

Die beiden Erstentdecker LÉRI und JOANNY gaben dieser Anomalie wegen ihrer typischen Erscheinungsform die Bezeichnung Mélorhéostose (μέλος = Glied und ῥέω = fließe), indem sie die charakteristischen Sklerosestreifen an den Extremitäten im Röntgenbild mit einer Kerze, an deren Schaft tropfendes Wachs erstarrt ist (Hyperostose „en coulée de bougie") oder bei besonderer Dichte der Sklerosierung mit einer herabfließenden Metallmasse (Hyperostose „en coulée de métal"), verglichen. In der Folgezeit erhielt die Melorheostose von verschiedenen Bearbeitern andere Bezeichnungen. So sprachen LEWIN-MACLEOD 1925 einfach von einer Osteosklerose, PUTTI 1927 von einer Osteosis eburnisans monomelica. ZIMMER machte 1927 den Vorschlag, für die Anomalie den Namen Osteopathia hyperostotica congenita (membri unius) zu benützen. KRAFT wandte die Bezeichnung „flowing hyperostosis" an.

1923 beschrieben WEIL und WEISMANN-NETTER einen Patienten, bei dem der rechte Arm und die vierte rechte Rippe befallen waren, und schlugen vor, den Namen Melorheostose in Rheostose umzuändern, da ja nicht nur Gliedmaßen, sondern auch andere Knochenpartien betroffen werden können. Trotzdem hat sich die französische Bezeichnung Melorheostose durchgesetzt.

LÉRI und JOANNY charakterisierten das Leiden als eine „Hyperostose, die die ganze oder fast die ganze Länge des Skeletes einer kranialen oder caudalen Extremität und diese Extremität allein einnimmt". Diese Anschauung mußte als überholt angesehen werden, als BURY 1939 über den ersten Fall mit Beteiligung beider Beine und später MÜLLER-ALBERTI, BILLICH und ELKELES über den Befall sämtlicher Gliedmaßen mit teilweisem Einschluß von Scapula und Becken berichteten.

Bei allen Menschenrassen ist die Melorheostose gefunden worden. Eine Bevorzugung des weiblichen oder männlichen Geschlechtes ließ sich nicht feststellen.

2. Ätiologie und Pathogenese

Eine restlose Klärung der formalen Genese wird erst dann zu erwarten sein, wenn es gelingt, lückenlose histologische Untersuchungen vom Beginn der Erkrankung zu erfassen. Bei Erörterung der kausalen Genese sind exogene und endogene Ursachen zu unterscheiden. Seit den Veröffentlichungen von GREGG über Rötelnembryopathie wissen wir, daß zahlreiche viral, protozual und bakteriell bedingte Infektionen, aber auch Nahrungsmangel, Dyshormonosen, Sauerstoffmangel, Intoxikationen, radioaktive Strahlung sowie Fruchtwassermangel und amniotische Stränge zu einer Schädigung des Foetus führen können. Solche exogenen Noxen sind für eine Entstehung der Melorheostose nicht bekannt geworden. Die aus inneren Ursachen entstehenden Mißbildungen sind zumeist vererbbar. Obwohl nur wenige Autoren bei der Melorheostose Sippenforschung betrieben haben, reichen die bisherigen Beobachtungen aus, die Annahme einer Erblichkeit zu rechtfertigen.

Die Erstentdecker LÉRI und JOANNY nahmen ursprünglich eine Entwicklungsstörung an. Später äußerten sie die Ansicht, daß die streifenförmige Anordnung und der nur partielle Befall der einzelnen Knochen sowie das Auftreten von Osteomknoten in der Muskulatur unabhängig von der Lokalisation am Knochen am besten mit einer parasitären Affektion erklärt werden könnte. Sie glaubten an eine embolische Verschleppung der Erreger, ohne daß ihnen ihre Darstellung gelungen war. Versuche, osteosklerotisches Gewebe auf Affen zu transplantieren, blieben ergebnislos, da das Transplantat innerhalb eines Jahres resorbiert wurde.

LEWIN und MACLEOD sahen als Ursache eine trophische Störung auf dem Boden einer Nervenschädigung oder eines Spinalganglions an, weil in ihrem Falle der hyperostotische Prozeß mit dem Versorgungsgebiet des Nervus ulnaris übereinstimmte.

MEISELS und GOLDSCHLAG stellten auf Grund des Zusammentreffens von Melorheostose mit Trophödem Meige und Hyperfunktion der Schilddrüse die konstitutionell-endokrine Theorie auf. MICHAŁOWSKI nahm eine endokrine Störung des Calcium-Stoffwechsels an.

CASTIGLIONI sowie MOORE und DE LORIMIER sprachen die Vermutung aus, daß die melorheostotischen Prozesse auf dem Boden kongenitaler Gefäßschäden entstehen.

PUTTI schloß aus dem Befund obliterierter Gefäße in den Osteosklerosen auf eine ursächliche Schädigung des Sympathicus.

Ein entzündlicher Prozeß wurde von DILLEHUNT und CHUINARD in Erwägung gezogen, während VECCHIONE der angeborenen Lues Bedeutung zuerkannte.

Zusammenhänge mit früheren Verletzungen glaubten FÉJER, FAIRBANK, KÖHLER und KOULUMIES zu sehen.

Die meisten Anhänger hat die Hypothese von ZIMMER gefunden, der eine Entwicklungsstörung auf angeborener Grundlage durch Schädigung der Ursegmente annahm. Gestützt wurde seine Theorie durch die Tatsache, daß die Gliedmaßen einen metameren Aufbau besitzen. Die Störung der Knochenbildung tritt zunächst in Form von vielen in der Knochensubstanz sich bildenden Verdichtungsherden auf, die sich langsam vergrößern und schließlich miteinander vereinigen. Dadurch, daß eine Extremität aus einem flossenartigen Auswuchs am Rumpf in die Länge wächst und an der Bildung der Extremität mehrere Segmente beteiligt sind, kann die Streifenform der Knochenveränderungen durch Schädigung nur eines dieser Ursegmente erklärt werden. Eine Ursache für die Schädigung der Ursegmente konnte ZIMMER nicht angeben.

Als Erklärung für das Nebeneinanderbestehen von Haut-, Muskel- und Knochenveränderungen führte STUTZ die von BOLK vertretene Sklerozonentheorie an. Es sind dann nicht nur die Sklerotome, sondern auch die zugehörigen Dermatome und Myotome der entsprechenden Ursegmente geschädigt.

SANCHÍS OLMOS folgerte aus dem Zusammentreffen der Melorheostose mit anderen angeborenen Erkrankungen auf eine Störung der embryonalen Entwicklung. In seinem Falle bestand eine angeborene Kniescheibenluxation auf der erkrankten Seite.

BAUER und BODE waren der Meinung, „daß es sich um eine somatische Mutation am frühembryonalen Bildungsmaterial handelt zu einem Zeitpunkt, an dem die Strahldifferenzierung einsetzt. Die somatische Mutation würde sich dann in einer sklerosierenden Hyperostose auswirken".

COCCHI vermutete, daß es sich bei der Melorheostose um ein rezessives Erbleiden mit schwacher Penetranz handelt.

Die Mehrzahl der Autoren hat nur kasuistische Beiträge geliefert, ohne zu der Frage der Ätiologie Stellung zu nehmen. Eine größere Anzahl von Autoren stellt entsprechende Erwägungen an unter Hinweis auf klinische Syndrome, die sie mit der Melorheostose vergesellschaftet finden. Die begleitenden klinischen Syndrome sind sehr vielfältig, entsprechend der verständlicherweise hohen Vielzahl der Möglichkeiten. Die einzelnen pathognostischen Erwägungen finden aber bei der Durchsicht der Gesamtliteratur keinen zweiten gleichartigen Fall und sind somit statistisch nicht signifikant. Die überwiegende Anzahl der Autoren nimmt eine intrauterine Keimschädigung an, ohne hierzu Beweise liefern zu können. Im Gegensatz dazu führen wenige Autoren durch Familienforschung erbrachte Tatsachen an, die für eine erbbedingte Genese sprechen.

Die erste Mitteilung über familiäres Vorkommen machte 1934 HILTON. Er beschrieb eine familiäre Chondrodystrophie mit Rheostose. Die Mutter und zwei weibliche Verwandten zweiten Grades wiesen die gleichen Extremitätenveränderungen auf wie die 10jährige Patientin (s. Erbtafel, Abb. 1).

1940 konnte BERTELSEN über eine Familie berichten, in der die 21jährige Tochter Sklerosen an der rechten Tibia und die Mutter weniger ausgeprägt am linken Radius erkennen ließen. Ein Sohn war unauffällig.

Hellner und Poppe beschrieben ein Kind, welches seit dem 3. Lebensjahr eine einseitige Beinverkürzung mit Atrophie und charakteristischen melorheostotischen Verdichtungen zeigte. Drei leider
nicht geröntgte Familienmitglieder hatten die gleichen Beschwerden.

Einen eindrucksvollen Fall veröffentlichte Sréckov. Bei einer 16jährigen Schülerin bestanden
typische Osteosklerosen im linken Arm. Daneben fanden sich an beiden Armen, am linken Bein,
Becken und am 5. Lumbalwirbel zahlreiche grobgepunktete Skleroseherde, die an eine Osteopoikilie
erinnern. Eine 19 Jahre alte Schwester hatte Punktsklerosen an den Epiphysen der Ellenbogenknochen
links und den Epimetaphysen des rechten Kniegelenkes. Bei einem 10 Jahre alten Bruder war kein
pathologischer Befund zu erheben.

In diesem Zusammenhang sei auf die von mehreren Autoren vermuteten Beziehungen
der Melorheostose zur Osteopoikilie aufmerksam gemacht. Boecker möchte „die iso-

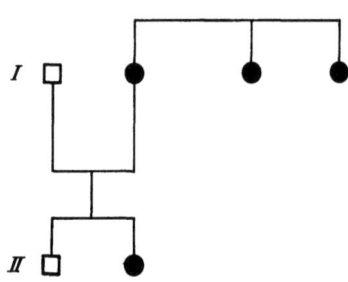

I □

II □

Abb. 1. Erbtafel zum Fall Hilton.
Schwarz = Melorheostose

lierten Enostosen, die fleckförmige und streifige Form der
Osteopoikilie und die Melorheostose in eine Erkrankungs-
gruppe mit verschiedener Manifestation einordnen, die teil-
weise Übergänge von der einen zur anderen Gruppe zei-
gen". Auch Meisels und Müller-Alberti äußerten die
Meinung, daß wegen der morphologischen und klinischen
Ähnlichkeit beide Anomalien nur Abarten ein und der-
selben kongenitalen Entwicklungsstörung seien. In diesem
Sinne sprechen auch die Fälle von Billich; Sorrel u.
Quénu; Pietrabissa; Sheldon; Bauer; Boecker u.
Gassmann, bei denen mehrere fleckförmige Herde an die
Osteopoikilie denken lassen.

Daß die Grenzen zwischen den beiden Krankheitsbildern nicht immer scharf zu ziehen
sind, ist daraus ersichtlich, daß Phalen u. Ghormley; Baker u. Jones und Nichols
u. Shiflett ihre Fälle als Osteopoikilie publizierten, deren Röntgenabbildungen aber
überwiegend melorheostotische Verdichtungen aufweisen.

Nach Boecker besteht histologisch kein Unterschied zwischen der Melorheostose und
der fleckförmigen Form der Osteopoikilie.

3. Erscheinungsbild

a) Röntgenologisch

Im Röntgenbild finden sich entweder nur enostal oder en- und periostal gelegene, langstreifige Osteosklerosen, die oft ihren Ausgang vom Schultergürtel oder Becken nehmen
und eine oder mehrere Extremitäten mit einzelnen Unterbrechungen durchziehen. Am
Unterschenkel und Unterarm können beide Knochen ergriffen sein. In den Epiphysen,
Schulterblättern, Becken und kurzen Knochen sind die Sklerosen meistens nicht streifig,
sondern grobfleckig angeordnet. Bei den kleinen Hand- und Fußknochen besteht nicht
selten eine völlige Sklerosierung. Aber auch bei den größeren Röhrenknochen beobachteten Lewin und Macleod, ebenso Gottlieb eine fast restlose Einengung des Markraumes durch die Compactaverdichtung an Femur, Fibula und Ulna.

Vereinzelt werden cystische Aufhellungen inmitten der Sklerosen gefunden (Kemkes;
Dillehunt u. Chuinard; Gottlieb; Gassmann; Schuster).

Überschreitet der Prozeß das Periost, so nimmt der Knochen durch die mehr oder
weniger stark ausgeprägten periostalen Appositionen entweder im ganzen eine plumpe
oder durch einzelne Höcker und Wülste eine unebene Form an, die schon äußerlich sichtbar
oder palpabel ist.

Entsprechend der Morphologie im Röntgenbild schlug Piergrossi eine Klassifizierung
vor, indem er ein Frühstadium (Stadium I) mit nur enostalen Knochenverdichtungen und
ein späteres Stadium (Stadium II) mit periostalen Appositionen unterschied.

Von der Melorheostose kann jeder Knochen befallen werden. Über die Häufigkeit gibt
das Skeletschema in Abb. 2 Aufschluß. Darin ist zwar das Sternum ausgenommen, wahrscheinlich aber deshalb, weil dieser Knochenabschnitt bisher zu selten untersucht wurde.

Zu den vereinzelten und seltenen Lokalisationen gehören der Schädel (Franklin u. Matheson; Nunez; Hussenstein; Höffken u. Heim; Woytek; Gaupp; Dechaume u. Mitarb.), die Clavicula (Weil u. Weismann-Netter; Höffken u. Heim), die Patella (Boecker; Kahlstorf; Natwig; Kibby; Schuster) und die Wirbelsäule nebst Rippen (Sear; Lunedei; Carpender u. Mitarb.; Franklin u. Matheson; Höffken u. Heim; Weil u. Weismann-Netter; Baker u. Jones; Elkeles), die teils zusammen mit der Melorheostose der Extremitäten, teils isoliert auftreten.

Besonderer Erwähnung bedarf der Fall von Woytek mit halbseitigem Befall des 1.—4. Lendenwirbelkörpers samt Wirbelbögen und -fortsätzen sowie der 1. und 2. Rippe derselben Seite.

Vereinzelt werden auch Veränderungen in den benachbarten Weichteilen mit paraartikulären, unregelmäßigen Knochenmassen im Bereich des befallenen Körperquadranten beobachtet (Kraft; Bracht; Léri u. Lièvre; Gottlieb; Meisels). Léri u. Joanny bemerkten bei ihrer Patientin nach einem Jahr das Auftreten von zwei isolierten Verknöcherungen in der Schultermuskulatur der gesunden Seite.

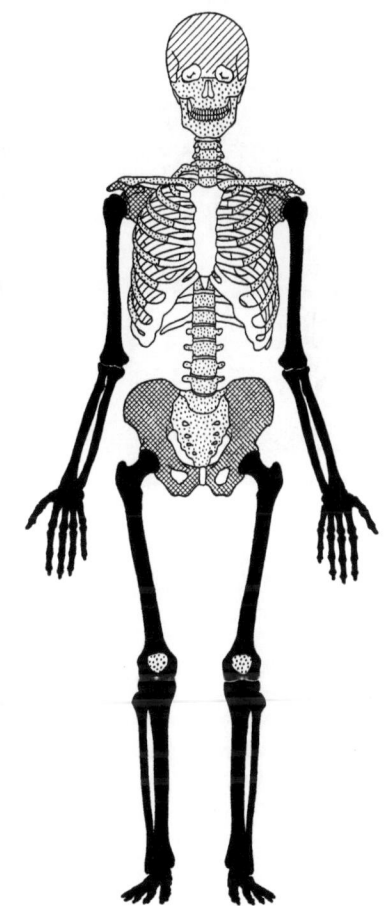

Abb. 2. Veteilungsschema der Melorheostose; ■ häufigste, ▨ häufige, ▧ seltene u. ▦ vereinzelte Lokalisation

Die Röntgenbilder 3a—c stammen von einem 18jährigen Jüngling, bei dem wegen eines Unfalles der linke Fuß geröntgt wurde.

Röntgenbefund des Skeletes: Auf der Beckenübersicht fleckfömige Herde im Bereich beider Pfannendächer und Femurköpfe, rechts etwas ausgeprägter als links. Typische, nur enostal gelegene Sklerosestreifen links in Femur, Tibia, Talus, Naviculare, Cuneiforme I und 1. Strahl. Wenige fleckig angeordnete Osteosklerosen in Scapula, Humerus, Capitatum (hier mehr streifig), Hamatum, 3. und 4. Strahl und Endphalanx I.

Es liegt hier nach der Einteilung von Piergrossi das Stadium I der Melorheostose vor. Auf Grund der Kontrolluntersuchung nach 4 Jahren kein Fortschreiten des Prozesses.

In den Abb. 4a und 4b sind der rechte Femur, die Tibia und Fibula einer 40jährigen Frau dargestellt, bei der die Melorheostose als Nebenbefund anläßlich einer stationären Behandlung entdeckt wurde. Die Patientin klagte zeitweise über rheumatische Schmerzen im rechten Bein. An der ventralen kranialen Schienbeinkante fiel eine tastbare, geringe Höckerbildung auf.

Röntgenbefund: Streifenförmige Verdichtung vom mittleren Femurschaftdrittel bis hinab zum Condylus tibialis femoris mit umschriebener Periostverdickung. An der Tibia bandförmige Sklerose vom Condylus tibialis tibiae abwärts ziehend mit Übergang in einen breiteren, zum Teil die Knochenkonturen überschreitenden Verdichtungsstreifen. In der gegen den Markraum stufenförmig abgesetzten Sklerose liegt eine pflaumengroße cystische Aufhellung, die sich innerhalb von 11 Jahren gering vergrößerte. Übriges Skelet unauffällig. Stadium II nach Piergrossi.

b) Klinisch

Das klinische Bild der Melorheostose ist ziemlich uncharakteristisch. Es fehlen pathognostische Symptome. Schwierig, ja fast unmöglich ist die Feststellung des Beginns der Veränderungen, da Beschwerden oft jahrzehntelang fehlen. Die ersten nachweisbaren äußeren Erscheinungen können in Form von Mißbildungen an Händen und Füßen gleich nach der Geburt auftreten (Fairbank; Storen; Junghagen; Widmann u. Stecher; Léri, Loiseleur u. Lièvre; Müller-Alberti; Kirsch).

An Beschwerden wird über Schmerzen, Parästhesien, Schwäche und leichte Ermüdbarkeit des erkrankten Körperteils geklagt. Der Schmerz, das häufigste Symptom, kann ziehend, reißend oder intensiv stechend sein.

Nicht selten wird der Gelenkknorpel von dem melorheostotischen Prozeß mitergriffen. Als Folge davon treten Verschmälerungen der Gelenkknorpel und unregelmäßig geformte Gelenkflächen bis zur völligen Zerstörung und nachfolgende Versteifungen verschiedenen Schweregrades auf. Eine Umgestaltung der Epiphysen und Diaphysen kann zu Vara-

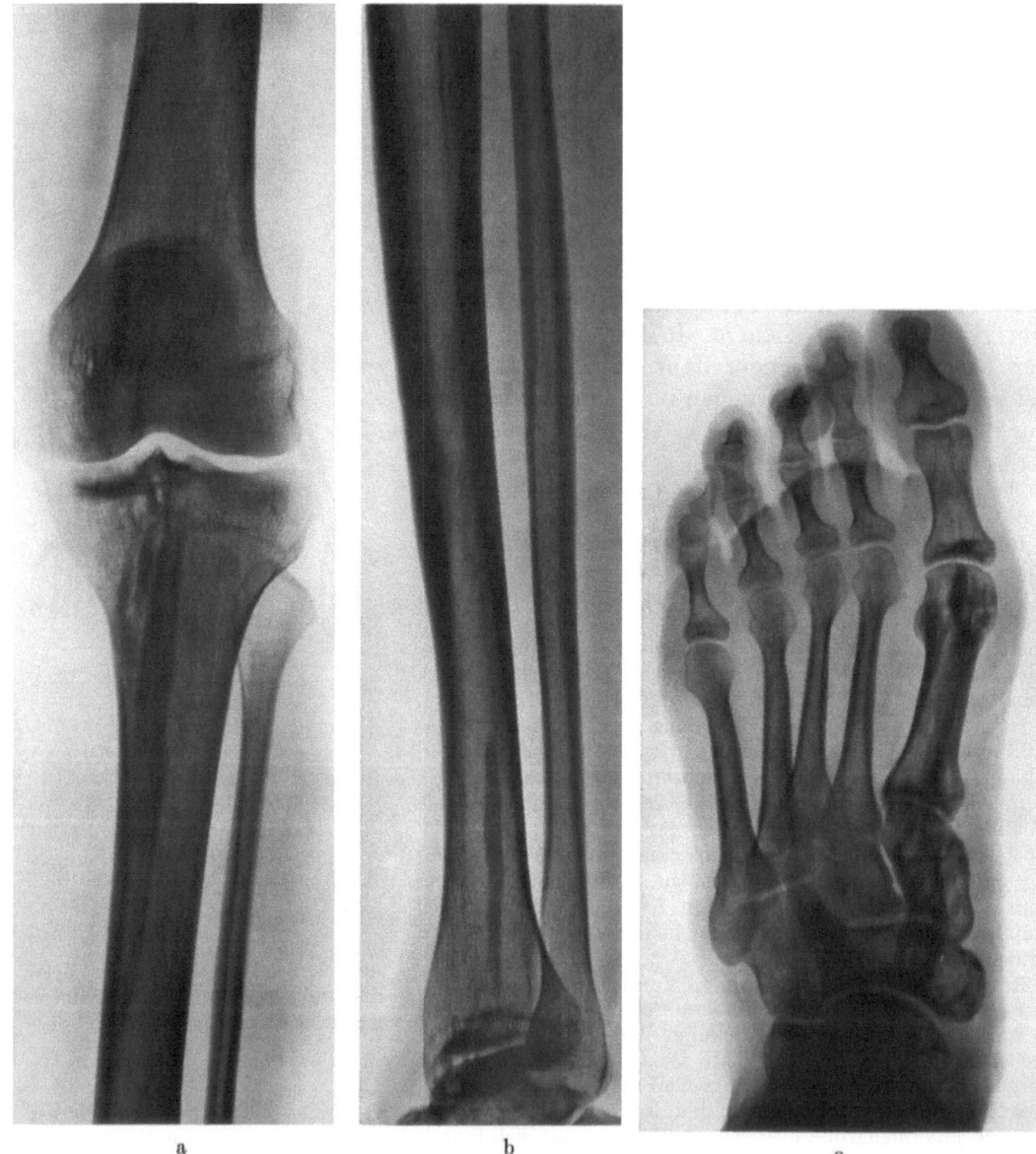

a   b   c

Abb. 3 a—c. Melorheostose bei einem 18jährigen Mann. Streifenförmige enostale Osteosklerosen in Femur, Tibia, Talus, Cuneiforme I, Naviculare, Metatarsale I und Phalanges I (Stadium I, eigene Beobachtung)

oder Valgastellung eines Gelenkes führen. Als Folge einer Irritation des Epiphysenwachstums im Sinne einer Anregung oder Hemmung kommt es sowohl zur Verlängerung als auch zur Verkürzung von Gliedmaßen um 2—6 cm. Zwangsläufige Folgen der Gelenkschäden sind Inaktivitätsatrophie der Muskulatur.

Eine mehrmals festgestellte Begleiterscheinung der Melorheostose besteht in Hautveränderungen. Einige Autoren geben an, daß die Haut über den befallenen Gliedmaßen gespannt, glänzend, gerötet, verhärtet und druckempfindlich ist (Léri u. Joanny; Zimmer; Lewin u. Macleod; Ivanow u. Cankow; Agati).

Unter den begleitenden Hautveränderungen wird am häufigsten die Sklerodermie angegeben (DILLEHUNT u. CHUINARD; GILLESPIE u. SIEGLING; MÜLLER-ALBERTI; THOMPSON u. Mitarb.; SORREL u. QUÉNU; HILL; CLÉMENT u. COMBES-HAMELLE; RADULESCO; v. MURALT).

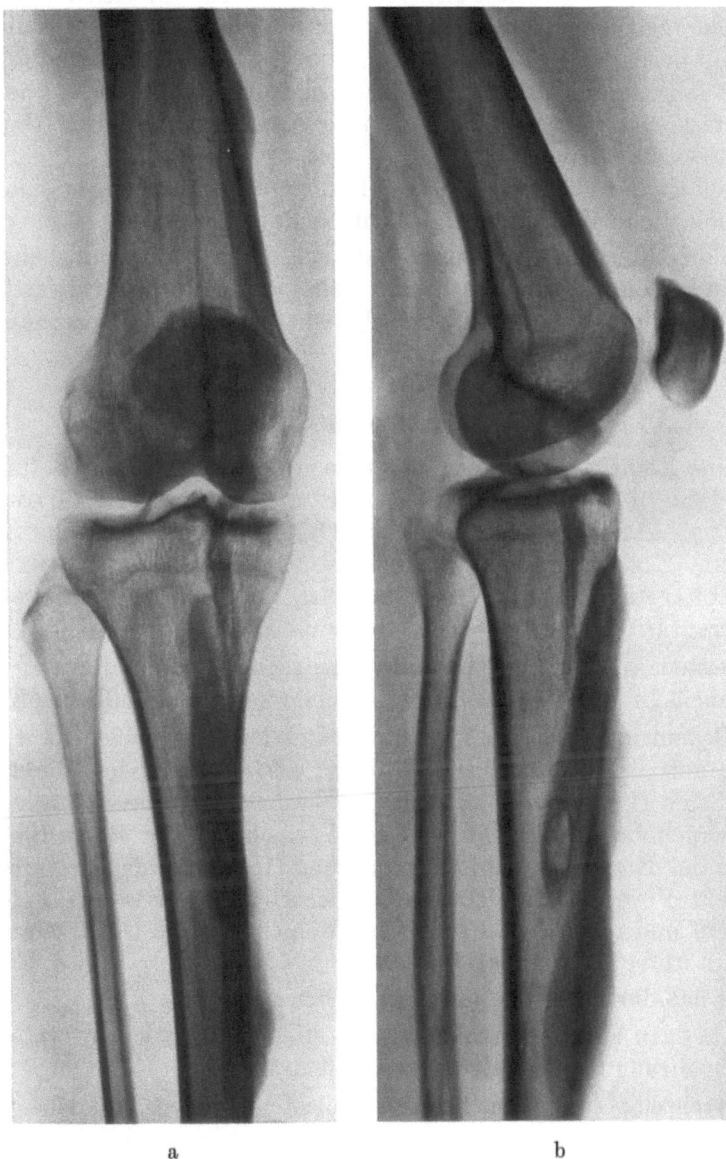

a   b

Abb. 4 a u. b. Melorheostose bei einer 40jährigen Frau. Langstreifige en- und periostale Osteosklerosen im Femur und in der Tibia mit cystischer Aufhellung innerhalb der Sklerose (Stadium II, eigene Beobachtung)

Einen auffallenden Befund erhoben MEISELS u. GOLDSCHLAG bei einer 27jährigen Patientin mit einer Melorheostose des linken Beines, kombiniert mit einem Trophödem Meige an beiden unteren Gliedmaßen.

Eine weitere beachtenswerte Hauterscheinung sind Naevi vorwiegend über dem Ausbreitungsgebiet derMelorheostose (HUSSENSTEIN; BASTIN; HÖFFKEN u. HEIM; MARGAROT, GIRAUD u. BERT). Eine Besonderheit bot der Kranke von CASTIGLIONI, der auf der von der Melorheostose betroffenen Armseite Angiektasien aufwies.

Ferner kann die Melorheostose auch mit andersartigen kongenitalen Anomalien vergesellschaftet sein (nach MUZZII und PUTTI mit einer Craniostenose, SANCHÍS OLMOS und

Müller-Alberti mit einer Kniescheibenluxation auf der kranken Seite, Hall mit einer tuberösen Sklerose, McCarroll mit Neurofibromatose, Güntz mit Brachydaktylie, Hilton und Belot u. Mouchet mit Chondrodystrophie, Agati mit einer Exostose am Humerus).

Der Krankheitsverlauf gestaltet sich recht wechselvoll. In vielen Fällen nehmen die Knochenveränderungen einen langsam progressiven Charakter an, wie es die Beispiele von Hubenstorf mit der längsten Beobachtungszeit von 23 Jahren und von Schinz mit einer solchen von 20 Jahren beweisen. Andererseits zeigt der Knochenprozeß auch keine Tendenz zum Fortschreiten (Hussenstein 4 Jahre, Valentin 10 Jahre, Gassmann 4 und 11 Jahre).

Die Prognose ist quoad vitam günstig. Bösartige Veränderungen sind nirgends aufgetreten. Pathologische Frakturen sind nicht bekannt geworden.

Ebenso wie die klinischen Symptome sind auch die Laboratoriumsbefunde uncharakteristisch und in keinem der veröffentlichten Fälle pathognostisch verwertbar. Verständlich, daß meistens die Diagnose als Zufallsbefund bei anderen Erkrankungen oder bei Röntgenuntersuchungen gestellt wird.

4. Histopathologie

Es liegen eine Reihe von Biopsien mit teils widerspruchsvollen Befunden folgender Autoren vor: Léri, Loiseleur u. Lièvre; Putti; Junghagen; Woytek; Hilton; Cassucio; Müller-Alberti; Nunez; Sanchís Olmos; Klopeer; Koulumies; Höffken u. Heim; Pickl; Zsebök u. Sarmai; Shapiro, Bernstein u. Berman; v. Muralt; Fairbank; Dechaume u. Mitarb.; Hussenstein; Castiglioni; Thompson u. Mitarb.; Aarseth; Bertelsen; Vecchione; Schuster und Kirsch.

Von den meisten Autoren wird die außerordentliche Härte und Sprödigkeit des Knochens beim Abmeißeln hervorgehoben. Es bestehen keine entzündlichen Veränderungen.

Besondere Bedeutung messen einige Untersucher den Blutgefäßen zu. So stellte Putti als erster einen auffallenden Reichtum an obliterierten Gefäßen fest, die er für ätiologisch wichtig hielt. Seine Hypothese stützt sich auf die bekannte, besonders von Leriche u. Policard hervorgehobene Tatsache, daß jede Vermehrung der Blutzufuhr (Hyperämie) eine Resorption des Knochens, jede Verminderung (Ischämie) dagegen eine Verdichtung bewirkt. So faßt Putti die im Röntgenbild sichtbare Sklerose als Folge der Gefäßobliterationen auf und nimmt als ursächliches Moment für die Gefäßveränderungen eine übergeordnete Störung des Sympathicus an.

Castiglioni hat diese Befunde im wesentlichen bestätigt.

Im Gegensatz dazu berichteten Léri, Loiseleur u. Lièvre sowie Sanchís Olmos über eine starke Vermehrung nicht obliterierter Gefäße.

Klopfer beschreibt eine vermehrte Osteoblastentätigkeit und eine deutliche Verminderung des Knochenabbaus und führt den vollkommenen Verschluß der Blutgefäße mit trophischen Störungen, Nekrobiose und Sklerosierung auf die durch die Osteoblastentätigkeit bedingte Vermauerung der Gefäßkanäle zurück. Einen ähnlichen Befund erhebt Müller-Alberti, der es nicht für ausgeschlossen hält, daß bei Fortentwicklung des Prozesses eine restlose Einengung und schließlich Obliteration der Gefäße eintritt.

Auch Schuster, v. Muralt, Pickl, Dechaume u. Mitarb. sowie Kirsch finden in ihren Präparaten vermehrte Osteoblasten bei fehlender Knochenresorption, während Putti, Junghagen und Kaufmann das Vorhandensein von wenigen Osteoblasten hervorheben.

Autoptische Befunde teilten Hall, Gaupp sowie Höffken u. Heim mit. Dabei verdienen die Untersuchungen der letztgenannten Autoren besonders erwähnt zu werden, weil hier die Ergebnisse der Probeexcision und der ein Jahr später durchgeführten Obduktion einander gegenübergestellt werden.

„Vergleicht man die beiden histologischen Untersuchungsbefunde miteinander, so fallen eine Reihe von deutlichen Unterschieden auf. Während es sich bei der Probeexcision um zum Teil kalkarmen Knochen handelt, ist der Knochen jetzt außerordentlich hart und kalkreich. Die vor einem Jahre in mehrschichtigen Reihen angeordneten Osteoblasten sind jetzt vermindert und nur noch in den größeren Markräumen in einschichtiger Lage anzutreffen. Die Osteoklasten sind verschwunden. Die Markräume, die bei der ersten Untersuchung noch als groß bezeichnet werden konnten, sind jetzt weitgehend eingeengt und sehr klein. War der Prozeß der Sklerosierung des Knochens vor einem Jahre noch im Fluß, so ist er nun abgeschlossen. Die Gefäßveränderungen sind gleich geblieben. Die Hyperämie ist nicht mehr so deutlich. Da die Unterschiede zwischen den histologischen Befunden recht hochgradig sind, kann man annehmen, daß die Probeexcision aus dem Randgebiet der Sklerose entnommen wurde. Die Grenze zwischen verändertem und unverändertem Knochen ist bei der Probeexcision fließend und unscharf, jetzt aber recht deutlich, woraus ebenfalls das Abgeschlossensein des Prozesses hervorgeht."

Die unterschiedlichen Einzelbefunde im Hinblick auf den Zustand der Gefäße und die wechselnde Zahl von Osteoblasten und Osteoklasten im histologischen Bild lassen sich nach JUNGHAGEN dadurch erklären, daß es sich bei den einzelnen Untersuchungen möglicherweise um verschiedene Entwicklungsphasen des sklerosierenden Knochenprozesses handelt.

5. Differentialdiagnose

Auf die Schwierigkeit der Abgrenzung gegenüber der Osteopoikilie und in Anbetracht der nicht seltenen „Mischformen" wurde schon hingewiesen. Es bleibt somit nur noch die Differentialdiagnose gegenüber den lokalisierten Sklerosen wie chronische Osteomyelitis, Ostitis deformans Paget, hämopathische Osteosklerosen und osteoplastische Metastasen übrig. Gelegentlich ist noch an eine syphilitische Ostitis, an eine Osteopathia hypertrophicans toxica und bei Kindern an die Marmorknochenkrankheit von ALBERS-SCHÖNBERG zu denken. Gegen die Mamorknochenkrankheit spricht das Fehlen von Knochenbrüchigkeit und Anämie.

6. Therapie

Die Behandlung ist notwendigerweise symptomatisch und erstreckt sich im wesentlichen auf die Beseitigung von Schmerzen und mechanischen Behinderungen der Gliedmaßen. Aus kosmetischen Gründen kann ein operativer Eingriff erforderlich sein.

In leichteren Fällen reichen physikalische Maßnahmen wie Wärme, Kurzwellenbestrahlungen und Massagen sowie schmerzstillende Mittel aus. Während STUTZ und KOULUMIES mit Erfolg Röntgenbestrahlungen zur Schmerzlinderung anwandten, sah HUBENSTORF Gutes von Novocaininfiltrationen.

Bei sehr heftigen Schmerzen haben sich Eingriffe am Sympathicus mit Blockade der Ganglien oder Sympathektomien bewährt (ZSEBÖCK u. SARMAI; HESS u. STREET).

Die gestörte Gelenkmechanik kann durch zweckentsprechende orthopädische Operationen gebessert oder beseitigt werden. Die bisher zur Ausführung gelangten operativen Maßnahmen erstreckten sich im wesentlichen auf eine Osteotomie (PUTTI; STOREN; AARSETH; SANCHÍS OLMOS), eine Epiphysiodese (SANCHÍS OLMOS; SCHUSTER), eine Arthrodese (HUSSENSTEIN), eine Achillotomie (MÜLLER-ALBERTI) und auf eine Durchtrennung von narbigen Veränderungen im Bereich der Gelenkkapsel zur Beseitigung von Kontrakturen (HILL; THOMPSON u. Mitarb.; CARPENDER u. Mitarb.).

Beachtenswert ist der erfolgreiche Versuch v. MURALTs, bei einer Fußdeformität eine Osteotomie durchzuführen und einen Spongiosakeil aus der Crista iliaca einzupflanzen. 6 Monate nach der Operation sah er eine deutliche Rückbildung der melorheostotischen Verdichtungen in den einzelnen Fußknochen. v. MURALT zog daraus den Schluß, „daß der melorheostotische Knochen zu biologischen Leistungen befähigt ist".

Literatur

AARSETH, S.: Melorheostosis. A case with biopsy. Acta med. scand. 131, 394—402 (1948).

ACHENBACH, W.: Beitrag zur Frage der osteosklerotischen Blutkrankheiten. Dtsch. med. Wschr. 1949, 18—20.

AGATI, G.: Un nuovo caso di osteosi eburneizzante monomelica. Radiologia (Roma) 15, 165—178 (1959).

ALDENHOFEN, H.: Beitrag zur Mélorhéostose. Über einen Fall von auf eine Extremität beschränkter Knochenverdichtung (Mélorhéostose Léri. Osteosis hyperostotica monomelica). Klin. Wschr. 1934, 1541—1542.

ASSMANN, H.: Lehrbuch der inneren Medizin, Bd. II. Berlin: Springer 1936.

BADE, H.: Ein Fall von Mélorhéostose. Röntgenpraxis 14, 305—308 (1942).

Baker, L. D., and H. A. Jones: Osteopathia condensans disseminata. Osteopoikilosis (Spotted Bones). Report of a case. J. Bone Jt Surg. 23, 164—169 (1941).

Bastin, J. M.: Association de mélorhéostose et de naevus apilaire. J. belge Méd. phys. Rhum. 11, 65—68 (1956).

Bauer, H.: Seltene Sklerosierungen der Spongiosa (fleckige oder gemischte Osteopoikilie?). Bruns' Beitr. klin. Chir. 175, 79—99 (1944).

Bauer, K. H., u. W. Bode: Handbuch der Erbbiologie des Menschen von K. H. Bauer, E. Hanhart, G. Just, Bd. III. Berlin: Springer 1940.

Baur, E., E. Fischer u. F. Lenz: Menschliche Erblehre und Rassenhygiene, Bd. I. München u. Berlin: Lehmann 1940.

Belot, J., et A. Mouchet: Anomalie d'ossification du col femoral. J. Radiol. Électrol. 14, 332—334 (1930).

Bernard, P. M.: Étude clinique et radiologique des ostéites condensantes bénignes (ostéites picnotiques). Thèse pour le Doctorat en Médecine. Paris 1929.

Bertelsen, A.: Melorheostosis seu osteosis eburnisans monomelica. Acta chir. scand. 83, 561—570 (1940).

Billich, H. U.: Über ein seltenes Bild einer symmetrischen Erkrankung des Extremitätenskeletts. Röntgenpraxis 3, 984—988 (1931).

Boecker, W.: Zum Krankheitsbild der Melorheostose (Léri). 2 kasuistische Beiträge. Fortschr. Röntgenstr. 74, 299—305 (1951).

Boggon, R. H.: Melorheostosis and gummatous ulcers. Proc. roy. Soc. Med. 32, 439—440 (1939).

Bolk, L.: Beziehungen zwischen Skelet, Muskulatur und Nerven der Extremitäten, dargelegt am Beckengürtel, an dessen Muskulatur sowie am Plexus lumbo-sacralis. Morph. Jb. 21, 241—277 (1894).

Boyer, G. S., and H. M. Berg: Melorheostosis. A case with monomelic distribution. Minn. Med. 32, 979—985 (1949).

Bracht, H.: Ein Beitrag zur Melorheostose. Z. Orthop. 82, 550—556 (1952).

Braggion, P.: Su di un caso di melorheostosi: considerazioni. Nunt. radiol. (Firenze) 9, 913 (1957).

Brailsford, J. F.: Ossifying haematomata and other simple lesions mistaken for sarcomata. The responsibility of biopsy. Brit. J. Radiol. 21, 157—170 (1948).

Brauer, W.: Die Melorheostose und ihre forme fruste. Fortschr. Röntgenstr. 74, 562—565 (1951).

Brauer, W., u. C. Coutelle: Verlauf und Histologie einer Melorheostose. Fortschr. Röntgenstr. 105, 78—83 (1966).

Brehme, Th.: Pränatale Schäden und Anthropozoonosen im Kindesalter. Medizinische 1, 8—12 (1957).

Brücke, H.: Über multiple Enostosen (Osteopoikilie). Dtsch. Z. Chir. 239, 554—564 (1933).

Bullo, E., e A. Rolla: Sulla melorheostosi. Arch. Ortop. (Milano) 56, 717—725 (1941).

Bury, K. J.: Mélorhéostose Léri. Über einen Fall doppelseitiger Lokalisation der hyperostotischen und osteosklerotischen Prozesse an Becken und unterer Extremität. Röntgenpraxis 11, 292—300 (1939).

Caffey, J.: Pediatric x-ray diagnosis. Chicago 1945.

Calvi, N.: Considerazioni su di un caso di morbo di Léri. Radiol. med. (Torino) 45, 1200—1207 (1959).

Campbell, C. S.: Melorheostosis of the upper limb. Report of a case. J. Bone Jt Surg. B 37, 471—473 (1955).

Canigiani, Th.: Zum Krankheitsbild der „Mélorhéostose". Röntgenpraxis 10, 271—274 (1938).

Carpender, J. W. J., D. R. Baker, S. P. Perry and T. Outland: Melorheostosis. Report of a bilateral case. Amer. J. Roentgenol. 49, 398—404 (1943).

Castiglioni, G.: Per la classificazione e la patogenesi della osteosi monomelica eburneizzante (meloreostosi). Policlinico, Sez. chir. 40, 60—63 (1933).

Casuccio, C.: Sull'osteosi eburneizzante monomelica. Chir. Organi Mov. 23, 9—17 (1937).

— Osteopatie rare. Bologna: Ed. Capelli 1949.

Cherubini, C.: Sopra un caso di melorheostosi. Boll. Soc. Tosco-umbra Chir. 15, 571—581 (1954).

Clairmont, P., u. H. R. Schinz: Klinische, röntgenologische und pathologisch-anatomische Beobachtungen zur Marmorknochenkrankheit. Langenbecks Arch. klin. Chir. 132, 347—380 (1924).

Clara, M.: Die Entwicklungsgeschichte des Menschen. Heidelberg: Quelle & Meyer 1949.

Clavel, M.: La melorheostosis. Cirug. Apar. locom. 5, 330—334 (1948).

Clément, R.: Mélorhéostose et sclérodermie en bandes. Ostéopycnose et histopycnose. Ann. Pédiat. 167, 300 (1946).

—, et A. Combes-Hamelle: Mélorhéostose et sclérodermie en bandes. Ostéopycnose et histopycnose. Bull. Soc. méd. Hôp. Paris 58, 423—427 (1942).

— — Mélorhéostose et sclérodermie en bandes. Ostéopycnose et histopycnose. Presse méd. 51, 311—313 (1943).

Cocchi, U.: In Lehrbuch der Röntgendiagnostik von H. R. Schinz, W. E. Baensch, E. Friedel, E. Uehlinger, Bd. I. Stuttgart: Georg Thieme 1952.

Coliez, R.: Encyclopédie médico-chirurgiale. Recueil périodique. Radiodiagnostic. Paris: Edit. Techniques 1959.

Comby, J.: La Mélorhéostose. Arch. Méd. Enf. 31, 741—749 (1928).

Conti, R., and A. Cozzolino: On a case of melorheostosis. Arch. Ortop. (Milano) 72, 1554—1569 (1959).

Danko, J., u. M. Szinnyai: Melorheostose. Fortschr. Röntgenstr. 67, 298 (1943).

DECHAUME, M., H. OMNÈS, J.-A. LIÈVRE, C. CRÉPY, J. PAYEN et V. BISMUTH: Un cas de mélorhéostose cranio-faciale. Rev. Stomat. (Paris) 60, 448—461 (1959).

DENSTAD, T.: Polyostotic fibrous dysplasia. Acta radiol. (Stockh.) 21, 143—150 (1940).

DIETRICH, F.: Generalisierte Hyperostose und zerebelläre Hemmungsmißbildung (Beitrag zur Frage der osteoneuralen Dysgenesien). Schweiz. Arch. Neurol. Psychiat. 80, 100—134 (1957).

DILLEHUNT, R. B., and E. G. CHUINARD: Melorheostosis Léri. A case report. J. Bone Jt Surg. 18, 991—996 (1936).

ELKELES, A.: Melorheostosis involving all limbs, pelvis and sacrum. X-ray. Trans. med. Soc. Lond. 70, 204—205 (1954).

— Melorheostosis. Report of a case affecting all extremities. Indian J. Radiol. Souvenir-Number, 127—133 (1956).

ENGELHART, E.: Embryopathie ohne manifeste Erkrankung der Mutter. Wien. klin. Wschr. 1957, 11—13.

ENGELMANN, G.: Ein Fall von Osteopathia hyperostotica (sclerotisans) multiplex infantilis. Fortschr. Röntgenstr. 39, 1101—1106 (1929).

ERBSEN, H.: Die Osteopoikilie (Osteopathia condensans disseminata). Ergebn. med. Strahlenforsch. 7, 139—174 (1936).

ERNSTING, G.: Weichteilverdichtungen als diagnostisches Leitsymptom der Melorheostose. Z. Orthop. 102, 126—138 (1966).

FAIRBANK, H. A. T.: Increased and decreased density of bone with special reference to fibrosis of the marrow. Brit. J. Surg. 27, 1—33 (1939).

— Melorheostosis. J. Bone Jt Surg. B 30, 533—545 (1948).

FAIRBANK, TH.: An atlas of general affections of the skeleton. Edinburgh and London: E. & S. Livingstone LTD. 1951.

FEHR, A.: Das Kortikalisosteoid. Schweiz. med. Wschr. 1942, 1298—1299.

FEJÉR, E.: Über einen interessanten Fall von Mélorhéostosis. Acta radiol. (Stockh.) 29, 112—116 (1948).

FITCH, W. M., and I. M. BORDELON: Melorheostosis Léri. Report of a case. Virginia med. Mth. 79, 147—148 (1952).

FRANKLIN, E. L., and I. MATHESON: Melorheostosis. Report on a case with a review of the literature. Brit. J. Radiol. 15, 185—191 (1942).

FROEHLICH, A.: Quatre cas de tibias éburnés (Ostéose éburnante de Putti ou os marmoréen d'Allemands). Rev. Orthop. 16, 1—31 (1929).

FROEWIS, J., u. W. PLATTNER: Viruserkrankungen in der Schwangerschaft und Embryopathien. Wien. klin. Wschr. 1956, 645—647.

FUNSTEIN, L., u. K. KOTSCHIEW: Über die Osteopoikilie. Fortschr. Röntgenstr. 54, 595—603 (1936).

FUSI, G.: La Melorheostosi. Nunt. radiol. (Firenze) 17, 143—145 (1951).

GAGNA, F.: Contributo casistico allo studio delle osteopatie eburneizzanti primitive. Minerva med. 1, 194—206 (1955).

GASSMANN, W.: Beitrag zur Diagnose und Ätiologie der Melorheostose. Radiol. Austriaca 9, 321—327 (1957).

GATES, R. R.: Human genetics. New York: Mac Millan Company 1948.

GAUPP jr., R.: Rheostose des Felsenbeines bei intrakranieller Neurinomatose (Recklinghausen). Nervenarzt 1, 29—31 (1949).

GESCHICKTER, CH. F.: The roentgenologic diagnosis of bone tumors. Radiology 16, 111—180 (1931).

GILLESPIE, J. B., and J. A. SIEGLING: Melorheostosis Léri. Amer. J. Dis. Child. 55, 1273—1279 (1938).

GOLDSCHLAG, F.: Über eine Kombination von Trophödem Meige mit Melorheostosis Léri. Derm. Wschr. 1929, 1761—1766.

GOTTLIEB, G.: Ein seltsamer Fall der Lérischen Melorheostose. Wien. klin. Wschr. 1936, 1099—1100.

GREBE, H.: Die Erblichkeit der Mißbildungen beim Menschen. Verhandlungen der Deutschen Gesellschaft für innere Medizin. 64. Kongreß. München: J. F. Bergmann 1959.

GREGG, N.: Congenital cataract following German measles in the mother. Trans. ophthal. Soc. Aust. 3, 35—45 (1941).

GÜNTZ, E.: Über die sogenannte Melorheostose. Münch. med. Wschr. 1944, 479.

GÜTT, A.: Handbuch der Erbkrankheiten, Bd. IV. Leipzig: Georg Thieme 1940.

HAENISCH, H.: Naturforschung und Medizin in Deutschland. Systemerkrankungen, Erbkrankheiten. Wiesbaden: Dietrichsche Verlagsbuchhandlung 1947.

HALL, G. S.: Tuberose, sclerosis, rheostosis and neurofibromatosis. Quart. J. Med. 9, 1—10 (1940).

— Contribution to study of melorheostosis, unusual bone changes associated with tuberose sclerosis. Quart. J. Med. 12, 77—100 (1943).

HAMMER, G.: Beitrag zur Kenntnis der sogenannten streifigen Form der Osteopoikilie. Röntgenpraxis 17, 194—206 (1948).

HELLNER, H.: In: M. KIRSCHNER u. O. NORDMANN, Die Chirurgie. Bd. II. Berlin u. Wien: Urban & Schwarzenberg 1940.

— Reaktion oder neoplasmatische Veränderungen des Skelets? Bruns' Beitr. klin. Chir. 181, 163—186 (1950).

—, u. H. POPPE: Röntgenologische Differentialdiagnose der Knochenerkrankungen. Stuttgart: Georg Thieme 1956.

HENCKEL, H.: Über Rötelnembryopathie. Kinderärztl. Prax. 18, 34—41 (1950).

HERPES, F.: Über das kombinierte Auftreten von Osteopoikilie, Pneumathia osteoplastica racemosa und Mitralstenose. Fortschr. Röntgenstr. 91, 522—524 (1959).

HESS, W. E., and D. M. STREET: Melorheostosis. Relief of pain by sympathectomy. J. Bone Jt Surg. A 32, 422—427 (1950).

HILL, TH.: Melorheostose Léri. Kasuistischer Beitrag. Zbl. Chir. 39, 2153—2157 (1939).

HILTON, G.: Familial chondrodystrophy with rheostosis. Treated by x-ray therapy. Lancet 1934I, 122—124.

HÖFFKEN, W.: Tagungsbericht der 2. Nachkriegstagg der Rheinisch-Westfälischen Röntgenges. in Bonn am 14. 1. 1950. Fortschr. Röntgenstr. 72, 638 (1949/50).

—, u. G. HEIM: Melorheostose mit Sklerosierung der Knochen im rechten oberen Körperquadranten, Schädelbeteiligung und Hautveränderungen. Fortschr. Röntgenstr. 74, 289—298 (1951).

HORWITZ, TH.: Monomelic medullary osteosclerosis of unknown etiology. Radiology 36, 343—351 (1941).

HUBENSTORF, H.: Ein Beitrag zur Melorheostose. Wien. med. Wschr. 1957, 1028—1029.

HUSSENSTEIN, J.: A propos d'un nouveau cas de mélorhéostose. Mém. Acad. Chir. 83, 641—646 (1957).

ISERBYT, J.: Un cas d'ostéite condensante bénigne. Rev. Orthop. 20, 148—150 (1933).

IVANICHENKO, G.: Two cases of melorheostosis. Vestn. Rentgenol. Radiol. 34, 84—87 (1959).

IVANOW, G., u. I. CANKOW: Ein Fall von Melorheostose. Chirurgija (Sofia) 11, 368—370 (1958).

JAKOBSEN, H. H., and G. VRAA-JENSEN: Fibrous dysplasia of bone. Acta radiol. (Stockh.) 31, 1—16 (1949).

JEUNE, M., M. VIALTET and A. CHARRAT: Melorheostosis (Léri). A case. Pédiatrie 41, 222—224 (1952).

JUNGHAGEN, S.: Sur la Mélorhéostose. J. Radiol. Électrol. 14, 495—500 (1930).

KAHLSTORF, A.: Zur Kenntnis der Melorheostose (Léri) und der generalisierten Ostitis condensans oder Osteopoikilie (ALBERS-SCHÖNBERG). Röntgenpraxis 2, 721—732 (1930).

KAUFFMANN: Demonstration von Röntgenbildern und histologischen Präparaten eines Falles von Melorheostose. Zbl. Chir. 56, 1631 (1929).

KAUFMANN, E.: Lehrbuch der speziellen pathologischen Anatomie, Bd. II. Berlin: W. de Gruyter & Co. 1938.

KEMKES, H.: Über familiär auftretende Störungen des Knochenwachstums im Röntgenbilde. Fortschr. Röntgenstr. 40, 90—98 (1929).

—, Über einen Fall seltener Erkrankung der Knochen einer Extremität. Langenbecks Arch. klin. Chir. 156, 268—273 (1930).

KIBBY, S. V.: Melorheostosis, with report of a case. Radiology 37, 62—67 (1941).

KIEWE, L.: Zur Frage der Fruchtschädigung durch exogene Ursachen. Z. orthop. Chir. 59, 305 (1933).

KILLEFER, J. J.: An analysis of three cases of melorheostosis Léri and four cases of diffuse osteoporosis or Albers-Schönberg disease. Extractos Clinica Steindler (Iowa) 17, 1 (1944/46).

KIRSCH, K.: Die Melorheostose aus der Sicht des Orthopäden. Arch. orthop. Unfall-Chir. 51, 226—240 (1959).

KLOPFER, F.: Die Melorheostose. Ein Beitrag zur Röntgensymptomatologie, zur Histologie und Differentialdiagnose. Fortschr. Röntgenstr. 72, 47—57 (1949/50).

KLÜMPER, A., H. WENDT, S. WELLER u. E. PLÖTER: Entwicklung einer Melorheostose. Fortschr. Röntgenstr. 103, 572—583 (1965).

KÖHLER, A.: Grenzen des Normalen und Anfänge des Pathologischen im Röntgenbilde. Leipzig: Georg Thieme 1939.

—, u. E. A. ZIMMER: Grenzen des Normalen und Anfänge des Pathologischen im Röntgenbilde des Skelettes. Stuttgart: Georg Thieme 1956.

KOULUMIES, M.: A case of melorheostosis. Acta radiol. (Stockh.) 34, 529—532 (1950).

KRAFT, E.: Melorheostosis Léri: A flowing hyperostosis of a single extremity. Report of two cases. J. Amer. med. Ass. 98, 705—709 (1932).

— The pathology of monomelic flowing hyperostosis or Melorheostosis. Radiology 20, 47—55 (1933).

LAGOMARSINO, E. H., C. A. ROCCA y H. DAL LAGO: Osteosis eburnizante monomelica. Rev. Ortop. Traum. (Buenos Aires) 7, 255—265 (1938).

LANGE, K.: Ein weiterer Fall von Osteopoikilie. Röntgenpraxis 8, 234—235 (1936).

LANGE, M.: Lehrbuch der Orthopädie und Traumatologie, Bd. I. Stuttgart: Ferdinand Enke 1960.

LANYI, A.: A case of melorheostosis. Bratisl. lek. Listy 31, 740—741 (1951).

LAZZARINI, L.: La meloreostosi. Gazz. Osp. Clin. 49, 1405—1407 (1928).

LÉRI, A.: Études sur les affections des os et des articulations. Paris: Masson & Cie. 1926.

—, et JOANNY: Une affection non décrite des os: Hyperostose en coulée sur toute la longueur d'un membre ou «Mélorhéostose». Bull. Soc. méd. Hôp. Paris 46, 1141—1145 (1922).

—, et J. A. LIÈVRE: Sur une maladie nouvelle des os: L'hyperostose d'un membre «en coulée» ou «mélorhéostose». Bull. Acad. Méd. (Paris) 99, 737—739 (1928a).

— — Una malattia dello scheletro recentemente descritta: la melorheostosi. Rass. Int. Clin. Ter. 9, 621—627 (1928b).

— — La Mélorhéostose. (Hyperostose d'un membre «en coulée».) Presse méd. 51, 801—805 (1928c).

—LOISELEUR et J. A. LIÈVRE: Une nouvelle observation de Mélorhéostose. Étude clinique, anatomique et expérimentale. Bull. Soc. méd. Hôp. Paris 46, 1210—1217 (1930).

LERICHE, R., et A. POLICARD: Les problèmes de la physiologie normale et pathologique de l'os. Paris: Masson & Cie. 1926.

LESTER, CH. W.: Melorheostosis in a Prehistoric Alaskan Skeleton. J. Bone Jt Surg. A 49, 142—143 (1967).

LEWIN, P., and S. B. MACLEOD: Osteosclerosis with distribution suggesting that of the ulnar nerve. An unclassified bone condition. J. Bone Jt Surg. 23 (old Ser.) 969—981 (1925).

LIESS, G., u. E. DÖRFFEL: Röntgenologische Studie zur Knochenstruktur bei Albers-Schönbergscher Erkrankung. Fortschr. Röntgenstr. 79, 713—727 (1953).

LIÈVRE, J. A.: Sur la mélorhéostose. Bull. Soc. méd. Hôp. Paris 63, 1081—1086 (1947).

— Mélorhéostose. Observation et discussion pathogenique. Rev. Rhum. 20, 788—790 (1953).

LOEPP, W., u. R. LORENZ: Röntgendiagnostik des Schädels. Stuttgart: Georg Thieme 1954.

LO MONACO, G.: Un caso di melorheostosi. Quad. Radiol. 11, 15—23 (1947).

LUNEDEI, A.: La rachireostosi. A proposito di un caso di „iperostosi a colata" della colonna vertebrale con segni di grave ipertensione endocranica ed emorragia meningea. Riv. Clin. med. 36, 763—784 (1935).

MARGAROT, J., G. GIRAUD et J. M. BERT: Syndrome naevique avec ostéopathie raréfiante. Rev. Rhum. 10, 104—108 (1943).

MARKOVITS, E.: Lehrbuch und Atlas der Röntgendiagnostik, Bd. I. Stuttgart u. Zürich: Medica 1956.

MASSERINI, A.: Sul morbo di Léri: revisione della lettera e contributo casistico. Radiol. med. (Torino) 31, 183 (1944).

MATZEN, P. F.: Lehrbuch der Orthopädie, Bd. I. Berlin: VEB Volk und Gesundheit 1959.

McCARROLL, H. R.: Clinical manifestations of congenital neurofibromatosis. J. Bone Jt Surg. A 32, 601—617 (1950).

McGUINESS, A. E., L. C. A. WATSON, C. K. LINDSELL and K. INGLIS: Melorheostosis: its relation to associated conditions and a case report. Aust. Ann. Med. 2, 84—93 (1953).

McKUSICK, V. A.: Vererbbare Störungen des Bindegewebes. Stuttgart: Georg Thieme 1959.

MEDA, G.: Sulle osteopatie fibrose e deformanti con particolare riguardo al morbo di Paget. Radiol. med. (Milano) 14, 885—917 (1927).

MEISELS, E.: La Mélorhéostose. Bull. Soc. Radiol. méd. France 16, 241—244 (1928).

— Das Krankheitsbild der Lérischen Mélorheostose. Röntgenpraxis 1, 680—689 (1929).

— Nouvelle observation de Mélorhéostose. Presse méd. 36, 1466 (1928).

MEMMESHEIMER, A. M.: Zur Kasuistik und Ätiologie des Trophödems Meige. Derm. Z. 55, 23—28 (1929).

MICHAŁOWSKI, E.: Przyczynek do t. zw. Melorheostosis (Léri). Pol. Przegl. chir. 12, 539—545 (1933).

— Ein Beitrag zur Melorheostose (Léri). Zbl. Chir. 62, 1344—1347 (1935).

MILANI, E.: Su di un caso di osteosi eburneizzante monomelica (melorheostosi). Arch. Radiol. (Napoli) 7, 70—71 (1930).

MOORE, J. J., and A. A. DE LORIMIER: Melorheostosis Léri. Review of literature and report of case. Amer. J. Roentgenol. 29, 161—171 (1933).

MORRIS, J. M., R. L. SAMILSON, and CH. L. CORLEY: Melorheostosis. J. Bone Jt Surg. A 45, 1191—1206 (1963).

MORTON, K. S.: Melorheostosis: A case report. Canad. med. Ass. J. 77, 590—592 (1957).

MÜLLER-ALBERTI, W.: Ein Beitrag zum Krankheitsbilde der Melorheostose. Z. Orthop. 72, 194—211 (1941).

— Ein Beitrag zum Krankheitsbilde der Melorheostose. Z. Orthop. 76, 203—213 (1947).

MULLA, N.: Melorheostosis and pregnancy. Obstet. and Gynec. 12, 219—220 (1958).

MURALT, R. H. v.: Die Melorheostose als biologisches Problem. Z. Orthop. 84, 88—95 (1954).

MURRAY, R. O.: Melorheostosis associated with congenital Arteriovenous Aneurysms. Proc. roy. Soc. Med. 44, 473—475 (1951).

MUZZII, M.: Iconografia rara di malattie delle ossa. Radiol. med. (Milano) 13, 435—438 (1926).

NATVIG, P.: A case of Melorheostosis. Acta radiol. (Stockh.) 17, 498—505 (1936).

NICHOLS, B. H., and E. L. SHIFLETT: Osteopoikilosis. Report of an unusual case. Amer. J. Roentgenol. 32, 52—63 (1934).

NUÑEZ, O. P.: Melorheostosis. Arch. Soc. Ciruj. Chile 16, 369—374 (1946).

O'CONNEL, J. G.: Melorheostosis (Léri). Proc. roy. Soc. Med. 44, 78—82 (1951).

OTTOLENGHI, C. E.: Osteosis eburnizante monomélica. Bol. Soc. argent. Ciruj. 22, 348—357 (1938).

PAGANO, G.: Su di un caso di osteosi eburneizzante monomelica di PUTTI-LÉRI-LEWIN (Melorheostosi). Minerva ortop. 5, 477—479 (1954).

PHALEN, G. S., and R. K. GHORMLEY: Osteopathia condensans disseminata associated with coarctation of the aorta. A case report. J. Bone Jt Surg. 25, 693—700 (1943).

PICKL, H.: Das Bild der Melorheostose im Vergleich zu ähnlichen, gutartigen Knochentumoren. Münch. med. Wschr. 1952, 1509—1514.

PIERGROSSI, A.: Su di un caso di osteosi eburneizzante monomelica (Melorheostosi). Arch. Radiol. (Napoli) 7, 20—25 (1931).

PIETRABISSA, G.: Su un caso di osteosi eburneizzante monomelica di PUTTI-LÉRI-LEWIN. Minerva ortop. 5, 461—465 (1954).

PORTNOW, G. M.: De la mélorhéostose (Maladie de Léri). Vestn. Rentgenol. Radiol. 23, 331—335 (1939).

PUGH, D. G.: Fibrous dysplasia of the skull: A probable explanation for Leontiasis Ossea. Radiology 44, 548—555 (1945).

PUTTI, V.: Una nuova sindrome osteopatica: L'osteosi eburneizzante monomelica. Chir. Organi Mov. 11, 335—361 (1927).

RADOCHAY, L., and J. SOMOGYI: A melorheostosis (LÉRI) újabb esete. Orv. Hetil. 98, 741—742 (1957).

RADULESCO, D.: L'hypertrophie totale du membre inférieur avec naevus plan vasculaire ostéosclérose partielle et acrocyanose. J. Radiol. Électrol. 19, 575—581 (1935).

RAMPOLDI, A., e L. PERUGIA: Sulla melorheostosi. Ortop. Traum. Appar. mot. 21, 375—401 (1953).

RAYNAL, L.: Un cas de mélorhéostose. Acta physiother. rheum. belg. 8, 189—202 (1953).

RENDU, A., and P. GAY: Un cas de fémur éburné. Rev. Orthop. 16, 639—643 (1929).

ROCHLIN, D.: Melorheostose. Vestn. Rentgenol. Radiol. 9, 292—296 (1931).

ROCOSA, P. A.: A propósito de las osteosis condensantes. Rev. esp. Reum. 2, 95 (1947).

ROKYTA, M.: Osteosis eburnisans monomelica (Melorheostosis Léri). Č. Rentgenol. 9, 57—59 (1955).

RUCKENSTEINER, E.: Die Beziehung der Osteofibrosis deformans juvenilis zum fibrozystischen Formenkreis von Knochenerkrankungen. Fortschr. Röntgenstr. 68, 180—188 (1943).

SALINGER, H.: Über Enostosen. Fortschr. Röntgenstr. 37, 75—80 (1928).

SANCHÍS OLMOS, V.: Osteosis eburneizante monomelica o Melorheostosis. Cirug. Apar. locom. 5, 335—345 (1948).

SAN NICCOL , M. R.: Su di un altro caso di melorheostosi frusta. Nunt. radiol. (Firenze) 2, 178 (1957).

SARKISSOW, G. H., et S. A. IOUSBASCHEW: D'une forme de lésion de système du squelette. (Contribution à l'étude de la question de la mélorhéostose, de la maladie de marbre et de l'osteopoikilie. Vestn. Rentgenol. Radiol. 23, 336 (1939).

SAUPE, E.: Beitrag zur Melorheostose. Klin. Wschr. 1932, 1183—1186.

SCHINZ, H. R.: Ein Fall von Melorheostose vor und nach 20 Jahren. Radiol. clin. (Basel) 22, 57—58 (1953).

SCHMID, F., u. G. WEBER: Röntgendiagnostik im Kindesalter. München: J. F. Bergmann 1955.

SCHMIDT, M. B.: In: O. LUBARSCH, F. HENKE, R. RÖSSLE, Handbuch der speziellen pathologischen Anatomie und Histologie. Berlin: Springer 1937.

SCHMORL, G.: Anatomische Befunde bei einem Fall von Osteopoikilie. Fortschr. Röntgenstr. 44, 1—8 (1931).

—, u. H. JUNGHANNS: Die gesunde und kranke Wirbelsäule in Röntgenbild und Klinik. Stuttgart: Georg Thieme 1951.

SCHNEIDER, M.: Un cas d'ostéopathie hyperostosante et sclérosante. Strasbourg méd. 10, 104—110 (1959).

SCHOEN, R., u. W. TISCHENDORF: In: G. v. BERGMANN, W. FREY, H. SCHWIEGK, Handbuch der inneren Medizin. Bd. VI. Berlin-Göttingen-Heidelberg: Springer 1954.

SCHOR, M. I., u. J. I. HEINISMANN: Über kondensierende Prozesse im Knochensystem. Fortschr. Röntgenstr. 48, 440—445 (1933).

SCHUKNECHT, K. TH.: Ein Beitrag zur Melorheostose Léri. Zbl. Chir. 78, 843—845 (1953).

SCHUSTER, G.: Die Melorheostose. Zbl. Chir. 84, 1961—1966 (1959).

SEAR, H. R.: Melorheostosis and the creeping periostitic form of leontiasis. Report of a case of osteitis in a rib showing apparently a connecting link between these two lesions. Brit. J. Radiol. 20, 470—473 (1947).

SEIGMANN, E. L., and W. L. KILBY: Osteopetrosis. Report of a case and review of recent literature. Amer. J. Roentgenol. 63, 865—874 (1950).

SHAPIRO, R. D., W. H. BERNSTEIN and T. M. BERMAN: Melorheostosis Léri. Report of a case and a brief review of literature. Sth. med. J. (Bgham, Ala.) 46, 1102—1104 (1953).

SHELDON, W. J.: A case of Melorheostosis. J. Pediat. 46, 233—237 (1955).

SICARD, M.: A propos du procès-verbal: Ostéites condensantes. Rev. neurol. 1, 326 (1926).

SICARD, GALLY et. HAGUENAU: Ostéites condensantes, à étiologie inconnue. J. Radiol. Électrol. 10, 503—507 (1926).

SORREL, E., et L. QUÉNU: Deux cas de Mélorhéostose. Rev. Orthop. 34, 1—16 (1948).

SPIEGEL, M. B., and G. H. KOIRANSKY: Melorheostosis Léri. Review of literature and report of a case. Amer. J. Roentgenol. 64, 789—794 (1950).

SRÉCKOV, R.: Melorheostosis Léri. Med. Pregl. 9, 252—255 (1956).

STØREN, H.: Ein kasuistischer Beitrag zur Beleuchtung der Melorheostose. Acta chir. scand. 78, 94—102 (1936).

STUBENRAUCH, L. v.: Zur Histogenese der Osteopoikilie. Mikroskopische Untersuchungen. Dtsch. Z. Chir. 250, 586—613 (1938).

STUTZ, E.: Über einen Fall von Melorheostose des Beckens. Röntgenpraxis 13, 63—65 (1941).

— Die Melorheostose. Fortschr. Röntgenstr. 70, 137—155 (1944).

— Osteopoikilie und Melorheostose. Dtsch. med. Wschr. 1944; 7/8, 101—103.

SWOBODA, W.: Das Skelett des Kindes. Stuttgart: Georg Thieme 1956.

THÖRMER, H. J., u. K. A. WEBER: Zur Kenntnis der Osteopoikilie. (Ostitis condensans disseminata.) Zbl. Chir. 83, 1258—1262 (1958).

THOMPSON, N. M., C. E. L. ALLEN, G. S. ANDREWS and F. N. GILLWALD: Scleroderma and melorheostosis. Report of a case. J. Bone Jt Surg. B 33, 430—433 (1951).

TREVETHICK, R. A.: Melorheostosis. Lancet 1953, 3 25—26.

TRIVELLI, L.: Sulla osteosi eburneizzante monomelica di Putti. Minerva med. 38, 161—165 (1947).

UEHLINGER, E.: Osteofibrosis deformans juvenilis. Fortschr. Röntgenstr. 64, 41—46 (1941).

VALENTIN, B.: Seltene Knochenerkrankungen. Fortschr. Röntgenstr. 37, 571 (1928).

— Über einen Fall von Melorheostose (Osteosclerosis, Osteosis eburnisans monomelica, Osteopathia hyperostotica). Fortschr. Röntgenstr. 37, 884—889 (1928).

— In: E. SCHWALBE und G. B. GRUBER, Die Morphologie der Mißbildungen des Menschen und der Tiere. Jena: Gustav Fischer 1937.

VAY, A. D. LE: A case of melorheostosis. Brit. J. Surg. 33, 211—212 (1946).

VECCHIONE, F.: La osteosi eburneizzante monomelica è sempre monomelica? Chir. Organi Mov. 27, 98—120 (1942).

VELLER, K., u. A. LAUR: Zur Ätiologie der infantilen kortikalen Hyperostose (Caffey-Syndrom). Fortschr. Röntgenstr. 79, 446—452 (1953).

VERSCHUER, O. v.: Genetik des Menschen. Lehrbuch der Humangenetik. München u. Berlin: Urban & Schwarzenberg 1959.

VOGT, A.: Die generalisierten Hyperostosen und ähnliche Systemerkrankungen der Knochen. Fortschr. Röntgenstr. 73, 411—442 (1950).

WACHTEL, H.: Über einen Fall von Osteopathia condensans disseminata. Fortschr. Röntgenstr. 27, 624—625 (1920).

WAKELEY, C. P. G.: Marble bones (Albers-Schönberg disease). Proc. roy. Soc. Med. 25, 145—149 (1931).

WALLENSTEN, ST.: Melorheostosis Léri. Acta chir. scand. 102, 463—474 (1952).

WATSON-JONES, R.: Léri's plenosteosis, carpal tunnel compression of the median nerves and Morton's metatarsalgia. J. Bone Jt Surg. B 31, 560—571 (1949).

—, and R. E. ROBERTS: Calcification, decalcification and ossification. Brit. J. Surg. 21, 461—499 (1934).

WEIL, M. P., et R. WEISMANN-NETTER: Un cas de rhéostéose (mélorhéostose de André Léri et Joanny). Gaz. méd. Fr. 15, 50—52 (1932).

WEIL, S.: In: G. HOHMANN, M. HACKENBROCH, K. LINDEMANN, Handbuch der Orthopädie. Bd. I. Stuttgart: Georg Thieme 1957.

WEISSMANN, G.: Scleroderma associated with osteopoikilosis. Arch. intern. Med. 101, 108—113 (1958).

WIDMANN, B. P., and W. R. STECHER: Rhizomonomelorheostosis. Radiology 24, 651—670 (1935).

WIEDEMANN, H.-R.: Die großen Konstitutionskrankheiten des Skeletts. Stuttgart: Gustav Fischer 1960.

WINCKEL, H. v., en A. VERMASSEN: Een geval van Melorheostose. Mschr. Kindergeneesk. 24, 195—198 (1956).

WINDHOLZ, F.: Über familiäre Osteopoikilie und Dermatofibrosis lenticularis disseminata. Fortschr. Röntgenstr. 45, 566—582 (1932).

WINKLER, R.: Über einen Fall von Osteopoikilie. Zbl. Chir. 18, 1050—1052 (1936).

WOYTEK, G.: Über einen eigenartigen hyperostotischen, vornehmlich an der Lendenwirbelsäule lokalisierten Knochenprozeß. Melorheostose (Léri) der Lendenwirbelsäule. Dtsch. Z. Chir. 239, 565—579 (1933).

ZEMAN, F., u. J. VÍTEK: Beitrag zur Kasuistik der Melorheostose. Zbl. Chir. 84, 672—675 (1959).

ZIMMER, P.: Über einen Fall einer eigenartigen Knochenerkrankung, Osteopathia hyperostotica-Melorheostose. Bruns' Beitr. klin. Chir. 140, 75—85 (1927).

ZSEBÖK, Z., u. E. SARMAI: Angaben zur Melorheostose. J. int. Chir. 12, 227—234 (1952).

XI. Die Osteopoikilie

(Osteopathia condensans disseminata — Osteosklerosis disseminata familiaris —
Spotted Bones)

Von

H. G. Claus *

Mit 47 Abbildungen

1. Entdeckung, Wesen, Namensgebung, Häufigkeit, Lebensalter und Geschlechtsdisposition

Entdeckung, Wesen und *Namensgebung.* Unter den gutartigen kondensierenden Knochenprozessen polytoper Lokalisation stellt die Osteopoikilie eine höchst ungewöhnliche wie auch seltene Skeletveränderung dar. Ihr morphologisches Substrat sind rundlich-ovale, etwa linsengroße, fleckförmige Spongiosaverdichtungen, welche die Extremitätenknochen einschließlich des Schulter- und Beckengürtels stets in symmetrischer Verteilung — mehr oder weniger zahlreich — durchsetzen. Wesentliche klinische Erscheinungen, namentlich subjektive Beschwerden, sind hiermit nicht verbunden. Der Harmlosigkeit des ganzen Bildes sowie dem Fehlen jeglichen Krankheitswertes ist es daher zuzuschreiben, wenn man in der Osteopoikilie eine *Strukturanomalie* des Knochens und weniger eine *Knochenerkrankung* erblickt. In ihrer biologischen Wertigkeit steht sie an der Grenze zwischen normalem und pathologischem Geschehen. Noch niemals nahm sie den Charakter eines Leidens von ernsterer klinischer Bedeutung an.

Eine eingehende Beschreibung ihres Röntgenbildes hat erstmalig ALBERS-SCHÖNBERG im Jahre 1915 gegeben. Seit dieser Zeit wurde sie mit einer verwirrenden Vielfalt von Namen und Synonyma belegt, welche letztlich nur die Unkenntnis ihrer Ätiologie und Pathogenese dokumentierten. Mit keiner der ihr verliehenen Bezeichnung verbanden sich klare Vorstellungen über das Wesen der Osteopoikilie. Die eigentliche Ursache für das Auftreten solcher Herde blieb bis zum heutigen Tage verborgen. Ihre große morphologische Ähnlichkeit mit den *Compactainseln* des Hand- und Fußskeletes oder anderer Prädilektionen ließ vielfach in STIEDA (1905) den Erstbeschreiber der Osteopoikilie erblicken (FAIRBANK; RYCKAERT u. DEROUX; MELNICK u.a.), obwohl die Grundkonzeption einer generalisierten *Systemerkrankung* oder -anomalie mit Befall großer Teile oder gar des ganzen Skeletes ausschließlich zu ALBERS-SCHÖNBERG führt. Auch kann die Identität zwischen Osteopoikilieherd und Stiedainsel noch nicht als gesichert gelten, wenngleich ein fließender Übergang aus mehreren, noch darzulegenden Gründen zu vermuten steht.

Der Name „Osteopoikilie" ($\pi o \iota \chi \iota \lambda o \varsigma$ = bunt, gefleckt) wurde von den französischen Autoren LEDOUX-LEBARD, CHABANEIX und DESSANE (1916) geprägt, welche in Unkenntnis der Albers-Schönbergschen Mitteilung 1 Jahr später eine gleichsinnige Wahrnehmung am Skelet eines 28jährigen Soldaten machten. Die gewählte und nichts präjudizierende Bezeichnung erwies sich als höchst einprägsam und von wünschenswerter Kürze. Zugleich gab sie das Bild des „gesprenkelten Knochens" so treffend wieder, daß sie sehr schnell Verbreitung fand. Im Interesse der Einfachheit und Übersichtlichkeit sollte sie im Schrifttum auch weiterhin beibehalten werden (ERBSEN).

* Aus dem Institut für Klinische Strahlenkunde der Johannes-Gutenberg-Universität, Mainz (Direktor: Prof. Dr. L. DIETHELM).

WACHTEL (1919/21) glaubte den Zweifel an dem entzündlichen Charakter der Herd-bildungen, wie ihn LEDOUX-LEBARD et al. („forme nouvelle d'ostéite condensante généralisée") gemeinsam mit MOREAU (1918) vermuteten, terminologisch fixieren zu müssen, weshalb er sich für die wesentlich neutralere Bezeichnung „Osteopathia conden-sans disseminata" entschied. Etwa zur gleichen Zeit hatte RICHARZ (1921/22) den in-differenten Ausdruck „Multiple Compactaherde in der Knochenspongiosa" empfohlen. Der von NEWCOMET im Jahre 1929 in die Literatur eingeführte Terminus „Spotted Bones" konnte sich selbst im überseeischen Raum nicht durchsetzen; er besagt auch nicht mehr als die Übertragung von „Osteopoikilie" in die englische Sprache. „Multiple Enostose" geht auf einen Vorschlag von BRÜCKE (1933) zurück und basiert auf histo-topographischen Studien an einem der Windholzschen Fälle. Auch HORNITZKI (1940) ließ sich von anatomischen Strukturen des Knochenprozesses leiten und fügte seiner Publikation den Untertitel „Herdförmige Spongiosasklerose" hinzu. In der Annahme analoger Verhältnisse zu den multiplen Exostosen schlugen BAUER und BODE (1940) die Bezeichnung „Osteodysplasia enostotica" vor. K. F. B. BUSCH ging bei dem Terminus „Osteosklerosis disseminata familiaris" mehr von klinisch-genetischen Gesichtspunkten aus; er hielt neben der symmetrischen Verteilung der Herde ihre Vererbbarkeit für ein sie höchst kennzeichnendes Moment. „Osteopoikilosis punktata" (CHAPCHAL 1960) ist wohl als eine Differenzierung gegen die von VOORHOEVE beschriebene streifige Form gedacht und läßt auf die Zuordnung dieser Strukturzeichnung zur Osteopoikilie schließen. Um der nosologischen Zusammengehörigkeit der Knochenherde mit der Dermatofibrosis lenticularis disseminata besonderen Nachdruck zu verleihen, führte McKUSICK das ge-samte Syndrom unter dem Terminus „Osteo-dermatopoikilosis" in das Schrifttum ein.

Die Bezeichnung „Osteosklerosis fragilis generalisata" kommt ausschließlich der Marmorknochenkrankheit (Osteopetrosis) zu. Abgesehen von einer homogenen, generali-sierten Verschattung des ganzen Skeletsystemes, was sie von der Röntgensymptomatologie der Osteopoikilie grundlegend unterscheidet, geht sie mit einer erhöhten Knochenbrüchig-keit, einem Milztumor, einer Leber- und Lymphdrüsenvergrößerung sowie mit einer Anämie einher und führt vielfach zum Tode. Durch die Erstbeschreibung beider Knochen-prozesse durch ein- und denselben Autor (ALBERS-SCHÖNBERG) wurde auch schon von einer 1. und 2. Albers Schönbergschen Erkrankung gesprochen (DE VULPIAN et al.). Vornehmlich ALBAN-KÖHLER handhabte ihre Trennung nicht streng genug, so daß spätere Autoren in Unkenntnis dieser Duplizität mehrfach in Versuchung kamen, die „Osteosklerosis fragilis generalisata" mit der Osteopoikilie zu identifizieren (AWALI-SCHWILI; LOWREY u. BOOTH; BLOOM; EISLER; HORNITZKI; KREUTER; MAZZINI).

Häufigkeit der Osteopoikilie. Über die Häufigkeit der Osteopoikilie lassen sich keine genauen Angaben machen. Obwohl sie höher zu veranschlagen ist als die im Schrifttum niedergelegten Publikationen und kasuistischen Mitteilungen sie ausweisen, darf sie ohne Übertreibung zu einer der seltensten Knochenveränderungen erklärt werden. Immerhin ist sie in vielen radiologischen Instituten trotz ihres so eindrucksvollen und nicht zu verkennenden Röntgenbildes noch niemals zur Beobachtung gekommen. Bei der Unzahl der täglich anfallenden Untersuchungen will dies viel besagen, da sie kaum einen Knochen-bezirk des menschlichen Körpers ausnimmt. Eine jede Skeletaufnahme ist daher geeignet, auf ihre Spur zu führen.

Das zunehmende Interesse an der Osteopoikilie ließ ihre Kasuistik sprunghaft an-steigen. Nachdem sie 1915 erstmalig beschrieben war, konnte ERBSEN in seiner um-fassenden Monographie aus dem Jahre 1936 bereits über 72 einschlägige Beobachtungen berichten. 1952 zeigten die Angaben von COCCHI in dem Lehrbuch von SCHINZ-BAENSCH-FRIEDL über etwa 100 Fälle, wie kurzfristig die Aktualität solcher Zahlen ist. Selbst die Schätzungen von LEDOUX-LEBARD (1962) auf etwa 200 Beobachtungen der Knochen-fleckenkrankheit gleichen lediglich einer Zwischenbilanz, da die neueste Übersicht des Weltschrifttums (1964) schon mehr als 350 Fälle solcher merkwürdiger Knochenerschei-nungen enthält. Durch die absolute Harmlosigkeit der Osteopoikilie dürften viele ihrer

Träger dem Nachweis völlig entgehen. Denkbar ist auch der Verzicht auf die Veröffent-
lichung einschlägiger Fälle, da das radiomorphologische Bild hinreichend bekannt und
in extenso beschrieben ist, und das Geheimnis um die Entstehung dieser Skeleteigen-
tümlichkeiten am wenigsten durch Deskription weiterer Röntgenogramme geklärt werden
kann. Dies ist schon eher durch neue und eingehende pathologisch-anatomische Untersuchungen zu erhoffen, wozu sich bei der Gutartigkeit des Knochenprozesses allerdings
kaum die gewünschte Gelegenheit bietet.

Um einen zahlenmäßigen Eindruck von der Seltenheit der Osteopoikilie zu vermitteln,
werden vielfach die Erhebungen von Jonasch zitiert. Bei Durchsicht des Röntgenarchivs
des Böhlerschen Unfallkrankenhauses in Wien konnte Jonasch (1955) unter 211 000 Fällen
nur 12mal eine Osteopoikilie ausfindig machen. Einschränkend muß noch festgestellt
werden, daß neun seiner Patienten aus einer einzigen Sippe hervorgingen und ihre Entdeckung höchstwahrscheinlich systematischen Nachforschungen verdankten. Durch
Zufall — wie bei der Osteopoikilie allgemein üblich — sind vermutlich nur vier seiner
Fälle zutage gekommen, so daß nach den Zahlen von Jonasch bei etwa 50 000 Skeletuntersuchungen mit einer Osteopoikilie zu rechnen ist.

Lebensalter der Osteopoikilieträger. Der Nachweis der Osteopoikilie ist an ein bestimmtes
Lebensalter nicht gebunden. Übereinstimmend fällt sie zwischen dem 2. und 4. Dezennium
am meisten auf, was mit äußeren Lebensumständen und sonstigen, eine Röntgenuntersuchung veranlassende Faktoren zusammenhängt. Mit zunehmender Zahl der Beobachtungen häufen sich auch Mitteilungen über Krankheitsfälle jüngerer Lebensjahre.
Selbst im Kleinkindesalter sind inzwischen Fleckschatten bekannt. Über den frühest-
möglichen Zeitpunkt der Herdmanifestation existieren unterschiedliche Auffassungen.
Sowohl das fetale Vorkommen der Osteopoikilie wie auch ihre Anwesenheit bei einem
18 Tage alten Säugling muß bis heute bezweifelt werden, da die Behauptungen von
Heilbron und Kayser ohne die Demonstration von Röntgenbildern erfolgten und es
ihrer Mitteilung somit an wissenschaftlicher Beweiskraft fehlt. Der jüngste, durch Abbildungen belegte Fall stammte von Bernuth und pflegte für das Auftreten der Osteopoikilie bei einem 7 Monate alten Säugling im älteren Schrifttum vielfach zitiert zu
werden. Heute verfügen wir beim Kleinkind über wesentlich zuverlässigere Untersuchungen und gerade im Hinblick auf die vorgenannten Fälle dürfte es höchst bemerkenswert sein, daß selbst in den großen Osteopoikiliefamilien der Nachweis der
Strukturanomalie vor dem 2. und 3. Lebensjahr niemals gelang (Jonasch; Busch;
Melnick; Becker et al.). In diesem Lebensalter sind die Knochenherde noch zu spärlich
vertreten oder liegen gar nur als ein solitärer, diskreter Fleckschatten vor, um als Osteopoikilie erkannt zu werden. Daher nimmt die familiäre Belastung einen wesentlichen
Anteil an ihrer Diagnose. Unter solchen Voraussetzungen ist nicht nur der früheste Zeit-
punkt der Herdmanifestation exakt bestimmbar, sondern es offeriert sich die beste
Gelegenheit, ihre allmähliche Zunahme an Zahl, Größe und Schattendichte lückenlos
zu verfolgen. Sehr eindrucksvoll demonstrierte dies Busch an einem 4- und 5jährigen
Kind der 3. Generation.

Bei fehlender familiärer Belastung erfordert die Erkennung der Osteopoikilie schon
größere und meist auch mehrere Herdbildungen. Mit zunehmender Ossifikation der von
der Strukturanomalie bevorzugten Skeletteile dürfte dies in der Regel zu Beginn des
Schulalters möglich sein (de Vulpian, Kirsch und Levrel). Als Grenze eines wesentlichen Strukturwandels der Knocheninseln und damit auch des Röntgenbildes kann der
Abschluß des Wachstumsalters gelten. Dann bleibt die Osteopoikilie weitgehend stationär
und läßt sich bis in das Senium hinauf verfolgen. Der älteste von Melnick beschriebene
Patient stand im 72. Lebensjahr.

Geschlechtsdisposition. Die Angaben der Literatur sind zu lückenhaft, um die Geschlechtsverteilung der Osteopoikilie mit letzter Genauigkeit ermitteln zu können. Nach
allgemeiner Ansicht soll das männliche Geschlecht doppelt so häufig wie die Frau befallen sein. In der Monographie von Erbsen finden wir das männliche Geschlecht in

46 Fällen beteiligt, während die Erkrankung der Frau nur 17mal erwähnt ist. Hierbei hat das Berufsleben des Mannes, welches durch eine vermehrte traumatische Exposition die Möglichkeit eines röntgenologischen Nachweises der Strukturanomalie in erhöhtem Maße (Begutachtung wegen entschädigungspflichtiger Krankheiten und Invalidisierung, gesundheitliche Überwachung besonders gefährdeter Berufe usw.) mit sich bringt, sicherlich nicht genügend Berücksichtigung erfahren.

Dieser Faktor der einseitigen Auslese läßt sich leicht eliminieren, wenn man auf jegliche Einzelbeobachtungen verzichtet und sich ausschließlich auf die Geschlechtsverteilung innerhalb der großen Sippen beschränkt. Dann ist in Familien, denen drei und mehr Osteopoikilieträger entstammen, eine so deutliche Bevorzugung des Mannes nicht mehr zu konstatieren. Werden nur Sippen mit vier und mehr Fällen dieser Strukturanomalie gewertet, dann gleicht sich das Zahlenverhältnis zwischen beiden Geschlechtern sogar weitgehend aus (67 Männer gegenüber 57 Frauen). Im übrigen bieten die lückenhaften Kenntnisse über den Erbgang der Osteopoikilie auch noch keine Erklärung, warum das männliche Geschlecht häufiger disponiert sein soll.

2. Das Röntgenbild

Vom radiomorphologischen Aspekt aus ist es üblich, zwischen einer *fleckigen, streifigen* und *gemischten Form* der Osteopoikilie zu unterscheiden. Hinweise auf eine solche Manifestationsmöglichkeit erwecken den Eindruck gesicherter Erkenntnisse, indem sie einer jeden lehrbuchmäßigen Darstellung, kasuistischen Mitteilung oder sonstigen Publikation in Form einer lapidaren, fast schon überflüssig erscheinenden Feststellung einleitend vorangehen. Durch welche fragwürdigen Analogieschlüsse und Theorien es zu dieser Typisierung kam, ist kaum mehr Gegenstand heutiger Diskussionen. Die allgemeine Anerkennung, welche diese drei Formen nun einmal gefunden haben, bürgt offenbar für die Richtigkeit früherer Anschauungen und Vermutungen, und so werden diese so differenten Knochenherde auch im jüngeren Schrifttum unter der Bezeichnung „Osteopoikilie" weitergeführt.

Nachstehend soll die Abhandlung der Osteopoikilie in einer Art und Weise erfolgen, wie es der bisherigen Konzeption der Mehrzahl der Autoren entspricht. Es ist allerdings schwerlich anzunehmen, daß diese drei Typen histogenetisch gleichartige Skeletveränderungen darstellen. Schon der Vergleich ihrer Röntgenbilder, die weder im Aussehen der Herde noch in der Lokalisation der Verdichtungen übereinstimmen, legt solchen Zweifel nahe. Zu gleichem Resultat muß gelangen, wer die ersten zwischenzeitlich schon historisch gewordenen Publikationen einer kritischen Sichtung unterzieht (CLAUS 1964). Die geäußerten Bedenken richten sich vor allem gegen den sog. streifigen Typus der Osteopoikilie, den VOORHOEVE in den Jahren 1923/24 bekannt machte. Höchstwahrscheinlich handelt es sich hier um einen anders gearteten, mit der Osteopoikilie in keinerlei verwandtschaftlichen Beziehungen stehenden Prozeß. Aus diesem Grunde kann auch die Existenz einer gemischten Form — ceteris paribus — nicht von reeller Natur sein.

Gegenüber den ersten Veröffentlichungen sehen wir heute die Osteopoikilie in einem anderen Licht. Obzwar die Herkunft der Herde noch immer ungeklärt und das seit 1931 bekannte Schmorlsche Ergebnis pathologisch-anatomischer Untersuchungen letztlich nur zu bestätigen ist, vervollkommnet sich mit zunehmenden Beobachtungen unser Wissen über diesen so merkwürdigen Knochenprozeß. So wird durch den Befall ganzer Familien und Sippen nicht nur die Heredität der Strukturanomalie augenfällig demonstriert, sondern ihre mehr und mehr zu Tage tretende Vergesellschaftung mit Miß- und Fehlbildungen des Knochens oder anderer mesenchymaler Abkömmlinge eröffnet ständig neue Aspekte und regt zu weiteren pathogenetischen Vorstellungen an. Bisher unbekannte Varianten beleben das Bild und gewähren uns Einblick in den morphologischen Reichtum und Strukturwandel der Herde. Schließlich erweitert die nicht ausbleibende Beschreibung atypischer, der Osteopoikilie vermeintlich zugehöriger Fälle den Kreis unserer differentialdiagnostischen Erwägungen, zwingt uns zu größerer Aufmerksamkeit und erhöhter Kritik.

a) Die fleckige Form

Das überaus charakteristische Röntgenogramm der Osteopoikilie — und zwar das des fleckigen Typus — wurde von Albers-Schönberg (1915) durch Zufall entdeckt und als „eine seltene, bisher nicht bekannte Strukturanomalie des Skeletes" beschrieben. Seine Schilderungen erfolgten in sehr anschaulicher Weise und stuften die biologische Wertigkeit der harmlosen Knochenveränderungen schon damals richtig ein. So wurde das von Albers-Schönberg gegebene Bild der Osteopoikilie zur Grundlage aller späteren Mitteilungen, zumal sich mit weiterer Beobachtung bald herausstellte, daß Gleichförmigkeit und Konstanz zwei ihrer zuverlässigsten, in allen Publikationen wiederkehrenden Merkmale sind.

Die charakteristischen Erscheinungen der Osteopoikilie bestehen in mehr oder weniger zahlreichen, distinkten, einzeln liegenden oder mehr in Gruppen angeordneten, scheinbar

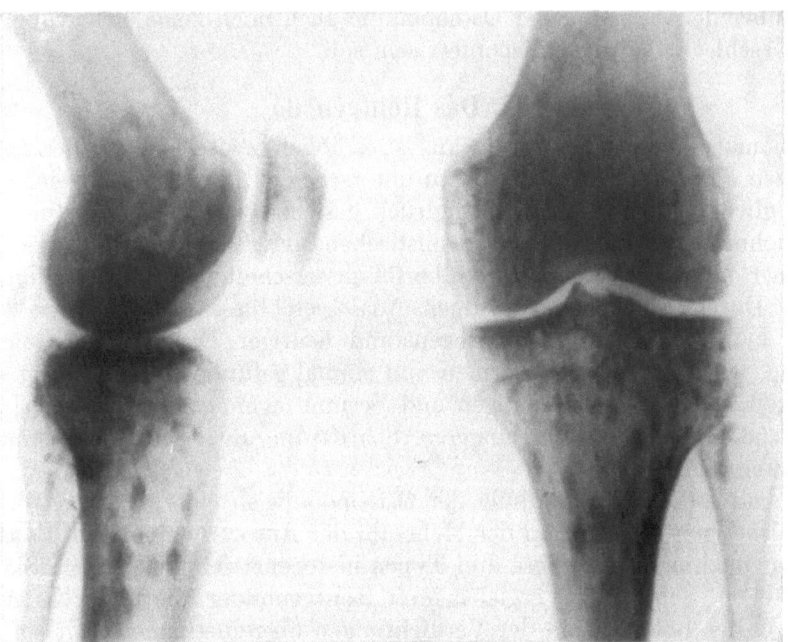

Abb. 1. Osteopoikilie. Starker Befall des Kniegelenkes mit zum Teil auch diaphysärer Herdlage. (R. Uebelhart, W. Hinderling, W. Voellmy, Bezirksspital Langenthal)

auch zusammenfließenden, der Knochenspongiosa zugehörigen Verschattungen. Der *Einzelherd* (Abb. 1) ist rundlich-oval, mitunter auch mehr tropfen- oder lanzettförmig gestaltet und vielfach glatt begrenzt. Unregelmäßige Konturen oder mehr zackige Umrisse kommen durch Einstrahlungen der anstoßenden Knochenbälkchen zustande. In der Umgebung der Flecken verhält sich das Knochengewebe weitgehend normal. Die Opazität der Herde ist von ihrem Strukturaufbau abhängig und scheint homogen zu sein. Erst eine verfeinerte Röntgentechnik deckt gelegentlich Zonen vermehrter Transparenz in ihrem Zentrum auf. Die hohe Schattendichte und scharfrandige Markierung der Herde lassen sie gegen ihre Umgebung besonders gut hervortreten. In der Vielzahl vorhanden und regellos in die Spongiosa eingestreut, verleihen sie dem Knochen ein „fleckiges, gesprenkeltes oder getüpfeltes" Aussehen. Dies macht sein Röntgenogramm so einprägsam und typisch.

Die *Größe* der Herde steht mit den Dimensionen des befallenen Knochens vielfach in einer erkennbaren Beziehung (Brücke). Größte Ausmaße erlangen sie daher in Gelenknähe der Extremitätenknochen. Der Durchmesser eines „normalen Herdes" beträgt etwa 4—5 mm und wird gern mit dem einer Linse, einer Erbse, eines Hanfkornes oder eines Glasstecknadelkopfes verglichen. Auch Bohnengröße (Kadrnka u. Hirlemann) wurde schon beschrieben, während drei und mehr Zentimeter messende rundliche Fleckschatten nicht üblich sind. Großfleckige Herdbildungen, wie sie PELLINI und CALVINO wahrnahmen (Abb. 2), müssen als Ausnahme gelten und sollten — wie im Falle der beiden Autoren geschehen — möglichst histologisch bestätigt werden.

Unter einer Herdgröße von 4—5 cm — wie im Schrifttum so häufig vermerkt — ist immer die *Längsausdehnung* bandförmig ausgezogener, leisten- oder stiftförmiger, ziemlich glatt konturierter Knocheninseln zu verstehen. Diese sind in ihrer Schattendichte und Struktur — soweit eine solche im Röntgenbild überhaupt erkennbar — den rundlichen Herden vollkommen analog. Als Fundstätte besonderer Häufung gelten die langen Röhrenknochen, vor allem das Kniegelenk, der Femurhals, der Oberarmkopf und die distalen

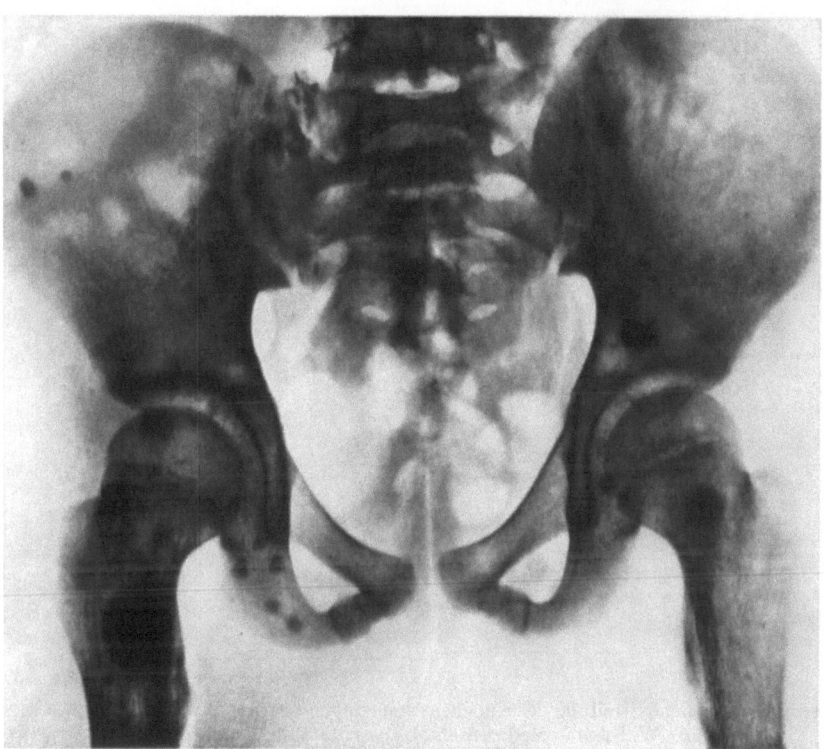

Abb. 2. Ungewöhnlich großfleckige Osteopoikilieherde. (M. PELLINI, M. CALVINO, Sezione Radiologica dell'Ospedale dei Bambini di Milano)

Tibiaabschnitte oberhalb des Sprungbeines (Abb. 3, 4). Am Becken ist es die Pfannengegend. Extrem große Dimensionen — SJÖHOLM schreibt von 70—80 mm Länge — haben eine bemerkenswerte Ähnlichkeit mit der Melorheostose, besonders wenn sie die übliche Breite von 0,5 cm überschreiten und eine Ausdehnung von 10 und mehr mm aufweisen.

Bei relativ großen Herden streifiger wie fleckförmiger Natur wird vielfach gestritten, ob sie durch eine echte *Fusion* bzw. *Koaleszenz* von Verdichtungen oder nur durch *Überprojektion* ihrer Schatten entstehen. Offenbar scheint beides möglich zu sein. EDSTRÖM berichtet von einer atypischen, konfluierenden Form einer lentikulären Osteopoikilie, wobei der 8. Brustwirbel eine an die Albers-Schönbergsche Marmorknochenkrankheit erinnernde Eburnisation aufwies, in Seitansicht indessen distinkte, fleckförmige Veränderungen unterschiedlicher Dichte zeigte. Für dieses von FAIRBANK, CHAPCHAL u.a. vermutete Phänomen lieferte HORNITZKI den morphologischen Beweis. Der Vergleich seiner Röntgenogramme und Knochenschliffe macht deutlich, wie die Spongiosaherde in *einer* Aufnahmeebene vielfach zusammenfallen. Bei 6 und mehr cm messenden, leistenförmigen Verdichtungen dürfte eine Summierung so vieler Herde allerdings wenig

Wahrscheinlichkeit haben. Die Realität solcher Sklerosestreifen konnten PÈREZ-CUADRADO DE GUZMÁN, HERPERS u.v.a. durch Darstellung der zweiten Ebene einwandfrei erbringen. Auch GRILLI tendiert zur Annahme einer echten Koaleszenz der Herde und postuliert diese vornehmlich bei irregulären und großen Verschattungen durch Konglomerate kleinerer Spongiosainseln.

Die *Orientierung* der Herde nach den *Zug-* und *Drucklinien* des Knochens wurde schon von ALBERS-SCHÖNBERG vermerkt. Namentlich an den langen Röhrenknochen tritt die

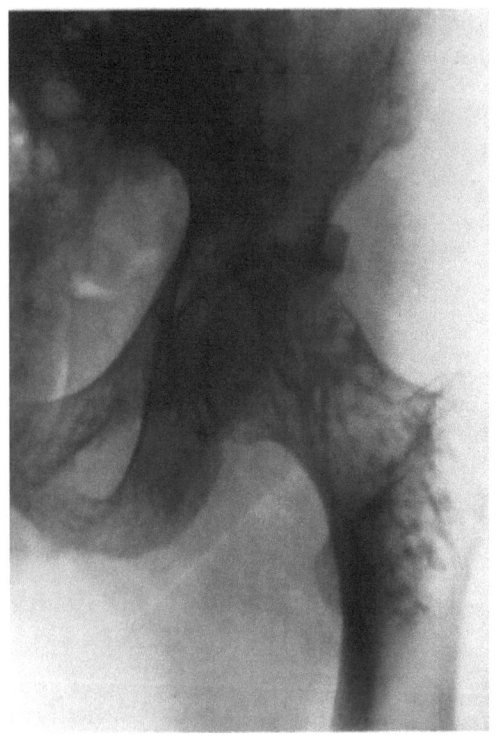 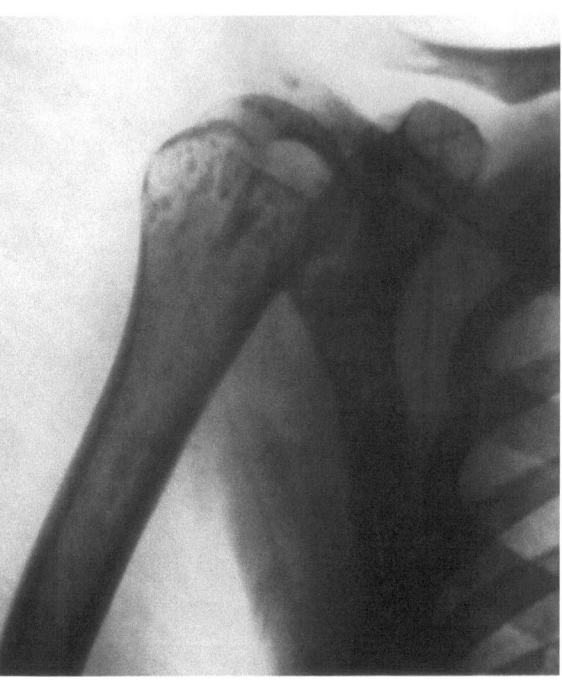

Abb. 3   Abb. 4

Abb. 3. Osteopoikilie. Deutliche Streifung des Knochens von einigen Zentimetern Länge. (R. BECKER, W. HÖHNE, W. STEHL, Medizinische Universitätsklinik Leipzig)

Abb. 4. Osteopoikilie. Vorherrschend lenticuläre Herde mit bandförmiger Verdichtung. (J. PÉREZ CUADRADO DE GUZMÁN, Marinehospital Cartagena)

Ausrichtung der ovalen oder mehr bandförmigen Verdichtungen entlang der Spongiosabälkchenstruktur deutlich hervor (Abb. 5). Ihr größter Durchmesser deckt sich stets mit der Längsachse des betroffenen Knochens (Abb. 6). An den Schnittpunkten der Kraftlinien sammeln sich kleinere Herdgruppen an. Stecknadelkopfgroße „klecksartige" Fleckschatten sind oft nur Kreuzungspunkte von Knochentrabekeln besonderer Dichte. Von hier gibt es alle Übergänge zu den für die Osteopoikilie typischen, aus lamellärem Knochen bestehenden Herden. FUNSTEIN und KOTSCHIEW, MEESSEN, SCHMORL u. a. demonstrierten die wechselseitigen Beziehungen zwischen Verdichtungsinseln und Spongiosabälkchen durch Röntgenogramme zahlreicher Knochenschliffe (Collum und Caput femoris, Naviculare, Phalangen usw.).

Die *Anordnung* der Fleckschatten ist nicht ganz so wahllos, wie man bei flüchtiger Betrachtung ihrer Röntgenogramme vielleicht annehmen möchte. Geradezu kennzeichnend für die Osteopoikilie sind nämlich ihre *Lieblingslokalisationen,* die schon MOREAU (1918) erkannte und beschrieb. Das von MOREAU entworfene und in zahlreichen Publikationen verwandte Skeletschema (Abb. 7) orientiert in übersichtlicher und recht einprägsamer Weise über den Sitz und die Ausdehnung der Herde. Synoptisch verdeutlicht werden besonders ihre Prädilektionsstellen sowie ihre symmetrische Lage. Die Symmetrie darf allerdings nicht spiegelbildlich verstanden werden, sondern die *Beteiligung beider Körperhälften* stellt eines der wesentlichen Merkmale dar (BUSCH). Ein Verschontbleiben einer Extremität oder gar einer ganzen Körperseite bei ausgedehntem Befall aller übrigen Skeletanteile ist für die Osteopoikilie im höchsten Grade ungewöhnlich und schließt sie weitgehend aus. Bei Lokalisation an den *langen Röhrenknochen* bleibt die *Diaphysenmitte* weitgehend frei (Abb. 8, 9). Ausnahmen dieser Regel betreffen nur wenige Fälle (WIND-HOLZ; SCHELE; NEWCOMET) und die Zahl der sich hier darbietenden Herde ist verhält-

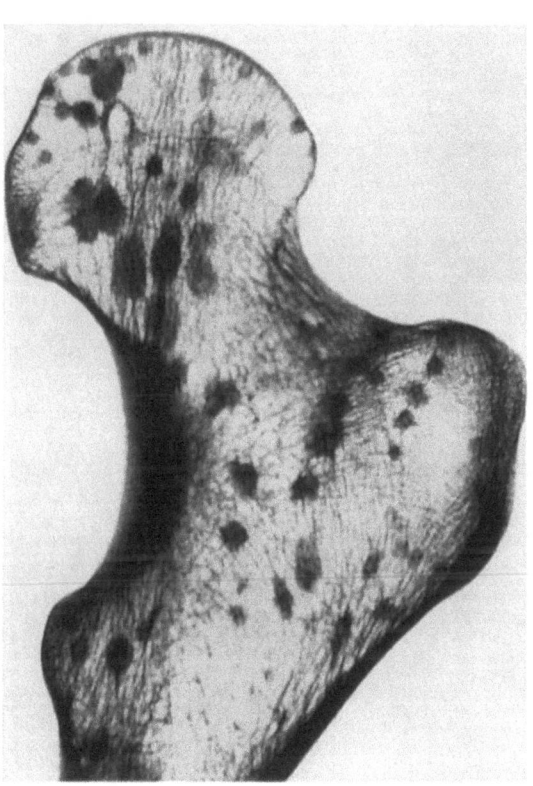

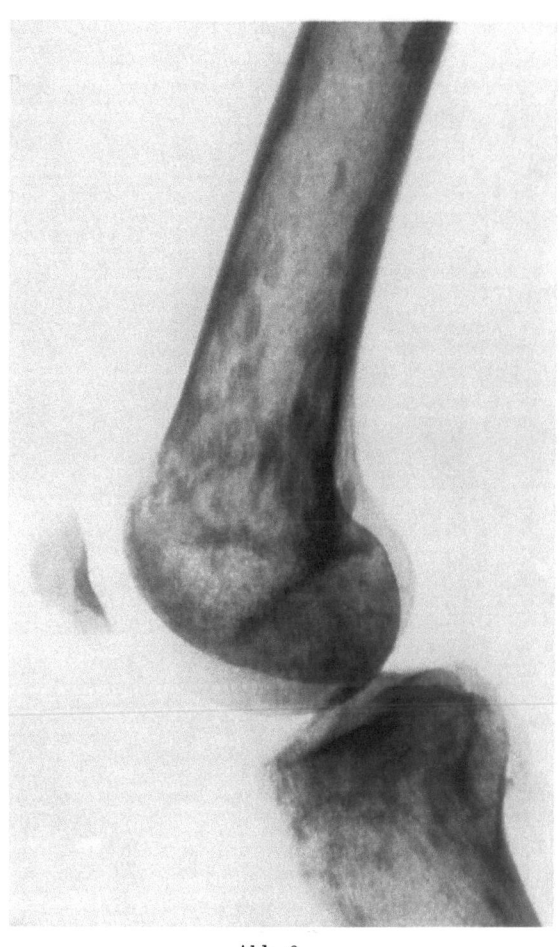

Abb. 5   Abb. 6

Abb. 5. Osteopoikilie. Röntgenbild eines Knochenschnittes aus dem Oberschenkelkopf. Bevorzugte Anordnung der Verdichtungsherde entlang den Trajektorien. (Beobachtung MEESSEN)

Abb. 6. Osteopoikilie. Lanzettförmige Herde in der Längsachse von Tibia und Femur. Umschriebene Corticalis-verdickungen. (H. VAN DER HOUWEN, Centraal Militair Hospitaal, Den Haag)

nismäßig klein. Mit weiterer Entfernung von der Wachstumszone des Knochens in Richtung der Diaphyse manifestiert sich ihre periphere Randlage, die sie dabei meist einnehmen (FUNSTEIN u. KOTSCHIEW). Verdichtungsinseln in den axialen Diaphysenabschnitten sind daher kaum zu erwarten. Lieblingsfundstätten der Fleckschatten sind die *Meta-* und *Epiphysen* der Extremitätenknochen (Abb. 10) mit besonderer Häufung um die großen Gelenke (Knie-, Schulter-, Ellenbogen- und Hüftgelenk). Speziell ihre Anordnung im Bereich der Wachstumslinie sowie cranial und caudal davon verdient erwähnt zu werden, da sie mit den Prädilektionsstellen der sog. streifigen Osteopoikilie sichtlich differiert. Bei diesem Typus beginnt die Streifung an der metaphysenwärts gerichteten Seite des Intermediärknorpels und reicht bis in die Diaphyse hinein; epiphysenwärts der Wachstumslinie hingegen, wo sich die lenticuläre Form am stärksten äußert, vermissen wir jegliche Streifen (HAMMER).

Mit großer Regelmäßigkeit ist das *knöcherne Becken* von der Osteopoikilie befallen. Hier stellen die beiden Hüftgelenkspfannen, die anstoßenden Sitz- und Schambeine sowie die Gegend der Ileosacralfugen den Ort bevorzugter Herdmanifestationen dar (Abb. 11). Verhältnismäßig gering ist die Affektion der beiden Darmbeinschaufeln, mit Ausnahme der Beckenkämme.

Am *Schultergürtel* wird die Scapula nahe der Gelenkpfanne von den Knocheninseln

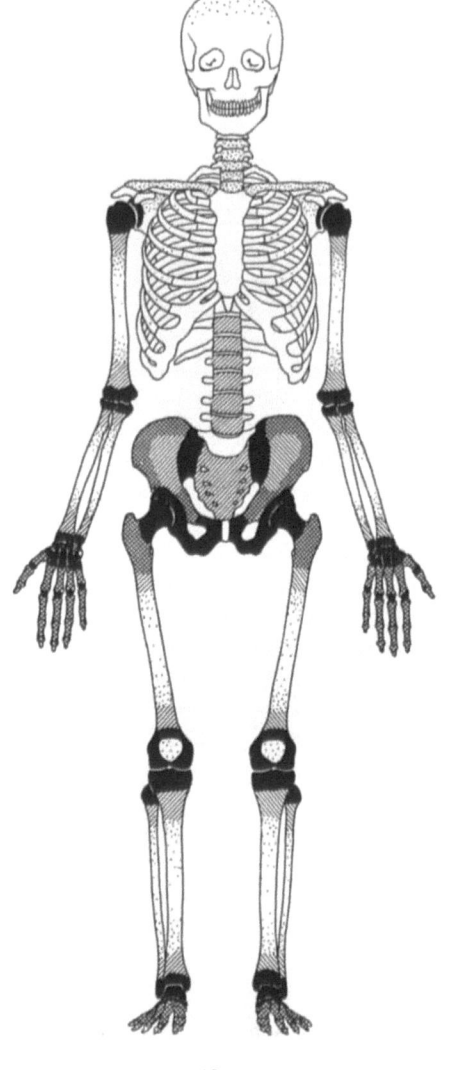

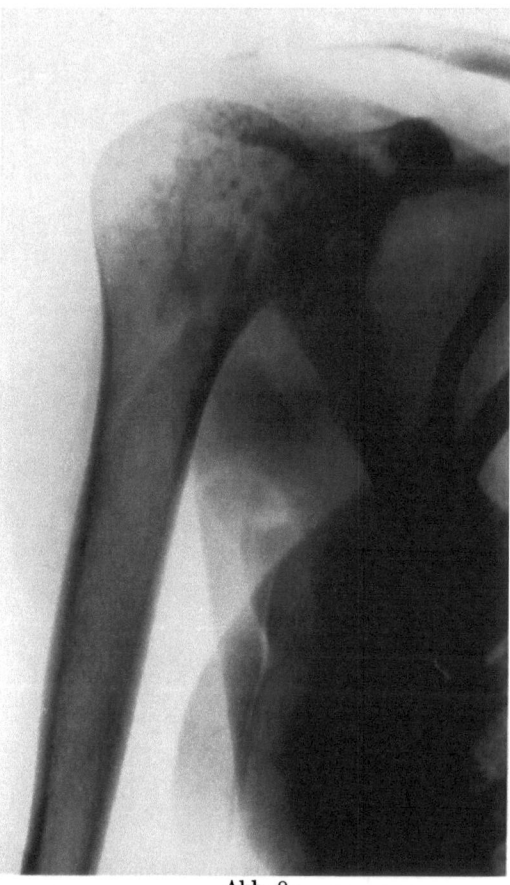

Abb. 7   Abb. 8

Abb. 7. Skeletschema des Lieblingssitzes der fleckigen Osteopoikilie. ■ Häufigste Lokalisation, ▩ häufige Lokalisation, ▨ seltene Lokalisation, ▦ vereinzelte Lokalisation

Abb. 8. Osteopoikilie. Herdansammlung im Oberarmkopf ohne wesentliche diaphysäre Beteiligung. (F. Herpers, Untersuchungsstelle der Niederrheinischen Knappschaft, Kamp-Lindfort)

am stärksten durchsetzt (Abb. 12). Herdbildungen gleicher Formation sind am Acromion sowie am Proc. coracoides scapulae anzutreffen. Die auf bindegewebiger Grundlage verknöchernde Clavicula ist sehr selten beteiligt, meist mit nur wenigen Herden und praktisch nur an ihrem lateralen, acromialen Drittel (Grilli; van der Houwen; Cossu; Horsch; Buschke u. Ollendorff; Klossner; Kadrnka u. Hirlemann; McLean; Przychodzki; Schéle; Uebelhart et al.; Windholz; Wilhelm u.a.).

Das *Hand-* und *Fußskelet* pflegt mit Vorliebe befallen zu sein. Rundliche, eine starke Tüpfelung der Spongiosa aufweisende Inseln gruppieren sich an den Köpfchen der Metacarpalia und Metatarsalia sowie an der Basis der Grund-, Mittel- und Endphalangen in reichlicher Zahl (Abb. 13, 14). Meist überwiegen die Herde der gelenknahen Bezirke,

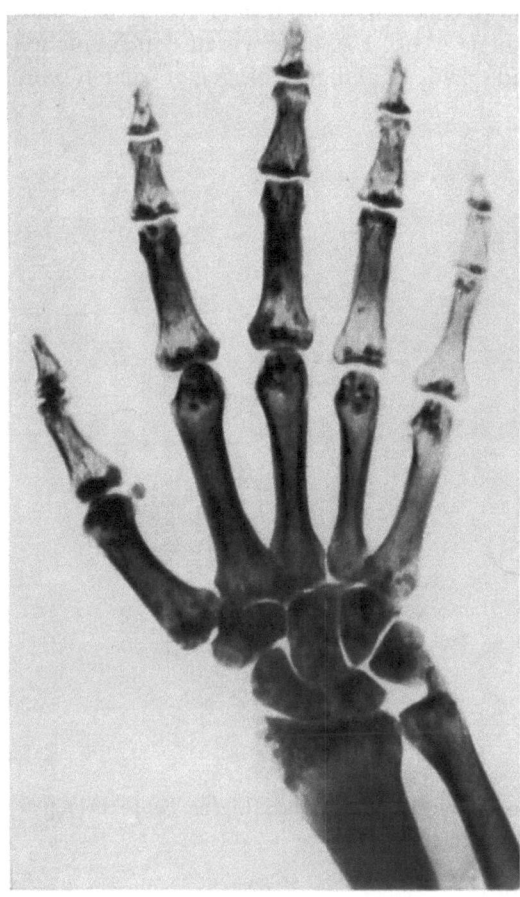

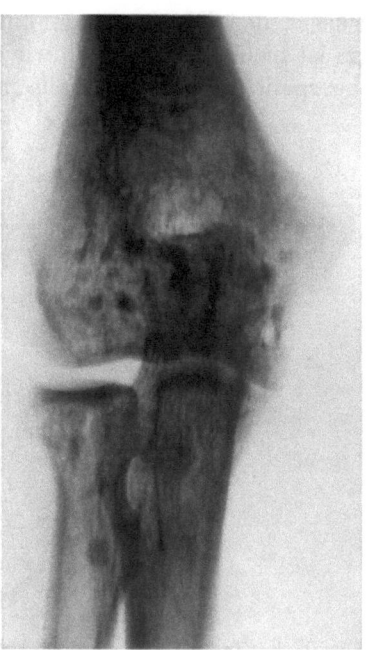

Abb. 10

Abb. 9. Osteopoikilie. Starker Herdbefall des Handskeletes sowie der distalen Ulna- und Radiusepiphyse
bei vollkommener Intaktheit der diaphysären Zone.
(R. BECKER, W. HÖHNE, W. STEHL, Medizinische
Universitätsklinik Leipzig)

Abb. 10. Osteopoikilie. Weitgehend epiphysäre Lage der
Herde am Ellenbogengelenk (R. UEBELHART, W. HIN-
DERLING, W. VOELLMY, Bezirksspital Langenthal)

Abb. 9

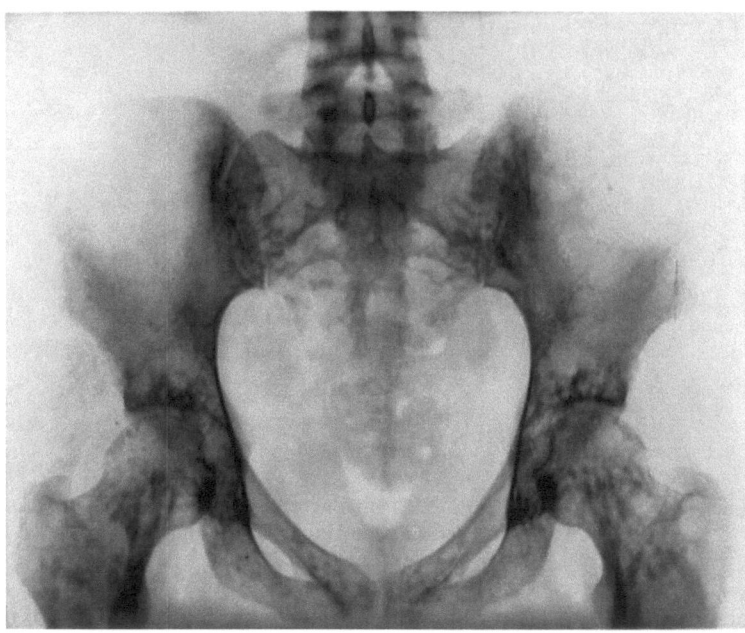

Abb. 11. Osteopoikilie. Typische Herdverteilung am Becken (Ileosacralfugen, Acetabulum, Sitz- und Schambeinäste sowie Schenkelhälse). (F. HERPERS, Untersuchungsstelle der Niederrheinischen Knappschaft,
Kamp-Lindfort)

während sie in den Diaphysen der kurzen Röhrenknochen nicht immer die Regel sind. Ihre Form ist mehr länglich-oval, wie am Calcaneus (Abb. 15), oder wie in den Köpfchen der Metacarpalia und Metatarsalia mehr rund. Die Phalangen hingegen zeigen eine

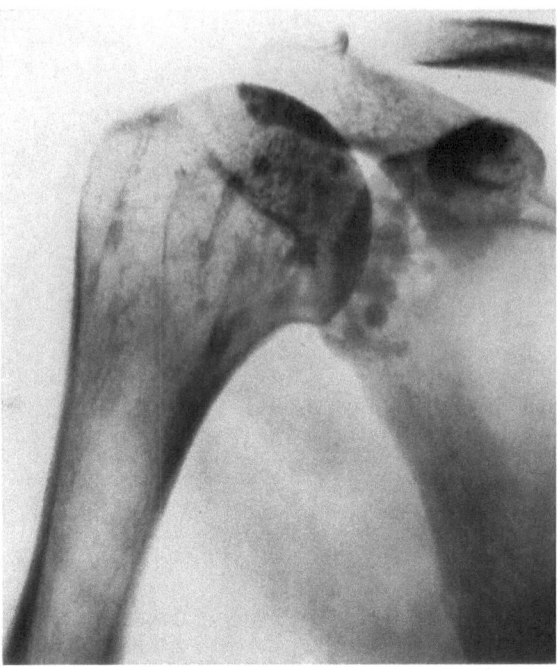

Abb. 12. Osteopoikilie. Gelenknahe Herdverteilung an Oberarm und Scapula. (Eigene Beobachtung)

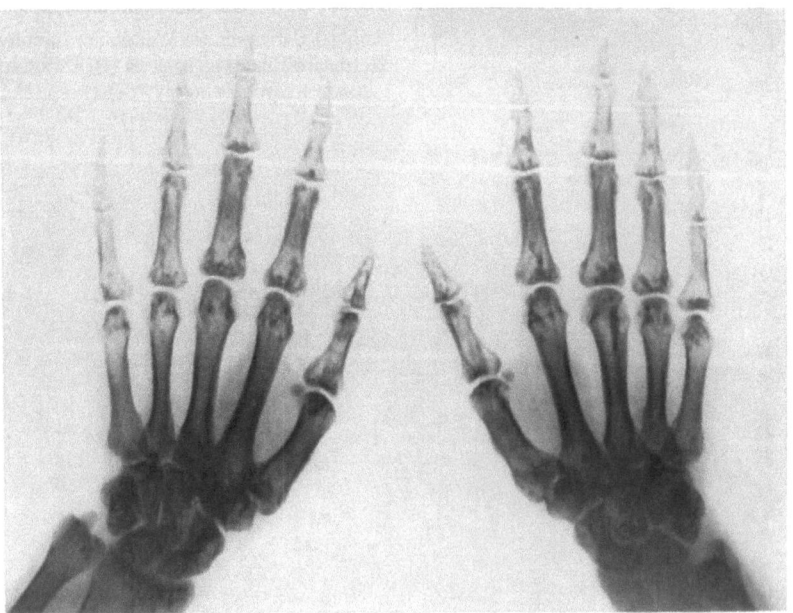

Abb. 13. Osteopoikilie. Starker Befall des Handskeletes mit Bevorzugung der gelenknahen Bezirke. (R. Becker, W. Höhne, W. Stehl, Medizinische Universitätsklinik Leipzig)

gleichförmigere Sprenkelung. Die gute Wahrnehmbarkeit sowie der scharfe Kontrast der Herde am Hand- und Fußskelet werden durch die Dicke des befallenen Knochens weitgehend bestimmt.

Am *Kreuzbein* wechselt die Lokalisation und Dichte der Fleckschatten. Während einzelne Autoren auf die im mittleren Sacrumdrittel liegenden Herde verweisen, heben andere ihr Erscheinen in den lateralen Anteilen nahe dem Ileosacralgelenk besonders hervor (Abb. 16). Entwicklungsgeschichtlich entspricht diese Region — als Massae laterales bekannt — den Querfortsätzen der Lendenwirbelsäule, während die Pars intermedia den Wirbelkörpern vergleichbar ist.

Die *Wirbelsäule* ist von der Osteopoikilie wesentlich häufiger betroffen als anfänglich vermutet wurde (HORNITZKI; ARCHER u. FOX; GRILLI; BAUER; BORCHARD; COSSU; DEWITZ und STECKEN; FUNSTEIN u. KOTSCHIEW; HINSON; HÄRTIG; HARMSTON; ISSEL

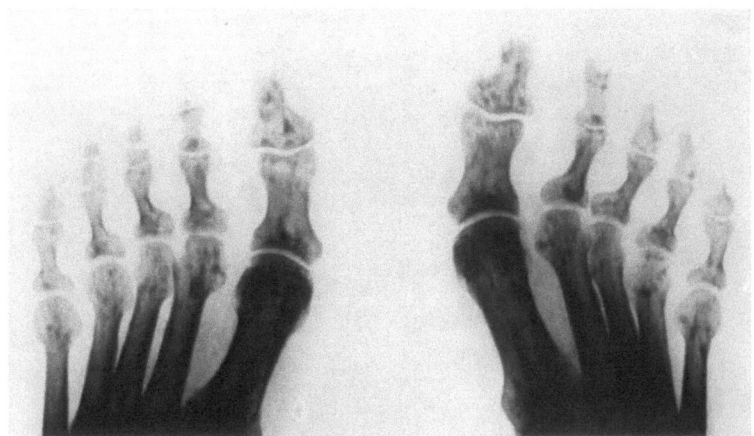

Abb. 14. Osteopoikilie. Typische Herdausbreitung am Vorfuß. (R. BECKER, W. HÖHNE, W. STEHL, Medizinische Universitätsklinik Leipzig)

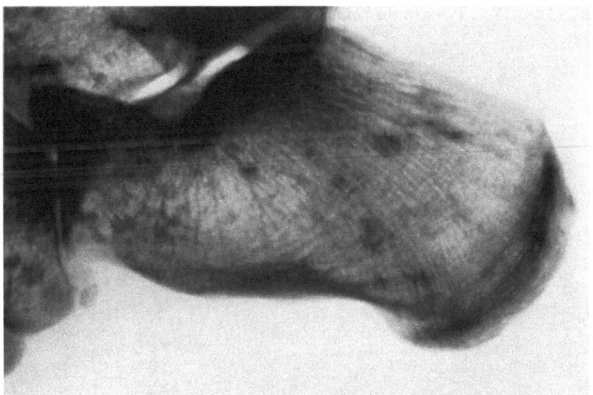

Abb. 15. Osteopoikilie. Calcaneusbeteiligung: rundliche und längsovale Herde. (F. HERPERS, Untersuchungsstelle Niederrheinische Knappschaft, Kamp-Lindfort)

HARD; KLOSSNER; KULLNIG; LANGE; MEISCHKE; MARTINČIC; NEWCOMET; NATHER; ŠVÁB; SCHÉLE; SJÖHOLM; TOMŠIC; SITENCO u.a.). Sowohl die Quer- und Dornfortsätze einschließlich der Bogenwurzeln als auch die Wirbelkörper selbst sind der Sitz der Verdichtungen. Die erstere Lokalisation scheint allerdings zu überwiegen (FUNSTEIN u. KOTSCHIEW, WINDHOLZ u.a.). Meist beschränkt sich die Herdentwicklung auf einige wenige, nicht immer benachbart liegende Segmente (2—5 Wirbel). Fleckschatten in sämtlichen Wirbelknochen wurden bisher noch niemals beschrieben. Ebensowenig ist der *alleinige* Wirbelsäulenbefall bei Verschontbleiben des gesamten übrigen Skeletsystemes bekannt[1]. Die Lendenwirbelsäule — insbesondere Lendenwirbelkörper 4 und 5 — ist am häufigsten und stärksten von den Verdichtungen durchsetzt. Cranialwärts ansteigend vermindert sich die Zahl der Herde.

---

[1] Die Mitteilung von LAMY und LEPENNETIER über eine lokalisierte Osteopoikilie in einem Wirbelkörper ist im höchsten Maße zu bezweifeln.

Höchst selten ist die Manifestation am *knöchernen Thorax* (Brücke; Attilji; Dewitz und Stecken; Hirsch; Klossner; Martinčic; Wilhelm; Sitenco; Pellini u. Calvino; Sváb). Meist sind nur einige Rippen betroffen (Dengel).

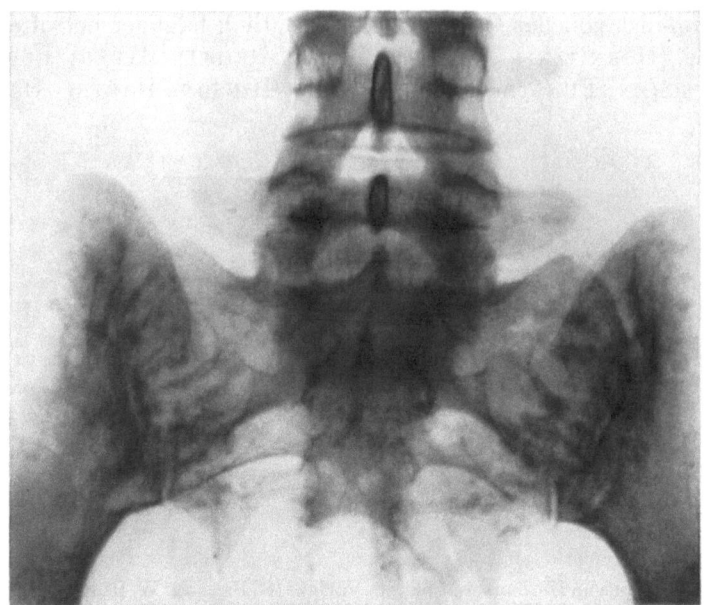

Abb. 16. Osteopoikilie. Bevorzugter Befall der Massae laterales des Kreuzbeines nahe den Ileosacralfugen. (F. Herpers, Niederrheinische Knappschaft, Kamp-Lindfort)

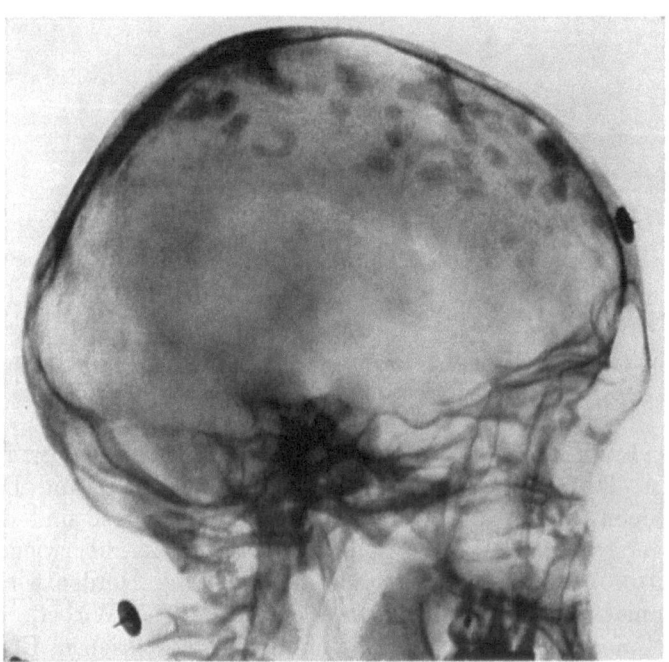

Abb. 17. Fleckige Osteopoikilie des Schädels. (H. Erbsen, Bürgerhospital Saarbrücken)

Verhältnismäßig spärlich tritt uns die Osteopoikilie in der *Patella* entgegen (Archer u. Fox; Baker u. Jones; Borchard; Ghandy et al.; van der Houwen; König; Ledoux-Lebard; Loverey u. Booth; Przychodzki; Schéle; Wachtel). Hier entwickeln sich stets nur wenige Flecke.

Das *Sternum* gehört zu den bindegewebig angelegten Knochen. Dies ist wohl die Ursache für seinen so extrem seltenen Befall (DEWITZ u. STECKEN; WILHELM).

Zur größten Rarität zählt die Affektion des *Schädels*. Der Herdnachweis ist hier nur wenigen Autoren gelungen. Fast ausnahmslos waren es erbsgroße und rundliche, im Stirn-, Scheitel-, Schläfen- oder Hinterhauptsbein, also stets in der Schädelkalotte gelegene Verdichtungen (BISTOLFI; APPELMAN u. MOEHLIG; COSSU; FUNSTEIN u. KOTSCHIEW; FÜSSMANN; MEISCHKE; PRZYCHOZKI; SITENCO). Lediglich im Falle ERBSEN übersäten zahllose Fleckschatten — auch größerer Dimensionen — das gesamte Schädeldach (Abb. 17). Diese so eindrucksvollen Röntgenaufnahmen von ERBSEN blieben bis heute die einzigen ihrer Art, ein derartig starker Kalottenbefall ist seither niemals wieder zur Darstellung gekommen.

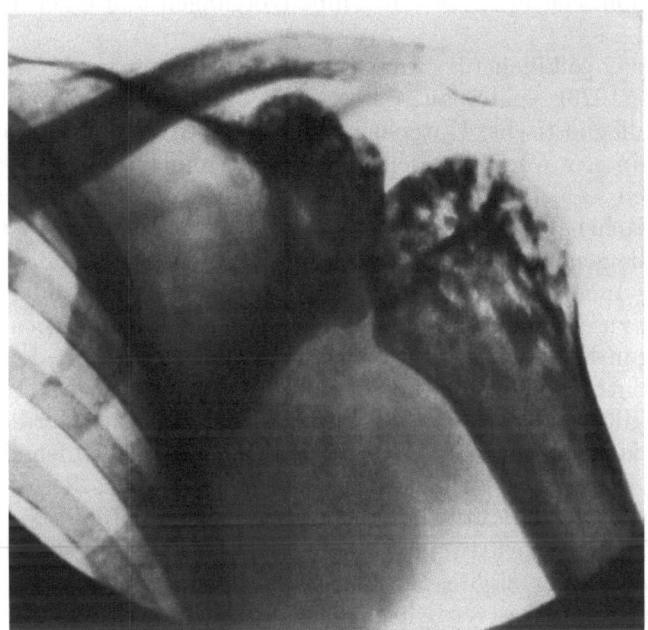

Abb. 18. Osteopoikilie. Zahllose, den Oberarmkopf durchsetzende Verdichtungsherde mit Rarefikationen der umgebenden Spongiosa. (J. C. MELNICK, Youngstown Hospital Association, Ohio)

Die diffusen Sklerosen des Schädels, welche bei der sog. streifigen Form der Osteopoikilie gelegentlich vorkommen und lebhaft an eine Osteopetrosis erinnern, haben mit den fleckförmigen Veränderungen nichts gemein.

Dem klassischen Bild der lenticulären Osteopoikilie nicht unbedingt zugehörig sind einige inkonstante und vielfach übersehene Knochenveränderungen. BOMBELLI, SCHINZ, FIORANI-GALOTTA, HÄRTIG u.a. weisen auf *kleine Zonen vermehrter Transparenz* in unmittelbarer Umgebung der Fleckschatten hin. Das histologische Präparat zeigt hier eine deutliche Lockerung des Spongiosagefüges mit zuweilen hochgradiger Rarefikation der normalen, den Herd umfassenden trabekulären Knochenstruktur. Die sich aufprojizierenden Fleckschatten verdecken bei oberflächlicher Betrachtung einen Großteil dieser Bezirke (Abb. 18). Bei außergewöhnlichen Dimensionen verursachen sie pseudocystisch-gekammerte, vornehmlich in der subtrochantären Zone des Femurs wahrnehmbare Aufhellungen von fast Taubeneigröße (FIORANI-GALOTTA). Den morphologischen Beweis für eine bis zum völligen Schwund gehende Verarmung und Reduktion des zwischen den Inseln liegenden Spongiosagewebes lieferten FUNSTEIN und KOTSCHIEW anhand von Knochenschliffen des Femurhalses und anderer Prädilektionen.

Knochenrarefikationen im Zentrum der Herde (SCHMORL; SCHÉLE; FUNSTEIN u. KOTSCHIEW; FAIRBANK; FERRERI) verleihen ihnen konzentrische Strukturen oder wandeln sie in ein ringförmiges Schattengebilde um. Knochenatrophische Prozesse mit resorptiven

Vorgängen sind hierzu die häufigste Voraussetzung (Schmorl; Schéle; Gruber). Kleinere
Aufhellungen werden durch die totale Verschattung der Verdichtungsinseln weitgehend
überlagert und entgehen dem Nachweis. Völliger Schwund der zentralen Knochenbälkchen hat große, mit zellarmem und feinfaserigem Mark erfüllte Hohlräume zur Folge.
Die sie konzentrisch umgebende Knochenschale ist zwar dünn, aber ausreichend, um
den erforderlichen Kontrast für das Röntgenogramm zu liefern. Hieraus einen neuen
Herdtypus zu schaffen, wie dies Tomšic versuchte, ist selbst bei Anwesenheit größerer
zentraler Rarefikationsbezirke nicht begründet. Von diesen Formationen müssen die
bandförmigen, mit fast völligem Schwund der Knochenstruktur einhergehenden Aufhellungen der sog. streifigen Osteopoikilie strengstens unterschieden werden. Während
letztere ihre Existenz der Anwesenheit von Knorpelgewebe verdanken, sind es beim
fleckigen Typus atrophische Prozesse mit Umbauvorgängen und einer Vergröberung der
Bälkchenstrukturen.

Der *Sitz* der Osteopoikilieherde wurde ursprünglich nur in die *Knochenspongiosa*
verlegt. Newcomet (1929), später auch Funstein und Kotschiew (1936) wiesen aufgrund stereoröntgendiagnostischer Untersuchungen als erste auf das Vorkommen typischer
Verdichtungsinseln in der *Corticalis* der langen Röhrenknochen hin. Pellini und Calvino (1940) gelangten in histologischen Untersuchungen zu dem gleichen Resultat, weshalb sie einen zweifachen Ursprung (Spongiosa und Corticalis) der Herde postulierten.
In der Tat erlaubt die genauere Analyse typischer Röntgenogramme bisweilen den Nach-
weis peripherer, der Innenseite der Rindenschicht engstens anliegender Knocheninseln.
Mit dieser scheinbar zusammenhängend, treten sie stellenweise nur noch als herdförmige
Corticalisverdickung in Erscheinung und buckeln sich umschrieben in den Markraum vor.
Auch bei weiterer Entfernung von der Corticalis halten viele solcher Herde durch eine
Knochenbrücke mit ihr Verbindung (Fiorani-Galotta). Für die Herdlage der Rinden-
schicht ist übrigens kennzeichnend, daß sie die äußeren Konturen niemals überschreiten.
Die Knochenprofile bleiben stets scharfrandig und glatt (Albers-Schönberg).

Das Vorkommen *atypisch lokalisierter*, der Osteopoikilie offenbar aber zugehöriger
Skeleterscheinungen ist im Schrifttum nur zweimal vermerkt. Die erste auf Awalischwili
zurückgehende Beobachtung stellte im Becken, im Kreuzbein sowie in den unteren
Extremitätenknochen Spongiosaverdichtungen sicher, während die obere Körperhälfte
mit Brustkorb, Wirbelsäule, Schädel und Armen praktisch unbeteiligt blieb. Ein an-
gebliches neues Bild einer Strukturanomalie („Multiple symmetrische Compactainseln
des Skeletes") glaubte Esau beschrieben zu haben, obwohl auch hier der Verdacht auf
eine Osteopoikilie äußerst naheliegt. Zweifellos ungewöhnlich an diesem Fall ist die ausschließliche Beschränkung der Herde auf die Füße und die distalen Tibiaregionen bei
vollkommener Intaktheit des übrigen Skeletes.

Obwohl Herdmanifestationen bis zu 3 cm Durchmesser zuverlässig beobachtet sind
(Pellini u. Calvino), muß im Falle Lièvre die Zugehörigkeit markstückgroßer, im
knöchernen Becken gelegener Verdichtungen zur Osteopoikilie offen bleiben. Höchst
seltsam wirkt nämlich die Beteiligung des Schädels, der Rippen und der Wirbelsäule,
während sich Hände und Füße vollkommen frei erwiesen. Auffallend große, münzen-
förmige Herde lagen auch im Fall von de Gennes vor.

Mit Sicherheit sind einige Fälle des Schrifttums zu Unrecht mit der Diagnose einer
Osteopoikilie belegt worden. Hierfür liefert Raszeja durch Beschreibung einer *solitären*
schmerzhaften Calcaneusverdichtung das rechte Beispiel. Der Fall von Yvin mit symmetrisch verteilten, kalkartigen Flecken beider Schenkelhälse ist nicht minder problematisch. Hier ließ die Unversehrtheit des ganzen übrigen Skeletsystemes eine lokalisierte
Osteopoikilie vermuten.

Das Wesen der Osteopoikilie beinhaltet die Manifestationsmöglichkeit der Fleckschatten in unterschiedlicher *Zahl*. Übergänge einer diskreten Herdentwicklung bis zur
systematisierten und generalisierten Verlaufsform polytoper und polyostotischer Lokalisation kommen daher vor. Selten sind allerdings bei ein- und derselben Person alle

Knochen ergriffen. Einzelne Skeletbezirke zeigen gewöhnlich spärlichere Affektion oder bleiben ganz verschont. So geben *regionale Besonderheiten* in der Anordnung der Herde neben ihrer *Größe, Form, Zahl* und *Schattendichte* die wesentlichsten Kriterien ab, durch die sich die Osteopoikilieträger im einzelnen unterscheiden. Daß alle diese Fälle trotz solcher Individualitäten nur selten einer gewissen Gleichförmigkeit entbehren, dafür sorgt schon die symmetrische Herdverteilung.

b) Die streifige Form

Als sog. streifige Form der Osteopoikilie präsentiert sich eine Skeletveränderung von ungewöhnlicher Art. Weder in klinisch-röntgenologischer Hinsicht noch von seiten des pathologischen Anatomen gilt ihr Erscheinungsbild als wohl definiert und scharf umrissen. Diese Unzulänglichkeiten resultieren aus der extrem großen Seltenheit ihres Auftretens, was sie im wahrsten Sinne des Wortes in die Gruppe der literarischen Raritäten verweist. Das gesamte Weltschrifttum enthält nicht mehr als 15 Beobachtungen solcher Knochenstrukturen.

Die sog. streifige Form der Osteopoikilie ist eine röntgenologische Diagnose, wobei wir das bildmäßig erfaßte pathologisch-anatomische Substrat im Detail nicht kennen. Damit bleibt nicht nur die Herkunft der merkwürdigen Streifen weitgehend in Dunkel gehüllt, sondern ihre Zuordnung und nosologische Stellung unter den osteogenen Knochenerkrankungen muß auch erst noch genauer erforscht und geklärt werden. Aller Voraussicht nach stellen diese Skeleterscheinungen kein homogenes, histogenetisch gleichartiges Material dar, sondern sind Ausdruck der verschiedensten pathologischen Prozesse. Einzig und allein die streifige Strukturzeichnung ist ihr radiologisch führendes Merkmal, das diese wenigen, kaum eine Handvoll betragenden Fälle verbindet und zusammenhält.

Als erster bezweifelte FAIRBANK die Zugehörigkeit der streifigen Strukturen zur Osteopoikilie. Kurz nach der Publikation von VOORHOEVE (1923/24), welcher den striären Typus in das Schrifttum einführte, sah er ähnliche Veränderungen bei einem 14jährigen Jungen. Um die Selbständigkeit des Skeletprozesses gegenüber der Knochenfleckenkrankheit zu bekunden, hatte er wegen der unbekannten pathologischen Anatomie die rein deskriptive Bezeichnung „Osteopathia striata" gewählt. Dieser Terminus ist bis heute im Schrifttum geläufig, wird aber in Abhängigkeit von der jeweiligen Auffassung eines Untersuchers recht unterschiedlich interpretiert. Während die übergroße Zahl der Autoren die ungeklärten Beziehungen zwischen Osteopathia striata und Osteopoikilie vielfach überhaupt nicht berührte, schafften andere durch Apostrophierung der „Osteopathia striata" mit dem Namen von VOORHOEVE größte Verwirrung. Daher lebten die von FAIRBANK eingeleiteten Bemühungen um die Selbständigkeit der Strukturanomalie durch HAMMER (1948) erneut auf. In Vermutung eines ätiologisch und morphologisch anderen Krankheitsbildes prägte er den Terminus „Osteorhabdotose" ($\dot\varrho\alpha\beta\delta\omega\tau\acute{o}\varsigma$ = der Länge nach gestreift). Bezeichnenderweise sind die 25 Jahre später getätigten Nachuntersuchungen der Voorhoeveschen Kinder (FERMIN) unter diesem Synonym erschienen. Damit war die zweifelhafte Zugehörigkeit zur Knochenfleckenkrankheit gerade an jenen Fällen kundgetan, welche ihren Erstbeschreiber zu einem vermeintlich neuen Typus der Osteopoikilie inspirierten.

Die streifige Knochenzeichnung des von VOORHOEVE beschriebenen Geschwisterpaares im Alter von 10 und 14 Jahren war derartig augenfällig und intensiv gewesen, daß sich spätere Autoren immer wieder auf sie beriefen. Ihre Bilder zeigen zahlreiche, parallel und gradlinig verlaufende, sehr schmale und dünne, meist nicht ganz die Corticalis erreichende Sklerosierungen bis zu 8 cm Länge. Diese erstrecken sich weit in den Schaft der Röhrenknochen hinein. Ihre Orientierung nach den Knochenbälkchen der Spongiosastruktur läßt sie an den Extremitäten einen längsgerichteten Verlauf nehmen, während ihre Konvergenz zur Hüftgelenkspfanne des Beckens ein mehr fächerartiges, radiäres Schattenbild bedingt. Eine der Prädilektionsstellen der Fleckenosteopoikilie, die Epiphysenregion, wird weitgehend gemieden. Deutlich bevorzugt ist der metaphysäre Bezirk

bis in die Diaphyse hinein, d.h. der Ursprung der Streifenbildung ist immer nur diaphysenwärts der Epiphysenfuge zu finden, also an jener Stelle der Knorpelscheibe, an der das
Längenwachstum beginnt.

Bei den Voorhoeveschen Kindern waren die großen Gliedmaßenknochen der oberen
und unteren Extremitäten einschließlich der Hände und Füße durch die streifigen Strukturen verändert. Weiterhin lag eine Beteiligung der Schulterblätter, der Wirbelsäule und
der Kreuzbeinflügel vor. Eine striäre Zeichnung des Schädels ist weder bei den Kindern
noch durch spätere Autoren beschrieben.

Die parallel verlaufenden, linearen Verdichtungen sind zweifellos das auffallendste
Merkmal solcher Fälle. Wichtiger und aller Voraussicht nach auch ursächlich und von

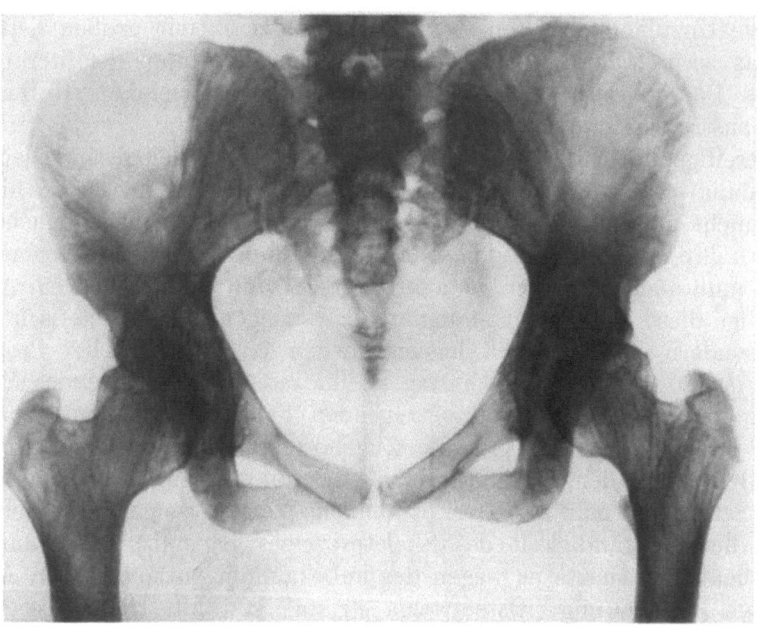

Abb. 19a—d. Sog. streifige Form der Osteopoikilie. Nachuntersuchung der Voorhoeveschen Fälle (27 Jahre
später durch Fermin, Binnengasthuis Amsterdam)
Abb. 19a. Fächerartige, auf das Acetabulum radiär zulaufende Streifenzeichnung der Beckenschaufeln.
Ähnliche Strukturen im proximalen Oberschenkel

primärer Bedeutung dürften jedoch die *Aufhellungszonen* und *-flecke* sein, welche von
strahlendurchlässigerem Gewebe herrühren und im Wechsel mit den sklerotischen Partien
liegen. Diese sog. „hellen Zonen" mit weitgehend aufgehobener oder gar fehlender
Spongiosastruktur sind von Voorhoeve durch eine Rarefikation des Knochens erklärt
worden, sie gehen letztlich aber auf die Anwesenheit von Knorpelgewebe zurück. Als
Aufhellungsbänder der großen Extremitätenknochen nehmen sie Teile oder die ganze
Metaphyse ein und lassen sich weit in die Diaphysen verfolgen. Dominierend an den
Epiphysen sind mehr fleckförmige Transparenzbezirke mit areolärem Aussehen der
„rarefizierten Knochenzonen".

Die Publikation von Fermin, im Jahre 1962 unter dem Titel „Osteorhabdotose" im
holländischen Schrifttum erschienen, befaßt sich mit einer Nachuntersuchung der beiden
mittlerweile erwachsenen Voorhoeveschen Kinder. Diese boten nach 27 Jahren noch
immer das gleiche Röntgenbild (Abb. 19a—d). Vor allem die Knochenaufhellungen und
-verdichtungen waren unverändert erhalten. Die Spongiosa hat weder einen sichtbaren
Strukturwandel erlebt noch ist die Skeletaffektion progredient geworden.

Das besondere Interesse an den Mitteilungen von Fermin ist nicht nur durch eine so
ungewöhnlich lange Verlaufsbeobachtung zweier streifiger Osteopoikiliefälle gegeben,
sondern eine histologische Untersuchung des Endgliedes der rechten Großzehe, welche

dem nunmehr 41jährigen Mann wegen hindernder Exostose entfernt wurde, ließ uns erstmalig in das pathologisch-anatomische Substrat eines solchen Falles Einblick nehmen: Sämtliche Schnittflächen des entkalkten Amputationspräparates enthielten dichtes

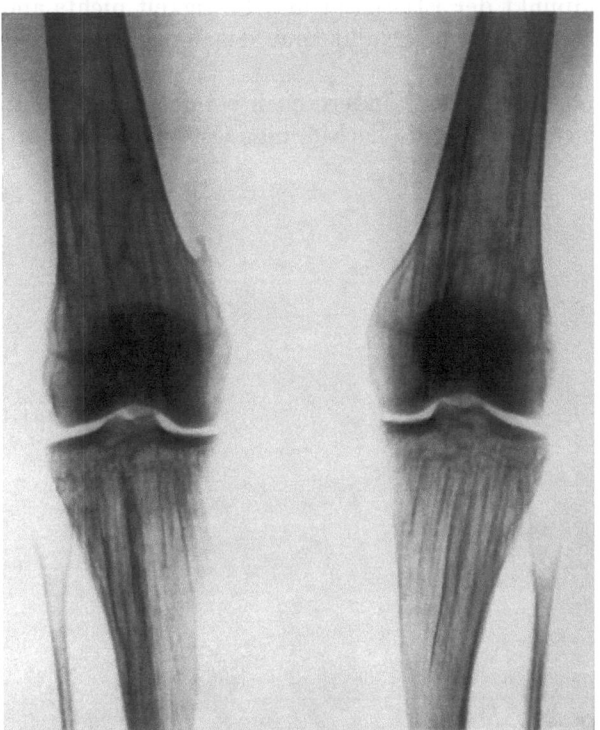

Abb. 19b. Bandförmige Aufhellungen und Verdichtungen im Bereich beider Kniegelenke mit kleiner Exostose. Großer cystenartiger Aufhellungsbezirk in der Femurdiaphyse (Enchondrom?)

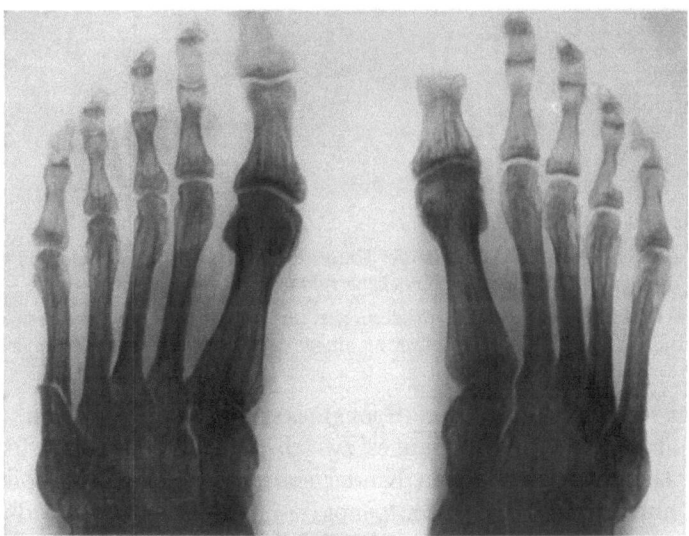

Abb. 19c. Bandförmige, im Wechsel liegende Aufhellungen und Verdichtungen im Bereich des gesamten Vorfußes

Knorpelgewebe im Sinne osteochondromatöser Wucherungen (Abb. 20). Hingegen ist in keiner Schnittebene deutlich geworden, woraus die röntgenologisch so gut wahrnehmbaren *Sklerosestreifen* bestehen. Wahrscheinlich haben wir es mit einer Art reparativer oder defensiver Reaktion des Organismus in unmittelbarer Nachbarschaft von Zonen

und Bezirken zu tun, wo Knochenabbau vorliegt. So ausgedehnte Knorpelwucherungen
wie bei den Voorhoeveschen Kindern lassen die Statik des Knochens zwangsläufig leiden.
Bauer erklärte daher die streifigen Verdichtungen als stark ausgeprägte Zug- und Drucklinien, die vom Standpunkt der Elastizität und Festigkeit nichts anderes als eine zweckmäßige Anordnung der Natur bei Kalkarmut des Knochens darstellen. Eine ähnliche
Definition gab auch Hammer.

Weder bei den Voorhoeveschen Kindern noch bei den übrigen Fällen streifiger Skeletveränderungen erinnert etwas an die fleckförmige Osteopoikilie. Vor allem die typischen,

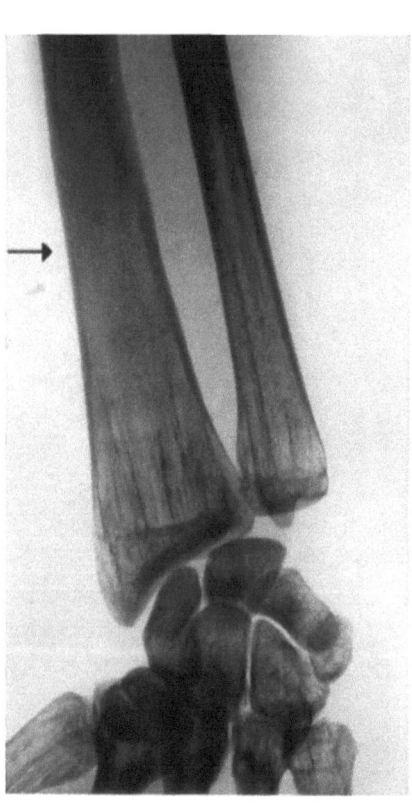 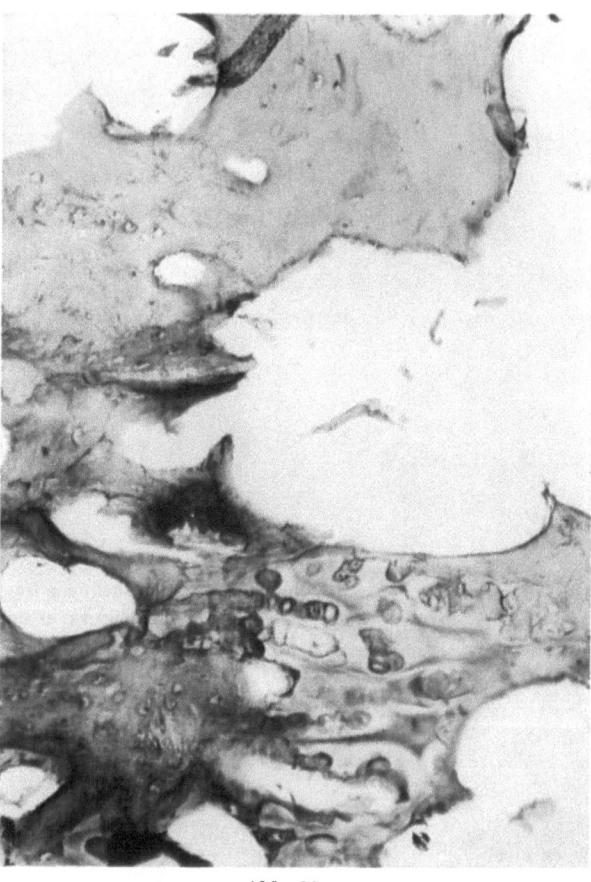

Abb. 19d   Abb. 20

Abb. 19d. Striäres Aussehen der distalen Anteile der Unterarmknochen. Proximal hiervon großer Aufhellungsbezirk mit fehlender Knochenstruktur (Knorpelgewebe ? →)

Abb. 20. Osteopoikilie. Osteochondromatöse Veränderungen im Amputationspräparat des Großzehenendgliedes
(Beobachtung Fermin, 27 Jahre später an einem der Voorhoeveschen Fälle gewonnen)

ihr Grundelement charakterisierenden Spongiosaverdichtungen fehlen. Die Idee einer
Verwandtschaft oder gar eines Überganges zwischen beiden Skeletaffektionen ging von
Voorhoeve aus. Der Vater der beiden Kinder soll eine Fleckenosteopoikilie dargeboten
haben, was nach einem beigefügten Röntgenogramm des Handskelets durchaus möglich
ist. Auch die Knochenerkrankung der beiden Kinder stufte der Autor richtig ein, indem
er eine Art Chondrodysplasie, also eine Störung der enchondralen Knochenbildung vermutete. Dies schloß er aus ihrer meta- und diaphysären Lage. Offenbar maß er aber den
verwandtschaftlichen Beziehungen seiner Fälle eine zu große Bedeutung bei, da sich sein
Fehlschluß, den er nunmehr vollzog, nur auf diese Weise motivieren läßt. In der Annahme
bei dem Vater und den beiden Kindern zwei Erscheinungsformen oder Phasen eines an
sich gleichartigen Skeletprozesses vor sich zu haben, reihte Voorhoeve auch die fleck-

förmige Osteopoikilie unter die Chondrodysplasien ein. Knorpelwucherungen oder Störungen der Knochenentwicklung sind jedoch bei der Fleckenosteopoikilie noch niemals
beobachtet worden. Dies haben zuverlässige anatomische Untersuchungen von SCHMORL,
MEESSEN, BRÜCKE u. a. bewiesen.

Das Weltschrifttum umfaßt etwa 12—15 Fälle einer sog. streifigen Form der Osteopoikilie. Allen gemeinsam ist das Geheimnis um die Herkunft der merkwürdigen Knochenerscheinungen. Die ihnen verliehenen Synonyma beruhen auf ätiologischen Vorstellungen
ihrer Autoren oder sind das Resultat reiner Deskription. Obwohl von der übergroßen
Zahl der Untersucher zur Osteopoikilie gezählt, haben wir es mit einem wenig erforschten,
histopathologisch noch ausgiebiger zu analysierenden Skeletprozeß zu tun. Aus ungeklärter Ätiopathogenese heraus können wir die Existenz solcher Fälle vorerst nur regi-

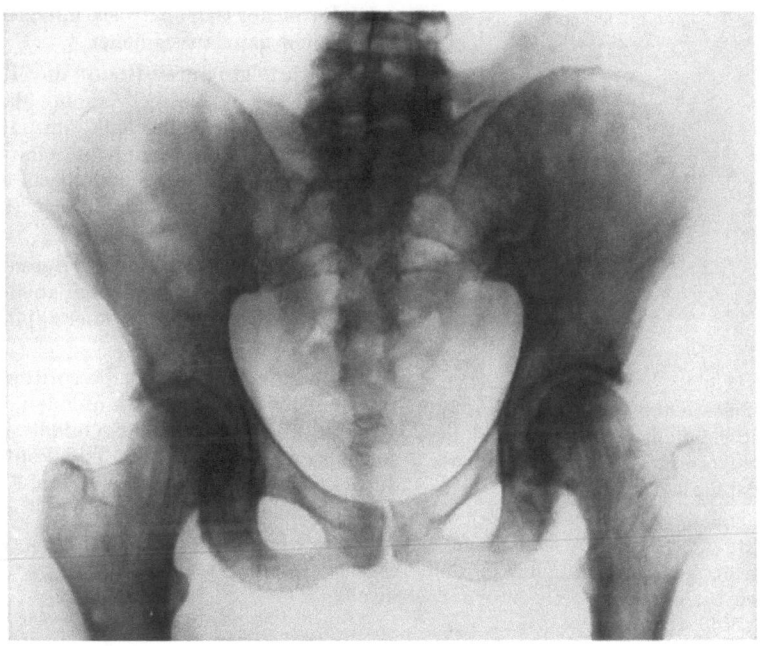

Abb. 21. Sog. streifige Form der Osteopoikilie des Beckens mit einem den Voorhoeveschen Fällen recht ähnlichen Strukturbild. (C. A. ROCHA PINTO, Hospital St. Marta, Lissabon)

strieren und müssen ihre genauere Klassifikation innerhalb des großen Gebietes der
ossären Systemerkrankungen weiteren Beobachtungen überlassen. Möglicherweise sind
neue Ansatzpunkte zu gewinnen. Eine bedingungslose Gleichsetzung zur fleckigen Osteopoikilie ist nach dem heutigen Stand unseres Wissens weder angebracht noch fundiert.
Der zu vermutenden Selbständigkeit der Skeletanomalie wird mit der Bezeichnung
„Osteorhabdotose" oder „Osteopathia striata" am besten Rechnung getragen.

1924 erfolgte die Erstbeschreibung der streifigen Form der Osteopoikilie durch VOORHOEVE bei
einem Geschwisterpaar von 10 und 14 Jahren.

1925 beobachtete FAIRBANK bei einem 12jährigen Jungen vornehmlich einseitige, streifige Strukturen mit vermehrtem Längenwachstum der befallenen Extremitäten. FAIRBANK bezweifelte die Verwandtschaft zur Osteopoikilie und führte in einer späteren Publikation die Bezeichnung „Osteopathia
striata" ein (1935).

1931 beobachtete MASCHERPA feine, streifige Strukturzeichnungen am Fußgelenk eines 18jährigen
Jungen. Seine beiden Geschwister boten eine diskrete Streifenbildung an gleicher Stelle dar. Hier
scheint das Vorliegen bereits pathologischer Knochenveränderungen nicht sicher zu sein. BAUER sah
Strukturerscheinungen ähnlicher Art an den langen Röhrenknochen jugendlicher Menschen vor Abschluß der Epiphysenverschmelzung, also während der Jahre der Entwicklungsreife.

1942 bereicherte LINDBOOM das Schrifttum um zwei Fälle einer striären Osteopoikilie: ein Geschwisterpaar im Alter von 13 und 15 Jahren. FAIRBANKs Zweifel an deren morphologischer Identität
mit den Vorrhoeveschen Kindern vermögen wir nicht zu teilen; hingegen ist ihm beizupflichten, daß

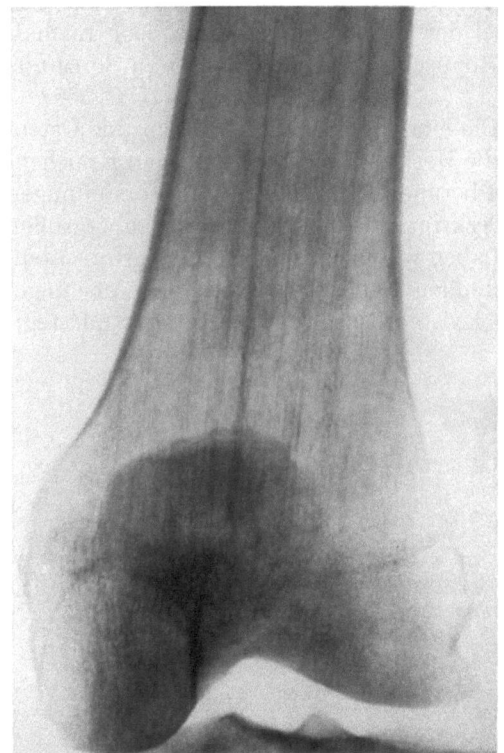

Abb. 22. Gleicher Fall wie Abb. 21. Osteopoikilie. Im unteren Femurdrittel auffallend gradlinige und diskrete streifige Strukturen. (C. A. Rocha Pinto, Hospital St. Marta Lissabon)

sie der Osteopoikilie nicht zugehörig sind. Deutlich wahrnehmbare Aufhellungen auf den beigefügten Röntgenbildern erregen nämlich den Verdacht auf Knorpelgewebe im Sinne einer Chondrodysplasie.

1948 beschrieb Hammer vornehmlich linksseitig lokalisierte, streifige Skeletveränderungen bei einem 12jährigen Mädchen mit cystischen Aufhellungen der Femurdiaphyse. Hierfür hatte er die Bezeichnung Osteorhabdotose geprägt.

1953 publizierte Hurt einen Fall von „Osteopathia striata" mit vollkommen ungeklärten nosologischen Beziehungen zu den übrigen Knochenerkrankungen. Histologische Untersuchungen eines sklerosierten Rippenabschnittes ließen eine atypische Form der Osteopetrosis mit streifigen Strukturen nicht ganz ausschließen.

1954 erfolgte durch Bloor die Mitteilung einer striären Osteopathie bei einem 3jährigen Kind. Dieses zeigte am Kniegelenk, am Calcaneus sowie an anderen Skeletabschnitten eine feine Längsstreifung, während die Schädelbasis und das Stirnbein diffusere Verdichtungen nach Art der Osteopetrose enthielten.

1955 teilte Sarazin einen weiteren Fall typischer streifiger Strukturzeichnungen an den bekannten Stellen des Skeletsystemes einer 63jährigen Ordensschwester mit.

1956 sind von Rocha Pinto Röntgenogramme mit feinsten, parallel verlaufenden, regelmäßigen Streifen (Abb. 21, 22) abgebildet worden. Bandförmige Aufhellungen im Tibiakopf sind höchst suspekt auf die Anwesenheit von Knorpelmassen oder ähnlichem chondromatösem Gewebe.

1956 entdeckte van der Houwen einen weiteren Fall einer streifigen Osteopoikilie (61jährige Frau). Die cystenartigen Aufhellungen in dem distalen Teil der rechten Fibula sowie der Tibiadiaphyse sprechen für die Existenz von Knorpelgewebe.

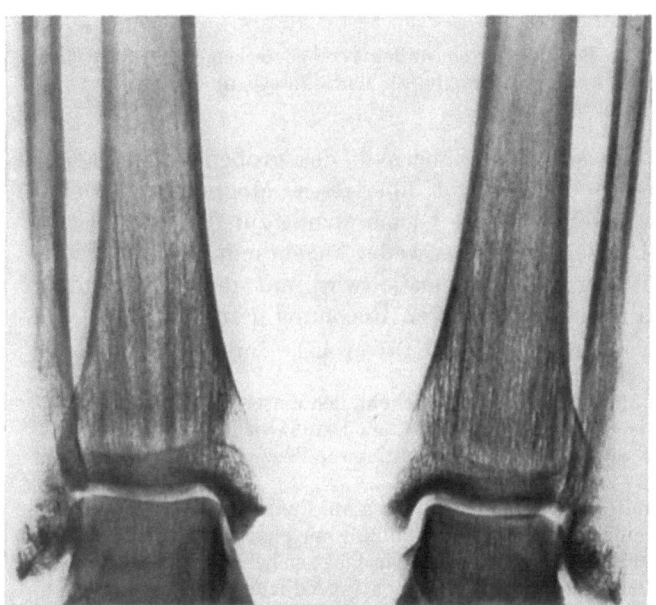

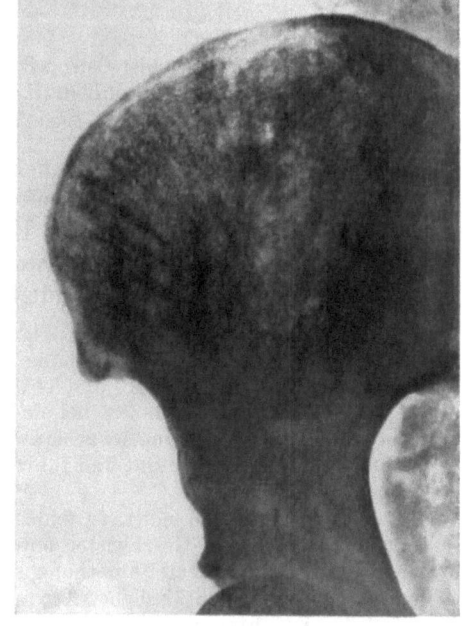

a   b

Abb. 23a u. b. Osteopoikilie. Feine streifige Knochenstrukturen der distalen Tibia (längsverlaufend) und des Beckens (radiär). (G. B. Curioni, Clinica Ortopedica dell'Università di Milano)

1958 beschrieben CARCASSONNE, CARCASSONNE und LAVAURS eine striäre Osteopathie mit familiärer Manifestation. Hier waren eine Mutter und Tochter mit eigenartigen Strukturstörungen behaftet. Vornehmlich die Extremitäten als der Lieblingssitz streifiger Zeichnung vom Typus Voorhoeve waren ohne krankhaften Befund. LAYANI u. Mitarb., welche diese Skeleterscheinungen 4 Jahre zuvor schon einmal publiziert hatten, hoben die große Ähnlichkeit mit der tubulären Sklerose von APITZ und UEHLINGER sowie mit der Hyperostosis generalisata hervor.

1961 erfolgte aus der Clinica Ortopedica dell'Università di Milano (Istituto Rizzoli) die Mitteilung zweier Fälle einer streifigen Osteopoikilie. Durch ihr Erscheinen in der gleichen Zeitschrift sowie in demselben Band lassen sie recht deutlich werden, daß man hierunter Verschiedenartiges versteht. CURIONI nahm bei einem im 4. Lebensjahrzehnt stehenden Mann feinste, bildmäßig schlecht reproduzierbare, der Längsachse der Röhrenknochen parallel verlaufend Streifen wahr (Abb. 23a und b), wie wir sie durch die Röntgenogramme von ROCHA PINTO, HAMMER, MASCHERPA, VAN DER HOUWEN u.a. kennen. In einer zweiten Abhandlung beschäftigte sich BORRONI mit der Volumenzunahme der rechten Körperhälfte eines 5 Jahre und 4 Monate alten Mädchens. Die seit dem 3. Lebensmonat existierenden röntgenologischen Verlaufskontrollen ergaben eine ständige Zunahme des Transversaldurchmessers des Knochens mit dem Ergebnis einer hochgradigen Verplumpung des Skeletsystems (Abb. 24). Ohne auch nur eine Ähnlichkeit mit den Voorhoeveschen Kindern zu besitzen, wurde dieser Fall als streifige Form der Osteopoikilie deklariert. Diese streifigen Längsverdichtungen der langen Röhrenknochen, am Becken mehr radiär angeordnet, erwiesen sich als äußerst grob, unregelmäßig und stellenweise von hoher Schattendichte im Sinne einer diffusen Sklerosierung mit osteopetroseähnlichem Charakter.

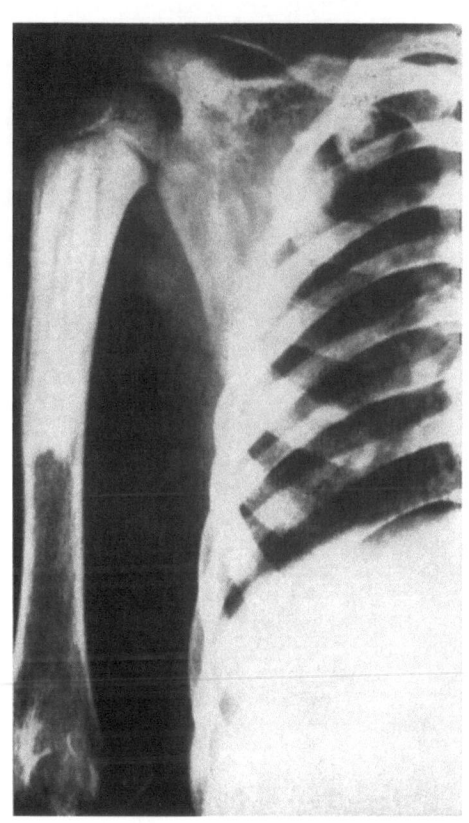

Abb. 24. Sog. streifige Form der Osteopoikilie: Volumenvermehrung des rechten Oberarmes und der Schulter mit ausgedehnter Sklerosierung der proximalen Humerusdiaphyse. (M. BORRONI, Clinica Ortopedica dell' Università di Milano)

c) Die gemischte Form

Neben einer fleckigen und streifigen Form der Osteopoikilie glaubt man auch einen gemischten Typus differenzieren zu können. Keiner der Autoren hat sich allerdings näher ausgelassen, was sich hierunter überhaupt verstehen läßt. Setzt doch eine *Mischform* die Merkmale *beider Typen*, d.h. fleckige Spongiosainseln wie auch streifige Knochenstrukturen voraus. Nachdem nun einmal die Skeleterscheinungen der Voorhoeveschen Kinder als das klassische Bild der striären Osteopoikilie gelten, so sollte man diese neben den fleckförmigen Knochenverdichtungen als zweite Komponente des gemischten Typus erwarten dürfen. Was VOORHOEVE seinerzeit beschrieb, war ein streifiger, durch *Aufhellungen* und *Verdichtungen* gekennzeichneter Skeletprozeß. Auf diese untrennbare Entität wird ebensowenig geachtet wie auf den unterschiedlichen Strukturaufbau, der zwischen den Sklerosestreifen der Voorhoeveschen Kinder und den bandförmigen Knocheninseln des gemischten Typus besteht. Während letztere durch Kondensation von Knochengewebe den Eindruck echter Verdichtungen vermitteln und als eine zusätzliche Bildung der Spongiosa einen abgerundeten anatomischen Bau besitzen, sind die Streifen vom Typus Voorhoeve vermutlich durch eine Verstärkung der Längstrabekel nach Art reaktiver oder reparativer Veränderungen bedingt. Auf ihre geringe Schattenintensität und -dichte, offenbar eine Folge des weitmaschigen und lockeren Knochengefüges, sowie auf ihre bevorzugte Lage diaphysenwärts der Epiphysenscheibe, die Epiphysenzone also meidend, wurde an anderer Stelle bereits hingewiesen.

Auch das zweite Merkmal der Voorhoeveschen Kinder, das die Existenz eines gemischten Typus zur Voraussetzung hat, vermissen wir bei all diesen Fällen. Zonen vermehrter *Transparenz* sind zwar in der unmittelbaren Nachbarschaft fleckförmiger Spongiosaverdichtungen beschrieben. Nach Darlegungen von Funstein und Kotschiew dürften jedoch die im Femurkopf und -hals, in der Tibia, in der unteren Femurdiaphyse, im Oberarmkopf sowie an anderen Prädilektionsstellen auftretenden und gelegentlich

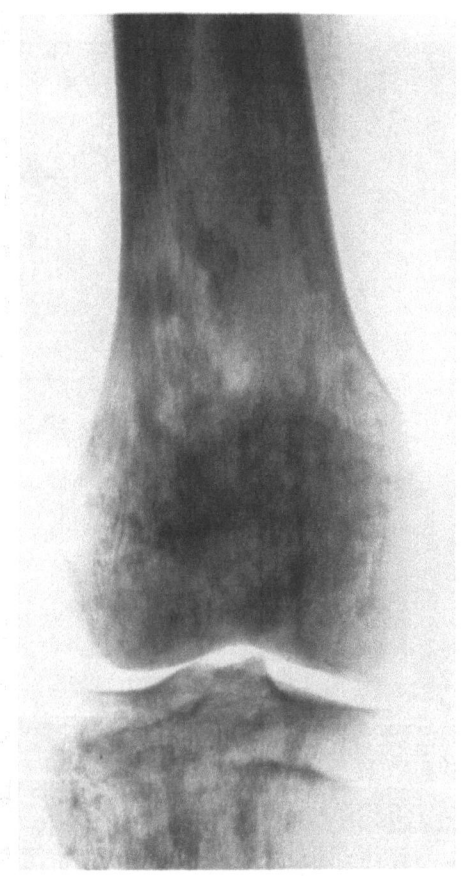 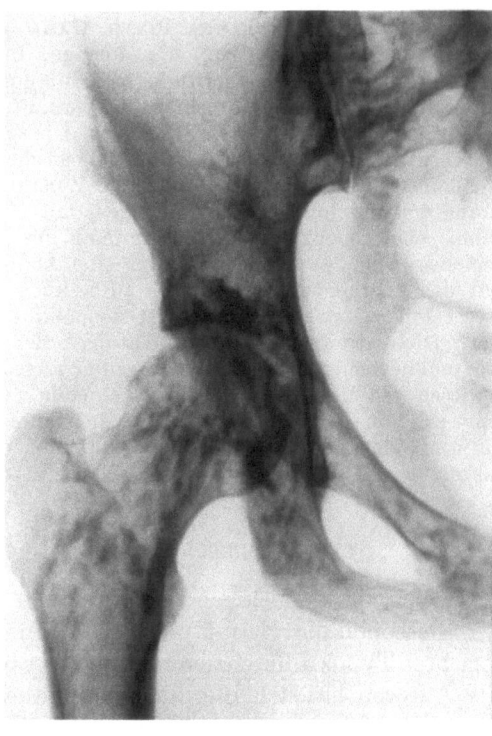

Abb. 25   Abb. 26

Abb. 25. Bandförmig ausgezogene Spongiosaverdichtungen bei typischer Fleckenosteopoikilie. Sog. Mischform. (van der Houwen, Central Militair Hospitaal, Den Haag)

Abb. 26. Verdichtungsbänder im Schenkelhals bei fleckiger Osteopoikilie. (F. Herpers, Untersuchungsstelle der Niederrheinischen Knappschaft, Kamp-Lindfort)

auch größere Ausmaße annehmenden Rarefikationsbezirke auf eine *Spongiosaverarmung* mit leeren (respektive in vivo von Fettmark ausgefüllten) Zwischenräumen zurückgehen, während die sog. hellen Zonen von Voorhoeve auf der Anwesenheit von *Knorpelgewebe* beruhen. Letztere sind teils bandförmig gestaltet, reichen bis zu den Diaphysen und liegen im Wechsel mit den streifigen Verdichtungen. Sie unterscheiden sich also auch rein lokalisationsmäßig von den rarefizierten Knochenbezirken des lenticulären Typus.

Nachdem sowohl eine Analyse des radiomorphologischen Bildes als auch die Befunde des pathologischen Anatomen das Fehlen aller Skeletmerkmale der Voorhoeveschen Kinder ergeben, erhebt sich die Frage nach den als den gemischten Typus der Osteopoikilie interpretierten Knochenveränderungen. Den Schilderungen aller Autoren zufolge — und ihre vorgelegten Röntgenogramme bestätigen es — wurden immer nur *breite Verdichtungsbänder* nach Art des typischen Osteopoikilieherdes gesehen. Lediglich ihre äußere Gestalt läßt sie von den rundlichen Fleckschatten des lenticulären Typus unterscheiden, vollkommene Analogie hingegen besteht sowohl in ihrem feingeweblichen Aufbau wie auch in ihrer Histogenese. In geeigneten Fällen ist es übrigens nicht schwierig, alle Übergangsformen vom rundlichen Schattenherd über die ovale oder mehr lanzettförmige Knocheninsel bis zu den stift- oder leistenförmigen Verdichtungen des ge-

mischten Typus auf einem einzelnen Röntgenbild zu demonstrieren. Das Auftreten der bandförmigen Verschattungen mit Bevorzugung der großen Gelenke ist offenbar eine Folge besonderer Knochenstruktur und -dichte. Möglicherweise spielen auch statisch-dynamische Anforderungen eine Rolle. Am Knie- und oberen Sprunggelenk (Abb. 25) haben sie ihre größte Länge, kürzere Dimensionen weisen das Acetabulum, der Schenkelhals und andere Prädilektionen auf (Abb. 26 u. 27).

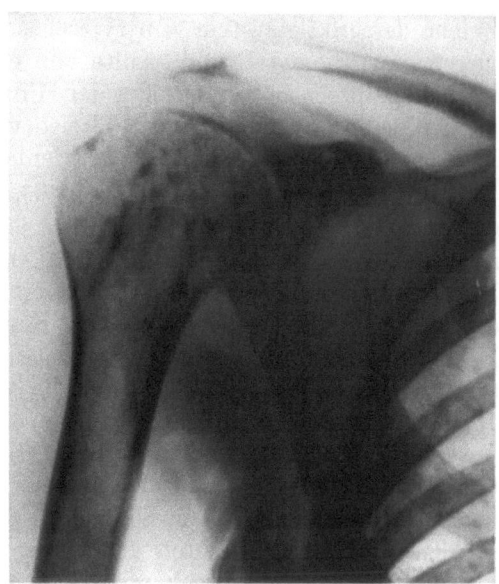

Schattenüberlappungen, wie für die größeren irregulären Herde vermutet, liegen hier sicherlich nicht vor. Relativ breite und mehr als 8 cm in der Längsausdehnung messende Verdichtungen ähneln stark der Melorheostose, ohne jedoch mit dieser etwas gemein zu haben. Ein solcher Verdichtungsherd bei fleckförmiger Osteopoikilie wurde von PÉREZ CUADRADO DE GUZMÁN zur Abbildung gebracht (Abb. 46), und die von dem Autor mit

Abb. 27. Osteopoikilie. Fleckiger Typus mit länglichem Sklerosestreifen. (F. HERPERS, Untersuchungsstelle der Niederrheinischen Knappschaft, Kamp-Lindfort)

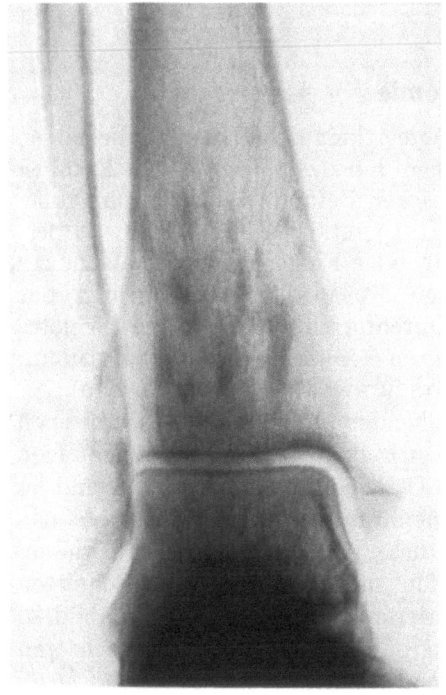

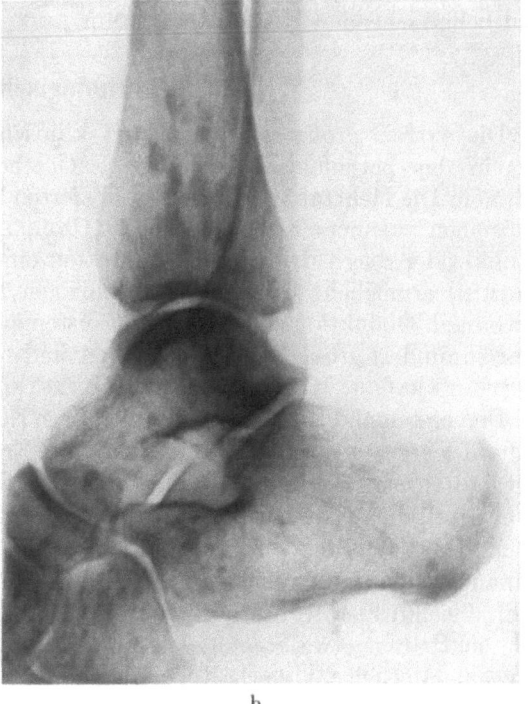

a   b

Abb. 28a u. b. Gleicher Fall wie Abb. 27. Osteopoikilie. Auch am distalen Tibiadrittel Längsausziehung der Herde bei sonst lenticulären Fleckschatten. (F. HERPERS, Untersuchungsstelle der Niederrheinischen Knappschaft, Kamp-Lindfort)

Recht gestellte Frage nach dem Vorliegen einer atypischen Melorheostose scheint nicht ganz abwegig zu sein.

Die leisten- oder stiftförmigen Verdichtungen kommen sowohl bei der lenticulären Osteopoikilie (Abb. 28a und b) wie auch bei der Mischform in mehr oder weniger großer Ausdehnung zum Nachweis. In jedem Falle sind es jedoch die *fleckförmigen Herdschatten*, welche dem Skeletsystem sein typisches Aussehen verleihen und im Röntgenbild dominieren. Aus diesem Grunde sollte von einer (fleckförmigen) *Osteopoikilie mit Streifenbildung* gesprochen werden oder der Hinweis auf diese Formbesonderheiten ganz unterbleiben, sofern sie nicht allzu zahlreich vertreten sind. Schlüssige Anhaltspunkte für die Existenz einer Mischform dürften jedenfalls fehlen.

MOREAU (1918) ermittelte angeblich den ersten Fall eines gemischten Typus der Osteopoikilie. Außer den üblichen Fleckschatten beschrieb er vertikal verlaufende Streifen nahe den Kniegelenken, wie sie schon ALBERS-SCHÖNBERG aufgefallen und — nach dem bisher Gesagten — bei der fleckförmigen Osteopoikilie nichts Ungewöhnliches sind. Auch die nachfolgende Beobachtung von SCHÉLE (1921) vermochte das Vorkommen einer Mischform nicht zu begründen, da schon der Autor auf die gleiche Natur der Flecken und Streifen selbst hinwies. Im Falle WINDHOLZ (1932), SUTHERLAND (1935) wurden 10 cm lange und bis zu 5 mm breite, sehr dichte Streifen als typische Merkmale einer Mischform der Osteopoikilie interpretiert. Schließlich glaubte man in den Beobachtungen von HIRSCH (1935) den endgültigen Beweis gefunden zu haben. In einer mit Osteopoikilie behafteten Familie bot der Sohn fleckförmige Knocheninseln dar. Der Vater hingegen soll Träger eines gemischten Typus gewesen sein, zeigte aber keinerlei durch morphologische Besonderheiten gekennzeichnete Herdbildungen.

Im neueren Schrifttum sind VÎTEZ, RETZEPIS, ALBRONDA, STECKEN und OPITZ, BOMBELLI, PALEARI, BECKER et al. in Verbindung mit der gemischten Form genannt worden, obwohl ein jeder dieser Autoren — wie schon ihre Vorgänger — immer nur an einigen großen Gelenken streifige Verdichtungen bei sonst fleckförmigen, das Röntgenbild beherrschenden Herden wahrnahm.

3. Pathologische Anatomie

Die extrem große Seltenheit und klinische Belanglosigkeit der Osteopoikilie lassen uns in das pathologisch-anatomische Geschehen einen nur sehr begrenzten Einblick nehmen. Die Mehrzahl der bisher publizierten histologischen Befunde wurde durch Probeexcisionen kleiner Knochenstücke (UEBELHART, HINDERLING u. VOELLMY; HURT; SACHS) oder durch dringliche Amputation eines Zehen- oder Fingerendgliedes (BRÜCKE; FERMIN) ermöglicht und mit einer einzigen Ausnahme (FERMIN) vom fleckigen Typus gewonnen. Obduktionsergebnisse mit systematischer Durchforschung des ganzen Skeletes oder zumindest größerer Teile desselben sind bis heute nur vereinzelt bekannt (SCHMORL; v. STUBENRAUCH; HESS; HORNITZKI; FUNSTEIN u. KOTSCHIEW; PELLINI u. CALVINO).

Den ersten und für alle späteren Autoren richtunggebenden pathologisch-anatomischen Befund legte SCHMORL im Jahre 1931 vor. Er stützte sich auf die Skeletuntersuchungen eines 16jährigen Schülers, der mit einer fleckförmigen Osteopoikilie behaftet war und an einer septischen Osteomyelitis mit nachfolgender Pyonephrose und Amyloidose verstarb. Auch der Vater des Jungen hatte sich als Träger dieser Strukturanomalie erwiesen. Anhand von Macerationspräparaten, Knochenschliffen und histologischen Schnitten (Abb. 29, 30) konnte SCHMORL überzeugend demonstrieren, daß die im Röntgenbild so gut sichtbaren, etwa stecknadelkopf- bis pfefferkorngroßen, homogenen Fleckschatten aus einem Geflecht verhältnismäßig dicker Knochenbälkchen, d.h. aus *verdichteter Spongiosa* und nicht aus kompakter Knochensubstanz bestehen (Abb. 31a und b). Zeichen jeglicher Entzündung fehlen, normales Spongiosagewebe umgibt die grau-weißen, wie kleine Osteome aussehenden Herde. Es liegt keine Verbindung zur enchondralen Wachstumszone vor. Die enchondrale Verknöcherung läuft ohne Störung ab, ebenso die

Resorption des verkalkten Knochens. SCHMORL schildert die Trabekel der Osteopoikilieherde als verstärkt, netz- oder büschelartig verzweigt und ungewöhnlich dicht gelagert, was bei Betrachtung des Knochengeflechtes den zwangsläufigen Eindruck einer kompakten Beschaffenheit hervorruft. Die an der Peripherie liegenden Knochenbälkchen zeigen parallelen Verlauf und formieren sich zu einer den Herd umgreifenden Kapsel mit nur spärlichen Öffnungen, durch welche die Gefäße des Markraumes eintreten. Diese Kapselbildung besteht allerdings nur scheinbar und gibt keine echte Grenze gegen die Umgebung ab, der Übergang in die anstoßende Spongiosa vollzieht sich ganz allmählich. Lamellärer Knochen ist der Baustein der peripheren Bälkchen- und Trabekelstrukturen, während ein Maschenwerk aus dünnerem, feinfaserigem Knochengewebe mit zellarmem Mark das Zentrum der Verdichtungen bildet.

SCHMORL glaubte durch den spärlichen Nachweis von Osteoklasten und Osteoblasten einen nennenswerten Umbau der Herde ausschließen zu können. Aus gleichen Gründen ließ er es offen, ob und in welchem Umfang eine Vergrößerung der einmal vorhandenen Verdichtungen überhaupt noch möglich ist. An keiner Stelle gelang

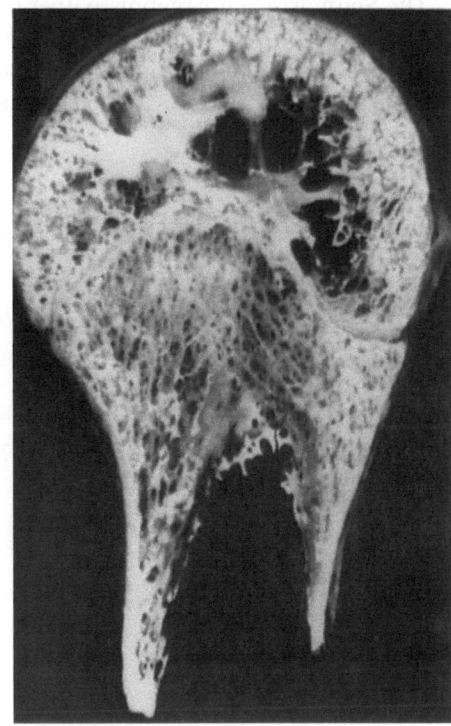

Abb. 29. Macerationspräparat des proximalen Humerusendes. Osteomähnliche Osteopoikilieherde mit Rarefikation der umgebenden Spongiosa. (Nach SCHMORL)

ihm der Nachweis von Knorpelresten. SCHMORL sprach sich daher gegen eine enchondrale Entstehung der Herde aus und verlegte ihre Bildung — eine Art Gewebsmetaplasie

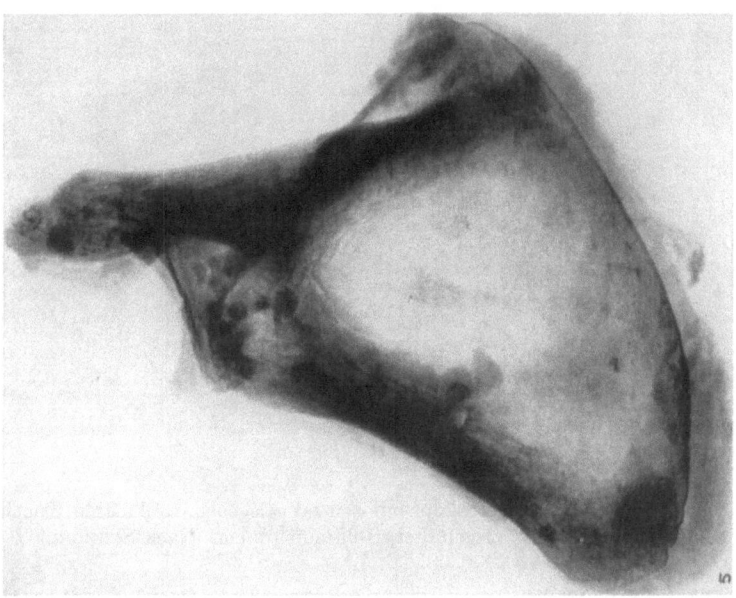

Abb. 30. Osteopoikilie. Röntgenogramm der macerierten Scapula. (Nach SCHMORL)

durch eine angeborene Anlage vermutend — an Ort und Stelle, wo sie gefunden werden, in das Knochenmarksgebiet.

Die Schmorlschen Ergebnisse über den architektonischen Strukturaufbau der Knochen-inseln sind von HESS, HORNITZKI, FUNSTEIN und KOTSCHIEW, BRÜCKE, KRICKLER, SACHS u. a. im großen und ganzen bestätigt worden, obwohl man auch Herde mit nahezu solidem Aussehen antraf. Ausgesprochen compactaähnliche Gebilde mit spärlichen, im

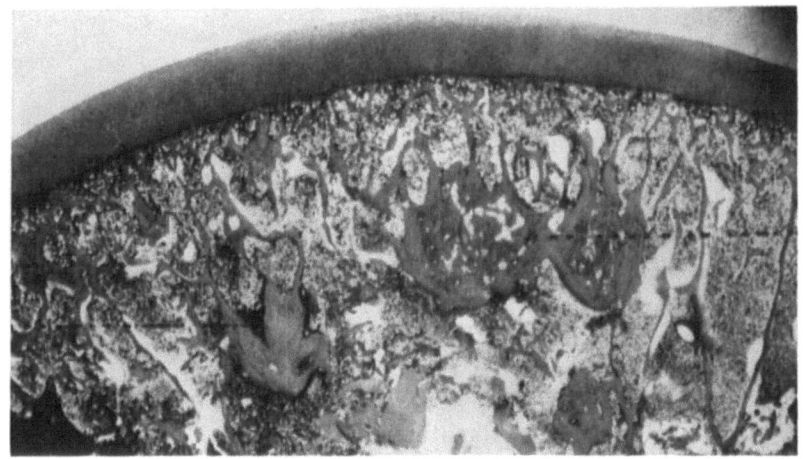

a

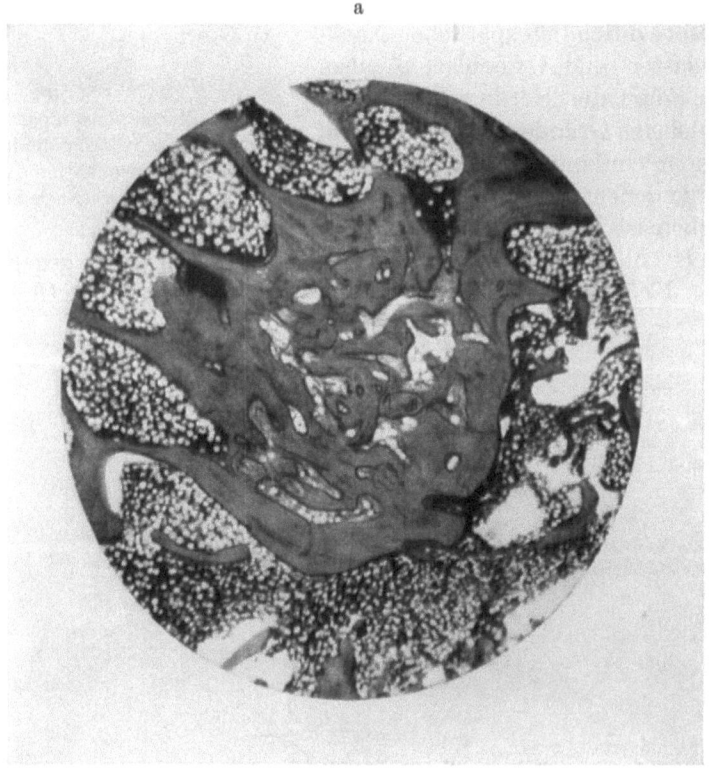

b

Abb. 31a u. b. Osteopoikilieherde im Humeruskopf mit zentral gelegenen, retikulären Knochenbälkchen und einem von Fettmark ausgefüllten Hohlraumsystem. (Nach SCHMORL)

Zentrum eingeschlossenen Markräumen und einer nur am Rande vorhandenen Neigung zur Auflösung und Aufsplitterung mit allmählichem Übergang in das benachbarte, normale Spongiosagewebe wurden von MEESSEN beschrieben (Abb. 32). Nachdem schon FUNSTEIN und KOTSCHIEW im Jahre 1936 aufgrund stereo-röntgenologischer Unter-suchungen isolierter Knochen die Strukturunterschiede solcher Herde mit einem zwei-

fachen Sitz zu erklären suchten, erbrachten PELLINI und CALVINO (1940) den histologischen Beweis. Sie fanden aus der Medulla hervorgehende Knoten von spongiösem
Gewebe. Knocheninseln mit kompakten Strukturen führten sie ursprungsmäßig auf die

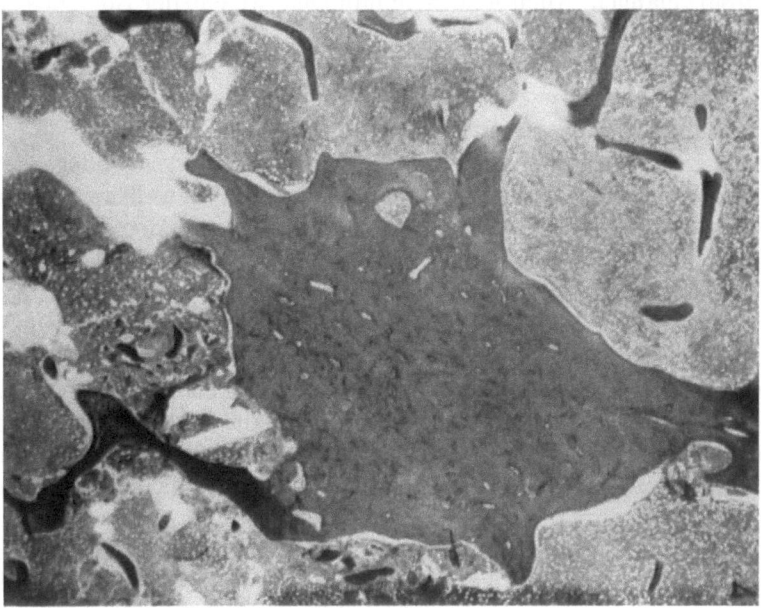

Abb. 32. Osteopoikilie. Mikroskopisches Bild eines unregelmäßig geformten und kompakt gebauten Verdichtungs-
herdes mit unmittelbarem Übergang in die anstoßenden benachbarten Knochenbälkchen. (Nach MEESSEN)

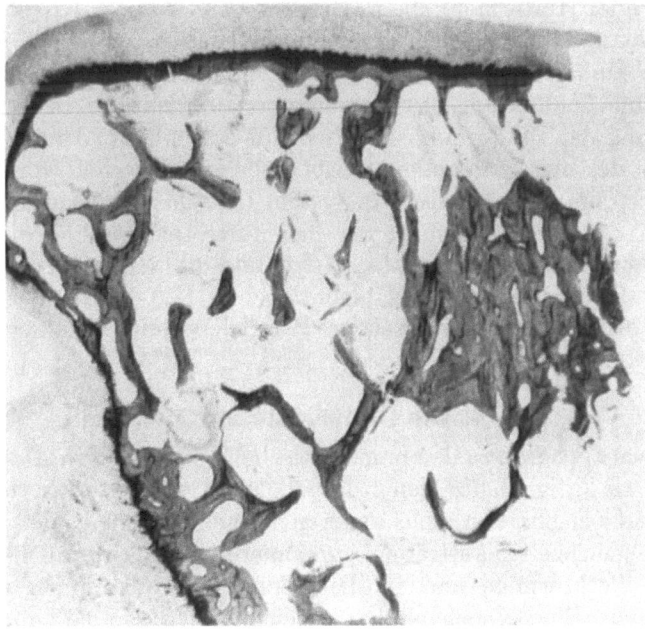

Abb. 33. Osteopokilie. Typische Knocheninsel mitten in der Spongiosa. Lamellärer Aufbau des Knochens mit
Haversschen Systemen. (Nach BRÜCKE)

Corticalis zurück. Diese können sich durch Abspaltung von der Cortex weiter entfernen
und mehr isoliert liegen oder mittels einer Knochenbrücke mit dieser Verbindung halten.
    Auch GRILLI erklärte die Diskrepanz im histologischen Aufbau der Osteopoikilie-
herde, wie ihn einerseits SCHMORL und BRÜCKE (Abb. 33) mit vornehmlich *spongiösen* Strukturen, andererseits PELLINI und CALVINO in Übereinstimmung mit FUNSTEIN und KOTSCHIEW

mehr nach Art von *kompaktem* Gewebe wahrnahmen, mit der Lage und der jeweiligen Herkunft der Verdichtungen. Die aus Compactagewebe hervorgehenden Knocheninseln sollen ihre architektonische Struktur nicht verlieren, selbst wenn sie tief in das Spongiosagewebe (Enostose) gelangen. Auch Knochenbildungen, welche der Spongiosa entstammen, behalten ihren ursprünglichen Charakter weitgehend bei. Diese Hypothese wurde von Grilli gleichsinnig auf die Stiedainseln übertragen, bei denen — ähnlich wie bei der Osteopoikilie — sowohl kompaktes Gewebe (Stieda u. Pommer) als auch spongiöse Strukturen (Windholz) vorkommen (s. Kapitel Compactainseln).

Die Entstehung der Osteopoikilieherde auf knorpeliger oder bindegewebiger Grundlage ist bis heute umstritten. Während Schmorl eine Art Gewebsmetaplasie vermutete, hielten Funstein und Kotschiew eine Störung der enchondralen Ossifikation für möglich. Knorpelreste im Bereich der Knocheninseln haben sie allerdings niemals zu Gesicht bekommen. Der einzige authentische Bericht dieser Art stammt aus der Feder von L. v. Stubenrauch (1938) und basiert auf einer Nachuntersuchung des Schmorlschen Falles. v. Stubenrauch bestätigte zwar die Ergebnisse von Schmorl, glaubte aber von dessen histogenetischen Vorstellungen weitgehend abrücken zu müssen, da er für eine enchondrale Ossifikation der Herde zuverlässige Anhaltspunkte besaß. Der häufig gegebene Hinweis auf das Fehlen von Knorpelgewebe in alten, fertig ausgeprägten Knocheninseln schließe ihre enchondrale Herkunft keineswegs aus, da sich Knorpelgewebe im Laufe der Entwicklung durch Umbauvorgänge vollkommen aufbrauchen könne.

Tatsächlich war L. v. Stubenrauch in der Lage, kleinere Einschlüsse echten Knorpels, die er als die primäre, den ganzen Prozeß einleitende Veränderung ansah, in histologischen Schnitten zu demonstrieren. Diese Knorpeleinschlüsse leitete er aus der Intermediärzone her, bei entfernteren Knorpelherden zog er eine andere Ursprungsstelle in Betracht.

Das — wenn auch nur vereinzelte — Vorkommen von Osteopoikilieherden im Stirn-, Scheitel-, Schläfen- oder Hinterhauptsbein (Erbsen; Funstein u. Kotschiew; Bistolfi; Hellwig u.a.), also in bindegewebig angelegten Knochen, widerlegt ihre enchondrale Entstehung nur scheinbar. Dieser Einwand wird nämlich durch v. Stubenrauch mit dem Hinweis auf eine Fehlbildung des Mesenchyms auf breiterer Basis überbrückt, was auch die Entwicklung der Bindegewebsknochen mit einschließt. Anormale Vorgänge bei der Differenzierung des mesenchymalen Gewebes liegen sicherlich vor, da auch andere Abkömmlinge außer dem osteoplastischen System (wie das Bindegewebe der Cutis und Subcutis) betroffen und die Parallelität der hier auftretenden sklerosierenden Prozesse (Dermatofibrosis lenticularis disseminata, Keloidbildung) sicherlich nicht zufällig ist. In der von Funstein und Kotschiew beschriebenen Hypoplasie der Gefäße glaubte v. Stubenrauch übrigens eine gleichwertige Parallelerscheinung einer mesenchymalen Entwicklungsstörung zu sehen.

4. Die Compactainseln

Die Compactainseln gehören zu den monostotischen *Osteosklerosen*. Durch ihre klinische Harmlosigkeit sind sie lediglich für den Röntgenologen von Interesse und werden stets nur als Zufallsbefund bei Klärung einer anderen Ursache gesehen. Meist in der Einzahl, selten zu mehreren gleichzeitig auftretend, imponieren sie als rundlich-ovale, allgemein scharf konturierte, fleckförmige und in die Spongiosa vollkommen reaktionslos eingefügte Verdichtungen. Eine Knochenbälkchenzeichnung lassen sie kaum erkennen.

Compactainseln kommen in nahezu allen Skeletteilen vor, werden jedoch im Schenkelhals und Trochantermassiv, im Acromion, im Humeruskopf, nahe dem Kniegelenk sowie im distalen Ende der Unterarm- bzw. Unterschenkelknochen am häufigsten angetroffen. Daß ihre Anwesenheit im Hand- und Fußskelet in besonderem Maße gewürdigt wird, verdanken sie nicht nur der geringen Knochendicke, sondern hier ist stets die Notwendigkeit einer Differenzierung gegen die Akzessoria dieser Skeletregion gegeben.

Die nosologischen Beziehungen zwischen den Stiedaschen Knocheninseln und den Osteopoikilieherden sind noch reichlich ungeklärt. Die Diskussionen, die um ihretwillen vielfach geführt werden, beruhen teils auf der feingeweblichen Identität der Verdichtungen, teils ist es die Ähnlichkeit ihrer Röntgenogramme, welche sie weder in Form und Größe noch in ihrer Ausdehnung und Schattenintensität einigermaßen zuverlässig unterscheiden läßt. So nimmt es nicht wunder, daß das überaus typische Röntgenbild der Osteopoikilie schon von ihrem Erstbeschreiber ALBERS-SSCHÖNBERG als gehäuft auftretende Compactainseln gedeutet wurde.

Die *morphologische Ähnlichkeit* zwischen Compactainseln und Osteopoikilieherden sowie ihre übereinstimmenden Lieblingslokalisationen nahmen zahlreiche Untersucher (ALBERS-SCHÖNEBERG; MARTINČIC; GLUCH; HORSCH; SCHINZ; GRILLI; WINKLER; STEHR; BECKER et al.; PIERGROSSI u. a.) zum Anlaß, beide Skeletveränderungen als wesensgleich und nur graduell verschieden anzusehen. So sind die Stiedaschen Knocheninseln als das

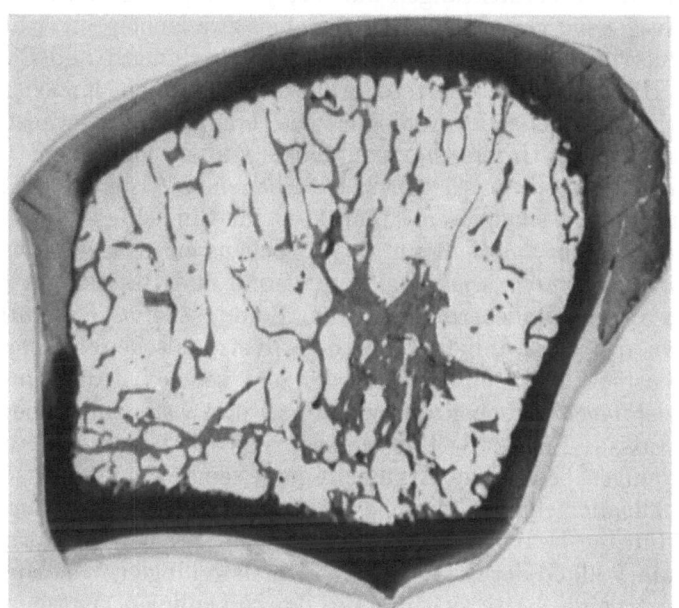

Abb. 34. Compactainsel des Os lunatum. (Nach WINDHOLZ)

erscheinungsarme Extrem der Knochenfleckenkrankheit bezeichnet worden (HAACK). Andere sprachen von einer Rudimentärform („formes frustes") oder hielten sie für eine elementare Manifestation (BORRONI) der Osteopoikilie. Schlüssige Beweise für derartige Formulierungen konnte keiner erbringen. Die Mehrzahl der Mutmaßungen gründete sich auf rein röntgensymptomatologische Erscheinungen, und wer glaubte, pathologisch-anatomische Argumente ins Feld führen zu müssen, berief sich auf die von STIEDA, WINDHOLZ, SCHMORL u. a. erhobenen histologischen Befunde.

Im Jahre 1905 nahm STIEDA die erste anatomische Untersuchung einer Compacta-insel vor. Er analysierte damals einen erbsgroßen, scharf abgegrenzten Knochenkern von auffallender Dichte und fand im mikroskopischen Bild *kompakte Knochensubstanz* mit Haversschen Kanälen und konzentrisch geschichteten Lamellen als Baustein dieses Herdes vor. Eine Compactainsel ähnlicher Struktur, als Enostose publiziert, scheint schon POMMER im Jahre 1884 beobachtet zu haben. Auf ihre charakteristische Lage an den Zug- und Drucklinien der Knochenbälkchen, wie sie später gleichsinnig für die Osteopoikilie erkannt wurde, wies A. FISCHER (1912) erstmalig hin. Der von ihm ge-prägte Terminus „Compactainseln", den er nach dem Studium der Stiedaschen Arbeit in Vorschlag brachte, ist heute noch geläufig.

Einen geweblichen Aufbau ganz anderer Art — nämlich *Spongiosastruktur* — ver-mochte WINDHOLZ an einer Compactainsel des Os lunatum zu demonstrieren (Abb. 34). Seine Ergebnisse waren das eigentliche Bindeglied zur Osteopoikilie. Er schilderte den

Knochenherd als ein pfefferkorngroßes, grau-weißes, etwas zackig begrenztes, osteom-
artiges Gebilde ohne entzündlichen Charakter inmitten einer normalen Spongiosa.
Ungewöhnlich dicht gelagerte spongiöse Knochenbälkchen mit büschelartiger Anordnung
— ähnlich einer Gartenhecke — erkannte er als das morphologische Substrat dieses
Herdes mit einem sich zur Peripherie immer dichter zusammenschließenden Trabekel-
system. Das Zentrum einer solchen Knocheninsel füllten feinere Bälkchenstrukturen mit
kleinen medullären Zwischenräumen aus. Knorpelreste wurden von WINDHOLZ nirgends
nachgewiesen; auch fanden an der spongiösen Knochensubstanz keinerlei Umbauvorgänge
statt.

Eine Synthese dieser so *verschiedenartigen architektonischen Strukturen* der Compactainseln wurde von GRILLI vollzogen. In Anlehnung an die Osteopoikilie führte er den
anatomischen Aufbau der Verdichtungen auf ihre jeweilige Lage und den Ort ihrer Entstehung zurück. Ausgehend von der Vermutung eines zweifachen Sitzes der Osteopoikilieherde, wie ihn FUNSTEIN und KOTSCHIEW, später auch PELLINI und CALVINO aufgrund
unterschiedlicher Histologie postulierten, erblickte er in den Knochenstrukturen der
Compactainseln eine weitgehende Analogie. Die kompakten Gewebsformationen der
Pommer- und Stiedaschen Untersuchungen hatte GRILLI mit einem peripheren, subcortical gelegenen, aus *kompaktem Gewebe* sich aufbauenden Osteopoikilieherd verglichen.
Compactainseln mit mehr spongiösem Charakter im Sinne der Windholzschen Interpretation suchte er mehr in das Zentrum des Knochens zu verlegen. Diese identifizierte
er mit den *Spongiosastrukturen*, wie sie sich SCHMORL und BRÜCKE im mikroskopischen
Bild fleckförmiger Osteopoikilieherde darboten. Somit scheint der Aufbau eines jeden
Fleckschattens von der Wirksamkeit eines osteodystrophischen Faktors bzw. von der
jeweiligen Knochenstruktur abzuhängen, in der eine solche Verdichtungsinsel entsteht.

Die engen Beziehungen zwischen Compactainsel und Osteopoikilieherd wurden nicht
immer bestätigt (COSSU; FERRERI). Das einzige, wirklich begründete und auf klinisch-
genetischen Erwägungen basierende Argument kam seinerzeit von BUSCH (1936). Trotz
umfangreicher Familienforschungen, welche zur Aufdeckung von 14 Trägern der Knochenfleckenkrankheit führten, war ihm der Nachweis einer Übergangsform aus einzelnen
Compactainseln zum Vollbild der Osteopoikilie niemals gelungen. Was BUSCH an isolierten
Compactainseln wahrnahm, hatte sich in einer der Nebenlinien (Vater und zwei Kinder)
manifestiert, die keinerlei Osteopoikilieträger stellte. Seiner Auffassung zufolge hätte er
bei Realität einer solchen Übergangsform wesentlich mehr Compactainseln erwarten
können als dies beim normalen Menschen ohnehin der Fall ist (nach STIEDA werden
solche Verdichtungen im Calcaneus bei 18—20%, im Talus bis zu 25% der Bevölkerung
angetroffen). Daß keiner der mit Compactainseln behafteten Personen Hautveränderungen nach Art der Dermatofibrosis lenticularis disseminata darbot, wie sie für die
Osteopoikilieträger so ungemein spezifisch sind, bestärkte BUSCH in seiner Auffassung.

Ungeachtet dieser klinischen Argumentation liegt eine große radiomorphologische
wie auch feingewebliche Ähnlichkeit zwischen Osteopoikilieherden und Compactainseln
sicherlich vor. Wenn viele Autoren daher keine scharfe Grenze zwischen beiden Skeleterscheinungen ziehen, so haben wir jedoch keine ausreichende Erklärung zur Hand,
warum es Menschen mit zahlreichen, das Vollbild der Osteopoikilie repräsentierende
Knochenverdichtungen gibt, während andere wesentlich geringere Herdformationen im
Sinne einer diskreten Form oder nur einzelne Fleckschatten nach Art der Compactainseln aufweisen. Vielleicht ist der von GRILLI angeschuldigte und noch unbekannte
osteodystrophische Faktor hierfür die Ursache.

5. Klinische Erscheinungen
a) Subjektive Beschwerden und körperliche Symptome

Die klinische Bedeutung und Auswirkung der Osteopoikilie ist höchst umstritten.
Naheliegenderweise werden die fleckförmigen Knochenverdichtungen als Ursache subjektiver Beschwerden vielfach in Anspruch genommen, da ein jeder in der klinischen

Symptomatik das Wesen der Osteopoikilie zu ergründen sucht. Schon ALBERS-SCHÖN-
BERG erwähnte bei der Erstbeschreibung der Strukturanomalie eine rechtsseitige Om-
arthritis sowie Schmerzen und Schwellungen des linken Fußes seines historisch gewordenen
Falles, eines 22jährigen Soldaten, wobei er sich aber jeglicher Äußerungen und Deutungen
über die Ursächlichkeit des Skeletprozesses enthielt. Solche Beziehungen unterstellten
erst spätere Autoren, nachdem sie die geklagten Schmerzsensationen nicht befriedigend
erklären konnten und an ein zufälliges Zusammentreffen mit den Knocheninseln nicht
mehr glaubten.

Die subjektiven Wahrnehmungen der Osteopoikilieträger haben einen zu unbestimmten
Charakter, um die Anwesenheit solcher Herdbildungen auch nur annähernd vermuten
zu lassen. Eines der vieldeutigsten Symptome sind pseudorheumatische oder rheumatoide
Schmerzen. Meist von monartikulärer Natur oder auf die Gelenke einer einzelnen Extremität beschränkt, werden sie als brennend oder ziehend empfunden. Vielfach sind sie
ein einmaliges Ereignis. Seltener ist ein interkurrenter oder periodischer Verlauf, indem
sie nach Monaten oder gar Jahren erneut rezidivieren (WINDHOLZ; RICHARZ; WACHTEL).
Einzelne Autoren glauben solche Schmerzzustände über lange Zeiträume zurückverfolgen
zu können (SARAZIN; BRÜCKE; GHANDY; ARCHER u. FOX). Bei anderen Fällen liegt
anamnestisch eine über Jahre andauernde, echte Polyarthritis (EDSTRÖM; BAUER;
DEREUX) oder ein rheumatisches Fieber mit Herzbeteiligung (FAIRBANK; DEREUX) vor.
Auch über Schmerzen im Knochen, eventuell mit einer Wetterfühligkeit verbunden,
Schwäche und Müdigkeit in den Beinen, gürtelförmige Ausstrahlungen am Rumpf usw.
wurde berichtet. Schmerzsensationen am Stamm, namentlich in der Rücken-, Becken-
oder Kreuzbeinregion bedingen ein neuralgisches, myalgisches oder mehr lumbago-
ähnliches Bild. Ausgesprochen schwere klinische Erscheinungen führten zur völligen
Arbeitsunfähigkeit bei einem der Windholzschen Patienten.

Gelenkschwellungen, Gelenkergüsse oder periarthritische Weichteilverdickungen, zuweilen im Bereich einer ganzen Extremität lokalisiert, konnten als Begleitsymptome der
Osteopoikilie wiederholt beobachtet werden (AWALISCHWILI; WACHTEL; BRÜCKE; RIS-
SEEUW; REISER u. LAUFER u.a.), womit die körperlichen Empfindungen der Patienten
augenfällig objektiviert sind. Ihre Deutung stößt aber auf größte Schwierigkeiten. Die
bevorzugte Lage der Knocheninseln an den großen Gelenken läßt die Versuchung einer
ursächlichen Verknüpfung der Schmerzsensationen nur allzu begreiflich werden. Das
ganze Bild mit Beteiligung eines einzelnen Gelenkes oder nur einer Extremität paßt
wenig zu einer echten Polyarthritis, an die hier zu denken wäre. So fahndet man nach
allerlei Gründen und kommt mangels anderer Erklärungsmöglichkeit schließlich wieder
auf die Knochenflecke zurück.

Was die Osteopoikilie in ihren klinischen Auswirkungen so umstritten macht, sind
die Unregelmäßigkeiten und Ungesetzmäßigkeiten in dem Auftreten etwaiger Beschwerden.
Hierzu kommt ihr meist lokaler, monartikulärer Charakter, der sich weder mit der
symmetrischen Ausbreitung der Knochenverdichtungen noch mit ihrer Generalisation
am ganzen Skeletsystem in befriedigenden Einklang bringen läßt. Auch das Verschwinden
und Rezidivieren der rheumaähnlichen Symptomatik ist bei der jahrzehntelangen Konstanz der Schattenherde ebensowenig erklärbar wie die völlige Beschwerdefreiheit zahlreicher mit dieser Strukturanomalie behafteter Personen. Hierauf weisen sehr viele
Untersucher nachdrücklich hin (KÖNIG; SCHÉLE; HAACK; ISSELHARD; JONASCH; LEDOUX-
LEBARD; SITENCO u.a.). Selbst über größere Zeiträume existieren zuverlässige Beobachtungen von Osteopoikilieträgern mit völliger Schmerzfreiheit.

Der Fall von SCHÉLE, 18 Jahre später von SJÖHOLM nachuntersucht, konnte sich während dieser
Zeit bester Gesundheit erfreuen. OSGOOD überwachte seinen Patienten über 11 Jahre und ermittelte
keinerlei Symptome in ursächlichem Zusammenhang mit dem Skeletprozeß.

Der Deutung subjektiver Beschwerden wird im *Einzelfall* sicherlich ein zu großer
Spielraum belassen, wie Nachforschungen in den großen Osteopoikiliefamilien lehren.
So enthält die sich auf vier Generationen erstreckende Publikation von MELNICK keinerlei

Angaben über subjektive Erscheinungen. Auch Jonasch stellt die klinische Beschwerde-freiheit seiner zwölf Patienten ausdrücklich fest. Unter 15 Individuen, 14 aus einer Sippe, notierte Busch viermal eine rheumatische Affektion mit unbestimmten Schmerzen in den Gelenken. Ohne die Zusammenhangsfrage zu berühren, stuft er die Osteopoikilie unter die harmlosen, zu keinerlei pathologischen Bedingungen Anlaß gebenden Knochen-anomalien ein. Risseeuw indessen glaubte die klinischen Symptome auf die Knochen-herde beziehen zu müssen; fast alle Mitglieder seiner Osteopoikiliefamilie empfanden Fuß- und Kniegelenksschmerzen. Im neueren Schrifttum nehmen Meischke und Serowy einen ähnlichen Standpunkt ein. Serowy referiert über einen 60jährigen, mit dem Knochen-Haut-Syndrom behafteten Patienten, der während eines einjährigen stationären Klinik-aufenthaltes heftigste, jeglicher Therapie unzugängliche Schmerzen angab. Die möglichen pathogenetischen Beziehungen zwischen den klinischen Symptomen und den Knochen-inseln hat allerdings keiner der Autoren bisher gedeutet. Selbst der pathologische Anatom ist in dieser Hinsicht außerstande einen Beitrag zu leisten. Alle Untersucher heben nämlich die völlige Reaktionslosigkeit der Herde im histologischen Bild hervor; ins-besondere fehlen entzündliche Phänomene jeglicher Art, die man unter Umständen verantwortlich machen könnte.

Die subjektiven Wahrnehmungen, welche die Aufdeckung der Knochenveränderungen herbeiführen, sind sicherlich reeller Natur. Mit Traumen, Frakturen, banalen Arthrosen, Muskelrheumatismus, Lumbago und sonstigen von den Spongiosaverdichtungen unab-hängigen Schmerzzuständen ist jedoch zu rechnen. Da sich der erforderliche Beweis für eine anderweitige Ursache subjektiver Beschwerden allerdings nicht immer erbringen läßt, wird die klinische Auswirkung der Osteopoikilie auch weiterhin umstritten sein.

b) Blutveränderungen

Chemische und *serologische* Untersuchungen des Blutes führen zu keinerlei diagnostisch verwertbaren Ergebnissen. Diese schon von Erbsen im Jahre 1936 getroffene Fest-stellung ist heute — nach Kenntnis von viermal so vielen Fällen — noch immer gültig. Dabei dürfte auf krankhafte Abweichungen des Blutes mehr denn je geachtet werden; das Spektrum der Laboranalysen nimmt an Umfang und Subtilität zu.

Die ungeklärten ätiologischen Verhältnisse der fleckförmigen Knochenverdichtungen ließen am ehesten nach einer *Störung* des *Mineralstoffwechsels* fahnden. Vor allem der Calcium- und Phosphorgehalt des Serums wurde in zahlreichen Fällen überprüft und stets normal gefunden. Lediglich Paleari, Archer und Fox, Thompson, Hoover und Fulton sowie Demolin stellten außer den schon bekannten Autoren des älteren Schrifttums (Windholz; Kadrnka und Hirleman) eine Vermehrung des *Blutcalciums* mit Werten zwischen 11,2 und 16,5 mg-% fest. Bauer und Paccini hingegen wiesen auf einen er-niedrigten Calciumspiegel hin. Auch Berté berichtete von einer starken und persistieren-den Hypocalcämie. Bei einem der Windholzschen Fälle lag der *Phosphorgehalt* des Serums oberhalb der Norm. Meischke indessen teilte einen stark erniedrigten anorganischen Phosphorgehalt bei normalen Calciumwerten mit.

Der Auffassung von Windholz u. a. darf beigepflichtet werden, daß sich mit so spärlichen pathologischen Befunden eine Mineralstoffwechselstörung nicht begründen läßt. Noch weniger ist ein endokrinologischer Prozeß zu erwägen.

Abgesehen von den uneinheitlichen und widersprechenden Ergebnissen dominieren ganz offensichtlich die Fälle mit normalem serologischem Befund, wie wir sie vor allem in den großen Osteopoikiliefamilien antreffen. Busch (1936) hob als Ergebnis seiner umfangreichen Sippenuntersuchung die normalen Serumwerte für Calcium und Phosphor besonders hervor. Er wandte sich gegen die Hypothese einer hormonalen Störung, welche besonders die Nebenschilddrüse verantwortlich macht (Berté).

In den letzten Jahren ist man sehr zuversichtlich gewesen mittels der *Serumelektro-phorese* etwas Licht in die dunkle Herkunft der Knochenherde zu bringen. Namentlich die Untersuchungen von HOCHFELD machten von sich reden. Hier wurde bei zwei Fällen einer typischen Knochenfleckenkrankheit eine sichere Proteinämie, vornehmlich zugunsten der Gammaglobuline, beschrieben. BARISONE und NEUMAIER bestätigten diesen Befund. GYÖRGY indessen wertete eine leichte Vermehrung der Gammaglobuline nicht so weit auf, um diese als ein für die Osteopoikilie spezifisches oder gar verläßliches Symptom zu erklären. Diese kritische Haltung ist sicherlich berechtigt, wenn wir durch RYCKERT und DEROUX von einer *Hypo*proteinämie hören. Unbestimmte Mitteilungen machte FIORANI-GALOTTA über eine mit einer erhöhten Blutkörperchensenkungsgeschwindigkeit einhergehende Dysproteinämie. Wiederum in der Mehrzahl befinden sich schließlich jene Untersucher, welche der Frage einer Serum-Eiweiß-Verschiebung gleichfalls nachgingen und zu keinerlei pathologischen Bedingungen gelangten.

Eine Anämie gehört nicht zum Bilde der Osteopoikilie. Trotz ihrer Vieldeutigkeit und Unspezifität wurde sie in den Vorkriegsjahren (GLUCH; KRAFT; SCHMORL; HESS; HORNITZKI) wie auch im neueren Schrifttum mehrfach gewürdigt und wohl unberechtigterweise mit den Skeleterscheinungen in Verbindung gebracht. Gleiche Bedenken sind auch gegen eine beschleunigte Blutkörperchensenkungsgeschwindigkeit anzumelden.

Die Bestimmung der *alkalischen Phosphatase* hat zur Vertiefung der zur Diskussion stehenden pathogenetischen Kenntnisse nicht beigetragen. Auch andere Stoffwechselstörungen sind bei der Osteopoikilie wenig wahrscheinlich und ließen sich bisher nicht verifizieren.

c) Hautveränderungen

Die Osteopoikilie kann mit *Hautaffektionen* vergesellschaftet sein. Damit besitzt sie eine bemerkenswerte Parallele zur Melorheostose, bei der eine ausgedehnte Sklerodermie der an dem Knochenprozeß beteiligten Extremitäten mehrfach beschrieben ist (CLEMENT; COMBES-HOMELLE; MÜLLER-ALBERTI; DILLEHUNT-ELDON; GILLESPIE-SIEGLING).

Die Wesensgleichheit der Haut- und Knochenveränderungen wurde bei der Osteopoikilie erstmalig im Jahre 1928 vermutet (BUSCHKE und OLLENDORFF). Vorstellungen einer pathogenetischen Zusammengehörigkeit gründeten sich auf die formale Ähnlichkeit und Anordnung ihrer Herde, während man von dem histologischen Aufbau der Skeletverdichtungen noch keinerlei Kenntnis besaß. Erst die Schmorlschen Untersuchungen (1931) klärten die feingewebliche Struktur der Knochenflecke und bestätigten die bisherige Annahme einer morphogenetischen koordinierten Erscheinung. Der Gedanke einer Konstitutionsanomalie mit übergeordneter Störung in der Determination des mesenchymalen Gewebes wurde durch die Koinzidenz zweier so seltener Prozesse entscheidend gefördert. Hinzu kamen die Fehl- und Mißbildungen des Skeletes und anderer Organe, welche an den mit Osteopoikilie behafteten Personen in beachtlicher Häufung zutage traten. Schließlich lieferte die Heredität der sich an Haut und Knochen vollziehenden Prozesse eine für diese Ansicht starke Stütze und konnte durch ihr gemeinsames Vorkommen innerhalb einer Familie nicht besser demonstriert werden.

Unter allen Hautveränderungen steht die *Dermatofibrosis lenticularis disseminata* an erster Stelle (Abb. 35a und b). Dieses für den Dermatologen und Röntgenologen gleichermaßen interessante Krankheitsbild ist durch eine herdförmige Bindegewebshyperplasie der Cutis und Subcutis charakterisiert und nur bei einem kleinen Teil der Knochenanomalieträger zu finden. Auf seine Koinzidenz mit der Osteopoikilie wiesen BUSCHKE und OLLENDORFF (1928) bei einer 41jährigen, debil und infantil wirkenden Frau erstmalig hin. Nach den Schilderungen der Autoren sind die Veränderungen netzförmig verteilte, dicht nebeneinanderstehende, länglich-ovale oder rundliche, etwa linsengroße, flache Erhabenheiten der Haut, die sich in symmetrischer Anordnung vom Nacken über die ganze Rückenpartie bis zur Lumbal- und Gesäßgegend sowie auf die Außenseite der Oberarme und Oberschenkel erstrecken (Abb. 36, 37). Die Oberfläche der Efflorescenzen zeigt gelbliches Kolorit und ist normal behaart. Ihre Konsistenzvermehrung gegenüber der normalen Haut läßt sich besser tasten als sehen. Auffallenderweise nehmen sie das Gesicht

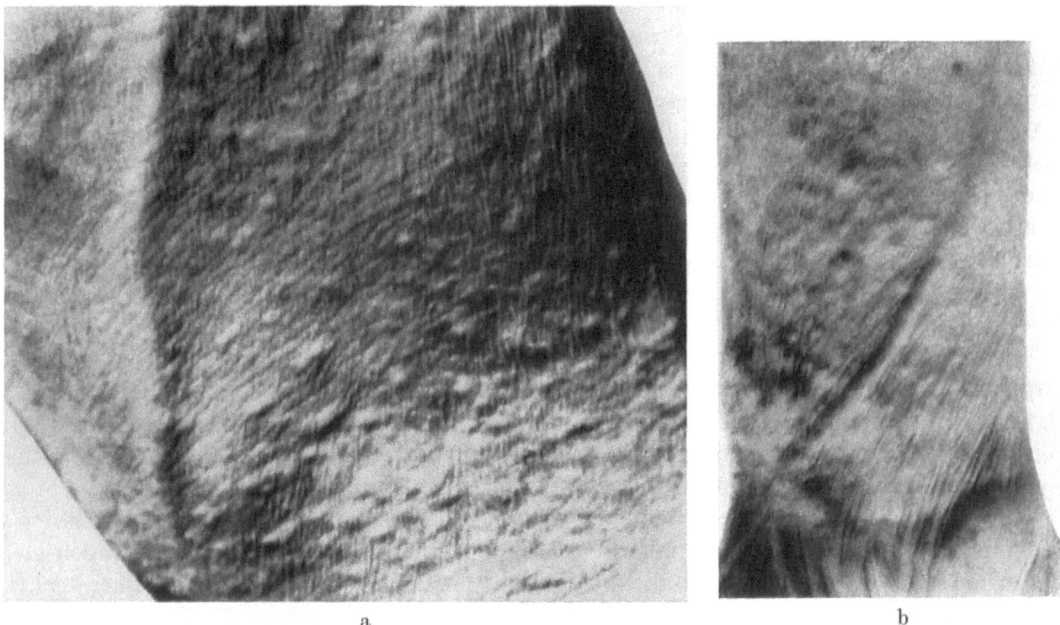

a   b

Abb. 35a u. b. Dermatofibrosis lenticularis disseminata der Ellenbeuge und Unterarmbeugeseite. (C. Serowy, Hautsanatorium Ostseebad Heiligendamm)

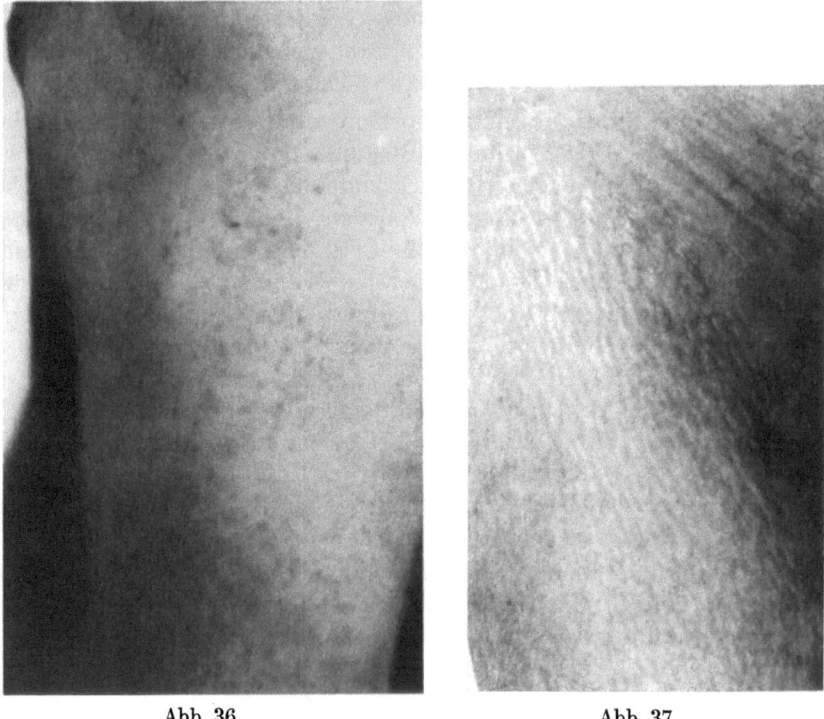

Abb. 36   Abb. 37

Abb. 36. Dermatofibrosis lenticularis disseminata an der Außenseite des Oberschenkels. (Beobachtung Windholz)
Abb. 37. Dermatofibrosis lenticularis disseminata. Retikuläre Anordnung der Papeln. (C. Serowy, Hautsanatorium Ostseebad Heiligendamm)

und den Hals völlig aus; hier erkennen wir eine Analogie zu dem Skeletprozeß, bei dem schon eine solitäre Herdbildung im Schädelknochen sehr ungewöhnlich ist.

Die Dermatofibrosis lenticularis disseminata wird meist durch Zufall entdeckt; alle sich mit ihrem frühesten Auftreten und ihrem Anfangsstadium beschäftigenden Fragen stehen daher noch offen. WINDHOLZ dürfte bisher die jüngste Beobachtung gelungen sein; ein 10jähriges Mädchen war an zahlreichen, oft juckenden, bis linsengroßen Hautprominenzen erkrankt, wie sie auch der 46jährige Vater in Kombination mit der Osteopoikilie darbot.

Farbänderungen der Efflorescenzen sind mit zunehmendem Lebensalter möglich; das leicht gräuliche oder gelbliche Hautkolorit junger Leute wechselt später in dunklere, meist bräunliche Töne über (SJÖHOLM). Auf die Möglichkeit einer nur vorübergehenden Manifestation derartiger Hauterscheinungen machte JONASCH aufmerksam.

Im histologischen Bild tritt die Dermatofibrosis lenticularis disseminata als fibromatöse Verdichtung der Cutis und Subcutis mit unscharfen Grenzen zur normalen Haut hervor. Sie besitzt weder echten Tumorcharakter noch führt sie zu einer Zerstörung der elastischen Fasern, das darüberliegende Epithel ist unverletzt. Entzündliche Kennzeichen oder Reste von solchen fehlen. Die einzelnen Elemente der Gewebshyperplasie zeigen eine ähnliche Differenzierung wie das Gewebe, aus dem sie hervorgehen (WINDHOLZ). Somit ist eine zahlenmäßige Zunahme vollkommen normal aussehender, kollagener Bündel das eigentlich Pathologische an dem ganzen Befund.

Die Kombination von Dermatofibrosis lenticularis disseminata und Osteopoikilie konnten zahlreiche Autoren (WACHTEL; GYÖRGYI; SJÖHOLM; SEROWY; ŠVÁB; RISSEEUW; MORDANT; KIRSTEN; JONASCH; WINDHOLZ; JANSEN et al.; AGGARWAL; BUSCH) in gleichsinnigen Beobachtungen bestätigen. WINDHOLZ wies als erster auf ihr Zusammentreffen innerhalb einer Familie (Vater und Tochter) hin. Später folgten die Untersuchungen von BUSCH an der bekannten Aalum- und Aarhus-Sippe. Hier boten unter 14 mit einer Osteopoikilie behafteten Personen nicht weniger als sechs Glieder zweier Generationen gleichzeitig eine Dermatofibrosis lenticularis disseminata dar.

Bei oberflächlicher Betrachtung der Haut kann diese Dermatose leicht übersehen werden. Diese Möglichkeit wie auch den Umstand ihres Verkanntwerdens hatten schon ältere Autoren (BUSCHKE u. OLLENDORFF; WINDHOLZ) erwogen. Nach unseren Erhebungen glauben wir bei etwa 10—12% der Osteopoikilieträger mit dem Auftreten einer Dermatofibrosis lenticularis disseminata rechnen zu können. Der für diese kleine Manifestationsrate verantwortlich zeichnende Erbmodus ist dabei noch vollkommen ungeklärt. Auch im umgekehrten Falle fehlt jegliche Begründung für die obligate Anwesenheit der Knochenveränderungen bei der Manifestation dieser Dermatose. Die bei dieser Art von Paarung herrschenden Gesetzmäßigkeiten haben die Sippenforschungen von MELNICK, JONASCH u.a. bestätigt.

Unter diesem Aspekt mußten die Mitteilungen von ADOLF und LILLY POKORNY (1929) anfechtbar werden. Sie berichteten über Hautveränderungen analog den Wahrnehmungen von BUSCHKE und OLLENDORFF, jedoch *ohne* das Vorliegen einer Osteopoikilie. Dies war zur damaligen Zeit nichts Ungewöhnliches. Zweifel an der von POKORNY und POKORNY gegebenen Deutung der dermatologischen Veränderungen kamen erst nach erkannter Entität der sich an Haut und Knochen entwickelnden Prozesse auf. HELEN CURTH-OLLENDORFF bezeichnete die Pokornyschen Mitteilungen als Fehlinterpretation und reihte die beobachteten Veränderungen unter die Sklerodermien ein. BUSCH teilte diese Meinung. Im jüngeren Schrifttum lenkten SEROWY und AIGNER die Aufmerksamkeit erneut auf den obligaten Skeletbefund bei der Diagnose dieser Dermatose.

Eine weitere, nicht allzu bekannte Hautveränderung stellt das *Keratoma hereditarium palmare et plantare* (BAUER) dar, dessen Erblichkeit — wie schon ihr Attribut zum Ausdruck bringt — gleichfalls gesichert ist. Ihr morphologisches Kennzeichen sind an den Handinnenflächen und Fußsohlen auftretende, meist einzeln stehende, ungefähr linsengroße, vielfach etwas gedellte Hornknötchen (Abb. 38). In Kombination mit der fleckförmigen Osteopoikilie wurden sie erstmalig von AIGNER (1953) beschrieben. Den Beweis ihrer gemeinsamen Vererbbarkeit erbrachte er durch den nachgewiesenen Befall zweier Generationen (Mutter und zwei Töchter). Was diese Hautveränderung von der Dermatofibrosis lenticularis disseminata grundlegend unterscheidet, ist ihre Manifestationsmöglichkeit *ohne* die zwingende Anwesenheit der Knochenherde. Nach AIGNER zeigten sechs an einer solchen Palmoplantarkeratose erkrankte Personen ein vollkommen normales Skeletsystem. Elf weitere Familienmitglieder waren weder Träger einer Hautaffektion noch einer Osteopoikilie.

Obwohl die Dermatofibrosis lenticularis disseminata wie auch die herdförmige Palmoplantarkeratose in Gesellschaft der merkwürdigen Spongiosaverdichtungen auftreten können, ist der gleichzeitige Nachweis beider Dermatosen in einer Osteopoikiliefamilie noch niemals gelungen. JONASCH konnte zwar an seinen zwölf Patienten beide Hauterscheinungen feststellen, aber die einzige an einer Dermatofibrosis lenticularis disseminata erkrankte Person stand in keinerlei verwandtschaftlicher Beziehungen zu den übrigen Fällen.

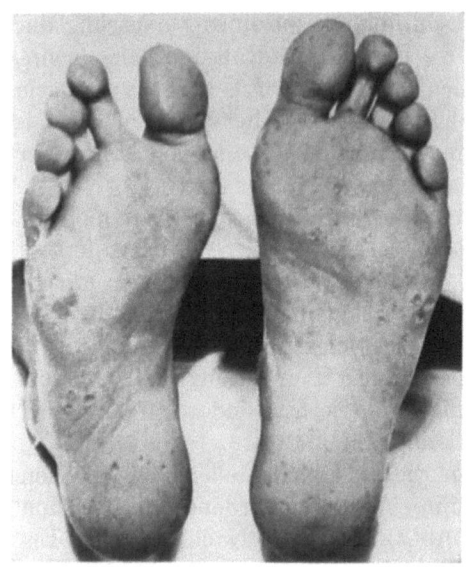

Abb. 38. Keratoma hereditarium dissipatum palmare et plantare. (E. JONASCH, Böhlersches Unfallkrankenhaus Wien)

1956 teilte VAN DER HOUWEN eine weitere Beobachtung einer Knochenfleckenkrankheit in Gesellschaft einer Palmoplantarkeratose mit.

Familiär auftretende bindegewebige Naevi (A. D. SMITH und WAISMAN) unterstreichen die nosologische Zusammengehörigkeit der Knochen und Hauterscheinungen. Diese mit leicht erhabenen Plaquesbildungen von weißlichgelber Farbe einhergehende Dermatose wurde bei zwei Fällen in Begleitung einer typischen Osteopoikilie angetroffen. Histologisch handelt es sich um eine Cutisverdickung mit Vermehrung von sonst unauffälligen, kollagenen Bündeln, wie wir sie in gewisser Parallele von der Dermatofibrosis lenticularis disseminata und der Palmoplantarkeratose her kennen.

In Koinzidenz mit der Osteopoikilie sind eine Reihe weiterer, mehr eine Solitärbeobachtung darstellende Hautkrankheiten publiziert worden: Erythema nodosum (RICHARZ), Naevus flammeus (METELKA), lentikuläre Fibrome (NORDIO), subepitheliale Cystenbildungen in der Haut der Hand (KRAFT), profuse Lentigo mit zahlreichen Naevi aller Art (LIÈVRE). Auffallenderweise neigen osteopoikiliebehaftete und eine Verletzung erleidende Personen in erhöhtem Maße zu einer Narbenkeloidbildung der Haut (BUSCHKE und OLLENDORFF; ORDONNEAU und BELL; SUTHERLAND; WINDHOLZ; GYÖRGYI). Bekanntlich liegt hier ein zellarmes, faserreiches Schwielengewebe vor, so daß sich enge morphologische Beziehungen zur Dermatofibrosis lenticularis disseminata andeuten (SJÖHOLM). Die von DELHERM, MORELL-KAHN und COUPUT, BERNUTH, WEISSMANN, EDSTRÖM beschriebenen Hautaffektionen besitzen mehr den Charakter einer *lokalen* Sklerodermie.

Die formale Ähnlichkeit der in der Knochenspongiosa und im Unterhautbindegewebe auftretenden sklerosierenden Prozesse weist auf eine übergeordnete Fehlentwicklung im mesenchymalen Gewebe hin. Offenbar betrifft die Genmutation nicht allein das osteoplastische System, sondern es scheint auch das übrige Mesenchym erbgenetisch abnorm determiniert zu sein. Nur so ist die gleichzeitige Anwesenheit einer Dermatofibrosis lenticularis disseminata, Palmoplantarkeratose und anderer Dermatosen zu erklären.

6. Begleitkrankheiten, Entwicklungsstörungen, Miß- und Fehlbildungen

Auf die Vergesellschaftung der Osteopoikilie mit anderen Leiden glaubten bisher alle Untersucher peinlichst achten zu müssen in dem Bestreben einer formal genetischen Deutung ihrer Ätiologie. Eine Unzahl von Krankheitszuständen anderer Organe ist daher mit den Herdbildungen in Verbindung gebracht worden, was sich später vielfach als ungerechtfertigt und zufallsabhängig erwies.

Bei der Fülle der mitgeteilten Leiden haben wir zwischen angeborenen Entwicklungsstörungen und Fehlbildungen des Skeletsystemes sowie anderer Organe (Haut, Gefäßapparat, Nervensystem) zu unterscheiden. Hinzu kommen Stoffwechselanomalien, endokrinologische Störungen, Infektionskrankheiten und sonstige Krankheitsbilder, die sich erst während des späteren Lebens zu irgend einem Zeitpunkt einstellen (z.B. Endokarditis, rheumatische Karditis, Polyarthritis rheumatica, akute myeloische Leukämie usw.).

Unter den *Fehlbildungen des Knochens* ist das angeborene Hüftleiden in Koinzidenz mit der Osteopoikilie bemerkenswert häufig gesehen worden. Nach BOMBELLI waren die Schwester und andere Familienmitglieder des Osteopoikilieträgers mit einer vererbbaren Hüftluxation behaftet gewesen. Gleichsinnige Beobachtungen mit Merkmalen einer familiär auftretenden Hüfterkrankung teilten PACCINI und THYES mit. BECKER, HÖHNE und STEHL konnten eine doppelseitige kongenitale Hüftluxation bei mehreren Familienangehörigen eines Osteopoikilieträgers feststellen. Bei einer anderen Sippe beschrieben sie eine vererbbare Innenohrschwerhörigkeit in Verbindung mit der Knochenanomalie. HÄRTIG wies auf Spaltbildungen an Gaumen und Lippen in einer Osteopoikiliefamilie hin. Unter den angeborenen Fehlbildungen des Skeletsystemes haben weiterhin eine Kreuzbeinspalte (BOMBELLI), Spina bifida sacralis occulta (FUNSTEIN und KOTSCHIEW), Rachischisis des 4. und 5. Lendenwirbelkörpers (KELLOGG und LINSMAN) Erwähnung gefunden. YVIN berichtete von einer generalisierten Platyspondylie bei einem 9jährigen Kind, RETZEPIS von einer Ossifikationsstörung (verzögerter Epiphysenschluß) am knöchernen Becken. Auch von BAKER und JONES sind neben verschiedenen Deformierungen der Gliedmaßen Störungen des Epiphysenwachstums beobachtet worden. ALBERS-SCHÖNBERG hob eine Exostosenbildung im Tuberculum minor hervor; ähnliche Wahrnehmungen machten RISSEEUW, THYES, PHALEN und GHORMLEY bei ihren Patienten. Während REY GONZALES Fingerverformungen beider Hände beschrieb, sah WILCOX eine halbseitige Leontiasis des Schädels nach Art einer Osteopetrose bei einer zur Osteopoikiliefamilie gehörenden Person. APPELMAN und MOEHLIG glaubten das familiäre Auftreten einer Kraniopathie (Hyperostosis frontalis interna) besonders herausstellen zu müssen. Auch MEISCHKE lenkte die Aufmerksamkeit auf einen hyperostotischen Schädelbefund.

An Erbleiden des Nervensystems haben sich eine Schizophrenie (KÖNIG), geistige Debilität und Infantilismus (BUSCHKE und OLLENDORFF), neuropathische Stigmata (WINDHOLZ), mongoloide Züge (REY GONZALES) dargeboten. Im Falle DENGEL lag ein Horner-Syndrom vor.

An Mißbildungen und Veränderungen der inneren Organe wiesen PHALEN und GHORMLEY eine Koarktation der Aorta, ISSELHARD einen gedoppelten Harnleiter mit zwei rechtsseitigen Nierenbecken und STECKEN und OPITZ eine arterio-venöse Lungenfistel (bei Morbus Osler) nach. HERPERS erwähnt eine Pneumopathia osteoplastica racemosa bei gleichzeitig bestehender Mitralstenose in Kombination mit der Osteopoikilie. ORDONNEAU und BELL, REY GONZALES et al. teilten eine Hernia diaphragmatica sowie eine Hypospadie mit. WINDHOLZ stellte bei einem 10jährigen Mädchen neben dem voll ausgeprägten Knochen-Haut-Syndrom ein sog. Genitale anceps fest. Weitere Entwicklungsstörungen mit infantilem Genitale (SARKISOW und JOUSBASCHEW), Kryptorchismus (VOORHOEVE) und Hermaphroditismus (LANGE) reihen sich hier an. BORCHARD glaubte auf die blauen Skleren sowie auf die verlängerte Blutgerinnungszeit seines Falles besonders verweisen zu müssen. Schließlich ist über Zwergwuchs, aneurysmatische Gefäßmißbildungen, Hypopituitarismus und Hypothyreodismus berichtet worden. In einer anderen Familie bestand eine diabetische Stoffwechsellage.

Die Liste der Entwicklungsstörungen und Anomalien erweist sich als äußerst bunt und ließe sich beliebig erweitern. Sie ist letztlich nur Ausdruck der so zahlreichen Variationsmöglichkeiten und Kombinationen von Fehlbildungen, welche durch eine über-

geordnete Determinationsstörung im mesenchymalen Gewebe entstehen. Weniger die
Einzelbeobachtung einer Mißbildung als die Gesamtbetrachtung aller sowohl in der
Aszendenz als auch in der Deszendenz des Trägers auftretenden Anomalien führen uns
aus einem allzu begrenzten Gesichtswinkel heraus und gewähren uns einen besseren Einblick in die genetischen Vorgänge (Dewitz und Stecken).

7. Verlaufsbeobachtungen und Veränderlichkeit des Röntgenbildes

Mit dem späteren Schicksal der Knocheninseln ist die Frage ihrer Herkunft eng
verknüpft. Größte Aufmerksamkeit wurde von jeher der ersten und auch frühesten
Manifestation der Skeleterscheinungen gezollt, um mit zahlenmäßiger Zunahme der Verdichtungen den Übergang zu dem Vollbild der Osteopoikilie zu erfassen. Offenbar scheint
dies nur in der Kindheit möglich zu sein. Im Erwachsenenalter achtete man mehr auf
einen Strukturwandel der Flecken, Größenzunahme durch Koaleszenz oder Schatten-
überlagerung, Formänderungen und Variationen der Herddichte. Auch für die Rückbildungsfähigkeit der Knocheninseln wurde nach dem morphologischen Beweis gefahndet.

Verlaufsbeobachtungen führen nicht immer zu dem gleichen Resultat. Hierfür gibt
es mehrere Gründe. Viele der im Schrifttum niedergelegten Ansichten stützen sich auf
den besonderen Befund eines einzelnen Falles, was die Aussagekraft beeinträchtigt und
einer Verallgemeinerung größte Zurückhaltung aufzwingt. Nicht selten dürfte auch der
Beobachtungszeitraum zu kurz bemessen sein, um eine Änderung des Röntgenbildes
überhaupt erwarten zu können. Anamnestische Angaben über die Existenz solcher Herde
bieten für die unauffindbaren älteren Röntgenogramme keinen gleichwertigen Ersatz
(Jeter und McGehee). Schließlich gilt die gleiche Aufnahmetechnik neben strengster
Objektivität als eine unbedingte Voraussetzung für ein solches Unternehmen. Durch das
Fehlen jeglicher klinischer Erscheinungen und Kriterien bietet hier das Röntgenbild die
einzige Möglichkeit, die Frage einer Progredienz oder Rückbildung einigermaßen zuverlässig zu entscheiden.

Histologische Verlaufskontrollen, welche den besten Einblick in den Strukturwandel
solcher Herde gewähren, hat das Schrifttum infolge der Harmlosigkeit des Skeletprozesses
nicht aufzuweisen. Der einzige, von seiten des pathologischen Anatomen geleistete Beitrag
geht auf v. Stubenrauch zurück. Dieser beschrieb neben knochenbildenden und knochen-
abbauenden Zellen auch Herdformationen mit nur wenig belebtem Strukturwechsel.
Möglicherweise geben die sich in den verschiedensten Zuständen des Zellebens befindlichen und einem ständigen Umbauprozeß unterliegenden Verdichtungen eine Erklärung
ab für die so differenten Ergebnisse röntgenanatomischer Deutungen.

Verlaufskontrollen sind durch mehr als 25 Autoren erfolgt. Die längste Beobachtungszeit solcher
Fleckschatten erstreckt sich über 19 Jahre und ist den Bemühungen von Jonasch zu verdanken.
Dann folgt der Fall Sjöholm mit 18 Jahren, den schon Schéle im Jahre 1922 als 6. Fall einer Osteopoikilie publizierte. Osgood hatte seinen Patienten mehr als ein Jahrzehnt überwachen können;
der Beobachtungszeitraum der übrigen Fälle liegt zwischen 5 und 10 Jahren.

Die Heredität der Strukturanomalie läßt schon im *Kleinkindesalter* Herdbildungen
erwarten. Dies ist die vorherrschende Meinung aller Autoren, denen sich zu längeren
Verlaufskontrollen eines mit Osteopoikilie behafteten Kindes Gelegenheit bot. Eine angeborene Form der Osteopoikilie wurde allerdings noch niemals gesehen. Schrifttums-
hinweise dieser Art gehen auf eine Diskussionsbemerkung von Heilbron (1924) zurück,
der bei einem 4 Monate alten Fetus fleckige Trübungen beobachtet haben will, sowie auf
die Angaben von Kayser über die Osteopoikilie eines 18 Tage alten Kindes. Beweiskräftige Unterlagen haben die beiden Autoren nicht erbracht. Von geringer Aktualität
ist selbst der Fall Bernuth, der für die Anwesenheit der Herde im Kleinkindesalter
(7 Monate altes Mädchen) früher vielfach zur Beweisführung diente. Wir verfügen heute
über wesentlich eindrucksvollere Beobachtungen jugendlicher Osteopoikilieträger mit
zweifelsfreiem Skeletbefund (Abb. 39, 40). Besonders die Untersuchungen von Busch, Melnick, Jonasch u. a. an großen, mit Osteopoikilie behafteten Sippen müssen zitiert werden.

Hier ist die Erstmanifestation und Weiterentwicklung von Herden aus zunehmenden Verdichtungen des Knochenbälkchenwerkes beschrieben. BUSCH gibt das 2. und 3. Lebensjahr als den frühstmöglichen Zeitpunkt für die Wahrnehmbarkeit der Knocheninseln an. Offenbar muß das Skeletsystem genügend ausgeprägt sein, um überhaupt einen Fleckschatten produzieren zu können. Daher nimmt in solchen Skeletteilen, welche sich postnatal in einem noch nicht verknöcherten Zustand befinden, der Umfang der fleckförmigen Knochenveränderungen erst mit weiterem Alter des Kleinkindes zu. BECKER konnte die Angaben von BUSCH durch eine instruktive Beobachtung bestätigen. In einer sich durch dominanten Erbgang der Strukturanomalie auszeichnenden Familie (Vater und alle drei

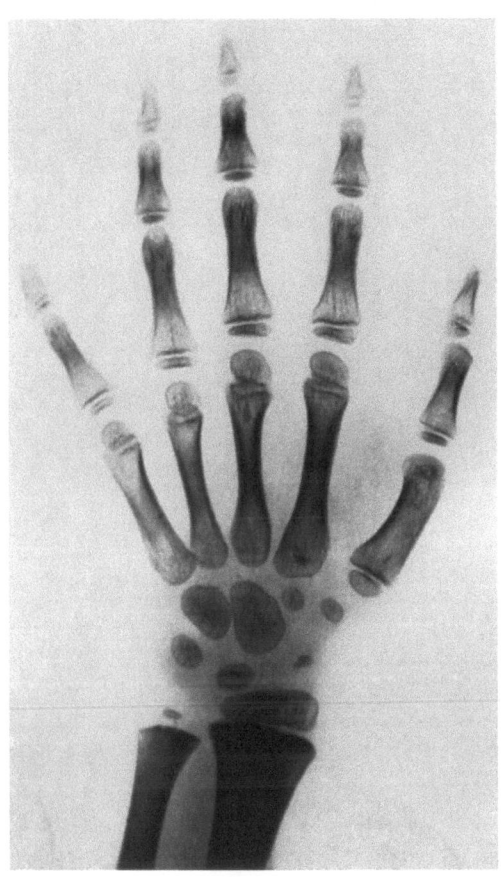

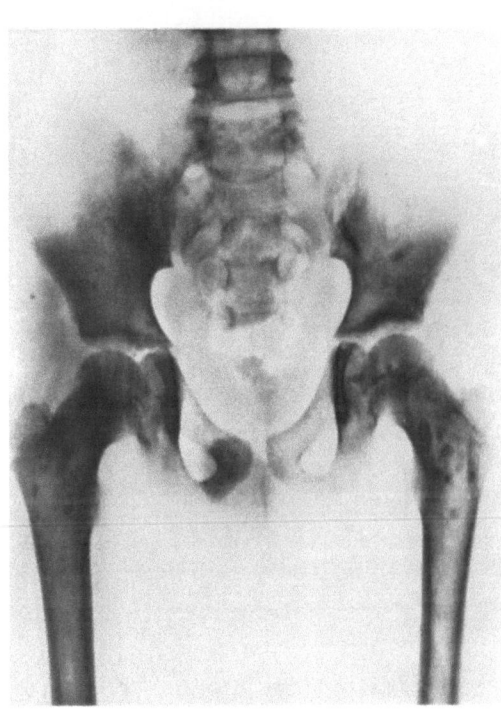

Abb. 39   Abb. 40

Abb. 39. Diskrete Manifestation der Osteopoikilie im 2. und 3. Mittelhandknochen. (7jähriges Kind der F_3-Generation des Melnickschen Stammbaumes — vgl. Abb. 42, Fall 15)

Abb. 40. Bereits typisch ausgeprägte Osteopoikilie bei 9jährigem Kind. (Fall 12 der F_3-Generation des Melnickschen Stammbaumes)

Kinder) sah er bei dem jüngsten, 3 Jahre alten Kind nur sehr spärliche Herde. Der um 7 Jahre ältere Bruder bot wesentlich zahlreichere Knochenverdichtungen dar, aber nicht so gehäuft wie seine noch ältere Schwester. Den stärksten Skeletbefall wies der Vater auf.

Über eine Größenzunahme und das Erscheinen neuer Herde bei *älteren Kindern* sind wir durch BUSCH, WINDHOLZ, MELNICK, HOLLY sowie ARCHER und FOX unterrichtet (Abb. 40). WINDHOLZ führte bei einem 10jährigen Mädchen bereits nach 3 Jahren den sicheren Beweis für eine Veränderlichkeit der Knochenverdichtungen. JONASCH fand bei einem 6 Jahre alten Mädchen nach mehreren Jahren eine einwandfreie Intensitätszunahme der Osteopoikilie. Mit Vorliebe pflegen die vier Fälle von HOLLY, alle einer Familie entstammend (Mutter und drei Kinder), für die Veränderlichkeit des Röntgenbildes während eines Beobachtungszeitraumes von 4 Jahren zitiert zu werden. HOLLY scheint das Verschwinden einzelner Verdichtungen wie auch das Auftreten neuer Knocheninseln wahrgenommen zu haben. Gleichzeitig ist in seiner Publikation von einer Größenzunahme der ursprünglichen Herde die Rede. Unerklärlicherweise und offensichtlich einem Irrtum verfallen sah HOLLY seine Beobachtungen durch die histologischen Befunde von SCHMORL bestätigt, der es im Hinblick auf die geringen Knochenumbauvorgänge offen ließ, ob eine Vergrößerung der Osteopoikilieherde überhaupt möglich sei. Das histologische Korrelat zu den Hollyschen Wahrnehmungen dürfte allenfalls v. STUBENRAUCH

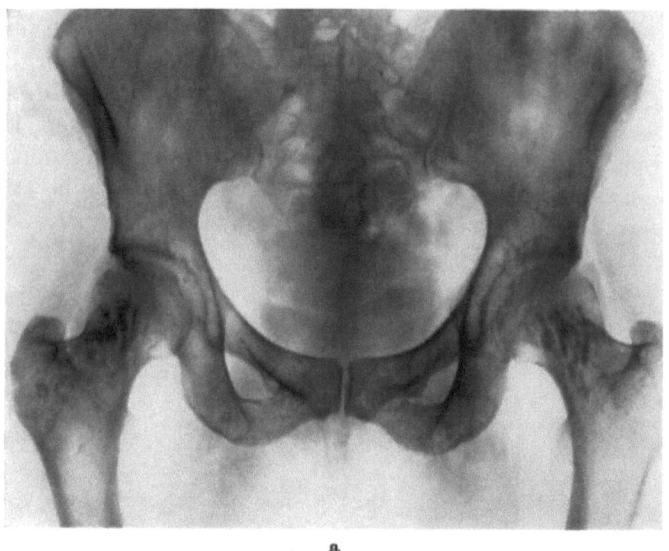

a

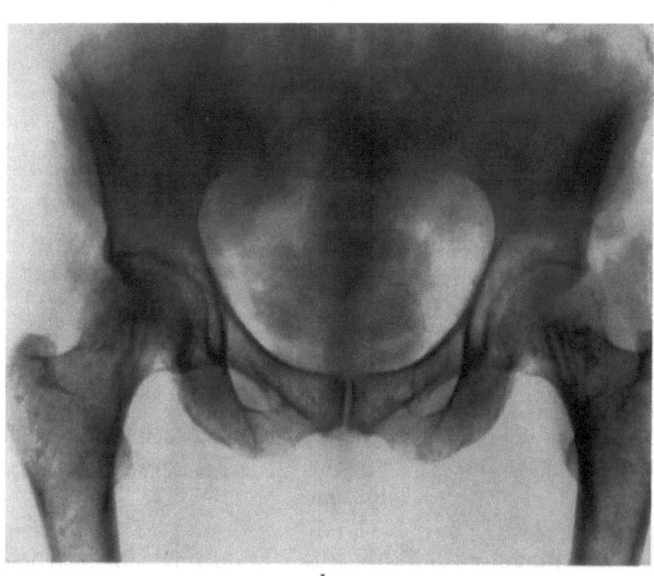

b

Abb. 41a u. b. Osteopoikilie vom lenticulären Typus mit deutlicher Rückbildung der Herde nach 18jähriger Verlaufskontrolle. (E. JONASCH, Böhlersches Unfallkrankenhaus Wien)

geliefert haben, der als einziger von allen pathologischen Anatomen Knocheninseln in den verschiedensten Zuständen des Zellebens beschrieb.

Verlaufsbeobachtungen im *jugendlichen Alter* sind durch JONASCH, OSGOOD, ARCHER und FOX sowie GRILLI erfolgt. Sie beweisen, daß auch noch in diesem Lebensalter eine Progredienz der Fleckschatten möglich ist. JONASCH verfügt über 19 Jahre zurückreichende Röntgenogramme und demonstriert eine erhebliche Zunahme der Knochensprenkelung bei einem damals 15jährigen Jungen. ARCHER und FOX erwähnen einen 18jährigen Soldaten, dessen im 11. Lebensjahr angefertigten Röntgenogramme nur kleine

Knochenverdichtungen von wesentlich geringerer Zahl darboten. Nach 11jähriger Beobachtungszeit registrierte Osgood eine beträchtliche Zunahme der Knocheninseln an Größe, Zahl und Dichte. Grilli stufte die Osteopoikilie als eine entwicklungsfähige Krankheit ein. „Eine wesentliche Änderung ihres Erscheinungsbildes könne sich allerdings nur bis zum Abschluß des Wachstumsalters vollziehen", stellte er als das Ergebnis einer 7jährigen Beobachtung eines jugendlichen Kranken fest.

Am vollausgereiften Skelet des *Erwachsenen* ist die Manifestation neuer Knocheninseln wenig wahrscheinlich. Hand in Hand mit den Umbau- und Alterungsvorgängen der Spongiosa findet jedoch ein Strukturwandel der Herde statt. Nach Meischke bestehen die Strukturveränderungen beim Erwachsenen in einer Zunahme der Knochenverdichtungen im Sinne einer Eburnisation. Auf eine solche Tendenz vermehrter Sklerosierung hatte Schinz schon wesentlich früher die Aufmerksamkeit gelenkt. Nach Darlegung von Chapchal können anfänglich punktförmige, der Verlaufsrichtung der Zug- und Kraftlinien folgende Spongiosaverdichtungen eine mehr ovale Gestalt annehmen. Stellt sich mit zunehmendem Alter eine senile Atrophie der Spongiosazüge ein, verlieren die Fleckschatten an Intensität und Ausdehnung und lassen als „klecksartig" zwischen den Knochenstrukturen gelegene Herde ihre Zugehörigkeit zu den Trajektorien recht deutlich werden.

Der längste Beobachtungszeitraum, innerhalb dessen sich *keinerlei Veränderung des Röntgenbildes* vollzog, beträgt 18 Jahre und geht auf Sjöholm zurück. Gleichsinnige Wahrnehmungen machte Jonasch nach 11 bzw. 14 Jahren. Nichols und Shiflet hoben eine 7jährige Konstanz des Röntgenbefundes besonders hervor, Newcomet gibt dies für 4 Jahre an. Meischke konnte seinen Patienten 5 Jahre lang überwachen und keine Zunahme der Herde an Größe und Zahl registrieren. Eine 7jährige Verlaufskontrolle mit gleichem Ergebnis ist aus der Melnickschen Publikation zu entnehmen. Keinerlei Änderung in der Zahl der Knochenverdichtungen fand Volicier bei dem Skeletstudium eines 4 Jahre zuvor von Sváb beschriebenen Kranken. In den Mitteilungen von Rey Gonzales (1 Jahr), Becker, Höhne und Stehl (2¹/₂ Jahre), Miller und Bangs (2 Jahre), van Staveren (3 Jahre), Funstein und Kotschiew (5 Monate) hatte man die Beobachtungszeit nicht lang genug gewählt.

Über die *Rückbildungsfähigkeit* der Herde sind im gesamten Weltschrifttum nur zwei überzeugende Mitteilungen enthalten. Die von Jonasch stammende Beobachtung beschäftigt sich mit einer 21jährigen Frau, bei der er 18 Jahre später eine sichere Regression der Knochenverdichtungen nachwies. Skeletaufnahmen belegen die Objektivität seiner Untersuchungen (Abb. 41a und b). Holly beschreibt nach 5jähriger Verlaufskontrolle (32 Jahre alte Frau) ein Verschwinden der Herde an den Hand- und Fußwurzelknochen, am Ellenbogen, an der Schulter sowie an der Patella. Wir haben noch keine genauen Vorstellungen, auf welche Weise die Rückbildung der Knocheninseln erfolgt (zentrale Resorption des Knochens ähnlich der Entwicklung spongiöser Strukturen aus ursprünglich kompakten Verdichtungen?).

8. Familiarität und Vererbung

Obwohl das familiäre Auftreten der Osteopoikilie in zahllosen Fällen gesichert ist, steht eine genauere Klärung ihres Erbganges noch aus. Den ersten Hinweis auf eine familiäre Manifestation, und damit auf die Erblichkeit der Strukturanomalie hatte Voorhoeve im Jahre 1924 gegeben. Das Skeletsystem eines Geschwisterpaares von 10 und 14 Jahren zeigte eigenartige, streifige, längsverlaufende Strukturen, während ihr Vater vermutlich mehr fleckförmige Knochenverdichtungen darbot. Das histologische Interesse der Voorhoeveschen Mitteilungen liegt nicht nur in der Wahrnehmung eines bis dahin noch weitgehend unbekannten Strukturbildes sowie in der Vererbungsmöglichkeit der Osteopoikilie begründet, die Vergesellschaftung der fleckigen und streifigen Form innerhalb einer Sippe führte vielmehr auch zu Vorstellungen gemeinsamer Ätiologie.

Auf die Vererbbarkeit der Osteopoikilie einmal aufmerksam gemacht, konnten Kraft (1931), Šváb (1932), Wilcox (1932) u.a. bald über weitere Fälle mit familiärer Manifestation berichten. Eine Schrifttumsübersicht bis zum Jahre 1936 hat Erbsen gegeben. Die spärlichen Mitteilungen der damaligen Zeit machten es diesem Autor noch möglich, die verwandtschaftlichen Beziehungen eines jeden Osteopoikilieträgers in seiner Sippe kurz zu skizzieren. Heute läßt sich über die Familiarität der Strukturanomalie nur noch summarisch referieren, da der Umfang solcher Beobachtungen um das drei- bis vierfache zugenommen hat.

Nach den uns erreichbaren Literaturangaben ist die Osteopoikilie bei *zwei* Gliedern einer Familie insgesamt 46mal festgestellt worden. In 18 Fällen haben sich *drei* Personen als Träger der Strukturanomalie erwiesen, während der Befall von *vier* und *mehr* Ange-

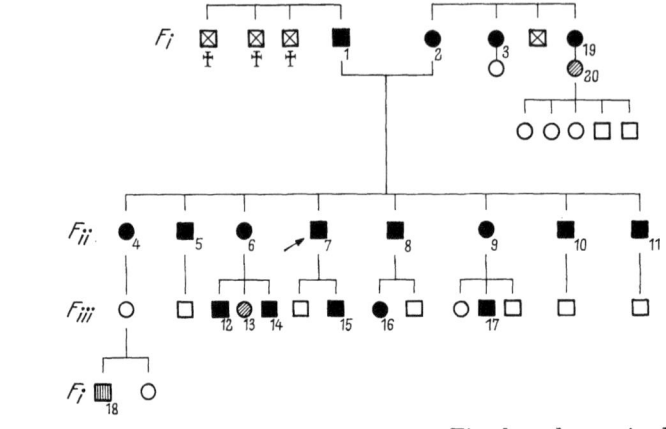

Abb. 42. Ungewöhnliche familiäre Manifestation der Osteopoikilie durch Befall beider Elternteile der F_1-Generation. (Melnick, Youngstown Hospital Association, Ohio)

hörigen einer Sippe insgesamt 15mal vermerkt ist. Nimmt man alle diese Personen — gleichgültig welchen Alters und Geschlechtes — zusammen, so ging die Hälfte aller im Schrifttum mitgeteilten Fälle aus einer der Osteopoikiliefamilien hervor. Da bei vielen „Einzelbeobachtungen" eine Umgebungsuntersuchung verabsäumt wurde oder aus äußeren Gründen unterblieb, wird man die familiäre Häufigkeit der Osteopoikilie noch etwas höher veranschlagen können.

Die erste, sich über *drei Generationen* erstreckende Beobachtung geht auf Risseeuw zurück, der die Knochenfleckenkrankheit bei einem Vater, allen sechs Kindern und einem Enkel erkannte. Nach Mitteilungen von Hinson vererbte eine Mutter ihre Skeletveränderungen auf ihre sechs Kinder sowie auf einen Enkel. Gleichartige Wahrnehmungen mit Beteiligung dreier Generationen wurden von Busch, Dereux, Jonasch, Metelka, Szelei und de Vulpian et al. publiziert. Melnick konnte die Schattenherde sogar über vier Generationen kontinuierlich verfolgen (Abb. 42).

Was den Erbgang der Osteopoikilie so problematisch und undurchsichtig macht, ist der Befall eines *einzelnen Individuums* bei negativem Untersuchungsergebnis der gesamten übrigen Sippe. Awalischwili wies als erster auf eine leere Familienanamnese (sieben Personen) eines Osteopoikilieträgers hin. Fiorani-Galotta stellte bei sechs Brüdern und Schwestern sowie bei dem Sohn seines Patienten Nachforschungen an und konnte keinerlei auf Strukturanomalie verdächtige Erscheinungen ermitteln. Auch die Bemühungen von Borchard, der seine Untersuchungen auf die Eltern sowie auf die drei Geschwister seines Falles ausdehnte, verliefen erfolglos. Unter den Autoren des jüngeren

Schrifttums konnte HERPERS (1959) lediglich bei dem Vater des Patienten spärliche Knochenveränderungen sichern, während bei der Mutter, dem Bruder, zwei Schwestern, fünf Brüdern des Vaters sowie bei dem Cousin jegliche Skeletbeteiligung fehlte.

Eine große, von BUSCH durchforschte dänische Familie läßt das erbliche Moment dieser merkwürdigen Knochenverdichtungen sehr eindrucksvoll hervortreten; hier waren nicht weniger als 14 Personen innerhalb dreier Generationen von der Osteopoikilie betroffen. Daher nahm BUSCH die Gegenwart eines einzelnen, nicht ganz regelmäßig *dominanten Faktors* bei der Entwicklung des Skeletprozesses an. Der von MELNICK postulierte dominante Erbgang der Knochenherde (durch ein autosomales Gen) stützte sich auf den gesicherten Nachweis bei zumindest 17 Gliedern einer Familie. Von ŠVÁB als einem der älteren Autoren wurde dieser Vererbungsmodus schon sehr frühzeitig vermutet. In neuerer Zeit setzten sich BECKER, durch den Befall eines Vaters und aller drei Kinder bestimmt, sowie COCCHI, SZELEI, HÄRTIG, CHAPCHAL u. a. für einen einfachen dominanten Erbgang ein. DE VULPIAN, KIRSCH und LEVREL indessen hegten Zweifel an einer einfachen Dominanz und wiesen auf die Beteiligung der 1. und 3. Generation bei fehlender Herdentwicklung der dazwischengelegenen Geschlechtsfolge hin.

Auch für eine *rezessive, männlich-geschlechtsgebundene* Übertragung der Erbanlage (BRÜCKE) hält das Schrifttum diverse Beispiele bereit. REY GONZALES et al. ermittelten einen Vater sowie alle vier Söhne als Träger der Osteopoikilie bei vollkommen intaktem Skeletsystem der gesamten weiblichen Linie (Mutter und drei Töchter). ANDRÉ, ENGELS, KAHLSDORF und REUTER vertraten gleichfalls die Auffassung einer rezessiven Erblichkeit, allerdings ohne geschlechtliche Bindung.

Mangels genauerer Vorstellungen über den Erbgang der Osteopoikilie vermögen wir also nur zu sagen, daß die Strukturanomalie bedingt vererbt wird. Sie kann sporadisch wie auch familiär auftreten. Dabei ist die Vererbung sowohl über den Vater als auch über die Mutter auf Kinder beiderlei Geschlechtes möglich. Wahrscheinlich werden die Skeleterscheinungen durch ein autosomales Gen ins Leben gerufen.

Die im Schrifttum aufgestellte Behauptung, daß sich die jeweilige Form der Osteopoikilie genau auf die Nachkommenschaft übertrage, trifft nur für den lenticulären Typus zu. Für die streifigen Strukturen ist dies ebensowenig belegt wie man beide Erscheinungsformen innerhalb einer Familie gleichzeitig auftretend oder wechselnd in direktem Erbgang beobachtet haben will. Anschauungen dieser Art resultieren aus den Voorhoeveschen Mitteilungen, dessen Analogieschlüsse und Hypothesen heute kaum mehr bindend sind.

Der Stammbaum von MELNICK (Abb. 42) muß als eine Art Kuriosum gelten, wenn *beide Elternteile* einer Sippe als Osteopoikilieträger erkannt werden. Interessanterweise gingen die Knochenverdichtungen auf alle neun dieser Ehe entsprungenen Kinder lückenlos über. In der 3. Generation indessen wies nur noch knapp die Hälfte aller Enkel die typischen Skeletveränderungen ihrer Vorfahren auf.

Eine Osteopoikilie bei *Zwillingsbrüdern* konnte WENDELSTEIN sicherstellen. Wesentlich neue Gesichtspunkte über den Erbgang der Strukturanomalie wurden nicht gewonnen.

Nach den Sippenforschungen von MELNICK, BUSCH, BECKER et al. scheint nicht nur die Zahl der Herde, sondern auch ihre Größe sowohl von Individuum zu Indididuum als auch von Generation zu Generation beträchtlich schwanken zu können. Hierfür lieferte ŠVÁB ein treffendes Beispiel.

9. Ätiologie und Pathogenese

Trotz weitreichender ätiologischer Kenntnisse ist das der Herdentwicklung zugrunde liegende eigentliche pathogenetische Geschehen in vielem noch ungeklärt. Die zahlreichen Deutungsversuche älterer Autoren trugen überwiegend spekulativen Charakter und wurden meist unter dem Eindruck eines außerordentlich bunten klinischen Bildes, einer zufälligen Kombination mit Funktionsstörungen, Fehl- und Mißbildungen oder sonstiger Krankheitszustände unternommen. Entscheidend auf die pathogenetischen Vorstellungen wirkte sich letztlich die Familiarität und Erblichkeit der Osteopoikilie aus. Hierdurch war zwar das Rätsel ihrer Entstehung noch lange nicht gelöst, aber man achtete in zunehmendem Maße auf konstitutionelle Momente. Vor allem die exogenen Faktoren, für die sich auch niemals eine Allgemeingültigkeit erbringen ließ, büßten ihre Aktualität sehr schnell ein.

Die historische Entwicklung der Ätiopathogenese ist in der umfassenden Monographie von Erbsen ausführlich wiedergegeben.

Die Annahme einer *1.infektiös-toxischen* Entstehungsweise der Knochenherde reicht bis zu den ersten Beobachtungen der Osteopoikilie zurück. Vor allem die Tuberkulose des Knochens (Mascherpa; Moreau), der Lungen (Moraldi) oder des Peritoneums (Stenhuis; Dorp-Beucker Andreae) wurde ursächlich mehrfach angeschuldigt. Ledoux-Lebard und Bistolfi hielten einen Zusammenhang mit Typhus für möglich; andere diskutierten einen Scharlach, Masern, Pocken oder sonstige in der Anamnese gerade zutreffende Krankheiten. Eine kongenitale Lues zogen nur einige Untersucher (Kadrnka und Hirlemann; Bloom; Wachtel) ernstlich in Betracht. Die feingeweblichen Untersuchungen des pathologischen Anatomen, welche die Zeichen einer frischen oder älteren Entzündung oder Reste einer solchen stets vermissen ließen, lieferten den morphologischen Beweis für die Unhaltbarkeit der infektiösen Hypothese. Auch der zeitliche Verlauf des ganzen Knochenprozesses sprach gegen die Mitwirkung einer Infektion.

2. Die *vasculäre* Theorie lebte im jüngeren Schrifttum durch Scarfi und Proclemer (1955) sowie Fiorani-Galotta (1956) erneut auf. In der Vermutung einer gefäßbedingten Ursache hatte Wachtel schon wesentlich früher die Herdentwicklung durch arterielle Embolie mit Verschluß kleiner Endarterien erklärt, wozu ihn die mit der hämatogenen Knochentuberkulose ähnliche Verteilung und Lokalisation der Fleckschatten offenbar inspirierten. Auch Haack glaubte eine Entstehung auf ischämischer Basis nach embolischem oder spastischem Verschluß der Endarterien annehmen zu können, während Berté sich für kleinere intraossale Blutungen oder segmentäre Ischämien (streifenförmige Rarefizierung des Knochens) entschied. Eine doppelseitige cystische Dystrophie des Os semilunare der Handwurzeln nahmen Scarfi und Proclemer zum Anlaß, die Osteopoikilie mit einer zirkulatorischen Ursache zu verbinden.

Die vasculäre Hypothese basiert auf den Untersuchungen von Leriche über die sich am Skelet auswirkenden Gefäßstörungen. Hyperämisierende Prozesse bedingen einen Schwund von Knochengewebe, eine Art Osteoporose, während eine relative Ischämie eine Knochenverdichtung unterschiedlichen Ausmaßes nach sich zieht. Im Falle der Osteopoikilie sollen rein anatomische oder funktionelle Veränderungen der Arteriolen in der Meta-Epiphysengegend für das Auftreten solcher Verdichtungszonen verantwortlich sein. Die Verfechter der zirkulatorischen Theorie sehen übrigens in der Koinzidenz von vasculären Störungen anderer Provenienzen wie z.B. Akrocyanose, Reynaudähnliche Bilder (Paleari, Stringa, Barisone und Neumaier) ihre pathogenetischen Auffassungen bestätigt. Stringa postulierte eine angeborene Anomalie der Endstrombahn mit nachfolgender diffuser Osteosklerose durch lokale Ischämie. Obwohl Funstein und Kotschiew anhand von postmortalen Angiogrammen eine Kaliberverschmälerung der Knochengefäße herausarbeiten konnten, erscheint die vasculäre Ursache insgesamt sehr wenig bewiesen.

3. Die Theorie einer *Dysproteinämie* (Hochfeld) vermutet einen Präcipitationsvorgang mit Fixation von Calcium in kollagenem Gewebe. Letzteres werde durch Eiweißveränderungen alteriert.

4. Die Theorie einer *Chondrodysplasie* kann mit Sicherheit verworfen werden. Lediglich durch eine fragwürdige Beweisführung von Voorhoeve (1923/24) geriet sie in den Kreis der ätiologischen Betrachtungen, allerdings vor Bekanntwerden der ersten pathologisch-anatomischen Untersuchungen, welche mit Schmorl (1931) begannen.

5. Eine konstitutionelle *Störung der inneren Sekretion,* vornehmlich der Nebenschilddrüse schließen die normalen Serum-Calcium- bzw. Serum-Phosphorwerte praktisch schon aus.

6. Die Theorie einer *Konstitutionsanomalie* besitzt heute die größte Wahrscheinlichkeit. In diesem Sinne äußerte sich bereits ALBERS-SCHÖNBERG, der in der Osteopoikilie eine Strukturanomalie des Skeletsystemes ohne klinische Bedeutung vermutete und sie wegen des bevorzugten Sitzes der Herde in der Epiphysengegend für einen Prozeß der Wachstumsperiode hielt. In der Tat sind schon in den ersten Lebensjahren typische Knochenveränderungen beobachtet worden und die allmähliche Ausreifung der Osteopoikilie im Entwicklungsalter mit Tendenz einer nur geringen Änderung im späteren Leben gilt heute als bewiesen.

Was für die Osteopoikilie als eine Konstitutionsanomalie spricht ist 1. ihre Vergesellschaftung mit Abnormitäten des Skeletsystems (Wirbelsäulenspaltbildungen, Platyspondylie, kongenitale Hüftluxation, Wolfsrachen, Störungen regionaler Differenzierungen wie Halsrippenbildungen, überzählige Lendenwirbelkörper oder Sacralisation) oder anderer Organe (Genitalmißbildung, Koarktation, gedoppelte Harnwege), wobei die auslösende Ursache der Fehlbildungen noch weitgehend im Dunkeln liegt. 2. Die Kombination mit anderen Erkrankungen (Osteochondromatose, fibröse Dysplasie — NORDIO; OSGOOD; NICHOLS und SHIFLET). 3. Die Familiarität und Heredität der Knochenerscheinungen, die in zahlreichen Sippen mit teilweise dominantem Erbgang gesichert ist. 4. Die Vergesellschaftung der Osteopoikilie mit einer Dermatofibrosis lenticularis disseminata oder einem Keratoma hereditarium dissipatum palmare et plantare bei Übertragungsmöglichkeit des Haut-Knochen-Syndroms auf die nachfolgende Generation. Die formale Ähnlichkeit der Dermatofibrosis lenticularis disseminata hatte bei BUSCHKE und OLLENDORFF schon sehr frühzeitig den Verdacht erregt, daß die Verdichtungsherde beider mesenchymaler Abkömmlinge — der Haut und der Knochen — gleicher genetischer Herkunft sind. Ihre Manifestation bedarf sicherlich keines weiteren exogenen Faktors, wie WINDHOLZ ursprünglich vermutete. Dies wäre allein schon mit der Familiarität der Knochenfleckenkrankheit (15 und mehr beteiligte Individuen aller Lebensalter in einer Sippe) unvereinbar.

10. Diagnose und Differentialdiagnose

a) Fleckige Form

Da die Osteopoikilie einen höchst uncharakteristischen, symptomenarmen Verlauf nimmt oder keinerlei klinische Erscheinungen verursacht, kann ihr Nachweis nur radiologisch geführt werden. Selbst der pathologische Anatom bezieht seine Informationen von der Anwesenheit der sich so selten darbietenden Knochenveränderung aus ihrem Röntgenbild.

α) Die *Diagnose* der Osteopoikilie stützt sich auf den Nachweis typisch gestalteter, stecknadelkopf- bis bohnengroßer Knochenverdichtungen, wobei der Einzelherd die elementare Form repräsentiert. Von hier angefangen kommen alle Übergänge bis zu hundert und mehr zählende, über das ganze Skeletsystem verstreute Flecke vor. Wenngleich ihre Verteilung auf die einzelnen Körperregionen ziemlich wahllos und ohne erkennbare Regel geschieht, so halten sie sich jedoch strengstens an die Prädilektionsstellen eines jeden Knochens.

Die *generalisierte Form* (polyostotische, polytope Lokalisation der Herde) mit typischer Sprenkelung fast aller Skeletbezirke liefert ein sehr augenfälliges und einprägsames, trotz seiner Seltenheit nicht zu verkennendes Röntgenbild. Differentialdiagnostisch kommt hier eine andere Krankheit kaum in Betracht.

Auch bei *mäßigen oder geringeren Herdansammlungen* dürften sich keine diagnostischen Zweifel auftun, „wenn man ihr Schattenbild einmal gesehen hat". Einem so feinfleckig und symmetrisch verteilten, Rumpf und Extremitäten in gleicher Weise affizierenden Skeletprozeß ist in der gesamten Knochenpathologie nur selten zu begegnen.

Bei vereinzelten, die *diskrete Form* der Osteopoikilie darstellenden Herden ist weniger die Gesamtzahl der Verdichtungen als die *Beteiligung mehrerer Knochen* von diagnostischem Wert. Hier gilt es neben der Größe, Form und Konturschärfe der Fleckschatten sowohl auf ihre Lieblingslokalisation wie auf die herdarmen Bezirke besonders zu achten. Zu letzteren zählen der Schädel, Sternum und Rippen. Die bandförmigen, der Metaphysengegend der Extremitätenknochen zugehörigen und für die Strukturanomalie äußerst pathognomonischen Verdichtungen fehlen gewöhnlich bei spärlichen Herden.

Wie langfristige Verlaufskontrollen osteopoikiliebehafteter Personen lehren, ist der Strukturwandel der Knochenfleckenkrankheit im wesentlichen auf die Wachstumsperiode beschränkt. Schnelle Herdzunahmen am Skeletsystem älterer Menschen schließen sie daher weitgehend aus. Selbst im jugendlichen Alter verläuft der Entwicklungsprozeß sehr langsam und zieht sich bis zur Ausprägung typischer Herde über viele Jahre hin. Solitäre, im Kleinkindesalter in Erscheinung tretende Fleckschatten können als Osteopoikilie praktisch niemals identifiziert werden. Sippen- und Umgebungsuntersuchungen zum Nachweis ihrer Erblichkeit sind daher unerläßlich.

Die röntgenologische Differenzierbarkeit vereinzelter, die diskrete Form der Osteopoikilie darstellender Herde gegen die Compactainseln stößt gewöhnlich auf große Schwierigkeiten. Daß diese Frage kaum praktische Bedeutung erlangt und mehr von akademischem Interesse ist, muß vornehmlich der Harmlosigkeit und klinischen Belanglosigkeit solcher Skeletveränderungen zugeschrieben werden.

Die *Dermatofibrosis lenticularis disseminata* als klinischer Hinweis auf das Vorliegen einer Osteopoikilie wurde in Gesellschaft nur weniger, zu diagnostischem Zweifel Anlaß gebender Herde noch niemals angetroffen.

Fehldeutungen aus Unkenntnis der Spongiosaverdichtungen sind mehrfach unterlaufen:

Der Patient von PORTRAIT und BOUDAGHIAN mußte durch mehrere Krankenanstalten gehen, ehe die wahre Natur der Knocheninseln erfaßt wurde. Der Fall von HÄRTIG kam unter dem Verdacht auf Wirbelmetastasen in die Klinik. Nach Mitteilungen von STEHR wurde eine erbsgroße Compactainsel im Tibiakopf eines jungen Mädchens als tuberkulöser Herd angesprochen. Da eine zwischenzeitlich eingetretene Inaktivitätsatrophie nach Ruhigstellung des Knies den Verdichtungsherd noch deutlicher hervortreten ließ, schien nunmehr die Diagnose „gesichert zu sein" und es wurde eine Verschlimmerung des Leidens angenommen.

β) Die *Differentialdiagnose* der Osteopoikilie geht von rein morphologischen Gesichtspunkten aus und umfaßt das Gebiet der umschriebenen Knochenverdichtungen bis zu den generalisierten Osteosklerosen. Zunächst gilt es die fleckförmigen, sekundär-osteoblastischen, im Rahmen anderer Grundkrankheiten auftretenden Knochenveränderungen abzugrenzen. Die große diagnostische wie auch praktische Bedeutung der hier an erster Stelle rangierenden Carcinommetastasen gründet sich auf die Häufigkeit ihres Vorkommens sowie auf ihre Ähnlichkeit mit der Osteopoikilie (Abb. 43). Die schicksalhafte Bedeutung ihres Nachweises erfordert die Berücksichtigung aller klinisch-internistischen Befunde einschließlich genauerer Kenntnis der Anamnese zur Vermeidung jeglichen diagnostischen Irrtums.

Die *carcinombedingten Verschattungen* äußern sich in Form und Verteilung meist etwas unregelmäßiger und der Wechsel zwischen osteoplastischen Bezirken mit solchen sicherer Destruktionen gewinnt große Bedeutung. Auch geht — was bei der Osteopoikilie gerade bestritten wird — die Absiedlung der Tumormetastasen mit einer Schmerzhaftigkeit des befallenen Knochens einher. Hinzu kommen der schlechte Allgemeinzustand des Patienten, die eventuelle Kenntnis des Primärtumors oder sonstige klinische Auffälligkeiten, eine Anämie oder Leukocytose, Blut- und Serumeiweißveränderungen oder — wie im Falle des Prostatacarcinoms — der pathologische Anstieg der Serumphosphatase.

Der gesicherte Nachweis carcinomatöser Neubildungen am Magen-Darm-Kanal, Lungen oder anderen parenchymatösen Organen erfordert bei der Diagnose der Strukturanomalie äußerste Kritik. DEWITZ und STECKEN teilten zwei solcher Fälle bei gleichzeitig bestehender atypischer Osteopoikilie mit. Dabei lag das atypische Verhalten der

Schattenherde nicht nur in einem Verschontbleiben der für sie bekannten Lieblingslokalisationen, sondern sie zeigten sich auch an einigen höchst ungewöhnlichen Stellen.
Fleckförmige Verdichtungen im Sternum gelten als größte Rarität und fanden in der
Literatur bisher nur einmal (WILHELM) Erwähnung. Nicht minder groß ist die Problematik
eines von RITTERHOFF und OSCHERWITZ publizierten Falles. Dieser wies neben der
Knochenfleckenkrankheit ein in Pankreas, Nieren, mediastinale Pleura und andere Organe
metastasierendes Doppelcarcinom an Magen und Bronchus auf.

Die *multiplen Myelome* haben am Knochen gewöhnlich destruierende Wirkung. Nur
unter bestimmten, allerdings noch unbekannten Bedingungen kommen auch lenticuläre
Spongiosaverdichtungen unterschiedlicher Größe an zahlreichen Stellen des Skeletsystems einschließlich der Hände vor (ENGELS, SMITH und KRANTZ; RYPINS). Höchst

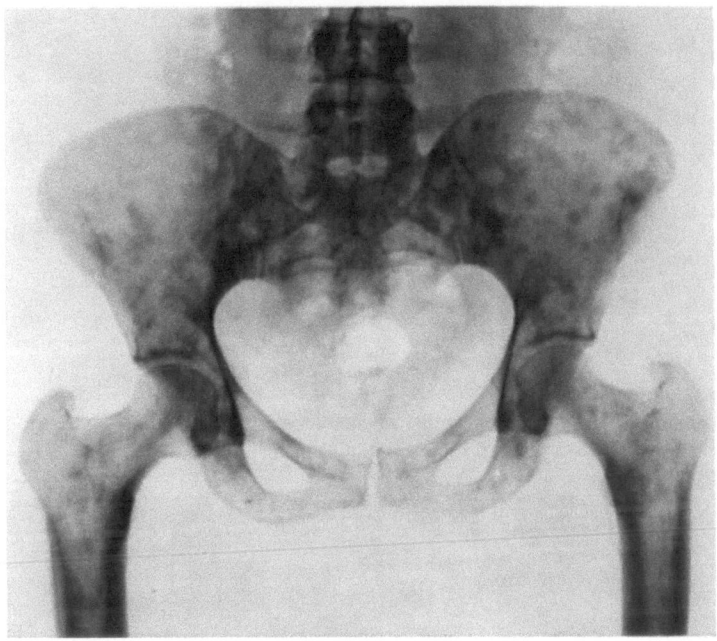

Abb. 43. Progredientes Kollum-Carcinom mit diffuser Knochenmetastasierung

instruktive Knochenbefunde teilte ODELBERG-JOHNSON mit (Abb. 44, 45); hier be-
herrschte eine progressive und sehr ausgedehnte, fleckförmige Osteosklerose bei Fehlen
jeglicher Osteolyse das Röntgenbild. Diese Osteosklerose ist im übrigen schwer deutbar.
Dem histologischen Bild nach scheinen die Verdichtungsinseln aus groben Knochentrabekeln mit dazwischenliegenden Plasmazellen zu bestehen. Möglicherweise geben diese
einen Anreiz zur Osteoplasie.

Bei *leukämischen* und *granulomatösen* Knochenherden schützt die Kenntnis des Grundleidens, des klinischen Bildes sowie der Blut- und Laborbefunde vor Verwechslungen mit
der Osteopoikilie.

Die relativ seltenen und in ihrer entzündlichen Genese leicht erfaßbaren *osteomyeliti-*
schen, tuberkulösen und *luetischen* Osteosklerosen pflegen von entsprechender klinischer
Symptomatik begleitet zu werden. Fast immer zeigen schon die Knochennekrosen und
Sequesterbildungen die wahre Natur der Veränderungen an.

Die *tubuläre Osteosklerose,* von APITZ in der Wirbelsäule, im Femur, im Humerus, im
Schädel sowie in den Rippen beschrieben, stellt eine sehr seltene, relativ harmlose und
gegen die Osteopoikilie leicht abgrenzbare Skeletveränderung dar.

Bei der *Urticaria pigmentosa* kennen wir neben osteoporotischen Veränderungen auch
eine osteosklerotische Form (BÜRGEL und OLECK; SCHORR, SAGHER und LIBAN), welche
röntgenologisch als fleckförmige Neubildung des Knochens nach Art der Compactainseln

oder Enostome imponiert. Die generalisierte, große Teile des Skeletes oft in symmetrischer Anordnung befallende Osteosklerose tendiert mehr zur Osteopetrose.

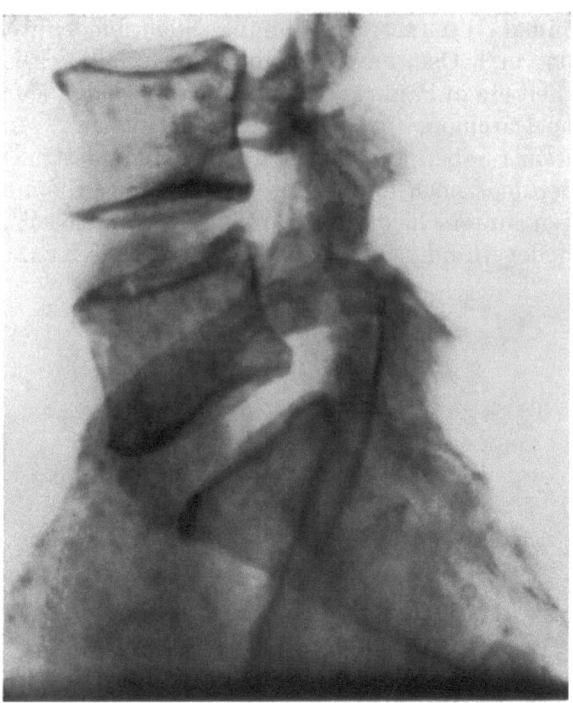

Abb. 44. Multiple circumscripte Osteosklerose bei Myelomatose. (O. ODELBERG-JOHNSON, Allmänna Sjukhus, Malmö)

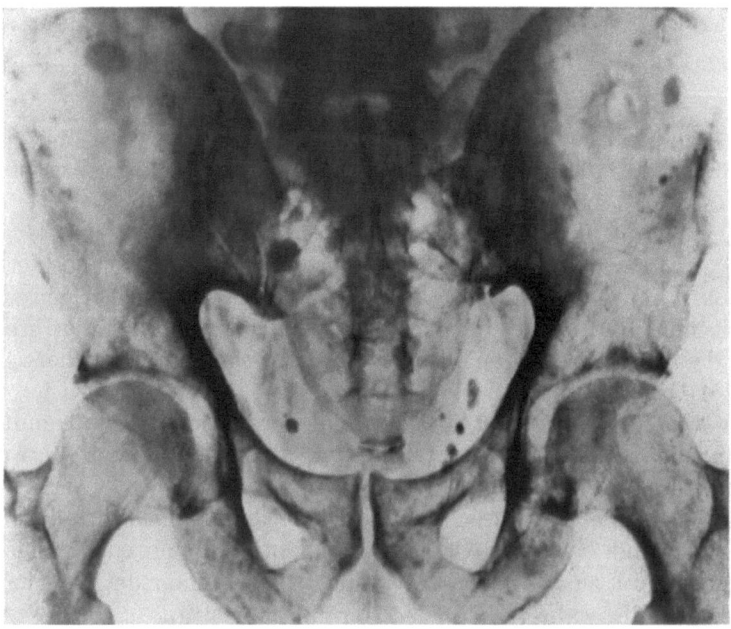

Abb. 45. Gleicher Fall wie Abb. 44. Keine für die Osteopoikilie typische Erscheinung und Verteilung der Skleroseherde am Becken. (O. ODELBERG-JOHNSON, Allmänna Sjukhus, Malmö)

Fleckförmige Knochenerscheinungen bei der *Lebercirrhose* (FARRERAS-VALENTI und PUIGDOLLERS COLAS) werden durch den gestörten Leberstoffwechsel (hyperkondensierende Wirkung der von der kranken Leber nicht mehr metabolisierten oestrogenen Hormone) erklärt. Sie sollen vornehmlich an den kurzen, flachen Knochen wie z.B. am Becken und an der Wirbelsäule auftreten und keine scharfe Markierung gegen ihre Umgebung besitzen. Histologisch handelt es sich um eine direkte Ossifikation der medullären Substanz mit beträchtlicher Zunahme der spongiösen Knochenbälkchen.

Beim *Morbus Cushing* sind Beete rundlicher, erbs- bis billardkugelgroßer Verdichtungen in den Kreuzbeinflügeln, in der Wirbelsäule, in den ischio-pubischen Ästen sowie in den beiden Femora (bis zum Collum chirurgicum) nachgewiesen (L. DE GENNES et al.). Wenngleich man sich zu einem direkten Zusammenhang mit dem endokrinen Syndrom nicht bekannte, besteht andererseits wenig Neigung zur Interpretation einer besonderen Form der Osteopoikilie mit abnorm großen Herden, wie dies LIÈVRE u. Mitarb. im Jahre 1953 anhand des gleichen Falles versuchten.

Der *Knocheninfarkt*, eine aseptische, von heftigen Schmerzen begleitete Knochennekrose, besitzt selbst in seiner ausgebreiteten Form eine nur weitläufige Ähnlichkeit mit der Osteopoikilie.

In den Kreis differentialdiagnostischer Erwägungen werden im Schrifttum gelegentlich die *renale Osteopathie*, der *Morbus Paget*, das *Camurati-Engelmannsyndrom* sowie die *exogenen Intoxikationen* (z.B. *Fluorose*) einbezogen. Hier müßten schon ganz besondere Momente und Konstellationen zusammentreffen, sollte tatsächlich eine Verwechslung mit der Knochenfleckenkrankheit unterlaufen.

Einige, in ihrer *Ätiologie* und *Pathogenese vollkommen ungeklärte Skeleterscheinungen* beschließen die Differentialdiagnose der Osteopoikilie. SICARD, GALLY und PARAF publizierten unter dem Titel „Ostéopathie fibreuse nodulaire picnotique disséminée" rundliche, etwa linsengroße, im Becken, im Schädel, in den Rippen, in der Wirbelsäule, im Humerus sowie im Femur auftretende Flecken. Dabei zeigte das obere Femurdrittel eine verdickte, hypertrophierte Diaphyse mit Knochenverdichtungen bei vollkommen intakten äußeren Konturen. Gemeinsam mit HAGUENAU teilten SICARD und GALLY im Jahre 1926 eine weitere kondensierende Ostitis mit vertebro-coxaler Lokalisation mit. Hier wurden relativ ausgedehnte, homogene, gegen den normalen Knochen nur unscharf markierte Fleckschatten von lumbagoartigen bzw. ischialgiformen Schmerzen begleitet. Weitgehend analoge Veränderungen, wiederum ungeklärter Ätiologie, haben BARSONNE und POLGÀR beschrieben.

b) Die Differentialdiagnose der sog. streifigen Form der Osteopoikilie

Die Differentialdiagnose der streifigen Form der Osteopoikilie befaßt sich mit gleichartigen, teils als selbständige Krankheitsbilder auftretenden, teils bei anderen Grundleiden wahrnehmbaren oder gar das morphologische Bild beherrschenden Skeletstrukturen. Ihre Liste ist nicht allzu umfangreich, um ernstliche diagnostische Schwierigkeiten zu bereiten. Wenn sich nicht immer eine klare und scharfe Grenze ziehen läßt, so ist dies vornehmlich dem unerforschten pathologisch-anatomischen Substrat der striären Osteopoikilie zuzuschreiben.

1. Eine in differentialdiagnostischer Hinsicht bedeutungsvolle Veränderung stellt die unter zahlreichen Synonyma geführte *Hyperostosis generalisata* dar. Ihre pathologische Anatomie wurde im Jahre 1941 von UEHLINGER erforscht. Sie beginnt meist in der Pubertät, verläuft in Schüben, kann nach Jahren zum Stillstand kommen oder nimmt einen unaufhaltsamen, bis zum Tode führenden Verlauf. Röntgenologisch kennzeichnend ist neben einer unförmigen hyperostotischen Verdickung der langen Röhrenknochen ein hochgradiger Umbau der Spongiosa im Sinne einer sklerotischen Atrophie. Schnurdicke, den Zug- und Drucklinien folgende Knochenbälkchen bedingen ein strähnig-streifiges Bild weiter Skeletbezirke. Durch Verschmelzung der periostalen Auflagerungen mit der alten spongiosierten Compacta zu einer untrennbaren Einheit ist besonders im Bereich der langen Röhrenknochen eine Differenzierung von Mark und Rinde nicht mehr möglich (UEHLINGER).

Die streifige Strukturzeichnung der Hyperostose erscheint im Vergleich zur striären Osteopoikilie wesentlich plumper und breiter und gelangt mit Vorzug in der meta-epiphysären Region der langen Röhrenknochen, im Becken, in den Rippen sowie im Tarsus zum Nachweis. In den Wirbelkörpern ist die Spongiosa bis auf wenige achsen-gerechte Bälkchen reduziert. Auch der neueste von Rücker und Alfidi im Jahre 1963 veröffentlichte Fall mit familiärer Manifestation besitzt durch längsgestreifte Wirbel-körperstrukturen Ähnlichkeit mit der striären Osteopoikilie.

2. Ein wesentlich ungleichmäßigeres und unregelmäßigeres streifiges Röntgenogramm wird bei der *Chondrodysplasie* angetroffen. Nachdem schon Voorhoeve die Knochen-veränderungen der beiden Kinder auf Knorpelstörungen zurückgeführt hat, werden sich ihre Beziehungen zur Ollierschen Erkrankung durch weitere Beobachtungen solcher Fälle vielleicht klären lassen.

3. Die bei der *Melorheostose* vorkommenden bandförmigen Sklerosen sind sehr breit, unregelmäßig, von hoher Schattendichte und bei der übergroßen Zahl der Fälle auf nur eine Extremität beschränkt.

4. Atypische Streifenzeichnungen bei *Osteopetrose* ist höchst selten (Fairbank 1948). Bonomini bildete bei einem Fall von Marmorknochenkrankheit neben einer deutlich retikulären Zeichnung der rechten Beckenhälfte und der Darmbeinschaufel striäre Struk-turen nach Art der Osteopoikilie ab.

5. Der Vollständigkeit halber seien noch die beim *Morbus Paget* sowie bei der *fibrösen Dysplasie* gelegentlich nachweisbaren Streifenbildungen erwähnt. Hier deckt meist schon die Untersuchung anderer Skeletbezirke die wahre Natur des Leidens auf, da die band-förmigen Verdichtungen und Flecke an nur wenigen Knochen in Erscheinung treten.

11. Osteopoikilie — Melorheostose — Osteopetrose

Die nosologische Stellung der Osteopoikilie zu den übrigen kondensierenden Knochen-prozessen, vornehmlich zur Melorheostose und Osteopetrose ist noch reichlich ungeklärt. Fast immer sind es streifige oder mehr diffuse Sklerosen lokaler Art, bei denen wir eine gemeinsame Ätiologie diskutieren. Wirklich echte Übergangsformen hingegen gelangten noch niemals zu Gesicht. Ebensowenig ist die gleichzeitige Anwesenheit solcher Skelet-veränderungen in ein- und derselben Familie beobachtet und durch Bildmaterial einwand-frei dokumentiert.

Die von Fazakas und Gherman vertretene Hypothese betrachtet die Mehrzahl der kondensierenden Skeletveränderungen lediglich als Ausdruck verschiedener Entwick-lungsstufen und nimmt somit engste verwandtschaftliche Beziehungen an. Die Compacta-inseln und die Albers-Schönbergsche Krankheit stellen die leichteste und schwerste Form ein- und desselben Skeletleidens dar. Mittelschwere Prozesse seien die Osteopoikilie und Melorheostose, wobei die von Voorhoeve beschriebene streifige Form möglicherweise den Übergang repräsentiert. Auch Grilli faßte die Osteopoikilie, die Knocheninseln von Stieda sowie die eburnisierende monomelische Osteose (Putti) als Manifestation ein- und desselben osteodystrophischen Knochenprozesses auf, jedoch mit unterschiedlicher elementarer Grundlage, sei es in bezug auf den verschiedenen Sitz in den Epi- und Dia-physen, sei es in bezug auf seine Wirkung. Hierbei ging er von dem bei der Melorheostose beobachteten Vorkommen herdförmiger Verdichtungen nach Art und Sitz der Knochen-fleckenkrankheit aus. Auch im umgekehrten Falle werde nicht immer das Bild einer reinen Osteopoikilie angetroffen.

a) Was die Melorheostose von der Osteopoikilie grundlegend unterscheidet ist weniger das Ausmaß und die Gliederung der enostalen Osteosklerose als die periostale Beteiligung. Der Formwandel, den der Knochen durch eine beträchtliche, bis in den Markraum hineinreichende Verdichtung mit periostalen Auflagerungen erleidet, wird vielfach mit dem Bild einer tropfenden Wachskerze (Léri) verglichen. Für die Osteopoikilie indessen gilt gerade das scharfrandige und intakte Knochenprofil als typisch. Gewöhnlich durchzieht die Melorheostose in Gestalt unregelmäßiger, schattenintensiver, bandförmiger und vielfach nur an der Innen- oder Außenseite gelegener Verdichtungen die Längsachse einer ganzen Extremität. Im oberen Quadranten nimmt sie vom Schulterblatt ihren Ausgang und erstreckt sich durch die Ober- und Unterarmknochen bis zu den Fingern. An den unteren Gliedmaßen beginnt sie am Becken und setzt sich als gradliniger Verdichtungs-streifen bis in die Endphalangen einer oder mehrerer Zehen fort. Ein symmetrischer Befall beider Arme oder Beine, wie er zur Diagnose der Osteopoikilie eine unbedingte Voraussetzung ist, gilt bei der Melorheostose als sehr selten. Auch die klinischen Symptome wie Schmerzzustände und Schwellungen der befallenen Extremität, Gelenk-

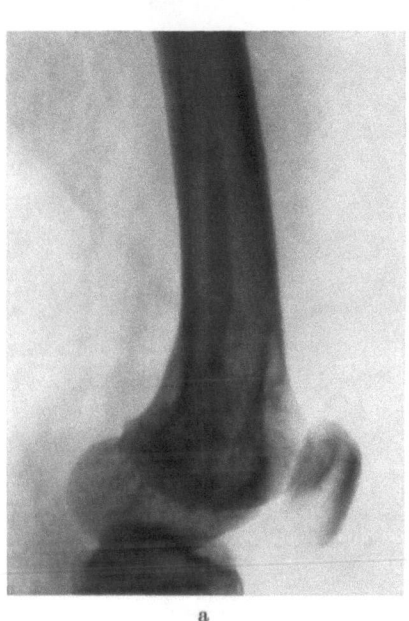
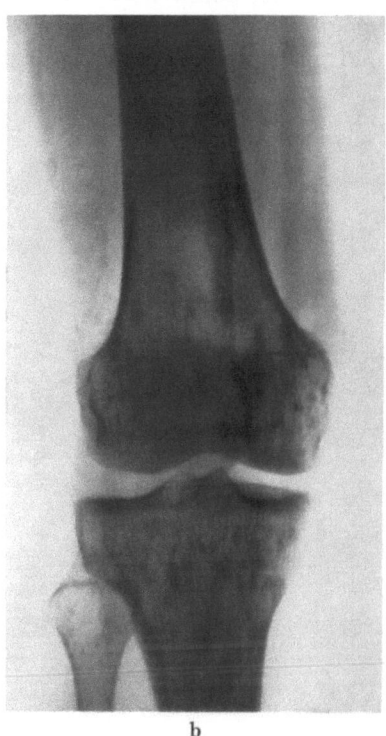

a   b

Abb. 46a u. b. Ausgesprochen schattenintensive und breite, die ganze Tibiadiaphyse durchziehende melorhe-ostose ähnliche Verdichtung bei typischer Fleckenosteopoikilie. (J. Pérez Cuadrado de Guzmán, Marine-hospital Cartagena)

deformitäten mit Zerstörung und völliger Ankylosierung oder Verkürzung des erkrankten Gliedes müssen besonders herausgestellt werden, da Begleiterscheinungen solcher Art bei der Osteopoikilie praktisch fehlen.

Die bei der Knochenfleckenkrankheit vorkommenden und atypisch anmutenden Ver-änderungen sind durch streifenförmige, vornehmlich im proximalen Anteil der Tibia sitzende und in Form und Aussehen den bekannten Strukturen der Melorheostose ähnelnden Verdichtungen bedingt. Pérez Cuadrado de Guzmán veröffentlichte einen solchen Kniegelenksbefund mit länglichen Kondensierungsbezirken. Die gleichzeitig vor-handene Verdickung des Tibiakopfes ließ mit Recht die Frage nach einer atypischen Knochenfleckenkrankheit mit Melorheostose stellen (Abb. 46a u. b). Bauer machte ähnliche Wahrnehmungen. Er beschrieb im Bereich der unteren Tibiametaphyse einen 6 cm langen und 0,5—1 cm breiten, tropfenförmigen Verdichtungsstreifen wie er gewöhnlich bei der Melorheostose anzutreffen ist. Hierin ersah er den Ausdruck der Vielseitigkeit der Natur bei der Anlage gleicher Skeleterkrankungen. Der 18jährige Patient von Grilli bot außer der Fleckenosteopoikilie in der linken Humerusdiaphyse eine typische Streifenzeichnung nach Art der eburnisierenden monomelischen Osteose (Putti) dar. Gherman gelang der Nachweis streifiger Verdichtungen am Kniegelenk sowie an den Mittelhandknochen. Die grundsätzlich gleichartige Natur der Melorheostose und Osteopoikilie hatte Stutz schon

wesentlich früher vermerkt. Der von ihm zitierte Fall *Rauer* wies angeblich beide Skeleterscheinungen auf. Weiterhin einzureihen ist hier der Fall Kienles mit einem 5 mm
breiten und 6 cm langen, tropfenförmigen Sklerosestreifen der linken Tibia, der Fall von
Herpers mit längsgerichtetem Verdichtungsstreifen des Kniegelenkes (Abb. 47) sowie
der Patient von Hirsch mit unregelmäßiger Corticalisverdickung am 2. und 3. Metatarsale sowie an den Fingerphalangen. Den Beweis für solche Corticalisverbreiterungen
mit zunehmender Verarmung spongiöser Substanz, gelegentlich bis zum völligen Schwund
derselben gehend, konnten Funstein und Kotschiew sowohl im Röntgenogramm als auch
im histologischen Präparat erbringen. Nichols und Shiflet teilten eine sehr bemerkenswerte und in der Literatur einzig dastehende Beobachtung mit. Hier fanden sich neben

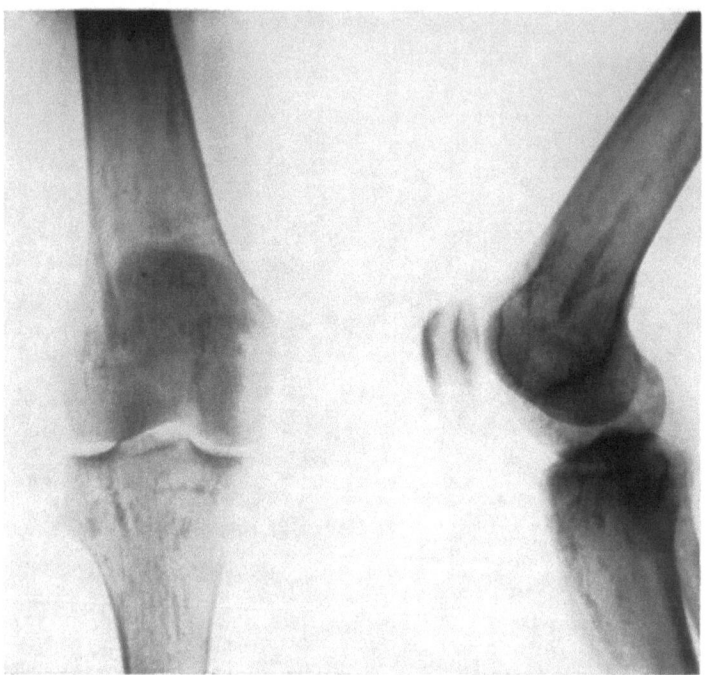

Abb. 47. Längsgerichteter Verdichtungsstreifen des Femur nach Art der Melorheostose. (F. Herpers, Untersuchungsstelle der Niederrheinischen Knappschaft, Kamp-Lindfort)

typischen Osteopoikilieherden sowohl osteochondromatöse Veränderungen als auch hochgradige und ausgedehnte, unregelmäßige Corticalisverdickungen mit periostalen Auflagerungen nach Art der Melorheostose. Die Beteiligung aller vier Extremitäten an dem
Corticalis- und Periostprozeß dürfte allerdings schwer erklärbar sein.

   Auch das Auftreten osteopoikilieähnlicher Veränderungen bei sonst typischer
Melorheostose ist bekannt. Der von Boecker vermutete Übergang stützt sich auf die
morphologische Ähnlichkeit des feingeweblichen Bildes, das jeglichen Unterschied zwischen der Melorheostose und der fleckförmigen Osteopoikilie vermissen läßt. Auch seien
bei der Melorheostose und Osteopoikilie analoge Hautveränderungen (hier Sklerodermie,
dort Dermatofibrosis lenticularis disseminata) anzutreffen. Boecker bezieht selbst die
isolierte Enostose in die gleiche Erkrankungsgruppe mit verschiedener Manifestationsmöglichkeit ein.

   b) Die Marmorknochenkrankheit (Albers-Schönberg) ist röntgenologisch durch homogene, generalisierte Verschattungen des ganzen Skeletsystemes charakterisiert und gegenüber den fleckförmigen Spongiosaverdichtungen der Osteopoikilie durch eine ausgedehnte
Sklerosierung der Corticalis mit weitgehender oder totaler Markraumverödung zu trennen.
Gewöhnlich handelt es sich hier um ein ernstes Leiden, das unter zunehmender Reduktion
der Markzone mit hochgradiger Störung der Hämatopoese und gleichzeitiger Beteiligung

anderer Organsysteme (Vergrößerung von Leber, Milz und Lymphknoten) häufig zum Tode führt. Typisch ist auch die Mitbeteiligung des Türkensattels und eine zur Blindheit führende Sklerose der basalen Nervenaustrittsstellen, alles Symptome, welche der sich durch absolute Harmlosigkeit auszeichnenden Osteopoikilie vollkommen fremd sind. Wenn daher aus klinischen Überlegungen heraus ein unmittelbarer Übergang zur Osteopetrose nicht ohne weiteres anzunehmen ist, so lassen doch einige Fälle des Schrifttums zumindest andeutungsweise eine Beziehung zur Marmorknochenkrankheit erkennen.

Auffallend generalisierte Sklerosen an Femur, Tibia und Fibuladiaphyse mit beträchtlicher Cortexverdickung führten PHALEN und GHORMLEY zur Vermutung einer gleichzeitig existierenden Melorheostose und Osteopetrose. Auch die an den Diaphysen der Phalangen bestehenden extremen Verdichtungen erweckten eher den Eindruck einer Marmorknochenkrankheit als einer Osteopoikilie. Eine atypische Eburnisation am Becken und linken Femurkopf bei sonst fleckförmigen Verdichtungen ließen FAWCITT an das Vorliegen zweier verschiedener Skeletprozesse, nämlich an das einer Osteopoikilie sowie einer Osteopetrose denken. Auch KIRSCH und HEITZMANN glaubten die Charakteristika beider Knochenveränderungen bei ein- und demselben Fall beobachtet zu haben, weshalb sie die Annahme verwandtschaftlicher Beziehungen befürworteten. Möglicherweise sei es lediglich der Grad der Schwere, der sie voneinander trenne. Schließlich sah sich EDSTRÖM wegen osteopetroseähnlicher Verdichtungen im 8. Brustwirbelkörper vor die Frage nach einer Albers-Schönbergschen Marmorknochenkrankheit oder einer atypischen Osteopoikilie gestellt.

12. Gibt es eine Osteopoikilie im Tierreich?

Während wir von osteopetroseähnlichen Knochenerscheinungen der Vogelwelt (J. R. HOLMES) Kenntnis besitzen, scheint es offenbar keinen mit der Osteopoikilie vergleichbaren Skeletbefund im Tierreich zu geben. Dies ist das Resultat einer bei dem Pathologischen Institut der Tierärztlichen Hochschule Hannover (Direktor: Prof. Dr. Dr. H. C. COHRS), bei der Chirurgischen Veterinärklinik der Justus-Liebig-Universität Gießen (Direktor: Prof. Dr. H. MÜLLER) und bei dem Röntgenologischen Institut der Tierärztlichen Hochschule Wien III (Direktor: Prof. Dr. R. POBISCH) gehaltenen Umfrage. Auch in der veterinärmedizinischen Literatur existieren keinerlei Hinweise auf das Vorkommen einer solchen Strukturanomalie. Ätiologisch ist dies von besonderem Interesse, da das *konstitutionelle* Moment der Knochenveränderungen hierdurch eine Bestätigung erfährt. Nicht selten unterliegen nämlich Tier und Mensch den gleichen exogenen Faktoren, und im ursächlichen Falle einer Infektion, Intoxikation oder sonstiger von außen herangetragener Noxen — wie ältere Autoren vermuteten — würde es auch sehr schwer erklärbar sein, wenn solche Einflüsse lediglich beim Menschen und nicht auch beim Tier zur Auswirkung kämen.

Literatur

ACKERMANN, W., and G. S. SCHWARZ: Non-neoplastic sclerosis in vertebral bodies. Cancer (Philad.) 11, 703—708 (1958).

AGGARWAL, M. L.: Osteopoikilosis with disseminated lenticular dermatofibrosis, with report of case. Indian med. Gaz. 77, 404—406 (1942).

AIGNER, R.: Über Osteopoikilie verbunden mit Keratoma hereditarium dissipatum palmare et plantare (Brauer). Wien. klin. Wschr. 65, 860—862 (1953).

ALBERS-SCHÖNBERG, H.: Eine seltene, bisher nicht bekannte Strukturanomalie des Skelettes. Fortschr. Röntgenstr. 23, 174—175 (1915/16).

ALBRONDA, J.: Familial osteopoikilie. Ned. T. Geneesk. 100, 3533—3542 (1956).

AMUNDSEN, P.: A case of disseminated condensing osteitis. Acta radiol. (Stockh.) 11, 120 (1930).

ANDRÉ, P.: Osteopoikilie. Sitzungsber. der Breslauer Chirurg. Ges. vom 17. 3. 1937. Zbl. Chir. 64, 2603 (1937).

D'ANGELO, D., e M. GLASBERG: Apresentacào de mais un caso de osteopoiquilia. Rev. bras. Cirurg. 38 (4), 313—316 (1959).

APITZ, K.: Über tubuläre Sklerose des Skeletts. (Zur Kenntnis gutartiger, generalisierter Osteosklerosen). Virchows Arch. path. Anat. 305, 216—229 (1939).

APPELMAN, H. B., and R. C. MOEHLIG: Metabolic craniopathy; report of two cases associated with osteopoikilosis. Amer. J. Roentgenol. 71, 420—427 (1954).

ARCHER, M. C., and K. W. FOX: Osteopoikilosis: Report of two cases. Radiology 47, 279—283 (1946).

ATTILJ, S.: Studio radiologico di un caso di osteopecilia con sintomatologia assai rara. Congressi e Società Scientifiche, Bari, Oct. 1933. Radiol. med. (Torino) 21, 745 (1934) Ref.

AWALISCHWILI, G. GR.: Kasuistik der Osteopoikilie. Röntgenpraxis 2, 831—833 (1930).

BACH: Osteopoikilie. Sitzungsber. der Breslauer Chirurg. Ges. vom 24. 6. 1931. Zbl. Chir. 58, 2218—2219 (1931).

BAKER, L. D., and H. A. JONES: Osteopathia condensans disseminata. Osteopoikilosis (Spotted bones), Report of a case. J. Bone Jt Surg. 23, 164—169 (1941).

BAKKER-OTTO, C. A., u. H. BEAUJON: Osteopoikilie. Ned.T. Geneesk. 106/2, 1170—1171 (1962).

BARISONE, D., e F. NEUMAIER: Contributo allo studio clinico-radiologico dell'osteopecilia. Minerva ortop. 7, 25—31 (1956).

BASILE, A.: Un caso di osteopecilia a chiazze. Atti Soc. lombard. chir. 5, 1957—1965 (1937).

BATIUSKOVA, E. N.: Zwei Fälle von Osteopoikilie. Vestn. Khir. 70 (2), 52—54 (1950).

BAUER, H.: Seltene Sklerosierungen der Spongiosa. (Fleckige oder gemischte Osteopoikilie ?) Bruns' Beitr. klin. Chir. 175, 79—99 (1943/44).

BAUER, K. H., u. W. BODE: Osteodysplasia enostotica (sog. Osteopoikilie). K. H. BAUER, E. HANHART u. J. LANGE, Handbuch der Erbbiologie des Menschen. Herausgeg. von G. JUST, Bd. III, S. 146—151. Berlin-Göttingen-Heidelberg: Springer 1940.

BAUMANN-SCHENKER, u. E. UEHLINGER: Über die tubuläre Sklerose des Skeletts. Radiol. clin. (Basel) 16, 221—231 (1947).

BECKER, R., u. W. HÖHNE u. W. STEHL: Die Osteopoikilie. (Beitrag zur Klinik, Röntgenbild und Entstehung an Hand von 12 neuen Fällen.) Ärztl. Wschr. 13, 412—418 (1958).

BECKER, W.: Über einen Fall familiärer Osteopoikilie (ALBERS-SCHÖNBERG). Medizinische 1956, 526—527.

BERNARD, P. M.: Étude clinique et radiologique des ostéites condensantes bénignes (ostéites picnotiques). Presse méd. 37, 1285—1286 (1929).

BERNUTH, F. v.: Über Sklerodermie, Osteopoikilie und Kalkgicht im Kindesalter. Zschr. Kinderheilk. 54, 103—116 (1933).

BERTÉ, G.: Osteopecilia e disfunzione endocrina. (Congr. e Soc. Sci., Napoli, Febr. 1931.) Ref. Radiol. med. (Torino) 18, 653 (1931).

— Studio critico sull'osteopecilia. Boll. Acad. lancis. (Roma) 8, 120—140 (1935).

BISTOLFI, S.: Su un caso di osteopecilia (osteite condensante disseminata). (VII Riunione Radiol. liguri, lombardi e piemontesie. Como, settembre 1927.) Ref. Radiol. med. (Torino) 14, 1024 (1927).

BLOOM, A. R.: Osteopoecilia. Amer. J. Surg. 22, 239—243 (1933).

BLOOR, D. U.: A case of osteopathia striata. J. Bone Jt Surg. B 36, 261—265 (1954).

BOECKER, W.: Zum Krankheitsbild der Melorheostose (Léri). Fortschr. Röntgenstr. 74, 299—305 (1951).

BOMBELLI, R.: Su di due casi di osteopecilia. Arch. Ortop. (Milano) 66, 903—910 (1953).

BORCHARD, A.: Osteopoikilie. Vereinig. Niederrhein.-Westf. Chir., 81. Tagg vom 16. 6. 1932 in Barmen. Zbl. Chir. 59, 2546—2547 (1932).

BORNHAUSER, T.: Eine außergewöhnliche Strukturveränderung im Skelettsystem „Osteopoikilie". I. D. Freiburg i. B. 1935.

BORRONI, M.: Su di un caso di osteopecilia a strie presentante aspetti del tutto insoliti: Considerazione sull'inquadramento nosologico della forma e sui suoi rapporti con altre osteopatie addensanti. Arch. Ortop. (Milano) 74, 509—526 (1961).

BRAMANN, v.: Osteopoikilie. Sitzungsber. der Berliner Ges. für Chir. vom 9. 3. 1931. Ref. Zbl. Chir. 58, 1803 (1931).

BROCHER, J. E. W.: Die Wirbelsäulenleiden und ihre Differentialdiagnose, S. 459—461. Stuttgart: Georg Thieme 1962.

BRÜCKE, H.: Über multiple Enostosen (Osteopoikilie). Dtsch. Z. Chir. 239, 554—564 (1933).

BÜRGEL, E., u. H.-G. OLECK: Skelettveränderungen bei der Urticaria pigmentosa. Fortschr. Röntgenstr. 90, 185—190 (1959).

BUSCH, K. F. B.: Osteosclerosis disseminata familiaris. København: Steen Hasselbalchs Forlag 1936, 168 S.

— Differentialdiagnostiske Vanskeligheder ved Osteosclerosis disseminata familiaris. Hospitalstidende 80 (II), 14—18 (1937).

— Familial disseminated osteosclerosis. Acta radiol. (Stockh.) 18, 693—714 (1937).

BUSCHKE, A., u. H. OLLENDORFF: Ein Fall von Dermatofibrosis lenticularis disseminata und Osteopathia condensans disseminata. Derm. Wschr. 86, 257—262 (1928).

CALENOFF, L.: Osteosclerosis from intentional ingestion of hydrofluoric acid. Amer. J. Roentgenol. 87, 1112—1115 (1962).

CARCASSONNE, M., Y. CARCASSONNE et G. LAVAURS: Apropos d'un cas d'ostéopathie striée familiale. Marseille chir. 10, 421—423 (1958).

CASUCCIO, C.: Le Osteopatie rare. Bologna: Ediz. Scient Istituto Rizzoli, 1949.

CHAPCHAL, G.: Osteopoikilose. Vortrag bei Verhandl. der Dtsch. Orthop. Ges. 47. Kongr., Würzburg 1959. Beilageheft Z. Orthop. 93, 77—79 (1960).

CIFARELLI, F. P.: Osteopecilia. Radiologia (Roma) 9, 42—47 (1946).

CLAUS, H. G.: Gibt es eine streifige Form der Osteopoikilie? Fortschr. Röntgenstr. 101, 522—531 (1964).

COSSU, D.: Sopra un caso di osteopecilia. Med. contemp. (Torino) 6, 494—500 (1940).

CURIONI, G. B.: L'osteopecilia a strie. Arch. Ortop. (Milano) 74, 917—938 (1961).

DEBOIS, VERGER, RICHARD et YVER: Un cas d'ostéopoécilie sans hyperprotéinémie. J. Radiol. Électrol. **35**, 506—508 (1954).

DENGEL, J.: Kasuistischer Beitrag zur Osteopoikilie. I. D. Köln 1934.

DEREUX, J.: Endocardite d'Osler. Volumineux anéurysme de l'artère tibiale postérieure. Régression spontanée. Ostéopoécilie. Bull. Soc. méd. Hôp. Paris **69**, 556—559 (1953).

—, et M. PAGET: Ostéopoécilie: étude biologique. J. Sci. méd. Lille **72**, 236—238 (1954).

DEREUX, PAYELLEVILLE, BAYART, DESCHILT et COHEE: Ostéopoécilie. J. Sci. méd. Lille **72**, 119—121 (1954).

DÉROME, M.: Deux cas d'ostéopoikilie. Bull. Soc. Radiol. méd. France **21**, 672—675 (1933).

DÉROME, R.-A.: Contribution à l'étude de l'ostéopoécilie. (Ostéopathie condensante disséminée.) Thèse Nancy 1932.

DEWITZ, A., u. A. STECKEN: Über eine atypische Form der Osteopoikilie. Dtsch. Gesundh.-Wes. **16**, 2393—2398 (1961).

DIMOV, G., u. I. ANDREEV: Über die Pathomorphologie der Osteopoikilie. Ortop. Travm. Protez. **23**, 82—83 (1962).

DORP-BEUCKER ANDREAE, D. B. VAN: Osteopathia condensans disseminata. Veranderingen in de beenverdichtungen bij een geval van osteopathia condensans disseminata, gecombineerd met buiktuberculose, na de genezing der tuberculose. Ned. T. Geneesk **21**, 1984—1985 (1927).

— Demonstratie van X-photo's betreffende een geval van osteopathia condensans disseminata, bij een patientje met buiktuberculose, anderhalf jaar na de genezing nog eens Röntgenologisch onderzocht. Ned. T. Geneesk **22**, 1012—1013 (1928).

EDSTRÖM, G.: Osteopoikilie und Sklerodermie bei einem Fall von Polyarthritis rheumatica chronica. Acta chir. scand. **87**, 117—127 (1942).

EISLER, F.: Ein Fall von Osteopoikilie. Sitzungsber. der Chirurg. Ges. Wien vom 29. 1. 1931. Zbl. Chir. **58**, 1592 (1931).

ENGELS, E. P., R. C. SMITH, and S. KRANTZ: Bone sclerosis in multiple myeloma. Radiology **75**, 242—247 (1960).

ERBSEN, H.: Osteopoikilie des Schädels. Klin. Wschr. **13**, 1306—1308 (1934).

— Die Osteopoikilie. (Osteopathia condensans disseminata.) Ergebn. med. Strahlenforsch. **7**, 137—174 (1936).

ESAU, P.: Multiple symmetrische Kompaktainseln des Skeletts. Ein neues Bild. Bruns, Beitr. klin. Chir. **159**, 24—28 (1934).

FAIRBANK, H. A. TH.: A case of unilateral affection of the skeleton of unknown origin. Brit. J. Surg. **12**, 594—599 (1925).

— Generalized diseases of the skeleton. Proc. roy. Soc. Med. **28**, 1611—1619 (1935).

— Osteopetrosis. J. Bone Jt Surg. B **30**, 339—356 (1948).

— Melorheostosis. Teil III. J. Bone Jt Surg. B **30**, 533—543 (1948).

FAIRBANK, H. A. TH.: Osteopoikilosi s.J. Bone Jt Surg. B **30**, 544—545 (1948).

— Osteopathia striata. J. Bone Jt Surg. **32**, 117—125 (1950).

— An atlas of general affections of the skeleton. Dyschondroplasie (Syndrom: Ollier disease, multiple enchondromata), p. 69—72. Edinburgh and London: E. and S. Livingstone LTD 1951.

FARRERAS VALENTI, P., et J. M. PUIGDOLLERS COLAS: Ostéosclérose au cours des cirrhoses hépatiques. Rev. int. Hépat. **6**, 679—690 (1956).

FAWCITT, R.: A case of osteo-pecilia. Brit. J. Radiol. **7**, 559—560 (1934).

FAZAKAS, J., u. E. GHERMAN: Die Albers-Schönbergsche Krankheit. Z. Orthop. **90**, 260—270 (1958).

FERMIN, H. E. A.: Osteorabdotose. (Een voor het eerst door N. Voorhoeve beschreven bijzondere vorm van osteopathia condensans disseminata. Ned. T. Geneesk **106**, 1188—1193 (1962).

FERRERI, L.: L'osteopecilia nelle sue manifestazione morfo-radiologiche: un insolito aspetto della chiazze osteopecilica. Radiol. med. (Torino) **40**, 263—272 (1954).

FIORANI-GALOTTA, G.: Considerazioni sopra un caso di osteopecilia a chiazze. Minerva ortop. (Torino) **7**, 185—191 (1956).

FISCHER, H.: Beitrag zur Kenntnis der Skelettvarietäten (überzählige Carpalia und Tarsalia, Sesambeine, Kompaktainseln). Fortschr. Röntgenstr. **19**, 43—66 (1912/13).

FISK, G. R.: Osteopoikilosis (Familial disseminated osteosclerosis). Proc. roy. Soc. Med. **46**, 103—105 (1953).

FORMENT SOLER, J.: Un nuevo caso de osteopoiquilia. Rev. esp. Reum. **6**, 115—116 (1955).

FREGONARA, G.: Presentazione iconografica di un caso di osteopecilia a chiazze. Osped. maggiore Novara **30**, 133—146 (1953).

FÜSSMANN, O.: Osteopoikilie. I. D. Münster 1939.

FUNSTEIN, L. W.: Über die Genese multipler Enchondrome, Osteopoikilie und Bogenanomalien der Wirbelsäule. Sovet. chir. **9** (1), 512—517 (1936).

—, u. K. KOTSCHIEW: Über die Osteopoikilie. Fortschr. Röntgenstr. **54**, 595—603 (1936).

GANDY, CH., CH. GUILBERT et Mme. CRASNEANSCHI: Un cas d'ostéopoécilie. Bull. Soc. méd. Hôp. (Paris) **51**, 315—324 (1935).

GASSMANN, W.: Beitrag zur Diagnose und Ätiologie der Melorheostose. Radiol. Austriaca 4, 321—327 (1957).

GENISSEL, P.: Un cas d'ostéite condensante vertébrale. Bull. Soc. Radiol. méd. France **19**, 182 (1931).

GENNES, L. DE, J. P. MARTIN, N. BRICAIRE, R. TOURNEUR et VANNIER: Ostéopathie condensante disséminée au cours d'un syndrome de Cushing. Ann. Endocr. (Paris) **15**, 757—766 (1954).

GHERMAN, E.: Osteopoikilie. Ortopedia (Buc.) **1**, 269—274 (1956).

Gherman, E.: Die Osteopoikilie. Zbl. Chir. 85, 121—122 (1960).

Gluch, B.: Über einen Fall von Osteopoikilie. Röntgenpraxis 1, 505—507 (1929).

Gortan, M.: Di un caso di osteopatia condensante disseminata e di osteopecilia. Boll. Ass. med. triest. 26, 760 (1934/35).

Green, A. E., W. H. Ellswood, and J. R. Collins: Melorheostosis and Osteopoikilosis. With a rewiew of the literature. Amer. J. Roentgenol. 87, 1096—1111 (1962).

Grepl, J.: A case of osteopathy disseminated condensing. Lék. Listy 9 (24), 562—563(1954).

Grilli, A.: L'osteopecilia nei suoi quadri stabilizzati ed evolutivi, conclamati e discreti, puri e non puri e nei rapporti con le isole di stieda e l'osteosi eburneizzante monomelia. Nunt. radiol. 10, 125—155 (1942).

Gruber, Gg. B.: Osteopoikilie. In: E. Schwalbe, Die Morphologie der Mißbildungen des Menschen und der Tiere. Teil III, S. 528—534. Jena: Gustav Fischer 1937.

Guillain, G., et P. Mollaret: Achondroplasie à tendance généralisée avec ostéopoécilia et vitiligo. Bull. Soc. méd. Hôp. Paris 46, 214—226 (1930).

György, L.: Osteopoikilia familiaris. Orv. Hetil. 103, 1267—1269 (1962).

Györgyi, G., u. I. Koncz: Osteopoikilia. Különlenyomat a Traumatológiai és Orthopaediai közlemények (Budapest) 54—64 (1958).

Haack, E.: Über Osteopoikilie. Sitzungsber. der Kölner Chirurgenvereinig. vom 21. 1. 1931. Ref. Zbl. Chir. 58, 1087 (1931).

— Über Osteopoikilie. Röntgenpraxis 3, 611—613 (1931).

Härtig, H.: Osteopoikilie und Spaltbildung. Fortschr. Röntgenstr. 82, 353—356 (1955).

Hammer, G.: Beitrag zur Kenntnis der sogenannten streifigen Form der Osteopoikilie. Röntgenpraxis 17, 194—206 (1948).

Hamperl, H.: Lehrbuch der Allgemeinen und Pathologischen Anatomie. Berlin-Göttingen-Heidelberg: Springer 1954.

Harmston, G. J.: Osteopathia condensans disseminata. Radiology 66, 556—560 (1956).

Haschen, R. J.: Diffuse disseminierte Osteosklerose bei Lymphogranulomatose. Fortschr. Röntgenstr. 77, 208—213 (1952).

Heilbron: Diskus.-Bemerkung zu D. J. Stenhuis. Acta radiol. (Stockh.) 5, 373—374 (1926).

Hellwig, T.: Ein Fall von „gefleckten Knochen". Pol. Przegl. radiol. 5, 363—368 (1930).

Herpers, F.: Über das kombinierte Auftreten von Osteopoikilie, Pneumopathia osteoplastica und Mitralstenose. Fortschr. Röntgenstr. 91, 522—524 (1959).

Hess, W.: Röntgenologische und pathologisch-anatomische Beobachtungen bei einem Fall von Osteopoikilie. Fortschr. Röntgenstr. 62, 252—258 (1940).

Hinson, A.: Familial osteopoikilosis. Amer. J. Surg. 45, 566—573 (1939).

Hirsch, J. S.: Osteopoikilosis. Radiology 25, 349—354 (1935).

Hochfeld, M.: Deux cas d'hyperprotéinémie avec ostéopoécilie. Presse méd. 61, 115—117 (1953).

Holly, L. E.: Osteopoikilosis. A five year study. Amer. J. Roentgenol. 36, 512—517 (1936).

Holmes, J. R.: Radiological changes in avian osteopetrosis. Brit. J. Radiol. 34, 368—377 (1961).

Hornitzki, P.: Über Osteopoikilie. Herdförmige Spongiosasklerose. Langenbecks Arch. klin. Chir. 199, 76—88 (1940).

Horsch, K.: Osteopoikilie und Marmorknochenerkrankung; ihre Beziehungen zu Chirurgie und Orthopädie. Arch. orthop. Unfall-Chir. 38, 124—129 (1937).

Houwen, H. van der: Familiale osteopoikilie. Ned. T. Geneesk 100, 3529—3533 (1956).

Hurt, R. L.: Osteopathia striata — Voorhoeve's disease. Report of a case presenting the feature of osteopathia striata and osteopetrosis. J. Bone Jt Surg. B 35, 89—96 (1953).

Isselhard, W.: Über einen Fall von Osteopoikilie. Fortschr. Röntgenstr. 77, 617—619 (1952).

Jansen, L. H., J. B. Bussemaker u. J. G. Ch. Reyers: Een lijder dermatofibrosis lenticularis disseminata met osteopoikilie. Ned. T. Geneesk. 102, 2322—2324 (1958).

Jensen, W. N., and E. C. Lasser: Urticaria pigmentosa associated with widespread sclerosis of the spongiosa of bone. Radiology 71, 826—832 (1958).

Jeter, H., and Chas. L. McGehee: Osteopoikilosis. A case report. J. Bone Jt Surg. 15, 990—992 (1933).

Jonasch, E.: 12 Fälle von Osteopoikilie. Fortschr. Röntgenstr. 82, 344—353 (1955).

— Osteopoikilie und Knochenbruch. Bruns' Beitr. klin. Chir. 193, 356—357 (1956).

— Osteopoikilie. Verhandlung der dtsch. orthop. Gesellschaft. 47. Kongreß, Würzburg (1959). Beilageheft Z. Orthop. 93, 92 (1960).

Kadrnka, S., et A. Hirlemann: Ostéopoikilie à caractère familial et syphilis congénitale. Rev. Orthop. 20, 29—41 (1933).

Kahlsdorf, A.: Zur Kenntnis der Melorheostose (Léri) und der generalisierten Ostitis oder Osteopoikilie (Albers-Schönberg). Röntgenpraxis 2, 721—732 (1930).

Kellogg, D. S., and I. F. Linsman: Osteopathia condensans disseminata. Southw. Med. (El Paso) 26, 44—47 (1942).

Keyser: Diskus.-Bemerkung zu D. J. Stenhuis. Acta radiol. (Stockh.) 5, 374 (1926).

Kienle, H.: Über seltene Verdichtungen in der Spongiosa. (Ein neuer Fall von Osteopoikilie.) I. D. Freiburg i. B. 1942.

Kirsch, et R. Heitzmann: Tuberculose pulmonaire et ostéose éburnisante ostéopoécilie et ostéopétrose. J. Radiol. Électrol. 31, 767—768 (1950).

Kirsten, F.: Zum Thema Osteopoikilie. Dtsch. Gesundh.-Wes. 13, 656—657 (1958).

Klossner, A. R., P. Vuorinen, and L. Törnwall: Four cases of osteopoikilosis. Ann. Med. intern. Fenn. 48, 123—126 (1959).

König, E.: Osteopoikilie. Chirurg 2, 875—878 (1930).

— Osteopoikilie. Langenbecks Arch. klin. Chir. 162, 72 (1930).

Kraft: Osteopoikilie. Sitzungsber. der Kölner Chirurgenvereinig. vom 25. Febr. 1931. Zbl. Chir. 58, 1733 (1931).

Kreuter, E.: Osteopoikilie. Zbl. Chir. 40, 2368—2369 (1936).

Krikler, D. M., and T. G. Sacks: Osteopoikilosis. S. Afr. med. J. 30, 18—20 (1956).

Kristensen, H. P.: Osteosclerosis disseminata familiaris (en oversigt samt 5 nye tilfaelde). Ugeskr. Laeg. 113, 929—933 (1951/II).

Kullnig, G., u. R. Seyss: Seltene Lokalisation von Knochenverdichtungen bei Osteopoikilie Albers-Schönberg. Fortschr. Röntgenstr. 79, 778—779 (1953).

Lamy, et Lepennetier: Malformation vertébrale post-traumatique d'aspect. Ostéopoécilie vertébrale. Bull. Soc. radiol. méd. France 17, 268—269 (1929).

Lange, K.: Ein weiterer Fall von Osteopoikilie. Röntgenpraxis 8, 234—235 (1936).

Lassere, C.: Ostéites atténuées condensantes. Arch. franco-belg. chir. 32, 611—617 (1930).

Laurenti, J.: Sur un cas d'Ostéopoécilie. Tunis. méd. 43, 1009—1013 (1955).

—, et H. Teman: Ostéopoécilie familiale. Tunis. méd. 44, 831—837 (1956).

Layani, F., R. Ducroquet, Desproges-Gotteron et C. Lehmann: Ostéopathie striée familiale. Rev. Rhum. 21, 154—158 (1954).

Ledoux-Lebard, G., et J. Roussy: L'ostéopoécilie. Presse méd. 69 (1), 235—238 (1961).

Ledoux-Lebard, R., Chabaneix et Dessane: L'osteopoécilie. Forme nouvelle d'ostéite condensante généralisée sans symptomes cliniques. J. Radiol. Électrol. 2, 133—134 (1916/17).

Liechti, A.: Die Röntgendiagnostik der Wirbelsäule und ihre Grundlagen, S. 163. Wien: Springer 1944.

Lièvre, J. A.: Ostéopoécilie: type spécial avec lentiginose profuse. Rev. Rhum. 21, 143—147 (1954).

Lindbom, A.: Zwei neue Fälle mit „streifenförmiger Osteopoikilie" (Voorhoeve). Acta radiol. (Stockh.) 23, 296—302 (1942).

Lominack, R. W.: Osteopoikilosis. A case report. J. S. med. Ass. 46 (3), 77 (1950).

Lowrey, J. M., and J. H. R. Booth: Osteopathia condensans disseminata. "Spotted bones". Amer. J. Roentgenol. 37, 774—781 (1937).

Lygonis, C. S.: Osteopoikilosis. Brit. J. Radiol. 33, 507—508 (1960).

Madsen, P. B.: Et tilfaelde af osteosclerosis disseminata familiaris. Nord. Med. 4, 3817—3819 (1939).

Malý, V.: Osteosklerotické metastasy rakoviny nadledvinky. Čs. Rentgenol. 12, 29—31 (1958).

Marquès, P., A. Bru, Raynaud et Ferral: Un cas d'ostéopoecilie familiale. J. Radiol. Électrol. 29, 75—77 (1948).

Martinčić, N.: Osteopoikilie (Spotted bones). Brit. J. Radiol. 25, 612—614 (1952).

Mascherpa, F.: Sulla osteopecilia. Un nuovo caso di osteopecilia a strie. Radiol. med. (Torino) 18, 1014—1027 (1931).

Mazzi, A., F. Cavazza e G. Senis: Contributo clinco-radiologico alla conoscenza dell'osteopecilia. Atti Soc. ital. Ortop. traum. 16, 439—446 (1956).

Mazzini, O. F.: Osteopoikilosis, case. Bol. Acad. argent. cir. 24, 1028—1031 (1940).

McKusick, V. A.: Osteopoikilosis (Osteo-Dermato-Poikilosis). J. chron. Dis. 3, 531—538 (1956).

McLean, E. H.: Osteopoikilosis; disseminated osteosclerosis. Northw. Med. 41, 92—93 (1942).

Meischke, M.: Osteopoikilie. Dtsch. Gesundh.-Wes. 12, 1516—1518 (1957).

Melnick, J. C.: Osteopathia condensans disseminata. Study of a family of 4 generations. Amer. J. Roentgenol. 82, 229—238 (1959).

Mériel, P., R. Ruffié, P. Brouquère, A. Fournié et J. Putois: Un cas d'ostéopocilie. (Province Société de Médecine, Chirurgie et Pharmacie de Toulouse. Séance du 27. avril 1954.) Ref. Sem. Hôp. (Paris) 6, 347 (1955).

Metelka, J.: Osteopoikilie (osteopetrosis Albers-Schönberg II.) ve tréch generacich. Lék. Listy 7, 458—461 (1962).

Miller, P. R., and H. W. Bangs: Osteopoikilosis. Ohio St. med. J. 48, 826—827 (1952).

Moraldi, M.: Osteopecilia. Bull. Soc. Lancis. osp. (Roma) (1935).

Mordant, M. H.: Ostéopoikilie avec dermatofibrose disséminée. Arch. belges Derm. 14, 83—87 (1958).

Moreau, L.: Sur un nouveau cas d'ostéite condensante généralisée (Ostéopoécilie). J. Radiol. Électrol. 3, 318—319 (1918/19).

Nather, F. B.: Osteopoikilosis. Report of four cases. Amer. J. Roentgenol. 35 (1), 495—497 (1936).

Newcomet, W. S.: "Spotted bones". Amer. J. Roentgenol. 22 (2), 460—463 (1929).

Niccolini, G.: L'osteopecilia. Presentazione di un caso. G. med. Marca trevig. 14, 167—172 (1955/56).

Nichols, B. H., and E. Lee Shiflet: Osteopoikilosis. Report of an unusual case. Amer. J. Roentgenol. 32 (II), 52—63 (1954).

Nordio, S.: Su un caso di condrodistrofia esostosante associata ad osteopecilia materna. Minerva pediat. 2, 811—817 (1955).

Odelberg-Johnson, O.: Osteosclerotic changes in myelomatosis. Acta radiol. (Stockh.) 52, 139—144 (1959).

Ollendorff-Curth, H.: Dermatofibrosis lenticularis disseminata and osteopoikilosis. Arch. Derm. Syph. (Berl.) 30, 552—560 (1934).

Ordonneau, P., et J. Bell: Ostéopoécilie familiale associée à d'autres malformations congénitales. Rev. Rhum. 21, 852—853 (1954).

Osgood, E. C.: Polyostotic fibrous dysplasia and osteopathia condensans disseminata. Amer. J. Roentgenol. 56 (II), 174—178 (1946).

Ovchinnikova, V. P.: Osteopoikilie. Chirurgia (Buc.) 9, 112—114 (1939).

Overgaard, K.: Ein Fall von osteosklerotischer Anämie. Acta radiol. (Stockh.) 17, 51—67 (1936).

Pacini, D.: Nota critica sull'etiopatogenesi dell' osteopecilia. Quad. Radiol. 7, 214—229 (1942).

Paleari, G. L.: L'osteopecilia a chiazze. Arch. Ortop. (Milano) 73, 1082—1092 (1960).

Pée, P. van: L'ostéopoécilie et les ostéites condensantes. Liège méd. 28, 937—945 (1931).

Pellini, M., e M. Calvino: Contributo allo studio radiologico e anatomo-istologico dell' osteopecilia (osteopatia condensante disseminata). Radiol. med. (Torino) 27, 632—645 (1940).

Pérez-Cuadrado de Guzmán, J.: Un caso curioso de osteopatia condensante. Rev. esp. Reum. 7, 600—607 (1958).

Perruelo, N. N.: Osteopoikilosis. Bol. Soc. argent. Ciruj. 10, 790—792 (1949).

Petersen, G. F.: A case of osteopoikilosis. Acta radiol. (Stockh.) 17, 388—396 (1936).

Phalen, G. S., and R. K. Ghormley: Osteopathia condensans disseminata associated with coarctation of the aorta. J. Bone Jt Surg. 25, 693—700 (1943).

Piergrossi, L.: Osteopecilia ed osteosclerosi. Rinasc. med. (Napoli) 8, 513—516 (1931).

Pohl, H.: Ein Fall von Osteopoikilie. I. D. Köln 1938.

Pokorny, A., u. L. Pokorny: Zur Kenntnis der Dermatofibrosis lenticularis disseminata. Derm. Wschr. 88, 157—161 (1929).

Portrait et Boudaghian: A propos d'un cas d'ostéopoécilie. Bull. Soc. franc. Électrothérap. Mai 1935. Ref. J. Radiol. Électrol. 19, 670 (1935).

Prates, A. da S.: Un caso de osteopoiquilia. Clín. contemp. (Lisboa) 9, 121—127 (1955).

Przychodzki, M.: Osteopoikilosis (Osteopathia condensans disseminata). Chirurgia (Warszawa) 18, 287—290 (1953).

Ramsey, G. H., E. H. McLean and F. G. Eldridge: Osteopoikilosis. Radiogr. Clin. Photogr. 18, 95—99 (1942).

Raszeja, F.: Osteopathia condensans. Pol. gaz. lek. 5, 10—11 (1926).

Reiser u. Laufer: Ein Fall von Osteopoikilie. (Vereinig. Deutsch. Röntgenologen und Radiologen in der Tschechoslowakischen Republik.) Ref. Fortschr. Röntgenstr. 43, 808 (1931).

Retzepis, G. I.: Über einen Fall von Osteopoikilie. Röntgenpraxis 16, 97—100 (1944).

Rey Gonzáles, A., J. A. Cortizas Lledias y A. Carmona López: Osteopoiquilia hereditaria asociada a otras malformaciones. Rev. clin. esp. 85, 203—206 (1962).

Reyers, J. G. Ch.: Dermatofibrosis lenticularis disseminata met osteopoikilie. Ned. T. Geneesk 103, 1419 (1959).

Richarz: Multiple Kompaktaherde in der Knochenspongiosa. Sitzungsber. der Bonner Röntgenvereinig. vom 7. Febr. 1921. Fortschr. Röntgenstr. 28, 87 (1921/22).

Risseeuw, J.: Familiaire osteopoikilie. Ned. T. Geneesk 80, 3827—3834 (1936).

Ritterhoff, R. J., and D. Oscherwitz: Osteopoikilosis associated with bronchogenic carcinoma and adenocarcinoma of the stomach. Amer. J. Roentgenol. 48 (2), 341—346 (1942).

Rocha Pinto, C. A., Da: Sobre un caso de osteopoiquilia estriada (doen ça de Voorhoeve). Acta ibér. radiol.-cancer. 11, 263—272 (1956).

Rucker, T. N., and R. J. Alfidi: A rare familial systematic affection of the skeleton: Fairbank's disease. Radiology 82, 63—66 (1964).

Ryckaert, G., et J. B. Deroux: Un cas d'ostéopoécilie. J. belge Méd. phys. Rhum. 14, 31—33 (1959).

San Nicolo, M. R.: Su di un caso di osteopatia condensante di una costola. Radiol. prat. 5, 24 (1955).

Samartino, M. A., H. Plate y R. Cabassi: Osteopoiquilia. Bol. Soc. argent. Ortop. Traum. 21, 113—116 (1956).

Sarazin, A.: Échange de vue sur un cas d'ostéopoécilie. J. Radiol. Électrol. 36, 883—885 (1955).

Sarkisow, G. H., u. S. A. Jousbaschew: Über eine seltene Form einer Skelettsystemerkrankung. (Beitrag zur Frage der Melorheostose, Marmorknochenkrankheit und Osteopoikilie.) Vestn. Rentgenol. Radiol. 23, 336—341 (1939).

Scarfi, G., e A. Proclemer: Distrofia cistica bilaterale del semilunare del carpo in un caso di osteopecilia. Morfologia anomala della chiazza osteopecilica? Chir. Organi Mov. 42, 80—86 (1955).

Schéle, A.: A case of a rare skeleton anomaly. Acta radiol. (Stockh.) 1, 536—539 (1921).

Schinz, H. R., W. E. Baensch, E. Friedl u. E. Uehlinger: Lehrbuch der Röntgendiagnostik, Teil I, S. 719—723. Stuttgart: Georg Thieme 1952.

Schmorl, G.: Anatomische Befunde bei einem Fall von Osteopoikilie. Fortschr. Röntgenstr. 44, 1—8 (1931).

Schorr, S., F. Sagher, and E. Liban: Generalized osteosclerosis in uticaria pigmentosa. The radiologic aspect. Acta radiol. (Stockh.) 46, 575—586 (1956).

Schulte: Ein Fall von Osteopoikilie. Sitzungsber. der Kölner Chirurgenvereinig. vom 6. 7. 1949. Zbl. Chir. 75, 570 (1950).

Schulte, E.: Streifenformen und Epiphysenanomalien bei der Dyschondroplasie. Fortschr. Röntgenstr. 88, 566—571 (1958).

Schwartz, G., et P. Nadeaud: Ostéite condensante à étiologie inconnue et à localisations multiples. J. Radiol. Électrol. 15, 187—189 (1931).

Serowy, C.: Ein Beitrag zum Syndrom Dermatofibrosis lenticularis disseminata und Osteopoikilie. Arch. klin. exp. Derm. 203, 113—124 (1956).

— Osteopoikilie. Dtsch. Gesundh.-Wes. 13, 1325—1326 (1958).

Sicard, Gally et Paraf: Ostéopathie fibreuse nodulaire picnotique disséminée. Radiographie solo-squelettique. Rev. neurol. 11, 181—185 (1928).

SICARD, M., GALLY et HAGUENAU: Ostéites condensantes à étiologie inconnue. J. Radiol. Électrol. **10**, 503 (1926).

SIMON, G.: Principles of bone x-ray diagnosis. Developmental osteopoikilosis, p. 44. London: Butterworth & Co. 1960.

SITENKO, M.: Osteopathia condensans disseminata. Ortop. Travm. Protez. **4**, 13—15 (1930). Ref. in Röntgenpraxis 4, 52 (1932).

SJÖHOLM, M.: Osteopoikilosis with dermatofibrosis lenticularis disseminata. Acta med. scand. **104**, 108—122 (1940).

SMITH, A. D., and M. WAISMAN: Connective tissue nevi. Familial occurence and association with osteopoikilosis. Arch. Derm. Syph. (Chir.) **81**, 249—252 (1960).

SOLE, R., y E. M. FERNANDEZ REY: Osteopoiquilia. Rev. Asoc. méd. argent. **49**, 153—162 (1936).

SOTIROV, B.: Ein Fall von Osteopoikilie. Sovr. med. **8**, 100—103 (1957).

STAVEREN, C. VAN: Een geval van osteopoikilie. (Albers-Schönberg.) Ned. T. Geneesk **79**, 1254—1256 (1935).

STECKEN, A., u. H. OPITZ: Über das kombinierte Auftreten eines arteriovenösen Lungenaneurismas bei Teleangiektasia haemorrhagica hereditaria (M. Osler) mit einer Osteopoikilie. Fortschr. Röntgenstr. **80**, 236—241 (1954).

STEENHUIS, D. J.: About a special case of Ostitis condensans disseminata. Acta radiol. (Stockh.) **5**, 373—374 (1926).

STEHR, L.: Pathogenese und Klinik der Osteosklerosen. Arch. orthop. Unfall-Chir. **41**, 156—186 (1941).

STIEDA, A.: Über umschriebene Knochenverdichtungen im Bereich der Substantia spongiosa im Röntgenbilde. Bruns' Beitr. klin. Chir. **45**, 700—703 (1905).

STRINGA, G.: Rilievi clinici ed anatomo-istologici su due casi di osteopecilia a chiazze. Arch. Putti Chir. Organi Mov. **8**, 85—95 (1957).

STUBENRAUCH, L. v.: Zur Frage der Entstehung der Verdichtungsherde bei Enostosis multiplex (Osteopoikilie). Bayrischer Chirurgentag, Sitzg vom 25. Juni 1937. Ref. Zbl. Chir. **64**, 2468 (1937).

— Zur Histogenese der Osteopoikilie. Mikroskopische Untersuchungen. Dtsch. Z. Chir. **250**, 586—613 (1938).

STUTZ, E.: Osteopoikilie und Melorheostose. Dtsch. med. Wschr. **70**, 101—103 (1944).

SUTHERLAND, CH. G.: Osteopoikilosis. Radiology **25**, 470—479 (1935).

SVÁB, V.: Pripady dedioné osteopoikilie. Čas. Lék. čes. **71**, 742—748 (1932).

— A propos de l'ostéopoécilie héréditaire. J. Radiol. Électrol. **16**, 405—415 (1932).

SZELEI, B.: Osteopoikilia familiaris. Magy. Radiol. **8**, 89—94 (1956).

THÖRMER, H. J., u. K. A. WEBER: Zur Kenntnis der Osteopoikilie (Ostitis condensans disseminata). Zbl. Chir. **83**, 1258—1262 (1958).

THOMPSON, R. H., R. HOOVER and H. F. FULTON: Osteopoikilosis. Amer. J. Roentgenol. **49** (1), 603—605 (1943).

THYES, A.: L'ostéopoécilie. Rev. Ortop. (Paris) **34**, 43—46 (1948).

TOMŠIK, L.: Osteopoikilie. Voj. zdravotn. Listy **16**, 20—21 (1947).

TRAUTMANN, J.: Familäre Osteopoikilie und Ostitis condensans ilei. Fortschr. Röntgenstr. **79**, 469—471 (1953).

UEBELHART, R., W. HINDERLING u. W. VOELLMY: Beitrag zur Osteopoikilie. Schweiz. med. Wschr. **88**, 93—95 (1958).

UEHLINGER, E.: Hyperostosis generalisata mit Pachydermie. Virchows Arch. path. Anat. **308**, 396 (1941).

— Hyperostosis generalisata mit Pachydermie. Fortschr. Röntgenstr. **67**, 8—16 (1943).

VEGA, J. C. DE LA, y J. SOLIS: Osteopoikilosis. Rev. Med. legal (Rosario) **36**, 367—373 (1946).

VITÉZ, M.: Osteopoikilie. Čs. Rentgenol. **10**, 128—129 (1956).

VOGT, A.: Die generalisierte Hyperostose und ähnliche Systemerkrankungen der Knochen. Fortschr. Röntgenstr. **73**, 411—442 (1950).

VOLICER, L.: Tri pripady vzácných affekci kostnich, chrupavkových a svalových. Čas. Lék. čes. **70**, 1021—1024 (1931).

VOLKOV, S. J.: Zur Frage der Röntgendiagnose der Osteopoikilie. Ortop. Travm. Protez. **17**, 22—26 (1956).

VOORHOEVE, N.: Een nog niet beschreven röntgenbeeld bij een systeem afwijking van het skelet. Ned. T. Geneesk **68**, 869—879 (1924).

— L'image radiologique non encore déscrite d'une anomalie du squelette: ses rapports avec la Dyschondroplasie et l'Osteopathia condensans disseminata. Acta radiol. (Stockh.) **3**, 407—416 (1924).

VOSSENAAR, A. H.: Een geval van osteo-poikilie. Ned. T. Geneesk **77**, 4185—4186 (1933).

VULPIAN, P. DE, J. KIRSCH et P. LEVREL: Une ostéopoecilie familiale. J. Radiol. Électrol. **32**, 465—469 (1951).

WACHTEL, H.: Über einen Fall von Osteopathia condensans disseminata. Fortschr. Röntgenstr. **27**, 624—625 (1919—1921).

WEISSMANN, G.: Scleroderma associated with osteopoikilosis. Arch. intern. Med. (Chicago) **101**, 108—113 (1958).

WELLENS, P.: Un cas de maladie d'Albers-Schönberg ou ostéopoécilie. J. belge Radiol. **26**, 50—51 (1937).

WENDELSTEIN, H.: Zur Kasuistik der Osteopoikilie. I. D. Würzburg 1938.

WILCOX, L. F.: Osteopoikilosis. (Disseminated condensing osteopathy.) Amer. J. Roentgenol. **27**, 580—584 (1932).

— Osteopoikilosis. Amer. J. Roentgenol. **30** (2), 615—617 (1933).

WILHELM, G.: Vortäuschung von Lungenherden bei seltener Lokalisation einer Osteopoikilie. Schweiz. med. Wschr. **86**, 1129—1130 (1956).

WINDHOLZ, F.: Seltene Systemerkrankung des Skelets (Osteopoikilie), kombiniert mit einer Affektion der Haut (Dermatofibrosis lenticularis disseminata). Wien. klin. Wschr. **44** (2), 1611 (1931).
— Über familiäre Osteopoikilie und Dermatofibrosis lenticularis. Fortschr. Röntgenstr. **45**, 566—582 (1932).
— Verlaufsbeobachtungen bei Osteopoikilie. Kongreßber. der Wiener Ges. für Röntgenkunde vom 4. Okt. 1933. Fortschr. Röntgenstr. **48** (2), 720 (1933).
WINKLER, K.: Über die Osteopoikilie. Sitzungsber. der Ungarischen Röntgenges. vom 7. Mai 1934. Fortschr. Röntgenstr. **50**, 413 (1934).

WINKLER, K.: Über einen Fall von Osteopoikilie. Zbl. Chir. **63**, 1050—1052 (1936).
YVIN, M.: Platyspondylie généralisée avec ostéopoikilie localisée. Rev. Orthop. **22**, 683—686 (1935).
ZARFIS, P. G.: Ein seltener Fall von systematischem Befall des Skeletes. Osteopoikilie. Chirurgia (Moskva) H. 2, 64—66 (1951).
ZERBO, O. E., R. BOLLI y M. GOYENECHEA: Familial osteopoikilosis. Acta radiol. interamer. **7** (2), 122—125 (1958).
ZAWADOSKI, W.: Osteopoikilie. Pol. Przegl. radiol. **6**, 87 (1931).

XII. Münchmeyer's Disease

(Myositis ossificans progressiva)

By

G. Giovannelli

With 11 figures

1. Definition

Münchmeyer's Disease is a disease of the connective tissue of striated muscles, probably of hereditary origin. It is characterised by:

a) production of normal bone tissue inside striated muscles, tendons and fasciae and limited to these;

b) primitive absence of connections between this bone tissue and the skeleton;

c) a plurality of heterotopic centres of ossification which appear at various times;

d) a progressive course;

e) appearance of the first symptoms in infancy, with few exceptions;

f) frequent association with congenital anomalies, especially of the thumbs and great toes.

2. Synonyms

The disease is known by anyone of the following synonyms:

Münchmeyer's Disease; Progressive Myositis ossificans multiplex; Progressive congenital polyossification; Progressive Hyperplasia fascialis ossificans; Progressive Fibro-cellulitis ossificans; Osteoplastic Myopathy; Progressive Myossificatio multiplex; Progressive Fibrositis ossificans; Progressive Fibrodysplasia ossificans multiplex; Progressive Myosteomatosis; Myositis ossificans multiplex; Calcinosis interstitialis ossificans progressiva multiplex; Progressive interstitial Myopathy ossificans.

The disease is most commonly known as "Myositis ossificans progressiva". This definition is inexact, for it is not apparent from this expression that the disease is primarily of connective tissue origin, and moreover, the term "myositis" presumes an inflammatory pathogenesis which has never been demonstrated. Therefore, a better definition is "Progressive interstitial Myopathy ossificans", or simply, "Münchmeyer's Disease".

3. History

The first suggestion of this disease dates back to 1692 when Guy Patin writing about a woman suffering from an unknown disease said that "she became hard like wood throughout her whole body". Undoubtedly this description is analogous to Virchow's expression "petrified man", which he used to describe a patient in an advanced stage of the disease. However, the first description of a clinical case was given by Freke in 1740. Other outstanding landmarks in the study of this disease are outlined in the following:

In 1860, Bulhak underlined the fact that the disease had its origin in the intra-muscular connective tissue, and he raised the question whether the myopathy was due to a neoformative process or to an inflammatory one.

In 1868 Dusch added to the definition of the disease, which so far had been known as "Myositis ossificans", the adjective "progressive", to distinguish it from limited heterotopic ossifications. In 1869 MÜNCHMEYER published such a comprehensive report on this disease, based also on his own personal experience, that since then it has been called „Münchmeyer's Disease".

In 1875 HELFERICH was the first to notice the presence of congenital anomalies (thumbs and great toes) in these patients, but he considered them only as secondary findings.

It was CAHEN who pointed out the importance of these findings, not only for a more exact diagnosis, but also for a deeper understanding of the pathogenetic mechanism of the disease. The Author regarded these anomalies as connected with an embryonic disturbance in the organization of the mesenchymal tissue from which the skeleton originates, thus establishing a causal link between the congenital alterations and the disease.

Finally we are indebted to PARTSCH for the first metabolic research in this disease. He was the first to raise the question on calcium turnover in this myopathy, which remains a source of much discussion and dispute.

4. Frequency

In spite of the rarity of this disease about 400 cases have been ascertained and described up to 1962. A global evaluation of the casuistry permits us to draw some conclusion as to the importance of some factors such as age, sex, race, in establishing the frequency of the disease's occurrence.

a) Age. This is a very important factor. The disease appears most frequently within the first ten years of life, and particularly in children under the age of three years (see the data up to 1962 in Table 1).

Table 1. *Frequency of the disease with reference to age (on the basis of 216 ascertained cases)*

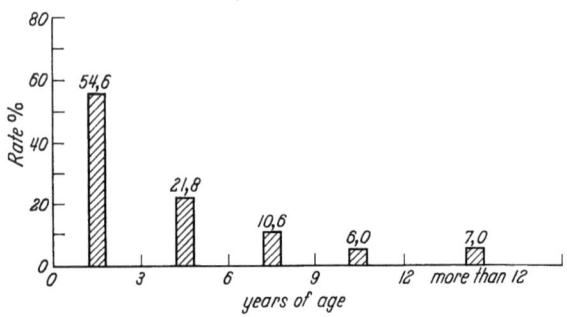

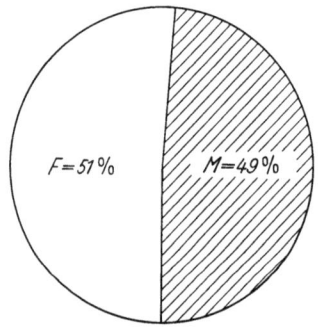

Fig. 1. Frequency of the disease with reference to sex (on the basis of 237 ascertained cases). *F* females, *M* males

The onset of the disease at an adult age is exceptional (LEXER described a case in which the onset of the disease occurred at the age of 35 years, and SCHNELL a case in which the onset occurred at the age of 46 years.)

b) Sex. For a long time the disease was considered as occurring more frequently in males than females (a thesis held by VIRCHOW, STEMPEL, ROSENSTIRN, NUTT, MIYAZAKI among others) but this hypothesis failed as the number of observations increased. The proportion of 2.5 : 1, males : females given by VIRCHOW in 1894 was changed to a ratio of 1.00 : 1.02 by GIOVANNELLI in 1957 on the basis of 217 ascertained cases (see Fig. 1 for the data up to 1962).

The disease may be regarded as affecting both males and females alike and with the same frequency. However, when the disease (or some congenital malformation accompanying it, such as microdactylia of the thumb or of the great toe and hallux valgus) is found in more than one member of a family, then, as a rule, it appears in members of the same sex (see cases of BURTON-FANNING, GASTER, GELLI, KÜBLER, GIOVANNELLI etc.) (Fig. 2a, b).

There is reported only one case (HARRIS 1961) in which a father and one of his two daughters were affected by this disease, but the Author just mentions this coincidence without writing anything about the clinico-radiological findings in the daughter.

c) Race. No human race has been shown to be free from this disease, but it seems to be more frequent among the Anglo-Saxon race than the Latin one; it seems to occur very seldom among the coloured races. According to CARONIA this difference in frequency is not due to race, but to environmental factors such as climate. According to others (REMOLAR) the prevalence of the disease among the Anglo-Saxon races is only illusory; the greater number of clinical observations is only due to the fact that the disease was discovered, studied and classified by German, English and American Authors.

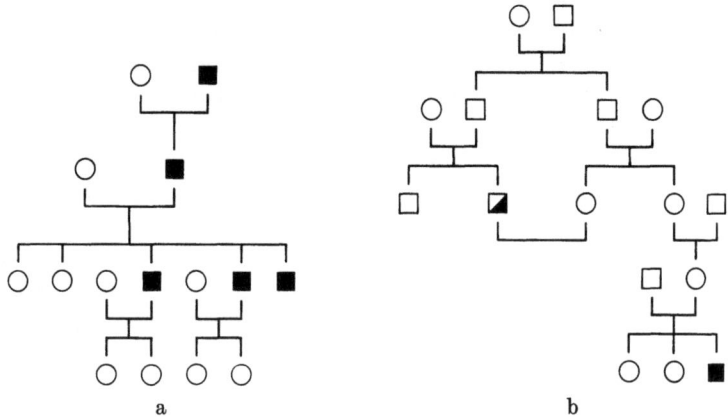

Fig. 2 a Genealogical tree of GASTER's case. b Genealogical tree of GIOVANNELLI's case. ■ Münchmeyer disease. ◪ Microdactylia of the great toes and hallux valgus

5. Etiopathogenesis

The etiology is unknown. Numerous theories have been advanced from time to time, among which may be mentioned: the inflammatory, syphilitic, trophoneurotic, dysendo-crine (such as disfunction of the diencephalon and hypophysis, thyroid disfunction, parathyroid hyperfunction), chemical (imbalance in calcium metabolism), hemorrhagic, osteogenic, and hereditary ones.

None of these has been conclusively demonstrated, but the hereditary theory enjoys most credit and is more generally accepted today. The hereditary theory is supported by the fact that the disease or the congenital malformations strictly associated with it (microdactylia of thumbs and great toes, hallux valgus) can be found in several members of the same family (see cases of GASTER, BURTON-FANNING, SYMPSON, UEHLINGER, DRAGO, STÖTTER, RILEY, RADERMAKER, GIOVANNELLI) even though their frequency may vary. Moreover the disease was present in all four children of two couples of homozygotic twins so far observed (see cases of VASTINE and EATON), whereas of a couple of dizygotic twins only one was affected (case reported by GELLI).

According to several authors (MEHLOP; SCHINZ; McKUSICK; KÜBLER) the transmission should take place like a monohybrid dominant character with variants of expressiveness; others (SARROUY; TESTA) attribute the cause to an autosomatic dominant hereditary mechanism, i.e., the gene affected by the mutation should be in one of the 22 chromosomes of the autosomatic equipment of man. The hypothesis according to which more than one hereditary character is involved, probably acting with variable expressiveness and penetration (GIOVANNELLI), should not be overlooked.

Recently VIPARELLI, who inquired extensively into all aspects of the disease, concluded there is the possibility of a double etiology which has much similarity with what we think nowadays about the etiology of mongolism, that is: 1. A Mendelian-like trans-mission of a dominant character acting with variable expressiveness and penetration;

2. A genic mutation appearing "ex novo" due to complex dysgenetic factors, first of which the advanced age of mothers. With regard to pathogenesis nothing is exactly known; the disease may be the result of multiple inborn enzymatic disturbances involving the metabolism of the osseous and connective tissues, that is: "a metabolic inborn error". By acting on this pathological background local factors of an exogen (trauma) or endogen (yet unknown) nature may stimulate the formation of heterotopic ossification centres.

6. Clinical pattern

The onset and course of the disease are very variable. The onset may be insidious, without fever or pain and showing no general symptoms or local signs which might lead one to suspect the presence of heterotopic ossification. In these cases the early manifestations are the difficulty in the performance of certain movements (owing to fibrotic alterations or to the remarkable extent of new bone formations) or the discovery of deep seated hard swellings.

In other cases the appearance of swellings, although painless, is accompanied by a slight increase in temperature. Later, the patient may perceive pain on performing a violent contraction of the affected muscle and discovers a hard swelling which grows slowly but progressively in firmness. In some other cases, the appearance of swellings is accompanied by such local signs and general symptoms as to give the impression of a septic process. High fever appears, persisting for several days. The patient is exhausted, anorexic and sometimes loses weight remarkably. Locally one or more tender (sometimes fluctuant) swellings may be noted, which are painful spontaneously and to palpation; on the affected zones skin is tight, red or violaceous coloured and warm to the touch. In some cases, instead of swellings, may be observed a painful, uniformly raised, reddish zone, usually on the neck, which may spread throughout the whole back. In any case fever, when present, usually disappears within a few days (but there are exceptional cases in which a slight intermittent fever persists and during successive periods of rashes increases) and the general condition soon returns to normal.

Table 2. *Distribution of the first locali-zation of the disease (on the basis of 204 ascertained cases)*

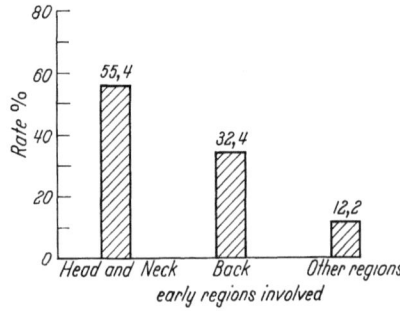

The swellings grow smaller and firmer, turning, within 2 to 8 weeks, first into a fibrous, then a hard-elastic, finally bony mass, free from connections with the skin above, but shifting together with the levels beneath. In this way the first centre or centres of heterotopic ossification are formed.

The first regions involved in the process of heterotopic ossification in order of frequency are: the head, neck and back, and less frequently regions of the inferior part of the body (Table 2). The swellings may be reabsorbed completely, especially the first one; literature shows in fact, that even in those cases in which the development of the process is serious, the first swelling causes very slight symptoms (or no symptoms at all), and it often disappears in a short time leaving no traces. The successive manifestations, whether the general and local symptoms are slight or serious, evolve towards ossification. The zone of new bone formation spreads slowly in for mof ramifications which reach deeply into the muscular tissue, tending to join the adjacent bones (Figs. 3a and b). Thus, bony columns or plaques are formed which join together different parts of the skeleton, so limiting normal movements more and more.

Concerning the radiological findings they show an evolution according to the growing stage of the swelling, as follows (BIGNAMI):

1[st.] Stage (primary infiltration): radiologically negative.

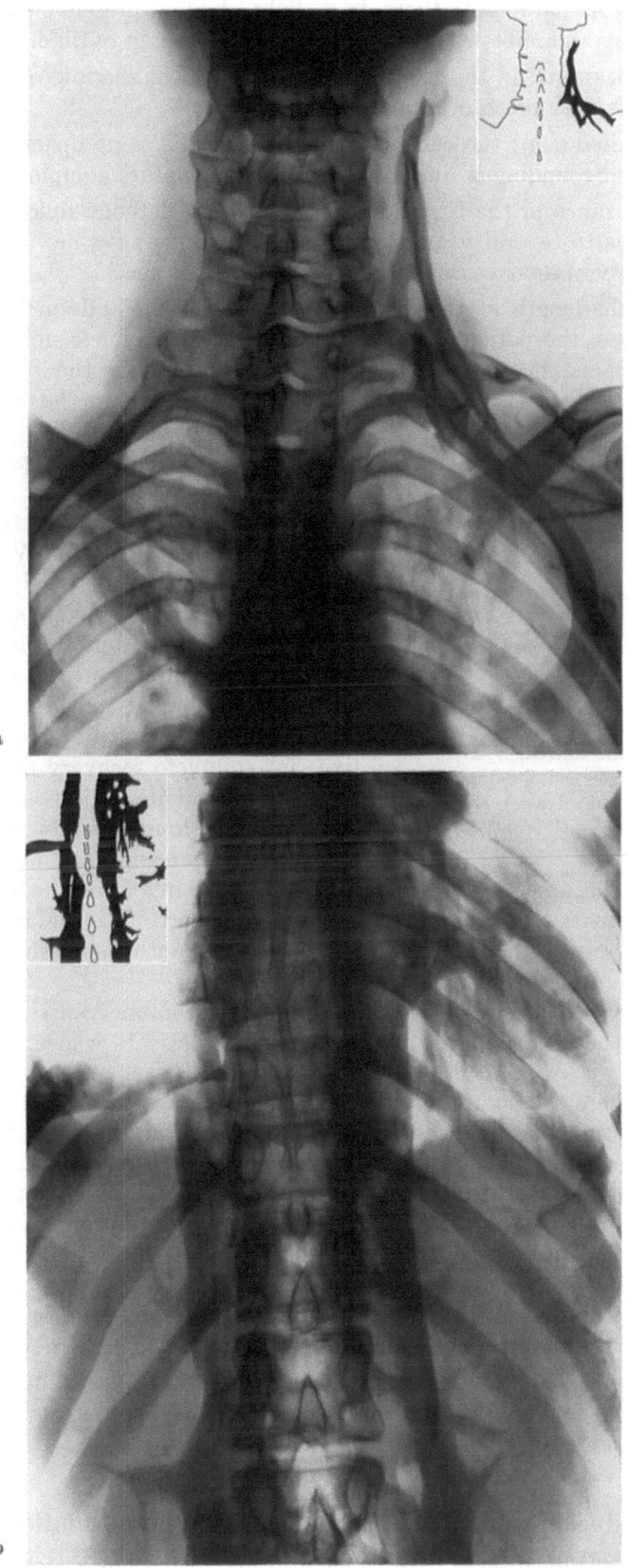

Fig. 3a and b. Some radiograms of GIOVANNELLI's case taken 6 years after the onset of the disease

2nd. Stage (fibrotic hardness): there is a slight shadow present which is often not visible on the radiograms, but with time it becomes clearer in outline.

3rd. Stage (ossification): in the centre of the radiological shadow one or more nuclei of dense opaqueness may be seen, often joining together.

4th. Stage (terminal one): the central nucleus shows the same opacity of bone tissue, while the shadow surrounding it diminishes until it disappears completely.

After the appearance of the first nodules, a period of latency follows lasting from a few days or months to several years before the appearance of a new spread. Generally the progression of symptoms ceases after the 25th year of age.

Depending on the length of these intervals of well-being and on the extent of the ossification processes, the patient may go on living a more or less normal life for some years; walking, for instance, is possible for a certain time, as the ossification centres are usually confined to the upper part of the body. However, little by little, the lower limbs are involved too and the patient is almost completely immobilized.

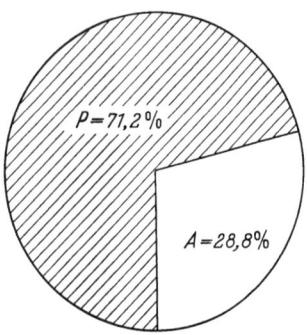

Fig. 4. Frequency of the microdactylia of the thumb and of the big toe and of hallux valgus (on the basis of 191 ascertained cases). *A* absence, *P* presence of these malformations

At this stage he acquires the fixedness and hardness of a marble-statue (Virchow's "petrified man") with bent head, arms adducted and flexed, trunk distorted and deformed by the bony columns, and the legs stiff. On the contrary, the intelligence generally shows a normal development in these patients.

The prognosis quoad valetudinem is negative, for complete recovery or even the ability to lead a normal life are impossible, even though the heart, diaphragm, sphincters, tongue, eyeballs, genitals and larynx muscles are almost never involved in the process [up to date only one case involving the larynx (Kübler), one the penis (Subramanian) and one the eye muscles (Bókay)]. Masseter muscles, on the contrary are involved, then the ability to open the mouth diminishes slowly but progressively and feeding becomes almost impossible.

Death generally occurs from broncho-pulmonary complications and from cardio-circulatory failure, both particularly frequent in these patients whose thorax is more or less immobilized.

Nevertheless, there are some observations which may lead one to believe that the disease may show a more merciful course, even if in exceptional cases. Kübler, describing two typical cases of the disease in two female cousins, mentions a maternal aunt of theirs who had shown, since the age of fourteen years, a large zone of ossification on the neck without having previously suffered from any trauma; the process of ossification had spread in the course of time so as to limit remarkably movements of the neck. In this case, there were no signs of other ossification centres within the following 30 years, furthermore a progressive improvement of the symptoms was observed even to the disappearance of the functional limitations as well as a diminution in the mass of new bone formation.

Paget described an almost similar case and Uehlinger, referring to it, supposed there might be cases of myopathy showing a merciful course, with spontaneous regression, even if partial, which may be classified as abortive forms.

7. Münchmeyer's disease and congenital malformations

The association of this disease with congenital malformations is very frequent. These malformations almost always involve the skeleton, and above all the limbs. Two mal-

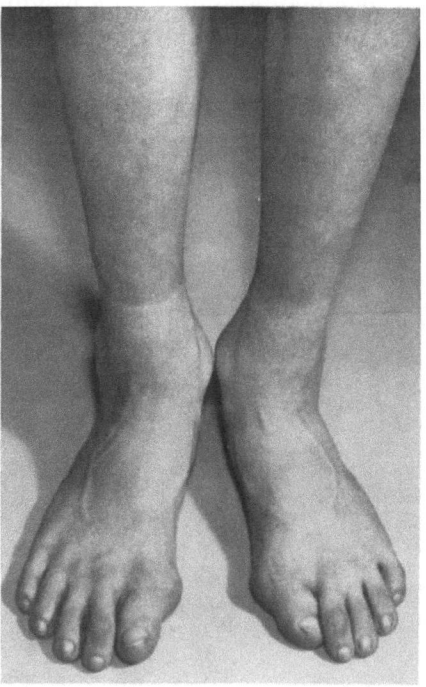

a

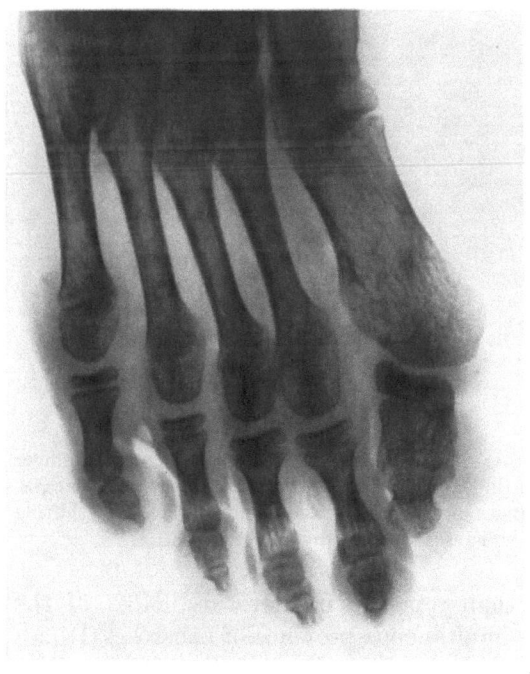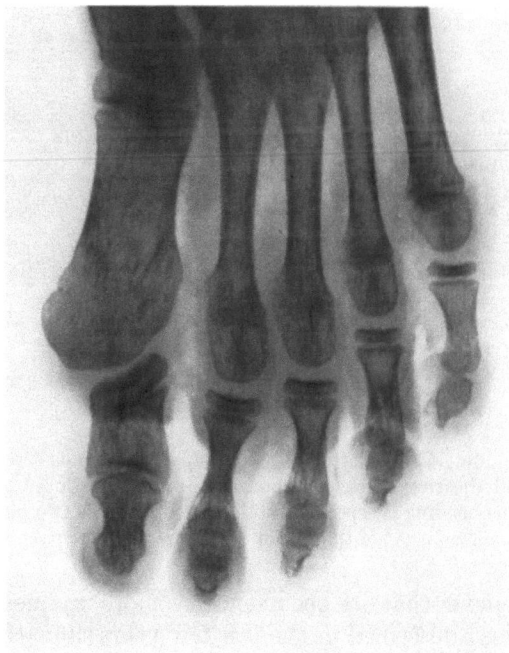

b

Fig. 5. a Microdactylia of the great toes and hallux valgus. b By radiographic examination, one also notices an increase in volume and an irregularity of outlines in the first metatarsus, and intense osteoporosis can be seen in the distal part of the first phalanx of the second, third and fourth fingers, bilaterally (by GIOVANNELLI)

formations are so often present that they may be regarded as almost characteristic of the disease (see Fig. 4): microdactylia of the hallux and hallux valgus (see Fig. 5a, b) and microdactylia of the thumbs (see Fig. 6a).

With regard to the hands, one may also observe a bending of the fingers, especially remarkable in the little finger, and the juncture of the thumb may be displaced towards the surface of the palm (Fig. 6 b).

Another anomaly which may be found in these patients is the presence of multiple exostoses. No exact reports on the frequency of this association are available, but we

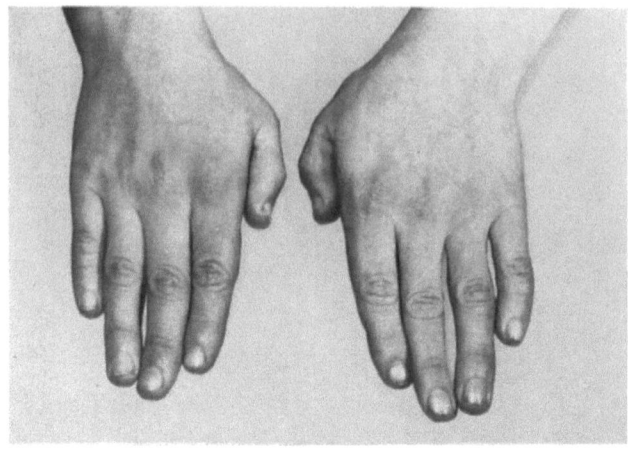

a

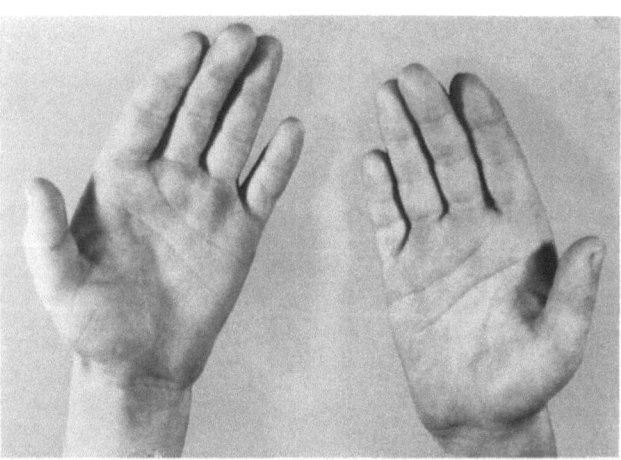

b

Fig. 6 a. Microdactylia of the thumb. The hands are rather stocky and the fingers bent. The little finger and the ring finger are concave towards the thumb; the index and middle fingers are oppositely concave. This bending is especially noticeable in the last two phalanges of the little finger. b Palm surface: the shifting of the thumb's base towards the palm of the hand is evident (by GIOVANNELLI)

believe that its occurrence is more frequent than reported in literature. Most of the cases described in the last few years show the simultaneous presence of exostoses (HOPF; HERWIG; FIORIO; MEIRA-LINS; SARROUY; TESTA; RACUGNO; KÜBLER; SINGLETON; GIO-VANNELLI). An accurate research in this direction is therefore advisable in all cases; some authors (VIRCHOW; MINKIEWITSCH; GIOVANNELLI) believe that there are many points of relationship between the two forms of diseases. An instance may be cited of a myopathy patient with exostoses (GIOVANNELLI) in which the second phalanx of the little finger, bilaterally, showed nuclei of exostoses (Fig. 7a) which remained unchanged for two years, until the patient accidentally cut himself in that area; then the exostosis grew becoming clearly visible (Fig. 7b). Another formation of osseous tissue developed near to a heterotopic ossification focus along the operative wound produced for a biopsy

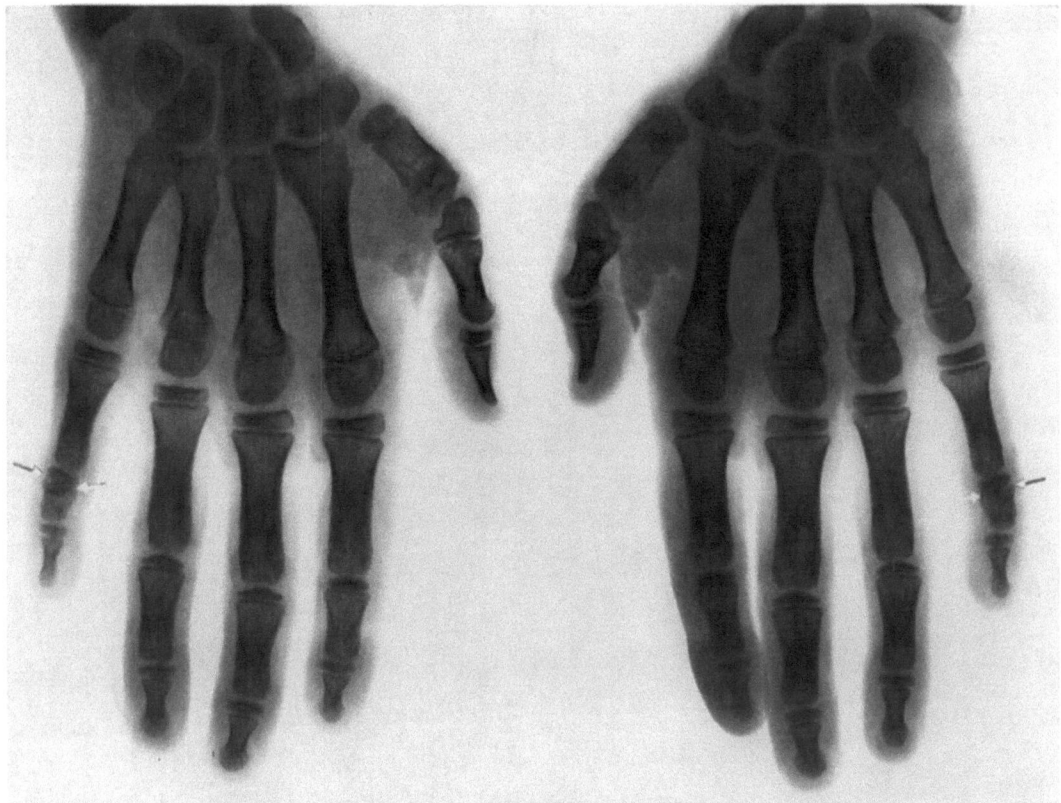

a

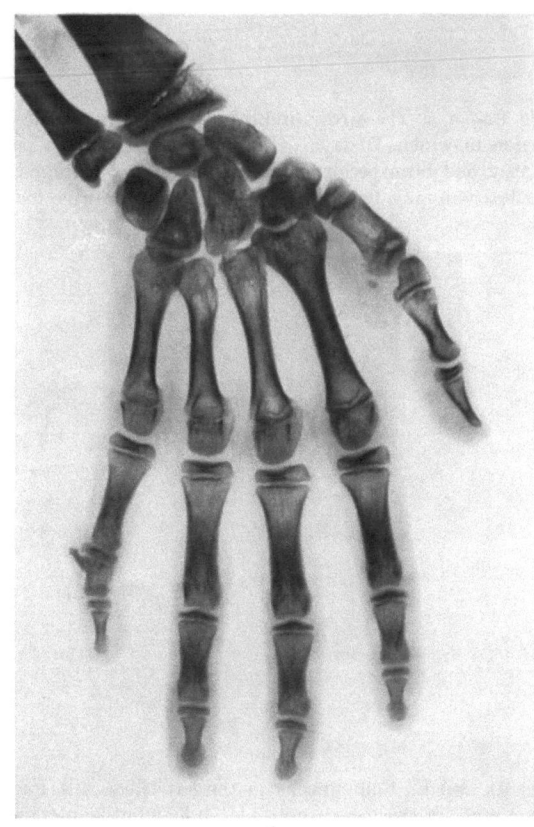

Fig. 7a and b. Radiography of the hands: a At the base of the second phalanx of the fifth finger, one can observe, bilaterally, a region of osteoporosis, limited by a circular edge of high opacity (probably the basis of an exostosis). b Two years later the patient cut himself in one of these regions, where an exostosis, visible in the figure, developed (by GIOVANNELLI)

b

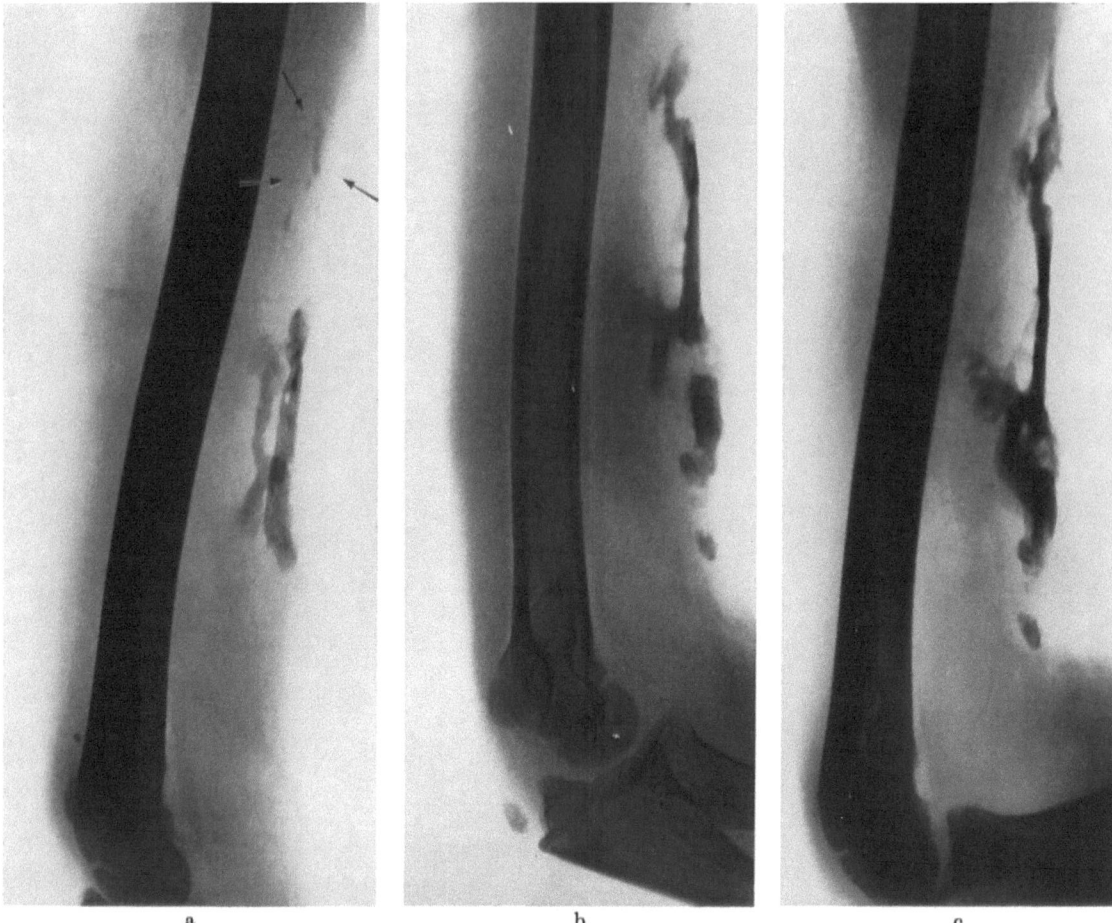

a   b   c

Fig. 8 a—c. a The arrows indicate the primitive ossification focus. The larger shadow below corresponds to the region in which, 70 days before, a biopsy had been performed. b The same image, 40 days after a second biopsy had been performed, with removal of a fragment of the new formed osseous tissue. The spread of the ossification may be noticed both in the primitive focus and in the region subjected to biopsy. c The same shadow, thirty days later (by GIOVANNELLI)

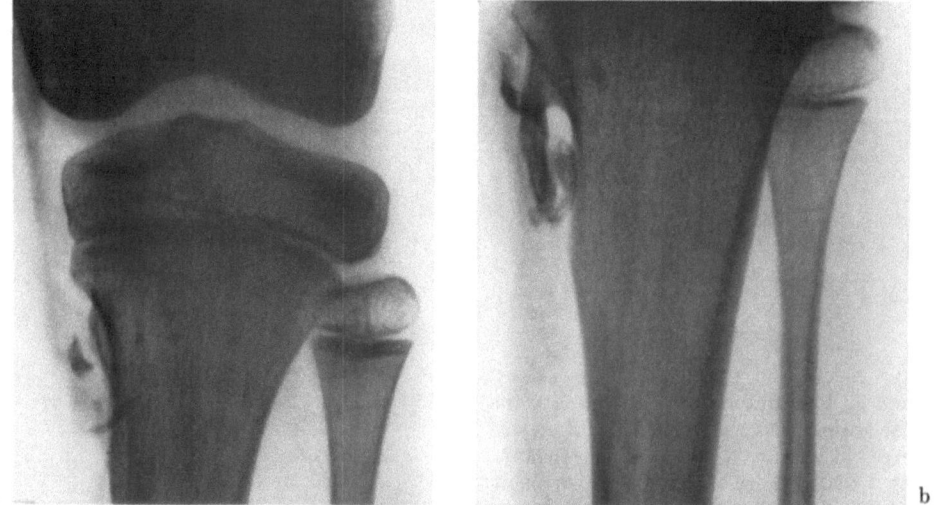

a   b

Fig. 9 a and b. Radiography of the left tibia. a A focus of heterotopic ossification, with no relation to the bone, and an exostosis are visible. b 30 months later: the exostosis has considerably developed and the zone of heterotopic ossification tends to join with it (by GIOVANNELLI)

(Fig. 8a, b, c); no ossification tendency was observed at the site of numerous other little wounds suffered by the child in other places during the following three years of observation.

One can infer from this that the tendency to produce osseous tissue in these patients is limited to certain regions of the body, but it is common as well to the muscular or tendineous connective tissue as to the bone when certain local conditions exist.

When a heterotopic ossification focus appears near a cartilagineous exostosis the development of the cartilagineous tissue seems to be stimulated. In a myopathy case with multiple exostoses (GIOVANNELLI), the only exostosis which progressed with time was the one next to a focus of heterotopic ossification (Fig. 9a and b).

Another anomaly not seldom found in myopathy patients is the presence of small accessory bones and sesamoids, at times atypically formed and located (KÜBLER).

8. Differential diagnosis

A differential diagnosis in the terminal stage of the disease presents no difficulty, because the alterations in this stage are very characteristic; the only clinical pattern to be discussed could be that of multiple cartilagineous exostoses but any doubts may be readily cleared up by a radiological examination because the exostoses are always connected with the bone and moreover they generally involve the tibial and femoral epiphyses which very rarely are involved in the process of myopathy. Yet it must be remembered that the association between the two manifestations is probably more frequent than has been acknowledged.

On the contrary, a differential diagnosis in the initial stage of myopathy may be very difficult. If the onset is acute, with fever and painful swellings, warm to the touch, a phlegmon might be in question, and this is indeed the diagnosis most often proposed. If the onset is unnoticeable, especially with a single location, a localized myositis ossificans or an interstitial calcinosis must be considered in the differential diagnosis; in the former case, independently of whether it is a traumatic form (acute or chronic) or an infectious form (para-arthritic or neurotic) a careful anamnesis will be of great help. As to calcinosis interstitialis the differential diagnosis is based, according to BULITTA and SCHEIFF-HART, on the following criteria: the onset of myopathy occurs generally within the first ten years of life, the localizations being strictly limited to skeletal muscles and their appendages; the upper part of the body is by far the more involved, the course is fatally progressive and the deposit of calcium salts marks the final stage of the long series of alterations which have occurred in the tissues. On the contrary in calcinosis interstitialis the onset generally occurs during puberty or climacteric and the deposit of calcium salts in the tissues is the primary fundamental phenomenon, which is not limited to muscles but involves particularly the skin and subcutaneous tissues as well.

Moreover calcinosis particularly involves the limbs (especially the para-articular areas) and far from having a progressive course there might be regression of the phenomena.

In all cases in which the diagnosis is doubtful, the presence of those congenital anomalies (such as microdactylia of the thumb and big toe, and hallux valgus) wich are so frequently recurrent in myopathy to be considered almost as pathognomonic, will be of great help. Other diseases with which a differential diagnosis may be necessary are:

a) Myositis fibrosa; it must be taken into consideration in the initial stage. It usually occurs at a more advanced age being constantly accompanied by pain, and it first involves the lower limbs.

b) Dermatomyositis; it generally occurs after the seventh year of age. It evolves rapidly involving simultaneously skin, subcutaneous tissue and muscles and it is accompanied by fever. There are a hard edema of the skin, a diffused erythema and characteristic small superficial whitish spots.

c) Hemorrhagic polymyositis; it is characterised by fever and hemorrhages, and almost always accompanied by cardiac involvement.

Only rarely will a differential diagnosis be necessary with torticollis, tumor of the sternomastoid muscle, cephalo-hematoma (in cases occuring in the newborn), Pott's disease, sarcoma, osteomyelitis, trichinosis.

9. Treatment

From time to time the most various forms of therapy have been tried without success in achieving recovery from the disease. In many cases the therapeutic remedies have had no effect at all, in others they have led to a temporary improvement of the general and local conditions without, however, preventing the progression of the disease.

No positive results have been obtained with the following forms of treatment:

the administration of beryllium carbonate (SCHNELL), in order to lower the blood phosphorous level and thereby to prevent new bone formation or even to cause the regression of ossification centres already formed;

the administration of sodium citrate, which has been tried for the favourable response obtained by ROOVERS in a case of general calcinosis;

the administration of Vitamin E and B_1 (VAN CREVELD) or of D vitamin given in high doses;

an antirheumatic or arsenical-benzolic therapy (COSSOY);

the administration of parathyroid hormone;

the intramuscular injection of sodium glycerophosphate in high doses (LUCIANI) in order to favour the mobilization and elimination of calcium;

the administration of thyroidin, thymine, hypophysin, adrenalin (CARONIA);

a hypocalcic diet (VAN CREVELD);

the parathyroidectomy (IPPONSUGI; SAVIANO; DELON);

a disodium phosphate therapy (VAN CREVELD), which had given positive results in cases of generalised calcinosis.

There is no general agreement among authors about the efficacy of other therapeutic measures. This is particularly true for cortisone which usually causes a rapid and considerable improvement in the general condition of the patient: increase in appetite and weight, improvement in mobility, a more cheerful mood and in many cases (REMOLAR) also a decrease in the intensity of local signs and symptoms.

In the case reported by REMOLAR, a regression of a growing ossification centre seemed to occur as result of cortisone treatment. RILEY reported a considerable improvement in one of his patients treated with cortisone, who began to walk again with the help of a crutch and to feed himself alone.

Cortisone generally has a beneficial effect in the initial, acute stage of the disease. However it is not effective in all cases, and it does not prevent the progression of ossification in regions already involved, failing moreover to inhibit the formation of new ossification centres (BURDACH; SARROUY).

In conclusion it may be said that cortisone (or ACTH) may occasionally show beneficial effects, but in the long run it does not modify the fatal course of the disease. Cases in which there has been improvement, apparently due to cortisone, might be explained by the fact that the disease is characterized by periods of remission alternated with periods of aggravation.

The oral or intramuscular administration of thyroid and inorganic iodine has been tried by LUCIANI with fairly satisfactory results. There were no new manifestations for about a year. There was improvement in the mobility of the neck, regression of the ossification centre in the trapezius muscle and reabsorption of a cranial exostosis.

No effect by oral treatment with iodine-iodide solution was obtained by GIOVANNELLI.

The ketogenic diet, proposed by FROELICH for the well known difficulty of diabetic patients in recovering osseous lesions, fell rapidly into disuse.

The treatment which is receiving more and more approval and which is recommended by an increasing number of authors is irradiation with Roentgen rays. It seems to stop

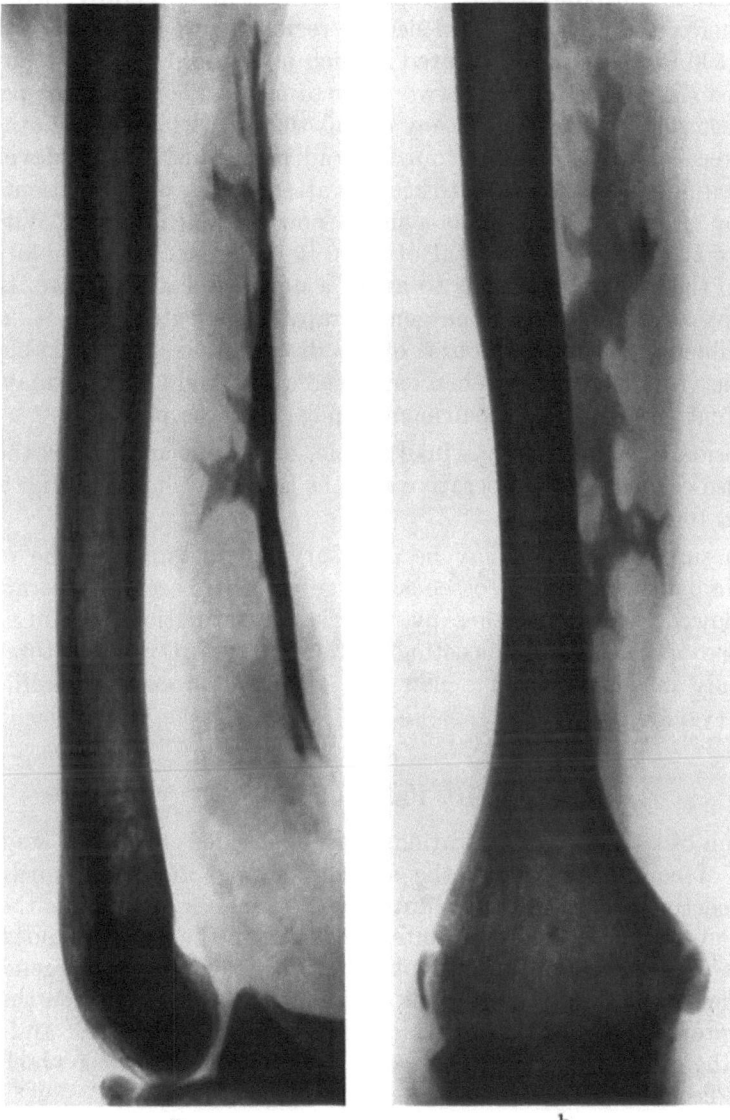

a   b

Fig. 10a and b. Radiograms of the right arm, taken two and a half years after the biopsy (see also Fig. 8a, b, c). a Latero-lateral projection. b Antero-posterior projection (by GIOVANNELLI)

the ossification process and in some cases also to cause its regression. Some authors have applied it following operation for the removal of the ossified parts. BURDACH has associated it with diathermy and hot air currents.

MAIR reported good results with roentgentherapy in a case of myopathy. UEHLINGER, discussing the results of MAIR and NOVE-JOSSERAND, confirmed the usefulness of deep radiation therapy, but pointed out that the action is effective only in the initial stages of the disease, when inflammation is present.

Roentgentherapy inhibits the proliferation of young mesenchymal tissue, whose hyperplasia constitutes the basic characteristic of this stage, and therefore stops the invasion of the muscular tissue and the following ossification. However VIPARELLI reported to have obtained good results also in the fibrotic stage.

The beneficial action of Roentgen irradiation is only a local one and therefore it does not prevent the formation of ossification centres elsewhere. In order to avoid this situation, SGALITZER introduced the prophylactic Roentgentherapy, irradiating large regions of the thorax and neck (the usual elective regions) with 150 R every three months, for a total of 1,500 R. His patient, treated in such a way, did not show any new manifestations at least during the following two years of medical control. This period of time, however, is too short to realize the efficacy of this therapy, while on the other hand, the young patient receives high doses of ionizing radiations just in his development-age. According to MEHLHOP, it is preferable to keep an attentive eye on the patient and practice Roentgentherapy promptly as soon as signs of new swellings appear. With a series of 5 applications of 200 R each, for a total of 1,000 R it is generally possible to effect the disappearance of the swelling and thus to avoid a new ossification centre. In conclusion, though the application of deep Roentgen-therapy constitutes only a local therapy and does not influence the further course of the disease, it is of remarkable help and it brings great relief to the patient. When employed at the right time it may reduce to a considerable extent the motility impairment typical of these patients.

Surgical excision of ectopic bone is inadvisable, because it accelerates the ossification process which also extends to the operative scar, as is clearly shown in Fig. 8 (a, b and c) as well as in Fig. 10 (a and b).

Sometimes a surgical therapy may be necessary, for instance for the restoration of mobility of a limb blocked by an osseous bridge; in this case the operation must be immediately followed by Roentgentherapy. A series of irradiations, begun not later than 48 hours after the operation and consisting of 150—200 r a day, for a total of 2,000 to 4,000 r is the only means to avoid a new and extended process of ossification in the operated region (VIPARELLI).

10. Pathology

The succession of pathological alterations may be divided into three stages: the first, of proliferation of connective tissue, the second, of retraction and hardening of the proliferated connective tissue, and the third one, of formation of osseous tissue. There is general agreement on the histological interpretation of the second and third stages, whereas there is no similar agreement about the first stage. The divergence of opinion might be explained by the varying intervals of time which elapse between the appearance of the first symptoms and the time at which the biopsy is performed, and it is further complicated by the different degree of the general and local symptoms which accompany the onset of the disease.

Undoubtedly however, the main alteration which characterizes the first stage consists of a proliferation of the connective tissue inside the muscle (Fig. 11 a) or tendons, without any remarkable sign of damage to the muscular fibrocells. These histological changes lead the great majority of authors to consider the connective tissue as the primary seat of alterations in this disease; the muscular tissue suffers only secondarily owing to the extensive proliferation of the connective tissue.

A common finding in the initial stage of the disease is the presence of small hemorrhagic effusions which has been given particular importance by the supporters of the hemorrhagic theory, but considered secondary to the other local alterations by the majority of authors.

LUCHERINI describes a series of histological preparations in which plasma effusions may be clearly seen creeping among the muscular fibrocells and surrounding them; other authors extracted a serum-hemorrhagic fluid by aspiration of recently formed nodules.

A more or less evident proliferation of the adventitia of the blood vessels may be observed in the affected areas, and ROCHER gave great importance to it.

Many authors reported also the presence of parvicellular infiltrations and regarded them as an evidence of the inflammatory theory, but STEMPEL proved that they are absent in the truly initial stage of the alterations.

From the foregoing it can be realized that the histological modifications observed from time to time in the affected tissues are numerous, and even more numerous are the interpretations of them, but there is one point on which almost all authors agree, that is the connective tissue as the seat of the primary lesion.

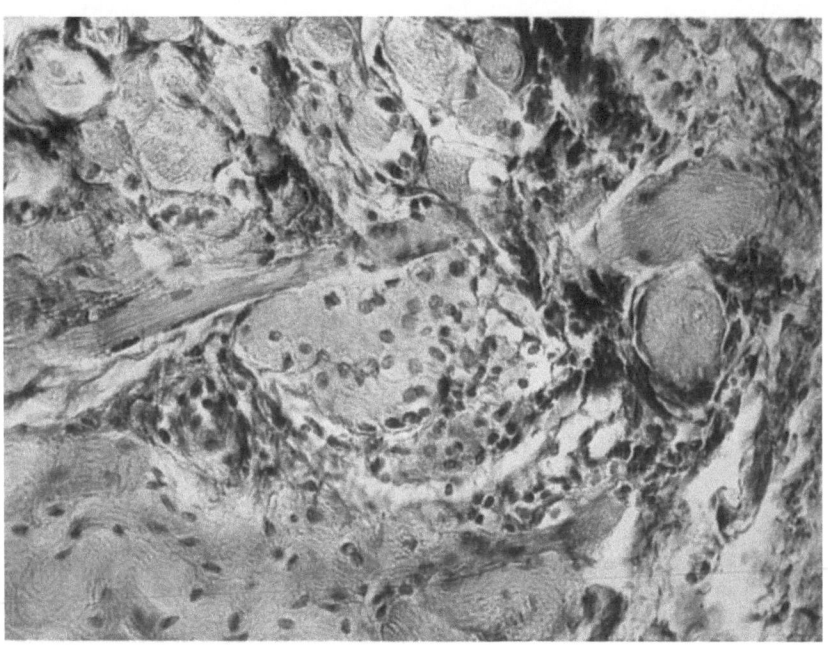

a

Fig. 11a—e. Histhological findings in the course of Münchmeyer's disease (by GIOVANNELLI).
a Fragment of muscular tissue clinically undamaged, taken near a focus of heterotopic ossification. One can notice the proliferation of the interstitial collagenous tissue (enlargement = 330 diameters). b Thickening of the muscular fibers, which have lost their transverse striation (enlargement = 375 diameters). c Striated muscular tissue, only a small part of which is still preserved, the greater part being totally transformed into collagenous tissue (enlargement = 60 diameters). d Osteoid tissue in a zone undergoing ossification (enlargement = 425 diameters). e Cartilagineous tissue in a zone undergoing ossification (enlargement = 100 diameters)

The second stage, or stage of fibrous hardening, is characterized by a thickening of the collagenous fibers of the connective tissue which form a resistant net in the meshes of which the muscular fibers are imprisoned; the latter lose their transverse striation while their longitudinal striation is accentuated (Fig. 11b).

Later the longitudinal striation also disappears and the muscle fibers are converted into collagenous tissue and become atrophic, dissociated, and fragmented as a result of the connective tissue proliferation (Fig. 11c).

In some regions the connective tissue acquires a mixoid aspect, in others, a condroid aspect permeated by numerous stellate and roundish cellular elements. The newly formed collagen is crossed by numerous vascular structures, which are wide and hyperemic, with thickened and sclerotic walls, often showing hypertrophy and hyperplasia of the endothelium. Perivascular lymphocytic infiltrations can also be noticed.

In the third stage, the proliferated cells of the connective tissue (of embryonic type in this stage) arrange themselves in trabeculae, with the formation of osseous tissue (at first osteoid tissue, as in Fig. 11 d), either directly or through a cartilagineous phase

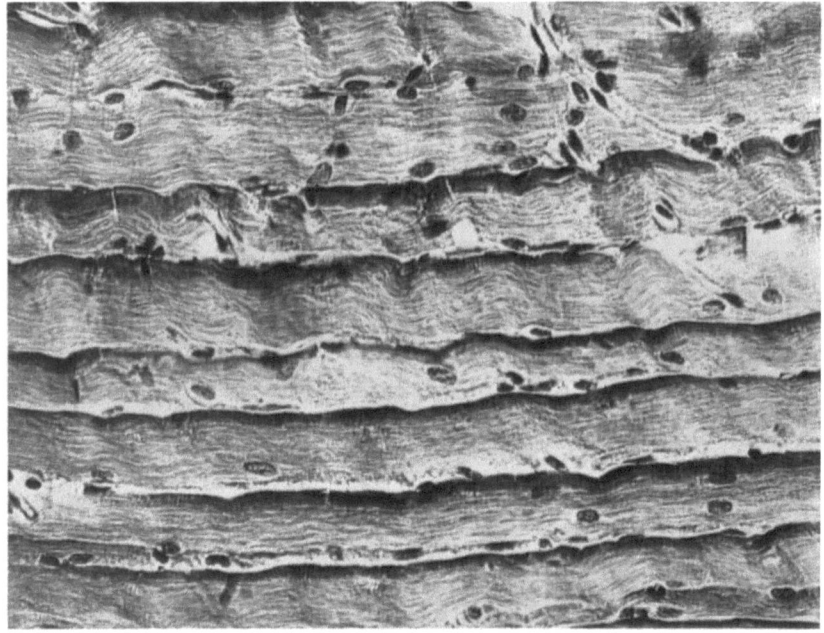

Fig. 11 b

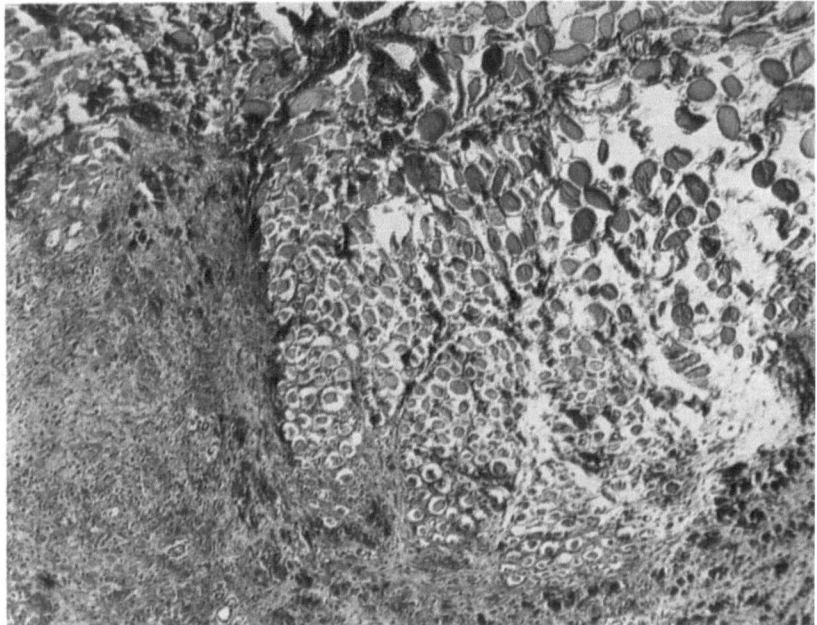

Fig. 11 c

(Fig. 11 e). The precipitation of calcium salts is promoted by the presence of high alkaline phosphatase concentrations in the tissue (Dixon). The newly formed bone is made up of normal osseous tissue, not only structurally but also chemically, as shown by the presence of the same mineral and protein elements, wich are moreover in the same proportions as in normal bone tissue (Dixon).

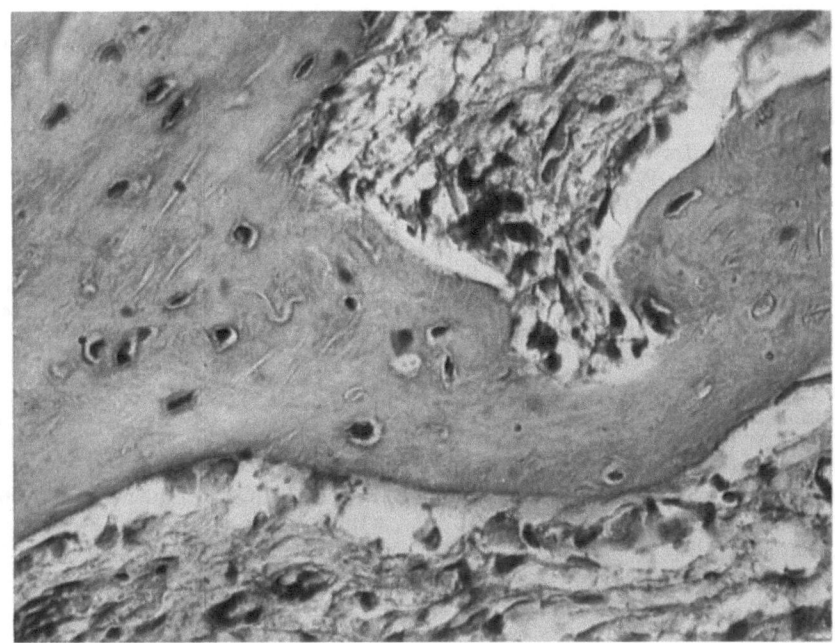

Fig. 11d

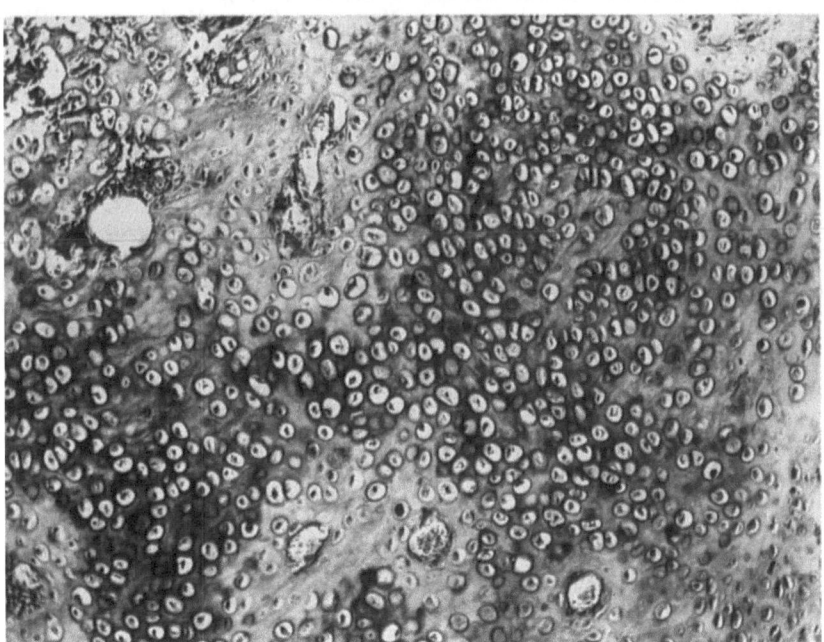

Fig. 11e

Bibliography

BIGNAMI-RUNCO: Miosite ossificante progressiva. Arch. Radiol. (Napoli) **15**, 125—189 (1939.)

BOKAY, J.: Myositis oss. progr. Wien. med. Wschr. **14**, 521 (1899).

BULHAK: Über Verknöcherung und Verirrung des Muskel- und Sehnengewebes. Inaug.-Diss. Dorpat 1860.

BULITTA, A., u. F. SCHEIFFAHRT: Zur Nosologie der M.O. und Calcinosis universalis. Medizinische **23**, 938—943 (1954).

BURDACH, R.: Miositis osif. progr.: Relato de un caso controlado durante 15 meses y tratado con Cortisona. Rev. chil. Pediat. **24**, 387—394 (1953.)

BURTON-FANNING, F. W.: A case of myositis oss. progr. Lancet, 849—850 (1901).

CARONIA, G.: Sopra un caso di miosite ossif. Pediatria (Nap.) **111**, 145—158 (1918).

COSSOY, S., R. GESSER, and C. BOTTARO CASTILLA: Miosite oss. progr. Arch. argent. Pediat. **30**, 364—371 (1948).

CREVELD, S. VAN, and J. M. SOETERS: Myositis oss. progr. Amer. J. Dis. Child. 62, 1000—1013 (1941).

CAHEN, FR.: Über Myositis oss. Dtsch. Z. Chir. 1890, 3725.

DELON, J., and J. P. LÉVY-LEBHAR: Myositis oss. Progr. Arch. franç. Pédiat. 11, 990—995 (1954); Maroc. méd. 33 (351), 774—778 (1954).

DIXON, TH. F., L. MULLIGAN, R. NASSIM, and F. H. STEVENSON: Myositis oss. progr.: report of a case in which ACTH and Cortisone failed to prevent reossification after excision of ectopic bone. J. Bone Jt Surg. B 36, 445—449 (1954).

DRAGO, A.: Contributo allo studio della m.o.p. Pediatria (Nap.) 11, 715—753 (1919).

DUSCH (mentioned by NEIDECK).

EATON, W. L., W. S. CONKLING, and C. W. DAESCHNER: Early myositis oss. progr. occurring in homozigotic twins. J. Pediat. 50, 591—598 (1957).

FIORIO, G., e F. RAGAZZINI: Dermatomiosite con calcinosi generalizzata e miosite ossificante progressiva (patologia, clinica, terapia). Riv. Clin. pediat. 60, 443—473 (1957).

FREKE, J.: A case of extraordinary exostoses on the back of a body. Phil. Trans. Royal Society London 456 (1740).

FROELICH, T.: La m.o.p. traitée par la jeune hydrocarboné. Acta paediat. (Uppsala) 5, 294—308 (1926).

GASTER: Discussion in meeting of West London Med. Chir. Soc. W. Lond. med. J. 37 (1905).

GELLI, G.: Contributo allo studio della miosite oss. progr.: 2 casi. Arch. ital. Pediat. 15, 174—202 (1952).

GIOVANNELLI, G.: Considerazioni sulla miopatia interstiziale oss. progr. Pediatria (Nap.) 66, 513—581 (1958).

GROBELNIK, S.: Myositis oss. progr. (Hyperplasia fascialis oss. progr.) Ann. Paediat. 177, 103—111 (1951).

GUY-PATIN: Lettres choisies de feu Mr. Guy Patin, Cologne, vol. 1, p. 28. 1692. Letter of Aug. 27, 1648 written to A.F.

HARRIS, N. H.: Myositis oss. progr. Proc. roy. Soc. Med. 54, 70—71 (1961).

HELFERICH, H.: Ein Fall von sogenannter Myositis oss. progr. Med. Klin. 1661, 1929; — Allg. Wien. med. Z. 26 (1881); — Ärzte Intell. Blätt., München 26, 45 (1879); — Verh. d. Dtsch. Ges. f. Chir. Congr. Berlin 16, 26—28 (1887).

HERWIG, W.: Beitrag zum Krankheitsbild der Myositis oss. progr. Z. Orthop. 88, 238—243 (1956).

HOPF, A.: On the early diagnosis of myositis oss. progr. Arch. orthop. Unfall-chir. 51, 19—37 (1959).

IPPONSUGI, T.: Über Myositis oss. progr. Mitt. allg. Path. Anat. (Tokyo) 343—460 (1927); Studien über Verknöcherungen der Weichteile beim Menschen. Mitt. allg. Path. Universität Sendai 3, 343 (1927).

KÜBLER, E.: Neue Gesichtspunkte bei der Beurteilung der Verlaufsformen der Myositis oss. progr. Fortschr. Röntgenstr. 81, 354—371 (1954).

LEXER, E.: Das Studium der bindegewebigen Induration bei Myositis oss. progr. Arch. klin. Chir. 50, 1—13 (1895).

LUCHERINI, T., e E. CECCHI: La posizione nosografica della miosite oss. progr. Minerva med. 44, 573—584 (1953).

LUCIANI, P.: Osservazioni su un caso di miosite oss. progr. Pediat. Med. prat. 14, 649—667 (1939).

MACKUSICK: Heritable disorders of connective tissue. St. Louis: Mosby Co. 1960.

MAIR, W. F.: Myositis oss. progr. Edinb. med. J. 39, 13—36 (1932).

MEHLHOP, C.: Die sog. Myositis oss. progr. und ihre Therapie. Strahlentherapie 96, 428—438 (1955).

MEIRA-LINS, F., e G. M. ABATH: Doença ossificante progressiva. Pediat. prát. (S. Paulo) 30, 131—144 (1959).

MINKIEWITSCH, I.: Myositis oss. progr. Virchows Arch. path. Anat. u. Physiol. 41, 413 (1867); 41, 524 (1874).

MIYAZAKI, T., u. M. URAKAMI: Über einen Fall von Hyperplasia fascialis oss. progr. Langenbecks Arch. klin. Chir. 194, 650—689 (1939).

MÜNCHMEYER, F.: Über Myositis oss. progr. Z. ration. Med. 34, 9—40, III ser. (1869); — Virchow's Hirsch's Jb. 4, 2, 376 (1870).

NEIDECK, J.: Über die Myositis oss. im Kindesalter. Z. Kinderheilk. 42, 427—439 (1926).

NOVE-JOSSERAND, HORAND R.: Rev. Orthop. 3 (1905).

NUTT, J. J.: Report of a case of myositis oss. progr. (a twin boy) and abstracts of published cases. J. Bone Jt Surg. 21, 344—359 (1923).

PAGET, O.: A case of myositis oss. progr. Lancet 1895 II, 1364.

PARTSCH: Über einem Fall von Myositis oss. progr. Breslauer ärztl. Z. 6, 66—70 (1882).

RACUGNO, V., e F. PIRLO: Esostosi multiple associate a miosite oss. progr. Athena (Roma) 23, 277—283 (1957).

RADERMAKER, M. J., et L. van BOGAERT: Sur une myopathie ostéoplastique (Myosite ossifiante progressive) avec une composante trophoneurotique terminale. Acta neurol. Psch. bélg. 51, 731—750 (1951).

REMOLAR, J. M., M. ZIMA y N. ESPOSITO: Miositis os. generalizada. Pren. méd. argent. 43, 3391—3397 (1956).

RILEY jr., H. D., and A. CHRISTIE: Myositis oss. progr. Pediatrics 8, 753—767 (1951).

ROCHER, H. L.: A propos de 2 cas de myosite ossifiante progressive. Arch. Ortop. 50, 1163—1200 (1934).

ROOVERS, J.: Acta med. scand. 100, 57 (1939).

ROSENSTIRN, J.: Contribution to the study of myositis oss. progr. Ann. Surg. 68, 485—520, 591—637 (1918).

— Zur Kenntnis der Fibrocellulitis oss. progr. Verlag S. Karger 1923.

SARROUY, C., A. RAFFI, y M. CALENDINI: Consideraciones sobre la miositis oss. progr. Rev. esp. Pediat. **14**, 367—385 (1958).

SAVIANO, M., e C. TANGARI: Considerazioni e ricerche biochimiche su di un caso di miosite oss. progr. (prima e dopo paratiroidectomia). Arch. Ist. Bioch. ital. **9**, 57—80 (1937).

SCHINZ, H. R., W. E. BAENSCH, E. U. FRIEDEL, u. E. UEHLINGER: Lehrbuch der Röntgendiagnostik. Stuttgart: Georg Thieme 1952.

SCHNELL (mentioned by NEIDECK).

SGALITZER, J.: Über Röntgenbehandlung eines Falles von Myositis oss. progr. Fortschr. Roentgenstr. **54**, 304 (1936).

SINGLETON, E. B., and J. F. HOLT: Myositis oss. progr. Radiology **62**, 47—54 (1954).

STEMPEL, W.: Myositis oss. progr. Mitt. Grenzgeb. Med. Chir. **3**, 394 (1898).

STÖTTER, G.: Myositis oss. progr. Rheumaforsch. **8**, 297 (1949).

SUBRAMANIAN: Myositis ossificans: bone in penis. J. Indian Med. Ass. **21**, 437 (1952).

SYMPSON, T.: A case of myositis oss. progr. Brit. med. J. **1886 II**, 1026; — Lancet **10**, 1485 (1892).

TESTA, I. A.: Incompatibilità sanguigna parentale in un caso di m.o.p. Infanzia **10**, 21—31 (1960).

UEHLINGER, E.: Myositis oss. progr. Ergebn. med. Strahlenforsch. **7**, 175—220 (1936).

VASTINE, J. H. II, M. F. VASTINE, and O. ARANGO: Myositis oss. progr. in homozygotic twins. Amer. J. Roentgenol. **59**, 204—212 (1948).

VIPARELLI, U.: La miosite oss. progr. Parte III: La fisionomia cromosomica e le sue ripercussioni sulle teorie mendeliane. Ann. Neuropsichiat. Psicoanal. **8**, 303—314 (1961).

— La miosite oss. progr. Parte IV: Panorama attuale biologico-umorale e studio di alcune attività enzimatiche: aldolasi e transaminasi. Ann. Neuropsichiat. Psicoanal. **8**, 470—480 (1961).

— La miosite oss. progr. Parte VII e VIII: Il problema della ereditarietà. Rassegna bibliografica generale. Ann. Neuropsichiat. Psicoanal. **9**, 297—344 (1962).

—, e L. MARTONE: La miosite oss. progr. Parte I e II: Rassegna generale e considerazioni genetiche. Presentazione di un caso. Ann. Neuropsichiat. Psicoanal. **7**, 276—333 (1960).

—, e B. SARNELLI: La miosite oss. progr. Parte V: Il problema curativo. Possibilità e limiti della Roentgenterapia. Contributo sperimentale. Ann. Neuropsichiat. Psicoanal. **8**, 609—623 (1961).

— — e V. SPEZIO: La miosite oss. progr. Parte VI: La terapia radiochirurgica. Contributo sperimentale. Ann. Neuropsichiat. Psicoanal. **9**, 99—109 (1962).

VIRCHOW, R.: Über Myositis oss. progr. Berl. klin. Wschr. **31**, 727 (1894).

XIII. Osseous alterations appearing in association with haemopathies of constitutional nature

By

Giulio Tori

With 44 figures

The relationships between the skeleton and the bone marrow tissue as resulting from anatomy, embryology and physiology, are so close that the idea of a physiopathological solidarity of the two structures is quite justified. Of course between the two systems, the osseous and the haemopoietic, the possibilities of mutual reaction are undoubtedly existent. This is justified on one hand by the anatomical substrate characterizing the bone in the various periods of life (in childhood, for example, every response is distinctly more animated) and on the other hand, by physiopathological conditions inherent to the haemopathy, whose manifestations may vary as to time of onset, seriousness and duration (SANSONE and MASTRAGOSTINO).

Radiology has offered and still offers extremely interesting demonstrations for the knowledge of such relations. This is the indispensable basis for a wider and deeper evaluation of the pathogenetic problems regarding some haemopathies and also represents a truly important contribution for diagnostic purposes by demonstrating the type and entity of the osseous involvement.

Our radiological observations shall deal with *osseous alterations* in the field of congenital haemopathies, among which erythropathies are the most important in view also of their frequency and observation. Constitutional anomalies of the leukopoietic tissue are very rare and even more so are the radiological documentations of osseous lesions. We therefore will treat the latter very briefly.

1. Constitutional erythropathies

They are the result of a primary anomaly of the erythrocytes which can be hereditarily transmitted through the genes. Such a primary disorder, which represents the common substrate of these erythropathies, provokes the production of cytologically and functionally imperfect erythrocytes.

These erythropathies, known also under the term "congenital haemolytic anaemias" (DACIE), are characterized by:

— shorter life span of the erythrocytes;
— exalted erythrocyte destruction;
— a more or less marked medullary hyperplasia.

a) Hereditary spherocytosis

The congenital and familial character of hereditary spherocytosis is clearly supported by all the latest genealogical studies on the carriers of the disease. It is inherited as a mendelian dominant trait, and approximately 50 % of the children, both male and female, present evident signs (STORTI).

Hereditary spherocytosis is not solely confined to a particular race, although it is a disease that prevalently strikes the people of known European origin. The condition is rare among Negroes; KLINE and HOLMAN in a recent review of the literature (1957) seem to have found only about forty cases. Even rarer in the yellow race, it probably shows a higher incidence among the Chinese than among the Japanese.

Although a hereditary and congenital disease, its first clinical signs generally appear in the adult. When clinical signs of the disease are present in childhood the entity of its course seems more serious than that seen in adults. The clinical picture of hereditary spherocytosis is characterized by anemia, jaundice and splenomegaly and is associated with special haematological findings (spherocytosis, high percentage of reticulocytes and increased osmotic fragility).

A primary feature in the course of the disease is the appearance, at varying intervals, of haemolytic crises accompanied by jaundice, pallor, severe asthenia, palpitations and fever.

GÄNSSLEN was the first to point out a connection between this heamolytic disease and certain constitutional, morphological signs. A number of anomalies noticed with varying frequency in hereditary spherocytosis by GÄNSSLEN and subsequently by others as well, might, according to HEILMEYER, be classified in two groups:

1° anomalies in close connection with the physiopathological process of the disease;

2° anomalies which do not reflect a causal relationship with the said process although frequently appearing in such patients.

In the first group we find skeletal anomalies among which the cranio-facial ones are pre-eminent. In the second group a complete range of aberrations and formative errors are to be seen, such as: microphthalmus, narrow palpebral rims, crystalline lens and corneal turbidity, hypoacousia, deafness, congenital heart defects, venous malformations, etc.

GÄNSSLEN in a series of papers (1922—1940) brought attention to the so-called *haemolytic constitution*, in which the skeletal alterations as well

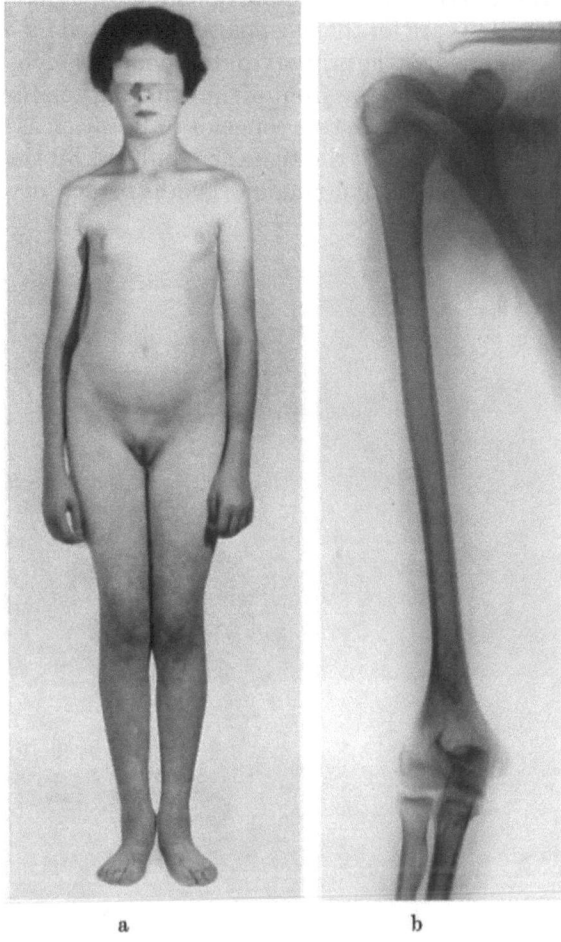

a b

Fig. 1a and b. Hypo-evolutism with infantilism in a 16 years old girl suffering from hereditary spherocytosis. Note the prevalence of the length of the limbs with regard to the trunk

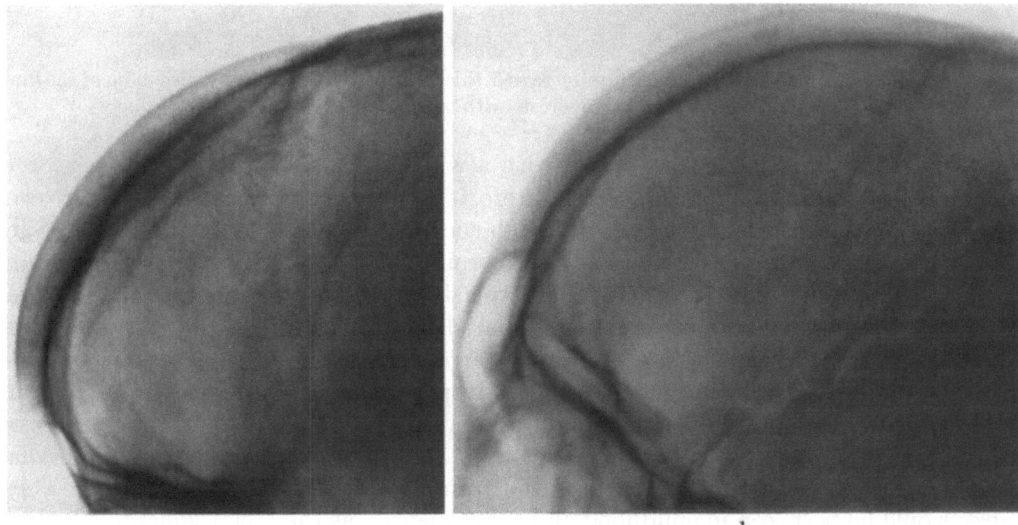

a b

Fig. 2a and b. Hereditary spherocytosis. Increase in thickness of the calvarium limited to the frontal bone; osteoporosis with a micro-areolated pattern. The frontal sinuses are well developed in both cases

as those of the soft tissues and the endocrine organs are outwardly manifest. The said endocrine alterations are for the most part represented by hypogenitalism and infantilism with lack of development of the primary and secondary sex characters (fig. 1 a, b). However these signs can be found in the entire group of the constitutional haemolytic erythropathies and cannot therefore be regarded as a true congenital alteration as GÄNSSLEN's improper denomination might suggest. In reality the signs as admitted by this author are secondary to the appearance in early childhood of an abnormal hyperactivity of the bone marrow. GÄNSSLEN stressed

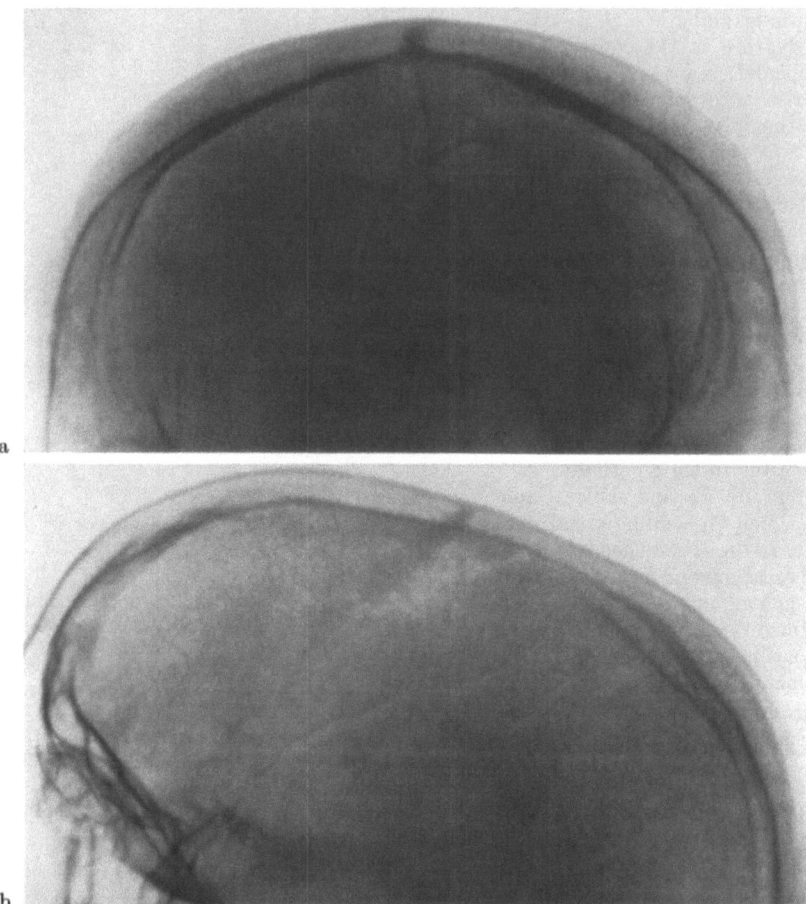

a

b

Fig. 3a and b. Hereditary spherocytosis. Diffuse increased thickness of the calvarium. Thickening of the inner table, and osteoporosis with small areolae

the finding of a "tower" skull associated with a widening and flattening of the root of the nose and a consequent increase of the interorbital distance, reduced orbits, narrowed dental arch, misplaced dental positions and high cheek-bones of the Mongoloid type. Such shapes of the skull and face, Mongoloid or Negroid in type according to the prevailing deviation, seem to be due to marrow hyperplasia and the consequent early sutured synostosis. However, this conception is not shared by other authors. For instance PONTONI, although agreeing on the importance of marrow hyperplasia, believes that a constitutional factor, or at least a more general osteodysplastic condition must also be present. Yet according to GÄNSSLEN the skull would present a large round shape, while others, as CATHALA and coll., speak of a "natiforme" skull, and LIAKKA of a typical "caput quadratum" due to the marked evidence of the frontal and parietal prominences. These features would be best seen in childhood and subsequently, as the facial skeleton develops, would be less apparent. However we personally cannot rule out rachitogenic factors as a possible determining influence in regard to these cranial alterations (PATRASSI and TAGLIONI).

Actually a review of the most recent cases in the literature and the careful study of eight personal cases, have shown (since rickets has all but vanished) the rarity of skull changes described by the above-mentioned authors whose studies were carried out several years ago.

From the observations of our cases and the study of those published by PEROSA and VITERBO, D'ERAMO and DE GAETANO, SANSONE and MASTRAGOSTINO — 24 in all — we found only one patient, a 10-year-old child, with a large round-shaped skull. Nevertheless it is common knowledge that in hereditary spherocytosis the alterations are predominantly found in the skull.

In most cases the radiological examination shows either a circumscribed (fig. 2a, b) or diffuse (fig. 3a, b) increase in thickness of the calvarium. Such an increase, varying in degree, mostly involves the diploe whose trabecular spaces are widened thus yielding a radiological picture of microareolar osteoporosis. The inner table often shows thickening, while the outer table is usually thin. In cases of circumscribed involvement the osseous alterations affect the frontal or the parietal bones. Although these findings may not be considered as typical,

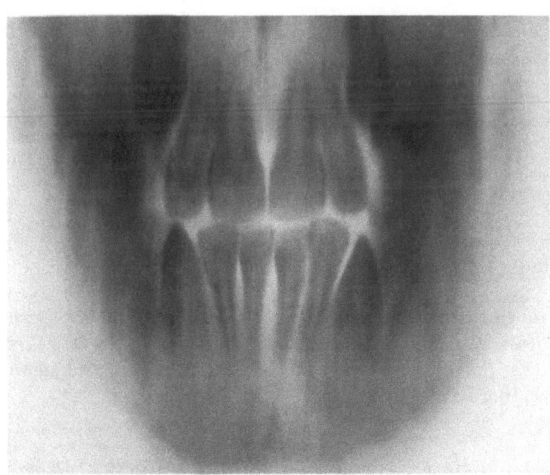
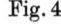

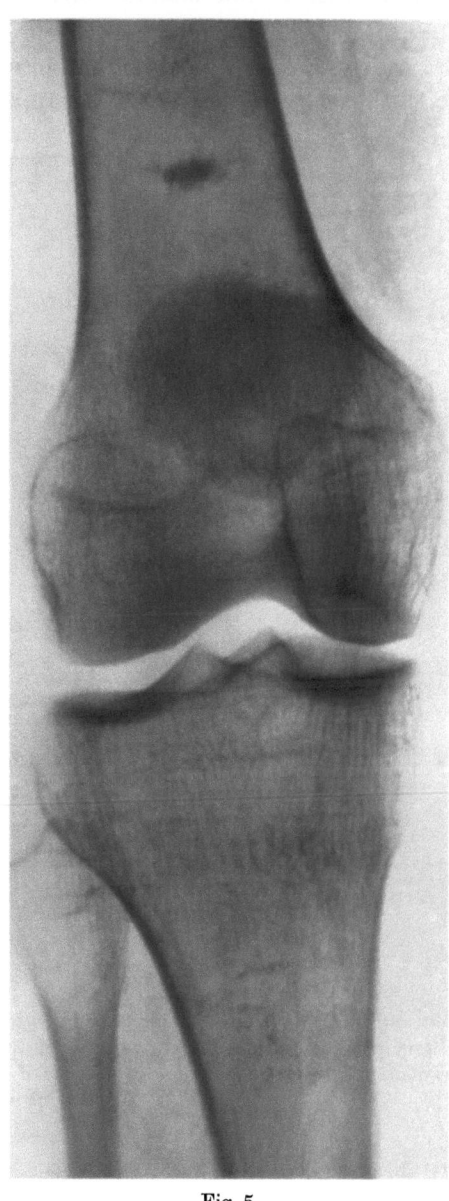

Fig. 4   Fig. 5

Fig. 4. Twelve years old boy suffering from hereditary spherocytosis. Volumetric increase of the two upper incisors which, in addition, appear diastatic

Fig. 5. Thirty-nine years old woman with hereditary spherocytosis. The structure of the epiphyses and of the metaphyses of the lower limb is osteoporotic with radial striae and some transverse striae. Small thickened areolae in the area of the distal metaphysis of the femur

nevertheless they have almost always appeared quite significant, thereby justifying their inclusion among the pathological features. These alterations may in some cases be very pronounced; for instance SANSONE and MASTRAGOSTINO found in 25—30 % of their cases marked skull changes, such as to simulate thalassemia major, particularly when the remarkable thickening of the theca is associated with a spicular picture.

In comparison with thalassemia major, where there is early invasion of the maxillary sinuses by microareolated bone tissue, in hereditary spherocytosis the maxillary sinuses are almost always undamaged and regular in width and development. The other paranasal sinuses likewise do not manifest any change in development.

In a frequent number of cases, dental alterations, although non-typical, are present as well; namely, a narrow dental arch, missing dental germs and misplaced dental positions. Frequently the two superior incisors appear overdeveloped and show diastasis (fig. 4).

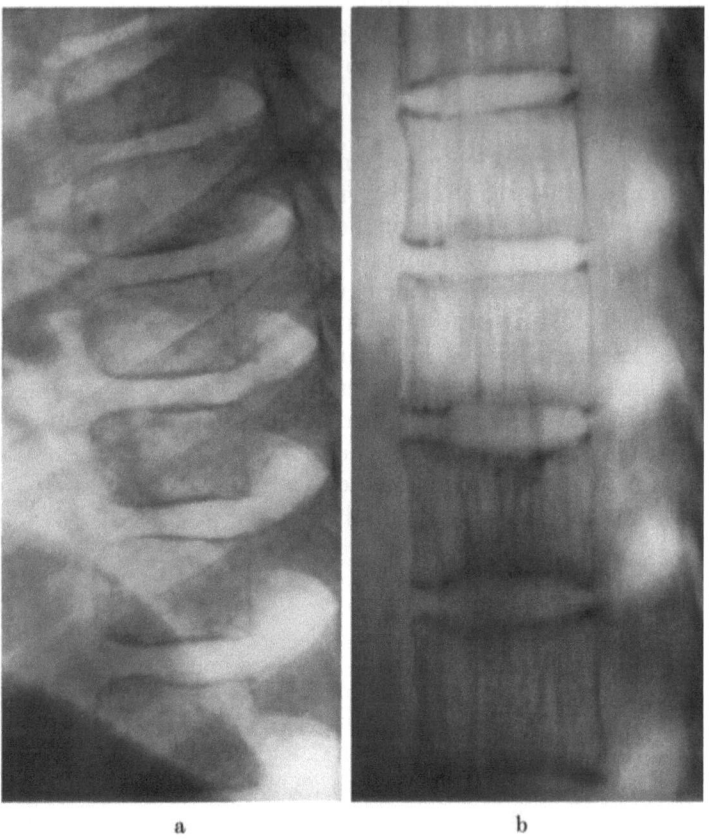

a   b

Fig. 6a and b. a) Flattening of the vertebral bodies in the dorso-lumbar tract of a 12 years old boy with hereditary spherocytosis. A moderate degree of osteoporosis coexists. b) Hereditary spherocytosis in a 39 years old woman. "Palisade" aspect of the vertebrae of the lower dorsal tract with signs of disc sufference and small intraspongy herniae

It should be noted that hereditary spherocytosis rarely shows such a remarkable involvement of the remaining skeleton associated with the skull alterations. Actually, peripheral lesions are almost always modest with widening of the trabecular network, at times being evident in the ribs and the clavicle, and at times in the epiphyses and metaphyses of the long bones (fig. 5).

The examination of the dorso-lumbar column reveals a moderate degree of diffuse osteoporosis, sometimes associated with disc involvement and prolapse of the nucleus pulposus. In one of our cases the osseous network appeared altered in several vertebrae: osteoporotic longitudinal trabeculae were alternated with thicker trabeculae, so that the vertebral bodies displayed a "palisade" picture (fig. 6b). In some cases we found a true platyspondylia of the vertebral bodies (fig. 6a). In younger individuals the small bones of the hand occasionally showed a moderate degree of osteoporosis with a widening of the network, while in adults the alterations were insignificant.

b) Hereditary elliptocytosis

Elliptical erythrocytes in man were first found accidentally by DRESBACH (1904) in the blood of a mulatto. The knowledge however of their familial character is due to BISHOP (1914). Inheritance of hereditary elliptocytosis follows the mendelian dominant pattern and the disease affects both sexes with equal frequency while displaying no appreciable differences with regard to race.

The hereditary elliptocytosis usually exists as a harmless and symptomless trait. On the other hand the presence of an increased haemolysis leads to a variety of signs and symptoms proportional to its severity.

In reality, the clinical symptoms are indistinguishable from those of hereditary spherocytosis. The anemia may be either serious, or absent in compensated cases. However, most patients will be found mildly to moderately anemic and slightly jaundiced from time to time. Biliary lithiasis, as well as chronic ulcers of the legs are not infrequent complications as they are in hereditary spherocytosis. The morphology of the elliptocytes is easily recognized on nonfixed as well as on stained preparations, with the typical oval form of the red cells seeming to appear after the reticulocyte stage. In the marrow may be seen signs of hyperactivity but not cytological anomalies of the elements of the erythropoietic series.

Some authors (GÜNTHER, ROSENOW, GERRITS and DE VRIES) have described skeletal alterations ("tower" skull, high cheek-bones, dental disorders, supernumerary teeth and defects of positioning) associated with the haematological anomalies. In an elliptocytemic family LAMBRECHT is said to have described several anomalies, such as the previously mentioned "tower" skull, dental disorders, and atrophy of the maxilla and ogival palate.

In the genesis of some of these anomalies, we believe that not only constitutional osteo-dysplastic conditions are at play, but as in hereditary spherocytosis a possible interference of rachitogenic factors should be taken into consideration. In fact, in cases recently studied and described by BERNARD and coll., such anomalies were not reported and the radiological examination of the skeleton (which however was not carried out in every case) seemed to be normal.

c) Thalassemia

The term "thalassemia" or "Mediterranean disease" introduced by WHIPPLE and BRADFORD (1932) refers to a complex nosological entity now well clarified. Its various features may be essentially summarized in two clinical conditions: thalassemia major (Cooley's disease) and thalassemia minor (Rietti-Greppi-Micheli's disease).

The present, most probable and accepted interpretation of thalassemia is that on the basis of these clinical conditions, there is a common denominator called "constitutional microcythemia" (SILVESTRONI and BIANCO). The features of this haematological disorder are; hypochromia, true microcytosis, polyglobulia, anisopoikilocytosis, target cells and marked increased resistence to hypotonic saline solutions (fig. 7a, b).

Genetically the microcythemic anomaly is transmitted as a mendelian dominant trait. In the heterozygous state it may represent a mere haematological anomaly without clinical manifestations (healthy carriers) or it may become a true disease, thalassemia minor. The homozygous state instead corresponds to Cooley's disease, whose prognosis is always fatal, usually within a short time.

Thalassemia is mostly found among the populations living on the Mediterranean coasts, Italy and Greece being particularly affected. Extensive research carried out in Italy by SILVESTRONI and BIANCO has shown that the spreading of microcythemia is in some areas (zones near the Po river estuary, Calabria, Sicily, Sardinia) strikingly high, attaining values of 10—20% of the population. In these areas the diffusion of microcythemia is a real problem of great social importance. In fact, with both parents being microcythemic, theoretically one-fourth of the children will develop Cooley's disease. The peculiar geographic distribution of microcythemia and other clinical forms of thalassemia have raised the question of its being racial in character.

A widely accepted hypothesis supports that the disease is peculiar to the Greek population and that the presence of thalassemia in South Italy and the Ferrara district might be explained by historical events. Such a hypothesis seems to be supported not only by geographic, archaeological and biological data, but also by the results of research carried out by BENASSI and TOTI on human bones found in recent excavations made in the Spina necropolis (Ferrara) (fig. 8a).

Other investigators assume that this haematological anomaly might have reached us by means of individuals belonging to an archaic paleoinsular people (GATTO).

Opposing such concepts of racial disease are the recent, scattered observations of Cooley's anemia in populations completely outside the Mediterranean ethnic group. Particularly important have been the cases of thalassemia major ascertained in individuals belonging to other races, like those reported by GREENBLATT and coll., GARDNER in the Chinese; MALHOTRA and CHHUTTANI in the Indians and

Coffey and Salmon in Negroes. These observations, together with the findings of bone alterations in skulls of individuals of extinct American peoples (fig. 8b, c),—such as the ancient Peruvians (Williams and coll.; Hamperl and Weiss), the Amerindis of East Arkansas (Wakefield and coll.) etc.,—which simulate those found in Cooley's anemia (fig. 8d), seem to support the hypothesis that, even in remote times, mutations in the blood might have occurred independently in different racial stocks all over the

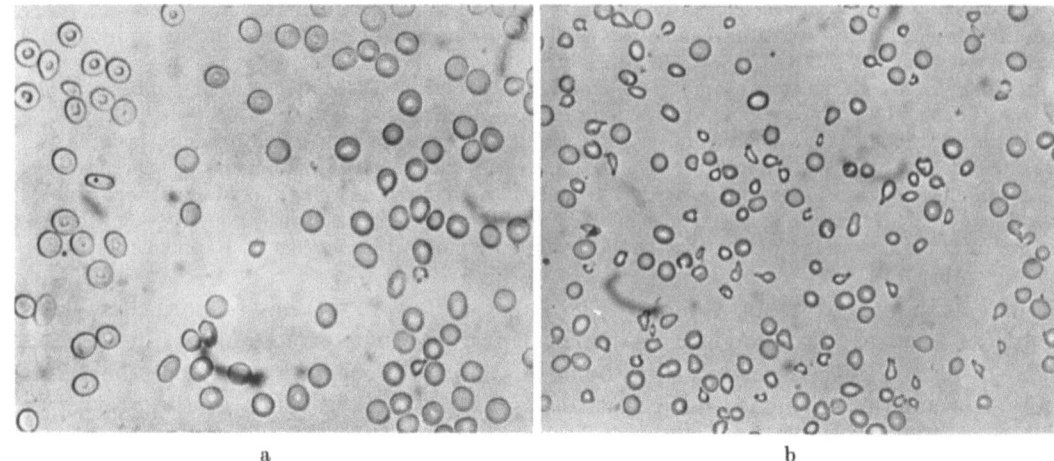

a   b

Fig. 7a and b. a) Slide of peripheral blood in a healthy carrier of constitutional microcythemia (due to the courtesy of Dr. Soffritti). The slight anisopoikilocytosis of some erythrocytes and the presence of target cells (upper left) should be noticed. b) Peripheral blood in a patient suffering from Cooley's disease. Evident anisopoikilo-cytosis. The photograph has been made in a field in which erythroblasts are not evident

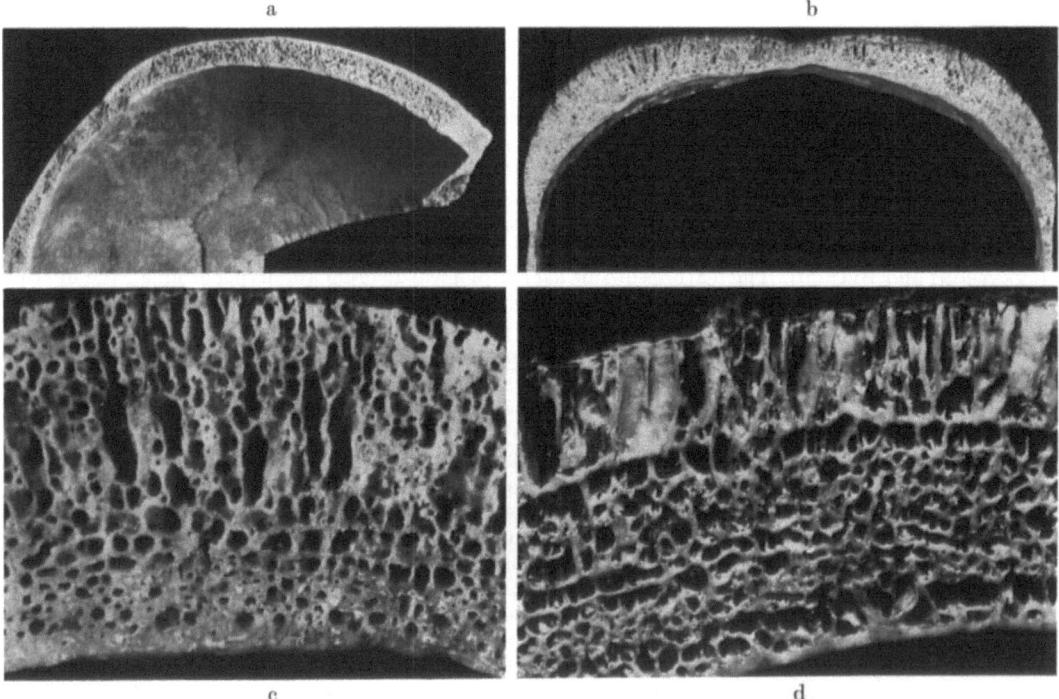

a   b

c   d

Fig. 8a—d. a) Photograph of a fragment of a cranial vault which has been found in the necropolis of Spina (from Benassi and Toti). The increased thickness of the diploe together with a marked osteoporosis with small areolae can easily be noticed. b) Frontal section through the two parietal bones of the skull of an ancient Peruvian (from Hamperl and Weiss). Note the remarkable increase in thickness of the two parietal bones which show an osteoporotic pattern with small lacunae. c) Detailed view of the calvarium shown in figure 8b. The inner table, periosteal apposition with radial spicula and absence of the outer table, are all clearly visible. d) Photograph of a frontal section of the calvarium (at the level of the parietal prominences) of a $6^1/_2$ years old girl suffering from Cooley's disease. Observe the remarkable endocranial and especially the pericranial hyper-ostosis, which closely resembles those of the previous figure 8c (from Belloni and Fornara)

world. At present, due to lack of systematic research on the frequency of microcythemia among the various populations, a tentative explanation may be submitted that microcythemia, which is the basis of Cooley's disease, might have appeared in several human races, although there is a notable predisposition for such a mutation only in some Mediterranean populations (SILVESTRONI).

Thalassemia brings up a number of pathogenic problems. The thalassemic red cell appears abnormal due to its morphological, biological and biochemical characters. Most important is the biochemical disorder, which involves haemoglobinogenesis (fig. 9). Namely, there is a quantitative deficit and a particular qualitative disturbance, due to the fact that haemoglobin is composed of a mixture, varying in its proportion, of normal haemoglobin and another haemoglobin. The latter, because of its resistance to alkaline denaturation, electrophoretic behaviour and solubility in saline solutions of increased concentrations, presents fetal-like characters.

The defective structure of the erythrocytes would seem to be directly responsible for the hyperhaemolysis found in the more serious thalassemic syndromes. This has been suggested by COOLEY and LEE's first observations. They retained that the hyperhaemolysis was a consequence of the greater lability and more rapid destruction "in vivo" of the constitutionally imperfect erythrocytes.

The clinico-haematological symptoms of the thalassemic syndrome are various. Microcythemia carriers instead, if we discount the haematological stigmata, may be regarded as generally healthy individuals. In thalassemia major and minor the typical signs, namely anemia, splenomegaly, pathological erythropoiesis, and bone alterations, assume (particularly in the first condition) forms of striking seriousness.

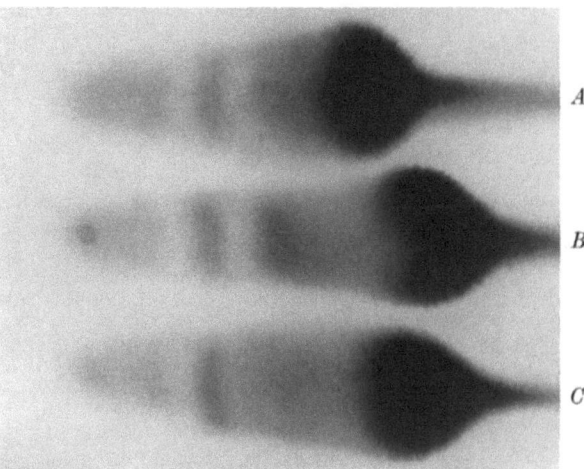

Fig. 9. Electrophoretic tracings of haemoglobin made on paper. *A* Haemoglobin of a patient suffering from Cooley's disease; *B* Haemoglobin of a microcythemic patient; *C* Haemoglobin of a healthy individual. In the tracing *A*, the delay of electrophoretic migration with respect to *B* and *C* is evident; in the tracing *B* the increase of the haemoglobinic fraction A 2, typical of microcythemic patient, can be noticed

α) Thalassemia major (Cooley's disease)

This pathological condition was first described by COOLEY and LEE, who in 1925 submitted to the American Society of Pediatrics some cases of "anemia with splenomegaly and peculiar bone lesions". These authors are credited with revealing some of the basic characters of the disease (hereditarity, skeletal alterations, mongoloid "facies") and with recognizing this condition as a definite pathological entity in the field of childhood erythroblastic anemias.

Since then there have been numerous observations of the disease, especially in Italy and Greece and among Americans of Italian and Greek extraction.

Thalassemia major appears on a constant genetic substrate of microcythemia in the homozygous state. Usually the disease starts slowly towards the end of the first half-year of life with the appearance of anemia, decline of the general condition and increased size of the abdomen due to hepato-splenomegaly. The course is chronic but progressive, with aggravations of the anemic state alternating with remissions and the relative improvement of the general conditions. When the disease reaches its maximum intensity, the children present a subnormal somatic development and an evident disproportion between the excessive-sized head and abdomen and the slight members (fig. 10a). The "facies" resembles the oriental type. The frontal and parietal prominences as well as the malars are quite pronounced, with exaggerated development of the maxillae, depression of the root of the nose, horizontal position of the palpebrae rims and presence of epicanthus (fig. 10b).

Bone alterations of the skull and other skeletal segments are constant and are usually considered as an essential element of the pathological picture. Great importance is therefore attributed to the radiological demonstration of these skeletal alterations in diagnosing thalassemia major.

Our systematic research on approximately one hundred patients[1] of different ages, some of whom were repeatedly examined during the course of the disease, allowed us to establish that the radiological picture shows a wide range of lesions varying in severity and in rapidity of development. Through the study of the cases observed in early infancy, the inference may be drawn that the appearance and evolution of skeletal alterations are closely connected with the onset and progression of the haemopathic process.

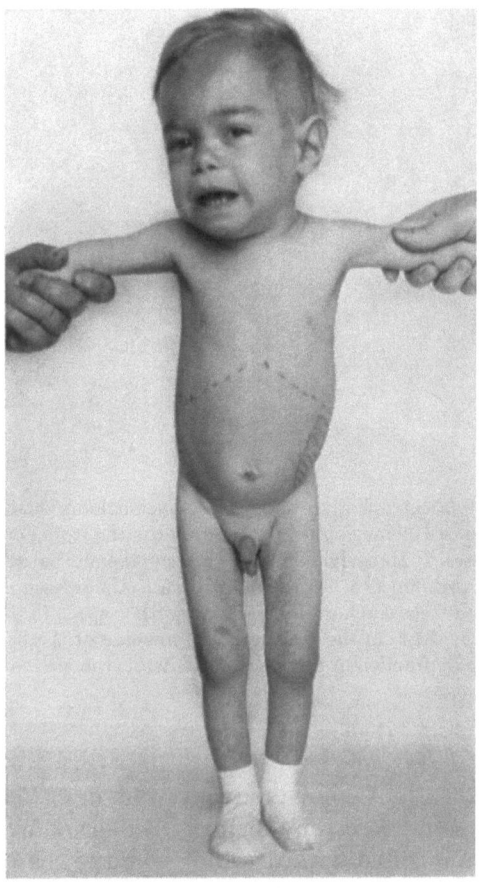

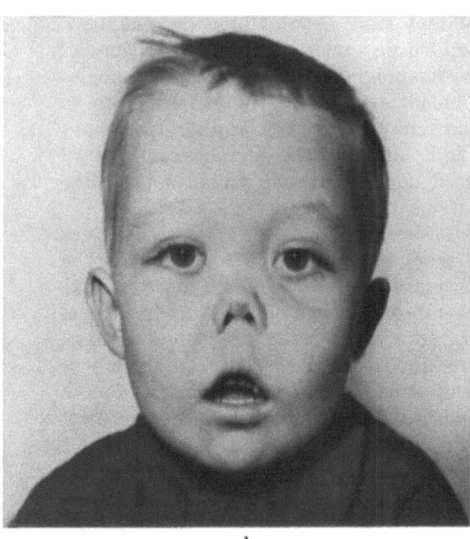

Fig. 10a and b. Cooley's disease. a) Somatic underdevelopment in a 15 months old patient. Note the clear disproportion between the volume of the head and abdomen as compared to the very slender aspect of the limbs. b) Typical orientaloid face in a 6 years old patient

The latter always begins at an early stage of the disease and usually appears before the bone alterations. Some cases even exist in which the haemopathy evolves so quickly that death occurs before any bone alteration may be appreciated. Instead, in the more typical cases, where the disease has a chronic course, the evolution of the bone lesions may be followed from the initial stages until the time that their more striking features appear. Finally we note cases with an extremely chronic course, which may even reach adult age. Here the clinical picture is less severe and correspondingly, the skeletal alterations are less marked.

According to PACHIOLI, ORTOLANI the earliest skeletal alterations would appear about the sixth to eighth month of life, and in some individuals we have found them even before the 6th month. In the skull they are represented by a slight increase in thickening of the inner table and of the calvarium. Two of our cases also showed a moderately increased density of the anterior cerebral fossa (fig. 11a, b).

Regarding the long bones of the superior limb, we found a more marked reticular pattern of the trabeculae with a very thin cortex at both the diaphysis and metaphysis

[1] The author is greatly indebted to Prof. ORTOLANI, Director of the Ferrara Provincial Institute for Children and his collaborators, for the material of thalassemia major placed at his disposal.

(fig. 11 c). Our findings seem to coincide with those of PACHIOLI, who in 1940 had already considered the thinning of the cortex of the long bones as a very early morphological alteration with respect to other radiological signs of the disease.

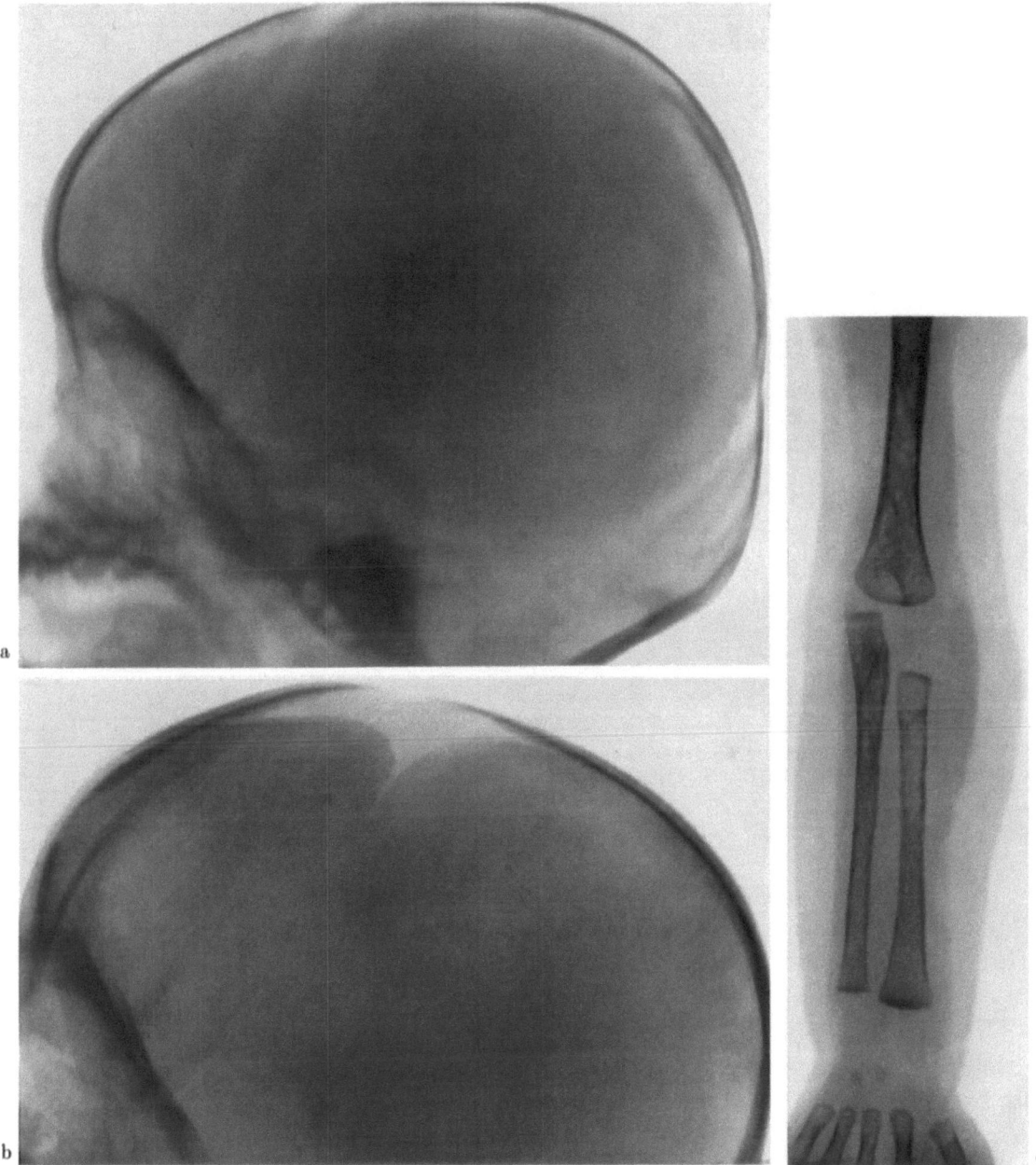

Fig. 11 a—c. Very early bone alterations in Cooley's anemia. a, b) Calvaria of two 5 months old patients with evident thickening of the inner table; a remarkable thickening of the anterior cranial fossa is also apparent. c) Five months old baby girl. Rarefaction of the spongiosa of the bones of the fore arm with widening of the medullary cavity and thinning of the cortex

In the second 6-months period of life the radiological findings of skul lalterations are more apparent because the frontal and parietal bones, besides presenting a more pronounced thickening of the inner table, may show an increase in thickness (fig. 12 a). This increase is sometimes particularly evident at the base of the frontal bone. In other cases this bone, in lateral view, presents at its inferior portion a more accentuated curvature

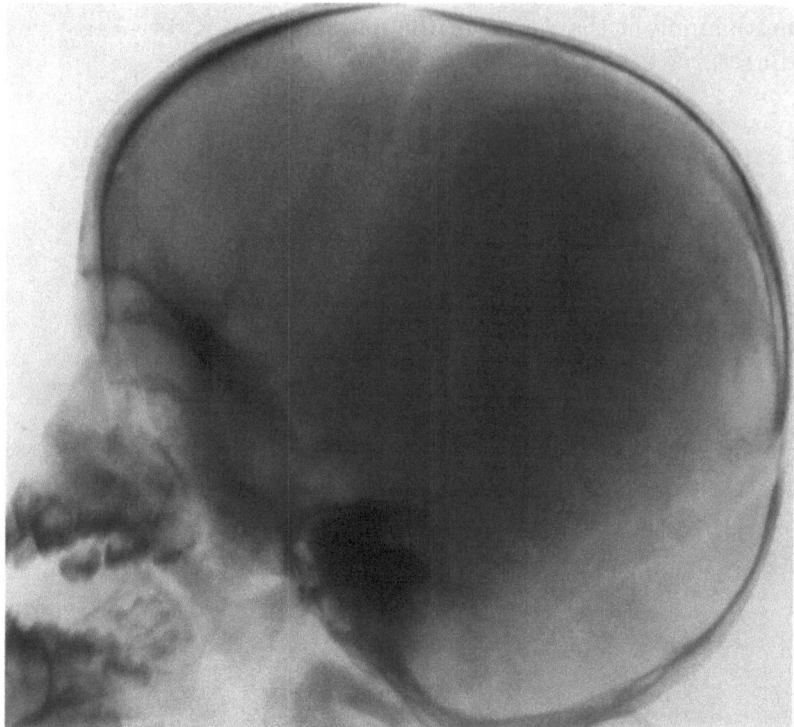

a

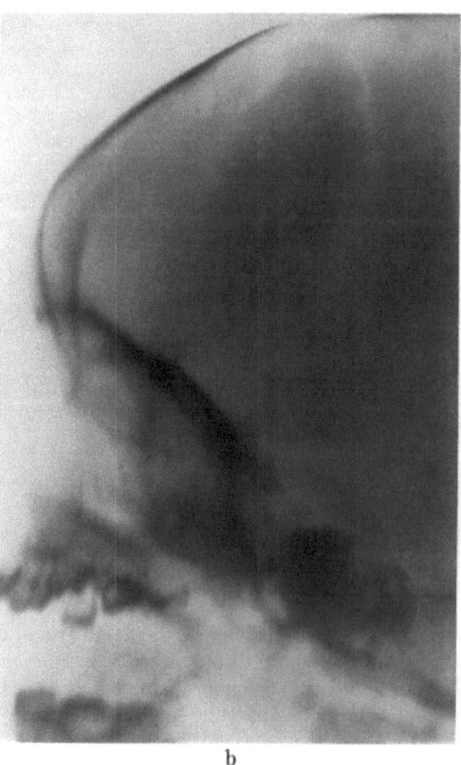

b

Fig. 12a and b. a) Ten months old boy suffering from Cooley's disease. Increase in thickness of the frontal bone with diffuse thickening of the inner table of the calvarium. The maxillary and zygomatic bones already show a remarkable degree of hypertrophy. b) Eleven months old girl suffering from Cooley's disease. Besides the thickening of the inner table of the frontal bone and particularly of the anterior cranial fossa, note the accentuated curvature of the lower half of the frontal bone which we consider rather typical (fig. 12b). In several cases the floor of the anterior cerebral fossa is markedly thickened. The fontanels are open and do not show any tendency towards an early closure. As other authors have found, the maxillary bones in some cases are already thickened and hypertrophic while the sella turcica does not appear altered in its volume.

The long bones of the upper extremities, show a more marked osteoporosis with a wide network. The medullary cavity is widened and the cortex is very thin. The picture of metaphysis widening, which in later age will be more evident, is already present.

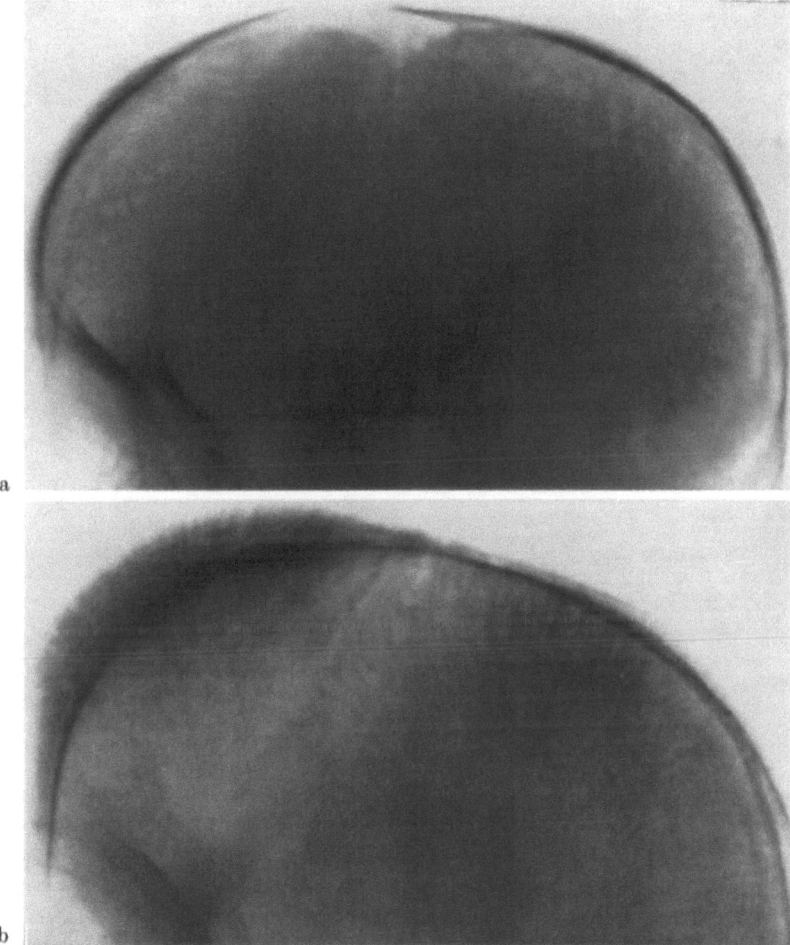

Fig. 13a and b. Different examples of cranial alterations in patients suffering from Cooley's disease, in their second and third year of life. a) Fourteen months old boy. Increased thickness of the calvarium with thickening of the inner table and osteoporosis of the diploe of the diffuse macular type. b) Two and a half years old girl. Increased thickness of the diploe with an apparent periosteal osteophytic reaction prevailing at the frontal bone

The small bones of the hand (metacarpals in particular) show an evident osteoporosis with a microareolated medullary structure and thinning of the cortex.

In the second and third years the frontal and parietal bones demonstrate an increase in thickening, particularly with regard to the diploe, which at times can assume a macular osteoporotic aspect (fig. 13a), or the typical picture of "hair on end" (fig. 13b). The inner table is plainly visible, while the outer one is poorly delimited. The curvature of the inferior portion of the frontal bone is distinctly apparent in some cases and the fontanels are still open. The anterior cerebral fossa is thickened in several cases. This feature is to be seen not only in lateral projection but also in postero-anterior radiograms. In the latter, the increased density of the sphenoidal wings and of the orbital plates of the frontal bone may be seen projecting just above the orbital arches, thus imparting to the cranial radiographic images a remarkable likeness to the traditional Mephisto mask (Mephistophelean skull, according to VIGLIANI's term) (fig. 14). The thickening of the orbital vaults has also been occasionally described by CAFFEY.

The maxillae are always hypertrophic and in most cases prognathism is present. Dental alterations, as incorrect positions of the dental germs, diastasis, etc. are evident. The jaw, too, is hypertrophic, particularly at the level of the rami, with protruding angles.

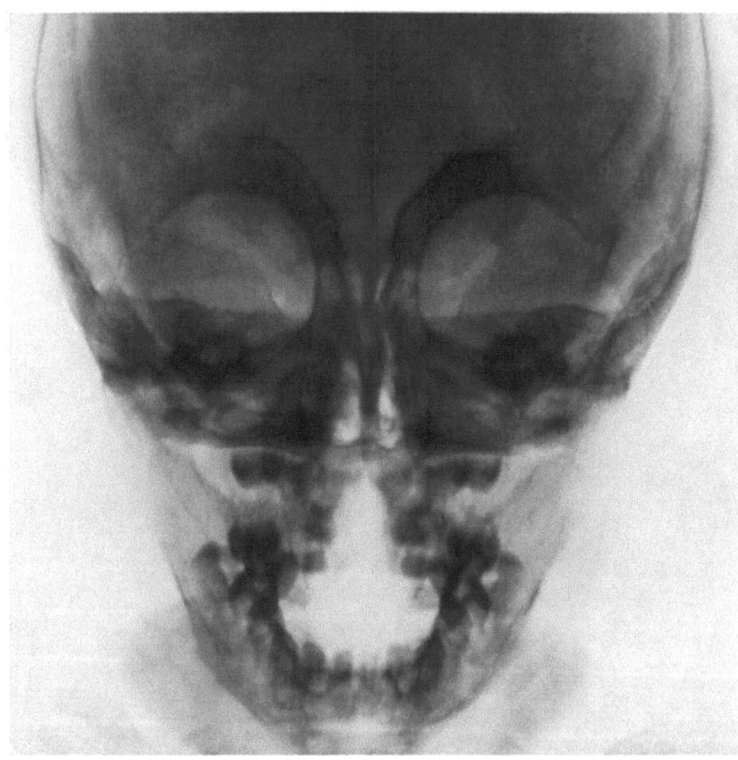

Fig. 14. Patient, two years and eight months of age suffering from Cooley's disease. Thickening of the sphenoidal wings, of the orbital plates of the frontal bone, and also of the facial bones

The long bones (fig. 15a, b) usually are cylindrical in shape. The trabecular network appears widened, with coarse striations crossing one another at various points.

The small bones of the hands (especially metacarpals) show osteoporosis swelling, and are stubbier than usual. No particular delay in the appearance and development of the ossification nuclei of the carpal bones is observed (fig. 16).

In early childhood (3—6 years) the patients show more typical and striking bone alterations. As a consequence of the increased thickness of the frontal and parietal bones, especially at the level of the prominences, with progressive reduction near the sutures, the skull shows the typical picture of a "caput natiforme" or according to ORTOLANI's terminology, "pentagonale" (fig. 17a, b). In some cases such an increase in thickness, particularly involving the diploe, assumes the aspect of parallel lamellae on the skull surface. In the majority of patients, however, the increase is due to an osteophytic apposition made up of needle-shaped bony trabeculae placed parallel with respect to each other and perpendicular to the tangent of the calvarium. This is the so-called "hair on end" skull (fig. 18a, b).

In rare cases, at the level of the frontal and parietals, osteoporotic aspects of the macular type are noted which subsequently in the course of the disease may appear associated with the above-mentioned typical spicular feature (fig. 18c).

The facial bones at this stage, besides presenting a true increased density, appear hypertrophic as if inflated. This process is most evident in the malar and maxillary bones (fig. 19a) and it is precisely these alterations that in association with the mandibular hypertrophy and its protruding angles are responsible for the so-called "facies orientaloid".

The augmented transverse and sagittal diameters explain the prognathism found in most patients at this age. The teeth are widely spaced because of the excessive development of the jaw bones, while owing to the separation of the lips, the antero-superior teeth lay exposed and sometimes protrude from the rima labialis. The molars, besides being diastatic, are larger than the corresponding decidual teeth of healthy children as well as the permanent ones of adolescents.

Caries, which is frequent, predominantly affects the maxillary teeth. Hypertrophy of the facial bones hinders the development of the paranasal sinuses, especially the frontal and maxillary, and to a lesser degree the ethmoidal sinuses. In our cases marked changes in the sella turcica were not found. At most we noticed, as ORTOLANI did, a moderate degree of shrinking of the sella, whose importance however is very difficult to evaluate, because of the large variability of the sella surface present at this period of life.

The decrease of the cranial basilar lordosis is constant, thus causing an enlargement of the posterior cerebral fossa and a forward protrusion of the facial skeleton. It is not rare to find a flattened face (fig. 19b), this being due to an apparent alignment in lateral view of the frontal and maxillary bones and also to a flattening of the nose with a depression of its radix. The mandible also appears hypertrophic with protruding angles.

The long bones show the already mentioned radiological picture of diffuse osteoporosis with an enlarged lattice and thinning of the cortex. The metaphyses often take on a "clublike" appearance, particularly at the level

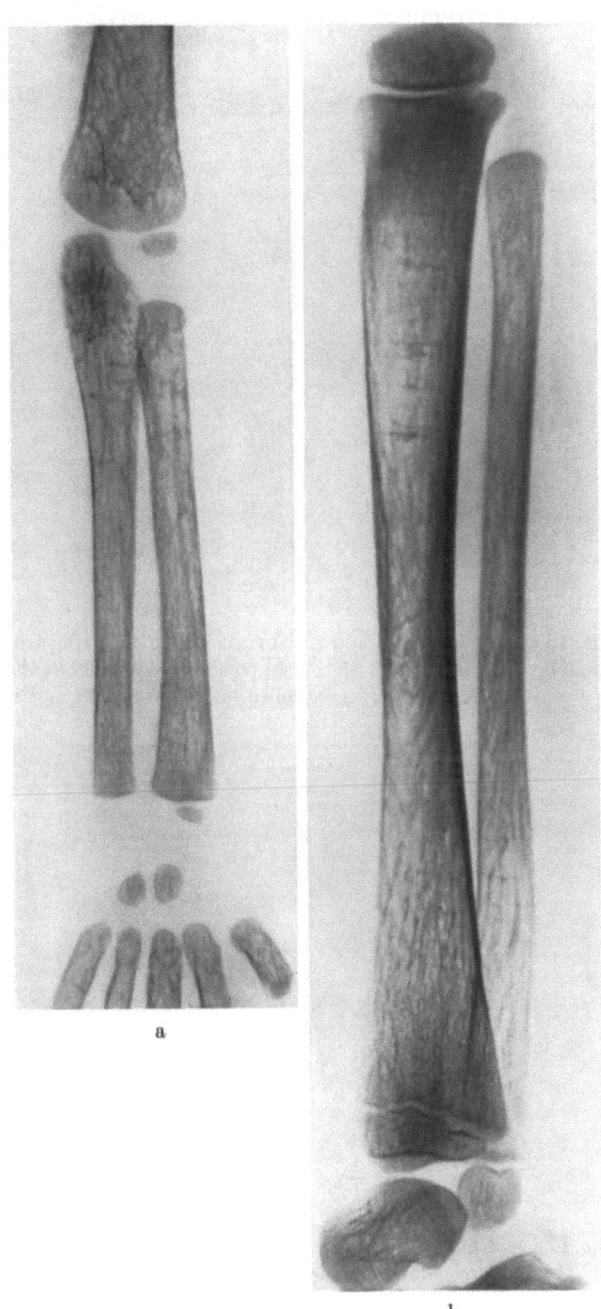

a

b

Fig. 15a and b. The long bones of the limbs of a girl 2 years and 7 months of age suffering from Cooley's disease, show a rather cylindrical aspect with a thin cortex (with the exception of the tibia at the level of the diaphysis) and coarse spongiosa

of the distal extremities of the femur and humerus (fig. 20a, b). Sometimes a striated radial aspect of the epiphysis of the long bones may be found while, on the other hand, the picture of hyperostosis of the osteophytic type with bone trabeculae perpendicular to the diaphysis is extremely rare (fig. 21a, b).

The small bones of the hands (phalanges and metacarpals) are markedly osteoporotic; the metacarpals, in addition being swollen.

With reference to the flat bones, the ribs often show a very marked osteoporotic appearance, frequently associated with a typical spatula-shaped swelling of their anterior and posterior extremities (fig. 22a, b). The pelvic bones and the scapulae show a very widened,

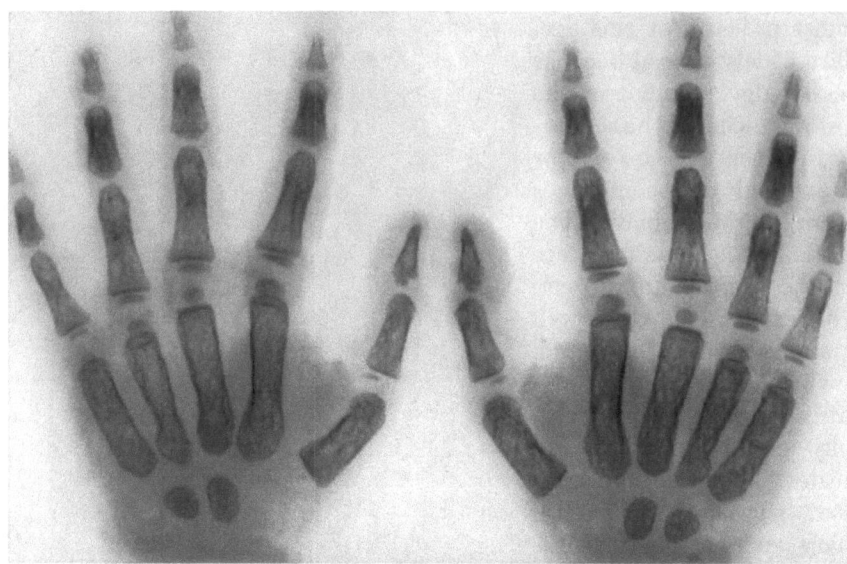

Fig. 16. Boy, two years and six months of age, suffering from Cooley's disease. Diffuse osteoporosis of the small bones of the hand with coarse spongiosa, especially at the level of the metacarpals, which appear slightly swollen and show a thin and irregular cortex

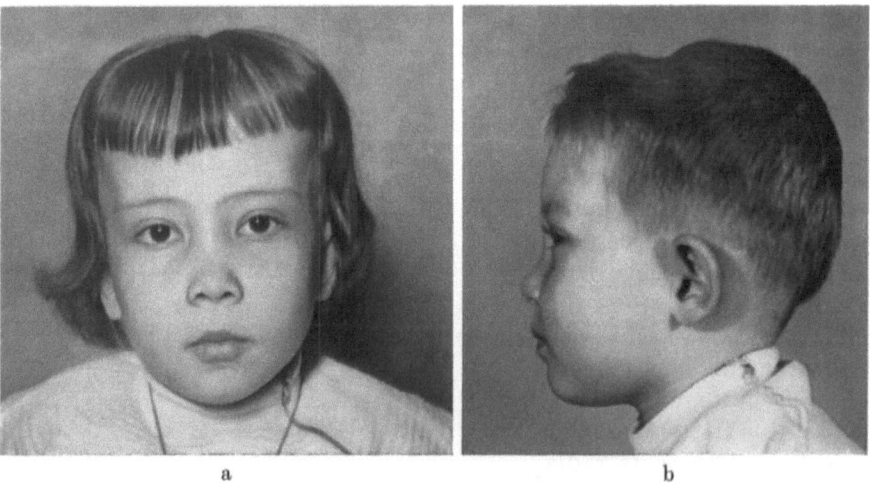

a   b

Fig. 17 a and b. a) Typical aspect of a "natiforme" skull in a 5½ years old girl suffering from Cooley's disease. b) "Camelhump" shaped cranial profile (owing to the prominence of the frontal and parietal bones) in a 6 years old boy suffering from Cooley's disease

rarefied network, with radial striations especially evident at the level of the ilia (fig. 23). The vertebrae are also noticeably osteoporotic and flattened.

In these individuals, signs of hypoevolutism (ponderal and statural) are already present, which subsequently will become more manifest in the few patients who reach late childhood.

While the skull circumference is always greater than normal, the thorax perimeter and the weight are deficient. The trunk-limb ratio is constantly in favor of the former in subjects with statural hypoevolutism. On the contrary, psychic development is nearly normal.

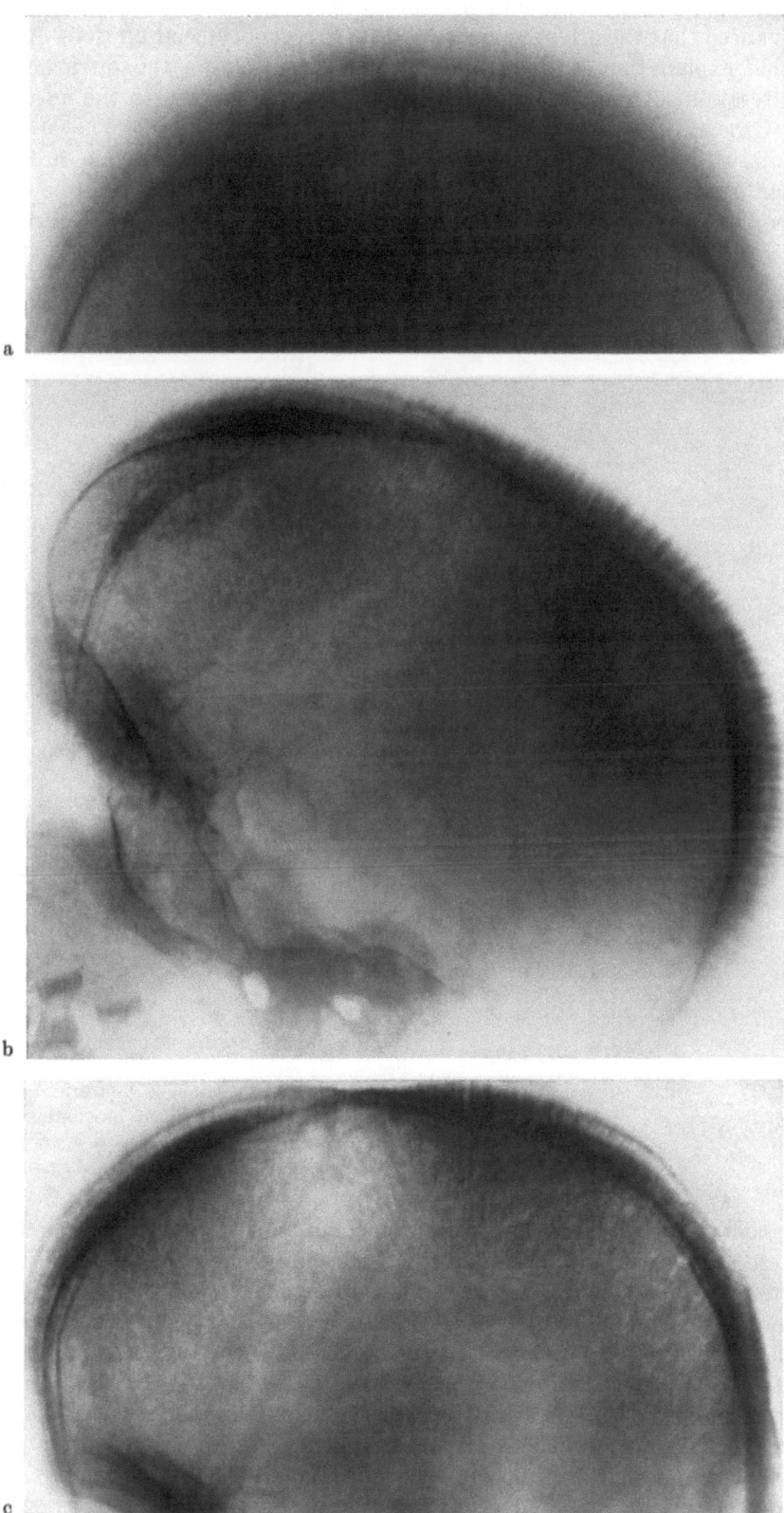

Fig. 18 a—c. Six years old boy suffering from Cooley's disease. a, b) Typical changes of the skull. c) Four years old boy suffering from Cooley's disease. Increase in thickness of the frontal and parietal bones with longitudinal and perpendicular new bone formation. Osteoporosis of the macular type coexists

In view of the constitutional and hereditary nature of the disease, the assumption might be advanced that the arrest in growth is due to a genotypic alteration. Actually the most probable explanation is that the hypoevolutism follows the intrinsic anatomo-functional alterations of the disease which secondarily interferes with the normal growth mechanism (GATTO).

In patients with Cooley's anemia the cartilage-shaft junction seems in some cases narrower than normal, and even interrupted at certain points. This would be determined by a chondroplastic hyperactivity of the medullary tissue with possible intermingling of

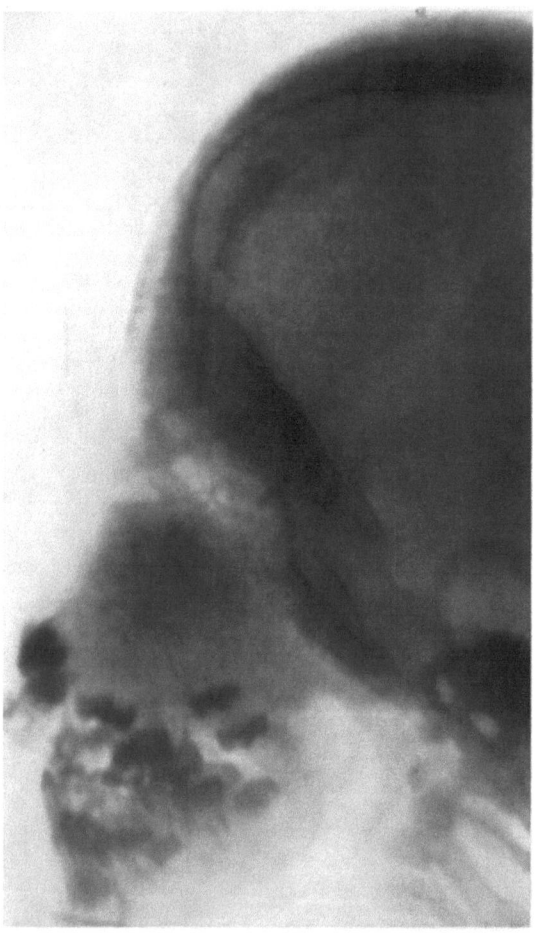
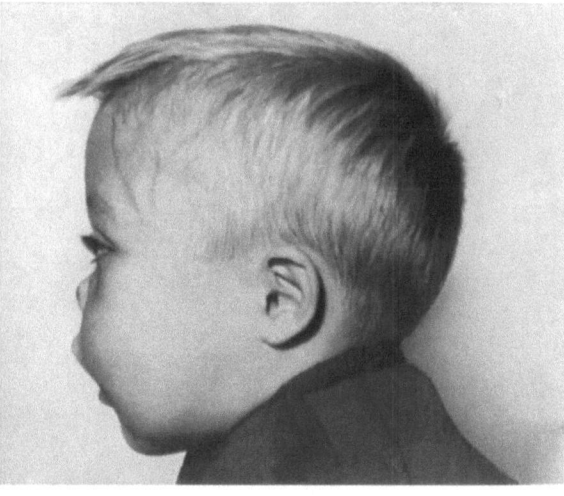

a

b

Fig. 19 a and b. Six years old boy suffering from Cooley's disease. Hypertrophy and thickening of the facial bones with alteration of position of the teeth, especially of the upper alveolar arch. Evident prognathism. The face seen in profile, appears flat with a very remarkable depression of the nasal root

the marrow contained in the metaphysial trabecular spaces and the marrow of the epiphyses. These radiological alterations of the cartilage are however quite different from the grave alterations found in rickets, where the cartilage-shaft junction appears somewhat wider and more irregular. This difference is a sign of considerable importance in discriminating Cooley's disease from rickets. Besides, according to ORTOLANI, there probably exists a certain antagonism between Cooley's anemia and rickets. He feels that the true Cooley patient cannot be simultaneously rachitic. Such an opinion seems to be supported by other authors who have studied the greatest number of cases (CAMINOPETROS; PACHIOLI; GATTO). This is additionally confirmed by the histopathological findings of FRONTALI and RASI, and more recently by a very interesting observation of DE MAESTRI and coll., who in a family of 4 brothers, three of whom were afflicted with Cooley's anemia, found rachitic lesions only in the healthy brother. In late childhood, that is after the seventh to eighth year, the radiological pictures are slightly less marked. Perhaps this may be understood considering that the cases which reach puberty due to a milder course of the disease are few. The alterations found in the skull may nevertheless show the typical "hair on end" picture, or sometimes a remarkable increase in thickening of the calvarium with osteoporosis of the microareolar type.

The facial bones are hypertrophic, especially the maxillae and malars, with notable hindrance of the development of the maxillary sinuses (fig. 24a, b). The flat bones show

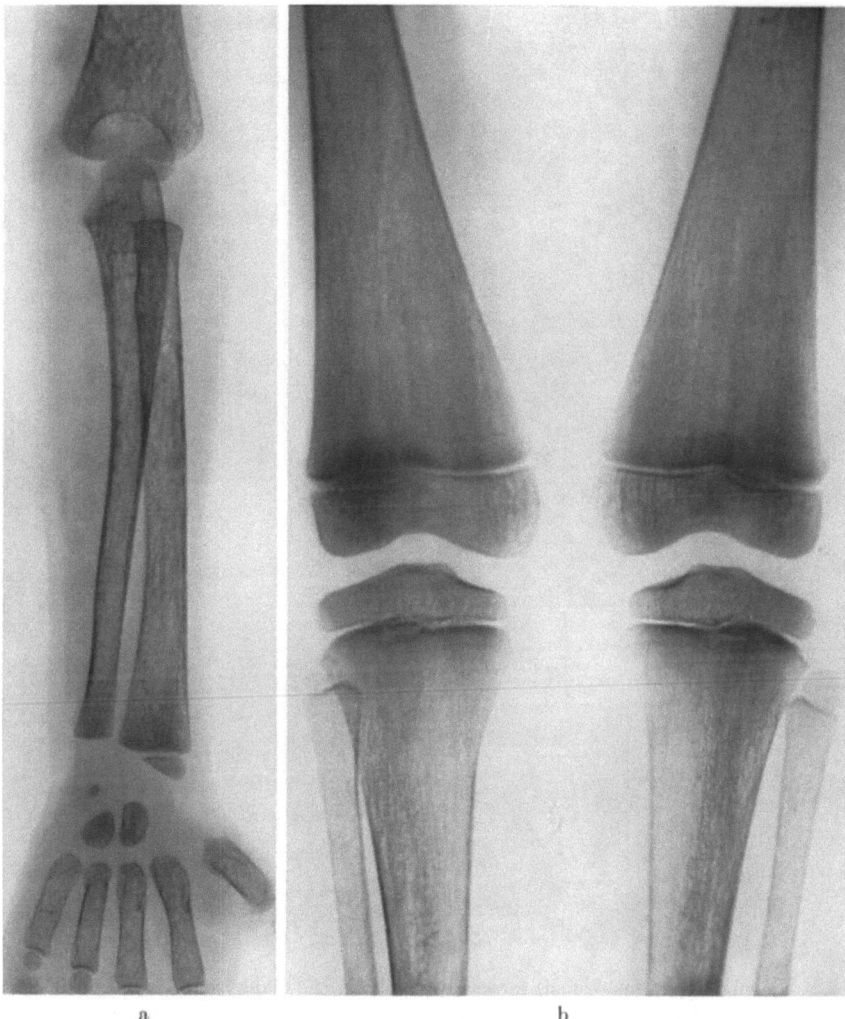

a   b

Fig. 20a and b. Six year old girl suffering from Cooley's disease. Osteoporosis with a widened network in the long bones of the limbs, and with club-like swelling, especially evident at the level of the distal extremities of the femurs

a very marked and coarse trabecular network, with the meshes being wider than normal. This is evident in the ilia and in the scapulae at the level of the acromion. The ribs, usually hypertrophic in the terminal segments where they assume a spatula-like aspect, show alternating longitudinal striations of variable thickness. The long bones slightly swollen "in toto" present an areolated cancellous tissue and a thin cortex.

Instead the small bones of the extremities, particularly of the hands, show less marked osteoporotic features in comparison with those of earlier ages. The metacarpals do not present the sausage-like appearance and the osteoporosis involves only the epiphyses while the phalanges seem almost normal (fig. 25).

Similar observations have also been reported by Caffey who pointed out that the character and the entity of the bone changes are often markedly modified as age increases. In the more peripheral parts of the skeleton, where normally red marrow is replaced early with fatty marrow, the changes may attenuate by the time puberty is reached. In the skull, spine and pelvis, in which the red marrow persists throughout life, the roentgenographic changes may, in contrast, become more pronounced, even after puberty.

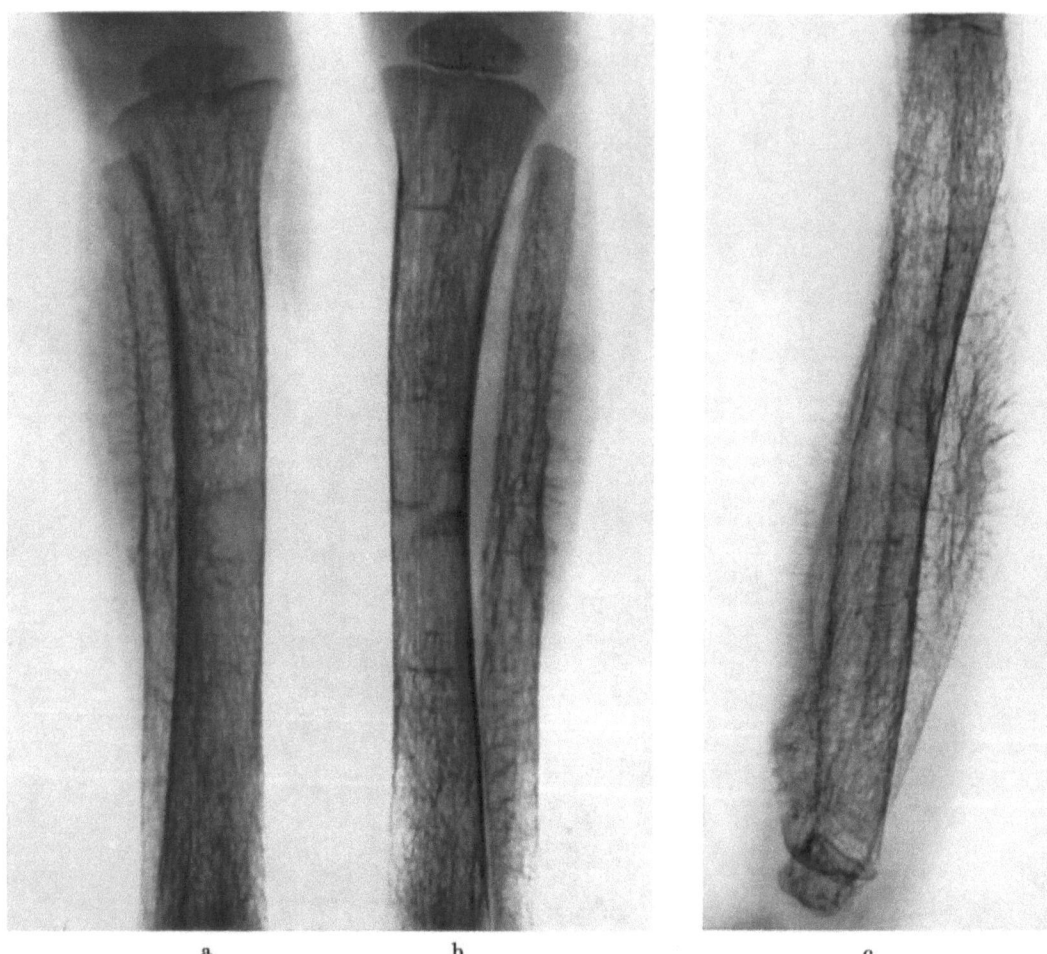

a   b   c

Fig. 21 a—c. a, b) Spicular type hyperostosis especially involving the diaphyses of both fibulae in a 6 years old patient suffering from Cooley's disease (Prof. Ortolani's case). c) Corresponding lateral projection in a successive phase of the process. The hyperostosis is more evident at the level of the fibula and also involves the lower extremity of the tibia

The vertebrae are osteoporotic and flattened, especially at the lumbar level (fig. 26 a). In some cases, the pattern of vertebral bodies in lateral view, presents a palisade appearance (fig. 26 b).

Extremely rare are the cases of Cooley's anemia characterized by such a slow course that the patients may reach adulthood. These are the cases which have brought about a re-examination of the concept that would limit Cooley's disease to the pediatric age. Polosa and Ferreri in a recent statistical review of the literature found 34 observations in adults. Other reports are credited to Doan and coll., Consoli and coll., Larizza and coll., and Ortolani and coll. The skeletal lesions observed in these patients substantially resemble the above mentioned features described in earlier age groups.

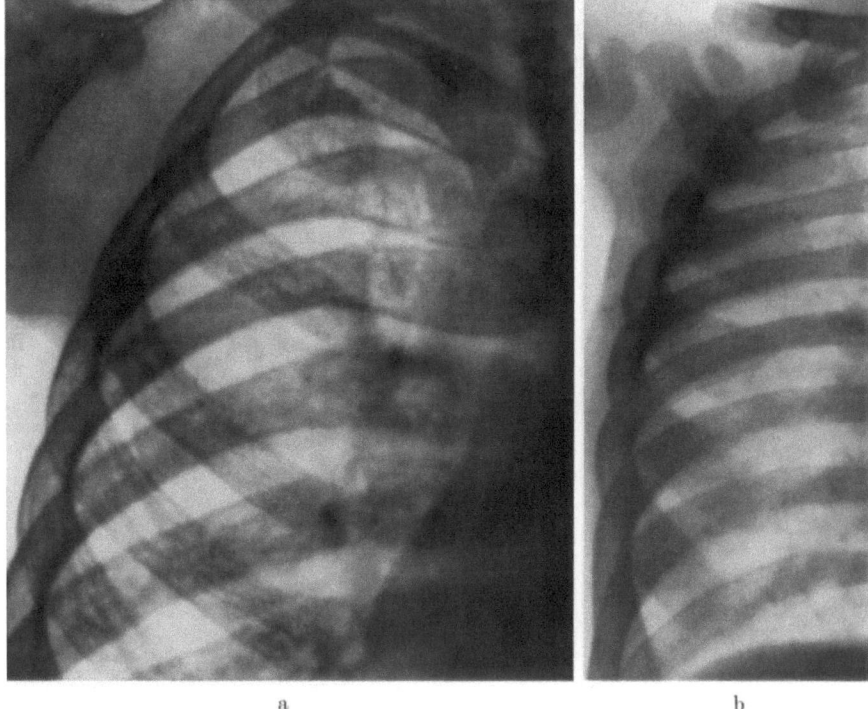

a   b

Fig. 22 a and b. a) Six years old boy suffering from Cooley's disease. Slight swelling of the anterior extremities of the ribs, which show delicate longitudinal striae. The posterior extremities of the ribs are swollen in the shape of a spatula. b) Three years old girl suffering from Cooley's disease. Evident spatula-shaped swelling of the anterior extremities of the ribs

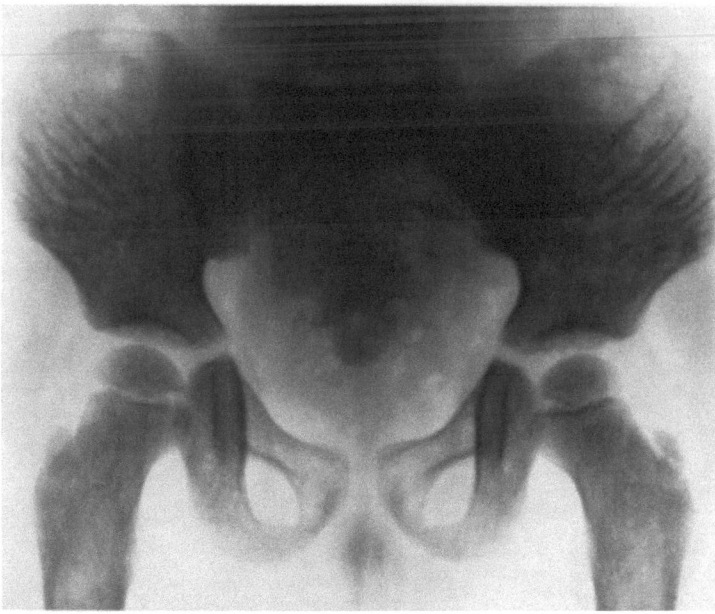

Fig. 23. Six years old girl suffering from Cooley's disease. Diffuse osteoporosis of the pelvic bones and of the femurs coarse spongiosa with evident radial striae especially at the level of the ilia

In conclusion, we may say that in Cooley's anemia bone alterations, although they can no longer be considered a pathognomonic sign in light of recent acquisitions, nevertheless represent one of the most important and constant features of the disease. An exception is to be made for those rare cases where the severity of the clinical and haematological signs is associated with bone alterations of a moderate degree only.

The variety of above-mentioned radiological signs depends upon the degree of evolution of the disease and the age of the patients. This may be explained on the basis of the existing correlations between haemomyelopathic lesions and bone alterations.

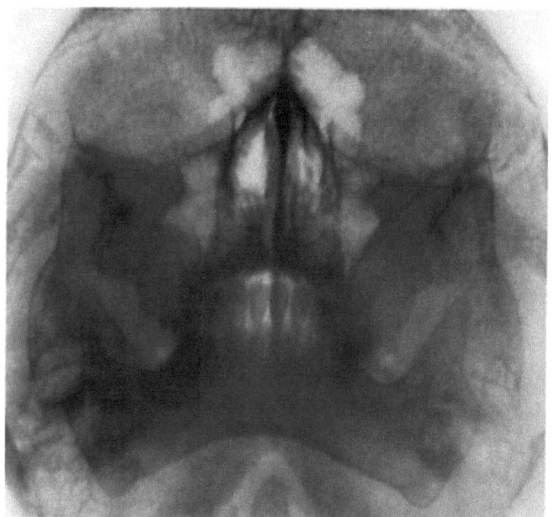

Fig. 24 a

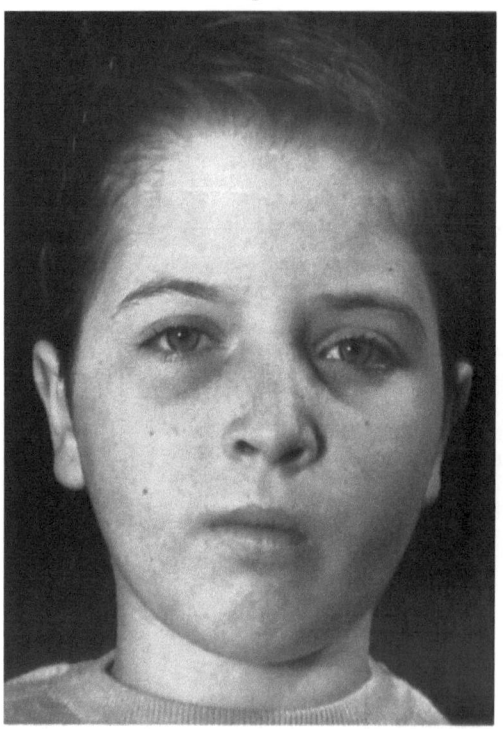

Fig. 24 b

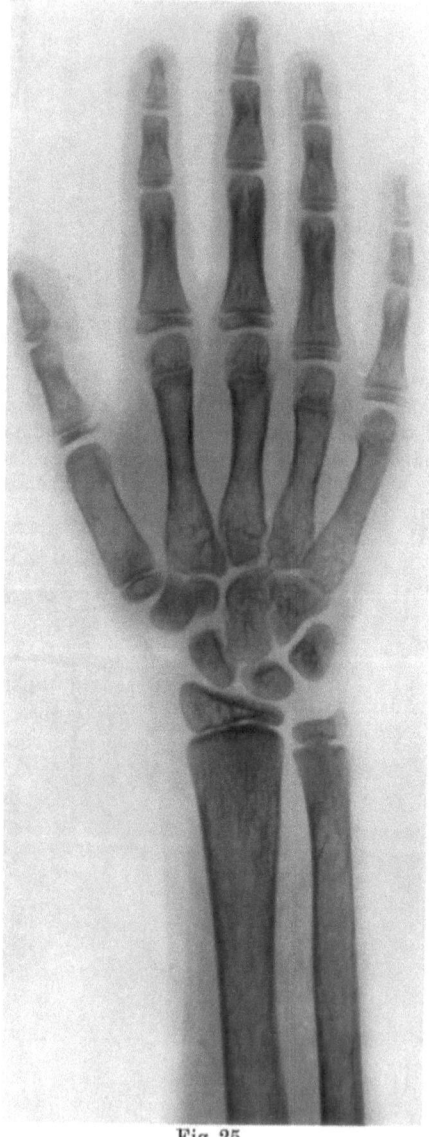

Fig. 25

Fig. 24a and b. Ten years old girl suffering from Cooley's disease. The very evident hypertrophy of the malar and maxillary bones causes deficient development of the maxillary sinuses. The mandible also is hypertrophic with protruding angles

Fig. 25. Same case as fig. 24. The osteoporosis of the long bones of the forearm and the short bones of the hand is less evident. Only the first metacarpal and the proximal epiphyses of all the metacarpals appear slightly swollen. The phalanges show an almost normal aspect

The pathogenetic problem of bone alterations is still under discussion. The opinion of a group of Authors which includes Cooley and coll., Pachioli, Pincherle and Sca-glietti, Maggioni and Ascenzi, etc., is that bone alterations are not to be considered

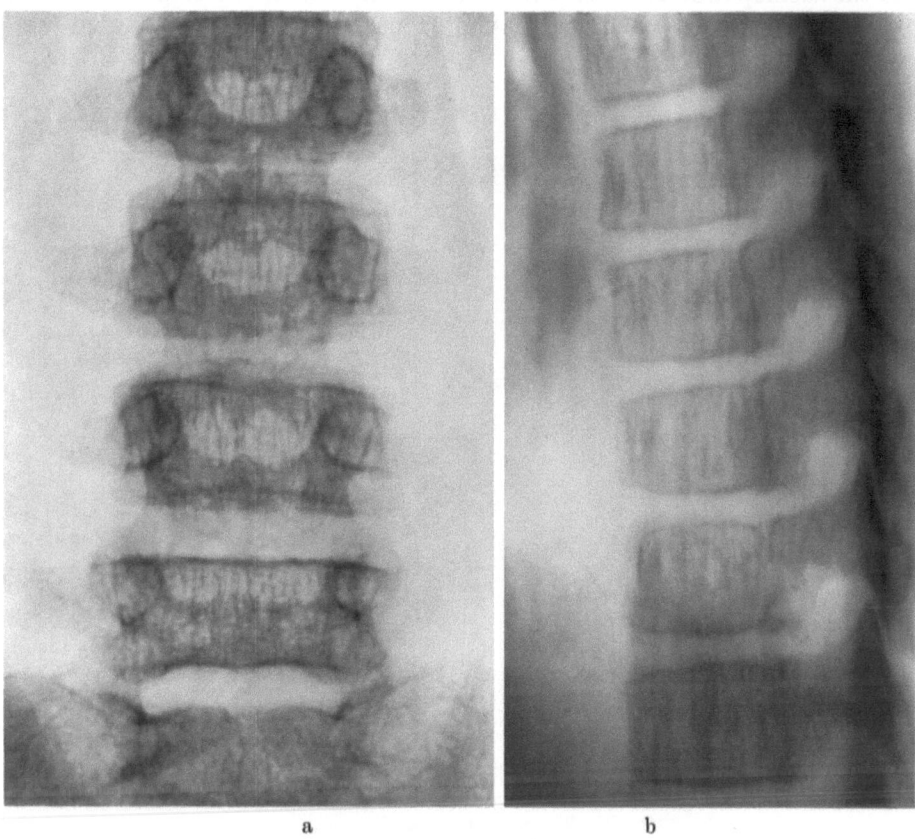

a   b

Fig. 26a and b. Ten years old patient suffering from Cooley's disease. a) Very evident osteoporosis of the dorsal and lumbar vertebrae with remarkable flattening of the vertebral bodies. b) A sagittal laminagram of the dorso-lumbar tract of the spine demonstrates that the vertebral bodies show a "palisade" picture

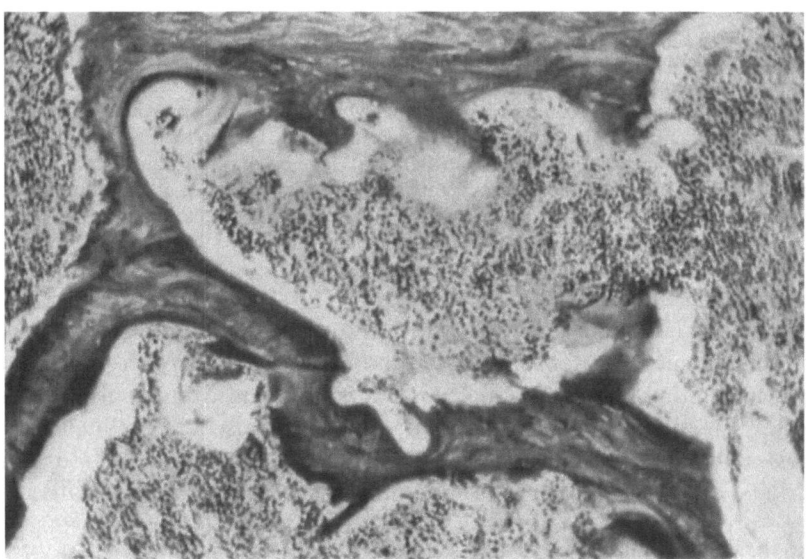

Fig. 27. Bone trabeculae of the calvarium undergoing reabsorption. Girl suffering from Cooley's disease, died at 2 years and 3 months of age (from Maggioni and Ascenzi)

primary lesions, but are secondary to the intense medullary erythroblastic hyperplasia (myelogenic osteopathy). Another group of Authors, PONTONI, FRONTALI and RASI, COLARIZI, SILVESTRONI, LANZA, supports the opinion that the osteopathic process evolves parallel to the haemopathic process, both being the expression of a single evolutive plastic defect of the embryonic mesenchymal tissue (haemo-osteopathy).

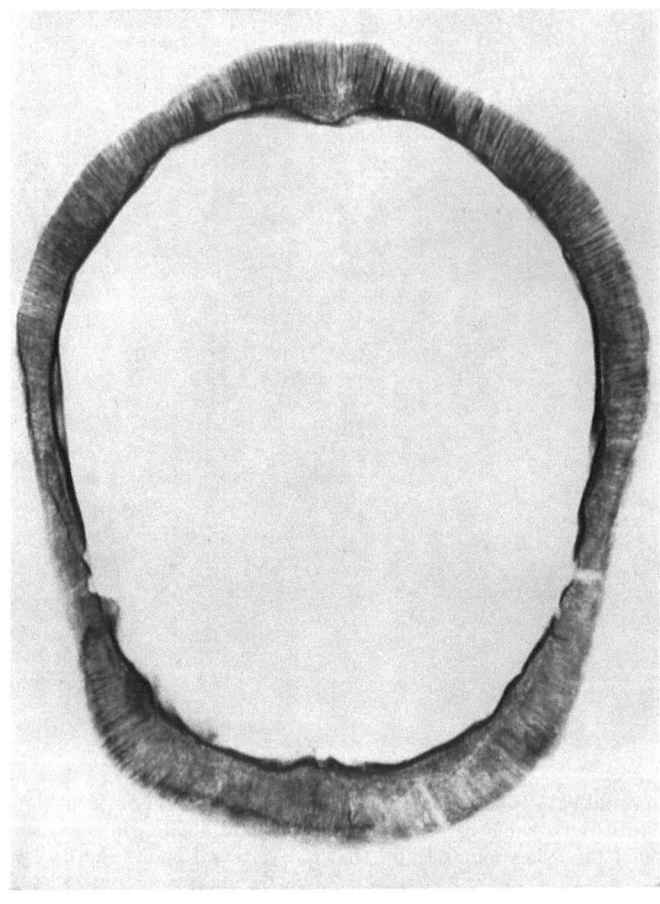

a

Fig. 28a—d. Appositional periosteal reaction with radial spicula. a) Transverse section of the skull with a very evident increase in thickness of the calvarium and presence of radial osseous spicula (from ORTOLANI). b) Photograph demonstrating the increased thickness of the diploe at the level of the frontal bone which appears made up of two layers: a more internal one composed of irregularly oriented bone trabeculae, and a more external one, constituted of parallel trabeculae situated perpendicularly to the outer table (from MAGGIONI and ASCENZI). c) Microscopic preparation of a frontal section of a "hair on end" skull belonging to a 9 months old baby girl suffering from Cooley's disease. The hyperostosis concerns both the endocranium and pericranium. d) The pericranial hyperostosis of figure c seen in detail. Alternation of medullary spaces with spicula, both radially oriented; each spiculum is composed of overlying bone lamellae alternating with medullary spaces (from BELLONI and FORNARA)

Proofs supporting and denying both theories have been offered. Considerations of clinical order, biochemical and particularly histopathological research, would seem to support the pathogenetic hypothesis which considers the bone alterations to be a secondary expression of the medullary hyperplasia. Personally, we also are inclined to agree with this hypothesis although we cannot rule out the possibility that a disturbance in the evolutive capacity of the tissues of mesenchymal origin may endow peculiar features to the osteopathic process.

The histological findings of osseous lacunae due to reabsorption, filled with erythroblasts and other medullary elements, reveal an aggressive activity of the highly hyperplastic marrow, as well as the findings of intense periosteal reaction (mostly evident in the calvarium) which is probably a consequence of the irritative action of the hyperplastic marrow upon the ,,cambial" tissue. These two fundamental histopathological processes:

a) bone reabsorption with trabecular spacing and atrophy (fig. 27);

b) appositional periosteal reaction (fig. 28), are intimately connected and explain the different pictures of the bone alterations.

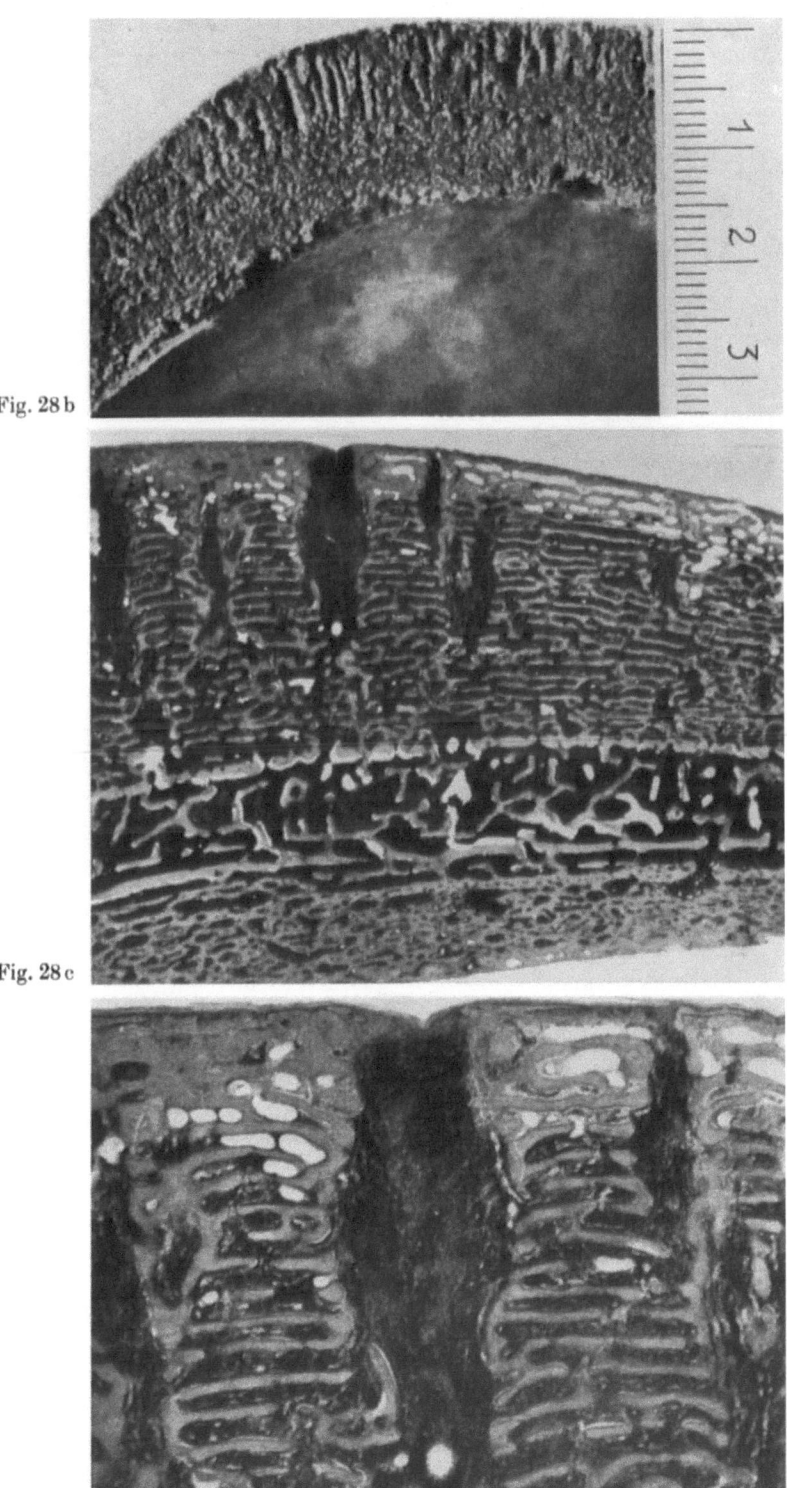

Fig. 28 b

Fig. 28 c

Fig. 28 d

In the long bones, for instance, the first process prevails, so that these bones, although increased in outside diameter, show a very thin shaft cortex which may also be perforated at some points by the hyperplastic marrow. The reabsorption phenomena predominate at the metaphyses and epiphyses together with a remarkable rarefaction of the cancellous tissue. According to MAGGIONI and ASCENZI such a reabsorption seems to be due to intrinsic elements of the marrow and not to osteoclasts.

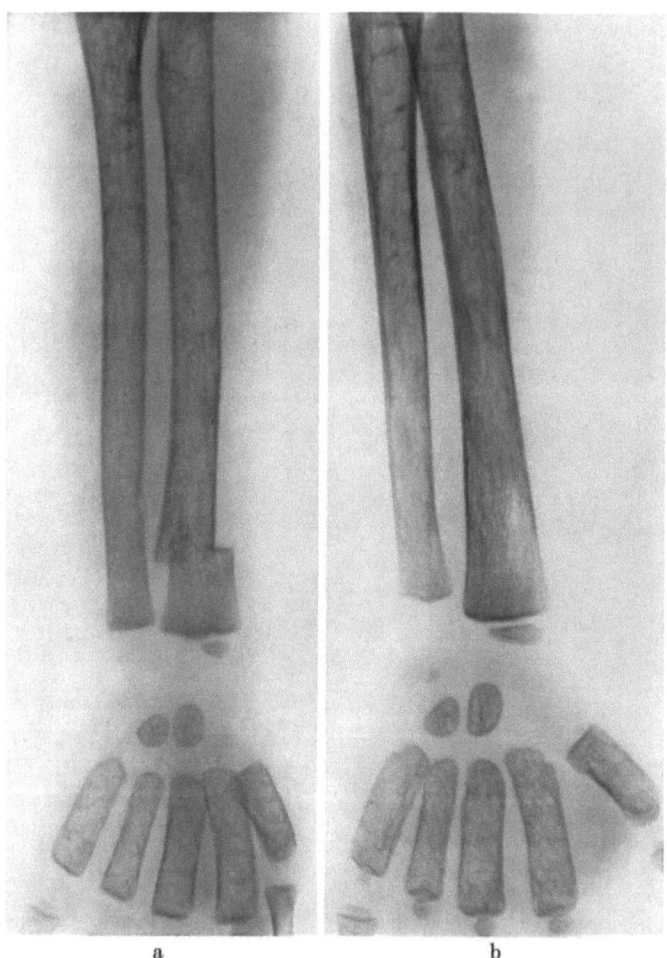

a   b

Fig. 29a and b. a) Fracture of the distal metaphysis of the radius and infraction of the ulna in a 4 years old boy suffering from Cooley's disease. b) A radiological examination made after 9 months demonstrated a perfect "restitutio ad integrum" (Prof. TOTI's case)

The prevalence of the first process is also seen in the flat or small bones, and a marked rarefaction of the spongy network with thinning of the trabeculae and widening of the medullary spaces filled with exuberant marrow is noticed. The cortex of these bones is so thin that the pattern of the underlying spongy structure is easily seen through it.

The second process, that is, the appositional periosteal reaction, attains a particular intensity at the calvarium (fig. 28a, b, c). Therefore, the thickening of the inner table occurring in the early stages of the disease, can be explained by the endocranial hyper-ostotic process induced by the haematoblastic proliferation which continuously stimulates the "cambial" mesenchyma.

In subsequent phases the hyperostosis involves the pericranium giving rise to a variable increase in thickness of the calvarium. The hyperplastic diploid marrow infiltrates the outer table, so that the medullary elements following the paths of the vessel sheaths reach the "cambial" layer. To oppose the exuberant medullary proliferation, the periosteum reacts by means of a pericranial hyperostotic process in which the bone spicula, mutually parallel, and perpendicular to the calvarium surface, are the basic feature. These spicula are separated by medullary spaces and are essentially made up of a series of superposed

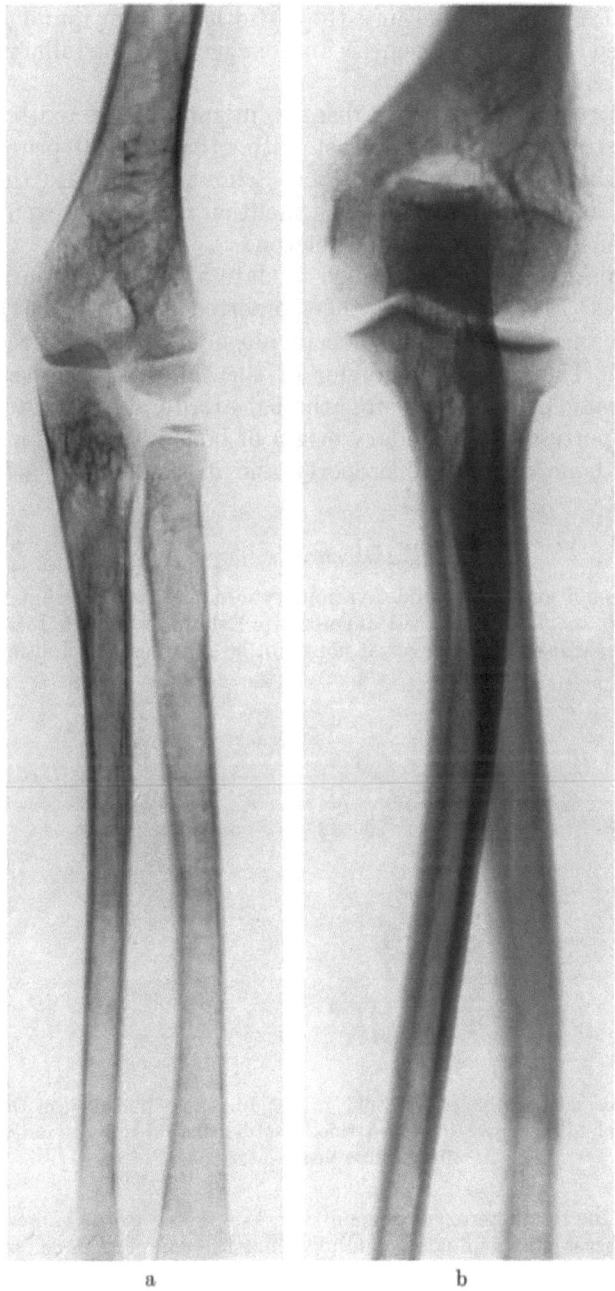

a   b

Fig. 30a and b. Thalassemia minor. Osteoporosis with coarse network at the level of the elbow in two sisters, one (a) 7 years old, and the other (b), 16 years old. In the first case, the cylindrical aspect of the bones of the forearm with its thin cortex can also be observed

laminae alternating with medullary spaces (fig. 28d). In close proximity to the surface, the spaces interposed between the spicula, instead of presenting a medullary structure, are made up of a layer of loose fibrous tissue.

In the above-mentioned processes of reabsorption and periosteal apposition there are phases of activity alternated with others of quiescence. Furthermore, since all the skeletal segments are not synchronously active or quiescent, it may arise that some lesions, for instance those of the calvarium, are in quiescent phase, while other lesions, of different bones, may be in the active phase (Maggioni and Ascenzi).

Supporting the hypothesis of the myelogenic osteopathy is the fact that Cooley's bone lesions are not absolutely specific because they also have been found in other anemias characterized by altered haemoglobinogenesis and exaggerated medullary hyperplasia (for example sickle-cell anemia).

Finally the bone structure in Cooley's disease, in spite of the existent alterations, is particularly resistant to trauma. In contrast with other typical primary osteopathies (osteopsathyrosis) and haemo-osteopathies (Albers-Schönberg's disease) there are extremely few cases of Cooley's anemia reported in which mention is made of eventual pathological fractures or of static malformations in the skeleton.

The cases of traumatic fractures described to date are those of Whipple and Bradford (1936), Corcoran (1944) and three others reported by Toti (1951). In all of them the consolidation of the fracture seemed to occur physiologically with regard to time and modality (fig. 29a, b). The normal behaviour of the callus in an osseous tissue which presents ascertained radiological and histopathological alterations, is according to Toti, a further element supporting the secondary origin of bone alterations in Cooley's disease and proves that the bone restorative property and its capacity to withstand traumas remains unimpaired.

β) Thalassemia minor

Such a pathological condition, known under various synonyms (Rietti-Greppi-Micheli's syndrome, constitutional microcytic anemia, target cell anemia, etc.) shows, although to a milder degree, the symptomatology of Cooley's disease. However, it must not be considered a mild form of Cooley's, but

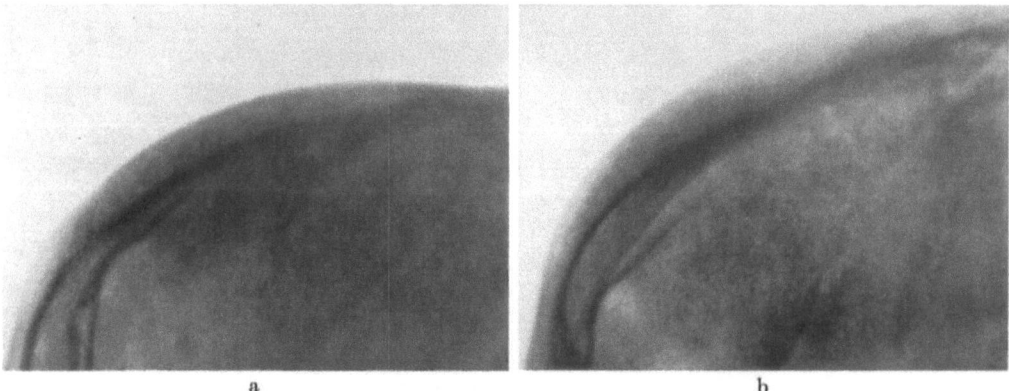

a   b

Fig. 31a and b. Thalassemia minor. Sixteen year old girl. a) Increased thickness of the frontal bone with micro-areolar osteoporosis. b) Progressive increased thickness demonstrated by a radiological examination made three years later

rather a separate entity, due to a heterozygous condition, as opposed to the homozygous condition of Cooley's anemia. The disease starts in early childhood, but the complete development of its clinical features is usually not attained until adult age. The characteristics of the clinical picture are icterus, anemia and splenomegaly, with one or another of the symptoms prevailing. The haematological picture is characterized by anemia (rarely falling below 3.000.000 r.b.c./mm³), decreased osmotic fragility, and the presence of microcythemia.

The prognosis of thalassemia minor is less serious than that of Cooley's syndrome. The patients are slender, sometimes show signs of infantilism, and are particularly subject to intercurrent infections. Some benign forms, in fact, may be compatible with an almost normal life.

Where the pathological process is more severe skeletal alterations, although varying in degree, are always present. However they are not found in the clinically milder cases (Silvestroni). The radiological findings are usually represented by a more or less pronounced microareolar osteoporosis, above all localized in the skull, elbow and knee (fig. 30 a, b). Sometimes the thickness of the calvarium may be markedly increased, with thickening of the inner table (CASTAGNARI and TOTI). In some cases radiologically followed over a period of years, gradual progression of the skeletal alterations was observed (fig. 31 a, b).

Constitutional microcythemia. The hereditary character of the thalassemia syndromes has induced a number of authors to study whether skeletal alterations might also be found in the family members of individuals affected by Cooley's anemia (CAMINOPETROS, ORTOLANI, CASTAGNARI and TOTI, SMITH). Many radiological investigations carried out in such patients, generally healthy, although carriers of the microcythemic haematological disorder, failed to show any evidence of bone alterations either in the skull or in the long bones.

d) Sickle cell anemia

It is an hereditary anemia of the familial haemolytic type characterized by the presence in the circulating blood of erythrocytes which assume a sickle shape in sealed preparations. The sickle-cell phenomenon is the expression of a character transmitted by a gene, which gives rise to a simple drepanocytic anomaly (sickling trait) in the heterozygous condition, and to the true disease (sickle cell anemia) in the homozygous condition.

The sickle-cell trait may be considered as peculiar to the Negroes, although in recent years the observations of drepanocytic syndromes in the white race as well as in other races have been steadily increasing (SILVESTRONI, LEHMAN). The frequency of the sickle-cell trait is variable among the indigenous Negro population of Africa, the maximum incidence (46%) being found in the Pygmies (RAPER), while among the North American Negroes the percentage is approximately 7%—10%. However in the true disease, the frequency is much greater among the North American Negroes with a ratio of 7:1 between the sickling trait and sickle-cell anemia while in the African Negroes the same ratio is 1000:1.

The generally accepted opinion is that the drepanocytic anomaly has an altered haemoglobinic structure as its pathogenetic substrate. The erythrocytes of patients with sickle-cell anemia (S.C.A.) contain a variable quantity of an abnormal haemoglobin (Hb)-S whose electrophoretic properties are quite different from those of the normal haemoglobin. The basic character of haemoglobin (Hb)-S is a low solubility in the reduced state, so that a crystallization process may easily occur when changes in hydrogen ion concentration, carbon dioxide or oxygen tension appear.

Such a change in the spatial configuration of the haemoglobin molecules is also associated with a stromal deformation which provokes the sickling phenomenon. Of course, the greater the content of *Hb-S*, the more frequent and extensive is the sickling transformation. Thus, in the carriers of the trait the phenomenon is only seen "in vitro", while in sickle-cell anemia patients we usually find it also "in vivo", particularly in organs as the spleen, lungs and bone marrow where anoxia and blood stagnation are more likely to occur. These sickle-shaped erythrocytes are impeded in their passage through the small vessels and the capillaries, where they stagnate, become entangled, and either undergo mechanical destruction or give rise to thrombi with consequent infarcts. These alterations are the most constant histopathological finding of the disease and are responsible for its painful manifestations. The Hb-S percentage in the homozygous condition (S.C.A.) usually exceeds 90% with a variable residual amount of fetal haemoglobin. In the sickle-cell trait (heterozygous condition) the abnormal haemoglobin percentage varies from 22%—45% (NEAL and coll.), together with the residual quota represented by normal haemoglobin. In other heterozygous conditions, Hb-S may be associated with other haemoglobins (sickle-cell-haemoglobin/haemoglobin C disease, sickle-cell-haemoglobin/haemoglobin D disease, etc.).

The clinical symptoms of S.C.A. are extremely variable with acute manifestations accompanying the basic haematological disorder. Of these the most typical are acute haemolytic crises associated with anemia, icterus, fever, vomiting and sometimes violent abdominal pains. Some cases show general lymph node enlargement; the liver is often enlarged while a palpable splenomegaly occurs only in few patients. Ulcers (usually indolent, punched-out in appearance, single or multiple over the internal or external malleoli) or scars from previous ulcers, are frequently seen. Not uncommon are neurological manifestations such as stupor or coma, headache, convulsions, nystagmus, or paresthesia of the extremities.

Usually S.C.A. appears in early childhood, showing a chronic course, and in most cases leads to death in the first or second decade of life, rarely later. The oldest patient we observed was 34.

The clinical diagnosis is often a very difficult problem in view of the polymorphism of the symptoms and the peculiar course of the disease frequently characterized by crises and inflammatory complications. Radiology may be of great diagnostic value, since alterations in the heart and large vessels, in the lungs and particularly in the skeleton can be brought to light.

Bone alterations varying in frequency have been described by a number of authors (Diggs and coll.; Grinnan; Hardin; Moore; etc.). However in some cases, according to our experience, the radiological examination may be completely negative. One must keep in mind the fact that the radiological picture may assume different aspects in childhood and in adults.

Pathological alterations of bones can be explained by three processes: 1) hyperplasia of the marrow compensatory to increased blood destruction; 2) sclerosis tending to take

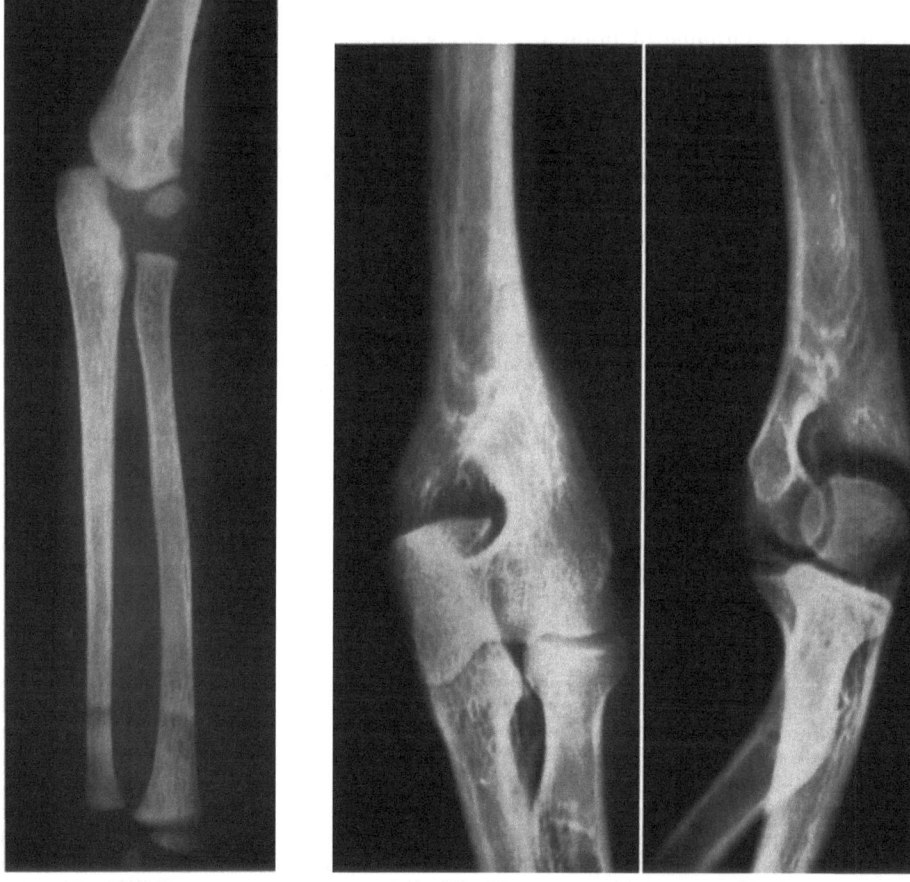

| Fig. 32 | Fig. 33 a | Fig. 33 b |

Fig. 32. Sickle-cell anemia in a 2 years old boy. Coarse trabeculae in the epiphyses and metaphyses of the long bones. The medullary cavity is widened and the cortex thin

Fig. 33a and b. Osteoporosis of the elbow with very coarse trabeculae and slight thickening of the cortex in a young patient suffering from sickle-cell anemia

the place of the marrow with the production of osteoid tissue and new bone; 3) occurrence of thrombosis with ischemic necrosis and successive repair.

On the basis of our personal observations of 102 S.C.A. patients carefully examined both from the clinical and radiological viewpoint, we shall differentiate the osseous alterations according to the type of bone involved.

Long bones. In childhood the hyperplasia of bone marrow frequently provokes, by means of a mechanism of lamellar reabsorption, a diffuse, mild osteoporosis. Although the picture is neither typical nor peculiar to S.C.A., it suggests by its ubiquity a generic hypothesis of a diffuse dyscrasic condition. We deem more important, although it is a less frequent finding, a marked widening of the trabecular spaces particularly in the epiphyses and metaphyses. The conspicuous medullary hyperplasia causes the thinning of the cortex, so that the medullary cavity seems widened (fig. 32).

In adolescence and in adults the radiological picture is notably variable. It is in a sense the result of the different histopathological processes which succeed each other in the evolution of the disease. Thus, in addition to simple osteoporosis with coarsening of the trabeculae which is the most frequent finding (fig. 33a, b) we have also observed, particularly in the diaphysis, a thickening of the cortex with a focal or diffuse narrowing of the medullary cavity which at times may appear completely obliterated due to new bone formation (fig. 34a, b, c). In other cases, instead, the cortex is thin and the medullary cavity wide. We never observed pathological fractures, which are however rare. ALMKLOW

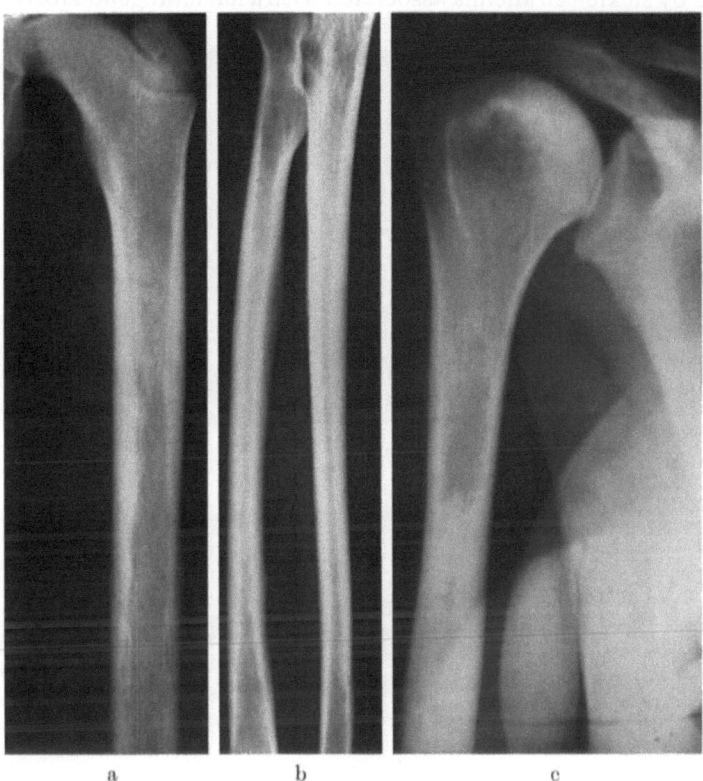

a   b   c

Fig. 34a—c. Sickle-cell anemia in adults. a) The cortex of the diaphysis is irregularly thickened with a certain degree of reduction of the medullary cavity. b) Diffuse cortical thickening of the diaphysis with a narrowing of the medullary cavity. c) The medullary cavity is almost completely obliterated at the level of the diaphysis

and coll. have reported a case of a 21 year old Negro where the thinning of the right femur cortex was so marked that it facilitated a pathological fracture which however quickly healed.

Whereas the widening of the trabecular spaces is related to the marrow hyperplasia, the sclerotic phenomena depend upon an altered circulation or a vascular stasis with frequent thrombosis in the capillaries and arterioles (DIGGS and coll.). Relatively rare is the radiological finding of bone infarcts, even though the typical course of the disease implies that their incidence should be greater. We personally have only found 4 such cases.

The signs of infarction are quite characteristic. Here too the necrotic bone is removed by osteoclastic reabsorption, but sometimes the necrotic debris become calcified. If the infarct is in the medulla, a central area of osteoclastic reabsorption of necrotic trabeculae is seen, with a sclerotic ring around it resulting from a local osteoblastic reaction (MIDDLEMISS). In the event of a superficial infarct, in addition to moderate thickening around the infarction area, there is also a noticeable periosteal reaction (fig. 35a, b). More pronounced periosteal reactions, associated with severe bone lesions, are probably due to concomitant inflammatory processes which complicate the infarctual manifestations.

19*

We had the opportunity to observe a 15 year old Negro girl in which the symptomato-logy most probably started with a thrombotic episode in her right proximal humeral meta-physis (fig. 36a, b, c, d). The patient presented a symptomatology of intense pain in the arm together with violent abdominal pains. Subsequently an osteomyelitic complication with appearance of a sequestrum, resulted in the patient having to undergo surgery. The resolution process was accompanied by an evident periosteal reaction with an almost complete restoration of the lost substance.

Similar cases in Negroes have been observed by Wigh and Thompson and by Smith; all were affected by sickle-cell anemia associated with a haematogenous osteomyelitis caused

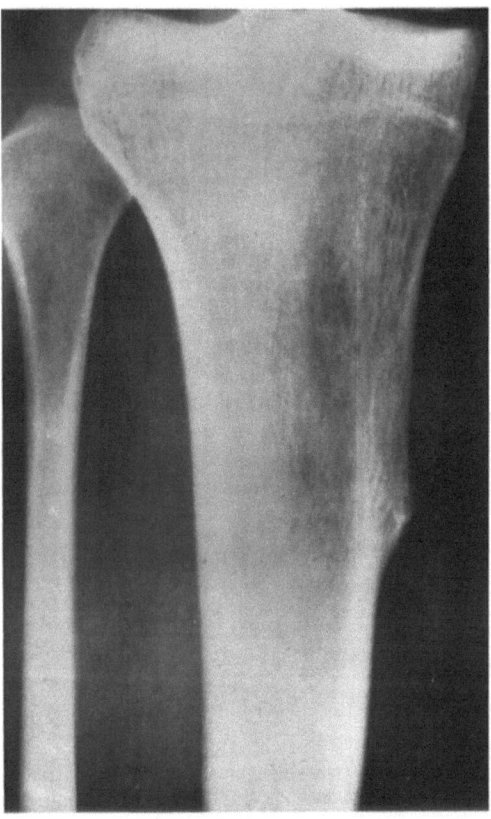 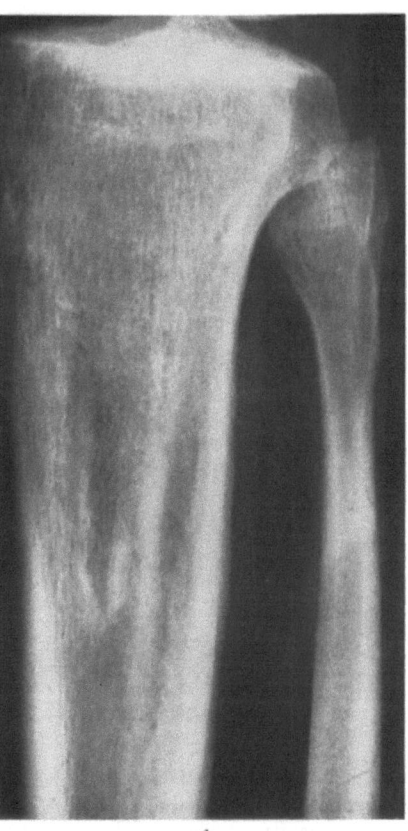

a   b

Fig. 35 a and b. Sickle-cell anemia in adults. a) Localized periosteal reaction following a probable bone infarct
in the cortex of the metaphysis of the right tibia. b) The same case in oblique view

by *Salmonella* or a *Salmonella-like* organism. In Smith's case the process involved several long bones. The radiological findings consisted of destructive changes in the shafts, usually sparing the metaphyses. In one case there were cyst-like rarefactions in the medullary cavities of the humeri, while in other cases the bones showed secondary sclerosis and a remarkable periosteal proliferation. In Wigh and Thompson's case the periosteal reaction was diffuse and showed an unusual picture of linear intracortical fissuring parallel to the diaphyseal axis.

Litschgi also, in a case of sickle-cell-haemoglobin C disease with a salmonella osteo-myelitis called attention to this feature for which he suggested the term "cortical fissuring" (fig. 37a, b). A similar periosteal reaction has been described in a 12 years old Calabrian girl with S.C.A. by Falsetti and Minutoli.

Recently a number of authors have described cases of aseptic necrosis of the long bones prevalently localized in the humeral and femoral heads (Moseley and Manly; Tanaka and coll.). In some cases the localizations were bilateral, or the femoral head was involved together with the humeral head. The roentgen findings were typical of aseptic necrosis,

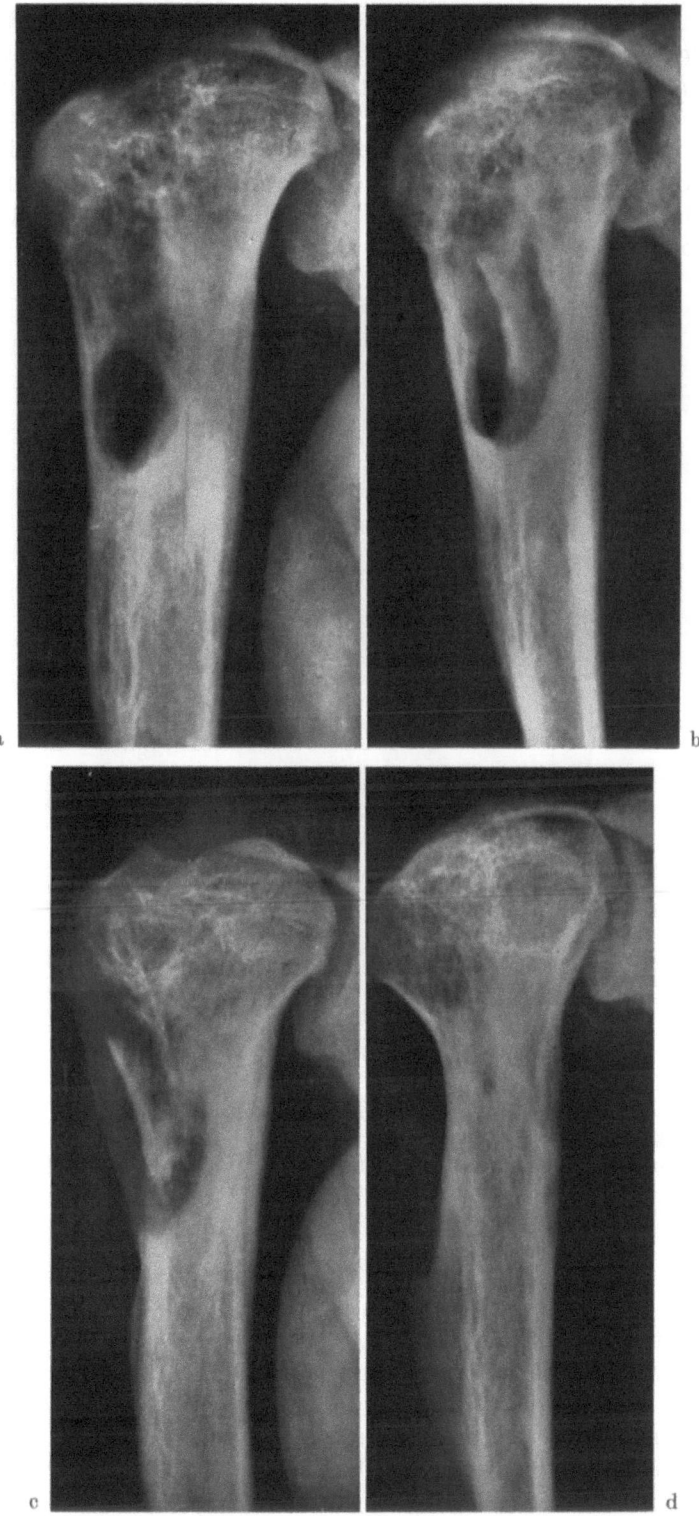

Fig. 36a—d. Sickle-cell anemia in a 15 years old girl. Evolution of a bone infarct of the right humeral meta-physis with osteomyelitic complication. a) The upper half of the right humerus one month after the beginning of the painful symptomatology. The bone structure appears gravely altered; areas of both osteolysis and osteosclerosis may be seen with associated slight periosteal reaction. b) Formation of sequestrum 20 days later. c) The sequestrum after 10 days appears more defined. d) The patient underwent surgery to remove the seques-trum. Three months later there was a complete restoration of the lost substance with remarkable reaction of the periosteum

with spotty demineralization and irregularity of the epiphyses. Flattening and enlargement of the epiphyses occurred as well. Therefore an involvement of the femoral neck and
head may present a pathological picture indistinguishable from the classical Legg-Perthes
disease. In our material we have observed three definite cases of aseptic necrosis in which
the symptomatology was silent.

Although Moseley and Manly do not believe there is any established correlation
between the severity of S.C.A. and the incidence of aseptic necrosis, they nevertheless
maintain that the dyscrasic condition peculiar to the disease may favor the occurrence of
an aseptic necrosis.

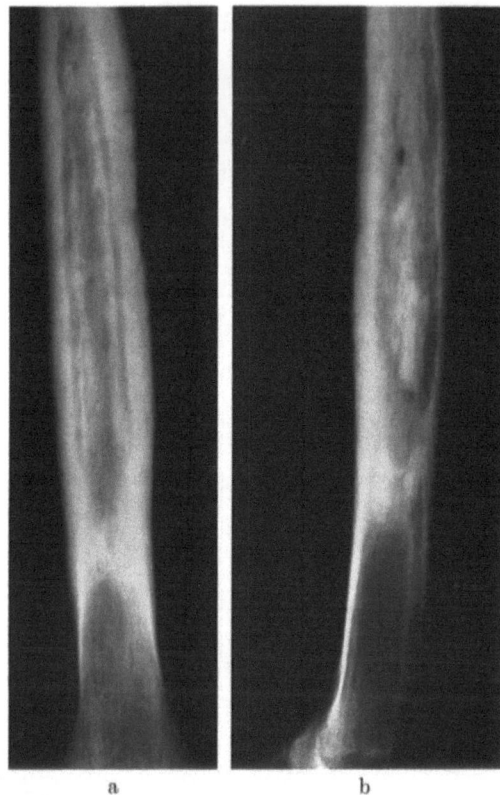

a   b

Fig. 37 a and b. Sickle-cell haemoglobin C disease with Salmonella osteomyelitis in a 16 years old girl (Dr.
Litschgi's case). a) Marked osteoblastic and osteolytic activity of the femur suggesting a haematogenous
infection. The reaction of the periosteum is very evident and it assumes the aspect of a linear fissure parallel
to the shaft of the diaphysis. b) The same in lateral view

Flat bones. The skull bones of early childhood substantially demonstrate osteoporosis
of variable degree, particularly involving the parietal bones. At times, the diploe appears
thin with radial striae (fig. 38 a).

Increased thickness of the diploe predominates in adults (fig. 38 b). We observed some
cases which showed an irregular thickening of the inner table and in two of them the
picture was quite similar to that of hyperostosis frontalis interna.

Many authors consider the increase in thickness of the calvarium with radiating bone
spicula as typical of S.C.A. It is similar to the changes in thalassemia major, from which
it differs however by the relatively late appearance of the alterations and by the more
prevalent involvement of the parietal bones with respect to the frontal bone (which in
thalassemia major is remarkably involved as well). In our study of 48 skulls we found
only two case in which this symptom was evident (fig. 38 c); two other cases showed
relatively similar changes.

In other flat bones (ribs, ilia, scapulae) we frequently found a more or less marked osteoporosis of the trabeculae with widening of the interposed spaces (fig. 39). This finding, although not characteristic, may be of diagnostic interest when evaluated not

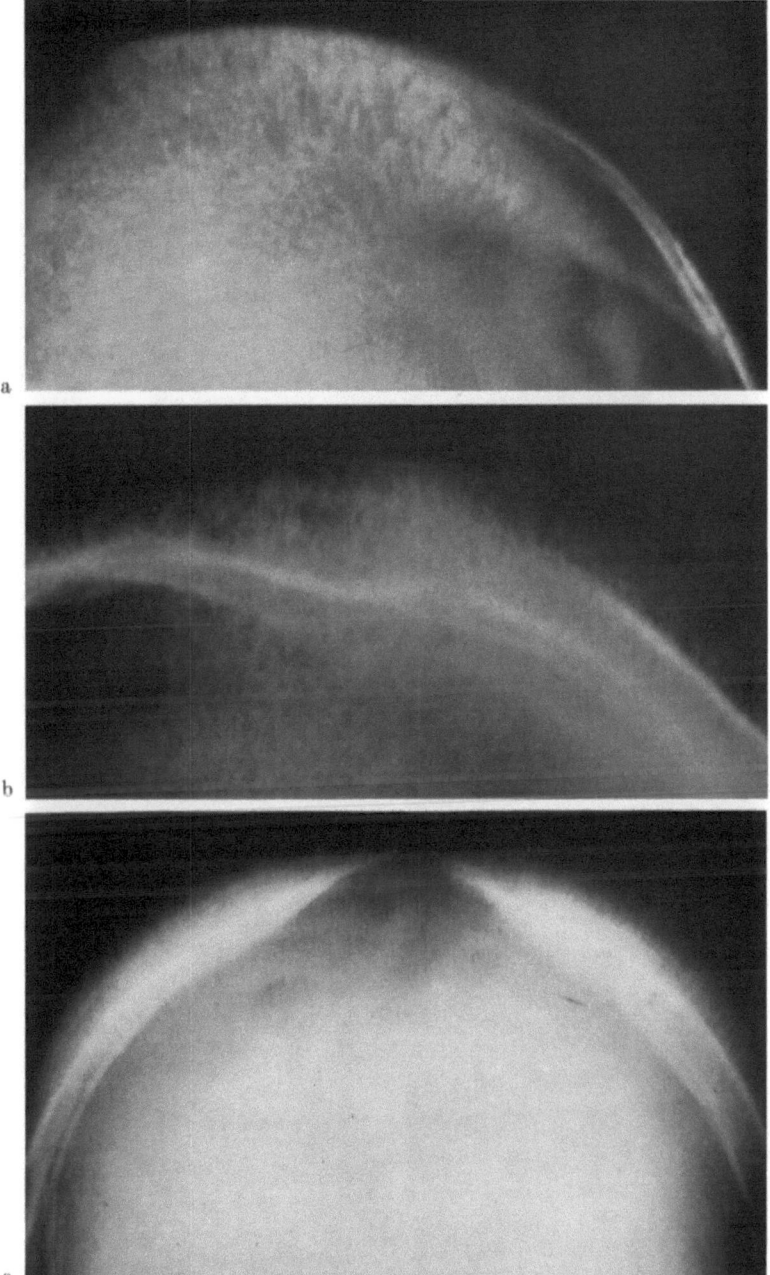

Fig. 38a—c. Sickle-cell anemia in patients of various age. Cranial alterations. a) The diploe of the parietal bone shows a singular picture of rarefaction with radial striae. b) Increased thickness of the diploe of the parietal bone showing osteoporosis with small areolae. Irregular thickening of the inner table. c) Thickening of the calvarium particularly at the level of the parietal bones with radiating osseous spicula

per se, but cumulatively with the data collected from the radiological examination of other bones. Sclerotic processes in these bones are rare. We found only one case in which there was an evident increased density of the ribs. CARROL and EVANS also reported a similar picture in one of their patients.

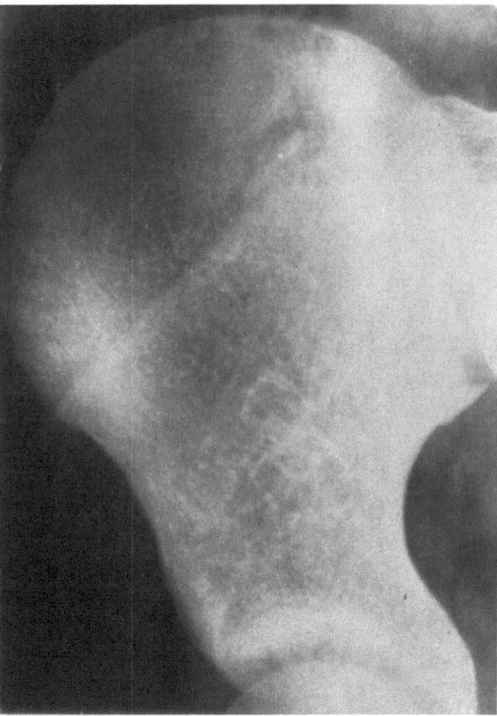

Fig. 39. Sickle-cell anemia in an adult. Osteoporosis with coarseness of the trabeculae in the right ilium

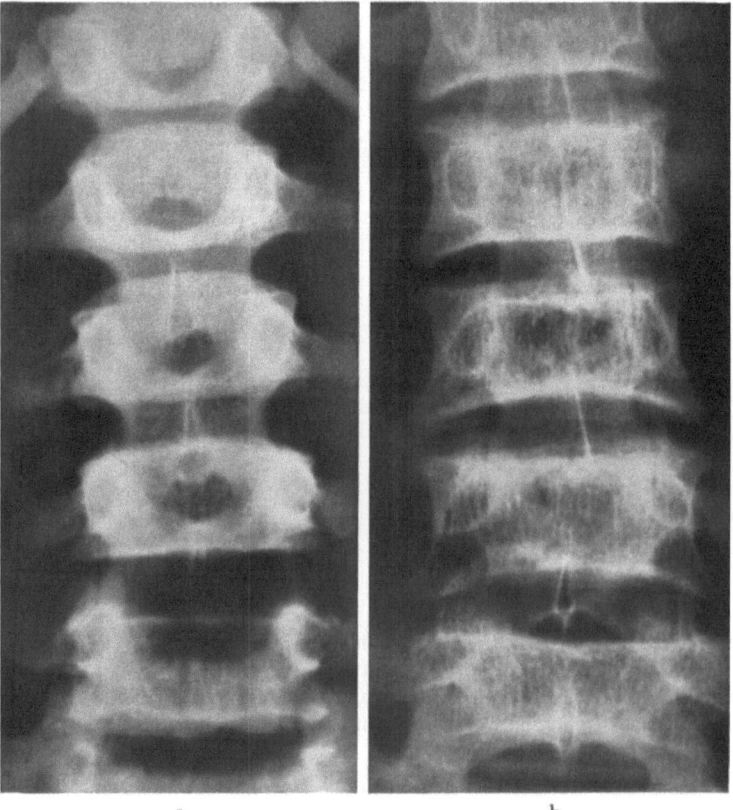

a   b

Fig. 40a and b. a) Osteoporosis with platyspondylia of the lumbar tract in a 8 years old boy suffering from
sickle-cell anemia. b) Osteoporosis with platyspondylia of the lumbar tract in a 21 years old man

Moderate or severe changes of the dental bones were frequently seen in S.C.A. by PROWLER and SMITH. Moderate changes were considered to be present in those cases which showed irregular areas of radiolucency in the mandibular molar regions with further areas of similar change in the bicuspid or incisor regions. The changes were considered severe in those instances in which most of the mandible was markedly osteoporotic with radiolucent areas also seen in the maxillae.

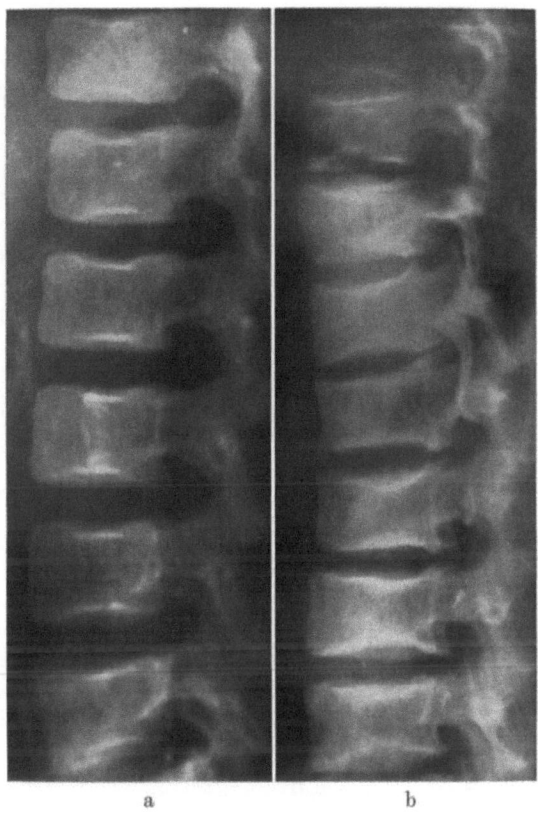

a   b

Fig. 41a and b. Sickle-cell anemia in 2 young patients. The vertebrae of the dorsal and lumbar tract appear reduced in their height with cup-shaped impressions in both the superior and inferior surfaces

The same authors in a significant number of cases, also observed round, well-defined areas of increased density in the base bone of the mandible or the maxilla. Biopsy findings of osteosclerosis and myelofibrosis would suggest healed infarcts.

Short bones. In these bones also, the fundamental finding is essentially represented by osteoporosis. Its degree and radiological symptomatology can vary according to the hyperplastic activity of the bone marrow, vascular phenomena and mechanical action. These processes, which can be variously combined, show their action particularly in childhood because they act upon growing, richly vascularized bone tissue, which however has not lost its plasticity. This last characteristic, together with the greater mechanical stresses, explains the gradual collapse of the weakened vertebral bodies which, particularly in the lumbar spine, appear flattened and widened (fig. 40a, b) (7 out of 32 of our cases with the age ranging from 10 to 16).

Besides, the weakening of the bone structure explains the protrusion of the intervertebral disc into the vertebral bodies (fig. 41a, b). Thus, there appear pictures of intraspongy discal herniae, usually limited to the central portion, as well as pictures of "fish" vertebrae.

The fact noteworthy is that Legant and Ball have been able to follow the course of infarctual processes involving lumbar vertebrae.

In other short bones, especially of the hands and feet, isolated or even multiple thrombotic phenomena may appear. In one case the calcaneus was the site of an isolated infarctual process, while in another case (a 2 years old child) multiple infarcts were seen particularly involving the metacarpals, with an associated marked periosteal reaction (fig. 42a, b). Similar cases were described by Ivy and Howard, Rowe and Haggard.

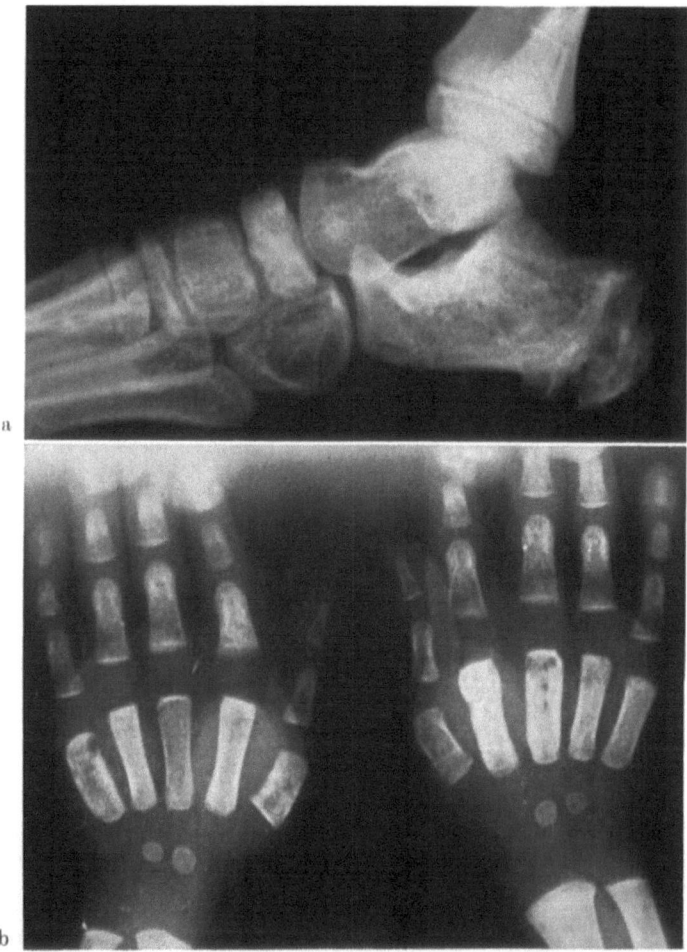

Fig. 42a and b. a) Sickle-cell anemia in an adult. Diffuse osteoporosis of the short bones of the left foot. Probable infarct in the posterior extremity of the calcaneus with concomitant osteomyelitis. b) Two years old boy suffering from sickle-cell anemia. Multiple infarcts in the 1st and 5th metacarpals of the left hand and in the 2nd and 3rd metacarpals of the right hand with evident coexisting periosteal reaction. The phalanges appear stubby

In all the above mentioned cases, areas of decreased density, both subperiosteal and intramedullary, were apparent in the metacarpals and phalanges. There was evidence of expansion of the bone but no signs of new bone formation were found. In the case of Ivy and Howard, after about three months the bones appeared completely normal radiologically. Also in the observations of Rowe and Haggard the follow-up films of the hands revealed marked evidence of healing.

Alterations in body and skeleton development are frequent among S.C.A. patients (short stature, dental anomalies, irregularities of the epiphysary lines, etc.). These changes are probably due to an altered trophism of the tissues and endocrine glands consequent to a severe anaemia (d'Eramo, de Gaetano).

e) Microdrepanocytic disease

This is a serious disease of the familial type, determined by the simultaneous presence in the patient of two haematological hereditary disorders, microcythemia and the sickling trait, each having been transmitted by one parent or the other (SILVESTRONI).

Microdrepanocythemia was identified and described for the first time by SILVESTRONI and BIANCO in 1945. Subsequently several American families of Italian (especially Sicilian) or Greek origin were found to be suffering from the same syndrome (POWELL and coll.; BANKS and coll.; NEEL and coll.). Later reports have shown that the syndrome has a wide distribution outside of Italy and the United States. For instance, it has been observed in Kuwait, Greece and India.

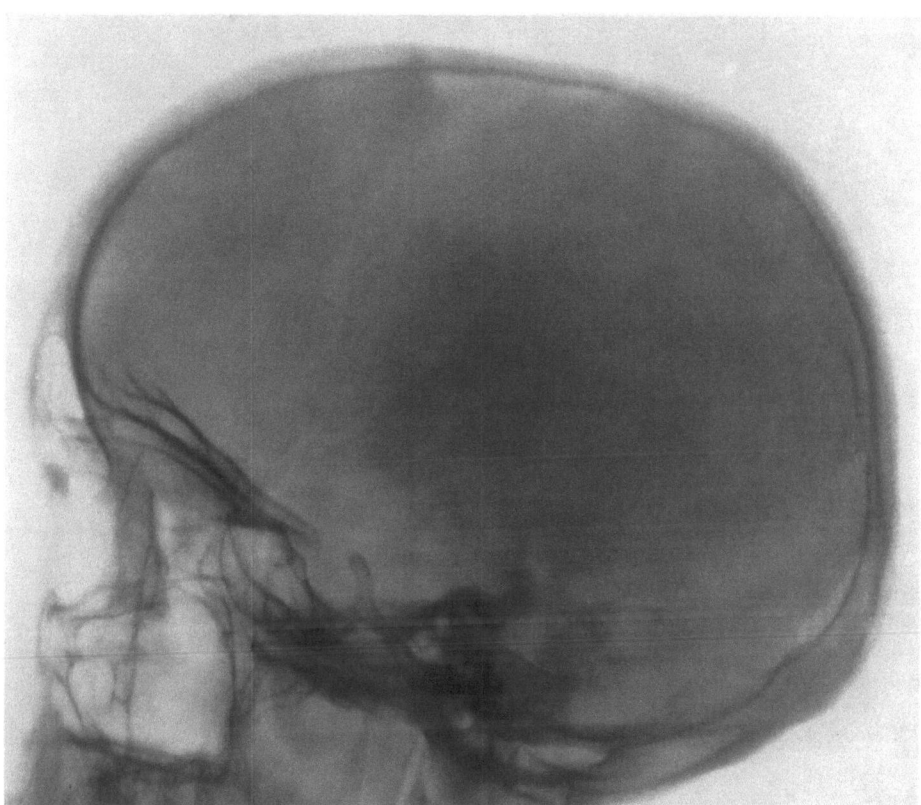

Fig. 43. Microdrepanocytemia. Twenty years old man (Prof. SILVESTRONI's case). Moderate increased thickness of the calvarium with thickening of the inner table

Clinically the disease is often serious, although many patients reach adulthood. Typically, as in S.C.A., the findings are: chronic anemia, slight to moderate jaundice, hepatosplenomegaly, chronic ulcerations of the legs, recurrent bouts of fever, osteo-articular pains, and sometimes crises of severe abdominal pain (DACIE). Such clinical features originate directly from the double heterozygosis which is typical of the microdrepanocytic disease. In fact, the association of microcythemia and the sickling-trait are responsible for the sicklelike deformation of the erythrocytes, which are quite similar to those found in S.C.A. Consequently there is haemolysis, as well as a remarkable tendency to thrombosis and infarcts which are especially frequent in the viscera. The spleen, in particular, is subject to repeated infarcts which, when they heal with consequent cicatrization, give rise to a decrease in volume of the organ. In one of SILVESTRONI's cases the radiological examination revealed an intense opacity of the spleen due to the presence of numerous small calcifications diffusely spread within the organ.

Although the radiological documentations are few (SILVESTRONI, ROMEO, REICH and ROSENBERG; CONLEY and SMITH; SCURO and coll.), the involvement of the skeletal system is a proven fact.

In 8 cases studied by SILVESTRONI the radiological skull examination did not evidence any significant data, with the exception of one case where a moderate osteoporosis was associated with an increase in thickness of the calvarium (fig. 43). In two other cases studied by ROMEO an increased thickness of the calvarium, particularly regarding the parietal bones was found. Long bone findings are represented by a widening of the medullary cavity, thinning of the cortex, and evident osteoporosis in the metaphyso-epiphysary regions. Flat bones also, such as the clavicles, scapulae and ribs, show a fine, diffuse osteoporotic picture (fig. 44). Similar features are observed, although less frequently, in the metacarpals and carpals. According to Silvestroni these alterations would already be present in infancy.

The vertebrae also are osteoporotic, flattened due to the excessive load, and show intraspongy discal herniae as clearly described in one case by Scuro and coll.

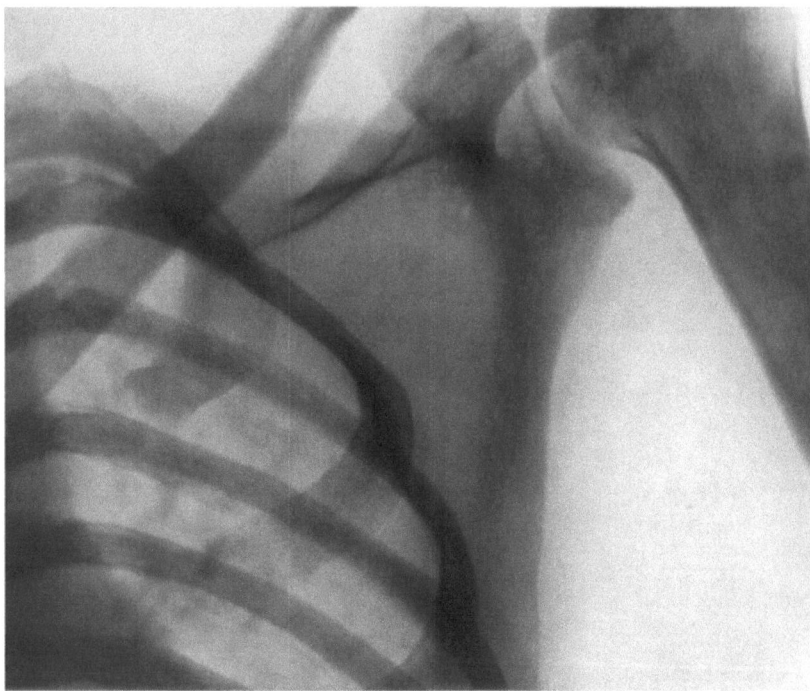

Fig. 44. Microdrepanocytemia. The same patient as in figure 43. Slight osteoporosis, of a diffuse character especially at the level of the ribs and scapula

Aseptic necrosis has been observed in the bones of some patients, all of Sicilian ancestry (Reich and Rosenberg; Conley and Smith). These authors are inclined to believe that the occurence of these processes in patients with microdrepanocytic disease has a pathogenesis similar to that of S.C.A.

2. Constitutional anomalies of the leukopoietic tissue

Diverse morphological modifications of the granulocytic series are known. Some of these can be present also in healthy individuals and are probably related to a constitutional defect. Such anomalies may affect the development either of the nucleus or protoplasm. We will consider Pelger-Huët's anomaly, which belongs among the first group and Alder-Reilly's anomaly belonging to the second.

a) Pelger's nuclear anomaly

It was studied by Huët and Pelger from 1928—1931, with the latter detecting its hereditary constitutional character. The anomaly consists of an inhibition of the normal nuclear segmentation process, so that a part or all of the granulocytes in the peripheral blood have a nucleus with a well-rounded, pear-shaped outline, as well as a coarse and lumpy structure. The deviation is inherited as a mendelian dominant trait independent of sex. According to the presence of the nuclear anomaly in all the individual's granulocytes, or only in a low percentage, we can respectively distinguish "total carriers" (observed by HAVERKAMP-BEGEMANN and VAN LOOKEREN CAMPAGNE; CIPLEA and CIORAPCIU) from "partial carriers". The first correspond to the homozygous condition while the second have a heterozygous substrate.

No race predominance has been ascertained, in as much as the anomaly has been described not only in various European populations, but also in Japan and in Chile.

UNDRITZ has seen rabbits with Pelger's anomaly showing morphological and hereditary features quite similar to those in man. NACHTSHEIM found bone alterations in rabbits, but only in homozygous cases. These consisted of shortening of the long bones with swelling of the extremities. Instead, in heterozygous and homozygous human cases studied to date, no radiologically ascertained bone alterations have been reported.

b) ALDER-REILLY's anomaly

The anomaly involves leukocytic granulations and was first described by ALDER in 1937 in two brothers, 7 and 9 years old. The granulations in the neutrophils are larger than normal and stain dark violet, while in the eosinophils they assume a dark blue color. Abnormal granulations may also be seen in lymphocytes and monocytes.

Cytochemical researchs carried out by MAURI and SOLDATI seem to have demonstrated that such granulations are composed of a mucopolysaccharide, a protein and glycogen. According to JORDANS "total carriers" and "partial carriers" would exist. In the former all the cells show the abnormal granulations, while in the latter the abnormality is present only in a certain percentage of the cells.

An interesting finding in this anomaly is its appearance in apparently healthy individuals, as those described by JORDANS, ROHR, LEITNER. Most frequently, however, the abnormal granulations, are associated with bone alterations of multiplex dysostosis (Hurler's syndrome). Also in the first 2 cases described by ALDER the anomaly was associated with osteochondrodystrophic manifestations which appeared in the postpuberal period. The common frequency of Alder-Reilly's anomaly in Hurler's syndrome seem to us so suggestive that we are led to formulate a new interpretative hypothesis regarding these granulations. We feel that at least in the above cases, where several disorders of the enchondral ossification are present, the granulations are not to be ascribed to a true constitutional disorder of the cytoplasm, but rather are the expression of endocellular deposits of mucopolysaccharide granules together with protein and glycogen, as found in other structures (cartilage-shaft junction, Bowman's eye membrane, liver and hypophysis).

References

ACUÑA, M.: Altérations radiologiques du squelette dans l'ictère hémolitique congénital. Bull. Soc. méd. Hôp. Paris 53, 1528—1535 (1937).

ALDER, A.: Über konstitutionell bedingte Granulationsveränderungen der Leukocyten. Dtsch. Arch. klin. Med. 183, 372—378 (1939).

— Konstitutionell bedingte Granulationsveränderungen der Leukocyten und Knochenveränderungen. Schweiz. med. Wschr. 80, 1095—1098 (1950).

ALMKLOV, J. R., A. E. HANSEN and M. SCHNEIDER: Long bone involvement in sickle cell anemia. Pediatrics 5, 204—209 (1950).

ALTMANN, A.: Sickle cell anemia in South African-born European. Clin. Proc. 4, 1—10 (1945).

BANKS, L. O., R. B. SCOTT and J. SIMMONS: Studies in sickle cell anemia; inheritance factor, including effect of interaction of genes for sicklemia and thalassemia. Amer. J. Dis. Child. 84, 601—608 (1952).

BASERGA, A.: La malattia di Rietti-Greppi-Micheli. Progr. méd. (Paris) 10, 129—134 (1954).

BELLONI, L., e P. FORNARA: Istogenesi del cranio a spazzola nel morbo di Cooley. Minerva pediat. 7, 1638—1645 (1955).

BENASSI, E., e A. TOTI: Osservazioni sulle ossa rinvenute negli scavi della necropoli di Spina. Minerva fisioter. 2, 215—223 (1957).

BERNARD, J., M. DUGAS et M. COTLENKO: L'elliptocytose génotypique. A propos de dix observations personnelles. Ann. Méd. 54, 652—678 (1953).

— E. UNDRITZ, A. BRU, G. MATHE' et J. TOULOUSE: Anomalie de Pelger homozygote chez l'homme. Sang 27, 819—824 (1956).

BIONDETTI, P.: Sul morbo di Cooley in soggetti adulti. Ann. Radiol. diagn. (Bologna) 25, 30—49 (1952).

BISHOP, F. W.: Elliptical human erythrocytes. Arch. intern. Med. 14, 388 (1914).

BUCHMAN, J.: Sickle cell disease simulating osteomyelitis. Bull. Hosp. J. Dis. (N.Y.) 10, 239—251 (1949).

BUSACCHI, V.: Esisteva il morbo di Cooley nell'America precolombiana? Castalia 2, 125—129 (1946).

Caffey, J.: Skeletal changes in chronic hemolytic anemias (erythroblastic anemia). Amer. J. Roentgenol. 37, 293—324 (1937).

— Pediatric X-Ray diagnosis. Chicago: Ed. The Year Book 1950.

— Cooley's erythroblastic anemia; some skeletal findings in adolescents and young adults. Amer. J. Roentgenol. 65, 547—560 (1951).

— Cooley's anemia: a review of the roentgenographic findings in the skeleton. Amer. J. Roentgenol. 78, 381—391 (1957).

Caminopetros, J.: The sickle cell anomaly as a sign of Mediterranean anemia. Lancet 262, 687—693 (1952).

— L'aspect radiologique des lésions osseuses de l'anémie erythroblastique infantile. Bull. Soc. méd. Hôp. Paris 3, 1442 (1953).

Carrington, H. T., A. D. Ferguson and R. B. Scott: Studies in sickle cell anemia. Bone involvement simulating aseptic necrosis. Amer. J. Dis. Child. 95, 157—163 (1958).

Carrol, D. S.: Roentgen manifestations of sickle cell disease. Sth. med. J. (Bgham, Ala.) 50, 1486—1490 (1957).

— and J. W. Evans: Roentgen findings in sickle cell anemia. Radiology 53, 834—844 (1949).

Castagnari, G.: Intorno ad una particolare sindrome osteoporotica diffusa in un caso di anemia eritroblastica dell'infanzia. Bull. Sci. med. 1, 399—401 (1933).

— La sindrome radiografica dell'anemia mediterranea o eritroblastica di tipo Cooley. Boll. Soc. ital. pediat. 3, 513—515 (1934).

— e A. Toti: Il quadro radiologico osseo nell'ittero emolitico a resistenze globulari aumentate. Atti Accad. Sci. Ferrara 25, 33—34 (1947).

Cathala, J., P. Ducas et R. Abaza: Anémie splénique hémolytique et dystrophie cranienne. Bull. Soc. méd. Hôp. Paris 51, 1655—1661 (1935).

Charmot, G., J. Monfort, R. Raymond et E. Charmot: Les altérations osseuses dans l'anémie drépanocytaire chez l'enfant. Arch. franç. Pédiat. 16, 115—121 (1959).

Ciplea, A. G., et C. Ciorapciu: Anomalie leucocytaire Pelger-Huët homozygote humaine. Presse méd. 66, 554—555 (1958).

Coffey, J. D., and D. D. Salmon: Cooley's erythroblastic anemia in Negro girl. J. Pediat. 34, 621—625 (1949).

Colarizi, A.: Ittero emolitico con alterazioni ossee tipo Cooley. Boll. Accad. med. Roma 68, 127—142 (1942).

— Confronto fra le alterazioni ossee nel morbo di Cooley e nel morbo di Gaucher. Minerva pediat. 7, 1609—1610 (1955).

— e I. Biddau: Anemie eritroblastiche splenomegaliche dell'infanzia. La malattia di Cooley. Haematologica 22, 351—431 (1940).

Consoli, G., C. Sandomenico e A. Violane: A proposito di due osservazioni di morbo di Cooley in soggetti adulti. Sintesi 1, 369 (1957).

Cooley, T. B., and P. Lee: A series of cases of anemia with splenomegaly and peculiar bone changes. Trans. Amer. pediat. Soc. 37, 29 (1925).

— E. R. Witwer and P. Lee: Anemia in children with splenomegaly and peculiar changes in the bones. Amer. J. Dis. Child. 34, 347—363 (1927).

Corcoran, W. J.: Erythroblastic anaemia, with report of case in boy 8 years old. Radiology 43, 373—375 (1944).

Dacie, J. V.: The hemolytic anaemias. London: Churchill 1954.

Danford, E. A., R. Marr and E. C. Elsey: Sickle cell anemia, with unusual bone changes. Amer. J. Roentgenol. 45, 223—226 (1941).

Deibert, K. R.: Roentgen changes in sickle cell anemia. Amer. J. Roentgenol. 82, 501—504 (1959).

DeMaestri, A., A. Pelizza e G. Villa Venzano: Rilievi radiologici nel morbo di Cooley e nell'ittero emolitico costituzionale. Minerva med. 50, 3611 (1959).

D'Eramo, N.: L'osteopatia emopatica. Recenti Progr. Med. 28, 442—467 (1960).

— e G. De Gaetano: Le alterazioni ossee nelle emopatie. Roma: Universo 1957.

Diggs, L. W., H. N. Pulliam and J. C. King: Bone changes in sickle cell anemia. Sth. med. (Bgham, Ala.) 30, 249—259 (1937).

Dresbach, M.: Elliptical human red blood corpuscles. Science 19, 469 (1904).

Ducla-Soares, A., et F. Parreira: Anémie elliptocytique familiale. Etude de 3 cas personnels. Sang 29, 33—46 (1958).

Durando, E., e E. Grassi: L'iperostosi cranica basale nel quadro clinico e radiologico dell'emopatia talassemica. Minerva pediat. 11, 905—909 (1959).

Falsetti, I., e I. Minutoli: Su di una rara manifestazione dell'anemia a cellule falciformi. Radiol. med. (Torino) 43, 750—755 (1957).

Falsetti, L.: Un carattere genotipico dell'anemia a cellule falciformi. Nunt. radiol. (Roma) 22, 885—892 (1956).

Ferrata, A., e E. Storti: Le malattie del sangue. Milano: Vallardi 1958.

Ferreri, L.: Il quadro radiologico del morbo di Cooley nell'adulto. Radiol. med. (Torino) 49, 710 (1953).

— Studio radiologico delle alterazioni ossee in un caso di malattia drepanocitica. Radiologia (Roma) 13, 687—702 (1957).

Fricker-Alder, H.: Über einen neuen Fall von Alderscher Granulationsanomalie. Winterthur: P. G. Keller 1956.

Friedman, L. J.: Osseous changes in hemolytic icterus. Amer. J. Roentgenol. 20, 440—444 (1928).

Frongia, L.: Alterazioni bucco-dentarie nel morbo di Cooley. Rass. med. sarda 44, 293—306 (1942).

Frontali, G., e F. Rasi: L'eritroblastosi e l'emolisi nella malattia di Cooley e di Di Guglielmo. Arch. ital. Pediat. 7, 259—345 (1939).

GÄNSSLEN, M.: Über hämolytischen Ikterus. Dtsch. Arch. klin. Med. 140, 210—226 (1922).
— Der hämolytische Ikterus und hämolytische Konstitution. Klin. Wschr. 6, 929—933 (1927).
— E. ZIPPERLEN u. E. SCHÜZ: Die hämolytische Konstitution. Dtsch. Arch. klin. Med. 146, 1—46 (1925).
GARDNER, L. B.: Cooley's erythroblastic anemia in 2 Chinese boys. J. Pediat. 31, 347—354 (1947).
GASSER, C.: Die hämolytischen Syndrome im Kindesalter. Stuttgart: Georg Thieme 1951.
GATTO, I.: L'ipoevolutismo nella malattia di Cooley. G. med. 3, 357—370 (1946).
— Forme ed ereditarietà della thalassemia (microcarterocitosis). Policlin. infant. 16, 236—242 (1948).
— Origine della thalassemia. Acta genet. (Basel) 8, 69—74 (1959).
— e G. PUZZARELLA: Ulteriori ricerche in genetica sulla drepanocitosi. Pediatria (Napoli), 59, 789—798 (1951).
GERRITS, H. T., et A. DE VRIES: Quoted by Bernard et Coll.
GOLDING, J. S. R.: The bone changes in sickle cell anemia. Ann. Coll. Surg. England 19, 296—315 (1956).
GREENBLATT, I. J., T. D. COHN and H. L. DEUTSCH: Mediterranean target-oval cell syndrome in adult Chinese male. Ann. intern. Med. 24, 259—261 (1946).
GRIGNANI, F., e E. SULIS: Morbo di Cooley e gravidanza. A proposito di una eccezionale osservazione. Minerva med. 51, 549—555 (1960).
GRINNAN, A. G.: Roentgenologic bone changes in sickle cell and erythroblastic anemia report of nine cases. Amer. J. Roentgenol. 34, 297—309 (1935).
GÜNTHER, H.: Formprobleme an menschlichen Erythrocyten. Folia haemat. (Pavia) 35, 383—417 (1928).
HAMBURG, A. E.: Skeleton changes in sickle cell anemia; report of an unusual case. J. Bone Jt Surg. 32, 893—900 (1950).
HAMPERL, H., u. P. WEISS: Über die spongiöse Hyperostose an Schädeln aus Alt-Peru. Virchows Arch. path. Anat. 327, 629—642 (1955).
HARDIN, A. S.: Sickle cell anemia; changes in the vessels and in the bones. Amer. J. Dis. Child. 54, 1045—1051 (1937).
HAVERKAMP-BEGEMANN, N., and A. VAN LOOKEREN CAMPAGNE: Homozygous form of Pelger-Huët's nuclear anomaly in man. Acta haemat. (Basel) 7, 295—303 (1952).
HEILMEYER, L.: Die Sphärocytose als Ausdruck einer pathologischen Funktion der Milz. Dtsch. Arch. klin. Med. 179, 292—306 (1936).
—, u. H. BEGELMANN: Blut und Blutkrankheiten. Berlin-Göttingen-Heidelberg: Springer 1951.
HENKIN, W. A.: Collapse of vertebral bodies in sickle cell anemia. Amer. J. Roentgenol. 62, 395—401 (1949).
HOOK, E. W., C. G. CAMPBELL, H. S. WEENS and G. R. COOPER: Salmonella osteomyelitis in patients with sickle cell anemia. New Engl. J. Med. 257, 403—407 (1957).
HUËT, G. J.: Über eine bisher unbekannte familiäre Anomalie der Leukocyten. Klin. Wschr. 11, 1264—1266 (1932).
IVY, R. E., and R. H. HOWARD: Sickle cell anemia with unusual bone changes. J. Pediat. 43, 312—315 (1953).
JORDANS, G. H. W.: Familial granulation anomaly of leukocytes. Ned. T. Geneesk. 91, 1552—1555 (1947).
KIMMELSTIEL, P.: Vascular occlusion and ischemic infarction in sickle cell disease. Amer. J. med. Sci. 216, 11—19 (1948).
KLINE, A. H., and G. H. HOLMAN: Hereditary spherocytosis in the negro. Amer. J. Dis. Child. 94, 609—615 (1957).
KOKUBO, Y.: Second family case of Pelger's familial nuclear anomaly of leucocytes reported in Japan and further blood investigation of cases belonging to first family case. Tohoku J. exp. Med. 36, 1—16 (1939).
LAMBRECHT, K.: Die Elliptocytose (Ovalocytose) und ihre klinische Bedeutung. Ergebn. inn. Med. Kinderheilk. 55, 295—319 (1938).
LANZA, G.: Il morbo di Cooley nei suoi fondamentali aspetti anatomo-clinici ed etiopatogenetici. Arch. Med. mutual. (Roma) 12, 177—188 (1958).
LARIZZA, P.: Problemi aperti in tema di emopatia mediterranea. Minerva med. 49, 2181—2188 (1958).
LEGANT, O., and R. P. BALL: Sickle cell anemia in adults; roentgenographic findings. Radiology 51, 665—675 (1948).
LEHMANN, H.: The sickle cell trait: not an essentially negro feature. Man 53, 9—16 (1953).
LEITNER, S. I.: Panmyelopathie bei der Alderschen Anomalie. Schweiz. med. Wschr. 81, 1256—1257 (1951).
LIAKKA, V.: Über Höckerbildung in den Schädelknochen bei schweren Anämien der Kinder. Acta paediat. (Uppsala) 33, 104—114 (1945).
LITSCHGI, J. J.: Exhibit in Roentgen and hematological manifestations of the congenital hemolytic anemias. American Academy of Pediatrics Annual Meeting — Chicago, October 1959.
MACHT, S. H., and P. W. ROMAN: The radiological changes in sickle cell anemia. Radiology 51, 697—707 (1948).
MAGGIONI, G., e A. ASCENZI: Morbo di Cooley. Roma: Abruzzini 1948.
MALHOTRA, R. P., and P. N. CHHUTTANI: Case of Cooley's anemia. Indian med. Gaz. 79, 198—199 (1944).
MARTONI, L.: A proposito dell'osservazione di una crisi di mieloaplasia eritroblastica nel decorso della malattia di Minkowski-Chauffard. Minerva med. 47, 215—220 (1956).
MIDDLEMISS, J. H.: Sickle cell anemia. J. Fac. Radiol. (Lond.) 9, 16—24 (1958).
MOORE, S.: Bone changes in sickle cell anemia with note on similar changes observed in skulls of ancient Mayan Indians. J. Mo. med. Ass. 26, 561—564 (1929).

Moseley, J. E.: Patterns of bone changes in the sickle cell states. J. Mt. Sinai Hosp. 26, 424—439 (1959).

—, and J. B. Manly: Aseptic necrosis of bone in sickle cell disease. Radiology 60, 656—665 (1953).

Munoz-Baratto, C.: La anomalia di Pelger. Atti VII. Congr. Int. Soc. Hemat. 2, 1621—1629 (1959).

Nachtsheim, H.: Die Pelger-Anomalie und ihre Vererbung bei Mensch und Tier. Erbarzt 10, 175—188 (1942).

Naitana, S.: Le alterazioni scheletriche nel morbo di Cooley. Arch. Pat. Clin. med. 30, 159—194 (1952).

Neel, J. V., H. A. Itano and J. S. Lawrence: Two cases of sickle cell disease presumably due to the combination of the genes for thalassemia and sickle cell hemoglobin. Blood 8, 434—443 (1953).

Nieddu, G., e B. Ventura: Aspetti odontostomatologici del morbo di Cooley. Minerva stomat. 2, 182—188 (1953).

Noordenbos, W.: Occurrence of congenital hemolytic jaundice combined with mongolism, towershaped skull and other skeletal abnormalities in child of 6. Ned. T. Geneesk. 1, 1012—1017 (1929).

Ortolani, M.: Über die sogenannte Cooleysche Erkrankung. Mschr. Kinderheilk. 71, 174—179 (1937).

— Emo-osteopatia di Cooley. Minerva med. 1, 191—195 (1937).

— La diagnosi di anemia di Cooley. Gazz. med. ital. 104, 29—65 (1946).

— Antagonismo della talassemia maior con talune altre forme morbose. Boll. Soc. ital. emat. 2, 169—170 (1954).

—, e G. Castagnari: Contributo casistico allo studio della emoosteopatia di Cooley. Lattante 7, 777—799 (1936).

Pachioli, R.: La mielosi eritremica cronica tipo Cooley. Clin. pediat. (Bologna) 22, 233—286 (1940).

Papastavros, C. S.: Aseptic necrosis of the femoral head due to sickle cell thalassemia disease. Delaware med. J. 29, 94—96 (1957).

Paradiso, F.: Su alcuni casi di anemia con eritroblastosi ed alterazioni scheletriche a base prevalentemente osteoporotica. Pediat. med. prat. 9, 519—551 (1934).

Patrassi, G., e V. Taglioni: L'ittero emolitico costituzionale elittopoichilocitico. Padova: Cedam 1946.

Pelger, K.: Demonstratie van een paar zeldzaam voorkomende typen van bloedlichaampjes enbespreking der patienten. Ned. T. Geneesk. 72, 1178 (1928).

Perosa, L., e F. Viterbo: Studio radiologico sulle lesioni ossee nell'ittero emolitico con iperresistenza globulare. Boll. Soc. ital. Biol. sper. 22, 1063—1064 (1946).

—, e F. Viterbo: Contributo allo studio radiologico e patogenetico delle alterazioni scheletriche negli itteri con iperresistenza globulare. Arch. E. Maragliano Pat. Clin. 3, 403—432 (1948).

Piguet, B., et J. Ecoiffier: Maladie hémolitique (type Minkowski-Chauffard) et malformations veineuses congenitales. Presse méd. 67, 381—382 (1959).

Pincherle, M., e O. Scaglietti: Mielosi eritremica osteopatica (sindrome tipo Cooley). Arch. ital. Pediat. 6, 101—175 (1938).

Pizon, P.: Manifestations osseuses de la maladie de Cooley. Presse méd. 61, 418—419 (1953).

Polosa, P., e L. Ferreri: Il morbo di Cooley nell'adulto. Haematologica 41, 81—115 (1956).

Pontoni, L.: Emopatie familiari. Relaz. 50. Congr. Soc. It. Med. Int. Roma, Pozzi 1949.

Powell, M. N., J. G. Rodarte and J. V. Neel: The occurrence in a family of Sicilian ancestry of the traits for both sickling and thalassemia. Blood 5, 886—897 (1950).

Prowler, J. R., and E. W. Smith: Dental bone changes occurring in sickle cell disease and abnormal hemoglobin traits. Radiology 65, 762—769 (1955).

Puntoni, V.: La microcitemia ed il morbo di Cooley. Gazz. Sanitaria 30, 411—414 (1959).

Raper, A. B.: Sickle cell disease in Africa and America; comparison. J. trop. Med. Hyg. 53, 49—53 (1950).

Reich, R. S., and N. J. Rosenberg: Aseptic necrosis of bone in Caucasians with chronic hemolytic anemia due to combined sickling and thalassemia traits. J. Bone Jt Surg. A 35, 894—904 (1953).

Reilly, W. A.: Granules in the leukocytes in Gargoylism. Amer. J. Dis. Child. 62, 489—491 (1941).

—, and S. Lindsay: Gargoylism (lipochondrodystrophy) review of clinical observations in 18 cases. Amer. J. Dis. Child. 75, 595—607 (1948).

Rietti, F.: Hemolytic anemias with increased osmotic resistence of the erythrocytes. Acta med. scand. 125, 451—464 (1946).

Robecchi, A., e F. P. Sacca': Sopra un caso di ittero emolitico costituzionale con cirrosi epatica, ipogenitalismo ed alterazioni scheletriche. Haematologica 26, 325—371 (1944).

Robinson, I. B., and B. G. Sarnat: Roentgen studies of the maxillae and mandible in sickle cell anemia. Radiology 58, 517—523 (1952).

Romeo, F.: Anemia microdrepanocitica (studio clinico ed emato-istologico). Haematologica 39, 1—36 (1955).

Rosenow, C.: Quoted by Bernard et Coll.

Rowe, C. W., and M. E. Haggard: Bone infarcts in sickle cell anemia. Radiology 68, 661—668 (1957).

Salomoni, I.: Le alterazioni scheletriche nel morbo di Cooley. Nunt. radiol. (Roma) 21, 725—787 (1955).

Sansone, G., e S. Mastragostino: Le alterazioni dello scheletro nelle emopatie. Minerva pediat. 7, 1569—1608 (1955).

—, e F. P. Zappa: Le alterazioni dello scheletro nell'ittero emolitico costituzionale tipo Minkowski-Chauffard. Minerva pediat. 7, 1714—1718 (1955).

SCOTT, R. B., T. W. DAVIS, A. D. FERGUSON and H. T. CORRINGTON: Sickle cell anemia in children; x-ray findings. Postgrad. med. J. 22, 622—631 (1957).

SCURO, L. A., M. MUZZOLINI e F. PERICOLI-RIDOLFINI: Osservazioni cliniche ed ematologiche su due casi di anemia microdrepanocitica. Atti VII. Congr. Int. Soc. Hemat. 2, 471—477 (1959).

SILVESTRONI, E.: Moderni orientamenti sui fattori etiopatogenetici del morbo di Cooley. Policlinico, Sez. prat. 54, 1147—1152 (1947).

— Microcitemia costituzionale e malattie a substrato microcitemico costituzionale. Emopatie familiari. Relaz. 50. Congr. Soc. It. Med. Int., pp. 108—235, Roma 1949.

—, e I. BIANCO: Una nuova entità nosologica: "la malattia micro-drepanocitica". Haematologica 29, 455—488 (1946).

— — Una particolare anomalia ematologica: la "microcitemia". Minerva med. 2, 206—211 (1946).

— — Singolare associazione di anemia microcitica costituzionale con drepanocito-anemia in soggetto di razza bianca. Policlinico, Sez. prat. 53, 265—287 (1946c).

— — Alcuni dati riassuntivi di ricerche cliniche, genetiche ed ematologiche sui rapporti fra anemia microcitica costituzionale e morbo di Cooley. Minerva med. 1, 587—588 (1947).

— — Un nuovo caso di malattia microdrepanocitica. Policlinico, Sez. prat. 55, 1207—1212 (1948).

— — Ricerche cliniche, genetiche ed ematologiche sui malati di anemia microcitica costituzionale e di morbo di Cooley. Haematologica 31, 135—190 (1948).

— — Contributo alla conoscenza dell'ellipsocitemia pura costituzionale e dell'anemia ellipsocitica. Policlinico, Sez. prat. 55, 844—848 (1948).

— — Ricerche sull'anemia drepanocitica e microdrepanocitica in Sicilia e in Calabria. Policlinico, Sez. prat. 56, 501—508 (1949).

— — La malattia microdrepanocitica. Pediatria (Napoli) 61, 11—26 (1953).

— — La malattia microdrepanocitica. Roma: Il pensiero scientifico 1955.

— — M. MUZZOLINI e L. ROBERTI: Il quadro emoglobinico nella malattia microdrepanocitica e nell'anemia drepanocitica. Progr. med. 16, 37—44 (1960).

SIMONETTI, C.: Studio radiologico delle lesioni ossee nel morbo di Cooley. Clinica (Bologna) 6, 9—41 (1940).

SMITH, C. H.: Detection of mild types of mediterranean (Cooley's) anemia. Amer. J. Dis. Child. 75, 505—527 (1948).

SMITH, E. W., and C. L. CONLEY: Clinical features of genetic variants of sickle cell disease. Bull. Johns Hopk. Hosp. 94, 289—318 (1954).

SMITH, W. S.: Sickle cell anemia and salmonella osteomyelitis. Ohio St. med. J. 49, 692—695 (1953).

SULIS, E., e G. P. CARTA: Peculiarità radiomorfologiche dell'osteopatia di Cooley nel-

l'adulto. Radiologia (Roma) 15, 563—574 (1959).

TANAKA, K. R., G. O. CLIFFORD and A. R. AXELROD: Sickle cell anemia (homozygous S) with aseptic necrosis of femoral head. Blood 11, 998—1008 (1956).

TORI, G.: Clinical and radiological observations on 102 cases of sickle cell anemia. Radiol. clin. (Basel) 23, 87—108 (1954).

— Alterazioni ossee nell'anemia drepanocitica. Minerva pediat. 7, 585—591 (1955).

TOTI, A.: Contributo allo studio delle alterazioni ossee nell'emoosteopatia di Cooley. Tesi perfezionamento Radiologia Univ. Padova 1945.

— Le fratture traumatiche nel morbo di Cooley. Ann. Radiol. diagn. (Bologna) 23, 81—92 (1951)

UNDRITZ, E.: Über das Vorkommen einer Familie im Wallis mit „pseudoregenerativem" weißem Blutbild (Pelgersche Varietät). Folgerungen für die Haematologie. Schweiz. med. Wschr. 64, 10—12 (1934).

— Blut und Knochenmarkuntersuchungen; 1. Neue Ergebnisse von Blut- und Knochenmarkuntersuchungen bei Vollträgern und dem Teilträger der Pelger-Huëtschen Varietät. Dtsch. med. Wschr. 63, 1686—1690 (1937).

— Das Pelger-Huëtsche Blutbild beim Tier und seine Bedeutung für die Entwicklungsgeschichte des Blutes. Schweiz. med. Wschr. 69, 1177—1186 (1939).

VALENTINO, L.: La drepanocitosix con particolare riguardo alle osservazioni italiane. Pediatria (Napoli) 62, 257—281 (1954).

VICTOR, A. B., and L. E. IMPERIALE: The pulmonary and small bone changes in infants with sickle cell anemia. N. Y. St. J. Med. 57, 1403—1408 (1957).

VIGLIANI, F.: Considerazioni sull'aspetto radiologico dello scheletro in 16 casi di anemia mediterranea tipo Cooley. Minerva pediat. 7, 1665—1768 (1955).

WADE, L. J., and L. D. STEVENSON: Necrosis of the bone marrow with fat embolism in sickle cell anemia. Amer. J. Path. 17, 47—54 (1941).

WAKEFIELD, E. G., S. C. DELLINGER and J. D. CAMP: A study of the osseous remains of the "Mount Builders" of eastern Arkansas. Amer. J. med. Sci. 193, 488—495 (1937).

WHIPPLE, G. H., and W. L. BRADFORD: Racial or familial anemia of children associated with fundamental disturbances of bone and pigment metabolism. Amer. J. Dis. Child. 44, 336—365 (1932).

WIGH, R., and H. J. THOMPSON jr.: Cortical fissuring in osteomyelitis complicating sickle cell anemia. Radiology 55, 553—556 (1950).

WILLIAMS, H. U.: Human paleopathology, with some original observations on simmetrical osteoporosis of skull. Arch. Path. 7, 839—902 (1929).

WINTROBE, M. M.: Sickle cell anemia. New York: Oxford University Press 1950.

ZUNIN, G., e E. DE TONI: Comportamento dell'età scheletrica nella malattia di Cooley e nell'ittero emolitico costituzionale. Minerva pediat. 7, 1718—1722 (1955).

XIV. Speicherkrankheiten

Von

E. Häßler

Mit 31 Abbildungen

Innerhalb der Thesaurismosen unterscheidet LETTERER Speicherungskrankheiten (Thesauropathien) und Speicherkrankheiten (Pathothesaurosen). Die Thesauropathien beruhen auf der Speicherung exogen zugeführter Stoffe. Bei der zweiten Gruppe, den eigentlichen Speicherkrankheiten, handelt es sich um Stoffwechselentgleisungen. Speicherkrankheiten mit Störung des Fettstoffwechsels werden als Lipoidosen zusammengefaßt. Bei den Speicherkrankheiten kann eine allgemeine Stoffwechselstörung zugrunde liegen und das Stoffwechselprodukt in verschiedenen Organen abgelagert werden. Die speichernden Zellen erfahren hierdurch eine pathologische Veränderung (primäre Speicherkrankheiten). Bestimmte Zellen, vor allem des reticuloendothelialen Systems, können aber durch verschiedenartige Reize zu krankhaftem Wachstum (Proliferation) und Granulombildung angeregt werden. In dem krankhaften Gewebe kann es zu einer lokalen cellulären Stoffwechselstörung kommen, die dann sekundär zu einer Speicherung ohne Beteiligung des gesamten Stoffwechsels führt (sekundäre Speicherkrankheiten).

Bei den meisten Speicherkrankheiten handelt es sich um Erbkrankheiten, die Krankheitsursache liegt dann in angeborenen, für die einzelnen Syndrome spezifischen Enzymdefekten. Neue Aspekte zur Pathogenese der Speicherkrankheiten brachte die Entdeckung der „Lysosome". DE DUVE u. Mitarb. haben im Jahre 1955 diesen Namen für eine Gruppe von Cytoplasmapartikeln geprägt, welche Systeme von hydrolytischen Enzymen enthalten. Durch verschiedenartigste Untersuchungen konnte nachgewiesen werden, daß jegliches Material, welches durch einen endocytischen Prozeß (Phagocytose, Pinocytose u. ä.) angegangen wird, schließlich den Hydrolasen der Lysosome anheimfällt. Die Lysosome stellen also ein intracelluläres Verdauungssystem dar. Beim Ausfall eines oder mehrerer Fermente häuft sich in den lysosomalen Vacuolen jene Substanz an, welche normalerweise von dem jeweiligen Enzym abgebaut worden wäre.

Weitere Mikrokörperchen der Zellen sind die Peroxismen (DE DUVE u. BAUDHUIN). Diese enthalten Oxidasen, welche Sauerstoff zu H_2O_2 reduzieren und ferner große Mengen von Katalase, welche Wasserstoffsuperoxyd spaltet. Man nimmt an, daß die Peroxismen bei der Gluconeogenese eine entscheidende Rolle spielen. H. G. HERS war der erste, welcher den Begriff der angeborenen Lysosomenkrankheiten konzipierte. Mit Hilfe der Elektronenmikroskopie und Spezialfärbungen ist es ihm, sowie Nachuntersuchern, gelungen, Hinweise dafür zu sammeln, daß der größte Teil der Speicherkrankheiten wohl auf einer Störung in der Aktivität lysosomaler Enzyme beruht.

Spielt sich das krankhafte Geschehen teilweise innerhalb des Knochens oder der Lunge ab, so entstehen *röntgenologisch* mehr oder weniger deutliche Befunde, die eine Vermutungsdiagnose erlauben. In den meisten Fällen bedarf jedoch die exakte Diagnosestellung einer histologischen bzw. chemischen Bestätigung.

1. Störungen des Kerasinstoffwechsels (Morbus Gaucher)

Synonyma: Primäre idiopathische Splenomegalie, großzellige lipoide Splenomegalie, Cerebrosidspeicherkrankheit, cerebrosidzellige Lipoidose, Lipoidhistiocytose vom Kerasintyp, Splenomegalie Typ Gaucher, großzellige Splenomegalie Typ Gaucher, maladie de Gaucher, réticulose accumulative lipoidique par cérasine, Gaucher's disease.

Geschichtliches. Unter den Lipoidosen wurde dieses Krankheitsbild am frühesten beschrieben.

1882: GAUCHER faßt das Syndrom zunächst noch nicht als Systemerkrankung auf.

1907: MARCHAND führt die typischen Zellveränderungen auf Fremdkörperspeicherungen zurück.

1924 und 1927: LIEB sowie EPSTEIN u. Mitarb. analysieren die chemische Natur des gespeicherten Lipoids als das Cerebrosid Kerasin.

a) Ätiologie

Es handelt sich um ein hereditäres Leiden. GROEN nimmt einen einfach-dominanten Erbgang mit großen Manifestationsschwankungen an, nach HERNDON u. BENDER ist eine recessive Vererbung wahrscheinlich. GREBE hält beide Erbformen für erwiesen. GERKEN und WIEDEMANN postulieren für die chronische Form einen autosomal dominanten, für die frühinfantile und juvenile Form einen autosomal recessiven Erbgang.

Nach diesen Autoren können bei Heterozygoten, die klinisch gesund erscheinen, durch Knochenmarkpunktion typische Speicherzellen festgestellt werden.

b) Verlauf, Alters- und Geschlechtsdisposition

Von den meisten Autoren werden eine akute, infantile und eine chronische Verlaufsform unterschieden; GERKEN und WIEDEMANN sowie HERRLIN und HILLBORG grenzen noch eine spät-infantile bzw. juvenile Form ab.

α) Die akute infantile Form

Die Säuglinge gedeihen während der ersten Lebenswochen normal, später kommt es zu Verdauungsstörungen und Verzögerung der körperlichen und geistigen Entwicklung. Durch eine Leber- und ganz besonders Milzschwellung wird der Leib immer stärker aufgetrieben (Abb. 1). Neurologische Störungen führen zu Muskelhypertonie und Opisthotonus. Die Reflexe sind gesteigert, es entwickelt sich schließlich eine Enthirnungsstarre. Der Exitus letalis erfolgt meist in den ersten 20 Lebensmonaten.

β) Die juvenile Form

HERRLIN und HILLBORG beschrieben sechs Mitglieder aus versippten Familien, bei denen die Krankheit im Alter von 6—12 Monaten einsetzte. Im Alter von 6—20 Jahren lebten noch alle Patienten, zeigten jedoch schwere neurologische Symptome: geistige Retardierung, Verhaltensstörungen, Krampfanfälle, Opisthotonus, Pseudobulbärsymptome, pathologische Encephalogramme sowie Skeletveränderungen. Des weiteren wurde in der Literatur über Patienten mit Befall des Zentralnervensystems berichtet, die jedoch erst nach dem 3. Lebensjahr erkrankten: „Chronische Verlaufsform mit Beteiligung des Zentralnervensystems" (nach SCHREIER).

γ) Die chronische Form

Auch sie beginnt häufig bereits im Kindesalter, kann aber in jedem Lebensalter erstmalig Symptome zeigen. Je später der Krankheitsbeginn liegt, um so langsamer schreitet

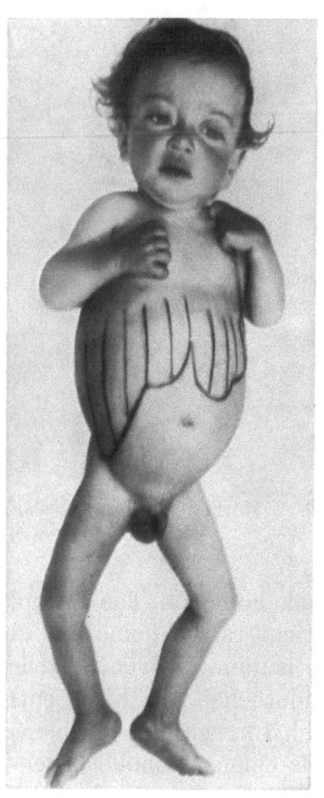

Abb. 1. 13 Monate altes Kleinkind mit Morbus Gaucher. Starke Milz- und Lebervergrößerung. (Univ.-Kinderklinik Leipzig)

das Leiden fort und verläuft in „Schüben" mit beschwerdefreien Intervallen. Das führende Symptom ist in der Regel der Milztumor. Hepatomegalie und Vergrößerung der Lymphknoten folgen meist bald nach, ebenso Skeletsymptome, letztere können akut mit Fieber und Knochenschmerzen einsetzen und lassen dann eine akute Osteomyelitis vermuten (Yossipovitch u. Mitarb.). Lebensbedrohlich können thrombocytopenische Blutungen werden. Eine deshalb im Kindesalter durchgeführte Milzexstirpation soll das Auftreten der Hepatomegalie, sowie der Skeletveränderungen, begünstigen (Herrlin u. Hillborg; Hillborg u. Svennerholm; Mathot u. Fried; Ullrich). Das Skelet kann primär befallen sein; bei fehlendem Milztumor ist dann die Diagnosestellung erschwert, vermutlich bleiben deshalb viele Abortivfälle unerkannt (Mathot u. Fried).

Eine Geschlechtsdisposition besteht nicht (Hsia u. Mitarb.; Mathot u. Fried). Weiße und farbige Bevölkerung werden betroffen (Choisser u. Montgomery; Chung u. Mitarb.; Herndon u. Bender). Juden erscheinen für die chronische Form disponiert (Hoffmann u. Makler; Pick); besonders Ashkenazi-Juden (Mathot u. Fried), während der infantile Typ bisher bei Juden nicht beschrieben wurde (Mathot u. Fried).

c) Histopathologie und Pathogenese

Die Krankheit ist charakterisiert durch das Auftreten der typischen Gaucher-Zellen (Abb. 2). Diese Form ist für den Morbus Gaucher spezifisch in der Eigenart ihrer Plasmastruktur und der besonderen Kernform. Die Zellen sind ein- oder mehrkernig, 20—40 μ

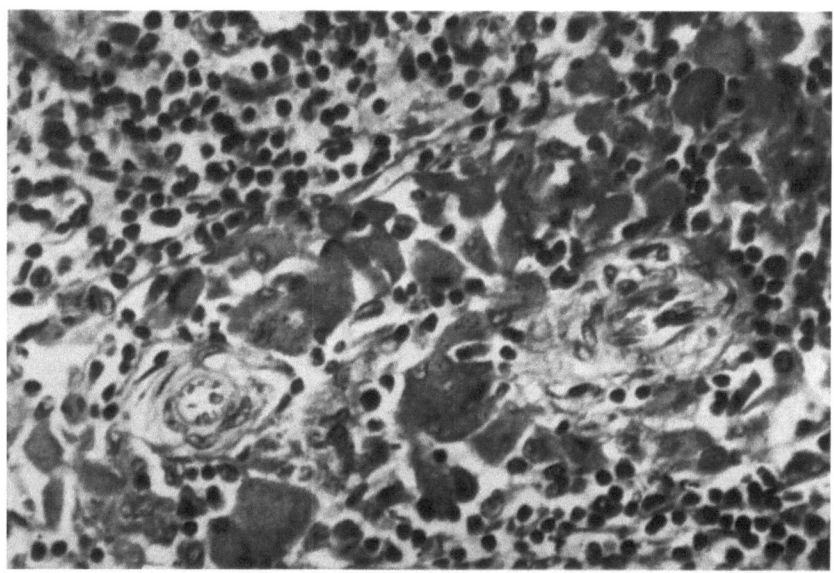

Abb. 2. Morbus Gaucher. Alveolär angeordnete sog. Gaucher-Zellen (Milzfollikel). (Perjodsäure-Schiff-Färbung. Vergr. 400fach). (Pathologisches Institut der Universität Jena)

groß, homogen, das Cytoplasma ist durchscheinend, „knitterig" (Pick); histochemisch spricht es auf keine der üblichen Lipoiddarstellungsmethoden an. Es handelt sich um Reticulum-, Adventitiazellen und Histiocyten, die Cerebroside speichern, während die Endothelien nur Eisen enthalten. Die betroffenen Reticulumzellen proliferieren (Pick); nach Letterer liegt eine echte Reticulohistiocytose vor. Epstein isolierte aus Gaucher-Milz einen alkohollöslichen Stoff, dessen chemische Aufarbeitung durch Lieb das Cerebrosid Kerasin ergab. Pick hatte als pathogenetisches Prinzip des M. Gaucher primäre Lipoid-Stoffwechselstörungen angenommen, Thannhauser konnte aber im Serum von Gaucher-Kranken keine Cerebroside nachweisen. Bei Anwendung verbesserter Untersuchungsmethoden konnten jedoch Hillborg u. Svennerhom bereits bei Gesunden dieselben feststellen, bei ihren Gaucher-Kranken erwiesen sich die Werte auf das Doppelte erhöht.

Das beim M. Gaucher gespeicherte Lipoid unterscheidet sich aber vom normalen Lipoid dadurch, daß es vorwiegend Glucose, anstatt, wie beim Gesunden, Galaktose enthält (BRADY u. Mitarb.; BRANTE; DIEZEL; GROEN; KLENK; STATTER u. SHAPIRO; THANNHAUSER u. Mitarb.).

Die Glucose sitzt an der primären Hydroxylgruppe des Sphingosins. Wahrscheinlich ist die chemische Struktur der Speicherstoffe bei den einzelnen Fällen nicht einheitlich, insbesondere wird eine unterschiedliche Stoffwechselbasis für die akute und chronische Form angenommen (GROEN).

Als eigentliche Ursache des Leidens müssen angeborene Enzymdefekte angesehen werden. BRADY u. Mitarb. wiesen in Rattenmilzen und menschlichem Milzgewebe Gluco-cerebrosid-spaltende Fermente nach. Auf gleiche Weise gewonnenes Substrat aus Milzen von Gaucher-Kranken zeigte sich hingegen nur schwach wirksam, so daß ein Mangel oder Inaktivität des Enzyms angenommen werden muß. Andererseits wird auch das Fehlen eines Galaktose-übertragenden Fermentes diskutiert, so daß als Ersatzreaktion sich Glucose mit den freien Ceramiden verbindet (SCHREIER). Im ganzen erscheint die Pathogenese noch nicht endgültig geklärt.

d) Klinische Befunde

Das führende Symptom der Gaucher-Kranken ist der Milztumor, der riesige Ausmaße erreichen kann. Die Leber ist ebenfalls vergrößert, die Lymphknoten können mäßig beteiligt sein. Während bei der infantilen Form bald die neurologischen Symptome das

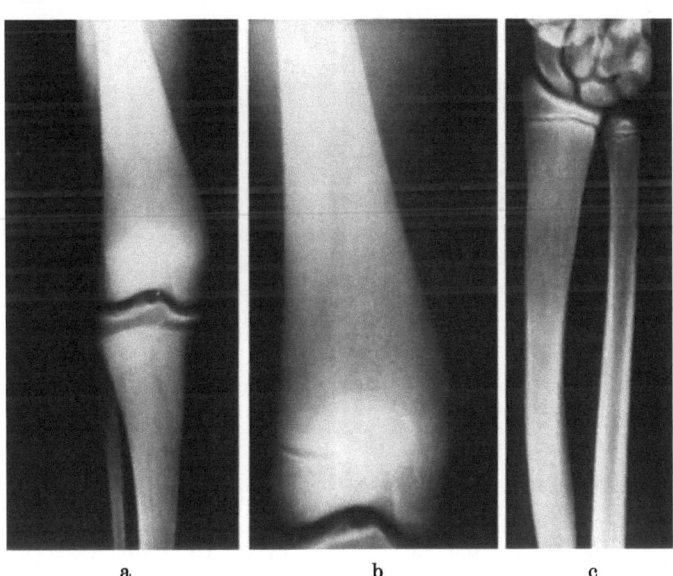

a   b   c

Abb. 3a—c. L. M., 17 Jahre alt, nach Splenektomie. a und b Linkes Knie. Fehlende Modellierung des caudalen Endes des Femur und des cranialen Endes der Tibia und der Fibula — sog. Erlenmeyer-Kolben-Form. Spongiosa Struktur infolge Verdickung des Knochens kaum erkennbar. c Die gleichen Erscheinungen am distalen Ende des Radius und der Ulna. (Röntgeninstitut der Universität Tel-Aviv)

Krankheitsgeschehen charakterisieren, bestimmen bei der chronischen Form Verände-rungen des Blutes (Leukopenie, hypochrome Anämie) und oft lebensgefährdende thrombo-cytopenische Blutungen, die durch den Hypersplenismus ausgelöst werden, die Prognose. Teilweise klagen die Patienten über Gelenk- und Knochenschmerzen.

Skelet. Die Speicherung im Knochenmark führt zur Auftreibung und Entkalkung der Knochen. Bevorzugt erkranken Phalangen der Finger und Zehen, Unterkiefer, weniger die langen Röhrenknochen, Wirbel und Becken; selten befallen ist das Schädeldach. In den kurzen und platten Knochen (Sternum!) und in den Epiphysen der Röhrenknochen

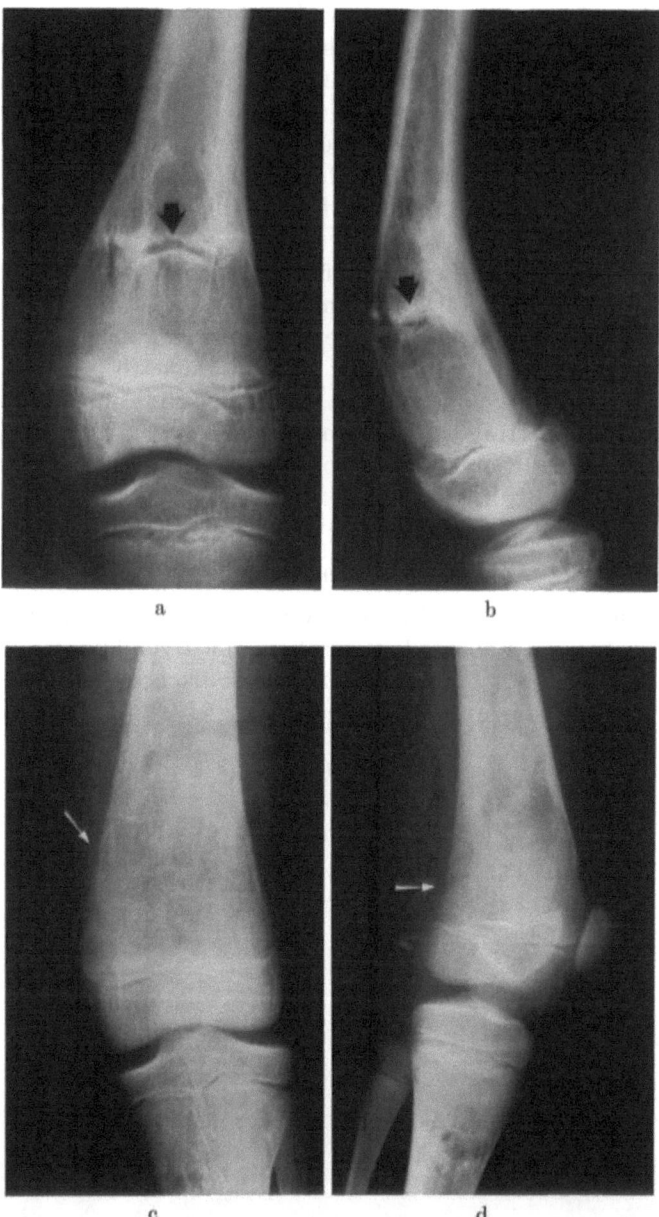

Abb. 4a—g. B. M., 11,6 Jahre alt, nach Splenektomie. a und b Caudale Hälfte des rechten Femur; a.-p. und seitliche Aufnahmen. Fehlende Modellierung. Etwas unregelmäßig geformte osteolytische Herde im Innern des Knochens. Circa 4 cm cranial von der Epiphysenlinie eine quer verlaufende, ca. 3 mm breite Aufhellungs-zone mit gut abgegrenzten Rändern, die nur den mittleren und medialen Abschnitt des Knochens durchsetzt, das laterale Drittel aber frei läßt: wahrscheinlich Loosersche Umbauzone. c und d Linker Femur. Auch hier Fehlen der Modellierung. In diesem Gebiet eine Anzahl über kirschgroße osteolytische Herde mit teilweisen scharfen Grenzen. Die mediale Kontur des Femur ist durch einen Herd unterbrochen. Einige Erhebungen über das Niveau der Außenfläche des Knochens sind Knochenbildungen durch Abheben des Periosts: Pseudo-osteomyelitis. e, f und g Linkes Hüftgelenk. e (17. 7. 62) Fragmentation der Kopfepiphyse des Femur. Von den drei Hauptfragmenten ist das laterale durch Osteolyse von innen her zerstört. Die gegenüberliegenden Teile der Metaphyse zeigen ebenfalls circumscripte Osteolyse. Geringe osteolytische Veränderungen im medialen Teil des Kopfes. Epiphysenlinie unregelmäßig. Einige Herde auch im Collum. f (30. 11. 62) Die Kopfepiphyse besteht nach Verschwinden großer Abschnitte nur aus unregelmäßigen Resten. In der Metaphyse eine größere Sequestrierung. Kirschgroßer osteolytischer Herd im Collum. Gelenkspalt gegenüber dem 17. 7. 62 erweitert. g (2. 6. 66) Die Kopfepiphyse hat sich regeneriert, ist niedrig und pilzförmig verbreitert. Um den jetzt ver-kleinerten Sequester in der Metaphyse hat sich eine Höhle gebildet, die von caudal her in die Kopfepiphyse eindringt. Coxa valga. (Röntgeninstitut der Universität Tel-Aviv)

ist die stark porös veränderte Spongiosa von gelblichen oder grauen Einlagerungen erfüllt, teilweise von diffuser, teilweise von grobfleckiger Form. Sternalpunktionen ergeben im Ausstrich oder histologischen Präparat die typischen Gaucher-Zellen und erlauben nicht nur Einblicke in die Knochenprozesse, sondern lassen auch Abortivformen erkennen

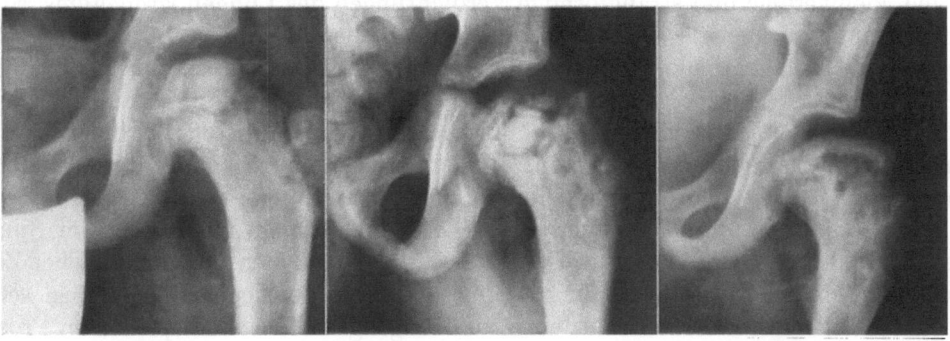

Abb. 4e   Abb. 4f   Abb. 4g

(FLEISCHHACKER u. KLIMA). Erkrankte Wirbel werden deformiert und allmählich resorbiert. Die Zwischenwirbelscheiben zeigen nur geringfügige oder fehlende Veränderungen. Der Femurkopf kann sich abflachen oder einbrechen. Nach YOSSIPOVITCH u. Mitarb. können sich die Knochensymptome im Wachstumsalter unter dem Bilde einer akuten (aseptischen) Osteomyelitis entwickeln. Infiltrationen von Endarterien durch Gaucher-Zellen verursachen eine Thrombose oder lokale Blutungen bedingen lokalen Knochentod. Sekundär wird Osteoarthrosis deformans beobachtet (SCHINZ). Bei der mehr knotigen Form entstehen umschriebene Knochenkavernen. Sie können zu Verwechslungen mit osteomyelitischen Herden führen (STRICKLAND). Beteiligung des Periostes ist selten, wurde aber von STRICKLAND bei zwei seiner Patienten beobachtet. Nach seinen Angaben ist Verwechslung mit tertiärer Lues möglich.

Röntgenbefunde (Abb. 3a—c, 4a—g). Röntgenologisch zeigt sich die Spongiosa der Knochen porotisch, es finden sich lokale cystische Aufhellungen (STRICKLAND). Die Compacta erscheint grobl̈ocherig destruiert oder verschmälert (GÄNSSLEN), selten sklerotisch (WINDHOLZ). Die distalen Röhrenknochenabschnitte sind öfter distal flaschenförmig aufgetrieben (Erlenmeyerkolbenform) (MATHOT u. FRIED). Der Femurkopf kann deformiert sein, die Wirbelkörper weisen mitunter Keilform oder auch Keilfrakturen auf (PICK; GORDON). Gelegentlich wurden Veränderungen im Ober- und Unterkieferbereich auf Zahnfilmen entdeckt (BENDER); auch eine Beteiligung des Felsenbeines wurde beschrieben.

Aus den röntgenologischen Veränderungen allein kann keine sichere Diagnose gestellt werden. Bei den Frühfällen sind röntgenologisch nachweisbare ossäre Veränderungen selten und geringgradig. Soweit Skeletveränderungen im Kindesalter vorkommen, sind sie differentialdiagnostisch gegen die Cooley-Anämie abzugrenzen (STRICKLAND), bei welcher sich ähnliche Befunde am Schädel und an den Metacarpalia der Hände und Füße finden (Abb. 5: Verteilungsschema der Skeletbeteiligung des Morbus Gaucher).

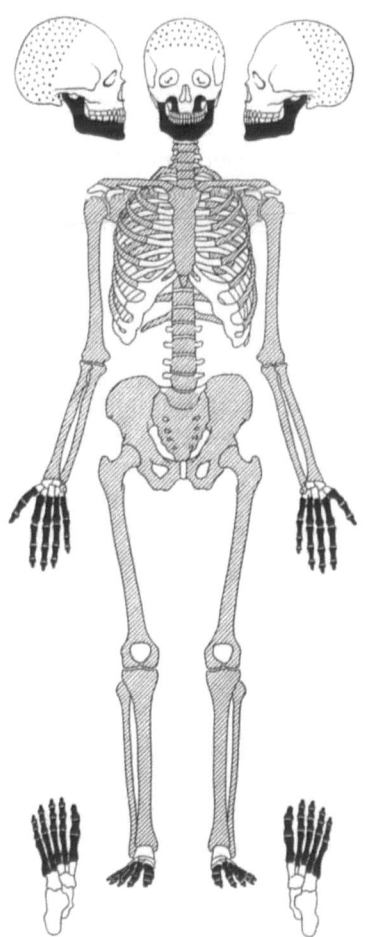

Abb. 5. Verteilungsschema der Skeletbeteiligung bei Morbus Gaucher

Lungenbefunde. Bei der infantilen Form kommt es gelegentlich zur Kerasinspeicherung im Lungenparenchym. Solche Fälle wurden unter anderem durch GRANDMAISON (bei Geschwistern), KAISER, MYERS, WEINGÄRTNER, ZEHNDER u.a. beschrieben, eine von HABERMANN mitgeteilte Beobachtung gehört nach der Katamnese nicht hierzu. Es finden sich feine, kleinherdige und strangförmige Verdichtungen des Lungenparenchyms, so daß Röntgenbefunde wie bei der Miliartuberkulose entstehen. Da nach LUBARSCHs Untersuchungen die zum reticulohistiocytären System gehörigen, im peribronchialen und perivasculären Bindegewebe gelegenen Adventitia-Zellen mit Beginn des 2. Lebensjahres ihre Speicherungsfähigkeit verlieren, müßte die Entstehung dieser Veränderungen im wesentlichen im 1. Lebensjahr erfolgen. In dem von KAISER beobachteten Fall entwickelten sich jedoch die röntgenologisch erkennbaren Lungenveränderungen erst im Alter von $2^1/_2$ Jahren. Bei Lungenbeteiligung können Gaucher-Zellen auch im Sputum auftreten (MERKLEN). HABERMANN vermutet, daß das Vorhandensein von Gaucher-Zellen in der Lunge eine Voraussetzung für die Entwicklung chronischer Pneumonien schafft und erst die Summation der verschiedenen, im Lungengewebe sich abspielenden Prozesse die Veränderungen röntgenologisch sichtbar werden läßt. In der Lunge der Erwachsenen sollen keine Gaucher-Zellen zu finden sein (PICK; THANNHAUSER).

Nach WEINGÄRTNER sind diese Lungenveränderungen nicht nur gegen Miliartuberkulose und unspezifische Bronchopneumonien, sondern auch gegen Lungensyphilis, miliare Carcinose, Boeck-Besnier-Schaumannsche-Krankheit, hyperämische Depots von Herzfehlerzellen, tierische Parasiten (Würmer, Gliederfüßler), Pneumokoniosen sowie andere Speicherkrankheiten (NIEMANN-PICK und LETTERER-CHRISTIAN) abzugrenzen.

Auch das Hamann-Rich-Syndrom ist differentialdiagnostisch noch zu erwähnen.

Haut und Schleimhäute. Die Haut zeigt häufig eine braungelbe, manchmal auch bronzene oder bleifarbene Pigmentation, besonders an Stellen, die dem Licht ausgesetzt sind. Seltener sind die Schleimhäute betroffen. Als typisch wird ferner das Auftreten ockergelber bis brauner, erhabener Conjunctivalflecken angesehen. Bei der infantilen Form kommt es kaum zu solchen Veränderungen.

e) Laboratoriumsbefunde

Cerebroside sind beim Gaucher-Kranken im Serum normal oder vermehrt nachweisbar. Die anderen Lipoide (freies und verestertes Cholesterin) sind normal oder leicht vermindert (THANNHAUSER). Ebenso finden sich normale Calcium-, Phosphor- und alkalische Phosphatasewerte. Hingegen sind die sauren Phosphatasewerte erhöht (TUCHMAN u. Mitarb.; TYSON u. Mitarb.). TURPIN und DELBARRE fanden hohe Serumeisen- und niedrige -kupferwerte. Die Serumeiweißkörper weisen eine relative Vermehrung der γ-Globuline auf (GOLDFARB). Oft entwickeln sich hypochrome Anämie und Leukopenie. Bei erwachsenen Gaucher-Kranken bestehen außerdem Thrombopenie und erhöhte Blutungsbereitschaft.

SOBEL u. KAYE beobachteten das Auftreten einer Anämie.

f) Differentialdiagnose

Die Differentialdiagnose ist gegen die meisten Speicherkrankheiten, besonders gegen die Sphingomyelinose abzugrenzen, ebenso gegen alle Erkrankungen mit führenden Milztumoren (Banti-Syndrom, Kala-Azar, Leukosen, Miliartuberkulose, eventuell Mononucleosis infectiosa).

g) Therapie

Eine kausale Therapie ist nicht bekannt. Symptomatisch können Bluttransfusionen erforderlich werden, Glucocorticoide die Knochenschmerzen vermindern. Auch vorsichtig dosierte Röntgenstrahlen können das Befinden der Kranken bessern (SCHREIER). Eine

Milzexstirpation kann wegen der Größe des Organs als auch besonders zur Behebung der lebensbedrohlichen thrombocytopenischen Blutungen notwendig werden; der Erfolg kann lange Zeit anhalten. Wegen des nicht unbeträchtlichen Operationsrisikos und des stärkeren Leber- und Skeletbefalles nach der Splenektomie sollte die Indikation streng gestellt werden.

2. Sphingomyelinose (Niemann-Picksche Krankheit)

Synonyma. Lipoidzellige Hepatosplenomegalie vom Typ Niemann-Pick; Lipoidhistiocytose; reticuläre und histiocytäre Sphingomyelinose; Phosphatidspeicherkrankheit; essentielle Lipoidhistiocytose; Phosphatidose; großzellige Drüsenmetamorphose (NIEMANN); Niemann-Pick-Disease, lipoid histiocytosis, maladie de Niemann-Pick, histiocytose lipoidique essentielle.

Geschichtliches. 1914: NIEMANN beschreibt bei einem 18 Monate alten mongoloiden Mädchen Milz- und Leberschwellungen bei mäßig vergrößerten Lymphknoten.

1926: Führen die Untersuchungen von PICK zu einer morphologisch-histologischen Abgrenzung von dem splenohepatomegalen Morbus Gaucher. BLOOM und KERN sowie SOBOTKA u. Mitarb. fanden eine Vermehrung der Phosphatide in den erkrankten Organen.

1934: erkennt KLENK das Diaminophosphatid Sphingomyelin als das für die Erkrankung typische Lipoid.

a) Ätiologie

Es handelt sich um ein hereditäres Leiden, häufig findet sich Blutsverwandtschaft der Eltern und innerhalb der Sippe. GREBE nimmt mehrere voneinander unabhängige, einfach recessive erbliche Gene oder unterschiedliche Genwirkungen an, da PFÄNDLER in einer Schweizer Familie neben ausgesprochenen Makrosymptomen auch Mikrosymptome, mitunter Erhöhung des Phosphatidspiegels (der aber für die Erkrankung nicht pathognomisch ist), sowie Familienmitglieder mit Milz- und Lebervergrößerung ohne sonstige Krankheitszeichen nachweisen konnte.

b) Verlauf, Alters- und Geschlechtsdisposition

Die Niemann-Picksche Krankheit beginnt am häufigsten im frühen Säuglingsalter. Bei der Geburt sind die Säuglinge unauffällig, später verweigern sie die Nahrung und nehmen an Gewicht ab. Der Schwund des subcutanen Fettgewebes steht im Gegensatz zur starken Zunahme des Leibesumfanges, die durch Leber- und Milzschwellung bedingt ist. Die Vergrößerung der Leber ist meist stärker als die der Milz. Die Konsistenz ist derb bis fest-weich, die Oberfläche glatt. Die Lymphknoten können vergrößert sein, die Haut wird auffallend blaß oder graugelb. Mongoloide Typen sind nicht selten, Debilität, Idiotie, sowie Hör- und Sehstörungen entwickeln sich zwangsläufig durch die Beteiligung des Gehirns am Krankheitsgeschehen. In einem Drittel der Fälle tritt ein ,,kirschroter Fleck" im Augenhintergrund an Stelle der Macula lutea auf. Die Niemann-Picksche Krankheit führt meist innerhalb der ersten beiden Lebensjahre an interkurrenten Infekten, Herzversagen und Kachexie zum Tode. Vereinzelt wurden auch chronische Verlaufsformen beobachtet (CHEVREL; GLANZMANN; SANTELMANN; THANNHAUSER; VIDEBAEK). PFÄNDLER berichtet, daß die Erkrankung im Erwachsenenalter meist abortiv verläuft.

Die Niemann-Picksche Krankheit ist unter der weißen Bevölkerung der ganzen Welt bekannt. Nach SANTELMANN wurden etwa 100 Fälle in der Literatur mitgeteilt, die Zahl hat sich durch neuere Veröffentlichungen weiter erhöht. Einzelne Erkrankungen Farbiger sind beschrieben worden, etwa zwei Drittel der Erkrankten sind jüdischer Herkunft. Beide Geschlechter sind etwa gleich häufig betroffen. Nicht selten zeigen die erkrankten Kinder verschiedene Anomalien wie Spaltbildungen, Polydaktylie und sog. Mongolenflecke (VAN BOGAERT; PICK; SCHIFF; VIDEBAEK).

c) Histopathologie

Die für die Niemann-Picksche Krankheit typischen Zellen, sog. Picksche Zellen (Abb. 6), sind 20—40 Mikron groß, meist ein- aber auch mehrkernig. Sie haben eine gewisse Ähnlichkeit mit den Schaumzellen der Hand-Schüller-Christianschen Krankheit, unterscheiden sich aber nach LETTERER morphologisch vor allem in ihren Entwicklungsstadien. Zunächst entstehen feinkörnige Strukturen, die durch kleine Lipoidvacuolen hervorgerufen werden. Die Zunahme derartiger Vacuolen läßt retikuläre, später grobwabige Zeichnungen entstehen, die regelmäßiger als typische Schaumzellen gestaltet sind. Alle Gewebe und Organe

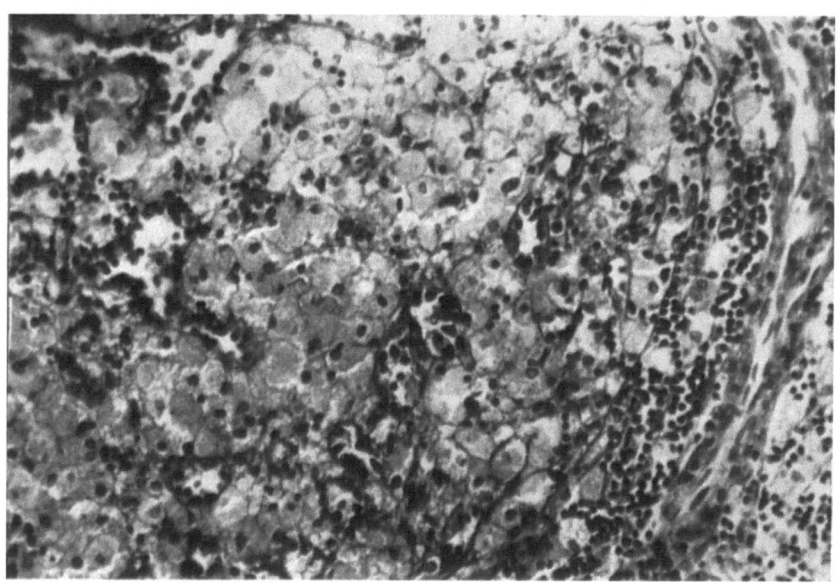

Abb. 6. Morbus Niemann-Pick. Diffuse Infiltration der Milz durch sog. Pick-Zellen. (Perjod-Säure-Schiff Färbung. Vergr. 200fach) (Pathologisches Institut der Universität Jena)

können betroffen sein. Die Pickschen Zellen stammen einmal von den Endothelien und Reticulumzellen ab, zum anderen werden auch Parenchymzellen der Milz, Leber, Niere, Nebenniere, Darmepithelien und Nervenzellen des Gehirns umgewandelt. Außerdem können die vom Mesoderm stammenden Pickschen Zellen im Knochenmark, in Lunge, Thymus, Unterhautzellgewebe und überall im Bindegewebe auftreten. Infolge der Speicherung kommt es zur Vergrößerung der Organe.

d) Pathogenese

PICK vermutete eine intermediäre Störung des Phosphatidstoffwechsels als Ursache der Niemann-Pickschen Krankheit. Dagegen spricht der in fast allen bisher beschriebenen Fällen normale Sphingomyelinwert im Blutserum. BAUMANN hielt bei der Niemann-Pickschen Krankheit eine vermehrte Sphingomyelinbildung in der Zelle für wahrscheinlich. SOBOTKA nahm an, daß die zur Phosphatidspaltung benötigten Fermente fehlen, was FREUDENBERG widerlegte. Nach GLAMPALMO sind die Fermente zwar vorhanden, können aber auf das Substrat nicht einwirken. SCHETTLER spricht von einer Dysenzymatose. THANNHAUSER u. Mitarb. vermuten, daß das normale Gleichgewicht von Sphingomyelinsynthese und -abbau über Phosphorylcholin unter Phosphorcholinesterasewirkung aus bzw. zu Lignocerinsphingosin bei Niemann-Pickscher Krankheit insofern gestört ist, als es nur zum Aufbau, nicht aber zum Abbau käme. Damit wäre die Brücke zum Morbus Gaucher geschlagen, da Lignocerinsphingosin auch Ausgangsmaterial zur Cerebrosidsynthese ist.

e) Röntgenbefunde

Typische Veränderungen am Skeletsystem bei der Niemann-Pickschen Krankheit sind bisher nicht bekannt geworden. Bei einem Patienten von VIDEBAEK, der $5^1/_2$ Jahre alt wurde, ist Osteoporose der Knochen gefunden worden. Auch in einem von STAEHLIN mitgeteilten Fall zeigen die Röntgenbilder eine gewisse Kalkarmut.

Hingegen finden sich in der Literatur mehrfach röntgenologisch nachweisbare Lungenveränderungen. CHEVREL beobachtete bei einem $5^1/_2$jährigen Jungen miliare Lungenzeichnung. Ähnliche Beobachtungen wurden von WEINGÄRTNER bei einem 3jährigen Mädchen mitgeteilt. Auch GLANZMANN beschreibt bei einem 3jährigen Mädchen feinfleckige Herde und wabenartige Zeichnung, VIDEBAEK bei einem 2jährigen Jungen retikuläre Lungenzeichnung. Nach SANTELMANN sollen Lungenveränderungen bei der infantilen Form vereinzelt, bei der juvenilen Form regelmäßig auftreten (Abb. 7).

Es ist noch nicht endgültig zu entscheiden, ob die in der Lunge gefundenen „typischen" Schaumzellen die Zuordnung zum Niemann-Pickschen Krankheitsbild rechtfertigen (SCHREIER). Ein Abbau der geistigen Eigenschaften tritt bei den Anomalieträgern nicht auf. Leber und Milz sind

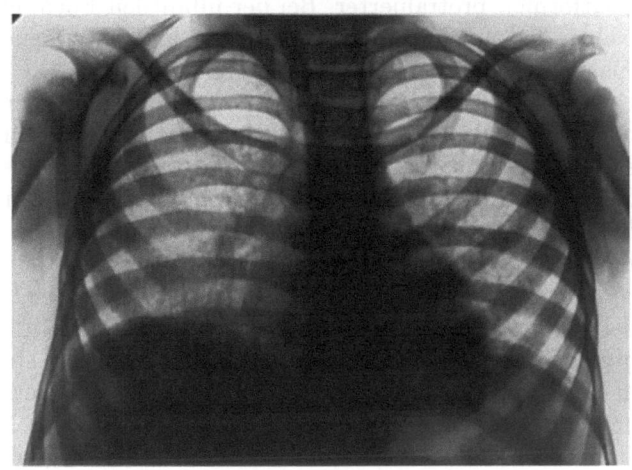

Abb. 7. 3 Jahre und 4 Monate altes Mädchen mit Morbus Niemann-Pick. Miliare, teilweise kleinwabige Verdichtungen beider Lungenfelder, besonders im Bereich der Mittel- und Unterfelder. (Univ.-Kinderklinik Leipzig)

vergrößert und zeigen Schaumzellen. KNUDSON und KAPLA glauben, daß es besser sei, diese Anomalieform als „Lipoidhistiocytose vom Phosphatid-Typ" zu definieren.

f) Laboratoriumsbefunde

Die Diagnose stützt sich auf den Nachweis großer lipoidspeichernder Reticulumzellen mit wabigem, hellblauen Plasma (Schaumzellen) in Knochenmark und Milz. Bei Vitalfärbung (Phasenkontrastmikroskop) ist eine Unterscheidung gegenüber den ähnlichen Zellen beim Morbus Gaucher möglich. Im Blut können große lipoidhaltige Zellen gefunden werden, die mit Pick-Zellen identisch sind (BAUMANN; BATY). Granulocyten, Monocyten und Lymphocyten weisen zuweilen Lipoidvacuolen im Cytoplasma auf. Das rote Blutbild ist häufig im Sinne mikrocytärer Anämien verändert, Leukocyten sind oft vermehrt, bis 20000 (BLOOM; PICK), doch sind auch Leukopenien bekannt geworden. Der Thrombocytengehalt ist meist normal. Trotz Milzschwellung besteht keine splenogene Markhemmung. Im Serum sind ebenfalls keine charakteristischen Veränderungen festzustellen, die Lipoide sind in der Regel nur wenig und uncharakteristisch verändert (SCHETTLER).

g) Therapie

Eine erfolgreiche Therapie gibt es bisher nicht, weder Röntgenbestrahlung noch Milzexstirpation halten den Verfall auf. Auch fettarme Diät kann das Krankheitsgeschehen nicht beeinflussen. Versuche mit ACTH und Cortison verliefen völlig erfolglos.

3. Speicherung von Gangliosiden (Amaurotische Idiotie)

Es handelt sich um ein recessives Erbleiden mit Lipoidspeicherung in den Ganglienzellen, vorwiegend in der Rinde des Groß- und Kleinhirns, jedoch auch im Hirnstamm, in der Medulla oblongata und im Rückenmark. Je nach dem Alter der Patienten beim Auftreten der Krankheitssymptome wird ein kongenitaler Typ (Norman u. Wood), ein infantiler Typ (Tay-Sachs), die spätinfantile Form (Dollinger-Bielschowsky), die juvenile Form (Spielmeyer-Vogt) und die Spätform (Kufs) unterschieden. Die Augensymptome sind für die einzelnen Formen nicht typisch, als charakteristisch für den Typ Tay-Sachs galt der kirschrote Fleck anstelle der Fovea centralis. Dieser Befund wurde gelegentlich aber auch bei der spätinfantilen Form nachgewiesen. Er kann beim Typ Tay-Sachs fehlen (Aider u. de Assis).

Der Krankheitsverlauf ist auch hier bei den Frühformen rasch progredient, bei den Spätformen protrahierter. Bei der infantilen Form erfolgt der Tod im 2.—3. Lebensjahr. Neben der zunehmenden Amaurose charakterisieren Krämpfe, zunehmende Demenz und spastische Paresen das Krankheitsgeschehen. Die pathologischen Veränderungen des Gehirns und der Retina ähneln morphologisch denjenigen bei Niemann-Pickscher Krankheit. Infolgedessen setzten sich mehrere Autoren für eine Identität beider Krankheiten ein (Bielschowsky; Kufs; Pick; Spielmeyer; van Bogaert u.a.). Es bestehen jedoch deutliche Unterschiede, das pathologische Geschehen ist auf Abkömmlinge des äußeren Keimblattes beschränkt. Schaffer setzte sich für eine Trennung zwischen Niemann-Pickscher Krankheit und amaurotischer Idiotie ein. Diese Meinung hat durch Untersuchungen von Klenk eine Stütze erfahren, da er *Ganglioside* als gespeicherte Substanz bei der infantilen Form der amaurotischen Idiotie im Gehirn fand, während Sphingomyeline nicht vermehrt waren. Die Ganglioside stehen ihrer chemischen Konstitution nach sowohl den Sphingomyelinen als auch den Cerebrosiden nahe. Es ist deshalb anzunehmen, daß enge Beziehungen sowohl zu Morbus Niemann-Pick als auch zum Morbus Gaucher bestehen. Nach Schettler ist die Frage der nosologischen Einheit oder Trennung vom Morbus Niemann-Pick noch nicht endgültig entschieden.

4. Speicherung von Cholesterin: Retikulosen, Xanthomatosen

(Letterer-Christiansche Erkrankung)

Unter der Bezeichnung „Letterer-Christiansche Erkrankung" werden von Rewald, einem Vorschlag der Herausgeber der britischen Zeitschrift „The Lancet" folgend, die drei Retikulosen

I. Abt-Letterer-Siwe

II. Hand-Schüller-Christian

III. Eosinophiles Granulom

als drei verschiedene Verlaufsformen einer nosologisch zusammengehörigen Erkrankung des retothelialen Systems zusammengefaßt. Alle drei Krankheitsbilder zeigen im röntgenologischen Befund, im klinischen Verlauf wie in der Therapie viel Gemeinsames; eine zusammenfassende Darstellung erscheint deshalb angebracht. Da es bei der Hand-Schüller-Christianschen Erkrankung zur sekundären Speicherung von Lipoiden (Cholesterin bzw. Cholesterinestern) kommt, wird diese unter die Speicherkrankheiten gerechnet.

Geschichtliches. 1893 veröffentlicht Hand unter dem Titel "Polyuria and Tuberculosis" die ersten drei Fälle von „Xanthomatöser Reticulose".

1916 beschreibt Schüller zwei weitere Fälle unter dem Titel „Über eigenartige Schädeldefekte im Jugendalter" und betont, daß es sich um eine erworbene Erkrankung des Skeletes handelt, dessen Herde sich zurückbilden können.

1919 erscheint die Arbeit von Christian "Defects in membranous bones, exophthalmos and diabetes insipidus". Er faßt die osteolytischen Zerstörungen der platten Knochen, den Exophthalmus und den Diabetes insipidus als Trias zusammen.

1929 führt Rowland unter dem Titel "Xanthomatosis and the reticulo-endothelial system" die Bezeichnung „Hand-Schüller-Christiansche Erkrankung" als klinisches Bild ein und beschreibt die „Schaumzellen".

1924 beschreibt LETTERER die „Aleukämische Reticulose".

1933 SIWE „Die Reticuloendotheliose", ein neues Krankheitsbild unter den Hepatosplenomegalien.

1936 berichten ABT u. DENENHOLZ über einen ähnlichen Fall unter der Bezeichnung „Letterer-Siwe-disease".

1940 beschreiben fast gleichzeitig das eosinophile Granulom OTANI u. EHRLICH unter dem Titel "Solitary granuloma of bone simulating primary neoplasm" sowie JAFFÉ u. LICHTENSTEIN als "Eosinophilic granuloma of bone".

Einige ältere Mitteilungen im Schrifttum (FINZI, 1929; MIGNON, 1930; BENEKE u. STIEDA, 1930; SCHAIRER, 1938/39), die unter verschiedenen Diagnosen erfolgen, können nachträglich dem Eosinophilen Granulom zugeordnet werden.

1940 hält WALLGREN die Letterer-Siwe und Hand-Schüller-Christiansche Erkrankung für Entwicklungsstadien desselben Grundprozesses, nachdem 1937 FLORI-GALEOTTI u. PARENTI bei einem Patienten histologisch den Befund einer typischen Hand-Schüller-Christianschen Erkrankung erhoben, bei dem 14 Monate vorher durch Probeexcision die Diagnose „Letterer-Siwe" gestellt worden war. GRADY u. STEWART vermuteten diese Beziehung schon 1934.

1941 reiht FARBER das Eosinophile Granulom in diese Gruppe ein.

1944 begründen JAFFÉ u. LICHTENSTEIN eine Übereinstimmung zwischen dem Eosinophilen Granulom und dem Morbus Hand-Schüller-Christian. Die Zusammengehörigkeit wird heute von den meisten, besonders von anglo-amerikanischen Autoren, anerkannt (AHLSTRÖM u. WELIN; CEELEN; ENGELBRETH-HOLM u. Mitarb.; FARBER; FEYRTER; GLANZMANN; GREEN; HADDERS; JACKSON; JAFFÉ u. LICHTENSTEIN; SANTELMANN u. GIRGENSOHN; SCHAFER; THANNHAUSER u. MAGENDANTZ; UEHLINGER; WÄTJEN; WALLGREN).

ARNOLD, BOSSA, FREESEN, GARSCHE, GÜTHERT, KOCH, LETTERER, PLIESS, SIWE u. a. halten jedoch daran fest, daß es sich anatomisch und vermutlich auch ätiologisch um unterschiedliche Erkrankungsprozesse handelt.

Übersicht über die Nomenklatur

Universelle Bezeichnungen

Reticuloendotheliosis	AVERY u. Mitarb.
Histiocytosis X	LICHTENSTEIN
Letterer-Christiansche Erkrankung	Ed. „The Lancet" 19
Histiocytäres Granulom	SCHAJOWICZ u. POLAK
Systemic reticuloendothelial granuloma	WALLGREN

Akute Verlaufsformen

Letterer-Siwe-disease	ABT u. DENENHOLZ
Aleukämische Retikulose	LETTERER
Acute infantile non-lipoid reticuloendotheliosis	LIGHTWOOD u. TIZARD
Reticuloendoteliosis maligna	J. GARRAHAN
Réticulose histiocytaire maligne	GRISLAIN u. Mitarb.
Nonlipoid histiocytosis	MOORE
La réticulose histiomonocytaire	CAZAL
Réticulo-histiocytoses aiguës	CLEMENT
Akute disseminierte Reticuloendotheliose	SIWE
La réticulose cutanée et pulmonaire apyrétique	J. MARIE u. Mitarb.

Chronische Verlaufsformen
a) mit Cholesterineinlagerungen

Xanthomatosis	ROWLAND
Schüller-Christian	GARRAHAN u. Mitarb.
Lipoidgranulomatose	GLANZMANN u. WALTHARD
Normocholesterinämische Xanthomatose	THANNHAUSER
Hand-Schüller-Christian-disease	GRADY u. STEWART

b) Eosinophile Infiltration

Eosinophilic granuloma of bone	Jaffé u. Lichtenstein
Solitäres Knochengranulom	Pedro-Pons
Eosinophiles Histiocytom	Layani u. Aschkenasy
Gutartiges Knochenmarkreticulom	Beck
Histiocytäres Granulom mit Eosinophilie	Skorpil
Granuloretikulose	Pliess
Reticulogranulomatose, destruktives Knochen-granulom	Green u. Farber
Osteomyelitis mit eosinophiler Reaktion	Schairer

a) Ätiologie und Pathogenese

Die Ätiologie der Letterer-Christianschen Erkrankung ist für alle drei Formen unbe-kannt und vielleicht nicht einheitlich. Eine erbliche Störung liegt nach allgemeiner Auf-fassung nicht vor. Fast immer handelt es sich um sporadische Einzelerkrankungen; nur

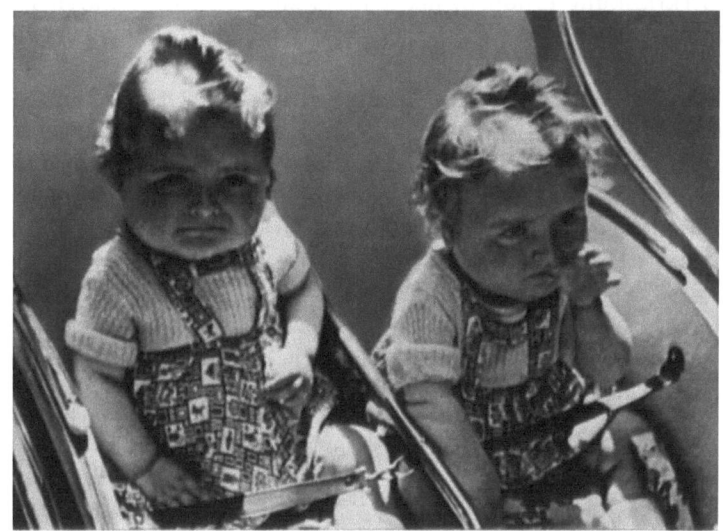

Abb. 8. Morbus Letterer-Christian. Zwillinge Karin und Edda W. im Alter von 14 Monaten

ganz selten wird über familiäres Auftreten berichtet. Unter den an Morbus Abt-Letterer-Siwe Erkrankten befanden sich mehrmals eineiige Zwillinge (Batson u. Mitarb.; Bier-man u. Mitarb.; Lausecker; Lightwood u. Tizard).

Eigene Beobachtung (ausführliche Darstellung in der Dissertation von Ch. Oetzel). Das mit großer Wahrscheinlichkeit eineiige Zwillingspaar, Edda und Karin W., erste Kinder gesunder, nicht blutsverwandter Eltern, erkrankte gleichzeitig im Alter von 8 Monaten akut mit Fieber, Erbrechen und Mandelentzündung. Bei der Krankenhausaufnahme wurde klinisch und röntgenologisch die Diagnose Bronchopneumonie gestellt und die Behandlung mit verschiedenen Antibiotica (Penicillin, Chloronitrin, Streptomycin, Aureomycin) sowie Supronal begonnen. Da keine Besserung eintrat, erfolgte Verlegung in die Univ.-Kinderklinik Jena (Abb.8).

Die Zwillinge fieberten hoch und machten einen schwerkranken Eindruck. Beide Kinder wiesen röntgenologisch eine feinfleckige disseminierte Verschattung der Lungen auf. Es bestanden aus-gedehnte Lymphknotenschwellungen, Leber- und Milzvergrößerung sowie eine leichte hypochrome Anämie. Zunächst wurde eine Miliartuberkulose vermutet, die Tuberkulinproben und Untersuchungen auf Tuberkelbakterien verliefen jedoch negativ. Die Probeexcision eines Lymphknotens ergab histo-logisch Verdacht auf Morbus Besnier-Boeck, der sich klinisch jedoch nicht bestätigte. Erst nach dreimonatiger Krankheitsdauer ließen sich vereinzelt kleine Aufhellungsherde am Schädel erkennen. Unter Behandlung mit Cortison, Adreson und ACTH trat nach 6 Wochen eine Besserung auf, so daß die Kinder in relativ gutem Allgemeinzustand für 3 Monate nach Hause entlassen werden konnten. Kontrollaufnahmen danach wiesen jetzt deutliche Aufhellungsbezirke am Schädel sowie im Bereich des Beckens, der Oberschenkel und der Schultern auf, so daß nunmehr die zunächst vermutete Diagnose, Morbus Abt-Letterer-Siwe gesichert erschien. Kurz danach erkrankte Karin erneut mit hohen Temperaturen, Durchfall und einer erheblichen Schwellung des rechten Kieferwinkels. Trotz intensiver Behandlung mit Chloronitrin, Adreson und einmaliger Röntgen-Tiefenbestrahlung mit 100 RED des Kieferwinkels, stiegen die Temperaturen auf 41,5° C an. Unter Kreislaufversagen trat nach wenigen Tagen der Tod ein. Die pathologisch-histologische Untersuchung bestätigte die Diagnose Letterer-Christian. In den Präparaten aus Lymphknoten und Knochenmark wurden jedoch jetzt Schaumzellen und intracelluläre kristalline Cholesterinablagerung nachgewiesen. Aus allen Organen konnten hämolysierende Streptokokken gezüchtet werden.

Der zweite Zwilling wurde weiterhin mit Prednison behandelt und erhielt als Erhaltungsdosis täglich 5 mg. Wegen der Anämie, die sich mit Bluttransfusionen und Kobalt-Eisenpräparaten gut beeinflussen ließ, wurden mehrere stationäre Behandlungen erforderlich. Die miliare Lungenzeichnung bestand im Alter von 6 Jahren weiterhin. Die cystischen Aufhellungen im Schädel wechselten an Größe und Lokalisation, Knochenherde waren im Becken und an den Extremitäten konstant nachweisbar. Allgemeinbefinden und geistige Entwicklung waren dabei durchaus gut. Das Wachstum blieb jedoch deutlich zurück (Länge 89 cm); es bestanden mäßige Cushing-Symptome und eine erhebliche Caries des Milchgebisses (Abb. 9). Lymphknoten, Milz- und Lebervergrößerung wechselten an Ausdehnung zwischen Rückbildung und Zeiten erneuter Anschwellung.

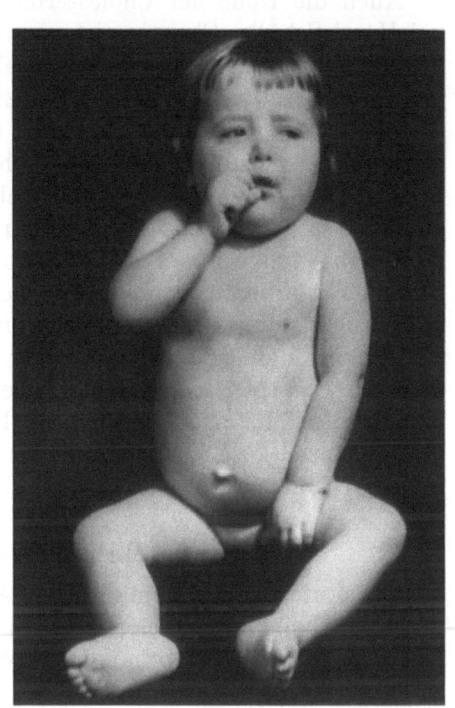

Abb. 9. Morbus Letterer-Christian. Edda W. im Alter von 3 Jahren und 9 Monaten (Cushing-Syndrom bei Prednison-Behandlung)

Mit 6½ Jahren erfolgte plötzlich der Exitus letalis an der Grundkrankheit. Pathologisch-anatomische Diagnose: Generalisierte, granulomatöse, teilweise lipoidspeichernde Histiocytose (Hand-Schüller-Christiansche Erkrankung).

BASS u. Mitarb., FALK u. GELLEI, REESE u. Mitarb. teilen das Vorkommen von Letterer-Christianscher Erkrankung bei mehreren Geschwistern mit.

Vereinzelt wurde das Eosinophile Granulom nach Traumen gesehen (MIGNON; OTANI u. EHRLICH; SCHREITER), ein sicherer Zusammenhang ist jedoch nicht erwiesen und wird von fast allen Autoren abgelehnt.

Am häufigsten wird eine infektiöse Ätiologie vermutet. Ein experimenteller Beweis für diese Genese konnte bisher nicht erbracht werden. Von JAFFÉ u. LICHTENSTEIN wird ein Virus diskutiert. POTEL sowie WILKE stellen verwandtschaftliche Beziehungen zur infektiösen Anämie der Pferde, einer hämotropen Viruskrankheit, auf. Bisher konnte jedoch der Beweis einer tatsächlichen Virusinfektion nicht erbracht werden. Tierinoculationen (GREEN u. FARBER), Gewebekulturen (CHRISTIE u. Mitarb.) und virologische Forschung haben bisher keine konkreten Ergebnisse gebracht. Wiederholt konnten in Blutkulturen Staphylo- und Streptokokken nachgewiesen werden (HEILMEYER u. BEGEMANN; SACREZ u. Mitarb.; eigene Beobachtung). Es dürfte sich aber dabei um eine sekundäre Keimbesiedlung, besonders bei Morbus Abt-Letterer-Siwe, handeln. AGRESS u. GRAY haben Histoplasma capsolatum gesehen. In anderen Fällen wurde Bakterium coli gefunden (ARONSON; DESBUQUOIS u. Mitarb.). FISHER führt die Ätiologie in seinem Fall auf den Arizona paracoli Bacillus zurück. PLIESS vermutete eine zooparasitäre Infektion. Auch ein Zusammenhang des Eosinophilen Granuloms mit Wurmerkrankungen (Askariden) ließ sich nicht beweisen.

Als Beweis für eine infektiöse Ätiologie führen mehrere Autoren (BIERMAN; FISHER; KOCH) ihre erfolgreiche antibiotische Therapie bei der Abt-Letterer-Siweschen Erkrankung an.

Teilweise wird auch eine allergische Ätiologie auf unterschiedliche Antigenreize diskutiert (FEYRTER; PRETL; SCHREITER; SYMEONIDIS; WAITHARD u. ZUPPINGER).

Ein tumorähnliches Verhalten wird von ALBERTINI, BODIAN, FRISCHKNECHT u. GRAY vermutet. Auch LYNCH, BAIN u. GRANG halten die Monocyten-Leukämie im Kindesalter, „maligne Reticuloblastose" genannt, für eine Variante des Abt-Letterer-Siwe. In einer

Übersichtstabelle von Davey, Martin und Hyndman wird das Letterer-Siwesche Syndrom einesteils unter die entzündlichen Reticuloendotheliosen, anderenteils als Reticuloblastomatose verbunden mit dem Abt-Letterer-Siwe-Syndrom unter neoplastischen Veränderungen des Reticuloendothelialen-Systems, eingeordnet. Bodian hält es für wahrscheinlich, daß die Syndrome des Morbus Abt-Letterer-Siwe Beispiele histiocytärer neoplastischer Prozesse sind, die von gutartigen und multiplen Herddefekten über ein intermediäres Stadium zu einer diffus und ziemlich malignen Erkrankung des reticuloendothelialen Systems verlaufen. Schreiter hält Zusammenhänge ebenfalls für möglich.

Auch die Rolle der Cholesterinspeicherung bzw. der Cholesterinstoffwechselstörung bei Hand-Schüller-Christian ist umstritten. Einige Autoren sahen in der Krankheit eine Lipoidose, d.h. eine reine Stoffwechselstörung. So spricht Natali von einer reinen Störung des Cholesterinstoffwechsels, Beumer von einer Speicherungskrankheit, Schönheimer von einer Ausscheidungskrankheit und Bürger von einer Dysregulation des intermediären Lipoidstoffwechsels. Eingehende Untersuchungen haben aber für eine generelle Stoffwechselstörung keine Basis ergeben. Arnold nimmt eine endogene celluläre Lipoidstoffwechselstörung an, die sekundär die Granulombildung verursacht. Seit den Untersuchungen von Ceelen u. Gerstel ist es aber wahrscheinlicher, daß die Granulombildung das primäre pathologische Geschehen darstellt, das erst sekundär zu einer Lipoidstoffwechselstörung führt. Kutscher u. Vrla nehmen an, daß in dem granulomatösen Gewebe die Fähigkeit zur Zerlegung der Cholesterinester mehr oder weniger vollständig verloren gegangen ist. Innerhalb der Zellen der spezifischen Granulomatose fehlt die intracelluläre Esterase, die die Cholesterinester spaltet. So wird Cholesterin mit oder ohne gleichzeitige Störung des Fettstoffwechsels extracellulär als Ester gebunden und im Zellinnern mangels des esterspaltenden Fermentes abgelagert.

b) Alters- und Geschlechtsverteilung

Die akute Verlaufsform (Morbus Abt-Letterer-Siwe) bevorzugt das Säuglingsalter und die frühe Kindheit. Bemerkenswert ist, daß in einigen Fällen schon bei der Geburt Krankheitssymptome vorhanden waren, insbesondere charakteristische Hauterscheinungen

Tabelle 1. Alters- und Geschlechtsverteilung bei 159 Erkrankungen an Eosinophilem Granulom nach Garsche

(Amato; Bonstein; Nöller; Sacrez u. Mitarb.). Bei einer eigenen Beobachtung, einem 5jährigen Mädchen E.W. (Zwilling), war das Milchgebiß schwer verändert, so daß nach Streuer (persönliche Mitteilung) bereits eine pränatale Schädigung vorliegen mußte.

Die unbekannte Noxe kann also schon intrauterin wirksam sein bzw. diaplacentar übertragen werden. In der Regel erkrankt das Kind erst später aus voller Gesundheit.

Ausnahmsweise wurde die Krankheit auch bei Erwachsenen beobachtet. GOLDNER u. VOLK teilten einen Morbus Abt-Letterer-Siwe bei einer 67jährigen Frau mit, die nach 6 Monaten verstarb. Morbus Hand-Schüller-Christian wird hauptsächlich bei 2—5jährigen Kindern beobachtet, kann aber auch schon bei Neugeborenen vorkommen (JARAUSCH) und mitunter im Erwachsenenalter auftreten. Eine gute Übersicht über die Altersverteilung des Eosinophilen Granuloms zeigt die Tabelle von GARSCHE (Tabelle 1). Jede Verlaufsform bevorzugt demnach ein bestimmtes Alter, jedoch können alle drei Krankheitsbilder in jedem Lebensabschnitt beginnen.

An Morbus Letterer-Schüller erkranken nach REWALD beide Geschlechter gleich oft. GARSCHE gibt jedoch an, daß das Eosinophile Granulom mehr knabenwendig sei (66%), nach SCHETTLER ist auch bei Morbus Hand-Schüller-Christian das männliche Geschlecht bevorzugt befallen.

c) Rassenverteilung und Häufigkeit

Amerikanische Autoren (AVERY u. Mitarb.; CHRISTIE u. Mitarb.) fanden Morbus Abt-Letterer-Siwe bei amerikanischen Negern seltener als bei Weißen. WANG beobachtete die Erkrankung bei Chinesen; genauere Statistiken über unterschiedliche Häufigkeit bei verschiedenen Rassen lassen sich jedoch nach REWALD bisher nicht aufstellen. Alle Krankheitsformen wurden in den letzten Jahren häufiger beobachtet, was wahrscheinlich nicht nur auf verbesserter Diagnostik beruht. Nach der Kasuistik von SCHAJOWICZ ist Morbus Hand-Schüller-Letterer dreimal und das Eosinophile Granulom etwa zehnmal häufiger als der Morbus Abt-Letterer-Siwe. Nach Angaben von DIETZSCH tritt Morbus Abt-Letterer-Siwe in den letzten Jahren vermehrt auf.

d) Verlaufsform und klinisches Bild

Morbus Abt-Letterer-Siwe beginnt meist akut unter dem Bild eines infektiös-toxischen Geschehens mit hohen Fieberattacken. Die beiden anderen Verlaufsformen weisen mehr einen schleichenden Beginn auf, so daß der Krankheitsanfang oft nicht sicher festzulegen ist. Im Frühstadium bestehen häufig ekzemartige Hautveränderungen; nach NÖLLER in 75%. Sie werden aber in seltenerem Maße auch bei den beiden anderen Formen beschrieben. Das Eosinophile Granulom wird entweder zufällig auf einer Röntgenaufnahme entdeckt oder äußere Anschwellungen in Form eines prall-elastischen Tumors geben zur Röntgenuntersuchung Anlaß. In allen Verlaufsformen können Ohrerkrankungen mit scheinbarer Polypenbildung erstes Symptom sein. Beim Morbus Hand-Schüller-Christian sind es die auffälligen Symptome der Trias: Landkartenschädel, Exophthalmus und Diabetes insipidus, die zur Diagnose führen. Der Morbus Abt-Letterer-Siwe galt ursprünglich als unbedingt letal. In jüngster Zeit wurden aber nach antibiotischer und Cortisonbehandlung mehrfach Erfolge mitgeteilt, so daß die Prognose heute nicht mehr als absolut infaust gilt. Die Heilungsaussicht des Morbus Hand-Schüller-Christian ist nicht so ungünstig, doch endet auch hierbei etwa ein Drittel letal. Nach BÜRGER ist der Verlauf beim Morbus Hand-Schüller-Christian um so schwerer, je jünger der Patient ist. Auch beim Eosinophilen Granulom muß die Prognose zweifelhaft bleiben. Plötzliche Generalisierung kann jederzeit auftreten, Todesfälle wurden in der Literatur mitgeteilt (KINTZEN u. WEBER).

e) Histopathologie

Morphologisch ist die Letterer-Christiansche Krankheit charakterisiert durch die Bildung von Granulomen. Diese werden ausgelöst durch den Reiz eines unbekannten Agens als proliferative Reaktion der Elemente des reticulo-histiocytären Systems. Die Granulome können sich bei allen drei Formen multipel entwickeln. Nach ISRAËLS handelt es sich dabei jedoch nicht um Metastasen. Jeder Herd entsteht als eigene lokale Reaktion. Im Krankheitsablauf können verschiedene Entwicklungsstadien unterschieden werden. Das Proliferationsstadium ist gekennzeichnet durch die Wucherung der Reticulumzellen des Knochenmarks, in dem viele Kernteilungsfiguren zu finden sind. Das Tempo der

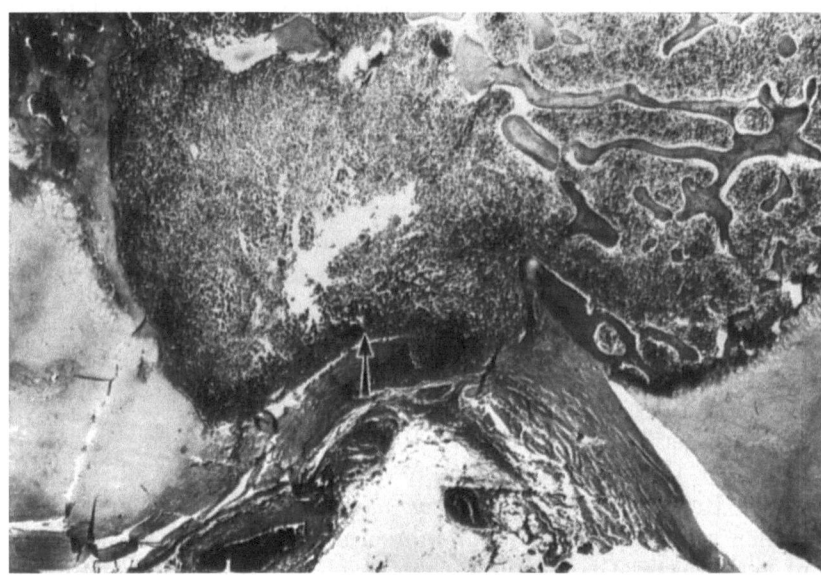

Abb. 10a. Morbus Hand-Schüller-Christian: Großes Lipoidgranulom im Wirbelkörper mit Destruktion des Knochens (Pfeil). (Hämatoxylin-Eosinfärbung. Lupenvergrößerung)

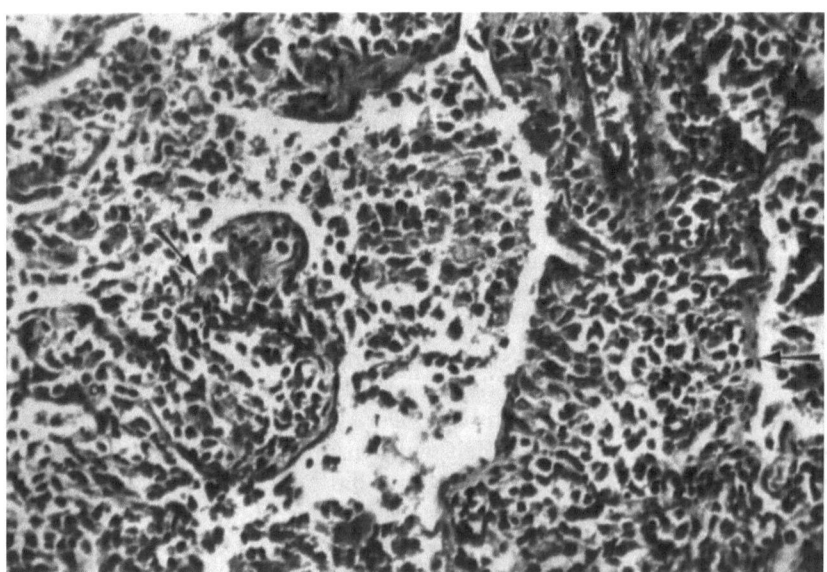

Abb. 10b. Morbus Letterer-Siwe der Lunge mit erheblicher Proliferation reticulohistiocytärer Zellen im Lungeninterstitium (stark verbreiterte Alveolarsepten — s. Pfeile). (Hämatoxylin-Eosinfärbung. Vergr. 200fach)

histiocytären Reaktion entspricht dem Grad der Knochenzerstörung. Es kommt zur Wucherung von großen runden Zellen mit Bildung von Riesenzellen. Durch Silberimprägnierung läßt sich die enge Bindung der Reticulumfasern an die Zellen erkennen und so deren reticulärer Ursprung erweisen. Diese argophilen Fasern sind im allgemeinen vermehrt (Schajowicz). In dem ersten Stadium beobachtete man auch schon eosinophile und in geringerem Grade neutrophile Granulocyten, seltener Plasmazellen und Lymphocyten. Im weiteren Verlauf treten in den Herden nekrotische und hämorrhagische Stellen auf, deren Entstehung durch mangelhafte Durchblutung erklärt wird. Da die gewucherten Histiocyten nur eine begrenzte Lebensdauer haben, werden sie mit der Zeit durch einwandernde spindelförmige Fibroblasten ersetzt (REWALD), wobei noch einige Riesenzellen

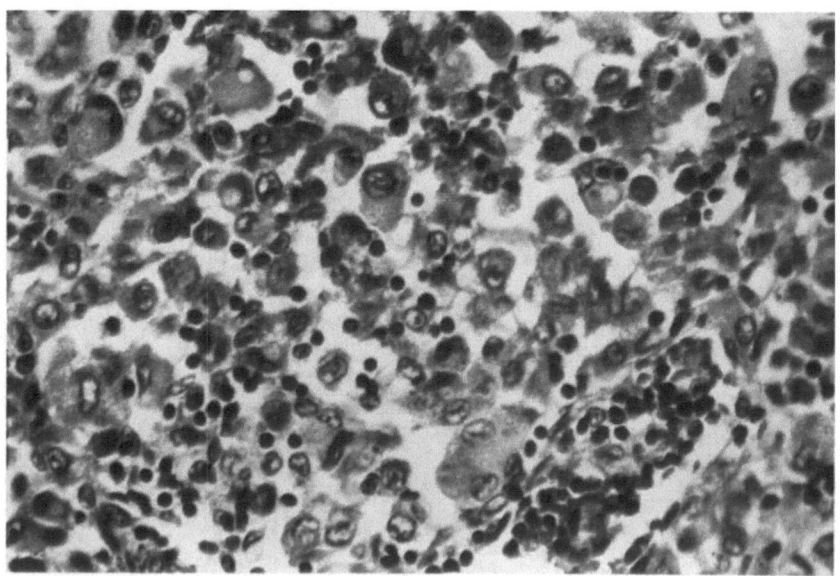

Abb. 10 c. Morbus Hand-Schüller-Christian: Granulomatöses Stadium (proliferierte reticulo-histiocytäre Zellen und lympho-leukocytäre Infiltrate). — Lymphknoten. (Hämatoxylin-Eosinfärbung. Vergr. 400fach)

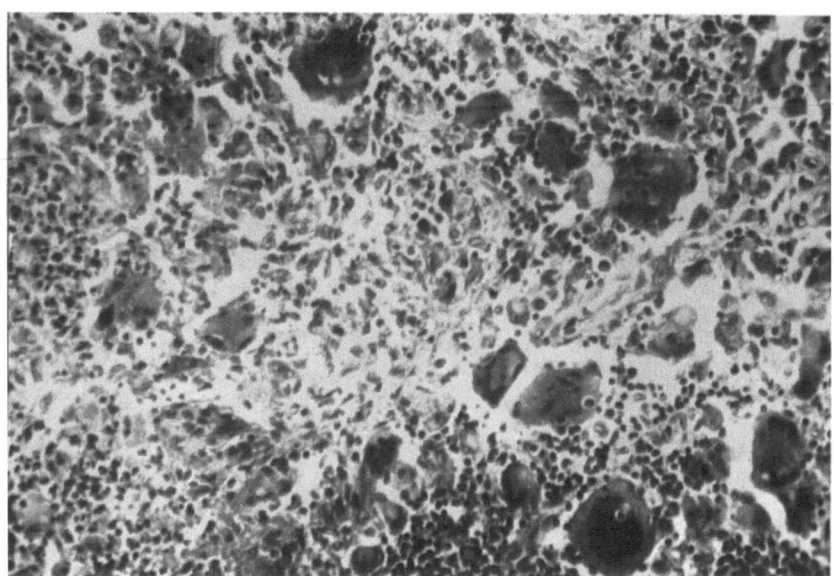

Abb. 10 d. Morbus Hand-Schüller-Christian: Granulomatöses Stadium mit zahlreichen Riesenzellen vom Fremdkörper- und Langhanstyp. — Lymphknoten. (Hämatoxylin-Eosinfärbung. Vergr. 200fach)

verbleiben. Nach BOLCK besteht eine Konvertierbarkeit von Fibrocyten in Histiocyten und möglicherweise auch umgekehrt. In einem späteren Stadium finden sich nun unterschiedliche Befunde. Das Granulationsgewebe kann vernarben (fibröses Stadium). Bei langsamer Entwicklung des Herdes können die Histiocyten Cholesterin und Fette speichern (xanthomatöses Stadium) und sich in Schaumzellen verwandeln, in anderen Fällen häufen sich im histologischen Bild eosinophile Granulocyten. Falls diese dominieren, handelt es

21*

sich um ein Eosinophiles Granulom (REWALD). Letzteres kann sich in faserbildendes, später fibrös vernarbtes Gewebe umwandeln. Die wesentlichen Elemente des Zellbildes können nach FRISCHKNECHT auch bei Untersuchungen mittels des Phasen-Kontrast-Mikroskopes analysiert werden.

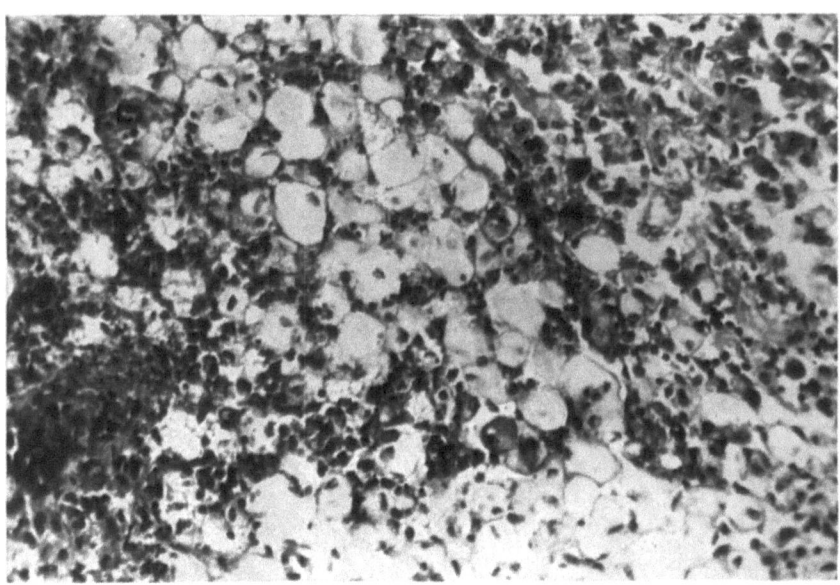

Abb. 10e. Morbus Hand-Schüller-Christian: „Xanthomatöse" Phase (Schaumzellen). — Lymphknoten. (Hämatoxylin-Eosinfärbung. Vergr. 200fach)

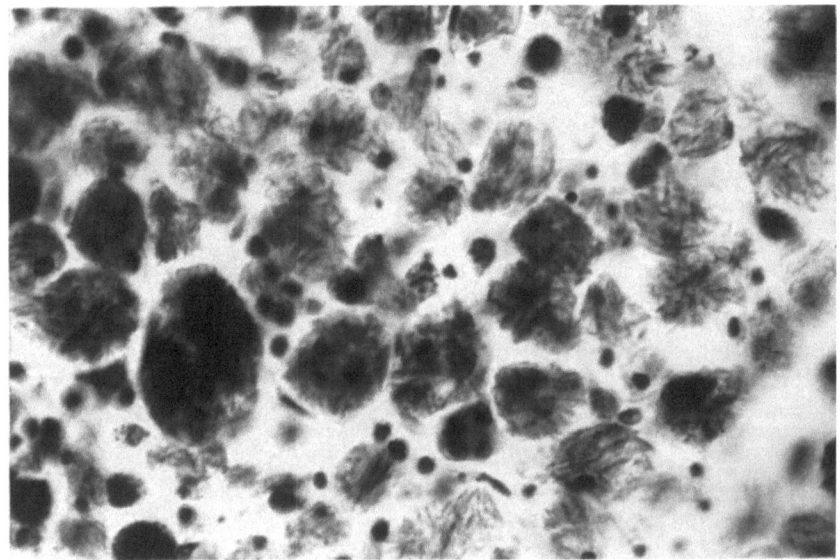

Abb. 10f. Morbus Hand-Schüller-Christian: „Xanthomatöse" Phase, intracelluläre kristalline Cholesterin-ablagerung, Knochenmark. (Sudan III-Färbung. Vergr. 400fach)

Weil verschiedentlich bei einem Patienten entweder gleichzeitig (zum Teil in verschiedenen Herden) oder nacheinander unterschiedliche Zellbilder beobachtet wurden (BARTELS; HADDERS; PRETL; SANTELMANN u. GIRGENSOHN; VERSIANI u. Mitarb.), wird daraus eine einheitliche Genese für alle drei Verlaufsformen abgeleitet. Da jedoch die Mehrzahl der Fälle von Eosinophilem Granulom keine Übergänge zur Cholesterinspeicherung erkennen läßt, halten andere Autoren an der Selbständigkeit des Krankheitsbildes des Eosinophilen Granuloms fest.

Die meist unitarische Auffassung darf aber nach Santelmann und Girgensohn nicht dazu führen, die Einordnung des Einzelfalles in eine der drei „klassischen" Krankheits-formen aufzugeben. Für den Kliniker ist es nach wie vor im Hinblick auf die Prognose wichtig, eine unterschiedliche Typen-Diagnose zu stellen.

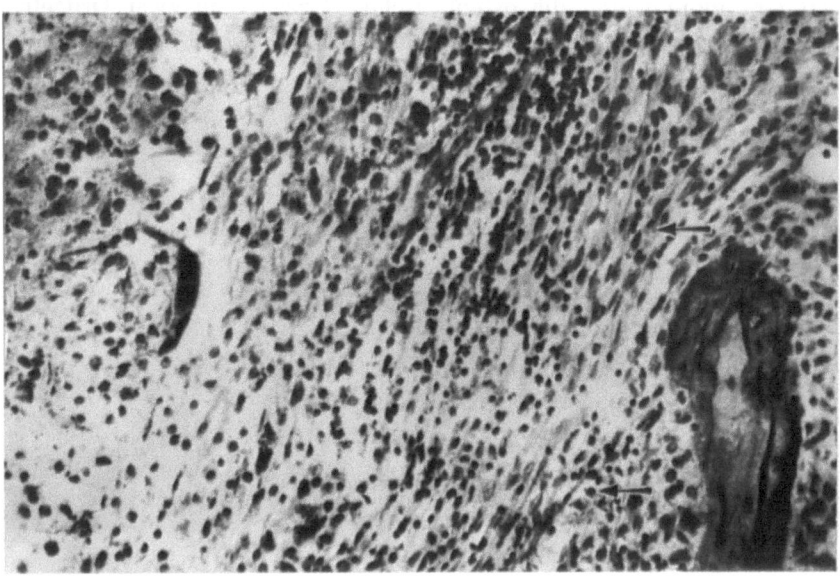

Abb. 10g. Morbus Hand-Schüller-Christian: Stadium der fibrösen Reparation (Pfeil). — Knochenmark. (Sudan III-Färbung. Vergr. 200fach)

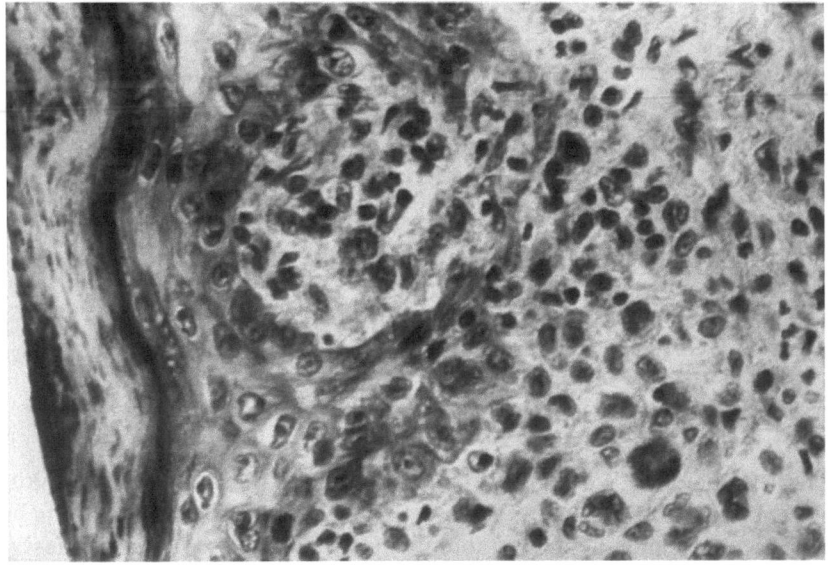

Abb. 10h. Morbus Letterer-Siwe: Retikulose des Coriums (Papillarkörper) der Haut. (Hämatoxylin-Eosinfärbung. Vergr. 400fach)
(Abb. 10a—h: Pathologisches Institut der Universität Jena)

f) Lokalisation

Skelet. Die Knochenlokalisationen sind eine fundamentale und charakteristische Er-scheinung der Letterer-Christianschen Erkrankung. Im ersten Lebensjahr treten sie jedoch gegenüber anderen Symptomen zurück, da sie beim Morbus Abt-Letterer-Siwe erst im weiteren Krankheitsgeschehen entstehen; bei der von J. Marie beschriebenen Verlaufs-form fehlen Skeletveränderungen. Beim Eosinophilen Granulom führen sie in erster

Linie zur Verdachtsdiagnose. Am häufigsten ist der Schädel befallen, insbesondere seine bindegewebig vorgebildeten Anteile. Bei Morbus Abt-Letterer-Siwe sieht man häufig Lokalisationen am Felsenbein und am Mastoid, die fast immer mit Mittelohrentzündung einhergehen. Dieselben Erscheinungen werden auch bei den anderen Formen mitgeteilt. Beim Eosinophilen Granulom treten die osteolytischen Prozesse in zwei Dritteln der Fälle solitär auf, während bei den anderen Formen der multiple Befall die Regel ist (Verteilung des Eosinophilen Granuloms nach GARSCHE s. Tabelle 2) (Abb. 11).

Einen starken Befall zeigen Rippen, Skapula, Becken sowie Humerus, Femur und Wirbelkörper. Selbst Metacarpalia und Metatarsalia sowie Fingerphalangen und Ossifikationszentren können auch beim Eosinophilen Granulom in einzelnen Fällen betroffen sein. Herde in der Orbita sind beim Hand-Schüller-Christian besonders häufig, sie wurden von BABEL, GROSKOPFF, HADDERS, SCHUKNECHT, WALTHARD-ZUPPINGER, WHEELER festgestellt. Erkrankungen des Os sphenoides beim Eosinophilen

Tabelle 2. Beteiligung der verschiedenen Skeletanteile bei monotoper und polytoper Lokalisation des Eosinophilen Granulomsnach GARSCHE

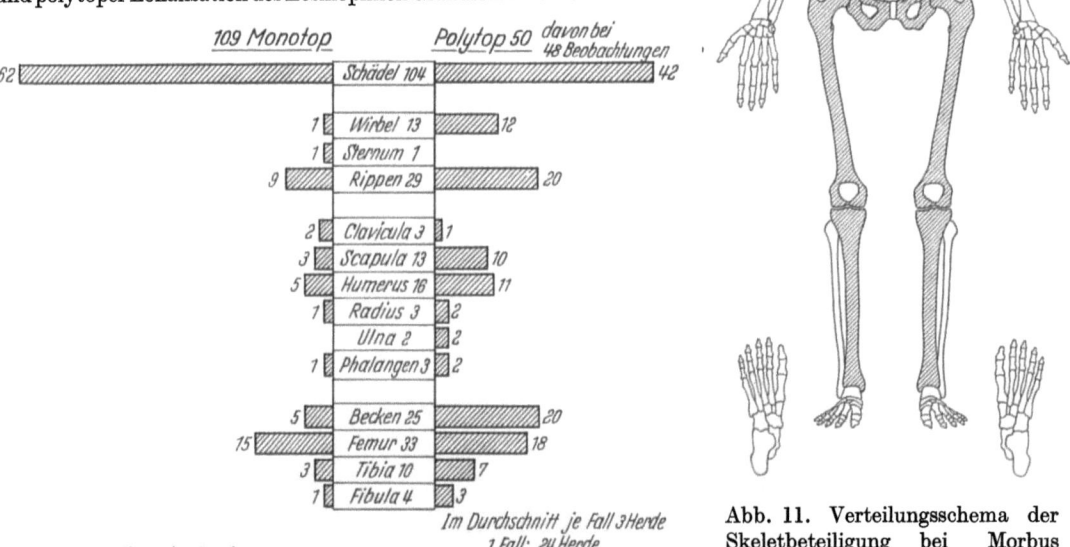

Abb. 11. Verteilungsschema der Skeletbeteiligung bei Morbus Hand-Schüller-Christian

Granulom beschrieben DUNDON u. Mitarb. Relativ häufig verläuft die Erkrankung in Schüben, und es treten neue Herde auf, wenn der erste abgeheilt oder in Rückbildung begriffen ist. In Einzelfällen wurden auch beim Eosinophilen Granulom bis zu 40 Herde festgestellt. Die Größe der röntgenologischen Herde kann erheblich schwanken; von Erbsen- bis Handtellergröße (GROSKOPFF). Die Größe nimmt oft sehr schnell zu. Die Form ist entweder rundlich, vor allem bei Schädeldefekten, oder oval. Durch das ungleichmäßige Fortschreiten des Prozesses kann die Begrenzungslinie einen welligen, bogenförmigen Verlauf aufweisen. Anfangs sind die Herde auch am Schädel unscharf begrenzt, stellenweise mottenfraß-ähnlich (GROSKOPFF). Am Becken bleibt die unscharfe Begrenzung in der Regel bestehen. Im zweiten Stadium erscheinen die Herde in den platten Knochen des Schädels oft wie ausgestanzt. Reaktive Vorgänge werden meist vermißt. Die Struktur der Tabula externa und interna kann erhalten bleiben. Schattendichte Gewebe bleiben im Zentrum niemals zurück. In den langen Röhrenknochen können ovale Aufhellungen an jeder beliebigen

Stelle des Schaftes (gewöhnlich am distalen und proximalen Ende) erscheinen. Die Epiphyse bleibt meist verschont. Da der osteolytische Prozeß stellenweise unterschiedlich
fortschreitet, können Knochenbalken röntgenologisch als schattendichte Septen erscheinen
und einen Herd mehrkammerig unterteilen. Wenn der Prozeß sich auch im allgemeinen
auf die Spongiosa begrenzt und endostale Sklerosen nur gelegentlich und wenig ausgeprägt auftreten, so kann bei weiterer Ausdehnung die Cortex durchbrochen werden. Der
Verlust der Stabilität führt dann in einzelnen Fällen zu Knochenbrüchen. Diese heilen
unter normaler Callusbildung (HODGSON u. Mitarb.; WALTHARD u. ZUPPINGER). Da der
Prozeß bei seiner Entdeckung nicht immer seine maximale Ausdehnung erreicht hat,

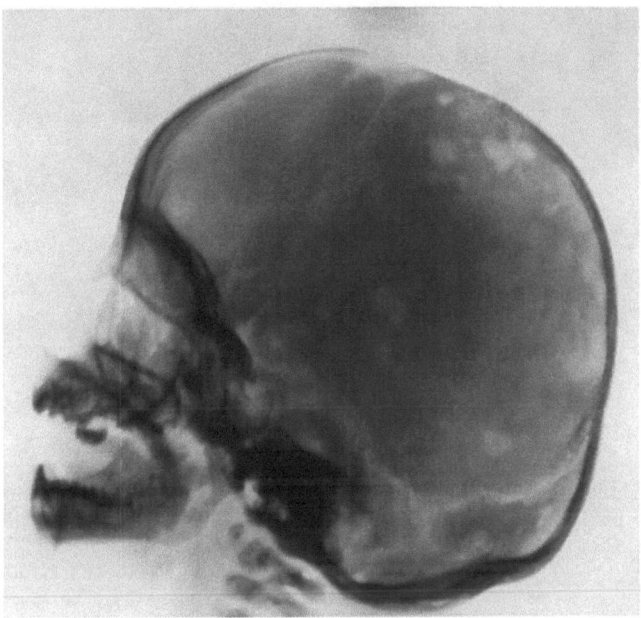

Abb. 12. Morbus Abt-Letterer-Siwe mit scharf begrenzten, rundlichen Knochendefekten im Scheitelbein-
bereich. 7 Monate alter Säugling

sollte durch Röntgenkontrollen laufend nach Frakturen gefahndet werden. Periostale
Reaktionen an den langen Röhrenknochen sind selten, was die Differentialdiagnose er-
schwert. In Einzelfällen erreichen diese ein beträchtliches Ausmaß und überbrücken mit
ungewöhnlicher lamellärer Schichtung den Knochendefekt (ALTHOFF; HODGSON; WALT-
HARD u. ZUPPINGER). Bei Befall der Wirbelsäule kann durch Zusammensinterung eines
Wirbels das Bild einer aseptischen Nekrose (CALVÉ) vorgetäuscht werden (ALTHOFF)
(Abb. 11—20).

Im allgemeinen werden die *Gelenke* nicht betroffen. Nach ALTHOFF bleiben sie stets
unbeteiligt. BASS u. Mitarb. beobachteten jedoch zweimal akute Gelenkerscheinungen
bei ihren fünf Fällen.

Lungen. Neben den Veränderungen des Skelets sind Lungenbefunde für den Röntgenologen beim Morbus Letterer-Christian wichtig. Sie finden sich am häufigsten bei der akuten
Form, dem Morbus Abt-Letterer-Siwe, und gehen den Knochenprozessen meist voraus.
Bei sehr akutem Verlauf entstehen Formen, die auf Haut- und Lungenveränderungen
beschränkt bleiben. Von J. MARIE wurde hierfür ein besonderer Typ unter der Bezeichnung
„La réticulose cutanée et pulmonaire apyrétique du nourrison" herausgestellt. Diese Ver-
laufsform konnten wir kürzlich beobachten (s. Abb. 21). Beim Morbus Hand-Schüller-
Christian sind Lungenveränderungen keineswegs selten (nach SCHETTLER ein Drittel der
Erkrankten). Sie kommen vereinzelt auch beim Eosinophilen Granulom zur Beobachtung
(HADDERS; KAPLAN, u. Mitarb.; WALTHARD u. ZUPPINGER; WEINSTEIN u. Mitarb.). Die

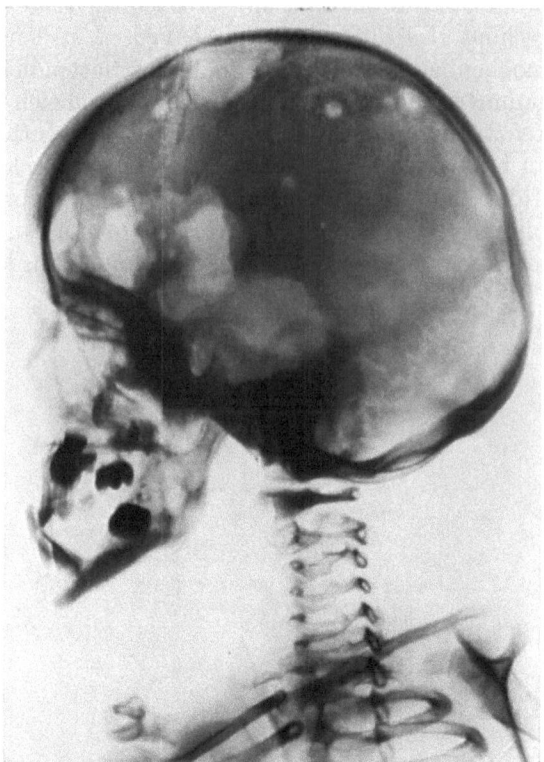

Abb. 13. Morbus Hand-Schüller-Christian mit Exophthalmus und Diabetes insipidus bei einem 3 Jahre 3 Monate alten Mädchen. Mehrere bis kleinapfelgroße Knochendefekte im Bereich des Hirnschädels und am Angulus mandibulae

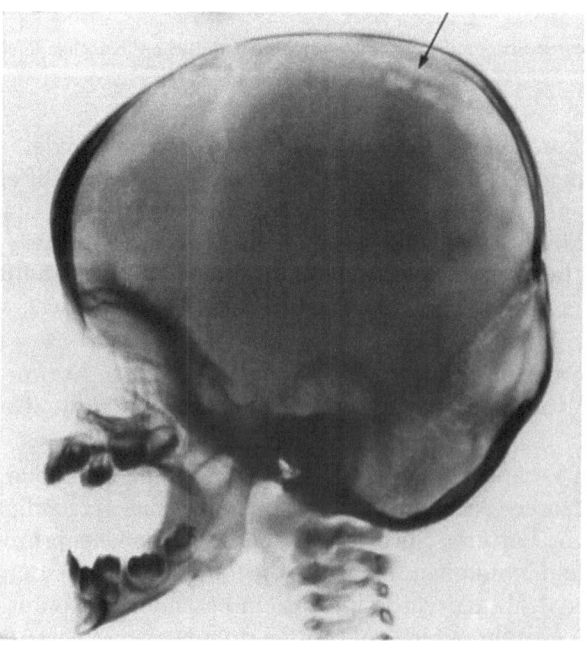

a

Abb. 14a u. b. Morbus Letterer-Christian in verschiedenen Entwicklungsstadien bei dem weiblichen Zwilling I (vgl. Abb. 15). a Im Alter von 11 Monaten nur einzelne polycyclisch begrenzte Aufhellungsfiguren im Scheitelbereich. b 5 Monate später ausgedehnte, zahlreiche scharf begrenzte Knochendefekte im Bereich sämtlicher Schädelknochen

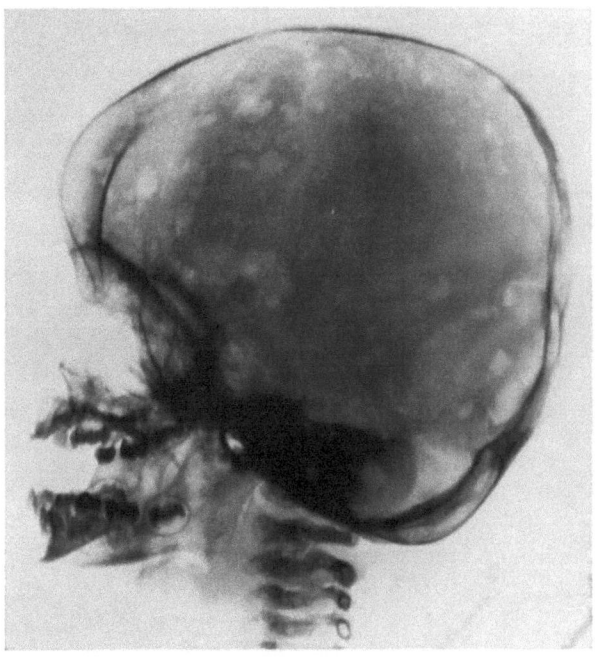

Abb. 14 b

Lungenveränderungen beim Morbus Letterer-Christian sind sehr variabel. Sie wechseln je nach dem Stadium der Grundkrankheit. So können nach REWALD folgende *Röntgenbefunde* erhoben werden:

a) diffuse Verminderung der Transparenz beider Lungenfelder;

b) ausgedehnte fleckige, knötchenförmige oder lineare Infiltrationen beider Lungenfelder (FROMMER; RENZETTI u. Mitarb.). Kleine Knötchen können Miliartuberkulose (FORNARA), ungleichmäßige Flecken Bronchopneumonie vortäuschen (KEIZER u. ROCHAT).

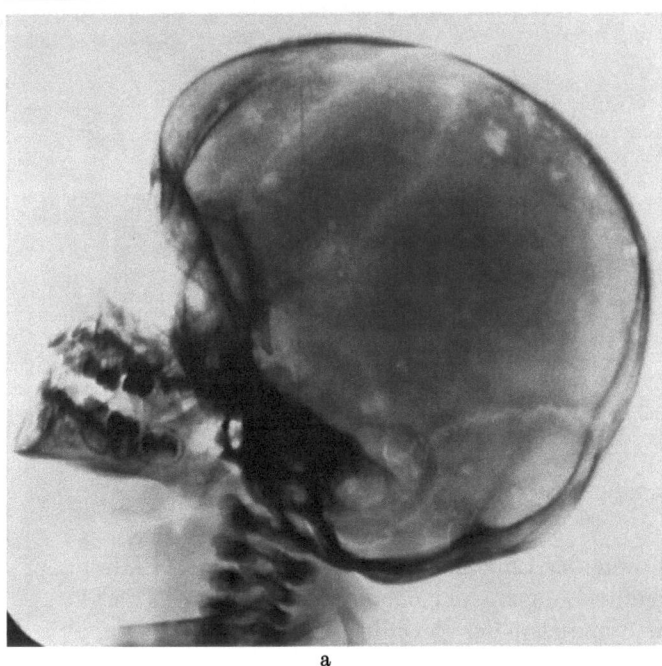

a

Abb. 15 a—c. Morbus Letterer-Christian mit unterschiedlicher Ausdehnung, Zahl und Größe der Aufhellungsfiguren im Bereich der Schädelknochen bei dem weiblichen Zwilling II (Schwester von Abb. 14). a 1 Jahr 7 Monate, b 3 Jahre 8 Monate, c 4 Jahre 4 Monate

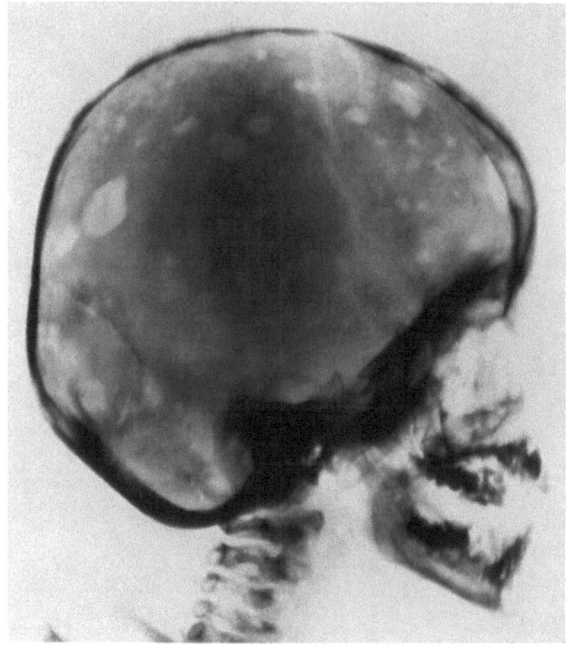

Abb. 15 b

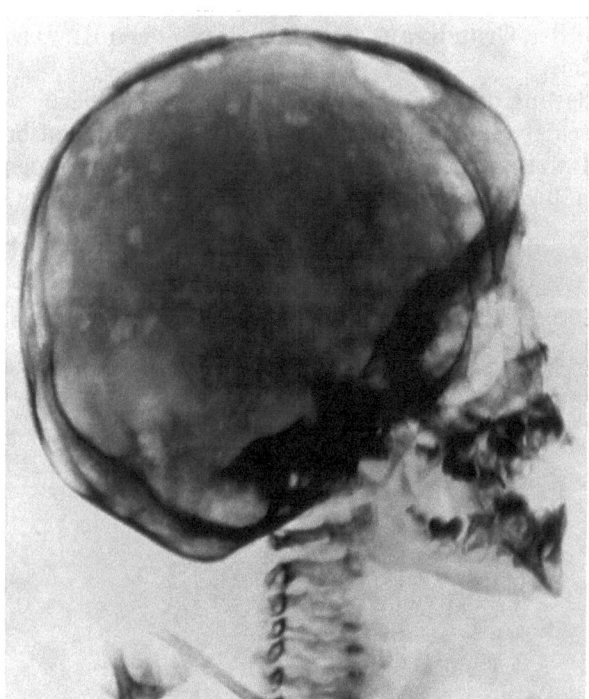

Abb. 15 c

c) Wabenzeichnung der Lungenfelder bis zu cystischen Bildern;
d) stark aufgehellte Lungenfelder bei emphysematösem Thorax;
e) Tendenz zur Symmetrie der Perihilusinfiltrate;
f) selten Pleuraerguß (DEBRÉ u. Mitarb.);
g) mediastinale Adenopathien.
Die histiocytäre Infiltration (Abb. 10b, 22, 23a u. b) entwickelt sich zunächst im Lungen-stützgewebe und verursacht eine Verringerung der Lungenelastizität. Bei günstigem Ver-

lauf kann eine Restitutio ad integrum erfolgen (RENZETTI u. Mitarb.) oder es resultiert eine fibröse Vernarbung, die von Atmungsinsuffizienz und Bronchiektasien begleitet ist.

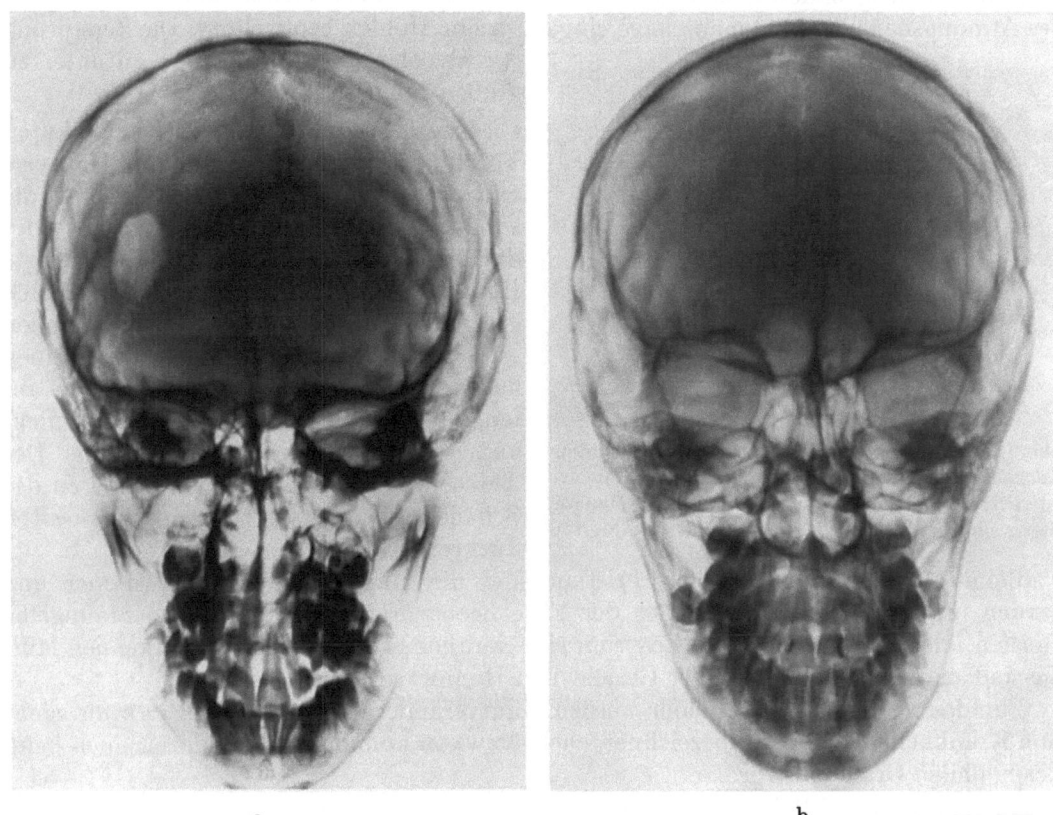

a   b

Abb. 16a u. b. Morbus Hand-Schüller-Christian bei einem Mädchen mit Diabetes mellitus. a Im Alter von 9 Jahren pflaumengroßer Knochendefekt oberhalb der Lambdanaht. b 6 Jahre später unauffälliges Röntgenbild

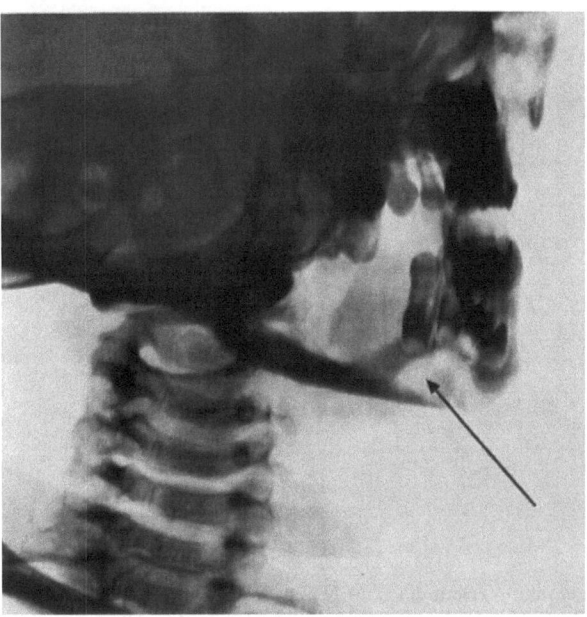

Abb. 17. Knochendefekt im vorderen Mandibularabschnitt bei Morbus Hand-Schüller-Christian (gleiches Kind wie Abb. 25)

Ein Fortschreiten der granulomatösen Wucherung führt zu schwerer Schädigung der Lungenstruktur. Sie kann das fast völlige Verschwinden der Alveolen verursachen, wobei diese durch neugebildetes, kompaktes, unelastisches Gewebe ersetzt werden. Als Reste des Atmungsbaumes kann man einige eingeflochtene Höhlen beobachten. Die Zerstörung

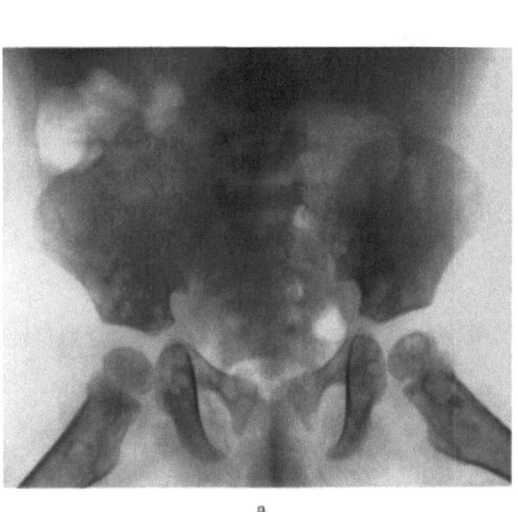

der alveolaren Trabekel führt mitunter zu großen bullösen Emphysemen.

Haut. Die meisten Fälle der akuten Verlaufsform weisen ausgedehnte Hautveränderungen auf (nach Nöller in 75%), die zunächst als seborrhoische Ekzeme oder durch hämorrhagische Diathese bedingte Hautblutungen imponieren. Sie können gelegentlich schon bei der Geburt vorhanden sein. Der Ausschlag besteht aus kleinen linsengroßen Flecken und Papeln, die anfangs rötlich sind, später aber mehr milchkaffee-ähnliche Färbung annehmen. Der Ausschlag erscheint am Rumpf und an der Schädelhaut und verursacht nur selten Juckreiz (Abb. 21).

Abb. 18. Morbus Letterer-Christian mit ausgedehnten Knochenherden im Bereich der Sitz- und Schambeinäste, Schenkelhals und Femurkopfkern. 1 Jahr 4 Monate alter weiblicher Zwilling I (gleiches Kind wie Abb. 14)

Beim Morbus Hand-Schüller-Christian sind die Hautveränderungen seltener und werden nur in etwa einem Drittel der Fälle beobachtet. Es treten kleine braungelbe Flecken oder Papeln auf, deren Zentrum eine xanthomatöse Speicherung erkennen läßt. Sie sind meist unregelmäßig über Gesicht und Rumpf verteilt.

Für das Eosinophile Granulom werden Hautveränderungen von Garsche als nicht zum Krankheitsbild gehörig bezeichnet, nach Rewald kommen sie vereinzelt auch beim Eosinophilen Granulom vor.

Lymphknoten und Milz. Beim Morbus Abt-Letterer-Siwe sind vergrößerte Lymphknoten häufig anzutreffen und meist ein Zeichen für eine schwere oder akute Verlaufsform. Gewöhnlich werden einzelne Drüsenpakete besonders im Halsbereich beobachtet, mitunter

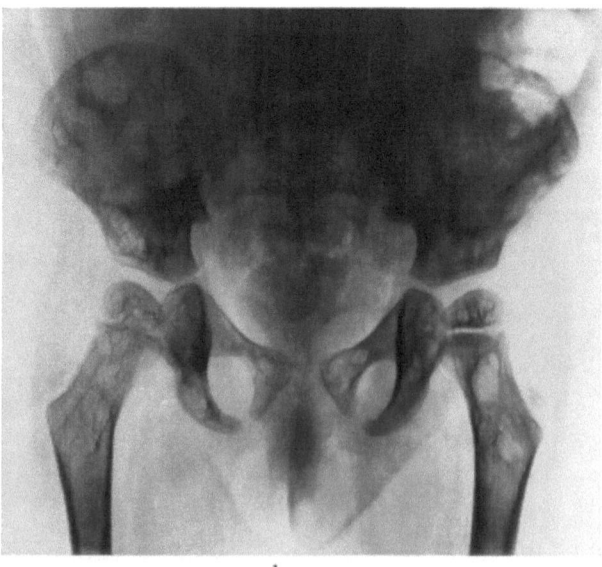

a   b

Abb. 19a u. b. Entwicklung und Verlauf der Knochenherde im Bereich des Hüftgürtels bei Morbus Letterer-Christian. Weiblicher Zwilling II (gleiches Kind wie Abb. 15). a Im Alter von 2 Jahren zahlreiche kleinere Knochendefekte im Bereich der Beckenknochen, Femurkopfkerne und proximalen Femurabschnitte. b 2 Jahre später erhebliche Größenzunahme der Knochendefekte

treten auch generalisierte Schwellungen auf. Im allgemeinen entwickeln sich bewegliche und wenig schmerzhafte Conglomerationen weicher Konsistenz, oft mit Fluktuation. Sie werden auch beim Eosinophilen Granulom gelegentlich — besonders im regionären Bereich des Knochenherdes — beobachtet.

Milzvergrößerungen werden relativ häufig beschrieben und sind beim Morbus Abt-Letterer-Siwe beinahe obligat.

Mundhöhle und Verdauungsapparat. Beim Letterer-Christian kann es zur Hyperplasie des Zahnfleisches sowie zur Beteiligung von Gaumen und Kiefer kommen. Wiederholt wurde ein auffällig früher Durchbruch der Zähne beobachtet (BASS u. Mitarb.; CHRISTIE u. Mitarb.; WALLGREN). In einem Fall von NÖLLER war die Zahnung bereits im dritten Monat im Gange. Unser Patient wies früh erhebliche Schmelzdefekte und Caries des Milchgebisses auf (Abb. 24). An den Tonsillen können sich ulceröse, pseudomembranöse oder auch nekrotische Prozesse entwickeln (BASS u. Mitarb.). Nach REWALD ist die Leber beim Morbus Letterer-Christian meist nicht erkrankt, wir beobachteten jedoch Hepato- und Splenomegalie. Leber und Milz können also durchaus in Mitleidenschaft gezogen sein.

Augen. Exophthalmus gehört zur klassischen Trias beim Morbus Hand-Schüller-Christian, worauf zuerst CHRISTIAN hingewiesen hat. Dabei werden nicht immer Läsionen der Orbita festgestellt, sondern häufig ist die Exophthalmie durch retroorbitäre Infiltrate bedingt. Selbst nach Rückgang der Knochenherde bei erfolgreicher Therapie bleibt der Exophthalmus oft unbeeinflußt. In seltenen Fällen kann das Sehvermögen verlorengehen (Abb. 25 a und b).

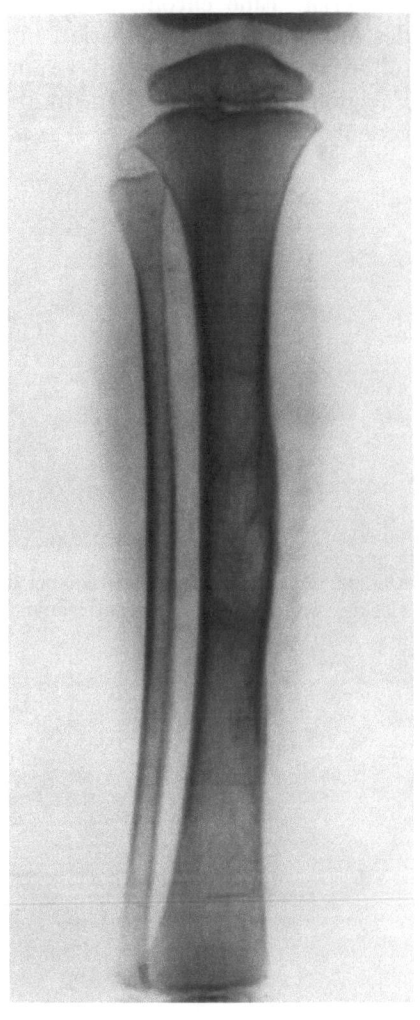

Abb. 20. Eosinophiles Granulom im Bereich der Tibiadiaphyse mit mehreren Verdichtungslinien (Univ.-Klinik Kiel)

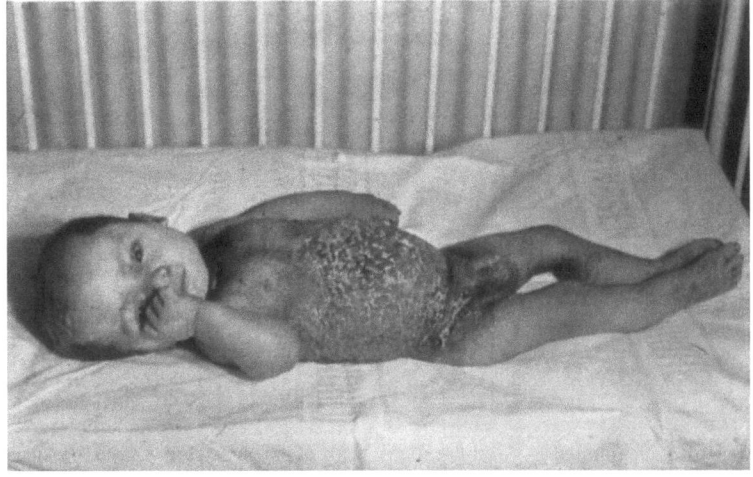

Abb. 21. Morbus Letterer-Christian Typ J. Marie bei einem 10 Monate alten Säugling. Besonders im Bereich des Stammes ausgedehnte ekzemähnliche krustöse Hautveränderungen

Ohren. Eine chronische Mittelohrentzündung ist mitunter eine erste Manifestation des Morbus Letterer-Christian und kommt als Komplikation bei allen drei Formen nicht selten vor. Sie beruht auf Granulombildung in Mastoid und Felsenbein und kann eine Facialisparese verursachen, in den äußeren Gehörgang durchbrechen und als Polypen gedeutet werden.

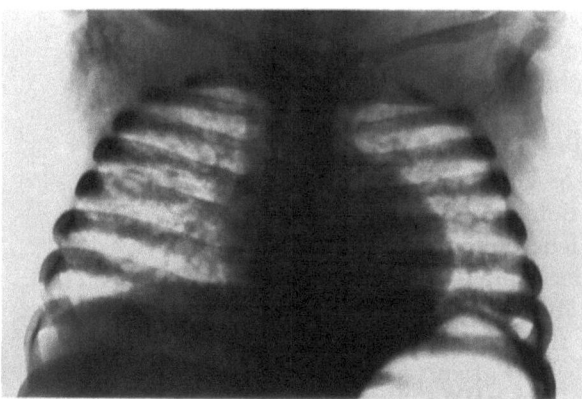

Abb. 22. Morbus Letterer-Christian bei dem 1 Jahr 4 Monate alten Zwilling I (gleiches Kind wie Abb. 14). Fleckig, wabig-streifige Lungenzeichnung über allen Abschnitten. Kleinere Knochenherde in Rippen- und Schulterblättern

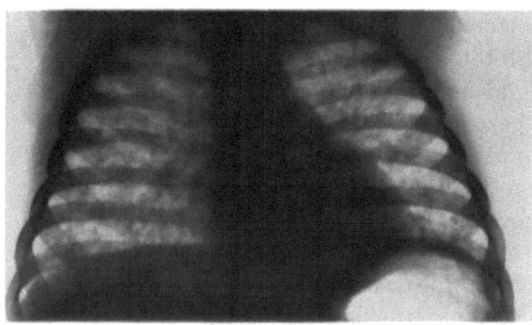

a

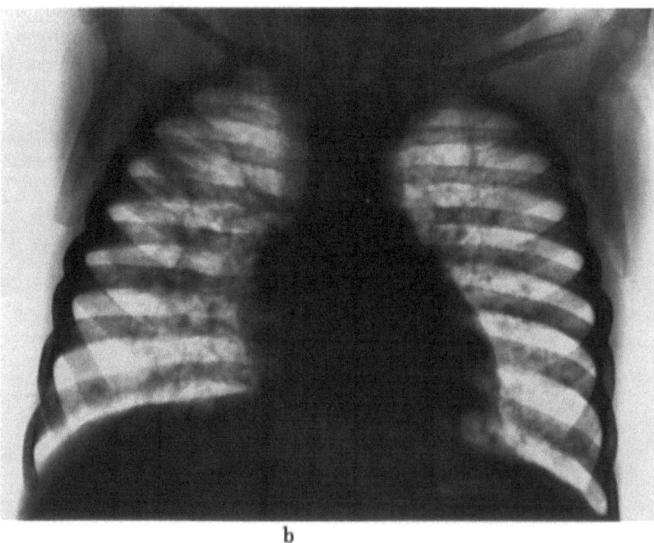

b

Abb. 23 a. u. b. Verlauf der pulmonalen Veränderungen beim Morbus Letterer-Christian. Zwilling II (gleiches Kind wie Abb. 15, 19). a Im Alter von 9 Monaten grobfleckige Verdichtungen sämtlicher Lungenabschnitte, b 2½ Jahre später streifig-grobfleckige Zeichnung in beiden Oberfeldern. Aufhellung der Mittel- und Unterfelder

Innersekretorische Drüsen. Bei etwa 50 % aller Fälle von Morbus Hand-Schüller-Christian findet sich ein Diabetes insipidus, im allgemeinen durch Infiltration des Hypothalamus oder des Hypophysenstiels. WALTHARD beobachtete eine Zerstörung des Hypophysen-hinterlappens. Röntgenologisch müssen keine Knochenveränderungen nachweisbar sein, Schädigungen im Bereich des Türkensattels wurden jedoch mitgeteilt. Beim Eosinophilen Granulom kommt ein Diabetes insipidus selten vor. Als weitere Zeichen von Hypophysen-insuffizienz sind Zwergwuchs und Infantilismus nicht selten. Schilddrüsen und Neben-schilddrüsen können in Einzelfällen beteiligt sein.

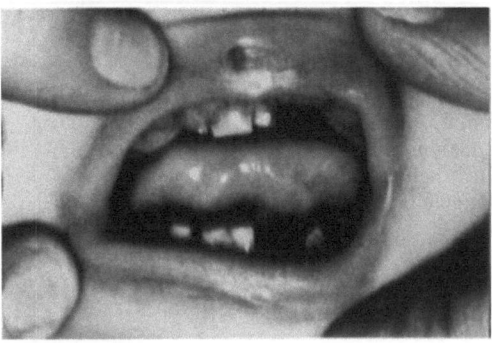

Abb. 24. Starke Caries des Milchgebisses bei Morbus Letterer-Christian (Zwilling Edda W.)

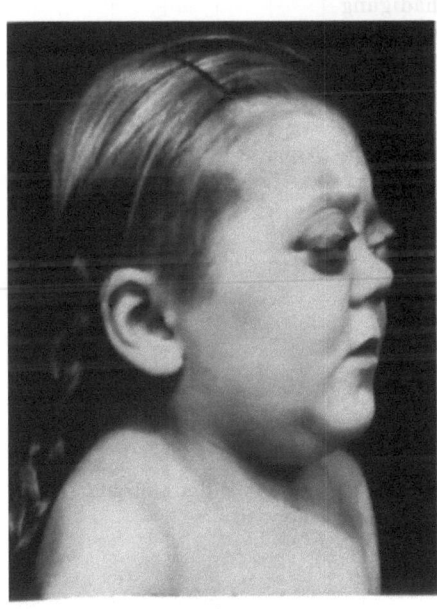
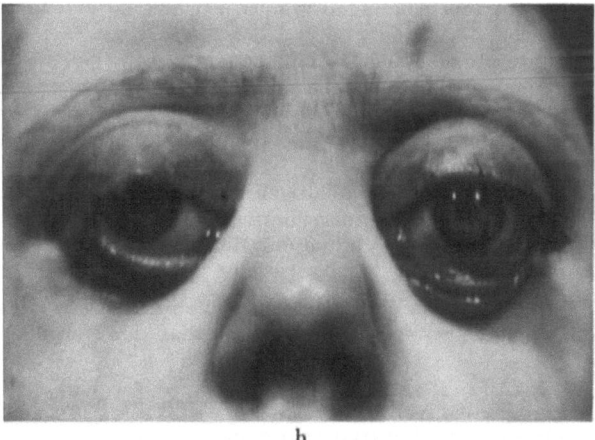

a   b

Abb. 25a u. b. Morbus Hand-Schüller-Christian und Diabetes insipidus bei einem 3 Jahre alten Mädchen (gleiches Kind wie Abb. 13, 17). a Deutlicher Exophthalmus. b Exophthalmus mit Lidödem und Chemosis

g) Laboratoriumsbefunde

Charakteristische Veränderungen im Serum sind beim Morbus Letterer-Christian nicht bekannt. Häufig findet sich jedoch eine Anämie, besonders bei den akuten disseminierten Formen. Sie kann nicht einfach auf Verdrängung des hämopoetischen Gewebes zurück-geführt werden, und es sind sowohl hyper- wie hypochrome Anämien beschrieben worden. Das weiße Blutbild ist in der Regel normal. Beim Milzsyndrom kann eine Leukopenie entstehen, doch ist Leukocytose häufiger beobachtet worden, auch ohne daß eine sekundäre Infektion besteht. Manchmal nimmt die Leukocytose leukämoiden Charakter an mit Übergang zu Leukämie. FREUD u. Mitarb. grenzten ein besonderes Krankheitsbild als leukämische Xanthomatose ab. Bei Knochenmarkspunktionen wird im allgemeinen ein normaler Befund erhoben, soweit nicht zufälligerweise ein Granulationsherd getroffen wurde (Milzexstirpation führte bei Aronson, Christie u. Mitarb. zu einem günstigen Heilungserfolg). Die Thrombocytenzahl ist nach Dietzsch beim Morbus Abt-Letterer-Siwe regelmäßig vermindert. Siwe fand Erhöhung, wir selbst sahen fast normale Werte (Tabelle 3).

Tabelle 3. *Übersicht über die Symptomatologie des Eosinophilen Granuloms (EG), des Morbus Hand-Schüller-Christian (HSC) und des Morbus Abt-Letterer-Siwe (ALS) von* Schreiter

	EG	HSC	ALS
Störung des Allgemeinbefindens, Appetitlosigkeit	—	+	+·+
Fieber	+/—	+	++
Lokalisierte Schmerzen	+	+	++
Osteolytische Herde in Schädel, Rippen, Wirbel, Becken, Skapula, Clavicula, langen Röhrenknochen	+	+	+
Polytope Lokalisation der Knochenherde	+	+·+	++
Monotope Lokalisation der Knochenherde	++	—	—
Typischer Landkartenschädel	+	+	+
Exophthalmus	+	+	+
Diabetes insipidus	+	+	+
Seborrhoische crustöse Dermatitis: behaarter Kopf, Haaransatzstelle, Nacken, Rumpf	+/—	+	++
Hämorrhagische Diathese	—	+	++
Otitis chron. med. et ext., Mastoiditis, Hörstörung, Facialisschädigung	+	+	+
Nekrotisierende und ulcerierende Stomatitis und Gingivitis, Zahnlockerung und -ausfall	+/—	+	++
Lungenveränderung: miliare Infiltration, Honigwabenlunge, pneumonische Infiltration, Spontan-Pneumothorax	+	+	+
Hepatosplenomegalie	+/—	+	++
Generalisierte Lymphadenopathie	(+)/—	+	+
Andere Organbeteiligung: Thymus, Weichteile, Herz, Niere, Darm usw.	(+)/—	+	+
Hypercholesterinämie	+/—	+/—	+/—
Blutstatusveränderungen: Leukocytose, Anämie, Eosinophilie, Erhöhung der Blutkörperchensenkungsgeschwindigkeit	(+)/—	(+)/—	+·
Pathohistologie: Granulationsgewebe mit reticulohistiocytärer Proliferation; eosinophile Leukocyten, Riesenzellen, Plasmazellen, Lymphocyten usw.	+	+	+
Vorhandensein von lipoidhaltigen Schaumzellen	+/—	++	+/—
Bevorzugtes Auftreten im frühesten Kindesalter	++	+	++
Prognose: Gutartiger Verlauf mit Möglichkeit der Spontanheilung . .	++	+	(+)/—
Rapider Verlauf mit letalem Ausgang	(+)/—	+	++

Mit + soll das Vorhandensein, die Häufigkeit bzw. Intensität des Auftretens der einzelnen Symptome angezeigt werden; — bedeutet, daß das Merkmal nicht beobachtet wird.

h) Therapie

Operative Therapie in Form der Auskratzung kommt nur beim eosinophilen Einzelherd in Frage, erscheint aber heute weniger indiziert. Schon einfache Probeexcisionen können den Heilungsvorgang begünstigen. In einzelnen Fällen ist es jedoch kaum möglich, eine Besserung auf einen bestimmten Eingriff zurückzuführen, da eine Spontanremission nicht selten ist. Das Auftreten weiterer Herde kann durch die radikale Entfernung des Erstherdes nicht verhindert werden.

Röntgen-Therapie. Die Wirkung der Röntgen-Therapie ist auf den bestrahlten Herd begrenzt, eine gleichzeitige Rückbildung von anderen Lokalisationen wird nicht erreicht. Die weichen Tumoren am Schädel, die Lymphknotenschwellung und die Ohreiterung verschwinden meist in 2—3 Wochen bei mittlerer Dosis. Manchmal genügen schon sehr kleine Dosen. So erwähnen Abassy u. Mitarb. einen schnellen Rückgang durch dreitägige Bestrahlungen von 50 R. Bei fraktionierter Technik unter Tiefen- und Halbtiefen-Therapiebedingungen werden im allgemeinen 150—200 R/O als Einzeldosis bis zu einer Gesamtdosis von 1500—2000 R/O gegeben (Garsche; Groskopff; Walthard u. Zup-

PINGER). Nach CHILDS u. Mitarb. sind 600 R/O völlig ausreichend. Durch höhere Dosen lassen sich keine besseren Erfolge erzielen. Nach GROSKOPFF haben Röntgentiefenbestrahlungen die gleiche gute Wirkung wie Röntgennahbestrahlung. Dadurch ist es möglich, den radiologischen Eingriff so kleinräumig wie möglich zu halten. Die Größe des Bestrahlungsfeldes braucht den Granulomherd nur allseits um etwa 1 cm zu überragen. Bei den erforderlichen Dosen sind am Adoleszentenskelet Wachstumsschädigungen nicht zu befürchten. Nach der Strahlenbehandlung setzt die Regeneration im Defektbereich etwa 4—8 Wochen nach Behandlungsende ein und ist nach $1—1^1/_2$ Jahren in der Regel beendet. Die chirurgische Behandlung kann mit der Röntgenbestrahlung kombiniert werden, jedoch führt auch diese nicht in allen Fällen zum Erfolg. DICKSON, STELZNER sowie KOTHÉ fanden strahlenresistente Herde. HAMILTON u. Mitarb. lehnen Röntgentherapie ab, weil sie dadurch keine Beschleunigung der Knochenregeneration sahen.

Exophthalmus sowie Diabetes insipidus bleiben meist trotz Röntgenbestrahlung bestehen. Die Lungen- und Hautläsionen sprechen im allgemeinen nicht zufriedenstellend an. Nach BASS u. Mitarb. ist die Röntgentherapie bei Morbus Abt-Letterer-Siwe weniger wirksam als bei den chronischen Verlaufsformen; jedoch ist nach SCHREITER eine Frühbehandlung anzustreben.

Radium und Radiumphosphor (BERNHEIM u. FRANCOIS) sind wiederholt mit ähnlichen Resultaten angewendet worden. Eine größere Bedeutung haben sie bisher nicht erlangt.

Medikamentöse Therapie. Besonders beim Morbus Abt-Letterer-Siwe wurde wiederholt antibiotische Therapie versucht; mehrere Autoren berichten über günstige Erfolge, ja, sogar Heilung (BIERMAN; FISHER; KOCH). Versager, besonders beim Morbus Abt-Letterer-Siwe bleiben nicht aus. Die verschiedensten Antibiotika wurden angewendet. Am wirksamsten scheint nach KOCH das Aureomycin zu sein. Ein gesicherter Einfluß auf die Grundkrankheit ist nicht erwiesen, jedoch können lebensgefährliche Superinfektionen damit erfolgreich angegangen werden.

Mit cytostatischen Stoffen wurden Besserungen und kurze Remissionen erreicht. KIERLAND u. Mitarb. verwendeten das Stickstofflost, BASS u. Mitarb. Folsäureantagonisten, ALTHOFF u. KÜNZER berichten über gewisse Erfolge mit Urethan. Eine cytostatische Behandlung ist nach REWALD nur dann angebracht, wenn die Herde sehr disseminiert sind und andere therapeutische Versuche scheiterten.

In letzter Zeit wurde wiederholt über günstige Erfolge mit Cortisonen berichtet (FLOSI u. Mitarb.; MÜLLER-RENTSCH; PONCET-BEREZIN; eigene Beobachtung). Die klinischen Erscheinungen bilden sich zurück, und der tödliche Ausgang kann vermieden werden. Die Erfolge treten jedoch keineswegs regelmäßig ein (DIETZSCH). Nach SCHNABEL bedeutet der Rückgang auch beim Eosinophilen Granulom keineswegs eine Ausheilung. Im allgemeinen werden etwa 1—1,5 mg/kg Prednison notwendig sein, die nach MÜLLER-RENTZSCH wenigstens 4 Wochen, nach SCHNABEL und unseren eigenen Erfahrungen aber monate- eventuell jahrelang zu geben sind. Ein Hypercortisonismus muß in Kauf genommen werden (SCHNABEL). Dann kann auf eine geringere Erhaltungsdosis zurückgegangen werden. Unser Patient bekam 5 Jahre lang täglich 5—10 mg Prednison, ohne daß die Krankheit ausheilte. Im akuten Stadium scheint eine Kombination der verschiedenen Therapiemöglichkeiten angezeigt.

Diät-Behandlung. Unter Annahme einer Lipoidstoffwechselstörung wurden beim Morbus Hand-Schüller-Christian Behandlungsversuche mit fett- oder cholesterinarmer Diät durchgeführt (BÜRGER). Die in einzelnen Fällen beobachtete Verminderung des Blutcholesterins hat keinen sicheren Einfluß auf den Ablauf des Morbus Hand-Schüller-Christian (SCHETTLER). Weder Knochen- noch Hautveränderungen gehen zurück. Derartige therapeutische Versuche berücksichtigen nicht die von der Cholesterinzufuhr unabhängige endogene Bildung dieses Stoffes.

Anhang: Xanthomatosis generalisata ossium

Cocchi trennt vom Morbus Hand-Schüller-Christian die Xanthomatosis generalisata ossium ab und zitiert Fälle von Shelling u. Voshell sowie von Snapper u. Parisel. Bei dieser Form bleibt der Schädel frei. Die Röntgenbilder erinnern nach Swoboda an Osteodystrophia fibrosa. Rewald stellt die Hypothese auf, daß die Ostitis fibrosa disseminata (Jaffé u. Lichtenstein) wahrscheinlich einem Vernarbungsstadium von granulomatösen Herden des Morbus Letterer-Christian entspricht.

In der uns zugänglichen Literatur der letzten Jahre konnte keine entsprechende Mitteilung über dieses Krankheitsbild gefunden werden. Vermutlich ist die Xanthomatosis generalisata ossium als Verlaufsvariante des Morbus Letterer-Christian anzusehen.

Tabelle 4. *Übersicht über die fünf Reticuloendotheliosen des Knochenmarks* (von Mundt)

Krankheit	Altersgruppe	Befunde und Verlauf	Lipoid	Knochen
1. Morbus Gaucher	jedes Alter	A. Familiäre, primäre Lipoideinlagerung Hepatosplenomegalie, Lidspaltenflecke, Hautpigmentation, Anämie, Leukopenie, Thrombocytopenie, Hämorrhagie. Verlauf: chronisch	Primäre Einlagerung des Cerebrosids Kerasin	Verdünnung der Corticalis und Aufhellungszonen, Knochenauftreibung, Femur zeigt distal gelegene Erlenmeyer-kolbenartige Deformität. Abflachung des Femurkopfes, pathologische Frakturen
2. M. Niemann-Pick	Kinder (meist weiblich)	Abmagerung, gastrointestinale Beschwerden, Hepatosplenomegalie, Lymphknotenvergrößerung. Degenerative Veränderungen des Zentralnervensystems. Anämie, Leukopenie. Verlauf: foudroyant	Primäre Einlagerung des Phosphatids Sphingomyelin	Generalisierte Osteoporose
3. M. Letterer-Siwe	bis 2 Jahre	B. Nicht hereditäre, sekundäre Lipoideinlagerung Thrombocytopenie, Schwäche, Fieber, Hauterscheinungen, Hepatosplenomegalie, Lymphknotenvergrößerung. Anämie, Purpura, viscerale Erscheinungen (Lunge). Verlauf: foudroyant	Sekundäre Ablagerung von Cholesterin, wenn der Patient es erlebt	Osteolytische Defekte des Knochens, Schädelkalotte manchmal befallen
4. M. Hand-Schüller-Christian	Kinder über 2 Jahre	Exophthalmus, Diabetes insipidus. Verlauf: chronisch	Sekundäre Ablagerung von Cholesterin	Cystische Defekte des Schädels einschließlich Maxilla und Mandibula, Befall der Schädelbasis und der Sella (Rö.: Landkartenschädel)
5. Eosinophiles Granulom	im jugendlichen Alter	Lokaler Knochenschmerz, Leukocytose, Eosinophilie, Lunge. Verlauf: gutartig	Sekundäre Cholesterineinlagerung	Corticale Lokalisation, pathologische Frakturen (Rö.: scharf begrenzte rundliche Aufhellungen der flachen Knochen)

5. Mucopolysaccharidose

Nomenklatur. Hierunter fallen folgende Bezeichnungen und Krankheitsbilder: Lipochondrodystrophie, Dysostosis multiplex, Gargoylismus. Morbus Pfaundler-Hurler, Dysostose vom Typ Pfaundler-Hurler, familiär-dysostotischer Zwergwuchs vom Typ Pfaundler-Hurler, Hunter-Hurler-Krankheit, Hurler-Polydystrophie, Dysostotische Idiotie, polytope enchondrale Dysostose, Gargoylism, maladie de Hurler, Hunter-Hurler-disease, nanisme à type de Gargouille, polydystrophie de Hurler, Morquio-Brailsford-Syndrom, Morquio-Ullrich-Syndrom, Sanfilippo-disease.

Geschichtliches. Ein neues Krankheitsbild beschrieben 1917 HUNTER und unabhängig von ihm 1919 v. PFAUNDLER und seine Mitarbeiterin HURLER. Es besteht in einer generalisierten Systemerkrankung des Skeletes: Dysostosis multiplex, die zu einem disproportioniertem Minderwuchs führt und meist mit erheblichem Schwachsinn einhergeht. Die Kinder bieten eine eigenartige, starre Physiognomie. Im angelsächsischen Schrifttum wurde das Syndrom deshalb meist als Gargoylismus (Wasserspeiergesicht), von französisch „gargouille" (steinerne Traufröhre mit Fratzengesicht) bezeichnet.

a) Ätiologie

Es handelt sich um ein Erbleiden, das sowohl einem einfach-recessiven als auch einem einfach recessiven geschlechtsgebundenen Erbgang folgt (CORBO; CUNNINGHAM; ULLRICH; WASHINGTON u. JELKE); letzterer entspricht nach neueren Feststellungen (ALTHOFF u. WIEDEMANN) dem Typ Hunter und soll etwa ein Drittel aller Erkrankungsfälle verursachen. GREBE nimmt mindestens vier voneinander unabhängige genetische Möglichkeiten an.

b) Verlauf, Alters- und Geschlechtsverteilung der Dysostosis multiplex

Die Krankheit beginnt am häufigsten jenseits des Säuglingsalters, doch gibt es auch einen Spät-Hurler, der sich erst im 30.—40. Lebensjahre manifestiert (HOPPE; ULLRICH). ZELLWEGER u. Mitarb. teilen die Frühform in drei Untergruppen auf. In einzelnen Fällen ihrer Beobachtung zeigten die Säuglinge normale Epi- und Metaphysen, bei längerer Beobachtung entwickelten sich die typischen Veränderungen. In der zweiten Gruppe waren schon im Säuglingsalter epi- und metaphysäre Veränderungen sowie chondrodystrophie-ähnliche Bilder feststellbar. Die dritte Gruppe wies mehr rachitis-ähnliche Röntgenbefunde auf.

Auch die Spät-Hurler-Fälle lassen zunächst dysostotische Veränderungen erkennen und zeigen erst im weiteren Verlauf Zeichen der Speicherkrankheit, insbesondere Hornhauttrübung.

Die Krankheit verläuft im allgemeinen um so schwerer, je früher sie beginnt. Der Gesichtsausdruck ist so charakteristisch, daß die Diagnose schon aus der Physiognomie zu stellen ist und alle Erkrankten sich mehr oder weniger wie Geschwister gleichen. Auf einem kurzen Hals sitzt ein plumper Kopf mit vorgetriebener Stirn, affenartigen, plumpen Gesichtszügen und flachem Nasenrücken. Die Gargoyl-Fratze beruht außer der vermehrten Einziehung der Nasenwurzel zum Teil auch auf Weichteilkonsistenzveränderungen (MAU). Es finden sich tiefstehende Ohrmuscheln, weiter Abstand der Augen, verstärkte Ausbildung der Augenbrauen, gelegentlich Exophthalmus, wulstige Lippen, geöffneter, gerundeter Mund (Abb. 26) mit häufig zu großer, rissiger Zunge, rauhe Stimme, schnarchende Atmung, Schwellung des Zahnfleisches, mangelnde Beweglichkeit und Streckbarkeit der Gelenke, besonders der Schulter-, Ellenbogen- und Fingergelenke, tatzenförmige Hände, Coxa valga, meist fixierte Kyphose am Übergang der Brust- zur Lendenwirbelsäule, großer Bauch mit Milz- und Lebervergrößerung, Neigung zu Hernienbildung, progressiver Schwachsinn. Weiterhin weisen die Kranken Uhrglasnägel sowie

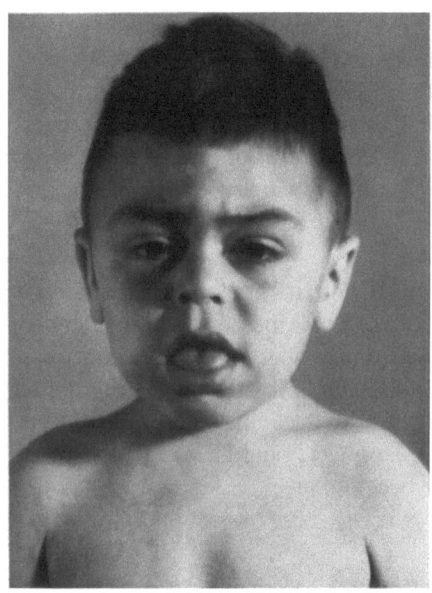

Abb. 26. 5jähriger Knabe mit Morbus Pfaundler-Hurler. Typisches Wasserspeiergesicht
(Gargoylismus)

übermäßige Behaarung an Rücken und Oberarmen, oft einen Lanugopelz auf. Die Patienten sind bewegungsarm, schwerfällig und zeigen steife Haltung. Sie sind meist gutmütig-stumpf, mitunter auch ungebärdig mit erethischer Betriebsamkeit. Oft besteht erhebliche Schwerhörigkeit. Oligophrenie ist bei dem Hurler-Typ die Regel, bei der Hunter-Form nicht obligat.

Die Kranken erliegen in früher Jugend oft intermittierenden Erkrankungen, Pneumonien, Herzversagen. Wegen des progredienten Schwachsinns befinden sich nach Mau ältere Patienten relativ häufig in Irrenanstalten (dysostotische Idiotie). Beide Geschlechter sind betroffen, jedoch erkranken mehr Knaben. Dies erklärt sich durch den recessiv geschlechtsgebundenen Erbgang. Böcker fand unter 36 Fällen 22 männliche und 14 weibliche. Die Krankheit wurde auch bei Negern beobachtet (Berardinelli; Epps u. Scott; Gilbert u. Guin), Juzuru Sugawara u. Mitarb. beschrieben ihr Auftreten in Japan.

c) Histopathologie und Pathogenese

Am Skeletsystem bestehen schwere enchondrale Ossifikationsstörungen. Bei anscheinend normalem Verkalkungsvermögen wuchern die Epiphysenknorpel ungenügend, während die endostale und periostale Knochenbildung zwar verlangsamt, aber weniger stark gestört ist. Zum Teil wurden hypoplastisch-chondrodystrophe Veränderungen gefunden (Kny). In fast allen Geweben kann es nun zur Ablagerung nicht einheitlicher Speicherstoffe kommen. Im Gehirn, wo ein der amaurotischen Idiotie ähnliches Zellbild entsteht, finden sich Ganglioside und Sphingomyeline, während im Binde- und Stützgewebe, in Milz, Leber, Lymphknoten, Herzmuskel, Thymus, Hoden, Dura mater und Cornea ein komplexes Polysaccharid gespeichert wird. Dieses besteht aus Glucose, Galaktose, Hexosaminen und Schwefelgruppen (Brante; Delong; Diezel) und färbt sich charakteristisch mit Toluidinblau.

Brante bezeichnete den Gargoylismus deshalb schlechthin als Mucopolysaccharidose, was jedoch die speichernde Substanz in den Nervenzellen nicht berücksichtigt. Das Mucopolysaccharid wird auch in den Granula der Leukocyten gespeichert. Von Jelke wird als Ursache des Gargoylismus eine primäre Störung des Mucopolysaccharid-Stoffwechsels und eine Anreicherung in den Geweben angenommen. Hierauf ist auch die Störung der Knorpelentwicklung zurückzuführen. Ähnliche Anschauungen finden sich bei Girola und Benedetti sowie Henderson u. Mitarb.; Tolentino und Terragna konnten durch Injektion von Pektinlösung subcutan und von Akaziengummi intravenös bei wachsenden Kaninchen durch Spaltlampenuntersuchung nachweisbare Tüpfelung der Cornea erzielen. Verabfolgung von Pektinlösung verursachte außerdem Störungen der enchondralen Ossifikation.

Auch bei dieser Krankheit wird eine Störung im Fermentsystem vermutet, wobei die einzelnen Zellen einen untereinander vergleichbaren, aber für den spezifischen Zellstoffwechsel charakteristischen Speicherstoff produzieren (Diezel). Wahrscheinlich sind die gespeicherten Substanzen kein pathologisches Produkt, sondern infolge fehlenden oder ungenügenden Abbaues reichert sich der Polysaccharid-Lipoid-Komplex an. Die Veränderungen an Stütz- und Bindegewebe zeigen nach Diezel insofern noch eine Besonderheit, als der zelldystrophische Prozeß nicht nur zur intracellulären Stoffablagerung führt, wie sie zum Wesen der Speicherungskrankheit gehört. Es erfolgt darüber hinaus eine Vermehrung der Intercellularsubstanzen, die gelegentlich von einer Hyperplasie der Adventitiazellen begleitet sein kann. Die Bewegungsbehinderung im Ellbogengelenk hat M. B. SCHMIDT, der eine Speicherung im Skelet erstmalig nachwies, auf mangelhafte Ausbildung des Olecranon und Verfilzung seines Gewebes mit der Tricepssehne erklärts Die Stoffwechselstörung der Binde- und Stützgewebezellen ist für den Gargoylismu. besonders charakteristisch.

d) Skelet (Röntgenbefunde)

Die Veränderungen am Skeletsystem sind schwer, es finden sich epi- und metaphysäre Wachstumsstörungen. Der plumpe Schädel mit verdickter Kalotte, teilweise als Wolken-schädel bezeichnet, zeigt Scaphocephalie und läßt meist eine stark auseinandergezogene

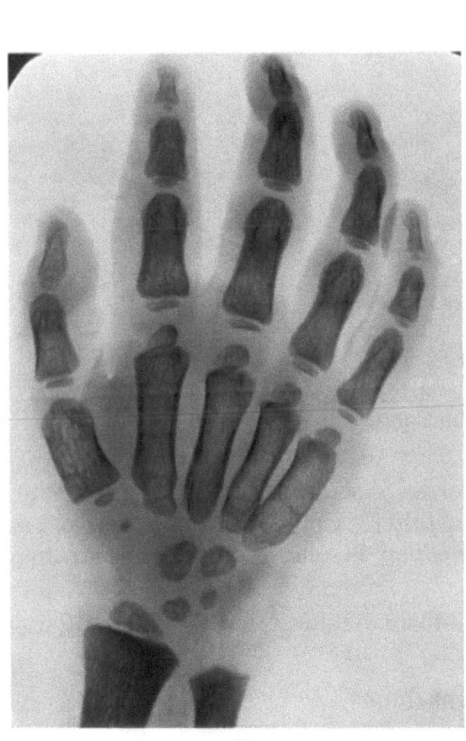 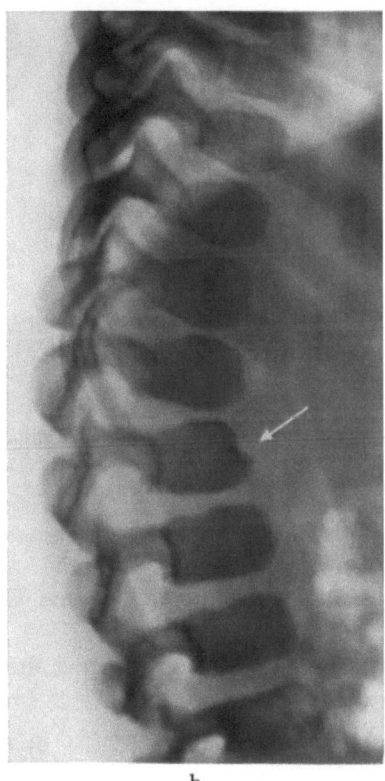

a   b

Abb. 27a. Plumpe Verformung der Mittelhand- und Fingerknochen mit angedeuteter Zuckerhutform, Pseudoepiphysenbildung. Regelrechtes Knochenalter

Abb. 27b. Kyphose im Bereich der Brust- und Lendenwirbelsäule. Konvexbogige Begrenzung der Wirbelkörper. Hagebuttenform der unteren Brustwirbelkörper und angedeutete Angelhakenform des 1. Lendenwirbels

Sella erkennen. Sie wird als Schalen-, Schüssel- oder Schuhform beschrieben. Die Lambda-naht, teilweise auch andere Nähte, finden sich häufig vorzeitig verknöchert. Die übrigen Nähte, besonders die Kranznaht, erweisen sich dann als stark klaffend. Doch sind diese Befunde nicht regelmäßig nachweisbar.

Schwere Veränderungen finden sich an den Wirbelkörpern; sie sind besonders im Bereich der Brustwirbelsäule an den Ecken abgerundet, so daß eine mehr oder weniger ovale Form entsteht (Hagebuttenform). Im Bereich der Lendenwirbelsäule finden sich nicht selten Wirbelkörper von Angelhakenform, so daß eine spitzwinkelige und oft fixierte Kyphose entsteht. Nach Mau überwiegen bei der Dysostosis multiplex die hohen, im sagittalen Durchmesser relativ kurzen Wirbelkörper.

Das Becken zeigt Kartenherzform. Das Hüftbein ist klein mit flacher Pfanne, so daß das Corpus des Os ilium gelegentlich wie ein Sporn wirkt.

Die Gliedmaßen erscheinen relativ kurz und plump, die Unterarmknochen meist beträchtlich verunstaltet, der Radius gekrümmt. Die Epiphysenenden weisen spornartige, zipflige Ausziehungen auf. Die Handwurzelkerne sind im Unterschied zum Myxödem an Zahl nicht vermindert und zeigen oft lockere Strukturzeichnung. Die Metacarpalia haben oft plumpe Gestalt mit lockerer unregelmäßiger Bälkchenstruktur und zipfliger Ausziehung am distalen Ende [zerquälte Form der proximalen Metacarpalenden (Mau)],

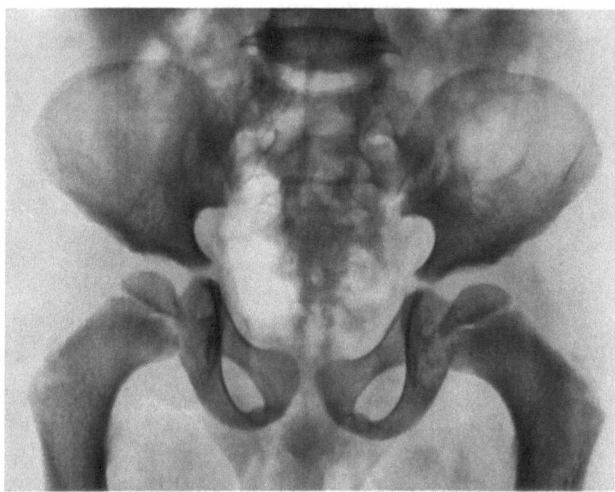

Abb. 27 c. Kartenherzform des Beckens. Abflachung der Femurkopfkerne, Verplumpung der proximalen Femurabschnitte

Pseudoepiphysenbildung. Die Phalangen zeigen Zuckerhutform (Ullrich), die unteren Gliedmaßen entsprechende Befunde: verunstaltete Epiphysen, spornartige verlängerte Metaphysen; doch sind die unteren Gliedmaßen im ganzen weniger betroffen als die oberen (Abb. 27 a—c).

Häufig finden sich eine Störung der Gebißentwicklung und erhebliche Caries.

e) Organbefunde

Bei fast allen Patienten sind Leber und Milz in unterschiedlichem Ausmaß vergrößert. Sie sind von glatter Oberfläche und bedingen das vergrößerte Abdomen. Häufig sind Nabelhernien vorhanden.

Öfter wurden Herzbeteiligungen beschrieben. Das anatomische Substrat besteht nach Emanuel sowie Cottier in einer Verdickung und Mißbildung der Herzklappen sowie Herzvergrößerung. Kressler und Aegerter sowie Stoeckel fanden Sklerose und Kalkeinlagerung.

Augen und Ohren. Einen weiteren sehr wichtigen Hinweis auf Pfaundler-Hurlersche Erkrankung gibt die schleierartige, feinkörnige Trübung der Cornea. Sie ist jedoch kein regelmäßiger Befund und meist nur bei Spaltlampenuntersuchung nachzuweisen. Die Hornhauttrübung ist auch nicht von Anfang an vorhanden, sondern stellt sich erst im Laufe mehrerer Jahre, gelegentlich erst nach Jahrzehnten ein. Bei männlichen Patienten, die dem geschlechtsgebundenen recessiven Erbgang entsprechen, kommt Hornhauttrübung nur ausnahmsweise vor. Häufig ist eine erhebliche Schwerhörigkeit bis zur völligen Ertaubung zu beobachten. Die Labyrintherregbarkeit ist in der Regel normal erhalten; auch der übrige otologische Befund bietet keine Besonderheiten, sofern nicht, wie gar nicht selten, eine Otitis media besteht.

Alle skeletfernen Symptome sind nicht obligat und können mindestens zu Beginn der Erkrankung fehlen.

f) Laboratoriumsbefunde

Als wichtiger Hinweis gelten die Aider-Reillyschen Granulationsanomalien der weißen Blutkörperchen. REILLY hat 1941 erstmalig auf diese Blutveränderung beim Morbus Pfaundler-Hurler hingewiesen. Die grobkernige Granulierung findet sich bei den Leukocyten, seltener auch bei den Lympho- und Monocyten und kann erster Hinweis für das Syndrom sein.

Die Prozentzahlen wechseln, es wurden bis 90% der Segmentkernigen betroffen gefunden. Neben dicker, grober Körnelung wurden auch zarte, stäubchenartige Granula beobachtet und sowohl im strömenden Blut als auch im Sternalmark und Milzpunktat nachgewiesen. CARLISLE und GOOD zeigten, daß eine Frühdiagnose des Gargoylismus durch Nachweis granulierter Leukocyten im Reizserum nach Hautabschabung möglich ist. Im deutschen Schrifttum hat BRUGSCH zuerst auf die Aider-Reillyschen Granulationen als für M. Pfaundler-Hurler typischen Befund hingewiesen. Es wird von REILLY angenommen, daß diese Granula Speicherungsphänomene darstellen und aus einem Mucopolysaccharid (Hyaluronsäure) (LAVES), bestehen. Alle übrigen serologischen Veränderungen sind nicht konstant. Wichtig erscheint, daß WIEDEMANN auf eine Erhöhung des Serum-Kupferspiegels hingewiesen hat, der sich relativ häufig zu finden scheint. SARTORI beschrieb Kupferwerte von 160—177 μg-%. Bei einem Patienten wurde zeitweise ein erhöhter Cholesterinspiegel nachgewiesen. SARTORI fand bei Pfaundler-Hurlerscher Krankheit eine Hypermucoproteinämie von ungefähr 100%.

Im Harn wurde von DORFMAN u. Mitarb., GRUMBACH u. MEYER und anderen Mucopolysaccharid-Ausscheidung festgestellt (Chondroitin-Schwefelsäure B und Heparitin-mono-sulfat), während die von gesunden Personen ausgeschiedenen Chondroitinschwefelsäuren A und C sowie Hyaluronsäuren keine erhöhten Werte zeigen.

Beim Gargoylismus wurden auch Veränderungen des Elektroencephalogramms beschrieben (FRITZSCHE; RADEMECKER; ROHMER), sie sind jedoch nicht spezifisch und zum Teil qualitativ unterschiedlich. Als konstant gilt ein gegenüber der Altersnorm verlangsamtes und dysrhythmisches (= retardiertes) Grundbild. Fokale Störungen als Ausdruck grobanatomischer Läsionen oder unterschiedlicher Prägung der Speicherungen kommen ebenfalls vor. Weitere Besonderheiten (Beta-Superposition, synchrone, langsame, hohe Wellen) sind inkonstant.

g) Differentialdiagnose

Fast die gleichen Skeletveränderungen finden sich bei der Morquioschen Krankheit, wenn auch die am Schädel und an den Phalangen beim Morbus Pfaundler-Hurler in charakteristischen Fällen ausgesprochener sind.

Es werden folgende Beziehungen zwischen beiden Krankheiten diskutiert:

1. Morbus Pfaundler-Hurler stellt eine Kombination der Morquioschen Krankheit mit einer Speicherkrankheit dar. In dem primär veränderten Knochen kann es sekundär zu Speicherung pathologischer Stoffwechselprodukte kommen. Diese zuerst von DE RUDDER vertretene These findet heute keinen Anklang mehr.

2. Dysostosis Morquio und Dysostosis multiplex sind zwei genetisch völlig verschiedene Erbkrankheiten. Die Dysostosis multiplex wird durch ein einziges Gen hervorgerufen, welches im Sinne echter Pleiotropie (Polyphänie) sowohl die Skelet- wie die skeletfernen Symptome bedingt (ULLRICH).

3. Die Morquiosche Krankheit ist eine Abortivform des Morbus Pfaundler-Hurler, beide beruhen auf der gleichen Genwirkung mit polyphäner Manifestation und Subletalwirkung (Schinz).

Tabelle 5. *Übersicht über die röntgenologischen Skelet- und Lungenveränderungen bei Lipoidosen* (nach Klimt)

	Morbus Niemann-Pick	Mucopolysaccharidose	Morbus Gaucher
Prädilektionsstellen		Extremitäten, Wirbelsäule, Schädel, Becken	Extremitäten, bes. Femur Wirbelsäule
Schädel	Röntgenologisch erfaßbare Skeletveränderungen nicht beobachtet	Verformung des Schädels, Sattelnase (Kahn- oder Firstschädel) = sog. Skaphocephalus. Vorzeitige Verknöcherung der Lambdanaht, Klaffen der Coronarnaht. Verbreiterte, langgestreckte Sella (mit und ohne Hirndruck). Eventuell intrakranielle Kalkeinlagerung	Osteolytische Prozesse: Felsenbein, Ober- und Unterkiefer. Schädeldach nur sehr selten Keine Rückbildung des Röntgenbefundes, auch bei klinischer Besserung. Skeletveränderungen manchmal erst stärker nach Milzexstirpation
Knöcherner Thorax, Wirbelsäule		Kyphose der Brustwirbelsäule oder obere Lendenwirbelsäule, Gibbus am Übergang Brustwirbelsäule/Lendenwirbelsäule. Manchmal Unregelmäßigkeit der Deckplatten. „Fischmaulförmige" „angelhakenförmige" Wirbelkörper. Querfortsätze der Wirbelkörper grazil, teils plump, ähnlich den ruderblattverbreiterten Rippen. Sog. „Kartenherzform" des Beckens. Hüftgelenk: coxa valga, horizontal gestelltes Pfannendach, schlanker Schenkelhals. Kleiner und eventuell deformierter Femurkopfkern (ähnlich Kretinenhüfte und bei Perthesscher Krankheit) Röhrenknochenschäfte plump und gebogen, dicke Corticalis, Meta- und Epiphysenossifikation gestört. Abschlußlinie der Unterarmknochen schräggestellt. Plumpe Metakarpalknochen, proximale Enden zugespitzt, Epiphysenkerne entrundet. Metakarpalpseudoepiphysen. Fußknochenveränderungen ähnlich denen der Hände	Wirbeldurchsetzung mit Gaucher-Zellen → Keilfraktur, Gibbusbildung. Zwischenwirbelscheiben wenig deformiert
Becken			
Extremitäten			Häufig, aber nicht typisch: flaschenförmige Auftreibung der distalen Röhrenknochenabschnitte, besonders Femur (Erlenmeyer-Kolben-Phänomen). Osteoporose, osteolytische Prozesse. Grobmaschige Spongiosazeichnung mit Aufhellungen. Aufblätterung und Verdünnung der Compacta, selten sklerotisch. Osteolytische Prozesse → Zusammenbrüche des Oberschenkelkopfs (ähnlich Morbus Perthes) und der Wirbel, weiterhin Becken, Phalangen
Lungen	Grobmaschige, netzförmige bis pseudomiliare Zeichnungsverdichtung. Staublungenähnliches Bild. Ähnlichkeit mit präfinaler Lungenstauung		Bei infantiler Form kleinherdige und strangförmige Verdichtungen des Lungenparenchyms

Tabelle 5 (Fortsetzung)

	Eosinophiles Granulom	Morbus Abt-Letterer-Siwe	Morbus Hand-Schüller-Christian
Prädilektions-stellen	Platte Knochen, besonders Schädel, auch lange Röhren-knochen	Schädel, Darmbeinschaufeln, große Röhrenknochen, Rippen, Wirbel	
Schädel	Rein röntgenologisch nicht sicher trennbar Solitäre oder multiple scharf umschriebene oder unregelmäßig begrenzte Knochendefekte („Landkartenschädel") Wenn hochgradig → membr. cranium. Defekte können später bindegewebig oder knöchern ausheilen		Knochendefekte an Keilbein, Orbitaldächern. Bei Ausfüllung der Orbita mit Granulationsgewebe → Exophthalmus, Protrusio bulbi, Sehnerv! Bei Felsenbeinbeteiligung → Taubheit, Ohrfluß. Maxilla und Mandibula, Alveolarfortsatzzerstörung → Zahnlockerung, -Ausfall. Usuren der Sellagrube. Bei Übergreifen des lipoidzellig hyperplasierenden Marks des Keilbeinkörpers auf die Dura und Hypophyse → Diabetes insipidus, Fettsucht
Knöcherner Thorax, Wirbelsäule		Rippen: Spina ventosa-ähnliche Bilder	Bilder von vertebra plana. Wirbel porosiert, deformiert
Becken		Beckenschaufel	
Extremitäten	Teils scharf begrenzte, teils diffuse Aufhellungen verschiedener Größe lange Röhrenknochen, vorwiegend in den distalen Metaphysen. Diffuse Knochenmarksdurchsetzung (→ Anämie, thrombopenische Purpura, agranulocytische Bilder) Spontanfrakturen		
	Zentrale osteolytische Herde mit Auftreibung des Knochens		
Lungen		Netzförmige Verdichtungen mit ovalären, polygonalen Aufhellungen, Wabenlunge. Feinherdige, disseminierte Infiltratbildung. Bei chronischem Verlauf fibröse Umwandlung. Bronchitiden, Bronchopneumonien, staublungenähnliche Bilder, eventuell auch begleitende Tuberkulose. Interstitielle Pneumonie	

Auf Grund neuerer Untersuchungen, die der unterschiedlichen Harnausscheidung von Chondroitin-Sulfaten B, Heparitin-Sulfaten und Kerato-Sulfaten größere Bedeutung beimessen, erscheint jedoch eine Abgrenzung angezeigt.

So unterteilen heute ALTHOFF und WIEDEMANN die Mucopolysaccharidosen in drei Verlaufsformen:

1. Typ Hunter mit X-chromosomalem Erbgang und starker Mucopolysaccharidurie.

2. Typ Hurler mit recessivem Erbgang und starker Polysaccharidurie.

3. Das Morquio-Ullrich (Morquio-Brailsford)-Syndrom mit recessivem Erbgang und mäßiger Mucopolysaccharidurie, mit vorwiegender Ausscheidung von Keratosulfat.

LANGER will auf Grund der Beobachtungen von SANFILIPPO u. Mitarb. noch ein Sanfilippo-Disease mit ausschließlicher Urin-Ausscheidung von Heparitin-mono-sulfat abgrenzen.

MAROTEAUX u. LAMY unterscheiden bereits fünf Verlaufstypen und geben hierzu folgende Übersichtstabelle;

Tabelle 6. *Osteodystrophies with metabolic disorders of the acid mucopolysaccharides*

	Genetic transmission	Enchondral growth disorders	Corneal opacities	Mental deterioration	Mucopolysaccharides present in the urine
Hurlers disease	Autosomic recessive	+	+	+ +	{ Chondroitinsulfate B
	Sex-linked recessive	+	—	+ +	Heparitinsulfate
Polydystrophic[1] oligophrenia	Autosomic recessive	+	—	+ +	Heparitinsulfate
Polydystrophic dwarfism[2]	Autosomic recessive	+	+	—	Chondroitinsulfate B
Osteochondrosis (Morquio's disease)	Autosomic recessive	+ +	+	—	Keratosulfate

[1] Fälle von HARRIS, MAROTEAUX u. LAMY, MEYER u. HOFFMAN, SANFILIPPO u. Mitarb.
[2] Fall von LIEBENAM, sowie weitere Beobachtungen von HUBENY u. DELANO, JACKSON, LAHDENSUU, ULLRICH u. WIEDEMANN.

Leichter ist die Chondrodystrophie mit angeborener charakteristischer Skeletdeformierung abzugrenzen. Bei Chondrodystrophikern vorhandener Milz- und Lebertumor darf nicht zur Fehldiagnose Pfaundler-Hurler verleiten (WIEDEMANN). Das Bild des Gargoylismus kann ausnahmsweise bei der Geburt schon deutlich ausgeprägt sein (CAFFEY).

Weiterhin muß die Dysostosis multiplex vom Myxödem und dem endemischen Kretinismus unterschieden werden. Außer der erheblichen Struma des Kretinkranken lassen sich beim Myxödem folgende Symptome nachweisen, die beim Gargoylismus fehlen: verspätete Knochenkernentwicklung, Obstipation, mangelnde Schweißbildung, herabgesetzter Grundumsatz, Ödeme der Haut, erhöhte Zuckertoleranz, fehlende Vorhofzacken im EKG.

Hornhauttrübung und Minderwuchs finden sich auch bei der Cystinose. Die Skeletveränderungen beruhen aber hier auf Verkalkungsstörungen. Die Röntgenaufnahmen zeigen infolgedessen Rachitis-ähnliche Befunde (vgl. S. 349) (Tabelle 5).

h) Therapie

Eine wirksame Behandlung ist nicht bekannt. Wegen Atemschwierigkeiten kann eine Tracheotomie erforderlich werden (MURRAY).

6. Lipocalcinogranulomatose (Teutschlaender-Syndrom)

Synonyma: Lipocalcinosis progrediens, Calcinosis lipogranulomatosa progrediens, Calcinosis multiplex lipogranulomatosa, Lipoidkalkgicht, Hygromatosis lipogranulomatosa progressiva, Lipogranulomatosis intramuscularis progressiva, Lipo-, Chalico-, Granulomatosis, dystrophische metalipoidotische Calcinose.

Geschichtliches. Das Syndrom wurde 1935 von TEUTSCHLAENDER gegenüber anderen Verkalkungsstörungen abgegrenzt und als Lipoidthesaurismose gekennzeichnet.

1949 bewies ANDREAS chemisch die Speicherung *von Cholesterin* im erkrankten Gewebe.

a) Ätiologie

TEUTSCHLAENDER vermutete als Ursache der Stoffwechselstörung eine erblich-konstitutionelle Basis. Mehrere Geschwistererkrankungen wurden beschrieben (ANDREAS; LINSMAYER; TEUTSCHLAENDER); doch erscheint eine Erblichkeit noch nicht endgültig erwiesen.

b) Verlauf, Alters- und Geschlechtsdisposition

Die Krankheit kann in jedem Alter beginnen. Unter 15 Patienten von APAK befanden sich neun Kinder und sechs Erwachsene. BLUME beschrieb die Erkrankung bei einem 5 Monate alten Säugling. Schleichend entwickeln sich schmerzlose Tumoren, die häufig symmetrisch und meist in Gelenknähe auftreten, doch kommen auch andere Lokalisationen vor. ANDREAS beschrieb bei einer Geschwistererkrankung einen isolierten Herd in der Zunge, in einem Fall von POHL wurden Lungenherde festgestellt. Das Wachstumstempo ist unterschiedlich und kann Monate oder Jahre betragen. Die Tumoren können fast Kindskopfgröße erreichen. Die Erkrankung geht mehr oder weniger mit Störungen des Allgemeinbefindens wie Appetitlosigkeit und Schwäche einher, so daß die meisten Patienten extrem mager sind (APAK). Mitunter kommt es zu Einschmelzungen der Herde unter entzündlich-fieberhaften Erscheinungen. Die Prognose ist zweifelhaft, Spontanheilungen kommen vor. Bei Einzelfällen beschriebene Komplikationen wie Verkalkungen der Nebenschilddrüsen, der Nieren und des Pankreas müssen als sekundäre Folgen angesehen werden. Sklerodermie tritt nicht gehäuft auf (APAK).

Eine Geschlechtsdisposition besteht nicht. Das Syndrom wurde von INCLAN bei Negern beschrieben.

c) Pathogenese und Histopathologie

Es handelt sich um eine allgemeine Erkrankung des lokomotorischen Apparates. Auf Grund von Einzelbeobachtungen wurde eine diencephalo-hormonale Regulationsstörung angenommen (MEHLHOP); nach APAK läßt sich aber bei der Mehrzahl der Erkrankten dieselbe nicht nachweisen. Primär können Schleimbeutel, Muskulatur, Sehnen, Sehnenscheiden und Periost erkranken. Die ersten histologischen Veränderungen finden sich im Parenchym, nicht im Bindegewebe, das erst sekundär erkrankt. Die befallenen Muskelzellen erscheinen anfänglich aufgequollen, ihre Quer- und Längsfaltung geht verloren. Die primäre Lipoidstoffwechselstörung löst sekundär eine Calcinose aus, welche wiederum die Granulombildung mit Kalkeinlagerungen zur Folge hat. Die verkalkten Granulome können abszedieren; in anderen Fällen können Kalkeinlagerungen nach erfolgter Resorption der Lipoide im narbigen Bindegewebe liegenbleiben oder auch wieder völlig resorbiert werden.

So können nach TEUTSCHLAENDER drei Stadien im Krankheitsablauf unterschieden werden:
1. Einlagerung von Cholesterin,
2. Einlagerung von Kalksalzen,
3. Zerfall des cholesterin- und kalkhaltigen Gewebes mit reaktiver Granulombildung.

Im mikroskopischen Bilde finden sich im Granulationsstadium: ausgedehnte Kalkeinlagerung, Pseudoxanthomzellen, Schaumzellen, Makrophagen, doppelbrechende Sphärokristalle, größere Lipoideinlagerungen, die mit Scharlach-Rot und Sudan III färbbar sind.

d) Röntgenbefunde

Die Verkalkungen erscheinen röntgenologisch anfänglich als schwache, diffuse, dann als wolkige Schattenbildungen, späterhin zeigen sie sich in traubenförmiger Anordnung mit septenförmigen Unterteilungen (Abb. 28, 29a und b).

e) Laboratoriumsbefunde

Die blut-chemischen Befunde sind durch ihre Inkonstanz gekennzeichnet. APAK fand unter 15 Patienten nur viermal erhöhte Blutcholesterinwerte und nur einmal einen erhöhten Serum-Calciumwert. Eventuell sind die Unterschiede durch einen phasenhaften Verlauf der Erkrankung zu erklären, da eine Erhöhung auch beim gleichen Patienten nicht konstant ist. Die Werte für Serum-Phosphor und alkalische Phosphatase liegen in der Regel im Normbereich. Ebenso findet sich die Blutsenkungsgeschwindigkeit nur bei Komplikationen erhöht. Pathologische Urinbefunde können sekundär auftreten.

f) Differentialdiagnose

Das Syndrom wird von APAK und von LAUCHENAUER gegen die Calcinosis interstitialis lokalisata und generalisata abgegrenzt, welche im Gegensatz zur Lipocalcinogranulomatose vom Bindegewebe ihren Ausgang nehmen, auch CLARA und THYS setzen sich für eine

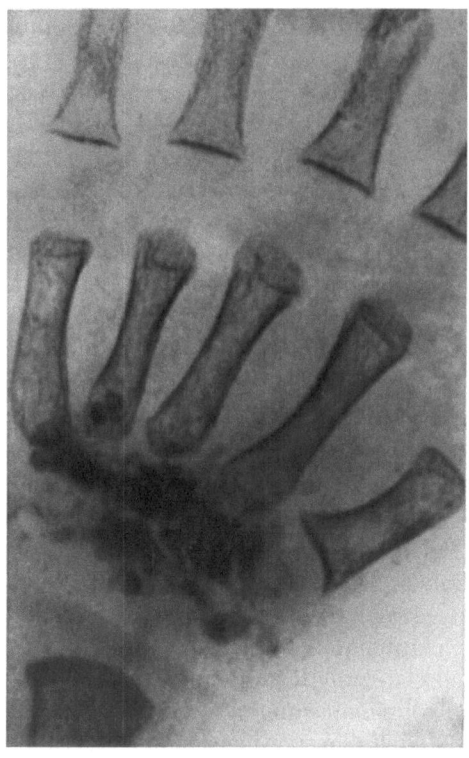

Abb. 28. 1³/₄jähriger Knabe. (Unregelmäßige Kalkschatten im Handgelenkbereich. Weder Carpalia noch Epiphysenkerne angelegt. Charakteristisch: derber, mit Kalksalzen, Zerfallshöhlen und bindegewebigen Granulationen durchsetzter Tumor in Gelenknähe. (Aus SCHMID-WEBER: Röntgendiagnostik im Kindesalter)

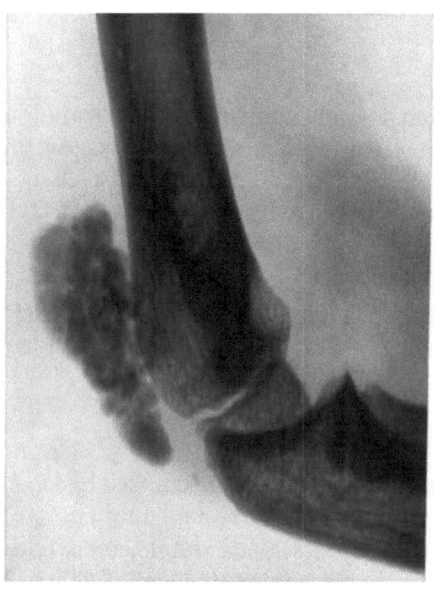
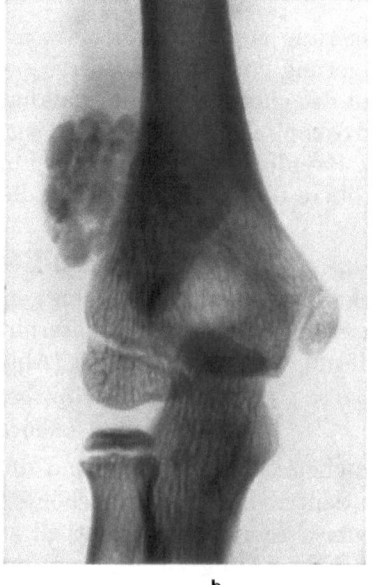

a   b

Abb. 29a u. b. Lipocalcinogranulomatose bei einem 11⁵/₁₂jährigen Jungen. Traubenförmige, kalkdichte Gewebsverbildung oberhalb des Olecranon, bestehend aus Lipoid, Kalkschollen und Granulationsgewebe. (Aus SCHMID-WEBER: Röntgendiagnostik im Kindesalter)

Abtrennung ein, während eine Reihe von anderen Autoren die Lipocalcinogranulomatose als eine besondere Verlaufsform oder identisch mit der Calcinosis interstitialis ansieht (ANDREAS; MEHLHOP; OOSTHUIZEN u. Mitarb.; POHL; SOMMER und TRESS).

Allgemein erfolgt eine Abgrenzung gegenüber der Myositis ossificans, bei welcher es zur Knochenbildung kommt. Weiterhin wären differentialdiagnostisch Verkalkungen bei Dermatomyositis und Raynaudscher Erkrankung zu erwähnen (LAUCHENAUER); ebenso das Syndrom von BOGAERT-SCHERER und das Xanthoma tuberosum (ANDREAS; POHL; TEUTSCHLAENDER).

g) Therapie

Die chirurgische Entfernung der Tumoren kann erfolgreich sein, doch erscheint Vorsicht geboten, da es zu anhaltender Fistelbildung kommen kann (MEHLHOP).

7. Cystinspeicherkrankheit — Cystinose

(Abderhalden-Kaufmann-Lignacsche Erkrankung)

Die Cystinose ist eine Erkrankung des Kindesalters, bei der Cystin in verschiedenen Geweben abgelagert wird.

Geschichtliches. 1903 beschrieben ABDERHALDEN und KAUFMANN erstmalig das Krankheitsbild. 1924 fügte LIGNAC drei weitere gesicherte Fälle hinzu.

a) Ätiologie und Pathogenese

Nach den Untersuchungen von PFÄNDLER und BERGER liegt ein recessives Erbleiden vor. Heterozygote Genträger weisen häufig Hyperaminoacidurie auf. Dieser Auffassung

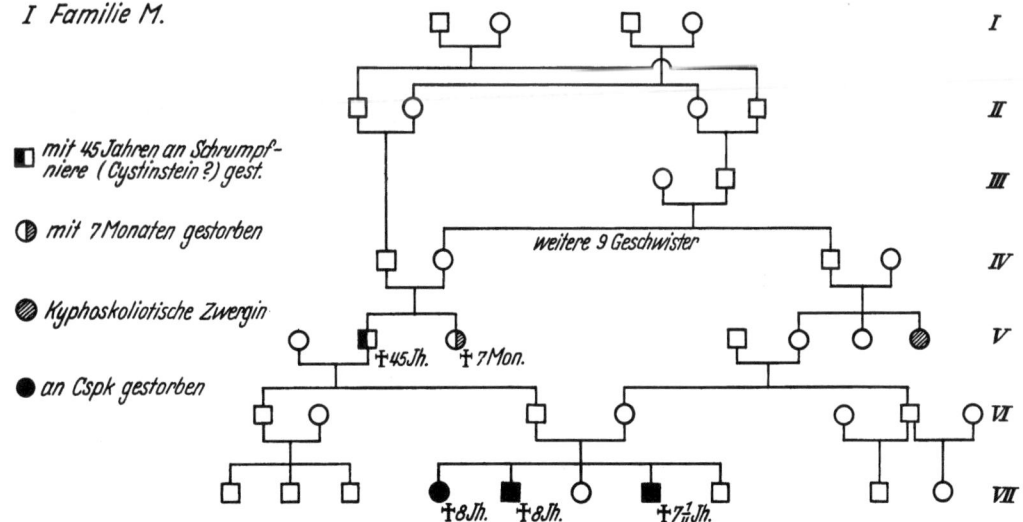

Abb. 30. Stammbaum: recessiver Erbgang bei Cystinspeicherkrankheit (Univ.-Kinderklinik Marburg)

schließen sich die meisten Autoren an (FREUDENBERG; GREBE). In der Ascendenz sind bisher nie Fälle von Cystinspeicherkrankheit nachgewiesen worden. Pathogenetisch wird auch bei dieser Krankheit eine Abbaustörung als Folge von Enzymdefekten angenommen, Mangel an Cystinreductase (ROSSIER u. Mitarb.). Es kann sich um Enzymdefekte für die direkte Desulfurierung unter Abspaltung von H_2S aus Cystin handeln wie um die oxydativen Abbauwege mit der Bildung von Cysteinsäure, der Cysteinsulfonsäure, Sulfinsäure mit Nebenprodukten unter Mitwirkung von Oxydasen und Decarboxylasen sowie von Pyridoxalphosphat (FREUDENBERG). (Vergleiche Stammbaum Abb. 30).

b) Klinisches Bild und Verlauf

Während der frühen Säuglingszeit sind die Kinder unauffällig. Nach einigen Monaten verschlechtert sich der Appetit bei erhöhtem Durst. Das Gedeihen der Kinder hört auf; meist besteht Minderwuchs und hartnäckige Obstipation. Unregelmäßiges Fieber stellt sich ein, das eventuell als Durstfieber zu deuten ist. Mit etwa 6 Monaten setzt eine Rachitis mit Hypophosphatämie ein; doch wurden auch Fälle ohne Rachitis beobachtet (FREUDEN-BERG). COGAN u. Mitarb. beschrieben eine abortive Form bei einem 23jährigen Mann.

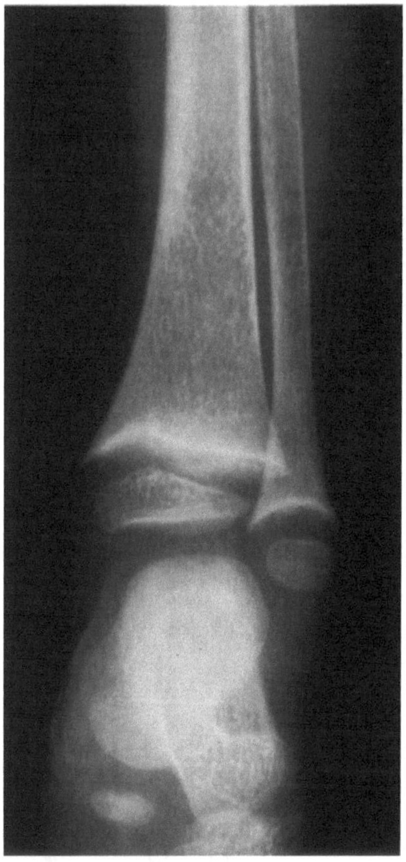

Der Urin enthält fast immer etwas Eiweiß und wechselnd Zucker, Leukocyten, Erythrocyten und Zylinder; ausnahmsweise Cystin-Kristalle. Die Prognose ist schlecht. In der Regel kommt es zu Niereninsuffizienz mit Rest-N-Erhöhung, die Kinder sterben an Urämie.

Eine sichere Diagnose in vivo kann nur durch Spaltlampenuntersuchung unter Nachweis der Kristalle auf der Cornea oder bioptisch aus einem Stückchen Conjunctiva (BÜRKI) sowie durch die Punktion des Knochenmarks bei Kristallnachweis gestellt werden (ESSER). Eventuell trägt die histologische Untersuchung eines Lymphknotens sowie eine Leberpunktion zur Klärung bei.

Abb. 31. Cystinspeicherkrankheit mit rachitisähnlicher, konvexbogiger Metaphysenbegrenzung, besonders an der Fibula (Univ.-Kinderklinik Marburg)

c) Skeletbefunde

Die im Frühstadium fast regelmäßig vorhandene Rachitis entspricht zunächst einer Säuglings- oder Kinderrachitis mit Hypophosphatämie bei normalem Kalkspiegel nebst erhöhter alkalischer Phosphatase. Das Röntgenbild dieser frühen Rachitis unterscheidet sich nicht von derjenigen bei Vitamin D-Mangel (Abb. 31). Für das Spätstadium trifft dies nicht mehr zu. Es nähert sich sowohl im Röntgen- wie im histologischen Bild den Erscheinungsformen der postnephritischen Osteodystrophie. Der Pathologe findet dann die Markfibrose und die Dissektion der sekundären Spongiosa durch das fibröse Mark neben der enchondralen und periostalen Störung der Ossifikation. Nach FREUDENBERG und ROULET kommen in dieser Phase infolge eines Umbaues der Spongiosa auch osteosklerotische Verdichtungen vor. Im Röntgenbild erscheint der „Honigwabentyp" der Metaphysenregion, deren Struktur als „wollig" oder „flaumig" bezeichnet wird. Die Umbaustörung führt zu Deformationen, Infraktionen, Pseudofrakturen, Looser-Zonen, gelegentlich auch zu wirklichen Knochenbrüchen.

d) Organbefunde

Auf die Augenbefunde bei der Cystinspeicherkrankheit wurde schon hingewiesen. Die Corneatrübung kann allerdings meist nur bei Spaltlampenuntersuchung nachgewiesen werden. Der Hornhautbefall steht jedoch am Auge keineswegs im Vordergrund. Nach BÜRKI besteht folgende Reihe des Befallgrades: Corpus ciliare, Uvea, Episkleren, Conjunctiven, Cornea. Die Kristalle sind vorwiegend intracellulär gelagert. Durch Konfluieren speichernder Zellen können ganze Kristallhaufen entstehen. Nach ULLRICH liegen in der Conjunctiva viele Kristalle extracellulär.

Die Nieren werden erst im Verlaufe der Krankheit betroffen. Dies kann zu verschiedenen Zeiten einsetzen, es kommt zur Cystopyelitis, dann zur Nephritis und schließlich zur Niereninsuffizienz.

Leber und Milz können vergrößert sein, da Cystinablagerungen, besonders in der Milz sehr ausgeprägt sind. Eine Speicherung findet außerdem in Lymphknoten, Thymus, Tonsillen, subcutanem Gewebe, Interstitien der Organe und der Magenschleimhaut, Adventitiazellen der Gefäße, an den Hirnhäuten sowie am Plexus chorioideus statt.

e) Laboratoriumsbefunde

Neben dem Auftreten von Eiweiß, Erythrocyten, Leukocyten, Zylindern und gelegentlich Cystinkristallen, besteht eine Glukosurie von wechselnder Stärke. Der charakteristischste Urinbefund der Cystinspeicherkrankheit aber ist die Hyperaminoacidurie (FANCONI; BICKEL). Es werden nicht nur die im Harn normalerweise vorkommenden Aminosäuren vermehrt ausgeschieden, sondern außerdem Leucin, Valin, Lysin, Prolin, Serin, Asparaginsäure und Threonin. Die Cystin-Ausscheidung ist nur mäßig erhöht. Die Hyperaminoacidurie entwickelt sich nach BICKEL vom 5.—6. Monat an, zu der Zeit, da auch die Rachitis manifest wird. Die Reaktion im Urin mit Cyanid, Nitroprussid und Ammoniak ist häufig positiv.

Im Blut besteht eine schwere Acidose. Die CO_2-Bindungsfähigkeit ist herabgesetzt. Eine Hypoproteinämie besteht nicht, vereinzelt wurde eine relative Vermehrung der α-Globuline gefunden (BURGSTEDT u. MARX; DEBRÉ u. ROYER; WEYFERS). Regelmäßig ist Hypophosphatämie bei normalem Calciumgehalt und erhöhten alkalischen Phosphatasewerten sowie Hypokaliämie anzutreffen (BICKEL; FREUDENBERG). Der Nüchternblutzucker liegt meist tief. Bei fortschreitender Niereninsuffizienz kommt es zu Steigerung von Rest-N, Harnstoff, Phosphat und Absinken des Serumkalkes. Eine Anämie kann vorkommen, Leuko- und Thrombocyten sind nicht regelmäßig verändert.

f) Differentialdiagnose

Die Differentialdiagnose muß in erster Linie gegen Diabetes renalis gluco-aminophosphaticus (de Toni-Debré-Fanconi-Syndrom) gestellt werden, was im Schrifttum bisher noch nicht überall durchgeführt wurde. Bei dieser Störung besteht ebenfalls Minderwuchs mit rachitischen Skeletveränderungen, die auf Vitamin D schlecht ansprechen, sowie Hyperaminoacidurie. Es fehlt aber jede Speicherungstendenz von Cystin und es kommt nicht zu den schweren Nierenschäden. Die Abgrenzung ist aus prognostischen Gründen wichtig. Weiterhin muß die Krankheit gegen jede Form von Rachitis, insbesondere die Vitamin-D-resistente Rachitis und renale Rachitis bei Nierenschäden verschiedener Genese (angeborene Hydronephrose, Schrumpfniere) abgegrenzt werden, ebenso gegen die Hypophosphatasie. Ferner muß die Cystinurie der Erwachsenen unterschieden werden, die im Kindesalter selten auftritt. Rachitische Zeichen und Hypophosphatämie treten hierbei nicht auf. Es handelt sich um eine rein renale Störung.

Die Hornhauttrübung liegt in ähnlicher Form wie beim Gargoylismus vor, die Skeletveränderungen sind aber hierbei anders gestaltet (s. S. 342).

g) Therapie

Die bisherige Therapie kann nur symptomatische Besserung erzielen. Der Krankheitsablauf wird nicht aufgehalten.

Empfohlen werden Alkali-Therapie (Calcium-Natriumcitricum) und Vitamin D in sehr hohen Dosen. Ferner Vitamin B_{12}, das die Reduktion der SS-Bindung zu SH-Verbindung begünstigt. Statt Alkali-Therapie wird auch die Shohl-Abrightsche Lösung angewendet (FREUDENBERG). Sie besteht aus 140 g Citronensäure, 100 g Citrat und Aqu. dest. ad 1000, 5×15 g täglich.

WEBER u. HAGGE erzielten Erfolg durch Verabfolgung eines anabolen Steroids (1-Methyl-Androstenolonoenanthat), das die Verminderung der Aktivität des „amino acid activating enzymes" beheben soll. Über Besserungen durch Gaben von Penicillamin berichten BERGER u. Mitarb., ROSSIER u. Mitarb. sowie SCHÄRER u. ANTENER. Letztere

Autoren empfehlen weiterhin eine Diät, die arm an schwefelhaltigen Aminosäuren ist (Linsenbrei). Auch Linneweh sieht in dieser Diätform einen wesentlichen Faktor der symptomatischen Therapie. Statt des Linsenbreies bewährte sich ihm besser ein Caseinhydrolysat, das jedoch einer gewissen Ergänzung von Methionin und Tryptophan bedarf.

8. Glykogenspeicherkrankheit — Glykogenose
(v. Gierke — van-Crefeldsche Krankheit)

Geschichtliches. 1929 beschreiben erstmalig van Crefeld klinisch und v. Gierke pathologisch-anatomisch die Glykogenspeicherkrankheit, van Gierke als Hepatonephromegalia glycogenica.

1932 berichtet Pompe und unabhängig von ihm Putschar über eine zweite Verlaufsform, die durch Cardiomegalie gekennzeichnet ist.

1951 McArdle und 1952 Selberg teilen neuromuskuläre Krankheitsbilder bei Glykogenose mit.

a) Ätiologie und Pathogenese

Es handelt sich um ein hereditäres Leiden, das einem einfachen recessiven Erbgang folgt (Hanhart; Wagner; Weitz). Beumer definierte 1938 die Krankheit als „eine angeborene, öfters familiär, von bestimmbaren oder rassischen Einflüssen aber unabhängige, mit charakteristischen Wachstumsstörungen verbundene Stoffwechselanomalie". Bemerkenswert häufig ist in den Stammbäumen Diabetes mellitus anzutreffen. Hanhart entwickelte die Hypothese, daß ein meist zur Zuckerkrankheit führender, krankhaft mutierender Erbfaktor in einem besonderen Genmilieu gleichzeitig eine Glykogenose oder auch nur Glykogenose bedingen kann. Koppelung von Glykogenspeicherkrankheit und Diabetes mellitus ist aber eine große Seltenheit (Fälle von Bailey; Fanconi u. Bickel; Werner). Wagner und Parnas beobachteten einen Übergang von Glykogenose in Diabetes mellitus.

Linneweh u. Mitarb. fanden bei Heterozygoten des Typ I erhöhten Glykogengehalt der Thrombocyten.

Schönheimer vermutete, daß das Wesen der Erkrankung auf einer Störung des Glykogenabbaues beruht, was allgemein anerkannt worden ist. Amylosemangel liegt jedoch nicht vor (Beumer u. Loeschke; van Crefeld; Unshelm). Nach Grafe ist das Wesen der Pathogenese noch nicht hinreichend geklärt. Van Crefeld nimmt an, daß es verschiedene Ursachen gibt und zieht folgende Möglichkeiten in Betracht:

a) Abnorm aufgebautes Glykogen; dies wurde in einigen Fällen von hepatomegalem Typus nachgewiesen.

b) Hormonale Störung.

c) Kongenitaler Defekt der Glucose-6-phosphatase.

Cori u. Mitarb. gelang 1952 durch biochemisch-enzymologische Untersuchungen bei Glykogenosen die Aufdeckung verschiedener Enzymdefekte des Glykogenstoffwechsels. Durch Hers u. Mitarb. konnten die Fermentstörungen weiterer Verlaufsformen aufgehellt werden. Heute können folgende Typen von Glykogenosen unterschieden werden:

Typ I: Hepatorenale Glykogenose. Glucose-6-Phosphatase fehlt (frühe Todesfälle) oder ist erheblich vermindert, Glykogenspeicherung in Leber und Niere mit mehr oder minder starker Fettablagerung, Glykogenstruktur normal, Störungen im Kohlenhydratstoffwechsel klinisch leicht nachweisbar; entspricht dem klassischen Morbus v. Gierke.

Typ II: Generalisierte Glykogenose (Pompe). Es findet sich eine Glykogenablagerung in fast allen Geweben, wobei die Kardiomegalie besonders auffällt und zum Herztod im 1. Lebensjahr führt. Glykogenstruktur normal. Nach neueren Untersuchungen fehlt die saure Maltase in der Muskulatur (Hers; Kahana u. Mitarb.) in dem von Kahana u. Mitarb. beobachteten Fall fehlte auch die α-Glucosidase.

Typ III: Grenz-Dextrinose (Forbes). Mangel an Amylo-1,6-Glucosidase („debranching enzyme") verhindert den normalen Abbau des Glykogens, das wie ein Fremdkörper in Leber, Milz (Reticulo-endotheliales System), Herz und Muskulatur abgelagert wird („limit dextrinosis").

Typ IV: Amylopektinose (ANDERSEN). Das in Leber und Muskulatur gefundene und wahrscheinlich auch in anderen Organen nachweisbare Glykogen von amylopektin-ähnlicher Struktur (es hat verlängerte Außenketten und ist in Wasser fast unlöslich) läßt auf einen Mangel an Amylo-1,4-1,6-Transglucosidase („branching enzyme") schließen; dabei tritt generalisierte Fibrose auf, auch neuro-muskuläre Erscheinungen können die Symptomatik bestimmen.

Typ V: Muskelphosphorylasetyp (McARDLE). Infolge Fehlens der Muskelphosphorylase führen geringe körperliche Anstrengungen zu starker Muskelerschöpfung. Die Krankheit betrifft ganz überwiegend Erwachsene, die Anfangssymptome (krampfartige Muskelschmerzen) können bis in die Kindheit zurückreichen.

Typ VI: Leberphosphorylasetyp (HERS). Es besteht eine isolierte Hepatomegalie. Die körperliche Entwicklung der erkrankten Kinder ist gering verzögert.

b) Verlauf, Alters- und Geschlechtsdisposition

Die Krankheit tritt in deutlich voneinander abgrenzbaren Formen auf. Bei der hepato-nephromegalen Verlaufsform steht im Vordergrund ein gewaltiger Lebertumor, der angeboren sein kann oder sich in den ersten Lebensmonaten oder Jahren entwickelt. Die Milz ist nicht beteiligt, Ascites tritt nicht auf. Das Wachstum ist stark gehemmt. BEUMER hat darauf hingewiesen, daß die meisten Glykogenosekranken eine gewisse Familien-ähnlichkeit besitzen, sie weisen ein „Puppengesicht" auf. Er spricht vom Infanten-Typ. Das Fettpolster ist stark entwickelt, besonders am Stamm, vor allem am Bauch. Die Muskulatur ist meist dürftig und hypotonisch.

Bei der kardiomuskulären Form (Cardiomegalia glycogenica, Typ II) ist das Herz durch Glykogeneinlagerung allseitig vergrößert, Glykogenspeicherung findet sich hier auch in der quergestreiften Muskulatur, so daß eine Pseudohypertrophie vorliegt. Durch die Herzinsuffizienz bestehen Dyspnoe, Cyanose, Unruhe und Lungenstauung. In anderen Fällen (neuromuskulärer Krankheitsablauf) entwickelt sich schleichend ein neurologisches Krankheitsbild, das klinische Merkmale der frühinfantilen Muskelatrophie aufweist. Pathologisch-anatomisch findet sich je nach der Form in verschiedenen Organen (Leber, Nieren, Herz, Muskulatur) Glykogenspeicherung. Die vergrößerten, mit Glykogen vollgepfropften Zellen sehen wie Pflanzenzellen aus. Das Glykogen wird besonders in den Parenchymzellen gespeichert, speziell in solchen, die auch normalerweise Glykogen enthalten. Zum Teil findet sich Verbindung mit Fettleber.

Die Kranken mit Hepato-Nephromegalica sind während der Kindheit zwar durch intercurrente Infekte gefährdet, die Prognose bessert sich aber nach der Pubertät. Die Lebenserwartung bei generalisierten Glykogenose gilt als ungünstig, ebenso die bei Amylopektinose. Die Prognose der Typen III und V ist besser, für Typ VI ist noch keine Beurteilung möglich.

Beide Geschlechter sind gleichmäßig betroffen, nach ABRAMSON u. KURTZ erkranken Juden etwas häufiger als andere Rassenangehörige.

c) Röntgenbefunde

Bei der hepato-nephromegalen Form zeigen die Röntgenaufnahmen des Skeletes schmale, zarte, oft osteoporotische Knochen, die zu Spontanfrakturen neigen; bei der kardiomuskulären Form findet sich ein großes, rundes, schlaffes Herz.

d) Laboratoriumsbefunde

Charakteristisch für die Typen I und III und in geringerem Grade für Typ VI ist ein niedriger Blutzuckerspiegel, der auf Zuckerbelastung einen starken Anstieg (diabetischer Kurvenverlauf) ergibt. Auf Adrenalingaben erfolgt kein Blutzuckeranstieg. LINNEWEH gibt als besonders charakteristische Prüfung Behandlung mit Dioxyaceton an. Im Gegensatz zum Gesunden erfolgt kein Ansteigen der Blutwerte. Es besteht eine hochgradige Insulin-empfindlichkeit. Außerdem findet sich bei den meisten Glykogenosekranken Hyperlipämie und Hypercholesterinämie, manchmal bis zum Dreifachen der Norm. Auch der Glykogengehalt des Blutes ist erhöht. Bemerkenswert ist, daß klinische Symptome der Hypoglykämie meist fehlen. Das Blutbild zeigt manchmal relative Leukocytosen, vereinzelt wurden hypo- und hyperchrome Anämien beschrieben (VAN GIERKE u. UNSHELM). LOESCHKE beschrieb eine Leukocytose von 24 800 Zellen.

Bei den Typen II und V besteht weitgehend normales Verhalten der Blutwerte sowie nach Kohlenhydratbelastungen. Durch Glucagon- und Galaktose-Belastung ist eine gewisse Differenzierung der verschiedenen Formen möglich (HUG; ROSSI). Beim Typ V läßt sich nach Muskelarbeit ein Abfall der Milchsäure nachweisen. Für eine exakte Typendiagnose muß der spezifische Enzymdefekt nachgewiesen werden.

e) Differentialdiagnose

Die Krankheit ist gegen andere Speicherkrankheiten differentialdiagnostisch abzugrenzen. Schon vor der Entdeckung der Krankheit durch von GIERKE wurde von DEBRÉ u. Mitarb., MAURIAC u.a. das Krankheitsbild der „Stéatose hépatique massive" beschrieben. Es ist durch eine enorme Fettleber mit Lipämie, aber ohne Störungen des Kohlenhydratstoffwechsels gekennzeichnet. Da auch die Glykogenoseleber reichlich Fett enthält, ziehen französische Autoren vielfach keine scharfe Grenze zwischen beiden Lebertumoren und sprechen daher von Hépatomégalie polycoriques oder Polycoris (DEBRÉ).

f) Therapie

Eine spezifische Therapie ist nicht bekannt. UNSHELM hatte einmal Erfolg mit Röntgenbestrahlungen bei einem 3 Monate alten, über längere Zeit beobachteten Knaben mit besonders großer Leber. In anderen Fällen (BEUMER; SCHARFF) versagte diese Behandlung völlig.

Die Kranken sollen häufige kleine kohlenhydratreiche Mahlzeiten unter Einschluß einer Nachtmahlzeit erhalten. Die Kost soll fettarm, kohlenhydrat-eiweißreich sein. Medikamentös wurden mit Glucagon Teilerfolge gesehen.

Literatur

ABASSY, A., G. MASSOUD, and A. RIDA: Hand-Schüller-Christian disease. A case with unusual feature. J. Pediat. 53, 233—240 (1958).

ABDERHALDEN, E.: Familiäre Cystindiathese. Hoppe-Seylers Z. physiol. Chem. 38, 557—561 (1903).

ABRAMSON, H., and L. KURTZ: Familial glycogen disease. Amer. J. Dis. Child. 72, 510 (1946).

ABT, A., and E. DENENHOLZ: Letterer-Siwe disease. Amer. J. Dis. Child. 51, 499—522 (1936).

ACCORDI, V., e G. COMPAGNONI: Considerazioni su di un caso di reticolo-granulomatosi tipo Hand-Schüller-Christian. Fracastoro 50, 335—346 (1957).

ACKERMANN, A. J.: Eosinophilic granuloma of the bones associated with involvement of the lungs and diaphragm. Amer. J. Roentgenol. 58, 733 (1943).

AEGLER, O.: Kann der Morbus Morquio vom Gargoylismus als Morbus sui generis abgetrennt werden? Ann. paediat. (Basel) 176, 159—187 (1951).

AGHION, H.: La maladie de Gaucher dans l'enfance. Thése de Paris 1934.

AGRESS, H., and S. GRAY: Histoplasmosis and reticuloendothelial hyperplasia. Amer. J. Dis. Child. 57, 573—589 (1939).

AHLSTRÖM, C. G., u. S. WELIN: Zur Differentialdiagnose des Ewingschen Sarkome. Ein Beitrag zur Kenntnis der primären Retikulumzellensarkome des Skeletts und der sogenannten eosinophilen Granulome. Acta radiol. (Stockh.) 24, 67 (1943).

AIDER, O., u. J. L. DE ASSIS: Lipoiddegeneration der Neuraxione. Anatomisch-klinische Bemerkungen zu einer atypischen Form von familiärer amaurotischer Idiotie. Arch. Neuropsychiat. (S. Paulo) 9, 276—284 (1951).

ALANTAR, J. H., and C. T. GÜRSON: Regarding the transition of a case of the "Abt-Letterer-Siwe" disease to "lipoid granulomatosis". J. Pediat. 45, 590—598 (1954).

ALBERDI, G., y J. MARIA: Patogenia del sindrome de Mauriac de la enfermedad de von GIERKE VAN CREFELD Y DE IA esteatosis hepatica masiva de Debré. Bol. cult. Cons. Col. méd. Esp. 18, No 93, 7—22 (1955).

ALBERTINI, A. V.: Ätiologie des Abt-Letterer-Siwe. Schweiz. Z. Path. 11, 275 (1948).

ALDER, A.: Konstitutionell bedingte Granulationsveränderungen der Leucocyten und Knochenveränderungen. Schweiz. med. Wschr. 80, 1095—1098 (1950).

ALMEIDA, R. A. DE, and V. V. NÓBREGA: Malignant reticulosis in the infant: Abt-Letterer-Siwe's disease. Pol. Inst. Puericult. Univ. Brasil 14, 191—209 (1957).

ALTHOFF, H.: Zur röntgenologischen Diagnose und zur Therapie des „eosinophilen Granuloms des Knochens". Z. Kinderheilk. 73, 487—499 (1953).

—, u. H.-R. WIEDEMANN: Die Mucopolysaccharidosen Typ Hunter, Typ Pfaundler-Hurler und Morquio-Ullrich-Syndrom. Med. Welt 1965, 2299—2301.

AMATO, M.: La tesaurismosi cerebrosidicia (mallatia di Gaucher) nella prima infanzia. Pediatr. (Napoli) 55, 31 (1947).

— (a) Istiopatia congénita maligna del neonato. Haematologica 40, 307 (1955).

— (b) Sul valore terapeutico del cortisone nella reticulosi infettiva acuta dell'infanzia. G. Mal. infett. 7, 511—513 (1955).

— Il puntato linfoghiandolare nel granuloma eosinofilo. Pediatria (Napoli) 65, 1—6 (1957).

—, e ANGELIS PAOLO DE: (c) La reticolosi acuta maligna nell'infanzia. G. Mal. infett. 7, 214—219 (1955).

ANDERSEN, D. H.: Familial cirrhose of the liver with storage of abnormal glycogen. Lab. Invest. 5, 11—20 (1956).

ANDERSON, B., and OLAV TANDBERG: Lipochondrodystrophy (Gargolysm, Hurler's syndrome) with specific cutanous deposits. Acta paediat. (Stockh.) 41, 162—167 (1952).

ANDERSON, J. P.: Hereditary Gaucher's disease. J. Amer. med. Ass. 101, 979—981 (1933).

ANDRADE-FILHO, O. DE, BARRETO NETO, M. u. GARCIA, A.: Gauchersche Krankheit. J. Pediat. (Rio de J.) 20, 243—263 (1955) [Portugiesisch].

ANDREAS, E.: Die Lipocalcinigranulomatose — eine neue Lipoidose. Med. Klin. 44, 913—916 (1949).

ANTOPOL, W., J. HEIBRUNN, and L. TUCHMANN: Enlargement of the heart due to abnormal glycogen storage. Amer. J. med. Sci. 188, 354 (1934).

APAK, S.: Lipocalcinogranulomatose (Teutschlaendersche Krankheit). Z. Kinderheilk. 81, 348—366 (1958).

ARKIN, M., and A. J. SCHEIN: Aseptic necrosis in Gaucher's disease. J. Bone Jt Surg. A 30, 631 (1948).

ARNOLD, W.: Die Hand-Schüller-Christiansche Krankheit (Cholesteringranulomatose), ihre Pathogenese und ihre Beziehungen zu den Lipoidosen und Retikulosen. Arch. Kinderheilk. 132, 41—65 (1944).

ARONSON, R.: Streptomycin in Letterer-Siwe's disease. Lancet 1951 I, 889—890.

ARONSON, S. M., A. LEWITAN, A. M. RABINER, N. EPSTEIN, and B. W. VOLK: The megalencephalic phase of infantilec amaurotic familial idiocy. Cephalometric and pneumoencephalographic studies. Arch. Neurol.(Chic.) 79, 151—163 (1958).

— A. SAIFER, GUTA PERLE, and B. W. VOLK: Cerebrospinal fluid enzymes in central nervous system lipidoses (with particular reference to amaurotic family idiocy. Proc. Soc. exp. Biol. (N.Y.) 97, 331—334 (1958).

— — and B. W. VOLK: Serial enzyme studies of serum and cerebrospinal fluid in amaurotic family idiocy. J.Dis.Child. 97, 684—690 (1959).

— B. W. VOLK, and N. EPSTEIN: Morphologic evolution of amaurotic family idiocy. The protracted phase of the disease. Amer. J. Path. 31, 609—631 (1955).

ASCHNER, M., and R. SHILO: Aseptic necrosis of hip joint due to Gaucher's disease (radiological follow-up). Harefuah 64, 51 (1963) [In Hebrew].

ASCHOFF, L., u. KIYONO: Zur Frage der großen Mononucleären. Folia haemat. (Lpz.) 15, 383—390 (1913).

ASHBY, W. R., R. M. STEWART, and J. H. WATKIN: Chondro-osteo-dystrophy of the Hurler type. A pathological study. Brain 60, 149—179 (1937).

ASTALDI, G., u. E. STROSSELI: Histologische Untersuchungen an den Leukoblasten und Leukozyten der konstitutionellen Aldersschen Anomalie. Schweiz. med. Wschr. 88, 991—992 (1958).

ATKINSON, F. R. B.: (a) Niemann-Pick's disease. Brit. J. Child. Dis. 34, 245—272 (1937).

— (b) Schüller-Christian's disease. Brit. J. Child. Dis. 34, 28—47 (1937).

— Gaucher's disease in children. Brit. J. Child. Dis. 35, 1—22 (1938).

ATTIG, R.: Ein Fall von generalisierter Xanthomatose vom Typ Sch.-Chr. Jb. Kinderheilk. 134, 196—204 (1932).

AUZEPY, P.: A propos de certaine réticuloses du nourrison et l'enfant. Bull. méd. (Paris) 9, 215—219 (1954).

AVERY, M., J. MCAFEE, and H. GUILD: The course and prognosis of reticuloendotheliosis. Amer. J. Med. 22, 636—652 (1957).

BABEL, J.: Une forme rare de tumeur orbiteuse: Le granulome eosinophile. Arch. Ophtal. (Paris) 11, 35—38 (1951).

BAGGENSTOSS, A. H., E. F. ROSENBERG, and A. E. OSTERBERG: Lipoid histiocytosis, report of a case with post mortem and chemical studies of the spleen. Arch. Path. 29, 420—431 (1940).

BAGH, K. v., u. H. HORTLING: Ergebnis einer Blutanalyse bei juveniler amaurotischer Idiotie. Nord. Med. 38, 1072 (1948).

BAILEY, C. C.: The digestive system in diabetes; in: Joslin u. Mitarb., Treatment of Diabetes mellitus (Z_1), 8. Aufl., S. 545. Philadelphia: Lea & Febiger 1946.

BALCÉLLS-GORINA, A., E. SÁNCHEZ VILLARES, J. ESCRIBANO y A. LÓPEZ BORRASCA: Dos casos de gargoilismo. Consideraciones sobre el proteinograma en el sindrome de Hurler. Rev. clín. esp. 70, 355—361 (1958).

BALLABRIGA, A.: A propósito de un caso de cistinosis. Arch. Pediat. (Barcelona) 4, 689—704 (1954).

BAMATTER, F.: Der Gargoylismus — eine Stoffwechseldystrophie. Ann. Nestle 12, 3—34 (1957).

— et M. LAMY: Etude génétique d'une famille avec six cas de gargoylisme dans trois générations successives. Probl. act. Ophthal. 1, 597—602 (1957).

BARÁT, I.: Zur Histopathologie der großzelligen Splenomegalie Typus Gaucher. Fol. haemat. (Lpz.) 26, 203—210 (1921).

BARLOW, C. F.: Neuropathologic findings in a case of infantile Gaucher's disease. J. Neuropath. exp. Neurol. 16, 238—250 (1957).

BARRERAS, A. L.: Lipoidosis. Su diagnóstico hematológico. Arch. Med. infant. 25, 269—274 (1956).

BARTA, L., and J. LÁSZLÓ: Glycogenosis with diabetes mellitus. Paediat. danub. 4, 127 (1948). Ref. Diabet. Abstr. 9, 57 (1950).

BARTELS, J.: Over het eosinophile granuloom der beenderen, en het verband hievan met de ziekte von Hand-Schüller-Christian en van Abt-Siwe-Letterer. Ned. T. Geneesk. 91, 2578 (1947).

— Über das eosinophile Granulom der Knochen und dessen Zusammenhang mit den Krankheiten von Hand-Schüller-Christian und von Abt-Siwe-Letterer. Pract. oto-rhino-laryng. (Basel) 12, 153—164 (1950).

BARTER, G., J. CORRIDAN, and J. MAGNER: Letterer-Siwe dis. Brit. J. Tuberc. 49, 139—141 (1955).

BASS, M. H., O. H. SAPIN, and H. L. HODES: Use of cortisone and corticotropin (ACTH) in treatment of reticuloendotheliosis in children. Amer. J. Dis. Child. 85, 393—403 (1953).

BATSON, R., J. SHAPIRO, A. CHRISTIE, and H. D. RILEY jr.: Acute nonlipid disseminated reticuloendetheliosis. J. Dis. Child. 90, 323—343 (1955).

BATTEN, F. E.: Cerebrale Degeneration mit symmetrischen Veränderungen in der Makula bei 2 Angehörigen derselben Familie. Trans. ophthal. Soc. U. K. 23, 386 (1902).

BATY, J. M.: Lipoid histiocytosis (Niemann's disease). Amer. J. Dis. Child. 39, 573—585 (1930).

BAUER, R.: Die Strahlentherapie der Retikulosen unter besonderer Berücksichtigung der Lymphogranulomatose. Strahlentherapie 91, 65—80 (1953).

BAUMANN, T.: Zur Klinik und Pathogenese der Niemann-Pickschen Krankheit. Klin. Wschr. 14, 1743—1746 (1935).

— M. ESSER u. E. WIELAND: (a) Neuere Untersuchungen über Klinik und Pathogenese der Niemann-Pickschen Krankheit. Schweiz. med. Wschr. 1936, 6.

— E. KLENK u. S. SCHEIDEGGER: (b) Die Niemann-Picksche Krankheit, eine klinische, chemische und histopathologische Studie. Ergebn. allg. Path. path. Anat. 30, 183—323 (1936).

BAUZÁ, J., R. HERNÁNDEZ, C. FERRADA y W. LEIVA: Granuloma eosinofilico (Histiocitosis). Rev. chil. Pediatr. 27, 361—367 (1956).

BEATO, J., y R. MONTERO: Una forma no descrita de enfermedad de Niemann-Pick. Su curacion con una dosis unica masiva de vitamina "A". Congr. Pediat. (Montevideo) 1, 641—644 (1953).

BECKMANN, K.: Speicherungskrankheiten. In: Die Krankheiten der Leber und der Gallenwege usw. Handbuch der inneren Medizin, 4. Aufl., Bd. III/2, S. 913—920. Berlin-Göttingen-Heidelberg: Springer 1953.

BEEBE, R. T., and P. F. FORMEL: Gargoylism: sex-linked transmission in nine males. Trans. Amer. clin. climat. Ass. 66, 199—207 (1954).

BEHR, C.: Über Augenveränderungen bei der Sch.-Chr.-H. Krankheit. Albrecht v. Graefes Arch. Ophthal. 136, 403—433 (1934).

BEHR, H.: Histopathologie der juvenilen Form der familiären amaurotischen Idiotie. Mschr. Psychiatr. 28, 327 (1910).

BELLONI, M.: Osp. "L. Resnati", Milano. Reticulosi istiocitaria acuta maligna del lattante tipo Abt-Letterer-Siwe. Pediatria (Napoli) 61, 688—718 (1953).

BENDER, I. B.: Dental observations in Gaucher's disease. J. dent. Res. 17, 359 (1938).

BENEKE, R., u. A. STIEDA: Ein traumatisches „Myelom" (Sarcoma myeloides gigantocellulare) des Stirnbeins. Langenbecks Arch. klin. Chir. 159, 361—422 (1930).

BERARDINELLI, W.: Gargoylysme chez un petit noir. Presse méd. 1956, 1757—1758.

BÉRAUD, CL.: Aspect radiologique d'une réticulose osseuse maligne à marche subaigue chez l'enfant. J. Radiol. Électrol. 34, 50—53 (1953).

BEREK, B., M. BOGUMIL, and E. SAWICKA: A case of Niemann-Pick's disease in a 4 month old infant. Pediat. pol. 35, 216—221 (1960).

BERGER, H., I. ANTENER, T. BRECHBÜHLER u. G. STALDER: Zum Problem der Cystinose: Beobachtungen über den Cystinnachweis im Serum und therapeutische Erfahrungen mit Penicillamin und anabolem Hormon. Ann. paediat. (Basel) 202, 465—482 (1964).

BERLINER, M. L.: Lipin keratitis of Hurler's syndrome, clinical and pathological report. Arch. ophtal. 22, 97—102 (1939).

BERMAN, S. L.: Lipoid histiocytosis (Niemann-Pick's disease). Amer. J. Dis. Child. 36, 102—114 (1928).

BERNARD, R., et M. SANSOT: Un cas de polycorie. Iconographie clinique et biopsique. Pédiatrie 9, 72—73 (1954).

BERNHEIM, M., et R. FRANCOIS: La reticulose histiomonocytaire maligne de l'enfance. Pédiatrie 7, 509—527 (1952).

— M. JEUNE, M. VIALTE et R. ETIENNE: Gargoylisme du nourrisson avec lésions oculaires atypiques. Pédiatrie 6, 587—595 (1951).

— C. MOURIQUAND, R. FRANCOIS, R. VERNEY et A. BEY: Réticulose histiomonocytaire du nourisson à forme de xanthomatose cutané. Pédiatrie 11, 399—408 (1956).

BERTRAND, J., et L. VAN BOGAERT: Études généalogiques, cliniques et histopathologiques sur la forme infantile de l'idiotie amaurotique familiale. Encéphale **29**, 505—560 (1934).

BESSIE, E. M.: Primary splenomegaly of Gaucher type with report of case succesfully splenectomized. Med. Rec. **145**, 403 (1937).

BEUMER, H.: Zur Chemie der Gaucherschen Substanz. Klin. Wschr. **1928**, 758.

— Pathologie der Hypophyse. In: Handbuch der Kinderheilkunde (PFAUNDLER-SCHLOSSMANN) 4. Aufl., Bd. 1, S. 1062—1081. Berlin: Vogel 1931.

— Glykogenspeicherkrankheiten. Klinisches Referat auf der 14. Tagg der Ges. für Verdauung u. Stoffwechselkrh., Sept. 1938. Verh. S. 188—197. Leipzig: Georg Thieme 1939.

—, u. S. GRUBER: Versuche zur experimentellen Erzeugung der Niemann-Pickschen Krankheit. Jb. Kinderheilk. **146**, 125—130 (1936).

—, u. A. LOESCHCKE: Zum Stoffwechsel und zur Differentialdiagnose der Glykogenspeicherkrankheit. Münch. med. Wschr. **1933**, 377—378.

BEYER, P., Y. LEGAL, J.-M. LÉVY et M. TH. TANNIÈRE: Maladie de Letterer-Siwe, forme cutanée et pulmonaire avec ictère et ascite chez un enfant de 10 mois. Sem. Hôp. Paris **32**, 1786—1790 (1956).

BICKEL, H.: (a) Papierchromatographische Untersuchungen an Urin und Plasma bei Cystinspeicherkrankheit. Z. Kinderheilk. **72**, 15—20 (1952).

— Aminosäuren- und Zuckerrückresorption im proximalen Tubulus. 56. Tagg Dtsch. Ges. f. Kinderheilk., Düsseldorf 16.—18. 9. 1957.

— H. S. SAAR, R. ASTLEY, A. A. DOUGLAS, E. FINCH, H. HARRIS, C. C. HARVEY, E. M. HICKMANS, M. G. PHILPOTT a. o.: (b) Cystine storage disease with aminoaciduria and dwarfism (Lignac-Fanconi disease). Acta paediatr. (Stockh.) (42. Suppl. 90) Birmingham 1952. 237 S.

—, and J. M. SMELLIE: (c) Cystine storage disease with aminoaciduria. Lancet **1952 I**, 1093—1095.

BIEDERMANN, H., u. W. HERTZ: Zur Glykogenspeicherkrankheit. Klinische Beobachtungen. Z. Kinderheilk. **56**, 170—176 (1934).

BIEDL, A.: Innere Sekretion, 2. Aufl., Bd. 1, S. 224. Berlin u. Wien: Urban & Schwarzenberg 1913.

BIELSCHOWSKY, M.: Über spätinfantile familiäre amaurotische Idiotie mit Kleinhirnsymptomen. Dtsch. Z. Nervenheilk. **50**, 7—29 (1914).

— Eine bisher unbekannte Form der infantilen amaurotischen Idiotie. Z. ges. Neurol. Psychiat. **155**, 321—337 (1936).

BIERMAN, H. R., J. J. LANMAN, K. S. DOD, K. H. KELLY, EARL R. MILLER, and M. B. SHIMKIN: The ameliorative effect of antibiotics on nonlipoid reticuloendotheliosis (Letterer-Siwe disease) in identical twins. J. Pediat. **40**, 269—284 (1952).

BIGLER, J. A., R. F. MAIS, R. M. DOWBEN, and D. YI-YUNG HSIA: An inborn error of lipid metabolism. Pediatrics **23**, 644—661 (1959).

BINDSCHEDLER, J. J., J. M. RODIER et HEINTZ-BERTSCH, MME: La polydystrophie du type Hurler. Rev. franç. Pédiat. **14**, 116—134 (1938).

BINZWENGER, E., u. O. ULLRICH: Über die „Dysostosis multiplex" (Typus Hurler) und ihre Beziehungen zu anderen Konstitutionsanomalien. Z. Kinderheilk. **54**, 699—712 (1933).

BIRD, A.: Die Lipidosen und das zentrale Nervensystem. Brain **71**, 434 (1948).

BISHTON, R. L., R. M. NORMAN, and A. TINGEY: The pathology and chemistry of a case of gargoylism. With an appendix by M. STACEY and S. A. BARKER: Chemical analysis of tissue polysaccharides. J. clin. Path. **9**, 305—315 (1956).

BITTEL-DOBRZYŃSKA, N., E. BOJ, B. MADEJ, and E. MOZOLEWSKA: Letterer and Siwy disease or Handt, Schüller and Christian syndrome. Pediat. pol. **29**, 904—909 mit engl. Zus.fass. (1954) [Polnisch].

BLAHD, W., M. LEVY, and S. BASSETT: Case of Hand-Schüller-Christian syndrome treated with cortisone. Ann. intern. Med. **35**, 927—937 (1951).

BLEHOVA, B., u. J. OPPLT: Beitrag zum Studium der Stoffwechselveränderungen beim Gargoylismus. Čas. Lék. čes. **1958**, 987—1000.

BLOCH, K.: The intermediary metabolism of cholesterol. Circulation **1**, 214 (1950).

— The biological synthesis of cholesterol. Recent Progr. Hormone Res. **6**, 111—129 (1951).

BLOEM, T. F., J. GROEN, and C. POSTMA: Gaucher's disease. Quart. J. Med. **5**, 517—527 (1936).

BLOOM, D., S. R. KAUFMANN, and R. A. STEVENS: Hereditary xanthomatosis. Arch. Derm. Syph. (Chic.) **45**, 1 (1942).

BLOOM, W.: Splenomegalie (type Gaucher) and lipoid-histiocytosis (type Niemann). Amer. J. Path. **1**, 595—626 (1925).

—, and R. KERN: Spleen's from Gaucher's disease and lipoid histiocytosis. Arch. intern. Med. **39**, 456 (1927).

BLUME, P.: Lipoidkalkgicht und Encephalitis. (Ein klinischer Beitrag zur Pathogenese der Lipoidkalkgicht.) Arch. Kinderheilk. **148**, 276—281 (1954).

BOCK, M. E.: Klinik und interne Therapie der Retikulosen unter besonderer Berücksichtigung der Lymphogranulomatose. Strahlentherapie **91**, 46—64 (1953).

BODIAN, M.: Survey of the pathological features of Hand-Schüller-Christian syndrome, Letterer-Siwe disease and eosinophilic granuloma of bone. Proc. roy. Soc. Med. **48**, H. 9, 713—715 (1955).

BÖCKER, E.: Zur Erblichkeit der Dysostosis multiplex. Z. Kinderheilk. **63**, 688—696 (1943).

BÖHLAU, E. und V.: Beitrag zum Problem der Glykogenspeicherkrankheit. Dtsch. Z. Verdau.- u. Stoffwechselkr. 13, 115—129 (1953).

BOEHNKE, H.: Aminoacidurie bei Cystinspeicher- und Marmorknochenkrankheit. (Kinderärztetag d. Dtsch. Demokr. Republik, Leipzig, 24.—26. 4. 1953.) Kinderärztl. Prax., Sonderheft 1953, 232—234.

— H. WEYERS u. H. J. TEPE: Beobachtungen bei Cystinspeicherkrankheit. Z. Kinderheilk. 72, 1—14 (1952).

BOGAERT, L. VAN: L'idiotie amaurotique et les maladies du métabolisme lipidien. Bull. Acad. roy. Méd. Belg. 14, 323 (1934).

— Sur une forme adulte de l'idiotic amaurotique familiale s'étendant jusqu'à la période précédant de la vieillesse. Z. ges. Neurol. Psychiat. 159, 136 (1937).

— Evolution de nos connaissances sur les neurolipidoses dites phosphatidiques. Bull. Acad. roy. Méd. Belg. Sér. VI 18, 9 (1953).

—, et A. FROEHLICH: Un cas de maladie de Gaucher de l'adulte avec syndrome de Rayllaud, pigmentation addisonnienne et rigidité du type extrapyramidal aux membres inférieurs. Ann. Méd. 45, 57 (1939).

— et D. KLEIN: Observations sur l'hérédité des idioties amaurotiques et de la spléno-hépatomegalie lipidienne. J. Génét. hum. 4, 23—78 (1955).

— H. J. SCHERER et E. EPSTEIN: Une forme cérébrale de la cholestérinose généralisée. Paris: Masson & Cie. 1937.

BOLCK, F.: Über die krankhaften Umgestaltungen des retothelialen Systems. Med. Welt 1960, 2239—2243.

BOLDT, L.: Beitrag zur Dysostosis multiplex. Z. Kinderheilk. 63, 678—687 (1943).

BONETTO, J.: Dysostosis multiplex. Rev. Ped. — S. Paulo 11, 405—516 (1940).

BONNENFANT, F.: La polydystrophie de Hurler. Bull. méd. Toulouse 67, 251—254 (1953).

BONSTEIN, H.: Un cas de maladie de Letterer-Siwe chez un nouveau nez. Ann. Anat. path. 1, (3) 362—365 (1956).

BONTA, M. B.: Splenectomy in Gaucher's disease, case. Proc. Mayo Clin. 4, 262 (1929).

BOROVICZÉNY, K. v.: Versilberung der Gitterfasern in hämatologischen Präparaten. Befunde bei Plasmocytomen, Makroglobinämien und Purpura hyperglobinaemica. Acta haemat (Basel) 21, 65—77 (1959).

BOSSA, E.: Le lipoidosi. 45. Congr. der Soc. Ital. Med. Int. Pozzi, Rom 1939.

BOTTURA, C., e L. BUSSI: Studio ematologico su di un caso di malattia di Niemann-Pick. Haematologica 43, 73—78 (1958).

BOUCOMONT, J., L. BERTRAND et J. ROUJON: Maladie de Gaucher mortelle à l'age de quartre mois. (A propos d'un opisthotonos d'un nourrisson.) Arch. franç. Pédiat. 11, 72—78 (1954).

BOUMAN, H. D.: Gargoylism. Ned. T. Geneesk. 81, 30001 (1937).

BOUSSER, J., J. PATEL, G. LORD, R. ROBINE-AUX et P. BOIVIN: La place de la splénectomie dans le traitment de la lipoidose splénomégalique de Gaucher. Presse méd. 1952, 1759—1762.

BRADY, R. O., J. KANFER, and D. SHAPIRO: The metabolism of glucocerebrosides. J. biol. Chem. 240, 39—43 (1965).

BRAHN, B., u. L. PICK: Zur chemischen Organanalyse bei der lipoidzelligen Splenomegalie. Klin. Wschr. 1927, 2367—2369.

BRAILSFORD, J. F.: Chondro - osteodystrophy. Amer. J. Surg. 7, 404 (1929).

BRAIN, R.: Les affections due à la thesaurismose de kérasine. Acta neurol. belg. 54, 597 (1954).

BRAIN, SIR R.: The kerasin storage disorders. 5. Internat. Neurologen-Kongr. Lissabon, Bd. 1, S. 263, 1953

BRANTE, G.: Studies on lipoids in the nervous system. Acta physiol. scand. 18, 65 (1949).

— Gargoylism — a mucopolysaccharidosis. Scand. J. clin. Lab. Invest. 4, 43—46 (1952).

BRAUER, W.: Beitrag zur Diagnostik des Morbus Gaucher. Kinderärztl. Prax. 18, 230—233 (1950).

BREHME, T.: Über hypophysären Landkartenschädel. Z. Kinderheilk. 46, 401—409 (1928).

BREMEN, A., et M. WOLKAS: Granulome éosinophile des os. Acta orthop. belg. 19, 63—68 (1953).

BRESDZIEK, J.: Zur Kenntnis der angeborenen Mißbildungen des Skelets. Mschr. Kinderheilk. 76, 305—321 (1938).

BRETON, A., A. FOURNIER, M. GOUDEMAND, C. DUPUIS et H. DUCOULOMBIER: A propos de deux cas de maladie de Gaucher. Pédiatrie 14, 902—905 (1959).

BRILL, N. E., and F. S. MANDLERBAUM: Large-cell splenomegaly (Gaucher's disease). Amer. J. med. Sci. 146, 863 (1913).

— —, and E. LIBMAN: Primary splenomegaly: Gaucher type. Amer. J. med. Sci. 129, 491 (1905).

BRINN, L., and S. GLABMAN: Gaucher's disease without splenomegaly: oldest patient on record with review. N. Y. St. J. Med. 62, 2354 (1962).

BROENDSTRUP, P.: Infantile cystinosis. With cystine crystals in cornea and conjunctiva. Acta ophthal. (Kbh.) 30, 365—377 (1952).

BRONNER, F. C., E. BENDA, R. S. HARRIS, and J. KREPLICK: Calcium metabolism in a case of gargoylism, studied with the aid of radiocalcium. J. clin. Invest. 37, 139—147 (1958).

BRONWER-FROMANN, H. M.: Gargoylism. Ned. T. Geneesk. 90, 544—546 (1946).

BROWN, R. J. K.: A clinico-pathological study of cystinosis in two siblings. Arch. Dis. Childh. 27, 428—433 (1952).

BRÜCHER, H.: Zur Abgrenzung der Reticulosen von den Leukosen bzw. Hämoblastosen. Dtsch. Arch. klin. Med. 203, 152—161 (1956).

BRÜCKNER, J.: Estimation of carbohydrates of the glycolipids in tissues and body fluids. Clin. chim. Acta 4, 149 (1959).

BRUGSCH, H.: Die Reilly-Granulocytenanomalie bei familiärem, dysostotischem Zwergwuchs. Typus Pfaundler-Hurler. Z. ges. inn. Med. 4, 1—3 (1949).

BRUNCK, J.: Entstehungsbedingungen der Thesaurismosis glykogenica von Gierke. (35. Tagg, Hannover, 11.—14. 3. 1951.) Verh. dtsch. Ges. Path. 203—207 (1952).

BÜRGER, M.: (1) Die Klinik der Lipoidosen. In: Neue deutsche Klinik, Bd. 12, Erg.-Bd. 2, S. 583—650. Berlin u. Wien: Urban & Schwarzenberg 1934.

— (2) Die Lipoidosen. Handbuch der inneren Medizin, III. Aufl. Bd. 6/II, S. 807. Berlin: Springer 1944.

BÜRKI, E.: Ein weiterer Fall von Cystinosis mit Hornhautveränderungen. (46. Gen.-Verslg. Schweiz. Ophthal. Ges., Basel 2.—4. 10. 1953). Ophthalmologica (Basel) 127, 309—314 (1954).

BULGARELLI, R.: Sull'etiopatogenesi della malattia glicogenica. Ricerche varie dopo somministrazione di ACTH e di glucagone. Minerva pediat. 7, 838—850 (1955).

— Sui presunti rapporti tra ormone somatotropo preipofisario (STH) e glacugone. Prime ricerche di sommninistrazione di STH nella malattia glicogenica. Minerva pediat. 8, 37—45 (1956).

— (b) Altre ricerche sull'azione del glucagone sul ricambio dei carboidrati nel morbo di Gierke. Minerva pediat. 8, 969—973 (1956).

—, e R. BRUNI: Sulla prognosi lontana e su una nuova varietà della malattia glicogenica. Su un caso ad evoluzione favorevole (attualmente in età di 25 anni) e su un caso con grave ipertensione arteriosa progressiva. Minerva pediat. 11, 429—445 (1959).

—, e F. DE MATTEIS: Un reperto non ancora segnalato nel corso della epatite infettiva: la glicogenosi epatica secondaria. Studio mediante agopunture biopsiche. Minerva pediat. 7, 1413—1422 (1955).

—, e F. SEMACH: Ricerche umorali sui rapporti tra la sindrome di De Toni-Debré-Fanconi e la malattia glicogenica, con particolare riguardo all'amonoacidemia e all'amonosiuria. Minerva pediat. (Torino) 8, 379—383 (1956).

BURGHARDT, W.: H. S. C.-Krankheit mit Hauterscheinungen. Dermatologica (Basel) 86, 250 (1942).

BURGSTEDT, H. J., u. R. MARX: Afibrinogenämie, Parahämophiliesyndrom und Dysproteinämie bei Cystinspeicherkrankheit, ein Hinweis zur Pathogenese der Erkrankung. Klin. Wschr. 1956, 31—37.

BURNE, J. C.: Niemann-Pick disease in a foetus. J. Path. 66, 473—477 (1953).

BURTON, P.: Deux observations de gargoilisme. Acta paediat. belg. 8, 180—184 (1954).

BYCHOWSKY, Z.: Zur Kasuistik der heredofamiliären Splenomegalie. Wien. klin. Wschr. 1911, Nr 44, 1519.

CAFFEY, J.: Gargoylism (Hunter-Hurler disease, dysostosis multiplex, lipochondrodystrophy). Prenatal and neonatal bone lesions and their early postnatal evolution. Amer. J. Roentgenol. 67, 715—731 (1952).

CALLE RESTREPO, J.: Xantomatosis. Anot. pediát. 1, 403—415 (1955).

— Gargolismo. (Comentarios y presentación de un caso.) Anot. pediát. 2, 135—148 (1956).

CALVÉ, J.: Sur une forme particuliére de la colonne vertébrale chez l'enfant simulant le mal de Pott: Ostéo-chondrote vertébrale infantile? J. Radiol. Électrol. 9, 22—27 (1925).

CALVET, J., AGR. CLAUX et A. RIBET: (a) Le granulome eosinophilique. J. franç. Oto-rhino-laryng. 2, 393—410 (1953).

— — — (b) Le syndrome de Hand-Schüller-Christian. J. franç. Oto-rhino-laryng. 2, 375—392 (1953).

CAP, J.: Gaucher's disease in a 12-year-old child. Bratisl. lek. Listy 38, Bd. 2, 684—690 (1958).

CAPPELIN, M.: Il problema del "Granuloma eosinofilo". Minerva ortop. 4, 361—374 (1953).

CARLING, E. R., H. CARILL, and R. J. PULVERKRAFT: Splenectomy in Gaucher's disease with hemoglobinurie. Proc. roy. Soc. Med. 26, 361 (1933).

CARLISLE, J. W., and R. A. GOOD: The inflammatory Cycle. A Method of study in Hurler's disease. J. Dis. Child. 99, 193—197 (1960).

CARRARA, N., e C. MARESI: Il gargoilismo. Ann. Mardi 1, 97 (1954).

CARTER, H. E., F. J. GLICK, W. P. NORRIS, and G. E. PHILLIPS: The structure of sphingosine. J. biol. Chem. 142, 449 (1942).

CASUCCIO, C.: Osteopatic rare: Bologna 1949 (Literatur).

CATEL, W.: Differentialdiagnostische Symptomatologie der Krankheiten des Kindesalters. Stuttgart: Georg Thieme 1951.

— Zur Differentialdiagnose und Pathogenese der Glykogenspeicherkrankheit. Acta med. Acad. Sci. hung. 15, 47—55 (1960).

CAUSSADE, L., N. NEIMANN et M. PIERSON: Considérations sur la réticulo-endothéliose maligne du nourrisson. Acta paediat. belg. 8, 304—312 (1954).

CAVALCA, L., G. MARINI e A. M. VILLA: Considerazioni cliniche e patogenetiche su di un caso di malattia di Hurler. Endocrinologia (Bologna) 23, 355—375 (1957).

CAVALOTTI, A.: Un caso di mallatia di Hurler-Pfaundler. Pediatria Napoli 60, 357—376 (1952).

CAZAL, P.: La réticulose histiomonocytaire. Paris: Masson & Cie. 1946.

CEELEN, W.: Über die Lipoidgranulomatose (Hand-Schüller-Christiansche Krankheit). Dtsch. med. Wschr. 59, 680/81 (1933).

CHAKIR-CHAKAR, A., et M. EROGLU: A propos de deux cas de granulome éosinophile de os. Rev. Chir. orthop. 42, 868—872 (1956).

CHALMERS, J. M. N.: Gaucher's disease. Diagnosis by sternal puncture and improvement following splenectomy. Arch. Dis. Child. 15, 230 (1940).

Channarond: Polydystrophie de Hurler. Arch. franç. Pédiat. 7, 544—546 (1950).

Chaptal, J., P. Cazal, R. Jean, R. Loubatieres et Cl. Campo: Etude clinique et anatomique d'une maladie de Hand-Schuller-Christian de l'enfant, suivie pendant trois ans. Sem. Hôp. Paris 1956, 587—596.

— R. Jean, Cl. Campo, R. Loubatieres, D. Alfram et H. Bonnet: Étude sur les polycories glycogénique hépatiques. A propos de quartre observations. Arch. franc. Pédiat. 12, 454—469 (1955).

Chardin, R.: Maladie de L-S à début mastoidienne. Ann. Oto-laryng. (Paris) 72, 339—341 (1955).

Chester, W.: Über Lipoidgranulomatose. Virchows Arch. path. Anat. 279, 561—602 (1931).

Chevrel, F. Chevrel-Bodian, M. Cornier et H. Divet: Maladie de Gaucher et maladie de Niemann-Pick. Ann. Anat. path. 14, 279—310 (1937).

Chiari, H.: Die generalisierte Xanthomatosen vom Typ Sch.-Chr. Ergebn. allg. Path. path. Anat. 24, 396—450 (1931).

— Über Veränderungen im Zentralnervensystem bei generalisierter Xanthomatose vom Typ Sch.-Chr. Virchows Arch. Path. Anat. 288, 527—553 (1933).

Childres, J. H., and P. C. Price: Letterer-Siwe's disease. Report of a case. Arch. Path. 58, 142—150 (1954).

Childs, A. W., R. F. Crose, and P. H. Henderson: Glycogen disease of the heart. Report of two cases ocurring in siblings. Pediatrics 10, 208—217 (1952).

Childs jr., D. S., and R. L. J. Kennedy: Reticolo-endotheliosis of children; treatment with roentgen rays. Radiology 57, 653—658 (1951).

Chisolm, J. J.: Otorhinologic aspects of Hand-Schüller-Christian's disease. Laryngoscope (St. Louis) 64, 486—496 (1954).

Chodareva, R. B., u. E. N. Tišina: Zur Frage der Beziehungen zwischen eosinophilem Granulom und Xanthomatose (Hand-Christian-Schüllersche Krankheit). Pediatrija 39, H. 2, 83—86 (1956) [Russisch].

Choisser, R. M., and R. R. Montgomery: Gaucher's disease in a negro. Amer. J. clin. Path. 19, 570—575 (1949).

Choremis, C., B. Constandinides, V. Kyriakides, D. Yannakos et Joannides: Quartre cas de polydystrophie de Hurler. Arch. franç. Pédiat. 10, 587—594 (1953).

Christian, H. A.: Defects in membranous bones, exophthalmos and diabetes insipidus. Contribution to medicinal and biological research, Bd. 1, S. 390. New York: P. Hoeber 1919.

— Defects in membranous bones, exophthalmus and diabetes insipidus, an unusual syndrome of dyspituitarism. Med. Clin. N. Amer. 3. 849—871 (1920).

Christie, A., R. Batson, J. Shapiro, H. Riley, R. Laughmiller, and M. Stahlman: Acute disseminated (non lipid) reticuloendotheliosis.

Acta paediat. (Uppsala) 43, (Suppl. 100), 65—76 (1954).

Chung, H., K. Chin, S. Kwan, H. Weng, and C. Teng: Gaucher's disease. A report of the first case in China. China med. J. 66, 11 (1948).

Cignolini, P.: Effect de la radiothérapie dans un cas de diabète insipide avec ostéopathie. Radiol. med. (Torina) 16, 16 (1929).

— La radiothérapie de la maladie de Sch.-Chr. Radiol. med. (Torina) 26, 826 (1939).

Clara, R., et L. Thys: La lipochondrodystrophie. J. belge Radiol. 32, 230—248 (1949).

— — La calcinose interstitielle universelle. J. belge Radiol. 33, 135 (1950).

Clement, D. J., and G. C. Godman: Glycogen disease resembling mongolism, cretinism and amyotonia congenita: Case report and review of literature. J. Pediat. 36, 11 (1950).

Clément, R.: Nanisme à type de Gargouille. Sem. Hôp. Paris 1952, 3362—3363.

— Maladie de Letterer-Siwe et réticulo-histiocytoses aiguës. Presse méd. 62, 762—763 (1954).

— J. Gruner, P. Rameix y J. Bretagne: Idiocia amaurótica de Tay-Sachs. Rev. esp. Pediat. 14, 387—400 (1958).

— Clinical conference on metabolic problems: Glycogen storage disease. Metabolism 3, 173—183 (1954).

Cobb, W., F. Martin, and G. Pamplione: Cerebrale Lipodiose: eine elektroencephalographische Untersuchung. Brain 75, 343 (1952).

Cocchi, U.: (a) Eosinophiles Knochengranulom. In: Schinz, Baensch, Friedl, Ühlinger, Lehrbuch der Röntgendiagnose. 2. Lfg, S.514. Stuttgart: Georg Thieme 1950.

— (b) (1) Polytope erbliche enchondrale Dysostosen. Fortschr. Roentgenstr. 72, 409—435 (1950). (c) (2) In: Schinz, Baensch, Friedl, Ühlinger, Lehrbuch der Röntgendiagnostik, Bd. I, Teil I, S. 697—710. Stuttgart: Georg Thieme 1950.

Cockayne, E. A.: Hepatosplenomegaly associated with mental deficiency and bone changes. Proc. roy. Soc. Med. 28, 1067—1070 (1935).

— Gargoylism in two brothers. Proc. roy. Soc. Med. 30, 104—107 (1936).

Cogan, D., V. Kuwabara, C. Hurlbut jr., and V. McMurray: Further observations on cystinosis in the adult. J. Amer. med. Ass. 166, 1725 (1958).

Cogan, D. G., T. Kuwabara, J. Kinoshita, L. Sheenan, and L. Merola: Cystinosis in an adult. J. Amer. med. Ass. 164, 394—396 (1957).

Colarizi, A.: Confronto fra le alterazioni ossee del morbo di Cooley e del morbo di Gaucher. Minerva ortop. in Assoc. con Minerva pediat. 6, 501—502 (1955).

Cole, H. N., R. C. Irving, H. C. Lund, R. D. Mercier, and R. W. Schneider: Gargoylism with cutaneous manifestations. Arch. Derm. Syph. (Chic.) 66, 371—383 (1952).

CONCA, G., e A. MAZZA: Un caso di reticolo-endoteliosi sistemica (Istiocitosi X). Effetti del trattamento con 6-mercaptopurine, prednisone e roentgenterapia. Minerva pediat. 9, 203—211 (1957).

CONU, A., u. T. ROXIN: Betrachtungen über das eosinophile Granulom an Hand eines klinischen Falles. Derm.-Vener. (Buc.) 1, 256—261 (1956).

COOPER, N. G., and S. KEMP: Acute Mastoiditis complicated with S. C. disease. Arch. Otolaryng. 33, 1028 (1941).

COOPER, S.: S. C. disease. Delaware St. med. J. 17, 138 (1945).

CORBO, S.: Il gargoilismo. Pediatria (Napoli) 61, 934—948 (1953).

CORDES, F. C., and M. J. HOGAN: Dysostosis multiplex (Hurler disease, lipochondrodysplasia, gargoylism). Arch. Ophthal. 27, 637—664 (1942).

CORI, G. T.: Enzyme und Glykogenstruktur bei der Glykogenspeicherkrankheit. Öst. Z. Kinderheilk. 10, 38—42 (1954).

—, and J. L. SCHULMAN: Glycogen storage disease of the liver. II. Enzymic studies. Pediatrics 14, 646—650 (1954).

CORSINI, F., D. GOTTI e R. ALBERTI: La malattia di Gaucher nel lattante: rilievi su un caso osservato. Clin. pediat. (Bologna) 39, 727—755 (1957).

COSTELLO, P.: Gargoylism. Case rep. Child. Hosp. (Chic.) 12, 3428—3432 (1954).

COSTI, C.: Dos casos de enfermedad de Hand-Schüller-Christian. Arch. Soc. oftal. hisp.-amer. 17, 346—352 (1957).

COTTIER, H.: Infantile cardiovasculäre Sklerose bei Gargoylismus. Schweiz. Z. allg. Path. 20, 745—753 (1957).

COUTEL, Y., P. PAUGAM, J. GUIVARCH, H. MOREL et G. THOMET: Deux observations de maladie de Gaucher du nourrisson. Pédiatrie 19, 957—975 (1964).

COX, P.: Letterer-Siwe disease controlled by cortisone. Proc. roy. Soc. Med. 46, 278—279 (1953).

CRAIG, J. M.: Weekly clinicopathological exercises of the Massachuesetts. Cen. Hospital. New Engl. J. Med. 252, 630—634 (1955).

— Hale colloidal-iron procedure in certain metabolic storage diseases. Lab. Invest. 5, 62—71 (1956).

—, and L. LAHUT UZMAN: A familial metabolic disorder with storage of an unusual polysaccharide complex. Pediatrics 22, 20—32 (1958).

CRAIG, W. S.: Gargoylism in a twin brother and sister. Arch. Dis. Childh. 29, 293—305 (1954).

CRAWLEY, J. W.: Three cases of the juvenile form of amaurotic family idiocy (Vogt-Spielmeyer disease) with elektroencephalographie findings. J. Pediat. 51, 571—579 (1957).

CREFELD, S. VAN: Chronische hepatogene Hypoglykämie im Kindesalter. Z. Kinderheilk. 52, 299—324 (1932).

CREFELD, S. VAN: Untersuchungen über die Glykogenkrankheit. N. T. Geneesk. 1933, 4695—4676.

— Investigations on glycogen disease. Arch. Dis. Childh. 9, 9—26 (1934).

— Glycogen disease. Arch. Dis. Childh. 27, 113—120 (1952).

— The Lipoidoses. Advanc. Pediat. 6, 190—242 (1953).

— Glykogen-Speicherkrankheit-Glykogenose. In: Fanconi-Wallgren, Lehrbuch der Pädiatrie, 4. Aufl., S. 169—175. Basel u. Stuttgart: Benno Schwalbe & Co. 1956.

CROCKER, A. C., and S. FARBER: Niemann-Pick disease: a review of eighteen patients. Medicine (Baltimore) 37, 1—95 (1958).

CROME, L.: A case of lipoidosis following Rh factor incompatibility. J. clin. Path. 9, 326—332 (1956).

CRONE, R. I., and J. J. BERGIN: Gaucher's disease in identical twins. Ann. intern. Med. 49, 941—954 (1958).

CROSCA, A., C. RECUPERO e G. BLANDINO: Il quadro emato-midollare, radiologico ed oculare nella lipoidosi fosfatidica di Niemann-Pick. Pediatria (Napoli) 64, 797—831 (1956).

CUBE, R. v., E. SCHMITZ, and J. P. WEINBECK: Niemann-Pick's disease. Arch. Path. 42, 631 (1943).

CUMINGS, J. N.: The diagnostic value of lipid estimation in the cerebral lipidoses. Cerebral lipidoses, a symposium, p. 113. Oxford: Blackwell Sci. Publ. 1957.

CUNNINGHAM, R. C.: A contribution to the genetics of gargoilism. J. Neurol. N. S. 17, 191—195 (1954).

CUSHING, E. H., and A. P. STOUT: Gaucher's disease. Arch. Surg. 12, 539 (1926).

DAMESHEK, W.: Hypersplenismus. Was er ist, was er nicht ist. Bibl. haemat. (Basel) 3, 64—65 (1955).

DANIS, P., C. BÉGAUX et G. DECOCK: Bases ophthalmologiques d'une classification des idioties amaurotiques. (Sur la valeur relative d'un groupement d'après les âges du début et les durées d'évolution clinique.) Génét. hum. (Genève) 6, 91—155 (1957).

DANOPOULOS, E., u. J. LOGOTHETOPOULOS: Klinische und hämatologische Beobachtungen an 2 familiären Fällen der Gaucherschen Krankheit. Dtsch. Arch. klin. Med. 201, 79—88 (1954).

DARGEON, H. W., M. BARCLAY, D. NACKIE CALATHES, and M. J. BROWNELL: Observations on the plasma lipoproteins in a case of Tay-Sachs disease. J. Pediat. 52, 48—53 (1958).

DASSEN, R., A. M. PEROSIO, D. GOTLIEB y T. SADLER: Gargoilismo (Lipocondrodistrofia). Pren. méd. argent. 1954, 3623—3629.

DAVEY, P. W., G. M. MARTIN, and C. E. HYNDMAN: So-called eosinophilic granuloma of bone. Canad. med. Ass. J. 76, 623—627 (1957).

DAVID, B.: Über einen dominanten Erbgang bei einer polytopen enchondralen Dysostose Typ Pfaundler-Hurler. Z. Orthop. 84, 657—660 (1954).

Davidsohn, L. W.: Ein Fall von Splenektomie bei der sog. Gaucherschen Krankheit. Langenbecks Arch. klin. Chir. 150, 537—547 (1928).

Davidson, D.: Xanthomatosis and central nervous system. (S. C. disease.) Arch. Neurol. (Chic.) 30, 75 (1933).

Dawes, J. D. K.: Eosinophil granuloma. (Eosinophil granuloma, Letterer-Siwe disease and Hand-Schüller-Christian disease.) J. Laryng. 68, 575—599 (1954).

Dawson, I. M. P.: Histology and histochemistry of gargylism. J. Path. Bact. 67, 587—604 (1954).

Debré, K.: Polycories. Paris: Gaston Doin 1948.

Debré, R., I. Bertrand, R. Grumbach et E. Bargeton: Maladie de Gaucher du nourrison. Arch. franç. Pédiat. 8, 113 (1951).

-- J. Marie et S. Thiefery: La polydystrophie de Hurler. Sem. Hôp. Paris 22, 309—320 (1946).

— P. Mozziconacci, S. Buhot et R. Habib: Il cas. de Letterer-Siwe. Arch. franç. Pédiat. 13, 75—77 (1956).

—, et P. Royer: Deux observations de cystinose avec diabète rénal gluco-phosphato-aminé. Arch. franç. Pédiat. 11, 673—695 (1954).

—, et G. Semelaigne: L'hépato-mégali polycorique. Presse méd. 43, 857 (1935).

Della Casa, R.: (a) Contributo allo studio delle osteocondrodistrofie dell'accrescimento. Una forma di passaggio tra malattia di Silvferskiöld-Morquio e gargoilismo. Minerva pediat. 10, 1398—1415 (1958).

— (b) La forma infantile acuta generalizzata del m. di Gaucher. Rif. med. 72, 1275—1280 (1958).

Delong, V.: Gargoylismus. Schweiz. Z. allg. Path. 18, 318—328 (1955).

Demetriu, N., M. Constantinescu, A. Filipovici, V. Golescu u. P. Costachescu: Betrachtungen über eine Form von maligner histiozytärer Retikulose (Letterer-Siwesche-Krankheit). Derm.-Vener. (Buc.) 3, 429—437 (1958) [Rumänisch].

De Moro, E.: La enfermedad de Hand-Schüller-Christian. Sem. méd. esp. 2, 728—736 (1945).

Demoulin, P.: (a) Deux observations personelles de la polydystrophie de Hurler. Acta paediat. belg. 2, 189—199 (1948).

— (b) Un troisième cas de polydystrophie de Hurler. Acta paediat. belg. 2, 199—202 (1948).

Dennis, J., and P. Rosahn: The primary reticuloendothelial granuloma. Amer. J. Path. 27, 627—647 (1951).

Denys, P., et E. Eggermont: La réticulose pulmonaire du nourrisson (du type Julien-Marie). Acta paediat. belg. 9, 185—190 (1955).

—, et H. Malbrain: Contribution à l'étude des réticulo-endothélioses de l'enfant (La xantholeucémie). Arch. franç. Pédiat. 11, 707—716 (1954a).

— — Réticuloses atypiques. Acta pediat. belg. 8, 313—319 (1954b).

— Y. Thérasse, H. Malbrain et L. Corbeel: Contribution à l'étude de la lipidose de type Niemann-Pick. Acta paediat. belg. 9, 233—241 (1955).

Depaillat, A., et H. Belcour: Deux frères atteints de polydystrophie de Hurler. Arch. franç. Pédiat. 9, 210—211 (1952).

De Rosa, Carlo: Su due casi di malattia di Hurler-Pfaundler. Contributo clinico. Ann. Ottal. 83, 149—162 (1957).

Desbuquois, G., P. Boulard, C. Bidault et Jobard: Réticulose hystiocytaire aiguë à évolution fatale (Maladie de Letterer-Siwe). Avec lacunes crâniennes. Arch. franç. Pédiat. 13, 70—77 (1956).

Descamps, L., et L. van Bogaert: Documents anatomocliniques sur les idioties amaurotiques. I. Sur une forme infantile précoce dans une souche aryenne. J. Génét. hum. 5, 54—72 (1956).

Dessausse, P., P. Bernachon, Le Saout et B. Blanc: Sur un cas de maladie de Gaucher. Bull. Soc. méd. Hôp. Paris, Sér. IV 69, 1073—1074 (1953).

Dickson: Zit. nach W. Groskopf: Das eosinophile Granulom des Knochens. Kinderärztl. Prax. 23, 212—227 (1955).

Dide, M., et L. van Bogaert: Sur l'idiotie amaurotique juvénile. (Type Spielmeyer-Vogt.) (Contribution à l'étude de sa sémiologie extrapyramidale, de la répartition et de la cytologie de ses lésions.) Rev. neurol. 69, 1—42 (1938).

Didion, H.: Die anatomischen Veränderungen des Augenhintergrundes bei Niemann-Pickscher Krankheit. Klin. Mbl. Augenheilk. 116, 131—135 (1950).

Diensberg, F. J., u. H. Fuest: Klinische und pathologisch-anatomische Untersuchungen über enchondrale Wachstumsstörungen bei einem 7jährigen Kinde. Z. Orthop. 89, 511—527 (1958).

Dienst, G., u. H. Hamperl: Lipoid-Splenohepatomegalie (Typ Niemann-Pick). Wien. klin. Wschr. 1927, 1432.

Dietzsch, H.-J.: Zur Klinik und Therapie der aleukämischen Reticulosen. Mschr. Kinderheilk. 107, 156—159 (1959).

Diezel, P. B.: Histochemische Untersuchungen an primären Lipoidosen: Amaurotische Idiotie, Gargoylismus, Niemann-Picksche Krankheit, Gauchersche Krankheit, mit besonderer Berücksichtigung des Zentralnervensystems. Virchows Arch. path. Anat. 326, 89—118 (1954).

— Histochemische Untersuchungen an den Globoidzellen der familiären infantilen diffusen Sklerose vom Typus Krabbe. (Zugleich eine differentialdiagnostische Betrachtung der zentralnervösen Veränderungen beim Morbus Gaucher.) Virchows Arch. path. Anat. 327, 206—228 (1955).

— Die Stoffwechselstörungen der Sphingolipoide. Eine histochemische Studie an den primären Lipoidosen und den Entmarkungskrankheiten des Nervensystems. Mit einem Geleitwort von Randerath. Berlin-Göttingen-Heidelberg: Springer 1957.

DIEZEL, P. B. Disturbances in lipid and carbohydrate metabolism. Mental retardation. Proceedings of the Ist Internat. Med. Conf., p. 281. New York: Grune & Stratton 1960.
— Lipidoses of the central nervous system. Modern Scientific Aspects of Neurology, p. 124, 131. London: Edward Arnold Ltd. 1960.
— Morbus Gaucher. In: Die angeborenen Störungen des Lipoidstoffwechsels. Stuttgart: Georg Thieme 1962.
DI SANT AGNESE, P. A., D. H. ANDERSON, and H. H. MASON: Glycogen disease of the heart. II. Critical review of literature. Pediatrics. 6, 607—624 (1950).
DOLLINGER, A.: Zur Klinik der infantilen Form der familiären amaurotischen Idiotie (Tay-Sachs). Z. Kinderheilk. 22, 167—194 (1919).
DOMINGUEZ, F. R.: Un caso typico lipochondrodistrofia. Rev. mex. Pediat. 13, 361—399 (1943).
DONOVAN, E. J.: Splenectomy in child 11 months of age for Gauchers disease. Surg. Clin. N. Amer. 11, 517 (1931).
DORFMAN, A., and A. E. LORINCZ: Occurence of Urinary Acid Mucopolysaccharides in the Hurler Syndrome. Proc. nat. Acad. Sci. 43, 443 (1957).
DOWNES, W. A.: Primary splenomegaly of the Gaucher type report of a successful splenectomy. Med. Rec. (Washington) 83, 697—699 (1913).
DRAZNIN, S. Z., and A. J. SCHEIN: Legg-Perthes' disease (syndrome of many etiologies?) with clinical and roentgenographic findings in case of Gaucher's disease. Amer. J. Roentgenol. 60, 490 (1948).
DREYFUS, R.: La xanthomatose de la peau et le syndrome H.S.C. Arch. Méd. Enf. 36, 569 (1936).
DRIESSEN, O. A.: (a) De l'identité de la maladie de Tay-Sachs et de Niemann-Pick. Acta paed. (Stockh.) 42, 447—452 (1953).
— (b) Über die Identität der Krankheit von Tay-Sachs mit der Krankheit von Niemann-Pick. Mschr. Kindergeneesk. 21, 242—246 u. engl. u. franz. Zus.fass. 247 (1953) [Holländisch].
DRUSS, J. S.: Aural manifestations of S.C. disease. Ann. Otol. (St. Louis) 45, 693—703 (1936).
DUMERMUTH, G.: Reticulogranulomatose: Zwei Fälle von eosinophilem Granulom mit Übergang in Hand-Schüller-Christiansche Krankheit. Helv. paediat. Acta 13, 15—39 (1958).
DUNDON, C. C., H. A. WILLIAMS, and T. C. LAIPPLY: Eosinophilic granuloma of bone. Radiology 47, 433 (1946).
DURAND, P.: Sekundäre Rückresorptionsstörungen des proximalen Tubulus (Cystinose, Galaktosämie, hepatolentikuläre Degeneration Wilson, Gykogenose). 56. Tagg Dtsch. Ges. Kinderheilk. Düsseldorf 16.—18.9.1957.
— Sekundäre Störungen des proximalen Tubulus. Cystinose, Galaktosämie, Wilsonsche

Pseudosklerose, renale Glykogenose). Mschr. Kinderheilk. 106, 165—167 (1958).
DUVE, C. DE, and B. BAUDHUIN: Peroxisomes (microbodies and related particles). Physiol. Rev. 46, 323 (1966).
— B. D. PRESSMAN, R. GLANETTO, R. WATTIAUX, and F. APPELMANS: Tissue fraktionation studies. VI. Intracellular distribution patterns of enzymes in rat-liver tissue. Biochem. J. 60, 604 (1955).
DYSZY-LAUBE, B., and M. WOJNAROWSKI: A case of Gaucher disease in a 13 year old girl. Pediat. pol. 35, 79—83 (1960).
EBERLEIN, W. R.: Aminoacidurie in childhood: cystinuria and cystinosis. Amer. J. med. Sci. 225, 677—686 (1953).
Editorial: Letterer Christian disease. Lancet 1955 II, 269, 541—542.
EICHENBERGER, K.: Kann die Dysostosis Morqio als selbständiges Krankheitsbild vom Gargoylismus abgetrennt werden? Ann. paediat. (Basel) 182, 107—126, 127—140 (1954).
ELIZALDE, F. DE, y D. CASSANO: Reticuloendotheliosis maligna en un lactante. Arch. argent. Pediat. 25, 202—205 (1954).
ELLIS, R. W. B.: Hepatosplenomegaly with mental deficiency and bone changes. Proc. roy. Soc. Med. 27, 1022 (1934).
— Gargoylism (chondro-osteodystrophy, corneal opacities, hepato-splenomegaly and mental deficiency). Proc. roy. Soc. Med. 30, 158—160 (1936).
— Gargoylism. Proc. roy. Soc. med. 31, 770—772 (1938)
— Report of an additional case of gargoylism. Arch. Dis. Childh. 15, 215—218 (1940).
—, and W. W. PAYNE: Glycogen disease. Quart. J. Med., N. S. 5, 31—49 (1936).
— W. SHELDON, and N. B. CAPON: Gargoylism. Quart. J. Med. 29, 119—139 (1936).
ELSON, L. A., and W. T. J. MORGAN: Determination of glucosamine. Biochem J. 27, 1824 (1933).
ELWI, A. M., H. EL KATIB, and A. EL-MAZNY: Gargoylism. J. Egypt. vet. med. Ass. 39, 182—190 (1956).
EMANUEL, R. W.: Gargoylism with cardiovascular involvement in two brothers. Brit. Heart J. 16, 417—422 (1954).
ENGEL, M. D.: Dysostosis multiplex. Arch. Dis. Childh. 14, 217—230 (1939).
ENGELBRETH-HOLM, J., G. TEILUM, and E. CHRISTENSEN: Eosinophil granuloma of bone-Schüller-Christian's disease. Acta. med. scand. 118, 292—312 (1944).
EPPINGER, H.: Die hepatolienealen Erkrankungen. Berlin: Springer 1920.
— Klinik der Lipoidosen. Verh. dtsch. path. Ges. 31, 51—71 (1938).
EPPS, R. P., and R. S. SCOTT: Gargoylism (Hurler's syndrome: lipochondrodystrophy dysostosis multiplex): report of two cases in Negroid children. J. Pediat. 52, 182—190 (1958).

EPSTEIN, J.: Amaurotic family idiocy or infantile amaurotic idiocy. Med. Rec. 37, 224—227 (1920).

— Beitrag zur Chemie der Gaucherschen Krankheit. Biochem. Z. 145, 398 (1924a).

— Beitrag zur Chemie, Pathologie und Systematik der Gaucherschen Krankheit. Zbl. allg. Path. path. Anat. 35, 257 (1924b).

— Beitrag zur Pathologie, Chemie und Systematik der Gaucherschen Krankheit. Wien. klin. Wschr. 1924c, 1179—1181.

— Beitrag zur Pathologie der Gaucherschen Krankheit. Virchows Arch. path. Anat. 253, 157—207 (1924d).

— Zur Chemie der Gaucherschen Krankheit und der sog. Lipoidzellenhyperplasie. Med. Klin. 1924e, 2194.

— Dikussion zum Vortrag von L. PICK über den Morbus Gaucher. Verh. Ges. Verdauungs- u. Stoffwechselkrkh. 5. Wiener Tagg, 1925, S. 326—327.

— Über den Phosphatid- und Cerebrosidgehalt der Milz und Leber eines Falles von Gaucher im Säuglingsalter. Virchows Arch. path. Anat. 274, 294—301 (1930).

— Unsere heutigen Kenntnisse der Beziehungen des Chemismus der Zelle und des Gewebes in der Pathologie der Lipoidosen. Klin. Wschr. 1931, 1601—1607.

— Ätiologische Bedeutung der chemischen Veränderungen für die Pathologie im Gehirn bei Niemann-Pickscher Krankheit. Beziehungen zwischen Niemann-Pickscher Krankheit und infantiler amaurotischer Idiotie (Typus Tay-Sachs). Virchows Arch. path. Anat. 284, 867—879 (1932).

— Zur pathologischen Physiologie der Phosphatidzellverfettung bei Niemann-Pickscher Krankheit. Klin. Wschr. 1933, 56—60.

— Über das gegensätzliche Verhalten der lipoidchemischen Beschaffenheit des Gehirns bei Niemann-Pick und infantiler amaurotischer Idiotie Tay-Sachs. Beziehung der Pathochemie zur Pathologie beider Krankheiten. Virchows Arch. path. Anat. 293, 135—152 (1934).

--- Beitrag zur Pathologie der allgemeinen Lipoidosen. Ergebn. allg. Path. path. Anat. 33, 280—313 (1937).

— Beitrag zu einer vergleichenden Pathologie und Pathochemie der allgemeinen Cholesterinlipoidosen. Virchows Arch. path. Anat. 306, 53—69 (1940).

— Die Phosphatidzellverfettung der Milz bei Niemann-Pickscher Krankheit verglichen mit der Lipoidchemie des Morbus Gaucher und der Schüller-Christianschen Krankheit. Hoppe-Seylers Z. physiol. Chem. 192, 145—170 (1930).

— Zur Chemie der Gewebseinlagerungen bei einem Falle von S.C.-Krankheit. Hoppe-Seylers Z. physiol. Chem. 190, 44—50 (1930).

-– Phosphatidzellverfettung des Gehirns, der Leber und Milz bei Niemann-Pick. Hoppe-Seylers Z. physiol. Chem. 211, 217—230 (1932).

ERDMANN, J. F., and J. J. MORRHEAD: Splenectomy for splenomegaly (Gaucher type). Amer. J. med. Sci. 147, 213—224 (1914).

ERNOULD, H. J.: Considérations sur la pathogénie du gargoylisme. Acta paediat. belg. 8, 232—278 (1954).

ESENTE, I., V. D'APRILE e U. ROSSI: Idiozia amaurotica infantile o malattia di Tay-Sachs. (Cobtributo clinico.) G. ital. Oftal. 10, 16—25 (1957).

ESKELUND, G. M. C.: Reticuloendotheliosis maligna. Acta paediat. (Uppsala) 42, 346—350 (1953).

ESSELBORN, V. M., C. D. DAVIS, and E. C. HAMBLEN: Effect of the menarche on hepatomegaly in a pubescent girl with a syndrome resembling glycogen disease. J. clin. Endocr. 10, 339—347 (1950).

ESSER, H.: Über Stoffwechselstörungen bei reaktiven Retikulosen. Dtsch. med. Wschr. 75, 706—708 (1950).

ESSER, M., u. S. SCHEIDEGGER: Glykogenkrankheit. Beobachtung eines Falles. Schweiz. med. Wschr. 1937 II, 970—972.

EXCHAQUET, L.: Infantilisme hépatique familial. Arch. Méd. Enf. 34, 656—667 (1931).

EXPOSITO, L., y A. DE FERIA: Lipochondrodistrofia. Bol. Soc. cuba. Pediat. 15, 1113—1133 (1943).

FABER, M.: Primary and secundary xanthomatosis. Acta med. scand. 118, 436 (1944).

FABER, V.: Über die Glykogenkrankheit (Hepatonephromegalia glycogenica). Frankfurt. Z. Path. 47, 443—453 (1935).

FAIRBANK, H. A. TH.: Gargoylism. J. Bone Jt Surg. B 31, 302—308 (1949).

FALCHI, G., e M. MIDULLA: Il gargoilismo. Aspetti clinico-statistici e rassegna di 172 casi di cui 11 personali. Con presentazione del Gino Frontali. Roma: Il Pensiero Scientifico 1958, 349 p.

FALK, W., and B. GELLEI: The familial occurence of Letterer-Siwe disease. Acta paediat. 46, 471—480 (1957).

FANCONI, G.: Neue Aspekte der Nierenpathologie. Chronische Aminoacidurie. Schweiz. med. Wschr. 1950, 757—762.

—, and H. BICKEL: Chronic amino-aciduria, amino acid diabetes or nephrotic-glycosurie dwarfism in glycogenosis and cystinosis. Helv. paediat. Acta 4, 359 (1949).

—, u. A. PRADER: Gluco-Amino-Phosphat-Diabetes (Syndrom von De Toni-Debré-Fanconi) und Störungen des Cystinstoffwechsels (Symposion). Bull. schweiz. Akad. med. Wiss. 17, 405—410 (1962).

—, u. A. WALLGREN: Lehrbuch der Pädiatrie. Basel: Benno Schwabe & Co. 1950.

FARBER, S.: The nature of solitary or eosinophilic granuloma of bone. Amer. J. Path. 17, 625 (1941).

FARNARIER, G., et A. GHARBI: Maladie de Hand-Schüller-Christian avec manifestations orbitaires. Bull. Soc. Ophtal. Fr. 1957, 336—338.

FARQUHAR, J., and A. CLAIREAUX: Familiar haemophagocytic reticulosis. Arch. Dis. Childh. 27, 519—525 (1952).

FASOLD, H.: Hypophysen-Vorderlappenextrakt und Glykogenspeicherkrankheit. Z. ges. exp. Med. 92, 63—65 (1933).

FASSRAINER, S.: Lipoidgranulomatoses des haematopoetischen Systems. Beitr. path. Anat. 94, 153—162 (1934/35).

FATTOVICH, G.: Su di un caso di idiozia congenita. G. Psichiat. Neuropat. 84, 261—279 (1956).

FEIERTAG, J.: Zur chronischen familiären Splenomegalie Typ Gaucher. Petersburg. med. J. 38, 298 (1913).

FEIGENBAUM, A., u. G. SONDERMAN: Retrobulbäres xanthoma orbitae. Klin. Mschr. Augenheilk. 74, 448 (1942).

FELDIOREANU, T., N. NESTOR, V. TARICEANU, D. GORASCU u. E. NEDELCU: Beiträge zum klinischen, pathologisch-anatomischen und therapeutischen Studium der Hand-Schüller-Christianschen Krankheit. Pediatria (Buc.) 8, 157—165 (1959).

FÉVRE, M.: Trois cas de "granulome éosinophile" des os. Arch. franç. Pédiatr. 11, 368—379 (1954).

— (a) Le granulome éosinophile des os et son diagnostic radiologique. Rev. Prat. (Paris) 1957, 2214—2223.

— (b) Réflexions sur le granulome dit éosinophile des os. Bull. Acad. nat. Méd. (Paris) 141, 39—44 (1957).

FEYRTER, F.: Zur Frage der Tay-Sachs-Schafferschen amaurotischen Idiotie. Virchows Arch. path. Anat. 301, 481—512 (1939).

— (a) Über chromotrope Lipoide und Lipoproteide. Wien. klin. Wschr. 1942 I, 461—463.

— (b) Über chromotrope Lipoide und Lipoproteide. Z. mikr.-anat. Forsch. 51, 610—635 (1942).

— Über die Beziehungen zwischen der Abt-Letterer-Siweschen Erkrankung, dem eosinophilen Granulom des Knochens, der eosinophilen Granulomatose und der Hand-Schüller-Christianschen Erkrankung. Medizinische 29/30, 1019—1025 (1955).

— Über die eosinophilen Granulome. Wien. med. Wschr. 1957, 764—767.

FIENBERG, M. C., and G. E. QUIGLEY: Osseous Gaucher's disease with macrocytic normochromic anemia. New Engl. J. Med. 234, 527 (1946).

FINZI, O.: Mieloma con prevalenza delle cellule eosinofile, circoscritto all' osso frontale in un giovine di 15 anni. Minerva med. 9, 239 (1929).

FIONE, E., e A. RIZZO: (a) Contributo allo studio della funzionalità epatica, in corso di tesaurismosi glicogenica, mediante il test di clearance alla bromosulfonftaleina. Minerva pediat. 10, 1438—1443 (1958).

— — (b) Considerazioni diagnostiche differenziali su un caso di ittero in corso di granuloma eosinofilo xantomatose: utilitàdel test di clearance epatica della bromosulfonftaleina. Minerva pediat. 11, 402—407 (1958).

FISCHER, G.: Zur Differentialdiagnose der Chondrodystrophie. Kinderärztl. Prax. 26, 204—208 (1958).

FISCHLER, F.: Zur Frage der Glykogenspeicherkrankheit. Dtsch. med. Wschr. 1938, 1385—1388.

FISHER, R. H.: Multiple lesions of bone in Letterer-Siwe disease. Report of a case with culture of paracolon Arizona bacilli from bone lesions and blood, followed by response to therapy. J. Bone Jt Surg. A 35, 445—464 (1953).

FLEISCHHACKER, H.: Zur Beeinflussung der Funktionen des Retikuloendothelialen Systems. Wien. klin. Wschr. 68, 770—772 (1956).

—, u. R. KLIMA: Die diagnostische Bedeutung der Sternalpunktion bei M. GAUCHER und bei Knochenmarkmetastasen. Münch. med. Wschr. 1936 II, 2051—2054.

FLOSI, A. Z., L. M. ASSIS, W. BLOISE, A. S. COELHO NETTO, A. B. ULHÔA CINTRA, and R. P. DE BARROS: Treatment of eosinophilic granuloma by corticotropin. Report of 4 cases with disappearance of the bone lesions. J. Endocr. and Metabolism 17, 994—1001 (1957).

— — A. S. COELHO NETO, W. BLOISE, A. B. ULHÔA CINTRA, and R. P. BARROS: Hormonal treatment of Hand-Schüller-Christian disease: Report on a case with disappearance of the bone lesions. J. clin. Endocr. 19, 239—247 (1959).

FOLCH-PI, J., and M. LEES: Studies on the brain ganglioside strandin in normal brain and in Tay-Sachs' disease. J. Dis. Child. 97, 730—738 (1959).

FOLTYN, H., A. PLAWSKA, and A. ROSNOWSKI: The Abt-Letterer-Siwe disease in a 6-weeks old infant. Case report. Pol. Tyg. lek. 14, 2069—2073 (1958).

FONTAN, VERGER, MARCHAND et Mlle COUTEAU: Polydystrophie de Hurler. Résultates de l'encéphalographie gazeuse. Arch. franç. Pédiat. 7, 543—544 (1950).

— — MARTIN et VÉRIN: Réticulose pulmonaire du nourrisson à évolution maligne. Arch. franç. Pédiat. 9, 773—776 (1952).

FORBES, G. B.: Glycogen storage disease. Report of a case with abdominal glycogen structure in liver and skeletal muscle. J. Pediat. 42, 645—653 (1953).

FORD, F. R.: Diseases of the nervous system in infancy, childhood and adolescence. London: Bailliére, Tindall & Cox. 1937.

FORNARA, P.: Considerazioni su di alcuni daci di reticuloendoteliosi acute infantili. Minerva med. 44, 1934—1948 (1954).

FORSGREN, E.: Die Rhythmik der Leberfunktion und des Stoffwechsels. Dtsch. med. Wschr. 1938, 743—744.

FOURNIER, A., et G. DUBUISSON: Polydystrophie de Hurler; à propos de deux observations. J. Sci. méd. Lille 69, 438—441 (1951).

FRANCESCHETTI, A., E. WILDI et D. KLEIN: Examen anatomo-clinique d'un cas d'idiotie amaurotique infantile (Tay-Sachs). Acta genet. (Basel) 5, 343—357 (1955).

Franco, S., u. M. Wolman: Études sur la cellule de Gaucher. Schweiz. Z. Path. 10, 621 (1947).

Francois, R., J. C. Dreyfus, Cl. Mouriquand, J. Bertrand et Ruiton-Ugliengo: Polycorie glycogénique du foie chez deux frères par insuffisance en glucose-6-phosphatase. Sem. Hôp. Paris 1957, 4028—4029, 4036—4049.

— — — — — Polycorie glycogénique de foie chez deux frères par insuffisance en glucose-phosphatase. Arch. franc. Pédiat. 16, 399—421 (1959).

Francois, J., et M. Rabaey: Examen histochimique de la dystrophie cornéenne et étude de l'hérédité d'un cas de gargoylisme. Ann. Oculist. (Paris) 185, 784—804 (1952).

Fradkin, I. M.: Zum Problem der Xanthomatose bei Kindern. Pediatriya 39, H. 2, 75—78 (1956) [Russisch]

Frazer, J.: Lipoidgranulomatosis of bones. Brit. J. Surg. 22, 800 (1935).

Frederickson, D. S., and A. F. Hofman: Gaucher's disease. In: J. B. Stanbury, J. B. Wyngaareden, and D. S. Frederickson (eds.), The metabolic basis of inherited disease. New York: McGraw-Hill Book Co. 1960.

Freesen, O.: Beitrag zur Morphologie und Chemie der Lipoidspeicherkrankheiten. Zbl. allg. Path. path. Anat. 83, 65 (1945).

— Die Lymphogranulomatose. Ergebn. inn. Med. Kinderheilk. 9, 38—86 (1958).

Freitas, J. O., H. M. Canelas y N. A. Longo: Juvenile amaurotic idiocy. Clinical and laboratorial study of three cases. Arch. Neuropsiquiat. (S. Paulo) 14, 136—157 (1956).

Freud, P.: Evolution of systemic reticuloendotheliosis in childhood. J. Pediat. 38, 744—769 (1951).

— L. Grossman, and D. Dragutsky: Acute idiopathic cholesterol granulomatosis. Amer. J. Dis. Child. 62, 776 (1941).

—, u. A. Plachta: Xanthomatöse Retikuloendotheliose und ihre Beziehung zur Leukämie. Öst. Z. Kinderheilk. 10, 57—70 (1954).

Freudenberg, E.: Klinische Beobachtungen und Untersuchungen an einem Zwillingspaar mit Niemann-Pickscher Krankheit. Z. Kinderheilk. 59, 313—328 (1937).

— Weitere Beobachtungen zur Frage der „Cystinosis". Ann. paediat. (Basel) 182, 85—106 (1954).

— Cystinosis. Ergebn. inn. Med. Kinderheilk. 10, 481—511 (1958).

—, u. F. Roulet: Zur Kenntnis der Cystinosis. Acta paediat. (Stockh.) 43, Suppl. 100, 296—306 (1954).

Frick, P., u. G. Friedrich: M. Gaucher im frühen Kindesalter. Arch. Kinderheilk. 90, 1—9 (1930).

Fricker-Alder, H.: Die Aldersche Granulationsanomalie. Schweiz. med. Wschr. 88, 989—991 (1958).

Fried, K.: Gaucher's disease among the Jews in Israel. Bull. Res. Coun. Israel B 7, 213 (1958).

— Y. Matoth, and E. Goldschmidt: Gaucher's disease — chronic adult type. In: E. Goldschmidt (ed.), The genetics of migrant and isolate populations. Baltimore: Williams & Wilkins Co. 1963.

Frimann-Dahl, J., and R. A. Forsberg: Xanthomatosis with defects in the cranial bones. Acta radiol. (Stockh.) 12, 254—262 (1931).

Frischknecht, W.: Das sogenannte „Eosinophile Granulom" des Knochens. Helv. paediat. Acta 4, 144—163 (1949).

Fritzsche, I., u. H. Fritzsche: Symptomatik und Hirnpotentialbild beim Gargoylismus. Z. Kinderheilk. 80, 43—49 (1957).

Frommer, E. A.: Letterer-Siwe disease treated with prednisone. Proc. roy. Soc. Med. 50, 332—333 (1957).

Fruhling, L., et Y. Le Gal: Principes d'une classification rationnelle des affections malignes du système réticulaire basée sur l'histopathologie. Acta paediat. belg. 8, 283—292 (1954).

— R. Sacrez et R. Heumann: A propos du diagnostic différentiel entre la granulomatose lipidique de Schüller-Christian et la réticulohistiocytose maligne de l'enfance (maladie de Letterer-Siwe). Acta paediat. belg. 8, 293—303 (1954).

Gaddini, R., de Benedetti, A. Arcengeli e A. Gnudi: Idiozia amaurotica tipo Tay-Sachs. Contributo di 4 casi. Arch. ital. Pediat. 19, 147—151 (1958).

Gadrat, J., et P. Dedieu: Maladie de Hand-Schuller-Christian avec participation pulmonaire. (Aspect radiologique en "rayons de miel".) Sem. Hôp. Paris 1956, 3693—3697.

Gänsslen, M.: Erbpathologie des Blutes und der blutbildenden Organe. In: Handbuch der Erbpathologie des Menschen. Bd. 4, S. 411. Berlin: Springer 1940.

Galeotti Flori, A., e G. C. Parenti: Reticuloendoteliosis iperplasica infettiva ad evoluzione granulo-xantomatosa. (Tipo Hand-Schüller-Christian.) Riv. clin. Pediat. 35, (3), 193—263 (1937).

Garcia Diaz, C. J., y J. A. Peñalver: Llamativa acción favorable de la vitamina A en un enfermo de Hand-Schüller-Christian. Arch. argent. Pediat. 42, 381—389 (1954).

Garcia Diaz de Ugarteche, D., y M. Darmet: La enfermedad de Schüller-Christian. Sem. méd. (Paris) 54, 1004—1008 (1944).

Garcia-Palacio, A., y F. Costales: Gargolismo. Demonstración histoquimica de exceso de mucopolisacáridos ácidos en el higado. Rev. cuba. Pediat. 28, 415—428 (1956).

Garrahan, J., I. Lascano Gonzalez, A. Gambirassi y A. Magalhaes: Sobre el granuloma eosinofilico y la enfermedad de Schüller-Christian. Arch. argent. Pediat. 22, 3—19 (1944).

GARRAHAN, J., M. VARELA y A. DI PIETRO: Reticuloendoteliosis maligna (Enf. de L.S.). Arch. argent. Pediat. **32**, 449—458 (1949).

GARSCHE, R.: Über das eosinophile Granulom des Knochens. Arch. Kinderheilk. **145**, 115—137 (1952).

GASSER, C.: Diskussionsbemerkung. Schweiz. med. Wschr. **1950**, 1097.

GATE, J., P. MONNET, P. MOREL, D. COLOMB et H. CAJOFINGER: Reticulose maligne suraigue chez un nourrisson révélee par la biopsie cutanée (maladie de Letterer-Siwe). Bull. Soc. franç. Derm. Syph. **63**, 184—186 (1956).

GATZMIOS, CHR. D., D. M. SCHULZ, and R. L. NEWNUM: Cystinosis (Lignac-Fanconi disease). Amer. J. Path. **31**, 791—807 (1955).

GAUCHER, P. C. E.: De l'épithélioma primitif de la rate; hypertrophie idiopathique de la rate sans leucémie. Thèse de Paris 1882, p. 31.

GEDDES, A. K., and S. MOORE: Acute (infantile) Gaucher's disease. Report of a case, the second in a familiy. J. Pediat. **43**, 61—66 (1953).

GELIN, G.: Les splénomégalies tuberculeuses. Sang **25**, 172—189 (1954).

GENERALOV, A. I.: Splenectomy in Gaucher's disease. Pediatriya **36**, No 8, 68—72 mit engl. Zus.fass. (1958) [Russisch].

GENTILI, A.: Le reticoloendoteliosi nell'infanzia. Minerva pediat. **8**, 404—409 (1956).

—, e M. LOPEZ: Reticulo-endoteliosi subacute con iperfosfatidemia di alto grado in lattante. Pediatria (Napoli) **62**, 1—31 (1954).

GERKEN, H., u. H.-R. WIEDEMANN: Ein Beitrag zur Genetik des Morbus Gaucher. Ann. paediat. (Basel) **203**, 328—341 (1964).

GERSTEL, G.: Über die H.S.C.-Krankheit auf Grund gänzlicher Untersuchungen des Knochengerüstes. Virchows Arch. path. Anat. **294**, 278—303 (1935).

GESCHIKTER, C. F.: Lipoid tumors. Amer. J. Cancer **21**, 617 (1934).

GHARIB, R., E. C. BURKE, and L. A. BRUNSTING: Juvenile xanthogranuloma with ocular involvement Report of case. J. Pediat. **54**, 109—112 (1959).

GHOLNY, A. A. EL, and B. EL SEBAI: Hand-Schüller-Christian syndrome. Arch. Pediat. **69**, 108—115 (1952).

GIERKE, E. v.: Hepato-nephromegalia glycogenica (Glykogenspeicherkrankheit der Leber und Nieren). Beitr. path. Anat. **82**, 497—513 (1929).

GILBERT, E. F., and G. H. GUIN: Gargoylism. A review including two occurrences in the American Negro. J.Dis.Child.**95**,69—80(1958).

GILLESPIE, J. B., and J. A. SIEGLING: Dysostosis Multiplex. J. Bone Jt Surg. **22**, 171 (1940).

GILLET, P., et A. NOEL: Réticulose de transition. Un cas de granulome éosinophile ayant évolué en maladie de Letterer-Siwe. Acta paediat. belg. **11**, 213—234 (1957).

GILLILAND, I. G.: Chondrolipodystrophy (Gargoylism). Proc. roy. Soc. Med. **45**, 594—596 (1952).

GIRAUD, P., G. PERRIMOND, R. BERNHARD et A. ORSINI: A propos d'un nouvelle observation de gargoylisme. Pédiatrie **36**, 401—405 (1947).

GIRGENSOHN, H., H. KELLNER u. H. SÜDHOF: Angeborener Morbus Gaucher bei Erythroblastose und Gefäßverkalkung. Klin. Wschr. **1954**, 57—64.

GIROLA, M., e G. B. BENEDETTI: Gargoilismo o disostosi multipla. Arch. Ortop. (Milano) **71**, 259—286 (1958).

GITZELMANN, R.: Glukagonprobleme bei den Glykogenspeicherkrankheiten. Helv. paediat. Acta **12**, 425—479 (1957).

GIAMPALMO, A.: Le tesaurosi lipidiche. Atti Soc. ital. Path. **29**, 225 (1951).

— (a) Über die Pathologie der Lipoidosen II. Phosphatidosen und Cerebrosidosen. Medizinische Nr. 18, 612—617 (1953).

— (b) Über die Pathologie der Lipoidosen. Medizinische **15**, 942 (1953).

—, e V. GIAMPALMO: Studio della malattia di Hurler. Arch. E. Maragliano Pat. Clin. **6**, 1—120 (1951).

GLANZMANN, E.: Infektiöse Retikuloendotheliose (Abt-Letterer-Siwesche Krankheit) und ihre Beziehung zum Morbus Sch.-Chr. Ann. paediat. (Basel) **155**, 1—8 (1940).

— Niemann-Picksche Krankheit. Schweiz. med. Wschr. **1943**, 1414.

— I. GOLDSTEIN, and D. WEXLER: Niemann-Pick's disease with cherry-red spots in macula, ocular pathology. Arch. Ophthal. **5**, 704 (1931).

—, u. B. WALTHARD: Infektiöse Reticuloendotheliose und Lipoidgranulomatose. Officina Wander (Bern) **1940**, 139. Monographie.

GOETSCH, F.: Zur Kenntnis der polytopen enchondralen Dysostosen. Fortschr. Röntgenol. **79**, 472—476 (1953).

GÖTTCHE, O.: Ein Fall von „hepatischem Infantilismus". Mschr. Kinderheilk. **35**, 505—513 (1927).

GOLDFARB, A. R., D. H. ATLAS, and P. GABERMANN: Electrophoretic studies in Gaucher's disease. Amer. J. clin. Path. **20**, 963 (1950).

GOLDNER, M., and B. VOLK: Fulminant normocholesternemic xanthomatosis (histicyotosis X). Arch. intern. Med. **95**, 689—698 (1955).

GOLINSKI, K., and Z. HANICKI: Problem of the group diseases: Granuloma eosinophilicum, m. Hand-Schüller-Christian, m. Letterer-Siwe. Pol. Arch. Med. wewnet. **25**, 1265—1273 (1955).

GONZÁLEZ R., O. J., y Y. B. POMPILIO: Gargoilismo congénito. Anot. pediát. **1**, 211—215 (1955).

GORDON, G. L.: Osseous Gaucher's disease. Amer. J. Med. **8**, 332 (1950).

GRACIANSKY, P. DE, R. LECLERCQ, JANET et J. DALION: A propos d'un cas de réticulose histio-monocytaire subaigue chez un nourrisson. Sem. Hôp. Paris **1953**, 1643—1647.

GRADY, H., and H. STEWART: Hand-Schüller-Christian's disease and tuberculosis. Arch. Path. **18**, 699—709 (1934).

GRAFE, E.: Die Glykogenspeicherkrankheit. In: Handbuch der inneren Medizin. 4. Aufl., Bd. 7, Teil II, S. 351—365. Berlin-Göttingen-Heidelberg: Springer 1955.

GRANA, A.: Reticolosi maligna, a proposito di un caso clinico. Minerva derm. 30, 101—112 (1955).

GRANDMAISON, L.: Contribution à l'étude des localisations pulmonaires de la maladie de Gaucher. Presse méd. 85 (1951).

GRANT, J., and J. GINSBURG: Eosinophilic granuloma (honey-comb lung) with diabetes insipidus. Lancet 1955 II, 269, 529—532.

GRAY, J. D., and S. TAYLOR: Acute systemic reticuloendetheliosis terminating as a monocytic leucaemia. Cancer (N.Y.) 6, 333—337 (1953).

GREBE, H.: Zur Differentialdiagnose und Ätiologie multipler Epiphysenstörungen. Z. Kinderheilk. 71, 243—267 (1952).

— Erblicher Zwergwuchs. Ergebn. inn. Med. Kinderheilk. 12, 344—427 (1959).

GREEN, M.: (a) Gargoylism (Lipochondrodystrophy). J. Neuropath. exp. Neurol. 7, 399—417 (1948).

GREEN, M. A.: (b) Gargoylism (lipochondrodystrophy). Amer. J. Dis. Child. 75, 595 (1948).

GREEN, W., and S. FARBER: „Eosinophilic or solitary granuloma" of bone. J. Bone Jt Surg. 24, 499—526 (1942).

GREENFIELD, J. G., and S. NEVIN: Idiotie familiale amaurotique. Étude d'un cas infantile tardif. Amaurotic family idiocy: Study of a late infantile. Trans. ophthal. Soc. U.K. 53, 170—200 (1933).

GREIFENSTEIN, A.: Die Mitbeteiligung des Gehörorgans, der Nebenhöhlen und der Kiefer bei der S.C.-Krankheit nebst einer neuen eigenen Beobachtung. Arch. Ohr-, Nas.- u. Kehlk.-Heilk. 132, 337—357 (1932).

GREINER, G. F., D. PHILIPPIDÈS et J. C. LAFON: Granulome éosinophile datant de 10 ans. Ses rapports avec le syndrome de Hand-Schüller-Christian. Rev. Otol. etc. 29, 429—430 (1957).

GRIFFITHS, S. B., and M. FINDLAY: Gargoylism: clinical, radiological and haematological features in two siblings. Arch. Dis. Childh. 33, 229—234 (1958).

GRISLAIN, J.-R., et J.-P. KERNEIS: Traitement actuel des reticuloses graves de l'enfance. Thérapie 13, 241—245 (1958).

— — P. LEMOINE et Y. LENNE: Réticulose histiocytaire maligne et cortisone. Arch. franç. Pédiat. 12, 690—707 (1955).

— P. LEMOINE, J. B. KERNEIS et Y. BRUNEAU: Cystinose au stade pré-rénal. Arch. franç. Pédiat. 13, 390—401 (1956).

GROEN, J., and A. H. GARBER: Adult Gaucher's disease with special reference to the variations in its clinical course and value of sternal puncture as an aid to its diagnosis. Blood 3, 1221 (1948).

— — Hereditary mechanism of Gaucher's disease. Blood 3, 1238 (1948).

GROEN, J. J.: The hereditary mechanism of Gaucher's disease. Blood 31, 1238 (1948).

— Gaucher's disease: Hereditary transmission and racial distribution. Arch. intern. Med. 113, 543 (1964).

— Gaucher's disease and its importance for the knowledge of the history and tribal composition of the Jewish peopel. Bet Mikra 2, 29 (1965) [in Hebrew].

— Present status of knowledge of Gaucher's disease. Israel J. med. Sci. 1, 507—510 (1965).

GROH, CH., u. O. RUZICZKA: Einfluß der ACTH-Behandlung auf das klinische und morphologische Bild einer frühkindlichen, akuten Reticuloendotheliose (Abt-Letterer-Siweschen Erkrankung). Neue öst. Z. Kinderheilk. 1, 225—234 (1956).

GROSKOPFF, K.-W.: Das eosinophile Granulom des Knochens. (Röntgendiagnose und Behandlung.) Kinderärztl. Prax. 23, 212—227 (1955).

GROSS, P., u. H. JACOX: Eosinophilic granuloma and certain other reticuloendothelial hyperplasias of bone. Amer. J. Med. Sci. 203, 673 (1942).

GROSSO, P., e E. ROSSI: Il granuloma eosinofilo dello scheleto. Arch. Radiol. (Napoli), N.S. 3, 233—248 (1955).

GRUMBACH, M. M., and K. MEYER: Urinary excretion and tissue storage of sulfated mucopolysaccharides in Hurler's syndrome. J. Dis. Child. 96, 467—469 (1958).

GUARESCHI, A.: Contributo allo studio delle oligofrenie dismetaboliche con particolare riguardo all'idiozia amaurotica tardiva, morbo di Kufs. Quad. Acta neurol. (Napoli) 15, 3—61 (1957).

GUARINI, C.: Xanthomatosi. Sindrome di Christian-Schüller. Arch. Radiol. (Napoli) 14, 569 (1938).

GUELI, U., e F. SEVERI: Esame bioptico del fegato nella malattia di Pfaundler-Hurler. Pathologica 44, 227—230 (1952).

— — Su un caso di malattia di Pfaundler-Hurler (Gargoilismo). Pediatria (Napoli) 61, 434—449 (1953).

GÜNTHER, R.: Ein Beitrag zur Kenntnis der Glykogenspeicherkrankheit. Virchows Arch. Path. Anat. 304, 87—96 (1939).

GÜTHERT, H.: Zur Morphologie des eosinophilen Granuloms des Knochens. Zbl. allg. Path. path. Anat. 89, 388 (1952/53).

GUPTA, K. GOPALAKRISHNIAH, V. KAMESWARA RAO, A. H. HAQUANI, B. NAGANNA, and D. J. REDDY: Gaucher's disease. (Clinico-pathological and biochemical study of a case.) Indian J. Pediat. 25, 466—474 (1958).

GURAVICH, J. L.: Familial hypercholesteremic xanthomatosis: Prelim. report. I. Clinical, electrocardiographie and laboratory considerations. Amer. J. Med. 26, 8—29 (1959).

GUY, E., et J. LERIQUE: A propos de la fréquence de certains signes du gargoylisme. Arch. franç. Pédiat. 7, 594 (1950).

HABERMANN, P.: Pseudomiliares Lungenbild bei Morbus Gaucher. Arch. Kinderheilk. **144**, 168—272 (1952).

HADDERS, H. H.: Monographic, Eosinophiel granuloom van het skelet. New York: Van Gorkum & Co. 1948.

HÄSSLER, E.: Hurler-Erkrankung (Dysostisis multiplex = Gargoilisme = dysostotische Idiotie) eine Form der Lipoidose. Dtsch. Z. Verdau.- u. Stoffwechselkr. **4**, 124—139 (1940).

— Die Beziehungen der Hurlerschen Krankheit (Dysostosis multiplex = dysostotische Idiotie = Gargoilisme) zum Kreatinismus. Mschr. Kinderheilk. **86**, 96—110 (1941).

HAFEEZ, M. A., and M. RAJASHEKARAPPA: Amaurotic familial idiocy. J. Indian med. Ass. **30**, 57 (1958).

HALBERSTMA, T.: Beitrag zur Klinik der Lebercirrhosen beim Kinde. Familiärer Fall mit Hypoglykämie. Z. Kinderheilk. **53**, 295—303 (1932).

HALLERVORDEN, J.: Gehirnbefunde bei Schüller-Christianscher Krankheit und allgemeinen Cholesterinosen. Z. ges. Neurol. Psychiat. **161**, 384—401 (1938).

— 32. Kongr. Dtsch. Path. Ges. Stuttgart 1950. Stuttgart: E. Piscator 1950.

HALLIDAY, N., H. J. DEUEL, L. J. TRAGERMAN, and W. E. WARD: On the isolation of a glucose-containing cerebroside from spleen in a case of Gaucher's disease. J. biol. Chem. **132**, 171 (1940).

HALPERIN, S. L., and B. M. CURTIS: The genetics of gargoylism. Amer. J. ment. Defic. **46**, 298 (1942).

HAMBLEN, E. C., J. M. ARENA, and W. K. CUYLER: H.S.C. disease. Amer. J. Dis. Child. **60**, 352—358 (1940).

HAMBURGER, R.: Lipoidzellige Splenohepatomegalie (Typ Niemann-Pick) in Verbindung mit amaurotischer Idiotie bei einem 14 Monate alten Mädchen. Jb. Kinderheilk. **116**, 41—50 (1927).

HAMILTON, J. B., J. L. BARNER, P. C. KENNEDY, and J. J. MC. CORT: The osseous manifestations of eosinophilic granuloma: report of nine cases. Radiology **47**, 445 (1946).

HAMPERL, H.: Über Störungen des Kohlenhydratstoffwechsels bei cirrhotischer Leberveränderung im Kindesalter. Z. Kinderheilk. **46**, 648—675 (1928).

— Über die pathologisch-anatomischen Veränderungen bei M. Gaucher im Säuglingsalter. Virchows Arch. path. Anat. **271**, 147—163 (1929).

HAND jr., A.: Polyuria and tuberculosis. Arch. Pediat. **10**, 673—675 (1893).

— Defects of membranous bones, exophtalmos and polyuria in childhood. Is it dyspituitarism? Amer. J. med. Sci. **162**, 509—515 (1921).

HANHART, E.: Ergebnisse der Erbforschung von Erbkrankheiten und Mißbildungen in der Schweiz. Arch. Klaus-Stift. Vererb.-Forsch. **18**, 632 (1943).

— Über die Erbbedingheit der Glykogenosen und deren Beziehungen zum Diabetes mellitus. Schweiz. med. Wschr. **1947**, 163—166.

HANNS, A.: Mauriac's syndrome: Glycogenosis and polycoric hepatomegals. Presse méd. **1948**, 339.

HANSEN, P. B.: The relationship of H.S.C., Letterer-Siwe's disease and eosinophilic granuloma of bone. Acta radiol. (Stockh.) **32**, 89—112 (1949).

HARNAPP, G. O.: Zur Klinik der Hepatomegalien mit Kohlenhydratstoffwechselstörungen. Mschr. Kinderheilk. **66**, 169—183, 194—212 (1936).

HARRIS, H., U. MITTWOCH, E. B. ROBSON, and F. L. WARREN: Phenotypes and genotypes in cystinuria. Ann. hum. Genet. **20**, 57—91 (1955).

HARRIS, R. C.: Mucopolysaccharide disorder: a possible new genotype of Hurler's syndrome. Amer. J. Dis. Child. **102**, 741—742 (1961).

HARRIS-JONES, J. N., E. GRAHAME JONES, and P. G. WELLS: Xanthomatosis and essential hypercholesterolemia. Lancet **1957 I**, 855—857.

HARRISON, C.: An introduction to the reticulose. Practitioner **177**, 123—132 (1956).

HARVEY, R. M.: Hurler-Pfaundler Syndrome. Amer. J. Roentgenol. **48**, 732—740 (1942).

HASENCLEVER: Hypertrophische Lebercirrhose mit chronischem Icterus und Milztumor bei 3 Kindern der gleichen Eltern. Berl. klin. Wschr. **1898**, 997.

HASSIN, G. B.: Über die Histopathologie der familiären amaurotischen Idiotie. Arch. Neurol. (Chic.) **12**, 640—662 (1924).

HASTRUP, B., and A. VIDEBACK: "Acid" phosphatase in Niemann-Pick's disease and a therapeutic experiment with cortisone. Acta med. scand. (Stockh.) **149**, 287—290 (1954).

HAVARD, E., L. RATHER, and H. FABER: Non-lipoid reticuloendotheliosis (Letterer-Siwe's disease). Pediatrics **5**, 474—485 (1950).

HAYMOND, J. L., and A. S. GIORDANO: Glycogen-storage disease of the hearth. Amer. J. clin. Path. **16**, 651 (1946).

HEILMEYER, L.: Physiologische Beziehungen zwischen Milz und Knochenmark. Bibl. haemat. (Basel) **3**, 21—48 (1955).

—, u. H. BEGEMANN: Blut und Blutkrankheiten. In: Handbuch der inneren Medizin. 4. Aufl., Bd. II. Berlin-Göttingen-Heidelberg: Springer 1951.

HEINE, J.: Beitrag zur S.C.-Krankheit. Beitr. path. Anat. **94**, 412—441 (1935).

HELLNER, H.: Das Eosinophile Granulom des Knochens. Langenbecks Arch. klin. Chir. **286**, 564—581 (1958).

HELMHOLTZ, H. F., and E. R. HARRINGTON: A syndrome charakterised be congenital clouding on the cornea and by other anomalies. Amer. J. Dis. Child. **41**, 793—800 (1931).

Henderson, E. D., D. C. Dahlin, and W. H. Bickel: Eosinophilic granuloma of bone. Proc. Mayo Clin. 25, 534—541 (1950).

Henderson, J. L.: Gargoylism: a review to the principal features with a report of five cases. Arch. Dis. Childh. 15, 201—214 (1940).

— A. R. Macgregor, S. J. Thannhauser, and R. Holden: The pathology and biochemy of gargoylism. A report of three cases with a review of the literature. Arch. Dis. Childh. 27, 230—253 (1952).

Herndon, C. N.: Genetics of the lipidoses. In: Genetics and the inheritance of integrated neurological and psychiatric patterns. Bd. 33, S. 239—258. Baltimore: Williams & Wikins 1954. (Gargoylism: p. 251—254.)

—, and J. R. Bender: Gaucher's disease cases in five related negro sibships. Amer. J. hum. Genet. 2, 49—60 (1950).

— H. A. Goodman, and P. R. David: Differentiation of the autosomal recessive and sex-linked forms of gargoylism. Amer. J. hum. Genet. (sous presse). Ceté par Neel.

Herrault, A. P. A.: Maladie de Hurler et dyslipoidoses Thèse, Paris (1950).

Herrlin, K.-M., and P. O. Hillborg: Neurological signs in a juvenile form of Gaucher's disease. Acta paediat. (Uppsala) 51, 137—154 (1962).

Hers, H. G., Etudes enzymatiques sur fragments hépatiques. Application à la classification des glycogénoses. Rev. int. Hépat. 9, 35 (1959).

— Recent developments in the biochemistry of glycogen storage disease and of fructose intolerace. Chem. Weekblad 57, 437 (1961).

— Étude enzymatique des glycogénoses. Sem. Hôp. Paris 40, 1045—1048 (1964).

— Inborn lysosomal diseases. Gastroenterology 48, 625 (1965).

Hertz, W.: Speicherkrankheiten im Kindesalter. Arch. Kinderheilk. 104, 106—122 (1935).

—, u. E. Jeckeln: Glykogenspeicherkrankheit unter dem klinischen Bild des Myxoedems. Z. Kinderheilk. 58, 247—258 (1936).

Herzenberg, H.: Die Skelettform der Niemann-Pickschen Krankheit. Virchows Arch. path. Anat. 269, 614—637 (1928).

Hienz, A. H.: Die Pfaundler-Hurlersche Krankheit. Ergebn. allg. Path. path. Anat. 40, 1—33 (1960).

Hillborg, P. O.: Morbus Gaucher i Norrbotten. Nord. Med. 61, 303 (1959).

—, and L. Svennerholm: Blood level of cerebrosides in Gaucher's disease. Acta paediat. (Uppsala) 49, 707—710 (1960).

Hilton, E. L., u. K. Eden: Xanthomatosis of the skeleton in an adult. Lancet 1941 I, 240 782.

Hirtzler, Raoul: Lipoide Reticulosen. Akad. Znan. umj. Abt. 4 316, 123—173 mit dtsch. Zus.fass. (1958).

Hittmair, A.: Erfolge und Mißerfolge der Milzexstirpation bei Blutkrankheiten. Med. Klin. 50, 17—19 (1955).

Hochheim, W., H. Körner u. S. Liebe: Beitrag zu den polytopen, erblichen, enchondralen Dysostosen. Arch. orthop. Unfall-Chir. 47, 463—480 (1955).

Hodgson, J. R., R. L. J. Kennedy, and J. D. Camp: Über das eosinophile Granulom des Knochens. Radiology 57, 5, 642 (1951).

Höfer, K.: Beitrag zur Xanthomatose der Dura mater und der Schädelknochen. Klin. Wschr. 1930, 1302—1305.

Höra, J.: Familiäre Chondrodystrophie-artige Erkrankung des Kleinkindes. Virchows Arch. path. Anat. 305, 298—305 (1939).

Hoffman, S. J., and M. I. Makler: Gaucher's disease, review of the literature and report of a case diagnosed from section of an inguinal lymph gland. Amer. J. Dis. Child. 38, 775—793 (1929).

Hogan, M. J., and F. C. Cordes: Lipochondrodystrophy (Disostosis multiplex, Hurler's disease); pathologic changes in the cornea in three cases. Arch. Ophthal. 32, 287—295 (1944).

Hooft, C., M. J. Delbeke, F. Garmyn et H. Vertruyen: Lésions pulmonaires dans la maladie de Niemann-Pick. Ann. Pédiat. 39, 385—393 (1963).

— — et J. Herpol: Cystinose chronique associée à une hypothyroidie probable. Ann. paediat. (Basel) 187, 81—99 (1956).

Hooper, J. M. D.: An unusual case of Gargoylism. Guy's Hosp. Rep. 101, 222—228 (1952).

Hoppe, D.: Beitrag zur Klinik und Röntgenologie der polytopen enchondralen Dysostosen (Pfaundler-Hurlersche Erkrankung). Dtsch. Gesundh.-Wes. 13, 768—773 (1958).

Horsfall, F. L., and W. R. Smith: Lipoid granulomatosis, defects in the bones, exophtalmos and diabetes insipidus. Quart. J. Med. 6, 37—51 (1935).

Horsley, J. S., P. P. Baker, and F. L. Apperly: Gaucher's disease of late onset with kidney involvement and huge spleen. Amer. J. med. Sci. 190, 511—518 (1935).

Houet, K.: The syndrome of Mauriac (retardation of growth combined with hepatomegaly and disturbances of the distribution in the diabetic child) and its relation to glycogen disease of van Crefeld-von Gierke. Ann. paediat. (Basel) 168, 113, 176 (1947).

Houstek, J., J. Janele, A. Rubin, and O. Snobl: Reticuloendotheliosis with particular relation to changes in the x-ray picture. Čs. Pediat. 12, 409—419 (1957).

Hoyer, K.: Gargoylism in a ten-month-old boy with cerebral atrophy, lipemia, cataract and skin eruptions. Nord. Med. 51, 578—581 (1954) [Dänisch].

Hsia, D. Y., J. Naylor, and J. A. Bigler: Gaucher's disease: Report of two cases in father and son and review of the literature. New Engl. J. Med. 261, 164—169 (1959).

Hsia, D. Y.: Inborn errors of metabolism. Part. I. Clinical aspects, 2. ed., vol. XVIII. Chicago: Year Book Med. Publ. 1966.

HUBENY, M. J., and R. J. DELANO: Dysostosis multiplex. Amer. J. Roentgenol. **46**, 336 (1941).

HUG, G.: Glucagon tolerance test in glycogen storage disease. J. Pediat. **60**, 545—549 (1962).

HUMMEL, E. G.: H.S.C. disease. J. Pediat. **28**, 501 (1946).

HUNTER, E.: A rare disease in two brothers. Proc. roy. Soc. Med. **10**, 104—116 (1917).

HURLER, G.: Über einen Typ multipler Abartungen vorwiegend am Skeletsystem. Z. Kinderheilk. **24**, 220—234 (1919).

HURTADO, F.: Enfermedad de Hurler. Rev. cuba. Pediat. **21**, 633 (1941).

IGHENTI, W. A.: Zur Frage der allgemeinen granulomatösen Xanthomatose. Virchows Arch. path. Anat. **282**, 585—612 (1931).

INCLAN, A.: Tumoral calcinosis. J. Amer. med. Ass. **121**, 490 (1943).

ISRAËLS, M.: The reticuloses, a clinico-pathological study. Lancet **1953** II, 265, 525—530.

JACCOTTET, M.: Un cas de gargoylisme. Ann. paediat. (Basel) **160**, 11—16 (1943).

JACKSON, H. F., and B. EARL CLARKE: Cystinosis, Report of two cases with postmortem examination. Amer. J. Dis. Child. **85**, 531—544 (1953).

JACKSON, W. P. U.: Clinical features, diagnosis and osseus lesions of gargoylism exemplified in 3 siblings. Arch. Dis. Childh. **26**, 549—557 (1951).

JACOBI, M. L., u. P. J. WAARDENBURG: Een geval van Dysostosis multiplex van Hurler. Mschr. Kindergeneesk. **9**, 175—186 (1940).

JACOBSON, L., and N. A. KIBEL: Hurler's syndrome: clinical report of two cases. Cent. Afr. J. Med. **4**, 193—199 (1950).

JAFFÉ, H. L., and L. LICHTENSTEIN: Non osteogenic fibroma of bone. Amer. J. Path. **18**, 205 (1942).

— — Eosinophilic granuloma of bone. Arch. Path. **37**, 99—118 (1944).

JANSEN, M.: Über atypische Chondrodystrophie (Achondroplasie) und über eine noch nicht beschriebene angeborene Wachstumsstörung des Knochensystems: Metaphysäre Dysostosis Z. orthop. Chir. **61**, 253—286 (1934).

JANSSEN, B., u. W. VAN ZEBEN: Glykogenkrankheit und Fettleber. Mschr. Kindergeneesk. **24**, 84—105 (1956).

JANSSEUNE, H.: Considérations sur la génétique du gargouillisme. Acta paediat. belg. **8**, 185—191 (1954).

JARAUSCH, K. H.: Hand-Schüller-Christian beim Neugeborenen. Mschr. Kinderheilk. **108**, 501—504 (1960).

JELKE, H.: Gargoylism (report of a case). Ann. paediat. (Basel) **177**, 355—373 (1951).

— Gargoylism. II. Post-mortem findings in an earlier published case. Ann. paediat. (Basel) **184**, 101—107 (1955).

JERVIS, G. A.: Familial mental deficiency a kin to amaurotic idiocy and gargoylism, an apparently new type. Arch. Neurol. Psychiat. (Chic.) **47**, 943 (1942).

JERVIS, G. A.: Gargoilisme (lipochondrodystrophie). Study of 10 cases with emphasis on formes frustes of diseases. Arch. Neurol. Psychiat. (Chic.) **63**, 681—712 (1950).

— Juvenile amaurotic idiocy. J. Dis. Child. **97**, 663—667 (1959).

JEUNE, M.: Sur l'évolution d'un cas de cystinose. Pédiatrie **11**, 265—267 (1956).

— A. CHARRAT et J. BERTRAND: Polycorie hépatique, hyperuricémie et goutte. Arch. franç. Pediatr. **14**, 897—909 (1957).

JEUNE, M., R. FRANCOIS et B. JARLOT: Contribution à l'étude des polycories glycogéniques du foie. Rev. int. Hépat. **9**, 1—33 (1959).

— CL. MOURIQUAND et R. GILLY: Un cas de maladie de Niemann-Pick. Pédiatrie **11**, 47—461 (1956).

JORDANS, G. H. W.: Hereditary granulation anomaly of the leucocytes (Alder). Acta med. scand. **123**, 348—351 (1947).

JORGSHOLM, B.: Roentgen therapy in Hand-Schüller-Christian and related diseases. Acta radiol. (Stockh.) **50**, 468—476 (1958).

JOSEPHY, H.: Lipoidosis of the brain, combined with glycogenosis of the liver. J. of Neuropath. **8**, 214—219 (1949).

JOSSELIN, R., DE JONG u. J. S. VAN HEUKELOM: Beitrag zur Kenntnis der großzelligen Splenomegalie Typ Gaucher. Beitr. path. Anat. **48**, 598—629 (1910).

JUNGHAGEN, S.: Gaucher's disease with roentgenological demonstrable skeletal changes. Acta radiol. (Stockh.) **5**, 506—516 (1926).

JUNKERSDORF, P.: Glykogenspeicherung und Glykogenspeicherkrankheit. Klin. Wschr. **1933**, 899—900.

KAHANA, D., CH. TELEM, K. STEINITZ, and M. SOLOMON: Generalized glycogenosis. Report of a case with defiency of alpha glucosidase. J. Pediat. **65**, 234—251 (1964).

KAISER, A. M.: Gaucher, Spezifische Lungeninfiltration unter dem Bild einer Miliartbc. Mschr. Kinderheilk. **98**, 252—255 (1950).

KALBITZER, H.: Beitrag zur H.S.C.-Krankheit. Fortschr. Röntgenstr. **59**, 329—334 (1939).

KAMMERER, TH., M. MATHIS et A. WACKENHEIM: A propos d'une forme incomplète de gargoylisme. Intérêt diagnostique de la punction biopsie du foie. Presse méd. **63**, 1386—1389 (1955).

KANOF, A., S. M. ARONSON, and B. W. VOLK: Clinical progression of amaurotic family idiocy. Anthropometric studies. (Symposium) J. Dis. Child. **97**, 656—662 (1959).

KAPILA, C. C., S. KAUL, and B. C. CHATTERJEE: Glycogen-storage disease of liver. Brit. med. J. **1956** I, No 4972, 893—897.

KAPLAN, M., R. GRUMBACH, A. FISCHGRUND et J. LUNEL: Maladie de Gaucher chez un enfant de 6 ans. Étude biologique du syndrome hémorragique qui l'accompagne. Bull. Soc. méd. Hôp. Paris **69**, 169—179 (1953).

24*

KAPLAN, M., R. GRUMBACH, A. TETU et P. LAU: A propos d'une observation de granulome éosinophilique à forme diffuse chez un enfant de cinq ans. Rapports de cette affection avec les réticuloses voisines. Arch. franç. Pédiat. 9, 237—253 (1952).

KARLÉN, K. H.: A case of the Hand-Schüller-Christian disease treated with cortisone. (A discussion of the primary or secondary nature of the lipoid deposits.) Acta paediat. (Stockh.) 41, 282—289 (1952).

KARTAGENER, M., u. H. FISCHER: Untersuchungen über den Lipoid- und Calciumstoffwechsel in einem Falle von S.C.-Krankheit. Z. klin. Med. 119, 421—448 (1931).

KAUFMANN, E.: Lehrbuch der speziellen pathologischen Anatomie, 7. u. 8. Aufl., Bd. 8. Berlin: Springer 1922.

KEATS, T., and J. CRANE: Cystic changes of the lungs in histiocytosis. Amer. J. Dis. Child. 88, 764—771 (1954).

KEIZER, D. R. P., and R. R. ROCHAT: Malignant reticuloendotheliosis. (Letterer-Siwe disease) (Report of case with normocholesteremic lipid granulomatosis and eosinophilic granuloma.) Amer. J. Dis. Child. 87, 328—336 (1954).

KENNEALY, E.V.: The ocular manifestations of gargoylism. Amer. J. Ophthal. 36, 663—674 (1953).

KEYZER, J. L.: Eine neue Variation der Reticulose mit langsamem, manchmal gutartigem Verlauf. Mschr. Kindergeneesk. 22, 85—95 mit engl. u. franz. Zus.fass. (1954) [Holländisch].

—, u. ANNEKE VAN DER VELDE: Eosinophile Granulome und Hand-Schüller-Christiansche Erkrankung. Mschr. Kindergeneesk. 21, 249—258 mit franz. u. engl. Zus.fass. (1953).

KIERLAND, R., J. EPSTEIN, and W. WEBER: Eosinophilic granuloma of skin and mucous membrane. Arch. Dermat. 75, 45—52 (1957).

KIMMERSTIEL, P.: Über Glykogenose. Beitr. path. Anat. 91, 1—18 (1933).

—, u. E. LAAS: Morphologische Studien zur Frage des Lipoidantagonismus. Beitr. path. Anat. 93, 417—440 (1934).

KINTZEN, W., u. R. WEBER: Das generalisierte eosinophile Granulom. Ann. paediat. (Basel) 177, 329—354 (1951).

KIRKLIN, B. R., and H. W. HEFKE: Roentgenologically demonstrable changes in bone in Gaucher's disease, Case. Amer. J. Roentgenol. 24, 258 (1930).

KIVALO, A., and E. KIVALO: Juvenile amaurotic idiocy. Vacuolisation of lymphocytes in the healthy members of families involved. Ann. Paediat. Fenn. 4, 191—195 (1958).

KIVALO, E., and L. STJERNVALL: Vacuolized lymphocytes in juvenile amaurotic idiocy. An electron microscopic study. Ann. Paediat. Fenn. 4, 25—29 (1958).

KLEINBERG, S.: Skeletal lipogranulomatosis. Bull. Hosp. Jt Dis. (N.Y.) 1, 120 (1940).

KLEINMANN, H.: Beitrag zur Lipoidchemie der granulomatösen Xanthomatose (sog. S.C.-Krankheit). Virchows Arch. path. Anat. 282, 613—620 (1931).

KLEMPERER, PAUL: Reticuloendotheliosis. Bull. N.Y. Acad. Med. 30, 526—537 (1954).

KLENK, E.: Über die Natur der Phosphatide in der Milz bei Niemann-Pickscher Krankheit. Hoppe-Seylers Z. physiol. Chem. 229, 151—156 (1934).

— Über die Natur der Phosphatide und anderer Lipoide in Gehirn und Leber bei der Niemann-Pickschen Krankheit. Hoppe-Seylers Z. physiol. Chem. 235, 24—36 (1935).

— Beiträge zur Chemie der Lipoidosen. Gauchersche Krankheit. Hoppe-Seylers Z. physiol. Chem. 267, 128—144 (1939).

— Beiträge zur Chemie der Lipoidosen. A) Über einen weiteren Fall von infantiler amaurotischer Idiotie (Typ Tay-Sachs). B) Über die Natur der Cerebroside der Milz und anderer Organe bei der Gaucher-Krankheit. Hoppe-Seylers Z. physiol. Chem. 267, 128—144 (1940).

— Über die Verteilung der Neuronsäure im Gehirn bei der familiären amaurotischen Idiotie und bei der Niemann-Pickschen Krankheit. Hoppe-Seylers Z. physiol. Chem. 282, 84 (1947).

— La chimie des soi-disant thésaurosmoses phosphatidiques du tissu nerveux. Acta neurol. belg. 54, 586—596 (1954).

— Die Chemie der Markreifung und das Problem der Entmarkung. Verh. dtsch. Ges. inn. Med., 61. Kongr. 1955, S. 331—339.

— The pathobiochemistry of the developing brain (ed. E. WAELSCH). New York: Academic Press 1955.

—, u. H. LANGERBEINS: Über die Verteilung der Neuronsäure im Gehirn. Hoppe-Seylers Z. physiol. Chem. 270, 185—193 (1941).

—, u. F. RENNKAMP: Über die Ganglioside und Cerebroside der Rindermilz. Hoppe-Seylers Z. physiol. Chem. 273, 253—268 (1942).

KLERCKER, O. F.: Beiträge zur Kenntnis des Morbus Gaucher, besonders in klinischer Hinsicht. Acta paediat. (Uppsala) 6, 302—351 (1927).

KLIMT, F.: Röntgenologische Skelett- und Lungenveränderungen bei Lipoidosen im Kindesalter. Radiol. diagn. (Berl.) 1, 391—401 (1960).

KLINOWSKA, W., and R. MARCINIAK: A case of gargolysm or lipochondrodystrophy of the Pfaundler-Hurler type. Przegl. lek., Ser. II 14, 250—254 u. engl. Zus.fass. 255 (1958) [Polnisch].

KLOTZ, R.: Beitrag zur S.C.-Krankheit. Klin. Wschr. 1940, 12—14.

KNUDSON, A. G., and W. D. KAPLAN: Genetics of the sphingolipidoses. In: Cerebral sphingolipidoses, ed. by S. M. ARONSON and B. W. VOLK, p. 395. New York: Academic Press 1962.

KNY, W.: Zur Kenntnis der Dysostosis multiplex Typ Pfaundler-Hurler. Z. Kinderheilk. 63, 366—377 (1942).

KOCH, FR.: Beitrag zur Therapie der Reticulo-Endotheliose. (Abt-Letterer-Siwesche Krankheit.) Mschr. Kinderheilk. 101, 370—375 (1953).

KOCH, R.: Die gleichzeitige Speicherung von Fett und Glykogen in der Leber. (Hépato-megalie polycorique Debré.) Mschr. Kinderheilk. **102**, 9—13 (1954).

KÖHNE, G.: Über Morbus Gaucher mit Hirnveränderungen im Säuglingsalter. Beitr. path. Anat. **102**, 512—513 (1939).

KÖLBL, H., W. SWOBODA u. H. G. WOLF: Weiterer Beitrag zur Dysostosis multiplex. Öst. Z. Kinderheilk. **11**, 96—111 (1955).

KOHAN, R., M. SEPULVEDA, R. GAJARDO y MIGUEL OSSANDON: Tesaurismosis glucogénica. (Enfermedad de v. Gierke.) Rev. chil. Pediat. **27**, 253—261 (1956).

KOPÁRI, J.: Beiträge zum Krankheitsbild der Teutschlaenderschen Lipocalcinogranulomatose. Magy. Radiol. **7**, 223—228 (1955).

KOPYŠČ, Z., A. LSYZKOWICZ, and A. LEHNERT: Abt-Letterer-Siwe disease in a 2-years old child. Przegl. lek., Ser. II **15**, 310—314 (1959).

KOSENOW, W., u. H. R. WIEDEMANN: Cytologische Untersuchungen über die Alder-Anomalie der Leukozyten. Z. Kinderheilk. **76**, 4—26 (1955).

KOSTITCH-YOKSITCH, S. A.: A propos d'un cas de maladie de Gaucher. Sang **23**, 586—590 (1952).

KOTHÉ, W.: Das eosinophile Granulom des Knochens. Fortschr. Röntgenstr. **79**, 453—461 (1953).

KOULISCHER, N., D. E. PICKERING, and M. COLE: Glycogen-storage disease. A study on the effect of sodium L-thyroxine and glucagon. Amer. J. Dis. Child. **91**, 103—112 (1956).

KOZINN, PH. J., H. WIENER, and PH. COHEN: Infantile amaurotic family idiocy. A genetic approach. J. Pediat. **51**, 58—64 (1957).

KRAMER, B.: Lipoid-cell spleno-hepatomegaly Niemann-Pick type. Med. Clin. N. Amer. **2**, 905 (1928).

KRAUS, E. J.: Zur Kenntnis der Splenomegalie Gauchers insbesondere der Histogenese der großzelligen Wucherung. Z. angew. Anat. **7**, 186 (1920).

KRESSLER, R., J. and E. AEGERTER: Hurler's syndrome. J. Pediat. **12**, 579—591 (1938).

KRETCHMER, N.: Cystinosis. Pediatrics **19**, 962—966 (1957).

KRIM, M., A. SAWITZKY, D. KROHN, and L. M. MEYER: Gaucher's disease with megaloplastic bone marrow. Response to therapy. Arch. intern. Med. **87**, 418—423 (1951).

KRIVIT, W., W. J. POLGLASE, F. D. GUNN, and F. H. TYLER: Studies in disorders of muscle. IX. Glycogen storage disease primarily affecting skeletal muscle and clinically resembling amyotonia congenita. Pediatrics **12**, 165—177 (1953).

KRUG, H.: Über Reticulose im Kindesalter. Z. Kinderheilk. **65**, H. 1, S. 83—99 (1961).

KÜNZER, W.: Urethanwirkung bei der „infektiösen Reticuloendotheliose" (Abt-Letterer-Siwesche Krankheit). Klin. Wschr. **26**, 694—695 (1948).

KUFS, H.: Über eine Spätform der amaurotischen Idiotie. Z. ges. Neurol. Psychiat. **122**, 395 (1929).

KULOWSKY, J.: Gaucher's disease in bone. Amer. J. Roentgenol. **63**, 840—850 (1950).

KUNDRATITZ, K.: Aussprache zu NÖLLER: Klinik und Wesen der Abt-Letterer-Siweschen Erkrankung. Mschr. Kinderheilk. **104**, 117 (1955).

KUSKO, L.: Über den Einfluß der ACTH-Behandlung auf das morphologische Bild einer frühkindlichen akuten Retikuloendotheliose, Abt-Letterer-Siwe. Verh. dtsch. Ges. Path. **1956**, 366—373.

KUTSCHER, E.: Über die Augenveränderungen bei der Pfaundler-Hurlerschen Erkrankung. Dtsch. Gesundh.-Wes. 8, 299—304 (1953).

KUTSCHER, W., u. V. VRLA: Ein Fall von H.S.C.-Krankheit. Klin. Wschr. **1949**, 369—374.

LACKEY, R., F. LEAVER, and C. FARINACCI: Eosinophilic granuloma of the lung. Radiology **59**, 504—513 (1952).

LAHDENSUU, S.: Vier Fälle der sog. Pfaundler-Hurlerschen Krankheit (Dysostosis multiplex) in einer Familie. Mschr. Kinderheilk. **92**, 340—355 (1943).

LAHEY, M. E., R. D. LOMAS, and T. WORTH: Lipochondrodystrophie. J. Pediat. **31**, 220—226 (1947).

LAMY, M., J.-P. BADER et P. MAROTEAUX: La maladie de Hurler. Gargolysme, dysostosis multiplex. Sem. Hôp. Paris **1958**, 1735—1746.

— M. L. JAMMET et M. AUSSANNAIRE: Un cas de polydystrophie de Hurler avec fente palatine et vitiligo. Arch. franç. Pédiat. **5**, 619—621 (1948).

— P. MAROTEAUX et J. P. BADER: Étude génétique du gargoylisme. J. Génét. hum. **6**, 156—178 (1957).

LANCIANO, O., e L. CAMPEA: Xantomatosi da stenosi delle vie biliari intraepatiche. Pediat. int. (Roma) **6**, 337—359 (1956).

LANDOFF, G. A.: Beitrag zur Xanthomatose der Knochen. Acta orthop. scand. **11**, 70 (1940).

LANDOLT, R. F., H. U. ZOLLINGER u. C. H. EUGSTER: Über die maligne, akut verlaufende Form des M. Gaucher. Helv. paediat. Acta **3**, 319 (1948).

LANE, C. W., and W. J. SMITH: Cutaneous manifestations of chronic lipoidosis. Arch. Derm. **39**, 617—644 (1939).

LANG, M.: Un cas de polydystrophie de Hurler avec vitiligo. Arch. franç. Pédiat. **6**, 172—174 (1949).

LANGE, C. DE: Forme maligne de la maladie de Gaucher. Acta paediat. (Stockh.) **27**, 34—50 (1939).

— Over dysostosis multiplex typus Hurler of Gargoylismus. Psychiat. neurol. Bl. (Amst.) **46**, 2—18 (1942).

— P. G. GERLINGS, A. DE KLEYN, and T. W. LETTINGA: Some remarks on gargoylism. I. Gargoylism and typus E. II. Otological and laryngological findings. III. Pathological findings (with exception of brain). IV. Investigation of brain. Acta paediat. (Uppsala) **31**, 398—416 (1943/44).

LANGE, C. DE, u. L. WOLTRING: Der Typus E. Multiple Skelettabartungen, Hepatosplenomegalie, geistige Rückständigkeit. Acta paediat. (Uppsala) 19, 71—79 (1936).

LANGER, L. O.: The radiographic manifestations of the HS-mucopolysaccharidosis of Sanfilippo. Ann. radiol. (Stockh.) 7, 315 (1964).

LANGEWISCH, W. H., and J. A. BIGLER: Disorders of glycogen metabolism. With special reference to glycogen storage disease and galactosemia. Pediatrics 9, 263—279 (1952).

LAPIERE, M.: Quelques cas réticuloses cutanées histiomonocytaires lentement évolutives et de réticulomatoses. Bull. Soc. franç. Derm. Syph. 1957, 21—29 (1957).

LAPIS, K., I. HOFFMANN u. ZS. GAZDA: Zwei Fälle von Letterer-Siwe-Krankheit. Orv. Hetil. 100, 1225—1229 (1959).

LARSON, S., and W. LICHTY: Gargoylism. Amer. J. Roentgenol. 50, 61—66 (1943).

LATERZA, G., e J. PAPADIÉ: Un caso di malattia di Pfaundler-Hurler. Ann. Isnardi 3, 11, 40 (1956).

LAUCHENAUER, C.: Über einen Fall von tumorförmiger Lipocalcinogranulomatose mit Hyperkalzämie und vermutlich sekundärem Nierenschaden. Radiol. clin. (Basel) 30, 250—260 (1961).

LAUSECKER, H.: Zur Symptomatologie der Dysostosis multiplex. Hautarzt 5, 538—540 (1954).
— Abt-Letterer-Siwesche Krankheit bei Zwillingen. Wien. klin. Wschr. 68, 433—435 (1956).

LAUTER, J., and E. S. TRAMS: A streptophotometric determination of sphyngosine. J. Lipid Res. 3, 136 (1959).

LAVES, W.: Über ein neues System der Leukocyten. Münch. med. Wschr. 1951, 209—219.

LAYANI, F., et A. ASCHKENASY: L'histiocytome éosinophilique des os dit granulome éosinophilique. Bull. Soc. méd. Hôp. Paris 64, 391—396 (1948).

LEAL, A.: Niemann-Pick en un huevo de 5 meses. Aborto por desprendimiento placentario. Obstet. Ginec. lat.-amer. 11, 277—281 (1953).

LECOMTE-RAMIOUL, S.: Un nouveau cas de cystinose (maladie de Lignac). Acta paediat. belg. 9, 191—211 (1955).

LEDERER, F. L., H. G. PONCHER, and N. D. FABRYKANT: Aural manifestations of lipoidgranulomatosis of the skull. Arch. Otolaryng. 21, 27—40 (1935).

LEESMITH, N.: Three cases of familial hepatosplenomegaly. Proc. roy. Soc. Med. 26, 370 (1933).

LEFÉVRE, A. B., O. R. DE SOUSA E SILVA, J. COSTA MARQUES u. L. BASTOS AGUIAR: Syndrom von Hunter-Hurler. Arch. Neuropsiquiat. (S. Paulo) 12, 41—52 (1954) [Portugiesisch].

LEHNDORFF, H.: Zur Frühdiagnose der monosymptomatischen Form der Skelettxanthomatose. Wien. med. Wschr. 1932, 1513—1515.

LEICHER, F.: Zur Frage des Geschwulstcharakters der Reticulosen und ihrer Beziehungen zu den Leukämien. Z. klin. Med. 149, 530—552 (1952).

LELKES, Gy., u. L. MÉSZÁROS: Die Wirkung der Verfütterung von Eierschalenpulver auf die Kallusbildung. Orv. Hetil. 101, 47—50 (1960).

LELONG, M., BOREL-MAISONNY et R. JOSEPH: Polydystrophie de Hurler associée à une malformation cardiaque. Arch. franç. Pédiat. 5, 377 (1948).

LENNÉ, E., R. CLÉMENT et P. GUILLAIN: Xanthomatose cranio-hypophysaire. Bull. Soc. méd. Hôp. Paris 48, 610—1555 (1932).

LETTERER, E.: Aleukämische Retikulose. Frankfurt. Z. Path. 30, 377—394 (1924).
— Allgemeine Pathologie und pathologische Anatomie der Lipoidosen. Verh. Dtsch. Ges. Verdauungs- u. Stoffwechselkrkh., Stuttgart 1939. Zbl. allg. Path. path. Anat. 71, Erg.-H. 11—51 (1939).
— (a) Speicherungskrankheit. Dtsch. med. Wschr. 73, 147—157 (1948).
— (b) Über Probleme der Speicherung und der Speicherkrankheiten. Ärztl. Forsch. 2, 137—141 (1948).

LEVIN, B.: Gaucher's disease, clinical and roentgenological manifestations. Amer. J. Roentgenol. 85, 685 (1961).

LEVIN, H.: The use of cortisone in the treatment of reticuloendotheliosis. Cases from the pediatric service of the Valley Forge Army Hospital, Phoenixville, Pa. J. Pediat. 46, 531—538 (1955).

LEVINSKY, W. J.: Non lipid reticuloendotheliosis, Letterer-Siwe's dis. Arch. Path. 48, 462 (1949).

LEVKOVA, N. A.: Zum Problem der Schüller-Christianschen Krankheit. Pediatriya 39, H.2, 79—80 (1956) [Russisch].

LEY, R. A.: Étude neuropathologique de la maladie de Niemann-Pick. (Spléno-hépatomégalie lipidienne.) J. belge Neurol. Psychiat. 40, 57—82 (1940).

LEZAMA, A. y DAMENO: Gargoilismo. Rec. Soc. Puericult (B. Aires) 20, 42—45 (1954).

LICHTENSTEIN, L.: Histiocytosis X: integration of eosinophilic granuloma of bone, "Letterer Siwe" and "Schüller-Christian Disease", as related manifestations of a single nosologic entity. Arch. Path. 56, 84—102 (1953).

LIEB, H.: Cerebrosidspeicherung bei Splenomegalie, Typus Gaucher. Hoppe-Seylers Z. physiol. Chem. 140, 305—313 (1924).

LIEBE, S.: Histologische und Cholesterinuntersuchungen bei Schüller-Christian-Handscher Krankheit. Kinderärztl. Prax. 8, 370—374 (1937).

LIEBEGOTT, G.: (1) Zur Pathogenese des Hydrops congenitus. Beitr. path. Anat. 101, 319—334 (1938).

LIEBENAM, E.: Beitrag zur Dysostosis multiplex. Z. Kinderheilk. 59, 91—123 (1938).

LIESSENS, P.: Neurologie, neuropathologie et diagnostic différentiel du gargoylisme. (A propos d'une observation tardive personnelle de gargoylisme et d'une observation de maladie de Morquio. Acta paediatr. belg. 8, 192—231 (1954).

LIGHTWOOD, R., M. RODIAN, and J. SUTHIFFE: Discussion: eosinophilic granuloma. Letterer-Siwe disease. Hand-Schüller-Christian disease. Proc. roy. Soc. Med. 48, 711—720 (1955).

—, and J. TIZARD: Recovery from acute infantile non-lipoid reticulo-endotheliosis (Letterer-Siwe disease). Acta paediat. (Uppsala) 43, (Suppl. 100), 453—468 (1954).

LIGNAC, G. O. E.: (a) (1) Stoornis der Cystine Stoffwisseling bij Kinderen. Ned. T. Geneesk. 68, 2987—2995 (1924).

— (2) Stoornis der Cystine Stoffwisseling bij Kinderen. Ned. T. Geneesk. 69, 819—827 (1925).

— (b) Über Störung des Cystinstoffwechsels bei Kindern. Dtsch. Arch. klin. Med. 145, 139—150 (1924).

— Cystinbefunde bei einer bestimmten Kinderkrankheit. Zbl. allg. Path. path. Anat. 37, 303—306 (1926).

LIMOLI, S.: Su di un caso di gargoilismo. Minerva pediat. 4, 544—551 (1952).

LINDSAY, S.: Cardiovascular system in gargoylism. Brit. Heart J. 12, 17—32 (1950).

— W. A. REILLY, T. J. GOTHAM, and R. SKAHEN: Gargoylism. II. Study of pathologic lesions and clinical review of 12 cases. Amer. J. Dis. Child. 76, 239—306 (1948).

LINNEWEH, F.: Zur Differentialdiagnose kindlicher Lebertumoren. Mschr. Kinderheilk. 67, 421—428 (1936).

— (a) Zur Differentialdiagnose der Hepatomegalien. Mschr. Kinderheilk. 68, 330 (1937).

— (b) Zur Pathogenese der Glykogenkrankheit. Mschr. Kinderheilk. 70, 238—258 (1937).

— Möglichkeiten einer diätischen Beeinflussung der Cystinose. Klin. Wschr. 42, 663—667 (1964).

— G. W. LÖHR, H. D. WALLER u. R. GROSS: Heterocygoten-Test für Glukogenose (v. Gierke's Krankheit). Klin. Wschr. 41, 352—354 (1963).

— E. SCHAUMLÖFFEL, E. H. GRAUL, H. HUNDESHAGEN, E. u. R. KIRSTEN u. W. BARTHELMAI: Über den Cystin-Metabolismus bei der Cystinose. Klin. Wschr. 42, 999—1005 (1964).

LINSMAYER: Demonstration eines Präparates auf der 2. Sitzg. der Pathologischen Anatomen Wiens. Wien. klin. Wschr. 35, 191 (1922).

LIPTON, E. L.: Hemolytic and pancytopenic syndrome associated with Letterer-Siwe disease. Pediatrics 14, 533—542 (1954).

LIVINGSTON, H.: Eosinophilic granuloma of the lung. New Engl. J. Med. 259, 959—963 (1958).

LOESCHKE, A.: Zur Klinik der Glykogenspeicherkrankheit. Z. Kinderheilk. 53, 553—567 (1932).

LÖWENTHAL, A.: Critique des données biochimiques connues sur le névraxe du gargoilisme. Acta paediat. belg. 8, 161—169 (1954).

LOGAN, V. W.: The results of splenectomy in Gaucher's disease. Surg. Gynec. Obstet. 72, 807 (1941).

LONG, C., and D. A. STAPLES: Chromatographic separation of brain lipids. Cerebroside and sulphatide. Biochem. J. 78, 179—185 (1961).

LORD, G., R. ROBINEAUX, P. BOIVIN, J. BOUSSER et J. PATEL: La place de la splénectomie dans le traitement de la lipoidose splénomégalique de Gaucher. Presse méd. 60, 1759—1762 (1952).

LORENZ, R.: Ein Fall von Schüller-Christianscher Krankheit. Inaug.-Diss. Würzburg 1933.

LOTTI, F.: Considerazioni sugli aspetti e sella evoluzione clinica di un caso di M. di Gaucher sottoposto a splenectomia. Clin. pediat. (Bologna) 40, 347—358 (1958).

LOWINGER, S.: Die Bedeutung der Knochenmark- und Milzpunktion für die Diagnose des Morbus Gaucher. Folia haemat. (Lpz.) 53, 126 (1935).

LUBARSCH, O.: Zur Kenntnis des makrophagen (retikuloendothelialen) Systemes. Verh. dtsch. path. Ges. 63—64 (1921).

LUCCI, R.: Un caso di gargoilismo. Minerva pediat. 7, 36—40 (1955).

— Reticoloendoteliosi tipo Abt-Letterer-Siwe e Hand-Schüller-Christian. Minerva pediatr. 8, 446—450 (1956).

LÜDIN, H.: Zur Cytologie des M. Gaucher. Schweiz. med. Wschr. 1950, 1117—1118.

LURIE, L. A., and S. LEVY: Gargoylism. Review of literature, report of 5 cases. Amer. J. med. Sci. 207, 184—185 (1944).

LYNCH, M. J. G., H. W. BAIN, and CH. L. GRANG: Reticuloblastomatosis and the Letterer-Siwe syndrome. Report of a case of leukemic reticuloblastomatosis. Cancer (Philad.) 7, 168—178 (1954).

MACGILLIVRAY, R. C.: Gargoylism (Hurler disease). J. ment. Sci. 98, 687—696 (1952).

MacLEOD, J. J. R.: Der Kohlenhydratstoffwechsel. Berlin: Springer 1927.

McARDLE, B.: Myopathy due to a defect in muscle glycogen breakdown. Clin. Sci. 10, 13—35 1951).

McCLEARY, J. E., L. A. BRUNSTING, and R. L. J. KENNEDY: Primary xanthoma tuberosum in children. With classification of xanthomas. Pediatrics 23, 67—75 (1959).

McCONNEL, J. S., J. FORBES, and F. L. APPERLY: Chemical studies of Gaucher's spleen (isolation of kerasin). Amer. J. med. Sci. 197, 90—92 1939).

McDONALD, R., and W. H. OPIE: Gargoylism. S. Afr. med. J. 25, 725—730 (1951).

McKEOWN, F.: Letterer-Siwe disease: a report of two cases. J. Path. 68, 147—154 (1954).

McKUSICK, V. A.: Heritable disorders of connective tissue. VII. Hurler syndrome. J. chronic Dis. 3, 360—389 (1956).

McTODD, R., and S. E. KEIDAN: Changes in the head of the femur in children suffering from Gaucher's disease. J. Bone Jt Surg. B 34, 447—453 1952).

MAGEE, K. R.: Leptomeningeal changes associated with lipochondrodystrophy (gargoylism). Arch. Neurol. Psychiat. (Chic.) 63, 282—297 1950).

Mai, H.: Chemische Untersuchung einer Gaucher-Milz. Z. Kinderheilk. 55, 12—16 (1933).

Malatesta, C.: Contributio alla conoscenza delle manifestazioni oculari nel morbo di Niemann-Pick. Boll. Oculist. 33, 368—378 (1954).

Mallardi, A.: La sindrome di Hand-Schüller-Christian. Pediatria (Napoli) 61, 801—819 (1953).

Mallory, T. B., and S. Farber: S. C. disease with involvement of liver, lungs, lymphnodes, bones etc., causing interstitial emphysema and obstructive biliary cirrhosis. New Engl. J. Med. 226, 392 (1942).

Mandlebaum, F. S.: A contribution to the pathology of primary splenomegaly. J. exp. Med. 16, 797 (1912).

— 2 cases of Gaucher's disease in adults. Amer. J. med. Sci. 157, 366 (1919).

Mandlebaum, F. S., and Hal Downey: The histopathology and biology of Gaucher's disease. Folia haemat. (Lpz.) 20, H. 3, 139—202 (1916).

Mané Garzón, F., H. C. Bazzano y N. Temesio: Sindromo de Hand-Schüller-Christian cursando con nanismo. Su tratamiento con corticoides. Arch. Pediat. (Uruguay) 29, 839—847 (1958).

Marburg, O., and W. Riese: Chronic spinocerebello-cortical lipodystrophy affecting certain arterial supply areas. J. Neurpath. 6, 51 (1941).

Marchand, F.: Über sog. idiopathische Splenomegalie (Typ Gaucher). Münch. med. Wschr. 1907, 1102.

Marchand, L., J. Borel, J. Laroche et C. Ganry: Idiotie infantile familiale de Tay-Sachs forme myoclono-épileptique chez deux frères. (Considérations cliniques, anatomo-pathologiques et héréditaires.) Encéphale 45, 1—40 (1956).

Marie, J., L. Machand, J. Borel, J. Laroche et J. F. Foncin: Considérations anatomocliniques sur la polydystrophie de Hurler (gargoylisme). Encéphale 44, 201—229 (1955).

— E. Normand, R. Mallet et J. Salet: La réticulose cutanée et pulmonaire apyrétique du nourisson, variété clinique nouvelle de réticulo-endothéliose. Presse méd. 49, 1146—1149 (1941).

— J. Salet, S. Hébert et E. Eliächar: La réticulose cutanée et pulmonaire du nourisson. (Variété clinique de la maladie de Letterer-Siwe.) Sem. Hôp. 1952, 28 2800—2808.

— Seringe, P. Maurice et Ph. Noufflard: Polydystrophie avec gargoylisme du type Hurler-Ellis. Bull. Soc. méd. Hôp. Paris 60, 240—241 (1944).

— P. Seringe, J. Salet, S. Herbert et E. Elichar: La réticulose subaguë du nourrisson à évolution maligne. Arch. franç. Pédiat. 8, 181—191 (1951).

Marinesco, G., S. Draganesco, G. Stoesco et G. Palade: Examen anatomo-clinique d'un cas atypiques de la maladie de S.C. Ann. Anat. path. 14, 673 (1937).

Marinesco, G., et A. Radovici: Idiotie amaurotique et rigidité décérébrée. Encéphale 81, Nr 3 145—156 (1923).

Markert, J., u. H. Reddemann: Zur Problematik der generalisierten eosinophilen Granulomatose. Arch. Kinderheilk. 174, 53—61 (1966).

Maroteaux, P., et M. Lamy: L'oligophrénie polydystrophique. Presse méd. 72, 2991—2996 (1964).

— — Hurler's disease, Morquio's disease, and related Mucopolysaccharidoses. J. Pediat. 67, 312—323 (1965).

DeMarsh, Q. B., and J. Kautz: The submicroscopic morphology of Gaucher cells. Blood 12, 324—335 (1957).

Martin, J. F., and F. J. Bonte: Glycogen disease: report of 2 cases with cardiomegaly. Amer. J. Roentgenol. 66, 922 (1951).

Martin, P.: A propos d'un cas de granulome éosinophile. Rev. belge Path. 25, 388—391 (1956).

Mason, E.: Glycogen disease in Duncan's disease of metabolism. 2. Aufl., S. 600. Philadelphia and London: W. B. Saunders Co. 1947.

Mason, H. H., and D. H. Anderson: Glycogen disease. Amer. J. Dis. Child. 61, 795—825 (1941).

— — Glycogen disease of the liver (von Gierke's disease) with hepatomata. Case report with metabolic studies. Pediatrics 16, 785—800 (1955).

Mäthur, P. S., and S. P. Srivastava: Amaurotic family idiocy (Tay-Sachs disease). J. Indian med. Ass. 31, 25 (1958).

Matoth, Y., and K. Fried: Chronic Gaucher's disease. Clinical observations on 34 Patients. Israel J. med. Sci. 1, 521—530 (1965).

Mattina, V., R. Gavini e M. Zappalà: Sindrome di Hand-Schüller-Christian e A.C.T.H. Riv. pediat. sicil. 9, 199—236 (1954).

Máttyus, A.: Über die Hurler-Pfaundler-Krankheit. Orv. Hetil. 1955, 190—194 u. dtsch. Zus.fass. 194 [Ungarisch].

—, u. C. Jobst: Zur Histopathologie und Histochemie der Hurler-Pfaundlerschen Krankheit (Gargoylismus). Arch. Psychiat. Nervenkr. 198, 317—330 (1959).

Mau, H.: Der Formenkreis der enchondralen Dysostosen. Z. Orthop. 88, 392—396 (1957).

— Wesen und Bedeutung der enchondralen Dysostosen. Stuttgart: Georg Thieme 1958.

Mauri, C., u. M. Soldati: Cytochemische Untersuchung über die „azurophilen" Leukocyten-Granula in Fällen von Alderscher konstitutioneller Granulationsanomalie der Leukocyten und von Gargoylismus. 5. Kongr. Europe. Ges. Hämat. 1956, S. 285—288.

Mauriac, P.: Hépatomégalies de l'enfance, troubles de croissances et du metabolisme des glucides. Paris. méd. 1934, 525—528.

May, I., J. Garfinkle, and D. Dugan: Eosinophilic granulome of lung: Report of three cases. Ann. intern. Med. 40, 549—562 (1954).

MᴄAʀᴅʟᴇ, B.: Myopathy due to defect in muscle glycogen breakdown. Clin. Sci. 10, 13 (1951).

Mᴇᴅᴏꜰꜰ, A. S., and E. D. Bᴀʏʀᴅ: Gaucher's disease in 29 cases: hematologic complications and effects of splenectomy. Ann. intern. Med. 40, 481—492 (1954).

Mᴇʜʟʜᴏᴘ, Cʜʀ.: Beitrag zum Krankheitsbild der Lipocalcinogranulomatose. Fortschr. Röntgenstr. 83, 706—710 (1955).

Mᴇʜᴛᴀ, R. S.: Gargoylism. Case report. Indian J. med. Sci. 12, 817—820 (1958).

Mᴇʟᴀᴍᴇᴅ, S., and W. Cʜᴇsᴛᴇʀ: Osseous form of Gaucher's splenomegaly. Ann. Surg. 89, 552 (1929); — Arch. intern. Med. 61, 798 (1938).

Mᴇʟʟʙʏᴇ, A. H.: Schüller-Christian-Disease. Acta radiol. (Stockh.) 30, 279 (1948).

Mᴇɴɢᴇʀ, W.: Dysostosis enchondralis Typ Pfaundler-Hurler mit besonderer Berücksichtigung von Frühfällen. Z. Kinderheilk. 69, 74—83 (1951).

Mᴇɴᴋɪɴ, V.: Dynamics of inflammation. New York: McMillan & Co. 1940.

Mᴇɴᴛʜᴇʀ, M. L., and J. Pʟᴀᴄᴋ-Wᴇʟᴛᴏɴ: Lipidanalysis in a case of Niemann-Pick's dis. Amer. J. Dis. Child. 72, 720 (1946).

Mᴇʀᴋʟᴇɴ, P., R. Wᴀɪᴛᴢ et J. Wᴀʀᴛᴇʀ: Diagnosis of Gaucher's disease by splenic puncture. Bull. Soc. méd. Hôp. Paris 49, 36—41 (1933).

Mᴇʀᴋsᴀᴍᴇʀ, D., and B. Kʀᴀᴍᴇʀ: Niemann-Pick's disease. J. Pediat. 14, 51—56 (1939).

Mᴇᴜʟᴇɴɢʀᴀᴄʜᴛ, E.: Indication for splenectomy in Gaucher's splenomegaly. Nord. Med. (Hospitalisite) 11, 2309 (1941).

Mᴇʏᴇʀ, E.: HSC-disease or eosinophilic granuloma. Amer. J. Med. 15, 130 (1953).

Mᴇʏᴇʀ, K., M. M. Gʀᴜᴍʙᴀᴄʜ, A. Lɪɴᴋᴇʀ, and Pʜ. Hᴏꜰꜰᴍᴀɴ: Excretion of sulfated mucopolysaccharides in gargoylism. (Hurler's syndrome.) Proc. Soc. exper. Biol. a. Med. 97, 275—279 (1958).

—, and P. Hᴏꜰꜰᴍᴀɴ: Hurler's syndrome. Arthr. and Rheum. 4, 552 (1961).

Mᴇʏᴇʀ, R.: Syndrome neurologique et diagnostic clinique de la maladie de Gaucher du nourrisson. Rev. franç. Pédiat. 8, 559—598 (1932).

— Nouveau cas de syndrome pseudo-bulbaire du nourisson. Rev. neurol. 2, 612 (1934).

—, u. K. Mɪᴇɴᴢɪʟ: Kasuistische Beiträge zur Kenntnis der Milzerkrankungen. Med. Klin. 1924, 935—937.

Mᴇʏᴇʀ, S. J., and H. B. Oᴋɴᴇʀ: Dysostosis multiplex with special reference to ocular findings. Amer. J. Ophthal. 22, 713—722 (1939).

Mɪᴄʜᴇʟ, J.: Réticulose nodulaire à évolution mortelle (note rectificative à propos d'un cas publié à la séance du 24—2—56 sous le titre 'un cas d'allergides nodulaires généralisées pseudotumorales'. Bull. Soc. franç. Derm. Syph. 64, 65—66 (1957).

Mɪɢɴᴏɴ, F.: Ein Granulationstumor des Stirnbeins. Fortschr. Röntgenstr. 42, 749—751 (1930).

Mɪʟᴄʜ, H., and M. Pᴏᴍᴇʀᴀɴᴢ: Bone changes in Gaucher's splenomegaly. Ann. Surg. 89, 552 (1929).

Mɪʟᴇᴛɪᴄ́-Sᴀɪɴ, D.: Hand-Schüller-Christian syndrome with incompletely developed clinical picture of the disease on our clinic. Med. Arch. 7, H. 1, 35—41 mit engl. Zus.fass. (1953) [Kroatisch].

Mɪʟʟᴍᴀɴ, C. G., and J. W. Wʜɪᴛᴛɪᴄᴋ: A sex-linked variant of gargoylism. J. Neurol., N.S. 15, 253—259 (1952).

Mɪᴛᴛᴡᴏᴄʜ, U.: The demonstration of mucopolysaccharide inclusions in the lymphocytes of patients with gargoylism. Acta haemat. (Basel) 29, 202—207 (1963).

Mᴏᴇ, P. J., and A. E. Hᴀɴsᴇɴ: Reticuloendothelial granulom. Clinical and pathologic oberservations with lipid analyses of tissues. J. Dis. Child. 99, 175—184 (1960).

Mᴏʟɪ, S. L.: Su di un caso di gargoilismo (malattia di Hurler). Minerva pediat. 4, 544—551 (1952).

Mᴏɴʙʀᴜɴ, Kᴀᴘʟᴀɴ, A. M., R. Gʀᴜᴍʙᴀᴄʜ, R. Pᴏᴛɪᴇʀ, J. L. Cʟᴇɪsᴢ et C. Cʀᴜsɪᴀɴɪ: Polydystrophie de Hurler avec buphtalmie. Arch. franç. Pédiat. 6, 290—292 (1949).

Mᴏɴɴᴇᴛ, P.: Gargoylisme. Symptômes associés évocateurs d'hypothyroidie. Pédiatrie 40, 584—586 (1951).

Mᴏɴᴛᴀʟᴠᴏ, J. R., F. Sᴀʟᴀ, E. S. Pʀᴀᴅᴇʀᴀ, A. Esᴄᴏʙᴀʀ, L. Bᴀʀʀᴇʀᴀs, J. Bʟᴀɪʀ y R. A. Gᴏ́ᴍᴇᴢ: Enfermedad de Gauche raguda congénita. Arch. Med. infant. 25, 229—242 (1956).

Mᴏɴᴛɢᴏᴍᴇʀʏ, H., and A. E. Osᴛᴇʀʙᴇʀɢ: Xanthomatosis: Correlation of clinical, histopathological and chemical studies of cutaneous xanthoma. Arch. Derm. 37, 373—402 (1938).

Mᴏɴᴛʀᴇᴜʟ, J., B. Bᴏᴜʟᴀɴɢᴇʀ et E. Hᴏᴜᴋᴇ: Chromatographie sur papier des constituans glucidique des cérébrosides d'une rate de Gaucher. Bull. Soc. Chim. biol. (Paris) 35, 1125 (1953).

Mᴏᴏʀᴇ, T. D.: A simple technique for the diagnosis of nonlipoid histiocytosis. Pediatrics 19, 438—445 (1957).

Mᴏʀᴇᴀᴜ, J.: La dysostose hypophysaire. Arch. franco-belg. Chir. 32, 697 (1930).

Mᴏʀɢᴀɴs, E. M.: Gaucher's disease without splenomegaly. Lancet 1947 I, 576.

MᴏʀQᴜɪᴏ, R.: Sur une forme de dystrophie osseuse familiale. Arch. Méd. Enf. 32, 129—140 (1929); 38, 5 (1935).

Mᴏʀʀᴇʟʟ, F., and F. Tᴏʀʀᴇs: Elektrophysiological analysis of a case of Tay-Sachs' disease. Brain 83, 213 (1960).

Mᴏʀʀɪs, P., and P. Wᴀʟᴅᴍᴀɴɴ: Gargoylism. Philog. Albert Einstein Med. Centre 2, 12—18 (1953).

Mᴏʀʀɪsᴏɴ, S. N., and M. Lᴀɴᴇ: Gaucher's disease with ascites: case report with autopsy findings. Ann. intern. Med. 42, 1321 (1955).

Mᴏʀᴛᴏɴ, P.: Chronic disseminated nonlipoid reticuloendotheliosis (histiocytosis X). Treatment with corticotrophin and antibiotics with report of two cases. Ann. intern. Med. 47, 317—331 (1957).

Moskacheva, K. A.: The detection and treatment of xanthomatosis in children. Pediatriya 37, No 12, 31—34 (1959).

Mouriquand, C.: Les xanthomes cutanées chez l'enfant et le nourrisson. Pédiatrie 12, 163—170 (1957).

Mühlberger, A.: Die familiäre amaurotische Idiotie. Münch. med. Wschr. 1903, 1968.

Müller, H.: Über die sog. primären Lipoidosen. Z. Kinderheilk. 59, 476—498 (1938).

Müller, R.: Zur Differentialdiagnose der Pfaundler-Huerlerschen Erkrankung. Mschr. Kinderheilk. 99, 302—307 (1951).

Müller-Rentsch, W.: Zur Therapie des eosinophilen Granuloms. Arch. Kinderheilk. 156, 137—144 (1957).

Mundt, E.: Die Klinik der Retikulären Erkrankungen. Dtsch. med. Wschr. 82, 1856—1858 (1957 II).

Murphy, G., y R. Aznar: Gargoilismo (lipocondrodistrofia). Pren. méd. argent. 1954, 3792—3796.

Murray, J. F.: Pulmonary disability in the Hurler syndrome (Lipochondrodystrophy). A study of two cases. New Eng. J. Med. 261, 378—382 (1959).

Myers, B.: Gaucher's disease, splenectomy. Proc. roy. Soc. Med. 26, 360 (1933).

— Gaucher's disease of lungs. Brit. med. J. 1937 II, No 3991, 8—10.

Nadbath, R. P., and O. S. Lee: Hurler's disease. Report of a case. U.S. armed Forces med. J. 2, 247—264 (1951).

Naidoo, D.: Gargoylism: a neuropathological report. J. ment. Sci. 99, 74—83 (1953).

Najjar, V. A.: The metabolism of carbohydrates, fats and bile pigment by the liver and the alterations in hepatic disease; a review of recent advances. Pediatrics 15, 444—466 (1955).

Nakano, H., Y. Ichkawa, S. Morii, and T. Nishimura: Case report of the Niemann-Pick's disease. Ann. paediat. jap. 1, 171—174 u. engl. Zus.fass. 209—210 (1955).

Nanta, A., A. Bazex et A. Dupré: Lesions réticulaires dans le granulome éosinophilique. Ann. Derm. Syph. (Paris) 80, 569—573 (1953).

Nash, F. W., and J. B. Cavangh: Two cases of Hand-Schüller-Christian disease in infancy. Arch. Dis. Child. 27, 391—400 (1952).

Natali, C.: Die Lipoidosis cholesterinica granulomatosa (Typus Schüller-Christian) und die Einteilung der Lipoidosen. Frankfurt. Z. Path. 47, 1—51 (1934).

Neel, J. V.: On some pitfaills in developing an adequate genetic hypothesis. Amer. J. hum. Genet. 7, 1—14 (1955).

Neimann, N., et P. Arnould: Sur deux variétés rares et héréditaires de dystrophies squelettiques: 1° Gargoylisme. 2° Polydystrophie épiphysaire de Morquio. Pédiatrie 3, 625—637 (1948).

Nenterborm: Bydrage de kennis der hepatomegaliagly cogenica. Delft 1937.

Nevent, B.: Role reticuloendothelial system in blood clearence of cholesterol. Amer. J. Physiol. 187, 269—274 (1956).

Newell, F. W., and A. Koistinen: Lipochondrodystrophy (gargoylism): pathologic findings in 5 eyes of 3 patients. Arch. Ophthal. 53, 45—62 (1955).

Niclós, J. M., F. Campoy y V. Arenal: La enfermedad de Hand-Schüller-Christian. Estudio de un caso con multiples localizaciones. Rev. esp. Pediat. 14, 763—782 (1958).

Niemann, A.: Ein unbekanntes Krankheitsbild. Jb. Kinderheilk. 79, III. F., 29, 1—10 (1914).

Nisbet, N. W., and B. F. Cupit: Gargoylism. Report of a case. Brit. J. Surg. 41, 404—412 (1954).

Nissler, H.: Über einen Fall von Gargoylismus. Mschr. Kinderheilk. 80, 271 (1939).

Nitter, L.: Three cases of eosinophilic granuloma of the pelvis in children. Acta radiol. (Stockh.) 46, 731—740 (1956).

Nixon, J., and J. Perry: Reticuloendothelial hyperplasia of bone. J. int. Coll. Surg. 13, 788—790 (1950).

Niźnikowska-Marks, M. J.: Case of the osteoporotic form of Hurler's syndrome (Gargoylism). Pediat. pol. 28, 284—292 (1953) [Russisch].

Njä, A.: A sex-linked type of gargoylism. Acta paediat. (Uppsala) 33, 267—286 (1946).

Nöller, F.: Dysostosis multiplex und verwandte Krankheitsbilder. Dtsch. Z. Chir. 258, 259—280 (1943).

Nöller, H. G.: Klinik und Wesen der Abt-Letterer-Siweschen Erkrankung. Mschr. Kinderheilk. 104, 116—117 (1955).

— I. Wagner u. C. Bodenstedt: Die Hauterscheinungen bei den Retikuloendotheliosen mit besonderer Berücksichtigung der Abt-Letterer-Siweschen Erkrankung. Ann. paediat (Basel) 183, 145—161 (1954).

Nordmann, J.: Deux cas de 'gargoylisme'. Bull. Soc. Ophtal. Paris 49, 256—258 (1937).

Norman, R. M., H. Urich, and O. C. Lloyd: The neuropathology of infantile Gaucher's disease. J. Path. Bact. 72, 121—131 (1956).

—, et N. Wood: Une forme congénitale d'idiotie familiale amaurotique. J. Neurol. (Brux.) 4, 175 (1941).

Notter, G.: Lipochondrodystrophy (Hurler's syndrome). Acta radiol. (Stockh.) 32, 439—454 (1949).

Obe, Y.: A case of gargoylism. Paediat. Univ. Tokyo 1957, 48—51.

Oberling, C., et P. Woringer: La maladie de Gaucher chez le nourisson. Rev. franç. Pédiat. 3, 475—532 (1927).

Oberndorfer, L.: Tesaurismosis de glicógeno-forma hepática. Descripción de un caso con estudio comparativo de casos publicados: revisión literaria sobre ensayos terapeuticos. Anot. pediát. 2, 257—279 (1956).

Oetzel, Chr.: Klinischer Beitrag zum Morbus Letterer-Christian. Inaug.-Dis. Jena 1964.

OHRT, V.: Infantile cystinosis. (Pediatr. avd. og Ophth. afd., kommunehosp., Arhus.) Nord. Med. 56, 1030—1032 u. engl. Zus.fass. 1032 (1956) [Dänisch].

OLMER, J., M. MONGIN et M. MARTIN: L'éléctrophorése sur papier dans les réticulo-pathies malignes. Ann. Méd. 56, 683—701 (1955).

OOSTHUIZEN, S. K., P. LE ROUX, and A. S. DE WET: Calcinosis universalis: Type lipocalcino-granulomatosis. Brit. J. Radiol. 23, 598 (1950).

OPPENHEIMER, C.: Die Fermente. Jena: Gustav Fischer 1927.

ORANGER, A., e M. LEPRE: Su di un probabile caso di morbo di Pfaundler-Hurler in lattante die 10 mesi. Lattante 28, 424 (1957).

ORCHARD, N. P.: Letterer-Siwe syndrom (case with peripheral blood changes). Arch. Dis. Childh. 25, 151—155 (1950).

ORITZ, A., J. PIANTANIDA, R. BARQUIN y F. MOLINE: Neuroblastoma tipo Hutchinson. Arch. argent. Pediat. 47, 231—239 (1957).

ORRILD, L., and N. C. LUNDING: ACTH treatment in Letterer-Siwe's disease. Nord. Med. 50, 1299—1301 u. engl. Zus.fass. 1301 (1953).

ORTOLANI, M., e A. BERGAMASCO: Reticuloendoteliosi di Letterer-Siwe. Clin. pediat. (Bologna) 34, 580—604 (1952).

OSLER, W.: Zit. nach G. QUADRI, Klinischer Beitrag zur Kenntnis des Infantilismus. Dtsch. Arch. klin. Med. 117, 332—360 (1915).

OSTERTAG, B.: Entwicklungsstörungen des Gehirns. Histologie und Pathogenese der degenerativen Markerkrankungen bei amaurotischer Idiotie. Arch. Psychiat. Nervenkr. 75, 355 (1925).

OTANI, S., and J. EHRLICH: Solitary granuloma of bone simulating primary neoplasm. Amer. J. Path. 16, 479—490 (1940).

OTTENSTEIN, B., G. SCHMIDT, and S. J. THANNHAUSER: The variety of cerebrosides present in one case of infantile Gaucher's disease and 3 cases in adults. Blood 3, 1250 (1948).

OTTO, F. M. G.: Retothelsarkomatose und Retotheliose im Kindesalter. Kinderärztl. Prax., Sonderheft 1953, 246—253.

PACHMAN, J. D.: Chronic Gaucher's disease. Amer. J. Dis. Child. 56, 248 (1938).

PACK, G. T., and S. M. SILVERSTONE: Gaucher's disease. Amer. J. Surg. 41, 77—86 (1938).

PAGANO, A.: Sulla malattia di Hand-Schüller-Christian. Arch. ital. Laring. 62, Suppl., 25—36 (1954).

PANSKY, B., and R. LEE: Niemann-Pick disease in a boy of 16 months. Elektrophoretic study of blood serum proteins and lipoproteins various types of therapy. J. Pediat. 51, 290—299 (1957).

PANZETTI, G., e W. MOTTA: Considerazioni su di un caso di morbo di Gaucher in un lattante. Lattante 29, 342—349 (1958).

PARENZAN, L.: Un nuovo caso di granuloma eosinofilo delle ossa. Minerva pediat. 6, 454—457 (1954).

PARKE, D. V.: The occurence of lactose in the spleen cerebrosides of a case of Gaucher's disease. Biochem. J. 56, XV (1954).

PARKER, F., and H. JACKSON: Primary reticulum cell sarcoma of bone. Surg. Gynec. Obstet. 68, 45—53 (1939).

PARKER, W. S., A. PRADER, and G. FANCONI: Further observations on cystine storage disease. Pediatrics 16, 228—238 (1955).

PARKINSON, TH.: Eosinophilic xanthomatosis granuloma with honeycomb lungs. Brit. med. J. 1949 I, No 4614, 1029—1030.

PASCHKOVA, T. F.: Lipoidzellen-Hepatosplenomegalie bei einem Kind von 1 Jahr 4 Monaten. Pediatriya 1953, H. 2, 57—59 [Russisch].

PAUFIQUE, L., M. VIALTEL et R. ETIENNE: Un cas de gargoylisme avec décollement de la rétine. Lyon méd. 184, 124—125 (1951).

PAULL, A., and A. PHILLIPS: Systemic reticuloendotheliosis (Letterer-Siwe's disease) in adult male. Ann. intern. Med. 41, 363—371 (1954).

PEDRO-PONS, A.: Patol. y clin. Med. V. Salvat 1958.

PELIKÁN, L. ZLÁMALOVÁ: Leukaemie forms of reticuloendotheliosis in children. Čs. Pediat. 11, 287—290 (1956).

PERRY, J. W., A. E. MOORE, and W. B. MACDONALD: The diagnosis of aminoaciduria in childhood: cystine storage disease and cystinelysinuria. Med. J. Aust. 1954II, 812—816.

PFÄNDLER, U.: (a) Etude clinique et génétique de la maladie de Niemann-Pick. Arch. Klaus-Stift. Vererb.-Forsch. 21 (1946).
— (b) Die Niemann-Picksche Krankheit im Rahmen der Lipoidosen. Schweiz. med. Wschr. 76, 1128—1131 (1946).
— Nouvelles conceptions sur l'hérédité et la pathogénie de la maladie de Niemann-Pick. Helv. med. Acta, Ser. A 20, 216—241 (1953).
— La manifestation heterozygote et homozygote de certains troubles du metabolisme. (Porphyrie chronique, cystinose, maladie de Niemann-Pick). J. Génét. hum. 5, 248—260 (1956).
—, u. H. BERGER: Zur Genetik der Cystinose (Cystinspeicherkrankheit) und ihre Beziehungen zur Cystinurie und Hyperaminoacidurie. Ann. paediat. (Basel) 187, 1—41 (1956).

PFAUNDLER, M.: Demonstrationen über einen Typus kindlicher Dysostose. Jb. Kinderheilk. 92, 420—421 (1920).
— Hepatischer Infantilismus. Z. Kinderheilk. 41, 78—87 (1926).

PHILIPPART, M., and J. MENKES: Isolation and characterization of the main splenic glycolipids. In: Gaucher's disease. Evidence for the site of metabolic block. Biochem. biophys. Res. Commun. 15, 551—555 (1964).
— B. ROSENSTEIN, and J. H. MENKES: Isolation and charakterization of the main splenic glykolipids in the normal organ and in Gaucher's disease. Evidence for the site of metabolic block. J. Neuropath. exp. Neurol. 24, 290—303 (1965).

Pick, L.: Zur pathologischen Anatomie des Morbus Gaucher. Med. Klin. 18, 1423—1424 (1922).
— Der M. Gaucher und die ihm ähnlichen Krankheiten. Ergebn. inn. Med. Kinderheilk. 29, 519—627 (1926).
— A classification of the diseases of lipoid metabolism and Gaucher's disease. Amer. J. med. Sci. 185, 453 (1933).
— Niemann-Picks disease and other forms of so-called Xanthomatosis. Amer. J. med. Sci. 185, 601—616 (1933).
—, u. M. Bielschowsky: Über lipoidzellige Splenomegalie und amaurotische Idiotie. Klin. Wschr. 1927, 1631—1632.
Pinkhas, J., M. Djaldetti, and M. Yaron: Coincedence of multiple myeloma with Gaucher's diseases. Israel J. med. Sci. 1, 537—540 (1965).
Pinkus, F.: Über Cholesteatom der Orbita. Mschr. Augenheilk. 90, 145—153 (1933).
Pinkus, H., L. A. Copps, St. Custer, and St. Epstein: Reticulogranuloma. Report of a case of eosinophilic granuloma of bone associated with nonlipid reticulosis of skin and oral mucosa under the clinical picture of Hand-Schüller-Christian disease. Amer. J. Dis. Child. 77, 503—519 (1949).
Pisani, G., e T. Conti: Sulla Osteocondrodistrofia di Pfaundler-Hurler e suoi rapporte con la mesenchimodistrofia metaepifisaria dell'accrecimento. Chir. Organi Mov. 44, 1 (1957).
Plaut, F., u. H. Rudy: Über Blut und Liquoruntersuchungen bei Lipoidosen insbesondere bei S.C.-Krankheit. Z. ges. Neurol. Psychiat. 148, 423—436 (1933).
Pliess, G.: Das eosinophile Granuloreticulom. Virchows Arch. path. Anat. 321, 355—377 (1952).
Poblete, L.: Gargoilismo o enfermedad de Hurler. Rev. chil. Pediat. 28, 317—323 (1957).
Pohl, R.: Lipocalcinogranulomatose (eine Lipoidose). Fortschr. Röntgenstr. 76, 523—527 (1952).
Poloni, A.: La polidistrofia di Hurler o giullarismo de Ellis. G. Psichiat. Neuropat. 1, 1 (1948).
Polonovski, J., and M. Petit: Osidolipides du sérum sanguin humain. Bull. Soc. Chim. biol. (Paris) 45, 111 (1963).
Pompe, J. C.: Hypertrophie idiopatique du cœur. Ann. Anat. path. 10, 23—35 (1933).
Pomponio, N., e N. Pontoieri: Un caso di gargoilismo in bambino di 19 mesi. Studio clinico. Minerva pediat. 8, 737—742 (1956); 19, 737 (1956).
Poncet, E., et Berezin: Granulome éosinophile à localisations multiples chez un enfant. Ann. Oto-laryng. (Paris) 75, 811—814 (1958).
Poncher, H. S.: Lipoid histiocytosis (Niemann-Pick' disease). Amer. J. Dis. Child. 42, 77—87 (1931).
Pons, S. M.: Enfermedad de Hand-Schüller-Christian. Rev. chil. Pediat. 24, 118—122 (1953).

Ponsetti, I.: J. Bone lesions in eosinophilic granuloma, Hand-Schüller-Christian and Letterer-Siwe disease. J. Bone Jt Surg. A 30, 811—833 (1948).
Potacs, W., u. O. Skala: Zur Klinik und pathologischen Anatomie der Pfaundler-Hurlerschen Erkrankung (Gargoylismus). Neue öst. Z. Kinderheilk. 4, 269—280 (1959).
Potel: Ref. Dtsch. med. Wschr. 77, 405 (1952); s. Verhandlungsber. der 37. Tag. der Nordwestdtsch. Ges. für Innere Medizin.
Potter, E. B., and C. C. McRae: Gaucher's disease, 2 cases with remission in one following administration of liver extract. Amer. J. med. Sci. 185, 92—96 (1933).
Poynton, F. J., R. C. Lightwood, and R. W. B. Ellis: Hepatosplenomegaly with mental deficiency and bone changes. Proc. roy. Soc. Med. 27, 1025—1028 (1934).
Prader, A.: Gluco-Amino-Phosphat-Diabetes (Syndrom von De Toni-Debré-Fanconi) und Störungen des Cystinstoffwechsels. Klinik und Genetik (Symposion). Bull. schweiz. Akad. med. Wiss. 17, 405—410 (1962).
Prato, C.: Studio auxologico di un caso di gargoilismo a carattere familiare. Aggiorn. pediat. 6, 201—214 (1955).
Pretl, K.: Über das sog. eosinophile Granulom der Knochen und seine Beziehung zur H.S.C.-Krankheit. Wien. klin. Wschr. 1950, 841—845.
Pringsheim, H.: Über den fermentativen Abbau der Cellulose. Hoppe-Seylers Z. physiol. Chem. 78, 266—291 (1912).
Prouty, M.: Remission of Letterer-Siwe disease after prednisone therapy. Report of a case. J. Amer. med. Ass. 169, 1877—1879 (1959).
Putnam, M. C., and K. F. Pelikan: A case of scaphocephaly with malformations of the skeleton and other tissues. Amer. J. Dis. Child. 29, 51—58 (1925).
Putschar, W.: Über angeborene Glycogenspeicherungskrankheit des Herzens: "Thesaurismosis glycogenica" (v. Gierke). Beitr. path. Anat. 90, 222—232 (1932).
Rabinovich, A., O. Degrossi y B. Castells: Sindrome de H.-Sch.-Chr. y Xantomatosis Osca. Rev. argent. Endocr. 4, 49—61 (1958).
Rademecker, J.: Relations anatomo-cliniques et électroencéphalographiques dans le groupe des idioties amaurotiques. Dtsch. Z. Nervenheilk. 169, 236—254 (1952).
— Recherches électroencéphalographiques dans le gargoilisme. Acta paediat. belg. 8, 170—179 (1954).
Radin, N. S., F. B. Lavin, and J. R. Brown: Determination of cerebrosides. J. biol. Chem. 217, 789 (1955).
Recant, L.: Recent developments in the field of glycogen metabolism and the diseases of glycogen storage. Amer. J. Med. 19, 610—619 (1955).
Redlich, F., and A. Margolis: A contribution to the clinic of reticuloendotheliosis in children. (A case of Hand-Schüller-Christian dis-

ease.) Pediat. pol. **30**, 53—56 (1955) [Polnisch].

REESE, A., and E. LEVY: Familial incidence of non lipoid reticuloendotheliosis (Letterer-Siwe disease). Arch. Dis. Childh. **26**, 578—583 (1951).

REICH, C., M. SEIFE, and B. J. KESSLER: Gaucher's disease: a review and discussion of 20 cases. Medicine (Baltimore) **30**, 1—20 (1951).

REICH, S.: Xanthomatosis and S.C. syndrome. Canad. med. Ass. J. **31**, 256 (1934).

REILLY, W. A.: An atypical familial endocrinopathy in males with a syndrome of other defects. Endocrinology **19**, 639 (1935).

— The granules in the leukocytes in gargoylism. Amer. J. Dis. Child. **62**, 489—491 (1941).

—, and S. LINDSAY: Gargoylism (lipochondrodystrophy). Amer. J. Dis. Child. **75**, 595—607 (1948).

REISS, O., and K. KATO: Gaucher's disease. A clinical study with special reference to the roentgenography of bones. Amer. J. Dis. Child. **43**, 365—386 (1932).

RENZETTI, A., G. EASTMAN, and H. AUCHINCLOSS: Chronic disseminated histiocytosis X (Schüller-Christian-disease) with pulmonary involvement and impairment of alveolar-capillary diffusion. Amer. J. Med. **22**, 834—840 (1957).

REWALD, E.: Physiopathologie der Letterer-Christianschen Erkrankung. Ärztl. Wschr. **14**, 179—184 (1959).

— Die Letterer-Christiansche Erkrankung. Ergebn. inn. Med. Kinderheilk., N. F. **13**, 143—174 (1960).

RICCI, V., e A. ANCETTI: Considerazioni sulle anomalie dell'osso temporale in un caso di gargoilismo. Arch. ital. Otol. **66**, 734—744 (1955).

RIETSCHEL, H.: Über Lipoidgranulomatose oder allgemeine Xanthomatose. S.C.-Krankheit. Z. Kinderheilk. **54**, 65—81 (1932).

RIGOLA, A.: Il gargoilismo, con particolare riguardo alle alterazioni neuropsichiche. (Rivista sinetica.) Riv. sper. Freniat. **77**, 173—191 (1953).

RILKE, F.: La glicogenosi di von Gierke come enzimopenia primitiva. Folia hered. path. (Milano) **7**, 262—285 (1958).

RISEL, W.: Über die großzellige Splenomegalie (Typ Gaucher) und über das endotheliale Sarkom der Milz. Beitr. path. Anat. **46**, 241—336 (1909).

—, u. A. H. I. ROBB-SMITH: Zit. nach Thannhauser's Lipoidoses.

ROCHAT, G. F.: Die Cornealveränderungen bei der Dysostosis multiplex (Gargoylismus, Hurlersche Krankheit). Opthalmologia (Basel) **103**, 353 (1942).

RODECK, H., E. SCHIERWAGEN, and N. URABAN: Klinische und klinisch-chemische Untersuchungen bei Dysostosis multiplex. Arch. Kinderheilk. **144**, 251—259 (1952).

RÖHLING, A.: Ein Fall von ossärem Morbus Gaucher. Zbl. allg. Path. path. Anat. **80**, 353—357 (1943).

RÖSSLER, H.: Zur Klinik und Pathogenese der essentiellen Retikulo - Granulomatosen des Kindesalter. Wien. klin. Wschr. **1955**, 688—695.

ROF-CARBALLO, J., J. MARTINEZ-DIAZ u. M. ORTIZ-RAYA: Über einen Fall von Hand-Schüller-Christianscher Krankheit. Wien. klin. Wschr. **1955**, 457—459.

ROGALSKY, T.: Zur Kasuistik der juvenilen Form der amaurotischen Idiotie, mit histopathologischem Befund. Arch. Psychiat. Nervenkr. **47**, 1195—1211 (1910).

ROGER, P., et L. CORBEEL: Les modifications de la γ-globulinémie et leur intérêt en pédiatrie. Sem. Hôp., Ann. Pédiat. **32**, 106—115 (1956).

ROGET, J., J. C. DREYFUS, A. BEAUDOING e R. TIZZANI: Policoria glicogenica del fegato da insufficienza di amino-1-6-glucosidasi o enzima „debranchant". Minerva pediat. **11**, 363—365 (1959).

ROHMER, F., L. ISRAEL et A. WACKENHEIM: Le modifications E.E.G. dans les idioties amaurotiques et le gargoylisme. Rev. neurol. **90**, 326—329 (1954).

ROHMER, P.: Les réticuloses. Acta paediat. belg. **8**, 281—282 (1954).

ROJEL, J.: Corticotropin- und Streptomycinbehandlung von Letterer - Siwe - Krankheit. Ugeskr. Laeg. **1958**, 447—449 [Dänisch].

—, and V. LUND: Cortisone and X-ray treatment of Hand-Schüller-Christian's syndrome. Acta med. scand. **161**, 459—462 (1958).

ROLL-HANSEN, D. H.: Eosinophilic granuloma of temporal bone. Nord. Med. **59**, 360—361 mit engl. Zus. Fass. (1958).

ROMINGER, E.: Glykogenspeicherkrankheit. Arch. Kinderheilk. **154**, 1—6 (1956).

ROSENBERG, A., and E. CHARGAFF: A study of a mucolipide from ox brain. J. biol. Chem. **232**, 1031—1049 (1958).

— — Reinvestigation of cerebroside deposited in Gaucher's disease. J. biol. Chem. **233**, 1323—1326 (1958).

— — Some observations on the mucolipids of normal an Tay-Sachs disease brain tissue. J. Dis. Child. **97**, 739—744 (1959).

ROSENSTERN, J.: Über Wachstumsstörungen im Kindesalter. Jkurse ärztl. Fortbild. **1930**, H. 6, S. 15—30.

ROSS, J. R., W. A. HAWKE, and A. BROWN: Gargoylism-report of four cases. Arch. Dis. Childh. **16**, 71—80 (1941).

ROSSI, E.: Contribution au diagnostic différentiel clinique des différentes formes de la maldie glycogénique. Ann. Pédiat. **36**, 380—382 (1960).

ROSSIER, A., R. CALDÉRA et M. ODIÉVRE: Notions récentes sur la cystinose. Bull. Soc. méd. Hôp. Paris **114**, 1215—1227 (1963).

— — et S. SARRUT: Sur un cas de maladie de Niemann-Pick chez un nouveau-né. Presse méd. **1958**, 535—537.

ROSSONI, C., e A. RUSSO: Contributo alla conoscenza della reticuloendoteliosi acuta maligna del lattante (M. di Abt-Letterer-Siwe). Pediatria (Napoli) **65**, 298—310 (1957).

Diaz Rousselot, J., R. Valdés, F. S. Pani-sello, A. Roque y R. Pereiras: Enfermedal de Niemann-Pick. Arch. Med. infant. **25**, 243—268 (1956).

Rowland, R.: Xanthomatosis and the reticulo-endothelial system. Arch. intern. Med. **42**, 611—673 (1928).

Rowland, R. S.: Anomalies of lipidmetabolism. In: Oxford medicine, Bd. 4, Kap. 7A. New York: Oxford Press 1931.

Royer, P.: La cellule de Buhot et le diagnostic de gargoylisme. Sang **30**, 37 (1959).

Ruch, F.: Cutaneous manifestations of Letterer-Siwe's disease. Arch. Derm. **75**, 88—91 (1957).

Rudder, B. de: (a) Über familiär-dysostotischen Zwergwuchs. Fortschr. Erbpath., Rassenhyg. **6**, H. 3/4, 57—93 (1942).

— (b) Über „Phosphatiddiathese" und ihr Verhältnis zu Dysostosis multiplex und Dysostosis Morquio. Z. Kinderheilk. **63**, 407—422 (1942).

—, u. Kipper: Zur Phänogenese primordialen Zwergwuchses. Z. Kinderheilk. **68**, 567—574 (1950).

Russel, A. N., and B. E. Stofer: Acute reticuloendotheliosis (Letterer-Siwe disease). Report of a case in which several unusual features are combined. Amer. J. Dis. Child. **83**, 475—480 (1952).

Rutishauser, E.: Pathologische Anatomie der Lipoidosen. Schweiz. med. Wschr. **1938**, 369—375.

— Niemann-Picksche Erkrankung beim Erwachsenen. 7. Verslg d. Ass. libre Anatomopathol. suisse, Neuchâtel, 1941. Schweiz. med. Wschr. **1942**, 677—678.

Sachs, B.: On arrested cerebral development with special reference to its cortical pathology. J. nerv. ment. Dis. **14**, 541 (1887).

— Amaurotic family idiocy and general lipoid degeneration. Arch. Neurol. Psychiat. **2**, 247—253 (1929).

Sacrez, R., L. Fruhling, F. Heumann, G. Kurtzemann et S. Nicolas: Maladie de Letterer-Siwe. Pédiatrie **8**, 909—915 (1953).

— — G. Heumann et R. Cahn: Reticulohystiocytose maligne à forme cutanée et hématologique chez un nouveau-né. Arch. franç. Pédiat. **11**, 141—150 (1954).

Saenger, E. L., and R. J. Johansmann: Letterer-Siwe's disease. Problems in diagnosis and treatment. Amer. J. Roentgenol. **71**, 472—483 (1954).

Saifer, A., B. W. Volk, and S. M. Aronson: Neuraminic (Sialic) acid studies of biological fluids in amaurotic family idiocy and related disorders. J. Dis. Child. **97**, 745—757 (1959).

Salfelder, K.: Ein Fall von Glykogenspeicher-krankheit mit Ablagerung von Glykogen in Elementen des peripheren vegetativen Nervensystems. Zbl. allg. Path. path. Anat. **88**, 304—309 (1952).

Salomone, P.: Ancora in tema di Idiozia Amaurotica Familiare. Il tipo Bielschowsky. Contributo casistico. Minerva pediat. **8**, 794—799 (1956).

Salomone, P.: Le sindromi di Niemann-Pick e di Tay-Sachs. Forme intermedie e considerazioni sui rapporti etio-patogenetici tra le due sindromi a proposito di un caso di recente osservazione. Minerva pediatr. **6**, 90—95 (1954).

Sande, M. van, D. Karcher et A. Löwenthal: Examens électrophorétiques du sérum et du liquide céphalo-rachidien chez des patients atteints d'idiotie amauotique du type juvénile. Acta neurol. belg. **58**, 889—892 (1958).

Sandhoff, K., H. Pilz u. H. Jatzkewitz: Über den enzymatischen Abbau von N-acetyl-neuramin-säurefreien Gangliosidresten (Ceramid-oligosacchariden). Hoppe-Seylers Z. physiol. Chem. **338**, 281—285 (1964).

Sandison, A. T.: A form of lipoidosis of the adrenal cortex in an infant. Arch. Dis. Childh. **30**, 538—541 (1955).

Sanfililippo, S. J., R. Podosin, L. Langer, and R. A. Good: Mental reardition associated with acid mucopolysacchariduria (heparitin-sulfate type). J. Pediat. **63**, 837—838 (1963).

— J. Yunis, and H. G. Worthen: An unusual storage disease resembling the Hurler-Hunter syndrome. Amer. J. Dis. Child. **104**, 553 (1962).

Sansone, G., e A. Piga: Studio clinico ed anatomopatologico di un caso complesso di reticuloendoteliopatia maligna disseminata subacuta del bambino. Minerva pediat. **7**, 1699—1710 (1955).

Santelmann, Th.: Beitrag zur juvenilen Form der Niemann-Pickschen Krankheit. Mschr. Kinderheilk. **107**, 503—507 (1959).

—, u. H. Girgensohn: Die eosinophile Granulomatose und ihre Beziehungen zur Abt-Letterer-Siweschen und Hand-Schüller-Christianschen Krankheit. Arch. Kinderheilk. **152**, 40—56 (1956).

Sarrouy, Ch., R. Sabatini et Ch. Lorenzi: La maladie de Hand-Schüller-Christian. (A propos de trois cas récents observés à la clinique médicale infantile d'Alger). Algérie méd. **60**, 505—533 (1956).

Sartori, E.: Contributo allo studio clinico del gargoilismo. Acta paediat. lat. (Reggio Emilia) **5**, 521—654 (1952).

— Del significato di alcuni recenti repeti nel gargoilismo. Lattante **25**, 665—668 (1954).

—, e O. Baruffaldi: Contributo anatomopatologico e biochimico allo studio del Gargoilismo. Riv. Anat. pat. **7**, 153—230 (1953).

Sauter, E. K.: Cystinosis im Säuglingsalter. Klinische Beobachtungen. Medizinische **1956**, 1672—1675, 1680.

Sbraccia, C., e E. Varcasia: Malattia di Niemann-Pick. Descrimizione di un caso. Minerva pediat. **11**, 87—92 (1959).

Schafer, E.: Nonlipid reticulo-endotheliosis. Amer. J. Path. **25**, 49—84 (1949).

Schaffer, Ch.: General significance of Tay-Sachs' disease. Arch. Neurol. Psychiat. (Chic.) **14**, 731—741 (1925).

SCHAFFER, CH.: The pathogenesis of amaurotic idiocy. Arch. Neurol. Psychiat. **24**, 765—775 (1930).
— (a) Der Augenhintergrund bei den drei Formen der familiären Idiotie. Klin. Mbl. Augenheilk. **103**, 602—606 (1939).
— (b) Über die Einheit der drei Formen der familiären amaurotischen Idiotie auf anatomischer Grundlage. Orv. Hetil. **1939**, 885—887.
SCHAFFER, K.: Tatsächliches und Hypothetisches aus der Histopathologie der infantil-amaurotischen Idiotie. Arch. Psychiat. Nervenkr. **64**, 570—616 (1922).
— Über das morphologische Wesen und die Histopathologie der hereditären Nervenkrankheiten. Berlin: Springer 1926.
— Sind die familiär-amaurotische Idiotie und die Splenohepatomegalie in ihrer Pathogenese identisch? Arch. Psychiat. Nervenkr. **89**, 814—827 (1930).
— Epikritische Bemerkungen zur Frage des Verhältnisses zwischen Niemann-Pick und Tay-Sachs, sowie über die letztere Form im allgemeinen. Arch. Psychiat. Nervenkr. **93**, 767—775 (1931).
— Über die nosologische Einheit der drei Formen der familiär-amaurotischen Idiotie auf Grund des anatomischen Prozesses. Arch. Psychiat. Nervenkr. **110**, 459—464 (1939).
SCHÄRER, K., u. I. ANTENER: Zur Biochemie und Therapie der Cystinose. Ann. paediat. (Basel) **203**, Suppl. 1., S. 51. Basel u. New York: S. Karger, 1964
SCHAJOWICZ, F., y M. POLAK: Contribution al estudio del denominado ,,granuloma eosinofilico" y a sus relaciones con la xantomatosis ósea. Rev. Asoc. méd. argent. **61**, 218—226 (1947).
SCHAIRER, E.: Über eine eigenartige Erkrankung des kindlichen Schädels (Osteomyelitis mit eosinophiler Reaktion). Zbl. allg. Path. path. Anat. **71**, 113—117 (1939).
— Ein weiterer Fall von Morbus Gaucher beim Säugling. Virchows Arch. path. Anat. **309**, 726—736 (1942).
— Die Gehirnveränderungen bei M. Gaucher des Säuglings. Virchows Arch. path. Anat. **315**, 395—406 (1948).
SCHARF, J.: Ein Beitrag zur Kenntnis der Dysostosis multiplex unter besonderer Berücksichtigung der Erbverhältnisse. Arch. Opthal. **143**, 477—485 (1941).
SCHARFF, J.: Zur Diagnose und Behandlungsfähigkeit der Glykogenspeicherkrankheit. Mschr. Kinderheilk. **66**, 397—399 (1936).
SCHEIBNER, H.: Das eosinophile Knochenmarksgranulom. Z. Orthop. **79**, 731—738 (1949).
SCHENK ZU SCHWEINSBERG, H. G.: Das eosinophile Granulom des Knochens. Mschr. Kinderheilk. **97**, 407—413 (1949).
SCHETTLER, G.: I. Lipidosen mit normalen Serumlipiden. 1. Cholesteringranulomatose (Hand-Schüller-Christiansche Krankheit). In: Handbuch der inneren Medizin. 4. Aufl.,

B. VII/2, S. 632—647. Berlin-Göttingen-Heidelberg: Springer 1955.
SCHETTLER, G.: Studien über den Cholesterinstoffwechsel der Maus. Vergleichende morphologische und chemisch-analytische Untersuchungen über Cholesterinmast. Ärztl. Forsch. **3**, 33—40 (1949).
SCHIAVINI, C. A.: (a) Cistinuria, cistinosi e malattia di De Toni-Debré-Fanconi. Minerva pediat. **8**, 558—569 (1956).
— (b) Cystinurie, cystinose et maladie de De Toni-Debré-Fanconi. Pédiatrie (Lyon) **11**, 181—203 (1956).
SCHIFF, E.: Im Leben diagnostizierte lipidzellige Splenohepatomegalie (Typus Niemann-Pick) bei einem 17 Monate alten Knaben. Jb. Kinderheilk. **112**, 1—6 (1926).
SCHINZ, H. R., W. BAENSCH, E. FRIEDL u. E. UEHLINGER: Lehrbuch der Röntgendiagnostik, 2. Liefg. Skelet, Beitrag Cocchi. Stuttgart: Georg Thieme 1950.
—, u. FURTWÄNGLER: Zur Kenntnis einer hereditären Osteoarthropathie mit rezessivem Erbgang. Dtsch. Z. Chir. **207**, 398—416 (1928).
SCHITTENHELM, A.: Klinik des reticulo-endothelialen Systems. In: A. SCHITTENHELM, Handbuch der Krankheiten des Blutes und der blutbildenden Organe. Berlin: Springer 1925.
SCHLAGENHAUFER, F.: Über meist familiär vorkommende, histologisch charakteristische Splenomegalien (Typ Gaucher). Virchows Arch. path. Anat. **187**, 125—163 (1907).
SCHLESINGER, B., and P. J. HARE: Eosinophilic granuloma of skin. Proc. roy. Soc. Med. **46**, 276—277 (1953).
SCHMID, F.: In: SCHMID-WEBER, Röntgendiagnostik im Kindesalter. Abb. 597 u. 598. München: J. F. Bergmann 1955.
SCHMIDT, M. B.: Eine bisher noch nicht beschriebene Form familiärer Hornhautentartung in Verbindung mit Osteoarthropathie. Klin. Mbl. Augenheilk. **100**, 616—617 (1938).
— Die anatomischen Veränderungen des Skelettes bei der Hurlerschen Krankheit. Zbl. allg. Path. path. Anat. **97**, 113—123 (1942).
SCHNABEL, B. W.: Die Corticoid-Therapie des eosinophilen Granuloms des Knochens. Dtsch. med. Wschr. **85**, 304—307, 316 (1960).
SCHNEIDER, C.: Glykogenspeicherkrankheit mit Hornhauttrübung. Kinderärztl. Prax. **21**, 457—460 (1953).
SCHNEIDER, J.: Infantile Herzhypertrophie. Beitrag zur Glykogenkrankheit. Helv. paediat. Acta **1**, 368 (1946).
SCHÖNENBERG, H.: Papierchromatographische Untersuchungen bei der Pfaundler-Hurlerschen Krankheit. Mschr. Kinderheilk. **102**, 404—407 (1954).
SCHÖNHEIMER, K.: Über eine eigenartige Störung des Kohlenhydratstoffwechsels. Hoppe-Seylers Z. physiol. Chem. **182**, 148—150 (1929).
SCHÖNHEIMER, R.: Über eine Störung der Cholesterin-Ausscheidung. (Ein Beitrag zur Kenntnis der Hypercholesterinämien.) Z. klin. Med. **123**, 749—763 (1933).

Scholla, R.: Experimenteller Beitrag zur Ätiologie des eosinophilen Granuloreticuloms. Berl. Med. 1959, Sonderausg. 49—53.

Scholz, H., u. J. Schwartz: Ein Beitrag zur Klinik und Morphologie der Letterer-Siweschen Erkrankung. Acta paediat. (Stockh.) 44, 101—106 (1955).

Schreier, K.: Die angeborenen Stoffwechselanomalien. Stuttgart: Georg Thieme 1963.

— Lipoidstoffwechselstörungen. In: H. Opitz u. F. Schmid, Handbuch der Kinderheilkunde. Bd. IV, S. 268—272. Berlin-Heidelberg-New York: Springer 1965.

Schreiter, G.: 1. Kasuistischer Beitrag zur Abt-Letterer-Siweschen Krankheit; zugleich eine Übersicht über das Krankheitsbild und die Problematik der Retikuloendotheliosen. Z. ärztl. Fortbild. 51, 448—460 (1957).

Schüller, A.: Über eigenartige Schädeldefekte im Jugendalter. Fortschr. Röntgenstr. 23, 12—18 (1916).

— Über ein eigenartiges Syndrom von Dyspituitarismus. Wien. med. Wschr. 71, 510—512 (1921).

— Dysostosis hypophysaria. Brit. J. Radiol. 31, 156 (1926).

Schuknecht, H. F., and H. B. Perlman: Hand-Schüller-Christian disease and eosinophilic granuloma of the skull. Ann. Otol. (St.Louis) 57, 643—676 (1948).

Schulman, J. L., and P. Saturen: Glycogen storage disease of the liver. I. Clinical studies during the early neonatal period. Pediatrics 14, 632—645 (1954).

Schulz, A., F. Wermbter u. H. Puhl: Eigentümliche granulomartige Systemerkrankung des hämatopoetischen Apparates. Virchows Arch. path. Anat. 252, 519—549 (1924).

Schwartz, R., J. Ashmore, and A. E. Renold: Galactose tolerance in glycogen storage disease. Pediatrics 19, 585—595 (1957).

Schwarz, W.: Tesaurismosi cistinica con aminoaciduria e nanismo. Minerva pediat. 6, 1—13 (1954).

Scott, R.: Lipoid storage diseases and non-lipoid histiocytosis. Practitioner 177, (1058), 148—159 (1956).

Sear, H. R., and J. K. Maddox: Case of Hurler's disease. Med. Austr. 1, 488—492 (1945).

Seidenberger, P.: Histochemische Befunde bei Gargoylismus. Vortr. Acta histochem. 2, 292 (1956).

Seitelberger, F., G. Vogel u. H. Stepan: Spätinfantile amaurotische Idiotie. Arch. Psychiat. Nervenkr. 196, 154—190 (1957).

Selberg, W.: Die Glykogenose des Säuglings unter dem Bilde einer tödlich verlaufenen cerebrospinalen Erkrankung. Z. Kinderheilk. 72, 306—320 (1953).

— Zur Klinik und Pathologie der Glykogenspeicherkrankheit. Dtsch. med. Wschr. 1952, 1020—1021.

Sewell, R. H.: Hand-Schüller-Christian disease treated with cortisone. Proc. roy. Soc. Med. 47, 10—11 (1954).

Seyss, R.: Zur Röntgenologie der Dysostisis multiplex Pfaundler-Hurler. Fortschr. Röntgenstr. 73, 749—753 (1950).

Snapira, T. M., and H. Leight: Pathologic study of brain and retinal tissues in amaurotic family idiocy. Amer. J. Ophthal., Ser. III, 39, 874—876 (1955).

Shapiro, A., H. Koster, D. Rittenberg, and K. Schoenheimer: The origin of fecal fat in the absence of bile. Studied with denterium as an indication. Amer. J. Physiol. 117, 525—528 (1936).

Shapiro, B., and M. Statter: Metabolism of red-cell sphingolipids. Biochem. J. 89, 101 P (1963).

Sheldon, W.: A form of gigantism with splenomegalia. Proc. roy. Soc. Med. 27, 1003—1007 (1934).

Shelling, D. H., and A. F. Voshell: Xanthomatosis generalisata ossium. Arch. intern. Med. 55, 592 (1935).

Siegmund, H.: Lipoidzellen-Hyperplasie der Milz und Splenomegalie Gaucher. Verh. dtsch. path. Ges. 1912, 59—62.

Siew, S.: Letterer-Siwe's disease. Reports of a case and a review of the literature. S. Afr. J. clin. Sci. 4, 36—50 (1953).

Silva, C. C. de, and G. E. Tennekoon: Tay-Sachs disease in two Sinhalese children. Brit. med. J. 1955 II, No 4942, 768—770.

Silver, H.: Reticuloendotheliosis and myeloproliferative Disorders. Pediatrics 14, 495—504 (1954).

Simon, R.: Beitrag zur Hand-Schüller-Christianschen Krankheit. Ärztl. Wschr. 3, 243—245 (1948).

Sjölin, K. E.: Gargoylism, forme fruste. Acta paediat. (Uppsala) 40, 165 (1951).

Sjölin, S., and T. Skoog: The claw hand in gargoylism, its pathology and treatment. Acta paediat. (Uppsala) 41, 563—573 (1952).

Sjövall, E.: Die Bedeutung der pathohistologischen Veränderungen im ZNS bei der juvenilen amaurotischen Idiotie. Verh. dtsch. path. Ges. 27, 185—190 (1934).

Siwe, S.: Die Retikuloendotheliose — ein neues Krankheitsbild unter den Hepatosplenomegalien. Z. Kinderheilk. 55, 212—247 (1933).

Skorpil, F.: Zur Geschichte, Klinik und pathologischen Anatomie des eosinophilen Granuloms. Schweiz. Z. Path. 9, 233—255 (1946).

Slot, G., and G. L. Burgess: Gargoylism. Proc. roy. Soc. med. 31, 1113—1116 (1938).

Smith, E., and O'Flym: Familial hepatomegaly of uncertain pathology. Lancet 1933 I, 927—999.

Smith, E. B., T. C. Hempelmann, As. Moore, and D. P. Barr: Gargoylism (dysostosis multiplex): two adult cases with one autopsy. Ann. intern. Med. 36, 652—667 (1952).

Snapper, I., u. S. Posthuma: Ein neuer Fall von Xanthomatosis generalisata ossium. Mschr. Kindergeneesk. 3, 324—337 (1934) [Holländisch].

SNAPPER, J.: Xanthomatosis generalisata ossium. Quart. J. Med. 26, 407 (1933).

—, u. C. PARISEL: Mschr. Kindergeneesk. 2, 359 (1933).

SOBEL, A. E., and I. A. KAYE: Gaucher's disease, case with hemolytic anemia and marked thrombopenia. Ann. intern. Med. 16, 446 (1942).

SOBOTKA, H., E. EPSTEIN, and L. LICHTENSTEIN: The distribution of lipoid in a case of Niemann-Pick's disease associated with amaurotic family idiocy. Arch. Path. 10, 677—688 (1930).

—, D. GLICK, M. REINER, and L. TUCHMAN: The lipoids of spleen and liver in various types of lipoidosis. Biochemie. J. 27, 2031—2034 (1933).

SOKOLOLOWSKI, A.: Basophile kugelförmige Gebilde im Milzpunktat im Verlaufe des Morbus Gaucher und die Bedeutung des Sternalpunktates für die Diagnose dieser Erkrankung. Folia haemat. (Lpz.) 46, 281 (1932).

SOMMARIVA, V., e A. RODOLCIO: La lipocalcinogranulomatosi dei tendini e della borse mucose. Minerva ortop. 14, 296—304 (1963).

SOMMER, F., u. E. TREES: Beitrag zum Krankheitsbild der Lipocalcinogranulomatose (eine besondere Form der Calcinosis universalis). Fortschr. Röntgenstr. 63, 205—214 (1941).

SOSMAN, M. C.: Xanthomatosis: S.C. Disease. Amer. J. Roentgenol. 23, 581 (1930).

— Xanthomatosis: S.C. disease, lipoid histiocytosis. J. Amer. med. Ass. 98, 110—117 (1932).

SPIEGEL-ADOLF, M., H. W. BAIRD III, D. KOLLIAS, and E. G. SZEKELEY: Cerebrospinal fluid, serum, and blood investigations in amaurotic family idiocy. J. Dis. Child. 97, 676—683 (1959).

SPIELMEYER, W.: Klinische und anatomische Untersuchungen über einen besonderen Fall von amaurotischer Idiotie. Nissls Arb. 2 (1908).

— Über den anatomischen Prozeß bei der amaurotischen Idiotie. Z. Psychiol. 38, 120 (1929).

SPILLMAN, L., et J. WATSIN: Contribution à l'étude du xanthome papuleux généralisé. Ann. Derm. Syph. (Paris) 2, 48 (1921).

SPRAGUE, H. B., E. F. BLAND, and P. D. WHITE: Congenital idiopathic hypertrophy of the heart. Amer. J. Dis. Child. 41, 877—886 (1931).

STÄHLIN: Ein Fall von Niemann-Pickscher Erkrankung bei einem 14 Monate alten Knaben arischer Abstammung. Mschr. Kinderheilk. 63, 400—406 (1935).

STATTER, M., and B. SHAPIRO: Studies on the etiology of Gaucher's disease. I. Catabolism of glycolipids by rat liver in vivo. Israel J. med. Sci. 1, 514—520 (1965).

STAVE, U.: Vergleichende Aminosäuren-Untersuchungen mittels Röntgenographie und Papierchromatographie in der Milz bei Cystinspeicherkrankheit. Klin. Wschr. 1955, 580—582.

STAVE, U., K.-H. JARAUSCH u. U. WILLENBOCKEL: Über die Glykogenspeicherkrankheit bei Säuglingen. Z. Kinderheilk. 84, 470—476 (1960.)

STELZNER, F. R.: Über das eosinophile Granulom des Knochens. Zbl. Chir. 1950, 846—849.

STERKY, G.: Non-lipid histiocytosis (systematic reticuloendothelial granuloma). Acta paediat. (Uppsala) 48, 421—427 (1959).

STIVAL, L.: La tesaurismosi cistinica o sindrome di Lignac-de Toni-Debré-Fanconi. Biol. lat. (Milano) 8, 57—85 (1955).

STOECKEL, K. H.: Über 2 Fälle von Chondroosteo-dystrophie vom Typus Hurler. Mschr. Kinderheilk. 86, 348—368(1941).

STOLLEIS, D.: Beitrag zur Klinik der Glykogenspeicherkrankheiten. Med. Welt 1939, 1580—1584.

STRÄUSSLER, E.: Über eigenartige Veränderungen der Ganglienzellen. Neur. Zbl. 25, 194 (1906).

STRANSKY, E.: Über großzellige Splenohepatomegalie. Jb. Kinderheilk. 126, 203—210 (1930).

—, u. T. L. CONCHU: Die Erblichkeit beim infantilen Typ des M. Gaucher. Ann. Paediat. (Basel) 177, 319—324 (1951).

STRAUS, L.: The pathology of gargoylism. Amer. J. Path. 24, 855—887 (1948).

STRAUS, R., R. MERLISS, and R. REISER: Gargoylism. Amer. J. clin. Path. 17, 671—694 (1947).

STRICKLAND, B.: Skeletel manifestations of Gaucher's disease with some unusual findings. Brit. J. Radiol. 31, 246—253 (1958).

STRIETZEL, G.: Beitrag zur Cystinspeicherungskrankheit. Zbl. allg. Path. path. Anat. 96, 353—363 (1957).

STROEBE, F.: Die Glykogenspeicherkrankheit. In: Handbuch der inneren Medizin. 3. Aufl., Bd. III/2, S. 1300—1303. Berlin-Göttingen-Heidelberg: Springer 1938.

SUAREZ, M.: Enfermedad de Pfaundler-Hurler y enfermedad de morquic. Rev. esp. Pediat. 11, 15—34 (1955).

SUGAWARA, J., H. GOTO, and K. HAYASHI: Gargoylism (Hurler's disease). Nagoya med. J. 2, 39—48 (1954).

SUNDÉLIUS, H.: Zur Kenntnis der Lipoidosen speziell vom Typus S. C. Acta med. scand. (Stockholm) 87, 402—441 (1936).

SVENNERHOLM, E., and L. SVENNERHOLM: Quantitative estimation of cerebrosides in plasma. Scand. J. Lab. clin. Invest. 10, 97 (1958).

— — The separation of neutral blood serum glycolipids by thin-layer chromatography. Biochim. biophys. Acta (Amst.) 70, 432 (1963).

— — Neutral glycolipids of human blood serum, spleen and liver. Nature (Lond.) 198, 688 (1963).

SVENNERHOLM, L.: Quantitative estimation of gangliosides in senile human brains. Acta Soc. Med. upsalien. 62, 1 (1957).

—, and L. ZETTERGREN: Infantile amaurotic idiocy. Microscopical and chemical investigation of one case. Acta path. microbiol. scand. 41, 127—134 (1957).

Swoboda, W.: Beitrag zur Dysostosis multiplex (Paundler-Hurler). Öst. Z. Kinderheilk. 6, 337—363 (1951).
— Das Skelet des Kindes. Stuttgart: Georg Thieme 1956.
Symeonidis, A.: Die infektiös bedingte, sogenannte Reticuloendotheliose im Lichte der Gewebsallergielehre. Virchows Arch. path. Anat. 296, 497—534 (1936).
Székely, K., and E. Királyfalvy: Histiocytosis as a cause of diabetes insipidus occultus hypotalamicus. Helv. paediat. Acta 12, 204—213 (1957).
Tay, W.: Symmetrical changes in the region of the yellow spot in each eye of an infant. Trans. ophthal. Soc. U. K. 1, 55 (1881).
Taylor, A.: Letterer-Siwe syndrome in adults. Report of 2 cases. Brit. med. J. 1956, 68—71.
Teilum, G.: Cerebrale und viscerale Xanthomatose mit Diabetes insipidus. Beitr. path. Anat. 106, 460—481 (1942).
— Gaucher's disease with changes in the pituitary and hypathalamus. Acta med. scand. 116, 170 (1944).
Teller, W.: Die Bedeutung des Nachweises der Mucopolysaccharidurie für die Diagnose der Pfaundler-Hurlerschen Erkrankung. Mschr. Kinderheilk. 113, 244—246 (1965).
Ten Bokkel Huinink, A.: Gargoylisme. Mschr. Kindergeneesk. 6, 449—451 (1937).
Tennent, W.: Gaucher's disease — the early radiological diagnosis. Brit. J. Radiol. 18, 356 (1945).
Teschendorf, H.: Die Hand-Schüller-Christiansche Krankheit. Lipoidgranulomatose. Ergebn. med. Strahlenforsch. 7, 45—94 (1936).
Teutschlaender, O.: Über progressive Lipogranulomatose der Muskulatur. Klin. Wschr. 14, 451—453 (1935).
— Die Lipoido-Calcinosis oder Lipoidkalkgicht. (Lipocalcinogranulomatose.) Beitr. path. Anat. 110, 402—432 (1949).
Thannhauser, S. J.: Über Lipoidosen. Klin. Wschr. I, 161—167 (1934).
— (a) Disease of the cellular lipid metabolism. Oxford med. Publ. 1950.
— (b) Gaucher's disease. Lipoidoses. New York: Oxford University Press 1950, pp. 457—516.
— (c) Lipidoses, 2 edit. New York: Oxford Press 1950.
— Lipidoses. Diseases of the intracellular lipid metabolism. 3 rev. and enlarged edit. New York and London: Grune & Stratton 1958.
— J. Benotti, A. Walcott, and H. Reinstein: Studies of animal lipids. The lecithin, cephalin and sphingomyelin content of normal human organs. J. biol. Chem. 129, 717 (1939).
—, and N. F. Boncoddo: The chemical nature of the fatty acids of brain and spleen sphingomyelin. Isolation and identification of hydrolecithin from brain and spleen. J. biol. Chem. 172, 135 (1948).
—, and H. Magendantz: The different clinical groups of xanthomatous diseases: A clinical physiological study of 22 cases. Ann. intern. Med. 11, 1662—1746 (1938).

Thiemann Buckup, H., u. A. Luisi: Niemann-Picksche Krankheit bei einem farbigen Kind. Pediat. prát. (S. Paulo) 30, 1—18 (1959).
Thöne, A. W.: Hauterscheinungen bei der Letterer-Siweschen Krankheit. Hautarzt 4, 467—468 (1953).
Thoenes, F.: Zur Frage des „hepatischen Infantilismus". Mschr. Kinderheilk. 48, 515—524 (1930).
Thompson, C. Qu., J. J. Keegan, and A. D. Dunn: Defects of membranous bones, exophtalmos and diabetes insipidus. Arch. intern. Med. 36, 650—666 (1925).
Thompson, R. H. S., and G. P. Wright: Chemistry of Gaucher's disease. Guy's Hosp. Rep. 87, 30—45 (1937).
Tiddens, H. A. W. M.: Cystinose ohne Aminoacidurie bei einem 9jährigen Mädchen. Mschr. Kinderheilk. 23, 530—542 (1955).
Tingey, A. H., R. M. Norman, H. Urich, and W. H. Beasle: Chemical and pathological findings in a case of late infantile amaurotic family idiocy of the Batten type. J. ment. Sci. 104, 91—102 (1958).
Tischina, E. N., u. T. A. Prokudina: Zwei Fälle von Glykogenkrankheit in einer Familie. Pediatriya 1953, H. 4, 71—75 [Russisch].
Törnquist, S.: A case of reticulo-endotheliosis with ununsual course. Acta paediat. (Stockh.) 42, 274—278 (1953).
Tolentino, P., e A. Terragna: Ricerche sperimentali sulla sindrome macromolecolare e suoi rapporti con il gargoilismo. Minerva pediat. 8, 785—794 (1956).
Toni, G. de: Remarks on relations between renal rickets (renal dwarfism) and renal diabetes. Acta paediat. (Uppsala) 16, 479 (1933).
Torgersen, J.: Vertebra plana in lipoidosis H.S.C. A contribution to aseptic necrosis of bone. Acta radiol. (Stockh.) 27, 638 (1946).
Toselli, C., e P. Careddu: Osservazioni su di un caso di malattie di Hand-Schüller-Christian. Studi sassar. Sci. med. ital. 31, 388—399 (1953).
Townsend-Coles, W. F.: Gargoylism. (Hurler's syndrome.) Report of three cases. Arch. Pediat. 72, 283—285 (1955).
Tropp, C., u. T. Baumann: Beitrag zur Pathogenese der Gaucherschen und Niemann-Pickschen Krankheit. Klin. Wschr. 1936, 562—564.
Tuchman, L. R., G. Goldstein, and M. Clyman: Studies on the nature of the increased serum acid phosphatase in Gaucher's disease. Amer. J. Med. 27, 959—962 (1959).
— H. Suna, and J. J. Carr: Elevation of serum acid phosphatase in Gaucher's disease. J. Mt Sinai Hosp. 23, 227 (1956).
Turpin, R., et F. Delbarre: Étude clinique et biologique d'un cas de maladie de Gaucher. Sem. Hôp. Paris 1953, 2308—2312.
—, et J. Lafourcade: Contribution à l'etude du gargoylisme. Sem. Hôp. Paris 1953, 29, 2312—2328.

TUTHILL, C. R.: Juvenile amarotic idiocy. Marked adventitial growth associated with skeletal malformations and tuberkulomas. Neurol. Psych. **32**, 198—209 (1934).

TYSON, M. C., W. I. GROSSMAN, and L. R. TUCHMAN: Gaucher's disease (with elevated serum acid phosphatase level). Masquerading as cirrhosis of the liver. Amer. J. Med. **37**, 156—158 (1964).

UEHLINGER, E.: Das eosinophile Knochengranulom. In: Handbuch der gesamten Hämatologie. Bd. IV, Teil 2, S. 56—87. München u. Berlin: Urban & Schwarzenberg 1963.

ULLRICH, O.: Demonstration eines Falles von Dysostosis multiplex. Typ Pfaundler-Hurler. Münch. med. Wschr. **88**, 846 (1941).

— Splenektomiefolgen bei Morbus Gaucher. Z. Kinderheilk. **55**, 1—11 (1933).

— Die Pfaundler-Hurlersche Krankheit. Ergebn. inn. Med. Kinderheilk. **63**, 929—1000 (1943).

— Zur Klinik und Erbbiologie der Cystindiathese als übergeordneter Störung bei renalem Zwergwuchs und renaler Rachitis. Z. Kinderheilk. **66**, 154—179 (1951).

—, u. R. WIEDEMANN: Zur Frage der konstitutionellen Granulationsanomalien der Leukozyten in ihrer Beziehung zu enchondralen Dysostosen. Klin. Wschr. **31**, 107—115 (1953).

ULSTROM, R. A., M. R. ZIEGLER, D. DOEDEN, and I. McQUARRIE: Metabolic and clinical effects of corticotropin (ACTH) on essential glycogenosis (von Gierke's disease). Metabolism **1**, 291—299 (1952).

UNSHELM, E.: Über die Glykogenkrankheit. Dtsch. med. Wschr. **1004**, 633—638.

UZMAN, L. L.: Lipoprotein of Gaucher's disease. Arch. Path. **51**, 329—339 (1951).

— Polycerebrosides in Gaucher's disease. I. Isolation, composition, and physical properties. Arch. Path. **55**, 181—195 (1953).

— Chemical nature of storage substance in gargoylism: Hurler-Pfaundler's disease. Arch. Path. **60**, 308—318 (1955).

VALDÉS RODRIGUEZ, A., C. MONTALVO, J. A. PICAZA y J. BEATO NÚÑEZ: Granuloma eosinofilo espinal, presentación de un caso. Arch. Med. infant. **24**, 22—32 (1955).

VASSELLA, F.: Glucagonbelastungsprobe beim gesunden Kind. Helv. paediat. Acta **12**, 331—360 (1957).

VASSENA, E.: Le xantosi nell'infanzia. Discussione su di un caso. Minerva pediat. **10**, 778—787 (1958).

VEASEY, C. A.: Ocular findings associated with dysostosis multiplex and Morquio's disease. Arch. Ophthal. **25**, 557—562 (1941).

VERDURA, G., e C. E. PINI: La malattia di Hand-Schüller-Christian ad "esordio orale". Minerva pediat. **11**, 105—109 (1959).

VERGER, P.: Réticulose cutanée et pulmonaire du nourrisson (J. Marie); relation d'une observation nouvelle. Arch. franç. Pédiat. **10**, 663—666 (1953).

VERSIANI, O., I. M. FIGUEIRO, and M. A. JUNQUEIRA: Hand-Schüller-Christian's Syndrom and Eosinophilic on solitary granuloma of bone. Amer. J. med. Sci. **207**, 161—166 (1944).

VESLOT, DUPERRAT, BROWAEYS, GARNIER et PLEY: La maladie de Letterer-Siwe: Sa place dans le cadre des réticuloendothélioses, étude d'une forme ictérique de cette affection. Arch. franç. Pédiat. **8**, 225—244 (1951).

VIDEBAEK, A.: Niemann-Pick's disease, acute and chronic type. Acta paediat. (Stockh.) **37**, 95 (1949).

— Another case of Niemann-Pick's disease observal in Denmark. Acta paediat. (Stockh.) **41**, 355—359 (1952).

VIRSHUP, M., and A. GOLDMAN: Eosinophilic granuloma of the lung. J. thorac. Surg. **31**, 226—237 (1956).

VOGT, H.: Über familiäre amaurotische Idiotie und verwandte Krankheitsbilder. Mschr. Psychiat. **18**, 161—310 (1905).

— Zur Pathologie und anatomischen Pathologie der verschiedenen Idiotie-Formen. Zusammenfassendes Referat. Mschr. Psychiat. **23**, 403, 490 (1907); **24**, 106 (1908).

VOLCKOV, A. V.: Zum Problem der Knochenxanthomatose. Pediatrya **39**, H. 2, 80—82 (1956) [Russisch].

VOLNÁ, G.: Cystinosis (Lignac-Fanconi disease). Čs. Pediat. **11**, 46—50 mit engl. Zus.fass. (1956) [Tschechisch].

VOLPE, A., y L. SALDUN DE RODRIGUEZ: Nuevo aporte sobre enfermedad de Gaucher en el nino. Arch. Pediat. Urug. **24**, 21—29 (1953).

VRÁNOVÁ, B.: A case of gargoylism with Alder's anomalous granulation. Čs. Pediat. **12**, 64—68 mit engl. Zus.fass. (1957).

VRIES, A. DE, and G. IZAK: Thrombocytopenic purpura without anemia and leukopenia in Gaucher's disease. Blood **10**, 1055—1057 (1955).

WAARDENBURG, P. J.: Über Dysostosis multiplex Hurler und die vorkommenden Augensymptome. Ophthalmologica (Basel) **99**, 307—332 (1940).

WACHSTEIN, M.: Glycogen storage (van Gierke's) disease predominantly involving the heart. Report of a case with histochemical phosphatase studies. Amer. J. med. Sci. **214**, 401—409 (1947).

WÄTJEN, J.: Beitrag zur Kenntnis des Morbus S.C. Beitr. path. Anat. **96**, 443—465 (1936).

WAGNER, K., u. J. K. PARNAS: Über eine eigenartige Störung des Kohlenhydratstoffwechsels und ihre Beziehungen zum Diabetes mellitus. Z. ges. exp. Med. **25**, 361 (1921).

WAGNER, R.: Demonstration des Falles Siegl. Sitzungsber. d. Ges. der Ärzte in Wien. Wien. klin. Wschr. 1928, 715—716.

— Die Speicherkrankheiten (Thesaurismosen). Ergebn. inn. Med. Kinderheilk. **53**, 586—684 (1937).

— Glycogen content of isolated white bloodcells in glycogen storage disease. Amer. J. Dis. Child. **73**, 559—564 (1947).

Wagner, R., N. Meyerriecks, and R. Sparaco: Glycogen storage disease. (Phorsphorylated intermediates in the peripheral blood). J.Pediat. 53, 683—691 (1958).

Wallace, W. S.: Reticuloendotheliosis. H.S.C. and the rarer manifestations. Amer. J. Roentgenol. 62, 189—207 (1949).

Wallgren, A.: Systemic reticuloendothelial granuloma: non lipoid reticuloendotheliosis and Schüller-Christian disease. Amer. J. Dis. Child. 60, 471—500 (1940).

Walter, K. K.: Zur familiären Idiotie. Z. ges. Neurol. Psychiat. 40, 349—384 (1918).

Walthard, B., u. A. Zuppinger: Das eosinophile Granulom des Knochens. Schweiz. med. Wschr. 79, 618—623 (1949).

— Hand - Schüller - Christiansche Krankheit, Cholesterinspeicherkrankheit des Erwachsenen. Schweiz. med. Wschr. 88, 294—295 (1958).

Wang, Se.: Letterer-Siwe's disease and eosinophilic granuloma of bones. Report of two cases. J. int. Coll. Surg. 25, 503—509 (1956).

Warkany, J.: Über Störungen des Kohlenhydratstoffwechsels bei cirrhotischer Leberveränderung im Kindesalter. Z. Kinderheilk. 43, 305—314 (1927).

Washington, J. A.: Lipochondrodystrophy: Dysostosis multiplex. Gargoylism, Hurler's syndrome. In: J. Brennemann, Practics, chap. 30. Hagerstown, Md.: W. F. Prior Co. Inc. 1940.

Wass, Y., u. M. Perttilä: Ein geheilter Fall von Morbus Hand-Schüller-Christian. Ann.Paediat. Fenn. 3, 84—89 (1957).

Weber, H., u. W. Hagge: Über eine wirksame Behandlung der Cystinose. Klin. Wschr. 40, 702 (1962).

Weber, H. W.: Über die sogenannte infektiöse Retikulo-Endotheliose. (35. Tagg, Hannover, 11.—14. 3. 1951.) Verh. dtsch. Ges. Path. 1952, 264—267.

Weill, J., J. Baruch, R. Corbin et P. Draneau: Maladie de Letterer-Siwe et granulome éosinophilique, deux aspects d'une même réticulos. Bull. Soc. méd. Hôp. Paris, Sér. IV 75, 997—1001 (1958).

Weingärtner, L.: Zur röntgenologischen Differentialdiagnose der miliaren Lungenherde. Fortschr. Röntgenstr. 75, 194—196 (1951).

Weinstein, A., H. Francis, and B. Sprofkin: Eosinophilic granuloma of bone. Reports of case with multiple lesions of bone and pulmonary infiltration. Arch. intern. Med. 79, 176—184 (1947).

Weissenborn, u. H. Wurm: Lipoidgranulome des Schädeldachs ohne allgemeine Lipoidgranulomatose bei generalisierter Tuberkulose. Chirurg 10, 462—467 (1938).

Weitz, W.: Die Vererbung innerer Krankheiten, 2. Aufl. Hamburg: Nölke 1949.

Welt, S., N. Rosenthal, and B. S. Oppenheimer: Gaucher's splenomegaly with special reference to skeletal changes. J. Amer. med. Ass. 92, 637 (1929).

Wendt, F.: Zur Kenntnis der akuten essentiellen Säuglingsretikulose (Letterer-Siwesche Erkrankung). Zbl. allg. Path. path. Anat. 99, 173—179 (1959).

Wenig, K.: Über eine besondere Form krankhafter Glykogenspeicherung bei einem neugeborenen Kind einer zuckerkranken Mutter. Frankfurt. Z. Path. 55, 188—207 (1941).

Werner, M.: Die pathologische Anatomie eines Diabetes mellitus mit sekundärer Thesaurismosis glycogenica. Virchows Arch. path.Anat. 312, 258—269 (1943).

Westling, P., K. Sundberg, and G. Söderberg: Systemic reticuloendothelial granuloma. Acta radiol. (Stockh.), Suppl. 149, 5—66 (1957).

Wettler, H.: Über Augensymptome bei Gargoylismus. (44. Gen.-Versg, Schweiz. Ophthal. Ges., Glarus, 28.—30. 9. 1951.) Ophthalmologica (Basel) 123, 338—342 (1952).

Wexler, D.: Ocular histology in Hurler's disease. Arch. Orthop. op. 46, 14—21 (1951).

Weyfers, H.: Neue Befunde zur Diagnose und Klinik der chronischen Aminoacidurie mit Cystinspeicherung. Acta paediat. (Uppsala) 41, 334 (1952).

Wheeler, M.: Exophtalmos caused by eosinophilic granuloma of bone. Amer. J. Ophthal. 29, 980 (1946).

White, R. H. R.: Acute infantile Gaucher's disease. Proc. roy. Soc. Med. 52, 642—643 (1959).

Wiedemann, H. R.: (a) Zur konstitutionellen Dysostosis enchondralis, insbesondere der Pfaundler - Hurlerschen und Morquioschen Krankheit. Z. Kinderheilk. 66, 391—410 (1949).

— (b) Pfaundler-Hurlersche Krankheit. Mschr. Kinderheilk. 97, 138—141 (1949).

— Beiträge zur Pfaundler-Hurlerschen Krankheit. Z. Kinderheilk. 70, 81—112 (1951).

— Besonderheiten in der Ausprägung des geschlechtsunterschiedlichen Leukocytenkernbildes bei Pfaundler-Hurlerscher Krankheit? Mschr. Kinderheilk. 106, 341—342 (1958).

Wilde, R.: Ein Beitrag zum Krankheitsbild der polytopen enchondralen Dysostosen Typ Pfaundler-Hurler. Z. Orthop. 84, 77—88 (1953).

Wilke, G.: Über primäre Reticuloendotheliosen des Gehirns. Z. Nervenheilk. 164, 332—380 (1950).

Willi, H.: Eine Familie mit Glykogenkrankheit. Ann. paediatr. (Basel) 168, 210 (1947).

—, u. J. H. Müller: Über Reticuloendotheliose. Erfolgreiche Strahlentherapie eines schweren Falles von Hand-Schüller-Christianscher Krankheit. Helv. paediat. Acta 5, 212—228 (1950).

Williams, L.: The xanthomatoses. J. Fac. Radiol. (Lond.) 4, 235—244 (1953).

Williamson, D. A. J.: Cystinosis. Arch. Dis. Childh. 27, 356—363 (1962).

Windholz, F., and S. E. Foster: Sclerosis of bones in Gaucher's disease. Amer. J. Roentgenol. 60, 246 (1948).

WINKELMANN, L.: Zur Pfaundler-Hurlerschen Krankheit. Zugleich Bericht über einen Fall von Dysostosis multiplex mit einigen Besonderheiten. Med. Klin. **52**, 1831—1835 (1957).

WINTER, G.: Hand-Schüller-Christiansche Erkrankung der Portio und der Scheide. Zbl. Gynäk. **80**, 11—16 (1958).

WINTROBE, M.: Clinical hematology, 4. ed. London: Kimpton 1956.

WITTE, J. DE: Réticulo-endothéliose. Maladie de Hand-Schüller-Christian. J. belge Radiol. **40**, 269—302 (1957).

WOLF, H. G.: Zur Frage der Alder-Anomalie der Leukozyten. Z. Kinderheilk. **75**, 27—36 (1954).

WOLF, N.: Histologische Untersuchungsbefunde des Gehirns bei einem Fall von Cystinspeicherkrankheit. Arch. Psychiat. Nervenkr. **188**, 456—460 (1952).

WOLFF, D.: Microscopic study of temporal bones in dysostosis multiplex. Laryngoscope **57**, 218—222 (1952).

WOLFF, J.: Über das Syndrom von Pfaundler-Hurler. Z. mensch. Vererb.- u. Konstit.-Lehre **27**, 682—744 (1944).

WOLFF, K.: Eine generalisierte Xanthelasmatose mit Bevorzugung des Herzens auf dem Boden einer ulcerösen Endocarditis mitralis. Virchows Arch. path. Anat. **293**, 472—486 (1934).

— Beitrag zur Morphologie und Chemie der Glykogenspeicherkrankheit. Beitr. path. Anat. **97**, 289—306 (1936).

WOOD, V. V.: Bilateral xanthomatosis of the mastoid. Ann. Otol. (St. Louis) **46**, 991—1008 (1937).

WOOLF, L. J.: The sugar containing lipids of Gaucher's disease. Biochem J. **56**, xvi (1954).

WORSTER-DROUGHT, C., and F. PARKES WEBER: Hepatomegaly with persistent ketonuria in a child. Problaby a case of v. Gierkes "glycogen accumulation disease" with functional recovery. Brit. med. J. No 3766, 403—405 (1933).

WORTH, W., and H. HOWARD: New features of inclusion disease of infancy. Amer. J. Path. **26**, 17—35 (1950).

WUHRMANN, F., u. CH. WUNDERLEY: Die Bluteiweißkörper des Menschen. Basel: Benno Schwabe & Co. 1951.

WANDERER, S.: Das eosinophile Granulom der Kiefer. Stoma (Heidelb.) **9**, 184—189, 216—222 (1956).

YAMAKAWA, T., and S. SUZUKI: Globoside the sugar containing lipd of human blood stroma. J. Biochem. (Tokyo) **39**, 393 (1952).

— S. YOKOYAMA, and N. HAND: Chemistry of lipids of post-hemolytic residue of stroma of erythrocyte. Structure of globoside, the main mucolipid of human erythrocyte. J. Biochem. (Tokyo) **53**, 28 (1963).

— —, and N. KISO: Structure of main globoside of human erythrocyte. J. Biochem. (Tokyo) **52**, 228 (1962).

YI-YONG, D., D. HSIA, J. NAYLOR, and J. A. BIGLER: Gaucher's disease. Report of two cases in father and son and review of the literature. New. Engl. J. Med. **261**, 164—169 (1959).

YOSSIPOVITCH, Z. H., G. HERMAN, and M. MAKIN: Aseptic osteomylitis in Gaucher's disease. Israel J. med. Sci. **1**, 531—536 (1965).

ZADEK, J.: Morbus Gaucher. Med. Klin. **1924**, 78—80.

ZAKON, S. J., A. OYMADA, and I. H. ROSENTHAL: Eruptive santhoma and hyperlipemia in glycogen storage disease (von Gierke's disease). Arch. Derm. **67**, 146—151 (1953).

ZANARDI, F., W. HEIMANN e J. LUSTIG: Un caso di malattia di Gaucher a localizzazioni osse. Arch. ital. Chir. **54**, 888 (1938).

ZEEMAN, W. P. L.: Gargoylismus. Acta ophthal. (Kbh.) **20**, 40 (1942).

ZEHNDER, M.: Klinischer und chemischer Beitrag zum Studium des M. Gaucher. Dtsch. Z. Chir. **250**, 422—453 (1938).

ZELLWEGER, H.: Glykogenspeicherkrankheiten. Dtsch. med. Wschr. **1956**, 1907—1914.

— Calcinosis interstitialis universalis bei Angiotrophoneurose. Helv. paediat. Acta **3**, 287 (1943).

— A. DARK, and G. A. ABU HAIDAR: Glycogen disease of skeletal muscle. Report of two cases and review of literature. Pediatrics **14**, 715—732 (1955).

— L. GIACCAI, and S. FIRZLI: Gargoylism and Morquio's disease. (Gargoylismus und Morquiosche Erkrankung.) Amer. J. Dis. Child. **84**, 421—435 (1952).

—, and M. SALAM: Hurler's disease and neurofibromatosis in a family. Helv. paediat. Acta **12**, 633—642 (1957).

ZETTERSTRÖM, R.: Disseminated lipogranulomatosis (Farber's disease). Disseminierte Lipogranulomatose. Acta paediat. (Uppsala) **47**, 501—510 (1958).

—, and B. SÖRBO: Glycogen storage disease of the liver. Report of an atypical case with studies of the glycogen structure and the glucose-6-phosphatase activity of the liver. Acta paediat. (Uppsala) **45**, 269—276 (1956).

ZIEGLER, E.: Ein Fall von familiärem, funktionellem, diencephalhypophysärem Zwergwuchs, Infantilismus, Glykogenose und Lipämie. Ann. paediat. (Basel) **167**, 315 (1947).

ZIERL, F.: Über Skelettveränderungen bei der juvenilen Form der amaurotischen Idiotie. Z. ges. Neurol. Psychiat. **131**, 400—420 (1931).

ZINNARI, L., e N. MORELLI: Sopra un caso di Hand-Schüller-Christian a sintomatologia dissociata. Riv. pediat. sicil. **13**, 135—149 (1958).

ZLOTNICK, A., and J. J. GROEN: Observation on a patient with Gaucher's disease. Amer. J. Med. **30**, 637 (1961).

XV. Skeletveränderungen bei Neurofibromatose

Von

A. Uehlinger

Mit 11 Abbildungen

1. Einleitung

Die Neurofibromatose ist eine Erbkrankheit (Abb. 1). Der Erbgang ist meistens strikte autosomal dominant, seltener unregelmäßig dominant, selten recessiv. HOEKSTRA (1922) hat 63 Stammbäume aus der Literatur gesammelt. Eine Übersicht über die genetischen Aspekte findet sich bei GATES (1946).

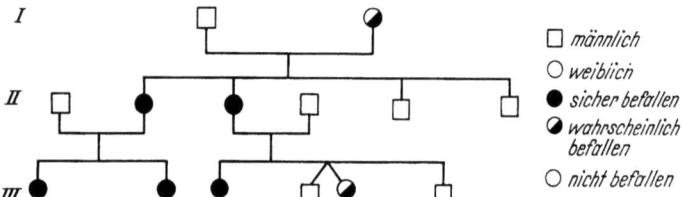

Abb. 1. Stammbaum einer Familie mit Neurofibromatose. (Aus TURNER u. GARDNER, Schema modifiziert nach GATES)

Die klinischen Kardinalsymptome sind Nervengeschwülste, multiple Neurofibrome der Haut und milchkaffeebraune Pigmentflecken. Wahrscheinlich handelt es sich um eine genetisch fixierte, komplexe Mißbildung ektodermaler und mesodermaler Strukturen auf früher Entwicklungsstufe. Das dermatologische Krankheitsbild ist deshalb häufig mit weiteren Fehlbildungen kombiniert.

Unter ihnen kommt den Skeletveränderungen eine besondere Bedeutung zu. Für den Röntgenologen sind sie die wichtigsten Krankheitserscheinungen. In einzelnen Fällen sind sie ausgedehnt und schwerwiegend, sie können das ganze Krankheitsbild prägen und für den Patienten schicksalsentscheidend werden. Es steht heute außer Zweifel, daß die Skeletveränderungen bei Neurofibromatose nicht etwa nur zufällig begleitende Symptome, sondern charakteristische Erscheinungen der Grundkrankheit sind.

2. Historische Bemerkungen

Der Zürcher Dichter und Physiognomiker LAVATER (1778) hat wahrscheinlich als einer der ersten ein Mädchen mit Neurofibromatose beschrieben. 15 Jahre später berichtete TILESIUS (1793) ausführlich über einen Mann mit den klassischen Hautveränderungen und einer Kyphoskoliose. Im Jahre 1882 hat dann VON RECKLINGHAUSEN in der Festschrift für RUDOLF VIRCHOW den Zusammenhang der Hautgeschwülste mit peripheren Nerven nachgewiesen. Die Krankheit trägt seither seinen Namen. ADRIAN hat 1901 und 1903 in einem ausführlichen Sammelreferat über die Neurofibromatose erstmals auf Skeletveränderungen aufmerksam gemacht, ohne ihnen allerdings eine besondere Bedeutung beizumessen. In seiner Arbeit ist die gesamte ältere kasuistische Literatur verwertet. Erst STAHNKE (1922) hat die Knochenläsionen erstmals als Teil des Grundleidens gedeutet. BROOKS und LEHMAN versuchten 1924 aufgrund von 7 eigenen Beobachtungen eine Klassifikation der Skeletbefunde vorzunehmen. Eine größere Arbeit, beruhend auf 35 Beobachtungen, stammt von STALMANN (1933). MILLER (1953) hat vor einigen Jahren in einer sehr sorgfältigen Arbeit die Beobachtungen der älteren Literatur überprüft und darauf hingewiesen, daß die meisten Arbeiten, im besonderen die von STALMANN, auf einem nicht einheitlichen Ausgangsmaterial beruhen. Sichere Fälle von Neurofibromatose sind in ihnen mit Fällen von fibröser Knochendysplasie Jaffé-Lichtenstein und Fällen von Albright-Syndrom vermischt. Auf die Differenzierung dieser nahe miteinander verwandten Krankheiten wird weiter unten eingegangen.

In neuerer Zeit haben HOLT und WRIGHT (1948), sodann BORBERG (1951), MILLER (1953) und CROWE, SCHULL und NEEL (1956) größere Beobachtungsserien von Neurofibromatose mitgeteilt. HOLT und WRIGHT (1948) sowie MILLER (1953) haben sich im besonderen mit den Skeletveränderungen befaßt.

3. Häufigkeit der Skeletveränderungen

ADRIAN (1903) fand unter 447 Fällen der Literatur 31mal, d.h. in 7%, Knochenveränderungen beschrieben. In der Serie von HOLT und WRIGHT (1948) zeigten von 77 röntgenologisch untersuchten Patienten deren 37 Knochenveränderungen. Die Beteiligung des Skelets bei der Neurofibromatose ist demnach nicht selten und wird um so häufiger gefunden, je gezielter man danach sucht. Gewisse Veränderungen, z.B. die Knochencysten, sind klinisch stumm und können überhaupt nur im Röntgenbild entdeckt werden. Da in der Regel aber das Skelet bei Neurofibromatose nicht routinemäßig untersucht wird, sind genaue Angaben über die Häufigkeit der Knochenveränderungen nicht möglich.

4. Klassifikation der Skeletveränderungen

Die pathologischen Skeletbefunde bei Neurofibromatose sind äußerst mannigfaltig, gelegentlich geradezu bizarr. Solange das Wesen der Krankheit unbekannt ist, kann keine streng pathogenetische Einteilung gegeben werden. Von den zahlreichen Klassifikationsversuchen verschiedener Autoren ist deshalb keiner voll befriedigend. Wir geben die Einteilung von MILLER (1953) wieder, in der versucht wird, die anatomischen Befunde mit pathogenetischen Vorstellungen zu verknüpfen.

Klassifikation der Skeletveränderungen bei Neurofibromatose (nach MILLER 1953).
1. *Örtliche, durch Neurofibrome bedingte Veränderungen:*
Periostales, subperiostales, intraosseäres, intramedulläres Neurofibrom.
2. *Komplexe, dysplastische Veränderungen:*
Wachstumshemmung, partielle Hypertrophie und Hyperplasie, kongenitale Mißbildungen.
3. *Generalisierte Skeletveränderungen:*
Osteoporose, Osteomalacie und Milkman-Syndrom.

Die folgende Beschreibung der einzelnen Skeletveränderungen ist dagegen aus Gründen der besseren Übersichtlichkeit und für den praktischen Gebrauch des Röntgenologen nach einzelnen Körperregionen geordnet. Ich verzichte in der Regel darauf, kasuistische Literatur zu zitieren und verweise jeweils am Anfang der einzelnen Abschnitte auf Übersichtsarbeiten.

5. Die einzelnen Skeletveränderungen im Röntgenbild
a) Veränderungen am Schädel

Dem komplizierten Aufbau des Schädels entsprechend sind die Knochenveränderungen äußerst mannigfaltig. Wir unterscheiden Asymmetrien, Knochendefekte der Kalotte und der Schädelbasis, Veränderungen der Sella turcica und besondere Defekte der knöchernen Orbita. Zusammenfassende Arbeiten über die Schädelveränderungen bei Neurofibromatose stammen von WINKELBAUER (1927a u. b), ROSENDAL (1938), MEINARDUS (1958) und KLEINSASSER und BRANDT (1959).

α) Asymmetrie

Die Hyperplasie der Gesichtsweichteile, oft halbseitig ausgeprägt, kann extreme Grade annehmen und den Patienten schwer verstümmeln. In der Regel sind auch die entsprechenden Anteile des Gesichtsschädels oder des Hirnschädels hyperplastisch, die Folge ist eine Schädelasymmetrie.

β) Kalottendefekte

Seltener als die Hyperplasie sind eine hypoplastische Anlage oder das vollständige Fehlen einzelner Schädelknochen. Besonders die platten Knochen des Hirnschädels

können Usuren, Lacunen und größere Defekte aufweisen, welche zum Teil durch Druckwirkung benachbarter Neurofibrome, aber auch angeboren ohne solche vorkommen. Sie
sind differentialdiagnostisch gegenüber osteolytischen Herden abzugrenzen. Gelegentlich
können unter den Defekten die Gehirnpulsationen durchgetastet werden.

γ) Schädelbasisdefekte

Im Bereiche der vorderen und mittleren Schädelgrube kommen Knochendefekte vor,
durch welche Gehirnteile hernienartig verlagert sein können. Die Austrittsstellen der
Hirnnerven aus der Schädelbasis sind gelegentlich durch einseitige oder symmetrische
Neurofibrome, manchmal aber auch ohne solche, erweitert (Canalis fasciculi optici, Canalis
rotundus, Foramen ovale, Foramen spinae, Porus acusticus internus).

δ) Sellaveränderungen

Ausweitung, Abflachung oder asymmetrische Usurierung des Türkensattels sind oft
beschrieben worden. Sie wurden zuweilen als Hinweis auf eine Vergrößerung der Hypophyse gedeutet, besonders wenn die Patienten Symptome einer Akromegalie darboten.
Ein Hypophysentumor konnte aber in keinem der autoptisch kontrollierten Fälle nachgewiesen werden. Die Ursache der Selladeformationen bleibt unklar. Es handelt sich
wohl wie bei anderen Skeletmißbildungen um eine primäre, der Grundkrankheit assoziierte
Entwicklungsanomalie, selten auch um die Folge einer Druckwirkung eines benachbarten
intrakraniellen Neurofibroms.

ε) Orbitadefekte mit und ohne Exophthalmus

Auf Knochendefekte der Orbita als Symptome einer Neurofibromatose ist in den
letzten Jahren vermehrt aufmerksam gemacht worden. Meistens sind Anteile des Keil-

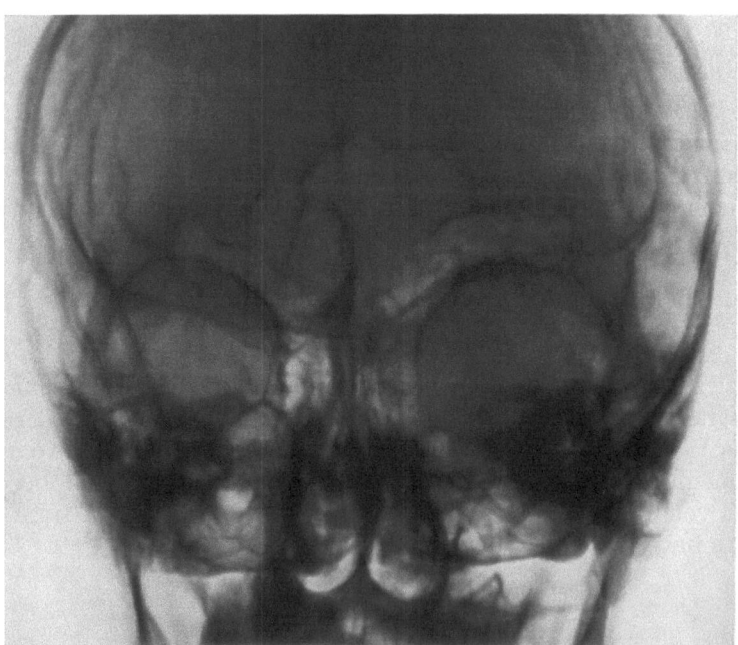

Abb. 2. *Neurofibromatose Recklinghausen.* Kongenitaler Defekt der linken Orbita. Die Kontur des Keilbein-
flügels, welche rechts normal entwickelt ist und im oberen Drittel der Orbita eine horizontale Linie bildet,
fehlt links. 17jähriger Jüngling. (Aufnahme vom 8. 12. 58, Röntgeninstitut Kantonsspital Zürich)

beins und des Stirnbeins unvollständig ausgebildet. Das Fehlen der hinteren Wand und
der oberen und temporalen Begrenzung der Orbita gilt als für Neurofibromatose pathognomonisch (LeWald 1933). Abb. 2 zeigt einen typischen Fall mit linksseitigem Orbitadefekt. Das Röntgenbild kann kaum mit etwas anderem verwechselt werden, wenn man

es kennt. Die Diagnose ist praktisch wichtig, weil damit unnötige neurochirurgische Eingriffe vermieden werden. Sie kann schwierig sein, besonders wenn der Defekt doppelseitig ausgebildet ist.

BRUWER und KIERLAND (1955), LANGMAID und DAWS (1958) sowie GIRARD, BONA-MOUR und ROBERT (1958) beschreiben den Röntgenbefund folgendermaßen: Im Frontalbild erscheint die Orbita der betroffenen Seite vergrößert und durchsichtiger, ihr Boden steht tiefer, die temporale Begrenzung fehlt. Die Ethmoidzellen und der Sinus maxillaris sind verkleinert und abgeplattet. Der Processus clinoideus anterior kann fehlen, die Crista galli zur gesunden Seite hin verlagert sein. Die Pars orbitalis des Os frontale und die Ala magna und/oder Ala parva des Os sphenoidale fehlen. Im Seitenbild sind die Processus clinoidei anterior und posterior defekt oder fehlen, manchmal ist der Canalis fasciculi optici erweitert. Alle Defekte sind scharf begrenzt und dadurch von tumorbedingten Knochendestruktionen zu unterscheiden. Durch den Defekt in der Rückwand der Augenhöhle können Anteile des Temporallappens, manchmal auch nur Ausstülpungen der Dura mater (Meningocelen) nach vorn und hinter den Bulbus austreten. Die Folge ist ein einseitiger Exophthalmus, der manchmal mitgeteilt pulsiert. Das Oberlid und die Weichteile der Temporalregion können verdickt sein. Es entsteht das typische klinische Bild des kongenitalen unilateralen Exophthalmus.

b) Veränderungen am Stammskelet

Wir unterscheiden Verbiegungen der Wirbelsäule, lokale Veränderungen und angeborene Fehlbildungen an einzelnen Wirbelkörpern, Veränderungen an den Rippen, am Becken und an den Hüftgelenken.

α) Kyphoskoliose

Sie ist die auffallendste und am längsten bekannte Skeletdeformität bei Neurofibromatose. Die darüber erschienene Literatur ist von MICHAELIS (1930), HAGELSTAM (1946) und JENTSCHURA (1951) zusammengefaßt worden. Kyphose, Skoliose und Kyphoskoliose sind die häufigsten Skeletanomalien der Neurofibromatose. McCARROLL (1950) fand sie in 19 von 46 Fällen, MILLER (1953) in 16 von 41 Fällen. Ihre Häufigkeit beträgt demnach etwa 40%. Umgekehrt fand SULSER (1958) in einer Arbeit über die Kyphoskoliose im allgemeinen unter 54 Fällen nur einen einzigen mit Neurofibromatose. Männer scheinen etwas häufiger von der Anomalie betroffen zu sein. Die Wirbelsäulenverkrümmung ist in ihrer Anlage angeboren, entwickelt sich aber erst im Kindes- oder Jugendalter und verläuft unaufhaltsam progressiv. Die Prognose ist schlecht, die Resultate orthopädischer Maßnahmen sind enttäuschend, der Patient wird im Laufe von Jahren zum Krüppel. In der Kindheit können die typischen Hauterscheinungen der Neurofibromatose noch diskret sein, während bereits eine Skoliose besteht. Die ätiologische Diagnose ist dann schwierig zu stellen, besonders wenn eine Familiengeschichte fehlt. ALLIBONE, ILLINGWORTH und WRIGHT (1960) empfehlen, in jedem Falle von sog. „idiopathischer" Skoliose im Kindesalter nach einer Neurofibromatose auch bei den Angehörigen des Patienten zu forschen.

Der obere Brustabschnitt und der thoracolumbale Übergang sind von der Verkrümmung bevorzugt, die Halswirbelsäule ist nur selten betroffen. Manchmal besteht ein besonderer Typ von Kyphoskoliose, welcher als für die Neurofibromatose charakteristisch gilt (Abb. 3). Im Vordergrund stehen die Kyphose und eine starke Rotation der Wirbelkörper, während die Skoliose nur angedeutet sichtbar ist. Die Dornfortsätze liegen in der Medianlinie. Die Knickung in der Sagittalebene ist oft hochgradig, bis rechtwinklig, und kann einen Gibbus vortäuschen. Die Röntgenaufnahmen sind technisch oft schwierig herzustellen und die einzelnen am Scheitel der Kyphoskoliose beteiligten Wirbel lassen sich nicht immer klar auseinanderhalten. Keildeformationen und Verschmelzung einzelner Wirbelkörper kommen vor. Verschiedene Autoren haben eine Querschnittslähmung als Folge hochgradiger Kyphose beschrieben.

Die Pathogenese der Kyphoskoliose bei Neurofibromatose ist nicht einheitlich. Als Ursachen kommen in Frage: Lokale Zerstörung einzelner Wirbelkörper durch Neurofibrome mit Zusammensintern oder Wirbelluxation; primäre Wachstumsdefekte oder

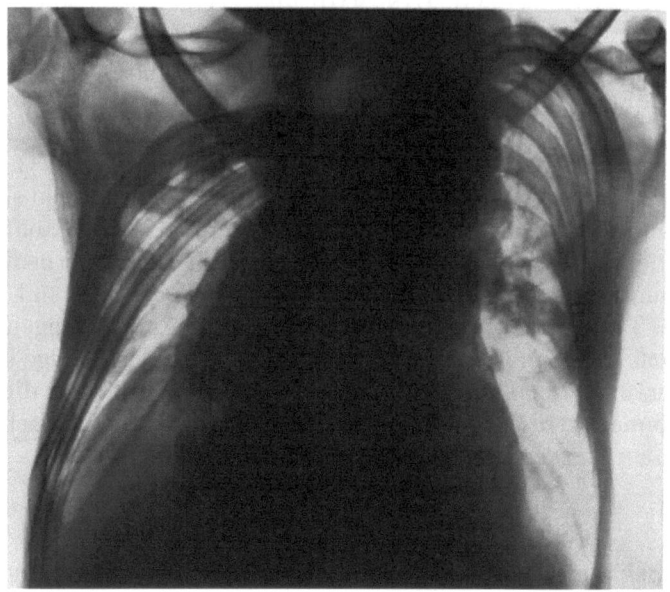

Abb. 3. *Neurofibromatose Recklinghausen.* Kyphoskoliose der Brustwirbelsäule. 41jähriger Mann. (Aufnahme vom 15. 1. 58, Röntgenabteilung Stadtspital Waid, Zürich)

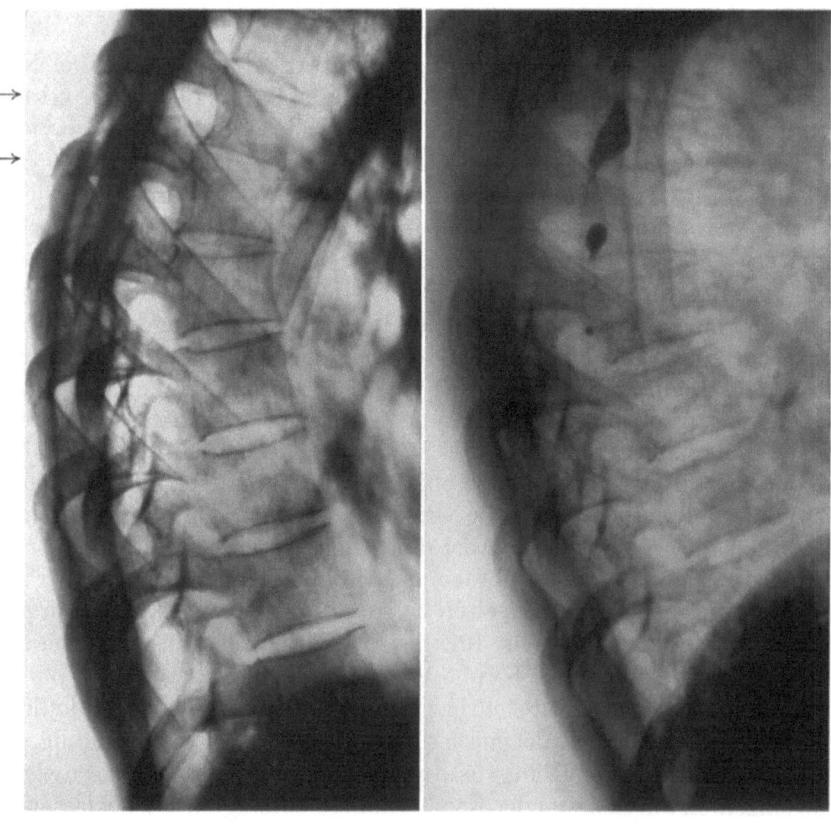

a   b

Abb. 4a u. b. *Neurofibromatose Recklinghausen.* Dorsale Excavation des 5. und 6. Brustwirbels. a Leeraufnahme, b Pantopaque-Myelogramm. 31jähriger Mann. Fall 1 von del Buono und Osacar (1961). (Aufnahmen vom 14. 9. 59, Röntgeninstitut Kantonsspital Zürich)

Fehlbildungen einzelner Wirbelkörper; ungleich lange untere Extremitäten mit Schiefstellung des Beckens; Muskelschlaffheit im Bereiche des Rumpfes; schließlich Osteoporose und Osteomalacie mit Knochenverbiegungen. Welchem Faktor im Einzelfalle die entscheidende Rolle zukommt, läßt sich nicht immer klären.

β) Lokale Wirbelveränderungen, dorsale Wirbelexcavation

Intraspinale und als sog. Sanduhrgeschwülste (hour-glass-tumors) die Intervertebrallöcher durchwachsende Neurofibrome können lokale Druckusuren an einzelnen Wirbel-

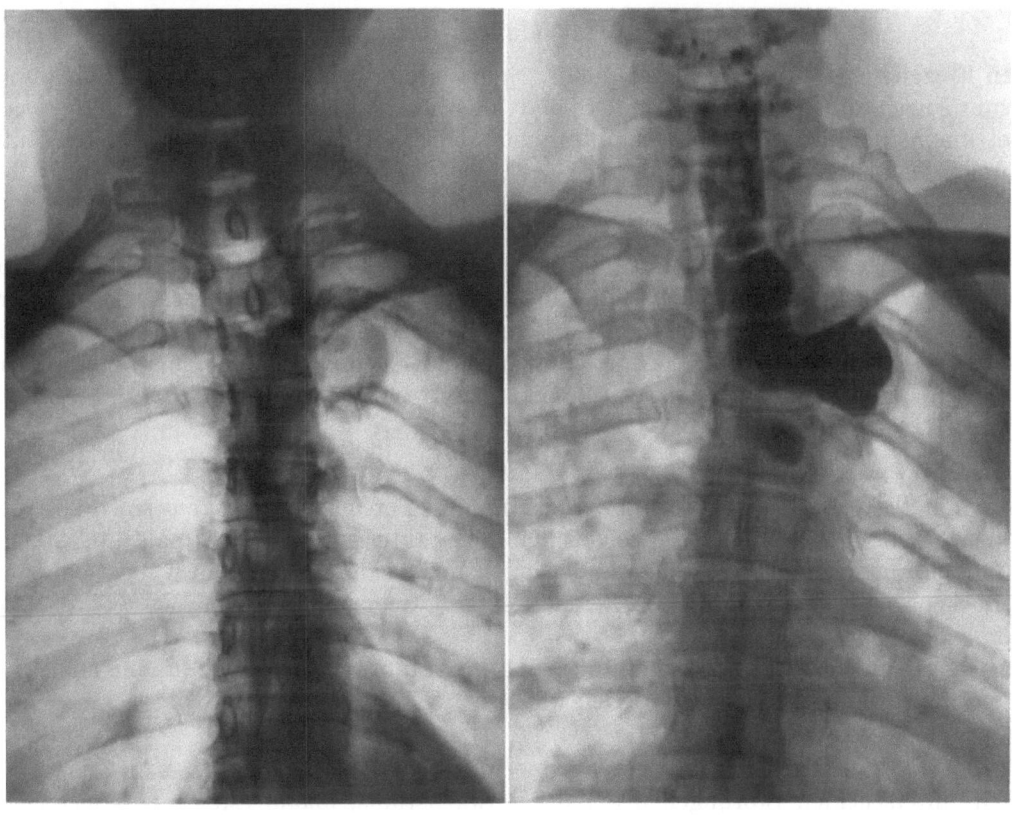

a   b

Abb. 5a u. b. *Neurofibromatose Recklinghausen*. Intrathorakische Meningocele auf Höhe des 3. Brustwirbels mit Skoliose der oberen Brustwirbelsäule. a Leeraufnahme, b Pantopaque-Myelogramm. 42jährige Frau. Fall 2 von DEL BUONO und OSACAR (1961). Aufnahmen Röntgeninstitut Kantonsspital Zürich

körpern und Ausweitung von Intervertebrallöchern bewirken. Die Excavation der Dorsalfläche der Wirbelkörper scheint ein charakteristisches Symptom der Neurofibromatose zu sein (BRAUN 1955), kommt aber auch ohne Neurofibromatose vor (SCHROEDER 1956; HIPP 1958). Bis zu fünf nebeneinandergelegene Wirbelkörper sind an ihrer Rückfläche grubenförmig eingedellt, wobei die Wirbeldeckplatten und Zwischenwirbelscheiben mehr oder weniger vollständig erhalten bleiben. Dadurch entsteht eine girlandenartige Begrenzung der Wirbelsäule nach dorsal (Abb. 4). Die obere und mittlere Brustwirbelsäule ist am häufigsten Sitz solcher Veränderungen.

In neuerer Zeit ist gezeigt worden, daß die dorsalen Gruben nicht immer von Neurofibromen ausgefüllt zu sein brauchen, sondern ein indirekter Hinweis auf *intrathorakische Meningocelen* sein können (HACKENSELLNER u. PAPE, 1954; GRAUMANN u. BRABAND, 1962; LOOP u. Mitarb., 1965). DEL BUONO und OSACAR (1961) haben durch Pantopaque-Myelographie in zwei Fällen solche Protrusionen des Duralsackes in den Brustraum nachweisen können. Die Pathogenese dieser Gebilde ist unklar, es handelt sich wahrscheinlich um kombinierte Mißbildungen von Dura und Wirbelsäule. Die intrathorakische Meningocele, welche offenbar eine charakteristische Begleiterscheinung der Neurofibromatose darstellt, ist durch folgende Röntgensymptome gekennzeichnet (Abb. 5): Paramediastinaler Tumorschatten mit den Zeichen der Benignität, Erweiterung des Intercostalraumes und des Intervertebralloches, Rippenerosionen, Destruktion von Wirbelfortsätzen, Subluxation der Costovertebralgelenke, konkave Eindellung der dorsalen Oberfläche der Wirbelkörper auf Höhe der Meningocele. Häufig besteht eine Kyphoskoliose mit dem Scheitel auf gleicher Höhe.

γ) Angeborene Fehlbildungen einzelner Wirbel

In Einzelfällen ist das Vorkommen einer Spina bifida, von dorsalen Spaltbildungen im Sacrum sowie von Spondylolyse und Spondylolisthesis beschrieben worden. Ob es sich dabei um Manifestationen der Grundkrankheit oder um zufällig assoziierte Skeletmißbildungen handelt, ist unklar.

δ) Rippendefekte

Wie oben bereits erwähnt, können Sanduhrneurinome sowie intrathorakische Meningocelen durch Druck zu Rippendefekten Anlaß geben. Neurinome im Verlauf von Intercostalnerven können flache Usuren am unteren Rippenrand verursachen, welche, besonders wenn sie symmetrisch angeordnet sind, gegenüber den bei der Aortenisthmusstenose bekannten Usuren abgegrenzt werden müssen (Holt u. Wright 1948).

ε) Veränderungen am Becken und an den Hüftgelenken

Asymmetrien, Knochendefekte und Exostosen im Bereiche des Beckens sind verschiedentlich beschrieben worden. Sie zeigen keine charakteristischen Merkmale und stehen gewöhnlich mit lokalen Weichteilveränderungen im Zusammenhang. Auf Verbiegungen des Beckens und Umbauzonen als Zeichen einer Osteomalacie wird weiter unten eingegangen.

An den Hüftgelenken sind kongenitale Luxation, Einbruch der Gelenkpfanne mit Beinverkürzung sowie Arthrosen beschrieben worden.

c) Veränderungen am Extremitätenskelet

Wir unterscheiden Störungen des Knochenwachstums, lokale Skeletveränderungen, periostale, subperiostale und intraossäre Neurofibrome, die kongenitale Unterschenkelpseudarthrose und uncharakteristische kongenitale Mißbildungen.

α) Wachstumsstörungen

Periphere Wachstumshemmung mit Verkürzung der Gliedmaße ist selten. Brooks und Lehman (1924) haben einen Fall beschrieben, bei welchem die Verkürzung auf einer Zerstörung der distalen Femurepiphysenfuge durch ein intraossäres Neurofibrom beruhte. Wesentlich häufiger sind partielle Hypertrophien und Hyperplasien einzelner Knochen und Gliedmaßen. Sie sind oft mit elephantiastischen Mißbildungen der Weichteile durch plexiforme Neurofibrome vergesellschaftet und betreffen vor allem die untere Extremität, wobei der Unterschenkel häufiger befallen ist. Die Pathogenese der Skelethypertrophie ist unklar. Wahrscheinlich ist sie die Folge einer Durchblutungsstörung. Die ungleiche Länge der Beine hat statische Störungen und sekundäre Verbiegungen am Becken und an der Wirbelsäule zur Folge.

β) Usuren und Exostosen

Oberflächlich gelegene, flache Usuren kommen an praktisch allen Skeletabschnitten vor, finden sich aber gehäuft an den Extremitätenknochen. Sie sind meistens die Folge einer lokalen Druckwirkung extraperiostaler Neurofibrome. Exostosen findet man vor allem am distalen Femur- und proximalen Tibiaende, häufiger medial als lateral, manchmal symmetrisch an beiden Beinen.

γ) Periostale Neurofibrome

Wird das Periost von neurofibromatösem Gewebe durchwachsen, so nimmt es an Dicke zu und der darunterliegende Knochen wird oberflächlich aufgerauht. PARKES-WEBER (1930) hat einen solchen Fall beschrieben, bei dem die ganze Tibia von einem dichten neurofibromatösen Gewebe mantelförmig umschlossen war. Das periostale Neurofibrom ist selten, jedoch eine charakteristische Erscheinung der Neurofibromatose. Es bevorzugt die langen Röhrenknochen vor allem der unteren Extremität und verursacht eine Schwellung der erkrankten Gliedmaße. KÜBLER (1953) hat einen entsprechenden Fall mit einer großen Pseudocyste an der Tibia beschrieben (Abb. 6). Die klinische Diagnose war subperiostales Hämatom. Die Pseudocyste sitzt dem Knochenschaft breitbasig auf. Ihre Entstehung hat man sich so vorzustellen, daß zunächst das Periost durch die Wucherung subperiostaler Nerven vom Knochen abgedrängt wird; sekundär bildet sich dann über dem Neurofibrom eine neue zarte Knochenschale, welche das Geschwulstgewebe einschließt.

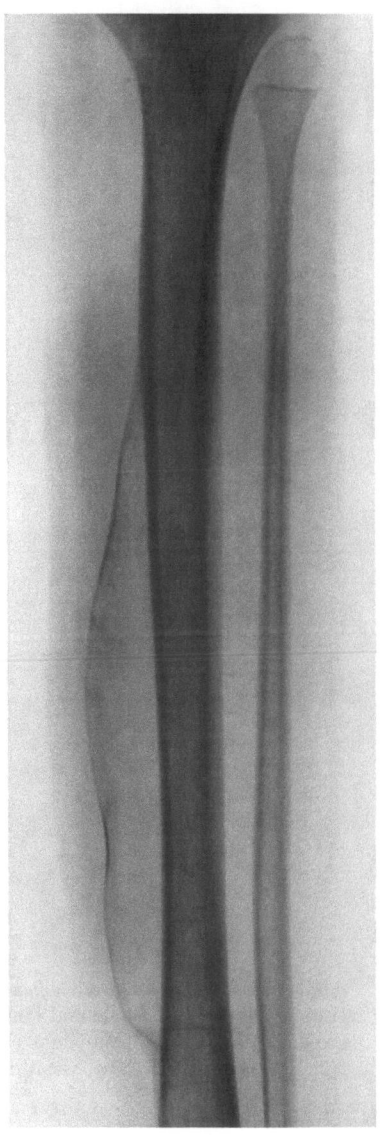

δ) Intraosseäre Pseudocysten

BROOKS und LEHMAN (1924) haben als erste auf intraosseäre Neurofibrome, die im Röntgenbild als cystische Aufhellungen in Erscheinung treten, hingewiesen. Solche Pseudocysten kommen in fast allen Skeletabschnitten vor (Schädeldach, Mandibula, Humerus, Carpus, Becken, Trochanter major, Fibulaköpfchen usw.). Ihre Hauptlokalisation sind aber die distale Femur- und die proximale Tibiaepi- und -metaphyse. Wenn in einem Falle von Neurofibromatose eine cystische Aufhellung in diesem Bereiche röntgenologisch festgestellt wird, so handelt es sich mit praktischer Sicherheit um ein intraosseäres Neurofibrom (ALBRIGHT, Diskussion zu Cabot Case No. 30401, 1944). Die Läsion ist meistens klinisch stumm, in der Regel handelt es sich um einen röntgenologischen Zufallsbefund. Das Röntgenbild zeigt solitäre oder traubenähnliche, mehrkammerige Aufhellungen von rundlicher oder ovaler Begrenzung mit geringer Randsklerose. Die äußere Form des Knochens ist normal, nur selten kommt es zu einer Vorwölbung der Compacta oder zur Verschmälerung derselben mit Spontanfraktur. Maligne Entartung ist selten, kommt aber vor (Cabot Case No. 30401, 1944).

Abb. 6. *Neurofibromatose Recklinghausen.* Periostales Neurofibrom der linken Tibia. 11jähriger Knabe. Fall KÜBLER (1953). (Aufnahme Chirurgische Klinik, Kantonsspital St. Gallen)

Differentialdiagnostisch muß an das nicht-ossifizierende Knochenfibrom, die gutartige Riesenzellgeschwulst des Knochens, die aneurysmatische Knochencyste und an die Cysten bei fibröser Knochendysplasie (JAFFÉ-LICHTENSTEIN) und beim Albright-Syndrom gedacht werden. Weiteres darüber s. im Abschnitt über Differentialdiagnose.

ε) Kongenitaler Fibuladefekt, Unterschenkelverkrümmung und Unterschenkelpseudarthrose

Bereits in den Literaturzusammenstellungen von Adrian (1901, 1903) und Stalmann (1933) finden sich einige Beobachtungen von Fibuladefekten und Tibiaverkrümmungen bzw. Unterschenkelpseudarthrosen bei Neurofibromatose. Es ist aber das Verdienst von

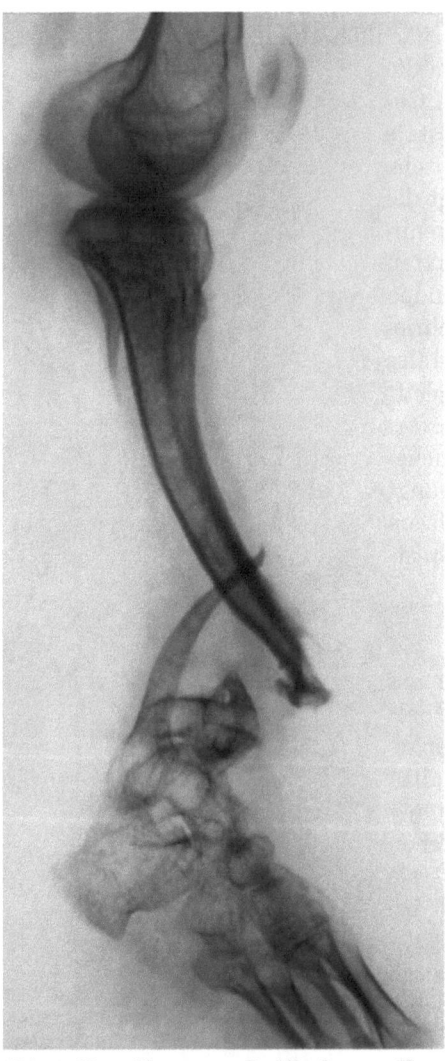

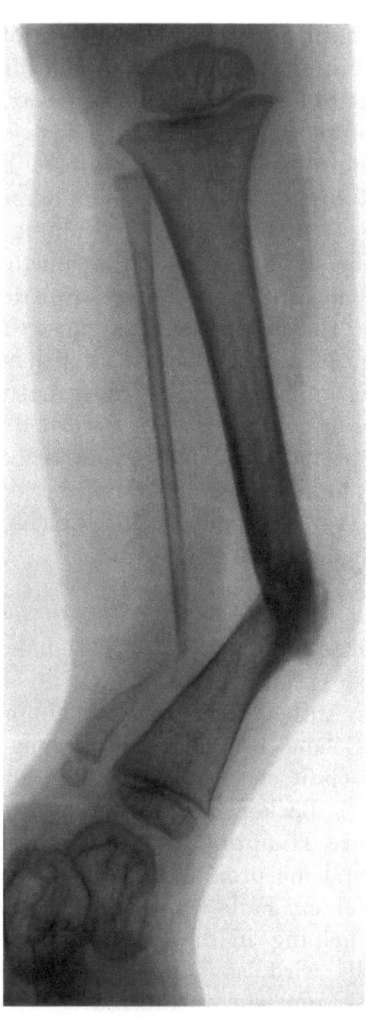

Abb. 7. *Neurofibromatose Recklinghausen.* Kongenitaler Fibulaschaftdefekt und Tibiapseudarthrose. 26jährige Frau. (Aufnahme vom 26. 10. 32, Röntgeninstitut Kantonsspital Zürich)

Abb. 8. *Neurofibromatose Recklinghausen.* Kongenitale Unterschenkelpseudarthrose. 7jähriger Knabe. [Fall 40 von Miller (1953)]

Ducroquet und seiner Gruppe, als erste auf diesen häufigen und für die Neurofibromatose ungemein charakteristischen Befund besonders aufmerksam gemacht zu haben (Armelin 1933/34; Ducroquet 1937; Cottard 1938; Ducroquet u. Cottard 1939). Im angelsächsischen Schrifttum hat Barber (1939) als erster darüber berichtet.

Es handelt sich um eine Dysplasie oder segmentäre Agenesie des Unterschenkelskelets, einseitig oder bilateral und in der Regel am Übergang vom mittleren zum unteren Schaftdrittel lokalisiert. Tibia und Fibula können gemeinsam oder je einzeln betroffen sein. Die Mißbildung ist oft mit weiteren Entwicklungsstörungen an den Weichteilen des betroffenen Beines vergesellschaftet. Die einfachste Form der Störung ist ein isolierter Defekt der Fibula, wobei die beiden Knochenfragmente spitz ausgezogen endigen und durch eine

Lücke von einem oder mehreren Zentimetern getrennt sind (Abb. 7). An der Tibia findet man als einfachste Veränderung eine bogenförmige Krümmung, deren Konvexität meistens nach ventral gerichtet ist und die verschieden stark ausgebildet sein kann. Der Knochenschaft ist auf der Höhe der Krümmung verschmälert, die Corticalis aber verdickt, die Markhöhle stark eingeengt. Die Tibiaverkrümmung ist in der Regel während der Kindheitsjahre progressiv, es kommt schließlich zur Spontanfraktur und Ausbildung einer Pseudarthrose. In manchen Fällen ist die Pseudarthrose schon bei Geburt vorhanden (Abb. 8). Histologisch besteht sie entweder aus neurofibromatösem (Abb. 9) oder aber nur aus uncharakteristischem fibrösem Gewebe.

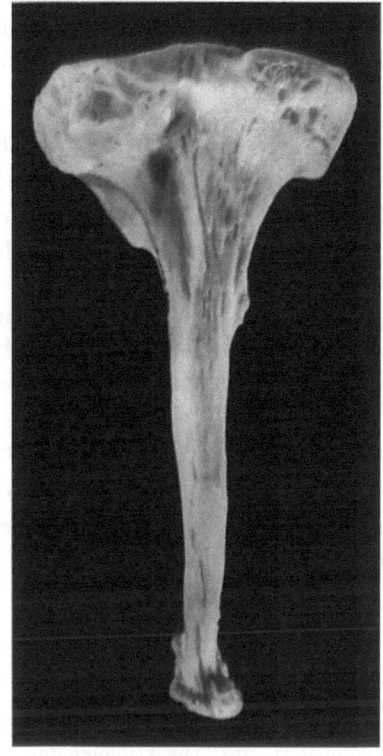

Auf die Schwierigkeiten bei der operativen Behandlung der kongenitalen Unterschenkelpseudarthrose ist oft hingewiesen worden. Mißerfolge sind häufig und gelegentlich enden alle Versuche mit der Amputation.

Die Pathogenese der Unterschenkelpseudarthrose ist nicht eindeutig geklärt (AEGERTER, 1950). COTTARD (1938) dachte an eine fehlerhafte Anlage der ernährenden Blutgefäße des Unterschenkels. Nach GREEN und RUDO (1934), SCHLEGEL (1960) und McKEOWN und FRAZER (1961) ist ein lokales Neurofibrom die Ursache der Knochenzerstörung. BOYD und SAGE (1958) nehmen eine in der 5. Fetalwoche entstehende Mißbildung an.

Es besteht kein Zweifel darüber, daß die kongenitale Unterschenkelpseudarthrose eine charakteristische

Abb. 9a

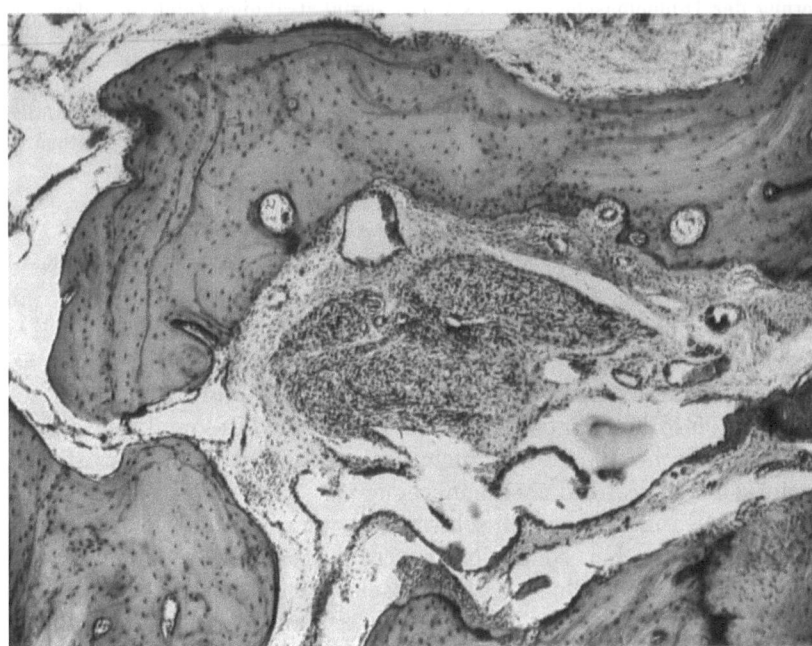

Abb. 9 b

Abb. 9a u. b. *Neurofibromatose Recklinghausen.* Tibiale und fibulare Pseudarthrose. 54jähriger Mann. [Fall 2 von SCHLEGEL (1960).] a Macerationspräparat der proximalen Tibiaschafthälfte mit pfeilspitzenartiger Verjüngung gegen die Pseudarthrose. b Neurofibrom im Pseudarthrosespalt, histologischer Schnitt. (Vergr. 45:1. Pathologisches Institut Zürich)

Erscheinung der Neurofibromatose darstellt (Moore, 1941; Green in der Diskussion zu McCarroll, 1950). Ob sie für die Krankheit pathognomonisch sei oder auch außerhalb der Neurofibromatose vorkomme, ist dagegen umstritten (Neumann u. Hübner, 1961, 1962). Ducroquet geht so weit, daß er Fälle ohne Hautveränderungen als „formes frustes osseuses" einer Neurofibromatose auffaßt (Grenet, Ducroquet, Isaac und Macé, 1934).

ζ) Weitere kongenitale Mißbildungen

An weiteren, für die Neurofibromatose nicht charakteristischen Mißbildungen des Extremitätenskelets sind beschrieben worden: Klumpfuß, Syndaktylie, Fehlen einzelner Strahlen am Hand- und Fußskelet, Fehlen des Tibiaapophysenkerns und Melorheostose verschiedener Knochen.

Gleichzeitiges Vorkommen von Neurofibromatose und Morbus Paget beim selben Patienten ist von Levene (1959) beobachtet worden. Es handelt sich um eine zufällige Kollision voneinander unabhängiger Krankheiten.

d) Generalisierte Skeletveränderungen

Einzelne Fälle von Neurofibromatose sind von generalisierten Skeletveränderungen im Sinne einer Osteoporose oder Osteomalacie begleitet, auf welche abschließend hingewiesen werden muß.

α) Osteoporose

Miller (1953) fand in 23 von 33 röntgenologisch und pathologisch-anatomisch untersuchten Fällen von Neurofibromatose eine Osteoporose mittleren bis schweren Grades. Histologisch handelt es sich um eine einfache Knochenatrophie, pathogenetisch um eine Osteoblastenosteoporose, bei welcher der normal fortschreitende Knochenabbau durch einen verminderten Knochenanbau nur ungenügend kompensiert wird. Die Ätiologie der Osteoporose bei Neurofibromatose ist ungeklärt. Röntgenologisch können folgende Befunde erhoben werden (Miller, 1953): Granularatrophie der Schädelknochen infolge Erweiterung der Diploemaschen auf bis 2 mm; axial-strähnige Zeichnung der Wirbelkörperspongiosa; Verdünnung, selten Einsinken der Wirbeldeckplatten und Andeutung von Fischwirbeln; Vergröberung der Spongiosastruktur im Becken mit reaktiver Randsklerose der Hüftpfannen, besonders im kranialen Quadranten; Erweiterung der Spongiosamaschen in den Meta- und Epiphysen von Femur und Tibia mit Hervortreten von Querleisten; Verschmälerung der Compacta und vergröberte Spongiosastruktur an den Fußknochen; axiale Aufblätterung der Corticalis der Metacarpalia. Alles sind allgemeine Symptome einer Osteoporose.

β) Osteomalacie

Abnorme Knochenweichheit bei Neurofibromatose ist bereits in der älteren Literatur gelegentlich erwähnt und das gemeinsame Auftreten von Neurofibromatose und Osteomalacie geht sicher über eine zufällige Assoziation voneinander unabhängiger Krankheiten hinaus. Hoisnard (1898) hat als einer der ersten eine Beobachtung mitgeteilt und den Zustand des Skelets als „Cachéxie osseuse" bezeichnet. Im Jahre 1918 berichtete Gould über fünf Fälle von Neurofibromatose, von denen zwei eine Osteomalacie zeigten. Gould hat als erster histologische Skeletuntersuchungen vorgenommen. Es ist nicht genau bekannt, wie häufig die Neurofibromatose mit einer Osteomalacie einhergeht. Die Begleitosteomalacie kann aber außerordentlich schwer verlaufen und heftige Knochenschmerzen hervorrufen. Ein Teil der bei Neurofibromatose beobachteten Knochenverbiegungen beruht wahrscheinlich auf einer solchen Osteomalacie. Kennzeichnend für die Osteomalacie bei Neurofibromatose ist jedoch die Kombination mit außergewöhnlich zahlreichen sog. Looserschen Umbauzonen, besonders an den Rippen, welche auch als Milkman-Syndrom bezeichnet wird, seit Milkman 1934 über einen entsprechenden Fall berichtet hat. Hernberg und Edgren (1949) konnten bei der Gesamtuntersuchung ihres Falles 41 solcher Umbauzonen nachweisen!

Die Umbauzonen erscheinen im Röntgenbild als seitliche Einkerbungen der Compacta, später als querbandartig verlaufende kalkarme Zonen von einigen Millimetern Breite, welche beiderseits von kalkdichter Spongiosa begrenzt sind. Sie liegen an typischen Stellen des Skelets: Schambeinäste, infratrochanterer Femurabschnitt medial, proximales und distales Tibiaschaftdrittel, Grenze zwischen proximalem und mittlerem Drittel der Ulna und zwischen mittlerem und distalem Drittel des Radius, oberer und seitlicher Rand der Scapula, Mitte der Clavicula, Rippen in der vorderen Axillarlinie, Metatarsalia. Oft sind sie symmetrisch angeordnet. Die Umbauzonen sind Dauerfrakturen in einem pathologisch weichen Knochen. Ihre Lokalisation entspricht sog. Spannungsspitzen, d.h. den am stärksten mechanisch belasteten und beanspruchten Skeletteilen. Die bei Neurofibromatose beob-achtete allgemeine Muskelschwäche begünstigt vielleicht ihrerseits noch besonders die Entstehung solcher Dauer-frakturen (Abb. 10 und 11).

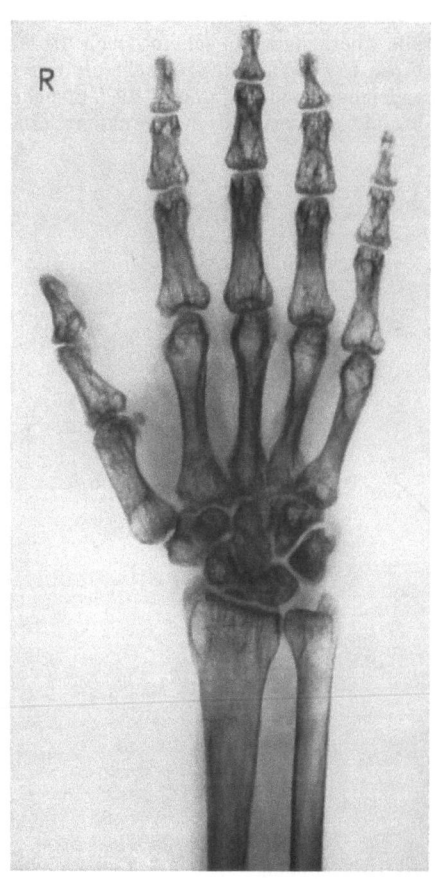

Die Pathogenese der Osteomalacie bei der Neurofibromatose war bis vor wenigen Jahren unklar. Im Jahre 1952 hat dann DENT durch ausführliche Stoffwechseluntersuchungen an zwei Fällen den Nachweis erbracht, daß es sich um einen sog. Phosphatdiabetes (renal phosphate leak) han-delt. Es besteht eine selektive Rückresorptions-störung für Phosphate in den proximalen Tubulus-abschnitten der Niere. Die vermehrte Phosphat-clearance führt zu einer Bilanzstörung im Sinne eines dauernden übermäßigen renalen Phosphat-verlustes und zur Verarmung des Organismus an Phosphaten. Die Folge ist eine Hypophosphatämie, der Körper ist außerstande, die organische Matrix regulär zu mineralisieren. E. UEHLINGER (1956) hat den anatomischen Befund eines solchen Falles publiziert.

Die Krankheit ist angeboren und hereditär. Sie gehört in die Gruppe der sog. „Vitamin D-re-sistenten" Osteomalacien. In der Kombination Neurofibromatose-Osteomalacie sind zwei Erb-krankheiten auf bisher noch unbekannte Weise miteinander gekoppelt. Eine ähnliche Koppelung findet sich bei der hepatolenticulären Degene-ration, der sog. Wilsonschen Krankheit (FINBY u. BEARN 1958).

Abb. 10. *Neurofibromatose Recklinghausen*. Phosphatdiabetes mit schwerster renaler Osteomalacie. Handskelet. 58jähriger Mann. (Fall E. UEHLINGER (1956). Aufnahme vom 5. 9. 53, Röntgeninstitut Kantonsspital Zürich)

Seit der Mitteilung von DENT sind weitere Einzelfälle, zum Teil mit ausführlichen Stoff-wechselstudien, publiziert worden (DENT u. HODSON 1954; SWANN 1954; SAVILLE, NASSIM, STEVENSON, MULLIGAN u. CAREY 1955; LIESS 1955; PICARD, HOREAU u. KERNEIS 1955; LIEVRE, BLOCH u. CAMUS 1959). Es scheint, daß Vitamin D in sehr hoher Dosierung die Krankheit zur Heilung bringen kann.

6. Extraossäre Manifestationen

Auf Nervengeschwülste, Neurofibrome und Pigmentflecken der Haut als Kardinalsymptome der Neurofibromatose ist bereits hingewiesen worden. Wegen ihrer Bedeutung für die Röntgendiagnostik seien im folgenden noch kurz einige extraossäre Manifestationen der Krankheit erwähnt. Ihrer Be-ziehung zur Neurofibromatose ist in den letzten Jahren vermehrte Aufmerksamkeit geschenkt worden.

a) Lungen

Relativ häufig sind Neurofibrome im Thoraxraum, meistens gehen sie von Ästen des Sympathicus, Vagus oder Intercostalnerven aus, selten werden subpleural, bronchial oder intrapulmonal gelegene Neurofibrome beobachtet. ISRAEL u. Mitarb. (1964, 1965) haben erstmals auf die Assoziation von Neurofibromatose und diffuser interstitieller Lungenfibrose in zwei Fällen besonders hingewiesen. Es handelte sich um Mutter und Sohn, die Mutter verstarb 70jährig an Ateminsuffizienz. MASSARO u. Mitarb. (1965) haben vier Fälle von Neurofibromatose mit cystischen Lungenveränderungen beschrieben, zwei Patienten hatten typische Wabenlungen (honeycomb lung). In einer späteren Arbeit beschreiben dieselben Autoren (MASSARO und KATZ, 1966) bei 20 von 88 Patienten mit Neurofibromatose Lungenveränderungen im Sinne einer sog. fibrosierenden Alveolitis. Die Thoraxaufnahmen zeigten bei zehn Patienten diffuse fleckig-streifige Verschattungen und apikale Blasen, bei neun Patienten nur Blasen, bei einem Patienten normalen Befund. In sechs Fällen konnte bioptisch eine Alveolitis und interstitielle Lungenfibrose nachgewiesen werden. Wenn auch nicht alle beschriebenen Fälle überzeugen, so scheint doch die Assoziation von Neurofibromatose und interstitieller Lungenfibrose bzw. Wabenlunge mehr als nur zufällig zu sein und einem echten Syndrom zu entsprechen. In gleicher Richtung deutet die Tatsache, daß auch bei der sog. tuberösen Sklerose, einer der Neurofibromatose verwandten Krankheit, eine Häufung von Wabenlungen beobachtet wird.

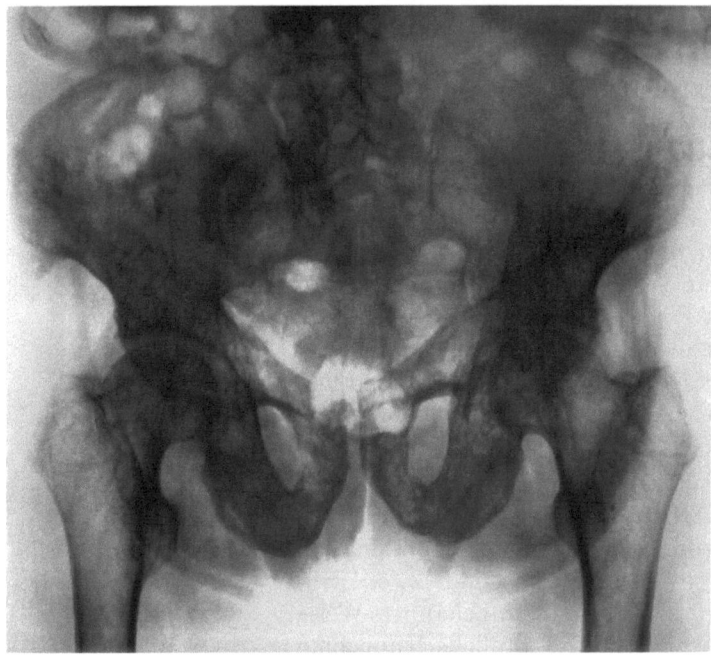

Abb. 11. *Neurofibromatose Recklinghausen.* Phosphatdiabetes mit schwerster renaler Osteomalacie. Becken-übersichtsaufnahme, typisches Kartenherzbecken. 58jähriger Mann. (Fall E. UEHLINGER (1956). Aufnahme vom 13. 12. 48, Röntgeninstitut Kantonsspital Zürich)

b) Kombination mit Neoplasien

Die Neurofibromatose ist gehäuft kombiniert mit Gefäßmißbildungen und Geschwülsten, von denen hier lediglich die wichtigsten Gruppen erwähnt seien:

Sturge-Weber-Krabbe-Syndrom (encephalotrigeminale Angiomatose),

von Hippel-Lindau-Syndrom (Angiomatosis cerebri et retinae),

Hirntumoren (Gliome, Astrocytome),

Tumoren des Magen-Darmtrakts (Magen, Dünn- und Dickdarm),

Weichteilsarkome,

Phäochromocytom.

Im Rahmen dieser Arbeit über die Skeletmanifestationen der Krankheit kann nicht näher darauf eingegangen werden.

7. Differentialdiagnose

Auf einige differentialdiagnostische Schwierigkeiten in der Deutung von Knochenveränderungen bei Neurofibromatose sei abschließend kurz hingewiesen. Die meisten Schwierigkeiten entstehen zweifellos bei der Beurteilung von cystischen Knochenveränderungen.

a) Subperiostales Hämatom

In der Beobachtung von KÜBLER (1953) ist ein periostales Neurofibrom der Tibia zunächst als subperiostales Hämatom fehlgedeutet worden. Röntgenologisch können sich beide Veränderungen weitgehend gleichen. Auch das von einem Hämatom abgehobene Periost bildet eine zarte Knochenschale aus, welche einen flachen Bogen spannt. Die Anamnese kann hier weiterhelfen, wenn sie ein erhebliches Trauma ergibt, welches mit der Lokalisation der gefundenen Veränderung übereinstimmt. Im Zweifelsfalle kann die histologische Untersuchung die endgültige Diagnose sichern.

b) Nicht-ossifizierendes Knochenfibrom

Es handelt sich um fibröse Gewebeinseln in den Metaphysen von langen Röhrenknochen, vor allem der distalen Femur- und der proximalen Tibiametaphyse. Sie sind stets gutartig. Wahrscheinlich handelt es sich nicht um echte Geschwülste, sondern um den Ausdruck einer vorübergehenden Störung der enchondralen Ossifikation, so daß HATCHER (1945) die Bezeichnung „lokalisierter fibröser Metaphysendefekt" vorgeschlagen hat. Röntgenologisch imitiert das nicht-ossifizierende Knochenfibrom das Bild einer metaphysären Knochencyste und muß deshalb von den durch Neurofibrome verursachten intraosseären Pseudocysten abgegrenzt werden. Es sitzt mindestens 2 cm diaphysenwärts der Epiphysenfuge, subcortical, und besteht aus mehreren Kammern, die durch Randsklerose begrenzt sind. Die Längsachse der Cyste verläuft der Achse des Knochenschaftes parallel. Bevorzugt ist das Jugendlichenalter; nach dem 30. Lebensjahr wird das Knochenfibrom nicht mehr beobachtet. Meistens handelt es sich um einen röntgenologischen Zufallsbefund, Spontanfrakturen kommen aber vor. Für ausführliche Angaben sei auf die Arbeit von E. UEHLINGER (1957) verwiesen.

c) Gutartige Riesenzellgeschwülste des Knochens

Auch diese müssen gegenüber den Pseudocysten der Neurofibromatose abgegrenzt werden. Sie bevorzugen die Epiphysen langer Röhrenknochen, vor allem die proximale Tibia-, distale Femur- und distale Radiusepiphyse. Diese werden polycystisch transformiert. Die Erkrankung tritt meistens jenseits des 30. Lebensjahres auf, der Tumor wächst rasch und kann metastasieren. Die Diagnose wird durch histologische Untersuchung bestätigt. Bezüglich Einzelheiten sei wiederum auf die Arbeit von E. UEHLINGER (1957) verwiesen.

d) Polyostotische fibröse Knochendysplasie (JAFFÉ-LICHTENSTEIN) und Albright-Syndrom

In den Jahren 1938—1942 sind von JAFFÉ und LICHTENSTEIN einerseits und von ALBRIGHT u. Mitarb. andererseits zwei Syndrome beschrieben worden, die früher häufig der Neurofibromatose zugerechnet worden sind (LICHTENSTEIN 1938; ALBRIGHT, SCOVILLE u. SULKOWITCH 1938; LICHTENSTEIN u. JAFFÉ 1942). Das Albright-Syndrom ist gekennzeichnet durch große Pigmentflecken, fibröse Osteodystrophie und Pubertas praecox, das von JAFFÉ und LICHTENSTEIN beschriebene Syndrom durch Pigmentflecken und fibröse Osteodystrophie, die häufig auf eine Gliedmaße oder halbe Körperseite beschränkt ist. Anatomisch stimmen die Skeletveränderungen bei beiden Syndromen vollständig überein, es ist aber vorläufig besser, die beiden Krankheitsbilder gesondert zu betrachten.

FERRERO (1943) und THANNHAUSER (1944) haben vermutet und nachzuweisen versucht, daß zwischen fibröser Dysplasie und Neurofibromatose enge Beziehungen bestünden und haben die fibröse Dysplasie als eine Sonderform der Neurofibromatose aufgefaßt.

Ihnen gegenüber haben JAFFÉ (1945), ALBRIGHT (1947) und LIEVRE und BLOCH (1950) betont und hat MILLER (1953) bewiesen, daß diese Auffassung nicht haltbar ist. Es handelt sich vielmehr um zwei verschiedene Krankheiten, die auf Grund anatomischer und klinischer Merkmale scharf voneinander zu differenzieren sind. Weder die polyostotische fibröse Knochendysplasie Jaffé-Lichtenstein, noch das Albright-Syndrom können als ossäre Formen der Neurofibromatose bezeichnet werden.

Nach Albright (1947) sind die pathognomonischen Kennzeichen der Neurofibromatose die multiplen cutanen Neurofibrome; sie fehlen bei der fibrösen Dysplasie. Die pathognomonischen Kennzeichen der fibrösen Dysplasie sind ausgedehnte pseudocystische Knochenläsionen mit Knochenneubildung und Knochendestruktion, diese fehlen bei der Neurofibromatose. Die cystischen Knochenläsionen bei Neurofibromatose sind nur ein kleiner Teil des Spektrums der Knochenveränderungen, wenig ausgedehnt, meistens auf das proximale Tibia- und distale Femurende beschränkt und zeigen keine Knochenneubildung. Im übrigen verweise ich auf die Beweisführung von Miller (1953), besonders auf seine Tabelle zur Differentialdiagnose.

8. Schlußbemerkungen

Man muß sich darüber im klaren sein, daß die Skeletveränderungen bei Neurofibromatose nicht häufige Symptome einer seltenen Krankheit sind, daß also der nicht spezialisierte Radiologe nur ausnahmsweise Gelegenheit haben wird, ihnen zu begegnen. Dazu kommt, daß keine der beschriebenen Knochenläsionen für die Krankheit absolut pathognomonisch ist, daß also eine sichere Diagnose aus dem Röntgenbild allein ohne klinischen Begleittext in der Regel nicht gestellt werden kann.

Dennoch sind einzelne Veränderungen wie die typische Kyphoskoliose, die dorsale Wirbelexcavation, der Orbitadefekt, die Knochencysten in Femur und Tibia, die kongenitale Unterschenkelpseudarthrose und das Milkman-Syndrom für Neurofibromatose höchst charakteristisch, so daß die Vergesellschaftung von zwei oder mehreren solchen Befunden die Diagnose einer Neurofibromatose mit praktischer Sicherheit zu stellen erlaubt. Man muß aber daran festhalten, daß die Grundkrankheit aus den einleitend erwähnten Kardinalsymptomen der Haut, den Neurofibromen und Pigmentflecken, also in erster Linie klinisch und nicht röntgenologisch diagnostiziert wird.

Literatur

Adrian, C.: Über Neurofibromatose und ihre Komplikationen. Bruns' Beitr. klin. Chir. 31, 1—98 (1901).
— Die multiple Neurofibromatose, Recklinghausensche Krankheit. Zbl. Grenzgeb. Med. u. Chir. 6, 81 (1903).
Aegerter, E. E.: The possible relationship of neurofibromatosis, congenital pseudarthrosis, and fibrous dysplasia. J. Bone Jt Surg. A 32, 618—626 (1950).
Albright, F.: Polyostotic fibrous dysplasia; a defense of the entity. J. clin. Endocr. 7, 307—324 (1947).
— W. B. Scoville and H. W. Sulkowitch: Syndrome characterized by osteitis fibrosa disseminata, areas of pigmentation, and gonadal dysfunction; further observations including report of two more cases. Endocrinology 22, 411—421 (1938).
Allibone, E. C., R. S. Illingworth and T. Wright: Neurofibromatosis (von Recklinghausen's disease) of the vertebral column. Arch. Dis. Childh. 35, 153—158 (1960).
Armelin, G.: Les dystrophies osseuses de la neurofibromatose; fractures spontanées et arthropathie. Arch. franco-belges Chir. 34, 173—177 (1933/34).

Barber, C. G.: Congenital bowing and pseudarthrosis of the lower leg; manifestations of von Recklinghausen's neurofibromatosis. Surg. Gynec. Obstet. 69, 618—626 (1939).
Borberg, A.: Clinical and genetic investigations into tuberous sclerosis and Recklinghausen's neurofibromatosis. Contribution to elucidation of interrelationship and eugenics of the syndromes. Acta psychiat. (Kbh.), Suppl. 71 (1951).
Boyd, H. B., and F. P. Sage: Congenital pseudarthrosis of the tibia. J. Bone Jt Surg. A 40, 1245—1270 (1958).
Braun, H.: Die dorsale Wirbelexkavation, ein selbständiges Symptom bei der Neurofibromatose Recklinghausen. Fortschr. Röntgenstr. 83, 844—847 (1955).
Brooks, B., and E. P. Lehman: The bone changes in Recklinghausen's neurofibromatosis. Surg. Gynec. Obstet. 38, 587—595 (1924).
Bruwer, A. J., and R. R. Kierland: Neurofibromatosis and congenital unilateral pulsating and non-pulsating exophthalmos. Arch. Ophthal. 53, 2—12 (1955).
Cabot Case No. 30401, Massachusetts General Hospital. New Engl. J. Med. 231, 496—499 (1944).

COTTARD, A.: Pseudarthrose congénitale de jambe et neurofibromatose. Thèse, Paris (1938).

CROWE, F. W., W. J. SCHULL and J. V. NEEL: A clinical, pathological, and genetic study of multiple neurofibromatosis. Springfield (Ill.): Ch. C. Thomas 1956.

DEL BUONO, M. S., and E. M. OSACAR: Intrathoracic meningocele associated with cutaneous neurofibromatosis. Acta neurochir. (Wien) 9, 561—580 (1961).

DENT, C. E.: Rickets and osteomalacia from renal tubule defects. J. Bone Jt Surg. B 34, 266—274 (1952).

—, and C. J. HODSON: Radiological changes associated with certain metabolic bone diseases. Part II of a symposium on general softening of bone due to metabolic causes. Brit. J. Radiol. 27, 605—618 (1954).

DUCROQUET, R.: A propos des pseudarthroses et inflexions congénitales du tibia. Mém. Acad. Chir. 63, 863—868 (1937).

—, et A. COTTARD: Pseudarthrose congénitale de jambe; déformation osseuse de la neurofibromatose. J. Chir. (Paris) 53, 483—502 (1939).

FERRERO, C.: Ostéofibromatose kystique (maladie de Jaffé-Lichtenstein). Thèse, Genève (1942).

FINBY, N., and A. G. BEARN: Roentgenographic abnormalities of the skeletal system in Wilson's disease (hepatolenticular degeneration). Amer. J. Roentgenol. 79, 603—611 (1958).

GATES, R. R.: Human genetics, vol. 2, pp. 1176—1180. New York: Macmillan Company 1946.

GIRARD, P. F., G. BONAMOUR et J. M. ROBERT: Malformations de la base du crâne dans la maladie de Recklinghausen; à propos d'un cas de „défect" orbitaire avec exophthalmie. Lyon méd. 90, 131—138 (1958).

GOULD, E. P.: The bone changes occurring in von Recklinghausen's disease. Quart. J. Med. 11, 221—227 (1918).

GRAUMANN, W., u. H. BRABAND: Die Kombination intrathorakaler Meningozelen mit der Neurofibromatosis generalisata Recklinghausen. Fortschr. Röntgenstr. 97, 484—493 (1962).

GREEN, W. T., and N. RUDO: Pseudarthrosis and neurofibromatosis. Arch. Surg. 46, 639—651 (1943).

GRENET, H., R. DUCROQUET, P. ISAAC-GEORGES et M. MACÉ: Forme fruste pigmentaire et osseuse de la neurofibromatose. Presse méd. 42, 2060—2063 (1934).

HACKENSELLNER, H. A., u. R. PAPE: Über Meningocelen bei Neurofibromatosis Recklinghausen. Fortschr. Röntgenstr. 81, 66—71 (1954).

HAGELSTAM, L.: On the deformities of the spine in multiple neurofibromatosis (von Recklinghausen). Acta chir. scand. 93, 169—193 (1946).

HATCHER, C. H.: The pathogenesis of localised fibrous lesions in the metaphyses of long bones. Ann. Surg. 122, 1016—1030 (1945).

HERNBERG, C. A., and W. EDGREN: Looser-Milkman's syndrome with neurofibromatosis Recklinghausen and general decalcification of the skeleton. Acta med. scand. 136, 26—33 (1949).

HIPP, E.: Dorsale Exkavationen an den Lendenwirbelkörpern. Z. Orthop. 90, 434—443 (1958).

HOEKSTRA, G.: Über die familiäre Neurofibromatosis mit Untersuchungen über die Häufigkeit von Heredität und Malignität bei der Recklinghausenschen Krankheit. Virchows Arch. path. Anat. 237, 79—96 (1922).

HOISNARD, L.: Contribution à l'étude de la neurofibromatose généralisée. Thèse, Paris (1898).

HOLT, J. F., and E. M. WRIGHT: The radiologic features of neurofibromatosis. Radiology 51, 647—664 (1948).

ISRAEL-ASSELAIN, R., J. CHEBAT, C. SORS, F. BASSET, and A. LE ROLLAND: Diffuse interstitial pulmonary fibrosis in a mother and son with von Recklinghausen's disease. Thorax 20, 153—157 (1965).

— C. SORS, J. CHEBAT, F. BASSET et A. LE ROLLAND: Fibrose interstitielle diffuse chez une mère et son fils atteints de neuro-fibromatose de Recklinghausen. Bull. Soc. méd. Hôp. Paris 115, 525—534 (1964).

JAFFÉ, H. L.: Fibrous dysplasia of bone; a disease entity and specifically not an expression of neurofibromatosis. J. Mt Sinai Hosp. 12, 364—381 (1945).

JENTSCHURA, G.: Die Rückgratverkrümmungen bei Neurofibromatosis Recklinghausen. Z. Orthop. 81, 143—160 (1951).

KLEINSASSER, O., u. P. BRANDT: Die Knochenveränderungen am Schädel bei Neurofibromatose und ihre Pathogenese. Acta neurochir. (Wien) 7, 364—376 (1959).

KÜBLER, R.: Ein Fall von Neurofibromatosis Recklinghausen mit Knochenveränderungen an der Tibia. Helv. chir. Acta 20, 122—127 (1953).

LANGMAID, C., and A. DAWS: Pulsating exophthalmos in von Recklinghausen's disease. J. Neurol. Neurosurg. Psychiat. 21, 42—46 (1958).

LAVATER, J. C.: Physiognomische Fragmente zur Beförderung der Menschenkenntnis und Menschenliebe. Leipzig u. Winterthur: Weidmanns Erben usw. 1778.

LEVENE, L. J.: Bone changes in neurofibromatosis; report of a case with coïncidental osteitis deformans and review of the literature. Arch. intern. Med. 103, 570—580 (1959).

LEWALD, L. T.: Congenital absence of the superior orbital wall associated with pulsating exophthalmos; report of four cases. Amer. J. Roentgenol. 30, 756—764 (1933).

LICHTENSTEIN, L.: Polyostotic fibrous dysplasia. Arch. Surg. 36, 874—898 (1938).

—, and H. L. JAFFÉ: Fibrous dysplasia of bone; a condition affecting one, several or many bones, the graver cases of which may present abnormal pigmentation of skin, premature sexual development, hyperthyroidism or still other extraskeletal abnormalities. Arch. Path. 33, 777—816 (1942).

LIESS, G.: Multiple symmetrische Umbauzonen (Milkman-Syndrom) ungewöhnlicher Ätiologie und Lokalisation. Fortschr. Röntgenstr. 82, 15—27 (1955).

Lièvre, J. A., et H. Bloch-Michel: Les lésions osseuses de la neurofibromatose. Bull. Soc. méd. Hôp. Paris 66, 1193—1207 (1950).

— — et J. P. Camus: La déminéralisation diffuse du squelette dans la neurofibromatose. Rev. Rhum. 26, 253—265 (1959).

Loop, J. W., W. H. Akeson, and D. K. Clawson: Acquired thoracic abnormalities in neurofibromatosis. Amer. J. Roentgenol. 93, 416—424 (1965).

Massaro, D., and S. Katz: Fibrosing alveolitis: its occurrence, roentgenographic, and pathologic features in von Recklinghausen's neurofibromatosis. Amer. Rev. resp. Dis. 92, 934—942 (1966).

— — M. J. Matthews, and G. Higgins: Von Recklinghausen's neurofibromatosis associated with cystic lung disease. Amer. J. Med. 38, 233—240 (1965).

McCraroll, H. R.: Clinical manifestations of congenital neurofibromatosis. J. Bone Jt Surg. A 32, 601—617 (1950).

McKeown, F., and M. J. L. Frazer: Neurofibromatosis with pathological fractures in the newborn. Arch. Dis. Childh. 36, 340—343 (1961).

Meinardus, K.: Über Schädelveränderungen bei Neurofibromatosis Recklinghausen. Radiol. clin. (Basel) 27, 357—364 (1958).

Michaelis, L.: Über Wirbelsäulenveränderungen bei Neurofibromatose. Bruns' Beitr. klin. Chir. 150, 574—587 (1930).

Milkman, L. A.: Multiple spontaneous idiopathic symmetrical fractures. Amer. J. Roentgenol. 32, 622—634 (1934).

Miller, G.: Die Knochenveränderungen bei der Neurofibromatosis Recklinghausen. Fortschr. Röntgenstr. 78, 669—689 (1953).

Mondor, H., R. Ducroquet, L. Leger et G. Laurence: Un cas d'ostéite fibro-géodique disséminée avec pigmentation cutanée et puberté précoce. J. Chir. (Paris) 53, 593—624 (1939).

Moore, B. H.: Some orthopaedic relationships of neurofibromatosis. J. Bone Jt Surg. A 23, 109—140 (1941).

Neumann, G., u. L. Huebner: Ein röntgenologischer Beitrag zur Diagnostik von Systemerkrankungen. Fortschr. Röntgenstr. 95, 393—396 (1961).

— — Ein Beitrag zu den klinischen Beziehungen zwischen der Haut und dem Skeletsystem (Neurofibromatosis Recklinghausen — Crus varum congenitum — Trophödem Nonne Milroy Meige). Arch. orthop. Unfall-Chir. 54, 1—18 (1962).

Parkes-Weber, F.: Periosteal neurofibromatosis; with a short consideration of the whole subject of neurofibromatosis. Quart. J. Med. 23, 151—165 (1930).

Picard, R., J. Horeau et J. P. Kerneis: Association neurofibromatose — ostéomalacie; avec une étude histologique de la strie de Looser-Milkman. Rev. Rhum. 22, 213—224 (1955).

Recklinghausen, F. v.: Über die multiplen Fibrome der Haut und ihre Beziehung zu den multiplen Neuromen. In: Festschrift für Rudolf Virchow. Berlin: August Hirschwald 1882.

Rosendal, T.: Some cranial changes in Recklinghausen's neurofibromatosis. Acta radiol. (Stockh.) 19, 373—390 (1938).

Saville, P. D., J. R. Nassim, F. H. Stevenson, L. Mulligan and M. Carey: Osteomalacia in von Recklinghausen's neurofibromatosis; metabolic study of a case. Brit. med. J. 1955 I, 1311—1313.

Schlegel, G. G.: Neurofibromatose Recklinghausen und Phäochromocytom. Schweiz. med. Wschr. 90, 31—39 (1960).

Schroeder, G.: Die dorsale Wirbelexkavation, ein Symptom der Neurofibromatose Recklinghausen? Bruns' Beitr. klin. Chir. 193, 350—355 (1956).

Stahnke, E.: Über Knochenveränderungen bei Neurofibromatose. Dtsch. Z. Chir. 168, 6—18 (1922).

Stalmann, A.: Nerven-, Haut- und Knochenveränderungen bei der Neurofibromatosis Recklinghausen und ihre entstehungsgeschichtlichen Zusammenhänge. Virchows Arch. path. Anat. 289, 96—126 (1933).

Sulser, U. J.: Zur Klinik und pathologischen Anatomie der Kyphoskoliose mit besonderer Berücksichtigung der Lebenserwartung. Cardiologia (Basel) 32, 231—255 (1958).

Swann, G. F.: Pathogenesis of bone lesions in neurofibromatosis. Part IV of a symposium on general softening of bone due to metabolic causes. Brit. J. Radiol. 27, 623—629 (1954).

Thannhauser, S. J.: Neurofibromatosis (von Recklinghausen) and osteitis fibrosa cystica localisata et disseminata (von Recklinghausen). A study of a common pathogenesis of both diseases. Differentiation between hyperparathyreoidism with generalized decalcification and fibrocystic changes of skeleton and osteitis fibrosa cystica disseminata. Medicine (Baltimore) 23, 105—149 (1944).

Tilesius, W. G.: Historia pathologica singularis cutis turpitudinis Io. Godofredi Rheinhardi, viri L annorum. Leipzig: S. L. Crusius 1793.

Turner, O. A., and W. J. Gardner: Familial involvement of the nervous system by multiple tumors of the sheaths and enveloping membranes. Amer. J. Cancer 32, 339—360 (1938).

Uehlinger, E.: Pathogenese des primären und sekundären Hyperparathyreoidismus und der renalen Osteomalacie. Verh. dtsch. Ges. inn. Med. 62, 368—403 (1956).

— Benigne und semimaligne cystische Knochengeschwülste. In: Röntgendiagnostik, Ergebnisse 1952—1956, herausgeg. von H. R. Schinz, R. Glauner u. E. Uehlinger, S. 73—103. Stuttgart: Georg Thieme 1957.

Winkelbauer, A.: Über Röntgenbefunde am Schädel bei der Neurofibromatosis. Fortschr. Röntgenstr. 36, 1081—1085 (1927a).

— Die Veränderungen am Schädelskelett bei der Neurofibromatosis. Dtsch. Z. Chir. 205, 230—257 (1927b).

XVI. Erbliche Gelenkleiden

Von

Helmut Weyers

Mit 122 Abbildungen

1. Aplasie und Hypoplasie der Gelenke

a) Aplasie der kleinen Gelenke

α) Aplasie der Interphalangealgelenke

Hereditäre Ankylose, angeborene steife Finger, Geradfingerigkeit, stiff fingers, phalangeal anarthrosis, ankylose congénital des deux coudes, symphalangism, synostosis of interphalangeal joints

Aplasien und Hypoplasien der großen und kleinen Gelenke sind in der Regel *erbliche Anlagefehler*, welche an Händen und Füßen die Interphalangealgelenke bevorzugen. Sie treten fast immer mit weiteren Entwicklungsstörungen gekoppelt auf, insbesondere mit Hypo-Dysplasien distaler und proximaler Knochenabschnitte der gleichen Extremität (Abb. 1). Der Funktionsausfall, die Versteifung der durch das jeweilige Gelenk verbundenen Glieder, tritt mit zunehmendem Alter deutlicher in Erscheinung. Im Kindesalter läßt der knorpelig vorgebildete Gelenkspalt (Synchondrose) eine normal erscheinende Beweglichkeit zu, während *erst mit dem Abschluß der Wachstumsvorgänge eine Verknöcherung (Synostose)* erfolgt, die Versteifung der jetzt gelenklosen Knochenverbindung. Von diesem Zustandsbild leiten sich die gebräuchlichen Bezeichnungen und Synonyma ab.

Im Gegensatz zur erworbenen Ankylose stehen bei der Versteifung von Fingern und Zehen die betroffenen Glieder in *Streckstellung*, doch läßt eine geringe Eigenbeweglichkeit besonders bei Jugendlichen den Gebrauch der Finger für gewohnte Verrichtungen zu. Das Ausmaß der aktiven Beweglichkeit wird jedoch zunehmend eingeschränkt, so daß nur noch bei passiver Mobilisation ein *federnder Ring* übrig bleibt, dessen Bewegungseinschränkung selbst das Grundgelenk einschließt. Die häufigste Fingergelenksversteifung findet sich zwischen Mittel- und Endgelenk, dann folgt die Gelenkverbindung zwischen Grund- und Mittelglied. Nach der Lokalisation der Gelenkaplasie resultieren unterschiedliche Bilder, der steife Finger bei Synostose des Endgelenkes, Beweglichkeit im Grund- und Endgelenk bei Ankylose zwischen Grund- und Mittelglied und eine Unmöglichkeit, die Faust zu schließen, besonders bei der Versteifung des Grundgelenkes.

In der überwiegenden Zahl der Beobachtungen trifft man auf eine symmetrische Manifestation der Aplasie von Interphalangealgelenken. Mit Ausnahme des Daumens entsteht eine *Biphalangie* verbunden mit Inaktivitätsatrophie der zugleich betroffenen Muskelgruppen, atrophische Verdünnung der bedeckenden Haut und Schwund der normalen Fältelung im Bereich der dorsalen Gelenkfurchen. Auch die Beugefurchen verstreichen, so daß die verschmolzenen Gelenkabschnitte als eine deutliche Auftreibung mit glatten Konturen gegenüber den Phalangen hervortreten.

Die Diagnose der Gelenkaplasie macht bei Erwachsenen an Hand des Röntgenbildes keine Schwierigkeiten, wenn eine vollständige Synostose benachbarter Gelenkabschnitte mit Schwund des Gelenkspaltes vorliegt. Aber auch da, wo das Köpfchen der einen und die Basis der angrenzenden Phalange mit noch sichtbaren Konturen übereinanderprojiziert

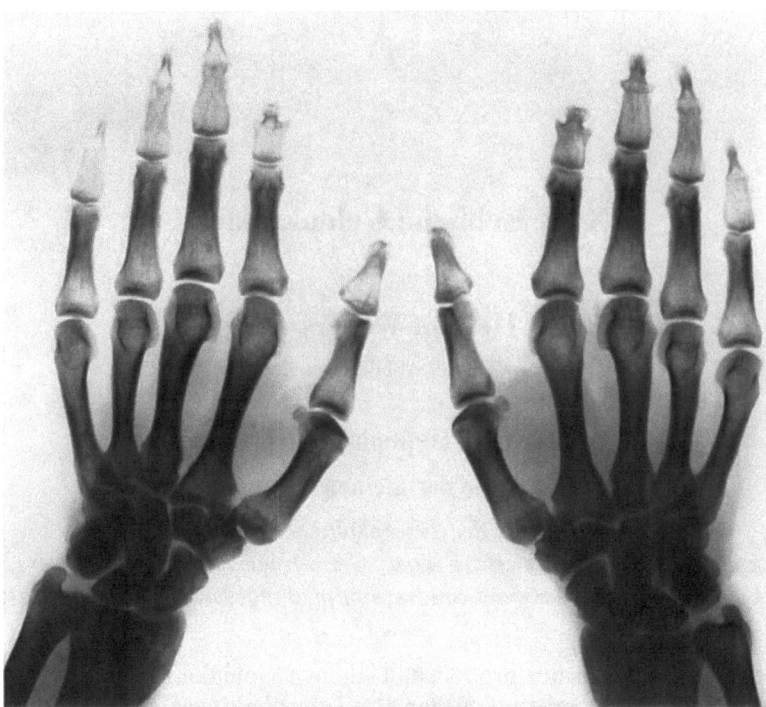

Abb. 1. Erbliche Aplasie der Interphalangealgelenke zwischen Mittel- und Endgliedern der III., IV. und V. Finger: Biphalangie (Brachymesophalangie und Brachytelephalangie) und Fingerversteifung bei einem 38jährigen Probanden. (Beobachtung DEGENHARDT 1954)

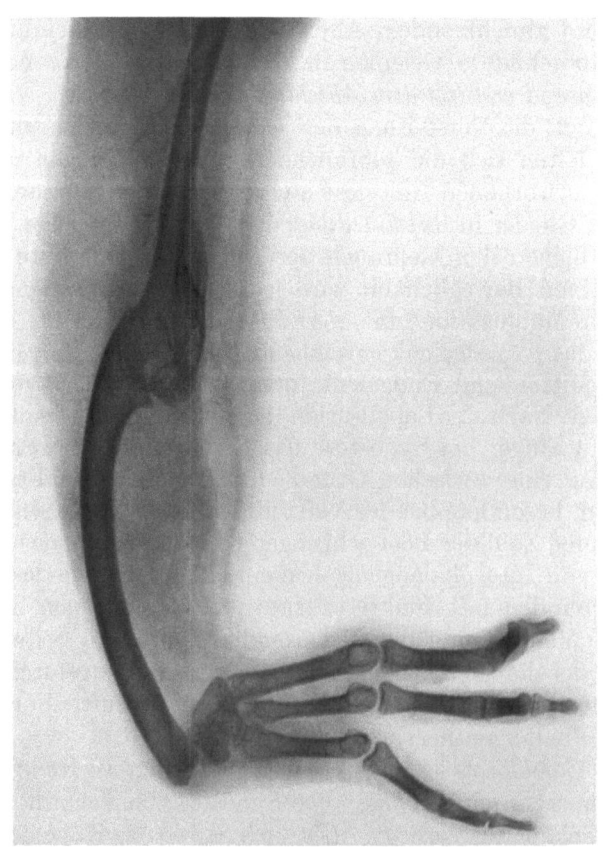

Abb. 2. Radiusaplasie und Oligodaktylie der rechten Hand mit Aplasie der Interphalangealgelenke und Versteifung der Finger bei einer 22jährigen. (Eigene Beobachtung 1955)

sind (Abb. 2), ist die Verdachtsdiagnose berechtigt. Abb. 1 zeigt die Verhältnisse an vier Fingern der rechten Hand eines Erwachsenen mit Aplasie der Endgelenke an Strahl 4 und 5. Es besteht Biphalangie, Versteifung mit Unvermögen, das Endglied zu beugen, während der sog. „Gelenkspalt" zwischen Mittel- und Endglied nicht mehr abzugrenzen ist, ein Befund, der in gleicher Weise an dem entsprechenden Finger der linken Hand erhoben werden konnte. Der Röntgenbefund bei Jugendlichen ist im Einzelfall für die Diagnose weniger verwertbar, wenn nicht bereits eine faßbare Veränderung des „Gelenkspaltes" vorliegt. Der Röntgenbefund mit noch erhaltenem „Gelenkspalt" darf nicht darüber hinwegtäuschen, daß eine Synchondrose bestehen und eine Bewegungseinschränkung bereits vorhanden sein kann. Hier ist der Palpationsbefund verläßlicher.

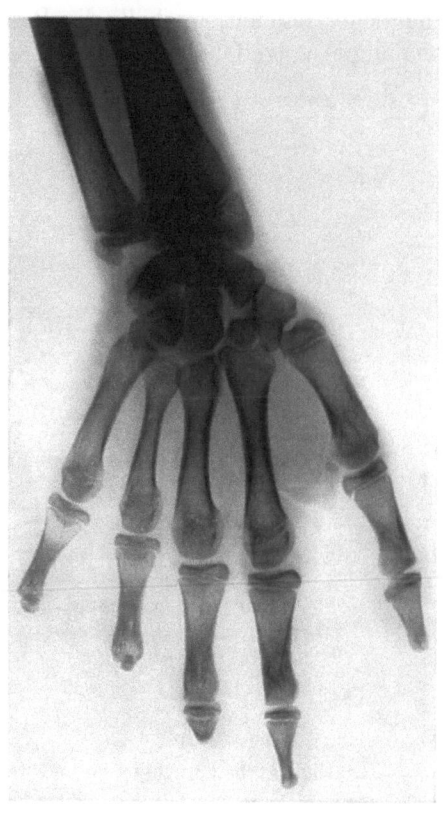

Bei der erwiesenen Erblichkeit (s. Abb. 3) wird man im Zweifelsfall auf Angaben der Familienanamnese zurückgreifen müssen, wobei der steife Finger in fixierter Streckstellung — wenn nicht ein Unfall vorausgegangen ist — besonders in symmetrischer Anordnung nicht übergangen werden kann.

Bezüglich der Reihenfolge und des Schweregrades der von Interphalangealaplasie betroffenen Strahlen stehen der IV. und V. Finger an erster Stelle, es folgen die Binnenstrahlen II und III, eine Regel, die auch an den Zehenphalangen eingehalten wird, doch werden die Zehen seltener von dieser Anomalie befallen. Auch der Daumen wird nicht von der Gelenkaplasie verschont, wenngleich hier vornehmlich Gelenkdysplasien in Erscheinung treten, auf welche noch eingegangen wird.

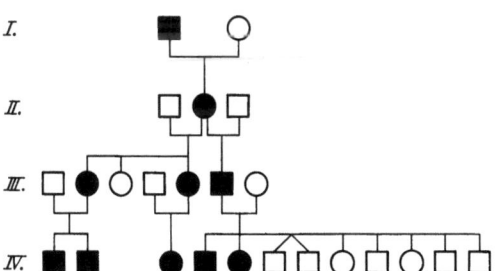

Abb. 3. Ausschnitt aus dem Stammbaum einer Sippe mit erblicher Aplasie der Interphalangealgelenke bei Perodaktylie (Brachytelephalangie) in vier Generationen nach Angaben von DEGENHARDT (1954) autosomal dominanter Erbgang

Abb. 4. Linke Hand einer Patientin aus der in Abb. 3 aufgeführten Sippe mit Aplasie der Fingergelenke und Schwund der Endglieder (Brachytelephalangie) am Zeige-, Mittel-, Ring- und Kleinfinger

Im Zusammenhang mit der erblichen Aplasie der Fingergelenke werden vielfach andere Abweichungen in der Entwicklung des Handgelenkes beobachtet, von denen zunächst die überzähligen Epiphysen an den distalen Enden der Mittelhandknochen genannt seien. Ein neunjähriges Mädchen aus der gleichen Sippe mit Fingerversteifung und Gelenkaplasie (Abb. 4) zeigt noch nicht versteifte durch Synchondrose verbundene Fingergelenke des Zeige- und Mittelfingers, aber auch kugelige Knochenkerne an den von peripherer Hypoplasie betroffenen ulnaren Randstrahlen. Die Strahlenverkürzung, eine axiale Reduktion einzelner Finger ist eine weitere typische Hemmungsmißbildung, die in Verbindung mit Aplasie der Interphalangealgelenke auftritt, und man kann diese als eine extreme Variante der aplastischen Störung auffassen. Diese Deutung bestärkt ein Vergleich von Abb. 1 und 4, Vater und Tochter, von denen der Vater nur die Gelenkaplasie zwischen Mittel- und Endglied des 4. und 5. Fingers aufweist, während die Tochter mit einer Aplasie der distalen Glieder der gleichen Fingergruppen behaftet ist.

Betrachtet man die übrigen Gelenkverbindungen an den normal angelegten Fingern des Kindes, so sind hier noch keine Anzeichen für eine Gelenkaplasie nachweisbar, weil die knorpelige Verbindung als Vorstufe der Synostose sich im Röntgenbild noch nicht darstellt. Auch der Faustschluß ist in diesem Alter noch nicht behindert, wenngleich mit zunehmendem Alter Verschmälerung des „Gelenkspaltes" und Versteifung der Finger drohen.

Der Schwund peripherer Fingerglieder als Begleitmißbildung der Aplasie von Interphalangealgelenken erweckt zunächst den Eindruck einer Brachydaktylie. Das Fehlen der Fingernägel und die Form der persistierenden Mittel- und Grundphalangen (Abb. 5) weist aber darauf hin, daß es sich um eine Fehldifferenzierung und Anlagestörung der Fingerendglieder handelt, weshalb die Bezeichnung periphere Hypoplasie (Assimilationshypophalangie) zutreffender ist. Die Lokalisation dieser Hemmungsmißbildungen — welche

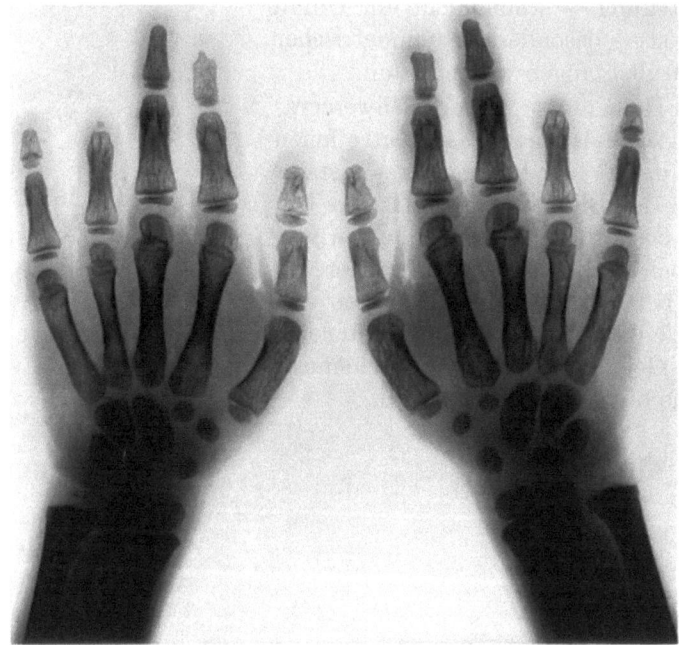

Abb. 5. Brachydaktylie (Brachymeso- und -telephalangie) an der fünfstrahligen Hand eines 9jährigen Jungen aus der Familie mit Aplasie der Fingergelenke (Abb. 3)

von DEGENHARDT u. GEIPEL (1954) als Perodaktylie eingestuft worden ist, hat zu den Bezeichnungen „Brachytelephalangie" für jene Verlaufsformen mit Schwund der Endglieder und zur „Brachymesophalangie" bei Anwesenheit der mittleren Phalangen geführt, wie die Übersichten von DRINKWATER (1917), SCHINZ (1943), v. VERSCHUER (1959) u.a. erläutern. Unabhängig vom jeweiligen Typ der variationsreichen Brachydaktylieformen scheint eine Zunahme der Strahlenreduktion in der Deszendenz die Regel zu sein.

Bei der Durchuntersuchung der in Abb. 3 dargestellten Sippe mit Brachytelephalangie und Brachymesophalangie, welche MARGOLIS, SCHWARTZ u. FALK (1957) in einer Familie als unabhängige Erbmerkmale nebeneinander auftreten sahen, gab sich eine einfach autosomale Dominanz zu erkennen. Männer und Frauen sind in gleicher Weise befallen, wobei sich die mit Aplasie der Fingergelenke verbundene Störung in vier Generationen an zehn Probanden, fünf Frauen und fünf Männern, manifestierte. Innerhalb einer Sippe mit „Synostosis articulorum interphalangium distalum" hat auch WILDERVANCK (1952) diese Anomalie in vier Generationen verfolgen können und an Hand eines eineiigen Zwillingspaares gezeigt, daß deutliche Manifestationsschwankungen hinsichtlich der Ausprägung der pathologischen Anlage bestehen.

Mit Nachdruck muß darauf hingewiesen werden, daß eine Aplasie der Finger- und Zehengelenke auch ohne Strahlenverkürzung durch Hypoplasie einzelner Phalangen auftritt und hier gleichfalls einem dominanten Erbgang folgt. Ältere Familienbeobachtungen zur erblichen Aplasie der Finger- und Zehengelenke sind mit Besonderheiten der Klinik und Pathologie von CUSHING (1916), POL (1921), ROCHLIN u. SIMONSON (1932), MESTERN (1934), MEVES (1937) und MÜLLER (1937) dargestellt worden.

β) Gelenkaplasien der Hand- und Fußwurzelknochen, hereditäre Verschmelzung der Hand- und Fußwurzelknochen, fusion of carpal and tarsal bones

Die Gelenkaplasie einzelner Hand- und Fußwurzelknochen tritt in der Regel mit weiteren Anomalien der proximalen und distalen Gliedmaßenabschnitte auf. Zuweilen sind diese Gelenkaplasien Teilerscheinung einer generalisierten Gelenkdysplasie und werden häufig bei numerischen Schwankungen der Strahlenzahl an Hand und Fuß beobachtet.

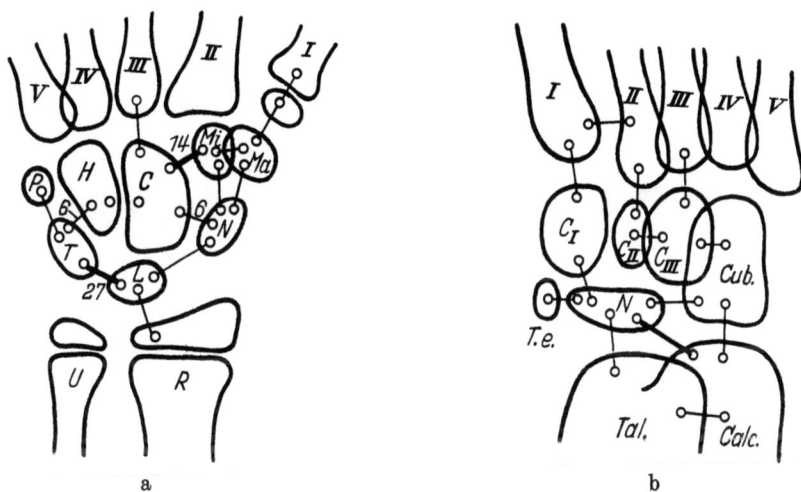

a   b

Abb. 6 a u. b. Schematische Darstellung der häufigsten Synostosen an a Hand- und b Fußwurzelknochen nach MESTERN (1934) mit Angaben über die Häufigkeit von Syncarpien (a)

Angeborene Synostosen zwischen zwei normalen Handwurzelknochen kommen seltener vor als Verwachsungen eines regulären Handwurzelelementes mit einem überzähligen (akzessorischen) Knochen des Handwurzelraumes. Es ist ein Verdienst von PFITZNER (1898), auf diese Zusammenhänge bei der Entstehung von Hand- und Fußwurzelsynostosen hingewiesen und unterschiedliche Grade der Verschmelzungstendenz herausgestellt zu haben. Dabei werden Verschmelzungserscheinungen bei fortbestehender Diskontinuität von der Synostose als Knochenkontinuität und der Fusion = Verschmelzung zu einer unteilbaren Gesamtform und schließlich die Assimilation unterschieden, wobei eine Knochenkomponente zugunsten einer weitgehenden Ausbildung der anderen verschwindet.

Innerhalb der komplexen Verschmelzungstendenz von Hand- und Fußwurzelelementen kann man bestimmte Prädilektionsgruppen feststellen, so die Verwachsung von Lunatum und Triquetrum an der Hand und des Talus mit dem Naviculare am Fuß. Über die Anordnung syncarpaler und syntarsaler Verwachsungen sei auf eine schematische Darstellung von MESTERN (Abb. 6) verwiesen, welche für die besser untersuchte Hand auch die Häufigkeit (Zahlen), für den Fuß lediglich die Verschmelzungsmöglichkeiten, berücksichtigt. Nicht selten werden derartige Synostosen als Zufallsbefund auf Röntgenaufnahmen bei Frakturen entdeckt, zumal die klinischen Erscheinungen gering sind und hier häufiger am Fuß in Erscheinung treten.

Als endogen-genetisch verankerte Störung trifft man meist doppelseitige Anordnung, wobei Verwachsungen von nur zwei Hand- und Fußwurzelknochen überwiegen. Zuweilen kommt es zur Blockbildung, wie unsere Abb. 7 [1] bei einem 31jährigen Patienten zeigt. Lediglich das Lunatum ist von der Synostosierung ausgenommen. Man vermag weder die Gelenkflächen der einzelnen Handwurzelknochen noch deren Kontinuitätstrennung von den distalen Enden der Mittelhandknochen (II—V) abzugrenzen, da fast alle Handwurzel-elemente in die Blockbildung einbezogen worden sind. Solche Synostosen-Blöcke sind von Mestern (1934), Kewesch (1934), sowie von Bauer u. Bode (1940) und in Verbindung mit Metacarpalsynostosen von Hilgenreiner u. Rochlin (zit. Hohmann, 1934) be-schrieben worden. Zur Erbbiologie haben die gleichen Autoren Stellung genommen. Von den selteneren Syncarpien seien lediglich diejenigen zwischen Naviculare und Lunatum

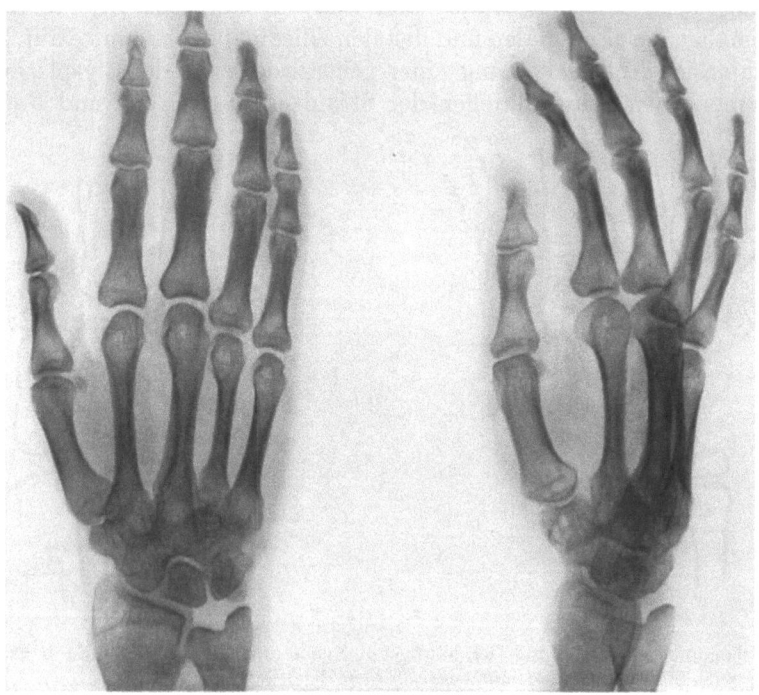

Abb. 7. Handwurzelsynostosen bei einem 31jährigen Patienten, welche nur das Os naviculare unberührt gelassen haben. (Beobachtung UK Bonn 1943)

(Dwight 1907), zwischen Naviculare und Multangulum minus (Bogart 1932), zwischen Naviculare und Capitatum (Wedding zit. nach Pfitzner 1889) sowie zwischen Triquetrum und Pisiforme (Bogart 1932). Radius-Lunatum-Synostosen und weitere Syncarpien haben Bullit (1928), Becker (1935) und Meves (1937) mitgeteilt.

Auch über Syntarsien liegt eine reichhaltige Literatur vor (s. Werthemann 1952), wobei ebenfalls die von Pfitzner aufgefundene Regel Gültigkeit hat, daß die Anwesen-heit von akzessorischen Knochenelementen eine Verschmelzung begünstigt. Ätiologisch werden endogene Faktoren angeführt, welche zu ein- und doppelseitiger Gelenkaplasie führen, wobei familiäres Auftreten mit unregelmäßig dominanter Vererbung vorherrscht. Als kritische Determinationsperiode wird das Ende des zweiten Embryonalmonats an-gegeben. Oligo- und Perodaktylen sind häufigere Begleitmißbildungen als Polydaktylien (Koehler 1924; Orel 1928; McArthur u. McCullough 1932; Barsky 1951; Johnston u. Davis 1953).

---

[1] Die mit UK Bonn und UKK Bonn gekennzeichneten Abbildungen (Röntgenaufnahmen) sind mir freundlicherweise aus den Archiven der Universitäts-Kliniken Bonn, insbesondere von der Chirurgischen Klinik (Direktor Prof. Dr. A. Gütgemann) und der Kinderklinik (Direktor Prof. Dr. H. Hungerland) sowie dem Röntgeninstitut (Prof. Dr. R. Janker) zur Verfügung gestellt worden. Die mit Ki Ho bezeichneten Abbildungen stammen aus dem Kinderkrankenhaus Hochallee, Hamburg (Ärztl. Leiter Dr. H. Boehncke).

Erwähnenswert ist in diesem Zusammenhang, daß Gelenkaplasie an der kleinen Zehe physiologisch ist. Ferner wird eine knöcherne Verlötung des Os metatarsale I mit der Grundphalanx der Großzehe — ebenfalls in Verbindung mit akzessorischen Knochenkernen — als Leitsymptom „Mikrodaktylie" bei der Myositis ossificans progressiva gefunden (WEYERS 1967). Im Rahmen bestimmter Skeletsystemerkrankungen trifft man auf Synostosen der Mittelhandknochen, so bei der Chrondro-Ektodermaldysplasie (ELLIS-van CREVELD 1940) und bei der Cranio-carpo-tarsal-Dystrophie von FREEMAN u. SHELDON (1938). Auf der anderen Seite werden chronisch-regressive Veränderungen mit Schwund der Hand- und Fußwurzelknochen bei der Françoisschen Krankheit beobachtet (s. Abb. 111), welche von OMER u. MOSSMANN (1958) nach dem röntgenologischen Aspekt als „Bone agenesis" angesprochen worden sind.

Die erbliche Aplasie der Interphalangealgelenke an der normal differenzierten fünfstrahligen Hand gehört dagegen zu den Seltenheiten. Die wechselnden Begleitmißbildungen weisen bereits auf die komplexe Störung nicht nur der Gelenke, sondern auch der gelenkbildenden Knochenabschnitte hin. Solche Bilder werden in Verbindung mit der radialen und ulnaren Hemimelie noch berücksichtigt. Einzelheiten werden ausführlicher mit charakteristischen Bildern von Aplasie der großen Gelenke (Elle, Knie) besprochen, doch sei schon hier auf typische Beobachtungen von Oligodaktylie aufmerksam gemacht, welche Fingergelenkversteifung bei fehlender Ulna (Abb. 21), bei fehlendem Radius (Abb. 2) und schließlich bei persistierenden Unterarmknochen und Oligodaktylie (Abb. 20) betreffen. Gleichgültig, ob die ulnaren oder radialen Randstrahlen mit den zugehörigen Handwurzelelementen persistieren (Abb. 2), stets sind Verschmälerung des Gelenkspaltes, Verkrümmung und Versteifung zwischen Grund-, Mittel- und Endglied nachzuweisen, wobei partielle Synostosen zwischen den Phalangen und die Doppelepiphysenbildung auftreten können.

γ) Erbliche Synostose zwischen Ring- und Kleinfinger

Soweit es sich um eine erbliche Knochendysplasie mit Teilaplasie benachbarter Gelenkflächen handelt, gewinnt eine seltenere Mißbildung Bedeutung, welche als Syndaktylie zwischen Ring- und Kleinfinger in Erscheinung tritt. Wie bei der Mehrzahl erblicher Bildungsfehler pflegt auch diese doppelseitig und fast symmetrisch aufzutreten. Die Syndaktylie betrifft jedoch häufiger die Finger, aber auch isoliert die Mittelhandknochen der postaxialen Strahlen IV und V (Abb. 8). Im Gegensatz zur häutigen Syndaktylie einzelner Finger, welche ebenfalls symmetrisch — vielfach jedoch auch ohne sichere Erblichkeit — auftritt (Abb. 9), sind die Mittelhandknochen des Ring- und Kleinfingers fast in der ganzen Länge miteinander verschmolzen, wobei sich zwischen dem größeren Metacarpale IV und dem kleineren Metacarpale V eine Stufe bildet, in welche sich die basale Epiphyse der Grundphalanx einsenken kann (Abb. 8, rechts), oder welche durch die proximale Epiphyse des synostisierten Metacarpale V ausgefüllt wird (Abb. 8, links).

Der Ansatz des Kleinfingers und damit die Gelenkverbindung zwischen Mittelhandknochen und Grundglied des Kleinfingers ist atypisch, zumal der Kleinfinger nicht die normale Fortsetzung des zugehörigen Mittelhandknochens darstellt, sondern sich an die unphysiologische Artikulationsfläche der zusammengewachsenen Handknochen anlagern muß. Infolgedessen weist der Kleinfinger bei erblicher Syndaktylie zwischen Ring- und Kleinfinger eine Abduktionsstellung auf. Er ist kraftloser als alle übrigen Finger der Hand, wird zuweilen als Anhängsel empfunden und ist nach Anordnung und Funktion mit dem nur unvollständig innervierten und „baumelnden" Daumen bei Hypoplasien im Radialissegment zu vergleichen.

Wie das Röntgenbild einer Beobachtung bei einem 6jährigen Jungen erkennen läßt (Abb. 8), ist der übrige Aufbau der fünffingrigen Hand ungestört verlaufen, auch die Handwurzelknochen sind nach Zahl und Größe normal angelegt. Lediglich die Gelenkfläche des Os hamatum steht der durch vollständige Verschmelzung der ulnaren Randstrahlen gebildeten breiteren Basis der Mittelhandknochen gegenüber und sitzt dem

Hakenbein direkt auf, während bei der üblichen getrennten Entwicklung von 4. und 5. Mittelhandknochen die Basis des ersteren mehr in den Zwischenraum zwischen Os hamatum und Capitatum ragt.

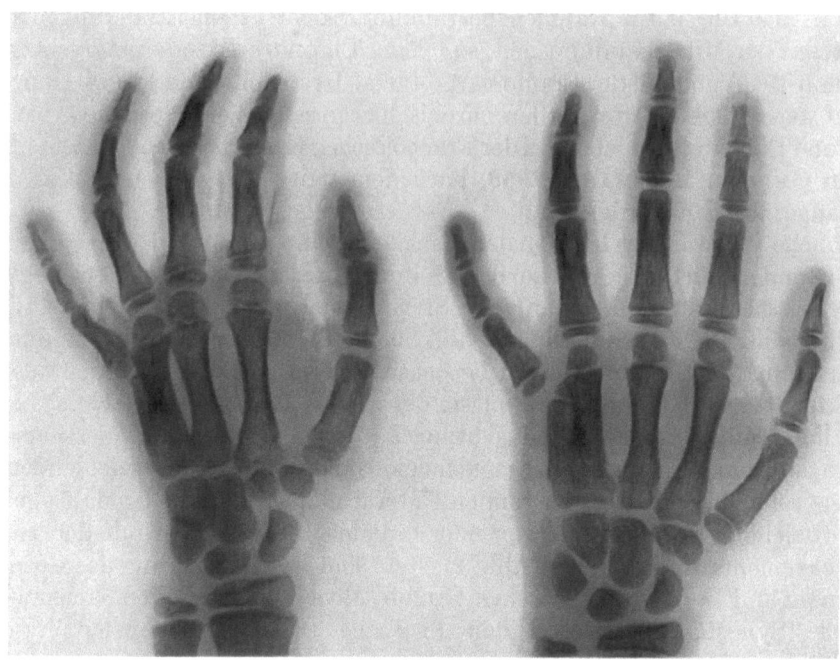

Abb. 8. Erbliche Synostose zwischen Ring- und Kleinfinger bei einem 6jährigen Jungen. Abduktionsstellung des Kleinfingers durch atypische Gelenkverbindung zwischen dem Kleinfingergrundglied und dem zugehörigen Mittelhandknochen. (Eigene Beobachtung 1949)

Das Ausmaß der Syndaktylie kann verschiedene Grade annehmen und über die Verschmelzung der Mittelhandknochen hinausgehen, wie z.B. bei der in Abb. 9 gezeigten Syndaktylie zwischen 3. und 4. Finger auch die ganze Länge der Finger und der Fingernägel betreffen. In solchen Fällen ist die Anomalie fast immer mit einer Kontraktur der zusammengewachsenen Finger verbunden. WERTHEMANN (1952) hat eine bildliche Darstellung einer entsprechenden Beobachtung aus dem Oskar-Helene-Heim (Berlin) wieder gegeben. Die mit großer intrafamiliärer Variabilität auftretende Mißbildung hemmt das normale Bewegungsausmaß der betroffenen Hand — auch bei der isolierten

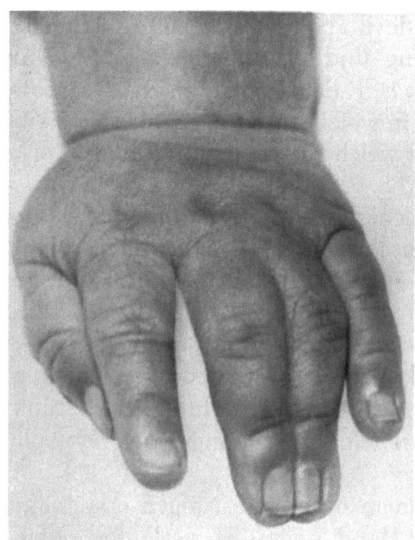

Abb. 9. Häutige Syndaktylie zwischen Mittel- und Ringfinger bei einem 1jährigen Jungen in doppelseitiger Anordnung. (Eigene Beobachtung 1953)

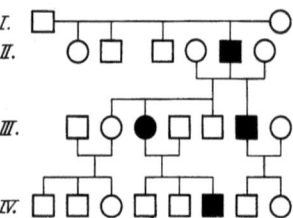

Abb. 10. Erbtafel über das Auftreten von knöchernen Syndaktylien zwischen Ring- und Kleinfinger in drei Generationen. (Nach COLETTE 1954)

Synostose der Metacarpalia — erheblich. Erst das Röntgenbild deckt die eigentliche Ursache dieser Bewegungseinschränkung auf und ist geeignet, weitere Begleitmißbildungen der knöchernen Grundlage abzugrenzen.

In der neueren Literatur liegen Familienbeobachtungen von COLETTE (1954) sowie JOHNSTON und KIRBY (1955) vor, welche die Syndaktylie des Ring- und Kleinfingers in mehreren aufeinanderfolgenden Generationen beschreiben. Eine Erbtafel ist in Abb. 10 dargestellt und zeigt einfach dominante Vererbung. Weitere Beobachtungen dieser erblichen Syndaktylieform haben JAKOBSON (1909), NEWSHOLME (1910) sowie BAUER u. BODE (1940) mitgeteilt. Die intrafamiliäre Variabilität dieses Krankheitsbildes ist erheblich (LUCKEN 1938). So hat SCHOFIELD (1922) eine Begrenzung der Hemmungsmißbildung auf Söhne, CASTLE (1928) eine Geschlechtsbegrenzung auf weibliche Familienmitglieder beobachten können. Das Vorkommen der Anomalie bei eineiigen Zwillingen wurde von BAUER (1927) und KOENNER (1938) beschrieben. Analoge Veränderungen wer-

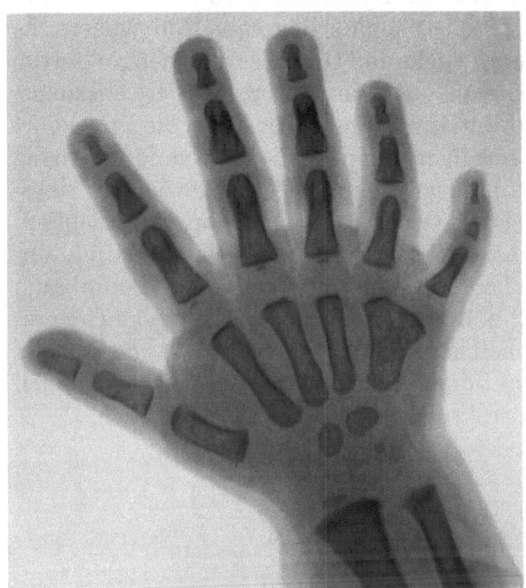

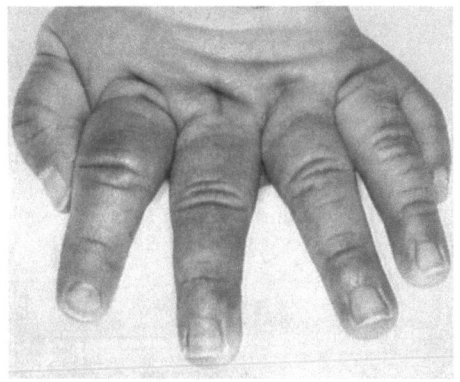

Abb. 11. Erbliche Synostose zwischen V. und überzähligem VI. Mittelhandknochen mit Ausbildung eines Y-förmigen Knochenelementes bei einem 15 Monate alten Mädchen mit Dysostosis acro-facialis. (Beobachtung WEYERS 1956)

Abb. 11a. Linke Hand mit Hexadaktylie und erblicher Synostose der Metacarpalie V und VI bei der gleichen Patientin mit Dysostosis acro-facialis. Ungestörtes Wachstum der Fingernägel im Gegensatz zum Ellis-van Creveld-Syndrom (s. d.). (Beobachtung WEYERS 1956)

den zugleich oder auch als isolierte Bildungsfehler an der unteren Extremität beobachtet. Hinweise zur Klassifizierung, Klinik und Behandlung der Syndaktylie stammen von STUCKE u. GANSMÜLLER (1948). Die generalisierte Syndaktylie bis zur „Löffelhand" ist ein selbständiges Krankheitsbild (Akrocephalosyndaktylie) und von der partiellen Syndaktylie abzugrenzen (s. d.).

δ) Erbliche Polysyndaktylie (Dysostosis acro-facialis), Metacarpalsynostose

Als eine besondere Variante erblicher Syndaktylie ist ein Typus von Polysyndaktylie zu erwähnen, welche mit einem charakteristischen Röntgenbild des Handskelets Leitsymtom eines Merkmalbildes sein kann, welches wir als „Dysostosis acro-facialis" beschrieben haben (WEYERS 1952). Im Gegensatz zur üblichen Hexadaktylie mit überzähligen 6. Fingern oder Fingeranhängseln ist hier der ulnare Randstrahl durch eine typische Synostose der Metacarpalia von V. und VI. verbunden und durch ein Y-förmiges Knochenelement charakterisiert (Abb. 11), während der Aufbau der übrigen Hand keine Abweichungen erkennen läßt. Die Anomalie ist doppelseitig angelegt und geht mit einer Dysplasie der Unterkiefersymphyse und der anliegenden Zahnkeime einher (Abb. 12).

Eine solche Koppelung von Hexadaktylie mit Zahnanomalien ist erstmalig wohl von Fackenheim (1888) in vier Generationen beobachtet worden. In einer Familienbeobachtung konnten wir nachweisen, daß die Ursache der Oligodontie in einer Hemmungsmißbildung der Unterkiefersymphyse zu suchen ist und in Übereinstimmung mit Fackenheim dominant vererbt wird (Weyers 1956).

Eine ähnliche Symptomenkonstellation trifft man bei der schon erwähnten Chondro-Ektodermaldysplasie (Ellis-van Creveld 1940) an, welche einen rezessiven Erbgang aufweist, mit Herzfehler, Fingernagelaplasie, Chondrodysplasie und Handwurzelsynostosen sowie Polydaktylie (Heptadaktylie) in Erscheinung tritt (Gatto 1951; Weller 1951; Caffey 1952; Neimann, Stehlin, James u. Frezal 1953; Midulla 1954; Metrakos u. Fraser 1954; Chauss 1955 u.a.). Bei der Dysostosis acro-facialis sind dagegen die Fingernägel voll ausgebildet (Abb. 11a), es fehlen der chondrodysplastische

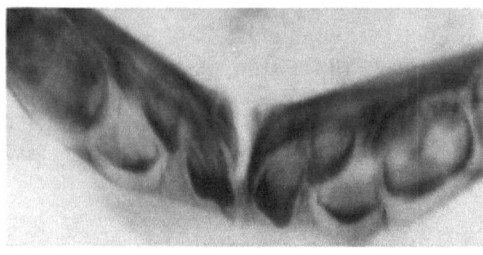

Zwergwuchs und Hinweise für einen rezessiven Erbgang. Als ein weiteres Differenzierungsmerkmal am Handskelet sei auf die umgekehrt V-förmigen Epiphysen der Grundphalangen aufmerksam gemacht, welche bei der acro-facialen Dysostose vermißt werden. Schließlich zeigt der Erbgang dieser Abartung einfache Dominanz, wie aus dem Stammbaum (Abb. 13) mit Merkmalträgern in vier Generationen hervorgeht. Die Hexadaktylie ist einer funktionell und aesthetisch befriedigenden Korrektur zugänglich.

Abb. 12. Unterkieferspalt mit Hypoplasie der angrenzenden Zahnanlagen bei der mit Hexadaktylie einhergehenden Dysostosis acro-facialis. (Beobachtung Weyers 1952)

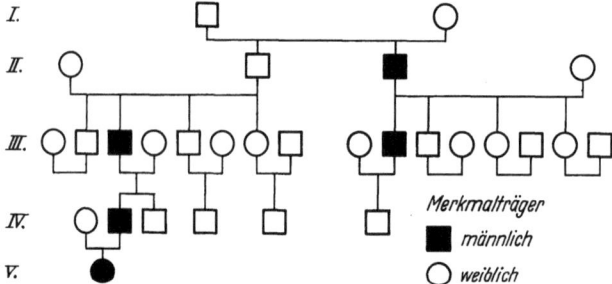

Abb. 13. Stammbaum der erblichen Synostose zwischen V. un VI. Mittelhandknochen mit Hexadactylie und Unterkieferspalt (Dysostosis acrofacialis) mit dominantem Erbgang. (Beobachtung Weyers 1955)

b) Aplasie der großen Gelenke

Eine Aplasie der großen Gelenke, des Ellenbogens und des Kniegelenkes ist sehr selten und stets mit einer Dysplasie und Deformation der gelenkbildenden Knochenabschnitte verbunden. Von der Anlagestörung der Gelenkaplasie werden Schulter- und Hüftgelenke verschont. Im Bereich des bevorzugt betroffenen Ellenbogengelenkes handelt es sich entweder um die komplexe Beteiligung aller Gelenkverbindungen des Ellenbogens, einer Blockbildung aller beteiligten Knochenelemente, oder um Teilaplasien zwischen Ulna und Humerus, Radius und Ulna sowie zwischen Humerus und Radius. Die Anlage dieses Gelenkes ist etwa in den 28.—35. Tag der Embryonalentwicklung zu verlegen. Trotz der umgrenzbaren Entwicklungsperiode findet man zuweilen einen beträchtlichen Unterschied zwischen rechter und linker Körperseite, nicht selten eine einseitige Manifestation und erklärlicherweise eine Fülle von Begleitmißbildungen am peripheren Extremitätenskelet.

α) Aplasie des Ellenbogengelenkes, ankylose congénitale héréditaire des coudes

Über das familiäre Auftreten von Aplasie des Ellenbogengelenkes (Abb. 15) hat Siwon (1928) berichtet und auf analoge ältere Befunde (Cramer 1908; Codet-Boise u.

FEUTELAIS, 1912) hingewiesen. Weitere Beobachtungen stammen von MOUCHET und SAINT PIERRE (1931), ROMANUS (1933) und SCHRÖDER (1952). SIWONs Ausgangsprobandin war ein fünfjähriges Mädchen mit einer Versteifung des Ellenbogengelenkes auf beiden Seiten und Fehlen des Epiphysenknorpels, so daß Elle, Speiche und Oberarmknochen fast fugenlos ineinander übergingen. Bei der Mutter dieser Patientin wurde ebenfalls eine knöcherne Verbindung der Ober- und Unterarmknochen festgestellt, wobei die Corticalis des Oberarmes bogenförmig in den Radius überging. Bei einer exhumierten Tante fand sich dagegen nur eine Hypoplasie der Fossa coronoidea und eine flache Gelenkpfanne zur Aufnahme des nicht angelegten Capitulum radii. Da eine eigentliche Synostose fehlte, wird man dieses Zwischenstadium wohl als eine rudimentäre Form der erblichen Anlagestörung

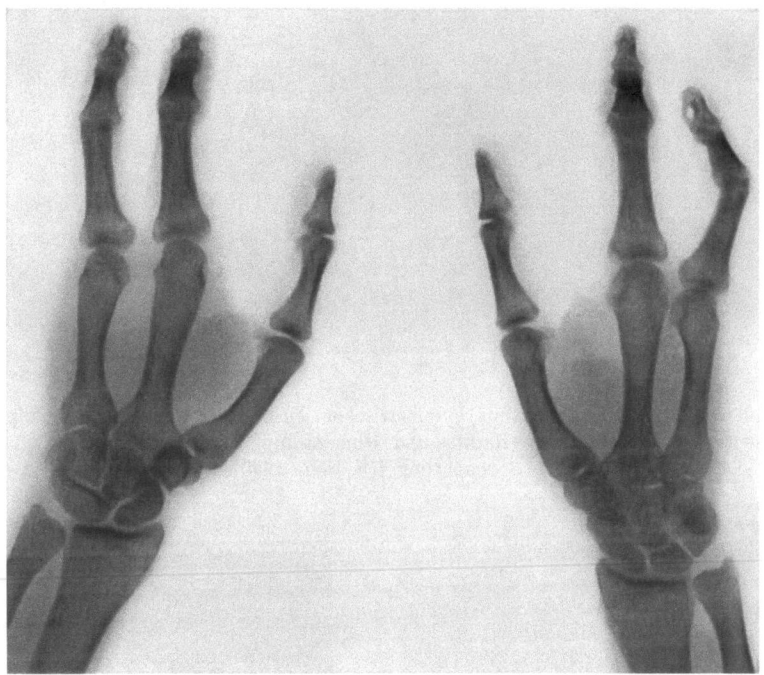

Abb. 14. Radiale Oligodactylie bei einem 19jährigen Patienten mit symmetrischer Aplasie des Ellengelenkes (s. Abb. 15). Persistenz der Elle, Aplasie der ulnaren Randstrahlen und Aplasie der Interphalangealgelenke

zur Ellenbogengelenkaplasie ansehen müssen. Bei der doppelseitigen Gelenkaplasie von Mutter und Tochter war eine Beweglichkeit des Armes von nur 130—150° möglich. Nach den Angaben des Autors lag ein dominanter Erbgang mit Begrenzung auf das weibliche Geschlecht vor.

Wir fanden einen 19jährigen Jungen mit symmetrischer Aplasie des Ellengelenkes, verbunden mit Gelenkdysplasie und Reduktionserscheinungen am distal gelegenen Extremitätenabschnitt. Radius und Ulna waren angelegt, jedoch mit Oligodaktylie und Reduktion der Handwurzelelemente (Abb. 14), insofern eine besondere Variante der Ellengelenkaplasie, als auch die persistierenden Strahlen I—III die Kriterien der Aplasie der Interphalangealgelenke (s. o.) aufwiesen, so daß hier eine Verbindung von Aplasie der großen und kleinen Gelenke vorliegt.

Bei der Ellengelenksaplasie ist die Einschränkung der normalen Beweglichkeit auf die plumpe Verbindung von Humerus, Ulna und Radius zurückzuführen (Abb. 15). Die Elle nimmt das deformierte, zuweilen gabelförmig gestaltete Oberarmende auf und die Speiche liegt dem fußförmig ausgeweiteten Humeruskondylenmassiv an, ohne daß Gelenkkonturen vorhanden sind. Gelenkknorpel ist nicht ausgebildet, Radiuskopf, Olecranon und die Gelenkflächen des distalen Oberarmendes fehlen. Der proximale Anteil der Ulna ist zu einem unregelmäßig geformten Auswuchs deformiert und überragt das hypodysplastische

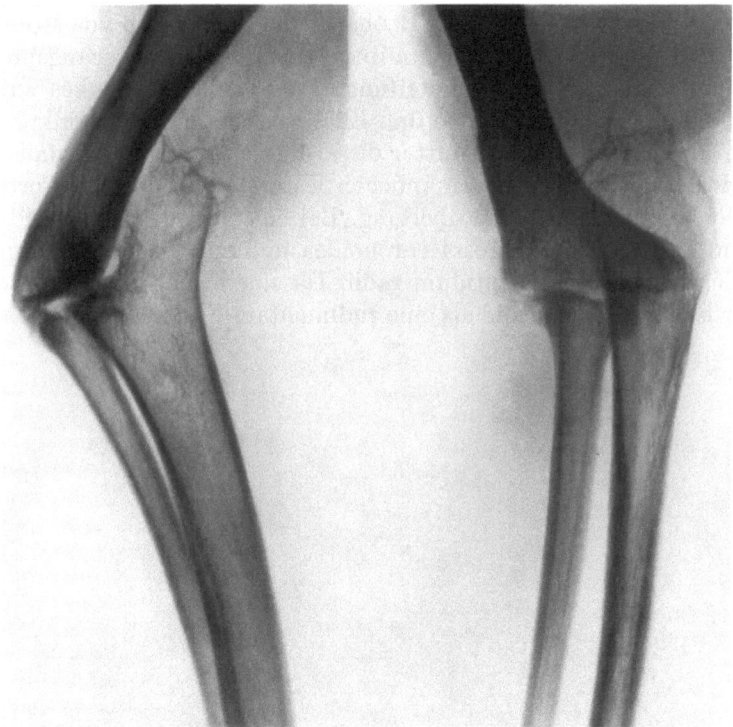

Abb. 15. Aplasie der großen Gelenke mit symmetrischer Ausbildung der Ellengelenkaplasie bei einem 19jährigen Patienten, wobei Humerus, Radius und Ulna stumpf aufeinanderstoßen (vgl. auch Abb. 18). (Beobachtung UK Bonn 1940)

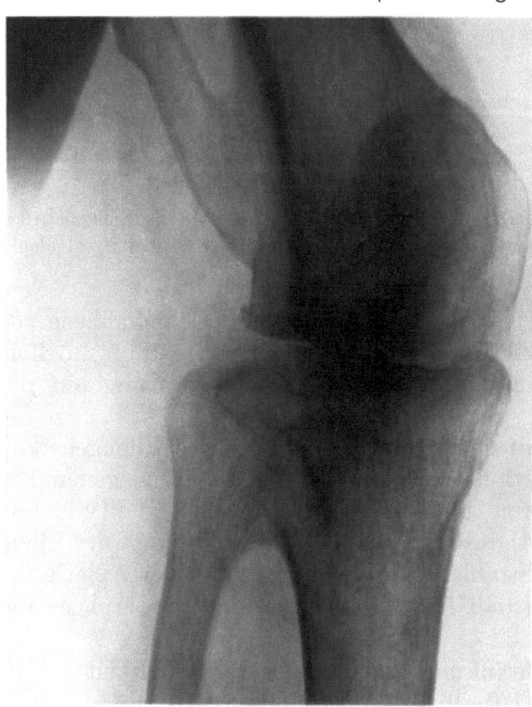

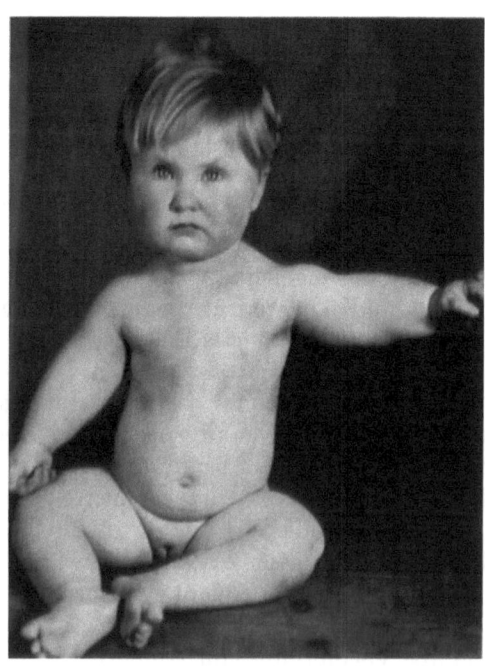

Abb. 16   Abb. 17

Abb. 16. Linkes Kniegelenk einer Patientin mit Ellenbogen- und Kniegelenksaplasie: unregelmäßige Gelenkkonturen, tibio-fibulare Synostose und atypischer Knochensporn im Bereich des proximalen Femurkondylen. Gelenkversteifung (Pseudoarthrogryposis) (s. auch Abb. 18 und 19)

Abb. 17. 18 Monate altes Mädchen mit Aplasie der Ellen- und Kniegelenke (Pseudoarthrogryposis). (Nach PASMA u. WILDERVANCK 1956)

Ende des gelenkbildenden Oberarmschaftes (s. auch Abb. 18). Das atypisch konfigurierte Capitulum radii findet weder an der benachbarten Ulna noch am rudimentären Humerusende Artikulationsflächen vor. Das wiedergegebene Röntgenbild (Abb. 18) gibt zu erkennen, daß keine vollständige Synostose vorliegt; auf der anderen Seite ist die Versteifung soweit fortgeschritten, daß nur noch eine geringe Beweglichkeit des Ellenbogengelenkes ohne Pro- und Supination möglich ist. Die Arme sind in leichter Beugestellung fixiert und lassen eher eine Streckung als eine weitere Beugung zu.

Die für dieses Zustandsbild gelegentlich gebrauchte Bezeichnung „Ankylose" sollte vermieden werden, da es sich nicht um eine Versteifung des vorhandenen Gelenkes handelt, sondern um eine Störung der embryonalen Gelenkbildung.

β) Aplasie von Ellenbogen- und Kniegelenk

Die Tendenz zu einer Generalisation der primären Gelenkdysplasie auf erblicher Grundlage wird in einer Familienbeobachtung von PASMA u. WILDERVANCK (1956) deutlicher.

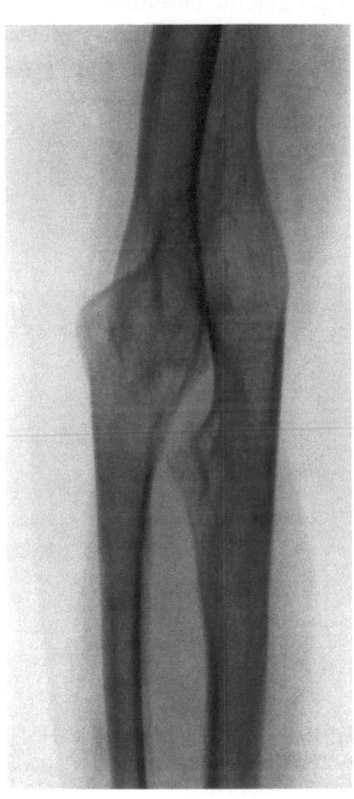

Ein bei Großmutter, Mutter und mehreren Töchtern beschriebenes Krankheitsbild mit Versteifung von Ellenbogen- und Kniegelenk (Abb. 16—19) ist von den Autoren als „multiple kongenitale Pseudarthrogryposis" eingestuft worden. Auf Grund der bei der Arthrogryposis multiplex congenita (Abb. 115—122) geschilderten Kriterien möchten wir diese Verlaufsform als erbliche Aplasie der großen Gelenke ansehen, zumal die erwiesene Geschlechtsdisposition (Abb. 19) der Arthrogryposis multiplex fremd ist und mit der hereditären Aplasie der Ellenbogengelenke (SIWON 1928) übereinstimmt.

Die jüngste Patientin, ein 18 Monate altes Mädchen (Abb. 17) erkrankte mit zu-

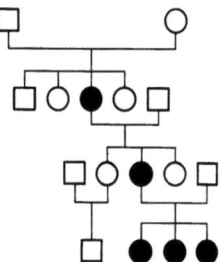

Abb. 18. Aplasie des Ellenbogengelenkes auf erblicher Grundlage mit Versteifung des Armes in Streckstellung bei einer 53jährigen Probandin. (Beobachtung PASMA u. WILDERVANCK 1956)

Abb. 19. Erbfolge der angeborenen Aplasie von Ellenbogen- und Kniegelenk mit Begrenzung auf das weibliche Geschlecht. (Nach den Angaben von PASMA u. WILDERVANCK 1956)

nehmender Versteifung der Knie- und Ellenbogengelenke. An den Armen waren Pro- und Supinationsbewegungen unmöglich, so daß die Beugemuskulatur atrophierte. Im Gegensatz zu unserer Beobachtung mit Ellengelenkdysplasie bei fehlender Ulna (Abb. 20) sind die Arme dieser Patientin kurz und plump und bei Mutter und Großmutter in Streckstellung fixiert (Abb. 18). Humerus und Ulna gehen, ohne ein Gelenk zu bilden, fast ineinander über. Speiche und Oberarm sind im Radioulnargelenk kaum abgrenzbar, während die Elle nicht in Gelenknähe endet, sondern mit einem knöchernen Auswuchs über das Ellengelenk hinausgeht und dem Oberarmknochen aufzuliegen scheint (vgl. auch Abb. 15).

An der unteren Extremität ist die Verbindung von Schienbein und Wadenbein bemerkenswert. Nach Art der radioulnaren Synostose hat sich eine tibio-fibulare Synostosis ausgebildet (Abb. 16). Außerdem wächst auf der Unterseite des Oberschenkels eine hakenförmige Exostose auf das in seiner Funktion stark beeinträchtigte Kniegelenk zu, ein Knochensporn, der auch bei anderen Probanden dieser Sippe angetroffen wurde.

Trotz geringer Abweichungen im äußeren Erscheinungsbild der beschriebenen Aplasie des Ellengelenkes weisen dominanter Erbgang und die Bestätigung der Geschlechtsbegrenzung der Anlage (s. Stammbaum Abb. 19) mit dem bevorzugten Befall von Ellenbogen- und Kniegelenk auf das Krankheitsbild der erblichen Gelenkaplasie als eine neue und selbständige Einheit hin. Anzumerken bleibt, daß eine Aplasie der großen Gelenke, insbesondere des Ellenbogengelenkes, gemeinsam mit Entwicklungsstörungen der Extremitäten und weiteren Gelenkdysplasien in Erscheinung tritt.

γ) Aplasie und Hypoplasie des Humero-ulnar-Gelenkes, Synostosis humero-ulnaris

Neben der totalen Blockbildung aller am Ellenbogengelenk beteiligten Knochen tritt die Aplasie des Humeroulnargelenkes isoliert (Abb. 22) oder als Teilmanifestation der Ellengelenkdysplasie (s. u.) auf. Sie kann sich beim gleichen Patienten doppelseitig, aber

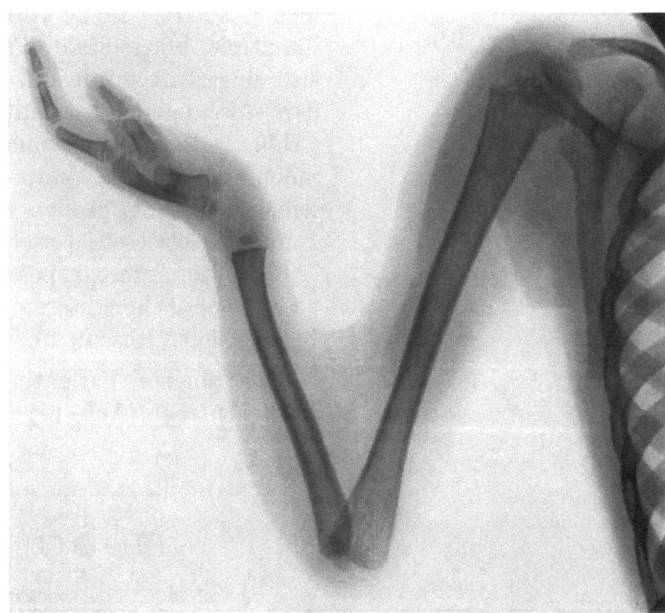

Abb. 20. Rechter Arm einer Patientin mit Oligodactylie-Syndrom (HERTWIG-WEYERS) mit mächtigem Flügelfell in der Ellenbeuge und Aplasie des Humero-ulnar-Gelenkes. Ulnaaplasie, Peristenz des Radius und der radialen Randstrahlen. (Beobachtung WEYERS 1953)

auch bei anderen Merkmalträgern einseitig manifestieren. Selten fehlen Begleitmißbildungen am peripheren Extremitätenskelet (NIGST, 1927). Unter den variationsreichen Bildern der Ellenbogengelenksdysplasie wird die humeroulnare Aplasie vielfach in Verbindung mit einer ausgedehnten Gliedmaßenverstümmelung angetroffen (Abb. 20), wobei sowohl der Radius als auch der Humerus hypoplastisch angelegt sind oder gar fehlen. Vielfach treffen Oberarm und Speiche ohne die gelenkführende Elle zusammen (Abb. 23), wobei die Bedeutung der Ulna für das funktionstüchtige Ellengelenk besonders bei der Ulnaaplasie deutlich in Erscheinung tritt.

Bei der eigenen Beobachtung eines 7jährigen Mädchens war die Elle beiderseits nicht angelegt. Humerus und Radius stießen stumpf aufeinander und wurden in der Ellenbeuge durch ein kräftiges Flügelfell in Beugestellung fixiert (Abb. 21). Eine Streckung des Armes war nicht möglich, zumal der unter normalen Bedingungen mit der Elle artiku-

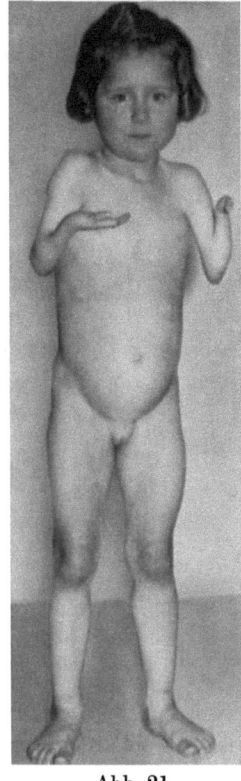

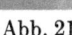

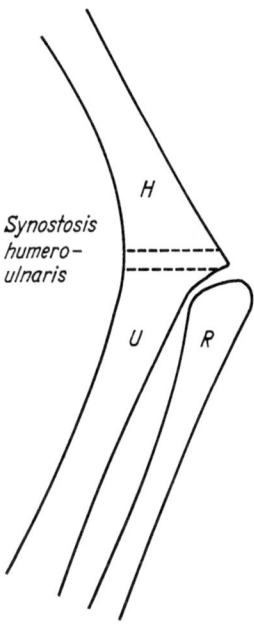

Abb. 21   Abb. 22

Abb. 21. 7jähriges Mädchen mit Oligodactylie-Syndrom, doppelseitiger Ulnaaplasie und Fixierung des Ellengelenkes in Beugestellung durch Flügelfelle

Abb. 22. Schematische Darstellung der Aplasie des Humero-Ulnargelenkes, wobei Oberarm und Elle ohne Abgrenzung einer Gelenkanlage ineinander übergehen. Schraffiert = Übergangszone. *H* Humerus, *U* Ulna, *R* Radius

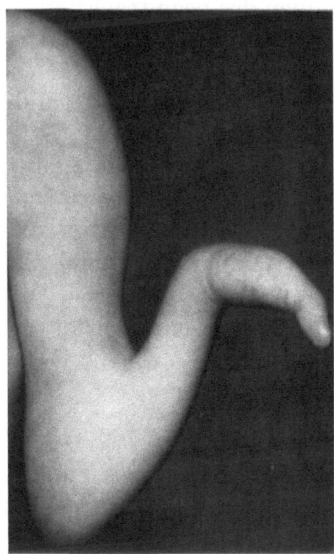

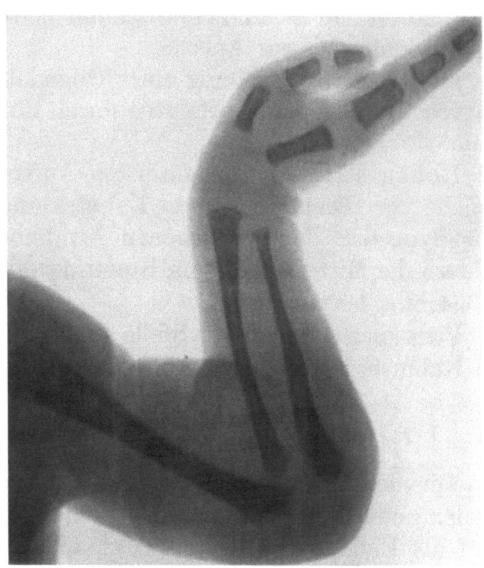

Abb. 23. Linker Arm mit Ulnaaplasie und Oligodactylie; der persistierende Finger ist hakenförmig gekrümmt und weist wie das Ellengelenk Gelenkaplasien auf. (Eigene Beobachtung 1953)

Abb. 24. Linker Arm eines oligodaktylen Säuglings mit keulenförmiger Deformation des proximalen Ulnaendes und Ellenluxation. (Beobachtung WEYERS 1953)

lierende Epicondylus humeri verkümmert war, weil die Ulna fehlte. Die handnahe Radius-epiphyse war angelegt, eine Reihe Handwurzelelemente fehlten, und mit ihnen die ulnaren Randstrahlen III—V. Während auf der rechten Seite Daumen und Zeigefinger angelegt waren (Abb. 20), war links nur ein dreigliedriger Finger vorhanden. Beide Handrudimente wiesen die Kriterien der späteren Versteifung der Interphalangealgelenke (s. o.) mit Aus-bildung überzähliger Epiphysen und Tendenz zur Syndaktylie der verbliebenen Mittel-handknochen auf.

An Hand weiterer Beobachtungen mit vollständiger Ulnaaplasie haben wir die syn-dromale Koppelung dieser angeborenen Unterarmdefekte mit Sternumanomalien, Ent-wicklungsstörungen von Milz und Nieren sowie Gesichts-Kieferdysplasien als „Oligo-daktylie-Syndrom" beschrieben und das gleiche Merkmalbild bei röntgenmutierten Mäusen nachweisen können (Weyers-Hertwig 1956). Aus den Untersuchungen am Laboratoriumstier seien die Reduktionsvorgänge der Unterarmknochen und der zuge-hörigen Strahlen in einer schematischen Darstellung wiedergegeben (Abb. 25), weil am

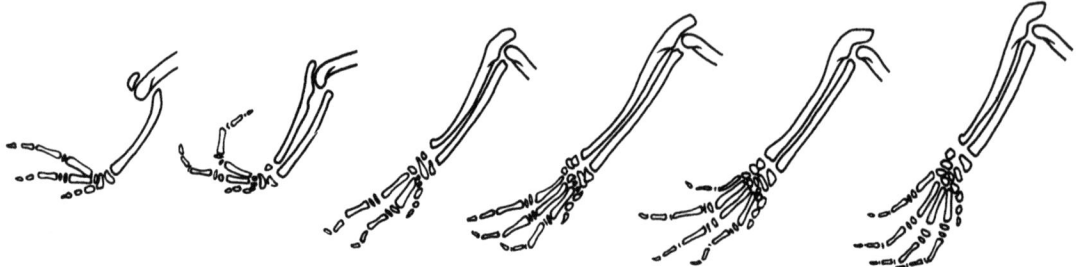

Abb. 25. Morphologische Reihe der Reduktionserscheinungen am Armskelet bei röntgenmutierten Mäusen mit Oligodaktylie, welche alle Stadien von der Ellenluxation bis zur Ulnaaplasie umfaßt. (Nach P. Hertwig 1940)

Anfang der mit zunehmender Schwere in Erscheinung tretenden Entwicklungsstufen von Ellendysplasie, Deformation und Luxation des proximalen Ulnaendes stehen, welche in gleicher Weise auch beim Oligodaktylie-Syndrom des Menschen gefunden werden (Abb. 24). Die Zwischenglieder dieser morphologischen Reihe reichen bei Mensch und Tier von der dysplastischen Ulna über die Hypoplasie bis zum Fehlen des Unterarmknochens (vgl. Abb. 20, 24 und 25) und veranschaulichen auch alle Stadien des beeinträchtigten Humero-ulnargelenkes bis zur Aplasie.

Die erste Beschreibung einer Oligodaktylie mit Ulnaaplasie geht auf Göller (1683) zurück. Bestätigungen erfolgten durch Sömmering (1791), Hertwig (1940) und Weyers (1956).

Roberts (1886) hat familiäres Auftreten dieser Hemmungsmißbildung beobachtet, welche vor allem in späteren Entwicklungsstadien das Fehlen des Humeroulnargelenkes mit Synostose der verbliebenen Armknochen veranschaulichen, wie aus den Röntgen-bildern der Mitteilungen von Birch-Jensen (1949), Geipel u. Grebe (1954), Lausecker (1954) u. a. hervorgeht.

Verwiesen sei an dieser Stelle auch auf die Aplasie des Humeroulnargelenkes (Abb. 15) im Rahmen der erblichen Aplasie von Ellen- und Kniegelenk.

δ) Aplasie und Hypoplasie des Humero-radial-Gelenkes, Synostosis humero-radialis

Von den Teilaplasien des Ellenbogengelenkes gehört die Synostosis humero-radialis zu den seltensten. Sie ist in wesentlichen Einzelheiten bereits in Abb. 15 und 18 dargestellt. und als Endzustand bei der Ulnaaplasie, der charakteristischen winkeligen Synostose zwischen Oberarm und Speiche bei vorhandener Aplasie des Humeroulnargelenkes be-sprochen worden.

Eine typische Variante der humeroradialen Agenesie wird bei der Radiusaplasie (Abb. 2) angetroffen. Im Gegensatz zur Ulnaaplasie versteift das Ellengelenk jedoch fast immer in Streckstellung. Sofern Gelenkkonturen abgrenzbar sind, ist der Epicondylus medialis humeri verkümmert. Dagegen stützt sich die humeroulnare Gelenkverbindung auf ein kräftig entwickeltes Olecranon, und die Neigung zur Synostose der verbliebenen Armknochen ist geringer. Außerdem neigt die persistierende Ulna zur Hypertrophie und nimmt mit zunehmendem Alter eine konvexe Krümmung zur Beugeseite an.

Das reduzierte Handskelet — in der Regel sind Mittel-, Ring- und Kleinfinger erhalten — pflegt sich mit den restlichen Handwurzelknochen der Seite zuzuneigen, auf welcher die Stütze des Parallelknochens (Radius) fehlt (Abb. 2). Als Ausdruck der radialen Hypoplasie sind Daumen und Zeigefinger nicht angelegt, doch ist die Tendenz zur Ausbildung einer vollständigen Hand bei der Radiusaplasie größer als beim Fehlen der Ulna. Der Kreis der koppelungsfähigen Begleitmißbildungen ist groß, wovon an erster Stelle Bildungsfehler der Nieren und der ableitenden Harnwege genannt seien (KÜMMEL 1895), wie die mit der Fanconi-Anämie verbundenen Entwicklungsstörungen deutlich machen (ALTHOFF 1953).

Über die erbliche Wurzel dieses Zustandsbildes bestehen keine Zweifel, wenn auch viele Solitärfälle ohne Erblichkeitserweis mitgeteilt worden sind. Von ROTH (1926) ist die Synostose des Oberarmes mit dem Radius bei drei Kindern der gleichen Familie beobachtet worden. Die Beobachtung von kongenitaler Ellenbogenversteifung durch MOUCHET und SAINT PIERRE (1931) betraf Vater und Sohn. Auch in den von ROMANUS (1933) bei 24 Fällen und von FRANK (1937) bei 17 Patienten mit humeroradialer Synostose vorgelegten Zusammenstellungen findet sich die Betonung der Erblichkeit des Leidens sowie die Vielfalt der begleitenden Arm- und Handmißbildungen.

ε) Aplasie des oberen Radio-ulnar-Gelenkes, radio-ulnare Synostose, Synostosis radio-ulnaris congenita

Man ist gewohnt, die angeborene radio-ulnare Synostose (Abb. 26) als eine bloße Verwachsung der Unterarmknochen mit Einschränkung der normalen Pro- und Supinationsbewegungen anzusehen. In der Tat lehrt die Entwicklungsgeschichte, daß die Trennung der gemeinsamen Anlage des Vorderarmknochens teilweise unterbleibt, ein Vorgang, der etwa in das Ende der 4. Embryonalwoche zu verlegen ist. Das Wesen dieser Entwicklungsstörung ist aber darin zu suchen, daß die Bildung des oberen Radio-ulnar-Gelenkes ausbleibt, wobei Anteile der Membrana interossea verknöchern. Während ASCHNER u. ENGELMANN (1928) in diesem Vorgang eine Hemmungsmißbildung sehen, möchte LANGE (1935) die radio-ulnare Synostose in die Gruppe der Hemimelien mit Radius- und Daumendefekten eingereiht wissen. Die Erblichkeit des Leidens ist lange bekannt, die Erstbeschreibung geht auf LENOIR (1823) zurück.

Aus der vergleichenden Vererbungsforschung ist von Interesse, daß Vögel, Sirenen und Insectivoren physiologischerweise eine Synostosis radio-ulnaris besitzen. Beim Menschen kann man mit LIEBLEIN (1909) zwei Typen der Verwachsung der beiden Unterarmknochen im oberen Abschnitt unterscheiden: 1. bei normal gestalteter und gelagerter proximaler Radiusepiphyse und 2. bei mangelhafter Differenzierung des oberen Radiusendes ohne Verbindung mit dem Oberarm.

Aus älteren und neueren Übersichten (ASCHNER u. ENGELMANN 1928; BAUER u. BODE 1940; WERTHEMANN 1952; WEIL 1959 u.a.) geht hervor, daß diese Hemmungsmißbildung weitaus häufiger am proximalen Unterarmende (Synostosis superior) als am mittleren und distalen Abschnitt der Unterarmknochen (Synostosis medialis et inferior) auftritt. Klinisch steht die Einschränkung der normalen Beweglichkeit des Gelenkes im Vordergrund. Während Beugung und Streckung im Ellenbogengelenk möglich sind, werden Pro- und Supinationsbewegungen eingeschränkt oder aufgehoben. Vielfach findet sich eine stabile Pronationskontraktur. Der Ausfall der Gelenkfunktion führt zu einer Inaktivitätsatrophie; gelegentlich ist der betroffene Arm kürzer. Beim freien Hängenlassen

der Arme zeigen die Handinnenflächen nach hinten, nicht wie gewöhnlich zum Oberschenkel. Eingehendere Beschreibungen zur Klinik, Pathologie und Therapie der Synostosis radio-ulnaris liegen vor von McFarland (1930), Neustadt (1932), Nilsonne (1928),

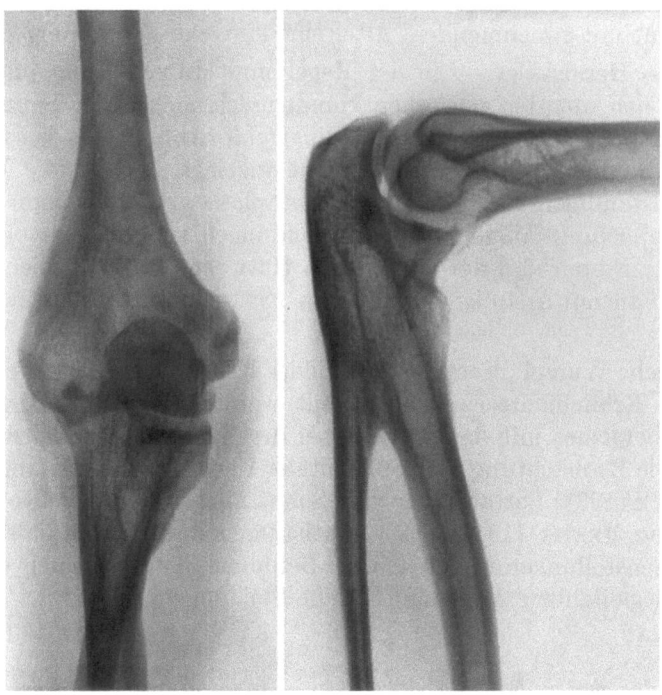

Abb. 26. Radio-ulnare Synostose (Synostosis superior) bei einem 28jährigen Patienten. Darstellung in zwei
Ebenen. (Beobachtung UK Bonn 1940)

Lange (1935), Weil (1959) u.a. Auf dem Röntgenbild (Abb. 26) ist der Radius im proximalen Drittel mehr oder weniger breitbasig mit der Ulna verwachsen, wobei die Corticalis von Elle und Speiche spitzbogenförmig ineinander übergehen. Das Radio-ulnar-
Gelenk ist nicht abzugrenzen. Zugleich kann
das Humeroulnargelenk schwere arthrotische Veränderungen aufweisen (Lüdin
1924). Der Block der synostosierten Unterarmknochen umgreift zangenförmig die
Humeruskondylen (Abb. 26). Speichenköpfchen und Hals erscheinen wechselweise
plump, verbogen und verlängert, während
die Elle bis zur Verwachsungsstelle eher
grazil ist. In jedem Falle tritt das schattendichte Knochenmassiv der radioulnaren
Synostose mit ungewohnten Gelenkkonturen in Erscheinung. Vielfach ragt bei

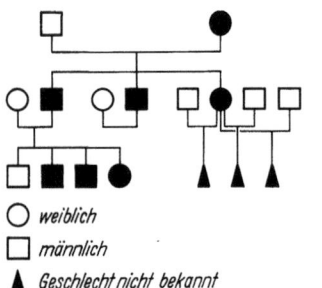

○ weiblich
□ männlich
▲ Geschlecht nicht bekannt

Abb. 27. Erblichkeit der Synostosis radio-ulnaris mit
dominanter Erbfolge in drei Generationen.
(Nach Angaben von M. Lange 1935)

dysplastischem Capitulum humeri das Speichenköpfchen über das Gelenk hinaus. Begleitmißbildungen des peripheren Extremitätenskelets sind in Verbindung mit radio-
ulnarer Synostose zu berücksichtigen (Eckinger 1938), welche Abweichungen vom gewohnten Bild der isolierten Verwachsung der Unterarmknochen mit sich bringen.

Sektionsbefunde — welche vor allem Chasin (1932) zusammengestellt hat — zeigen
außer den im Röntgenbild darstellbaren Besonderheiten mit Verwachsungen von 2—7 cm,
daß auch anliegende Muskeln (M. biceps und brachialis) zusammenwachsen können und
eine gleiche Insertionsstelle besitzen. An Gefäßen und Nerven waren keine pathologischen
Abweichungen festzustellen.

Über die Erblichkeit der angeborenen Aplasie des oberen Radioulnargelenkes bestehen — obgleich eine große Zahl von Einzelfällen mitgeteilt worden sind — keine Zweifel. Den heredofamiliären Charakter dieser Hemmungsmißbildungen haben Darstellungen von ABBOTT (1892), DAVENPORT, TAYLOR und NELSON (1924), ASCHNER u. ENGELMANN (1928), LANGE (1935), BAUER u. BODE (1940) hervorgehoben. Wir folgen LANGE, der die Synostosis radioulnaris in drei Generationen beobachten konnte (Abb. 27), wobei sich die Anomalie auf beide Geschlechter gleichmäßig verteilt hat. In änlicher Weise fand ABBOTT (1892) sieben Merkmalträger in fünf Generationen. Der Erbgang ist dominant, wobei Unregelmäßigkeiten beobachtet werden. Über die Seitenverteilung der Synostosis radioulnaris hat LÜDIN (1924) an Hand von 64 Fällen berichtet, welche bis auf zwei am Lebenden diagnostiziert wurden. Über die Hälfte (39) waren doppelseitig angelegt, die linke Seite war bei einseitiger Ausbildung etwa doppelt so häufig betroffen als die rechte Seite.

Literatur

Aplasie und Hypoplasie der Gelenke

(Übersichten)

ASCHNER, B., u. G. ENGELMANN: Konstitutionspathologie in der Orthopädie. Wien u. Berlin: Springer 1928.

BAUER, K. H., u. W. BODE: Erbpathologie des Stützgewebes beim Menschen. In: Handbuch der Erbpathologie des Menschen, Bd. III. Berlin: Springer 1940.

BELL, J.: On hereditary digital anomalies. Part I. On brachydactyly and symphalangism. Treas. hum. Inherit. 5 (1951).

—, and L. S. PENROSE: On hereditary digital anomalies. Part II. On syndactyly and its association with polydactyly. Treas. hum. Inherit. 5 (1953).

BRANDT, W.: Lehrbuch der Embryologie. Basel: S. Karger 1944.

COCCHI, U.: Erbschäden der Gelenke. In: Lehrbuch der Röntgendiagnostik (SCHINZ-BAENSCH-FRIEDL-UEHLINGER). 5. Aufl. Stuttgart: Georg Thieme 1952.

FALLS, H. F.: Skeletal system, including joints. In: A. SORSBY, Clinical genetics. London: Butterworth & Co. 1953.

GATES, R. R.: Human genetics, vol. I and II. New York: Macmillon & Co. 1952.

GRÜNEBERG, H.: Animal genetics and medicine. London: Hamish Hamilton Med. Books 1947.

HOHMANN, G.: Fuß und Bein, ihre Erkrankung und deren Behandlung. München: F. J. Bergmann 1934.

— Hand und Arm, ihre Erkrankung und deren Behandlung. München: J. F. Bergmann 1949.

JUST, G.: Handbuch der Erbbiologie des Menschen, Bd. I—V. Berlin: Springer 1940.

MÜLLER, W.: Die angeborenen Fehlbildungen der menschlichen Hand. Leipzig: Georg Thieme 1937.

STERN, C.: Grundlagen der menschlichen Erblehre. Göttingen: Musterschmidt 1955.

SWOBODA, A.: Das Skelett des Kindes. Entwicklung, Bildungsfehler und Erkrankungen. Stuttgart: Georg Thieme 1956.

VERSCHUER, O. v.: Anomalien der Körperform. Aus: BAUER-FISCHER-LENZ, Menschliche Erblehre und Rassenhygiene, 5. Aufl., Bd. I/2. München u. Berlin: J. F. Lehmann 1940.

— Genetik des Menschen. München u. Berlin: Urban & Schwarzenberg 1959.

VOGEL, F.: Lehrbuch der allgemeinen Humangenetik. Berlin-Göttingen-Heidelberg: Springer 1961.

WEYERS, H.: Die Myositis ossificans progressiva. In: Handbuch der Kinderheilkunde (im Druck). Berlin-Göttingen-Heidelberg: Springer 1967.

1. Aplasie der Gelenke

a) Aplasie der kleinen Gelenke

Einzeldarstellungen

ALVORD, R. M.: Zygodactyly and associated variations in a Utah family. J. Herd. 38, 49 (1947).

APERT, E.: De l'acrocephalosyndactylie. Bull. Soc. med. Hôp. Paris 23, 130 (1906).

BARSKY, A. J.: Congenital anomalies of the hand. J. Bone Jt Surg. A 33, 35 (1951).

BECKER, F.: Über eine ungewöhnliche Handgelenksverbildung (angeborene Radius-Lunatum-Synostose). Fortschr. Röntgenstr. 52, 245 (1935).

BECKER, P. E.: Unterschiedliche phänotypische Ausprägung der Anlage zur Brachymesophalangie in einer Sippe. Z. menschl. Vererb.- u. Konstit.-Lehre 23, 235 (1939).

BERGERHOFF, W.: Kongenitaler doppelseitiger Radiusdefekt. Fortschr. Röntgenstr. 36, 376 (1927).

BLOOM, A. R.: Hereditary multiple ankylosing arthropathy. Radiology 29, 166 (1937).

BORGGREVE: Synostosis talonavicularis in Verbindung mit anderen Synostosen. Z. orthop. Chir. 61, 383 (1934).

BRANDT, W.: Die Entstehungsursachen der Gliedmaßenmißbildungen und ihre Bedeutung für das Vererbungsproblem beim Menschen. Basel: S. Karger 1949.

BULLIT, J.: Variations of the bones of the foot, fusion of the talus and navicular, bilateral-congenital. Amer. J. Roentgenol. 20, 548 (1928).

CABON, P.: A propos d'une anomalie de carpe. J. Electr. 31, 285 (1950).

CANIGIANI, T.: Beiderseitige Anomalie im Bereich der Handwurzelknochen. Röntgenpraxis 8, 143 (1936).

CHAUSS, J. M.: Chondroectodermal dysplasia (Ellis-van Creveld disease). Radiology 65, 213 (1955).

COHN, B. N. E.: True oxycephaly with syndactylism. Amer. J. Surg. 68, 93 (1945).

COLETTE, A. T.: A case of syndactylism of the ring and little fingers. Amer. J. hum. Genet. 6, 241 (1954).

CUSHING, G.: Hereditary ankylosis of the proximal phalangeal joints (symphalangism). Genetics 1, 90 (1916).

DAVIS, ST. J., and W. J. GERMAN: Syndactylism. Arch. Surg. 21, 32 (1930).

DEGENHARDT, K. H., u. G. GEIPEL: Dominant erbliche Perodaktylie in 4 Generationen einer Sippe. Eine phänogenetische Studie. Z. menschl. Vererb.- u. Konstit.-Lehre 32, 277 (1954).

DREY, H.: Hereditäre Brachydaktylie, kombiniert mit Ankylose einzelner Fingergelenke. Z. Kinderheilk. 4, 553 (1912).

DRINKWATER, H.: Phalangeal anarthrosis (synostosis, ankylosis) transmitted through fourteen generations. Proc. roy. Soc. Med. 10, 60 (1917).

DWIGHT: Variations of the bones of the hand and foot. London 1907.

ELGENMARK, O.: Club fingers and club toes of unknown etiology. Acta paediat. (Uppsala) 30, 487 (1943).

ELLIS, R. W. B., and S. VAN CREVELD: A syndrome characterized by ectodermal dysplasia, polydactyly, chondro-dysplasia and congenital morbus cordis. Arch. Dis. Childh. 15, 65 (1940).

ESAU: Angeborene Synostosen im Bereich des Carpus und Tarsus. Röntgenpraxis 5, 235 (1933).

FACKENHEIM: Jena. Z. Med. Naturw. 22, 342 (1888). Zit. WEYERS 1952.

FRÄDRICH, G.: Zur Frage der Peromelie. Beitr. path. Anat. 103, 616 (1939).

FREEMAN, E. A., and J. S. SHELDON: Craniocarpo-tarsal dystrophy. An undescribed congenital malformation. Arch. Dis. Childh. 13, 227 (1938).

GATTO, I.: Ellis-van Creveld-Syndrom. Helv. paediat. Acta 6, 437 (1951).

GREIG, D. M.: Intertarsal development ankylosis. Edinb. med. J. 42, 21 (1935).

HAGLUND, P.: Ein Fall von vollständiger Coalitio talo-navicularis. Z. orthop. Chir. 51, 93 (1929).

HAYEK, W.: Synostosis talo-navicularis. Z. orthop. Chir. 60, 231 (1934).

HEIM, W.: Neuere Ansichten über die Entstehung und Behandlung der Syndaktylie. Med. Welt 1940, 481.

HINDENACH, C. J. R.: Bilateral congenital fusion of the semilunar and cuneiform bones. Brit. J. Surg. 35, 104 (1947).

HOFFMANN, D.: Einige seltenere Handwurzelverschmelzungen und andere Mißbildungen des Handskelettes. Röntgenpraxis 12, 41 (1940).

JAKOBSON: Über kombinierte Syn- und Polydaktylie. Bruns' Beitr. klin. Chir. 61, 332 (1909).

JOHNSTON, O., and R. W. DAVIS: On the inheritance of hand and foot anomalies in six families. Amer. J. hum. Genet. 5, 356 (1953).

—, and V. V. KIRBY, jr.: Syndactyly of the ring and little finger. Amer. J. hum. Genet. 7, 80 (1955).

KENZIE, H., and L. S. PENROSE: Two podigrees of electrodactyly. Ann. Eugen. (Lond.) 16, 88 (1951).

KEWESCH, E. L.: Über hereditäre Verschmelzung der Hand- und Fußwurzelknochen. Fortschr. Röntgenstr. 50, 550 (1934).

KIENBÖCK, R., u. W. EHALT: Angeborene Mißbildung der Füße im tarsalen Abschnitt. Röntgenpraxis 7, 401 (1935).

KIRCHMAIR, H.: Ein Syndaktylie-Stammbaum. Münch. med. Wschr. 1936, 605.

KOENNER, D. M.: Häufigkeiten von Extremitätendefekten. Erbarzt 5, 53 (1938).

KOMAI, T.: Three japanese podigrees of typical brachydaktyly. J. Hered. 44, 80 (1953).

KORVIN, H.: Coalitio talo-calcanea. Z. orthop. Chir. 60, 105 (1934).

LANGE, M.: Erbbiologie der angeborenen Körperfehler. Stuttgart: Ferdinand Enke 1935.

LAPIDUS, W.: Congenital fusion of the bone of the foot. J. Bone Jt Surg. 14, 888 (1932).

LAUSECKER, H.: Der angeborene Defekt der Ulna. Virchows Arch. path. Anat. 325, 211 (1954).

LEHMANN, W.: Über eine Familie mit multiplen Mißbildungen an Händen und Füßen. Acta genet. (Basel) 2, 87 (1953).

LÖNNERBLAD, L.: Über zwei seltene Anomalien (?) im Carpus. Acta radiol. (Stockh.) 16, 682 (1935).

LUCKEN, K. G.: Über eine Familie mit Syndaktylie. Z. menschl. Vererb.- u. Konstit.-Lehre 22, 152 (1939).

LÜDKE, H.: Über kongenitale bilateralsymmetrische Aplasie von Interphalangealgelenken. Med. Klin. 1937, 208.

MAHAFFY, H. W.: Bilateral congenital calcaneocuboid synostosis. J. Bone Jt Surg. 27, 164 (1945).

MARGOLIS, E., and E. HASSON: Heredity malformations of the upper extremities in three generations. J. Hered. 46, 254 (1955).

— A. SCHWARZ, and R. FALK: Brachytelephalangy and brachymesophalangy in the same family. J. Hered. 48, 21 (1957).

MARTHI, T.: Ein interessanter Fall einer Handwurzelsynostose. Schweiz. med. Wschr. 1945, 700.

— Die Skelettvarietäten des Fußes, ihre klinische und unfallmedizinische Bedeutung. Bern: Huber 1947.

MARTHI, T.: Weiterer Beitrag zum Studium der Handwurzelvarietäten. Schweiz. med. Wschr. 1947, 890.

— Über das Os centrale carpi. Schweiz. med. Wschr. 1950, 280.

MESTERN, J.: Erbliche Aplasie der Interphalangealgelenke (erbliche Phalanxsynostosen). Z. orthop. Chir. 61, 421 (1934).

— Erbliche Synostosen der Hand- und Fußwurzelknochen. Erbliches Os tibiale externum. Röntgenpraxis 6, 594 (1934).

METRAKOS, J. D., and F. C. FRASER: Evidence for a heriditar factor in chrondroectodermal dysplasia (Ellis-van Creveld syndrome). Amer. Amer. J. hum. Genet. 6, 260 (1954).

MEVES, F.: Über die Synostosen der Handwurzelknochen. Z. orthop. Chir. 67, 17 (1937).

NEIMANN, N., S. STEHLIN et M. MANCIAUX: Extrait de la Semaine des Hôpitaux, p. 34. Paris 1954.

NEWSHOLME, A.: A pedigree showing biparenteral inheritance of webbed toes. Lancet 1910, 1690.

O'RAHILLY, R.: An analysis of cases of radial hemimelia. Arch. Path. 44, 28 (1947).

OREL, H.: Angeborene Mißbildungen des Skelettsystems. Z. menschl. Vererb.- u. Konstit.-Lehre 16, 379 (1932).

PFITZNER, W.: Beiträge zur Kenntnis der Mißbildungen des menschlichen Extremitätenskelettes. Schwalbes morph. Arb. 8, 304 (1898).

PENROSE, L. S.: Zygodactyly. J. Hered. 37, 285 (1946).

PIPKIN, A. C., and S. B. PIPKIN: Two new pedigrees of zygodactyly. J. Hered. 36, 313 (1945).

POL, R.: Brachydaktylie, Klinidaktylie, Hyperphalangie und ihre Grundlagen. Virchows Arch. path. Anat. 229, 388 (1921).

REISS, J.: Über angeborene Synostosen zwischen Lunatum und Triquetrum. Röntgenpraxis, 716 (1936).

REY: Angeborene Verschmelzung von Calcaneus und Cuboid. Zbl. Chir. 1932, 2666.

ROCHLIN, D. G.: Über hereditäre, symmetrische Gelenkhypoplasie. Z. menschl. Vererb.- u. Konstit.-Lehre 13, 654 (1928).

—, u. S. G. SIMONSON: Über die angeborene Fingergelenksversteifung. Fortschr. Röntgenstr. 46, 193 (1932).

SEDDON, H. J.: Calcaneo-scaphoid coalition. Proc. roy. Soc. Med. 26, 419 (1923).

STILES, K. A., and D. A. HAWKINS: The inheritance of zygodactyly. J. Hered. 37, 16 (1946).

STRÖER, W. F. H.: Familiäres Auftreten von Reihen erblicher Hand- und Fußabweichungen. Erbarzt 1936, 22.

STUCKE, K., u. O. GANSMÜLLER: Zur Klassifizierung, Klinik und Behandlung der Syndaktylie. Langenbecks Arch. klin. Chir. 260, 77 (1947).

WALKER: Remarkable cases of hereditary ankylose or absence of various phalangeal joints, with defects of the little ringfingers. Bull. John Hopk. Hosp. 12 (1901).

WEIDENREICH, F.: Die Zygodaktylie und ihre Vererbung. Z. indukt. Abstamm.- u. Vererb.-Lehre 32, 309 (1923).

WEYERS, H.: Über eine korrelierte Mißbildung der Kiefer- und Extremitätenakren (Dysostosis acro-facialis). Fortschr. Röntgenstr. 77, 562 (1952).

— Hexadactylie, Unterkieferspalt und Oligodontie, ein neuer Symptomenkomplex. Ann. paediat. (Basel) 181, 45 (1953).

— Zur Kenntnis der Chondroektodermaldysplasie (Ellis-van Creveld). Z. Kinderheilk. 78, 111 (1956).

WILDERVANCK, S. L.: Ertelijkheid van stijve distale Vinger en Teengewrichten. Ned. T. Geneesk. 50, 3116 (1952).

ZIMMER, E. E.: Über Verschmelzungen von Handwurzelknochen (mit einem Beitrag zur radialen Klumphand). Röntgenol. Rundsch. 5, 244 (1936).

b) Aplasie der großen Gelenke
Einzeldarstellungen

ABBOTT, F. C.: Hereditary congenital dislocation of the radius. Trans. path. Soc. London 43, 129 (1892).

ALTHOFF, H.: Zur Panmyelopathie Fanconi als Zustandsbild multipler Abartungen. Z. Kinderheilk. 72, 267 (1953).

BRÜCKE, H. v.: Ein Beitrag zur Kenntnis hypoplastischer Gliedmaßenbildungen. Z. menschl. Vererb.- u. Konstit.-Lehre 22, 578 (1938).

CHASIN, A.: Synostosis radio-ulnaris superior congenita. Z. orthop. Chir. 56, 353 (1932).

DAVENPORT, C. B., H. N. TAYLOR, and L. A. NELSON: Radio-ulnar synostosis. Arch. Surg. 8, 705 (1924).

ECKHARDT, H.: Über die genetische Einheit verschiedener Extremitätenmißbildungen. Erbarzt 10, 10 (1942).

ECKINGER, W.: Radio-ulnare Synostose am distalen und proximalen Ende mit verschiedensten Formen von Mißbildungen. Z. orthop. Chir. 68, 297 (1938).

FRANK, A.: Über Humero-Radialsynostose. Beitr. path. Anat. 99, 242 (1937).

GÖLLER, D. G. C.: Abortus humani monstrosi hist. Misc. Acad. Nat. curios. 2, 311 (1683).

HERTWIG, P.: Sechs neue Mutationen bei der Hausmaus in ihrer Bedeutung für allgemeine Vererbungsfragen. Z. menschl. Vererb. u. Konstit.-Lehre 26, 1 (1942).

ILBERG, G.: Foetus ohne Arme und Beine (Amelos). Zusammenstellung von Beobachtungen über Amelie. Z. Geburtsh. 114, 174 (1937).

KANAVEL, A. B.: Congenital malformations of the hand. Arch. Surg. 25, 1, 282 (1932).

KATO, K.: Congenital absence of the radius, with review of literature and report of three cases. J. Bone Jt Surg. 6, 589 (1924).

KRIECHLER, U.: Über die Variationsbreite der kongenitalen Fibula- und Radiusaplasien. Z. menschl. Vererb.- u. Konstit.-Lehre 24, 77 (1942).

Kümmel, W.: Die Mißbildungen der Extremitäten durch Defekt, Verwachsung und Überzahl. Kassel: Th. G. Fischer 1895.

Levinger, E.: Mißbildung: Defekt des Humerus und Schultergürtels, Fehlen von Radius und Ulna, nur 1 Finger vorhanden. Anat. Anz. 61, 78 (1926).

Lüdin, M.: Über familiäre, kongenitale radio-ulnare Synostose. Schweiz. med. Wschr. 1924, 1.

McFarland, B.: Radio-ulnar synostosis. Brit. med. J. 1930, 644.

Mouchet, A., et L. Saint Pierre: Ankylose congénitale héréditaire. Rev. Orthop. 18, 210 (1931).

Nachtsheim, H.: Erbpathologie der Stützgewebe der Säugetiere. In: Handbuch der Erbpathologie des Menschen von G. Just, Bd. III. Berlin: Springer 1940.

Neustadt, E.: Synostosis radio-ulnaris congenita. Z. orthopl Chir. 31, 250 (1932).

Pasma, A., and L. S. Wildervanck: Hereditary occurrence of congenital rigidity of the ellbows and knees (congential multiple pseudarthrogryposis). Arch. chir. neerl. 8, 43 (1956).

Roberts, A. S.: A case of deformity of the forearm and hands with unusual history of heredity. Amer. Ann. Surg. 3, 135 (1886).

Romanus, R.: Ein Fall von angeborener Ankylose im Ellengelenk. Acta orthop. scand. 4 (1933).

Roth, P. B.: Congenital synostosis of humerus and radius occurring in three children of one family. Proc. roy. Soc. Med. 19, 51 (1926).

Siwon, P.: Kongenitale hereditäre doppelseitige Ankylose im Ellengelenk. Dtsch. Z. Chir. 81, 338 (1928).

Sömmering, S. Th.: Abbildungen und Beschreibungen einiger Mißgeburten. Mainz 1871.

Unterrichter, L.: Beiträge zur Kenntnis der angeborenen Anomalien der Extremitäten. Z. menschl.Vererb.-u.Konst.-Lehre 18,317(1934).

Valentin, B.: Beiträge zur Ätiologie der kongenitalen Mißbildungen. 21. Kongr. dtsch. orthop. Ges. 1926, S. 406.

Veit, G.: Über familiäres Vorkommen von Oligodaktylie. Gleichzeitig ein Beitrag zur genetischen Stellung der Oligodaktylie innerhalb der Handmißbildungen. Z. menschl. Vererb.-u. Konstit.-Lehre 23, 620 (1939).

Weil, S.: Die angeborenen Mißbildungen des Ellenbogengelenkes. In: Handbuch der Orthopädie, Bd. III, S. 325. Stuttgart: Georg Thieme 1959.

Weyers, H.: Oligodactyly syndrome in man and animal. The first internat. Congr. of human genetics, p. 147. Københaven: Book of Abstracts 1956.

2. Dysplasie der Gelenke

a) Dysplasie der knöchernen Grundlage

α) Die Dreigliedrigkeit des Daumens, hyperphalangism of the thumb

Im Rahmen der knöchernen Gelenkdysplasie sei zunächst auf eine seltene Entwicklungsstörung des Daumens eingegangen, welche als dreigliedriger Daumen bezeichnet wird (Abb. 28, 29). Die vollkommen ausgebildete Dreigliedrigkeit des radialen Randstrahles ist dabei nur in wenigen Fällen beschrieben worden. In der überwiegenden Zahl der mitgeteilten Beobachtungen besteht gleichzeitig eine Doppelmißbildung des Daumens oder auch der Großzehe (Komai, Ozaki u. Inikuma 1953).

Man kann mit Hilgenreiner (1907) eine „vollständige" von einer „unvollständigen" Hyperphalangie unterscheiden, je nach dem Grade der Ausbildung eines selbständigen dritten Daumengliedes. Allen Varianten ist jedoch mehr oder weniger der ausgeprägte Verlust des Daumencharakters sowie die Erblichkeit gemeinsam. Der dreigliedrige Daumen präsentiert sich meist als ein einwärts gekrümmter überzähliger Finger in Form einer Klinodaktylie. Auch für diese Anomalie ist die Heredität gesichert (Hersh, de Marinis u. Stecher 1953). Der klinodaktyle Finger hat eine atypische Mesophalanx zwischen Grund- und Endglied aufzuweisen. Zuweilen beschränkt sich die Einwärtskrümmung nur auf das Endglied (s. Abb.29). Einschlägige Beobachtungen der letzten Jahrzehnte stammen von Campell (1929), W. Müller (1937), Pohl (1937), Ströer (1937), Roberts (1943), Paltrinieri (1948), Werthemann (1952) u.a. Ferber (1952) sah den gleichen Mißbildungstyp bei Vater und zwei Söhnen.

Unsere erste Beobachtung (Abb. 28) betrifft einen 48jährigen mit dreigliedrigem Daumen, wobei zwischen Grund- und Endglied ein mehr kubisches Mittelstück eingefügt ist, wie man es manchmal bei der Assimilations-Hypophalangie (Brachymesophalangie) auch am Kleinfinger des Mongoiden oder bei der Dysplasia oculo-dento-digitalis (s. d.) findet.

Die Störung betrifft das Radialsegment der Hand, häufig in doppelseitiger Ausprägung, wobei außer der Hyperphalangie auch hypoplastische Bildungsfehler mit Übergängen bis zur Ektrodaktylie gefunden werden. Nicht nur die Daumenbewegungen, sondern auch die Stellung der einzelnen Phalangen weichen vom normalen Vorbild ab. Nicht selten

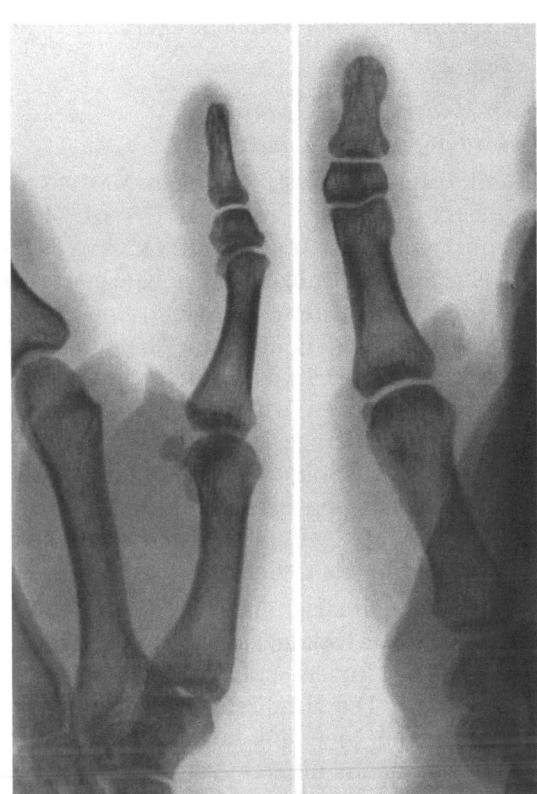

werden zugleich Begleitmißbildungen des Radius und der zugehörigen Handwurzelknochen angetroffen, wobei die Dysplasie der Gelenkflächen besonders hervortritt. Letzteres trifft vorwiegend für die Artikulationsflächen im Handwurzelbereich zu, zumal Verschmelzungen von Handwurzelknochen, z. B. Os naviculare und lunatum (Os centrale bipartitum) in Erscheinung treten. Die gelenkige Verbindung zwischen erstem Mittelhandknochen und den anliegenden Handwurzelknochen wird mehr in den Zwischenraum der beiden Vieleckbeine (multangula) verlagert und nicht, wie normal, nur mit dem Os multangulum majus hergestellt.

Wie eine weitere Beobachtung bei einem 3jährigen Mädchen (Abb. 29) zeigt, werden Übergänge von rudimentärer Hyperphalangie des Daumens mit normaler Artikulation im Handwurzelbereich bis zum fingerförmigen Aufbau des Daumens mit atypischem Ansatz im Handwurzelgrund häufiger beobachtet. Ferner treten — wie bei anderen Differenzierungsstörungen des acralen Extremitätenskelets — überzählige distale Epiphysenkerne an den übrigen Mittelhandknochen auf. Synostosen zwischen Radius und Ulna im proximalen

Abb. 28. Dreigliedriger Daumen mit fingerförmigem Aussehen, leichter Einwärtskrümmung und kubisch gestalteter Mesophalanx bei einem 48jährigen Patienten. (Beobachtung UK Bonn 1939)

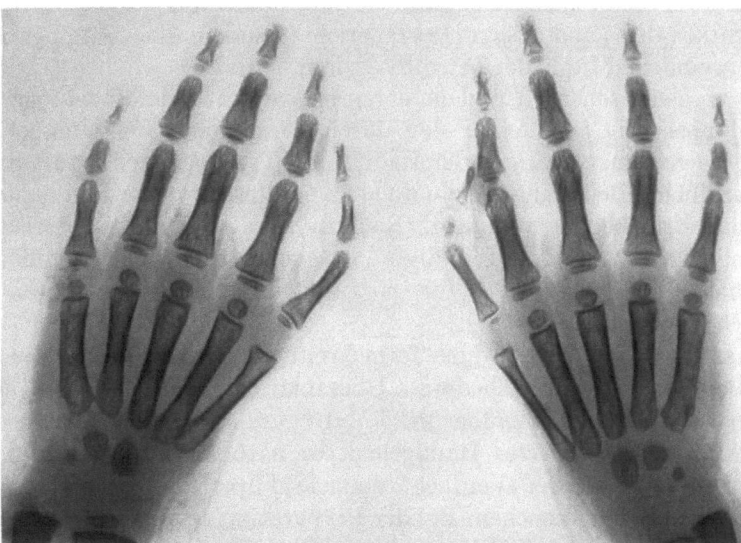

Abb. 29. Symmetrische Ausbildung eines dreigliedrigen Daumens bei einem 3jährigen Mädchen. Seitendifferente Ausprägung des überzähligen Mittelstückes und clinodactyle Einwärtsbiegung der Endglieder. (Eigene Beobachtung 1956)

Drittel und ein Überragen der Elle gegenüber der Speiche sowie Gefäßanomalien ergänzen das Bild des dreigliedrigen Daumens, der verständlicherweise viele Berührungspunkte mit der erblichen Polydaktylie aufzuweisen hat (Ohkura 1956).

Für die einfach dominante Vererbung haben schon Aschner u. Engelmann (1929) Unterlagen zusammengestellt. Erbliches Auftreten dreigliedriger Daumen in vier Generationen hat Roberts (1943) mitgeteilt, wobei männliche und weibliche Merkmalträger in etwa gleicher Häufigkeit befallen waren.

β) Die radio-volare Luxation oder Madelungsche Deformität, maladie de Madelung-Dupuytren, radio-volare Bajonetthand

Zu den Bildern der mehr lokalisierten Gelenkdysplasie gehört die nach Madelung benannte und 1879 beschriebene „Spontanluxation" der Hand, welche in der Regel im Pubertätsalter auftritt. Das erbliche Vorkommen ist von Aschner u. Engelmann (1928) in elf Familienbeobachtungen nachgewiesen worden. Aus neuerer Zeit liegt eine Studie von Gatto (1955) über die Madelungsche Deformität vor. In drei aufeinanderfolgenden Generationen wurden manifeste weibliche Merkmalträger angetroffen und eine abortive Ausprägung der radiovolaren Luxationsneigung bei männlichen Probanden (Abb. 30) gefunden. Eine dominante Erbfolge gilt als gesichert.

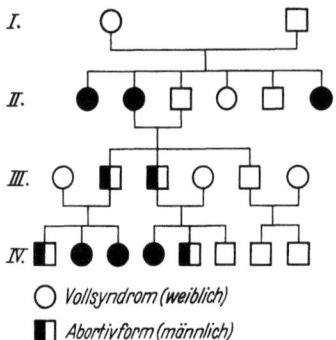

○ Vollsyndrom (weiblich)
■ Abortivform (männlich)

Abb. 30. Madelungsche Deformität in dominanter Vererbung über drei Generationen mit vollständiger Ausprägung des Leidens bei Frauen und einer rudimentären Manifestation bei Männern. (Nach Angaben von Gatto 1955)

Es handelt sich um eine bajonettförmige Knickung des Handgelenkes, wobei die Hand nach volar luxiert und nach ulnar abduziert wird. Die Hauptstörung läßt sich in den Bereich der ulnaren Radiusepiphyse verlegen, deren ulnarer Abschnitt vorzeitig verknöchert und eine Verkrümmung des unteren Speichenendes mit Veränderung der Artikulationsfläche nach sich zieht, so daß einer Luxation Vorschub geleistet wird. Offensichtlich besteht eine besondere Disposition des Leidens zum weiblichen Geschlecht (Gynäkotropie). Diese Geschlechtswendigkeit der Anlage kommt schon in der Aufstellung von Homuth (1911) zum Ausdruck: unter 56 Merkmalträgern waren 47 Frauen und nur 9 Männer. Schinz (1924) und Marti (1940) berichten zudem über Familienbeobachtungen, in denen nur weibliche Mitglieder betroffen waren.

Der endogen-genetischen Grundlage entsprechend tritt die Madelungsche Deformität fast immer doppelseitig auf. Außer den durch hormonelle Umstellungen der Pubertät beeinflußten Wachstumsvorgängen der Radiusepiphysen scheinen traumatische Einflüsse (einseitige berufliche Belastungen) zumindest manifestationsfördernd zu wirken. Aber auch bestimmte Knochenerkrankungen (Rachitis), Folgen innersekretorischer Störungen sowie die von Stehr (1938) angeschuldigte „Osteochondropathia juvenilis deformans der distalen Radiusabschnitte" werden für die Entstehung der radiovolaren Bajonetthand verantwortlich gemacht.

Dupuytren hat bereits 1839 eine fortschreitende Deformierung des Handgelenkes beschrieben, welche er auf berufsbedingte Überanstrengungen des Handgelenkes zurückgeführt wissen wollte. Demgegenüber geht Madelungs Beobachtung auf eine 23jährige Frau zurück, deren deformiertes Handgelenk er pathologisch-anatomisch untersuchen konnte. Klinisch bestand der Verdacht einer Subluxation des distalen Radiusendes gegenüber den Handwurzelknochen. Bei der Präparation zeigte sich aber, daß das Radio-Carpalgelenk normal war und die Palmarluxation der Hand durch eine volare Abknickung des distalen Radiusendes bedingt war. Entsprechende anatomische Präparationsbefunde liegen von Franke (1908) vor.

Im Röntgenbild tritt die ulnare Verknöcherungsstörung der distalen Radiusepiphyse, die zu einer Abschrägung und Verlagerung der Artikulationsebene führt, gegenüber einer normal entwickelten Vergleichshand deutlich hervor, wie unsere Beobachtung bei einem 18jährigen Mädchen an der dargestellten rechten Hand (Abb. 31) erkennen läßt. Die seitliche Aufnahme zeigt die volare Verschiebung der Hand, die eine Luxation vortäuscht. SPRINGER (1911) hat nach röntgenologischen Untersuchungen darauf hingewiesen, daß bei Madelungscher Deformität auch diaphysär gelegene Verbiegungen des Radius vorkommen, womit die Deutung älterer Autoren gestützt wird, daß weniger eine Subluxation im Radio-Carpalgelenk, als vielmehr die Wachstumsanomalie mit konkaver Gelenkfläche

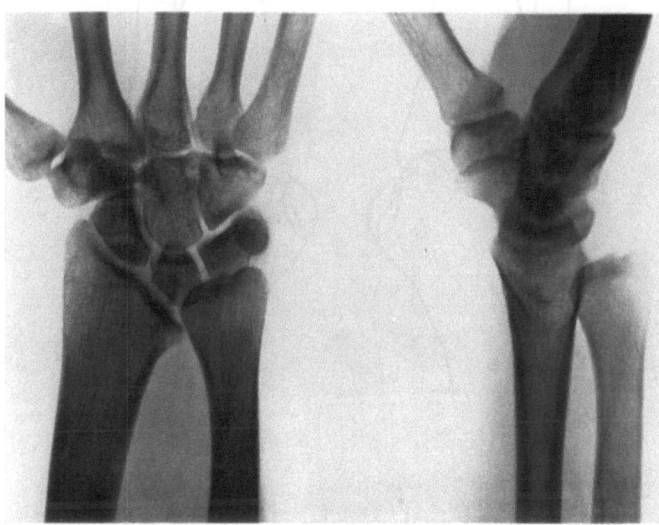

Abb. 31. Rechte Hand eines 18jährigen Mädchens mit Madelungscher Deformität, Darstellung in zwei Ebenen. a Abschrägung der radio-volaren Gelenkfläche, b radio volare Luxation. (Beobachtung UK Bonn 1941)

(Carpus curvus) zur radiovolaren Bajonetthand führt. In ausgeprägten Fällen von Madelungscher Deformität wird indes eine vollständige Luxation der Handwurzel im Radio-Ulnar-Gelenk angetroffen (Abb. 31), wobei die proximale Reihe der Handwurzelknochen der volaren Biegung folgt, die distale Reihe jedoch eine kompensatorische Gegenbewegung aufweist.

γ) Dysplasie des Ellenbogengelenkes (NIEVERGELT)

Von den großen Gelenken werden nach Häufigkeit und Schwere Hemmungsmißbildungen besonders am Ellenbogen- und Kniegelenk angetroffen, wenn man von der Dysplasie des Hüftgelenkes absieht, welche im Zusammenhang mit der angeborenen Hüftgelenksluxation (s. d.) besprochen wird (Abb. 50—54).

Eine ausgedehnte Dysplasie der knöchernen Grundlage des Ellenbogengelenkes ist von NIEVERGELT (1944) beschrieben worden. Die Entwicklungsstörung betraf nicht nur die in der Ellenbeuge zusammentreffenden Knochen, sondern in ähnlicher — wenn auch weniger ausgeprägten Form — das Kniegelenk. Die Auswirkungen dieser dominant erblichen Mißbildungstendenz zeigt Abb. 32, eine Röntgenskizze in zwei Ebenen, welche die Ossifikationsstörungen der gelenknahen Anteile von Radius, Ulna und Humerus wiedergibt. Bemerkenswert sind die Vielzahl atypischer Knochenkerne von unterschiedlicher Größe und Dichte, wie sie bei Störungen der Epiphysenentwicklung aufzutreten pflegen.

Die Radiusköpfchen sind nach oben und außen subluxiert und reichen bis zum Epicondylus lateralis humeri. Der mediale Oberarmknorren ist hypoplastisch und besonders auf der linken Seite in mehrere, unregelmäßig begrenzte Kerne aufgelöst. Für die Generalisation dieser Mißbildung spricht, daß zwischen rechter und linker Körperseite keine wesentlichen Unterschiede festzustellen sind. Die Anomalie wurde in einfach dominanter Erbfolge durch drei aufeinanderfolgende Generationen beobachtet, wobei die Expressivität der pathologischen Anlage so stark war, daß diese zu einer Vaterschaftsbestimmung herangezogen werden konnte.

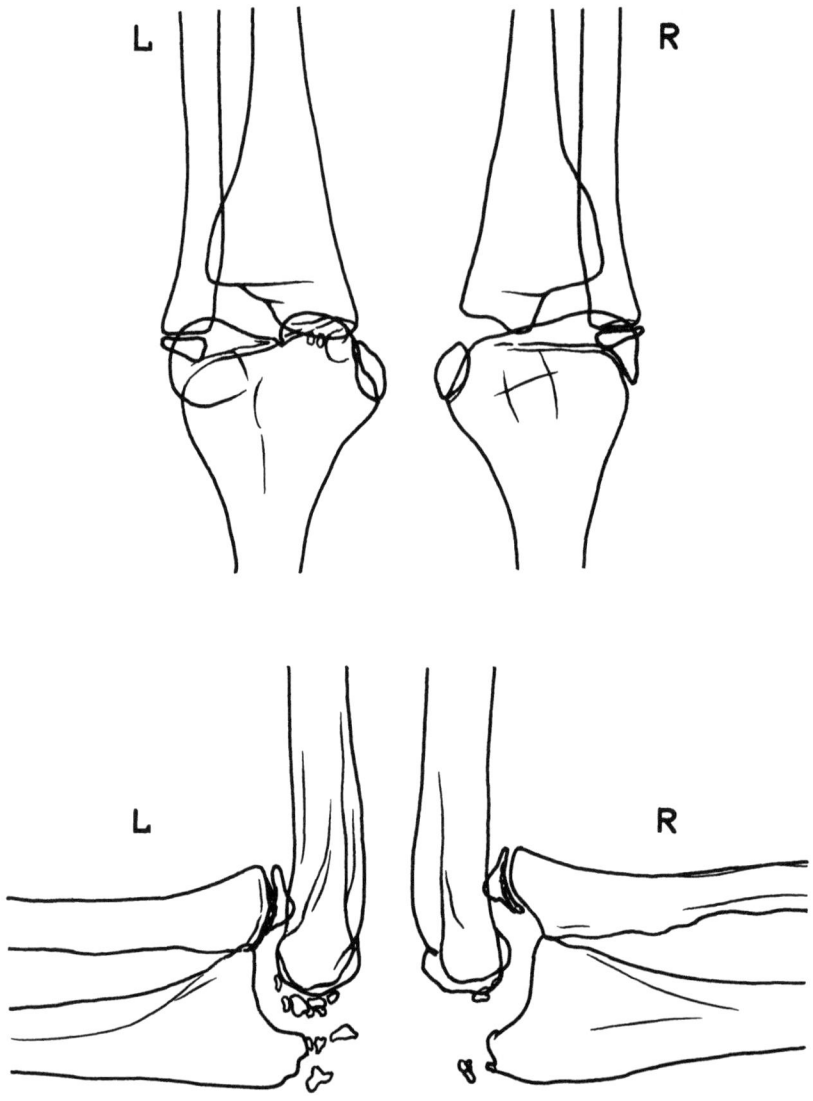

Abb. 32. Dominant erbliche Dysplasie des Ellenbogengelenkes nach Nievergelt (1944) mit multiplen Ossifikationsstörungen und atypischen Knochenkernen (Röntgenpausen)

δ) Dysplasie des Ellenbogen- und Kniegelenkes

Arthro-osteo-onycho-Dysplasie, Beckenhorn-Syndrom, dysplasia osseuse et unguale héréditaire, iliac horns, nail-patella-syndrome, Onychoarthrosis, osseous hypoplasia and dystrophy of the nails, Osteo-onycho-dystrophia hereditaria (albuminurica), hereditäre Arthro-pelvo-Dysplasie

Die Dysplasie des Ellenbogengelenkes tritt vielfach mit einer Kniegelenksluxation gemeinsam auf. Diese Korrelation bedarf nicht nur wegen des übereinstimmenden Erbganges (Abb. 45), sondern auch wegen konstanter Begleitmißbildungen an dieser Stelle besonderer Berücksichtigung. Innerhalb eines Kombinationsbildes, welches Anomalien der großen Gelenke mit Nagel- und Beckenveränderungen vereinigt und nach dem Befall der verschiedenen Entwicklungszentren als Osteo-onycho-dysplasia hereditaria bezeichnet wird

(Abb. 33—45), ist die Radiuskopfluxation nur Teilsymptom einer umfassenderen Störung der radialen Extremitätenanlage (Abb. 46—49).

Als Leitsymptom dieser erblichen Arthrodysplasie ist eine Nageldystrophie anzusehen, welche besonders die radialen Randstrahlen betrifft. Von der Nagelaplasie über ein

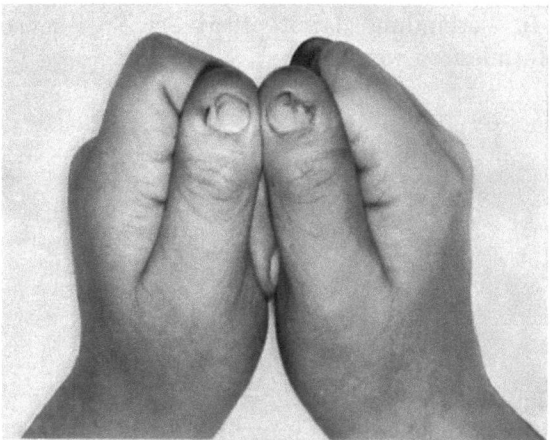

Abb. 33. Nagelrudimente an beiden Daumen einer 12jährigen Patientin mit „Nagel-Patella-Syndrom", welche als Leitsymptome dieses mit Gelenk- und Beckenveränderungen einhergehenden Erbleidens gelten können. (Beobachtung WEYERS 1951)

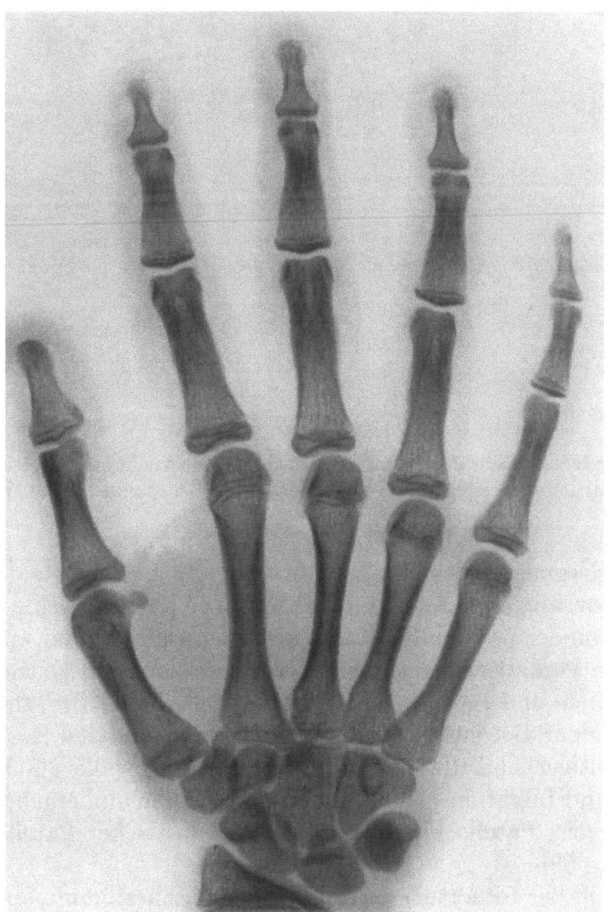

Abb. 34. Rechtes Handskelet eines 15jährigen Mädchens mit „Beckenhornsyndrom" und symmetrischem „Os trapezoides secundarium" als Ausdruck einer weiteren Entwicklungsstörung im Radialsegment der Extremitätenanlage. (Beobachtung WEYERS 1953)

Nagelrudiment (Abb. 33) oder den Spaltnagel (Abb. 36) gibt es viele Übergänge, welche sich vorzugsweise am Daumen — vereinzelt auch an der Großzehe — manifestieren, in Richtung der ulnaren Strahlen dagegen weniger in Erscheinung treten. In ausgeprägten Fällen ist ferner der Radiuskopf verunstaltet, meist hypoplastisch deformiert, während auch der Condylus medialis humeri Unterentwicklung und atypische Konturen aufweisen kann (s. Abb. 40). In Verbindung damit pflegt der Speichenschaft mit bogenförmiger Volarkrümmung deformiert zu werden.

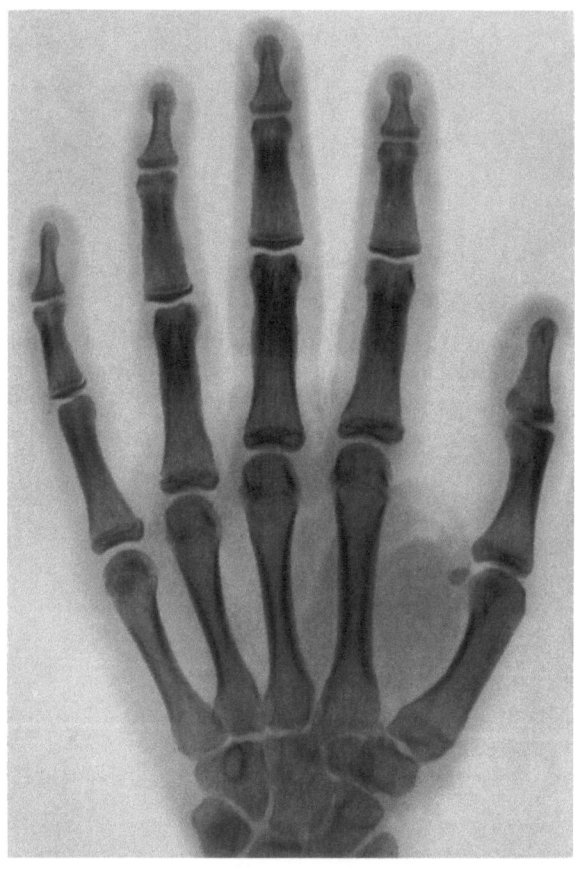

Abb. 35. Linkes Handskelet einer 18jährigen Patientin mit Beckenhornsyndrom und Os trapezoides secundarium mit Nagel- und Patellardysplasie. (Beobachtung WEYERS 1953)

Im ulnaren Armsegment tritt eine Hypoplasie des Griffelfortsatzes auf (SCHRÖDER 1961). Demgegenüber wiesen SENTURIA u. SENTURIA (1944) auf eine Verlängerung, Verbiegung und Luxation des proximalen Radiusendes sowie sekundär arthrotische Veränderungen hin. Analoge Veränderungen finden sich an der unteren Extremität mit Verkümmerung des proximalen und Hyperplasie des distalen Fibulaendes, sowie eine mit der X-Beinstellung verbundene Betonung der medialen Femurkondylen (s. Abb. 43).

Funktionell wichtiger sind die Veränderungen und Ausfälle am Kniegelenk, die mit einer Mikropatella und Luxationsneigung nach oben-außen einhergehen (s. Abb. 37), aber auch zur Patellaaplasie, Patella bipartita und hypoplastischer Patella mit Nebenkernen führen können (Abb. 38).

Bei der Durchsicht der Literatur, welche mit der Beschreibung von erblichen Daumennagel- und Kniescheibendefekten mit WOLF (1900), FIRTH (1911), RUBIN (1915) u.a.m. beginnen, gewinnt man den Eindruck, daß das Vollbild der Arthro-onycho-Dysplasie erst spät erfaßt wurde, nachdem Untersucher wie TRAUNER u. RIEGER (1925), ASCHNER (1928),

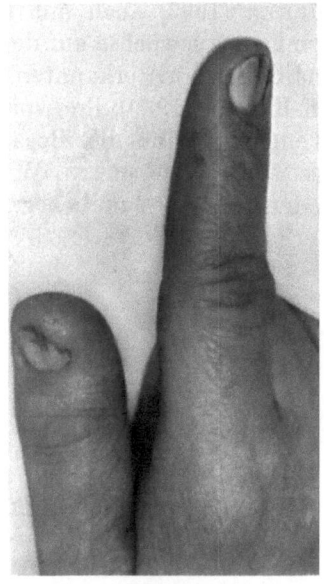 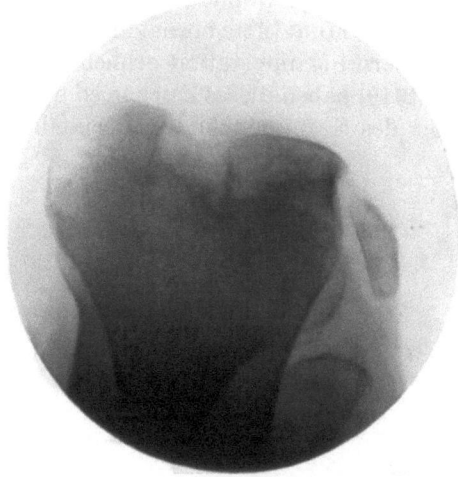

Abb. 36   Abb. 37

Abb. 36. Nageldysplasie (Spaltnägel) an den radialen Randstrahlen einer 15jährigen Patientin mit erblicher Becken- und Gelenkdysplasie. (Beobachtung WEYERS 1953)

Abb. 37. Luxation der Patella bei einem 15jährigen Mädchen mit Ellenbogen- und Gelenksdysplasie im Rahmen des sog. Beckenhornsyndroms; vgl. Abb. 44: Status nach operativer Behandlung. (Beobachtung WEYERS 1953)

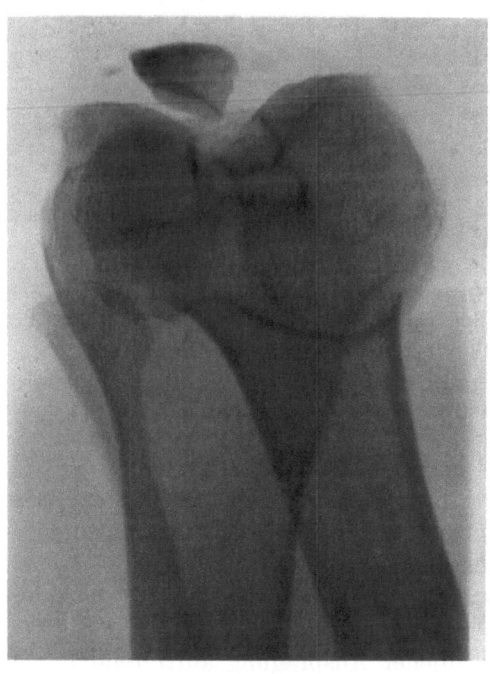 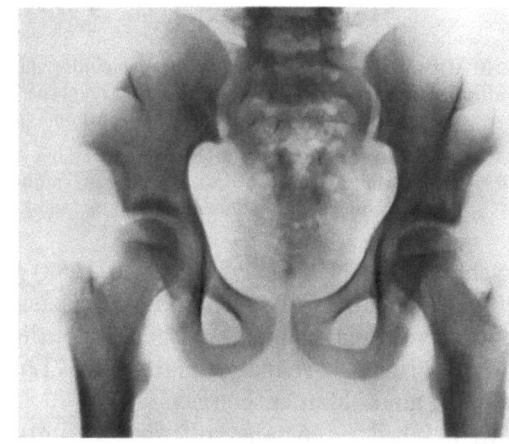

Abb. 38   Abb. 39

Abb. 38. Mikropatella am rechten Kniegelenk bei der hereditären Arthro-pelvo-Dysplasie (Mutter der Ausgangsprobandin) im Alter von 38 Jahren, s. Stammbaum Abb. 45. (Eigene Beobachtung 1953)

Abb. 39. Beckenübersichtsaufnahme bei Osteo-onycho-Dysplasie mit symmetrischer Ausbildung von Beckenhörnern im Alter von 15 Jahren bei einer weiblichen Trägerin des Syndroms; angedeutete, zapfenförmige Verlängerung der Spina iliaca ant. (Beobachtung WEYERS 1953)

28*

Oesterreicher (1931), Rutherfurd (1933) und Turner (1933) auch mit Hilfe der Röntgenuntersuchung nicht die merkwürdigen, hornförmigen Auswüchse auf der Dorsalfläche der Darmbeinschaufeln (Abb. 41) als zum Merkmalbild gehörig erkannten. Erst die Beschreibung dieser Gebilde als „Beckenhörner" durch Kieser (1939), ihre spätere Abbildung durch Fong (iliac horns) im Jahre 1946 und die engere Bindung der Beckenhörner „als knöcherne Manifestation erblicher Arthrodysplasie" durch Thompson, Walker u. Weens (1949) haben dieses Zeichen so betont, daß es in der Folgezeit zum beherrschenden Symptom des Krankheitsbildes (Beckenhornsyndrom) erhoben wurde.

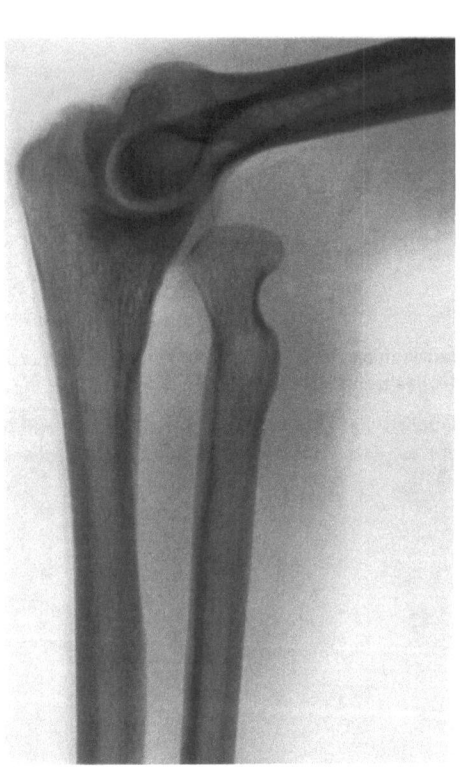
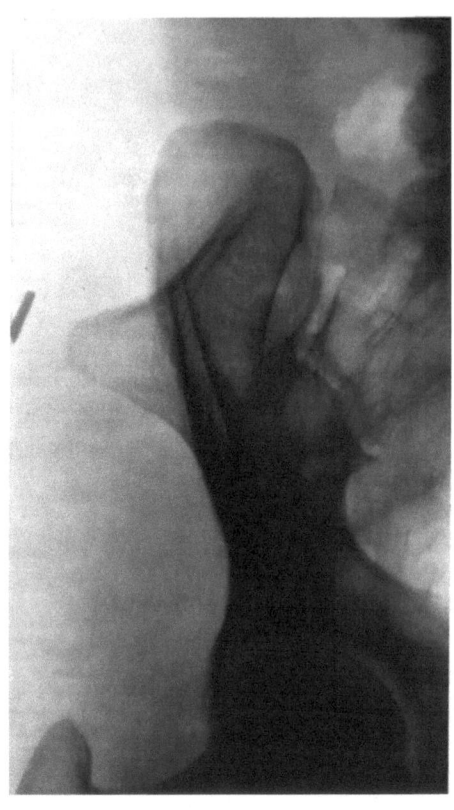

Abb. 40   Abb. 41

Abb. 40. Dysplasie des linken Ellenbogengelenkes bei der Osteo-onychodysplasia hereditaria im Alter von 53 Jahren: Hypoplasie des Radiuskopfes, Dysplasie des Speichenschaftes sowie atypische Konturen der Humeruscondylen und des Olecranon (vgl. Abb. 46). (Beobachtung Cosack 1953)

Abb. 41. Seitliche Aufnahme eines Beckenhornes bei einem männlichen Probanden im Alter von 51 Jahren. Bei dieser Ausdehnung können die „iliac horns" mühelos auf der Dorsalseite der Darmbeinschaufeln durch die bedeckenden Weichteile getastet werden. (Beobachtung Cosack 1953)

Schon Doub (1925) und Turner (1933) haben indes Beckenübersichtsaufnahmen zur Verfügung gehabt, auf welchen die breitbasig aufsitzenden, konisch zulaufenden und gelegentlich mit einem apikal gelegenen deutlich abgrenzbaren Apophysenkern versehenen „Beckenhörner" vorhanden sind, deren Lokalisation und Ausdehnung unseren Abbildungen 41 und 43 zu entnehmen ist.

An beschriebenen, aber offenbar in unterschiedlicher Ausprägung auftretenden Abweichungen der Beckenarchitektur, welche das Röntgenbild aufdecken kann, haben Wedler u. Welsch (1952) sowie Schröder (1961) auf eine zapfenförmige Verlängerung der Spinae iliacae ant. in Verbindung mit vogelflügelförmiger Stellung der Darmbeinschaufeln und Kartenherzform des Beckeneinganges hingewiesen. Turner (1933) hat auf eine Hypoplasie der Scapula hingewiesen. Mino, Mino u. Livingstone (1948) fanden neben ausgedehnten Exostosen der Tabula interna des Os frontale eine Verdickung des lateralen Scapularandes, während FIRTH (1911) — dessen Familienbeobachtung bei einer Nachuntersuchung durch LESTER (1936) als Vollsyndrom erkannt wurde — auf die erbliche Arthrodysplasie des Humeruskopfes sowie einen konvexen und verdickten Schulterblattrand aufmerksam gemacht hat.

Innerhalb eigener Beobachtungen fanden wir bei drei nicht miteinander verwandten Probanden einen überzähligen Knochenkern im Handwurzelbereich (Abb. 34 und 35), welcher nach der Lokalisation als Os trapezoides secundarium aufzufassen ist (WEYERS 1953).

Bei der Durchuntersuchung belasteter Sippen sind weitere koppelungsfähige Begleitmißbildungen und -krankheiten aufgedeckt worden, so das Lestersche Iriszeichen, welches mehrfach bestätigt werden konnte, eine sideropenische Anämie (COSACK 1954) und „spoon nails", die mit der gleichfalls vorhandenen Hypacidität des Magensaftes

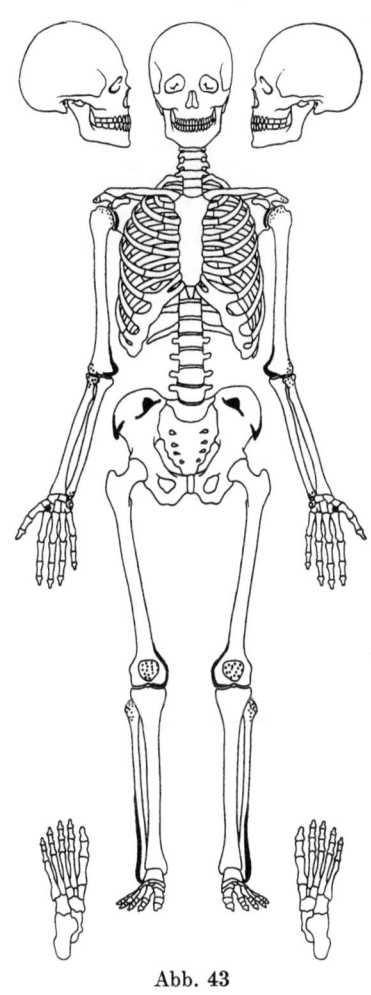

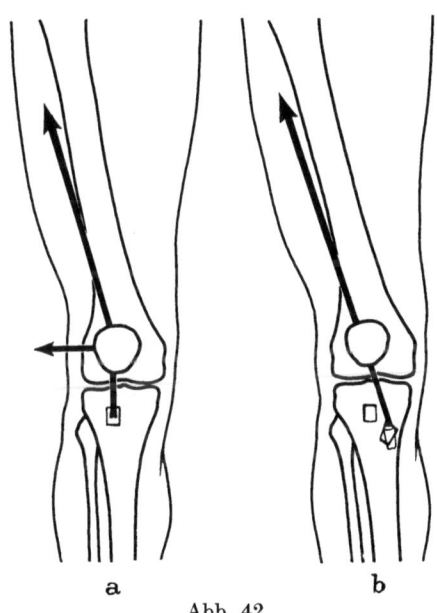

a   b
Abb. 42   Abb. 43

Abb. 42. Schematische Darstellung des durch den M. quadriceps bewirkten seitlichen Achsenzuges beim Genu valgum (a) und die Behebung desselben durch Verlagerung der Tuberositas tibiae (b). (Nach WATSON u. JONES)

Abb. 43. Schematische Darstellung der beim erblichen Beckenhorn-Syndrom betroffenen Differenzierungszentren: obere und untere Extremität sowie Becken. (Nach WEYERS 1959)

in Zusammenhang gebracht werden. In Übereinstimmung mit HAWKINS u. SMITH (1950), KIESER u. SCHRÖDER (1961) fanden wir bei den von uns untersuchten Merkmalträgern eine konstante *Albuminurie*, bei der elektrophoretischen Bluteiweißdifferenzierung eine Vermehrung der α_2-Globuline auf Kosten der Albumine und in einem Fall bei einem 15jährigen Mädchen eine unbeeinflußbare Enuresis. SCHRÖDER glaubt, daß es sich bei der Eiweißausscheidung um ein mit der Osteo-onycho-Arthrodysplasie verbundenes nephrotisches Syndrom handelt. Bei der Beurteilung dieses Befundes sollte aber auch bedacht werden, daß Entwicklungsstörungen des Radialsegmentes der oberen Extremität in überzufälliger Häufigkeit mit Mißbildungen der Nieren und der ableitenden Harnwege gemeinsam auftreten, wie korrelationsstatistische Berechnungen und das gut umschriebene Krankheitsbild der Fanconie-Anämie deutlich machen. In anderen Fällen von erblicher Arthrodysplasie sind

Muskeldysplasie und -aplasie beschrieben worden, welche an das Flügelfellsyndrom
(TURNER-ULLRICH) erinnern, wobei auch dysraphische Störungen und neurologische Ausfälle (KIESER 1939) beobachtet wurden. TRAUNER u. RIEGER (1925) sahen mit dem Krankheitsbild Beugekontrakturen der Kleinfinger auftreten.

Konstitutionstypologisch sollen die groben Gesichtszüge der einander ähnlichen
Merkmalträger — welche mit einer Ausweitung der Nebenhöhlen einherzugehen scheinen —
und ihre Gehbehinderung durch die Patellarluxation sowie die Streck- und Drehbehinde-
rung an der oberen Extremität als charakteristisch hervorgehoben werden. Während
die Umbauvorgänge an den im Ellenbogengelenk zusammentreffenden Knochen die freie

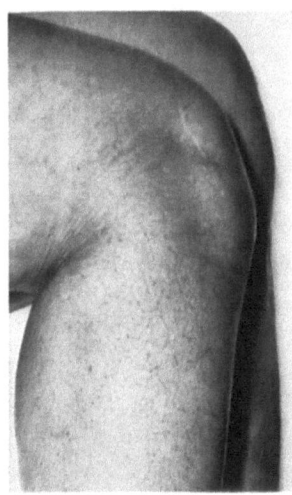

Beweglichkeit beeinträchtigen, machen die
Fortsätze auf den Rückflächen der Darmbeinschaufeln keinerlei Beschwerden. Diese
können durch die Weichteile getastet werden
und sind nicht selten als Zufallsbefund bei
einer Röntgenuntersuchung entdeckt worden. Demgegenüber geht die Dysplasie des

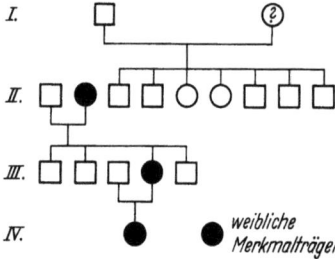

Abb. 44. Kniegelenk einer 17jährigen Patientin mit
Beckenhornsyndrom und Patellarluxation: atypische
Gelenkkonturen nach operativer Korrektur der Luxa-
tionsneigung. (Beobachtung WEYERS 1956)

Abb. 45. Familienbeobachtung des Beckenhorn-Syn-
droms mit einfach dominantem Erbgang sowie intrafamiliärer Variabilität der Anlagefehler. Einzelheiten
s. Text. (Beobachtung WEYERS 1953)

Kniegelenkes mit einer Luxation der Patella und meist mit beträchtlichen Beschwerden
einher.

Grundlage der Patellarluxation ist die vom Genu valgum bekannte seitliche Zugrichtung des M. quadriceps, welcher durch Verlagerung der Ansatzstelle begegnet werden
kann, wie die schematische Darstellung in Abb. 42 zeigt und das Operationsergebnis
bei einer Patientin mit Patellarluxation im Rahmen des Beckenhornsyndroms mit ab-
weichenden Kniegelenkskonturen (Abb. 44) erkennen läßt.

Die für erbliche Arthrodysplasie kennzeichnenden, meist symmetrisch ausgebildeten
Entwicklungsstörungen des Skeletsystems sind schematisch in Abb. 43 zusammengefaßt,
wobei hypoplastische von hyperplastischen Bildungsfehlern getrennt wurden.

Die Erblichkeit der Osteo-onycho-Arthrodysplasie konnte durch viele Beobachtungen
gesichert werden und reicht — nach COTTET u. PFÄNDLER (1952) — in einer Sippe des
Kanton Wallis über 300 Jahre zurück. Hinweise zur Erbbiologie des Leidens vermitteln
die Arbeiten von RUTHERFURD (1933), TURNER (1933), MONTANT u. EGGERMANN (1937),
SEVER (1938), PASSARGE (1940), TOURAINE (1942), WILDERVANCK (1950), RENWICK (1956),
BÖCK (1951), MOSBECH (1951), ROEKERATH (1951), WEDLER u. WELSCH (1952), COSACK
(1954), PIECHOWSKI (1955), RENWICK u. LAWLER (1956), KYSELKA (1958), SCHRÖDER
(1961) u.a.m.

Der Erbgang des Leidens ist einfach dominant. Intrafamiliär werden Expressivitätsschwankungen der einzelnen Anlagefehler angetroffen, wie eine eigene Beobachtung
(Abb. 45) zeigt, welche eine doppelseitige Manifestation des Beckenhornes bei der Ausgangsprobandin (Abb. 39) mit Nagel- und Patellaveränderungen betraf, während bei der
Mutter nur eine einseitige Ausbildung des Beckenhorns ohne Patelladysplasie und Nagel-
mißbildungen gefunden wurde. MOSBECH (1951) beobachtete konkordantes Auftreten des

Syndroms bei eineiigen Zwillingen. Eine Koppelung des pathologischen Gens mit dem AB0-Locus der Blutgruppenfaktoren glauben RENWICK u. LAWLER (1956) an Hand des von WILDERVANCK (1951) beschriebenen Stammbaumes von erblicher Arthrodysplasie feststellen zu können. Ergänzende Untersuchungen von SCHRÖDER (1961) haben trotz kritischer Einwände zu diesen Ergebnissen die Koppelung des Syndroms mit dem AB0-Genort nicht ausschließen können. Beachtung verdienen in diesem Zusammenhang auch Untersuchungen von COTTET u. PFÄNDLER (1952), welche mit Hilfe der Chromosomen-markierung und der „Penrose 2 × 2 table method" zu dem Schluß kamen, daß in den von ihnen untersuchten Familien eine Koppelung der erblichen Arthro-osteo-onycho-Dysplasie mit dem Antigen N und der dunklen Komplexion (Haarfarbe) wahrscheinlich ist.

Bei der Seltenheit dieses Erbleidens überrascht es nicht, daß einzelne belastete Sippen mehrfach untersucht und beschrieben worden sind: MOST (1903) = SENTURIA u. SENTURIA

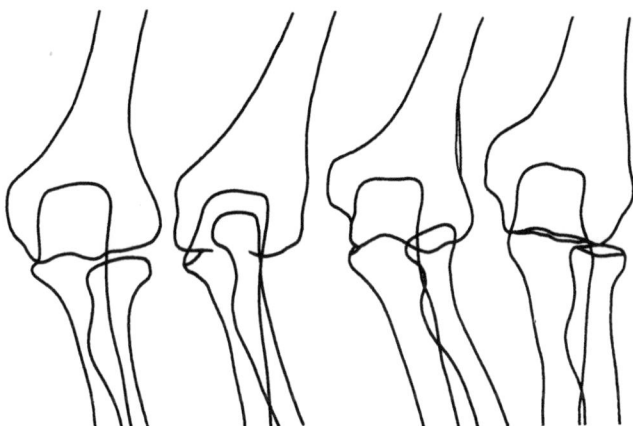

Abb. 46. Skizzen zur Radiuskopfluxation nach vorne. Cubitus valgus zwischen 27 und 15°; zuletzt ein normales Gelenk ohne Valgusstellung. (Nach PFEIFFER 1938)

(1944); FIRTH (1911) = LESTER (1936); KIESER (1939) = SCHRÖDER (1961), eine Tatsache, die zur Berechnung und Beurteilung der Häufigkeit des Leidens nicht übergangen werden kann.

ε) Die erbliche Radiuskopfluxation, Luxatio capituli radii congenita

Neben der schon beschriebenen Aplasie des Ellenbogengelenkes spielt die Dysplasie, die Störung des normalen Gelenkmechanismus am Ellenbogen, praktisch eine größere Rolle, wobei Form- und Funktionsabweichungen dem Aufbau dieses Gelenkes ent-sprechend verschiedene Gelenkanteile betreffen können.

Die wohl häufigste Form erblicher Ellenbogengelenkdysplasie ist die kongenitale Luxation des Radiusköpfchens (Abb. 46—49), welche mit und ohne weitere Begleitmiß-bildungen als ein Erbleiden bekannt geworden ist (s. Abb. 45). Daß es sich hierbei nicht um eine einseitige Luxationsneigung — etwa im Gefolge einer Schlaffheit der Gelenk-bänder — handelt, hat PFEIFFER (1938) an Hand klinischer, röntgenologischer und erb-biologischer Untersuchungen festgestellt. Es treten vielmehr Störungen an radialen und ulnaren Gelenkabschnitten auf, welche zudem oft nur als Teilmanifestation einer ausge-dehnteren Gelenkdysplasie anzusehen sind (s. u.), die sich besonders am Kniegelenk aus-wirken.

Die häufigste Variante, die Luxationsneigung des Radiusköpfchens nach vorne, ihre topographische Situation mit wechselnder Cubitus-Valgus-Stellung, ist in der schema-tischen Übersicht von PFEIFFER (Abb. 46) dargestellt. Diese Mißbildung kommt einseitig und doppelseitig vor und kann schon beim Neugeborenen beobachtet werden. In der Mehr-zahl der Fälle erfolgt die Luxation nach hinten (Abb. 49); an zweiter Stelle steht die Luxation nach vorne und außen (Abb. 47). Eine anatomisch faßbare Grundlage: Hypo-

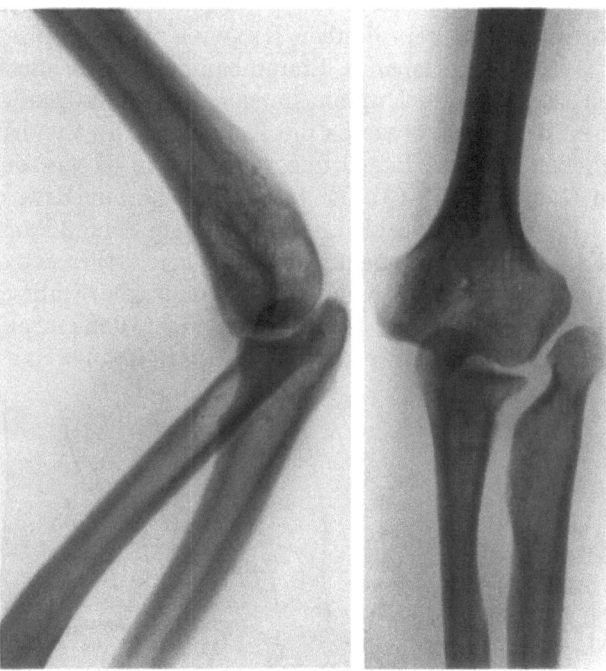

Abb. 47. Radiuskopfluxation nach vorne an der linken Elle eines 21jährigen Patienten. (Beobachtung UK
Bonn 1939)

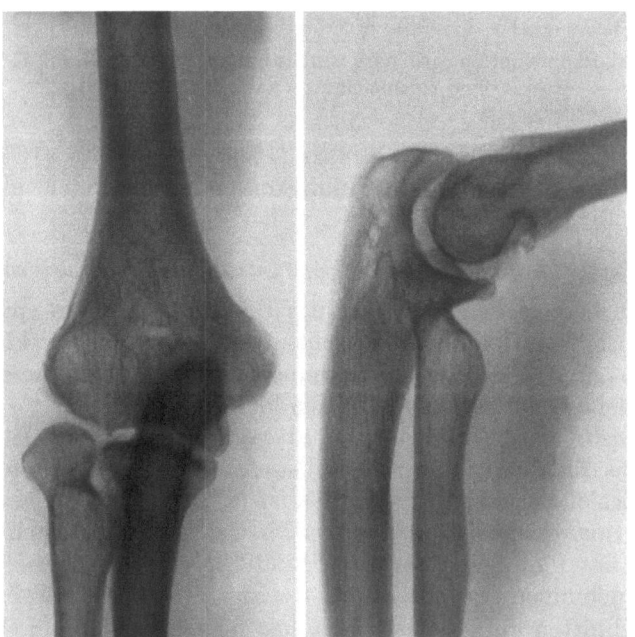

Abb. 48. Dysplasie des Ellenbogengelenkes der rechten Seite mit atypischer Konfiguration des Radiusköpfchens und Hypoplasie des Condylus lateralis humeri bei einem 48jährigen Patienten. (Beobachtung
UK Bonn 1942)

dysplasie des Condylus lateralis humeri, Abflachung der Fovea radii, Abschrägung des
Speichenköpfchens und Verbiegung des Speichenhalses (s. Abb. 48) wird selten vermißt.
Außerdem begünstigen Veränderungen der Gelenkachse (Cubitus valgus), Abweichungen
im normalen Krümmungsradius von Humerus und Ulna, außerdem das Fehlen oder die

verminderte Abknickung des distalen — die Gelenkfläche tragenden — Oberarmendes nach vorn die Manifestation der Radiuskopfluxation. Hierher gehört auch die angeborene Supinationsbehinderung des Vorderarmes (HOHMANN) nach starker Lateralwinkelung des Radiushalses mit Scheitelpunkt in der Gegend der Tuberositas radii. Eine ähnliche Drehbeschränkung tritt auch bei connataler Verbiegung der Unterarmknochen (congenital bowing) als selbständiges Krankheitsbild oder im Gefolge der Rachitis auf (BISALSKI 1910).

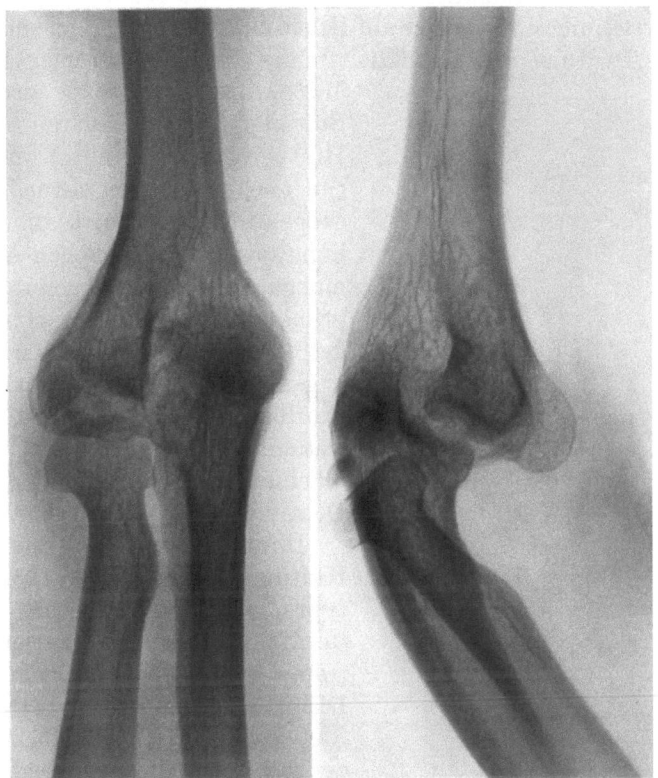

Abb. 49. Typische Luxatio capituli radii congenita nach hinten am rechten Ellenbogengelenk bei einem 36jährigen Patienten. (Beobachtung UK Bonn 1939)

In einer nicht geringen Zahl von Beobachtungen stellt die Radiuskopfluxation nur ein Symptom einer umfassenderen Entwicklungsstörung der knöchernen Grundlage oder einer erblichen Gelenkdysplasie dar. So findet man eine Luxatio capituli radii hereditaria als obligate Begleiterscheinung der Osteo-onycho-Arthrose (Abb. 33—45) bei den dominant erblichen, multiplen, cartilaginären Exostosen (Abb. 79—82), aber auch bei der erblichen radio-ulnaren Synostose (Abb. 26 und 27) sowie bei Krankheitsbildern mit Bänderschlaffheit als gelegentliche Komplikation auftretend. Zu letzteren Konstitutionsanomalien zählen auch die Arachnodaktylie, die Dysostosis cleido-cranialis, enchondrale Dysostosen und das Ehlers-Danlos-Syndrom (s. d.), wobei die Luxationsneigung nicht auf das Ellenbogengelenk beschränkt ist, sondern der allgemeinen Bindegewebsschwäche und der Überstreckbarkeit der Gelenke zur Last gelegt wird.

Auf eine Häufung dieser Mißbildung der erblichen Radiuskopfluxation beim männlichen Geschlecht ist mehrfach hingewiesen worden (ASCHNER u. ENGELMANN 1928). Bei Bewertung dieses Befundes kann nicht übersehen werden, daß hierbei offenbar die mit erblichen cartilaginären Exostosen einhergehende Form (Abb. 80) einbezogen wurde, welche bekanntlich mit einer extremen Männerwendigkeit der Anlage auftritt (s. Abb. 82). Auf der anderen Seite wird die beim Beckenhornsyndrom gefundene Radiusluxation zuweilen häufiger beim weiblichen Geschlecht beobachtet (s. Abb. 45). Bei der radio-ulnaren Synostose verteilt sich das Grundleiden auf beide Geschlechter gleichmäßig (Abb. 27), so daß Erhebungen zur Erbbiologie der Radiuskopfluxation von einem ausgelesenen Untersuchungsgut ausgehen müssen. Übereinstimmend wird indes bei allen genannten Varianten von Luxatio capituli radii congenita ein einfach dominanter Erbgang gefunden.

ζ) Die angeborene Hüftgelenksluxation
Luxatio coxae congenita, Dysplasia coxae congenita, congenital dislocation of the hip

Unter den angeborenen Luxationen tritt die Luxatio coxae congenita am häufigsten auf. Über ihre Entstehung sind von der auf HIPPOKRATES zurückreichenden traumatischen Genese über die Deutung des Krankheitsbildes als „arthritischer Prozeß" (PRAUNZ MALGAIGNE u.a.) sowie der Annahme einer Störung des muskulären Antagonismus im Hüftbereich (VERNEUIL) nur zwei ätio-pathogenetische Faktoren aktuell geblieben: a) die exogen-mechanische, b) die endogene Entstehung, wobei der erblichen Anlagestörung eine maßgebliche Rolle eingeräumt wird. Bei der primär angeborenen Dysplasie des Hüftgelenkes endogenen Ursprungs wird diese als Basis angesehen, auf welcher exogen-peristatische Einflüsse die eigentliche Hüftluxation manifestieren und so die früher unversöhnlich erscheinenden Gegensätze der pathogenetischen Deutung vereint.

Ihrem Wesen nach sind eine pränatale Hüftdislokation (HASS 1951) — welche als typische (anthropologische) oder als atypische (teratologische) Hüftluxation in Erscheinung treten kann — von der geburtstraumatischen Dislokation der Hüfte zu trennen. An dieser Stelle sollen die erbbiologischen Grundlagen der typischen kongenitalen Hüftluxation als der weitaus häufigsten Skeletmißbildung besprochen werden. Auf ein Beispiel der atypischen Hüftluxation wird im Rahmen des Krankheitsbildes der Arthrogryposis multiplex congenita (s. d.) eingegangen (Abb. 121).

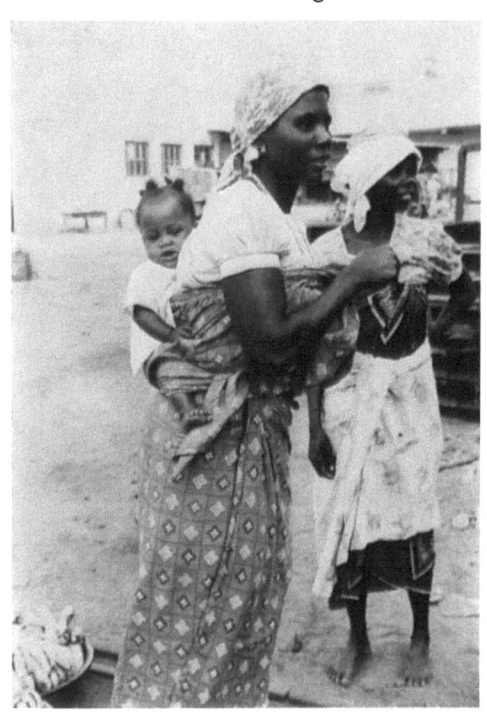

Abb. 50. Tragen der Säuglinge und Kleinkinder mit gespreizten Beinen auf Rücken oder Hüfte (bei Negern in portugiesisch Angola, Afrika), verhindert die Entstehung einer Hüftluxation. (Eigene Beobachtung 1967)

Die sog. angeborene Hüftluxation (LORENZ 1920) geht auf eine Prädisposition zur Hüftdislokation zurück und entwickelt sich auf Grund einer bei der Geburt vorhandenen Dysplasie des Hüftgelenkes (FABER 1937). Diese konstitutionelle Anlage zur Hüftgelenksdysplasie ist für die Vererbung und Pathogenese des Leidens wichtiger als die nach älteren Darstellungen fast ausschließlich angeschuldigte Luxation des Gelenkes, welche nur einen Folgezustand darstellt (PUTTI 1937; NAGURA 1948; HASS 1951; HART 1952; HAUBERG 1958; KAISER 1958; LANGE 1960; SCHLEGEL 1961; u.a.).

Für die Beurteilung genetischer Fragen bei der angeborenen Hüftluxation ist man zunächst der regionalen Häufung des Leidens nachgegangen. Hinsichtlich der geographischen Verteilung von angeborenen Hüftluxationen ist die Tatsache bemerkenswert, daß besonders die Völker Europas zu dieser Erkrankung disponiert sind. Luxationszentren glaubt man vornehmlich in solchen Regionen ausmachen zu können, wo sich Slawen und Germanen vermischt haben. In der Tat gibt es Landstriche, in welchen die Hüftdysplasie auffallend häufig, andere, in welchen sie selten beobachtet wird. Innerhalb Deutschlands hat Sachsen, Thüringen und Hessen die größte Häufung von angeborenen Hüftdysplasien aufzuweisen. Gegenüber Ergebnissen älterer Statistiken hat KINDERMANN (1953) Zweifel angemeldet und für den Bezirk Westfalens festgestellt, daß dort Hüftluxationen wesentlich

häufiger vorkommen, als bisher angenommen wurde. Vieles spricht dafür, daß Luxations-
hüften allgemein häufiger vorkommen als die bisherigen statistischen Erhebungen erfaßt
haben.

Bemerkenswert sind auch Unterschiede hinsichtlich der Rechts-Linkswendigkeit der
Anlage innerhalb einzelner Völkerschaften (s. Tabelle 1). Die überwiegende Zahl euro-
päischer Autoren konnte nachweisen, daß die linke Körperseite häufiger von der unilateralen Hüftluxation betroffen wird (LORENZ; HOFFA; WITHMANN; SCHELLER; ECK-
HARDT; ISIGKEIT; KAISER u.a.); italienische Autoren fanden demgegenüber nach Auswertung einer Sammelstatistik von Italien, Deutschland und Amerika ein Überwiegen der
rechtsseitigen Hüftluxation (SCAGLIETTI u. POLI). In diesem Zusammenhang können Fest-

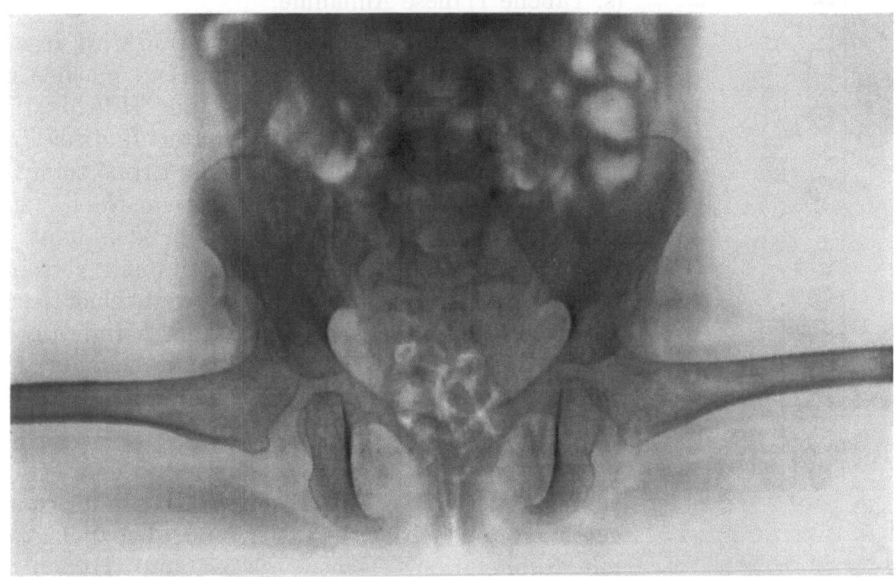

Abb. 51. Doppelseitige Hüftgelenksdysplasie mit Hüftluxation bei einem 2jährigen Mädchen: Spreitzstellung.
Hypo-Dysplasie des Femurkopfes, weit offene Synchrondrosis ichio-pubica. (Beobachtung UK Bonn 1928)

stellungen von STECHER und GETZ nicht übergangen werden, welche eine Häufung der
Hüftluxation bei gedrungenem Körperbau und brachycephalem Einschlag sowie morphologischen Besonderheiten des Beckens annehmen.

Bei Europäern soll die Luxationsneigung 13mal größer sein als etwa bei Amerikanern
(SCHLEGEL 1961). Folgt man LE DAMANY (1908), so wurde bei Untersuchungen von 40 000
Negern im Sudan nicht ein Fall von Hüftluxation gefunden. Auch die gelbe Rasse wird
seltener befallen. Wichtig erscheint in diesem Zusammenhang allerdings die Feststellung
von NAGURA (1940), daß die Tragweise der Säuglinge in Japan — mit gespreizten Beinen
auf dem Rücken, die auch bei den meisten afrikanischen Stämmen üblich ist (s. Abb. 50) —
einen hohen Anteil von Spontanheilungen erwarten läßt.

Zur Klärung der Erbbiologie der angeborenen Hüftluxation liegen eine nicht geringe
Zahl von Arbeiten vor (s. SCHLEGEL 1961). Ihre Ergebnisse sind keineswegs einheitlich,
zumal die nachweisliche Heredität nur 20—30% aller übersehbaren Beobachtungen ausmacht (POLI, HAYASHI u. MATSUOKA; GLASSNER u. a.). Wertvolle Hinweise haben Zwillings-
untersuchungen geliefert. IDELBERGER (1951) konnte in einer auslesefreien Zwillingsserie

Tabelle 1. *Auftreten der Hüftluxation bei Zwillingen.* (Nach IDELBERGER 1951)

| Probanden | Anzahl | davon konkordant | | Doppel-seitigkeit des Leidens | Häufigkeit unter den Geschwistern |
		absolut	in %		
Erbgleiche Zwillinge . . .	29	12	41,4	41%	
Erbverschiedene Zwillinge	109	3	2,8	—	2,8%

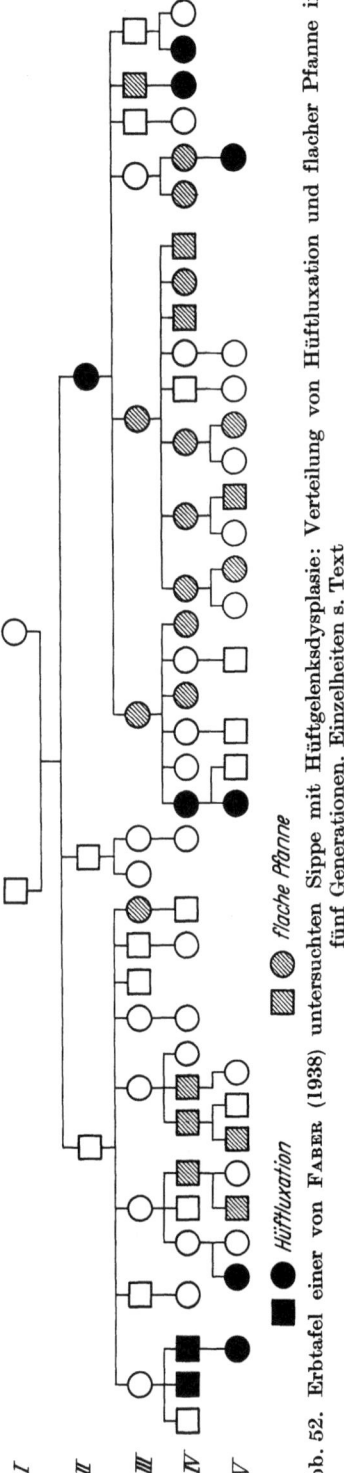

Abb. 52. Erbtafel einer von FABER (1938) untersuchten Sippe mit Hüftgelenksdysplasie: Verteilung von Hüftluxation und flacher Pfanne in fünf Generationen. Einzelheiten s. Text

große Unterschiede im Konkordanz-Diskordanzverhältnis zwischen erbgleichen und erbungleichen Zwillingen feststellen (s. Tabelle 1), welche geeignet sind, die Erbgrundlage des Leidens zu beweisen. Diese wird auch durch die gute Übereinstimmung von konkordantem Auftreten der Hüftluxation bei erbgleichen Zwillingen und der Konkordanz beider Körperseiten gestützt. Schließlich bestärkt auch das Auftreten der Anlage bei Nichtzwillingsgeschwistern im Vergleich zu der Häufigkeit des Wiederauftretens der Hüftluxation bei zweieiigen Zwillingspartnern (s. Tabelle 1) diese Annahme.

Auch der Erbgang der Hüftluxation wird unterschiedlich beurteilt. ASCHNER u. ENGELMANN machen zwei recessive Gene für die Entstehung der Hüftluxation verantwortlich. Demgegenüber vermutet ISIGKEIT zwei recessive nicht geschlechtsgebundene Erbfaktoren in Verbindung mit selektiven, semiletalen Genen. Nach VERSCHUER ist die Hüftgelenksdysplasie offenbar dominant erblich, wahrscheinlich aber tritt das Leiden unter verschiedenen Erbtypen auf. Die Bevorzugung des weiblichen Geschlechts hängt mit der geschlechtsbegrenzten Manifestierung der Anlage zusammen, welche in jüngster Zeit durch Abweichungen des Hormonstoffwechsels eine interessante Interpretation erfahren hat (s. u.).

Wir folgen FABER (1937/38), der bei Familienuntersuchungen zur Hüftgelenksdysplasie Träger mit manifester ein- und doppelseitiger Luxation fand, aber auch Probanden mit Subluxation, flacher Pfanne und Hypoplasie des Pfannendaches, Ergebnisse, welche in der Erbtafel (Abb. 52) zusammengefaßt sind.

Die erbliche Grundlage der angeborenen Hüftluxation ist daher seit der Beschreibung durch AMBROISE PARÉ (1678) in zahlreichen Beobachtungen bestätigt worden. Sippenuntersuchungen haben deutlich gemacht, daß die schon während der intrauterinen Entwicklung entstehende Störung eine Dysplasie des ganzen Gelenkes (HILGENREINER 1936; IDELBERGER 1951) zur Grundlage hat, welche meist in abortiver Ausprägung auch bei Angehörigen manifester Merkmalträger angetroffen wird und vielfach erst durch statische Belastung zur Luxatio coxae führt. Verwertbare Zahlen hierzu hat COLEMAN (1956) vorgelegt, der nach klinischer und röntgenologischer Untersuchung von 3500 Säuglingen in 32 Fällen eine Hüftdysplasie nachweisen konnte.

Bekanntlich tritt die angeborene Hüftluxation in ein- und doppelseitiger Form auf und bevorzugt eindeutig das weibliche Geschlecht. Auf 1000 Mädchen entfallen 2—4, auf 2000—3000 Knaben 1 Merkmalträger. Außer der Gynäkotropie des Leidens ist der bevorzugte Befall der linken Körperseite bemerkenswert (s. Tabelle 2). Hinsichtlich der Verteilung von ein- oder doppelseitigen Hüftluxationen können hingegen keine wesentlichen Differenzen nachgewiesen werden, zumal einseitig manifesten Fällen meist eine bilaterale Anlage zugrunde liegt.

Auf einer Beckenübersichtsaufnahme (Abb. 51) vermag man die Dysplasie des befallenen Gelenkes vornehmlich bei einseitiger Ausbildung durch den Vergleich mit der
gesunden Gegenseite dadurch auszumachen, daß typische Seitendifferenzen in der Größe
der Femurkopfepiphysen vorliegen, welche mit der Unterbrechung der Menardschen Linie
und dem Femurhochstand die Diagnose erleichtern. An der knöchernen Gelenkbasis findet
man eine Hypodysplasie des Pfannendaches, den verzögerten Schluß der Synchondrosis
ichio-pubica (Y-Fuge), Abweichungen, welche mit der Fehlstellung des Oberschenkels und
Umbauvorgängen der gelenknahen Knochenanteile eindrucksvoll bei dem unbehandelten

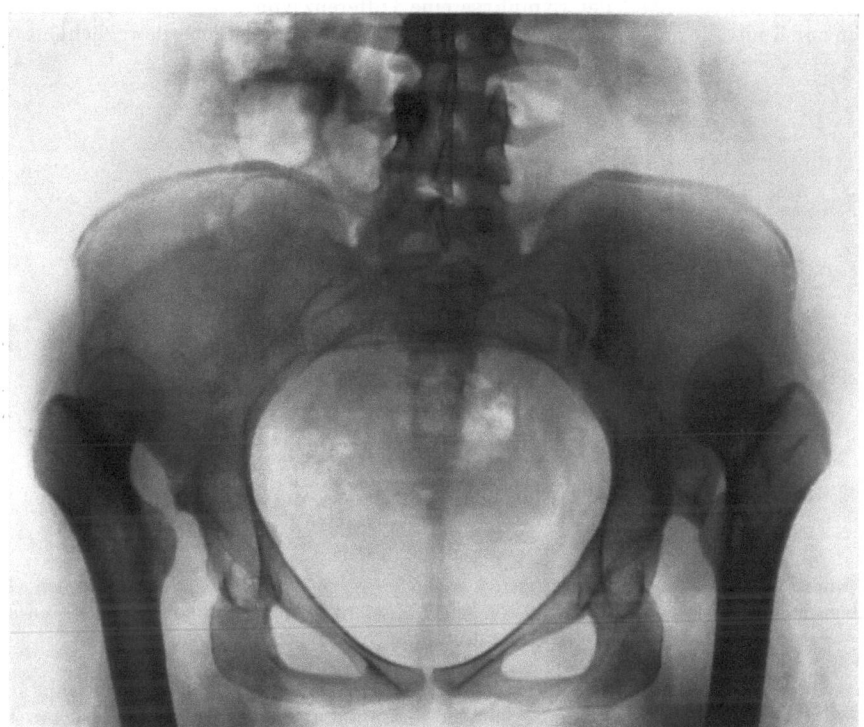

Abb. 53. Status der doppelseitigen Hüftgelenksluxation bei der gleichen Patientin (s. Abb. 51) im Alter von
15 Jahren: Trochanterhochstand, Unterbrechung der Menardschen Linie und Nearthrose zwischen dem
Trochantor minor und dem Pfannendach. (Beobachtung UK Bonn 1940)

Spätzustand (Abb. 53) festzustellen sind. Für die Frühdiagnose ist das Röntgenbild erst
ab 4. Lebensmonat verwertbar. Auf der anderen Seite verlieren einige röntgenologisch
faßbare Frühzeichen mit dem Ablauf der normalen Wachstumsvorgänge bis etwa zum

Tabelle 2. *Häufigkeit, Geschlechtsverhältnis und Lokalisation der angeborenen Hüftluxation.*
(Nach Statistiken verschiedener Autoren von 1920—1958)

Autoren (Jahr)	Beobachtungen	weiblich	männlich	links	rechts	beiderseits
LORENZ (1920)	1 635	1 386	249	589	462	584
ISIGKEIT (1928)	5 040	4 231	809	1 092	731	1 293
SCAGLIETTI (1934)	3 216	2 721	495	659	1 081	1 476
IDELBERGER (1950)	22 004	18 437	3 567	42[1]	42[1]	65[1]
KAISER (1958)	528	409	119	231	121	176
Summen	32 423	27 184	5 239	2 613	1 437	3 606

[1] Auswertung nur eines Teiles der Gesamtbeobachtungen.

Nach dieser Sammelstatistik aus verschiedenen Jahrzehnten dieses Jahrhunderts wird die Prädisposition des weiblichen Geschlechtes und das eindeutige Linksüberwiegen der sog. angeborenen
Hüftluxation bestätigt. Es errechnet sich ein Geschlechtsverhältnis weiblich zu männlich wie 5,2 : 1.

5. Lebensjahr zunehmend an Bedeutung, während die fehlende Darstellung der knorpelig präformierten Epiphysen die Beurteilung der Röntgenbilder im Kindesalter erschwert.

Bisher war man gewohnt, die zur Luxation führende Hüftgelenksdysplasie auf Grund der morphologischen Abweichungen durch Maß und Zahl zu definieren, wobei die eigentliche Ursache der Hüftdysplasie ungeklärt blieb. In jüngster Zeit sind Abweichungen bestimmter Stoffwechselfunktionen bei Säuglingen mit Hüftluxation aufgedeckt worden, die geeignet sind, als das vitium primae formationis angesehen zu werden.

Der Radiologe ANDREN fand 1958 bei einer Beobachtung von angeborener Hüftdislokation eine abnorme Beweglichkeit nicht nur der Hüftgelenke, sondern auch der Beckengelenke. So konnte er bei der abnormen Beweglichkeit der Symphyse eine Differenz von 3 mm konstatieren, während bei 70 gesunden zur Kontrolle herangezogenen Säuglingen die durchschnittliche Beweglichkeit nur 1,5 mm

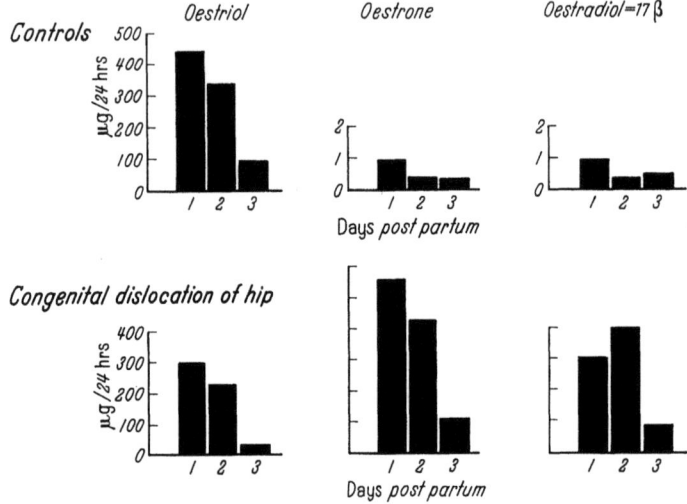

Abb. 54. Graphische Darstellung der Oestrogen-Ausscheidung bei 26 normalen Neugeborenen (18 Mädchen und 8 Knaben) im Vergleich zu den Verhältnissen bei 11 Kindern (9 Mädchen und 2 Knaben) mit angeborener Dislokation der Hüfte (Hüftluxation). (Nach ANDREN und BORGLIN 1961)

betrug. Das überdurchschnittliche Bewegungsausmaß der Gelenke bei Säuglingen mit angeborener Hüftluxation verglich ANDREN mit dem gleichen Phämomen bei der Mutter im letzten Drittel der Schwangerschaft, in welcher vermehrt Oestrogene produziert werden. Die Folgerung, daß diese Hormone auch die Beckengelenke des Säuglings beeinflussen könnten, bewahrheitete sich insofern, als bei Säuglingen mit Hüftluxation eine Störung der Oestrogenexkretion festgestellt wurde (siehe Abb. 54).

Säuglinge mit Hüftluxation scheiden in den ersten Lebenstagen wesentlich mehr Oestron und Oestradiol aus als Säuglinge ohne Anlage zur Hüftdislokation (ANDREN u. BORGLIN 1961), wenn man die Normalwerte gesunder Säuglinge (DICZFALUSY, TILLINGER u. WESTMAN 1957) zugrunde legt.Ergebnisse genauer Hormonanalysen von elf Säuglingen mit Hüftluxation und 26 normal entwickelten Säuglingen sind wegen der theoretischen und praktischen Bedeutung dieser Befunde in der folgenden graphischen Darstellung gegenübergestellt worden (Abb. 54).

Es wird weiterer Untersuchungen bedürfen um zu klären, ob diese Abbau- oder Verwertungsstörung der Oestrogene genetisch fixiert ist. Ihrem Wesen nach wird man eine solche Stoffwechselanomalie der großen von GARROD als „inborn error of metabolism" bezeichneten Gruppe von Stoffwechselleiden zuordnen können, welche fast ausnahmslos als Erbkrankheiten erkannt und aufgeklärt worden sind. Als interessante Parallele sei auf die pathologische Aminosäurenausscheidung bei der Perthesschen Erkrankung hingewiesen (SCHÖNENBERGER, TAILLARD u. BERGER 1961).

Da die anatomische Ausheilung der angeborenen Hüftluxation entscheidend von der Frühbehandlung abhängt, ist es verständlich, daß immer wieder nach verläßlichen Zeichen für die Frühdiagnose gesucht wurde. Während beim älteren Kind mit auffallendem Hinken, positivem Trendelenburg-Zeichen und typischem Watschelgang die Verdachtsdiagnose durch ein Röntgenbild objektiviert werden kann, gehen die Bestrebungen seit Jahren dahin, die Hüftdysplasie schon beim Neugeborenen zu diagnostizieren.

Eine brauchbare Untersuchungsmethode ist von ORTOLANI (1948) angegeben worden, welche die funktionelle Störung des betroffenen Gelenkes durch ein Einrenkungsphänomen aufdeckt. Bei vorhandener Luxation oder Luxationsneigung des dysplastischen Gelenkes ist eine relativ einfache manuelle Einrenkung möglich. Die Technik ist einfach und wenig zeitraubend, sodaß jeder Säugling mit diesen Handgriffen auf das Vorliegen einer Hüftluxation untersucht werden sollte. Der Verdacht wird bestärkt, wenn der Säugling den Oberschenkel in leichter Flexion und Außenrotation hält und die Abduktion erschwert ist. Bei der praktischen Erprobung des „clicking phenomenon" hat WITTE (1960) darauf hingewiesen, daß bei Kindern mit positivem Ortolani-Phänomen der Acetabularwinkel stets größer als 30° ist und daß dieses diagnostische Hilfsmittel gerade im 1. Trimenon größte Sicherheit (100%) verspricht, im 3. und 4. Trimenon dagegen auf etwa die Hälfte (56%) absinkt.

Bei positivem Einrenkungsphänomen nach ORTOLANI ist zur Verifizierung der Diagnose eine Röntgenaufnahme nach der von ROSEN (1958) angegebenen Technik zu empfehlen, welche eine Abduktionsstellung der innenrotierten Beine von 45° vorsieht. In dieser Position zeigt der Femurschaft zur Spina iliaca superior. Nach diesem Vorgehen haben ROSEN (1962) in Schweden und BARLOW (1962) in England gute Ergebnisse erzielt und unter 30 000 Säuglingen alle Anlagenträger für eine Hüftluxation erfaßt. Nachuntersuchungen haben gezeigt, daß nicht bei einem der nachuntersuchten Kinder unter der statischen Belastung eine Hüftluxation manifest wurde.

Mit der Frühdiagnose haben sich neue Möglichkeiten für eine sachgemäße Therapie ergeben. Die starre Fixierung des fortgeschrittenen Zustandsbildes im Gipsverband hat vielfach der Frühbehandlung mit einer „Spreizwindel" und flexiblen Fixierungsschienen Platz gemacht, welche nicht zuletzt die häusliche Pflege und ambulante Kontrolle erleichtern.

Zusammenfassend ist nach unseren heutigen Kenntnissen festzuhalten, daß die genetische Wurzel der sog. angeborenen Hüftdysplasie unverkennbar ist, infolge der schwachen Penetranz der Anlage jedoch selten in lückenloser Erbfolge auftritt und so die Diskrepanzen hinsichtlich des Erbganges und des familiär-erblichen Auftretens erklärt. Dabei wird zu klären sein, ob die in jüngster Zeit gefundenen hormonellen Regulationsstörungen die in Genmilieu verankerte Störung darstellt, welche über eine abnorme Gelenkbeweglichkeit zur Hüftluxation disponiert. Berücksichtigt man ferner, daß die Manifestation der Luxatio coxae congenita vielfach erst mit der Belastung durch die ersten Gehversuche erfolgt, Kinder mit Hüftluxation in überdurchschnittlicher Häufigkeit in Fuß- und Steißlage geboren werden, so wird mit Nachdruck auf die große Bedeutung exogen-mechanischer Faktoren hingewiesen. An dieser Stelle muß auch auf das nicht seltene Auftreten der Hüftluxation mit anderen Entwicklungsstörungen (Klumpfuß, Schiefhals, degenerative Dysostosen u.a.m.) aufmerksam gemacht werden, wobei es sich fast immer um teratologische Hüftluxationen handelt (s. Abb. 121). Von diesen kombinierten Mißbildungen wird die Knie- und Ellenbogenluxation, welche vielfach mit einer Hüftdislokation einhergeht, noch besprochen (Abb. 55—59). Gerade auf der Basis einer generalisierten Bänderschwäche — gleichgültig, ob infolge einer konstitutionellen Mesodermaldysplasie oder auch durch hormonelle Dysregulation — erscheinen exogene Einflüsse als manifestationsfördernde Faktoren bei der Entstehung der Hüftluxation, einem Symptom der sog. angeborenen Hüftdysplasie, nur zu verständlich.

η) Die angeborene Kniegelenksverrenkung
Genu recurvatum congenitum, genu recurvatum congénital, familial knee-joint subluxation, Luxatio congenita genus

Unter den angeborenen Gelenkdysplasien ist die Kniegelenksverrenkung ein seltenes Ereignis, welches bald nach der Geburt durch die bizarre Stellung der unteren Extremitäten auffällt und in der Mehrzahl der Fälle mit Hüftluxation und einer Dysplasie anderer Gelenke einhergeht (Abb. 55—59). Das Genu recurvatum kann in geringfügiger Ausprägung vorliegen, jedoch vermag die Überstreckung im Kniegelenk auch solche Ausmaße anzunehmen, daß sich die Streckseiten der Ober- und Unterschenkel berühren. In einer unserer Beobachtungen sahen wir das Kniegelenk nach vorn überstreckt (Abb. 56), so daß die Längsachsen des Ober- und Unterschenkels einen stumpfen, nach vorne offenen Winkel bildeten, in einem anderen Falle in Verbindung mit Hüftluxation die mäßig im

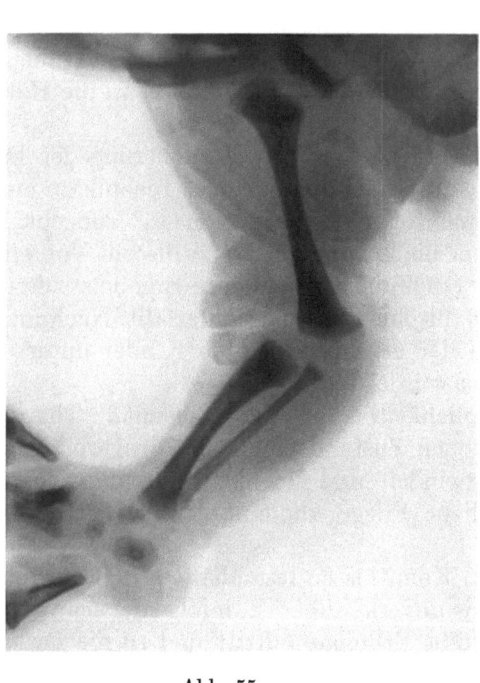
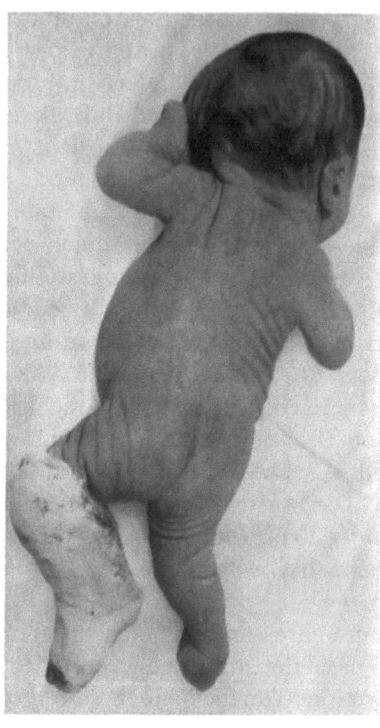

Abb. 55   Abb. 56

Abb. 55. Pathologische Rekurvation des rechten Kniegelenkes bei einem neugeborenen Jungen mit angeborener Kniegelenksverrenkung. (Beobachtung Ki Ho 1952)

Abb. 56. Angeborene Kniegelenksverrenkung beiderseits mit Überstreckung des rechten Beines im Kniegelenk und Pes equino-varus congenitus, auf der linken Seite Fixierung des Beines und Klumpfußkorrektur im Gipsverband. (Beobachtung Ki Ho 1952)

Kniegelenk überstreckte untere Extremität parallel dem Körper verlaufend (Abb. 59), so daß diese nur gegen einen federnden Widerstand in die normale Ausgangslage gebracht werden konnte.

Zum klinischen Bild in den ersten Lebenstagen gehört die Beobachtung, daß die „verrenkten" unteren Extremitäten eine Spontanbewegung vermissen lassen. Wie aus Abb. 55 hervorgeht, ist eine normale Gelenkverbindung insofern aufgehoben, als große Teile der Kniegelenkflächen nicht mehr miteinander korrespondieren. An den mit einer Rotationsdystorsion verbundenen, atypischen Klumpfüßen dieser Probanden findet man eigentümliche Hautdellen, wie diese auch an extrem verbogenen Knochen (congenital bowing), bei Schulter- oder Ellenbogenluxationen aufzutreten pflegen. Die begleitende Hüftluxation wird auf eine dysplastische Gelenkanlage zurückgeführt und teilt mit der Luxatio coxae cong. die Gynäkotropie. Von der angeborenen Kniegelenksverrenkung werden Mädchen und Jungen etwa in einem Verhältnis von 2:1 befallen, eine Feststellung, welche für Verlaufsformen mit und ohne Hüftluxation gilt.

Radiologisch braucht keine Hüft- und Kniegelenksluxation vorzuliegen, wie aus den von DU PAN (1937) mitgeteilten Beobachtungen hervorgeht. Hier fand sich in einem Falle eine Hyperextension im Kniegelenk, eine Unmöglichkeit die Schenkel zu strecken und das Knie zu beugen. Eine weitere Beobachtung verband doppelseitiges Genu recurvatum, Pes equino-varus und eine rechtsseitige Hüftluxation. Im Röntgenbild tritt jedoch die Dystorsion der am Kniegelenk beteiligten Knochen deutlich hervor (Abb. 55), wobei die Tibia nach vorn, die Fibula nach dorsal verlagert wird, während die Patella radiologisch noch nicht erscheint. WERTHEMANN u. SCHINDLER (1943) haben die topographischen Verhältnisse dieses Krankheitsbildes im Sektionspräparat studiert und Einzelheiten in schematischer Darstellung (Abb. 58) festgehalten. Der M. quadriceps war verkürzt; die Bicepssehne verlief vom Epikondylus lateralis

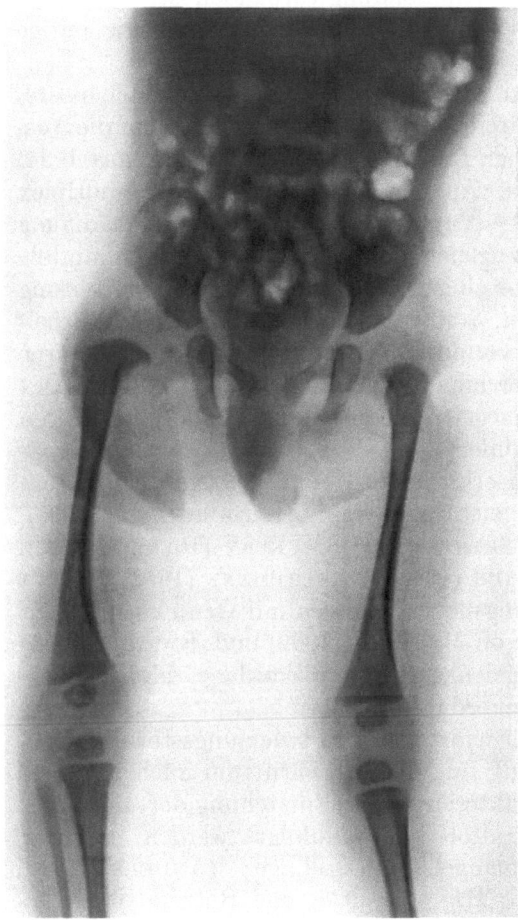

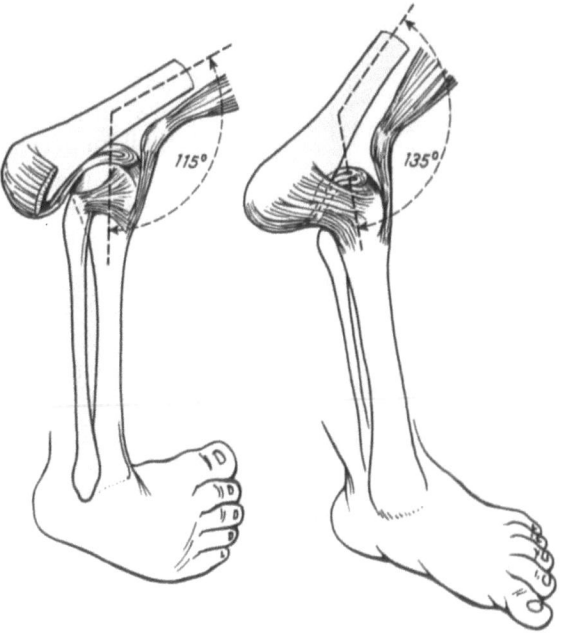

Abb. 57   Abb. 58

Abb. 57. Röntgenbild der angeborenen Kniegelenksverrenkung und Hüftgelenksverrenkung (s. Abb. 57) mit unterschiedlicher Größe der Femurkopfepiphysen. Verdickung der Corticalis (Doppelkonturen) im unteren Drittel des Femurschaftes. (Beobachtung Univ.-Kinderklinik Bonn 1959)

Abb. 58. Halbschematische Darstellung des präparierten Kniegelenkes bei angeborener Kniegelenksverrenkung. Einzelheiten s. Text. (Beobachtung WERTHEMANN u. SCHINDLER 1943)

zum Ansatzpunkt der Tibia. Die Ligamenta cruciata waren stark in die Länge gezogen, während das linke Kreuzband fehlte. Am oberen Ende der Femurkondylen fanden sich deutliche Eindellungen von etwa 5×5 mm, welche dem hinteren Teil der hier anliegenden Tibiagelenkfläche entsprechen. Auch die Tibiakondylen waren nach hinten abgebogen.

Als Ausdruck der offenbar schon intrauterin vorhandenen Dystorsion der unteren Extremität fanden wir in Oberschenkelmitte eigenartige Verdickungen der Corticalis (Abb. 57), wie diese ebenfalls bei congenitaler Winkelbildung der langen Röhrenknochen beobachtet werden. Die röntgenologischen Zeichen der Hüftgelenksluxation können sich erst mit der Differenzierung des Femurkopfes deutlicher ausbilden, doch wird das Vorliegen einer angeborenen Kniegelenksverrenkung schon früh an eine Hüftluxation denken lassen. Die abnorme Lage der Beine hat in einer unserer Beobachtungen zu einer erschwerten Geburt geführt, wobei die Entwicklung des Kindes einen beiderseitigen Oberarmbruch nach sich zog.

Das gleichzeitige Auftreten des Genu recurvatum mit der Hüftluxation wird nach TRIDON (1905) in 16,5% der registrierten Fälle angetroffen. Die Kombination mit Mongolismus (ABELS 1927) verdient insofern Interesse, als bei dieser Abart eine abnorme Überstreckbarkeit der Gelenke als konstante Begleitmißbildung vorhanden ist. Ergänzend

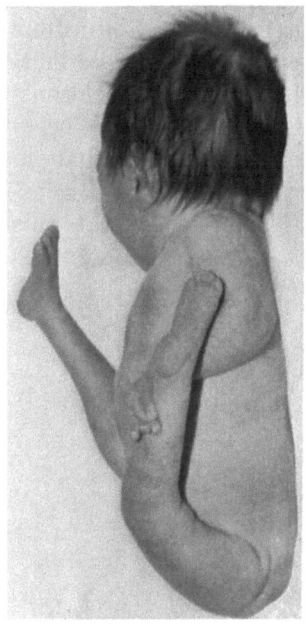

sei auf den Befund in Abb. 55 hingewiesen, wo die faltige Haut an eine Cutis laxa sive hyperelastica erinnert.

Zur Ätiologie und Pathogenese des Leidens, ob eine ossäre, capsuläre, ligamentäre oder neuromuskuläre Störung die Ausfälle verursacht, haben französische Autoren (s. BAZERT 1924) Stellung genommen. Analog der Arthrogryposis multiplex congenita (Abb. 115—122) wird eine Rückenmarksschädigung diskutiert, welche zugleich die Entstehung der Klumpfüße erklären kann. In der eingehender untersuchten Beobachtung von WERTHEMANN u. SCHINDLER (1943) wurde eine Wirbelsäulenmißbildung verbunden mit einseitigem Pes equino-varus angetroffen. Darüber hinaus fanden ASCHNER u. ENGELMANN (1928) unter 128 Kniegelenksluxationen 50 Fälle mit anderen Mißbildungen kombiniert.

Über das familiär-erbliche Auftreten des Genu recurvatum congenitum finden sich Hinweise bei DREHMANN (1900), WIEMUTH (1901), PERTHES (1905), MURPHY (1926), MAGNUS (1905), BAUER u. BODE (1940), WERTHEMANN (1952), COCCHI (1952) u. a. m. Zwillingsbeobachtungen mit Genu recurvatum congenitum liegen von BEUTZEN (1909) und SMIGLA (1926) vor, wobei die Kniegelenksluxation diskordant, die begleitenden Klumpfüße konkordant auftraten.

Abb. 59. Angeborene Knie- und Hüftgelenksverrenkung bei einem 2 Monate weiblichen Säugling, wobei die Unterschenkel mit deutlicher Rekurvation im Kniegelenk dem Körper fast parallel verlaufen.(Beobachtung Univ.-Kinderklinik Bonn 1959)

Angesichts der Eigenart dieser Entwicklungsstörung überrascht es nicht, daß im älteren Schrifttum auch entwicklungsmechanische Faktoren für die Entstehung der angeborenen Kniegelenksluxation angeschuldigt werden, so der intrauterine Raummangel bei Drillingen (ANDERS 1881), Fruchtwassermangel (HENARD 1928) und Retroflexia fixata (KÖHLER 1933). Untersuchungen an lebensfähigen Drillingen (DEGENHARDT, v. HARNACK u. WEYERS 1961) machen indes deutlich, daß allgemein der Prozentsatz jener Hemmungsmißbildungen gering ist, welche einer pathogenetischen Deutung durch Fruchtwassermangel, intrauterine Enge und Zwangshaltung zugänglich sind.

Eine orthopädische Korrektur der luxierten Knie- und Hüftgelenke wird schon bald nach der Geburt erforderlich. Dabei zeigt sich, daß in einigen Fällen der unblutigen Reposition kein Widerstand entgegensteht, während andere Kniegelenksluxationen der konservativen Behandlung trotzen und einen chirurgischen Eingriff verlangen.

b) Gelenkdysplasie mit Bänderschlaffheit

Im Gegensatz zu den Formabweichungen der knöcherenen Grundlage, die bei der Aplasie oder Hypoplasie der großen und kleinen Gelenke besonders ausgeprägt gefunden werden, handelt es sich bei den Gelenkdysplasien mit Bänderschlaffheit vornehmlich um Anomalien des Halteapparates und der Gelenkkapseln. Eine knöcherne Anomalie kann hier manifestationsfördernd wirken, wie das besprochene Beispiel der Ellenbogenluxation zeigt, jedoch ist die Grundlage der Gelenkdysplasie neben der Knochendysplasie eine ebenfalls erblich fixierte Störung des Bindegewebes, welche schon nach geringer Belastung Funktionsausfälle nach sich zieht.

Bei der erblichen Gelenkschlaffheit werden die großen Gelenke vor den kleinen befallen. Mit generalisierter wie lokalisierter Gelenkschlaffheit ist eine allgemeine Überstreckbarkeit verbunden, die zu Luxationen disponiert. Ihre ausgebreitetste, auch die Haut einbeziehende Verlaufsform ist das Ehlers-Danlos-Syndrom, ihre umschriebenste Form die Hypermotilität einzelner Glieder oder Gliedabschnitte.

α) Die Überbeweglichkeit des Daumenendgliedes, distalhyperextensibility of the thumb

Unter den Anomalien der erblichen Gelenkschlaffheit finden sich Verlaufsformen, welche eher spaßig als krank wirken, zumal die überdimensionale Beweglichkeit der Glieder in den Gelenken eine Fähigkeit darstellt, die nicht von Individuen mit einem normalen Bandapparat erzielt werden kann.

Unter der auf die Handgelenke beschränkten Überstreckbarkeit (SCHLAGINHAUFEN 1934) findet sich eine auf den Daumen lokalisierte Verlaufsform, welche zuweilen nur das Endgelenk oder End- und Grundgelenk des Daumens betrifft. Dabei handelt es sich um die Fähigkeit, willkürliche bizarre Verrenkungen mit einzelnen Daumengliedern auszuführen. Die Überbeweglichkeit des Daumens kann einseitig auftreten und manifestiert sich in etwa 50% der Beobachtungen unilateral. Diese erbliche Anlagestörung wird nicht durch Alter und Geschlecht beeinflußt, scheint aber bei Negern gehäuft vorzukommen. GLASS u. KISTLER (1953) beziffern das Auftreten dieser Anomalie auf etwa ein Viertel der Gesamtbevölkerung.

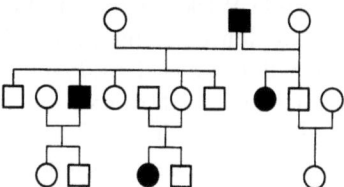

Abb. 60. Familienbeobachtung von erblicher Überbeweglichkeit des Daumenendgliedes in drei Generationen (nach Angaben von GLASS u. KISTLER 1953)

Auf Röntgenbildern kann man die abnorme Stellung der einzelnen Daumenglieder exakt durch einfache Messung festhalten, wenngleich dieses Vorgehen bedeutungslos ist, da anatomische Abweichungen an der knöchernen Gelenkgrundlage nicht nachzuweisen sind. Von den Stammbäumen, welche über die Anlage und Verteilung des hyperextensiblen Daumens vorliegen, ist in Abb. 60 eine Familienbeobachtung von GLASS u. KISTLER wiedergegeben, welche die pathologische Überstreckbarkeit des Daumens bei Merkmalträgern in drei Generationen beiderlei Geschlechts zeigt. Die Angaben beziehen sich auf die häufigere Form der abnormen Beweglichkeit des distalen Daumengliedes. Die Autoren nehmen einen einfach recessiven Erbgang an; eine Blutsverwandtschaft konnte nicht nachgewiesen werden. Hinsichtlich der pathogenetischen Grundlage bestehen ohne Zweifel enge Beziehungen zu der „joint hypotonia" des Ehlers-Danlos-Syndroms (s. Abb. 61—65), welche mit BAUER u. GÖTTIG (1936), McKUSICK (1959) u.a. als eine erblich fixierte Systemerkrankung anzusehen ist.

β) Die angeborene Patellarluxation, Luxatio patellae congenita, angeborene Kniescheibenverrenkung

Die angeborene Patellarluxation tritt bereits im Kindesalter auf. Dabei sind schlaffe Bänder des Kniegelenks zuweilen die primäre Ursache dieser Störung, die als Lokalerkrankung imponiert, deren Wurzel aber in einer (mesodermalen) Systemminderwertigkeit zu suchen ist (BAUER u. GÖTTIG 1936). Darüber hinaus treten Formabweichungen der Patella, das Zusammentreffen mit X-Beinen und traumatische Einflüsse in überdurchschnittlicher Häufigkeit mit der Kniescheibenverrenkung (Abb. 37) gemeinsam auf (HELBIG u. ZEISEL 1956).

Als auslösende Faktoren der angeborenen Kniescheibenverrenkung sind Anomalien der Knochen- und Bindegewebsanteile des Kniegelenkes von Bedeutung. Zuweilen ist ein Mißverhältnis zwischen der Fossa intercondyloidea und Patella oder die Hypoplasie des lateralen Femurcondylus bei gleichzeitiger Subluxationsstellung der Patella und die angeborene wie erworbene Kleinheit der Kniescheibe verantwortlich, weil diese Faktoren

29*

eine Diskrepanz zwischen Kniescheibenkörper und Gleitbahn nach sich ziehen. Für die Entstehung der angeborenen Patellarluxation werden ferner die Bänderschlaffheit des Halte-apparates, Rotationsstellung des Schienbeines und des Oberschenkelknochens sowie Rück-wirkungen des beschriebenen Genu recurvatum (Abb. 55—59) und ein fehlerhafter Zug der Quadricepssehne angeschuldigt (BLUMENSAAT 1938).

Der klinische Befund bei angeborener Patellarluxation kann gering sein. Bei luxierter Patella sitzt diese in der Regel nach oben und außen verlagert (Abb. 37) und kann als un-physiologischer Höcker gesehen und palpiert werden. Gelenkfunktion und Gang sind oft auf-fallend wenig beeinträchtigt. Nach allgemeiner Erfahrung ist doppelseitiges Auftreten häufig, wobei jedoch berücksichtigt werden muß, daß bei anfangs seitendifferenter Lokalisation die Anlage nach unterschiedlichem zeitlichem Intervall auch auf der Gegenseite manifest wird.

Man würde das Wesen der angeborenen Patellarluxation verkennen, wenn man den lokalen auf das knöcherne Kniegelenk begrenzten Störungen nur eine manifestations-fördernde Wirkung zuschreibt. Die häufigen Begleitmißbildungen und der Befall weiterer Gelenke deuten vielmehr auf eine Systemerkrankung (Status articularis hypermobilis) hin. Außer der Kniegelenkdysplasie treten Hüftluxation, Gelenkkontrakturen, Klumpfüße, Luxationen und Subluxationen anderer Gelenke (Capitulum radii, Clavicula, Schulter und Handgelenke) mit der Patellarluxation gemeinsam auf, wobei die Fibrodysplasia elastica generalisata (Ehlers-Danlos-Syndrom s. Abb. 61—65) die Grundlage bilden kann. Dystopie und Hypoplasie der Patella mit Übergängen bis zur Aplasie finden sich im Rahmen des Turner-Ullrich-Syndroms, bei der Arthrogryposis multiplex congenita (s Abb. 115—122) sowie bei der Larson-Johannsonschen Erkrankung (Osteopathia juvenilis).

Auf Grund der zahlreichen Untersuchungen und unterschiedlicher Ergebnisse sind die pathogenetischen Deutungen zur Entstehung der angeborenen Kniescheibenluxation nicht einheitlich (BOGEN 1906; HÜBSCHER 1909; DÜNKELOH 1914; STOCK 1928; ZILLES 1938; HOHMANN 1938; KÖHLER 1939; WERTHEMANN 1952; u.a.). BLUMENSAAT (1938), dem wir eine gründliche Studie über Lageabweichungen und Verrenkungen der Kniescheibe ver-danken, glaubt, daß die meisten Fälle auf eine atypische Quandricepswirkung (Abb. 42) zurückzuführen sind. Nach BOEHM (1932) ist auch eine unvollständige Torsion des Femur als eine persistierende embryonale Entwicklungsphase für die Entstehung der Patellar-luxation anzuschuldigen. Demgegenüber betonen HOHMANN (1938), ECKHARDT u. OSTER-TAG (1940) sowie VAN DER BROEK (1906) die abweichende Zugrichtung der Quadriceps-sehne bei fehlender Patella als das pathogenetisch wichtigste Moment für das Zustande-kommen einer Patellarluxation.

Das doppelseitige Auftreten der Kniescheibenluxation und die familiäre Häufung weisen nachdrücklich auf die erbgenetische Natur des Leidens hin, welches enge Be-ziehungen zu dem mit Radiuskopfluxation auftretenden Beckenhornsyndrom (Osteo-onycho-Dystrophie, s. Abb. 33—44) unterhält. Die Geschlechtsverteilung scheint hierbei — möglicherweise durch die (physiologische) X-Beinstellung — zu Lasten der Frauen ver-schoben zu sein (s. Stammbaum Abb. 45). Die Geschlechtswendigkeit der Anlage kann jedoch von Sippe zu Sippe wechseln (KIESER 1939). Auf das familiär-erbliche Auftreten der angeborenen Patellarluxation hat schon BOGEN (1906) hingewiesen. Während BAUER u. GÖTTIG (1936) bereits auf 18 Stammbäume dieses Erbleidens verweisen konnten, ist deren Zahl in den letzten Jahren erheblich angestiegen (WILDERVANCK 1951; ROECKERATH 1951; WEYERS 1953; SCHROEDER 1961). Der Erbgang ist einfach dominant.

γ) Die allgemeine Gelenkschlaffheit
Ehlers-Danlos-Syndrom, Arthrochailasis, Cutis hyperelastica, Dermatorrhexis, Fibrodys-plasia elastica generalisata, fragilité cutanée avec hémorrhagies multiples, laxité articulaire congénital multiple, peau élastique, cutaneous elasticity and hyperelasticity, elastic skin, joint hypertonia, Gummihaut, angeborene multiple Gelenkschlaffheit

Die angeborene Schlaffheit der Haut mit Beteiligung der Bänder und Gelenke mani-festiert sich an kleinen und großen Gelenken. Im Gegensatz zu jenen großen Gelenken, welche infolge einer Dysplasie der knöchernen Grundlage zur Überbeweglichkeit und Luxation disponiert sind (s. Ellenbogen- und Kniegelenk Abb. 33—49), steht bei der von dem Dänen EHLERS (1901) und dem Engländer DANLOS (1908) beschriebenen Erkrankung die abnorme Dehnbarkeit der Haut (Abb. 61—65) im Vordergrund. Die erste Beschreibung der „Dilatabilitas extraordinaria cutis" geht auf VAN MEEKEREN (1682) zurück, welcher einen 23jährigen Spanier beobachtete, der die Haut des Kinnes abhob und diese bis zur Scheitelhöhe dehnte, so daß die Augen bedeckt wurden.

Die pathologisch veränderte Haut ist leicht verletzlich, neigt zur Ausbildung atrophischer und depigmentierter Narben und läßt mit weiteren Anomalien darauf schließen, daß

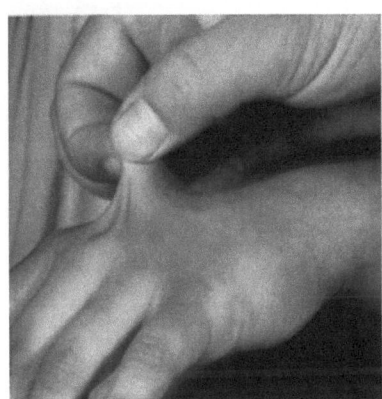

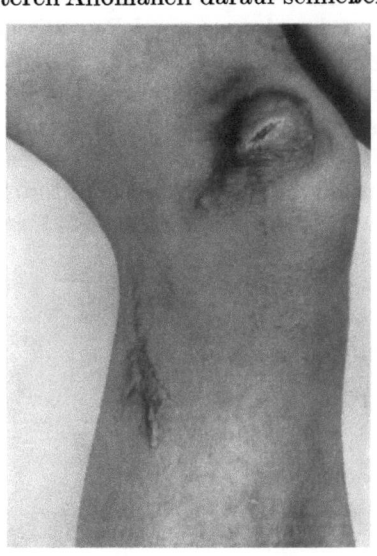

Abb. 61. Ehlers-Danlos-Syndrom bei einem 9jährigen Mädchen. Abnorme Überdehnbarkeit der Haut des Handrückens. (Beobachtung Univ.-Kinderklinik Bonn)

Abb. 62. Rechtes Kniegelenk mit hypertrophischen Narben und Pigmentverschiebungen im Gefolge abheilender Blutungen beim Ehlers-Danlos-Syndrom. (Beobachtung Univ.-Kinderklinik Bonn)

diesem Leiden eine generalisierte Mesodermaldysplasie (Fibrodysplasia elastica generalisata) zugrunde liegt. Die erbliche Wurzel der Bindegewebsdysplasie ist durch zahlreiche Familienbeobachtungen gesichert (Abb. 65).

Die pathologische Hautbeschaffenheit wird zumeist als Zufallsbefund entdeckt, wenn die leichte Vulnerabilität mit Residuen abheilender Blutungen und Pigmentverschiebungen (Abb. 62) sowie die Überstreckbarkeit der Gelenke und die Luxationsneigung ohne atypische Belastung den Verdacht auf dieses Erbleiden lenken. Das vorherrschende klinische Symptom ist die als „Gummihaut" beschriebene Überdehnbarkeit, welche eine abnorme Ausziehung einzelner Hautstücke (Ellenbogen, Handrücken, Hals u.a.) zuläßt und die Überstreckbarkeit der Gelenke nach sich zieht (Abb. 61 und 63). Schon EHLERS (1901) hat neben der „Lockerung einzelner Artikulationen" die *Neigung zur Hämorrhagie* als ein Charakteristikum dieser Erkrankung angesprochen. Ungeklärte Nasen- und Zahnfleischblutungen, Gelenk- und Hirnblutungen (SAMUEL, SCHWARTZ u. MEISTER 1953; BERNARD BASSET u. DUPERRAT 1954; VISSIAN u. ROVINSKI 1955; SUMMER 1956; JACOBS 1957) waren der Anlaß, nach faßbaren Ausfällen im komplexen Gerinnungssystem zu suchen. Diese sind gerade in den letzten Jahren bei Ehlers-Danlos-Patienten gefunden worden (LISKER, NOGUERON u. SANCHEZ-MEDAL 1960; BRUNO u. NARASIMHAN 1961; BREZINA 1962).

Im histologischen Schnittbild zeigt die hyperelastische Haut Rarefizierung und Degeneration der kollagenen Bindegewebsfasern und in Gebieten abgelaufener Blutungen Hämatomresiduen mit fetthaltigen Cysten und verdickter Wandung. Elektronenmikrokopische Untersuchungen begründen jedoch den Verdacht, daß eine mangelhafte

Verflechtung der kollagenen Fasern als Ursache der pathologischen Überdehnbarkeit der Haut anzusehen ist (Jansen 1955; Husebye 1952). Die pathologisch-anatomischen Grundlagen, welche auch die elastischen Fasern, Skelet, Augen und das blutbildende System als betroffene Mesodermalderivate einschließen, erlauben es, die Fibrodysplasia elastica generalisata als eine mesodermale Systemminderwertigkeit im weitesten Sinne einzustufen, zumal deformierende Skeleterkrankungen (Skoliose, Kyphoskoliose, Pes planus, Genu recurvatum, Hüft- und Patellarluxation) in überzufälliger Häufigkeit mit dem Ehlers-Danlos-Syndrom auftreten. Auch das Vorkommen von Überstreckbarkeit der Gelenke bei der Osteogenesis imperfecta (Weyers 1949; Biering-Iversen 1954; Weil 1959), Knochenerkrankungen und Progerie (Katz u. Steiner 1955; Bommer, Künzer u. Hauser 1961) weist auf die Ausdehnung der mesodermalen Dysplasie hin. Schließlich zielt die Kombination des Leidens mit Hernienbildung, Aneurysmen, Enteroptose, Myasthenie u.a. (McKusick 1959) auf die

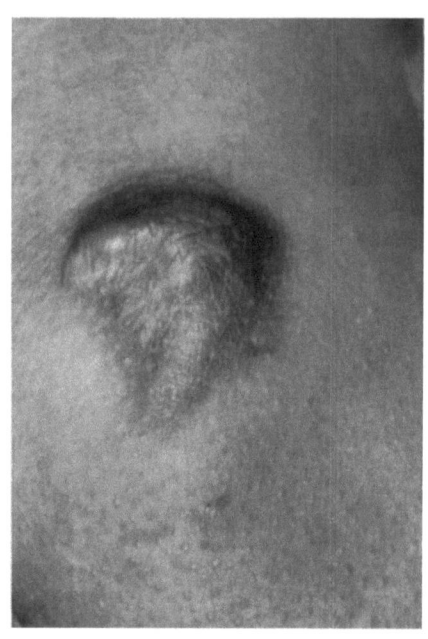

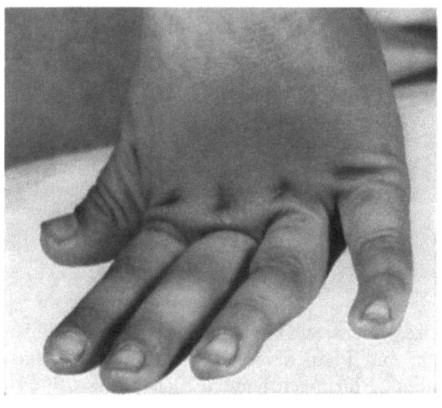

Abb. 63. Pathologische Überstreckbarkeit der Finger in den Grundgelenken der linken Hand bei der gleichen Patientin mit Cutis laxa

Abb. 64. Typischer Pseudotumor nach abheilender Kontusion in der Ellenbeuge beim Ehlers-Danlos-Syndrom im Alter von 9 Jahren

Hypogenesis des Bindegewebes hin, wobei die Schlaffheit der Gelenkkapseln und ihre Folgen nur als eine äußerlich sichtbare Organmanifestation in Erscheinung tritt. In diesem Zusammenhang sind ferner die vielfältigen Übergänge dieser Gelenkdysplasie zur Marfanschen Krankheit bemerkenswert, welche zu gleich die Mitbeteiligung der Augenentwicklung berücksichtigt (Roederer 1951; Thomas, Cordier u. Algan 1954; Weil 1959; Versé 1959).

Als ein weiteres Charakteristikum der Erkrankung muß auf die Ausbildung von Pseudotumoren (Abb. 64) nach geringfügigen Traumen hingewiesen werden, welche vornehmlich an den Druck und Stoß ausgesetzten Körperabschnitten (Knie, Ellenbogenstreckseiten, Ferse) gefunden werden. Die kissenförmigen Erhebungen zeigen eine grob gefelderte Oberfläche, nach frischem Trauma tiefe Risse mit großer Blutungsneigung und nach der Abheilung erhabene — an anderen Stellen im Hautniveau liegende — Narben wie nach einer schlechten Wundheilung mit unregelmäßiger Pigmenteinlagerung (Pray 1948; Frick u. Krafchuk 1956; Weber 1960; u.a.).

Spezielle röntgenologische Zeichen gibt es beim Ehlers-Danlos-Syndrom nicht, sofern man vereinzelt mitgeteilte Befunde von allgemeiner Osteoporose der langen Röhrenknochen, Verzögerung der Knochenkernentwicklung, unberücksichtigt läßt. Auffallend sind dagegen die bizarren Verrenkungen der Glieder und die mit der Insuffizienz des Bindegewebes verbundenen Auswirkungen des Haltungsverfalls an Thorax, Wirbelsäule und Extremitäten sowie die erwähnten, mit dem Grundleiden koppelungsfähigen Knochenerkrankungen. Für den Röntgenologen erwähnenswert erscheinen Kalkeinlagerungen im Bereich der Pseudotumoren im subcutanen Fettgewebe, welche an Phlebolithen erinnern.

Das ausgeprägte Bild der zur vorzeitigen Alterung neigenden Haut wird besonders bei durch das Erbleiden befallenen Erwachsenen beobachtet, jedoch konnte SCHAPER (1952) in einer Übersicht von 72 Fällen mit Altersangaben 43 Kinder feststellen. Die von einigen Autoren angenommene Sexotropie des Leidens scheint nicht hinreichend gesichert zu sein. In einzelnen Sippen überwiegt das männliche Geschlecht (KEY 1927), in einem Stammbaum von STURKIE (1941) — mit Überstreckbarkeit der distalen Gelenke — überwiegen die weiblichen Probanden. Bezüglich des Erbganges herrscht Einigkeit darüber, daß einfache Dominanz mit Expressivitätsschwankungen die Regel ist. In einer von JOHNSON und FALLS (1949) beschriebenen Familie sind aus einer Verwandtenehe zwischen zwei leicht Befallenen zwei schwer befallene Merkmalträger hervorgegangen, so daß homozygote Koppelung der pathologischen Anlage anzunehmen ist. Wir verweisen auf eine Erbtafel von NICOD (1948), welche die Fibrodysplasia generalisata bei sieben Patienten mit erblicher Überdehn- bzw. Überstreckbarkeit von Haut und Gelenken in drei Generationen wiedergibt (Abb. 65). Bei der Durchsicht der reichhaltigen Literatur über das Ehlers-Danlos-Syndrom finden sich ferner Mitteilungen, in welchen im Gefolge von Blutsverwandtschaft recessive Vererbung angenommen wird (RONCHESE 1936; STRANDBERG 1939; NOVARA 1942), doch überwiegen Familienbeobachtungen mit dominantem Erbgang (COCKAYNE 1933; LIENHART 1945; ANGST 1951; JANSEN 1955; BRUNO u. NARASIMHAN 1961).

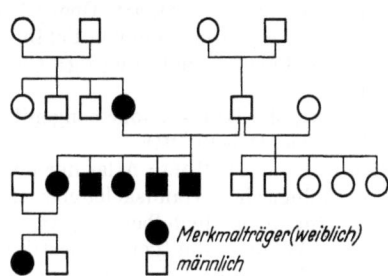

Abb. 65. Dominant erbliche Fibrodysplasia elastica generalisata (Ehlers-Danlos-Syndrom) in drei Generationen. (Nach Angaben von NICOD 1948)

Weitere Befunde zur Klinik, Pathologie und Erbbiologie der angebornene multiplen Gelenkschlaffheit sind den Arbeiten von SCHLAGINHAUFEN (1934), MARGAROT, DEVÉZE u. COLL DE CARERA (1933), ROCHER, PETGES u. LECOULANT (1934), SCOLARI (1937), COE u. SILVER (1940), BAUER u. BODE (1940), v. AARDENNE (1940), BARBER, FIDDES u. BENIANS (1941), JEUNE, ROUX u. MARTIN (1946), WIGERS (1950) und mit Berücksichtigung der neueren Literaturbefunde ELLIS u. BUNDICK (1956), SALMUNDSSON (1956), ZIMOLA (1959), WEBER (1960), BARIGAZZI (1960), MARTINEZ VILLAVERDE u. TASON (1960) KOBIERSKA (1960) MEDINA (1960), BORHEGGI, KADAR u. BAGHY (1961), BREZINA (1962) und WEYERS (1967) zu entnehmen.

Literatur

2. Dysplasie der Gelenke
(Übersichten)

BIRCH-JENSEN, A.: Congenital deformities of the upper extremities. Andalsbogtrukkeriet 1. Kopenhagen: Odense and det Danske Ferlag 1949.

BÖHM, M.: Das menschliche Bein, seine normale Entwicklung und die Entstehung von Wuchsfehlern. Stuttgart: Ferdinand Enke 1939.

CAFFEY, J.: Pediatric X-ray diagnosis, 3. ed. Chikago: Year Book Publ. 1956.

FICK, R.: Handbuch der Anatomie und Mechanik der Gelenke. Jena: Gustav Fischer 1911.

GLAUNER, R., u. W. MARQUARDT: Röntgendiagnostik des Hüftgelenkes. Stuttgart: Georg Thieme 1956.

GRUBER, G. B.: Hypoplasie, Mikromelie, Phokomelie, Amelie, Peromelie. In: SCHWALBE-GRUBER, Handbuch der Mißbildungen, Teil III/1. Jena: Fischer 1909.

HACKENBROCH, M.: Die Arthrosis deformans der Hüfte, Grundlagen und Behandlung. Leipzig: Georg Thieme 1943.

HART, V. L.: Congenital dysplasia of the hip joint and sequelae. Springfield (Ill.): Ch. C. Thomas 1952.

HASS, J.: Congenital dislocation of the hip. Springfield (Ill.): Ch. C. Thomas 1951.

HAUBERG, G.: Die angeborene Hüftgelenksverrenkung und ihre Behandlung. Heidelberg u. Frankfurt: Hüthig 1958.

IDELBERGER, K.: Die Erbpathologie der soge-
nannten angeborenen Hüftverrenkung. Mün-
chen u. Berlin: Urban & Schwarzenberg 1951.
KAISER, G.: Die angeborene Hüftluxation. Jena:
Gustav Fischer 1958.
LANGE, M.: Lehrbuch der Orthopädie und Trau-
matologie. Stuttgart: Ferdinand Enke 1960.
LORENZ, A.: Die sogenannte angeborene Hüftgelenksverrenkung, ihre Pathologie und Therapie. Stuttgart: Ferdinand Enke 1920.
McKUSICK, V. A.: Vererbbare Störungen des
Bindegewebes. Stuttgart: Georg Thieme 1959.
MÜLLER, W.: Die angeborenen Fehlbildungen der
menschlichen Hand. Leipzig: Georg Thieme
1937.
ORTOLANI, M.: La lussazione congenita dell'anca.
Bologna: Capelli 1948.
SCHMID, F., u. H. MOLL: Atlas der normalen und
pathologischen Handskeletentwicklung. Ber-
lin-Göttingen-Heidelberg: Springer 1960.
—, u. G. WEBER: Röntgendiagnostik im Kindes-
alter. München: J. F. Bergmann 1952.
SCHRÖDER, G.: Osteoonychodysplasia hereditaria,
Beckenhörner-Nagel-Patella-Syndrom.   In:
OPITZ-SCHMID, Handbuch der Kinderheil-
kunde (Im Druck).
WEBER, G.: Fehlbildungen. In: Handbuch der
Dermatologie und Venerologie, Bd. IV. Stutt-
gart: Georg Thieme 1960.
WEIL, S.: Die angeborenen Erkrankungen der
Schultergegend und des Schultergelenkes. In:
Handbuch der Orthopädie, Bd. III. Stutt-
gart: Georg Thieme 1959.
WERTHEMANN, A.: Die Entwicklungsstörungen
der Extremitäten. In: Handbuch der speziel-
len Pathologie, Bd. VI. Berlin-Göttingen-
Heidelberg: Springer 1952.
WEYERS, H.: Fibrodysplasia elastica generalisata
(Ehlers-Danlos-Syndrom). In: OPITZ-SCHMID,
Handbuch der Kinderheilkunde, Bd. VI, S. 107.
Berlin-Heidelberg-New York: Springer 1967.

a) Dysplasie der knöchernen Grundlage
α) Die Dreigliedrigkeit des Daumens

CAMPELL: Dreigliedriger Daumen. Fortschr. Rönt-
genstr. 40 (1929).
FERBER, CHR.: Ein Beitrag zur Dreigliedrigkeit
des Daumens. Z. Orthop. 83, 55 (1952).
GLASS, B., and J. H. KISTLER: Distalhyper-
extensibility of the thumbs. Acta genet.
(Basel) 4, 192 (1953).
HERSH, A. H., F. DE MARINIS, and R. M. STECHER:
On the inheritance and development of clino-
dactyly. Amer. J. hum. Genet. 5, 257 (1953).
HILGENREINER, H.: Über Hyperphalangie des
Daumens. Bruns' Beitr. klin. Chir. 54, 585
(1907).
— Neues zur Hyperphalangie des Daumens.
Bruns' Beitr. klin. Chir. 67, 196 (1910).
KOMAI, T., Y. OZAKI, and W. INOKUMA: A japa-
nese kindred of hyperphalangism of thumbs
and duplication of thumbs and big toes. Folia
hered. path. (Milano) 2, 307 (1953).
MÜLLER, W.: Aplasie der Finger- und Zehen-
gelenke. In: SCHWALBE-GRUBER, Die Morpho-

logie der Mißbildungen, Bd. III, S. 655.
Jena: Fischer 1937.
OHKURA, K.: Clinical genetics of polydactylism.
Jap. J. hum. Genet. 1, 11 (1956).
POL, R.: Brachydaktylie (Achondrodysplasie),
Hyperphalangie des Daumens, Klinodaktylie
des Daumens. Aplasie der Interphalangeal-
gelenke. In: SCHWALBE-GRUBER, Morpho-
logie der Mißbildungen, Bd. I, S. 597. Jena:
Fischer 1937.
ROBERTS, E.: Hereditary hyperphalangism of the
thumb. J. Hered. 34, 291 (1943).
STECHER, R. M.: The physical characteristics and
hereditary of short thumbs. Acta genet. (Basel)
7, 217 (1957).
STRÖER, W. F. H.: Familiäres Auftreten erblicher
Hand- und Fußabweichungen. Dtsch. Ärztebl.
H. 7, 22 (1936).
— Die Extremitätenmißbildungen und ihre Be-
ziehungen zum Bauplan der Extremität. Z.
Anat. 108, 136 (1937).

β) Die radio-volare Luxation oder Madelungsche
Deformität

DELBET: Lecons de clinique chirurgicale. Paris
1899.
DUPUYTREN, G.: Rétraction permanente des
doigts. Gaz. Méd. et Chir. (Paris) 3, 41 (1932).
GATTO, I.: Contributo alla genetica delle defor-
mita di MADELUNG. Acta Genet. med. (Roma)
4, 205 (1955).
FRANKE: Zur Anatomie der Madelungschen De-
formität der Hand. Dtsch. Z. Chir. 92, 156
(1908).
HOMUTH, O.: Die Madelungsche Deformität in
ihrer Beziehung zur Rachitis. Bruns' Beitr.
klin. Chir. 74, 562 (1911).
MADELUNG: Die spontane Luxation der Hand.
Langenbecks Arch. klin. Chir. 23, 395 (1879).
MARTI, TH.: De la maladie de Madelung-Du-
puytren. Rev. méd. suisse rom. 60, 31 (1940).
SCHINZ, H. R.: Vererbung und Knochenbau.
Schweiz. med. Wschr. 1924, 1151.
SPRINGER, C.: Zur Kenntnis der Madelungschen
Deformität des Handgelenkes. Z. orthop.
Chir. 29, 216 (1911).
STEHR, L.: Die ulnar-volare Bajonetthand als
typische Fehlbildung bei Chondrodysplasien.
Fortschr. Röntgenstr. 57, 587 (1938).

γ) Dysplasie des Ellenbogengelenkes (NIEVERGELT)

NIEVERGELT, K.: Positiver Vaterschaftsnachweis
auf Grund erblicher Mißbildungen der Extremitäten. Arch. Klaus-Stift. Vererbforsch.
19, 157—195 (1944).
— Ungewöhnliches, familiäres Mißbildungssyndrom beider Hände. Vererb.-Forsch. Arch.
Klaus-Stift. 19, 197 (1944).

δ, ε) Dysplasie der Ellenbogen- und Kniegelenke, Beckenhornsyndrom.
Die erbliche Radiuskopfluxation

ASCHNER, B., u. G. ENGELMANN: Konstitutionspathologie in der Orthopädie. Berlin: Springer 1928.

BÖCK, K.: Beckenhörner: eine angeborene erbliche Anomalie im Rahmen eines Mißbildungssyndroms. Fortschr. Röntgenstr. 74, 543 (1951).

COSACK, G.: Hereditäre Arthro-Osteo-Onycho-Dysplasie mit Beckenhörnern. Z. Kinderheilk. 75, 449 (1954).

COTTET, P., et U. PFÄNDLER: Dysplasie osseuse et ungiale héréditaire. Acta radiol. (Stockh.) 47, 111 (1952)

DENCKS, G.: Zur Behandlung der kongenitalen Kniescheibenluxation. Zbl. Chir. 1925, 1010.

DOUB: Ergänzungen zur Arbeit von FONG. Radiology 47 (1946).

FIRTH, A. C. D.: Congenital absence of patellae and deformity of nails in a mother and three children. Proc. roy. Soc. Med. 5 (1911).

FONG, E. E.: Iliac horns. Radiology 47, 517 (1946).

HAWKINS u. O. E. SMITH: Renal dysplasia in a family with radiology. Lancet 1950/I, 803.

KIESER, W.: Die sog. Flughaut beim Menschen. Ihre Beziehungen zum Status dysraphicus und ihre Erblichkeit. Z. menschl. Vererb.- u. Konstit.-Lehre 23, 594 (1939).

MAYER, H. N.: Congenital absence of delayed development of the patella. Lancet 1897/II, 1384.

MINO, R. A., V. H. MINO, and R. G. LIVINGSTONE: Osseous dysplasia and dystrophy of the nails. Amer. J. Roentgenol. 60, 633 (1948).

MONTANT, R., et A. EGGERMANN: Syndrome héréditaire. Presse méd. 45, 770 (1937).

MOSBECH, J.: Congenital malformations of the nails associated with deformities of the ellbows and knees. Acta genet. (Basel) 2, 312 (1951).

MOST, A.: Ein Fall von kongenitalen Bildungsanomalien: intrauterine Belastungsdeformitäten der unteren Extremitäten: Anonchya congenita. Allg. med. Zentr.-Ztg 72, 153 (1903).

ÖSTERREICHER, W.: Z. menschl. Vererb.- u. Konstit.-Lehre 15, 465 (1931).

PASSARGE, U.: Familiäre aseptische Nekrose der Patella bei gleichzeitiger doppelseitiger Ellenbogengelenksmißbildung. Mschr. Unfallheilk. 47, 193 (1940).

PIECHOWSKI, U.: Zbl. Chir. 35, 1443 (1955).

RENWICK, J. H.: Nail-patella-syndrome: Evidence for modification by alleles at the main-locus. Ann. hum. genet. 21, (1956).

—, u. LAWLER: Genetical linkage between the AB0 and nail-patella-loci. Ann. hum. Genet. 19, 312 (1956).

ROEKERATH, W.: Hereditäre Osteo-onycho-Dysplasie. Fortschr. Röntgenstr. 75, 700 (1951).

RUBIN, G.: Congenital absence of patellae, and other patellar anomalies in three members of same family. J. Amer. med. Ass. 64, 2062 (1915).

RUTHERFURD, W. J.: Hereditary knock knee with recurrent dislocation of patella and aplasia of nails on fingers and toes. Brit. J. Child. Dis. 20, 34 (1933).

SCHRÖDER, G.: Osteo-Onycho-Dysplasia hereditaria (albuminurica). Z. menschl. Vererb.- u. Konstit.-Lehre 36, 42 (1961).

SENTURIA, H. R., and B. D. SENTURIA: Congenital absence of patellae associated with arthrodysplasia of elbows and dystrophy of the nails. Amer. J. Roentgenol. 51, 352 (1944).

SEVER, J. W.: Hereditary arthrodysplasia associated with dystrophy of the nails. New Engl. J. Med. 219, 87 (1938).

THOMSON, E. A., E. T. WALKER u. H. S. WEENS: Beckenhörner, eine knöcherne Manifestation erbliche Arthrodysplasie. Radiology 53, 88 (1949).

TOURAINE, H. A.: L'onychoarthrose héréditaire. Bull. derm. Syph. (Paris) 2, 490 (1942).

TRAUNER, R., u. H. RIEGER: Eine Familie mit sechs Fällen von Luxatio radii congenita. Langenbecks Arch. klin. Chir. 137, 659 (1925).

TURNER, J. W.: An hereditary arthrodysplasia associated with hereditary dystrophy of nails. J. Amer. med. Ass. 100, 882 (1933).

WEDLER, H. W., u. A. WELSCH: Über ein erbliches Mißbildungssyndrom mit Beckenhörnern. Z. menschl. Vererb.- u. Konstit.-Lehre 31, 23 (1952).

WEYERS, H.: Ein erblicher Anomaliekomplex mit Nagel-, Gelenk- und Beckendysplasie. 53. Tagg Dtsch. Ges. Kinderheilk. 1953, Wiss. Ausst. Nr 47, S. 30.

WILDERVANCK, L. S.: Hereditary, congenital anomalies of bones and nails in five generations. Genetica 25, 1 (1950).

ζ) Die angeborene Hüftgelenksluxation

ANDREN, L., and S. v. ROSEN: The diagnosis of dislocation in the hip in newborn and primary results of immediate treatment. Acta radiol. (Stockh.) 49, 89 (1958).

BARLOW, T. G.: Early diagnosis and treatment of congenital dislocation of the hip. J. Bone Jt Surg. B 44, 292 (1962).

BAUER, F.: Die Entstehung der angeborenen Hüftverrenkung durch Zwangshaltung, Schlußfolgerungen für ihre Erkennung, Verhütung und Behandlung. Z. orthop. Chir. 65, 318 (1936).

BERNBECK, R.: Kinderorthopädie. Stuttgart: Georg Thieme 1954.

BETTMANN, E.: Beobachtungen über Hüftgelenksveränderungen bei 19 Familienangehörigen. Z. orthop. Chir. 53, 327 (1931).

BOEHM, M.: Entstehung der angeborenen Hüftverrenkung. Z. orthop. Chir. 55, 566 (1931).

— Weitere Untersuchungen über die Entwicklung des Hüftgelenks und die Entstehung der angeborenen Hüftverrenkung. Z. orthop. Chir. 60, 401 (1934).

BOEHM, M.: Das menschliche Bein, seine normale Entwicklung und die Entstehung von Wuchsfehlern. Stuttgart: Ferdinand Enke 1935.

BÖSCH, J.: Untersuchungen von 316 Präluxationen, Subluxationen und Luxationen. Wien. med. Wschr. **1953**, 103.

— Zur Verbesserung der Frühdiagnose der kindlichen Hüftgelenksverrenkung. Münch. med. Wschr. 9, 426 (1960).

BROWNE, D.: The treatment of congenital dislocation of the hip. Proc. roy. Soc. Med. (Sect. Orthopaedics) 41, 388 (1948).

— Notes on congenital dislocation of the hip. Chir. paediatr. 1, 1 (1959).

CAFFEY, J., J. R. AMES, W. SILVERMAN, C. T. RYDER, and G. HOUGH: Congenital dislocation of the hip. Pediatrics 17, 632 (1956).

COLEMAN, S. S.: Diagnosis of congenital dysplasia of the hip in the newborn infant. J. Amer. med. Ass. 162, 448 (1956).

COLONNA, P. C.: A diagnostic roentgen view of the acetabulum. Surg. Clin. N. Amer. **33**, 1565 (1953).

CUVELAND, E. DE: Beschreibung des anatomischen Präparates einer angeborenen Hüftluxation beim Säugling. Z. Orthop. 80, H I (1951).

DAMANY, P. LE: Die angeborene Hüftgelenksverrenkung. Z. orthop. Chir. 21, 129 (1908).

— La luxation de la hanche. Paris 1923.

DENHAM, R. A.: Hip mechanics. J. Bone Jt Surg. B 41, 550 (1959).

DOTTER, W. E.: Early diagnosis of congential dysplasia of the hip. Surg. Clin. R. Amer. 38, 873 (1958).

ELSNER, W.: Zur Frage der echten oder teratologischen angeborenen und intrauterinen, traumatischen Hüftluxation. Z. Orthop. 73, (1942).

ERLACHER, PH. J.: Die Überkreuzung, ein Hilfsmittel zur Früherkennung der angeborenen Hüftverrenkung. Zbl. Chir. **1939**, 66.

— Stauchung des kleinen Beckens bei der Behandlung von Säuglingsluxationen. Schweiz. med. Wschr. 80, Nr 47 (1950).

EXNER, G.: Zur Behandlung der angeborenen Hüftluxation im Säuglingsalter. Münch. med. Wschr. **1950**, 92.

FABER, A.: Röntgenstammbäume der angeborenen Hüftverrenkung. Verh. Dtsch. Orthop. Ges. 31. Kongr. 1936.

— Erbbiologische Untersuchungen über die Ätiologie und Pathogenese der „angeborenen" Hüftverrenkung. Z. Orthop. 66, 140 (1937).

— Untersuchungen über die Ätiologie und Pathogenese der angeborenen Hüftverrenkung. Eine röntgenologisch-erbklinische Studie. Stuttgart: Georg Thieme 1938.

FRANCILLON, M. R.: Beitrag zur Kenntnis der angeborenen Hüftverrenkung. Stuttgart: Ferdinand Enke 1937.

FREKJA, B.: Entwicklung des Pfannendaches bei der angeborenen Hüftgelenksluxation. Beitr. Orthop. Traum. 5, 33 (1958).

GERLOCZY, F.: Daten zur Vererbungslehre der orthopädischen Entwicklungsanomalien. Z. orthop. Chir. 72, 211 (1941).

GIUNTINI, L.: Etiopatogenesi della displasia congenita dell'anca. Bologna: Capelli 1951.

GLAUNER, R., u. W. MARQUARDT: Röntgendiagnostik des Hüftgelenks. Stuttgart: Georg Thieme 1956.

GSCHWEND, N.: Klinik und Röntgenbild in der Diagnose der Luxationsbereitschaft (Präluxation) beim Neugeborenen. Helv. paediat. Acta 17, 36 (1962).

HART, V. L.: Congenital dysplasia of the hip joint and sequelae. Springfield (Ill.): Ch. C. Thomas 1952.

HASS, J.: Congenital dislocation of the hip. Springfield (Ill.): Ch. C. Thomas 1951.

HAUBERG, G.: Die angeborene Hüftgelenksverrenkung und ihre Behandlung. Heidelberg u. Frankfurt: Hüthig 1958.

HAYASHI, K., u. M. MITSUOKA: Über die Erblichkeit der angeborenen Hüftgelenksverrenkung. Z. orthop. Chir. 31, 369 (1913).

HILGENREINER, H.: Zum angeborenen Charakter der sog. angeborenen Hüftverrenkung. Z. orthop. Chir. 65, 58 (1936).

HOFFA, A.: Die angeborene Verrenkung des Hüftgelenkes. Lehrbuch der orthopädischen Chirurgie. Stuttgart: Ferdinand Enke 1905.

HOLLÄNDER, L.: Die Größe der normalen kindlichen Femurkopfepiphyse im Röntgenbild. Helv. paediat. Acta 5 (1950).

IDELBERGER, K. H.: Zur Frage der exogenen Entstehung der angeborenen Hüftverrenkung (Zwillingshäufigkeit und Geschlechtsverhältnis). Arch. Rassenbiol. 35, 314 (1941).

ISIGKEIT, E.: Untersuchungen über die Heredität orthopädischer Leiden. II. Die angeborene Hüftverrenkung. Arch. orthop. Unfall-Chir. 26, 659 (1928).

KAISER, G.: Die angeborene Hüftluxation. Jena: Gustav Fischer 1958.

KINDERMANN: Zit. v. O. VERSCHUER in Genetik des Menschen. München u. Berlin: Urban & Schwarzenberg 1959.

KORVIN, H.: Über die echte oder teratologisch angeborene Hüftluxation. Z. orthop. Chir. 68, 33 (1938).

KREUZ, L.: Kritische Betrachtungen zur Morphologie der angeborenen Coxa vara. Arch. orthop. Unfall-Chir. 28, 106 (1930).

LANGE, M.: Lehrbuch der Orthopädie und Traumatologie. Stuttgart: Ferdinand Enke 1960.

LORENZ, A.: Die sogenannte angeborene Hüftgelenksverrenkung, ihre Pathologie und Therapie. Stuttgart: Ferdinand Enke 1920.

MASSIE, W. K.: Vascular epiphyseal changes in congenital dislocation of the hip. J. Bone Jt Surg. A 33, 284 (1951).

MAU, C.: Zur Ätiologie der angeborenen Hüftverrenkung. Kritische Bemerkung zum augenblicklichen Stand der Forschung. Z. orthop. Chir. 72, 284 (1941).

MUELLER, M. E.: Zur Röntgendiagnostik der mechanischen Hüftgelenksverhältnisse. Radiol. clin. (Basel) 26, 344 (1957).

MÜLLER, W.: Die mit anderen Mißbildungen kombinierte Hüftluxation in ihrer Bedeutung für das Hüftluxationsproblem. Z. orthop. Chir. **69**, 293 (1939).

NAGURA, S.: Drei neue, für die richtige Beurteilung der Skelettveränderungen bei angeborener Hüftverrenkung grundlegende Punkte. Z. orthop. Chir. **71**, 295 (1941).

— Die angeborene Hüftverrenkung. Tokio: Jongo 1948.

— Über die Häufigkeit der Spontanheilung bei angeborener Hüftverrenkung. Zbl. Chir. **82**, 2135 (1957).

— Zur Ätiologie der Coxa valga congenita bzw. Coxa valga luxans. Zbl. Chir. **83**, 323 (1958).

ORTOLANI, M.: La lussazione cong. dell'anca. Bologna: Capelli 1948.

PARE, A.: Zit. BAUER u. BODE, Erbpathologie der Stützgewebe beim Menschen. In: Handbuch der Erbbiologie des Menschen, Bd. III. Berlin: Springer 1940.

PUTTI, V.: Die Anatomie der angeborenen Hüftverrenkung. Stuttgart: Ferdinand Enke 1937.

— Statistica degli stati di prelussazione curati col metodo dell'abduzone et considerazioni sulle lussazioni embrionarie. Chir. Organi Mov. **17** (1932).

RAVELLI, A.: Zur Messung des Pfannenwinkels bei Neugeborenen. Z. Orthop. **83** (1953).

— Die Richtungslinie der Y-Fuge als Hilfsmittel zur Früherkennung der angeborenen Hüftluxation. Z. Orthop. **84**, 28 (1954).

ROHLEDERER, H.: Das derzeitige Wissen vom Wesen des angeborenen Klumpfußes und der angeborenen Hüftverrenkung. Z. orthop. Chir. **69**, 221 (1939).

ROSEN, S. v.: Early diagnosis and treatment of congenital dislocation of the hip-joint. Acta orthop. scand. **26**, 136 (1956).

SANIDES, F.: Sippenuntersuchungen bei den teratologischen angeborenen Hüftverrenkungen. Z. orthop. Chir. **70**, 234 (1940).

SCAGLIETTI, O.: Studio clinico-statistica sui cosidi lussazione cong. Chir. Organi Mov. **19**, 3 (1934).

SCHEDE, F.: Ergebnisse der Luxationsbehandlung. Z. Orthop. **82** (1952).

SCHLEGEL, K.F.: Die angeborene Hüftluxation. In Handbuch der Orthopädie, Bd. IV, Teil I, S. 69. Stuttgart: Georg Thieme 1959.

SCHÖNENBERGER, F., W. TAILLARD u. H. BERGER: Beitrag zur Aminosäurenausscheidung bei Epiphyseolysis, Perthesscher Krankheit und Skoliose. Z. Orthop. **95**, 73 (1961).

SCOLARI, F.: Illustrazione anatomoradiologica di lussazione congenita dell'anca. Arch. Orthop. (Milano) **64**, 1 (1951).

SCOTT, J. C.: Frame reduction in congenital dislocation of the hip. J. Bone Jt Surg. B **35**, 372 (1953).

STORK, H.: Anteversion, Retroversion und Entstehungsmechanismus der Hüftverrenkung. Z. Orthop. **79**, H. 2 (1950).

TIMM, H.: Angeborene Hüftverrenkung (Beitrag zur Zwillingsforschung). Z. Orthop. Chir. **68**, 196 (1938).

VALENTIN, B.: Konstitution und Vererbung in der Orthopädie. Stuttgart: Ferdiand Enke 1932.

VOIGT, H. E.: Operative Behandlung der arthrotischen Hüftschmerzen mit Trochantermeißelung aller Bänder und Kapselresektion, sowie Adduktorentenotomie. Arch. orthop. Unfall-Chir. **50**, 73 (1958).

ZSEBÖK, Z.: Röntgenanatomische Untersuchungen am Beckengürtel des Neugeborenen. Fortschr. Röntgenstr. **87**, 23 (1957).

η) Die angeborene Kniegelenksverrenkung

ABELS: Exzessive Genu recurvata mit fehlenden Patellen bei einem mongoloidem Säugling. Wien. klin. Wschr. **16**, 539 (1927).

ANDERS, F.: Zwei Fälle anormaler Extremitätenbildung. Jb. Kinderheilk. **16**, 435 (1881).

BAZERT, L: Le "genu recurvatum" congénital. Thèse de Paris 1924.

BEUTZEN, F.: Luxatio congenita genus hos et tvillingspar. Hosp.tid. (dän.) **1909**, 1513. Ref. Z. orthop. Chir. **26**, 527 (1910).

COCCHI, U.: Erbschäden der Gelenke. In: Lehrbuch der Röntgendiagnostik (SCHINZ-BAENSCH-FRIEDL-UEHLINGER), 5. Aufl. Stuttgart: Georg Thieme 1952.

DEGENHARDT, K. H., G. A. v. HARNACK u. H. WEYERS: Drillingsstudien. Stuttgart: Georg Thieme 1961.

DREHMANN, G.: Die kongenitale Luxation des Kniegelenkes. Z. orthop. Chir. **7**, 459 (1900).

DU PAN, M.: Le genu recurvatum congénital. Rev. méd. Suisse rom. **57**, 604 (1937).

HENRARD, E.: Zur Ätiologie und Prognose des Genu recurvatum congenitum beim Neugeborenen. Mschr. Geburtsh. Gynäk. **80**, 317 (1928).

KÖHLER, A.: Mitteilung eines Falles angeborener Luxation der unteren Extremitäten. Z. orthop. Chir. **58**, 401 (1933).

MAGNUS, F.: Über totale congenitale Luxation der Kniegelenke bei 3 Geschwistern. Dtsch. Z. Chir. **78**, 555 (1905).

PERTHES, G.: Zur Pathologie und Therapie der angeborenen Luxation des Kniegelenkes. Z. orthop. Chir. **14**, 629 (1905).

RECHMANN, L.: Beitrag zur Therapie der kongenitalen Luxation des Kniegelenkes. Arch. orthop. Unfall-Chir. **13**, 227 (1914).

SMILGA, G.: Über Klumpfußbildung bei einem zweieiigen Zwillingspaar. Münch. med. Wschr. **1926**, 2125.

TRIDON: Rev. Orthop. **1905**, 497. Zit. nach BAZERT.

WERTHEMANN, A., u. O. SCHINDLER: Zur Frage der Genese der angeborenen Kniegelenksverrenkung. Schweiz. med. Wschr. **1943**, 77.

b) Gelenkdysplasie mit Bänderschlaffheit
α) Die Überbeweglichkeit des Daumenendgliedes

GLASS, B., and J. C. KISTLER: Distalhyperextensibility of the thumbs. Acta genet. (Basel) **4**, 192—206 (1953).

β) Die angeborene Patellarluxation

BAUER, K. W., u. J. GÖTTIG: Der Nachweis einer Systemerkrankung bei örtlichen körperlichen Mißbildungen als Beweismittel für deren erbgenetische Bedingtheit (dargestellt am Beispiel der sog. kongenitalen Patellarluxation). Z. menschl. Vererb.- u. Konstit.-Lehre **19**, 8 (1936).

BLUMENSAAT, G.: Die Lageabweichungen und Verrenkungen der Kniescheibe. Ergebn. Chir. Orthop. **31**, 49 (1938).

BOGEN, H.: Über familiäre Luxation und Kleinheit der Patella. Z. orthop. Chir. **16**, 359 (1906).

BROEK, A. J. P. VAN DER: Fehlen der Patella. Z. orthop. Chir. **16**, 359 (1906).

DÜNKELOH, W.: Beitrag zur kongenitalen Patellarluxation. Langenbecks Arch. klin. Chir. **104**, 1183 (1914).

ECKHARDT, H., u. B. OSTERTAG: Die Verbildung des Stütz- und Bewegungsapparates. In: Körperliche Erbkrankheiten, S. 47. Leipzig: Johann Ambrosius Barth 1940.

HELBIG, G., u. H. ZEISEL: Über angeborene Mißbildungen der Kniescheibe. Z. Kinderheilk. **78**, 71 (1956).

HOHMANN, G.: Bemerkenswerter Befund bei angeborenem doppelseitigem Fehlen der Kniescheibe. Z. orthop. Chir. **68**, 460 (1938).

HÜBSCHER, C.: Über Operationen bei habitueller Luxation der Kniescheibe. Z. orthop. Chir. **24**, 1 (1909).

KÖHLER, A.: Grenzen des Normalen und Anfänge des Pathologischen im Röntgenbild, 7. Aufl. Stuttgart: Georg Thieme 1939.

STOCK, M.: Über einige Fälle von Verlagerung der Kniescheibe nach außen. Inaug.-Diss. Berlin 1928.

γ) Fibrodysplasia elastica generalisata (Ehlers-Danlos-Syndrom)

AARDENNE, J. VAN: Ehlers-Danlos-Syndrom. Dermatorrhexis mit Dermatochalasis und Arthrochalasis. Zbl. Derm. **63**, 64 (1940).

ANGST, H.: Das Ehlers-Danlos-Syndrom. Inaug.-Diss. Zürich 1951.

BARIGAZZI, P. D.: Artrocalasi multipla congenita e sindrome di Ehlers-Danlos. Arch. Ist. osped. S. Corona **25**, 45 (1960).

BAUER, K. H., u. W. BODE: In: Handbuch der Erbbiologie des Menschen. Berlin: Springer 1940.

BENJAMIN, B., and H. WEINER: Syndrome of coutaneous fragility and hyperelasticity and articular hyperlaxity. Amer. J. Dis. Child. **65**, 247 (1943).

BERNARD, J., A. BASSET et A. DUPERRAT: Syndrome de fragilité cutanée avec hémorrhagies multiples. Bull. Soc. franç. Derm. Syph. **61**, 486 (1954).

BIERING, A., and T. IVERSON: Osteogenesis imperfecta associated with Ehlers-Danlos syndrome. Acta paediat. (Uppsala) **44**, 279 (1955).

BOMMER, W., W. KÜNZER u. W. HAUSER: Krankheitsbild mit Zeichen einer Progerie (HUTCHINSON-GILFORD) und eines Ehlers-Danlos-Syndroms. Arch. Kinderheilk. **165**, 172 (1961).

BORHEGGI, L., P. KADAR u. K. BAGHY: Neuerer Beitrag zum klinischen Bild des Ehlers-Danlos-Syndroms (Cutis laxa hyperelastica). Orv. Hetil. **102**, 171 (1961).

BREZINA, Z.: Ehlers-Danlos-syndrome with fanconi's anemia in a five-year-old boy. Čsl. Pediat. **17**, 68 (1962).

BROMBART, M., G. COUPATEZ et Y. LAURENT: Contribution à l'étude de l'étiologie de la hernie hiatale et de la diverticulose du tube digestif; un cas de maladie d'Ehlers-Danlos associée à une hernie hiatale, un diverticule de l'estomac, un diverticule duodénal, une diverticulose colique et une anémie sidéropenique. Arch. Ma. Appar. dig. **41**, 413 (1952).

BROWN, A.: Ehlers-Danlos-syndrome; description of 3 cases. Glasg. med. J. **27**, 7 (1946).

—, and V. F. STOCK: Dermatorrhexis; report of a case. Amer. J. Dis. **54**, 956 (1937).

BRUNO, M. S., and P. NARASIMHAN: The Ehlers-Danlos syndrome. A report of four cases in two generations of a negro family. New Engl. J. Med. **264**, 274 (1961).

BURROWS, A.: Epidermolysis bullosa with cutis hyperelastica. Proc. roy. Soc. Med. **25**, 1319 (1932).

—, and H. M. TURNBULL: Cutis hyperelastica (Ehlers-Danlos-syndrome). Brit. J. Derm. **50**, 648 (1938).

CHRISTIAENS, L., A. MARCHANT-ALPHAUT et A. FOVET: Emphysème congénital et cutis laxa. Presse méd. **62**, 1799 (1954).

COCKAYNE, E. A.: Inherited abnormalities of the skin. Oxford University Press. London: Humphrey Milford 1933.

COE, M., and S. H. SILVER: Ehlers-Danlos-syndrome. (Cutis hyperelastica.) Amer. J. Dis. Child. **59**, 129 (1940).

DANLOS, M.: Un cas de cutis laxa avec tumeurs par contusion chronique des coudes et des genoux (xanthome juvenile pseudo-diabétique de M. M. Hallopeau et Mace de Lépinay). Bull. Soc. franç. Derm. Syph. **19**, 70 (1908).

DE CARDENAS, M., y A. OLASO: Sindrome de Ehlers-Danlos. Rev. clin. esp. **74**, 112 (1959).

DE SOULA, S.B.: Ehlers-Danlos-Syndrom. Bras. Int. Pueric. (Rio d. J.) **15**, 112.

DU MESNIL: Beitrag zur Anatomie und Ätiologie bestimmter Hautkrankheiten. Diss. Würzburg 1890 (zit. bei UNNA).

DURHAM, D. G.: Cutis hyperelastica (Ehlers-Danlos-syndrome) with blue scleras, microcornea, and glaucoma. Arch. Ophthal. **49**, 220 (1953).

EHLERS, E.: Cutis laxa, Neigung zu Haemorrhagien in der Haut, Lockerung mehrerer Artikulationen. Derm. Z. **8**, 173 (1901).

ELLIS, F. A., and W. R. BUNDICK: Cutaneous elasticity and hyperelasticity. Arch. Derm. **74**, 22 (1956).

FLEMING, J. W.: The Ehlers-Danlos-syndrome. J. Fla med. Ass. **42**, 290 (1955).

Francois, P., M. Wolley, N. Warrot et P. Maillet: Maladie d'Ehlers-Danlos avec aneurysme artérioveineux intracranien. Bull. Soc. Ophthal. Fr. No 5, 392 (1955).

Freeman, J. T.: Ehlers-Danlos syndrome. Amer. J. Dis. Child. 79, 1049 (1950).

Froelich, H.: Fibrodysplasia elastica generalisata (Cutis laxa) und Nervensystem. Nervenarzt 20, 366 (1949).

Gaddini de Benedetti, R.: Sindrom di Ehlers-Danlos con ematoma vetro-bullaro recidivante. Pediat. int. (Roma) 7, 239 (1957).

Gilbert, A., M. Villaret et G. Bosviel: Sur un cas d'hyperélasticité congénitale des ligaments articulaires et de la peau. Bull. Soc. méd. Hôp. Paris 59, 303 (1925).

Hartwig, G. W., u. E. Gottron: Cutis laxa. Arch. Derm. Syph. (Berl.) 193, 14 (1951).

Husebye, K. O.: The familiaere tilfelle av Ehlers-Danlos syndrom. T. norske Laegeforen. 72, 185 (1952).

Jansen, L. H.: The Ehlers-Danlos syndrome. These, Utrecht (1954).

— The structure of the connective tissue, an explanation of the symptoms of the Ehlers-Danlos syndrome. Dermatologica (Basel) 110, 108 (1955).

— La mode de transmission de la maladie d'Ehlers-Danlos. J. Génét. hum. 4, 204 (1955).

Jeune, M., J. Roux et J. Martin: A propos du syndrome d'Ehlers-Danlos. Formes frustes et charactères héréditaires. Arch. franç. Pédiat. 3, 547 (1946).

Johnson, S. A. M., and H. F. Falls: Ehlers-Danlos syndrome; a clinical and genetic study. Arch. Derm. Syph. (Chic.) 60, 82 (1949).

Kalz, F.: Cutis laxa als Symptom allgemeiner Stützgewebsschwäche. Arch. Derm. Syph. (Berl.) 171, 155 (1935).

Katz, I., and K. Steiner: Ehlers-Danlos syndrome with extopic bone formation. Radiology 65, 352 (1955).

Keining, E.: Zbl. Haut- u. Geschl.-Kr. 40, 27 (1932).

Key, J. A.: Hypermobility of joints as a sex-linked hereditary characteristic. J. Amer. Med. Ass. 88, 1710 (1927).

Kobierska, A.: Ehlers-Danlos syndrome. Pediat. pol. 35, 73 (1960).

Kopp: Demonstration zweier Fälle con „Cutis laxa". Münch. med. Wschr. 35, 259 (1888).

Lewitus, Z.: Ehlers-Danlos syndrome: Report of two cases with hypophyseal dysfunction. Arch. Derm. 73, 158 (1956).

Lienhart, O.: La maladie d'Ehlers-Danlos. Étude clinique, anatomo-pathologique et génétique. Thesis, Nancy, No 30 (1945).

Margarot, J., P. Deveze et Coll de Carrera: Hyperélasticité cutaine et articulaire (syndrone de Danlos) existant chez trois membres d'une même famille. Bull. Soc. franç. Derm. Syph. 40, 277 (1933).

Martinez Villaverde, J. R., y F. Tascon: Sindrome de Ehlers-Danlos. Presentación de un caso. Arch. Pediat. (Barcelona) 11, 97 (1960).

McKusick, V. A.: Vererbbare Störungen des Bindegewebes. Stuttgart: Georg Thieme 1959.

Meekeren, J. A. van: De dilatabilitate extraordinaria cutis. In: Observationes Medico-Chirurgicae, Caput 32, Amsterdam 1682.

Metenier, P.: A propos d'un cas familial de maladie d'Ehlers-Danlos. Thèse, Alger (1939).

Mories, A.: An investigation into the Ehlers-Danlos syndrome. Thesis, Edinburgh (1954).

Mounier-Kuhn, P., et L. Meyer: Méga-organes (oesophage, trachée, colon), syndrome de Mickulicz et d'Ehlers-Danlos chez une hérédosyphilitique. Bull. Soc. méd. hôp. Kyon, Nov. 9 (1943).

Nicod, M.: Un cas de syndrome d'Ehlers-Danlos. Ann. paediat. (Basel) 167, 358 (1956).

Ona, C. K., and E. V. Cowdry: Aging of elastic tissue in human skin. J. Geront. 5, 203 1950).

Orlandi, O. V., and Y. T. Rodrigues: Ehlers-Danlos syndrome; capillary microscopy in cases. Pediatria 17, 189 (1952).

Packer, P. D., and J. F. Blades: Dermatorrhexis: a case report; the so-called Ehlers-Danlos syndrome. Virginia med. Mth. 81, 21 (1954).

Pray, L. G.: Cutis elastica (dermatorrhexis, Ehlers-Danlos syndrome). Amer. J. Dis. Child. 75, 702 (1948).

Rocher, H. L.: Une nouvelle dysmorphose articulaire congénitale: laxité articulaire congénitale multiple. In: Livre jubilaire d'Henri Hartmann. Paris: Masson & Cie. 1932.

— G. Petges et P. Lecoulant: Hyperélasticité articulaire et hyperélasticité cutaine d'origine congénitale dystrophique (syndrome d'Ehlers-Danlos). Rev. Orthop. 21, 675 (1934).

Roederer, C.: Syndrome d'Ehlers-Danlos atypique coincidant avec une dolichostenomélie. Arch. franç. Pédiat. 8, 192 (1951).

Rossi, E., u. H. Angst: Das Danlos-Ehlers-Syndrom. Helv. paediat. Acta 6, 245 (1951).

Salmundsson, J.: Ehlers-Danlos syndrome; a congenital mesenchymal disorder. Acta med. scand. 154 (Suppl. 312), 399 (1956).

Samuel, M. A., M. L. Schwartz, and M. M. Meister: The Ehlers-Danlos syndrome. U.S. Armed Forces Med. J. 4, 737 (1953).

Schaper, G.: Familiäres Vorkommen von Ehlers-Danlos-Syndrom; ein Beitrag zur Klinik und Pathogenese. Z. Kinderheilk. 70, 504 (1952).

Schlaginhaufen, C.: Über familiäres Vorkommen der Überstreckbarkeit der Gelenke der Hand. Z. Morph. u. Anthrop. 34, 386 (1934).

Scolari, E.: La sindrome di Ehlers-Danlos. G. ital. Derm. 78, 572 (1937).

Sezary, H.-A., et A. Horowitz: Bull. Soc. franc. Derm. Syph. 42, 1744 (1935).

Shaw, A. B., and P. Hopkins: A case of a boy, aged seven, showing (a) double-jointed-ness, (b) dermatolysis ("elastic skin") with great friability of the skin and excessive tendency to bruising, and (c) multiple subcutaneous tumors on the limbs (fribomata, neuromata). Proc. roy. Soc. Med. (Clin. Sci.) 6, 20 (1913).

SMITH, C. H.: Dermatorrhexis (Ehlers-Danlos syndrome). J. Pediat. **14**, 632 (1939).

SUMMER, I. K.: The Ehlers-Danlos syndrome; a review of the literature and report of a case with a subgaleal hematona and Bells's palsy. Amer. J. Dis. Child. **91**, 419 (1956).

STUART, A. M.: Three cases exhibiting the Ehlers-Danlos syndrome. Proc. roy. Soc. Med. **30**, 984 (1937).

STURKIE, P. D.: Hypermobile joints in all descendants for two generations. J. Hered. **32**, 232 (1941).

THOMAS, C., J. CORDIER et B. ALGAN: Une étiologie nouvelle du syndrome de luxation spontanée des cristallins: la maladie d'Ehlers-Danlos. Bull. Soc. belge Ophtal. **100**, 375 (1952).

— Les altérations oculaires de la maladie d'Ehlers-Danlos. Arch. Ophthal. **14**, 691 (1954).

TOBIAS, N.: Danlos syndrome associated with congenital lipomatosis. Arch. Derm. Syph. **30**, 540 (1934); **40**, 135 (1939).

TSCHERNOGOBOW, A.: Cutis laxa. (Krankenvorstellung auf der ersten Versammlung der dermatologischen und venerologischen Ges. in Moskau, 13. Nov. 1891.) Mh. prakt. Derm. **14**, 76 (1892).

— Ein Fall von Cutis laxa. Protokoly Moskowskawo wenerologitscheskawo i dermatologitscheskawo Obtschetwa vol. 1, p. 23. Zit. in Iber. Med. **27**, 562 (1892).

UNNA, P. G.: Histopathologie der Hautkrankheiten. In: Lehrbuch der speziellen patho-logischen Anatomie, Erg.-Bd.Teil 2. Berlin: 1894.

VISSIAN, L., et J. ROVINSKI: Syndrome d'Ehlers-Danlos chez quatre membres d'une même famille. Bull. Soc. franç. Derm. Syph. **62**, 62 (1955).

WEBER, F. P., and J. K. AITKEN: Nature of the subcutaneous spherules in some cases of Ehlers-Danlos syndrome. Lancet **1**, 198 1938.

WEBER, G.: Fehlbildungen. In: Dermatologie und Venerologie, Bd. IV. Stuttgart: Georg Thieme 1960.

WEYERS, H.: Zur Kenntnis der Arachnodaktylie und ihrer Beziehungen zu anderen mesodermalen Konstitutionsanomalien. Zugleich ein Beitrag zur Pathologie congenitaler, mesodermaler Dysplasien. Z. Kinderheilk. **67**, 308 (1949).

— Fibrodysplasia elastica generalisata (Ehlers-Danlos-Syndrom). In: Handbuch der Kinderheilkunde. Berlin - Heidelberg - New York: Springer 1967.

WIEDEMANN, H.-R.: Die großen Konstitutionskrankheiten des Skeletts. Stuttgart: Gustav Fischer 1960.

WIGERS, F.: Ehlers-Danlos-Syndrom: Cutis hyperelastica. Nord. Med. **43**, 304 (1950).

WILLIAMS, A. W.: Cutis laxa. Mh. prakt. Derm. **14** (1892).

ZIMOLA, J.: Fibrodysplasia elastica generalisata. Ehlers-Danlos syndrome. Čst. Pediat. **14**, 138 (1959).

3. Erblich degenerative Gelenkerkrankungen

a) Erbleiden mit bevorzugtem Gelenkbefall

α) Das Blutergelenk
Articular changes in hemophilia, artropatia emofiliche, arthropathie hémophilique

Die Auswirkungen der sog. Bluterkrankheit oder Hämophilie auf das Skeletsystem fallen bereits in das Kindesalter und betreffen von den Gelenken vorwiegend die nach Aufbau und Funktion gleichartigen Knie- und Ellenbogengelenke (Abb. 42 u. 46). Schon nach geringfügigem Trauma entstehen schwer stillbare Blutungen — welche nicht selten als Zahn- und Weichteilblutungen (Abb. 70) beginnen — sich in das Gelenk und den angrenzenden Knochen ergießen, ohne daß zunächst äußerlich sichtbare Veränderungen der knöchernen Gelenkkonturen gefunden werden (Abb. 68).

Klinik und Pathologie der Blutergelenke lassen sich verschiedenen Stadien unterordnen. Die äußerer Gewalteinwirkung am leichtesten zugänglichen Knie- und Ellenbogengelenke sind bei der einfachen Hämarthrosis je nach dem Ausmaß der Blutungen in der Beweglichkeit eingeschränkt. Steht die Weichteilblutung im Vordergrund, verwischen sich die normalen Gelenkkonturen. Erst nach wiederholten Blutungen in das Gelenk und deren Resorption treten destruktive Veränderungen des Gelenkknorpels hinzu, wobei auch die anliegenden Knochen in Mitleidenschaft gezogen werden (Abb. 66). Mit dem Nachlassen der Blutungsneigung beginnen im Spätstadium der Erkrankung Gelenkveränderungen im Sinne der Arthrosis deformans mit fungusartigen Auftreibungen und zunehmender Funktionsbehinderung bis zur Kontraktur (Abb. 69 und 73) (ENGEL 1917; HEIGL 1929; BUUS 1935; PETERSEN 1947).

Die ersten sichtbaren Gelenkveränderungen fallen in das Stadium 1—2 der Bluterkrankheit und äußern sich in Arrosionen der knorpelfreien Gelenkfläche, am Knie im Bereich der Fossa intercondyloidea und im Übergang zum Knorpelansatz (Abb. 66). Neben der allgemeinen Atrophie der gelenkbildenden Knochenenden sieht man am Ellenbogen eine zunehmende Usurierung der Gelenkflächen infolge Knorpelschwundes, wobei der Druck der intraartikulären Blutergüsse zu typischen Randwülsten führt, welche jedoch als Pseudorandwülste anzusehen sind, nachdem der Gelenkrand arrodiert worden ist

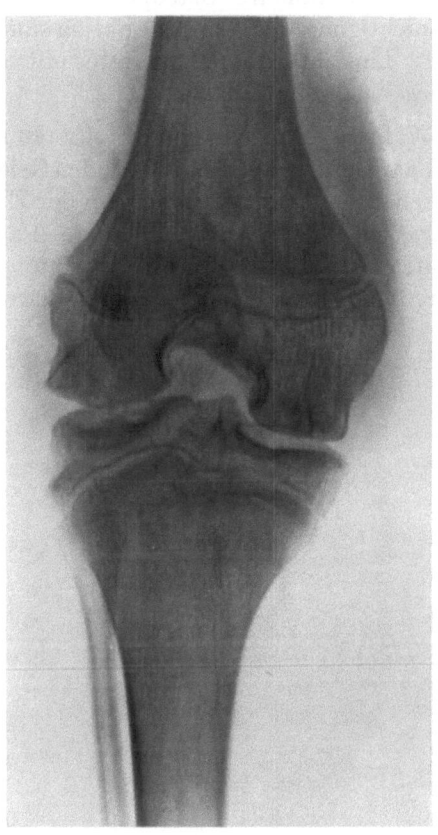 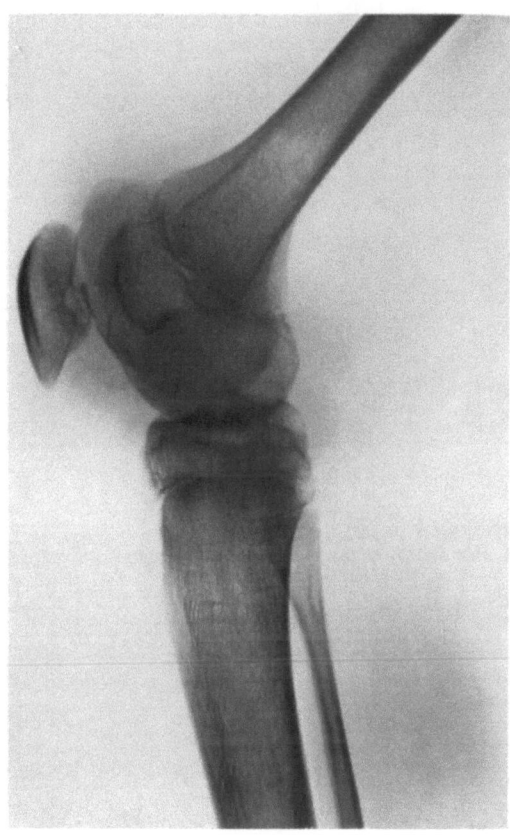

Abb. 66   Abb. 67

Abb. 66. Rechtes Kniegelenk bei einem 14jährigen Bluter: Verschmälerung des Gelenkspaltes, Usurierung der Gelenkflächen und arthrotische Veränderungen. (Beobachtung Univ.-Kinderklinik Bonn 1954)

Abb. 67. Seitliche Aufnahme des rechten Kniegelenkes bei einem 14jährigen Bluter mit unregelmäßigen Gelenkkonturen (s. Abb. 66)

(Abb. 71). Bei diesem Zerstörungsprozeß, der durch wiederholte Blutungen mit der Ablagerung eisenhaltiger Pigmente einhergeht, erweist sich der Gelenkknorpel als besonders resistent (Canigiani 1930). Es entsteht mit der Verschmälerung des sog. Gelenkspaltes eine unregelmäßig höckerige Begrenzung der Gelenkflächen und Verdickung der äußeren Gelenkkonturen (Abb. 66 — 71). Schon vor der Versteifung des Gelenkes (Ankylose) und dem Auftreten der deformierenden Arthrosis können Blutungen in den Knochen zu cystenartigen Aufhellungen, so im Tibiakopfmassiv und in den Femurkondylen, führen (Forfota 1931; Giaccai 1947; Casacci 1948; Dumont u. Nègre 1948).

Durch die Umbauvorgänge des kontrakten Blutergelenkes kann die Patella mit dem Femur synostosieren (Cocchi 1952), so daß Subluxationen und Luxationen Vorschub geleistet wird. Auf die nicht seltene Seitendifferenz im Befall der Kniegelenke muß nachdrücklich hingewiesen werden, wobei bedacht werden sollte, daß mit dem Ausfall der einen Seite die Belastung der Gegenseite größer wird und das später befallene Gelenk das gleiche Schicksal erleidet.

Das beim Bluter vielfach gleichzeitig befallene Ellenbogengelenk weist die ersten Arrosionen nach wiederholter Gelenkblutung zunächst in der Fossa olecrani auf. Supinations- und Pronationsbewegungen werden nach der Resorption der intraarticulären Blutergusses wieder ausgedehnter, jedoch droht am Ellengelenk der Ausgang in ankylotische Versteifung (Abb. 71). Die Vergröberung des äußeren Gelenkkonturen ist dagegen im Ellengelenk nicht so ausgeprägt (Abb. 73). Bei Rechtshändern wird das rechte Ellenbogengelenk des Bluters vor der linken Seite befallen; sekundäre Osteoporose und Beeinträchtigung der Gelenkfunktion sind dagegen hinsichtlich der Schwere mit dem Kniegelenk vergleichbar.

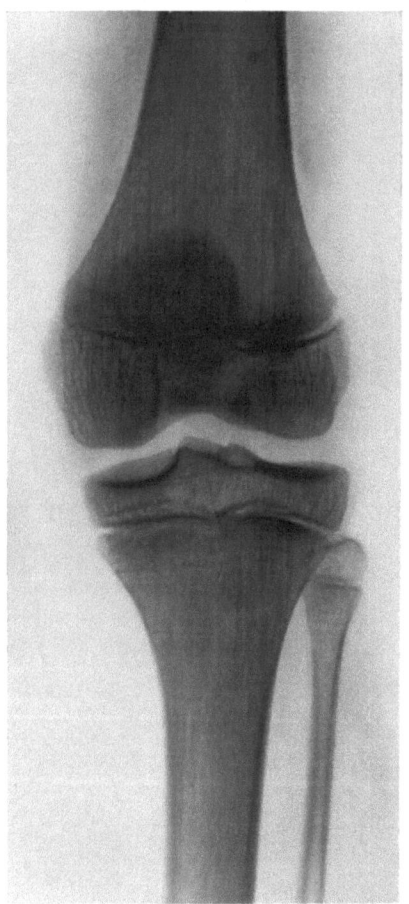

Während am Kniegelenk des Bluters die Patella mit in den destruierenden Gelenkprozeß einbezogen wird, kann in der Ellenbeuge eine der Patella vergleichbare „Patella cubiti" auftreten. Da nach der ersten Beschreibung dieser Anomalie durch KIENBÖCK

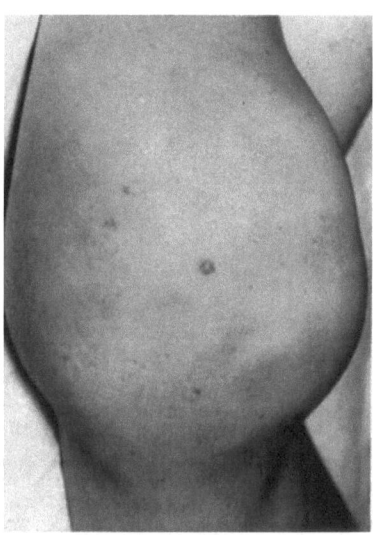

Abb. 68   Abb. 69

Abb. 68. Linkes Kniegelenk des Bluter-Patienten (s. Abb. 66 und 67) mit normaler Weite des „Gelenkspaltes" und glatt begrenzten Gelenkflächen im Frühstadium der Hämophilie A

Abb. 69. Fungusartige Auftreibung des rechten Kniegelenkes bei einem 14jährigen Bluter aus der Bluterfamilie (Abb. 72)

(1931) und einer späteren Bestätigung gemeinsam mit DESENFANS (1937) die Entstehung dieser persistierenden Epiphyse durch traumatische Einwirkung im Kindesalter anzunehmen ist, deckt sich diese Vorstellung gut mit der hier angedeuteten Ellenbogenscheibe (KREMSER 1938), welcher THEISING (1939), SICKEL (1956) und SCHRÖDER (1956) eine erblich-konstitutionelle Grundlage einräumen, da auch hierbei die initialen Blutungen auf ein Trauma zurückzuführen sind.

Bei fortgeschrittener Bluterkrankheit nehmen auch die Apophysen des Captilum humeri eine atypische Konfiguration an, offenbar, weil der unphysiologische Reiz der rezidivierenden Blutungen und deren Resorption die Ossifikation beeinflußt. Bei älteren Blutern pflegt auch das Hüftgelenk die gleichen destruktiven Veränderungen aufzuweisen.

Die echte Hämophilie folgt bekanntlich einem recessiv-geschlechtsgebundenen Erbgang, wobei von kranken Vätern und erbgesunden Frauen genotypisch gesunde Söhne

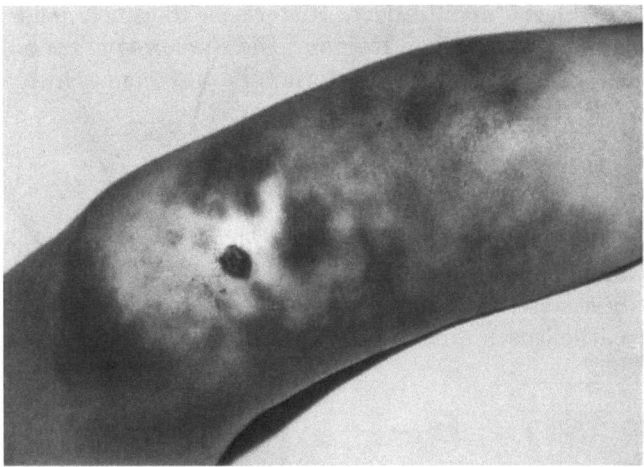

Abb. 70. Frische Weichteilblutung bei einem hämophilen 8jährigen Patienten im Bereich des linken Kniegelenkes. (Beobachtung Univ.-Kinderklinik Bonn 1958)

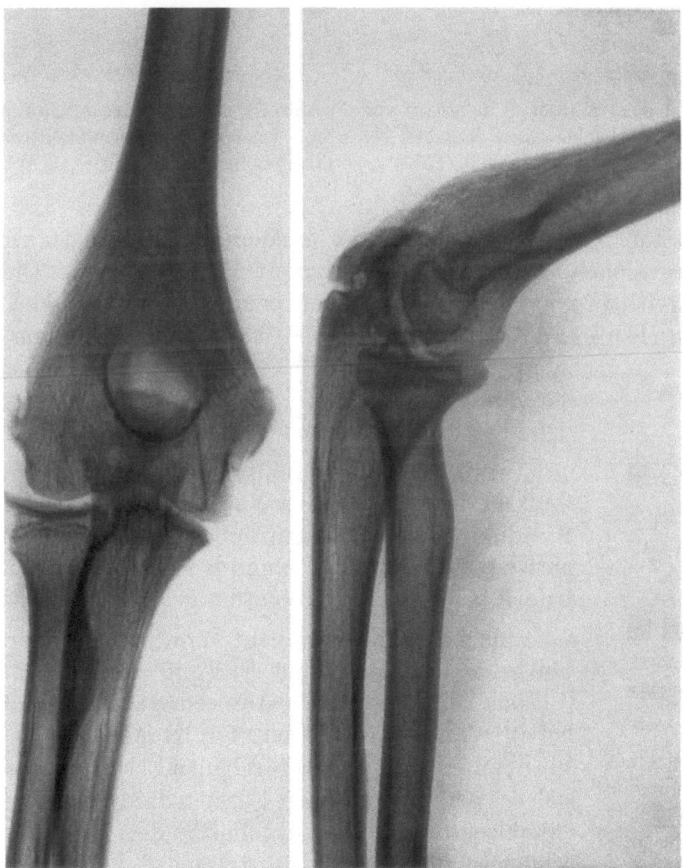

Abb. 71. Rechtes Ellenbogengelenk eines 14jährigen Jungen mit Bluterkrankheit (AHF-Defekt). Darstellung
in zwei Ebenen: Bewegungseinschränkung und geringe ankylotische Versteifung. Unregelmäßige Gelenkkonturen, besonders der Humeruskondylen

stammen, während die heterozygot belasteten Töchter das Leiden auf die Nachkommen
beiderlei Geschlechtes übertragen, jedoch nur die Söhne phänotypisch erkranken (Abb. 74).
Das pathologische Gen ist somit in das Differentialsegment des X-Chromosoms zu lokalisieren. Schon in der vormendelistischen Zeit war bekannt, daß sich die Hämophilie nur

beim männlichen Geschlecht manifestiert. Historische Beispiele sind aus den früheren europäischen Fürstenhäusern und dem Roman „Die Frauen von Tanno" (E. ZAHN) sowie der monographischen Bearbeitung der Bluterfamilie aus dem schweizer Tenna (MOOR JANKOWSKI, TRUOG u. HUSLER 1957) bekannt geworden.

Nach gerinnungsphysiologischen Untersuchungen sinken bei der echten Hämophilie die zur Gerinnung notwendigen Plasmafaktoren, das antihämophile Globulin (AHF-Spiegel) und der Christmas-Faktor bei der Hämophilie B, auf pathologisch erniedrigte

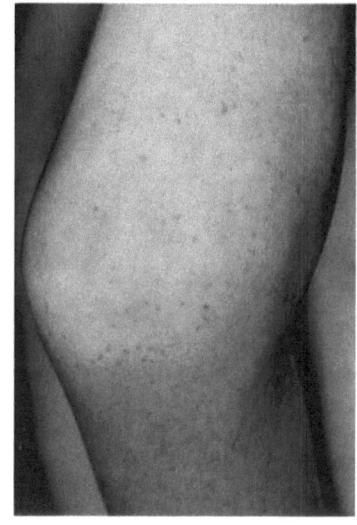

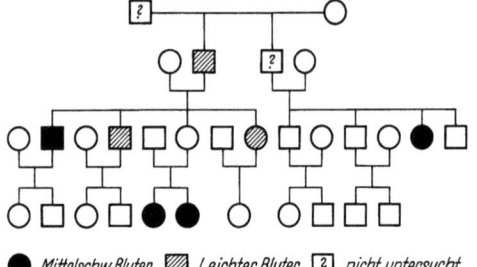

● Mittelschw.Bluter ▨ Leichter Bluter ⒜ nicht untersucht

Abb. 72. Sippentafel einer autosomal dominant vererbten Hämophilie (PTA-Defekt). (Nach Angaben von ROSENTHAL, DRESKIN und ROSENTHAL (1955)

Abb. 73. Ellenbogengelenk eines 14jährigen Bluters mit verstrichenen Gelenkkonturen nach chronischen Umbauvorgängen, welche in Abb. 71 dargestellt sind

Werte, zuweilen auf 0% ab. Substitution der fehlenden Gerinnungsfaktoren durch Blut- und Plasmatransfusionen ist die einzig erfolgversprechende Therapie. Die in jüngster Zeit empirisch ermittelte prophylaktische und therapeutische Wirksamkeit von Erdnüssen gegen Blutungen (BOUDREUX u. FRAMPTON 1960) kann nach bisherigen Ergebnissen nur symptomatisch sein. Das wirksame Agens, welches sich nach der Trennung von Erdnußöl im Erdnußmehl findet, beeinflußt den defekten Gerinnungsmechanismus der Bluterkrankheit nicht.

Auf die große Variabilität der klinischen Erscheinungsbilder muß an dieser Stelle mit Nachdruck hingewiesen werden. Auch Konduktorinnen können eine pathologische Blutungsneigung aufweisen. Hämophilie A und B werden durch zwei unabhängige, jedoch beide im X-Chromosom gelegene Gene verursacht.

Eine autosomal dominant vererbbare Sonderform von Hämophilie, welche auf eine Störung der Thromboplastinbildung (Plasma-Thromboplastin-Antecedent = PTA) zurückgeführt wird, haben ROSENTHAL, DRESKIN u. ROSENTHAL (1955) abgegrenzt. Bei der in Abb. 72 wiedergegebenen Erbtafel dieser Sippe verteilen sich schwere und leichtere Formen der Blutungsneigung auf beide Geschlechter. Neuere Ergebnisse der Hämophilieforschung erschüttern auch die alte Vorstellung, daß die Bluterkrankheit eine klinisch und genetisch gut abgrenzbare Krankheitseinheit darstellt. PAVLOVSKY (1947), SCHULMAN u. SMITH (1952), KOLLER (1954), RATNOFF u. COLOPY (1955) u.a. haben hämophilie-ähnliche

⊙ Überträgerin der Anlage
■ manifeste Bluterkrankheit
△ Fehlgeburt

Abb. 74. Sippentafel einer Bluterfamilie (Hämophilie A) mit Blutsverwandtschaft und rezessiv-geschlechtsgebundenem Defekt des AHF-Faktors. (Beobachtung WEYERS 1959)

Erkrankungen beschrieben, denen andere Störungen des komplexen Gerinnungssystems zugrunde liegen als der bisher angeschuldigte Mangel definierbarer Faktoren. Für diese durch STEFANINI (1954) sowie BRINKHOUS (1954) hinsichtlich der Nomenklatur und Gerinnungsphysiologie klassifizierten Sonderformen, welche auf das Fehlen zweier verschiedener Prinzipien innerhalb der gestörten Gen-Enzym-Beziehung zurückgeführt werden, hat

VOGEL (1955) bezüglich der genetischen Deutung eine Pseudoallelie angenommen und die Mutationsrate dieses „compound gene" für Dänemark und die Schweiz auf $2,7 \cdot 10^5$ geschätzt.

Aufschlußreiche neuere Untersuchungen und Familienbeobachtungen über die Bluterkrankheit sind den Mitteilungen von KOLLER, KRÜSI u. LUCHSINGER (1950), AGGELER, WHITE, GLENDENING, PAGE, LEAKE und BATES (1952), GRAHAM, MCLENDON und BRINKHOUS (1953), DEUTSCH (1954), VOGEL (1955) sowie HASLER (1957) zu entnehmen.

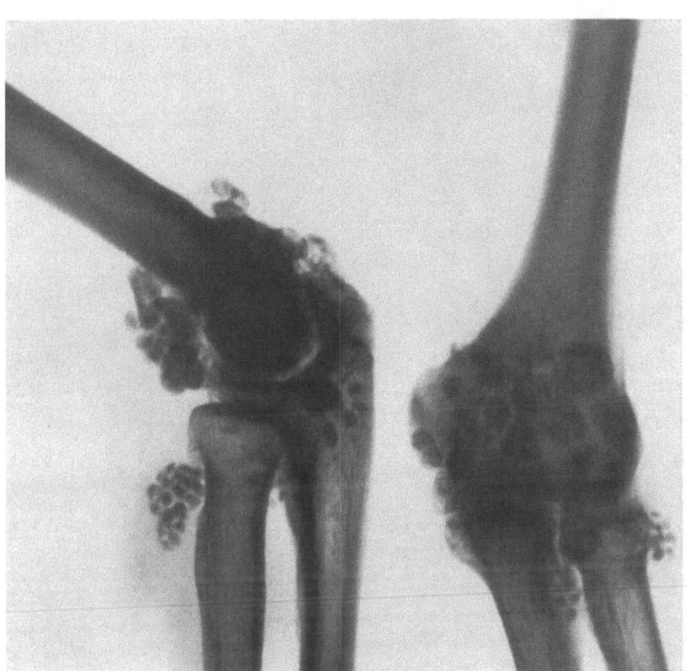

Abb. 75   Abb. 76

Abb. 75. Linkes Ellenbogengelenk eines 27jährigen Mannes mit einseitig manifestierter Gelenkchondromatose. Chondromknoten mit Kalkeinlagerung in periarticulärer Anordnung. (Beobachtung UK Bonn 1941)

Abb. 76. Lokalisation und Häufigkeit der Gelenkchondromatose in schematischer Darstellung

β) Die Gelenkchondromatose
Osteochondromatosis, l'ostéochondromatose articulaire, condromatosi articulare

1. Die generalisierte Chondromatose. Das eindrucksvolle Bild der Gelenkchondromatose (Abb. 75—78), welches im deutschsprachigen Schrifttum durch REICHEL (1900) bekannt geworden ist, bleibt in der Mehrzahl der Fälle auf ein Gelenk beschränkt. Nur selten werden zwei Gelenke befallen, so gut wie nie tritt die Chondromatose polyartikulär in Erscheinung. Das Leiden ist gutartig und bevorzugt bei diartikulärer Manifestation das entsprechende Gelenk der Gegenseite, wobei entgegen älteren Darstellungen das Ellenbogengelenk häufiger als Knie- und Hüftgelenk befallen wird (Abb. 76). Die Entstehung der Chondromknoten fällt frühestens in das Adoleszentenalter, jedoch sind zweites und drittes Dezennium besonders disponiert, wie ältere Arbeiten (LEXER 1907; KIENBÖCK 1931; SCHINZ u. UEHLINGER 1931) hervorheben.

Der Verlauf der Erkrankung wird nach der übersehbaren Kasuistik unterschiedlich beurteilt. Während im Regelfall der Chondromknoten aus einem Konglomerat von etwa erbsgroßen, traubenartigen Gebilden besteht, welche erst mit der Verkalkung im Röntgenbild sichtbar werden (Abb. 75) und mit tumorartiger Begrenzung keinen wesentlichen

30*

Größenänderungen unterworfen sind, kann im Einzelfall ein progredientes Wachstum einsetzen, welches Chondrome bis zu 2 kg entstehen läßt (DENSTAD 1942), die maligne entarten können (REIMANN u. KIENBÖCK 1931). Auch eine Verknöcherung einzelner Knoten (Kapselosteom) ist möglich.

Das typische Röntgenbild des Gelenkchondroms zeigt die von der Synovialis ausgehenden hyalinen Knoten, welche das ganze Gelenk durchsetzen können oder als solitäre Knoten (loose bodies, HENDERSON 1916; JONES 1924) der Synovia des Gelenkes aufsitzen

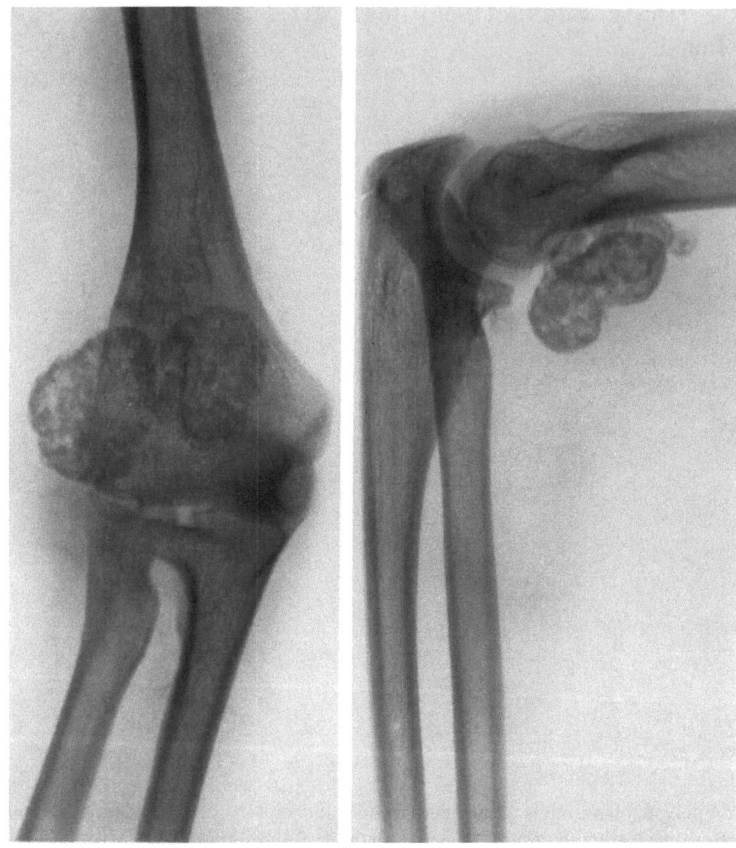

Abb. 77. Isolierte Chondromknoten in der rechten Ellenbeuge eines 17jährigen Patienten. Darstellung in zwei Ebenen, welche den Aufbau des Gelenkchondroms gut erkennen lassen. (Beobachtung UK Bonn 1939)

(Abb. 77). Gewöhnlich besteht aber die Tendenz, sich zu größeren Knoten zusammenzuballen, wobei walnuß- bis eigroße, entweder länglich-ovale oder rundlich-tumorig begrenzte Körper entstehen, welche sich in und um das betroffene Gelenk gruppieren (s. Abb. 75, 78). Bei generalisierter Gelenkchrondromatose nimmt der Herd des zusammengesetzten Chondromknotens zuweilen traubenförmige Gestalt an (Abb. 75).

Intraartikulär gelegene Chondrome können von den gelenkbildenden Knochen eingeklemmt werden und zerstören nicht selten Knorpel und Knochen der Gelenkflächen. Zuweilen sitzen Solitärknoten gestielt in Divertikeln und Synovialzotten der Gelenkkapsel. Nach Abriß der Bindegewebsbrücke vermag man diese als Corpora libera nicht von der Gelenkmaus bei Osteochondritis dissecans zu unterscheiden. Solche knorpeligen Gelenkmäuse sind schon von ALBERT (1877) und SCHMIEDING (1900) beobachtet worden. KIENBÖCK (1931) zählte bei einer Osteochondromatose der Ellenbeuge eines zwölfjährigen Knaben über 100 knorpelige Freikörperchen. Ragen diese in die Gelenkhöhle, in das perikapsuläre Gewebe oder in die paraartikulären Schleimbuetel, behindern die Chondromanteile die Gelenkfunktion.

Im Röntgenbild trifft man häufig auf den Spätzustand, multiple, gut begrenzte und unregelmäßig verkalkte Chondrome, welche sich um das Gelenk gruppieren (Abb. 75). Greift man einen einzelnen Chondromknoten heraus, so stößt man auf eine dichtere Schale, vereinzelt mit konzentrischer Schichtung in einer aufgelockerten, unregelmäßig verkalkten Höhle (Abb. 77). Die im Komplex der verbackenen Konkremente sichtbare Struktur von unterschiedlicher Dichte kommt dadurch zustande, daß sich eine Reihe Chondrome übereinander projizieren.

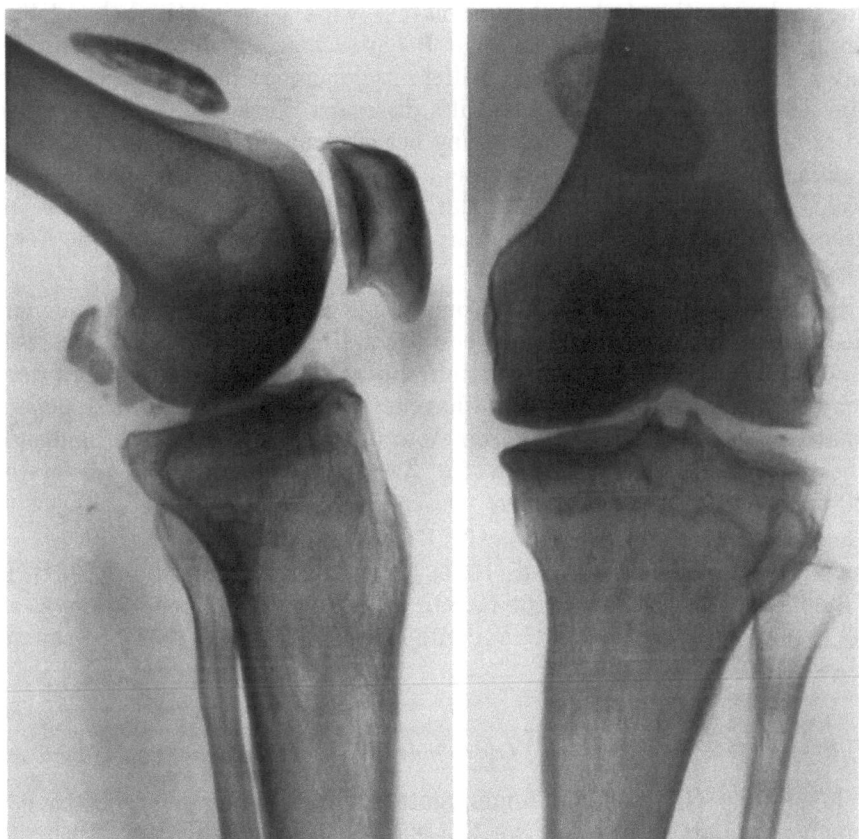

Abb. 78. Chondromatose des linken Kniegelenkes mit starker Kalkeinlagerung bei einem 57jährigen Mann, wobei die Chondromknoten keine engen Beziehungen zum Kniegelenk zu haben scheinen. (Beobachtung UK Bonn 1942)

Unsere Beobachtungen betreffen zunächst einen 17jährigen mit Chondromatose der rechten Ellenbeuge (Abb. 77), wobei die einzelnen Chondromknoten deutlich abgrenzbar sind und die Gelenkfunktion nicht wesentlich gestört ist. Eine ausgedehntere, periartikulär angeordnete Gelenkchondromatose der linken Ellenbeuge fand sich bei einem 27jährigen Patienten (Abb. 75), dessen kontralaterale Seite von der Chondromatose verschont wurde. Es ist kein Zufall, daß auch der dritte Patient männlichen Geschlechtes ist, dessen Gelenkchondromatose das linke Knie befallen hat (Abb. 78) und Chondrome in ventraler und dorsaler Lokalisation ausgebildet hat. Die intensive Verkalkung weist darauf hin, daß die Chondromatose über längere Zeit stationär geblieben ist, während die Zeichen einer deformierenden Arthrose an dem befallenen Gelenk ausgeprägt sind.

Im Einzelfall kann die monoartikulär auftretende Chondromatose zu einem großen Konvolut anwachsen, dann aber im Wachstum sistieren, wie es KIENBÖCK (1931) an der linken Ellenbeuge eines 44jährigen Patienten beschrieben hat. Eine maligne Entartung in Form der Chondrosarkomatose ist relativ selten, führt dann aber zu monströsen Ausmaßen, wobei nicht nur die Gelenkhöhle und der angrenzende Knochen, sondern auch die umgebende Muskulatur infiltriert wird (REIMANN u. KIENBÖCK 1931).

Über das von der Gelenkchondromatose bedrohte Kniegelenk (s. Abb. 78) liegen Beiträge von VINCENT u. VINCENT (1931), SCHINZ u. UEHLINGER (1931) vor. Über die nicht seltene Hüftgelenkschondromatose haben VALSECCHI u. PIERANGELI (1938), WIEBERG (1938), DENSTAD (1942), COCCHI (1952) und über den selteneren Befall der Schulter HECKER u. SCHRADER (1940), GRASSER (1948) u.a. berichtet. Vielfach ist auf das solitäre Chondrom eines der großen Gelenke (s. Abb. 78) hingewiesen worden.

Die anfangs symptomlos verlaufende, gelegentlich mit rheumatischen Beschwerden beginnende und gutartige Gelenkchondromatose wird konservativ behandelt, so nicht Einklemmungserscheinungen und sonstige Beeinträchtigung der Gelenkfunktion einen operativen Eingriff rechtfertigen. Die Differentialdiagnose muß die deformierende Arthrosis, die schon erwähnte Osteochondritis dissecans, Verkalkungen und Sklerosen bei tuberkulöser und luischer Gelenkerkrankung berücksichtigen. Auch an die Kalkgicht und die Tendinitis calcarea sollte gedacht werden. Die Prädilektion der großen Gelenke (Ellenbogen, Knie, Hüfte und Schulter) und das Freibleiben der kleinen Gelenke (s. jedoch Enchondrome Abb. 87) helfen mit dem charakteristischen Röntgenbild, eine Fehldiagnose zu vermeiden.

Über die Vererbung der Gelenkchondromatose liegen nur wenige Untersuchungen vor, welche die Männerwendigkeit der Anlage bestätigen. In jüngster Zeit hat ROSSBERG (1959) familiär-erbliches Auftreten der Osteochondromatose bei zwei Brüdern und deren Großvater nachweisen können. Die engen pathogenetischen Beziehungen der generalisierten Chondromatose zur unilateralen Chondromatose (OLLIER) und zu den erblichen kartilaginären Exostosen (s. d.) lassen aber wenig Zweifel daran, daß Chondromatosen eine genetisch verankerte Störung darstellen.

Über weitere Einzelheiten zur Semiotik, Klinik und Pathologie unterrichten Arbeiten von NILSSON (1927), SCHRATTENBACH (1931), LOTHEISEN u. KIENBÖCK (1931), ROLANDO (1932), THELER (1935), DE BERNARDI (1939), HELLNER (1940), STÜCKELBERGER (1944), DITTRICH (1946), FAIRBANK (1948), CASUCCHIO (1949), MORDEJA (1955), ROSSBERG (1959), WIEDEMANN (1960).

Olliersche Wachstumsstörung, Dyschondroplasie, Dysplasia chondromatosa

2. Die lokalisierte (Halbseiten-)Chondromatose. Enge Beziehungen bestehen zwischen der Gelenkchondromatose und der von OLLIER (1899) beschriebenen Dyschondroplasie, welche sich mit Vorliebe an den Gelenkflächen der distalen und proximalen Enden der Röhrenknochen manifestiert. Die Beschränkung der Chondromherde auf eine Körperseite hat WITTEK (1906) veranlaßt, der Ollierschen Wachstumsstörung eine Sonderstellung einzuräumen. Mit begründeten Argumenten verweigern eine Reihe von Autoren die Berechtigung, die Olliersche Halbseiten-Chondromatose als ein selbständiges Krankheitsbild einzustufen (FRANGENHEIM 1912; HACKENBROCH 1923; CHRYSOPATHES 1929; GÄDE 1938; JUNGE 1949; HARZHEIM 1951 u.a.m.). Langzeitbeobachtungen der lokalisierten Chondromatose vom Typus Ollier machen nämlich deutlich, daß die strenge Einseitigkeit keineswegs gewahrt bleibt (DREHMANN 1936; STARK 1938; FRITSCH 1942; FAIRBANK 1948; EXNER 1950; CASUCCHIO 1949; HARZHEIM 1951).

Die morphologischen Besonderheiten dieser Chondromatose sind an der bekannten Prädilektionsstelle, der handnahen Ulnaepiphyse in Abb. 80 dargestellt und die pathologisch-anatomischen Grundlagen von STEHR (1938), FANCONI (1947), HARZHEIM (1951) mit Betonung der klinischen Gesichtspunkte, von SPEISER (1925), HERZOG (1944) und SCHINZ (1944), HELLNER u. POPPE (1956) mit Berücksichtigung der genetischen und entwicklungsgeschichtlichen Besonderheiten behandelt worden.

Nach röntgenologischer Differenzierung der Osteochondromatosen — in welche die kartilaginären Exostosen (s. u.) einzureihen sind — trifft man häufig auf die ulnar-volare Bajonetthand, die als pathognomonisch für den Morbus Ollier angesehen wird. Wir verweisen demgegenüber auf Abb. 80, welche das gleiche Bild bei den erblichen cartilaginären Exostosen wiedergibt. Diesem Befund ist insofern Bedeutung beizumessen, als in Verbindung mit chondromatösen Wucherungen gelegentlich auch Exostosen gefunden werden (WEBER 1956; HERZOG 1944) und beide Fehldifferenzierungen der knöchernen Basis auf eine gemeinsame Matrix zurückgeführt werden können (MÜLLER 1944). Diesen Sachverhalt

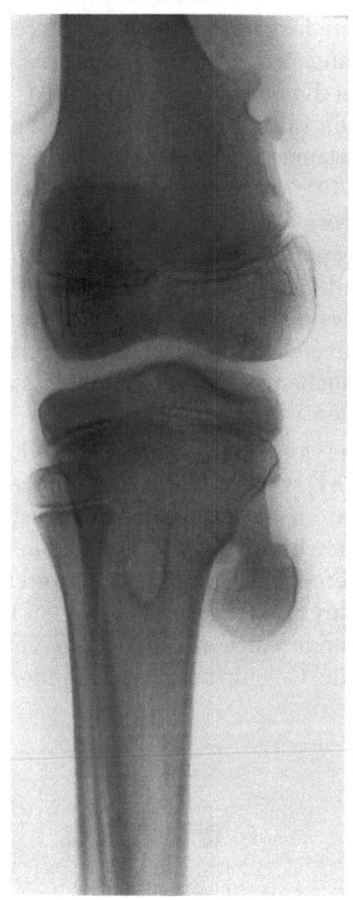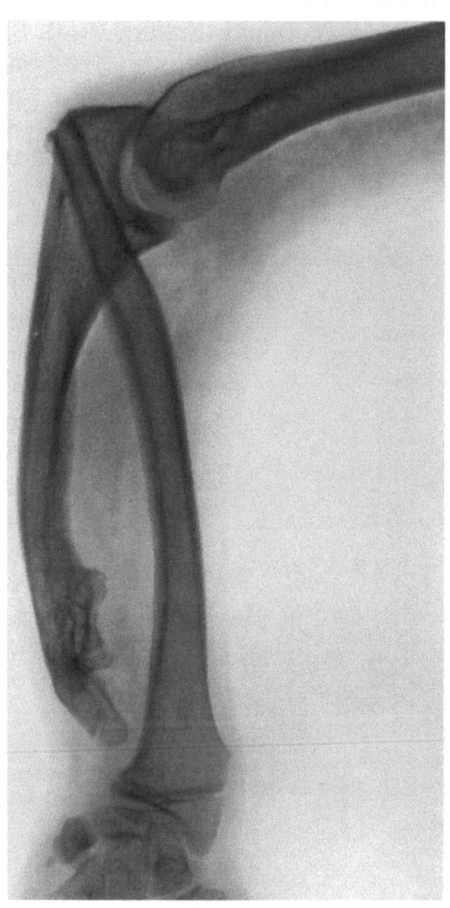

Abb. 79   Abb. 80

Abb. 79. Cartilaginäre Exostosen am rechten Kniegelenk bei einem 16jährigen Patienten. Dominanter Erbgang mit Vorkommen von Radiusluxation (Abb. 80) und Halbseitenchondromatose. (Beobachtung WEYERS 1953)

Abb. 80. Lieblingslokalisation der Ollierschen Wachstumsstörung mit Ulnardeviation der Hand und Radiusluxation bei einem Patienten mit erblichen cartilaginären Exostosen. (Beobachtung WEYERS 1953)

unterstreicht in besonderer Weise Abb. 81, welche exostosenartige Auswüchse am linken Kniegelenk, am Fibulakopf des gleichen Patienten jedoch enchondromatöse Entartung erkennen läßt.

Bezüglich des Aufbaues und des morphologischen Aspekts kann indes nicht übergangen werden, daß das pathologisch-anatomische Substrat der Ollierschen Chondromatose das Enchondrom ist (s. Abb. 87) mit charakteristischem, blasigen Aufbau, welches nicht nur die großen Gelenke, sondern bevorzugt auch die kleinen Fingergelenke in Mitleidenschaft zieht.

Brauchbare Hinweise für die Erblichkeit des Leidens sind spärlich, wie bei der Gelenkchondromatose. LAMY, AUSSANNAIRE, JAMMET, et NEZELOF (1954) konnten die Olliersche Wachstumsstörung bei 3 Halbgeschwistern (gleiche Mutter, verschiedene Väter) beobachten. Eine enchondromatöse Entartung liegt auch der Familienbeobachtung von ROSSBERG (1959) zugrunde, welche zwei Geschwister und den Großvater mütterlicherseits betraf. Bezüglich der genetischen Grundlage des Krankheitsbildes ist ferner auf die Studien von STEUDEL (1891) und STÜCKELBERGEB (1944) aufmerksam zu machen.

Exostosis cartilaginea, Osteochondrodysplasie, Hereditable multiple exostoses

3. Die erblichen cartilaginären Exostosen. Von der Gelenkchondromatose wird trotz pathogenetischer Verwandtschaft die dominant erbliche Osteochondrodysplasie mit cartilaginären Exostosen getrennt (SCHINZ 1944). Sie geht fast immer vom Epiphysenknorpel der langen Röhrenknochen aus. Die palpablen Knochenauswüchse sind schon im Säuglingsalter vorhanden, treten aber im Wachstumsalter deutlicher in Erscheinung (Abb. 79), um mit dem Abschluß der Wachstumsvorgänge zu sistieren. Die erblichen Exostosen bevorzugen an Humerus und Tibia die proximalen, an Radius und Ulna die distalen Epiphysenfugen. Exostosen sind im Tierreich nicht selten und konnten bereits an Knochenfunden des Neolithicums nachgewiesen werden.

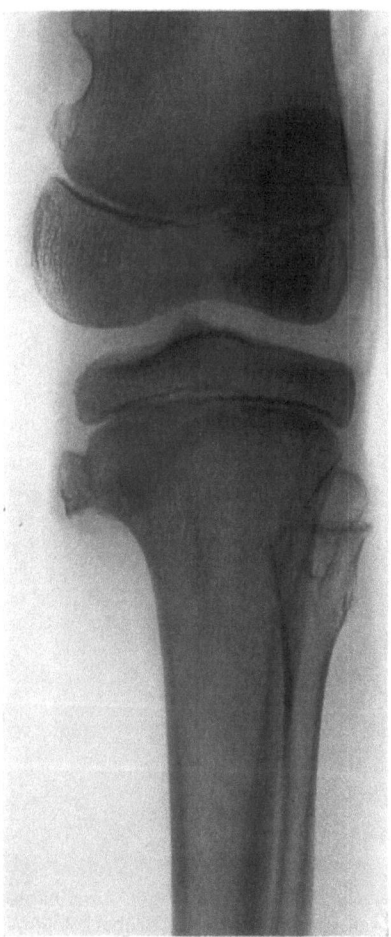

Wie aus dem Röntgenbild hervorgeht (Abb. 81), treten Exostosen in Vielzahl auf, sitzen dem sonst reaktionslos erscheinenden Knochen breitbasig oder gestielt auf, nehmen vornehmlich Tropfenform an und können je nach ihrer Lokalisation durch den Druck auf anliegende Nerven Schmerzen verursachen oder die Gelenkfunktion behindern. Neben

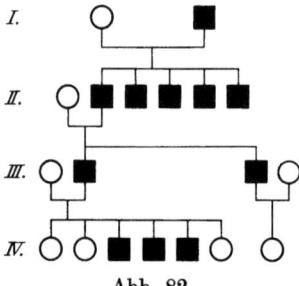

Abb. 81   Abb. 82

Abb. 81. Linkes Kniegelenk mit exostosenartigen Auswüchsen und enchondromatöser Entartung im Bereich der Fibulaepiphyse bei einem männlichen Probanden im Alter von 12 Jahren

Abb. 82. Dominante Vererbung cartilaginärer Exostosen durch vier Generationen mit Beschränkung der Merkmalträger (11) auf das männliche Geschlecht. (Beobachtung WEYERS 1953)

der Verkürzung einiger Röhrenknochen, welche an Arm- und Beinskelet durch den Wegfall des Stützknochens zu Ausfällen an peripheren Extremitätenabschnitten führt (ulnar-volare Bajonetthand), ist bei dem Krankheitsbild der cartilaginären Exostosen eine Gelenkbeteiligung durch Dysplasie der knöchernen Grundlage bekannt. Diese ist am rechten Unterarm eines 16jährigen Patienten mit multiplen Exostosen in Abb. 80 dargestellt und zeigt die Hypodysplasie des proximalen Radiusendes, welches ohne Ausbildung eines Capitulum radii nach hinten luxiert ist und die ebenfalls hypodysplastische Elle überragt.

Über die Erblichkeit der cartilaginären Exostosen liegen eindeutige Unterlagen vor. Nach einer Übersicht von STOCKS (1925) ist in über 1124 Fällen von Exostosen bei 727 wiederholtes Vorkommen in einer Familie gesehen worden. Bestätigungen liegen von

KOMAI (1934), COCCHI (1952), CANNON (1954) u.a. vor. In fast allen Stammbäumen tritt eine charakteristische Geschlechtsbegrenzung der Anlage hervor, welche wir in einer eigenen Familienbeobachtung bestätigen können (Abb. 82). Die Erbanlage manifestiert sich bevorzugt bei Männern, ihre Penetranz ist im weiblichen Geschlecht geringer. COCCHI (1952) nimmt an, daß das krankhafte Gen die Befruchtungsfähigkeit des X-Spermiums (weiblich) hemmt oder die Befruchtungsfähigkeit des Y-Spermiums (männlich) fördert. Nicht in allen Familienbeobachtungen ist die pathologische Anlage nur bei den männlichen Familienangehörigen festzustellen, wie es in unserer Erbtafel mit elf Merkmalträgern in vier Generationen (Abb. 82) zum Ausdruck kommt.

Hinsichtlich der Auswirkung des Gens sind Untersuchungsbefunde von LORINCZ (1961) zu berücksichtigen, der eine vermehrte Ausscheidung von saueren Mucopolysacchariden bei Trägern erblicher Exostosen feststellte und an ähnliche Befunde bei der Dysostosis multiplex (Gargoylism) erinnert. Eine erhöhte Mucopolysaccharidausscheidung als Grundsubstanz von Binde- und Stützgewebe des gesamten Skeletsystems (BERGSTERMANN 1956) dürfte allgemein für die erblichen Chondrodystrophien im weitesten Sinne von Interesse sein. Insofern überrascht es auch nicht, daß gleichlautende Befunde beim Ellis- van Creveld-Syndrom (s. d.) und bei der erblichen Onychoarthrose (Beckenhornsyndrom, s. Abb. 33—45) erhoben werden konnten (LORINCZ 1961; MAROTEAUX 1962).

b) Arthropathien bei erblichen Stoffwechselstörungen

α) Gicht
Gout, goute, gotta, Arthritis urica

Die Gicht ist keine seltene Erkrankung, jedoch wird sie vielfach nicht rechtzeitig erkannt. Lange Zeit hat man geglaubt, daß eine gute und reichliche Ernährung sowie Alkoholgenuß für das Auftreten der Gicht entscheidend ist. Aus jener Zeit, in welcher die Gicht als eine „Schlemmerkrankheit" angesehen wurde, stammt der Rat VIRCHOWs auf die Frage eines Gichtkranken nach einem wirksamen Mittel: „Täglich von 3 Mark leben und sie selbst verdienen!" Für die Rolle des Alkohols liefert die geographische Verteilung des Leidens einen interessanten Hinweis: die Häufung der Gicht in Westeuropa und das seltene Auftreten im mohammedanischen Orient mit Alkoholabstinenz.

Die Tatsache, daß in Kriegszeiten auch bei uns weniger Gichtkranke registriert wurden, ihre Zahl aber mit zunehmendem Wohlstand wieder anstieg (ZÖLLNER 1957), ist geeignet, *Zusammenhänge zwischen üppiger Ernährung und Gicht* zu bestärken. Stoffwechseluntersuchungen von BENEDICT, FORSHAM u. ST. DEWITT (1949), GERNE, BENEDICH, BODANSKY u. BROWN (1950), BISHOP, GERNER u. TALBOTT (1951) u.a., haben jedoch gezeigt, daß primär eine Stoffwechselentgleisung vorliegt, welche mit einer Harnsäureverwertungsstörung einhergeht. Damit ist die Pathogenese der Gicht keineswegs geklärt, doch hat die pathogenetische Deutung der „harnsauren Diathese" als eine genetisch fixierte Stoffwechselanomalie mit der Ablagerung von Harnsäurederivaten an bestimmten Prädilektionsstellen (s. u.) viele Anhänger gefunden.

Damit ist wahrscheinlich gemacht, daß auch diesem *enzymatisch bedingten Stoffwechselleiden* ein „inborn error of metabolism" (GARROD 1923) zugrunde liegt. Erst bei vorhandener uratischer Diathese wirken daher purinreiche Kost oder die Mobilisierung endogener Harnsäure durch Röntgenbestrahlung, Lösung einer Pneumonie oder auch durch seelische Belastungen (!) manifestationsfördernd.

Die *Verdachtsdiagnose* kann durch die Harnsäurebestimmung im Blut gesichert werden. Der Normalwert von 3—5 mg% wird bei der Gicht um ein Mehrfaches überschritten. Dabei muß berücksichtigt werden, daß der Uratspiegel des Blutes mit zunehmendem Alter ansteigt. Bei Gichtkranken fanden HAUGE u. HARVALD (1955) einen Durchschnittswert von $6,1 \pm 0,2$ mg% im Serum der männlichen Patienten und einen Blutspiegel von $5,4 \pm 0,1$ mg% bei weiblichen Probanden. Demgegenüber lagen die Werte in einer

Kontrollserie gesunder Vergleichspersonen bei Männern um $5,1 \pm 0,1$ mg % und bei Frauen um $4,0 \pm 0,1$ mg % Harnsäure. Erklärlicherweise liegen auch die Durchschnittswerte in gichtbelasteten Familien höher.

Der diagnostische Wert einzelner Serumuratbestimmungen ist jedoch von relativem Wert, da auch bei der Urämie, bei Leukämie, Polycytaemia vera und bei renaler Insuffizienz ein erhöhter Harnsäurespiegel im Blute angetroffen wird. Ferner sollte berücksichtigt werden, daß Salicylate und Steroide den Harnsäurespiegel beeinflussen, die Harnsäureausscheidung beschleunigen und den Blutspiegel senken. Traumen, akute Infektionen — Pharyngitis, Sinusitis und Furunkulose — haben sich wiederholt als Schrittmacher der Arthritis urica herausgestellt, ebenso bestimmte Medikamente: Vitamin B_{12}, Penicillin, Insulin, u. a. m. (WARSHAW 1960). Purinreiche Kost und reichlicher Alkoholgenuß sind dagegen lediglich geeignet, bei den mit der uratischen Diathese behafteten Personen die Gicht auszulösen.

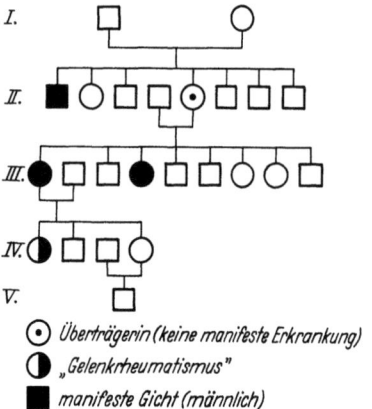

⊙ Überträgerin (keine manifeste Erkrankung)
◖ „Gelenkrheumatismus"
■ manifeste Gicht (männlich)

Abb. 83. Stammbaum einer Gichtfamilie mit Merkmalträgern in drei Generationen, wenn man die (noch) als „chronische Polyarthritis" eingestuften Merkmalträger mit einbezieht. (Beobachtung WEYERS 1960)

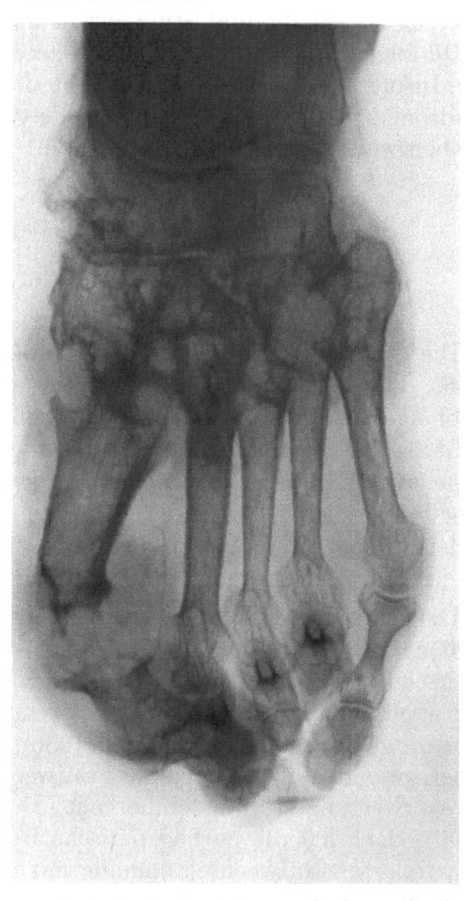

Abb. 85. Hochgradige Knochenzerstörung an den für Gicht besonders disponierten Großzehengelenken. Linker Fuß mit (sekundärinfizierten) wallnußgroßen Tophi, Schwund der Knochengelenksköpfe und eines Teiles der proximalen Phalangen. (Beobachtung Dr. SIMON, Budapest)

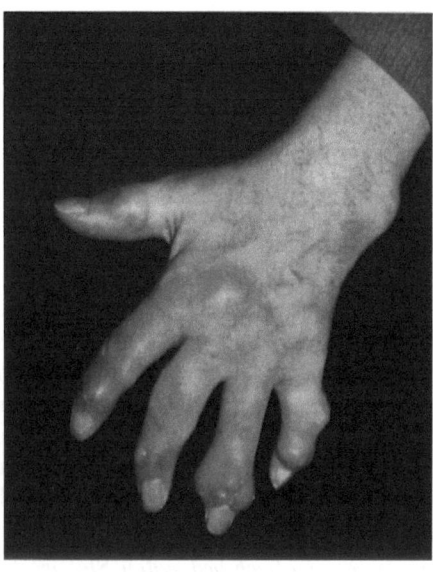

Abb. 84. Gichtknoten (Tophi) an der linken Hand eines 52jährigen Patienten, bei welchem mit 21 Jahren die ersten klinischen Zeichen der Arthritis urica aufgetreten sind. (Beobachtung Dr. BUCK-GRAMCKO, Hamburg)

Mit den offenbar an das Geschlecht gebundenen Differenzen des Uratspiegels steht auch im Einklang, daß die Gicht vorwiegend bei Männern manifest wird. Bevorzugt befallen wird der vollblütige Pykniker. TALBOTT (1957) gibt in seiner Monographie die Quote der befallenen Männer mit 95 % der erfaßten Patienten an. Dennoch liegt bei der Gicht keine Geschlechtsgebundenheit, sondern lediglich eine *Geschlechtswendigkeit der Anlage* vor. Wie auch unsere Abbildungen zu diesem Krankheitsbild zum Ausdruck bringen, sind die klinisch faßbaren Zeichen bei Männern eindrucksvoller (Abb. 84, 85) als beim weiblichen Geschlecht (Abb. 89 u. 90).

Durch diese intrafamiliären Schwankungen der Harnsäuresynthese- und -verwertungsstörung macht die Verfolgung des Erbganges bei der Gicht gewisse Schwierigkeiten. Folgt man SMITH, COTTERMAN u. FREYBERG (1948), so kommt es nur bei etwa 10% der offenbaren Träger der Erbanlage zu einer klinisch manifesten Gicht. Dieser Prozentsatz deckt sich auch mit dem Auftreten der Gichttophi innerhalb gichtbelasteter Sippen (STRAUB,

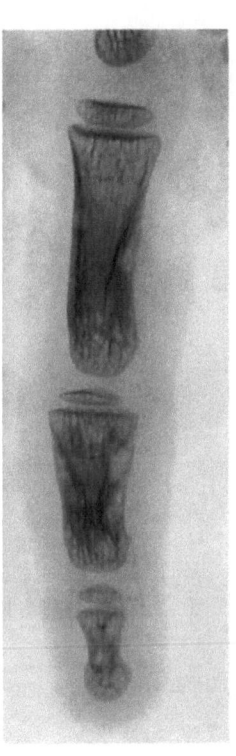 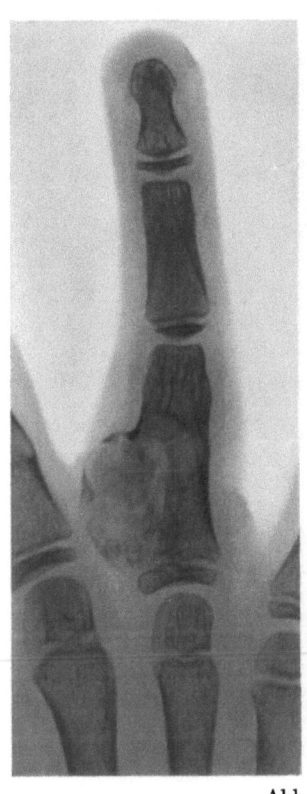 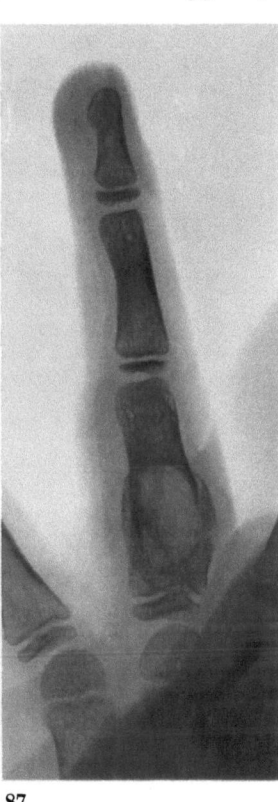

Abb. 86   Abb. 87

Abb. 86. Ostitis multiplex cystoides (JÜNGLING) mit typischen, gut abgrenzbaren Aussparungen an den vorwiegend befallenen Phalangealknochen. (Beobachtung WEYERS 1956)

Abb. 87. Rechter Ringfinger mit Enchondromen des Grundgelenkes und der Grundphalanx bei einem 13jährigen Mädchen aus einer Familie mit hereditärer Enchondromatose. (Beobachtung WEYERS 1959)

SMITH, CARPENTER u. DIETZ 1961). *Der Erbgang ist dominant.* Eine eigene Beobachtung (Abb. 82) läßt besonders dann die Dominanz der Anlage erkennen, wenn man jene Fälle von „chronischer Polyarthritis" einbezieht, welche erfahrungsgemäß in einer Arthritis urica zu enden pflegen, ein Zusammenhang, auf den noch zurückzukommen sein wird.

Mikrophotogramme von beginnender Gicht zeigen Uratablagerungen in oberflächlichen Schichten des Gelenkknorpels (TALBOTT u. TEXPLAN 1960). Mit fortschreitendem Leiden nimmt die Präcipitation der Urate besonders in den subcutanen Zwischenräumen in Gelenknähe zu, so daß schon MUNK (1920) vermutete, daß die Uratablagerungen eher von der Synovialflüssigkeit als von den Blutgefäßen ausgehen.

Über das *klinische Bild des Gichtgelenkes*, welches sich nach Lokalisation und äußerem Erscheinungsbild nicht von der rheumatischen Arthritis unterscheidet, haben ROSENBERG u. ARENS (1947) berichtet. Das makroskopische Substrat sind kristalline Uratablagerungen in Form der Tophi, welche sich im Röntgenbild nicht darstellen, weil Harnsäure und deren Salze nur einen Weichteilschatten geben. An den bevorzugt befallenen kleinen Finger- und Zehengelenken verlaufen die damit verbundenen Verunstaltungen und Verkrümmungen bei Frauen mit Bewegungseinschränkungen und geringen Beschwerden (Abb. 90). Bei Männern treten dagegen sowohl die Deformierungen als auch die Schmerzen an Gichtfingern und -zehen deutlicher in Erscheinung (Abb. 84 und 85).

Im *Röntgenbild* werden nur die durch Harnsäureablagerungen verursachten Veränderungen an Knochen und Gelenken sichtbar. Gelenkkapsel und -knorpel werden zerstört und später auch der angrenzende Knochen eingeschmolzen. Uratdepots können auch als rundlich-bogenförmig begrenzte Marktophi auftreten, welche zentral oder cortical liegen

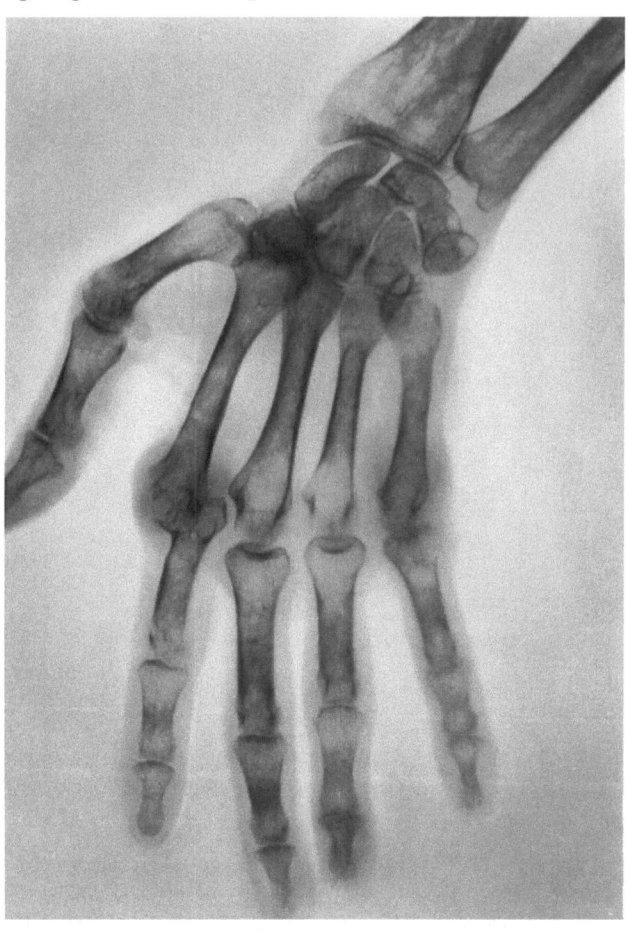

Abb. 88. Linke Hand eines 69jährigen Gichtkranken mit Knochenatrophie, lochartigen Defekten der Metacarpalknochen und destruktiven Veränderungen an verschiedenen Interphalangealgelenken sowie Subluxationen. Harnsäuregehalt des Blutes: 8 mg%. (Beobachtung: Dr. SIMON, Budapest)

und relativ scharf konturierte Lochdefekte ausbilden (Abb. 88). In Gelenknähe schmilzt der Zerstörungsprozeß die epiphysäre Knochenrinde ein, während in späteren Stadien Resorptionsherde das Bild beherrschen und die Knochendeformierungen hinzutreten. Die Frühzeichen werden an Händen und Füßen beobachtet, in ausgeprägten Fällen auch Herde an den großen Gelenken, Ellenbogen und Knie, gefunden. Die durch Gichttophi hervorgerufenen Aufhellungen im Röntgenbild werden — besonders bei größerer Ausdehnung — von einem sklerotischen Rand umgeben. Über eindrucksvolle Röntgenbilder von schweren Knochenzerstörungen, welche der Gicht zur Last zu legen sind, haben in jüngster Zeit WOUGTHER (1959), STRAUB, SMITH, CARPENTER u. DIETZ (1961) sowie SIMON (1962) (s. Abb. 85 u. 88) berichtet.

Mit dem Auftreten synovialer Überwucherungsmembranen und Arrosionen des Knorpels disponiert der gelenknahe Umbau des Knochens zur Luxation und Subluxation mit dem typischen Relikt des Hallux valgus. Bei weiterer Ausdehnung des Prozesses ziehen extraartikulär gelegene Gichttophi aseptische Entzündung (ASSMANN 1934) und mit der zunehmenden Funktionsbehinderung schmerzhafte Anfälle nach sich. Das äußere Bild verkrümmter Finger und Zehen (s. Abb. 89) ist in bestimmten Stadien nur mit dem Ergebnis verläßlicher Harnsäurebestimmungen richtig einzustufen und kann mit der Ostitis multiplex cystoides (Abb. 86) und mit Enchondromen (Abb. 87) verwechselt werden.

Vielfältig sind die Beziehungen der Gicht zum Rheumatismus (HUTCHINSON 1880; McCARTY 1920; SHERMAN 1946; SMITH et al. 1959; TALBOTT u. TEXPLAN 1960; u.a.). Viele Beobachtungen von Gichtarthritis werden oft lange Zeit als rheumatische Arthritis gedeutet. Allgemein wird bei der *Differentialdiagnose* zu wenig an die Gicht gedacht und die Diagnose zu spät gestellt. Erschwerend wirkt sich aus, daß in 10—20 % der Patienten

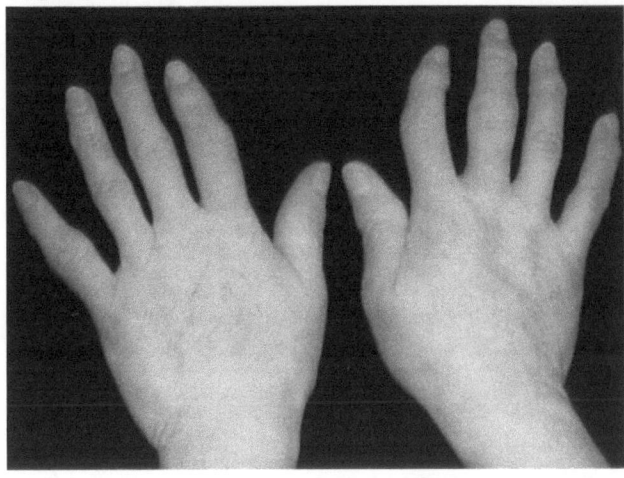

Abb. 89. Verkrümmung von Gichtfingern bei einer Patientin im Alter von 51 Jahren: Hallux-Valgus-Stellung besonders der Zeigefinger, periarticuläre Auftreibungen und Bewegungseinschränkung. (Eigene Beobachtung 1960)

mit rheumatischer Arthritis ein erhöhter Harnsäurewert im Serum angetroffen wird (TALBOTT 1957). Aus der Mayo-Klinik hat HENCH (1957) mitgeteilt, daß von den dort aufgenommenen Arthritikern jeder 20. gichtkrank ist und im Durchschnitt 9 Jahre vergingen, bis die richtige Diagnose gestellt wurde.

Ohne Zweifel hängt dieser Sachverhalt mit Eigentümlichkeiten der Klinik und Pathologie des Krankheitsbildes zusammen. Die geringe Löslichkeit der Urate, bei welchen es sich nach röntgenologischen Untersuchungen von BRANDENBERGER u. SCHINZ (1947) um Mononatriumurat-Monohydrat handelt, führt zur Ablagerung der Harnsäurekristalle in schlecht durchbluteten Geweben wie Knorpel, Synovialmembranen, Sehnen, Muskelbindegewebe, Ohrknorpel u.a.m. (VIRCHOW 1868; MUNK 1920; SHERMAN 1946; LICHTENSTEIN, SCOTT u. LEVIN 1956). Diese Uratablagerungen können lange symptomlos bleiben, bis der erste akute Gichtanfall darauf aufmerksam macht. Keine Schwierigkeiten bereitet die Diagnose, wenn der klassische Spätzustand, die berührungsempfindliche Auftreibung der Großzehe und die *gefürchteten Anfälle (Podagra)* mit Schmerzen im Metatarsophalangealgelenk vorliegen. Dieses Zustandsbild ist von einem 69jährigen Patienten in Abb. 88 dargestellt und konnte durch den histologischen und chemischen Nachweis von Mononatriumurat in der kreidig-weißen Masse eines entfernten Tophus gesichert werden. Über eine seltene Lokalisation von Uratablagerungen im Bereich des Nervus medianus mit der klinischen Symptomatologie des „Carpal-Tunnel-Syndroms" haben WARD, BICKEL u. CORBIN (1958) berichtet.

Bezüglich der *Therapie* ist früher fast ausschließlich auf Colchicin zurückgegriffen worden, obgleich damit die Harnsäureausscheidung und der erhöhte Harnsäurespiegel des Blutes nicht beeinflußt werden. Colchicin hat sich bis heute als ein brauchbares Mittel erwiesen, die Diagnose ex iuvantibus zu sichern, auch bei gelenkfernen Begleiterkrankungen

wie der Gichtiritis und Episkleritis. Im letzten Jahrzehnt sind prophylaktisch und thera-
peutisch mit Benemid (p-di-n-propyl-sulfamyl-Benzoesäure) gute Erfolge erzielt worden
(GUTMAN u. YÜ 1951; ZÖLLNER 1957). Empirisch hat sich die Radiumbehandlung — als
Emanations- oder Trinkkur — bewährt, worauf wohl auch die Erfolge mancher Badekuren
(Karlsbad, Kreuznach, Gastein, Lacco Ameno u.a.) zurückzuführen sind.

Besonders bei ausgedehnten Gichtknoten am peripheren Extremitätenskelet wird sich
eine chirurgische Behandlung der Gichtablagerungen nicht umgehen lassen. Über Indikation, Technik und Verlauf dieser Behandlung haben beginnend mit HUTCHINSON (1880),
RIEDEL (1904) und THOMSON (1920) in neuerer Zeit LINTON u. TALBOTT (1943), LARMON
u. KURTZ (1958), WOUGTHER (1959) sowie STRAUB u. Mitarb. (1961) eine gute Übersicht
vermittelt.

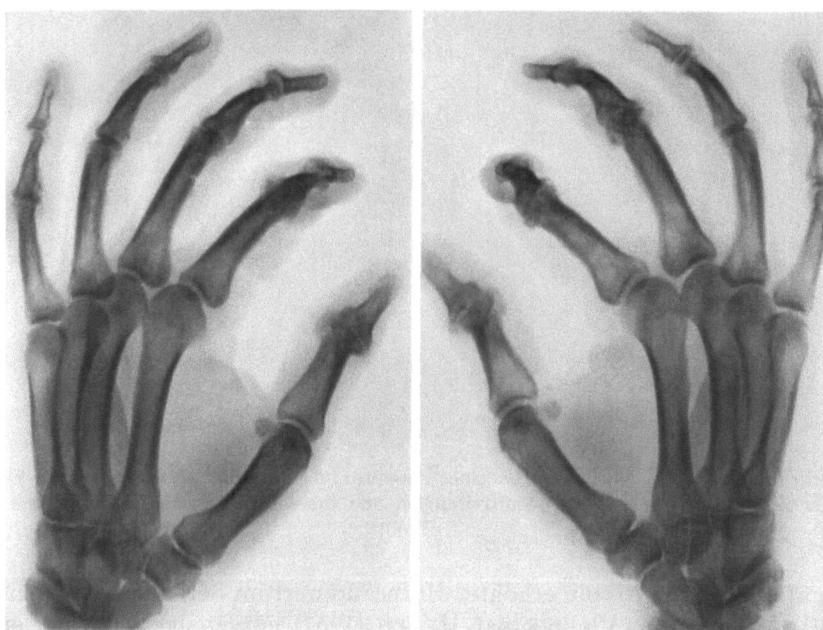

Abb. 90. Gichtbefall der kleinen Fingergelenke an den in Abb. 89 abgebildeten Händen einer Patientin, welcher
mit Umbauvorgängen einhergeht, die gegenüber den Veränderungen bei männlichen Probanden nur angedeutet sind. (Eigene Beobachtung 1960)

β) Alkaptonurie
Ochronosis, Osteochondrosis alkaptonurica, Osteo-Arthritis alkaptonurica, homogentisuria

Als erbliche Eiweißstoffwechselstörung geht die Alkaptonurie mit Gelenkveränderungen einher, welche die klinische Symptomatologie bestimmen. Dabei entfalten Zwi-
schenprodukte des gestörten Phenylalanin-Tyrosinstoffwechsels arthrotrope Wirkung. Die
bei der Alkaptonurie vermehrt anfallende Homogentisinsäure oxydiert (im alkalischen
Milieu) nach Zutritt von Luftsauerstoff zu einem dunkelbraunen Polymerisationsprodukt
(Alkapton), welches sich als echter Phenolkörper in knorpeligen Grundsubstanzen ab-
lagert, zur alkaptonurischen Arthritis (SUTRO u. ANDERSON 1947) und bei fortgeschrit-
tenem Leiden zu arthrotischen Gelenkveränderungen, Osteo-Arthrosis alkaptonurica
(BAUER u. KIENBÖCK 1929), führt (Abb. 91—95).

Die pigmentreichen Ablagerungen der Alkaptonurie treten wie bei der Gicht (s. o.) mit
Knorpelerosionen, Verhärtung und Absplitterung knorpeliger Grundsubstanz (EISENBERG
1950) auch als Chondrosis dissecans ochronotica hervor, befallen aber im Gegensatz zur
Arthritis urica vornehmlich die großen Gelenke. Reaktive Entzündung und chronische
Granulation sind auch bei diesem Leiden das Endstadium der Erkrankung, welche mit
rheumatischen Beschwerden beginnt, zu Funktionseinschränkungen der betroffenen Gelenke führt und mit ankylotischer Versteifung enden kann.

Die erste Beschreibung der Alkaptonurie geht auf LUSITANUS (1649) zurück, der einen 14jährigen Knaben beobachtete, welcher stets tintenschwarzen Harn entleerte. MARCHET (1823) hat diese Substanz, welche auf Leinwand eine grau-braune Verfärbung hinterließ, erwähnt, während BOEDECKER (1859) die reduzierende Substanz im Harn eines „diabetischen Patienten" feststellte und nachwies, daß es kein Zucker war, aber ein Körper, der mit Alkali unter Bildung einer schwarzen Farbe reagierte. Dieses Produkt nannte er Alkapton, wonach die Erkrankung ihre heutige Bezeichnung erhalten hat. Von WOLKOW u. BAUMANN (1891) stammt die Beobachtung, daß bei der Alkaptonurie ein Homologen der Gentisinsäure ausgeschieden wird, welches 1892 Homo-

gentisinsäure genannt wurde. Schließlich hat VIRCHOW (1866) auf die merkwürdige, gelb-braune Pigmentierung hingewiesen, welche er nach mikroskopischer Untersuchung in der Grundsubstanz des Knorpels, der Sehnen und der Arterienintima vorfand und davon die Bezeichnung „Ochronose" ableitete. Den inneren Zusammenhang zwischen Aklaptonurie und Ochronose erkannten erst ALBRECHT u. ZDAREN (1902).

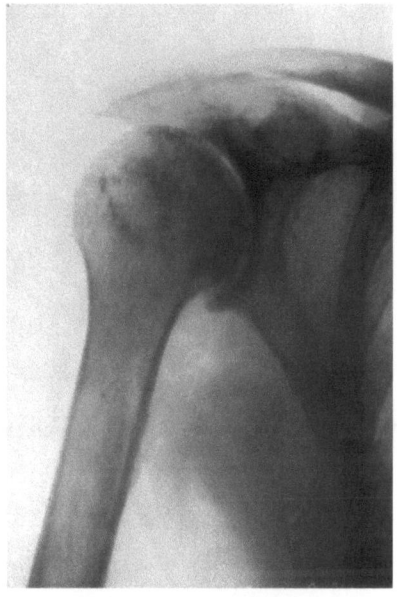

Ergebnisse der modernen Genchemie legen nahe, daß es sich bei diesem „inborn error of metabolism" um den Ausfall eines Genfermentes, der Homogentisinsäureoxydase, handelt, welcher den unvollkommenen Umsatz der Tyrosinkörper und ihre Retention im Körper nach sich zieht. Zugabe von DL-p-methoxyphenylanalin und L-dihydroxyphenylalanin zur Nahrung führen nach ABE u. Mitarb. (1960) nicht zu einer erhöhten Ausscheidung von Homogentisinsäure; dagegen konnte bei nicht manifest erkrankten Sippenmitgliedern eine vermehrte Harnsäureausscheidung festgestellt werden. Mit dem bekannten Harnsäuremetabolismus, der Gicht, teilt die Alkaptonurie auch die Männerwendigkeit der Anlage (s. Abb. 92).

Die Homogentisinsäure wird bei Alkaptonurikern nicht nur in Harn und Serum ausgeschieden, sondern auch im Liquor und im Schweiß gefunden; letzterer

Abb. 91. Ochronotische Veränderungen im Schultergelenk mit charakteristischer subchondraler Sklerosierung bei einem 56jährigen Patienten mit Alkaptonurie. (Beobachtung: Prof. PÖSCHL, München, 1950)

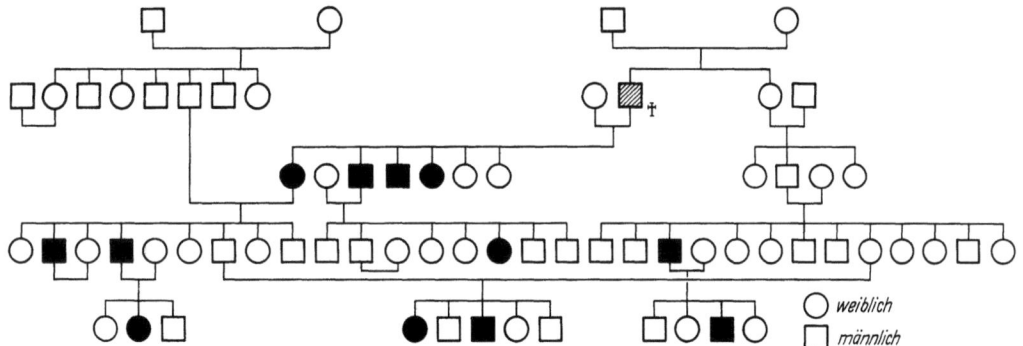

Abb. 92. Erbtafel einer japanischen Sippe mit Alkaptonurie in mehreren aufeinanderfolgenden Generationen: rezessive Vererbung nach Blutsverwandtschaft. Typische Männerwendigkeit der ochronotischen Veränderungen. (Darstellung nach Angaben von ABE, OSHIMA, HATANAKA, AMAKO u. HIROHATA 1960)

kann bei saurer Reaktion grünlich-blau, mitunter rötlich gelb sein. Ohrschmalz pflegt braunschwarz verfärbt zu sein. Außer initialen Ablagerungen in schlecht durchbluteten Geweben, so in typischer Weise am Ohrknorpel, verläuft das Erbleiden oft lange Zeit symptomlos. Gelenkveränderungen und -beschwerden treten erst im höheren Alter auf und beginnen meist im Bereich der Wirbelsäule in Form einer undefinierbaren Myalgia lumbalis. Später treten Schmerzen, besonders in den unteren Extremitäten hinzu, welche sich vielfach auf das Kniegelenk projizieren, bis eine zunehmende Bewegungseinschränkung der betroffenen

Skeletabschnitte, Knie und Wirbelsäule (Kyphose), Umbauvorgänge deutlicher hervortreten lassen, welche außer beim chirugischen Eingriff nur durch das Röntgenbild darzustellen sind.

Im Röntgenbild wechseln dystrophische, atrophische und hypertrophische Veränderungen in Bereichen gelenknaher Knochenabschnitte. Dabei hat der zuerst und generali-

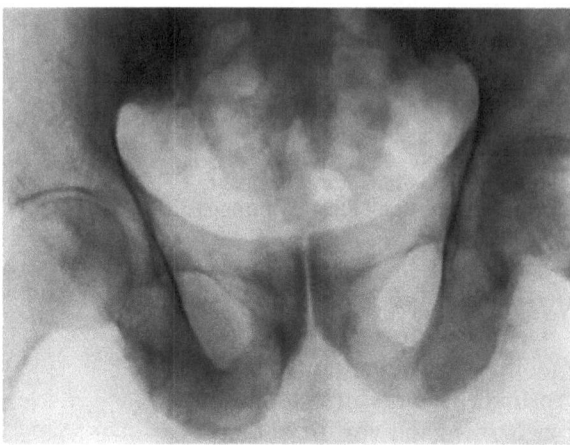

Abb. 93. Kienböcksche Rundherde im Bereich des Sitzbeines bei alkaptonurischem Patienten (s. Abb. 95)

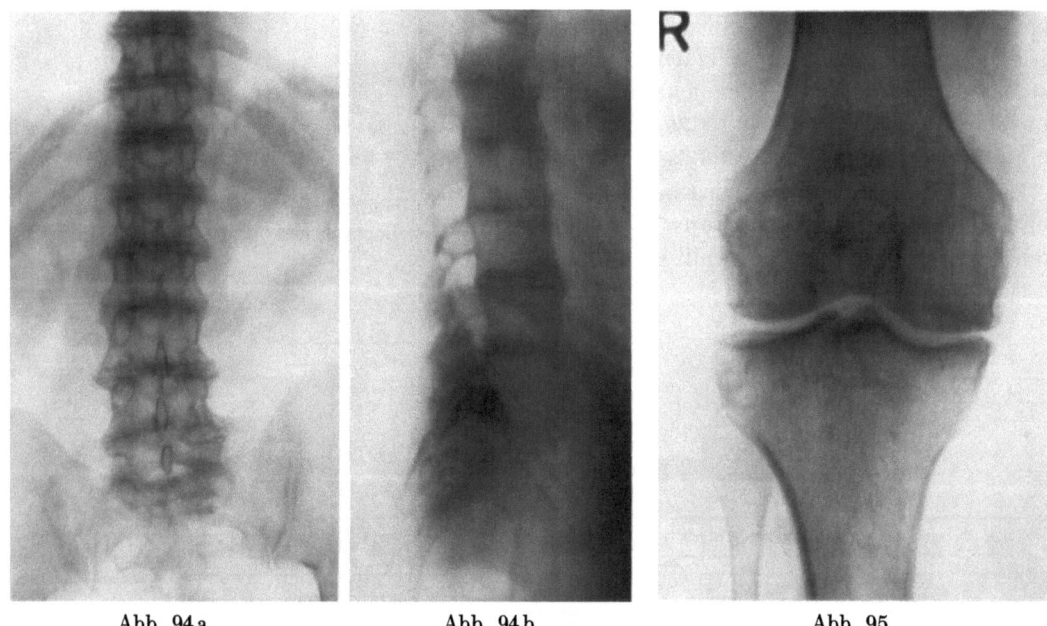

| Abb. 94a | Abb. 94b | Abb. 95 |

Abb. 94. a Wirbelsäulenveränderungen bei der Alkaptonurie (Spondylochondrosis alkaptonurica) mit Verdichtungzonen in den verengten Intervertebralräumen. b Knotenstockähnliches Aussehen der geschrumpften und mit meßbarer Verkleinerung einhergehenden Wirbelsäule bei der Alkaptonurie. (Beobachtung Prof. Pöschl, München. 1950)

Abb. 95. Ochronotische Skeletmanifestation am rechten Kniegelenk des 56jährigen Patienten (vgl. Abb. 93). Angedeutete Rundherde und randständige Sklerosen

siert befallene Knorpel zu der Bezeichnung Osteochondrosis alkaptonurica geführt, welche eindrucksvoll an Schulter-, Knie- und Hüftgelenk in Erscheinung tritt. An den Gelenkflächen bilden sich Randablagerungen und sklerotische Verdichtungen aus (Abb. 95). An den Insertionsstellen großer Muskeln (Tuberositas major, Olecranon, Patella, Calcaneus

u. a. m.) stellen sich Knochenhypertrophien (Osteosklerosis) ein, während im kompakten Knochen (Kondylen der großen Röhrenknochen, Sitzbein) charakteristische Rundherde auftreten (Abb. 93), die zum Teil konfluieren, aber den Zusammenbruch des Knochens nicht zulassen (BAUER u. KIENBÖCK 1929; POMERANTZ, FRIEDMAN u. TUNICK 1941; SUTRO u. ANDERSON 1947; PÖSCHL 1952; REISCH u. ZANDER 1954; ABE, OSHIMA, HATANAKA, AMAKO u. HIROHATA 1960).

Ausgeprägte Veränderungen läßt die Wirbelsäule erkennen, welche früh und bisweilen besonders schwer in Mitleidenschaft gezogen wird. Die Zwischenwirbelscheiben lagern Kalk ein und schrumpfen, so daß im Einzelfall eine Ruptur auftreten kann (EISENBERG 1950). Mit der Verengung der Intervertebralräume werden die Patienten merklich kleiner und die Wirbelsäule nimmt das Aussehen eines Stockes an (Abb. 94), wie die Beobachtungen von KOHLMANN (1929), PÖSCHL u. WISSEL (1951/1952), KRETSCHMER u. ETZVILLER (1958) sowie ABE u. Mitarb. (1960) deutlich gemacht haben. Im Verein mit der Spondylochondrosis alcaptonurica treten ferner eine Hypertrophie der Spinalfortsätze und grobe spondylotische Randzacken auf. Dagegen sind an den kleinen Gelenken nur unbedeutende Randusuren und geringfügige Anzeichen einer Knorpelzerstörung nachzuweisen. Auf der anderen Seite können Harnkonkremente und Prostatasteine aus Homogentisinsäurederivaten bestehen (LAMY, ROYER u. FREZAL 1960; HENDEL, HALINA u. BEN-ASSA 1960).

Differentialdiagnostisch erlauben die für Alkaptonurie typischen Kienböckschen Rundherde die Osteoarthrosis deformans simplex abzugrenzen. Schwierigkeiten kann — ohne Kenntnis der Vorgeschichte — die Beurteilung des Blutergelenkes (Abb. 66, 67 und 95) machen. Vor einer Verwechslung mit der Arthritis urica schützt die abweichende Lokalisation der Knorpelnekrosen, aber auch die bei der Gicht fehlenden subchondralen Sklerosierungszonen. Als seltenes Vorkommnis ist eine generalisierte Ochronose anzusehen, wie sie SKINDNESS (1948) mitgeteilt hat, welche zunächst als Melanosarcom verkannt wurde und irrtümlich zu einer Enucleation eines Auges geführt hat.

Eine kausale Therapie gibt es bei der Alkaptonurie nicht. Lediglich durch Einschränkung der Eiweißzufuhr ist eine Verminderung der Homogentisinsäureausscheidung und -ablagerung möglich, eine Maßnahme, die für den wachsenden Organismus problematisch ist. Behandlungsversuche mit Leberpräparaten, Cystin und Methionin (SCHMIEDING 1938; ALBRECHT 1954), Tyrosinase, Hefe und Insulin (GALSTON, STEELE u. DOBRINER 1952) sowie Vitamin C (SCHREIER 1952) haben sich als erfolglos erwiesen. Dagegen sind Cortisonpräparate erfolgversprechend eingesetzt worden. PÖSCHL (1952) hat mit Röntgentiefenbestrahlung bei fortgeschrittener Alkaptonurie einen guten Erfolg erzielt. Gelegentlich ist ein chirurgischer Eingriff angezeigt.

Die Erblichkeit der Alkaptonurie ist unbestritten, der Erbgang jedoch nicht einheitlich. Vielfach wird die Erkrankung als ein dominantes Erbleiden eingestuft (PIETER 1925; BLACK, LOWENEY u. DUFFY 1954; MILCH 1955), doch ist in einigen Fällen ein recessiver Erbgang wahrscheinlicher, zumal nach HANHART (1940), SNYDERMAN (1958) u.a. in einem recht hohen Prozentsatz der Familien mit Alkaptonurie eine Blutsverwandtschaft angetroffen wird. Von eindeutiger autosomal recessiver Vererbung abgesehen entsteht mit dem Auftreten manifester Merkmalträger in mehreren Generationen zuweilen der Eindruck eines „unregelmäßig dominanten Erbganges". So hat MILCH (1955) bei der Beschreibung einer spanisch-indianischen Mischlingsfamilie ein „inkomplett penetrierendes, dominantes Erbleiden" angenommen. Mit LENZ (1961) möchten wir für diese Sippe mit Alkaptonurie vielmehr eine Pseudodominanz postulieren, solange nicht eine Blutsverwandtschaft ausgeschlossen ist.

Wiederholte Konsanguinität führt — durch Koppelung heterozygoter Anlageträger, welche STERN bei Alkaptonurikern im Verhältnis zu manifest Erkrankten auf 1:500 schätzt — zu vermehrter (homozygoter) Manifestation der Erbanlage, die eine dominante Vererbung vortäuschen kann. Dieser Sachverhalt geht auch aus der in Abb. 92 dargestellten Sippe mit Alkaptonurie, einer von Japanern

(1960) mitgeteilten Familienbeobachtung, hervor, deren genealogische Daten wir in vereinfachter Form zusammengefaßt haben. Das Auftreten der Alkaptonurie in vier Generationen erweckt den Eindruck einer unregelmäßig dominanten Vererbung. Dies trifft jedoch nicht zu, weil wiederholte Konsanguinität nachgewiesen ist und vereinzelt Merkmalträger vorhanden sind, deren Eltern nicht von dieser Erkrankung befallen worden sind (s. Abb. 92).

Unabhängig vom Erbgang trifft man bei diesem Erbleiden in Übereinstimmung mit der Gicht einen bevorzugten Befall des männlichen Geschlechtes (Garrod 1923; Töniessen 1923; Pieter 1925; Hogben, Worral u. Zieve 1931; Milhaud, Martin u. Courvoisier 1950 u. a.). Zur Erklärung dieser Androtropie (s. auch Abb. 92) mag Tierversuchen entnommen werden, daß Störungen des Tyrosinstoffwechsels bei Männchen ausgeprägter in Erscheinung treten (Schwietzer 1947).

Die Häufigkeit des Leidens wird unterschiedlich angegeben, von Pfändler (1956) mit 1:10 Millionen, von Stern (1956), Babel, Bamatter, Courvoisier, Francheschetti, Klein u. Lapine (1960) 1:1 Million und von Rapoport (1959) mit 1:5 Millionen.

Weitere Einzelheiten zur Klinik, Pathologie und Erbbiologie der Alkaptonurie enthalten alte und neue Mitteilungen von Wolkow u. Baumann (1891), Embden (1894), Katsch (1918), Metz (1927), Bauer (1929), Bose u. Ghosh (1929), Lanyar u. Lieb (1929), Ballowitz (1932), Peacock u. Knowlton (1938), Smith (1942), Neuberger (1947), Nakamura (1949), White, Parker u. Block (1949), Careddu, Pugioni u. Vullo (1954), Chrissey u. Day (1950), Coodley u. Greco (1950), Sigg (1950), Yanase (1951), Correia Lima (1952), Oehme (1953), Albrecht (1954), Saldun de Rodriguez u. Scolpini (1954), Martin, Underdahl, Mathieson u. Pugh (1955), Smith u. Smith (1955), Jensen (1956), Caussade, Neimann u. Pierson (1956), Krajnovskaja (1956), Cooper u. Moran (1957), Mikhova u. Mikhova (1957), Oshima (1957), Milch (1960), Riechel (1960), Schultze-Jena (1962) u. a.

Literatur

3. Erbliche degenerative Gelenkerkrankungen

Übersichten

Garrod, A. E.: Inborn errors of metabolism, 2. ed. London: Henry Frowde, Hodder & Stoughton 1923.

Harzheim, J.: Zum Problem der Ollierschen Wachstumsstörung. Z. Kinderheilk. 69, 37 (1951).

Kienböck, R.: Röntgendiagnostik der Knochen- und Gelenkkrankheiten, Bd. II. Berlin: 1938.

Lamy, M., P. Royer et J. Frezal: Maladies héréditaires du metabolisme chez l'enfant. Paris: Masson & Cie. 1959.

Lenz, W.: Medizinische Genetik. Eine Einführung in ihre Grundlagen und Probleme. Stuttgart: Georg Thieme 1961.

Lindsay, J.: Gout: Its aetiology, pathology and treatment. London: Henry Frowde 1913.

Richterich, R.: Enzymopathologie. Enzyme in Klinik und Forschung. Berlin-Göttingen-Heidelberg: Springer 1958.

Schinz, H. R.: Zur Genetik der Exostosis multiplex cartilaginea (E) und der multiplen Knochenchondromatose (K). Arch. Klaus-Stift. Vererb.-Forsch. 19, 1/2 (1944).

— W. E. Baensch, E. Friedl u. E. Uehlinger: Lehrbuch der Röntgendiagnostik, 5. Aufl. Stuttgart: Georg Thieme 1952.

Schreier, K.: Die angeborenen Störungen des Eiweißstoffwechsels. In: Handbuch der inneren Medizin, 4. Aufl., Bd. VII/2. Berlin-Göttingen-Heidelberg: Springer 1955.

Schultze-Jena, B. S.: Erbliche Fermentdefekte des Aminosäurenstoffwechsels. Ergebn. inn. Med. Kinderheilk. 18, 1 (1962).

Talbott, J. H.: Gout. New York: Grune & Stratton 1957.

Vogel, F.: Neue Ergebnisse der Hämophilieforschung. Blut 1, 214 (1955).

Weil, S.: Die angeborenen Skelettsystemerkrankungen. In: Handbuch der Orthopädie, Bd. I. Stuttgart: Georg Thieme 1957.

Weitz, W.: Die Vererbung innerer Krankheiten, 2. Aufl. Hamburg: Nölke 1949.

Zöllner, N.: In Tannhausers Lehrbuch des Stoffwechsels und der Stoffwechselkrankheiten, 2. Aufl. Stuttgart: Georg Thieme 1957.

a) Erbleiden mit bevorzugtem Gelenkbefall

α) Die Bluterkrankheit, das Blutergelenk

Einzeldarstellungen

Aggeler, P. W., S. G. White, M. B. Gledening, E. P. Page, T. B. Leake, and B. Gates: Plasma thromboplastin component (PTC)-deficiency: A new disease resembling hemophilia. Proc. Soc. exp. Biol. (N.Y.) 79, 692 (1952).

Bourdreux, H. B., and V. L. Frampton: Nature (Lond.) 185, 469 (1960).

Brinkhous, K. M., and J. B. Graham: Hemophila and the hemophiloid states. Blood 9, 254 (1954).

Buus, P. E. P.: Articular changes in hemophilia. Acta radiol. (Stockh.) 16, 503 (1935).

Canigiani, Th.: Gelenkveränderungen bei Hämophilie. Röntgenpraxis 2, 511 (1930).

Casacci, A.: Sul quadro radiografico della artropatie emofiliche. Ann Radiol. diagn. (Bologna) 20, 289 (1948).

Deutsch, E.: Die hämophilie-ähnlichen hämorrhagischen Diathesen. Ergebn. inn. Med. Kinderheilk. N. F. U., 535 (1954).

Dumont, A., et A. Nègre: A propos d'une arthropathie hémophilique. J. Radiol. Électrol. 28, 501 (1948).

Engel, H.: Über das Blutergelenk im Röntgenbild. Fortschr. Röntgenstr. 25, 197 (1917).

Fonio, A., E. Lang u. A. Tillmann: Die Bluterkrankheit im Kanton Bern. Arch. Klaus-Stift. Vererb.-Forsch. 12, 495 (1937).

Forfota, E.: Über die Gelenk- und Knochenveränderungen bei Blutern. Röntgenpraxis 3, 399 (1931).

Giaccai, L.: Sulle artropatie emofiliche. Ann. Radiol. diagn. (Bologna) 19, 325 (1947).

Graham, R. W., W. McLendon, and K. M. Brinkhous: Mild hemophilia: an allelic form of the disease. Amer. J. med. Sci. 225, 46 (1953).

Kienböck, R.: „Ellenbogenscheibe" und Olecranonfraktur. Wien. med. Presse 22, 89 (1914).

—, u. G. Desenfans: Über Anomalien am Ellenbogengelenk. Patella cubiti. Bruns' Beitr. klin. Chir. 165, 524 (1937).

Koller, F.: Die Physiologie der Blutgerinnung, ihre Bedeutung für die Klinik. Naunyn-Schmiedebergs Arch. exp. Path. Pharmak. 222, 89 (1954).

— G. Krüsi u. P. Luchsinger: Über eine besondere Form hämorrhagischer Diathese. Schweiz. med. Wschr. 80, 1101 (1950).

Kremser, K.: Ein weiterer Beitrag zum Kapitel der Ellenbogenscheibe. Röntgenpraxis 10, 841 (1938).

Moor-Jankowski, J. K., G. Troug u. H. J. Husler: Der Blutstamm von Tenna und seine Nachkommen von 1650—1955. Acta gent. (Basel) 7, 597 (1957).

Pavlovsky, A.: Contribution to the pathogenesis of hemophilia. Blood 2, 185 (1947).

Petresen, J.: A case of osseous changes in a patient with hemophilia. Acta radiol. (Stockh.) 28, 323 (1947).

Ratnoff, O., and J. E. Colopy: A familial hemorrhagic trait associated with a deficiency of a clot-promoting fraction of plasma. J. clin. Invest. 34, 602 (1955).

Rosenthal, R. L., O. H. Dreskin, and N. Rosenthal: Plasma thromboplastin antecedent (PTA) deficiency: Clinical, coagulation, therapeutic and hereditary aspects of a new hemophilia-like disease. Blood 10, 120 (1955).

Schulman, I., and L. H. Smith: Hemorrhagic disease in an infant due to deficiency of a previously undescribed clotting factor. Blood 7, 798 (1952).

Sickel, L.: Über die persistierenden Knochenkerne am Ellenbogengelenk. Fortschr. Röntgenstr. 85, 709 (1956).

Stefanini, M.: Hemophilia: Specific entity or syndrome? Blood 9, 273 (1954).

Theising, G.: Zur Kenntnis der Patella cubiti. Röntgenpraxis 11, 663 (1939).

Vogel, F.: Vergleichende Betrachtungen über die Mutationsrate der geschlechtsgebundenen-rezessiven Hämophilieformen in Dänemark und in der Schweiz. Blut 1, 91 (1955).

β) Die Gelenkchondromatose, cartilaginäre Exostosen

Albert, E.: Kniegelenke, multiple knorpelige Gelenkmäuse und Femur-Exostose-Operation. Wien. med. Presse 7, 193 (1877).

Bergstermann, H.: Die Glykoproteide des Blutes. Ergebn. inn. Med. Kinderheilk. 6, 1 (1956).

Cannon, J. F.: Heredity multiple exostoses. Amer. J. hum. Genet. 6, 419 (1954).

Denstad, T.: Osteochondromatose i hofteleddet. Nord. Med. 14, 125 (1942).

Dittrich, R. J.: Osteochondromatosis of the elbow. Amer. J. Surg. 72, 125 (1946).

Fanconi, G.: Über generalisierte Knochenerkrankungen im Kindesalter. Helv. paediat. Acta 2, 3 (1947).

Fraser, F. C., and J. Boid Scriver: A hereditary factor in chondrodystrophia calcificans congenita. New Engl. J. Med. 250, 272 (1954).

Grasser, C. H.: Multiple Konkrementbildungen an den Schleimbeuteln des Schultergelenkes. Radiol. clin. (Basel) 17, 362 (1948).

Grebe, H., u. H. R. Wiedemann: Intrafamiliäre Variabilität einiger typischer Mißbildungen. Acta Genet. med. (Roma) 2, 203 (1953).

Hanhart, E.: Die Rolle der Erbfaktoren bei den Störungen des Wachstums. Schweiz. med. Wschr. 83, 189 (1953).

Harzheim, J.: Die pathogenetische Bedeutung der ulnar-volaren Bajonetthand für die Chondromatose. Z. Kinderheilk. 69, 49 (1951).

Hecker, H. v., u. E. Schrader: Gelenkchondrom (Chondromatose) der Schulter. Röntgenpraxis 12, 111 (1940).

Hellner, H., u. H. Poppe: Röntgenologische Differentialdiagnose der Knochenerkrankungen. Stuttgart: Georg Thieme 1956.

Henderson, M. S.: Loose bodies. Amer. J. orthop. Surg. 14, 265 (1916); 16, 489 (1918).

Jones, H. T.: Loose body formation in synovial osteochondromatosis, with special reference to the etiology and pathology. J. Bone Jt Surg. 6, 407 (1924).

Kienböck, R.: Über die Osteochondromatose der Gelenke. Röntgenpraxis 3, 895 (1931).

LAMY, M., M. AUSSANNAIRE, M. L. JAMMET et CH. NEZELOF: Trois cas de maladie d'Ollier dans une fratrie. Bull. Soc. méd. Hôp. Paris 3/4, 62 (1954).
— J. FRÉZAL et P. MAROTEAUX: La forme récessive de la chondroplasie. Ann. paediat. (Basel) 187, 245 (1956).
LORINCZ, A. E.: Hereditable disorders of acid mucopolysaccharide metabolism. Ann. N.Y. Acad. Sci. 91, 644 (1961).
LOTHEISEN, u. R. KIENBÖCK: Ein Fall von monoartikulärer Skeletchondromatose. Röntgenpraxis 3, 406 (1931).
MAROTEAUX, P.: Etude des mucopolysaccharides dans les chondrodystrophies. Méd. infant 69, 327 (1962).
NILSSON, F.: Chondromatose. Langenbecks Arch. klin. Chir. 144, 458 (1927).
OLLIER, L.: Dyschondroplasie. Bull. Soc. Chir. Lyon 3, 23 (1899).
REICHEL, P.: Chondromatose. Langenbecks Arch. klin. Chir. 61, 717 (1900).
REIMANN, H., u. R. KIENBÖCK: Über Gelenks-Osteochondromatose mit Sarkombildung. Röntgenpraxis 3, 903 (1931).
ROSSBERG, H.: Zur Erblichkeit der Knochenchondromatose. Fortschr. Röntgenstr. 90, 138 (1959).
SCHINZ, H. R., u. E. UEHLINGER: Zur Diagnose, Differentialdiagnose, Prognose und Therapie der primären Geschwülste und Zysten des Knochensystems. Ergebn. med. Strahlenforsch. 5, 387 (1931).
SCHMIEDING, V.: Gelenkmäuse und Femurexostose-Operation. Langenbecks Arch. klin. Chir. 62, 542 (1900).
SCHRATTENBACH, V.: Zur Frage der Chondromatose. Röntgenpraxis 3, 776 (1931).
THELER, W.: Über das solitäre Gelenkchondrom. Fortschr. Röntgenstr. 52, 1 (1935).
VALSECCHI, R., e L. PIERANGELI: La condromatosi artikolare dell'anca. Arch. ital. Chir. 54, 805 (1938).
VINCENT, G., et J. VINCENT: L'ostéochondromatose synoviale du genou. J. Soc. méd. Lille 49, 405 (1931).
WIEBERG, G.: Om osteochondromatos i höfteleden. Nord. med. T. 16, 1194 (1938).
WIEDEMANN, H. R.: Ausgedehnte und allgemein erblich bedingte Bildungs- und Wachstumsfehler des Knochengerüstes. Mschr. Kinderheilk. 102, 136 (1954).

b) Athropathien bei erblichen Stoffwechselstörungen

α) Gicht

Einzeldarstellungen

ASSMANN, H.: Die klinische Röntgendiagnostik der inneren Erkrankungen, 5. Aufl., Bd. II. Berlin: F. C. W. Vogel 1934.
BENEDICT, J. D., P. H. FORSHAM, and ST. DEWITT: The metabolism of uric acid in the normal and gouty human studied with the acid of isotopic uric acid. J. biol. Chem. 181, 184 (1949).
BISHOP, CH., W. GERNER, and J. H. TALBOTT: Pool size, turnover rate and rapidity of equilibration of injected isotopic uric acid in normal and pathological subjects. J. clin. Invest. 30, 879 (1951).
BRANDENBERGER, E., u. H. R. SCHINZ: Zur Frage der Natur der Ablagerungen in den Gichtknoten. Experentia (Basel) 3, 185 (1947).
CARTHY, MC., A. D.: X-ray studies in gout. Amer. J. Roentgenol. 7, 451 (1920).
GEREN, W., A. BENEDICH, O. BODANSKY, and G. B. BROWN: The fat of uric acid in man. J. biol. Chem. 183, 21 (1950).
GUTMAN, A. B., and T. F. YÜ: Benemid (p-di-n-propylsulfamyl)-benzoic acid as an uricosuric agent in chronic gouty arthritis. Trans. Ass. Amer. Phycns 64, 279 (1951).
HAUGE, M., and B. HARVALD: Heredity in gout and hyperuricemia. Acta med. scand. 152, 247 (1955).
HUTCHINSON: Lectures on some of the surgical aspects of gout and rheumatism. Med. Press 29, 511; 30, 23 (1880).
LARMON, W. A., and J. F. KURTZ: The surgical management of chronic tophaceous gout. J. Bone Jt Surg. A 40, 743 (1958).
LICHTENSTEIN, L., H. W. SCOTT, and M. H. LEVIN: Pathological changes in gout. Survey of eleven necropsied cases. Amer. J. Path. 32, 871 (1956).
LINTON, R. R., and J. H. TALBOTT: The surgical treatment of tophaceous gout. Ann. Surg. 117, 161 (1943).
MUNK, F.: Zur Pathologie und pathologischen Anatomie der Gicht. Dtsch. med. Wschr. 46, 1204 (1920).
RIEDEL: Die Entfernung der Urate unter der Gelenkkapsel aus dem an Podagra erkrankten Großzehengelenke. Dtsch. med. Wschr. 30, 1265 (1904).
ROSENBERG, E. F., and R. A. ARENS: Gout: Clinical, pathological and roentgenographic observations. Radiology 49, 169 (1947).
ROSENQUIST, R. C., C. S. SMALL, and P. H. DEEB: Unusual manifestations of gout. Arch. Path. 68, 1 (1959).
SHERMAN, M. S.: Pathologic changes in goutry arthritis. Arch. Path. 42, 557 (1946).
SIMON, L.: Ein Fall einer durch Gicht verursachten schweren Knochenzerstörung. Fortschr. Röntgenstr. 96, 835 (1962).
SMITH, C. J.: Rheumatism and arthritis: Review of american and english literature of recent years (twelfth rheumatism review). Ann. intern. Med. 50, 366 (1959).
— C. W. COTTERMAN, and R. H. FREYBERG: The genetics of gout and hyperuremica — an analysis of nineteen families. J. clin. Invest. 27, 749 (1948).
STECHER, R. M., and R. A. HERSH: The inheritance of human gout or the incidence of familial hyperuricemia. Genetics 30, 24 (1941).
STRAUB, L. R., J. W. SMITH, G. K. CARPENTER, and G. H. DIETZ: The surgery of gout in the

upper extremity. J. Bone Jt Surg. A **43**, 731 (1961).

TALBOTT, J. H., and K. TEXPLAN: Clinical and pathological observations in 200 cases of gout. Presentation of the American Rheumatism Association. Hollywood by-the-Sea, Florida, June 10 (1960).

THOMSON: Quoted by R. L. J. LLEWELLYN, Gout. London: Heinemann 1920.

VIRCHOW, R.: Seltene Gichtablagerungen. Virchows Arch. path. Anat. **44**, 137 (1868).

WARD, L. E., W. H. BICKEL, and K. B. CORBIN: Median neuritis (carpal-tunnel-syndrome) caused by goutry tophi. J. Amer. med. Ass. **167**, 844 (1958).

WARSHAW, L. J.: Acute attacks of gout precepitated by chlorothiazide-induced diuresis. J. Amer. med. Ass. **172**, 802 (1960).

WOUGHTER, H. W.: Surgery of tophaceous gout. J. Bone Jt Surg. A **41**, 116 (1959).

β) Alkaptonurie
Einzeldarstellungen

ABE, Y., N. OSHIMA, R. HATANAKA, T. AMAKO, and R. HIROHATA: Thirteen cases of alcaptonuria from one family tree with special reference to osteo-arthrosis alkaptonurica. J. Bone Jt Surg. A **42**, 817 (1960).

ALBRECHT, H., u. E. ZDAREN: Über Ochronose. Z. Heilk. (Wien) **23**, 366 (1902).

ALBRECHT, W.: Beitrag zur Alkaptonurie im Kindesalter. Arch. Kinderheilk. **148**, 51 (1954).

BABEL, J., F. BAMATTER, B. COURVOISIER, A. FRANCHESCHETTI, D. KLEIN et A. LAPINE: Troubles familiaux du métabolisme des acides aminés (alcaptonurie, oligophrénie, phénylpyruvique, cataracte congénitale dans une même famille. Schweiz. med. Wschr. **90**, 863 (1960).

BALLOWITZ, K.: Alkaptonurie beim Säugling. Jb. Kinderheilk. **134**, 182 (1932).

BAUER, J., u. R. KIENBÖCK: Zur Kenntnis der Knochen- und Gelenksveränderungen bei Alkaptonurie. Osteoarthrosis alcaptonurica (ochronotica). Fortschr. Röntgenstr. **40**, 32 (1929).

BAUER, O.: Über Steinbildung in den Harnwegen bei Ochronose. Mitt. Grenzgeb. Med. Chir. **41**, 451 (1929).

BAUMANN, E.: Über die Bestimmung der Homogentisinsäure im Alkaptonharn. Hoppe-Seylers Z. physiol. Chem. **16**, 268 (1892).

BLACK, R. L., J. F. LOWENEY, and P. M. DUFFEY: Alcaptonuria and ochronosis. Report of five cases occuring in an american family. Arch. Intern. Med. **93**, 75 (1954).

BOEDEKER, C.: Über das Alkapton. Ein neuer Beitrag zur Frage: Welche Stoffe des Harns können Kupferreduktion bewirken? Z. rat. Med. **7**, 130 (1859).

BOSE, J. P., and S. GHOSH: Homogentisuria (alkaptonuria) with glycosuria. Indian med. Gaz. **64**, 61 (1929).

CAREDDU, P., J. PUGIONI e C. VULLO: Osservazioni cromatografiche sulla aminoaciduria basale e da carico nell'alcaptonuria. Ann. ital. Pediat. **7**, 299 (1954).

CAUSSADE, L., N. NEIMANN et M. PIERSON: L'alcaptonurie du nourrisson. Sem. Hôp. Paris **32**, 3856 (1956).

COODLEY, E. L., and A. J. GRECO: Clinical aspects of ochronosis. With report of a case. Amer. J. Med. **8**, 816 (1950).

COOPER, J. A., and T. J. MORAN: Studies on ochronosis. I. Report of a case with death from ochronosic nephrosis. Arch. Path. **64**, 46 (1957).

CORREIA LIMA, O.: Alkaptonurie. Pediat. prát. (S. Paulo) **23**, 123 (1952).

CHRISSEY, R. E., and A. J. DAY: Ochronosis. A case report. J. Bone Jt Surg. A **32**, 688 (1950).

EISENBERG, H.: Alkaptonuria, ochronosis, arthritis and ruptured intervertebral disk; complicated by homologous serum reaction. Arch. intern. Med. **86**, 79 (1950).

EMBDEN, H.: Beiträge zur Kenntnis der Alkaptonurie. I. Mitt. Hoppe-Seylers Z. physiol. Chem. **18**, 304 (1894).

FISHBERG, E. H.: The instantaneous diagnosis of alkaptonuria on a single drop of urine. J. Amer. med. Ass. **119**, 882 (1942).

GALSTON, M., J. M. STEELE, and K. DORBRINER: Alkaptonuria and ochronosis. With a report of three patients and metabolic studies in two. Amer. J. Med. **13**, 432 (1952).

GARROD, A. E.: Inborn errors of metabolism, ed. 2. London: H. Frowde, Hodder & Stoughton 1923.

HALL, K., K. R. HAWKINS, and G. P. CHILD: The inheritance of alkaptonuria. J. Hered. **41**, 23 (1950).

HANHART, E.: Erbpathologie des Stoffwechsels. In: Handbuch der Erbbiologie des Menschen, Bd. IV/2, S. 787. Berlin: Springer 1940.

HARROLD, A. J.: Alkaptonuric arthritis. J. Bone Jt Surg. B **38**, 532 (1956).

HENDEL, H., HALINA and B. J. BEN-ASSA: Report about a Beduin family affected by alcapton-uria. Comprising two cases of urolithiasis. Ann. paediat. (Basel) **195**, 77 (1960).

HERTZBERG, J.: On osteoarthrosis alkaptonuria (ochronotica) with description of one case. Acta radiol. (Stockh.) **26**, 484 (1945).

HOGBEN, L., R. L. WORRAL, and I. ZIEVE: The genetic basis of alkaptonuria. Proc. roy. Soc. Edinb. B **52**, 264 (1931).

JENSEN, B.: Two cases of alkaptonuria and ochronosis. Acta med. scand. **153**, 383 (1956).

KATSCH, G.: Eine Alkaptonurikerfamilie. Münch. med. Wschr. **65**, 1337 (1918).

KOHLMANN: Alkaptonurie mit Ochronosis im Röntgenbilde. Verh. dtsch. Röntg.-Ges. **20**, 88 (1929).

KRAJNOSKAJA, F. M.: Ein Fall von Alkaptonurie. Pediat. **39**, 77 (1956).

LANYAR, F., u. H. LIEB: Die Frage des Einflusses des Blutserums von Stoffwechselgesunden und Alkaptonurikern auf die Homogentisinsäure. Hoppe-Seylers Z. physiol. Chem. **182**, 218 (1929).

Lusitanus, Z.: Praxis Medica Admiranda, Lib. III, Kap. 134. 1649. Zit. nach Garrod.

Martin, E., G. Milhaud, B. Courvoisier et A. Lapine: étude du l'alcaptonurie. Schweiz. med. Wschr. 80, 981 (1950).

Martin, W. J., L. O. Underdahl, D. R. Mathieson, and D. G. Pugh: Alkaptonuria: Report of 12 cases. Ann. intern. Med. 42, 1052 (1955).

Metz, E.: Eine jodometrische Methode zur Bestimmung der Homogentisinsäure im Harn. Biochem. Z. 190, 261 (1927).

Mikhova, V., u. C. Mikhova: Alkaptonurie beim Neugeborenen. Vop. Pediat. Akus. Ginek. 1, 73 (1957).

Milch, R. A.: Direct inheritance of alcaptonuria. Metabolism 4, 513 (1955).
— Alkaptonurie (Letter of the editor). Pediatrics 21, 865 (1958).
— Studies in alcaptonuria: Inheritance of 47 cases in eight highly interrelated Dominican kindreds. Amer. J. hum. Genet. 12, 76 (1960).
—, and H. Milch: Dominant inheritance of alkaptonuria. Acta genet. (Basel) 7, 178 (636) (1957).

Nakamura, M.: Six cases of alcaptonuria in one family. J. clin. exp. Med. 26, 653 (1949).

Neuberger, A.: Studies on alcaptonuria. I. The estimation of homogentisic acid. Biochem. J. 41, 431 (1947).

Oehme, J.: Beitrag zur Alkaptonurie im Kindesalter. Mschr. Kinderheilk. 101, 445 (1953).

Peacock, S. C., and K. Knowlton: Alkaptonuria. Amer. J. Dis. Child. 56, 100 (1938).

Pieter, H.: Une famille d'alcaptonurique. Presse méd. 33, 1210 (1925).

Pöschl, M.: Röntgenbild und Röntgenbestrahlung bei der Arthrosis alcaptonurica (kasuistischer Beitrag). Fortschr. Röntgenstr. 76, 97 (1952).

Pomerantz, M. M., L. J. Friedman, and I. S. Tunick: Roentgen findings in alcaptonuria ochronosis. Radiology 37, 295 (1941).

Rapoport, M.: Alcaptonuria. In: W. E. Nelson, Textbook of pediatrics, 7. ed. Philadelphia-London: W. B. Saunders Co. 1959.

Reisch, D., u. W. Zander: Beitrag zur Röntgendiagnose und Differentialdiagnose der Ochronosis alcaptonurica. Z. orthop. Chir. 86, 124 (1954).

Rieschel, G.: Das Krankheitsbild der Alkaptonurie. Münch. med. Wschr. 102, 2094 (1960).

Rodriguez, Saldun de, M. L., y V. Scolpini: Alcaptonuria en la infancia. Su vinculacion con la diabetes. Arch. Pediat. Urug. 25, 345 (1954).

Schmieding, E.: Stoffwechseluntersuchungen bei kindlicher Alkaptonurie. Mschr. Kinderheilk. 73, 216 (1938).

Schreier, K., u. H. Plückthun: Über die Alkaptonurie. Eine klinische und physiologisch-chemische Studie. Z. Kinderheilk. 71, 462 (1952).

Sigg, B.: Über Alkaptonurie. Ann. paediat. (Basel) 175, 157 (1950).

Skindness, O. K.: Generalized ochronosis: Report of an instance in which it was misdiagnosed as melanosarcoma, with resultant enucleation of an eye. Arch. Path. 45, 552 (1948).

Smith, H. P., and H. P. Smith jr.: Ochronosis. Report of two cases. Ann. intern. Med. 42, 171 (1955).

Smith, J. W.: Ochronosis of the sclera and cornea complicating alcaptonuria. Review of the literature and report of four cases. J. Amer. med. Ass. 120, 1282 (1942).

Snyderman, S. E.: Alkaptonuria (Letter to the editor). Pediatrics 21, 866 (1958).

Stern, C.: Principles of human genetics. San Francisco: Freeman 1956.

Sutro, C. J., and M. E. Anderson: Alkaptonuric arthritis. Surgery 22, 120 (1947).

Toeniessen, E.: Über die Vererbung der Alkaptonurie des Menschen. Z. indukt. Abstamm.- u. Vererb.-Lehre 29, 26 (1922).

Virchow, R.: Ein Fall von allgemeiner Ochronose der Knorpel und der knorpelähnlichen Teile. Virchows Arch. path. Anat. 37, 212 (1866).

White, A. G., J. G. Parker, and F. Block: Studies on human alcaptonuria. Effect of thiouracil, para-aminobenzoic acid and diiodotyrosine on excretion of homogentisic acid. J. clin. Invest. 28, 140 (1949).

Wissel, H.: Beitrag zum Krankheitsbild der universellen Osteochondrose der Wirbelsäule. Fortschr. Röntgenstr. 75, 168 (1951).

Wolkow, M., u. E. Baumann: Über das Wesen der Alkaptonurie. Hoppe-Seylers Z. physiol. Chem. 15, 228 (1891).

Yanase, T.: Medico-genetical study on highly inbred villagers in westren Japan, especialy in Shiiba, Miyazaki prefecture. Igakukenkyu 21, 183 (1951).

4. Die erblichen Gelenkkontrakturen
a) Lokalisierte Gelenkkontrakturen
α) Kamptodaktylie

Crooked little finger, doigt crochu, camptodactylie, streblomikrodactyly, angeborene Krummfingrigkeit, Haken- oder Hammerfinger, camptodactylism, hereditable flexed fingers, Klinodaktylie, Hammerzehe

Als eine harmlose Variante angeborener Kontrakturbildung ist die *Kampodaktylie* (Abb. 96) anzusehen, welche die Mittel- und Endgelenke der Finger betrifft und die ulnaren Randstrahlen (Ring- und Kleinfinger) vor den übrigen Fingern befällt. In der

weitaus überwiegenden Zahl der Beobachtungen wird eine Kamptodaktylie des Kleinfingers beobachtet (Abb. 96), wobei doppelseitiges Auftreten die Regel ist. Es handelt sich
um eine sehr verbreitete Anomalie, welche vielfach schon im frühen Kindesalter in
Erscheinung tritt. Dabei kommen Expressivitätsschwankungen von der leichten — passiv
noch ausgleichbaren — Fingerkrümmung bis zu der durch Schrumpfungsvorgänge bewirkten Kontraktur mit sichtbarer Strangbildung beim Streckversuch vor (MOORE u.
MESSINA 1936).

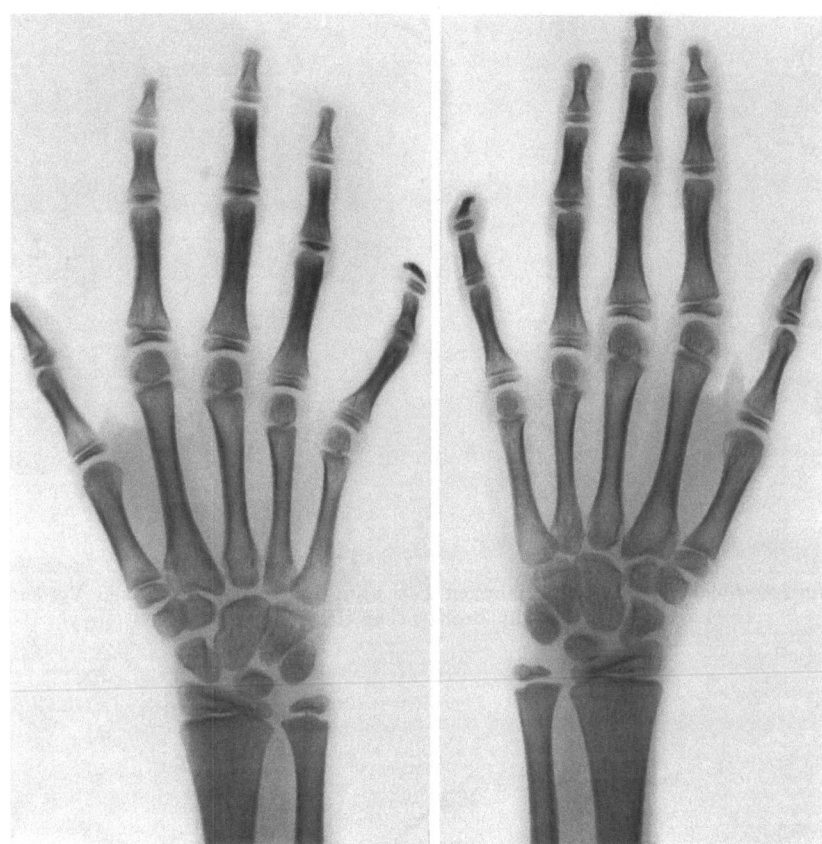

Abb. 96. Kamptodaktylie und Brachytelephalangie der Kleinfinger beiderseits bei einem 9jährigen arachnodaktyl stigmatisierten Mädchen. Einwärtskrümmung der rudimentär entwickelten Endphalangen. (Beobachtung UK Bonn 1941)

Die atypische Stellung der Phalangenepiphysen zu den jeweils korrespondierenden Gelenkflächen führt zu sekundären Umbauvorgängen und zur Einschränkung der vollen
Beweglichkeit. In zunehmendem Maße wird bei der Kamptodaktylie die Streckfähigkeit
des betroffenen Fingers beeinträchtigt, während die Beugung ungehindert möglich ist.
Das Leiden schreitet in der Wachstumsperiode progressiv fort, sistiert aber mit dem Abschluß desselben. Dabei ist das Knochenwachstum normal, lediglich die seitlichen Gelenk-
bänder unterliegen einer Verkürzung, welche man nach ADAMS (1891) und HEFNER (1929)
drei Schweregraden unterordnen kann. In charakteristischer Weise kommt es in Verbindung mit der Kamptodaktylie zu einer Überbeweglichkeit der distalen Fingerglieder,
welche als ein selbständiges Krankheitsbild auf erblicher Grundlage (s. Abb. 60) bereits
beschrieben wurde.

Als ein Äquivalent ist an den Füßen die *Hammerzehenbildung* (Abb. 97) anzusehen,
welche mit der Kamptodaktylie auch gemeinsam auftreten kann (ADAMS 1891; GUTMANN
1925). Koppelung mit anderen Gelenkdysplasien ist wiederholt beobachtet worden, so das
gemeinsame Auftreten mit Kniegelenksluxation (MURPHY 1926), Ellenbogen- und Hüft-

luxation (GUILLEMENT u. LECLERC 1937), Polydaktylie (FÈVRE 1936), Flügelfellsyndromen, Arthrogryposis multiplex (s. d.) und degenerativen Dysostosen. Im Gegensatz zur solitären Kamptodaktylie der Kleinfinger begegnet man bei den genannten Knochen- und Gelenkdysplasien auch angeborenen *Kontrakturen des Daumens*, welche RUSCHENBERG (1938) als ein selbständiges Krankheitsbild im Kleinkindesalter abgegrenzt wissen will.

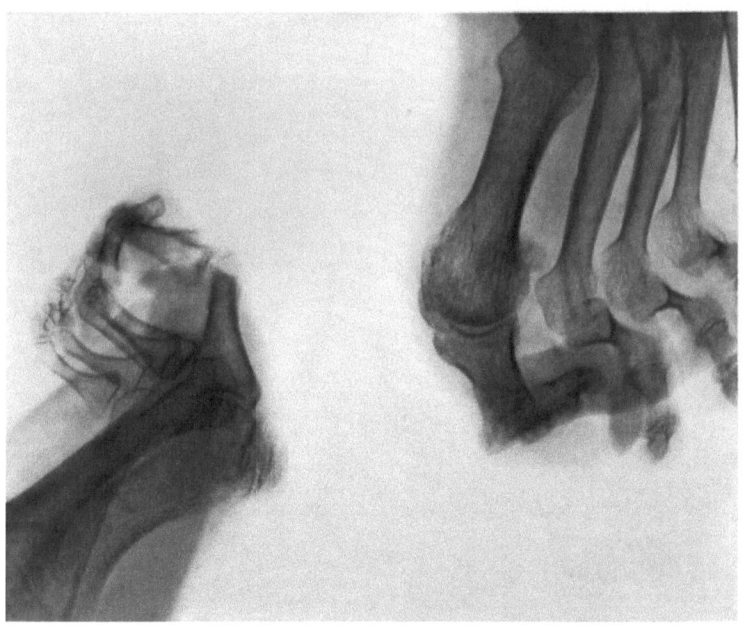

Abb. 97. Hammerzehenbildung bei einer 29jährigen Patientin; Darstellung der linken Vorderfußregion in zwei Ebenen. (Beobachtung UK Bonn 1940)

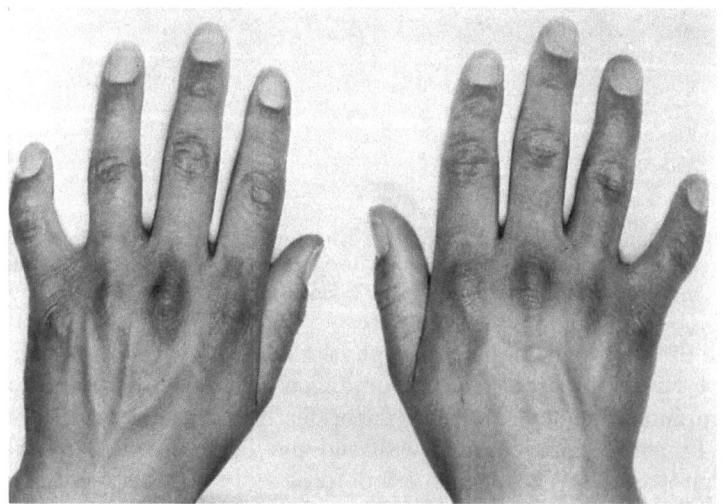

Abb. 98. Klinodaktylie beider Kleinfinger bei einem 29jährigen Patienten mit Oculo-dento-digitalem Syndrom (s.d.) in symmetrischer Ausprägung. (Beobachtung MEYER-SCHWICKERATH u. WEYERS 1958)

Isolierte Daumenkontrakturen in symmetrischer Manifestation sind indes selten; wie die Kamptodaktylie pflegt die angeborene Daumenkontraktur Teilerscheinung einer umfassenderen Kontrakturneigung zu sein und auch mit der Luxationsneigung der großen Gelenke aufzutreten. Wir sahen Daumenkontrakturen bei einem Neugeborenen mit Kniegelenksverrenkung (Abb. 55—59) und Hüftluxation.

Die Kamptodaktylie muß von der *Klinodaktylie* (Abb. 98), einer seitlichen Einwärtsbiegung der — ebenfalls besonders disponierten — Kleinfinger abgegrenzt werden. Bei der

Klinodaktylie findet man im Röntgenbild (Abb. 99) Hypoplasie der Mittelphalangen mit verschobener und abgeschrägter Gelenkfläche zwischen Mittel- und Endphalanx der Kleinfinger. Asymmetrisches Auftreten mit Prävalenz der linken Seite kennzeichnet die Klinodaktylie, welche wir im Rahmen eines gut umschriebenen Merkmalbildes mit Augen- und Zahnbeteiligung (Dysplasia oculo-dento-digitalis) als konstante Begleitmißbildung (Abb. 98) angetroffen haben (MEYER-SCHWICKERATH, GRÜTERICH u. WEYERS 1957).

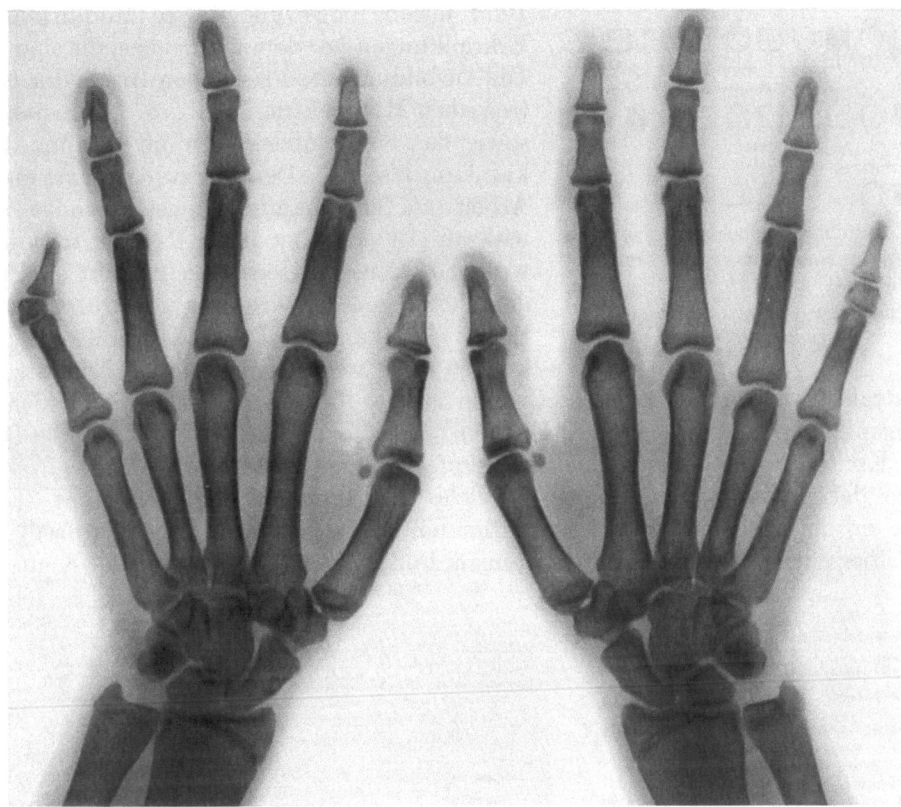

Abb. 99. Röntgenbild bei Klinodaktylie der Kleinfinger mit würfelförmiger Deformation der Mittelphalangen bei einer 13jährigen Patientin mit Dysplasia oculo-dento-digitalis. (Beobachtung WEYERS 1957)

Der Erbgang der Krummfingerigkeit des Kleinfingers, welche auch als Streblomikrodaktylie oder als crooked little finger bezeichnet wird, ist einfach dominant. Mitteilungen zur Erblichkeit der Kamptodaktylie liegen vor von GOLDFLAM (1906), GASSUL (1918), FANTHAM (1924), RITTERSKAMP (1936), DREYFUSS (1937), SCHRÖDER (1939), SPEAR (1946), ASHLEY (1947), SCHAFF u. SCHAFER (1948) u.a. Wir geben eine Familienuntersuchung von HEFNER (1929) wieder, welcher die universelle Streblomikrodaktylie bei zwölf Merkmalträgern in vier Generationen beobachten konnte (Abb. 100). In dieser Familie standen vier befallene Männer acht erkrankten Frauen gegenüber, während FANTHAM (1924) nur männliche Probanden (Geschlechtsbegrenzung?) in vier Generationen vorfand.

β) Die Dupuytrensche Kontraktur, Cooper contracture

Während bei der Kamptodaktylie die Palmaraponeurose verschont wird, ist diese bei der nach GUILLAUME DUPUYTREN (1831) benannten Kontraktur primär betroffen und führt nach narbiger Schrumpfung zu einer typischen, starren Beugestellung einzelner Finger (Abb. 101, 102). Diesen Sachverhalt hat schon Sir ASTLEY COOPER (1822) mit den Worten umschrieben: "The fingers are sometimes contracted in a similar manner, by a chronic inflamation of the thecae and aponeurosis of the palm of hand". Die Kontraktur beginnt mit umschriebenen, knotenförmigen Verdichtungen in der Hohlhand, an welchen die Haut fixiert ist und bildet nach schubweisem Verlauf und gelegentlichem spontanen Stillstand eine strangförmige Verhärtung aus (Abb. 101). Im Röntgenbild fehlen patholo-gische Veränderungen an den stark flektierten Phalangen. Pathologisch-anatomisch handelt

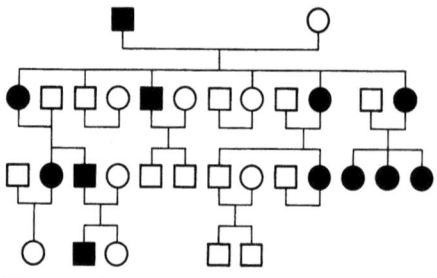

es sich zunächst um ein hypercelluläres Binde-gewebe, welches später in ein zellarmes, faseriges Bindegewebe umgewandelt wird (MOORHEAD 1954). Erkrankungen vor dem 20. Lebensjahr sind selten. Die Ausbildung des klassischen Bildes der Dupuy-trenschen Kontraktur im 4.—6. Lebensjahrzehnt sowie das Rechtsüberwiegen im Beginne der Er-krankung lassen die Deutung zu, daß harte manuelle Arbeit als ein manifestationsfördernder Faktor wirksam ist (BECKER 1941; PALMER u. SOUTHER-WORTH 1945 u.a.). Über diesen Punkt sind jedoch die Meinungen geteilt. Aus der gutachterlichen Praxis ist bekannt, daß Unfälle und Berufserkran-kungen keine wesentliche Rolle bei der Entstehung

Abb. 100. Stammbaum einer Sippe mit domi-nant vererbter Kamptodaktylie (Streblomi-krodaktylie) mit zwölf Merkmalträgern in vier Generationen. (Nach Angaben von HEFNER 1940)

der Kontraktur spielen. Aus diesem Grunde ist das Leiden in Deutschland nicht ver-sicherungspflichtig, im Gegensatz zu England, Holland und der UDSSR, wo die Dupuy-trensche Kontraktur eine meldepflichtige Berufskrankheit ist (SCHOLZ 1952).

Außer der traumatischen Genese — welche auf COOPER (1822) zurückgeht — ist im Hinblick auf die Erblichkeit und Lokalisation eine konstitutionelle Bindegewebsdysplasie nicht zu übersehen. Das seltenere Auftreten am Fuß, der einseitige Beginn der Kontraktur,

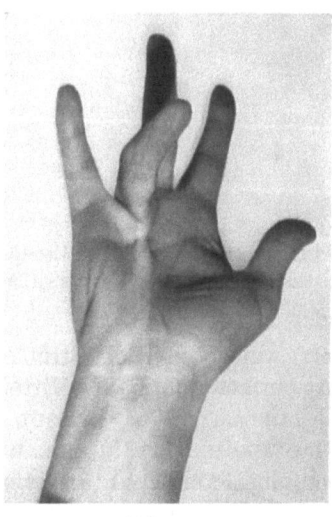

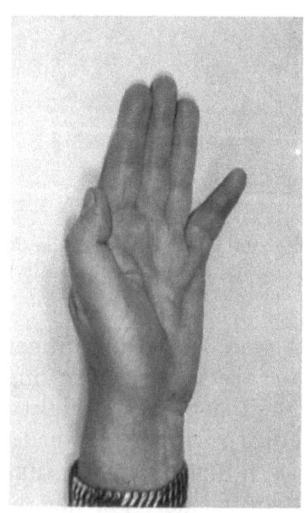

Abb. 101   Abb. 102

Abb. 101. Dupuytrensche Kontraktur an der rechten Hand eines 63jährigen Patienten mit typischer Strang-bildung im Bereich der Hohlhand und Volarflexion des Ringfingers. (Beobachtung Dr. BUCK-GRAMCKO, Hamburg)

Abb. 102. Dupuytrensche Kontraktur an der linken Hand eines 56jährigen Patienten mit Strangbildung und Volarflexion des Kleinfingers. (Beobachtung Dr. BUCK-GRAMCKO, Hamburg)

welche im Endstadium jedoch beide Seiten zu befallen pflegt, würden auf diesem Wege eine befriedigende Erklärung finden (SKOOG 1948; EUFINGER 1957). In neuerer Zeit ist das bemerkenswerte Zusammentreffen von Osteochondrose der (Hals-)Wirbelsäule für die Entstehung der Dupuytrenschen Kontraktur mehrfach diskutiert worden (REISCHAUER 1953; GUTZEIT 1954; EXNER 1957), eine Annahme, welche die nicht seltenen neurogenen

Begleiterkrankungen (Epilepsie, Syringomyelie, multiple Sklerose, Apoplexie u. a.) bestärken (REICHEL 1946; LUND 1941; BECK 1949; GROSS 1957).

Für die pathogenetische Deutung des Krankheitsbildes sind schließlich entwicklungsgeschichtliche und anatomische Untersuchungen des erkrankten Bindegewebes zu berücksichtigen (KAHLER 1935; HORWITZ 1944; SKOOG 1948; TÖNDURY 1949; CANDIOLLO
1956). Gestützt auf Erhebungen an Frühstadien der Erkrankung kommt MILLESI (1959)
zu dem Ergebnis, daß anfangs eine Degeneration der elastischen Fasern sowie Verdickung
und Hyalinisierung der kollagenen Faserbündel angetroffen wird. Im Zusammenhang mit
den wiederholt aufgetretenen Hämosiderinablagerungen — für welche Blutungen nach
Mikrotraumen angeschuldigt werden — und im Hinblick auf die Tumorbildung sind
Parallelen zu einer anderen erblichen Bindegewebsdysplasie, der Fibrodysplasia elastica
generalisata (Ehlers-Danlos), gegeben (WEYERS 1967).

Indes ist auch hier eine dominante Vererbung gesichert. Unregelmäßigkeiten in der
Auswertung der erbbiologischen Ergebnisse erklären sich meist dadurch, daß die seltener
befallenen Frauen äußerlich gesunde Überträgerinnen der Anlage sein können (V. VER-

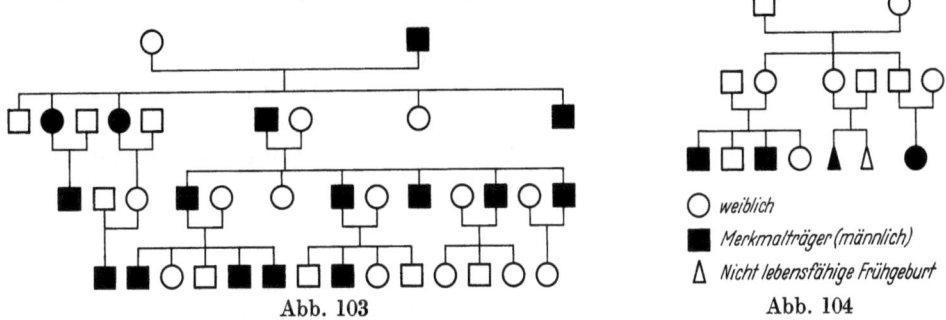

Abb. 103   Abb. 104

Abb. 103. Dominante Vererbung der Dupuytrensche Kontraktur über vier Generationen: 16 Merkmalträger,
charakteristische Bevorzugung des männlichen Geschlechtes. (Nach Angaben von KROGIUS 1922)

Abb. 104. Mehrfaches Auftreten von Klumpfüßen in einer von NEEL, FALLS und TEST (1950) beobachteten
Familie, welche in der Descendenz keine sichtbaren Merkmalträger aufzuweisen hat (Blutsverwandtschaft ?)

SCHUER 1959). Konkordantes Vorkommen von Dupuytrenscher Kontraktur bei Zwillingspaaren ist von THEN BERG (1939) beobachtet worden. Eingehende Familienuntersuchungen
sind von SCHROEDER (1943) durchgeführt worden. Von 30 erfaßten Familien konnte in
zwölf Erblichkeit nachgewiesen werden. Bemerkenswert ist die Männerwendigkeit der
Fingerkontraktur, welche von MAURER (1937), EUFINGER (1957) und SKOOG (1957) auf
80% aller Erkrankten beziffert wird. Die eindeutige Androtropie geht auch aus dem in
Abb. 103 wiedergegebenen Stammbaum hervor, welcher in vier Generationen 16 Merkmalträger, 2 weibliche und 14 männliche, erfaßt. Ausführliche Einzelheiten zur Klinik und
Pathologie des Erbleidens finden sich in den Monographien von COENEN (1935) und SKOOG
(1948). Erbbiologische Untersuchungen sind ferner von DEBRUNNER (1934), JENTSCH
(1937), DE LUCCHI (1942) und DECKNER (1939) mitgeteilt worden.

Zur Behandlung der Kontraktur sind zahlreiche Vorschläge gemacht worden. Die
operative Ektomie der Palmaraponeurose (ausgehend von einem Transversalschnitt) ist
das Mittel der Wahl (OLDFIELD 1954; SKOOG 1957), während die Röntgentherapie für die
Nachbehandlung angezeigt ist. Bei konservativer Behandlung haben sich passive Be-
wegungsübungen in Verbindung mit Injektionen von Hydrocortison bewährt (SCHMITT u.
BÄTZNER 1960).

γ) Der angeborene Klumpfuß

*Pes varus congenitus, Pes equino-varus congenitus, congenital club-foot, taliped, pied-bot
varus équin congénital, piedo varo, piedo torto congenito*

Die wohl häufigste angeborene Kontraktur ist der Klumpfuß oder Pes equino-varus
congenitus (Abb. 105—110). Er wird heute als eine Hemmungsmißbildung auf erblicher
Grundlage angesehen (Abb. 104, 107). Die Gruppe der angeborenen Klumpfüße teilt sich nach

DEBRUNNER (1936) in eine genuine, unkomplizierte Form (Abb. 105, 106) und eine teratologische, komplizierte Form (Abb. 109), eine Unterscheidung, welche dem „regular type" und „irregular type" des angelsächsischen Schrifttums entspricht. Im ersteren, zahlenmäßig weit überlegenen Falle sind alle Skeletelemente des betroffenen Fußes normal angelegt, während bei dem teratologischen Klumpfuß Anomalien an der knöchernen Grundlage und in der Regel auch am übrigen Skelet gefunden werden (Abb. 108, 109). Hinsichtlich der Entstehung, der Häufigkeit und Lokalisation ist ein Vergleich mit der angeborenen

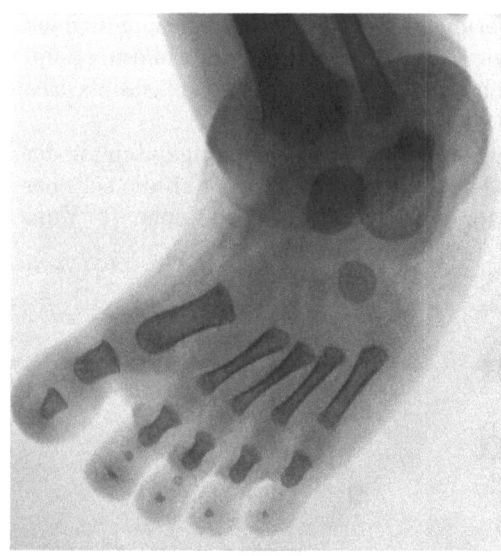

Abb. 105. Linkes Fußskelet mit unkompliziertem Klumpfuß bei einem 1jährigen Jungen im ant.-post. Röntgenbild. (Beobachtung Dr. MÜLICH, Wursterheide, 1958)

Hüftluxation (s.d.) zulässig, zumal BERNBECK (1954), HAUBERG (1955) u.a. den Klumpfuß als eine Luxationsmißbildung aufgefaßt wissen möchten und das Verhältnis von Hüftluxationen zum Klumpfuß in einer — wenn auch wechselnden — Verhältniszahl festgehalten wird (HAGLUND 1923; LORENZ 1939).

Im Gegensatz zur Hüftluxation wird das männliche Geschlecht bevorzugt befallen. Die Geschlechtsverteilung zwischen Mädchen und Knaben wird übereinstimmend mit 1:2 angegeben, eine konstante Relation, welche ausreicht, die Klumpfußentstehung als eine chromosomal determinierte Mißbildung anzusehen (DEBRUNNER 1945; WERTHEMANN 1952; ZIMMER 1939). Auf die endogene Grundlage des Leidens weist auch die überdurchschnittliche Koppelung mit anderen angeborenen Bildungsfehlern (Spina bifida occulta et aperta, Lippen-Kiefer-Gaumenspalten, Arthrogryposis multiplex congenita, Extremitäten- und Nierenmißbildungen) hin. Der Klumpfuß manifestiert sich häufiger doppelseitig; zwischen der bevorzugten Körperseite, der Rechts- oder Linkswendigkeit der Anlage, läßt sich eine gültige Regel nicht aufstellen (BESSEL-HAGEN 1889; FREDENHAGEN 1954; KREUZ u. STOPE 1961).

Mit der Erblichkeit des angeborenen Klumpfußes haben sich viele Autoren befaßt, wobei der Zwillingsforschung das Verdienst zukommt, wesentliche Einzelheiten der Vererbung geklärt zu haben (FETSCHER 1922; ISIGKEIT 1928; ASSUM 1936; SCHWARZWELLER 1936; BÖÖK 1948). Wichtige Daten zur Erbbiologie der Erkrankung gehen aus einer Zusammenstellung nach Angaben von IDELBERGER (1939) hervor (s. Tabelle 3).

Tabelle 3. *Auftreten des Klumpfußes bei Zwillingen*

| Gruppen | Zahl | davon konkordant | | doppelseitiges Auftreten | Häufigkeit unter Geschwistern |
		absolut	in %		
Erbgleiche Zwillinge	35	8	22,9	55%	—
Erbungleiche Zwillinge	135	3	2,3	—	2,9

Die Ergebnisse zeigen den hohen Prozentsatz der Konkordanz bei erbgleichen Zwillingen (22,9%) gegenüber 2,3% bei erbungleichen Zwillingsgeschwistern. Der Erbgang ist einfach dominant (SCHWARZWELLER 1936; DE LUCCHI 1942), wie auch unsere Abb. 107 zu erkennen gibt. Offenbar kommen aber verschiedene Erbanlagen für den Klumpfuß vor (VERSCHUER 1959). Nach BÖÖK (1948) spricht die Häufigkeit des Klumpfußes bei Geschwistern von Klumpfußträgern aus Verwandtenehen für die Recessivität der Anlage. In anderen Familien ist keine klare Erbfolge zu erkennen (ISIGKEIT 1928; REINHARD 1948;

DEBRUNNER 1950), was man auf die geringe Penetranz der Anlage zurückführen kann. So gibt Abb. 104 das wiederholte Auftreten von Klumpfüßen bei Kindern einer Familie wieder, deren Eltern und Großeltern frei von Klumpfüßen waren. Möglicherweise liegt dieser von NEEL, FALLS und TEST (1950) beobachteten Konstellation eine Blutsverwandtschaft in der Aszendenz zugrunde. Die Zwillingsanalyse spricht den von anderen Autoren als ursächlich angeschuldigten exogenen Faktoren eine Auswirkung von Modifikatoren zu und betont, daß die Diskrepanz im Konkordanz-Diskordanz-Verhältnis zwischen ein- und zweieiigen Zwillingen die Erbgrundlage des Leidens beweist.

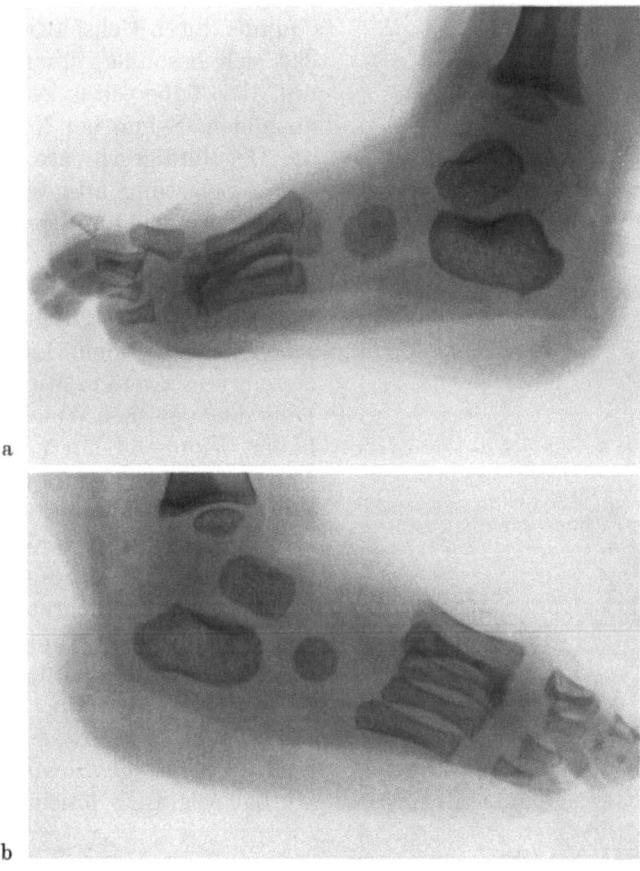

Abb. 106a u. b. Seitliche Aufnahme beider Füße des gleichen Patienten (Abb. 105). a Distal offener Winkel, der von der Längsachse durch den Calcaneus und Talus gebildet wird; physiologische Einbuchtung an der Calcaneusoberfläche des rechten Fußes. b Abflachung des Längsachsenwinkels zwischen Fersen- und Sprungbein sowie „Calcaneuszeichen" am rechten Fuß

Mit der genetischen Grundlage ist auf die Myelodysplasie im Bereich caudaler Wirbelsäulenabschnitte bei Klumpfußträgern hinzuweisen (OSTERTAG 1939), welche eine Hypoplasie der Unterschenkel und die Auswirkungen am Fußskelet mit sich bringen. Über die Ätiologie und Pathogenese des Klumpfußes sind viele Ansichten geäußert worden. Dabei kann die Bedeutung exogener Faktoren beginnend mit der intrauterinen Zwangshaltung bei Fruchtwassermangel nicht übergangen werden. Gute Kenner der Materie wie DENIS BROWNE (1949) halten auch heute noch an der Raum- und Drucktheorie fest, was verständlich erscheint, weil exogen-mechanische Momente bei der Entstehung dieses Zustandsbildes eine Rolle spielen und durch die Lehre von der Phänokopie bestätigt werden (WARKANY 1947; WATTEVILLE, JÜRGENS u. PFALTZ 1954; THALHAMMER 1955).

Im *klinischen Erscheinungsbild* weicht von Geburt an die Gewohnheitsstellung des Fußes zur Supination, begleitet von Spitzfußstellung, Übertreibung der Fußwölbung und zwanghaft fixierte Einwärtsführung des Vorfußes (Abb. 106) vom normalen Vergleichsbild ab. Mit der Plantarflektion und der starken Vorwölbung des Vordertarsus bilden diese

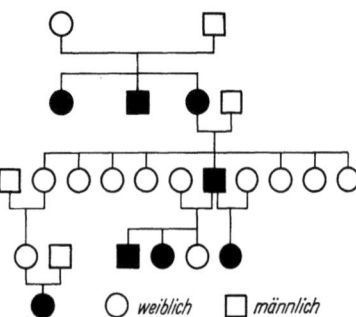

Abb. 107. Vererbung der Klumpfußanlage durch vier Generationen, wobei die gleichmäßige Verteilung auf beide Geschlechter für einen dominanten Erbgang spricht. (Darstellung nach Angaben von DE LUCCHI 1942)

Fehlformen die charakteristischen Klumpfußkomponenten (Abb. 106, 110). Die Kontraktur läßt eine gewisse Beweglichkeit, besonders in Richtung der Deformierung, zu. Sonst werden die normalen Fußbewegungen eingeschränkt und die Standflächen eines solchen Pes varus excavatus adductus equinus durch Gehschwielen markiert, welche sich besonders über dem Os cuboides und der Tuberositas ossis metatarsalis V ausbilden. Schon bei Neugeborenen treten die Decubitalgeschwüre an den der atypischen Belastung ausgesetzten Stellen auf, verhärten narbig und gehen später in Gehschwielen über. Äußerlich wird das Wadenrelief verändert und an den Fußsohlen bilden sich Querfalten in Richtung der Chopartschen Spalte sowie eine Längsfurche zwischen erstem und zweitem Mittelfußknochen aus. Über die typischen Weichteilveränderungen haben beginnend mit v. VOLKMANN (1863), PFRANG (1920), KREUZ (1927), MAU (1927), SCHERB (1930), WISBRUN (1932), HOHMANN (1935), LINDEMANN u. MARQUARDT (1955), LANGE (1951), MANGOLD (1957), PENNERS (1954) u.a.m. berichtet und zugleich auf eine sachgemäße Therapie hingewiesen. Über die Anatomie des Klumpfußes haben VIRCHOW (1933), SCHERB (1945), DEBRUNNER (1957), KREUZ u. STOPE (1961) ausführliche Studien vorgelegt. Sowohl im anatomischen Aufbau als auch hinsichtlich der funktio-

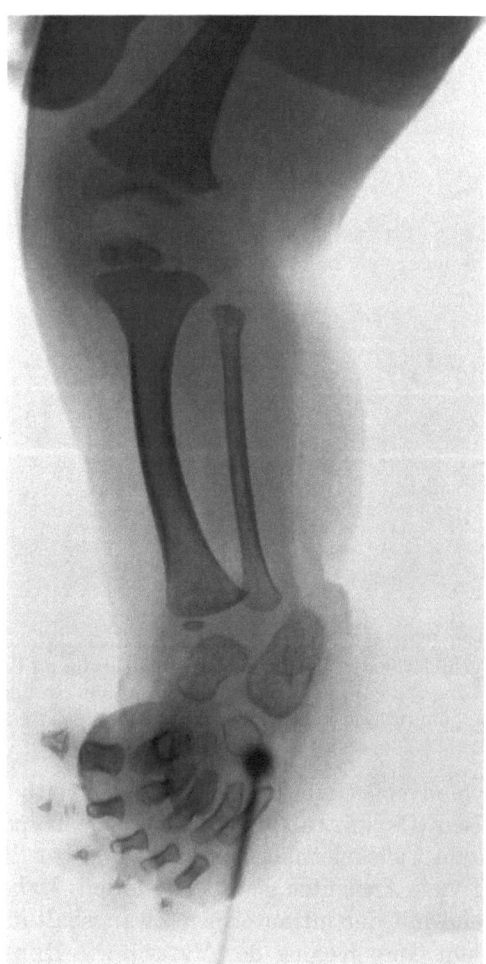

Abb. 108

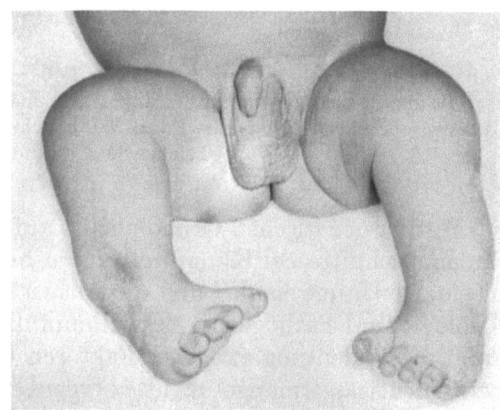

Abb. 109

Abb. 108. Übersichtsbild des rechten Beines eines Patienten mit „teratologischem" Klumpfuß, chondrodysplastischen Knochenveränderungen und arthrogrypotischen Gelenkversteifungen. (Beobachtung WEYERS 1956)

Abb. 109. Teratologischer Klumpfuß bei einem Jungen im Alter von 1 Jahr. Status nach operativer Behandlung rechts und konservativer Behandlung links. (Beobachtung WEYERS 1956)

nellen Besonderheiten gibt es eine Reihe von Varianten, wobei die „stummelige" von
einer „schlanken" Klumpfußform unterschieden wird. Bezüglich der knöchernen Fehlform
und der Dystorsion des Klumpfußskelets ist vom *Röntgenbild* Aufschluß zu erwarten.

Für die Routineuntersuchung haben sich zur Beurteilung des Klumpfußes die seitliche
und anterior-posteriore Aufnahme durchgesetzt. Erstere wird in mittlerer leicht korri-
gierter Stellung, letztere in maximaler Spitzstellung am frei aufgesetzten Fuß durchgeführt (Abb. 110). Bei älteren Kindern und vorbehandelten Klumpfüßen vermittelt die
suroplantare Aufnahme von hinten Aufschluß besonders über die Verkantung des Calcaneus (Kreuz u. Stope 1961). Richtlinien für die Auswertung des Röntgenbildes sowie die

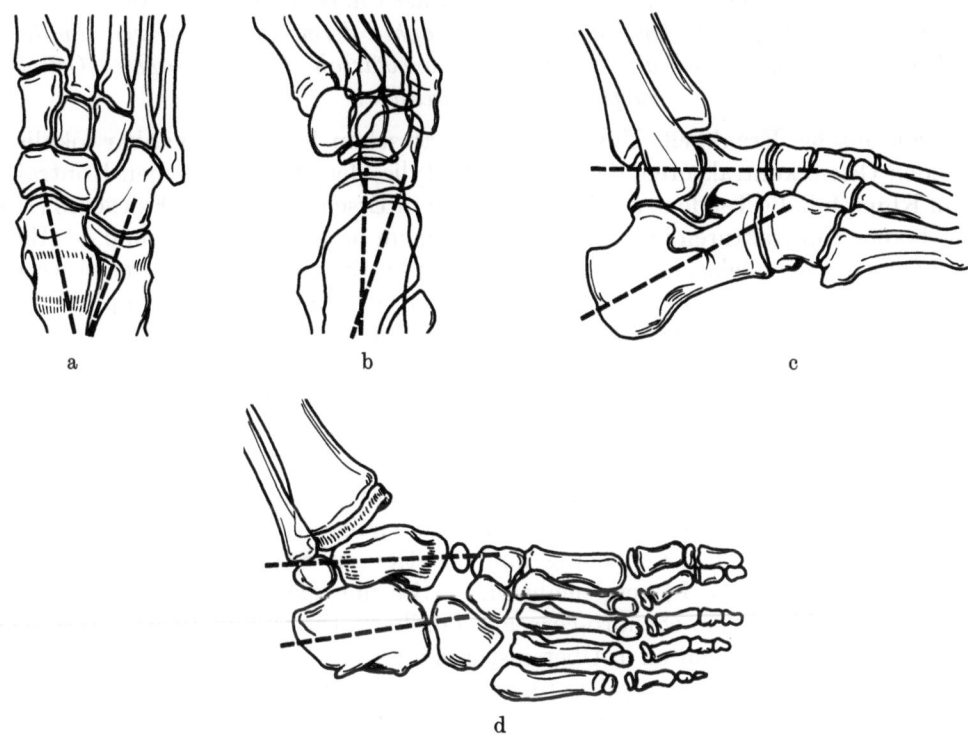

Abb. 110a—d. Röntgenschema mit Längsachsen durch Talus und Calcanueus beim normal entwickelten Fuß
(a und c) sowie beim Klumpfuß (b und d) in seitlicher (c und d) und anterio-posteriorer (a und b) Darstellung.
(Nach Debrunner 1957)

für ihre Deutung wichtigen anatomischen Grundlagen sind den Übersichten von Hass
(1934), Lorenz (1939), Lange (1951), McFarland (1951) Bernbeck (1954) und Erlacher
(1955) zu entnehmen. Wir folgen einer Darstellung von Debrunner (1957), welche mit
Hilfe der Winkelbildung durch die Längsachsen von Talus und Calcaneus eine rasche
Orientierung ermöglicht. Am normal entwickelten Fuß beträgt dieser — nach distal
offene Winkel — 30—45°. Mit zunehmender Stärke der Deformierung wird der Winkel
kleiner, so daß in schweren Fällen die Achsen parallel verlaufen oder sich gar überschneiden
(s. Abb. 110 a—d).

Auf eine Besonderheit im seitlichen Röntgenbild haben Cabanac, Petit u. Maschas
(1952) aufmerksam gemacht. Am normal entwickelten Fußskelet ist die Oberkante des
Calcaneus durch eine Einbuchtung charakterisiert. Diese Einbuchtung fehlt beim Klumpf-
fuß (Abb. 106). Weitere Abweichungen vom gewohnten Bild des Fußskeletes, deren
knöcheren Elemente beim unkomplizierten Klumpfuß meist nur in ihrer Lagebeziehung zueinander verändert werden, trifft man beim teratologischen Klumpfuß an (Abb. 109), wobei sich neben den angeborenen Kontrakturen generalisierte Entwicklungsstörungen des
Binde- und Stützgewebes an den deformierten Füßen nachweisen lassen, wie diese bei der
Knie- und Hüftgelenksverrenkung (s. Abb. 50—59) beschrieben wurden.

Weitere Hinweise zur Klinik, Pathologie, Genetik und zur Therapie des angeborenen Klumpfußes finden sich in neueren Bearbeitungen des Themas von Müller (1941), Studer (1944), Garceau u. Manning (1947), Neel, Falls u. Test (1950), Mau (1951), Scheel (1951), Ode (1952), Contagyris (1952), Rabl (1952), Fripp u. Singer (1953), Hofer (1954), Hopf (1955), Imhäuser (1955), Thomson (1955), Kuhlmann u. Bell (1956), Rettig (1956) u.a.m.

b) Generalisierte Gelenkkontrakturen

α) Die erblichen Fingerkontrakturen bei der Carpo-tarsaldystrophie
Hereditäre Osteo-Arthropathie, bone agenesis, dystrophie dermo-chondro-cornée familiaire, Dystrophia dermo-chondro-cornealis familiaris, Carpotarsale Osteodystrophie, Osteolysis carpo-tarsalis progressiva.

αα) Françoissche Krankheit. Unverkennbar trat schon bei den scheinbar lokalisiert auftretenden Gelenkkontrakturen, der Kamptodaktylie, der Dupuytrenschen Kontraktur und beim Klumpfuß die Tendenz zur Generalisation in Erscheinung. Von François (1949) sind angeborene Kontrakturen in Verbindung mit einem progressiven Schwund der Hand- und Fußwurzelknochen als eine familiär auftretende Erkrankung beschrieben worden. Krallenartige Beugekontrakturen der Hände und eine zunehmende Hohlklumpfußbildung gehen Hand in Hand mit Rückbildungserscheinungen der knöchernen Unterlage. Die regressiv dystrophe Störung beginnt bereits im Kindesalter und erreicht bis zur Pubertät monströse Ausmaße (Abb. 111), wie wir sie bei einer Patientin im Alter von 11 Jahren fanden, worüber Röntgenkontrollen innerhalb eines Zeitraumes von 10 Jahren vorliegen. Außer den Skeletzeichen werden bei einem Teil der Beobachtungen (Schmidt 1938; Stens 1940; François 1949) zentrale Hornhauttrübungen gefunden, welche subepithelial gelegen sind. Außerdem trifft man xanthomartige Knoten in der Haut, welche der komplexen — nach der Koppelung mit skeletfernen Symptomen der Pfaundler-Hurlerschen Erkrankung (s. d.) vergleichbaren — Störung die mehr umschreibende Bezeichnung Dystrophia dermo-chondro-cornealis familiaris (François 1949; Wiedemann 1958) eingebracht hat. Wir halten in Übereinstimmung mit Liersch u. Hövels (1961) die Bezeichnung „Osteolysis carpo-tarsalis progressiva" für zutreffender.

Durch den Knochenschwund kommt es zu einer Verkürzung von Hand und Fuß, so daß mit dem Ausfall der Hand- und Fußwurzelkerne beide Extremitätenenden wie gestaucht erscheinen und besonders an der Hand im Bereich des Metacarpus eine Verplumpung (Verdickung) und Faltenbildung nach sich ziehen. Schon früh setzen Beugekontrakturen der Finger ein, welche besonders die distalen Abschnitte, Mittel- und Endgelenke der Phalangen, betreffen.

Mit der Zunahme der Kontrakturen und der osteolytischen Vorgänge schwinden auch die Interphalangealgelenke, wobei im Gegensatz zur Aplasie der Interphalageal-gelenke (Abb. 1 und 2) die Phalangen wie ineinandergestaucht erscheinen. In diesem Zusammenhang verdient darauf hingewiesen zu werden, daß die Aplasie der Interphalangeal-gelenke an Fingern und Zehen vielfach mit einer Synostose von Handwurzelknochen gekoppelt auftritt, während bei dieser Erkrankung die Beeinträchtigung der Gelenkfunktion mit einem zunehmenden Schwund der Hand- und Fußwurzelknochen selbst verbunden ist.

Im Röntgenbild sind außer der allgemeinen Osteoporose und einer gelegentlichen Neigung zur Knochenbrüchigkeit die beginnenden Auflösungsvorgänge an Hand- und Fußwurzelknochenkernen charakteristisch, wobei von letzteren zunächst das Os naviculare betroffen wird (Abb. 113), welches wie angenagt erscheint. Die Osteolyse geht nach dem Befall der Hand- und Fußwurzel auf die angrenzenden Knochenabschnitte über, bedroht an der Hand die Metacarpalia und verschont auch nicht die handnahen Radius- und Ulnaepiphysen (Abb. 111b). Im Endstadium sitzen schließlich konisch zugespitzte Mittelhandknochen den in die Umbauvorgänge einbezogenen Epiphysen von Radius und Ulna auf, wobei ein Handwurzelraum und die zugehörigen Knochenkerne fehlen (Abb. 112).

Im Verlaufe dieser Entwicklung wird der Daumenansatz nach distal verlagert und projiziert sich mit der Grundphalanx unterhalb der Radiusepiphyse (Abb. 111). Bei der von uns beobachteten fortschreitenden Osteolyse ist die hypoplastisch deformierte Ulna — welcher die rudimentären Metacarpalia unmittelbar aufzusitzen scheinen — weit nach proximal verschoben und durch eine atypische Knochenbrücke mit dem Radius verbunden (Abb. 111 und 112).

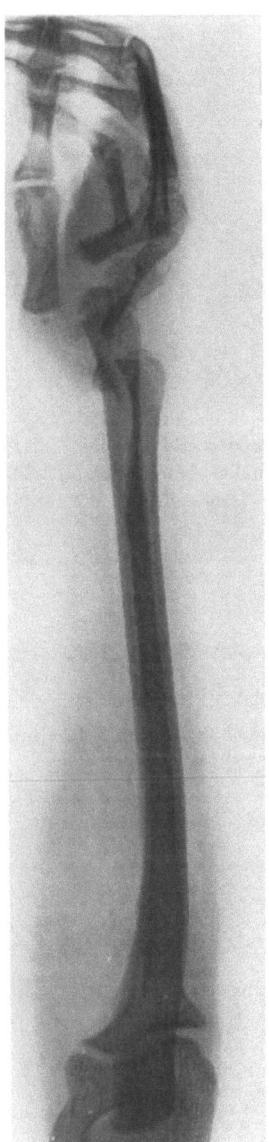

Die Verkürzung der Extremitätenakren mit polsterartiger Verdickung der umgebenden Haut führt auch an den Füßen zu ähnlichen, wenn auch nicht so ausgeprägten Veränderungen (Abb. 113), obgleich sich funktionelle Beschwerden oft vor den Ausfällen an der Hand einstellen (MARIE, SALET, SAUVEGRAIN u. LEVEQUE 1956; LIERSCH u. HÖVELS 1961). Hier steht der Hohlfuß im Vordergrund, nachdem der gleiche Mechanismus: Schwund der Metatarsalia und die Reduktion des Fußes in sagittaler Richtung einen unaufhaltsamen Umbau bewirkt,

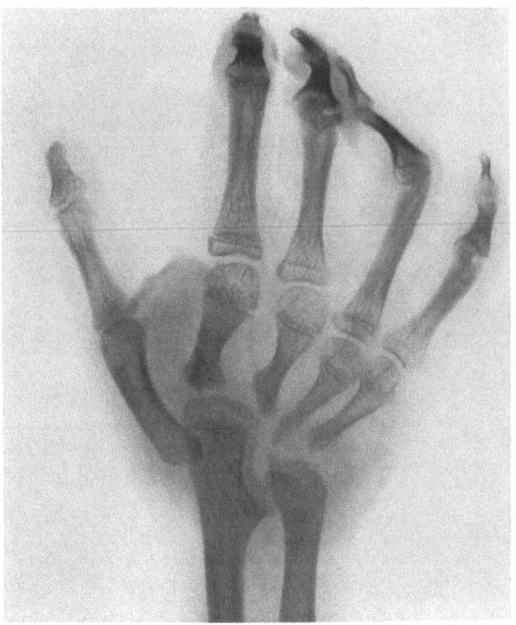

a   b

Abb. 111a u. b. Spätzustand der Osteolysis carpo-tarsalis progressiva an der rechten Hand der gleichen Patientin wie in Abb. 112 im Alter von 12 Jahren. a Im seitlichen Bild ragen die verkümmerten Metacarpalknochen in atypischer Richtung in den Handwurzelraum. b Verkürzte (gestauchte) Hand mit resorbierten Metacarpalia und tiefem Daumenansatz sowie Verunstaltung der handnahen Epiphysen von Radius und Ulna

welcher es verständlich erscheinen läßt, daß OMER u. MOSSMAN (1958) das späte Zustandsbild bei Mutter und Sohn als „bone agenesis" gedeutet und beschrieben haben. Daß es sich aber nicht um eine Aplasie der Knochenkerne des Hand- und Fußwurzelraumes handelt, zeigen Bilder aus den Frühstadien der Erkrankung, welche von unserer 11jährigen Patientin aus dem 3. Lebensjahr vorliegen und auf denen sich an der

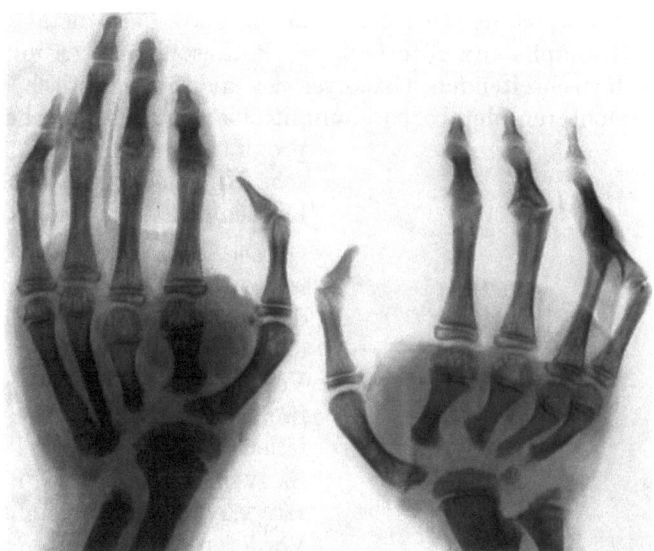

Abb. 112. Handskelet einer 11jährigen Patientin mit progressiver Carpotarsaldystrophie mit Verlust des Handwurzelraumes und der Handwurzelknochen, Schwund der proximalen Anteile der Mittelhandknochen und Umbauvorgängen im Bereich der Radius- und Ulnaepiphyse. (Beobachtung WEYERS 1957)

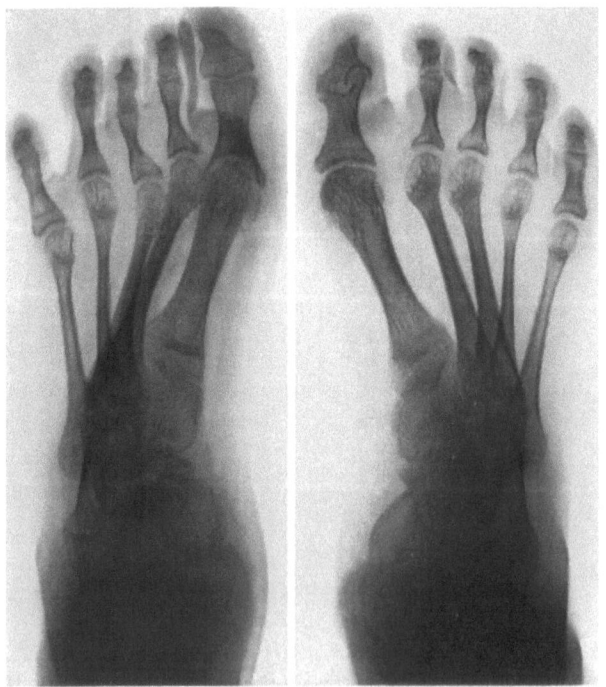

Abb. 113. Fußskelet der Patientin mit Françoisscher Erkrankung in ant.-post. Strahlenrichtung: grazile Metatarsalia und ein Konvolut von wenig abgrenzbaren Fußwurzelknochen im Alter von 12 Jahren

Hand drei Handwurzelkerne und eine normale Konfiguration der Radius- und Ulna-epiphysen abgrenzen lassen — jedoch deutet sich durch die Enge des Handwurzelraumes und die horizontale Anordnung der Handwurzelelemente bereits die Reduktionstendenz als das Wesen dieser Erkrankung an.

Mit den osteolytischen Veränderungen stellen sich an der oberen Extremität eine ulnare Abweichung der Hand, Versteifung der Fingergelenke und Bewegungseinschränkung der Finger ein. Am Fußskelet bleibt die Beweglichkeit im oberen Sprunggelenk erhalten; dagegen wird das Bewegungsausmaß im unteren Sprunggelenk erheblich eingeschränkt.

Über die Erblichkeit des Leidens liegen noch keine ausreichenden Unterlagen vor. Immerhin ist die familiäre Häufung bemerkenswert. FRANÇOIS beobachtete zwei Geschwister, OMER u. MOSSMAN berichten über die Erkrankung bei Mutter und Sohn. Auch die Einzelbeobachtung von WIEDEMANN — welche mit unserer Patientin identisch ist —, sowie LIERSCH u. HÖVELS stammen aus belasteten Familien.

Im Gesichtsschnitt der bekannten Patienten sind bei kleiner Mundöffnung, Hypertelorismus und eine Ausweitung des biparietalen Schädeldurchmessers festzustellen, Besonderheiten, welche mit der auffallend flachen Gesichtsebene, den tiefliegenden Augen und den im Röntgenbild des Schädels darstellbaren großen Stirn- und Nebenhöhlen Kriterien anderer Dyscephalieformen ausmachen. Auf der anderen Seite kann nicht übergangen werden, daß eine familiäre Belastung mit Krampfleiden (Epilepsie) in Verbindung mit der progressiven Carpo-tarsal-Osteolyse angetroffen wird. Im Zusammenhang mit der Kontrakturneigung bietet sich die Parallele zur Dupuytrenschen Kontraktur an (s. d.), welche ebenfalls mit einer überdurchschnittlichen Epilepsiehäufigkeit einhergeht. Vereinzelt ist bei der hereditären Osteo-Arthropathie eine Hypophosphatämie gefunden worden, welche diese Erkrankung mit weiteren (recessiv-erblichen) Knochenerkrankungen, so der von RATHBUN (1948) beschriebenen Hypophosphatasia mit „rachitischen" Knochenveränderungen und Schwund der Zahnwurzeln (WEYERS 1957), teilt.

ββ) Cranio-carpo-tarsal Dystrophie (FREEMAN-SHELDON). *Syndrome osteodystrophique, Cranio-carpo-tarsale Osteodystrophie, Freeman-Sheldon-Syndrom.* Übereinstimmungen im äußeren Erscheinungsbild mit dem progressiven Schwund der Hand- und Fußwurzelknochen zeigt die von FREEMAN und SHELDON (1938) beschriebene „cranio-carpo-tarsal-dystrophy", welche ebenfalls mit angeborenen Fingerkontrakturen und einer reduzierten Hand- und Fußwurzelknochenentwicklung in Erscheinung tritt. In der Erstbeschreibung werden Veränderungen an Händen, Füßen und am Schädel bei zwei Kindern im Vorschulalter — ehemaligen Frühgeburten — mitgeteilt. Bestätigungen dieser Merkmalkombination liegen von OTTO (1953) und KÜLZ (1961) vor. Als bemerkenswerte Besonderheiten werden Anomalien der Schädelentwicklung hervorgehoben, welche sich im Röntgenbild als eine steilgestellte vordere Schädelgrube und als eine unvollständige Vereinigung des Os frontale mit der vorderen Schädelgrube präsentieren. Bei einem Vergleich zwischen Hirn- und Gesichtsschädel ist letzterer gegenüber der Alternsnorm zu klein.

Überblickt man die führenden klinischen Zeichen des Syndroms, so treten hier Fingerkontrakturen mit ulnarer Deviation der Hände, Bewegungseinschränkung der Gelenke und angeborenen Spitz-Klumpfüßen gemeinsam auf. Die Facies weist mit tiefliegenden Augen, Hypoplasie des Mittelgesichtes und flacher Gesichtsebene eine unverkennbare Ähnlichkeit mit der schon beschriebenen Carpo-tarsal-Dystrophie (Typus François) auf. Die Beugekontrakturen der Finger mit Kontrakturen im Grund- und Mittelgelenk, die Deformationen an Händen und Füßen und die weitgehenden Übereinstimmungen im Aufbau der Schädelarchitektur betreffen nach Anordnung und Ausmaß gleiche Differenzierungszentren.

OTTO hat auf die ulnare Adduktionsstellung der Hände mit Einschränkung der Volarflexion hingewiesen. Der Schädel pflegt im Sinne des Trigonocephalus mit Ausweitung des biparietalen Durchmessers und spitz zulaufendem Kinn verändert zu sein. In klassischen Fällen fehlt eine Beteiligung anderer Gelenke und Skeletabschnitte. Aus den bisher beschriebenen kasuistischen Beiträgen ist zu entnehmen, daß das weibliche Geschlecht überwiegt, eine Feststellung, welche auch für den Typus der progressiven Carpo-tarsal-Dystrophie gilt. Reiht man an dieser Stelle die Beobachtungen von SCHINZ u. FURTWÄNGLER (1927), MARIE, SALET, SAUVEGRAIN u. LEVEQUE (1956), LIERSCH u. HÖVELS

(1961) ein, so wird die Semiotik des seltenen Krankheitsbildes noch umfassender. Probe-excisionen aus dem Bereich der osteolytischen Prozesse erlauben zudem den Rückschluß, daß eine enge Verwandtschaft zu den lokalisierten aseptischen Knochennekrosen besteht. Ob die offensichtlichen phänomenologischen Beziehungen der in dieser Gruppe zusammen-gefaßten Krankheitsbilder ausreichen, diese einer gemeinsamen Grundstörung unterzu-ordnen, wird sich erst an Hand eines größeren Untersuchungsgutes klären lassen. Das spätere und keineswegs obligate Auftreten von Hornhauttrübungen und xanthomartigen Hautveränderungen (Thesaurismose?) und die variierende Altersdisposition lassen an die Wirksamkeit eines Zeitfaktors denken. Lokalisation und Ausdehnung der fortschreitenden Knochenzerstörung — welche im Falle MARIE et al. (1956) auch das Ellenbogengelenk ein-bezogen hat — lassen hingegen keinen Zweifel daran, daß eine Knochensystemerkrankung vorliegt, welche durch die nachgewiesene Stoffwechselabweichung, der Hypophosphat-ämie, ein besonderes Gepräge erhält.

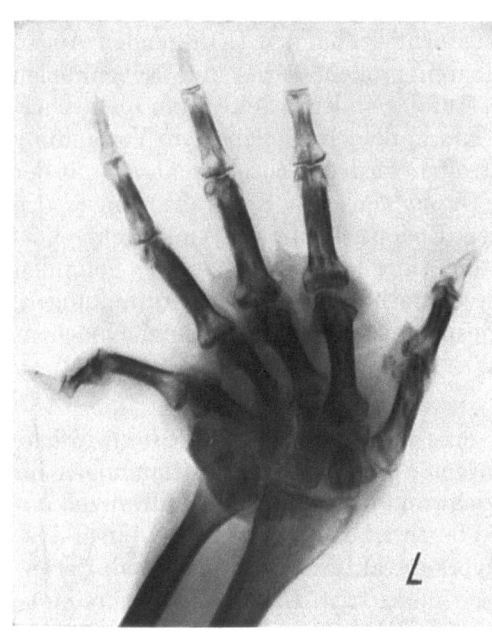

Abb. 114. Angeborene „Windmühlenflügelstellung" oder Dackel-Maulwurfpfotenstellung der Finger mit typischer Verkürzung der Grundphalanx I. (Nach WERTHEMANN 1952)

Auf die Wiedergabe und bildliche Dar-stellung dieser Variante kann verzichtet wer-den, weil die morphologischen Besonderheiten der Cranio-carpo-tarsal-Dystrophien (siehe Abb. 111—113) weitgehend übereinstimmen.

γγ) **Angeborene Windmühlenflügelstellung der Finger.** *Laterale Abweichung der Finger, ulnar deviation of the fingers, déviation des doigts en coup de vent.* Am Ende der morpho-logischen Reihe angeborener lokalisierter Kon-trakturen steht ein familiär auftretendes Lei-den, welches Kontrakturen der Finger im Metacarpophalangealgelenk betrifft und mit einer ulnaren Abduktion der betroffenen Fin-ger einhergeht (Abb. 114). Es handelt sich um passiv nicht ausgleichbare Kontrakturen der Finger in Beugestellung, welche nahezu sym-metrisch auftreten und mit einer Abduktionskontraktur des Daumens kombiniert auftreten. Dabei liegen die Handwurzelknochen und zuweilen auch die Metacarpalia in geradliniger Fortsetzung der Unterarmachse. Lediglich der periphere Anteil der Hand ist nach ulnar abduziert, wobei die einzelnen Finger etwa in einem Winkel von 30—40° zur Kleinfinger-seite abweichen. Im Zusammenhang damit werden Subluxationen der Finger im Meta-carpophalangealgelenk angetroffen, welche durch die Valgusstellung der distalen Meta-carpalepiphysen begünstigt werden. Trotz der beträchtlichen Deformation dieser Finger pflegt ihre Funktion wenig beeinträchtigt zu werden (BOPPE u. FRANGERON 1939).

Als Ursache dieser Stellungsanomalien glaubt DREYFUSS (1936) im Operationspräparat eine anlagemäßige Verkürzung der Ligamenta accessoria collateralia gefunden zu haben. Einleuchtender ist die Erklärung von BOEREMA (1931), welcher eine primäre Ossifikations-störung der distalen Metacarpusepiphysen für die Entstehung der kongenitalen Finger-kontrakturen anschuldigt. Im Hinblick auf die oben beschriebenen Fingerkontrakturen ist das gemeinsame Auftreten mit doppelseitigem Hohlfuß, und weiteren Begleitmiß-bildungen, Brachydaktylie und Skoliose, bemerkenswert (DREYFUSS; BOEREMA).

Wie aus den vorliegenden Berichten übereinstimmend hervorgeht, liegt bei diesen angeborenen Kontrakturen — welche man wegen ihrer bizarren Stellung und sym-metrischen Anordnung als „Déviation des doigts en coup de vent" bezeichnet — eine erb-bedingte Erkrankung vor. BOIX (1897) wie auch LUNDBLOM (1932) sahen die Windmühlenflügelfinger in drei aufeinanderfolgenden Generationen auftreten. Die Fälle von DREYFUSS betreffen zwei Geschwister. WERTHEMANN (1952) vergleicht die Fehlbildung mit dem Pes adductus congenitus (s. d.) und zitiert einen Einzelfall von SCHÄR (s. Abb. 114).

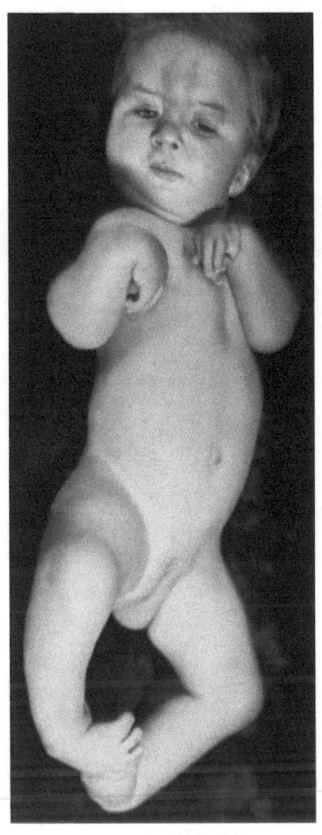
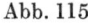
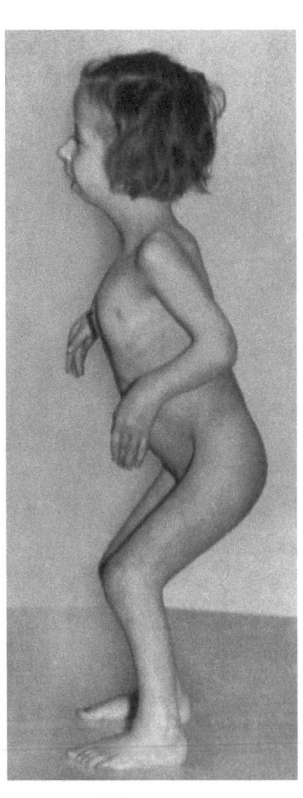

Abb. 115   Abb. 116

Abb. 115. Arthrogryposis multiplex congenita (STERN) mit Beugekontrakturen an Armen und Beinen, Händen und Füßen bei einem weiblichen Säugling im 1. Lebensjahr. (Beobachtung WEYERS 1956)

Abb. 116. Angeborene Gelenkkontrakturen bei einem 4jährigen Jungen: pithekoide Haltung durch Versteifung der großen Gelenke in Beugestellung, Mikrogenie, Thorax paralyticus und ulnare Deviation der Hände (Beobachtung WEYERS. 1953)

β) Die angeborene Gelenkstarre
Arthrogryposis multiplex congenita, Amyoplasia congenita, Myodystrophia foetalis deformans, myodisplasia fibrosa multiplex, raideur articulaire congénitale multiple, syndrome amyoplasie congénitale, Pterygomyodysplasia arthrogrypotica generalis, Pterygoarthromyodysplasia congenita, Patagosis universalis, Neuroarthromyodysplasia congenita, angeborene Gelenkstarre, Guérin-Stern-Syndrom

Unter der rein deskriptiven Bezeichnung der angeborenen Gelenkversteifungen oder Gelenkstarre verbergen sich eine Reihe von Biotypen, denen die Bewegungseinschränkung der großen Gelenke (Abb. 115—122) gemeinsam ist. Diese besteht von Geburt an und kann mit mehr/minder generalisierten Gelenkdysplasien an Händen, Füßen, Knie- und Hüftgelenk verbunden sein. Die Einschränkung der normalen Beweglichkeit führt zu grotesken Bildern und erinnert bei einer eigenen Beobachtung an die pithekoide Haltung von Säugetieren, welche sich zum aufrechten Gang erheben (Abb. 116). Der Name Arthrogryposis (= Krummgliedrigkeit) geht auf ROSENKRANZ (1905) zurück und ist von STERN (1923) für die heute gebräuchlichste Krankheitsbezeichnung „*Arthrogryposis multiplex congenita*" eingeführt worden.

Bei der Sichtung klinischer und pathologisch-anatomischer Grundlagen des Krankheitsbildes ergeben sich drei Verlaufsformen, wovon die Versteifung der großen Gelenke in Beugestellung (Abb. 115) am häufigsten beobachtet wird. Eine abweichende Semiotik zeigt die mit Bauchmuskelaplasie, zunehmender Wirbelsäulenverkrümmung (Lordose, Kyphoskoliose) und Versteifung der Gelenke in Extensionsstellung auftretende Variante (Abb. 118), wofür wir die Umschreibung „*Arthrotenosis multiplex congenita*" vorgeschlagen haben (Weyers 1967). Schließlich sind von diesen Abarten Beobachtungen von angeborenen Gelenkkontrakturen zu trennen, die zwangsweise nach Flügelfellbildung, Gelenkaplasie u.a. in Erscheinung treten und wofür die Bezeichnung „*Pseudoarthrogryposis*"

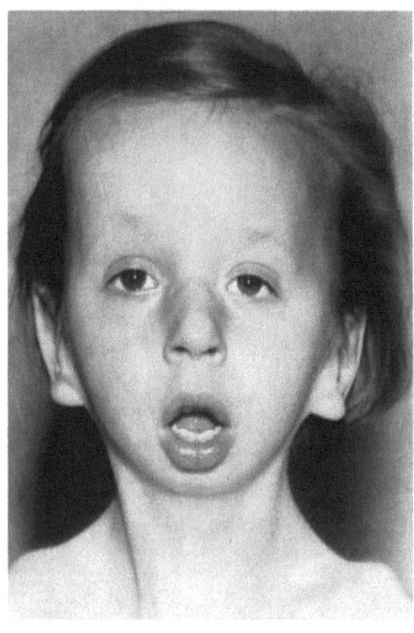 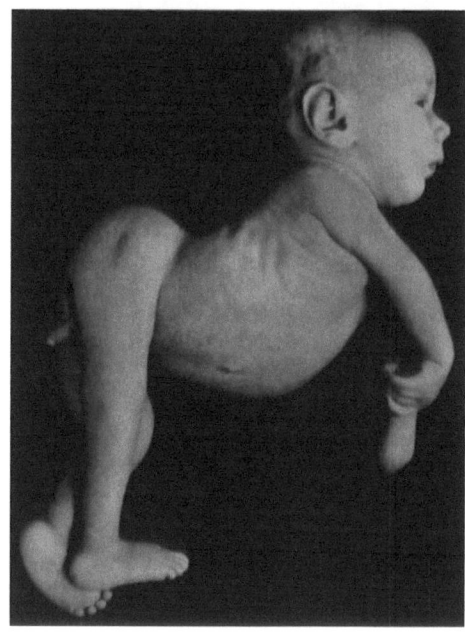

Abb. 117   Abb. 118

Abb. 117. Gesichtsschnitt bei Arthrogryposis multiplex congenita: akzentuierte Tubera frontalia, Mikrogenie, Pterygium colli im Alter von 4 Jahren (s. auch Abb. 116)

Abb. 118. Arthrotenosis multiplex congenita bei einem 9 Monate alten Jungen mit Versteifung der Knie- und Ellenbogengelenke in Streckstellung, starker Lordose der Wirbelsäule und Bauchmuskelhypoplasie. (Beobachtung Dr. Hansen, Kopenhagen, 1959)

(Abb. 17—25) zutreffender ist. Alle Bezeichnungen weisen auf die Auswirkungen im Bereich der Gelenke hin, obgleich ein faßbares pathologisch-anatomisches Substrat an den Muskeln gefunden wird.

Der von Sheldon (1923) vorgeschlagene Terminus „*Amyoplasia congenita*" hat daher insofern in einem doppelten Sinne Berechtigung, als einmal degenerative Veränderungen der Muskelfasern (Martisching u. Swoboda 1951; Herbich 1952; Buchholz 1956; Lang, Lelbach u. Colmant 1960 u.a.) gefunden wurden, auf der anderen Seite aber Muskelaplasien bei diesem Krankheitsbild angetroffen werden (Middleton 1934; Stanga 1956; Hansen u. Zachariae 1959).

In neuerer Zeit sind in zunehmendem Maße gleichzeitig *Anomalien des Hirn- und Nervensystems* bei der angeborenen Gelenkversteifung festgestellt worden (Price 1943; Gilmour 1946; Brandt 1947; Adams, Denny-Brown u. Pearson 1953; Lo Bianco u. Lucini 1956; Kanof, Aronson u. Volk 1956; Presthus 1957; Ek 1958; Fowler 1959; Frischknecht, Bianci u. Pilleri 1960), womit die Krankheitsbezeichnung „Neuroarthromyodysplasia congenita" begründet wird. Die Deutung der angeborenen Kontrakturen als eine Auswirkung zentralnervöser Schädigungen hat schon Guérin (1880) vertreten.

Charakteristisch für den Phänotyp sind trotz der Aufgliederung in unterschiedliche Verlaufsformen Entwicklungsstörungen am Skeletsystem, so die *Mikrogenie* (Abb. 117) — welche gelegentlich eine Kontraktur der Kiefergelenke einschließt —, *vorstehende Stirnhöcker, Thorax paralyticus, ulnare Abweichung der Hände* sowie Verbildungen der unteren Extremität, von der atypischen Hüftgelenksluxation (Abb. 121) über die *Patellaraplasie* bis zu *Klump-, Senk- und Spreizfüßen.* Das von älteren Autoren angesprochene Holzpuppen- oder Hampelmannphänomen betrifft den klassischen Biotyp mit Zwangshaltung der oberen und unteren Extremitäten in Beugekontrakturstellung.

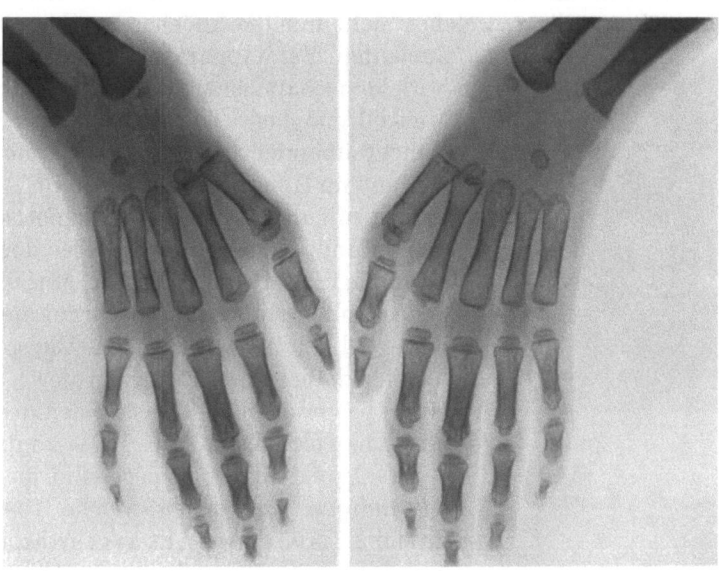

Abb. 119. Ulnare Deviation der Hände und Verzögerung der Knochenkernentwicklung im Bereich der Handwurzel sowie Pseudoepiphysenbildung bei Arthrogryposis multiplex congenita. (Beobachtung WEYERS 1953)

Von der Versteifung der Gliedmaßen pflegen die peripheren Gelenke stärker, die Wurzelgelenke weniger ausgeprägt betroffen zu werden. Von dieser Regel gibt es Ausnahmen vornehmlich innerhalb der beschriebenen Sonderformen, so zuweilen nur den Befall der oberen oder unteren Extremität, seitendifferente Ausprägung der Kontrakturen sowie eine Versteifung der großen Gelenke in Streckstellung und der kleinen Gelenke in Beugekontraktur. Diese Kombination wird besonders bei der Arthrotenosis multiplex congenita (tenos = gestreckt) angetroffen (Abb. 118), welche von STANGA (1956), HANSEN u. ZACHARIAE (1959), WEIL (1959) u.a. beschrieben wurde. Der Oberschenkel ist meist nach außen rotiert, jedoch stehen *Flexionskontrakturen in Henkelstellung Versteifungen in Extensionsstellung* (Arthrotenosis) gegenüber (vgl. Abb. 115 und 118). Die in der statischen Entwicklung retardierten Patienten erlernen nur schwer Stehen und Gehen, unabhängig davon, ob von der Erkrankung schlanke (arachnodaktyle) oder plumpe (chondrodysplastische) Wuchsformen befallen wurden. Die kolbenförmig deformierten Gelenkkonturen treten indes eindrucksvoller bei den arachnodaktyl stigmatisierten Patienten hervor (Abb. 116).

Im *Röntgenbild* sahen wir bei der schmalwüchsigen Form ferner grazile Finger und Unterarmknochen und eine unförmige Auftreibung des Olecranonmassivs beiderseits. In Verbindung damit kann man eine ausgedehnte Osteoporose (Inaktivität ?) antreffen. Auch die an der Gelenkbildung beteiligten Knochen entsprechen nicht den Konturen der Altersnorm. Die Übersichtsaufnahme der Hände, deren ulnare Deviation wir schon als ein Charakteristikum der Arthrogryposis multiplex hervorgehoben haben, weisen einen beträchtlichen Rückstand der Knochenkernentwicklung im Handwurzelbereich und eine

Tendenz zur Pseudoepiphysenbildung auf (Abb. 119). Die Rippen solcher Merkmalträger sind hypoplastisch, nicht selten ist der gesamte Thorax deformiert mit vorragender Sternalpartie (Abb. 116), so daß mit einer mangelhaften Streckung der Wirbelsäule eher der Eindruck einer degenerativen Dysostose entsteht. Abschließend ist auf einen für dieses Krankheitsbild typischen Röntgenbefund am Hüftgelenk hinzuweisen, welcher die Verkümmerung der Femurkopfepiphysen, ein- oder doppelseitig, betrifft und als „teratologische Hüftdislokation" (s. d.) von der anthropologischen Hüftluxation abzugrenzen ist. Bezüglich der in Abb. 121 dargestellten Hüftgelenksdysplasie bei der Arthrogryposis multiplex kann man nicht umhin, darauf hinzuweisen, daß hier ein Leiden mit multiartikulärer Manifestation vorliegt, welches nicht nur die knöcherne Grundlage, sondern

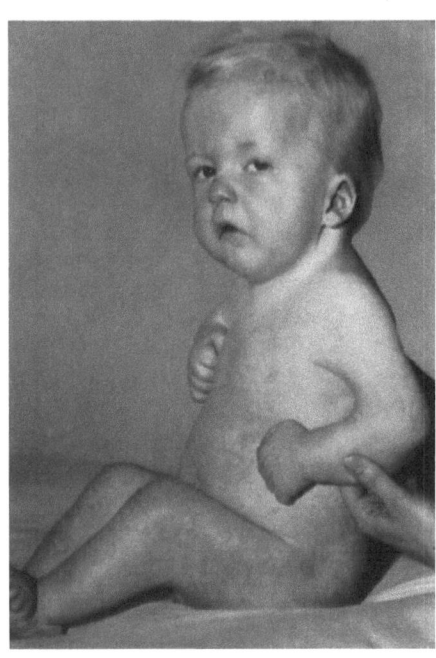

Abb. 120. Pseudoarthrogryposis durch Versteifung (und Fixierung) der Gelenke im Gefolge einer Flügelfellbildung in der Ellen- und Kniebeuge, welche auch als Pterygoarthromyodysplasie eingestuft wird. (Beobachtung Lang 1956)

auch den Bandapparat, Sehnen und Muskeln in Mitleidenschaft zieht. Als Ausdruck der oft extremen Muskelhypoplasie hat Braband (1961) streifige Weichteilbänder bei der angeborenen Gelenkversteifung im Röntgenbild dargestellt. Anders verhält es sich mit der pseudoarthrogrypotischen Gelenkversteifung, wo eine Dysplasie der knöchernen Grundlage, der umgebenden Muskeln oder der bedeckenden Haut, die Einschränkung der Gelenkbeweglichkeit nach sich ziehen. Ein solches Beispiel haben wir bei der Erörterung der Gelenkaplasien (s. d.) besprochen und das Fehlen des Ellenbogen- und Kniegelenkes in Abb. 15 — 25 dargestellt.

Als Pseudoarthrogrypose sind auch die Flügelfellsyndrome einzustufen, welche Rossi (1947) und Caflish (1951) als Pterygoarthromyodysplasia congenita der angeborenen Gelenkversteifung zugeordnet wissen möchten. Beobachtungen mit generalisierter Pterygiumbildung sind aber — zumal dann, wenn ein abweichender Kariotyp gefunden wird — als Flügelfellsyndrom mit Gonadendysgenesie anzusehen und verdienen keine Sonderstellung im Rahmen der angeborenen Gelenkversteifungen (Weyers 1967). Dies trifft auch für das Oligodaktyliesyndrom Hertwig-Weyers (1956) zu, wobei Oberarm und Speiche ohne die gelenkführende Elle zusammenstoßen und durch ein mächtiges Flügelfell

in der Ellenbeuge fixiert werden (Abb. 21), so daß das Bewegungsausmaß des betroffenen Gelenkes durch das Flügelfell bestimmt wird. Da sich außerdem Aplasien der kleinen Gelenke an der oligodaktylen Hand finden, wird die Regel bestätigt, daß Entwicklungsstörungen der knöchernen Gelenkbasis nicht zum klassischen Bild der Arthrogryposis multiplex gehören. Im übrigen weichen die Begleitmißbildungen an Sternum, Zwischenkiefer, Milz und Nieren — welche durch eine Genotypie bei der Hausmaus hinsichtlich der betroffenen Differenzierungszentren genauer umgrenzt werden konnten (Hertwig 1942) — von dem bekannten Manifestationsbereich der Arthrogryposis multiplex congenita ab.

Beschränkt man sich nach dieser Klassifikation der Varianten, welche heute der Arthrogrypose untergeordnet werden, auf die Klinik der typischen Verlaufsform (Abb. 115), so findet man im äußeren Erscheinungsbild vielfach eine Verkürzung der Oberlängen (Oberarme und Oberschenkel), welche an chondrodysplastische Proportionsverschiebungen erinnern. Diese Verkürzung ist aber nur scheinbar, denn das Röntgenbild weist aus (Abb. 122) daß die großen Röhrenknochen nur ineinandergeschoben sind, wobei an der Hand die ulnare Abweichung, am Fuß die Pronationsstellung (Klumpfuß) den Eindruck der pathologischen Mikromelie verstärken (vgl. Abb. 108 und 109).

Die *Prognose* des Leidens hängt weitgehend vom vorliegenden Typ der Erkrankung ab. Weniger die durch unterschiedliche Nomenklatur betonten Kontrakturen als vielmehr die pathologischen Befunde am Hirn und Rückenmark bestimmen die Lebensfähigkeit dieser

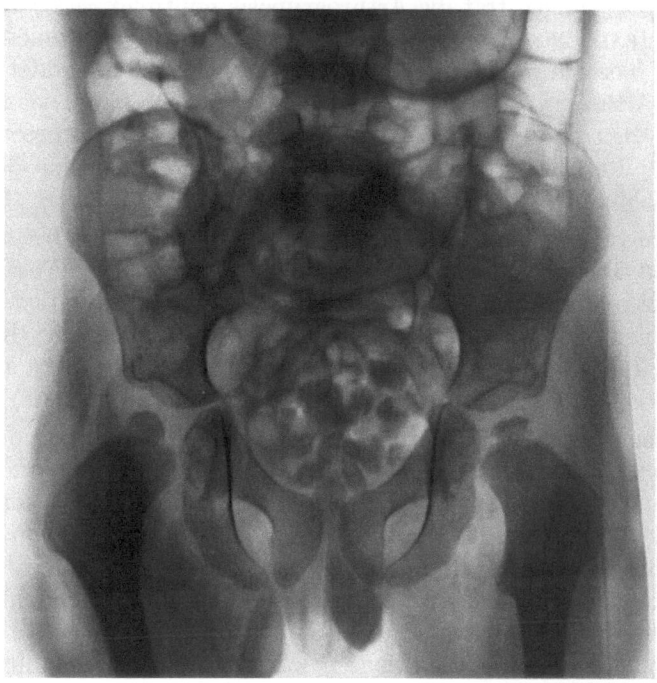

Abb. 121. Beckenübersichtsaufnahme bei Arthrogryposis multiplex congenita mit „teratologischer" Hüftgelenksdysplasie links bei dem in Abb. 116 dargestellten Patienten. (Beobachtung WEYERS 1953)

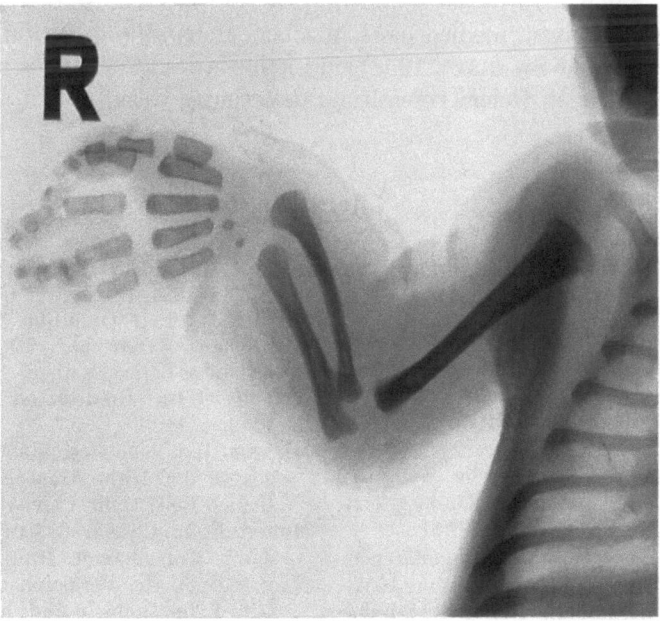

Abb. 122. Röntgenausschnitt des rechten Armes bei der Arthrogryposis multiplex congenita mit ineinandergestauchten Röhrenknochen und unauffälliger Differenzierung der Gelenkflächen der Ellenbeuge

Patienten. Auch die mit Flügelfellen einhergehende Pseudoarthrogrypose ist gutartig, sofern nicht Begleitmißbildungen ihrer Träger die Lebenserwartung beeinträchtigen.

Außer den genannten Degenerationsmerkmalen werden Wolfsrachen, Herzfehler (Arachnodaktylie!), Hypertelorismus, Klino- und Kamptodaktylie, Gelenkluxationen sowie eine verzögerte körperliche und geistige Entwicklung gemeinsam mit angeborenen Gelenkversteifungen beobachtet (WARKANY 1947; REEVE, SILVER u. FERRIER 1960; RAMAKUMAR u. SOOD 1961 u.a.).

In vielen Beobachtungen trat die Arthrogryposis multiplex *mehrfach in einer Familie* auf (KITE 1955; MEAD 1958; SILBERMAN, AUDRY u. KRATZ 1958; FRISCHKNECHT, BIANCHI u. PILLERI 1960), unabhängig davon, ob zugleich Flügelfelle ausgebildet waren oder nicht. Mehrfach ist die Arthrogrypose bei monozygoten, aber auch bei dizygoten Zwillingen beobachtet worden (HEIJBROEK 1941; HILLMAN u. JOHNSON 1952; LIPTON u. MORGENSTERN 1955; KITE 1957; FRISCHKNECHT, BIANCHI u. PILLERI 1960). Eine der Arthrogryposis multiplex vergleichbare Gelenkkontraktur bei Schafen hat ROBERTS (1929) beschrieben.

Gegenüber den verwertbaren Hinweisen für die Erblichkeit des Krankheitsbildes kann die Tatsache nicht übergangen werden, daß auch *embryopathische Noxen* zu angeborenen Gelenkkontrakturen führen können. Kasuistische Beiträge über die Bedeutung einer intrauterin abgelaufenen Poliomyelitis (GROSSIORD, HELD, REGZADIN-KHATCHATRIAN u. RAVERDY-NOZAL 1958), einer Rötelinfektion (DRACHMAN u. BANKER 1961) und anderer Anhaltspunkte sind von UHLIG (1957), JOSEPH, PELLERIN u. JOP (1958) vorgelegt worden.

Weitere Besonderheiten zur Arthrogryposis sind in neuerer Zeit von BASTOS-ANSART (1950), HANEMANN u. FEYE (1953), AWWAARD (1958), LEIBER u. OLBRICH (1959), REINER (1960), REITANO u. CARUSO (1960), IAFUSCO u. BUFFA (1960), VICHNAR, HAVLIK u. NOVOTNY (1961), WEYERS (1967) u.a.m. behandelt worden, wovon abschließend die *Therapie* noch einer gesonderten Betrachtung bedarf. Entgegen älteren Berichten zu dieser Frage hat die orthopädisch-chirurgische Fachbehandlung der angeborenen Gelenkversteifungen Erfolge zu verzeichnen. Die Möglichkeiten der konservativen Übungsbehandlung — welche bei einem vierjährigen Patienten mit Arthrogryposis multiplex in Abb. 116 wiedergegeben sind,— müssen als unzureichend bezeichnet werden. Die Streckung der versteiften Gliedmaßen, Fixation in überkorrigierter Stellung und Etappengipsverbände, Osteo- und Tenotomien, arthroplastische Eingriffe (SCHERER u. SCHLEGEL 1957) sowie die Ergebnisse einer intensiven medico-mechanischen Behandlung (ROCHER 1954; BÖSCH 1957; MEAD, LIPTON und SWEENEY 1958) sind keineswegs aussichtslos und vermögen bei der angeborenen multiplen Gelenkversteifung dauerhafte Resultate zu erzielen.

Literatur

4. Die erblichen Gelenkkontrakturen

Übersichten

BRAILSFORD, J. F.: The radiology of bones and joints, 5. ed. London: J. & A. Churchill 1953.

BROICHER, J. E. W.: Die Wirbelsäulenleiden und ihre Differentialdiagnose. Stuttgart: Georg Thieme 1956.

CATEL, W.: Differentialdiagnostische Symptomatologie von Krankheiten des Kindesalters, 2. Aufl. Stuttgart: Georg Thieme 1951.

DEBRUNNER, H.: Die Therapie des angeborenen Klumpfußes. Stuttgart: Ferdinand Enke 1957.

HELLNER, H., u. H. POPPE: Röntgenologische Differentialdiagnose der Knochenerkrankungen. Stuttgart: Georg Thieme 1956.

KIENBÖCK, R.: Die Röntgendiagnostik der Knochen- und Gelenkkrankheiten. Berlin u. Wien: Urban & Schwarzenberg 1941.

KREUZ, L. v. H. STOPE: Der angeborene Klumpfuß: Pes equino-varus congenitus und Pes adductus, Pes metatarsus varus congenitus.

In: Handbuch der Orthopädie, Bd. IV/2, S. 788—824. Stuttgart: Georg Thieme 1961.

LEIBER, B., u. G. OLBRICH: Wörterbuch der klinischen Syndrome. München-Berlin-Wien: Urban & Schwarzenberg 1959.

LUCCHI, G. DE: Ereditär ed ortopedia. Bologna 1942.

MILLESI, H.: Neue Gesichtspunkte in der Pathogenese der Dupuytrenschen Kontraktur. Bruns' Beitr. klin. Chir. 198, 1 (1959).

MØRCH, E. T.: Chondrodystrophie dwarfs in Denmark. Kobenhaven: Munksgaard 1941.

NACHTSHEIM, H.: Vergleichende und experimentelle Erbpathologie und ihre Beziehungen zur Humangenetik. Acta genet. (Basel) 6, 223 (1956).

OBERDALHOFF, H., H. VIETEN u. H. KARCHER: Klinische Röntgendiagnostik chirurgischer Erkrankungen, Bd. I u. II. Berlin-Göttingen-Heidelberg: Springer 1959.

SCHÖNENBERG, H.: Über Mißbildungen der Extremitäten. Basel: S. Karger 1962

WEYERS, H.: Die Arthrogryposis multiplex congenita. In: OPITZ-SCHMID, Handbuch der Kinderheilkunde. Berlin-Heidelberg-New York: Springer 1967.

WIEDEMANN, H. R.: Die großen Konstitutionskrankheiten des Skeletts. Stuttgart: Gustav Fischer 1960.

a) Lokalisierte Gelenkkontrakturen
α) Kamptodaktylie
Einzeldarstellungen

ADAMS, W.: On congenital contracture of the fingers and its association with "hammer-toe". Lancet **1891 I**, 111.

ASHLEY, L. M.: The inheritance of streblomikrodactyly. J. Hered. **38**, 93 (1947).

DREYFUSS, J. R.: Die Kamptodaktyl'e im Kindesalter. Jb. Kinderheilk. **148**, 336 (1937).

FANTHAM, H. B.: Heredity in man, its importance both biologically and educationally. S. Afr. Sci. **21**, 498 (1924).

FÈVRE, M.: Camptodactylie et lésions anatomiques d'un doigt surnuméraire atteint de camptodactylie. Ann. Anat. path. **13**, 1018 (1936).

GASSUL, R.: Eine durch Generationen prävalierende symmetrische Fingerkontraktur. Dtsch. med. Wschr. **1918 I/II**, 1196, 1450.

GOLDFLAM, S.: Ein Fall von kongenitaler familiärer Ankylose der Fingergelenke. Münch. med. Wschr. **1906 II**, 2299.

GUILLEMENT, D. P., et G. LECLERC: Trois cas de luxation congénitale bilaterale des coudes. Rev. Orthop. **24**, 596 (1937).

GUTMANN, M. J.: Zur Vererbung der Hammerzehe. Arch. Rassenbiol. **17**, 190 (1925).

HEFNER, R. A.: Inheritance of crooked little fingers (streblomikrodactyly). J. Hered. **20**, 395 (1929).

MAGNUSSON, R.: La camptodactylie. Acta chir. scand. **87**, 236 (1942).

MAURER, G.: Die Kamptodaktylie. Arch. orthop. Unfall-Chir. **39**, 368 (1937).

MEYER-SCHWICKERATH, G., E. GRÜTERICH u. H. WEYERS: Mikrophthalmussyndrome. Klin. Mbl. Augenheilk. **131**, 18 (1957).

MOORE, W. G., and P. MESSINA: Camptodactylism and its variable expression. J. Hered. **27**, 27 (1936).

MURPHY, D. P.: Familial finger contracture and associated familial kneejoint subluxation. J. Amer. med. Ass. **86**, 395 (1926).

RITTERSKAMP, P.: Eine Familie mit Kamptodaktylie. Münch. med. Wschr. **1936 I**, 724.

RUSCHENBERG, E.: Die Beugekontraktur des Daumens bei kleinen Kindern, ein typisches Krankheitsbild. Z. orthop. Chir. **68**, 172 (1938).

SCHAFF, P., and P. SCHAFER: Camptodactyly. Arch. Surg. **57**, 633 (1948).

SCHROEDER, C. H.: Die Mißbildungsvererbung in der Chirurgie. Ergebn. Chir. Orthop. **32**, 457 (1939).

SPEAR, G. S.: The inheritance of flexed fingers. J. Hered. **37**, 189 (1946).

STODDARD, S. E.: Nomenclature of heredity crooked fingers. J. Hered. **30**, 511 (1939).

β) Dupuytrensche Kontraktur
Einzeldarstellungen

ANDERSON, W.: Deformities of the fingers and toes. London (1897).

CLAY, R. C.: Dupuytren's contracture: fibroma of the palmar fascia. Ann. Surg. **120**, 224 (1944).

COENEN, H.: Die Dupuytrensche Kontraktur. Med. Klin. **1935**, 1657.

COENSTANTINESCU, M., V. TUCHEL u. G. CORACIU: Über einen Fall von doppelseitiger Dupuytrenscher Kontraktur. Zbl. Chir. **1938**, 191.

COOPER, A.: A treatise on dislocations and on fractures of the joints. p. 524. London (1822).

DEBRUNNER, H.: Sippschaftstabelle einer Familie mit Dupuytrenscher Kontraktur. Z. orthop. Chir. **62**, 321 (1934).

DECKNER, K.: Zur Ätiologie und Morphologie der Dupuytrenschen Kontraktur. Zb. Chir. **1937**, 119.

— Die Dupuytrensche Kontraktur als Beispiel für das Zusammenwirken von Erbanlage und Umwelt für die Ausbildung eines variablen Merkmales. Z. menschl. Vererb.- u. Konstit.-Lehre **22**, 734 (1939).

DUPUYTREN, G.: Rétraction permanente des doigts. Gaz. Med. et Chir. **3**, 41 (1832).

DUREL, L.: Essai sur la maladie de Dupuytren. Paris (1888).

JENTSCH, F. R.: Zur Erblichkeit der Dupuytrenschen Kontraktur. Erbarzt **4**, 85 (1937).

KARTSCHIKJAN, S. J.: Dupuytrensche Kontraktur und Erblichkeit. Z. orthop. Chir. **48**, 36 (1927).

KOCH, S. L.: Dupuytren's contraction. J. Amer. med. Ass. **100**, 878 (1933).

KROGIUS, A.: Neue Gesichtspunkte zur Ätiologie der Dupuytrenschen Fingerkontraktur. Zbl. Chir. **47**, 914 (1920).

— Studien und Betrachtungen über die Pathogenese der Dupuytrenschen Fingerkontraktur. Acta chir. scand. **54**, 33 (1922).

MEYERDING, H. W.: Dupuytren's contracture. Arch. Surg. **32**, 320 (1936).

NIEDERLAND, W.: Die traumatische Ätiologie der Dupuytrenschen Kontraktur. Arch. Orthop. **61**, 2 (1934/1935).

OEHLECKER, F.: Über Dupuytrensche Fingerkontraktur. Brun's Beitr. klin. Chir. **149**, 333 (1930).

OLDFIELD, M. C.: Dupuytren's contracture. Proc. roy. Soc. Med. **47**, 361 (1954).

SCHMITT, H. W., u. K. BÄTZNER: Die Dupuytrensche Kontraktur. Dtsch. med. Wschr. **85**, 341 (1960).

SCHROEDER, C. H.: Der Erbgang der Dupuytrenschen Kontraktur. Zbl. Chir. **1934**, 1193.

SKOOG, T.: Dupuytren's contraction with special reference to etiology and improved surgical treatment, its occurrence in epileptics note on knuckle-pads. Acta chir. scand. 96, Suppl. **139**, 190 (1948).

— Dupuytren's contracture. Postgrad. Med. **21**, 91 (1957).

THEN BERG, H.: Konkordantes Vorkommen von Dupuytrenscher Kontraktur bei 3 Zwillingspaaren. Allg. Z. Psychiat. **112**, 327 (1939).

VEYRASSAT, J.: La maladie de Dupuytren d'origine traumatique. Schweiz. med. Wschr. **1945**, 279.

WOLF, J.: Über Vorkommen und Bedeutung der Dupuytrenschen Kontraktur bei Nervenkrankheiten. Inaug.-Diss. med. Basel (1935).

γ) Der angeborene Klumpfuß

Einzeldarstellungen

ASSUM, H. W.: Untersuchungen über die Erblichkeit des angeborenen Klumpfußleidens. Z. Orthop. **65**, 1 (1936).

BERNBECK, R.: Kinderorthopädie. Stuttgart: Georg Thieme 1954.

BESSEL-HAGEN, F.: Pathologie und Therapie des Klumpfußes. Heidelberg (1889).

BÖÖK, J. A.: A contribution to the genetics of congential clubfoot. Hereditas (Lund) **34**, 289 (1948).

BROWNE, D.: Congenital talipes equino varus. Brit. med. J. **1931**, 696.

— Rights of inventor. Brit. med. J. **1949**, 366.

CABANAC, J., P. PETIT et A. MASCHAS: Le traitement du pied bot varus équin congénital. Rev. chir. orthop. **38**, 314 (1952).

CONTAGYRIS, A.: Quelques remarques sur ma conduite de traitement du pied bot v. é. Rev. chir. orthop. **38**, 541 (1952).

COUSIN, R.: Contribution à la thérapeutique du pied bot varus équin congénital par la méthode de Denis Browne. Rev. chir. orthop. **35**, 85 (1949).

DEBRUNNER, H.: Zur Geschichte der Klumpfußbehandlung. Arch. Orthop. **36**, 101 (1936).

— Der Klumpfuß und andere orthopädische Mißbildungen als Erbleiden. Schweiz. med. Wschr. **74**, 971 (1945).

— Der angeborene Klumpfuß. Schweiz. med. Wschr. **80**, 772 (1950).

ERLACHER, PH.: Lehrbuch der praktischen Orthopädie. Wien: Wilhelm Maudrich 1955.

FETSCHER, R.: Über die Vererblichkeit des angeborenen Klumpfußes. Zbl. Chir. **1921**, 334.

— Über die Erblichkeit des angeborenen Klumpfußes. Arch. Rassenbiol. **14**, 140 (1922).

FREDENHAGEN, H.: Der Klumpfuß, Vorkommen, Anatomie, Behandlung und Spätresultate. Z. Orthop. **85**, 305 (1954).

FRIPP, A., and M. SINGER: The kite treatment of congenital talipes equino-varus. Brit. med. J. **1953**, 391.

GARCEAU, G. J.: Recurrent clubfoot. Bull. Hosp. Jt Dis. (N.Y.) **15**, 143 (1954).

—, and K. MANNING: Transposition of the ant. tibial tendon in the treatment of recurrent congenital clubfoot. J. Bone Jt Surg. A **29**, 1044 (1947).

HAGLUND, P.: Prinzipien der Orthopädie. Jena: Gustav Fischer 1923.

HASS, J.: Konservative und operative Orthopädie. Wien: Springer 1934.

HAUBERG, G.: Operative Maßnahmen im Rahmen der konsequenten Klumpfußbehandlung des Kindesalters. Verh. dtsch. orthop. Ges. **42**, 156 (1955).

HAUSER, E. D. W.: Congenital club foot and its treatment. Acta orthop. belg. **21**, 446 (1955).

HOFER, H.: Die quere Keilosteotomie bei Klumpfüßen von Erwachsenen. Zbl. Chir. **79**, 1626 (1954).

HOHMANN, G.: Orthopädische Technik. Stuttgart: Ferdinand Enke 1958.

HOPF, A.: Operative Klumpfußbehandlung im späten Kindesalter und beim Erwachsenen. Verh. dtsch. Ges. Orthop. **42**, 162 (1955).

IDELBERGER, K. H.: Die Zwillingspathologie des angeborenen Klumpfußes. Z. orthop. Chir. **69**, 3. Beilageheft (1933).

IMHÄUSER: Gelingt es, durch die Entwicklung des Rückfußes den Talus in die Knöchelgabel zu bringen? Verh. dtsch. orthop. Ges. **42**, 174 (1955).

INGELRANS, P.: Discussion sur la trait du pied bot varus équin congénital. Rev. Chir. orthop. **38**, 535 (1952).

ISIGKEIT, E.: Untersuchungen über die Heredität orthopädischer Leiden. 1. Über die Erblichkeit des angeborenen Klumpfußes. Arch. orthop. Chir. **25**, 535 (1927).

KREUZ, L.: Klumpfußuntersuchungen. Ein Beitrag zur Morphologie und formalen Genese der Deformität. Arch. orthop. Unfall-Chir. **25**, 1 (1927).

—, u. H. STOPE: Siehe Übersichten.

KUHLMANN, R. F., and J. F. BELL: A clinical evaluation of operative procedures for cong. talipes equinovarus. J. Bone Jt Surg. A **38**, 929 (1956).

LANGE, M.: Orthopädisch-chirurgische Operationslehre. München: J. F. Bergmann 1951.

LINDEMANN, K., u. E. MARQUARDT: Beitrag zur historischen Darstellung der Behandlung des angeborenen Klumpfußes. Z. Orthop. **86**, 336 (1955).

LORENZ, A.: Richtlinien der praktischen Orthopädie. Wien: Franz Deuticke 1939.

MANGOLD: Zit. nach DEBRUNNER, In: Die Therapie des angeborenen Klumpfußes. Stuttgart: Ferdinand Enke 1957.

MAU, C.: Der Klumpfuß. Ergebn. Chir. Orthop. **20**, 361 (1927).

— Die Verhütung des Klumpfußrezidivs. Arch. orthop. Unfall-Chir. **44**, 527 (1951).

McFARLAND, B. L.: Congenital abnormities of the lower limbs. Practitioner **166**, 468 (1951).

MÜLLER, E. W.: Die Ossifikation der Fußwurzelknochen beim angeborenen Klumpfuß. Z. Orthop. **64**, 244 (1936).

MÜLLER, J.: Untersuchungen über angeborene Klumpfüße. Diss. (med.) Zürich (1936).

MÜLLER, R.: Über das Geschlechtsverhältnis beim angeborenen Klumpfußleiden. Z. orthop. Chir. **72**, 237 (1941).

NEEL, J. V., H. F. FALLS, and A. R. TEST: A pedigree of clubfoot. Amer. J. Dis. Child. **79**, 442 (1950).

ODE, A. M.: Zur histologischen Pathologie des congenitalen Spitz-Klumpfußes mit Nachuntersuchungen operierter Spitz-Klumpfüße aus der Rostocker Universitätsklinik. Z. Orthop. **82**, 102 (1952).

OSTERTAG, B.: Das derzeitige Wissen vom Wesen des angeborenen Klumpfußes und der angeborenen Hüftverrenkung. Z. orthop. Chir. **69**, 232 (1939).

PENNERS, R.: Muskelanomalien bei angeborenen Klumpfüßen. Z. Orthop. **85**, 103 (1954).

PFRANG, L.: Anatomische Beschreibung des Skelets und der Weichteile eines angeborenen Klumpfußes. Arch. orthop. Unfall-Chir. **18**, 453 (1920).

RABL, C. R. H.: Herunterholen der Klumpfußferse ohne Tenotomie. Z. Orthop. **82**, 599 (1952).

REINHARD, W. E.: Über diskordantes Auftreten des angeborenen Klumpfußes bei eineiigen Zwillingen. Dtsch. med. Rdsch. **1948**, 130.

RETTIG, H.: Die Behandlung des angeborenen Klumpfußes im Säuglingsalter nach der Methode Denis-Browne. Z. Orthop. **88**, 189 (1956).

SCHEEL, P. F.: Die Verhütung des Klumpfußrezidivs. Arch. orthop. Unfall-Chir. **44**, 520 (1951).

SCHERB, R.: Zur Ätiologie kongenitaler und kongenital bedingter Fußdeformitäten mit besonderer Berücksichtigung des Pes equino-varus congenitus. Acta chir. scand. **67**, 717 (1930).

— Zur Frage der Entstehungsursache angeborener Gliedmaßenmißbildungen mit besonderer Berücksichtigung des angeborenen Klumpfußes. Helv. paediat. Acta **1**, 99 (1945).

STRUPLER, W.: Diskordante Mißbildungen bei eineiigen Zwillingen. Arch. Klaus-Stift. Vererb.-Forsch. **22**, 169 (1947).

STUDER, A.: Zur Frage der endogenen Genese des angeborenen Klumpfußes. Arch. Klaus-Stift. Vererb.-Forsch. **19**, 25 (1944).

THALHAMMER, O.: Über die exogene Genese angeborener Störungen, insbesondere des Skelets. Verh. dtsch. orthop. Ges. **42**, 40 (1955).

THOMSON, ST. A.: Treatment of congenital talipes equino-varus with a modification of the Denis Browne method and splint. J. Bone Jt Surg. **28**, 778 (1946).

— Modified Denis Browne-splint for unilateral clubfoot to protect the normal foot. J. Bone Jt Surg. A **37**, 1286 (1955).

VIRCHOW, H.: Klumpfüße nach Form zusammengesetzt. Arch. orthop. Unfall-Chir. **33**, 324 (1933).

VOLKMANN, R. V.: Zur Ätiologie des Klumpfußes. Dtsch. Klinik **1863**, 34.

WARKANY, J.: Etiology of congenital malformations. Advanc. Pediat. **2**, 1 (1947).

WATTEVILLE, H. DE, R. JÜRGENS, u. H. PFALTZ: Einfluß von Vitaminmangel auf Fruchtbarkeit, Schwangerschaft und Nachkommen. Schweiz. med. Wschr. **84**, 30 (1954).

WISBRUN, W.: Neue Gesichtspunkte zum Redressement des angeborenen Klumpfußes und daraus sich ergebende Schlußfolgerungen für die Ätiologie. Arch. orthop. Unfall-Chir. **31**, 451 (1932).

ZIMMER, J.: Das Geschlechtsverhältnis beim angeborenen Klumpfuß. Z. Orthop. **70**, 126 (1940).

b) Generalisierte Gelenkkontrakturen
α) Die erblichen Fingerkontrakturen bei
Carpo-tarsal-Dystrophien
Einzeldarstellungen

BECKMANN, R.: Über eine eigenartige, schwer einzuordnende Osteopathie bei einem Säugling. Mschr. Kinderheilk. **105**, 267 (1957).

BOEREMA: Über die angeborene „Windmühlenflügelstellung" der Finger. Z. orthop. Chir. **55**, 241 (1931).

BOIX, E.: Déviation des doigts en coup de vent et insuffisance de l'aponeurose palmaire d'origine congénitale. Nouvelle iconogr. Salpetrière **10**, (1897).

BOPPE, M., et P. FANGERON: La déviation congénitale des doigts „en coup de vent". Rev. Orthop. **26**, 547 (1939).

DREYFUSS, M.: Beitrag zum Bilde der angeborenen Windmühlenflügelstellung der Finger. Z. orthop. Chir. **65**, 205 (1936).

FELDER, I., u. K. SCHREIER: Hypophosphatasie. Mschr. Kinderheilk. **103**, 437 (1955).

FRACCARO, M.: Contributio allo studio delle malattie mesenchima osteopoietico. Folia hered. path. (Milano) **1**, 190 (1951).

FRANÇOIS, J.: Dystrophie dermo-chondro-cornéenne familiaire. Ann. Oculist (Paris) **182**, 409 (1949).

FREEMAN, E. A., and I. H. SHELDON: Craniocarpo-tarsal-dystrophy; an undescribed congenital malformation. Arch. Dis. Childh. **13**, 277 (1938).

GORHAM, L. W., and A. P. STOUT: Massive osteolysis (acute spontaneous absorption of bone, phantom bone, disappearing bone). Its relation to haemangiomatosis. J. Bone Jt Surg. A **37**, 985 (1955).

KÜLZ, J. Das Freeman-Sheldon-Syndrom. Med. Bild **4**, 79 (1961).

LIERSCH, E., u. O. HÖVELS: Progressive Osteolyse der Hand- und Fußwurzelknochen. Kasuistischer Beitrag zur Kenntnis der carpotarsalen Osteodystrophien. Z. Kinderheilk. **85**, 286 (1961).

LUNDBLOM, A.: The ulnar deviation of the fingers on familial occurrence. Acta orthop. scand. (KOBENHAV) (1932). Zit. WERTHEMANN.

— Die Entwicklungsstörungen der Extremitäten. In: Handbuch der speziellen pathologischen Anatomie und Histologie, S. 302. Berlin-Göttingen-Heidelberg: Springer 1952.

MARIE, J., I. SALET, I. SAUVEGRAIN et B. LEVEQUE: Syndrome osteodystrophique de nature congénitale probable. Press. méd. **1956**, 2173.

OMER, G. E., and D. L. MOSSMAN: Bone agenesis. A case involving the carpus and tarsus. J. Bone Jt Surg. A **40**, 917 (1958).

Otto, F. M. G.: Die Cranio-carpo-tarsal-Dystrophie. Z. Kinderheilk. **73**, 240 (1953).

Rathbun, J. C.: "Hypophosphatasia", a new developmental anomaly. Amer. J. Dis. Child. **75**, 822 (1948).

Schinz, H. R., u. A. Furtwängler: Zur Kenntnis einer hereditären Osteo-Arthropathie mit rezessivem Erbgang. Dtsch. Z. Chir. **207**, 398 (1927).

Schmidt, R.: Eine bisher nicht beschriebene Form familiärer Hornhautentartungen in Verbindung mit Osteo-Arthropathie. Klin. Mbl. Augenheilk. **100**, 616 (1938).

Stens, E.: Inaug.-Diss. (med.) Freiburg (1938). Ref. Zbl. ges. Ophthal. **44**, 624 (1940).

Swoboda, W.: Hypophosphatasie. Mod. Probl. Pädiat. **3**, 462 (1957).

Ullrich, O.: Die Pfaundler-Hurler'sche Krankheit. Ergebn. inn. Med. Kinderheilk. **63**, 920 (1943).

Weyers, H.: Neue Befunde zur Klinik, Pathologie und Genetik der erblichen Dentinhypoplasie (Dentinogenesis hypoplastica hereditaria). Zugleich ein Beitrag zur Pathogenese der „wurzellosen Zähne" bei chronischer Hypophosphatasie. Dtsch. zahnärztl. Z. **12**, 925 (1957).

Wiedemann, H. R.: Zur Françoisschen Krankheit. Dystrophia dermo-chondro-cornealis familiaris. Ärztl. Wschr. **13**, 905 (1958).

β) Die angeborene Gelenkstarre
Einzeldarstellungen

Adams, R. D., D. Denny-Brown, and C. M. Pearson: Diseases of muscles. A study in pathology. New York: P. B. Hoeber 1953.

Awwaard, S.: Amyoplasia congenita. Review of literature and report of three cases. Arch. Pediat. **75**, 421 (1958).

Bösch, J.: Die angeborene Gliederstarre. Helv. paediat. Acta **12**, 271 (1957).

Braband, H.: Röntgenzeichen bei Arthrogryposis (Amyoplasia congenita). Fortschr. Röntgenstr. **94**, 837 (1961).

Brandt, S.: A case of arthrogryposis multiplex congenita. Anatomically appearing as a foetal muscular atrophy. Acta paediat. (Uppsala) **34**, 365 (1947).

Bianco, Lo S., e E. Lucini: Contributio allo studio dell'arthrogriposi multipla congenita. Lattante **27**, 408 (1956).

Cocchi, U.: In: Lehrbuch der Röntgendiagnostik (Schinz-Baensch-Uehlinger), 5. Aufl. Stuttgart: Georg Thieme 1952.

Cuilleret: Traité de chir. ort. (Ombredane-Mathieu) **1**, 543 (1937).

Ek, J. I.: Cerebral lesions in arthrogryposis multiplex congenita. Acta paediat. (Uppsala) **47**, 302 (1958).

Fowler, M.: A case of arthrogryposis multiplex congenita with lesions in the nervous system. Arch. Dis. Childh. **34**, 505 (1959).

Frischknecht, W., L. Bianchi u. G. Pilleri: Familiäre Arthrogryposis multiplex congenita. Helv. paediat. Acta **15**, 259 (1960).

Giordano, A.: Zur Frage der angeborenen Gelenkstarre. Verh. dtsch. path. Ges. 460 (1937).

Grossiord, A., J. P. Held, V. Regzadin-Khatchatrian et E. Raverdy-Nozal: Trois cas d'arthrogryposis miltiplex congénitale. Rev. neurol. **98**, 263 (1958).

Guérin, J.: Recherches sur les difformités congénitales chez les monstres, le fœte et l'enfant. Paris (1880).

Herbich, J.: Zur Frage der Arthrogryposis multiplex congenita und des Status Bonnevie-Ullrich. Mschr. Kinderheilk. **100**, 25 (1952).

Hansen, O. M., u. L. Zachariae: Arthrogryposis multiplex congenita mit sekundärer Skoliose infolge von Bauchmuskelhypoplasie. Ann. paediat. (Basel) **192**, 306 (1959).

Hertwig, P.: Sechs neue Mutationen bei der Hausmaus. Z. menschl. Vererb.-u. Konstit.-Lehre **26**, 1 (1942).

Hillman, J. W., and J. T. H. Johnson: Arthrogryposis multiplex congenita in twins. J. Bone Jt Surg. **34 A** 211 (1952).

Iafusco. F., e V. Buffa: Su di un caso di arthrogriposi multipla congenita in un neonato. Pediatria (Napoli) **68**, 1302 (1960).

Joseph, R., D. Pellerin et J. C. Jop: L'arthrogrypose multiple conénitale. Ann. Pédiat. 186. 525 (1958).

Kanof, A., S. M. Aronson, and B. W. Volk: Pediatrics **54**, 756 (1956).

Kieser, W.: Die sog. Flughaut beim Menschen. Ihre Beziehung zum Status dysraphicus und ihre Erblichkeit. Z. menschl. Vererb.- u. Konstit.-Lehre **23**, 594 (1939).

Klippel, M., et A. Feil: Un cas d'absence des vertèbres cervicales. Nouv. Iconogr. Salpêt. **25**, 223 (1912).

Lang, K., W. K. Lelbach u. H. J. Colmant: Beitrag zum Bilde der Pterygomyodysplasia arthrogrypotica generalis (Pterygo-arthro-myodysplasia congenita). Mschr. Kinderheilkl **108**, 248 (1960).

Lipton, E. L., and S. H. Morgenstern: Arthrogryposis multiplex congenita in identical twins. Amer. J. Dis. Child. **89**, 233 (1955).

Martisching, E., u. W. Swoboda: Arthrogryposis multiplex congenita und Pterygiensyndrom. (Ein Fall von Pterygoarthromyodysplasia congenita.) Mschr. Kinderheilk. **100**, 22 (1951).

Mastella, G., e F. Saccomani: Un caso di arthrogriposi multipla congenita con indurimento cutaneo. Minerva pediat. **12**, 346 (1960).

Mead, N. G., W. Lipton, and H. J. Sweeney: Arthrogryposis multiplex congenita. J. Bone Jt Surg. A **40**, 1285 (1958).

Middleton, D. S.: Studies on prenatal lesions of striated muscle as a cause of congenital deformity. Edinb. med. J. **41**, 401 (1934).

Mouchet, A., et L. Saint Pierre: Ankylose congénitale héréditaire. Rev. Orthop. **18**, 210 (1931).

Olega, F., y J. Muguruza: Arthromyodysplastic syndrome in twin with normal brother. Study of congenital arthrogryposis. Rev. esp. Pediat. 6, 835 (1950).

OTTO, A. G.: Monstrorum sextentorum desciptio anatomica. Vratislagvia (1841).

PASMA, A., and L. S. WILDERVANCK: Heredity occurence of congenital rigidity of the ellbows and knees. (Congenital multiple pseudoarthrogryposis). Arch. chir. neerl. 8, 43 (1956).

PRESTHUS, J.: Arthrogryposis multiplex congenita. Report of a case with sensory impairment and a pathologic electroencephalogram. Nord. Med. 58, 1580 (1957).

RAMAKUMAR, L., and S. C. SOOD: Arthrogryposis multiplex congenita with Pierre-Robin syndrome. Indian J. Pediat. 28, 172 (1961).

REEVE, R., H. H. SILVER, and P. FERRIER: Marfan's syndrome (arachnodactyly) with arthrogryposis (amyoplasia) congenita. Amer. J. Dis. Child. 99, 101 (1960).

REINER, Z.: Arthrogryposis multiplex congenita. Arch. Zastitu Djeteta 4, 25 (1960).

REITANO, G., e C. CARUSO: A proposito di un caso di rigidita articolare congenita multipla (arthrogriposi multipla congenita). Riv. pediat. sicil. 15, 251 (1960).

ROBERTS, A. S.: A case of deformity of the forearm and hands with anusual history of heredity. Ann. Surg. 3, 135 (1886).

ROBERTS, J. A. F.: The inheritance of a lethal muscle contracture in the sheep. J. Genet. 21, 57 (1929).

ROSSI, E.: Le syndrome arthromyodysplasique congénital (Contribution à l'étude de l'arthrogryposis multiplex congenita). Helv. paediat. Acta 2, 82 (1947).

ROSSI, E., et A. CAFLISCH: Le syndrome du pterygium. Status Bonnevie-Ullrich, Dystrophia brevicollis congenita, syndrome de Turner et arthromyodysplasia congenita. Helv. paediat. Acta 6, 119 (1951).

SCHERER, F. W., u. K. F. SCHLEGEL: Die Arthrogryposis multiplex congenita. Arch. orthop. Unfall-Chir. 48, 667 (1957).

SILBERMAN, F., J. H. AUDRY, and CH. KRATZ: Arthrogryposis multiple congénitale. Rev. Orthop. Traum. (B. Aires) 3, 50 (1958).

SIWON, P.: Kongenitale hereditäre doppelseitige Ankylose der Ellenbogengelenke. Dtsch. Z. Chir. 209, 338 (1928).

SÖMMERING, S. TH.: Abbildungen und Beschreibungen einiger Mißgeburten. Mainz (1871).

STANGA, E.: Über multiple Abartungen mit Flügelfellbildung (Pterygium-Syndrom) und kongenitaler Aplasie der Bauchdeckenmuskulatur. Ann. paediat. (Basel) 187, 384 (1956).

STERN, W. G.: Arthrogryposis multiplex congenita. J. Amer. med. Ass. 81, 1507 (1923).

VICHNAR, M., J. HAVLIK u. R. NOVOTNY: Arthrogryposis multiplex congenita (familial incidence). Cs. Pediat. 16, 466 (1961).

WARKANY, J.: In: MITCHELL-NELSON, Textbook of pediatrics. New York 1947.

WEYERS, H.: Zur Kenntnis der Arachnodaktylie und ihrer Beziehungen zu anderen mesodermalen Konstitutionsanomalien. Z. Kinderheilk. 67, 308 (1949).

— Das Oligodactylie-Syndrom des Menschen und seine Parallelmutation bei der Hausmaus. Ann. paediat. (Basel) 189, 351 (1957).

B. Gelenkerkrankungen

I. Entzündliche Gelenkerkrankungen

Von

H. Etter

Mit 53 Abbildungen

Ein Gelenk kann auf jeden Reiz, der durch Bakterien, Toxine, Allergene, Hormone, Klima, Stoffwechsel oder Ernährungsstörung hervorgerufen wird, reagieren. Die bekannten typischen arthritischen Krankheitsbilder sind die Folge solcher entzündlicher Reaktionen. Die akuten Gelenkaffektionen haben im allgemeinen eine bessere Heilungstendenz als die chronischen. Zur Besprechung der Röntgensymptomatologie eignen sich vor allem die chronischen Formen, da bei ihnen die sehr ausgeprägten röntgenologischen Veränderungen an Hand von Aufnahmeserien verfolgt werden können.

1. Unspezifische rheumatische Polyarthritiden

a) Primär-chronische Polyarthritis

Synonyma: Polyarthritis chronica progressiva;
chronisch entzündlicher Gelenkrheumatismus

Klinik. Die primär-chronische Polyarthritis stellt klinisch eine chronische, progrediente, nicht ansteckende, entzündliche Allgemeinerkrankung dar. Sie ist besonders gekennzeichnet durch eine schubweise fortschreitende Entzündung der Gelenke mit Tendenz zur Versteifung in charakteristischer Stellung, besonders der Hände (Abb. 18). Sie beginnt meist schleichend ohne vorhergehende akute Infektionskrankheit und meist beim Erwachsenen im Alter von 20—40 Jahren. Frauen werden dreimal so häufig wie Männer befallen, im Gegensatz zur Spondylarthritis ankylopoetica, an der bis zu 90% Männer erkranken. Anfangs zeigen zahlreiche, vorwiegend kleine Gelenke (Grund- und Mittelgelenk des 2.—5. Fingers, Hand- und Zehengelenke), oft auffallend symmetrisch eine schmerzhafte, anhaltende Schwellung (Abb. 1). Später werden auch die großen Gelenke befallen (Rheuma-Merkblätter).

Seltener beginnt die Krankheit einseitig als Monarthritis eines großen Gelenkes, so daß die Differentialdiagnose gegenüber einer Tuberkulose sehr schwer sein kann (Abb. 13 bis 16).

P. P. Ravault beobachtete diese Erscheinung achtmal, in 1,3% der Fälle und sechsmal waren das Kniegelenk und zweimal das Sprunggelenk befallen.

Auch atypisch verlaufende Gelenkarthrosen können einem monarthritischen Schub einer bisher verkannten primär-chronischen Polyarthritis entsprechen (Böni) (Abb. 11 bis 12).

Die Wirbelsäule wird bei der primär-chronischen Polyarthritis nach Aufdermauer in den meisten Fällen befallen und zwar herdförmig. Veränderungen finden sich an den Zwischenwirbelscheiben, den Wirbelbogengelenken und den Bändern. Sie bestehen in entzündlichen granulomatösen Erscheinungen und Verknöcherungen. Röntgenologisch ist vor allem die Ankylosierung der cervicalen Intervertebralgelenke ohne Spondylosis deformans auffallend (Abb. 19—20). Die Ileosacralgelenke verknöchern nur in seltenen Fällen, während sie bei der Spondylarthritis ankylopoetica in 98% befallen sind.

Laboratoriumsbefunde. Von den Laboratoriumsuntersuchungen ist die Senkungsgeschwindigkeit der Erythrocyten meistens erhöht, zu Beginn der Erkrankung allerdings oft nur geringgradig. Der Serumeisenwert ist regelmäßig vermindert (Böni). Die serologischen Blutuntersuchungen zeigen je nach dem Aktivitätsgrad wechselnde Resultate. Der vor kurzer Zeit eingeführte Latex-Test zeigt nach Böni bei der primär-chronischen Polyarthritis bis 80% positive Ausfälle, im Gegensatz zur Spondylarthritis ankylopoetica mit nur 4%. Die Agglutination von hämolytischen Streptokokken (Gruppe A) und die Antistreptolysinreaktion werden in nur 50% der Fälle positiv befunden. Die serologischen Untersuchungsergebnisse sind zur Diagnose des rheumatischen Fiebers besonders geeignet, vor allem bei unklaren Früh- und Spätfällen. Dabei ist zu beachten, daß oft erst im Verlaufe der Erkrankung die serologischen Reaktionen positiv werden.

Ätiologie. Sie blieb bisher ungeklärt. Es scheint, daß verschiedene Stimuli oder Stressoren wie Infekte, somatische oder psychische Traumen sowie Klimaeinflüsse (Kälte, Feuchtigkeit, Zugluft) sowohl den Erkrankungsprozeß auszulösen als auch zu modifizieren vermögen. Auch der therapeutische Effekt von ACTH und Cortison beruht auf einer unspezifischen Hemmung entzündlicher und exsudativer mesenchymaler Reaktionen, unabhängig von ihrer Genese.

P. P. Ravault stellte in 1,2% seiner primär-chronischen Polyarthritisfälle einen posttraumatischen Beginn fest, Isemein u. Fournier sogar in 3,5%.

Pathologie. Pathologisch-anatomisch weist die Gelenkkapsel pannusartige Synovialverdickungen als Zeichen der entzündlichen Reaktion auf (klinisch Schwellung der Gelenke). Der Gelenkknorpel ist teils höckerig verdickt, teils verschmälert, in fortgeschrittenen Fällen völlig unterbrochen (röntgenologisch Verschmälerung des sog. „Gelenkspaltes"). Die pathologisch-anatomischen Befunde sind herdförmig und die verschiedenartigen Befunde sind unmittelbar nebeneinander. Oft liegen tief in den subchondralen Knochen hineinreichende Geschwüre vor. In solchen Fällen steht der pannusartige Bindegewebslappen, der von der Gelenkkapsel ausgeht, mit dem subchondralen Markraum in Verbindung. Fehlt der Knorpel am Gelenkkopf und an der Pfanne, so sind die knöchernen Gelenkenden bindegewebig miteinander verbunden (Syndesmosen). Es kommen auch Verschmelzungen der knorpeligen Gelenkflächen vor (Synchondrosen), ferner knöcherne Überbrückungen der Gelenkenden (knöcherne Ankylosen). In Spätfällen kommt es durch Zerstörung des Bandapparates und der knorpeligen und knöchernen Gelenkoberfläche und durch teilweise Auflösung des Knochens selbst zu schweren Gelenkdeformationen mit besonders typischer Stellung der Hände („doigts en lorgnette") (Abb. 18).

Extraarticuläre Veränderungen. Subcutane, rheumatische Knoten kommen vor allem am Ellbogen (Abb. 2), auf der Dorsalseite der Fingergelenke, auf der Innenseite des Daumens, über der Patella und in der Kreuz-Gesäßgegend vor. Histologisch handelt es sich um spezifisch rheumatische Granulome (Abb. 3). An den Augen kann eine Iritis oder Iridocyclitis zur Beobachtung gelangen (in 3—5% nach Moll).

α) Röntgenologische Untersuchungsmethode

Radiologisch ist eine primär-chronische Polyarthritis auf ihrem Höhepunkt und in den Spätstadien leicht zu erkennen, während es sehr schwierig sein kann, die Anfangsstadien zu erfassen. Eine Frühdiagnose dieser Krankheit ist aber wichtig, da nur eine möglichst bald einsetzende Behandlung Heilung erhoffen läßt. Man muß deshalb die radiologischen Frühsymptome kennen und aufmerksam nach ihnen forschen. Sie sind oft nur unauffällig und schwer feststellbar.

Für den *röntgenologischen Nachweis* der primär-chronischen Polyarthritis eignen sich am besten Hand und Fußgelenke, da die von der Krankheit verursachten Läsionen hier besonders früh in Erscheinung treten. Andererseits sind die Hand und ihre Gelenke für die Röntgenuntersuchung besonders günstig, da Dicke und Dichte praktisch gleichbleiben und eine fast vollkommene Standardisierung in der Aufnahmetechnik ermög-

Abb. 1—7. *M. Ch., 54jähriger Mann.* Seit 2 Jahren *fortschreitende primär-chronische Polyarthritis.* Beginn
der Schmerzen am linken Fuß und später an den Händen

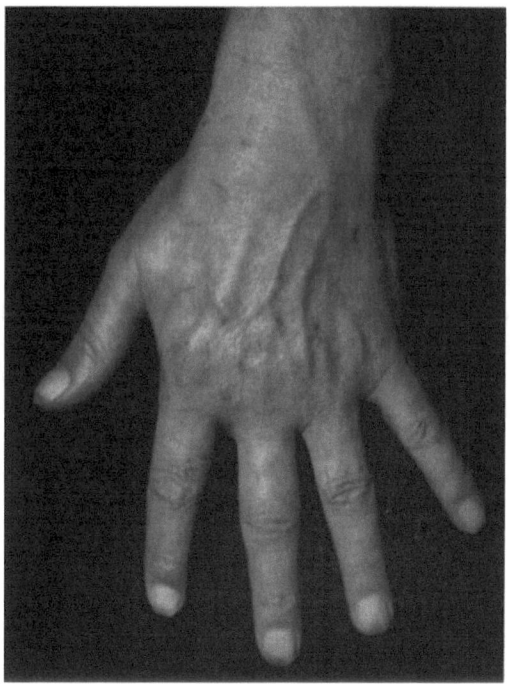

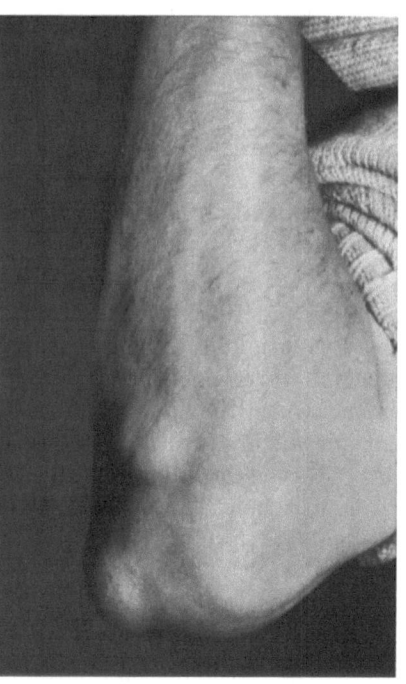

Abb. 1. Photo: Typische fusiforme Schwellung
der Fingergelenke

Abb. 2. Photo: Subcutane Knotenbildung am Ellbogen

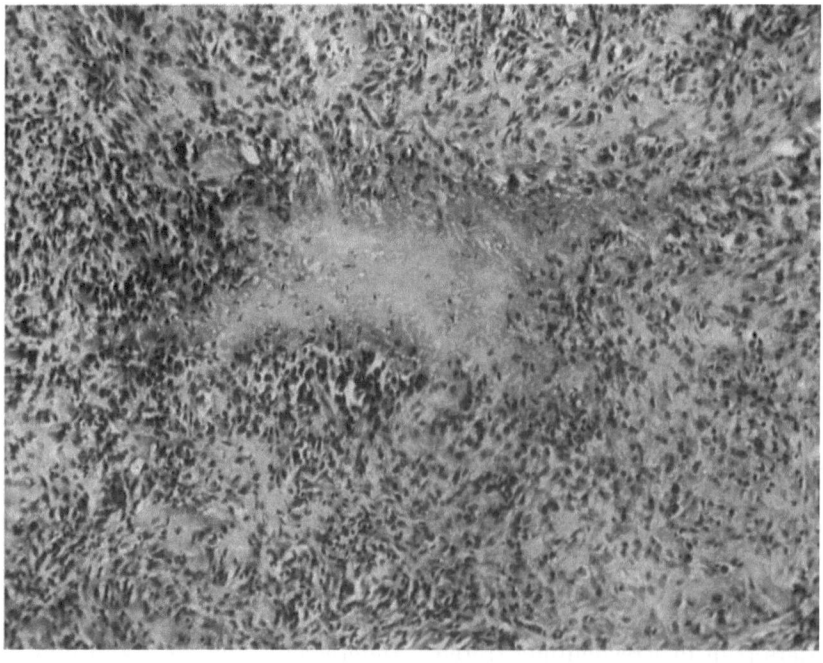

Abb. 3. *Histologie:* Charakteristisches subcutanes Rheumagranulom mit zentraler Nekrose (Rheumatismus
nodosus) des Ellbogens (obiger Fall)

lichen (FALLET und SARASIN). Solche Vergleichsbilder sind für das Erkennen kleinster, an der Grenze des Normalen liegender Veränderungen wertvoll.

Nach FLEMMING NORGAARD finden sich die Frühveränderungen in Form von corticalen Erosionen an den Basen der Fingerphalangen dorsoradialwärts. Diese werden in einer Schrägprojektion in halber Supinationsstellung am besten sichtbar. Dazu werden beide Hände nebeneinander dorsal auf einen Film gelegt und radialwärts angehoben bis die Handflächen v-förmig in einem Winkel von 90° zueinanderstehen. Lockere Fingerstellung,

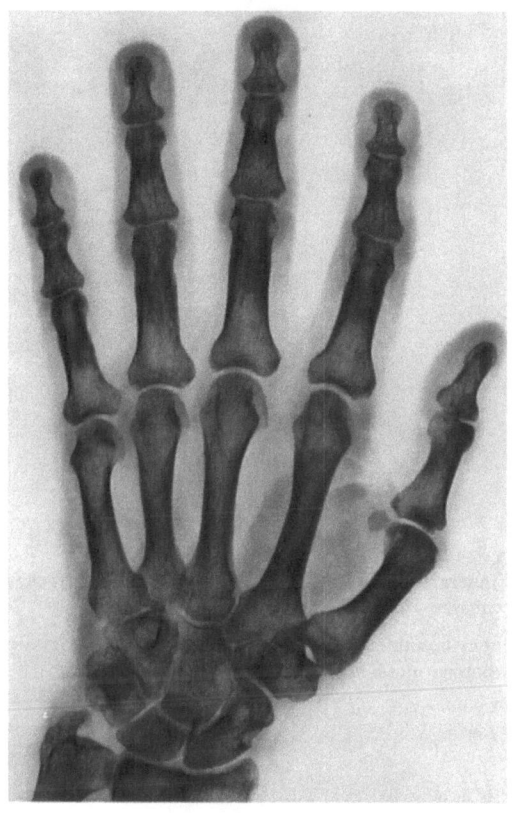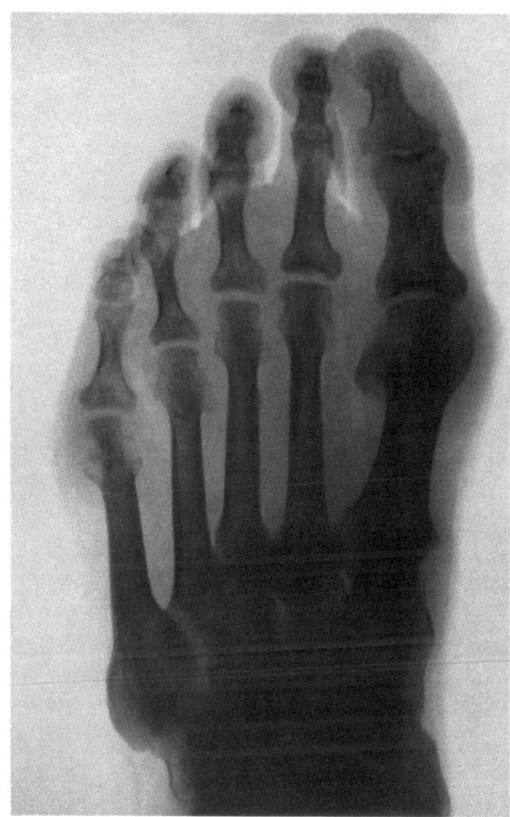

Abb. 4   Abb. 5

Abb. 4. Rechte Hand: Epiphysäre Osteoporose mit dünner Spongiosa. Corticalis am Caput vom Metacarpus und den Phalangen verdünnt. Gelenkspaltverschmälerung proximal interphalangeal. Knochenstruktur cystisch aufgelockert am Capit. Grundphal. III und II. Kleine Corticalisusuren seitlich ulnar (Gelenkkapselansatz) am Capit. Grundphal. IV

Abb. 5. Linker Fuß: Usuren und Defekte am Capitulum des Metatarsale III, IV und V. Osteoporose der Kleinzehe

volo-dorsaler Strahlengang, senkrecht zentriert zwischen beide Hände, 100 cm Focus-Filmdistanz und 40 kV. Die so hergestellte Aufnahme bringt die dorsoradiale Begrenzung der Fingergelenke gut zur Darstellung. Die geringe Dicke und Dichte der Hände erlaubt auch die Direktvergrößerung 2:1 mit Feinfocus 0,3 mm nach VAN DER PLAATS anzuwenden.

β) Die Röntgensymptome der primär-chronischen Polyarthritis

Die Diskrepanz zwischen klinischem Befund und Röntgenbild. Zu Beginn der Erkrankung können die klinischen Symptome sehr ausgeprägt sein, während das Röntgenbild noch normal erscheint.

Nach ZUPPINGER muß vor allem diese Diskrepanz das Denken auf eine beginnende primär-chronische Polyarthritis lenken. Da andererseits aber auch typische primär-

33*

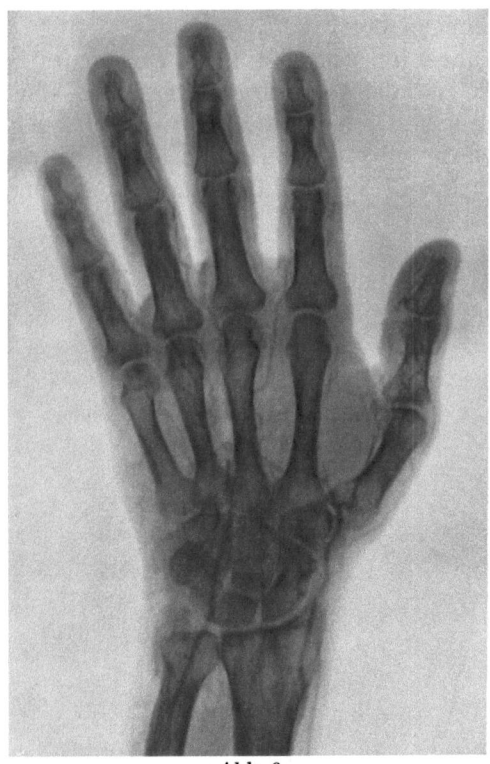 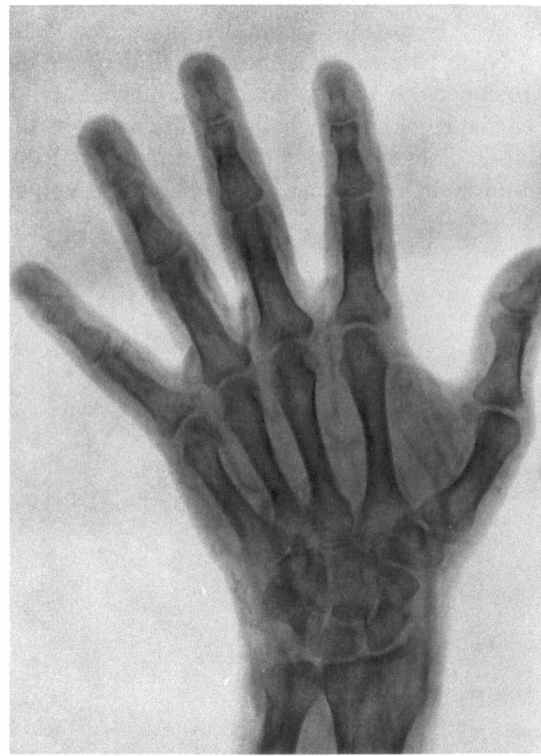

| Abb. 6 | Abb. 7 |

Abb. 6. *Angiographie der rechten Hand (arterielle Phase):* Fingerarterien auffallend eng und auf kurze Strecken unterbrochen, im besonderen an den proximalen Interphalangealgelenken

Abb. 7. *Venöse Phase:* Venöse Stase mit erweiterten Venen, besonders an den Arrosionen der proximalen Interphalangealgelenke und im Bereich der Osteoporose metacarpophalangeal (obiger Fall)

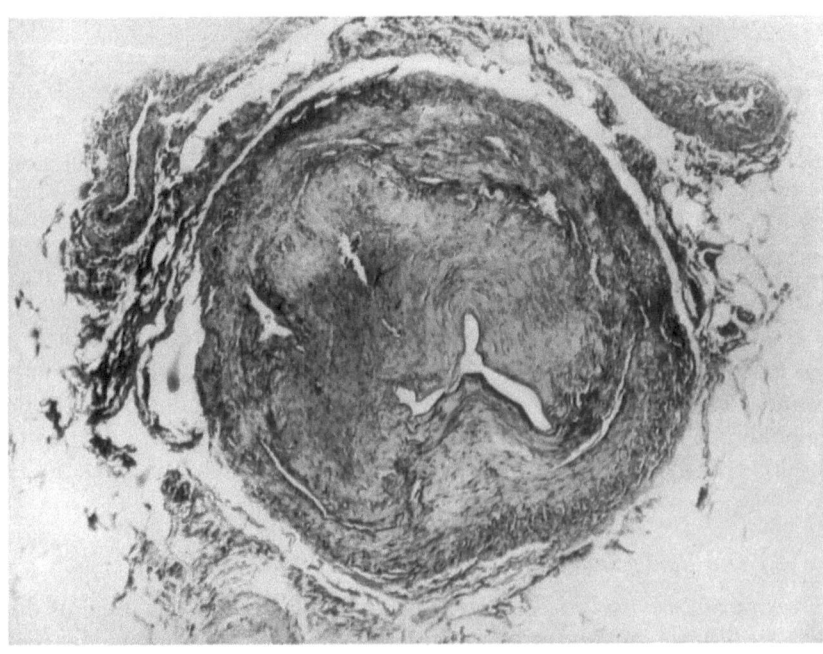

Abb. 8. *Histologie:* Hochgradige Stenose der Arteria ulnaris. Hämalaun-Eosin-Färbung. Vergrößerung 50:1 (SN 338/1960). 78jährige Frau mit primär-chronischer Polyarthritis besonders der Hände. Arteritis. (Beobachtung von M. Aufdermauer)

chronische Polyarthritis-Röntgenbefunde ohne eindeutig klinische Symptome vorkommen
können, kann es angezeigt sein, bei einer unklaren Monarthritis oder -arthrose eines
größeren Gelenkes die scheinbar stummen Hand- und Fußgelenke röntgenologisch zu
untersuchen, um so evtl. eine verkannte primär-chronische Polyarthritis zu erfassen
(Abb. 11 u. 12).

Die gelenknahe Osteoporose. Die ersten erfaßbaren Veränderungen einer primär-
chronischen Polyarthritis bestehen in einer Schwellung der weichen Gelenkteile als ein-
zigem Hinweis auf die Entzündung von Synovialmembran und Gelenkkapsel. Am Knochen äußert sich dieses Anfangsstadium in einer mehr oder weniger ausgedehnten Entkalkung, die im Gebiet der Epiphysen besonders ausgeprägt ist. Diese Demineralisation
kann zu Beginn von Osteoporosen anderer Erkrankungen kaum unterschieden werden,
zeigt aber doch folgende Charakteristica:

Die Osteoporose ist gelenknah lokalisiert. Die Epiphysen sind vermehrt transparent,
während der Schaft normal erscheint. Dies beruht auf einer Entkalkung der Skeletpartien,
die dem entzündlichen hyperämischen Gelenkprozeß zunächst liegen.

Angiographische Untersuchungen zeigen im Bereich der erkrankten und in Auflösung
begriffenen Skelet-Abschnitte eine auffallende venöse Stase, die einen starken Kontrast
zu den verengten Arterien darstellt (Abb. 6 u. 7). Arteriitische Alterationen bei primär-
chronischer Polyarthritis wurden von SOKOLOFF, WILENS, BUNIM sowie RADKE an den
Arteriolen mittleren Kalibers beschrieben (Abb. 8).

Im Röntgenbild der Hand tritt die Kalkverarmung am auffälligsten im Bereich der
Fingergrund- und Mittelgelenke und an den Handwurzelknochen in Erscheinung. Da die
nebeneinanderliegenden Fingergelenke eine mehr oder minder gleichmäßige Entkalkung
zeigen, so erscheint die Osteoporose gleichsam bandartig über die Hand zu verlaufen
(,,decalcification en bande"), während die Diaphysen der Fingerknochen einen normalen
Kalkgehalt aufweisen. Obschon sich die Osteoporose vorwiegend auf die Gelenknähe
erstreckt, bleibt die Gelenkcorticalis erhalten und die Spongiosa atrophiert nur subchondral. Dies beruht wahrscheinlich darauf, daß die Corticalis wie der Knorpel vom
Gelenk her durch Diffusion ernährt wird. Der chronische Verlauf der Krankheit bedingt
eine immer gleichmäßige Osteoporose mit verdünnten Spongiosabälkchen, die sich deutlich von der fleckigen Atrophie einer akuten bakteriellen Arthritis und eines Sudeck unterscheidet (Abb. 4, 12, 17).

Nach KNUTSSON zeigt sich die Osteoporose besonders früh an der Kleinzehe (Abb. 5).
Es sind deshalb bei Verdacht auf primär-chronische Polyarthritis nicht nur Röntgenaufnahmen der Hände, sondern auch der Füße vorzunehmen.

In seltenen Fällen entwickelt sich gleichzeitig mit der Osteoporose eine *endostale und
periostale Sklerose* mit einem besonders eigenartigen Kontrast (Abb. 9).

Auflösung der Corticalis. Bei Fortschreiten des Krankheitsprozesses verschmälert
sich zusehends der sog. ,,Gelenkspalt", da der entzündliche Prozeß auch den Knorpel
befällt, der zugrunde geht. Durch Übergreifen der Entzündung auf den Knochen wird die
Corticalis verdünnt und zeigt mehr oder weniger scharf begrenzte Arrosionen. Die Balken-
struktur der Knochen zeigt Unterbrechungen und es beginnt die charakteristische Auflösung der Oberfläche (Abb. 4 u. 5, 10, 12). Solche Knochenarrosionen können auch ohne
Osteoporose vorkommen und ein eigentliches Frühsymptom darstellen (Abb. 10).

Diese Arrosionen finden sich (infolge eines Übergreifens der Entzündung von der
Kapsel auf den Knochen) zuerst seitlich an den Köpfchen im Bereich des Gelenkkapsel-
ansatzes.

Solche kleine destruktive Veränderungen können besonders häufig zuerst an den
Metatarsophalangealgelenken der Füße beobachtet werden (FLETCHER und ROWLEY)
(Abb. 5 u. 10).

Wie bereits erwähnt, ist es auf Grund solcher Befunde möglich, eine unklare Monarthritis oder -arthrose als einer primär-chronischen Polyarthritis zugehörig zu erkennen

Abb. 9 u. 10.   *K. P., 26jährige Frau.*   Seit 4 Jahren *fortschreitende primär-chronische Polyarthritis.*
Beginn der Schmerzen an den Fingergelenken

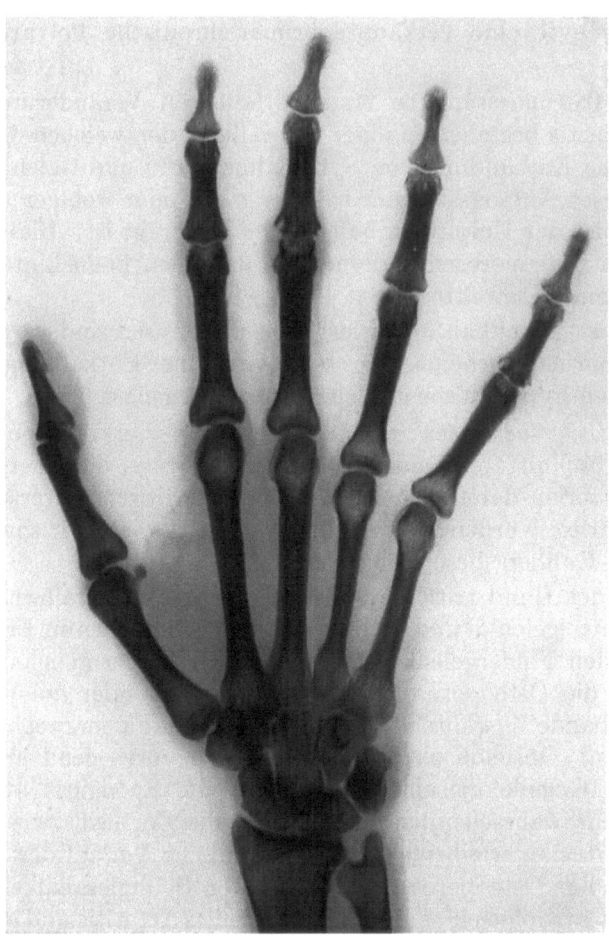

Abb. 9. Linke Hand: Cysten und Defekte und Gelenkspaltverschmälerung an den proximalen Interphalangealgelenken V und III. Endostale Sklerose der Mittelphalangen II—V. Periostale Hyperostose am Capitulum der
Grundphalanx III

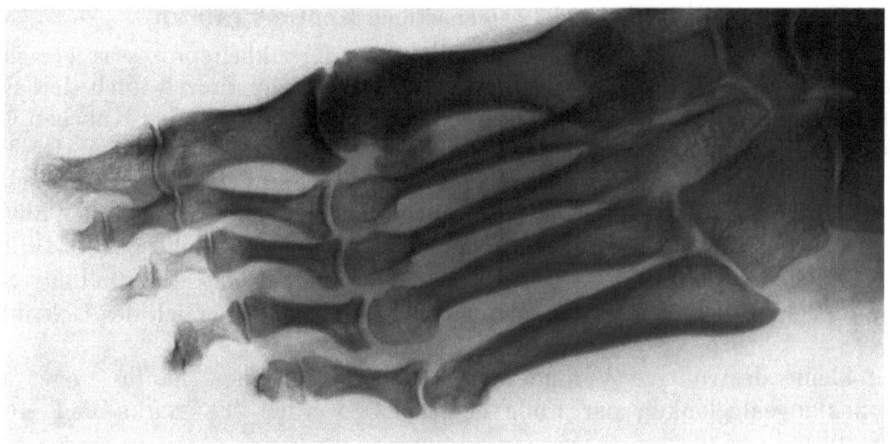

Abb. 10. Rechter Fuß: Corticale Knochendefekte am Capitulum metatarsi V und IV. Arthrosis deformans am
Großzehengrundgelenk

Abb. 11 u. 12. *F. A., 59jährige Frau.* Seit 8 Jahren nur *leicht fortschreitende primär-chronische Polyarthritis*; zunächst monarthritisch am rechten Schultergelenk unter dem Bild einer Periarthritis und Arthrose beginnend

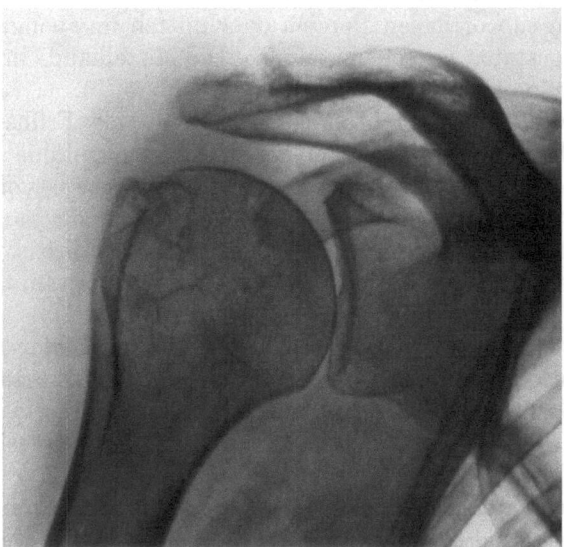

Abb. 11. Rechte Schulter: Am Pfannenrand arthrotischer Randwulst. Am Tuberculum majus corticale Sklerose. Am Übergang zum Caput kleine corticale Usur

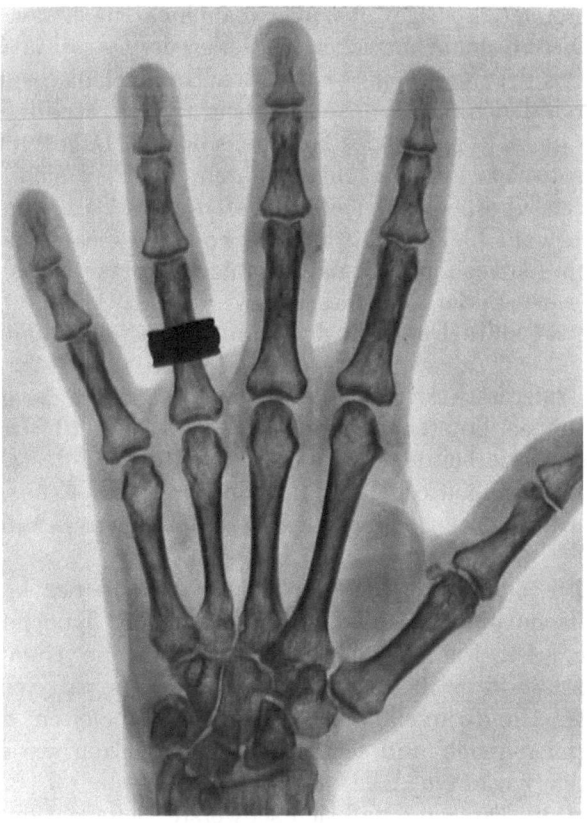

Abb. 12. Rechte Hand: Epiphysäre Osteoporose. Proximale Interphalangealgelenke verdickt und Gelenkspalten verschmälert. Usuren seitlich radial am Capitulum der Grundphalangen

(Abb. 11 u. 12). Bei größeren Defekten mit fehlender Osteoporose ist immer die Gicht differentialdiagnostisch in Erwägung zu ziehen.

Cysten und pseudocystische Bilder. Oft schon sehr früh zeigen sich auch umschriebene Destruktionszonen im subcorticalen Bereich oder mitten im spongiösen Gewebe, die wie mit einer Lochzange gestanzt aussehen können. Die Mittelhand- und Mittelfuß-Knochen sowie die Handwurzelknochen werden bevorzugt (Abb. 5, 9).

ISEMEIN und FOURNIER betrachten solche Cysten als Frühsymptom der primär-chronischen Polyarthritis. Sie wiesen an einem schönen Bildmaterial nach, daß diese „eingekapselten" Cysten subcortical liegen, die Corticalis etwas vorbuchten und schließlich durchbrechen können, so daß sich das cystische Bild in einen randständigen corticalen Defekt transformiert, wie er für primär-chronische Polyarthritis, aber auch für Gicht typisch ist. Andererseits können sich solche Cysten vergrößern, mit benachbarten Cysten fusionieren und eine polycyclische Begrenzung annehmen.

Man muß sich aber vor einer Überschätzung solcher Bilder als typisches primär-chronisches Polyarthritis-Symptom hüten. So leicht die Abgrenzung gegenüber Gefäß-kanälen und Veränderungen der Ostitis tuberculosa multiplex cystoides ist, so schwer kann sie bei kleinen Hämangiomen, Gelenkkapselhernien und physiologischen Alterungs-prozessen sein.

Neuerdings untersuchten RUTISHAUSER und JAQUELINE in einer anatomisch-radio-logischen Gegenüberstellung solche Läsionen. Sie betonen, daß beim Erwachsenen nach 40 Jahren sehr häufig ohne jedes Trauma und ohne irgendeine bestimmte Krankheit durch chronische Durchblutungsstörungen Cysten auftreten. Je nach der Schwere der Ischämie entstehen einfache Fibroseherde, Zonen mit ischämischer Fibrose und schließlich richtige Nekrosen, die als Cysten in Erscheinung treten und klinisch bedeutungslos sind. Neben diesen nekrotischen Herden findet man an den Handgelenkknochen auch herniäre Cysten durch Einwucherung von Kapselgewebe, das manchmal nach der Tiefe hin sehr aus-gedehnt sein kann. Diese Gebilde herrschen im Gebiet des Os capitatum und Os hamatum oder im seitlichen Teil der Knochen, welche das Handgelenk begrenzen, vor. Solche nekrotische oder durch Gelenkhernien entstandene Cysten beeinträchtigen die Gelenk-funktion nicht, wenn sie im Zentrum des Knochens liegen. Dagegen können sie sekundär zu lokalisierten arthrotischen Veränderungen führen, wenn sie sich gegen die Peripherie hin entwickeln und den Knorpel in Mitleidenschaft ziehen.

Wir müssen uns bewußt bleiben, daß das Vorkommen dieser cystischen und pseudo-cystischen Bilder allein die Diagnose primär-chronische Polyarthritis nicht erlaubt. Diese oft vieldeutigen cystischen Bilder bilden aber im Verein mit Osteoporose und Gelenkspalt-verschmälerung ein wertvolles Detail in der Röntgendiagnostik der primär-chronischen Polyarthritis.

Hyperostose und Sklerose. An den Basen der Phalangen können hyperostotische periostale Verbreiterungen entstehen, worauf FORESTIER und JAQUELINE hinwiesen. Seltener entwickelt sich, wie bei der Osteoporose, auch eine endostale Sklerose (Abb. 9).

HILTMANN hat darauf hingewiesen, daß im Kindesalter als Frühsymptom der primär-chronischen Polyarthritis eine ausgedehnte Periostitis ossificans der Phalangen beobachtet werden kann.

Deformationen. Die Zerstörung des Bandapparates und der knorpeligen und knö-chernen Gelenkoberfläche und die teilweise Auflösung des Knochens selbst führen zu Gelenkdeformationen. Am Radio-Ulnargelenk erscheint die Ulna verkürzt und ver-breitert. Diese Deformation greift auch auf das Radio-Carpalgelenk über, so daß das kompakte Gefüge der Handwurzelknochen auseinanderzugleiten beginnt. Die Hand-wurzelknochen deformieren sich und scheinen einzuschmelzen wie ein in Auflösung be-griffenes Stück Zucker (FALLET u. SARASIN) (Abb. 18).

Bemerkenswert ist die Tatsache, daß sich schwerste Deformationen, die sog. *Arthritis mutilans*, manchmal ohne besondere Schmerzen ausbilden (FELLINGER u. SCHMID). Sie wird auch als osteolytische Form bezeichnet (RAVAULT) (Abb. 21). Diese Inkongruenz

Abb. 13—19. *M. A., 44jährige Frau. Fortschreitende primär-chronische Polyarthritis.* Beginn der Erkrankung mit 26 Jahren als Monarthritis am linken Kniegelenk, das unter der Fehldiagnose Tuberkulose reseziert wurde. In den folgenden Jahren erkrankten weitere große Gelenke. In der Anamnese kein rheumatisches Fieber. Herz gesund

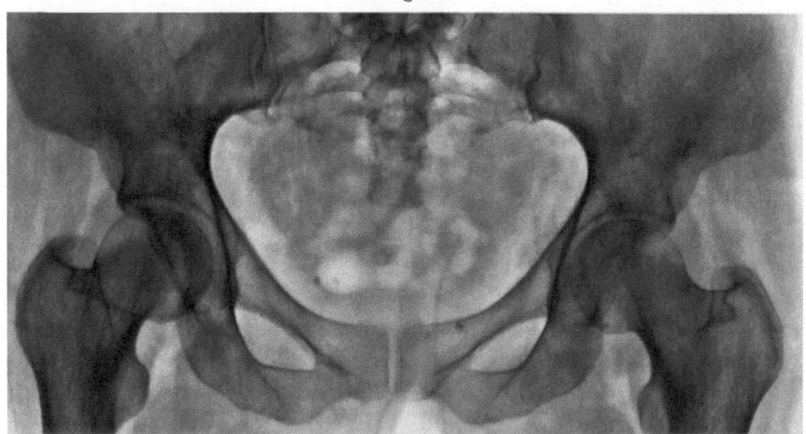

Abb. 13. *Becken-Hüftgelenke.* 19. 9. 46: 34jährig; seit 1 Monat Schmerzen am linken Hüftgelenk. Leichte Osteoporose des Beckens. Am linken Hüftgelenk Gelenkspalt leicht verschmälert. Keine Usuren. Weichteilschatten o. B.

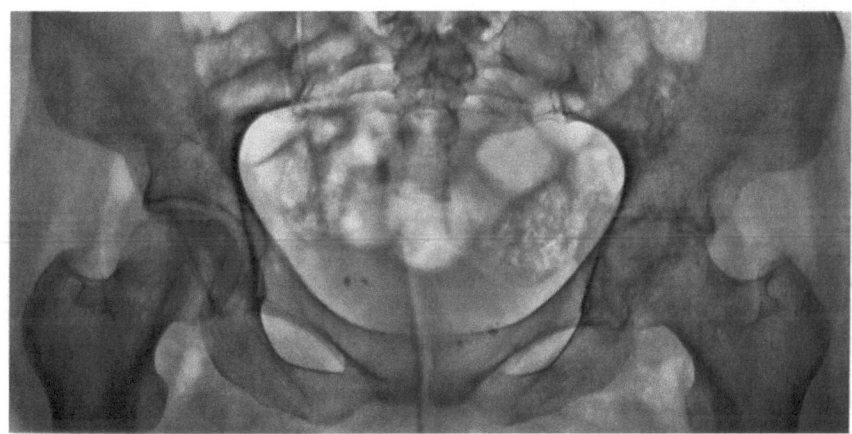

Abb. 14. 24. 3. 48: Im Bereich des linken Hüftgelenkes zunehmende Osteoporose und Gelenkspaltverschmälerung mit Usuren am Femurkopf und Pfannendach. Laterale Weichteilschatten verbreitert. Gleiches Bild wie bei einer Coxitis tuberculosa

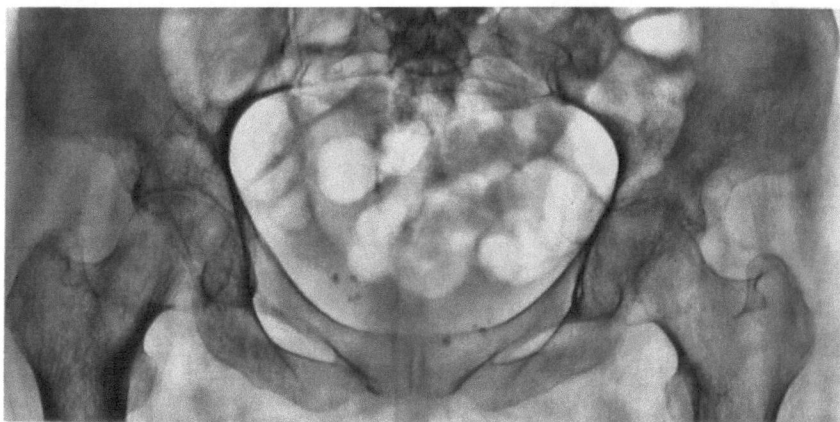

Abb. 15. 18. 10. 50: Zunehmende Gelenkspaltverschmälerung links. Beginnende Gelenkspaltverschmälerung und Osteoporose auch am rechten Hüftgelenk

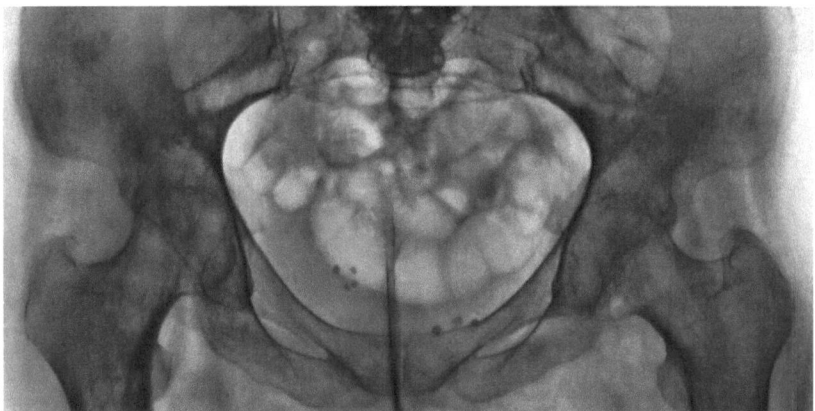

Abb. 16. 9. 8. 52: Knochenatrophie des ganzen Beckens mit leicht strähniger Struktur. Linkes Hüftgelenk teilweise ankylosiert. Rechtes Hüftgelenk, das später erkrankte, zeigt vollständige Ankylose mit strähniger Spongiosa. Ileosacralgelenke o. B.

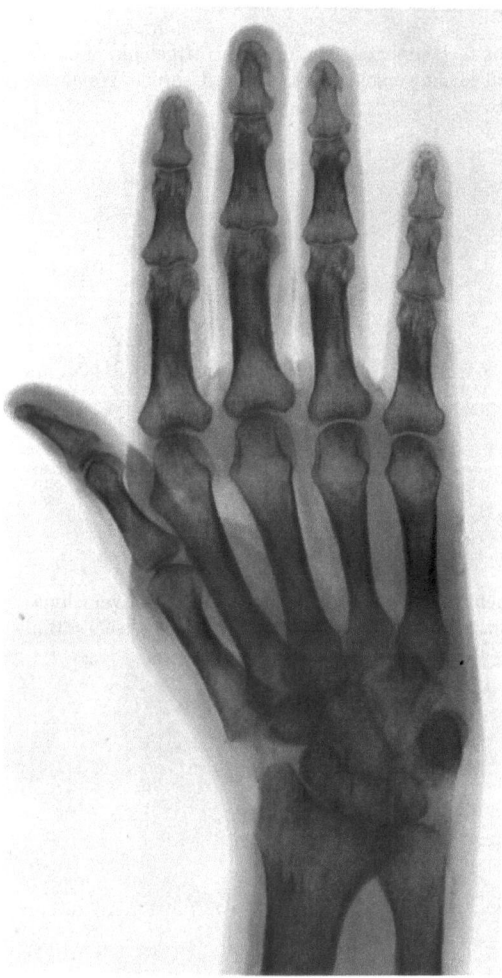

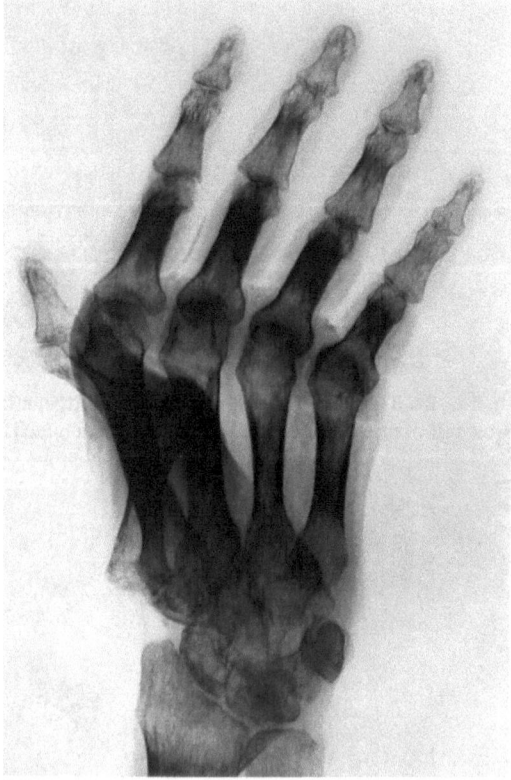

Abb. 17   Abb. 18

Abb. 17. *Linkes Handgelenk.* 9. 8. 49: 37jährig, 11 Jahre nach Krankheitsbeginn. Schmerzen im Handgelenk seit $^3/_4$ Jahren. Starke epiphysäre Osteoporose. Spongiosa und Corticalis sehr dünn. Gelenkspalt der Handwurzelknochen stark verschmälert und Gelenkflächen usuriert, ähnlich einer Tuberkulose. Knochenstruktur am Capitulum der Mittelphalangen III und IV cystisch aufgelockert

Abb. 18. 9. 8. 52: Knochenatrophie mit weitmaschiger Osteoporose. Gelenkspalten fast verschwunden. Subluxation der Metacarpophalangealgelenke mit Ulnarabduktion

zwischen schweren Veränderungen im Röntgenbild und den geringen subjektiven Beschwerden des Kranken stellt das Gegenstück zum Frühstadium der Erkrankung dar.

Im fortgeschritteneren Stadium kommt es zu *Synostosen* (Abb. 16). Durch ankylosierende Prozesse im Faser- und Knochengerüst werden die Gelenkteile überbrückt. Die Ausbildung von stärkeren Osteophyten ist dabei selten. Die Krankheit stabilisiert sich allmählich

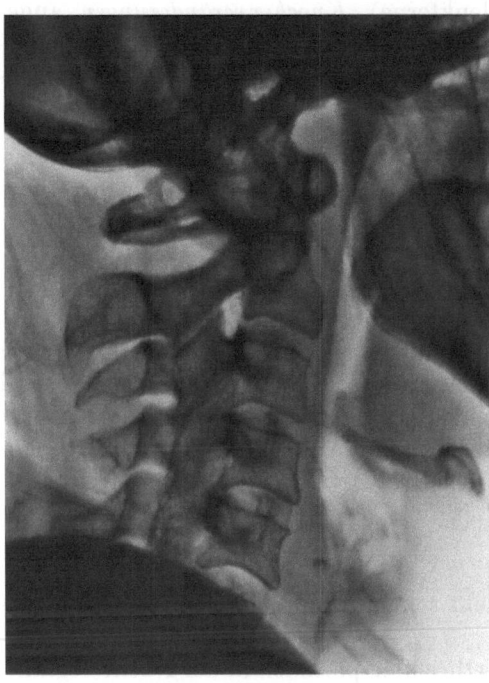

Abb. 19

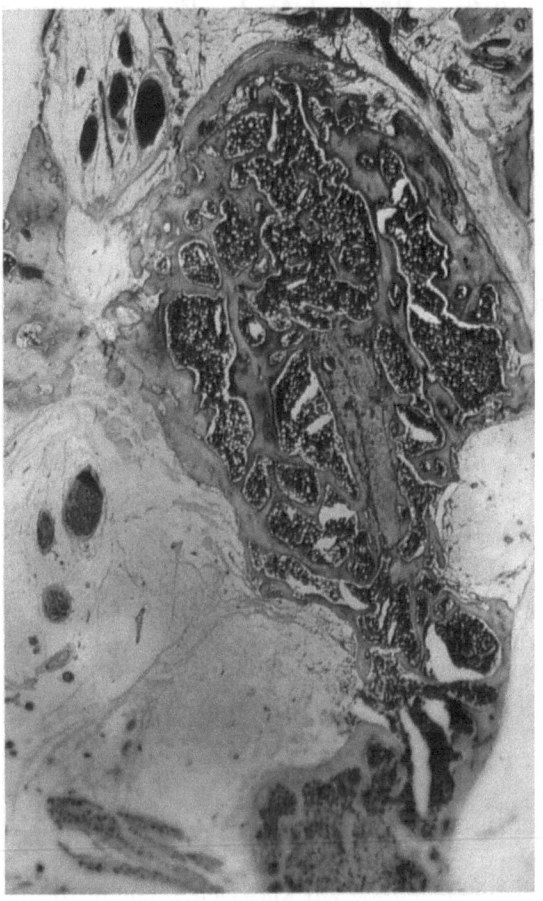

Abb. 20

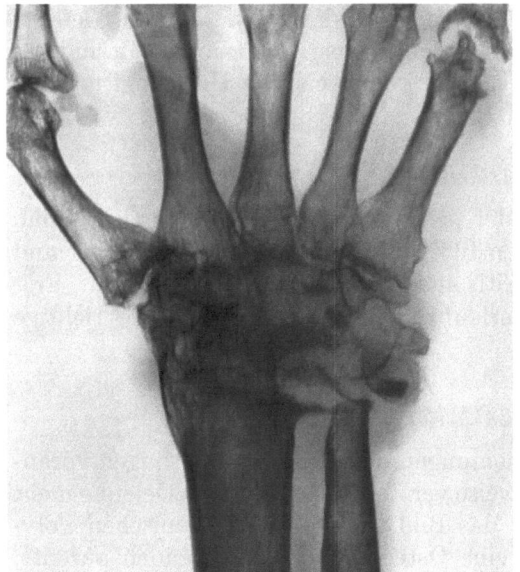

Abb. 21

Abb. 19. *Halswirbelsäule*. 4. 6. 56: 44jährig, 18 Jahre nach Krankheitsbeginn. Seit ½ Jahr Schmerzen im Nacken. An den Intervertebralgelenken C 4—5—6 „Gelenkspalt" stark verschmälert und kaum sichtbar; beginnende Ankylosierung. Am Intervertebralgelenk C 3—4 dorsalwärts kleine arthrotische Randwülste. Keine Spondylosis deformans

Abb. 20. *Histologie:* Knöcherne Ankylose des Intervertebralgelenkes C 3/4 bei chronisch entzündlicher Polyarthritis. Hämalaun-Eosin-Färbung. Vergrößerung 7:1. (Beobachtung von M. AUFDERMAUER)

Abb. 21. *Sch. F., 42jähriger Mann. Arthritis mutilans, primär-chronische Polyarthritis.* Osteolyse der proximalen Handwurzelknochen und der Radius- und Ulnaepiphyse

und der Vernarbungsprozeß schließt mit einer mehr oder weniger sklerotischen Atrophie des Skeletsystems ab.

Seltene Röntgenbefunde. Eine besondere Form von primär-chronischer Polyarthritis bei Jugendlichen ist die von Baastrup beschriebene Polyarthritis chronica progressiva mit außerordentlich starker *Tendenz zur Ankylosenbildung* in Carpus und Tarsus. Malek untersuchte solche Fälle lymphangio- und lymphadenographisch. Er beobachtete Veränderungen ähnlicher Art wie nach schweren Frakturen mit einem völligen Umbau des lymphatischen Systems. Zwischen Bindegewebe und lymphatischem System bestehen offenbar engste Beziehungen. Nach Weiss werden bei der primär-chronischen Polyarthritis gelegentlich auch *extra-articuläre* (gelenkferne) *Knochenveränderungen* angetroffen. Er zeigt zwei Fälle von primär-chronischer Polyarthritis, bei denen sich beiderseits in der Umgebung des Tuber calcanei sehr ausgedehnte *spiculaähnliche Knochenneubildungen*, die auch in die Tiefe des Knochens reichen, entwickelten.

b) Andere rheumatische Polyarthritiden in differential-diagnostischer Sicht

α) Febris rheumatica

Synonyma: Polyarthritis rheumatica acuta
              Akute Polyarthritis

Ein akuter Beginn spricht zunächst für das rheumatische Fieber. Wenn aber das Herz vom Prozeß nicht betroffen wird, und ferner die Antistreptolysin-Reaktion ausbleibt und schließlich im Verlauf röntgenologisch eine Gelenkspaltverschmälerung und Arrosionen sichtbar werden, sollte nach Voit und Gamp trotz des akuten Beginns ein rheumatisches Fieber ausgeschlossen und an eine primär-chronische Polyarthritis gedacht werden.

β) Arthritis urica

Die in den Kriegsjahren selten gewordene Gicht scheint heute wieder häufiger aufzutreten (Voit u. Gamp).

Im Gegensatz zur klassischen Gicht, die monarthriculär plötzlich in der Nacht beginnt, gibt es seltenere Gichtfälle, die von vornherein mehrere Gelenke befallen und subakut oder chronisch beginnen. Im Röntgenbild findet man, wie bei der primär-chronischen Polyarthritis, Osteoporose, Cysten und Zerstörung der Gelenkoberflächen, Osteophyten und Subluxation. Im Unterschied dazu verschonen aber diese Cysten und Defekte längere Zeit, auch bei größerer Ausdehnung, das Gelenk selbst. Entscheidend sind für Gicht der negative Ausfall der serologischen Tests, der Nachweis von Urattophi und die Hyperuricämie.

γ) Psoriasis-Arthritis

Sie unterscheidet sich im Röntgenbild von der primär-chronischen Polyarthritis rein topographisch durch das Befallensein der distalen Interphalangealgelenke der Finger und Zehen, die bei der primär-chronischen Polyarthritis ausnahmslos verschont bleiben. Erst das Wissen um das Vorliegen einer Psoriasis erlaubt dem Röntgenologen die richtige Beurteilung der Bilder.

δ) Kollagen-Krankheiten

Bei der *Sklerodermie* können die Gelenkerscheinungen den Hautveränderungen vorangehen. Die Finger scheinen geschwollen und teilweise versteift, doch sind die Gelenke nicht druckempfindlich. Röntgenologisch findet man das Bild einer primär-chronischen Polyarthritis mit dem Unterschied, daß frühzeitig eine Osteolyse der Fingerenden auftritt.

Den *Lupus erythematodes* kennzeichnen neben den Gelenkbeschwerden ein schmetterlingförmiges Erythem im Gesicht, seröse Ergüsse und pneumonieartige Lungeninfiltrate.

Die *Periarteriitis nodosa* und die *Dermatomyositis*, die auch Gelenkentzündungen aufweisen, gehen vorwiegend mit Krankheitsprozessen am Gefäßsystem und in Haut und Muskulatur einher. Die Diagnose wird durch oft wiederholt notwendige Probeexcisionen gesichert.

ε) Reitersches Syndrom

1916 beschrieb REITER eine fieberhafte Krankheit, die mit Urethritis, Conjunctivitis und Polyarthritis einhergeht und vor allem Männer befällt. Die Krankheit soll nach HEGGLIN besonders häufig nach langdauernder Dysenterie beobachtet werden. Im Lehrbuch von SCHINZ-BAENSCH-FRIEDL-UEHLINGER werden als Röntgensymptome angegeben: Osteoporose, evtl. Verschmälerung des Gelenkspaltes und nur ganz selten destruierende Prozesse. Nicht selten ist das Röntgenbild völlig normal. Nach BONSE sind im späteren Verlauf irreparable Schädigungen der befallenen Gelenke möglich. YOUNG, MASON, MURRAY und OATES sehen nach 5jährigem Krankheitsverlauf in 50% eine ankylosierende Sacrocoxitis, jedoch nicht die Wirbelsäulenveränderungen eines Morbus Bechterew. Als Frühsymptom werden periostale Neubildungen an den affizierten Gelenkkanten und im besonderen an der Plantarseite des Fersenbeines angegeben.

ζ) Still-Chauffardsche Krankheit

Darunter versteht man eine schwere Gelenkerkrankung im Kindesalter mit den Röntgensymptomen einer primär-chronischen Polyarthritis, die durch das Auftreten einer obligaten Milzschwellung und von generalisierten Lymphknotenvergrößerungen charakterisiert ist. Daneben besteht eine hypochrome Anämie.

η) Felty-Syndrom

Es geht mit einer schubweise verlaufenden primär-chronischen Polyarthritis-ähnlichen Gelenkerkrankung einher und befällt vorwiegend Frauen. Charakteristisch sind Milzschwellung, Leukopenie und Hautpigmentationen, selten auch Lymphknotenschwellungen.

ϑ) Arthritis Poncet

Bei tuberkulösen Organaffektionen treten nicht selten arthritische Beschwerden auf, die als tuberkulo-toxisch betrachtet werden. An den nur leicht schmerzhaften Gelenken sind röntgenologisch keine Veränderungen nachweisbar. Findet man solche, muß eine tuberkulöse Arthritis bei hämatogener Streuung angenommen werden.

ι) Schulter-Hand-Syndrom

Dieses beruht im wesentlichen auf einer Sympathicusirritation, die durch mannigfache Veränderungen im Bereich der Halswirbelsäule und des Schultergelenkes ausgelöst wird. Es kann auch im Gefolge eines Myokardinfarktes manifest werden. Klinisch werden Schmerzen und Paraesthesien der Unterarme und der Finger angegeben. Es kommt zu einer teigigen Schwellung des Handrückens und der Finger mit Acrocyanose. Dazu besteht regelmäßig eine schmerzhafte Schultersteife (frozen shoulder) mit Kapselschrumpfung.

κ) Osteoarthropathie hypertrophiante pneumique (BAUMBERGER-PIERRE MARIE)

Bei chronischen neoplastischen und entzündlichen Erkrankungen der Thoraxorgane kommt es zu Trommelschlägelfingern mit Schmerzen, Schwellung und Bewegungsbehinderung. Röntgenologisch sieht man charakteristische periostale Knochenauflagerungen an den distalen Abschnitten der Unterarm- und Unterschenkelknochen.

λ) Infektarthritis

Sie ist ein wenig umrissenes Krankheitsbild. Im Anschluß an eine Halsentzündung oder eine andere Infektion oder auch bei Bestehen von Focalherden werden zum Teil mit subfebrilen Temperaturen einhergehende Gelenkschmerzen beobachtet, ohne daß in der Regel faßbare Gelenkerscheinungen vorliegen. Meistens gehen die Erscheinungen nach Entfernung des Streuherdes zurück.

Bei *Colitis ulcerosa* beobachteten Fernandez-Herlily in 17% und Wright und Watkinson in 17 Fällen (15,7%) eine typische Arthritis. Die Colektomie führte häufig

Abb. 22 u. 23. *B. F., 37jährige Frau, erkrankt an Colitis ulcerosa mit Arthritis.* Nach 1 Jahr unvollständige und erfolglose Colektomie. 3 Monate später Schwellung und Schmerzen am linken Kniegelenk. 1 Monat später Recto-Vaginalfistel, Iritis und Gelenkbeschwerden an Füßen und im Rücken. Nach weiteren 2 Jahren Schmerzen und Schwellung der Hände, besonders am rechten Daumen. (Beobachtung von H. W. Hotz, Luzern)

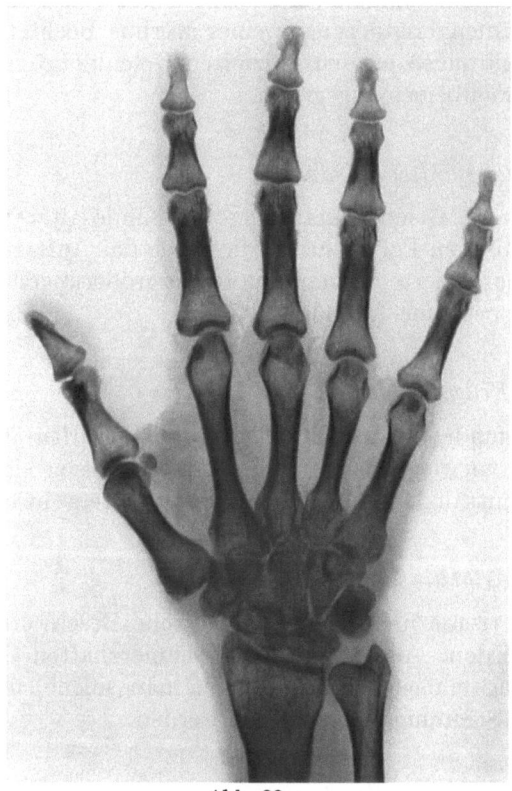
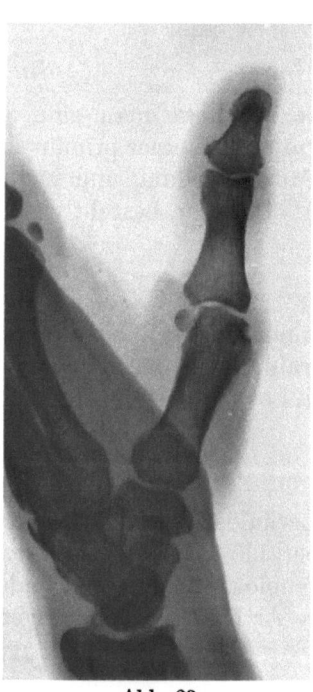

Abb. 22   Abb. 23

Abb. 22. Linke Hand: Osteoporose der Handwurzel mit Verdünnung der Spongiosastruktur

Abb. 23. Rechter Daumen: Am Capitulum des Metacarpus I randständiger cystischer Knochen- und Corticalisdefekt

zu prompter Remission der arthritischen Symptome. Typisch sind das monarthriculäre Befallensein großer Gelenke und der negative Ausfall der Rheumateste. Nach Demole ist auch mit einer Weiterentwicklung mit eventuellem Übergang in Ankylose zu rechnen (Abb. 22 u. 23).

μ) Allergische Gelenkerkrankungen

Nach Moll sind allergisch-anaphylaktische Krankheitsbilder charakterisiert durch anfallsweises und meist plötzliches Auftreten mit völliger oder weitgehender Reversibilität. Nach Schuppli ist eine Abgrenzung der allergischen Gelenkerkrankungen gegen die rheumatischen sehr schwer, da der Rheumatismus ja sicher auch unter dem Oberbegriff der Allergie beschrieben werden muß. Nichtrheumatische allergische Gelenkerkrankungen sind wohl nur die Serumkrankheit und einige seltene Fälle von anderen medikamentös auslösbaren Gelenkschwellungen. Dafür, daß es allerdings daneben noch echte allergische Gelenkschwellungen geben kann, die weder rheumatisch noch medikamentös sind, führt SCHUPPLI folgende Einzelbeobachtung an:

Bei einem 25jährigen Patienten, der an Heuschnupfen litt, tritt immer im Mai und Juni parallel mit der Pollenrhinitis auch eine Schwellung mehrerer Gelenke (Knie, Wirbel) auf. Interessanterweise ließ sich durch Injektion von Pollenextrakt zur Desensibilisierung die gleiche Art von Gelenkschwellungen auch im Winter auslösen und zwar immer im Anschluß an die Injektionen (keine Röntgenaufnahmen).

c) Deformierende Polyarthrosen

Synonyma: Arthritis deformans
Arthrose

Sie sind gekennzeichnet durch degenerativ-involutive Alterationen des Knorpels, reaktiv-proliferative Prozesse von seiten der benachbarten Knochensubstanz, randständige Knochendefekte und multiple kleine Cysten. Da die Lokalisation, der chronische Verlauf und die Knotenbildung häufig zur Verwechslung mit einer primär-chronischen Polyarthritis führen, werden diese Gelenkerkrankungen bei den Arthritiden abgehandelt. Die Synovialis ist kaum oder nur untergeordnet beteiligt und die Senkungsgeschwindigkeit der Erythrocyten und die Ergebnisse der Laboruntersuchungen sind normal, wenn nicht sekundär-entzündliche Erscheinungen das Bild beherrschen.

Die Ursache der Erkrankung ist, abgesehen von Traumen und direkten chronischen Schäden, noch unklar. Es wird eine Störung des endokrinen Gleichgewichtes angenommen, wofür das gehäufte Auftreten im Klimakterium sprechen würde.

LEB spricht von einem peripheren Kreislaufschaden, den er in vielen Fällen serienangiographisch belegen konnte, und zwar nach seiner Ansicht schon vor dem Auftreten gröberer Röntgenveränderungen am Knochen. Seine Arteriogramme zeigen den Gefäßverschluß im Bereich der Phalangen, den er als Spitzendürre bezeichnet.

In bezug auf neurotrophische Störungen beschreibt MUNK 1919 folgenden Fall:

Bei einem Mann von 56 Jahren, der 10 Jahre vorher einen Schlaganfall erlitten hatte, waren die Heberdenschen Knoten nur an der gesunden Hand stark ausgeprägt, an der gelähmten Seite nur angedeutet.

Nach STECHER besteht eine vererbte Bereitschaft zur Entwicklung von Heberdenschen Knoten, und zwar bei der Frau dominant und beim Mann recessiv.

In klinisch-symptomatologischer Hinsicht existieren Zusammenhänge mit Traumen, Klima- und Wetterfaktoren (Feuchtigkeit, Temperatur und Luftströmung), allerdings in bedeutend geringerem Ausmaße als bei der primär-chronischen Polyarthritis.

Verschiedene Erscheinungsformen. Während der über Wochen und Monate erfolgten Entwicklung kann das Krankheitsbild gelegentlich den Aspekt eines entzündlichen Geschehens bieten. Die dabei auftretenden gelenknahen Knoten können vorübergehend schmerzhaft sein. Sie sind nicht zu verwechseln mit denen einer primär-chronischen Polyarthritis, welche die distalen Interphalangealgelenke frei läßt. Die Knoten beruhen einerseits auf einer osteophytären Wucherung, die HEBERDEN 1902 erstmals beschrieben hat, andererseits auf einer Verdickung des periarticulären Gewebes, worauf besonders MUNK und UMBER hingewiesen haben. Gegenüber der fusiformen Gelenkschwellung bei der primär-chronischen Polyarthritis sind diese nodulären Vorsprünge klinisch leicht abzugrenzen (Abb. 24). Gichtknoten, die auch an den distalen Interphalangealgelenken anzutreffen sind, zeigen zu Beginn Knochendefekte und auch nach Entwicklung einer sekundären Arthronosis deformans einen größeren Weichteilschatten als die Heberdenschen Knoten, bei denen die Größe des Weichteilschattens der osteophytären Wucherung entspricht. Die Polyarthrosen können in drei Formen unterschieden werden, die einzeln und kombiniert auftreten und folgende Röntgenbefunde zeigen:

Abb. 24 u. 25. *M. W., 55jähriger Mann. Polyarthrosis deformans der Hände.* Knoten an den Fingern seit 8 Jahren. Anfänglich schmerzhaft. Steifes Gefühl und Ungeschicklichkeit. Blutsenkungsreaktion normal

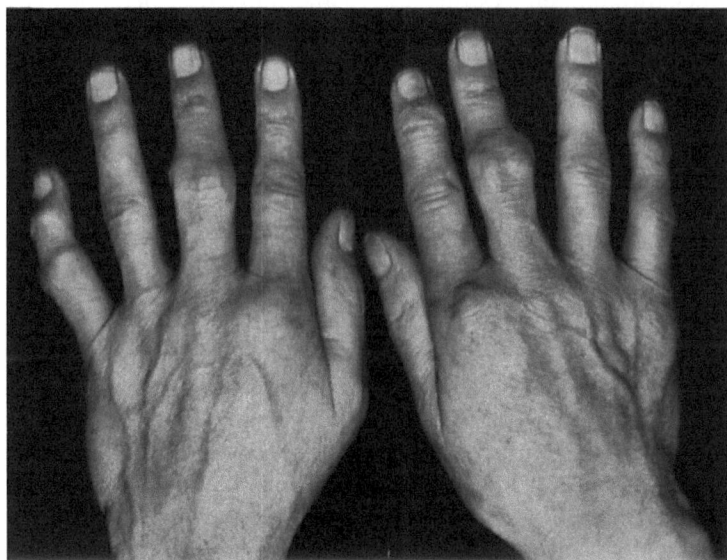

Abb. 24. Photo: Typische knotige Schwellung der Handgelenke

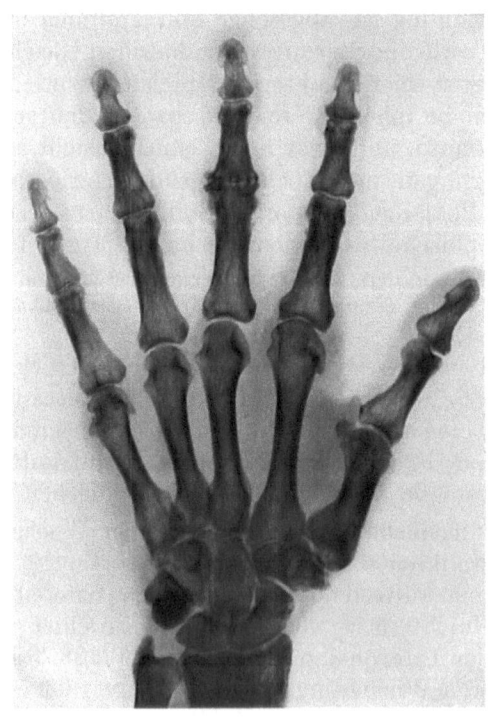

Abb. 25. Rechte Hand: Arthrosis deformans am Daumen-Carpo-metacarpal-Gelenk. Zackige Randwülste am Multangulum. Arthrosis deformans am proximalen Interphalangealgelenk III und Metacarpophalangealgelenk V. Gelenkspalt verschmälert. Starke Randwulstbildung. Cysten in der Basis der Grundphalanx V. Randständige Knochendefekte an der Grundphalanx II ulnarseits und IV radialwärts. Keine Osteoporose

α) Heberdensche Knoten und Bouchardsche Knoten

Die arthrotischen Knoten der Interphalangealgelenke werden bei distaler Lokalisation nach Heberden (Abb. 26) und proximal nach Bouchard bezeichnet (de Sèze) (Abb. 25). Der Gelenkspalt ist infolge Knorpelschwund verschmälert. Die Basen der

Endphalangen zeigen Osteophyten, die besonders dorsolateral hutförmig die distalen Gelenkenden der Mittelphalangen überdecken. Finger- und Handwurzelknochen zeigen oft multiple kleine Cysten.

β) Arthrose des Daumens, multangulo-metacarpal

Diese wurde speziell von FORESTIER und JAQUELINE als Rhizarthrose beschrieben. Wegen besonderer Intensität und Hartnäckigkeit der Beschwerden kommt ihr größere Bedeutung zu. Sie ist besonders bei Frauen jenseits des 50. Altersjahres und häufig symmetrisch anzutreffen (Abb. 25).

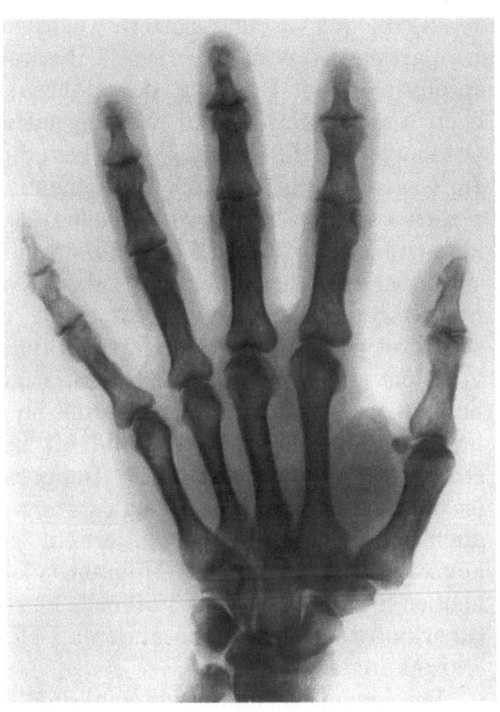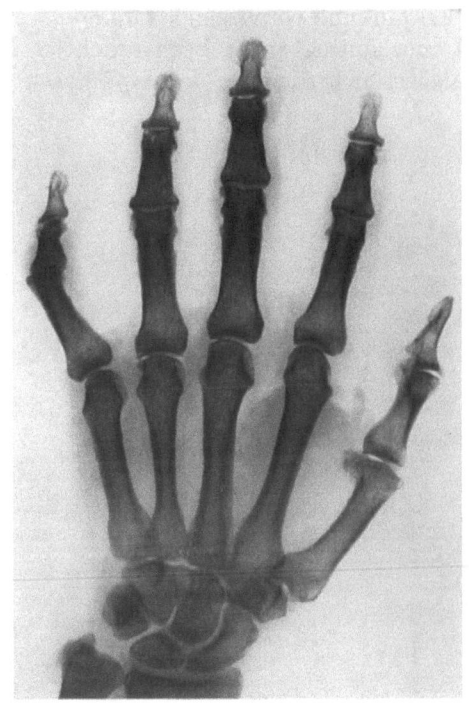

Abb. 26   Abb. 27

Abb. 26. *R. A., 70jährige Frau. Heberdensche Knoten* der Finger seit 20 Jahren. Keine wesentlichen Schmerzen. Blutsenkungsreaktion normal. Linke Hand: Distale Interphalangealgelenke II—IV durch arthrotische Randwülste an den Grundphalanx-Basen deformiert. Gelenkspalt verschmälert. Keine Osteoporose

Abb. 27. *M. J., 60jähriger Mann. Periarthritis destruens endocrina* (MUNK u. UMBER). Beginn vor 10 Jahren mit Steifheit und zeitweise leichten Schmerzen. Blutsenkungsreaktion normal. *Linke Hand:* Randständige, wie eingekerbte Knochendefekte an den Grundphalangen II—IV im distalen Drittel. Die entsprechenden Gelenke zeigen einen verbreiterten Weichteilschatten. Keine Osteoporose

γ) Periarthritis destruens endocrina (MUNK und UMBER)

MUNK und UMBER beobachteten jenseits des 40. Lebensjahres häufiger bei Frauen als bei Männern periarticuläre, anfänglich oft schmerzhafte Knotenbildungen und randständige Knochendefekte und Usuren an den Gelenkköpfchen, die wie eingekerbt erscheinen (Abb. 27). Im Gegensatz zur primär-chronischen Polyarthritis besteht keine Osteoporose. Trotz ausgedehnter Usuren an den Gelenken bleibt die Funktion relativ gut erhalten, da Schmerzen und entzündliche Spannung fehlen. Die Krankheit beginnt mit dem Gefühl von Steifheit in den Gelenken, wodurch die Bewegung gehemmt und ungeschickt wird. Häufig zeigt das Röntgenbild gleichzeitig multiple Heberdensche Knoten, eine Arthrose des Daumengrundgelenkes, multiple Cysten und randständige Knochendefekte (Abb. 25).

2. Spezifische bakterielle Monarthritiden

In dieser Gruppe erschwert der gelegentlich monarthritische Beginn der besprochenen Polyarthritiden die Diagnose. Klinisch gesehen verlaufen die spezifischen Monarthritiden in der Regel schneller und regelmäßiger als die Polyarthritiden, die durch aufeinanderfolgende Schübe gekennzeichnet sind.

a) Die chronischen Monarthritiden

α) Die Gelenktuberkulose

Sie geht aus vom Knochen oder von der Gelenkkapsel. Im jugendlichen Alter beginnt die Erkrankung vorwiegend durch ossäre Herde, die die gut vascularisierten, wachsenden und mechanisch stark beanspruchten Knochenpartien bevorzugen. Die Tuberkulose lokalisiert sich somit in den Epiphysen und epiphysennahen Bezirken der Röhrenkno-

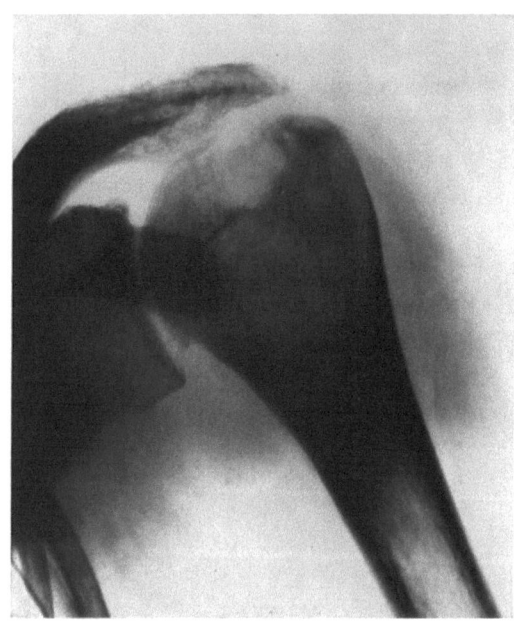

Abb. 28. *G. J., 48jährige Frau. Caries sicca tuberculosa.* Seit 2 Jahren Schmerzen im linken Schultergelenk. *Linkes Schultergelenk:* Im Humeruskopf großer, randständiger Knochendefekt. Auffallend geringe Osteoporose

chen im Gegensatz zur akuten eitrigen Osteomyelitis, die die Diaphysen bevorzugt. Im Gegensatz zur primär-chronischen Polyarthritis werden häufiger die großen als die kleinen Gelenke befallen. Fußtuberkulosen sind aber trotzdem keine Seltenheit. Nach SCHINZ-BAENSCH-FRIEDL-UEHLINGER entstehen etwa 50% aller Skelettuberkulosen vor dem 15. Lebensjahr. Die Erkrankung beginnt und verläuft typisch chronisch mit unklaren Initialsymptomen und oft lange stummem Röntgenbild. Die Temperatur ist über dem erkrankten Gelenk stets, wenn auch manchmal nur wenig, erhöht. Die konstante, oft während Monaten gleichbleibende Überwärmung unterscheidet die tuberkulösen Gelenke von anderen Gelenkerkrankungen (HEGGLIN).

Bei einem ausnahmsweise akuten Beginn ist an eine massive Gelenkinfektion infolge Durchbruch eines latenten ossären Herdes zu denken.

Röntgensymptome der Arthritis tuberculosa. In der Praxis ist eine sichere Differenzierung zwischen ossärer und synovialer Tuberkulose meistens nicht möglich. Nach LINDEMANN, LANGE und GLAUNER sowie MARQUARDT dürfte es, im Gegensatz zu FLESCH, KREMER und GARDEMIN, äußerst schwierig sein, granulierende und käsige Knochenherde im Röntgenbild zu unterscheiden. Die folgende Besprechung hält sich deshalb nur an Röntgensymptome und nicht an eine pathologisch-anatomische Einteilung.

Knochendefekte. Die tuberkulösen granulierenden oder käsigen Herde zerstören die Knochensubstanz. Es entsteht ein Knochendefekt, der im Innern als Knochencaverne und an der Oberfläche als Randusur sichtbar wird. Typische Randdefekte finden sich vor allem bei der Caries sicca des Schultergelenkes (Abb. 28). Rein nekrotische Herde sind im Röntgenbild nicht sichtbar, da Struktur und Kalkgehalt der Knochenbälkchen unverändert sind. Sie treten erst in Erscheinung, wenn der Knochen aufgelöst und die Knochenbälkchen zerstört sind. Es können eine circumfocale Osteoporose oder Sklerose oder eine Sequestrierung entstehen. Der Sequester stellt sich im Röntgenbild als dichter Schatten mit heller Randzone dar. Er ist oft kalkdichter als der übrige Knochen und, falls er an die

Oberfläche reicht, entsteht eine stufenförmige Vertiefung (Abb. 29 u. 30) (SCHINZ-BAENSCH-FRIEDL-UEHLINGER, KREMER). Die Darstellbarkeit des Knochendefektes hängt ferner von seiner Lage und von seiner Größe im Verhältnis zur umgebenden Tela ossea ab.

Abb. 29 u. 30. *Sch. F., 47jähriger Mann. Gonitis tuberculosa*

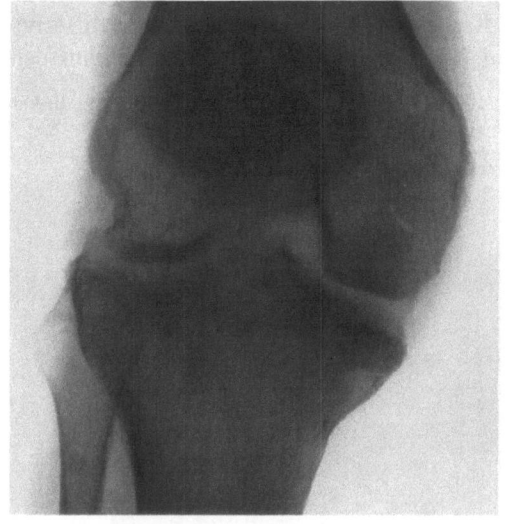

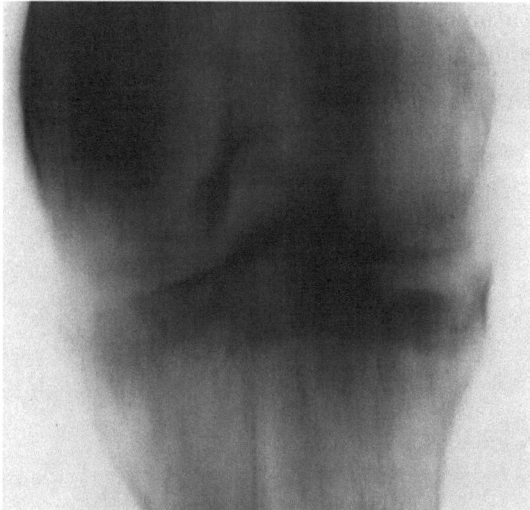

Abb. 29. Sequester im Condylus tibialis tibiae   Abb. 30. Schichtaufnahme

CHASIN hat festgestellt, daß beim Erwachsenen Spongiosadefekte relativ besser zur Darstellung kommen als beim Kind, da die Spongiosa des Erwachsenen mehr Strahlen absorbiert. Auch erbs- bis fast haselnußgroße, zentralgelegene Herde können oft erst durch die Schichtaufnahme zur Darstellung gebracht werden.

Bei der *Synovialtuberkulose* können Knochendefekte am Kapselansatz entstehen. Solche zeigen sich besonders deutlich am Kniegelenk und Hüftgelenk als randständige Defekte (Abbildung 31, 32, 33).

Osteoporose. In der Synovia und den Gelenkweichteilen gelegene Tuberkuloseherde sind im Röntgenbild nicht sichtbar. Sie gehen aber einher mit Osteoporose. Diese äußert sich als diffuse homogene Abnahme der knöchernen Schattendichte in der Umgebung des Erkrankungsherdes (KÖHLER). Gegenüber der fleckigen akuten Knochenatrophie, die bei akuter, z. B. gonorrhoischer Arthritis, beim Sudeck und im Verlauf einer Frakturbehandlung beobachtet wird, ist sie relativ leicht abzugrenzen. Bei Gelenkinfektion durch Einbruch ossärer Herde entsteht eine besonders hochgradige Osteoporose (GARDEMIN). Der

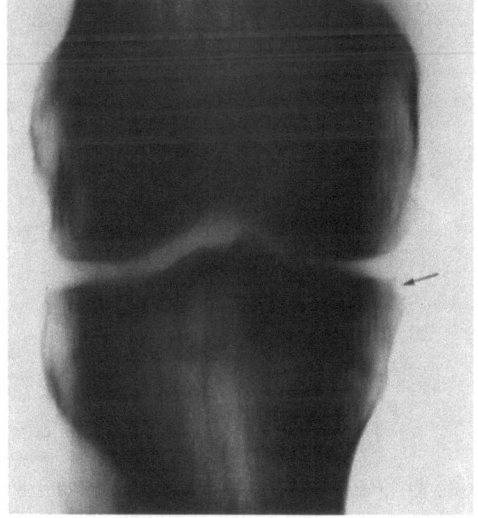

Abb. 31. *E. W., 46jähriger Mann. Gonitis tuberculosa.* Ausstanzung an der Tibiakante an der medialen Kapselumschlagfalte

osteoporotische Knochen erscheint gleichmäßig glasig durchsichtig. Dies ist besonders deutlich an kugeligen Knochen, z. B. an der Femurkopfepiphyse, zu beobachten, da die dem größeren Durchmesser entsprechende Verdichtung des Zentrums nicht mehr zu sehen ist (Abb. 34—37).

Weichteilveränderungen. Verbreiterung des Gelenkkapselschattens tritt ein durch einen Erguß oder durch Granulationen, die das Gelenkinnere ausfüllen, z. B. am Hüftgelenk

34*

besonders auf der lateralen Seite, wobei der Femurkopf nach lateral verdrängt wird
(Lange) (Abb. 34—38). Dadurch entsteht häufig schon zu Beginn einer Coxitis am kranken Bein eine leichte Einschränkung der Flexion und Extension.

Verschmälerung des sog. „Gelenkspaltes" weist auf eine Gelenkinfektion hin, die den
Knorpel zerstört (Abb. 35). Durch Übergreifen auf den Knochen werden die Gelenkkonturen unregelmäßig und unscharf (Abb. 36). Es besteht hier ein wesentlicher differentialdiagnostischer Unterschied zu den aseptischen Knochennekrosen, der Osteochondrosis

Abb. 32 u. 33. *Sch. R., 21jährige Frau. Coxitis tuberculosa.* Seit ¹/₂ Jahr zunehmende Schmerzen am linken
Hüftgelenk. Hyperextension gehemmt

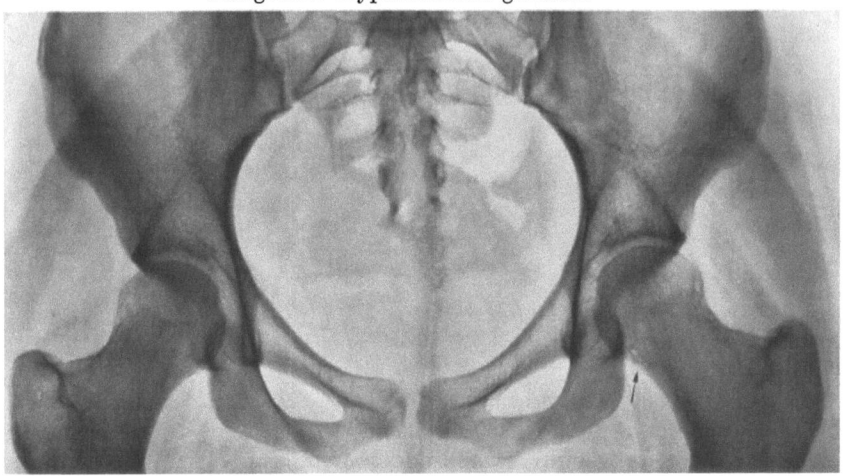

Abb. 32. Becken 10. 5. 49: Am linken Schenkelhals medial kopfwärts kleiner flacher corticaler Knochendefekt.
Leichte Osteoporose des Kopfes

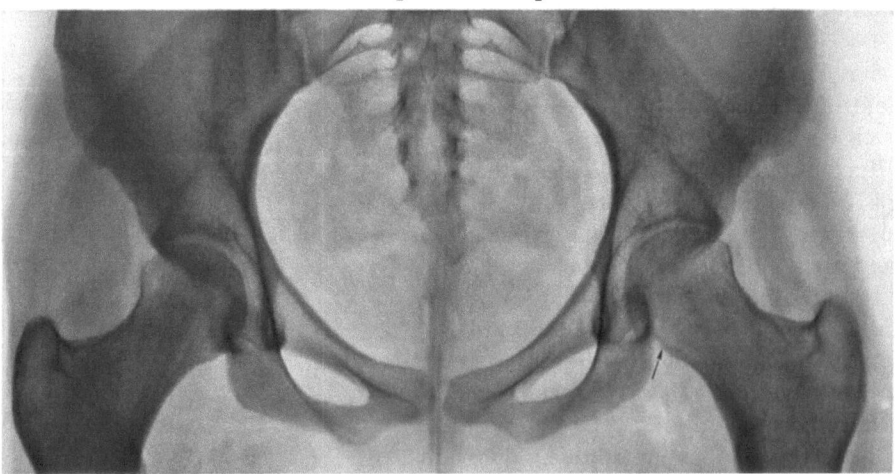

Abb. 33. *Becken.* 10. 1. 50: Inzwischen Ruhigstellung. Am linken Schenkelhals medial Knochendefekt wesentlich größer geworden. Stärkere Osteoporose. „Gelenkspalt" verschmälert

deformans coxae und zur Epiphyseolysis, die den Knorpel intakt lassen und den Gelenkspalt eher erweitern. Andererseits kann der monarthritische Beginn einer primär-chronischen Polyarthritis kaum von einer Tuberkulose unterschieden werden (Abb. 13—16).
Beide verlaufen chronisch und bewirken Osteoporose und „Gelenkspalt"verschmälerung.
Am Kniegelenk läßt der durch die Menisci sehr breite Gelenkspalt eine relativ geringe Verschmälerung nur schwer erkennen. Statt zu warten, ist hier bei Verdacht auf Tuberkulose die Kapselbiopsie zu empfehlen.

Vergrößerung durch Wachstumsreiz. Délorme beobachtete als erster bei der jugendlichen Coxitis tuberculosa eine Vergrößerung des Schenkelkopfes. Lindemann und

Abb. 34—37. *B. B., 16jähriger Mann. Coxitis tuberculosa.* Seit $^1/_2$ Jahr zunehmende Schmerzen im linken Hüftgelenk. Hyperextension schmerzhaft

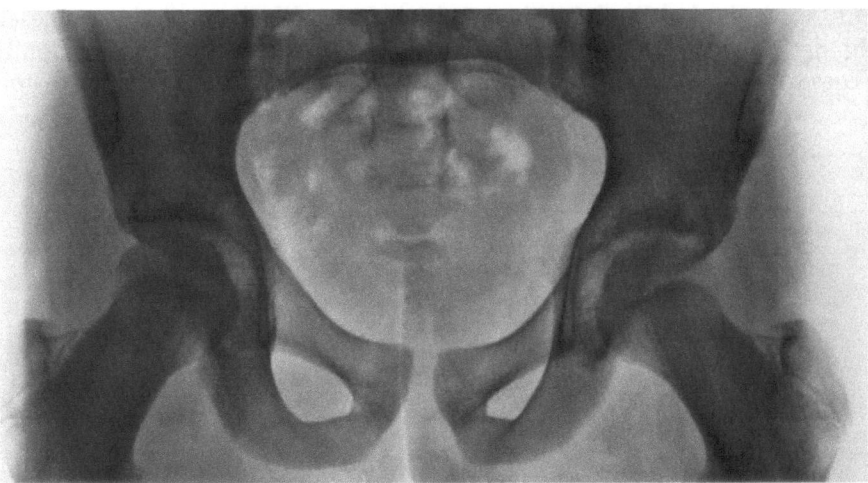

Abb. 34. *Becken.* 8. 10. 52: Am linken Hüftgelenk Weichteilschatten lateral verbreitert, leichte Osteoporose und Pfannendach lateralwärts etwas aufgelockert und unscharf begrenzt

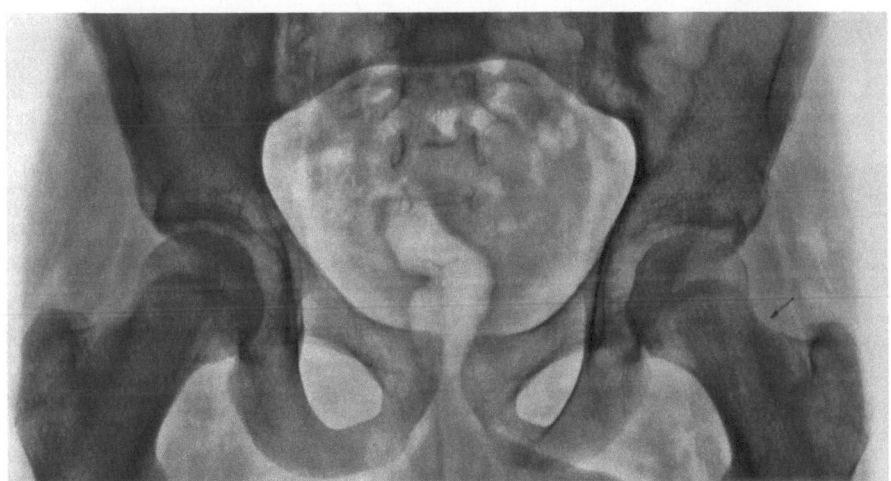

Abb. 35. 30. 1. 53: Inzwischen Ruhigstellung, am linken Hüftgelenk Osteoporose stark zugenommen, Gelenk-spalt etwas verschmälert und am Schenkelhals lateral flacher Corticaldefekt

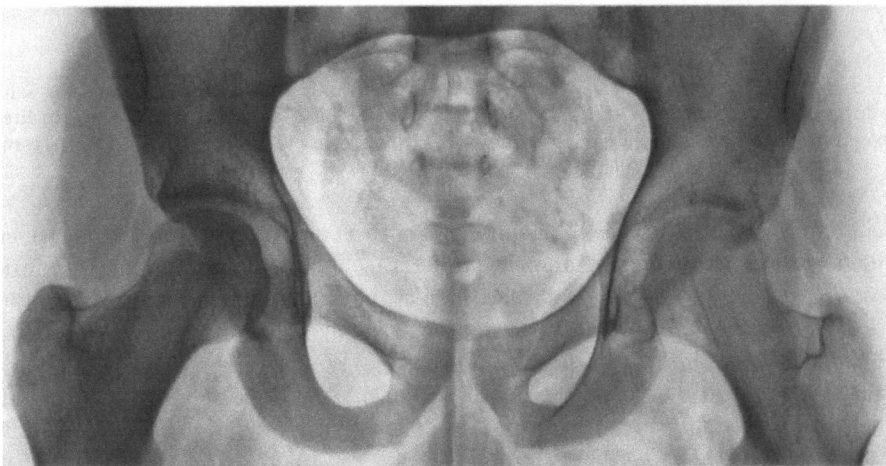

Abb. 36. 10. 9. 53: Trotz Ruhigstellung und Tuberculostatica zunehmende Destruktion mit Usurierung der Schenkelhalsbegrenzung und starker Verschmälerung des Gelenkspaltes

DIECKVOSS beschreiben diese Vergrößerung als spezifisch tuberkulöses Symptom. Eine Vergrößerung des Femurkopfes, die mit intakter Gelenkfläche und ohne Deformation einhergeht, wird als das Produkt eines tuberkulösen Wachstumsreizes angesehen. Sie entspricht der Steigerung des Längenwachstums am Kniegelenk bei der Gonitis tuberculosa. Diese Wachstumssteigerung betrifft am Hüftgelenk nicht nur den Kopfkern, sie

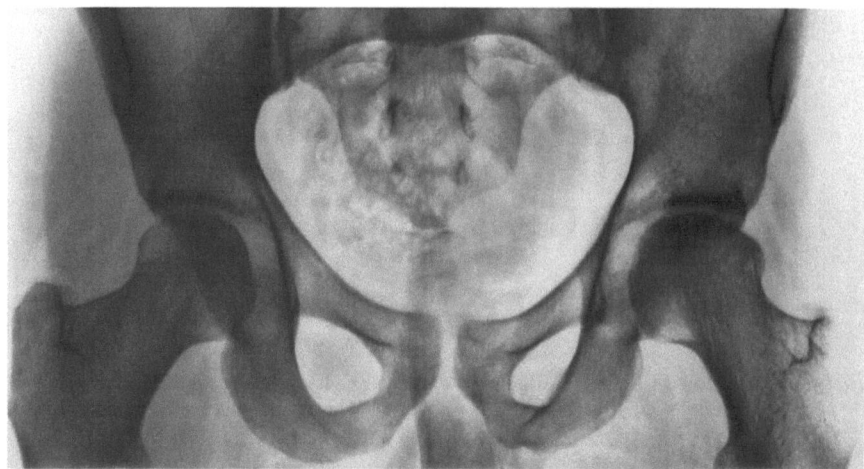

Abb. 37. 17. 7. 58: Klinisch und röntgenologisch geheilt. Funktion wenig eingeschränkt. Hatte inzwischen eine offene Lungentuberkulose. Im Röntgenbild sklerotische Atrophie mit verdickter, strähniger Spongiosazeichnung im Schenkelhals. Kopf lateral wenig deformiert. Pfannendach lateral sklerosiert. Gelenkspalt verschmälert

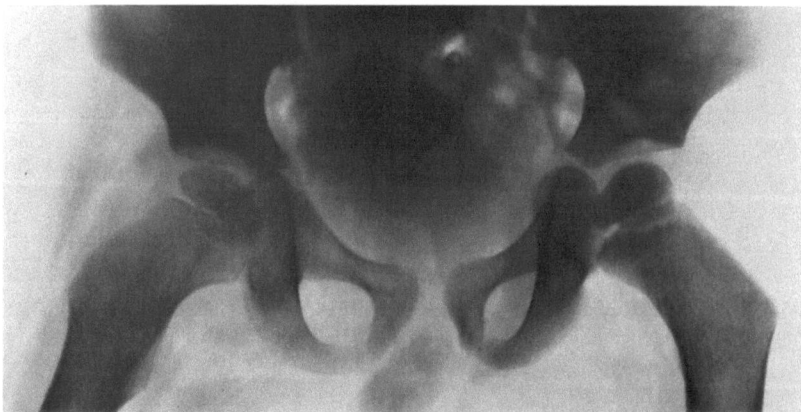

Abb. 38. *Sch. S., 3¹/₂jähriger Knabe. Coxitis tuberculosa* (Nieren-Lungentuberkulose). Schmerzen seit ¹/₂ Jahr, seit 3 Wochen eingeschränkte Funktion. Becken: Osteoporose von Schenkelhals und Kopf rechts. Rechte Femurkopfepiphyse verbreitert (Durchmesser links 2,1 und rechts 2,4 cm), „Gelenkspalt" verschmälert und Gelenkkapselschatten lateral stark verbreitert

ist auch an der Epiphysenfuge des Schenkelhalses zu beobachten (Abb. 38). Im Gegensatz dazu zeigen andere Gelenkinfektionen oft eine rasche Verkleinerung des Femurkopfes.

Periostale Auflagerungen. Da sich die Gelenktuberkulose in den Epiphysen und Metaphysen der Knochen lokalisiert und diese zum größten Teil von Synovia und nicht vom Periost bedeckt sind, fehlt die Periostitis ossificans. Werden aber Schaftknochen wie bei der Spina ventosa von Tuberkulose befallen, so entwickelt sich eine starke Periostitis ossificans, die differentialdiagnostisch außerordentlich schwierig gegenüber Lues und Staphylokokkenosteomyelitis abzugrenzen ist.

Röntgenuntersuchung. Bei Verdacht auf Tuberkulose ist ein symmetrisches Übersichtsbild des Beckens mit beiden Hüftgelenken bzw. eine Vergleichsaufnahme der gesun-

Abb. 39 u. 40. *B. A., 65jährige Frau. Ellbogentuberkulose.* Seit ³/₄ Jahren Schmerzen, Schwellung und Überwärmung, später Fistel

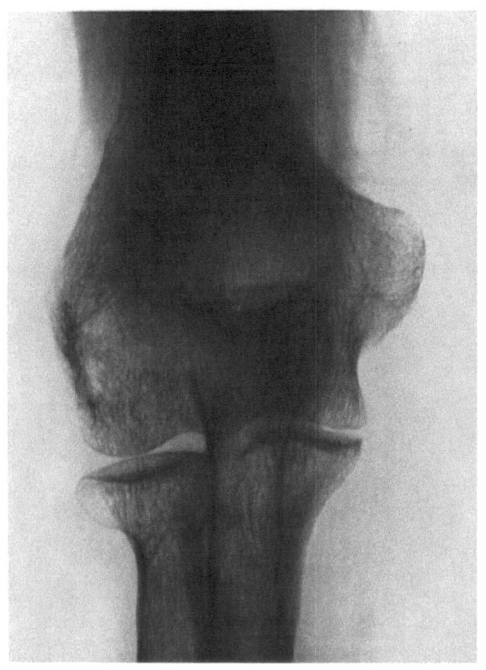

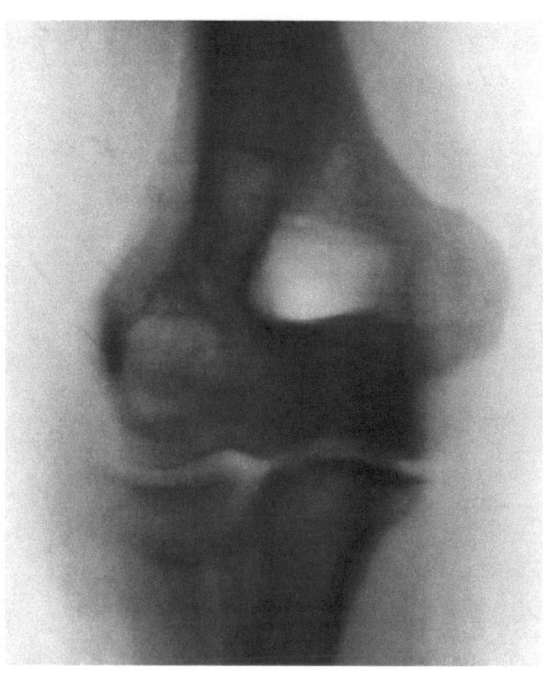

Abb. 39. Ellbogen: Corticale Usur am lateralen
Condylus humeri

Abb. 40. Schichtaufnahme: Haselnußgroße
Knochencaverne im Capitulum humeri

Abb. 41 u. 42. *O. F., 40jähriger Mann. Tarsometatarsalgelenktuberkulose.* Zunehmende Schmerzen seit ¹/₂ Jahr

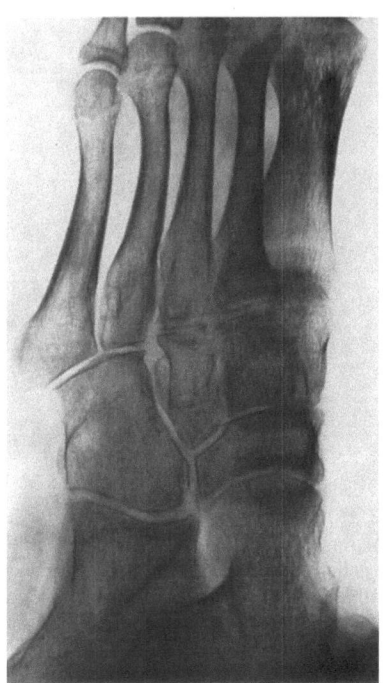

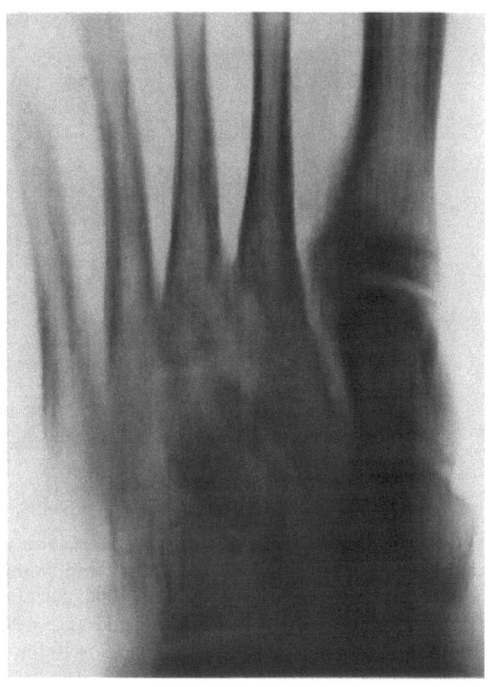

Abb. 41. Fuß: Osteoporose der Fußwurzel.
Kein sicherer Knochendefekt zu erkennen

Abb. 42. Schichtaufnahme: Eindeutiger Knochendefekt
am Rande des Tarsometatarsalgelenks II und III

den Seite in möglichst symmetrischer Lage vorzunehmen, um eine beginnende Osteoporose oder Kapselverdickung feststellen zu können. Gelegentlich ist es vorteilhaft, mit einer

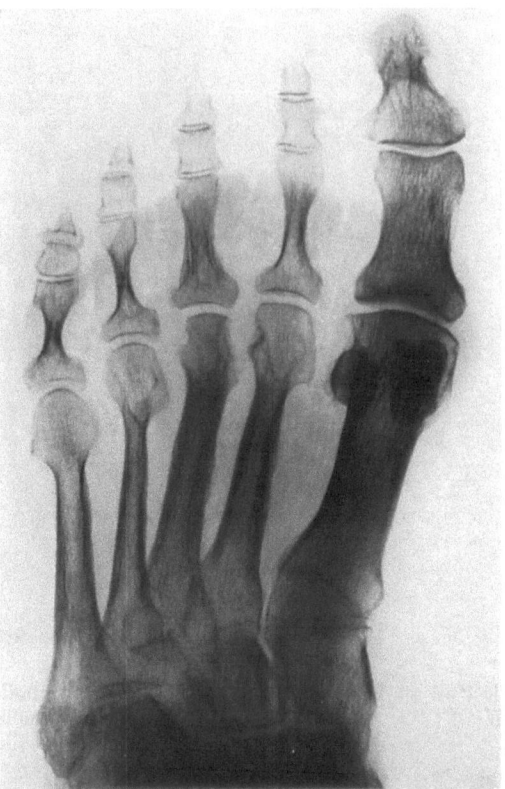

Abb. 43. *V. A. Ch., 56jährige Frau. Unspezifische Osteomyelitis* im Metatarsophalangealgelenk II (histologisch bestätigt). Fuß: Randständiger Knochendefekt am Capitulum des Metatarsus III. Periostitis ossificans am Schaft des Metatarsus III

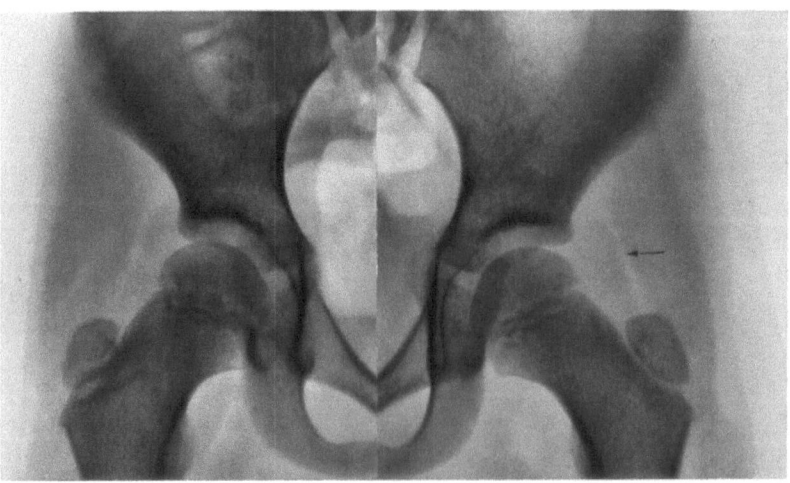

Abb. 44. *G. L., 4¹/₂jähriges Kind. Coxitis incertae causae (Infektarthritis).* Fieber über 39⁰ und Schmerzen im linken Unterbauch und Oberschenkel. Das Kind konnte nicht mehr gehen und hielt das linke Bein angezogen. Senkung 93/126 nach ¹/₂ Std, Leukocyten 4000, Behandlung mit Antibiotica. Röntgenaufnahmen des Beckens nach 1 Woche: am linken Hüftgelenk Gelenkkapselschatten lateral fast 2mal so breit wie rechts, Heilung nach weiteren 4 Wochen

überexponierten und unterentwickelten Aufnahme speziell die Weichteilschatten zur Darstellung zu bringen. Um dabei auftretende Stellungsänderungen der betreffenden Extremität zu erkennen, sind genügend große Übersichtsaufnahmen notwendig. Sehr häufig lohnt es sich, *Schichtaufnahmen* vorzunehmen, die durch eindeutige Darstellung von Knochendefekten eine vorher fragliche Diagnose klären (Abb. 29 u. 30, 39 u. 40, 41 u. 42).

Prognose und Verlauf der Tuberkulose. Gelenknahe Knochenherde z. B. am Hüftgelenk, in Pfanne, Kopf und Epiphysenfuge können bei peripherer Lage oder durch rasche Vergrößerung ins Gelenk durchdrechen. Es kann sich dabei um sehr kleine röntgenologisch kaum sichtbare Herde handeln. Verdächtig ist diesbezüglich eine leicht gewellte Gelenkkonturlinie. Die dabei auftretende Gelenkinfektion ist vor allem bei exsudativen käsigen

Abb. 45 u. 46. *G. T., 36jährige Frau. Unspezifische destruktive Coxitis* (histologisch verifiziert). Vor 4 Monaten Geburt, anschließend Venenentzündung. In der Folge zunehmende Schmerzen und Versteifung im linken Hüftgelenk

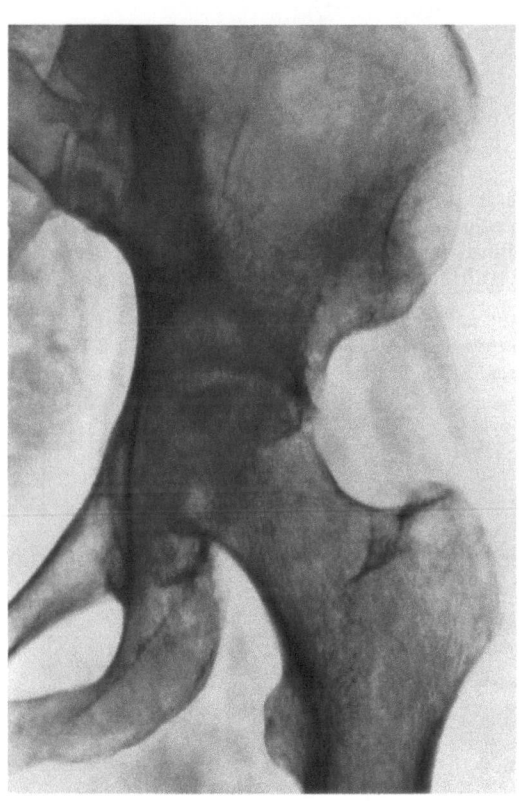
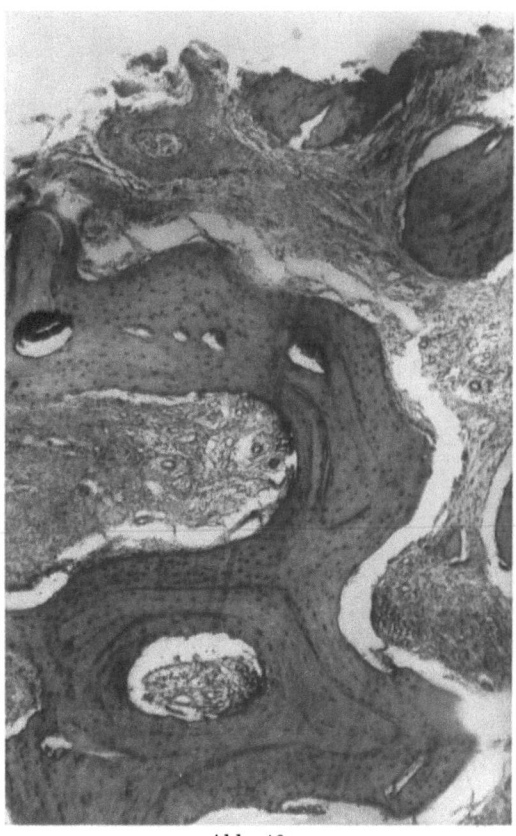

Abb. 45   Abb. 46

Abb. 45. Becken: Im linken Hüftgelenk Knorpel und Gelenkflächen ganz zerstört. Leichte reaktive Sklerosierung mit beginnender arthrotischer Randwulstbildung

Abb. 46. Histologie: Probebiopsie des Hüftgelenkkopfes. Weitgehende Knorpelzerstörung. Markfibrose mit Leukocyten und Plasmazellen. Hämalaun-Eosin-Färbung. Vergrößerung 43:1 (obiger Fall)

Knochenherden sehr ungünstig und von ausgedehnten Destruktionen gefolgt. Zentrale tuberkulöse Herde werden infolge des gut schützenden Knochenmantels oft vor dem Auftreten einer Gelenkinfektion entdeckt und haben eine bessere Prognose. Differentialdiagnostisch sind sie kaum gegen einen Brodie-Absceß abzugrenzen.

Kommt die Krankheit zum Stillstand oder zur Heilung, so stellt sich eine sklerosierende Osteoporose ein. Einzelne Knochenbälkchen werden dicker und treten röntgenologisch gegenüber den anderen besser hervor. Es entsteht das Bild einer trabeculären Spongiosazeichnung. SCHINZ-BAENSCH-FRIEDL-UEHLINGER bezeichnen sie als *sklerotische Atrophie* (Abb. 37). Wo größere Knorpeldefekte vorlagen, entwickelt sich eine knöcherne Ankylose.

In bezug auf Heilung lehrt die Erfahrung, daß wir trotz negativer Röntgenbilder und klinischer Symptomfreiheit nicht imstande sind, das Fortbestehen einer schlummernden lokalen Infektion auszuschließen. Ferner ist zu beachten, daß infolge der hämatogenen

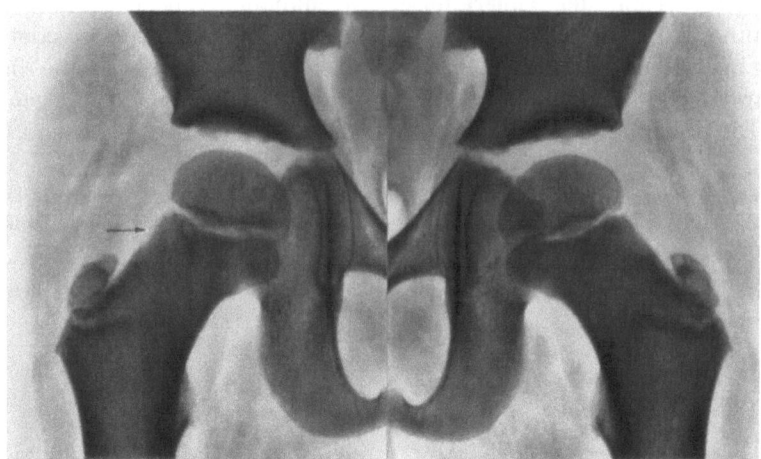

Abb. 47. *K. J., 7jähriger Knabe. Metastatische Coxitis dextra.* Vor 3 Wochen periunguales Panaritium am rechten Daumen. Rasch verheilt. Vor 1 Woche Schmerzen im rechten Hüftgelenk, das steif gehalten wird. Senkung 32/65, Leukocyten 14000, kein Fieber. Mit Penicillintherapie geheilt. Becken: Am rechten Schenkel-hals im Bereich der Epiphysenfuge lateral kleiner Aufhellungsherd, subcortical osteoporotisch

Abb. 48 u. 49. *A. F., 8 Wochen alter Knabe (durch Sectio entbunden). Kniegelenksosteomyelitis.* Seit 3 Wochen hohes unklares Fieber und Bildung eines Abscesses in der Axilla. Besserung auf Penicillin

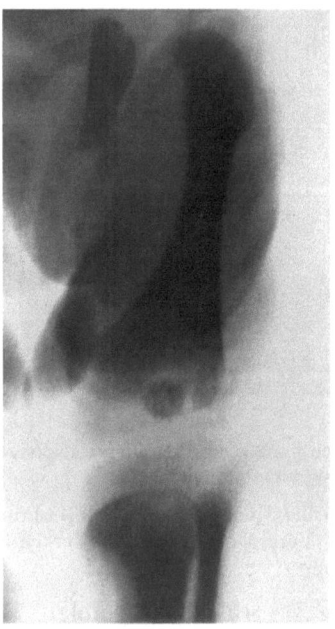
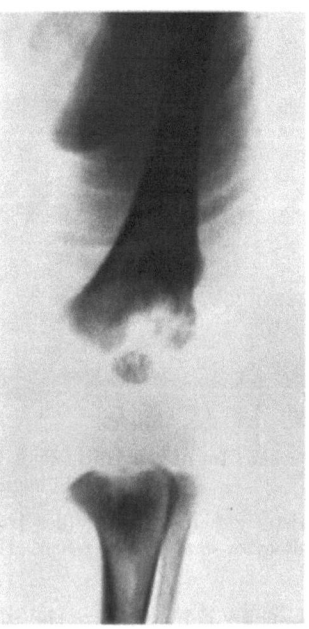

Abb. 48. *Kniegelenke.* 13. 11. 50: Kleiner Destruk-tionsherd in der Femurmeta- und -epiphyse und Periostitis ossificans

Abb. 49. 25. 11. 50: Knochendestruktion und Periostitis ossificans stark zugenommen

Streuung und der verschieden langen Manifestationszeit von der Herdsetzung bis zum Auftreten der ersten Symptome jederzeit auch andere Gelenke und die Nieren erkranken können (Gsell u. Uehlinger; H. U. Gloor). Diese Unsicherheit der Prognose konnte durch die Anwendung der Tuberculostatica gemildert werden.

β) Andere bakterielle chronische Monarthritiden

In Frage kommen die gelenknahe Osteomyelitis (Abb. 43), Morbus Bang und Typhus. Sie bewirken frühzeitige reaktive Sklerosierung. Ferner ist an latente Infektionen nach

Abb. 50—52. *F. M., 32jährige Frau. Coxitis infectiosa subacuta.* Seit 3 Wochen septisches unklares Fieber und zunehmende Schmerzen im linken Hüftgelenk

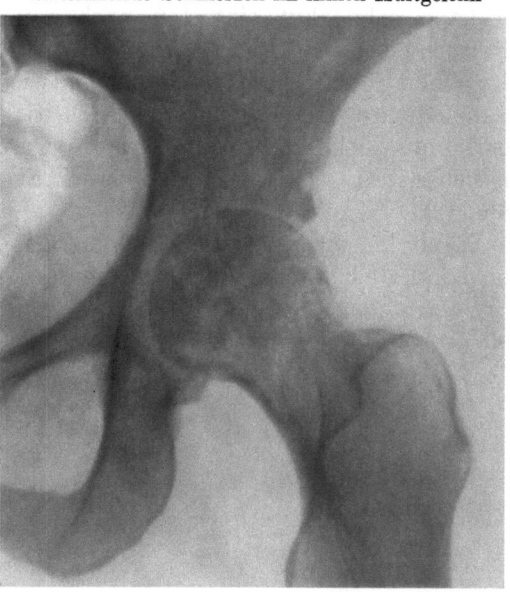

Abb. 50. 6. 4. 43: *Becken:* Links fleckige Osteoporose von Femurkopf, Schenkelhals und Pfanne. Gelenkfläche der Pfanne usuriert. „Gelenkspalt" stark verschmälert. Keine Periostitis ossificans

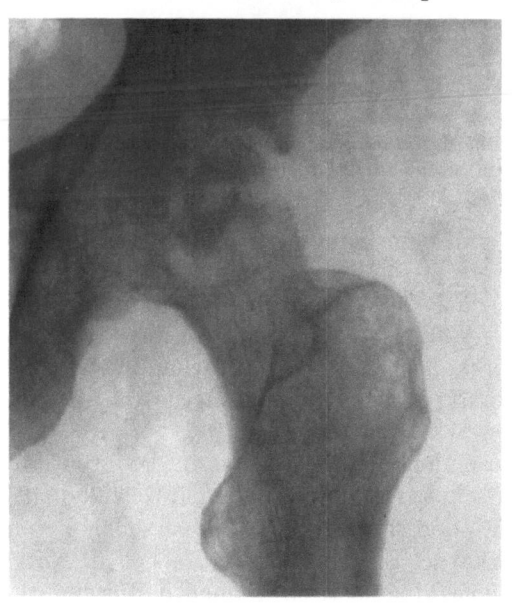

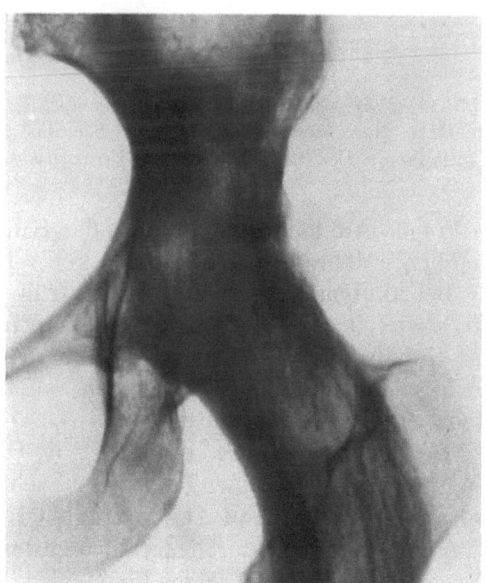

Abb. 51   Abb. 52

Abb. 51. 15. 6. 43: *Becken:* Nach antibiotischer Behandlung langsamer Rückgang des Fiebers. Blutkulturen immer negativ. Innerhalb von 2 Monaten ausgedehnte Destruktionen im Bereich der Kopf-Schenkelhalsgrenze. In der Folge rasche Besserung

Abb. 52. 28. 9. 48: *Becken:* Vollständige Ankylosierung. Patientin schmerzfrei

intraartikulären Cortison-Injektionen zu denken. Nach Anwendung von Antibiotica bei unklarem Fieber kann es zu schleichenden arthritischen Erscheinungen ohne Röntgensymptome kommen, die wieder ganz abklingen im Sinne einer *Infekt-Arthritis* (Abb. 44) oder chronisch verlaufen und grobe Röntgenveränderungen mit Knorpel- und Gelenkflächenzerstörung und reaktiver Sklerosierung hinterlassen (Abb. 45—46).

b) Akute und subakute Monarthritiden

Eine Gelenkinfektion kann sehr akut eintreten nach penetrierenden Gelenkverletzungen und nach Durchbruch eines benachbarten Infektionsherdes aus den Weichteilen oder Knochen ins Gelenk. Weniger heftig, mehr subakut, entwickelt sich beim Erwachsenen und größeren Kind die hämatogene metastatische Arthritis (Abb. 47), während der *Säugling* auch hier sehr heftig mit hochfieberhaftem Verlauf reagiert, wodurch der Untersuchende vom an und für sich charakteristischen Lokalbefund abgelenkt wird (Glauner u. Marquardt) (Abb. 48 u. 49).

Als Erreger kommen Staphylo-, Strepto- und Gonokokken und Friedländer- und Pfeiffer-Bacillen und beim Kind auch Pneumokokken, seltener andere Mikroorganismen

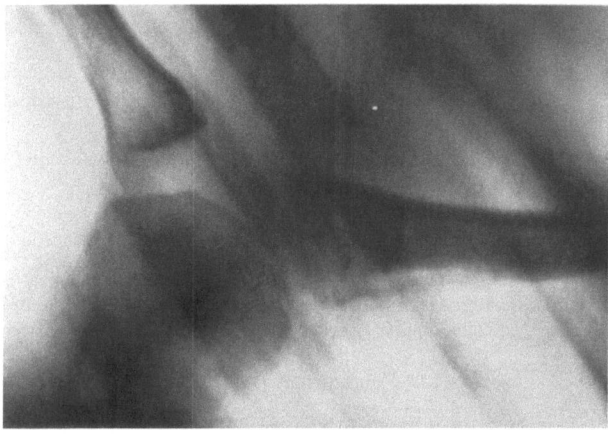

Abb. 53. *F. H., 1jähriges Mädchen. Osteomyelitis.* Mit $^1/_4$ Jahr Schmerzen und Bildung eines Knotens links am Hals. Nach einem halben Jahr Fieber, das auf Penicillin zurückgeht. Sternoclaviculargelenk (Schichtaufnahme): Destruktionsherde und Periostitis ossificans am Sternoclaviculargelenk und an der Clavicula

in Frage. Am häufigsten werden das Kniegelenk und beim Säugling auch das Hüftgelenk befallen. Mehrere Gelenke erkranken selten.

Bei akutem Verlauf kann sehr früh, bereits nach 2 Wochen, im Röntgenbild eine oft etwas fleckige Osteoporose bemerkbar sein (Abb. 50—52). Nach weiteren Wochen verschmälert sich der „Gelenkspalt", die Gelenkkonturen werden subchondral osteoporotisch und unscharf und zeigen Defekte (Abb. 51). Einschmelzungsherde sind frühestens nach 2 Wochen zu erkennen (Glauner und Marquardt).

Bei mehr *subakutem Verlauf* ist die Osteoporose gleichmäßig, so daß die Differentialdiagnose gegenüber einer Tuberkulose sehr schwer sein kann. Ebenso können Gelenkspaltverschmälerungen und Destruktionen nur mehr oder weniger angedeutet sein. Beim Säugling entstehen durch Zerstörung der Gelenkkapsel Subluxationen, die sich in einer Erweiterung des „Gelenkspaltes" zeigen. Differentialdiagnostisch können dadurch z.B. beim Hüftgelenk auch Schwierigkeiten gegenüber der kongenitalen Subluxation entstehen. Es ist dabei auf die normale Entwicklung und Neigung der Gelenkpfanne zu achten.

Eine reaktive Periostitis ossificans fehlt beim Erwachsenen meistens, während sie beim Säugling und Kleinkind sehr früh und ausgeprägt in Erscheinung tritt und oft als erstes Röntgensymptom die Diagnose sichert (Abb. 48, 53).

Bei ausgedehnter Knorpelzerstörung kann es schon ein halbes Jahr nach erfolgter Gelenkinfektion zur knöchernen Ankylosierung (Abb. 52) kommen. War der Knorpel mehr oberflächlich zerstört, entwickelt sich eine chronische Arthritis mit Gelenkspaltverschmälerung und höckeriger Gelenkfläche je nach Ausdehnung des Prozesses, gefolgt von einer mehr oder weniger starken Arthrosis deformans. Nach GLAUNER und MARQUARDT dürften viele Arthrosen im 3. Lebensjahrzehnt, für die sich keine mechanische Erklärungsmöglichkeit findet, die Folge einer in der Jugend durchgemachten leichten Arthritis sein.

Literatur

AUFDERMAUER, M.: Bandscheibenbefunde der Wirbelsäule beim chronischen Gelenkrheumatismus. Schw. Zeitschr. f. allgem. Path. u. Bakt. 20, 684—689. 1957.
— Wirbelsäulenbefunde bei der chronisch entzündlichen Polyarthritis. Z. Rheumaforsch. 17, 177—181 (1958).
BAASTRUP, CHR. J.: Eine besondere Form von Polyarthritis chron. progressiva mit außerordentlich starker Tendenz zur Ankylosenbildung in Carpus und Tarsus bei Jugendlichen. Fortschr. Röntgenstr. 53, 400 (1936).
BOENI, A.: Klinik der primär chron. Polyarthritis und ihrer Grenzfälle unter besonderer Berücksichtigung der serologischen Probleme. Schweiz. med. Wschr. 28, 755—760 (1960).
—, u. A. JUNG: Die Bedeutung der Serumeisen- und Serumkupfer-Tageskurven für die Beurteilung rheumatischer Erkrankungen. Schweiz. med. Wschr. 80, 183 (1950).
BONSE, G.: Über Skelettbeteiligung bei der Reiter'schen Krankheit. Fortschr. Röntgenstr. 85, 675 (1956).
CHASIN: Nach GARDEMIN S. 9—10.
DÉLORME, E.: Über Veränderungen in den Epiphysen bei Gelenktuberkulose. Ver. dtsch. Ges. orthop. Chir. 1913; — Z. orthop. Chir. 34, 190—193 (1914).
DEMOLE, M., B. COURVOISIER et B. KRAFT: Colite ulcéreuse et arthropathique. Arch. Mal. Appar. dig. 45, 475—483 (1956).
FALLET, G. H., u. R. SARASIN: Radiologie des Handgelenkes bei rheumatischen Erkrankungen des Erwachsenen. Docum. rheumat. Geigy 7 9—26 (1955).
FELLINGER, K., u. J. SCHMID: Klinik und Therapie des chronischen Gelenkrheumatismus. Wien: Wilhelm Maudrich 1954.
FERNANDEZ-HERLIHY, L.: Articular manifestations of chronic ulcerative colitis, analysis of 555 cases. New Engl. J. Med. 261, 259—263 (1959). Ref. Year Book Med. 519, 1960/61 Series.
FLEMMING, N.: Earliest roentgenological changes in polyarthritis. Radiology 84, No 8 (1965).
FLESCH-THEBESIUS: Die Unterschiede der exudativen und produktiven Knochentuberkulose im Röntgenbild und ihre Auswertung für die chirurgische Indikation. Fortschr. Röntgenstr. 30, 394 (1923).
FLETCHER, D. E., and K. A. ROWLEY: The radiological features of rheumatoid arthritis. Brit. J. Radiol. 25, 282—295 (1952).
FORESTIER, J., F. JAQUELINE et L. CANET: Aspects radiologiques des poignets et des mains

dans les polyarthrites chroniques de l'adulte et la spondylarthrite ankylosante. J. Radiol. Électrol 33, 341—348 (1952).
GARDEMIN, H.: Coxitis tuberculosa, S. 3—8, 119, 121. Berlin: Urban & Schwarzenberg 1950.
GLAUNER, R., u. W. MARQUARDT: Röntgendiagnostik des Hüftgelenkes, Bd. 95, S. 107; Bd. 99, S. 105. Stuttgart: Georg Thieme 1956.
GLOOR, H. U., u. E. UEHLINGER: Pyelitis caseosa, eine Frühform der exsudativen Nierentuberkulose. Schweiz. Z. Tuberk. 6, 137 (1949).
GSELL, O., u. E. UEHLINGER: Tuberkulöser Morbus Addison. Beitr. Klin. Tuberk. 83, 130 (1933).
HEBERDEN, W.: Commentaries on the history and cure of disease. London: T. Paque 1802.
HEGGLIN, R.: Differentialdiagnose innerer Krankheiten, S. 1311. Stuttgart: Georg Thieme 1952.
HILTMANN, H.: Periostitis ossificans bei Polyarthritis rheumatica im Kindesalter. Fortschr. Röntgenstr. 86, 98 (1957).
ISEMEIN, L., et A. M. FOURNIER: Contribution à l'étude radiologique des polyarthrites évolutives au début. Rev. Rhum. 19, 1016—1026 (1952).
— — A propos des images lacunaires du carpe au début de la polyarthrite chronique évolutive. Rev. Rhum. 2, 163—164 (1953).
JOHANSSON: Knochen- und Gelenktuberkulose im Kindesalter. Jena: H. Fischer 1926.
KNUTSSON: Roentgenological early symptoms and healing phenomena in chronic rheumatic arthritis. Acta radiol. (Stockh.) 24, 121 (1943).
KOEHLER, ALBAN: Grenzen des Normalen und Pathologischen im Röntgenbild. Stuttgart: Georg Thieme 1943.
KREMER: Die verschiedenen Formen der Knochentuberkulose im Röntgenbild. Beitr. Klin. Tuberk. 64, H. 2 (1926).
KUHLMANN: Polyarthrose und Wirbelsäule. Fortschr. Röntgenstr. 81, 542 (1954).
LANGE, M.: Die Erleichterung der Frühdiagnose der Coxitis durch bisher wenig beachtete Veränderungen im Röntgenbild. Z. orthop. Chir. 48, 90—98 (1927).
LEB, A.: Die Röntgenserienvasographie des periarticulären Gefäßapparates bei den rheumatischen Polyarthrosen. Fortschr. Röntgenstr. 75, 251 (1951).
LINDEMANN, K.: Wert und Bedeutung der Röntgenuntersuchung für die klinische Beurteilung der Wirbeltuberkulose in ihrem Verlauf. Dtsch. Z. Chir. 237, 234—291 (1932).
—, u. A. DIECKVOSS: Frühdiagnose der Tuberkulose des Hüftgelenkes im Kindesalter. Z. orthop. Chir. 71, 225—238 (1940).

MALEK, P.: Lymphangio- und Lymphadenographie der unteren Extremität bei Polyarthritis progressiva. Fortschr. Röntgenstr. **92**, 620 (1960).

MOLL, W.: Klinische Rheumatologie, S. 114. Basel: S. Karger 1958.

MUNK, F.: Gelenkerkrankungen (chronische). Neue dtsch. Klin. **3**, 784—779 (1929).

PLAATS, G. J. VAN DER: La technique d'agrandissement radiologique. J. belge Radiol. **33**, 89—114 (1950).

RADKE, H.: Arteriographische Untersuchungen bei der Arthritis mutilans. Fortschr. Röntgenstr. **84**, 480 (1956).

RAVAULT, P. P.: Les formes cliniques atypiques de la polyarthrite chronique rhumatismale. Méd. et Hyg. (Genève) **17**, 428—429 (1959).

Rheuma-Merkblätter: Vademecum der rheumatischen Krankheiten. B 3 (1952); Nr 4, 53; Nr 7, 59.

RUTISHAUSER, E., et F. JAQUELINE: Lésions de nécrose et hernies capsulaires dans les os du poignet de l'adulte (Confrontation anatomoradiologique). Rhumatologie **4**, 179—194 (1953).

SCHINZ, H. R., W. E. BAENSCH, E. FRIEDL u. F. UEHLINGER: Lehrbuch der Röntgendiagnostik, Bd. I, S. 535, 542. Stuttgart: Georg Thieme 1952.

SCHUPPLI, R.: Persönliche Mitteilung.

SÈZE, S. DE, A. DJIAN, et M. PHANKIM-CHAPUIS: Radio-diagnostic en rhumatologie. Paris: L'expansion scientifique française (1959).

SOKOLOFF, L., S. L. WILENS and J. J. BUNIM: Arteritis of strated muscle in rheumatoid arthritis. Amer. J. Path. **27**, 157 (1951).

STECHER, R. M.: Heredity of joint diseases. Eugen. Quart. **1**, 16 (1954).

UMBER, F.: Periarthritis destruens endocrina. Dtsch. med. Wschr. **52**, 1631 (1926).

VOIT, K., u. A. GAMP: Der Rheumatismus, S. 170, 185, 191. Stuttgart: Ferdinand Enke 1958.

WEISS, K.: Über gelenkferne Knochenveränderungen bei Rheumatikern. Fortschr. Röntgenstr. **89**, 686 (1958).

WRIGHT, V., and G. WATKINSON: Arthritis of ulcerative colitis. Médecine **38**, 243—259 (1959). Ref. Year Book Med. 517, 1960/61 Series.

YOUNG, A. C., R. M. MASON, M. D. MURRAY and M. B. OATS: Radiological changes in Reiter's Syndrome and arthritis associated with urethritis. J. Fac. Radiol. (Lond.) **19**, No 1 (1958).

— — — — A comparative radiological study of Reiter's disease, rheumatoid arthritis and ankylosing spondylitis. J. Bone Jt Surg. February, 137—148 (1959).

ZUPPINGER, A.: Die Röntgen- und Differentialdiagnose der chronischen Polyarthritis. Z. Rheumaforsch. **8**, 57 (1949).

II. Degenerative Gelenkerkrankungen

Von

K. Weiß

Mit 80 Abbildungen

Die Pathogenese der degenerativen Gelenkleiden ist durch eine Vielzahl tiefgründiger pathoanatomischer Arbeiten eingehend erforscht, von welchen (als die wesentlichsten) hier nur die von WEICHSELBAUM, BENECKE, POMMER, AXHAUSEN, F. J. LANG und HEINE genannt seien. Die Röntgendiagnostik kann auf dem Gebiete der degenerativen Gelenkleiden nur dann Wertvolles leisten, wenn sie in sorgfältiger Analyse die einzelnen Röntgensymptome erfaßt als den bildmäßigen Ausdruck einzelner Phasen des überaus vielgestaltigen und ätiologisch keineswegs einheitlichen pathologischen Geschehens. Auch die an sich richtige Röntgendiagnose „Arthropathia deformans" (Ap.d.) gibt dem Kliniker wenig, wenn sie nicht bereichert wird durch Hinweise auf Alter und derzeitige Aktivitätslage des Prozesses, wahrscheinlichen Zusammenhang von klinischem Symptomenbild und anatomischer Veränderung, wie auch in der wichtigen Frage, ob es sich um einen primär- oder sekundär-degenerativen Prozeß oder Zustand handelt. Eine erschöpfende Auswertung des Röntgenbildes in diesem Sinne wird aber nur dem möglich sein, der zumindest die oben angeführten anatomischen Arbeiten gründlich durchgearbeitet und den Versuch gemacht hat, zu den in mancher speziellen Frage gegensätzlichen Meinungen ihrer Autoren auf Grund des Studiums der Röntgensymptomatologie Stellung zu nehmen. Hierzu befähigt das Röntgenverfahren, das auch auf diesem Teilgebiet der Pathologie mit seiner einzigartigen Möglichkeit, in vivo den Ablauf der Veränderungen über lange Zeiträume hin zu verfolgen und vielfach schon aus dem Einzelbild weitgehenden Aufschluß über den gegenwärtigen anatomischen Zustand des Gelenkes, wie über die Pathogenese der vorgefundenen Veränderungen zu erhalten, ein Forschungsmittel von hohem Range darstellt.

1. Nomenklatur und Begriff

So häufig aber auch die Röntgenuntersuchung heute bei den Gelenkerkrankungen in Anwendung gebracht wird — von einer befriedigenden Auswertung der gewonnenen Röntgenbilder kann im allgemeinen noch nicht die Rede sein. Zu den Gründen hierfür gehört unter anderem der Mangel einer (international) einheitlichen Nomenklatur, sowie klarer Definition und Begrenzung der Begriffe. Hauptrepräsentant der degenerativen Gelenkleiden ist unstreitig die Affektion, die durch viele Jahrzehnte als *Arthritis deformans* bezeichnet wurde, die man nach der 1913 von FR. v. MÜLLER inaugurierten Unterscheidung zwischen primär-degenerativen und primär-entzündlichen Gelenkerkrankungen in steigendem Maße als *Arthrosis deformans* bezeichnete und die heute vielfach *Arthropathia deformans* (Ap.d.) benannt wird. Für und wider jede von diesen Bezeichnungen ist manches ins Treffen geführt worden — und nicht mit Unrecht. „*Arthritis*" wurde aufgegeben, weil entzündliche Veränderungen im Ablauf des in Rede stehenden Prozesses zwar nicht selten vorkommen, aber niemals das Wesen desselben ausmachen. „*Arthrosis*" wiederum ist an und für sich keine sehr zweckmäßige Benennung für einen *Krankheits*begriff, weil dieses Wort in der normalen Anatomie Verwendung findet für die gelenkige Verbindung von Knochen schlechthin (Syn-Di-Hemi-Amphi-Arthrosis); den Terminus „*Arthropathie*" aber (den auch F. J. LANG seit 25 Jahren verwendet) hat

H. Hellner als „unlogisch" bezeichnet, weil man da „an durch nervöse Störungen verursachte Prozesse denke". Nun — „Arthropathie" heißt nichts anderes als „Gelenkleiden"
und kann mit entsprechenden Zusätzen sehr wohl für jede Gruppe von Gelenkerkrankungen angewendet werden; nur ist die Zusammenstellung Arthropathia deformans nicht
sehr glücklich, weil schließlich auch alle primär-entzündlichen Gelenkaffektionen (wie etwa
die primär-chronische Polyarthritis) — wenn sie höhere Grade erreichen — zu Deformierungen führen. Unwillkürlich empfindet man Scheu davor, wieder einen neuen
Nomenklaturvorschlag zu bringen, aber gleichsam von selbst empfiehlt sich die Bezeichnung *primär-degenerative Arthropathie* für alle Gelenkerkrankungen, die eingeleitet werden
durch degenerative Knorpelveränderungen, während als *sekundär-degenerative Arthropathie*
alle Gelenkveränderungen zu bezeichnen wären, bei welchen irgendeine beliebige Noxe zur
bleibenden Knorpelschädigung und unter dem Einfluß der funktionellen Beanspruchung
zur Entstehung der Arthropathie geführt hat. Daß eine sichere Unterscheidung zwischen
der primär- und der sekundär-degenerativen Gelenkerkrankung häufig weder klinisch noch
röntgenologisch möglich sein wird, ist schon von vornherein zu erwarten; dann hat die
diesbezügliche Angabe eben zu entfallen und es bleibt bei der *degenerativen Arthropathie*,
evtl. mit dem Zusatz, daß eine Unterscheidung, ob primär oder sekundär, sich nicht
treffen läßt. F. J. Lang, der sich nach jahrzehntelanger intensiver Beschäftigung mit
der einschlägigen Materie für die Bezeichnung Arthropathia (deformans) entschieden hat,
hat aber die „Arthrose" nicht völlig aufgegeben und will diesen Ausdruck verwendet
sehen für jene Gelenke, die wohl degenerative Knorpelveränderungen aufweisen, wie
Weichselbaum sie beschrieben hat — als Auffaserung, Zerklüftung und Lückenbildung,
ödematöse Quellung und Auflockerung durch Hyalinschwund —, die aber (noch) nicht zu
reaktiven Veränderungen von seiten der Knorpel-Knochengrenze Anlaß gegeben haben.
Diese Stadien degenerativer Knorpelveränderungen sind überaus häufig, worauf auch
Heine nachdrücklich hingewiesen hat; sie sind aber meist klinisch und so gut wie immer
röntgenographisch symptomlos — es würde sich demnach um einen fast ausschließlich
pathoanatomischen Begriff handeln, was F. J. Lang selbst schon betonte. Da überdies
auch gegen diese Verwendung der oben angeführte Einwand (gegen den Terminus „Arthrose" für einen pathologischen Zustand) zu Recht besteht, wird sich wohl Langs Vorschlag nicht durchsetzen. Es gibt auch keinen zwingenden Grund, einen Trennungsstrich
zu ziehen zwischen solchen degenerativen Knorpelschäden, die noch keine — und solchen,
die bereits makroskopisch erweisbare Reaktionen von seiten des Knochens ausgelöst haben.
Was die Unterscheidung von primär- und sekundär-degenerativer Arthropathie anbetrifft,
für die sich vor allem der Chirurg Payr eingesetzt hat (während andere Forscher eine
solche für entbehrlich halten), darf betont werden, daß eine erschöpfende Analyse des
Röntgenbildes sehr häufig Hinweise in dieser Richtung gibt und daß man dieselben schon
darum ausdrücklich festhalten soll, weil sie für die Klinik und für die sozialrechtliche
Beurteilung von Belang sind. Daß weder klinisch noch röntgenologisch, noch patho-
anatomisch diese Unterscheidung *immer* getroffen werden kann, wurde bereits gesagt.
Ganz allgemein fügt man dem Substantiv (Arthritis oder) Arthrosis oder Arthropathia das
Adjektiv deformans hinzu; dieses Epitheton ist das Bleibende bei all den bisher gebrauch-
ten Namen. Es gibt aber nun bei den degenerativen Gelenkleiden eine Reihe von
anatomischen, klinischen und röntgenologischen pathologischen Zustandsbildern, bei
welchen es zu einer *äußeren Deformation* des knöchernen Gelenkteiles (noch) gar nicht
gekommen ist. Weiss hat vor vielen Jahren schon auf diese „Deformans sine deforma-
tione" hingewiesen. Sie wird überaus häufig als reiner Zufallsbefund erhoben — ohne
irgendwelche Beschwerden zu verursachen; und sie kann in diesem Stadium ohne weitere
Progredienz bis zum Lebensende bestehenbleiben. Auch das aus der Vor-Röntgenära
stammende Epitheton „deformans" erweist sich somit als wenig prägnant. Soll dasselbe
nur Zustände kennzeichnen, die zu einer *klinisch* erweisbaren Deformation der Gelenkteile
geführt haben ? Dann bliebe die Mehrzahl oder zumindest ein Großteil der degenerativ
veränderten Gelenke außerhalb des Begriffes! Viel weiter kann *der* Umfang des *röntgeno-*

graphischen Deformationsbegriffes gezogen werden, dem man nicht nur Gelenke mit eindeutigen Veränderungen der *äußeren Form* zuordnen kann, sondern ebenso die Fälle mit manifesten Veränderungen der Innenstruktur des subchondralen Knochens ohne jede äußere Formveränderung. Man müßte nur klar festlegen, daß solche Strukturveränderungen als „innere Formveränderung" dem Deformans-Begriff zugehören.

So finden sich häufig am Hüftgelenk sehr auffällige *cystoide Substanzverluste* im subchondralen Knochen, ohne daß irgendeine äußere Formveränderung an den Gelenkteilen nachweisbar wäre; wohl läßt in manchen von diesen Fällen eine leichte Verschmälerung des (sog.) „Gelenkspaltes" darauf schließen, daß hier der Gelenkknorpel geschädigt ist, aber von einer „Deformation", von einer Veränderung der äußeren Form des knöchernen Gelenkteiles, kann nicht die Rede sein. Bei der Besprechung der Röntgensymptomatologie werden wir noch anderen, weniger auffälligen Veränderungen begegnen, die wir als sicheren Hinweis auf das Vorliegen einer Knorpelschädigung — einer degenerativen Arthropathie — werten können, ohne daß eine (äußere) Deformation der knöchernen Gelenkteile bestünde. Hier wäre das Beiwort „deformans" fehl am Orte; man kann es aber getrost überall dort noch hinzufügen, wo wirklich eine Deformation vorliegt und dann von deformierender degenerativer Arthropathie sprechen. Namentlich POMMER und HEINE haben darauf hingewiesen, daß sich degenerative Knorpelveränderungen als einziger pathologischer Befund an Gelenken sehr häufig finden; sie trennten diese Zustandsbilder von der (damals allgemein so genannten) Arthritis deformans; HEINE bezeichnete dieselben einfach als *Vorstadien* der Ap.d., BURCKHARDT nannte sie (1932) „degenerative Arthritis" und LANG wieder wählte wenig später für dieselben die Bezeichnung *Arthrose*. Dem Begriff der (primär-) degenerativen Arthropathie lassen sich diese Veränderungen zwanglos einfügen; sie sind dem röntgenographischen Nachweis nicht zugänglich — aber aus ihnen kann sich unter dem fortwirkenden, eine Progredienz bedingenden Einfluß der Funktion der ganze Formenreichtum des anatomischen Vollbildes der degenerativen Arthropathie mit seiner so reichen Röntgensymptomatologie entwickeln. Nicht nur primär-degenerative Knorpelschäden können zur degenerativen Arthropathie führen, sondern zahlreiche Noxen mechanischer, traumatischer, chemischer, toxischer, allergischer usw. Natur, welche alle das eine gemeinsam haben, daß sie eine ähnliche oder gleichartige Minderung der mechanischen Qualität des Knorpels verursachen wie die primär-degenerativen Schäden. Der Faktor „Funktion" führt diese Knorpelschäden, die primär nicht-degenerativer Natur sind, zu anatomischen Zustandsbildern, die weitgehend übereinstimmen mit den primär-degenerativ bedingten; man kann sie insgesamt als *sekundär-degenerative* (deformierende) *Arthropathie* bezeichnen. Wurden bisher nur solche Gelenkveränderungen dem Begriffe der degenerativen Arthropathie eingeordnet, bei welchen die primäre Noxe den Gelenk*knorpel* betrifft, so ist dem noch hinzuzufügen, daß auch *Veränderungen im subchondralen Knochen* der Ausgangspunkt degenerativer Arthropathien verschiedener Art sein können. Wenn eine subchondrale Knochennekrose, ein subchondraler „Sudeck" oder sonst irgendein Knochenumbau die statische Leistungsfähigkeit des subchondralen Knochens wesentlich mindert, dann kann dies den Auftakt darstellen für ähnliche Veränderungen, wie sie durch eine primäre Knorpelschädigung eingeleitet werden. Es gibt neben der *chondralen*, wesentlich häufigeren, demnach auch eine *ossale* degenerative Arthropathie, über welche später noch mehrmals zu sprechen sein wird.

2. Die Gelenklinie des Röntgenbildes als Indikator der Knorpel-Knochengrenze

Mit der Nennung chondraler und subchondral-ossaler Veränderungen als Ursachen der degenerativen Arthropathie wird die zwischen diesen beiden Gewebeschichten liegende *Knorpel-Knochengrenze* der Pars constituens articuli, des Gelenkkörpers, in den Brennpunkt des Interesses gerückt. Im Röntgenbild wird dieselbe repräsentiert durch die sog. *Gelenklinie*, einem normalerweise zarten, durchaus einheitlich imponierenden Streifen, der das Bild des Gelenkteiles gegen den sog. „*Gelenkspalt*" zu begrenzt (Abb. 1); das anatomische

Substrat dieser röntgenbildmäßig so einheitlich wirkenden „Gelenklinie" ist aber histologisch keineswegs einheitlich, es setzt sich zusammen aus 1. der tiefsten, verkalkten Schicht des Gelenkknorpels (Kalkknorpelschicht) und 2. der das Spongiosagebälk gegen den Gelenkknorpel abschließenden *Knochengrenzlamelle*. Diese beiden feingeweblich völlig differenten Texturen besitzen auf Grund ihres Mineralgehaltes annähernd gleiches Absorptionsvermögen für Röntgenstrahlen und präsentieren sich darum im Röntgenbild gemeinsam als anscheinend homogenes Bauelement des Gelenkteiles, als eine bildmäßige Einheit — wie sie auch in mechanisch-funktioneller Hinsicht eine Einheit darstellen. Diese Verhältnisse, die für die richtige Wertung des Röntgenbildes von grundlegender Bedeutung sind, wurden 1943 eingehend beschrieben (K. WEISS); hier sei nur das Wichtigste angeführt und bezüglich Einzelheiten auf die Originalarbeit verwiesen. Die Kalkknorpelschicht unterscheidet sich strukturell nicht von der unverkalkten Druckschicht des Gelenkknorpels, ihr Kalkgehalt nähert aber ihre mechanischen Qualitäten denen der

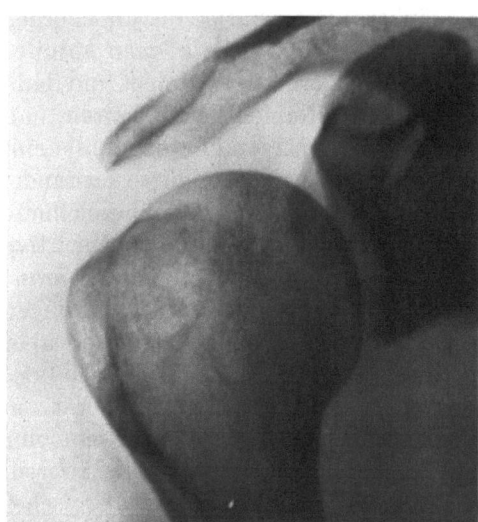

Abb. 1. Normale Gelenklinie

angrenzenden Knochenlamelle an und dient im übrigen noch der Verankerung der Kollagenfaserbügel, die aus ihr in den unverkalkten Gelenkknorpel aufsteigen durch die Übergangs- und Gleitschicht bis zur Knorpeloberfläche gelangen und von dort wieder zur Kalkknorpelschicht zurückkehren (BENNINGHOFF). Auch für die Festigkeit der (praktisch fast unlösbaren) Verbindung von Knorpel und Knochen ist der Kalkgehalt der tiefsten Gelenkknorpelschicht von determinierender Bedeutung. Die Linie (Trennstreifen genannt), die im Schnitt den kalklosen vom Kalkknorpel scheidet, hat meist einen wesentlich gleichmäßigeren, zacken- und kerbenärmeren Verlauf wie die anatomische Knorpel-Knochengrenze; wäre die Knochengrenzlamelle das alleinige anatomische Substrat der Gelenklinie, dann würde die letztere sich weniger glatt präsentieren. Beide Komponenten der röntgenographischen Gelenklinie, Kalkknorpel und Knochengrenzlamelle, sind in ihren Dimensionen variabel, jede von ihnen kann stärker werden oder schwächer — selbst bis zu völligem Schwund derselben. Diese Veränderungen werden vornehmlich durch die Anforderungen der Statik bestimmt, sie können gleichsinnig verlaufen, aber auch entgegengesetzte Vorzeichen tragen, d.h. es kann gleichzeitig Kalkknorpel und Knochengrenzlamelle verstärkt werden und es kann bei Schwund der Knochengrenzlamelle die Kalkknorpelschicht kompensatorisch verstärkt werden. Sobald die Summe der Höhen von Kalkknorpelschicht und Knochengrenzlamelle von der empirisch gewonnenen Norm abweicht, muß dies im Röntgenbild seinen Ausdruck finden als Veränderung der Gelenklinie und damit auf das Vorliegen abnormer Verhältnisse an der Knorpel-Knochengrenze hinweisen. *Die Gelenklinie ist der Indikator für das Vorliegen ausgeglichener oder gestörter Statik an der Knorpel-Knochengrenze.* Zur Störung statischer Ausgeglichenheit kommt es, wenn die mechanische Qualität des Verbandes von Gelenkknorpel und angrenzendem Knochen beträchtlich sinkt oder die statische Beanspruchung der genannten Texturen beträchtlich steigt. Die erste von diesen beiden Möglichkeiten ist die wesentlich häufigere und durch eine außerordentliche Vielfalt der Ursachen gekennzeichnet. Besteht die Ursache in den oben erwähnten primär-degenerativen Veränderungen des Gelenkknorpels, dann kommt es bei unveränderter funktioneller Beanspruchung des Gelenkes zur primärdegenerativen Arthropathie, dem Hauptrepräsentanten der degenerativen Gelenkleiden, dessen überaus reiche Röntgensymptomatologie an erster Stelle zu besprechen sein wird. Darauf, daß auch die Ätiologie dieser primär-degenerativen Veränderungen zweifellos eine komplexe ist, wird später zurückzukommen sein. Die Knorpelveränderung führt jedenfalls dazu, daß die Elemente der Knorpel-Knochengrenze bei gleichbleibender Funktion minder abgefederten, härteren dynamischen Impulsen ausgesetzt werden. Und wenn man im Hinblick auf diese Tatsache den bildmäßigen Ausdruck der Knorpel-Knochengrenze, die Gelenklinie eines hochbeanspruchten Gelenkes — etwa des Hüftgelenkes — betrachtet, dann zwingt die Zartheit der Dimensionierung dieses kardinal wichtigen Konstruktionselementes unwillkürlich zu Bewunderung! Viel eher hätte man doch unter dem elastischen Knorpel eine massive Knochenplatte zur Aufnahme und Weiterleitung der statisch-dynamischen Einwirkungen der funktionellen Beanspruchung erwarten dürfen. Daß die tatsäch-

liche, phylogenetisch entwickelte und festgelegte Dimensionierung der Knorpel-Knochengrenze aber auch für ein langes Menschenleben ausreichend sein kann, also auch dann, wenn im höheren und hohen Alter Knorpel und Knochen bereits *physiologische* Qualitätseinbußen (durch Wasserverlust und andere Faktoren) erfahren haben *müssen*, beweisen die durchaus nicht seltenen Bilder von Hüftgelenken Höchstbetagter (Abb. 2), die im 8. oder 9. Lebensjahrzehnt noch zarte, völlig unversehrte Gelenklinien aufweisen. Darin ist auch eine Bestätigung zu erblicken für die von Klinikern schon längst ausgesprochene Ansicht, daß es verfehlt ist, die degenerative Arthropathie einfach als Alterserscheinung oder Alterskrankheit zu bezeichnen. Ob man nun aber konstitutionelle Unterwertigkeit der Gelenkgewebe bei der primären, oder konditionell bedingte Schädigungen bei der sekundären degenerativen Arthropathie für deren Zustandekommen verantwortlich macht — immer bleibt

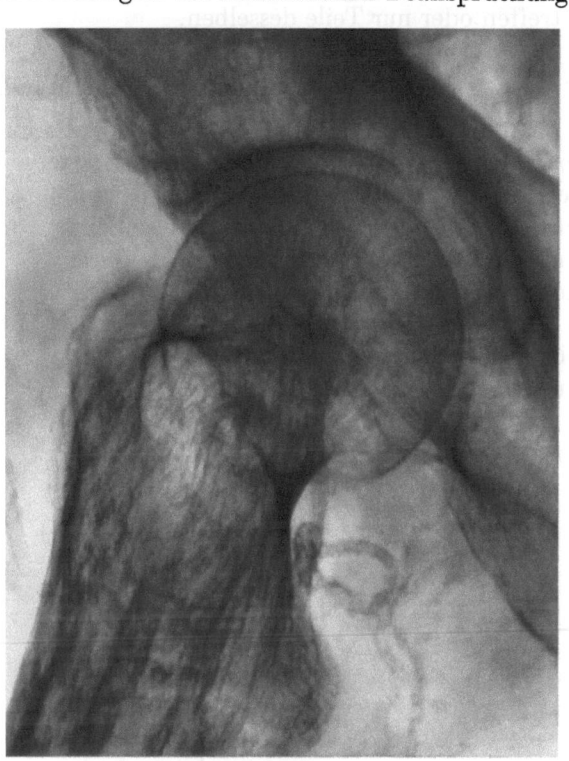

Abb. 2. Hüftgelenk eines 88jährigen in Lauenstein-Position. Die Gelenklinie zart und regelmäßig; Verkalkung der Gefäße

ein manifest werdendes Mißverhältnis zwischen Anforderung und (verminderter) Leistungsfähigkeit Auftakt zur Entwicklung der degenerativen Arthropathie.

3. Röntgensymptomatologie

Es versteht sich von selbst, daß eine möglichst frühzeitige Erkennung erster Veränderungen anzustreben ist; die Röntgenuntersuchung stellt in vivo hierfür das *souveräne Mittel* dar. Im folgenden soll zunächst nur von der primären chondralen Form die Rede sein.

a) Der sog. „Gelenkspalt" und seine Verschmälerung

Knorpelveränderungen finden an sich im Röntgenbild keinen Ausdruck; das Röntgenbild ist „blind" für Strukturveränderungen des kalklosen Knorpels. Und was im allgemeinen (wenn auch nicht ganz treffend) als *Gelenkspalt* bezeichnet wird, ist der strahlendurchlässige Raum, der eingenommen wird von den kalklosen Knorpelschichten der beiden Gelenkkörper; seine „Breite" im zweidimensionalen Röntgenbild entspricht der Distanz der beiden Gelenklinien oder der Summe der Höhen der kalklosen Knorpelschichten.

Anatomisch ist die Höhe der normalen Knorpelschichten der einzelnen Gelenkteile des menschlichen Körpers sorgfältig registriert worden (H. WERNER); diese Zahlen können aber bei der Beurteilung von Röntgenbildern nicht von beachtlichem Nutzen sein. Der Erfahrene braucht und verwendet sie nicht, hier entscheidet die Empirie, die kaum jemals Zweifel aufkommen lassen wird.

Dieses Maß muß sich verringern, wenn der kalklose Knorpel eines oder beider Gelenkteile niedriger wird; man spricht dann fälschlicherweise von einer „Verschmälerung des Gelenkspaltes". Diese Veränderung ist keineswegs kennzeichnend für einen *degenerativen* Knorpelprozeß, sie findet sich — als einzige oder doch auffälligste Abweichung von der Norm — häufiger bei primär-entzündlichen Gelenkkrankheiten und tritt bei den degenerativen Gelenkleiden meist erst in Erscheinung, wenn bereits Veränderungen an der Knorpel-Knochengrenze eingetreten sind; die Verschmälerung kann den ganzen Gelenkspalt betreffen oder nur Teile desselben.

b) Die Verstärkung von Gelenklinie und subchondraler Spongiosa

Nimmt die Elastizität des Gelenkknorpels in einem umschriebenen Areal oder in toto ab, so wird die Knorpel-Knochengrenze härterer Beanspruchung ausgesetzt. Dieser kann sich die Knorpel-Knochengrenze anpassen durch Verstärkung der Kalkknorpelschicht und der Knochengrenzlamelle und diese Kompensation muß ihren Ausdruck finden in einer *Verstärkung der Gelenklinie* (Abb. 3). Die Feststellung einer verdickten Gelenklinie sagt aber noch nichts darüber aus, welcher von den beiden anatomischen Bestandteilen verstärkt wurde, die Kalkknorpelschicht oder die Knochengrenzlamelle, oder

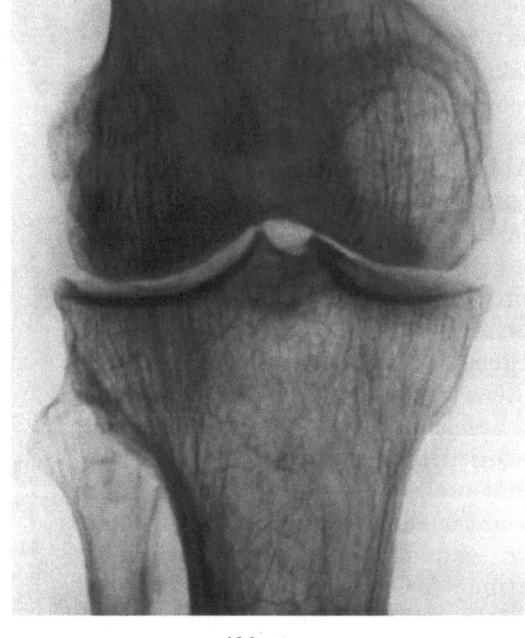

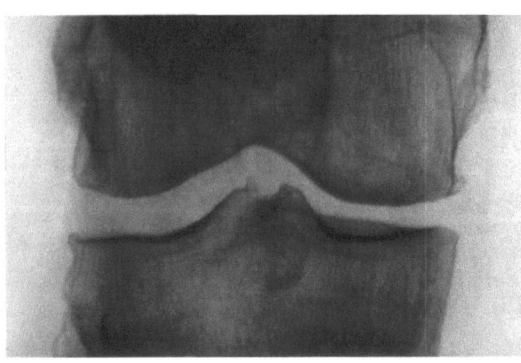

Abb. 3   Abb. 4

Abb. 3. Verstärkung der Gelenklinie; beginnende Randwulstbildung. Knochenabbau im Kapselansatzgebiet

Abb. 4. Verstärkung der Gelenklinie und der subchondralen Spongiosabälkchen; Verschmälerung des lateralen „Gelenkspalt"-Anteiles

ob beide Bauelemente verstärkt wurden. Auch in dieser Hinsicht gibt das Röntgenbild Hinweise, denen eine gewisse diagnostische Wertigkeit zukommt. Wurde die Knochengrenzlamelle verstärkt, dann zeigen auch die an derselben inserierenden Knochenbälkchen eine oft recht beachtliche Verstärkung (Abb. 4), einen Zustand, den man ganz allgemein als *subchondrale Sklerosierung* bezeichnet. Handelt es sich aber vorwiegend um eine Erhöhung der Kalkknorpelschicht, dann finden wir die von der Knochengrenzlamelle abgehenden Spongiosabälkchen unverändert. Die Verstärkung beider Bauelemente ist teleologisch determiniert; die des Knochens entspricht den Lehren von J. Wolff und Roux, die Erhöhung der Kalkknorpelschicht aber findet ihre Erklärung in dem *calcioprotektiven Gesetz* von J. Erdheim: „Unter der Anforderung vermehrter statischer Beanspruchung kann Kalk in verschiedene Weichgewebe, darunter auch in Knorpel, eingelagert werden." Das wird im Gelenkknorpel namentlich dann zustande kommen, wenn der Knochen aus irgendwelchen

Ursachen nicht in der Lage ist, rasch durch Knochenneubildung einen vermehrten Leistungsanspruch zu erfüllen, etwa im Senium. Die statische Auswirkung einer kompensatorischen Erhöhung der Kalkknorpelschicht darf nie hoch veranschlagt werden; ohne gleichzeitige Verstärkung der Knochengrenzlamelle wird sie den durch degenerative Veränderungen bedingten Elastizitätsverlust des kalklosen Gelenkknorpels und die aus diesem resultierende vermehrte statische Beanspruchung nur in bescheidenem Maße wettzumachen imstande sein. Dagegen kann bei entzündlichen Gelenkerkrankungen, bei welchen die funktionelle Beanspruchung meist wesentlich herabgesetzt ist, eine beträchtliche Erhöhung der Kalkknorpelschicht, die durch vasculär bedingte Osteoporose herbeigeführte Verdünnung der Knochengrenzlamelle durch lange Zeit ausreichend kompensieren. Ein Mißverhältnis zwischen Anforderung und Leistungsfähigkeit kann aber auch entstehen, wenn die Beanspruchung eines Gelenkes oder eines umschriebenen Gelenkabschnittes aus irgendwelchen Gründen — etwa durch erworbene Fehlstellungen eines Gelenkteiles —

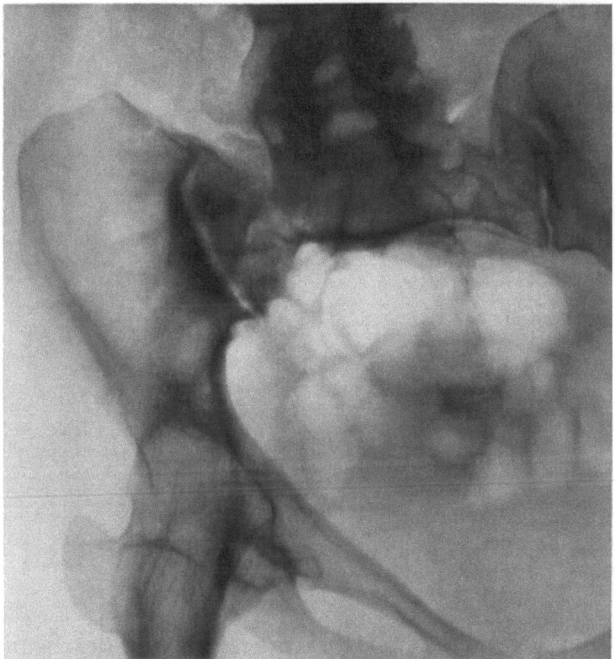

Abb. 5. Subchondrale Sklerosierung im Os ilium bei statischer Überlastung

abnorm gesteigert wird. Solange nun der Gelenkknorpel mit seinen sicherlich beachtlichen Leistungsreserven dieser vermehrten Beanspruchung genügen kann, wird an der Knorpelknochengrenze kein Kompensationsvorgang ausgelöst werden; wird diese Grenze aber überschritten, so kommt es zu prinzipiell gleichartigen Veränderungen wie bei primärer Knorpelschädigung, zu einer Verdickung der Gelenklinie und zu einer Sklerosierung der gelenknahen „subchondralen" Spongiosa. Abb. 5 zeigt ein typisches Beispiel: Durch Schrägstellung des Beckens und konsekutive Lumbalskoliose ist es zu vermehrter statischer Beanspruchung im rechten Kreuzdarmbeingelenk gekommen, die zu sehr auffälliger Verdichtung und Verstärkung des gelenknahen Spongiosagebälkes geführt hat. Das wesentlich weniger beanspruchte (entlastete) linke Kreuzdarmbeingelenk zeigt normale Verhältnisse. Gleichartige Veränderungen finden wir an anderen hochbeanspruchten Gelenken, etwa am Kniegelenk. Diese statischen Kompensationsmaßnahmen können völlig ausreichend sein, um wieder ein dauerndes Gleichgewicht an der Knorpel-Knochengrenze herzustellen — vielfach für lange Jahre und Jahrzehnte. Der Gelenkspalt kann sich bei derartigen Zuständen noch durchaus normal breit präsentieren oder er kann auch *etwas* verschmälert sein. Trotz fortdauernder funktioneller Beanspruchung muß es zu keiner Progredienz dieser Anfangsphase einer degenerativen Arthropathie kommen. Nicht immer aber sind die Abwehrmaßnahmen der Knorpelknochengrenze von vollem Erfolg begleitet, nicht immer gelingt es, die äußere Form der Gelenkteile unverändert zu erhalten.

c) Der subchondrale Knochenumbau

Er ist eine hinsichtlich der Entstehungsbedingungen noch nicht völlig erschlossene Veränderung, die meist schon von einer makroskopisch und damit auch röntgenographisch erweisbaren Deformation der Gelenkkörper gefolgt ist; er führt zur Entrundung oder Abflachung gewölbter Gelenkflächen, und zwar entweder in Form einer gleichmäßigen oder einer polygonal-kantigen, ,,facettierten'' Entrundung. Wenn es aus irgendwelchen Gründen nicht zu einer ausreichenden Kompensation einer eingetretenen Störung des statischen Gleichgewichtes an der Knorpel-Knochengrenze kommt, wird der subchondrale Knochen übergroßer Beanspruchung ausgesetzt und reagiert hierauf mit ausgedehntem oder umschriebenen Umbau. In dieser Umbauphase ist der Knochen statisch unterwertig

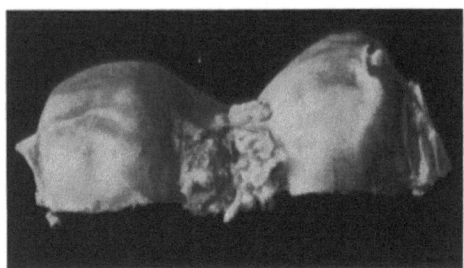

Abb. 6. ,,Impressionen'' an den Gelenkflächen der Femurcondylen. (Nach HEINE, Virchows Arch. 260, Abb. 16)

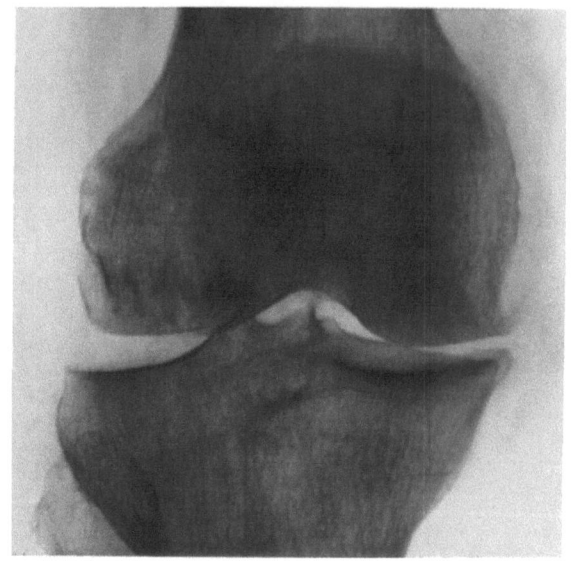

Abb. 7. Subchondraler Umbaubezirk im lateralen Femurcondylus mit Entrundung; beginnende Randwulstbildung an Tibia und Femur

und verformbar und bei unverändert fortwirkender funktioneller Beanspruchung kommt es zu einem allmählichen Einsinken gewölbter Flächen. Am eindrucksvollsten finden sich diese Veränderungen an den Femurkondylen, für sich allein oder vergesellschaftet mit anderen Zeichen der degenerativen Arthropathie wie Randwülsten und Gelenkspaltverschmälerung. HEINE hat (1926) solche Verformungen beschrieben (Abb. 6) und als ,,Impressionen'' bezeichnet; er hebt hervor, daß sich solche facettenförmigen Entrundungen unter einem makroskopisch völlig normal erscheinenden Knorpel entwickeln können, sieht in denselben eine Anpassung an eine ungewöhnliche Beanspruchung und setzt dieselben in Parallele zu den Abflachungen der Metatarsalköpfchen bei der Köhlerschen Erkrankung. Diese Beschreibung ist sicher zum Teil richtig, sie gibt aber keine ganz klare Vorstellung von dem zugrunde liegenden Vorgang und der Name ,,Impression'' kann nur bildhafte Geltung haben; denn ohne ausgedehnte Umbauvorgänge im subchondralen Knochen ist eine derartige Formveränderung schlechthin undenkbar. Wenn sich so ein Umbau sehr langsam abspielt, findet er im Röntgenbild keinen Ausdruck, wohl aber, wenn er in relativ kurzer Zeit zustande kommt; dann wird in einem mehr oder weniger umschriebenen Bezirk das scharf konturierte trajektoriell orientierte Netzwerk der Spongiosa durch eine verwaschene, unregelmäßig-wolkige Struktur ersetzt (Abb. 7). In diesem Areal kommt es dann zum Einsinken der ursprünglich gewölbten Knochengrenzlamelle. Daß es dabei nicht selten zu Mikrofrakturen und gelegentlich auch zu makroskopisch erweisbaren Einbrüchen der Knochengrenzlamelle (und auch der Kalkknorpelschicht) kommt (Abb. 8), bedarf kaum der Betonung. Wohl aber sei nachdrücklich hervorgehoben, daß derartige Kontinuitätsverletzungen der Knorpelknochengrenze nicht traumatischen Gelenkbrüchen gleichgestellt werden dürfen.

Solange nicht die Tatsache, daß bei diesen Entrundungen von Gelenkkörpern kleinste Kontinuitätsverletzungen der Knorpel-Knochengrenze ein fast regelmäßiges Vorkommnis sind, stets gegenwärtiges Wissensgut aller ist, welche Röntgenbefunde zu verwerten haben, müßte man eigentlich davon Abstand nehmen, die Mikroeinbrüche, wenn sie im Röntgenbild auch eindeutig nachweisbar sind, als solche zu beschreiben. Nur zu leicht kann es zu klinischer und rechtlicher Fehlwertung derartiger Befunde kommen.

Der statisch bedingte subchondrale Knochenumbau ist nicht die einzige Form von Knochenumbau, welche zu einer Abflachung gewölbter Gelenkflächen Anlaß gibt; wenn es z.B. aus irgendeinem Grunde zu einem Sudeckschen Knochenumbau des distalen Femurabschnittes kommt, so ergeben sich hinsichtlich der statischen Leistungsfähigkeit der Femurcondylen gleichwertige Verhältnisse, i.e. eine statische Insuffizienz des subchondralen Knochens und in deren Gefolge kommt es zur Entrundung der Kondylen und damit auch schon zu einer Inkongruenz der Gelenkkörper, die ihrerseits wiederum (nach Wiederingangkommen der funktionellen Beanspruchung) eine sekundäre degenerative Arthropathie einleitet.

Es wurde schon früher erwähnt, daß es degenerative Arthropathien gibt, bei welchen das primum movens nicht im Knorpel, sondern im subchondralen Knochen gelegen ist. AXHAUSEN hat (1923) auf diese ossale Form besonders nachdrücklich hingewiesen und es wurde später gezeigt (K. WEISS), daß dieser ossalen Form ein wesentlich größerer Umfang zukommt, als AXHAUSEN seinerzeit angenommen hat. Auch die letztbesprochenen Veränderungen (nach Sudeck-Umbau) sind diesem ossalen Typ zuzuzählen. Es ist sehr wesentlich für die Klinik, durch das richtig gedeutete Röntgenbild zu erfahren, daß der subchondrale Knochen sich in einer aktiven Umbauphase und damit in einem Zustand befindet, der wohl Bewegung, nicht aber Belastung verträgt.

d) Kontinuitätsverletzungen der Knochengrenzlamelle

Daß bei der (wie immer ursächlich bedingten) Entrundung oder Abflachung normalerweise gewölbter Gelenkkörper kleinste Kontinuitätsverletzungen der Knorpel-Knochengrenze sehr häufig vorkommen, haben wir aus den mikroskopischen Arbeiten von POMMER, ERDHEIM, LANG u.a. gelernt; und ebenso, daß diese „Kleinstbrüche" oft mit einer ganz unbedeutenden Verlagerung der Knochengrenzlamelle und der Kalkknorpelschicht ausheilen können. Im Röntgenbild können wir solche kleinste Lücken oder Kerben in der Gelenklinie (Abb. 9) bei sorgfältiger Analyse häufig feststellen — und wir sind überrascht, fast immer von den Trägern dieser Veränderungen zu erfahren, daß sie niemals irgendwelche Schmerzen oder eine Einschränkung der Beweglichkeit in dem betreffenden Gelenk verspürt haben. Diese Kleinstbrüche *können* somit objektiv und subjektiv symptomlos ausheilen. Ob dieser günstige Fall tatsächlich eintritt oder ob sich weitere Folgen für das Gelenk ergeben, hängt von einer Reihe von Umständen ab, unter welchen als die bedeutsamsten topographische Lage und Gefäßversorgung der Einbruchstelle, Art und Ausmaß eines Knorpelschadens, Höhe der funktionellen Beanspruchung und konstitutionell verankerte Eigenschaften der Gelenkgewebe genannt seien. HEINE wies darauf hin, daß in seinem Fall mit den „Impressionen" an den Femurcondylen ein makroskopisch völlig normaler Knorpel diese Polyederflächen deckt. Ist es aber zu Usuren des Gelenkknorpels gekommen, deren Prädilektionsstellen meist im Randgebiet der Gelenkfläche liegen, dann überträgt die inkompressible Synovialflüssigkeit den Druck ungemildert auf die Knorpel-Knochengrenze. Wenn diese nicht entsprechend verstärkt worden ist (s. oben), kommt es zum Einbruch und der Binnendruck trifft dann im Einbruchsbereich das Mark des subchondralen Knochens. Liegen dort günstige Reparationsbedingungen vor, so kann dieser Einbruch völlig durch neugebildeten Knochen abgeriegelt werden und als Dauerergebnis bleibt lediglich eine kleinere oder größere Kerbe in der Gelenklinie (Abb. 10), wie sie

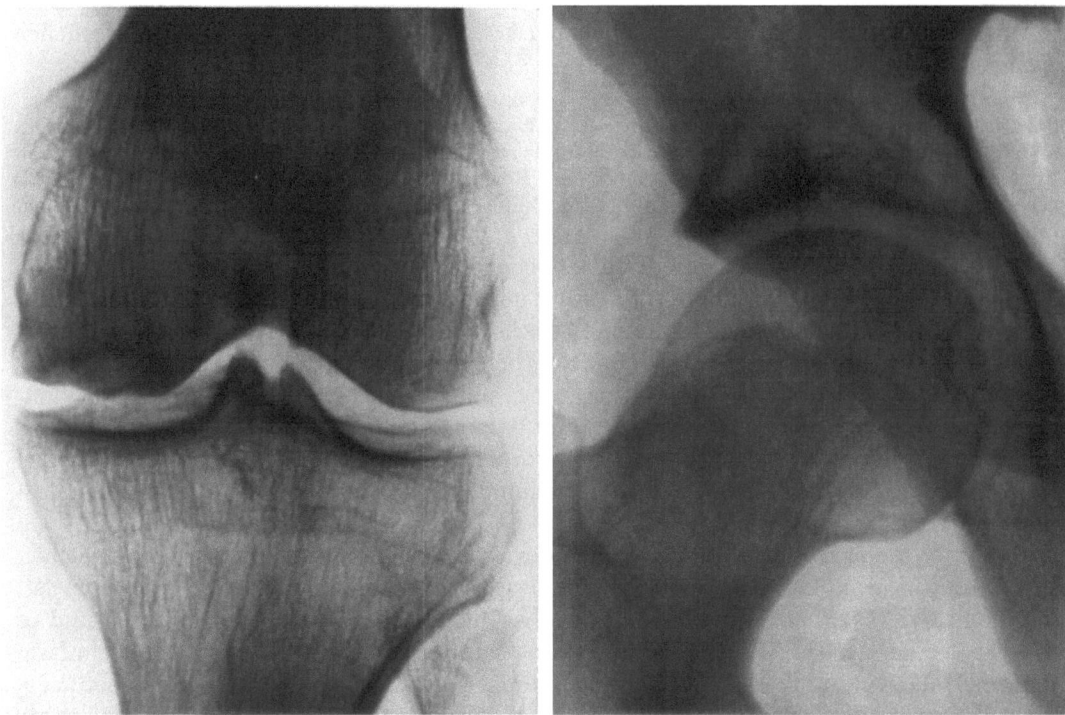

Abb. 8　　　　　　　　　　　　　　　　Abb. 9

Abb. 8. Subchondraler Umbaubezirk im medialen Femurcondylus mit Demarkierung und Entrundung. Verstärkung der Gelenklinie, kleiner Binnenrandwulst

Abb. 9. Lücke in der Knochengrenzlamelle des Pfannendaches

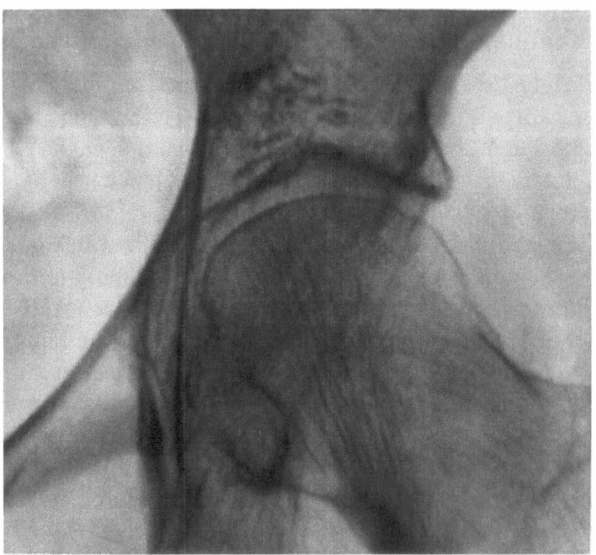

Abb. 10. Kerbe im Pfannendach, Residuum nach umschriebenem Einbruch

wiederholt beschrieben wurde (Kienböck; K. Weiss), als radiographischer Ausdruck der schon von Pommer erhobenen mikroanatomischen Befunde.

e) Die cystoiden Knochendefekte

Sind die Erfordernisse für eine rasche und suffiziente Reparation und Kompensation aber nicht gegeben, so kann es zur Ausbildung von oft recht mächtigen *cystoiden Substanz-*

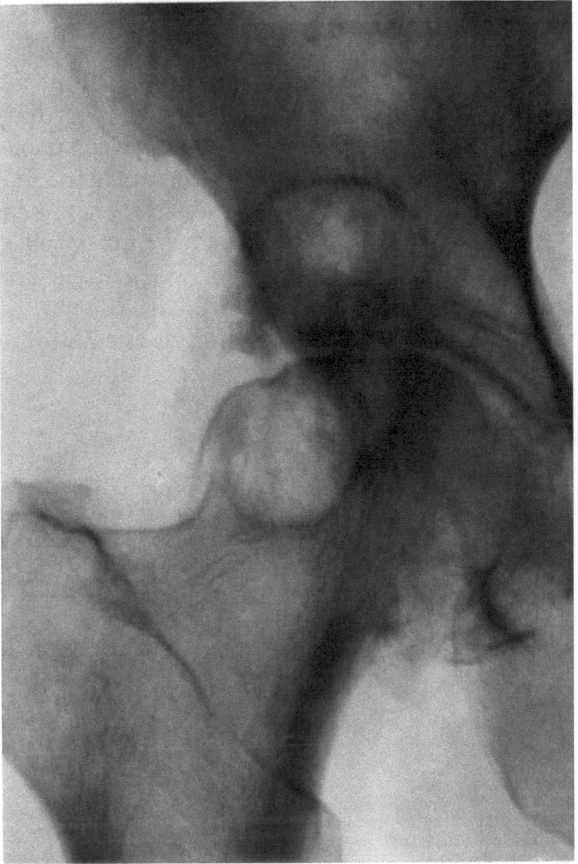

Abb. 11. Mächtige cystoide Substanzverluste in Femur und Darmbein mit begrenzenden Knochenschalen. „Gelenkspalt"-Verschmälerung kranial, Randwulstbildung caudal

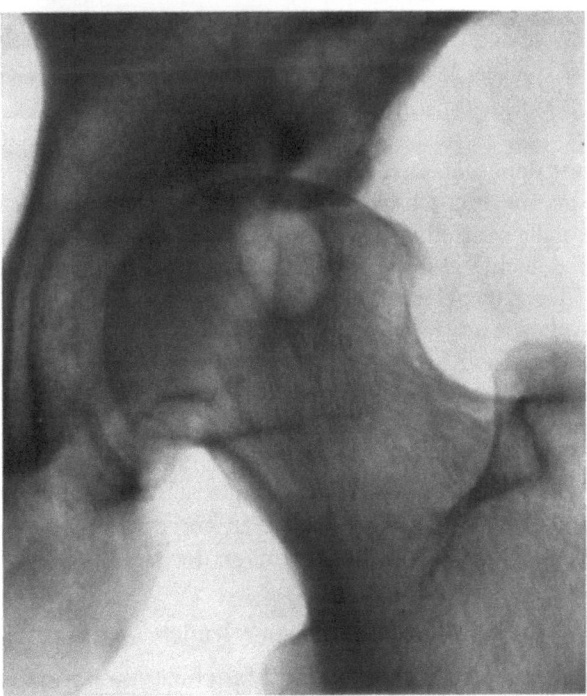

Abb. 12. Haselnußgroßer cystoider Defekt im Femurkopf; ihm gegenüber im sklerosierten Pfannendach ein Einbruch

verlusten im subchondralen Knochen kommen. Die vielfach verwendete Bezeichnung „Knochencysten" ist wohl besser zu vermeiden, da diesen Räumen, die erfüllt sind von Detritus, Knorpeltrümmern oder Blutungsresten, die anatomischen Kriterien echter Cysten fehlen; es besteht aber unstreitig eine gewisse formale Ähnlichkeit, die sich auch darin äußert, daß der bindegewebigen Hülle dieser Gebilde sich nach einiger Zeit eine neugebildete Knochenschale als abschließende Begrenzung anlagert, die im Röntgenbild vortrefflich zur Darstellung kommt (Abb. 11 u. 12). Diese Substanzverluste können stationär werden und bleiben, sie können unter fortwirkender funktioneller Beanspruchung des Gelenkes durch Umbau ihrer Knochenschale größer werden, sie können aber auch unter günstigen Heilungsbedingungen kleiner werden, ja sogar spurlos verschwinden. Wir begegnen diesen (Pseudo-) Cysten, die meist (zumindest zur Zeit ihrer Entstehung) durch

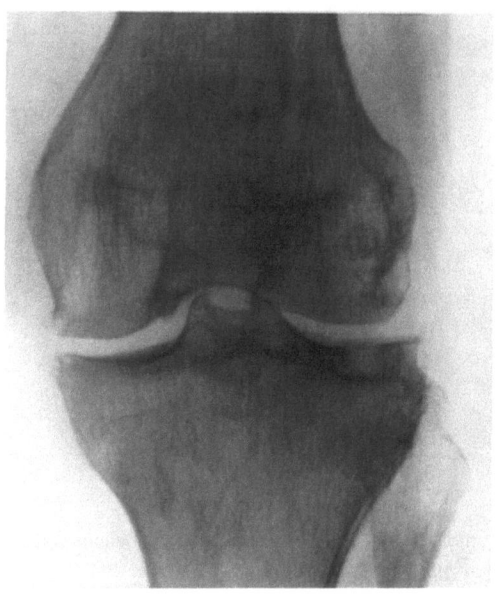 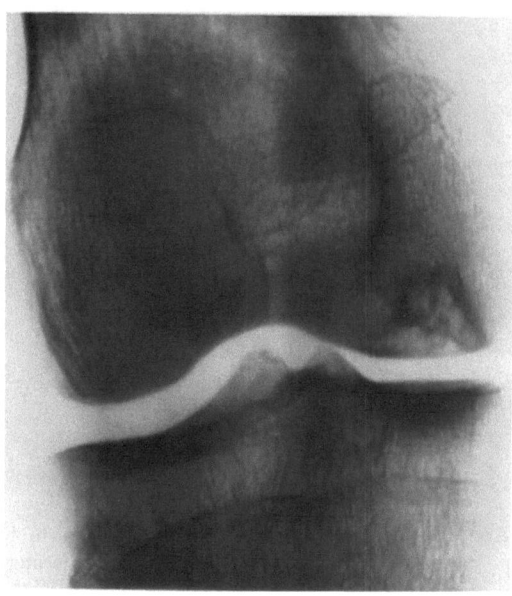

Abb. 13   Abb. 14

Abb. 13. Erbsgroßer cystoider Defekt im lateralen Tibiacondylus. Beginnende Randwulstbildung

Abb. 14. Multiple cystoide Defekte im medialen Femurcondylus; subchondrale Sklerose in den Tibiacondylen

den Knorpeldefekt mit dem Gelenkspalt in Verbindung stehen, bevorzugt an bestimmten Gelenken. Dieser „genius loci" hat zweifellos in anatomischen Gegebenheiten seinen Grund. Wir finden solche cystoiden Knochendefekte besonders häufig in dem hinsichtlich seiner Gefäßversorgung leicht gefährdeten Femurkopf, während gleichartige Veränderungen in den Gelenkteilen des Kniegelenkes nur selten anzutreffen sind (Abb. 13 u. 14), noch seltener in der Talusrolle (Abb. 15) und im Humeruskopf oder der Schulterpfanne kaum jemals gesehen werden. Auch in den Handwurzelknochen treffen wir dieselben an, wo — wie Rutishauser gezeigt hat — häufig Einstülpungen der Synovialis den Inhalt dieser Knochendefekte darstellen. An den Phalangen der Hände begegnen wir ihnen fast nur bei der Arthropathie mit Heberdenschen Knoten, meist in Stecknadelkopfgröße, gelegentlich aber auch (Abb. 16) einen Großteil des Phalanxquerschnittes einnehmend. Wenn solche cystoide Knochendefekte besonders groß oder in einer Mehrzahl vorhanden sind, dann kann es in der umgebenden Spongiosa zu Störungen der Gefäßversorgung und zur Nekrose kommen.

f) Nekrose umschriebener Knochenpartien

Nekrotischer Knochen ist im Röntgenbild anfänglich von normalem Knochen nicht zu unterscheiden; aber seine statische Qualität ist gering und sehr bald kommt es darum in hochbeanspruchten Gelenken zum Einbruch der Knorpel-Knochengrenze über der nekrotischen Partie, die ihrerseits wieder Stufen- und Faltenbildung im Gelenkknorpel und in deren Gefolge sekundäre umschriebene Knorpelveränderungen sowie Inkongruenz der

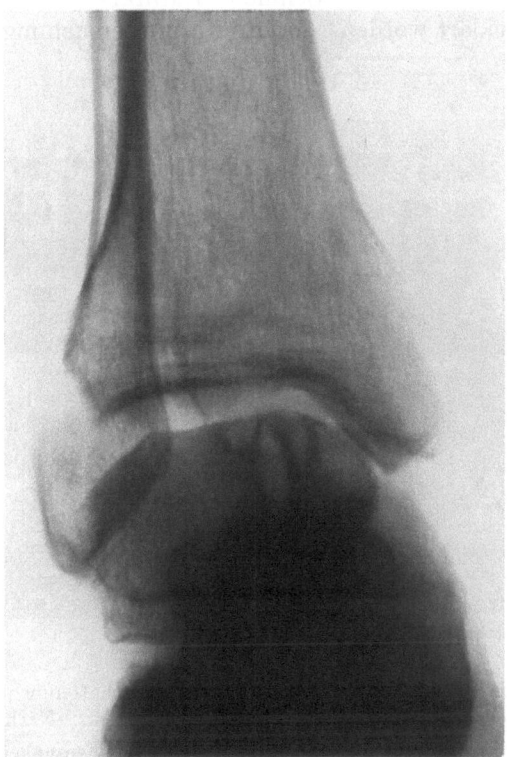

Abb. 15. Cystoide, gesäumte Defekte in der Talusrolle; die Gelenklinie darüber mehrfach unterbrochen

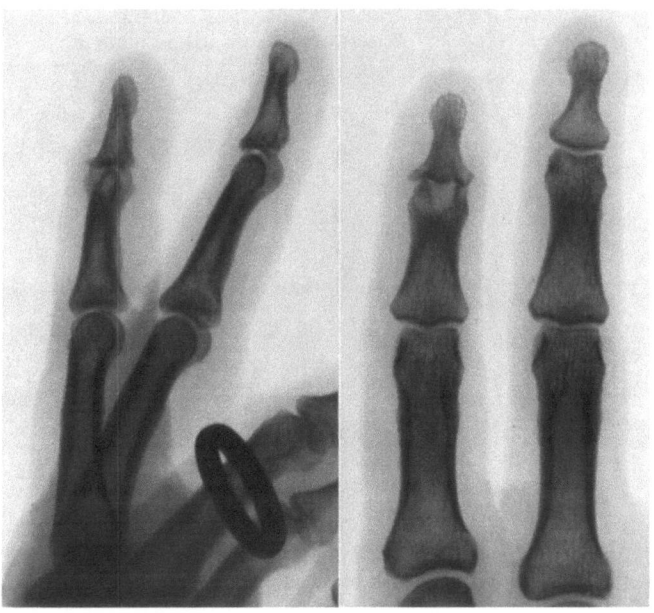

Abb. 16. Sehr großer Defekt im Köpfchen der Mittelphalanx bei Arthropathie mit Heberdenschen Knoten

Gelenkflächen mit sich bringt. Derartige Zustände richtig zu erkennen, ist von Bedeutung für die Klinik, der die Aufgabe erwächst, das Gelenk fortab solange zu entlasten, bis der

nekrotische Knochenbezirk vom gesunden Nachbarknochen her ab- und wieder neu auf-
gebaut worden ist. Die anatomischen Vorgänge bei der Nekrose und beim Einbruch nekrotischer Knochenpartien sind von der Schule J. Erdheim (E. Freund) eingehend studiert
und praktisch völlig geklärt worden. Die Röntgenuntersuchung in vivo steht freilich vor

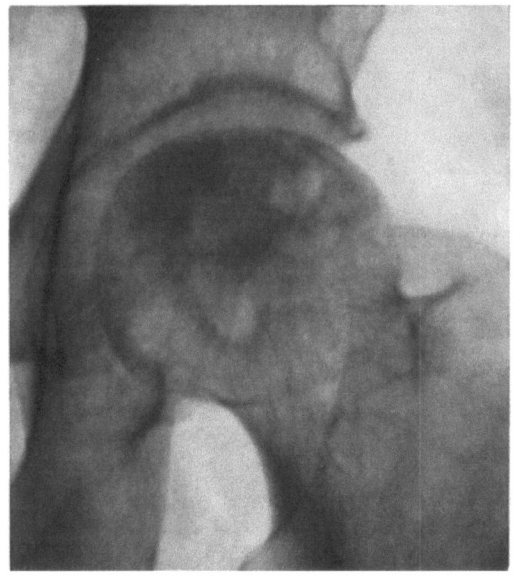 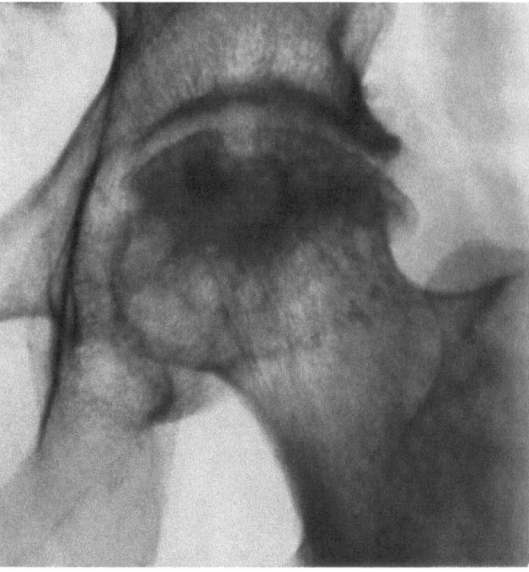

Abb. 17   Abb. 18

Abb. 17. Zahlreiche cystoide Defekte im Femurkopf; vermehrte Schattendichte in deren Umgebung suspekt
auf Nekrose. Gelenklinie auf Scheitelhöhe defekt. (Nach Stiehs)

Abb. 18. Fast 10 Jahre später derselbe Femurkopf (wie Abb. 17) eingesunken, eiförmig, der eingebrochene
Nekrosebezirk noch im Umbau

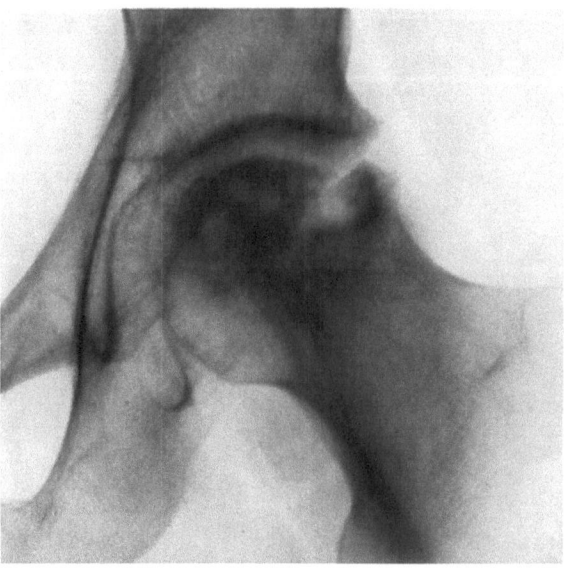

Abb. 19. Einbruch eines pflaumenkerngroßen nekrotischen Knochenstückes über cystoiden Abbaubezirken

der großen Schwierigkeit, rechtzeitig eine Diagnose zu stellen — noch ehe es zu einem ausgedehnten Einbruch und zur Einpressung des nekrotischen Fragmentes in die Tiefe des
umgebenden Knochens gekommen ist; sie muß sich vielfach damit begnügen, bei Fällen mit
größeren oder multiplen cystoiden Defekten, die wegen rapider, erst vor kurzem ein-

getretener subjektiver Verschlimmerung zur Untersuchung gekommen sind, auf die Möglichkeit einer Nekrose hinzuweisen und Entlastung des Gelenkes zu empfehlen. Nach einer Zeit von 8—10 Wochen beginnt sich die nekrotische Partie meist durch Zunahme der Schattendichte (Kalkfang) und unscharfe Strukturzeichnung des abgestorbenen Bezirkes abzuzeichnen (Abb. 17—19) und in weiterer Folge kommt es zu umbaubedingter Aufhellung der Grenzen desselben (STIEHS). Wenn es gelingt, die Entlastung rechtzeitig vorzunehmen, so kann es zu einem erstaunlich vollkommenen Ersatz des Nekroseherdes durch neugebildeten Knochen kommen; dieser Heilungsvorgang braucht allerdings sehr viel Zeit (Jahre). Erschwert oder unmöglich gemacht kann die Diagnose einer umschriebenen Knochennekrose durch eine präexistente kompensatorische subchondrale Sklerose des betreffenden Knochenbezirkes werden. Eine bedeutsame, für das klinische Bild determinierende Rolle spielen Knochennekrosen im Ablauf der degenerativen Arthropathie praktisch nur im Femurkopf, dessen Gefäßversorgung ja leicht gefährdet wird.

g) Die Randwülste

Es mag vielleicht überraschen, daß die Randwülste, das bei weitem bekannteste, im Röntgenbild am leichtesten zu diagnozierende und tatsächlich charakteristische Merkmal der degenerativen Arthropathie, nicht an die Spitze der Röntgensymptome gestellt wurde. Dies hat seinen Grund darin, daß die bisher beschriebenen Veränderungen sehr wohl als einzige Veränderungen zur Entwicklung gelangen können — ohne daß ein Randwulst an dem betreffenden Gelenk nachweisbar wäre. Darüber, welche Veränderung als erste zur Ausbildung kommt, entscheidet vielfach die Lokalisation der initialen Knorpelschädigung. Nun war es wohl schon sehr lange bekannt, daß die ersten Knorpelveränderungen vorzugsweise in den Randgebieten der Gelenkflächen gelegen sind, aber erst die Knorpelstrukturstudien A. BENNINGHOFFs haben die Erklärung hierfür gegeben mit der Feststellung, daß in den Randpartien des Gelenkknorpels sich besonders mächtige Zugwirkungen geltend machen; auch dieser elektiven Beanspruchung sind aber die Randpartien gewachsen, sofern das Knorpelgewebe anlagemäßig vollwertig und die Beanspruchung keine ganz übermäßige ist. Daß die letztere Möglichkeit relativ selten in Betracht kommt, wurde bereits erwähnt; daß aber die konstitutionell verankerte mechanische Qualität des Knorpels in weiten Grenzen variabel ist, wurde wohl im allgemeinen zu wenig beachtet. Nun, diese Probleme gehören in das Gebiet der allgemeinen Pathologie — es ist aber die Röntgensymptomatologie nur aus dem Blickwinkel der allgemeinen Pathologie und der Pathoanatomie zu verstehen. Die Pathoanatomie jedenfalls zeigt uns, daß wir gerade im Randgebiet des Gelenkknorpels besonders häufig Usuren und ulceröse Substanzverluste antreffen; in deren Bereich nun muß es zu Reaktionen von seiten der Knorpel-Knochengrenze kommen und unter diesen ist die Randwulstbildung fraglos die bei weitem häufigste. Man wird den so überaus charakteristischen Vorgang der Randwulstbildung aber nur richtig verstehen, wenn man sich gegenwärtig hält, daß normalerweise an der Knorpel-Knochengrenze auch nach Abschluß des Knochenwachstums eine gewisse *Knochenneubildungstendenz* sowie die anatomischen Vorbedingungen für ein Wiederingangkommen der enchondralen Ossifikation bis ins hohe Lebensalter bestehenbleiben. Von den älteren Anatomen hat besonders R. FICK hierauf hingewiesen, röntgenologisch hat K. WEISS das Manifestwerden dieser de norma latenten (virtuellen) Ossifikationsbereitschaft unter bestimmten pathologischen Bedingungen wiederholt gezeigt. Auf Einzelheiten dieses ebenso wichtigen wie interessanten Kapitels der Pathobiologie der Gelenke einzugehen, ist hier nicht möglich; es genügt wohl, hervorzuheben, daß an der Knorpel-Knochengrenze jederzeit durch bestimmte dynamische Einwirkungen der Auftakt für umschriebene enchondrale Ossifikation gegeben werden kann; und diese Knochenneubildung im Randgebiet der Gelenkfläche schafft den Randwulst.

Unter Verzicht auf jeden Versuch einer Analyse der dynamischen Einwirkungen im Areal einer Knorpelusur sei lediglich von einer Störung des statischen Gleichgewichtes

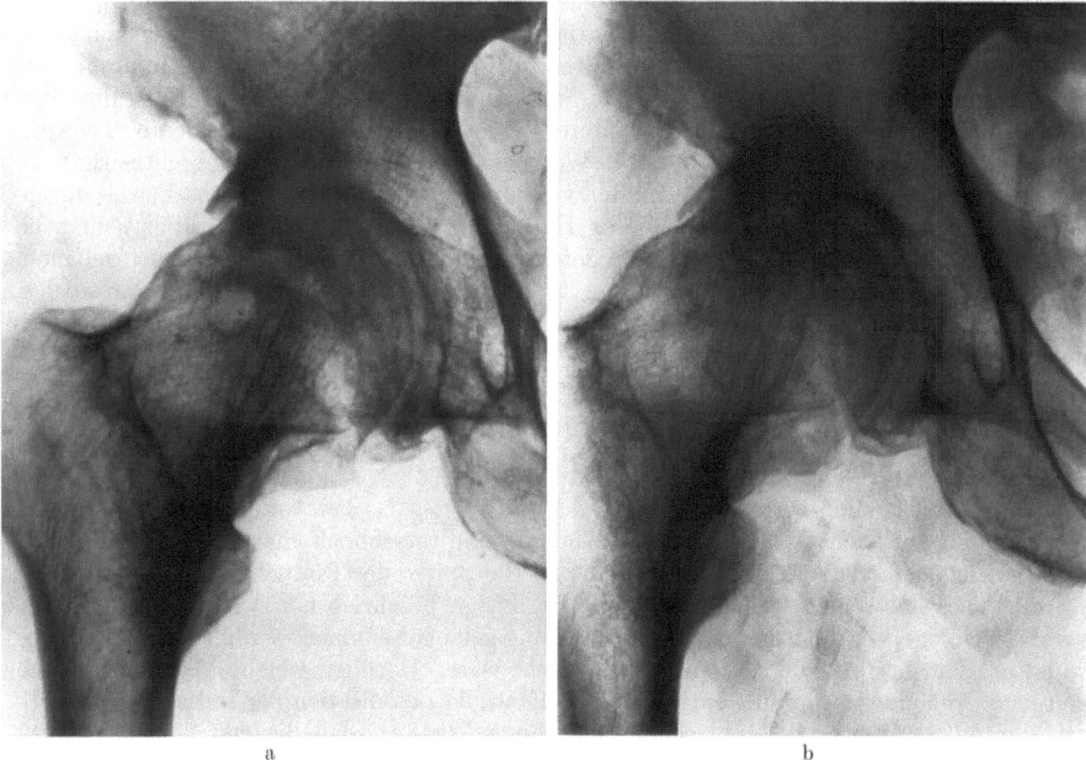

a   b

Abb. 20a. Geschichtete zirkuläre Knochenanbildung am Schenkelhals, Gelenkspaltverschmälerung, Sklerosierung im kranialen Gelenkanteil, mehrere „Cysten"

Abb. 20b. Der gleiche Fall 3 Jahre später. Einzelne „Cysten" sind verschwunden, neue entstanden; der
periostal angebildete Knochen (Osteophyt) noch etwas mächtiger

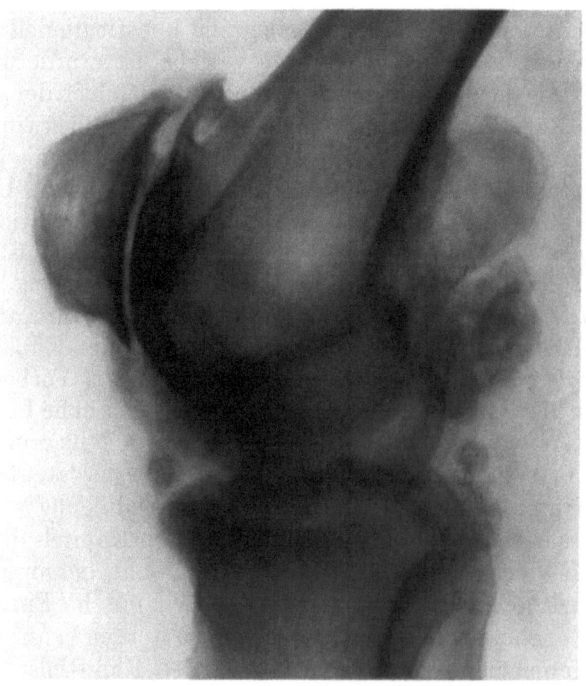

Abb. 21. Abundante Knochenneubildung; der Randwulst an der Facies patellaris des Femur ist Träger einer
Schlifffläche (für die Patella)

gesprochen, welche die bis dahin latente Ossifikationstendenz freimacht, und zwar in Form des von POMMER als pathognomonisch für die degenerative Arthropathie bezeichneten Vordringens von Mark- und Gefäßsprossen über die Kalkschicht hinaus in den kalklosen Knorpel; Verkalkung und Verknöcherung folgen diesem Vorgange auf dem Fuß. Nun können Knorpelusuren natürlich auch anderswo sitzen als am äußeren Knorpelrand, sie sollen aber — schon um ihrer dominierenden Frequenz willen — an erster Stelle besprochen sein.

α) Die äußeren Randwülste

Sie entwickeln sich aus dem subchondralen Spongiosagebälk und werden, sobald sie das alte Gelenkflächenareal überschreiten, von einem Knorpel neuer Bildung überzogen.

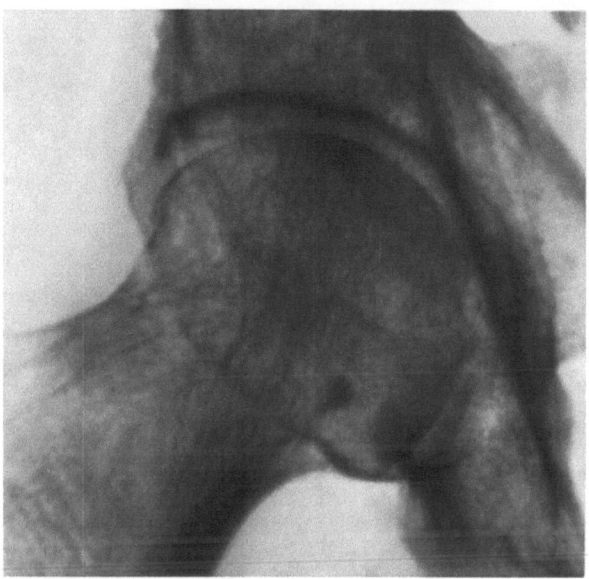

Abb. 22. Zirkuläre Ossifikation der knorpeligen Pfannenlippe des Hüftgelenkes

Sie bestehen vorwiegend aus lamellärem Knochen; die alte Streitfrage, ob es sich hier nicht um eine periostale Knochenbildung, also um Osteophyten, handelt, ist längst in dem Sinne entschieden, daß die periostale Genese nur in untergeordnetem Ausmaße und keineswegs regelmäßig am Aufbau der Randwülste mitbeteiligt ist. Namentlich dann, wenn enchondral entstandene Randwülste weit den ehemaligen Gelenkflächenrand überragen, kommt es zu zusätzlicher periostaler Knochenneubildung, welche den oft tief einspringenden Winkel zwischen Gelenkkörper und Randwulst ausfüllt und letzteren abstützt. Besonders einprägsam können wir diese Verhältnisse am Schenkelhals studieren, an dessen caudaler Zirkumferenz sich zu mächtigen enchondralen Randwülsten des Schenkelkopfes nicht selten geschichtete Osteophytlagen gesellen, die ganz offensichtlich vom (hier intraartikulären) Periost gebildet sind (Abb. 20a u. 20b). Das Röntgenbild gibt besonders klaren, überzeugenden Aufschluß über die Genese der Randwülste, deren Gebälk der trajektoriell orientierten Struktur der Gelenkkörper an- und eingegliedert ist und die mit der aus ihrer Entstehung resultierenden Vergrößerung der Gelenkfläche wohl auch statische Aufgaben zu erfüllen haben. Die Annahme einer enchondralen Genese größerer Randwülste hat natürlich eine vorausgegangene Knorpelneubildung von seiten des Synovialisrandes zur Voraussetzung. Solche Randwülste von größeren Ausmaßen unterliegen bekanntlich nicht selten weiteren Veränderungen, wie Schliffflächenbildung (Abb. 21) und Fraktur.

Sehr ähnlich (aber nicht prinzipiell gleichzusetzen) den äußeren Randwülsten sind enchondral ossifizierte Pfannenlippen an Scapula und Acetabulum (Abb. 22); wenn sich zu solchen Limbus-Ossifikationen bei anlagemäßig gegebener Neubildungsbereitschaft noch Knorpelwucherung und konsekutive Verknöcherung gesellen, kann es am Hüftgelenk zu weitgehender „Einhülsung" des Femurkopfes und entsprechender Einschränkung der Beweglichkeit kommen (Abb. 23).

Echte Randwülste enchondraler oder periostaler Genese finden sich solitär an der Tibia von Kniegelenken mit älteren Meniscusschäden verschiedener Art (Raubersches Zeichen); die durch den Discusschaden gesetzte Änderung der Statik der Randpartien

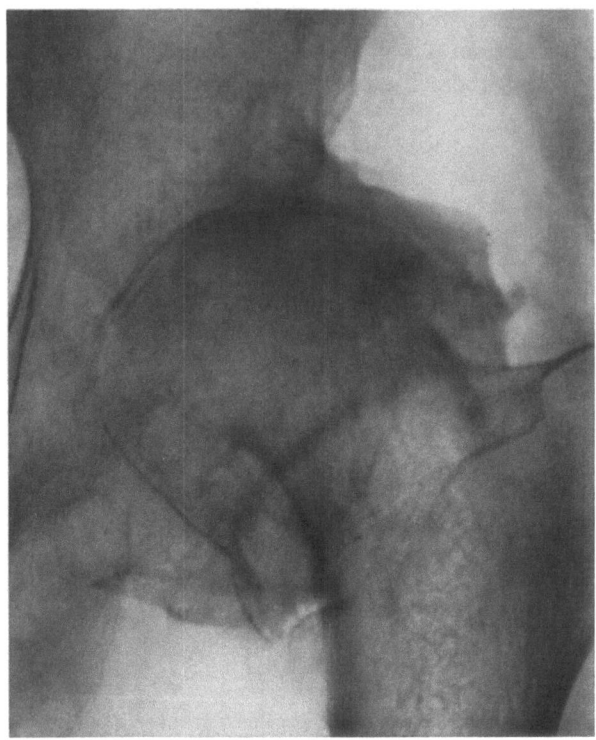

Abb. 23. Ungewöhnlich mächtige Randwulstbildung, besonders an der Pfanne, die den Femurkopf einscheidet (einhülst), der hier den sog. „Walzentyp" präsentiert

des Gelenkknorpels wie auch geänderte Beanspruchung von Seitenband und Kapselansatz sind als auslösende Faktoren anzusehen (Näheres darüber im Kapitel Kniegelenk-Unterschenkel).

β) Die Binnenrandwülste

Den so überaus häufigen äußeren Randwülsten prinzipiell gleichzustellen sind jene Knochengebilde, die an Binnenrändern von Gelenkflächen entstehen, deren Einheit durch intraartikuläre Bänder unterbrochen ist. Man findet diese Binnenrandwülste zirkulär am Rande der Fovea centralis des Femurkopfes (Abb. 24) — bei mächtiger Ausbildung in der anglo-amerikanischen Literatur als „fovea-button" bezeichnet — im Areal der Fossa acetabuli (Lang) und besonders häufig im Kniegelenk, in welchem sich längs der ganzen langen Knorpel-Synovialisgrenze, welche die Fossa intercondylaris säumt, Knorpelusuren und in deren Gefolge Randwülste entwickeln können. Diese Randwülste haben hier (Abb. 25) recht häufig die Form eines stalaktitenähnlichen Stachels oder Hornes und sie können Anlaß zu der Fehldiagnose eines Corpus liberum geben. Hier sei auch ein Zustandsbild erwähnt, das ausschließlich im Röntgenbild — hier aber sehr eindrucksvoll — zur Darstellung gelangt, das schon vor mehr als 30 Jahren beschrieben wurde (K. Weiss; Pollitzer), bis heute aber nicht zu allgemeiner Kenntnis und richtigen Wertung durchgedrungen ist. Vor der Eminentia *intercondylaris* im Bereich der nicht überknorpelten sensu strictiori extraartikulären Fossa *intercondylaris tibiae* (Abb. 26a und 26b) findet man (ausschließlich) bei degenerativer Arthropathie des Kniegelenkes gar nicht so selten einen unmittelbar aus dem Knochen der Tibiaepiphyse aufstrebenden Knochenblock von beachtlicher Höhe und meist ebensolcher Breite und Tiefe, der cranial durch eine Cortex- lamelle abgegrenzt wird (s. auch Abb. 27). Die eindeutig feststellbare Ursprungstelle ent- spricht dem Ansatz — oder Einstrahlungsgebiet des Ligamentum cruciatum anterius und

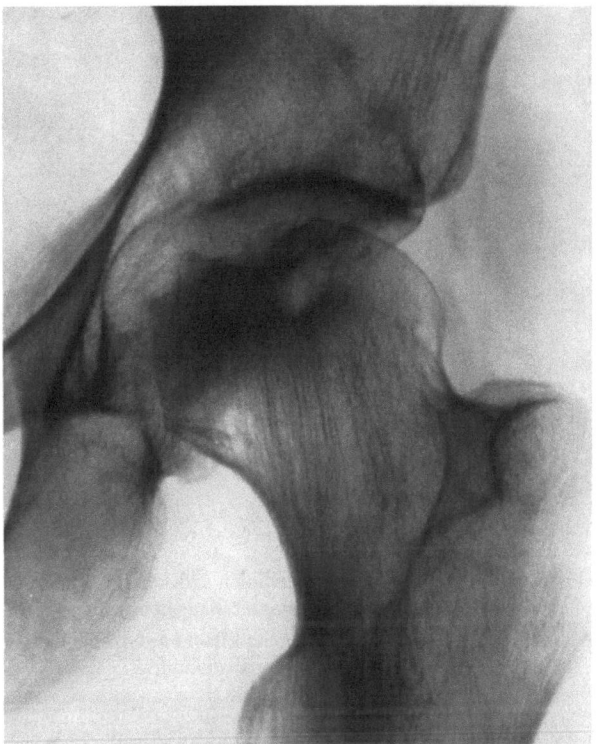

Abb. 24. Zirkulärer Binnenrandwulst an der Fovea centralis. Cranial anschließend Einbruch einer nekrotischen Partie über cystoiden Defekten

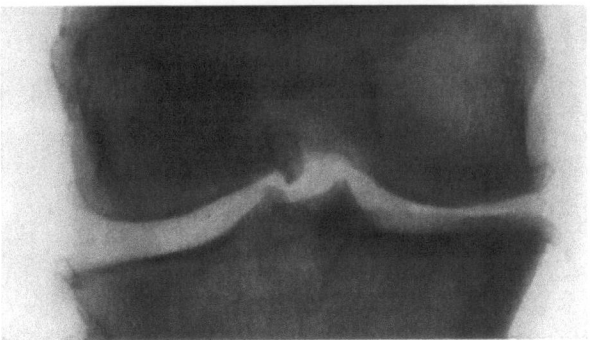

Abb. 25. Kleine äußere Randwülste an Tibia und Femur. Am Rande der Fossa intercondylica ein 1 cm hohes Knochen-„Horn"

wir dürfen wohl annehmen, daß hier im Ligament — so wie in Sehnenansätzen (KÖLLIKER; RANVIER) — Knorpelelemente zu Wucherung, Verkalkung und Verknöcherung gelangen. Klinische Bedeutung kommt dieser pararticulären Knochenbildung kaum zu. Aus der großen Masse der degenerativ veränderten Gelenke, in welchen es zu vorwiegend enchondraler (und eventuell zusätzlich periostaler) Knochenbildung gekommen ist, heben sich zahl- reiche Einzelfälle heraus, in welchen diese Knochenneubildung eine besonders mächtige ist. Randwülste, Knochenbuckel usw. erreichen ein evident überdurchschnittliches Aus- maß und die einzelne Neubildung zeigt eine besonders lebhafte knollige oder knospen-

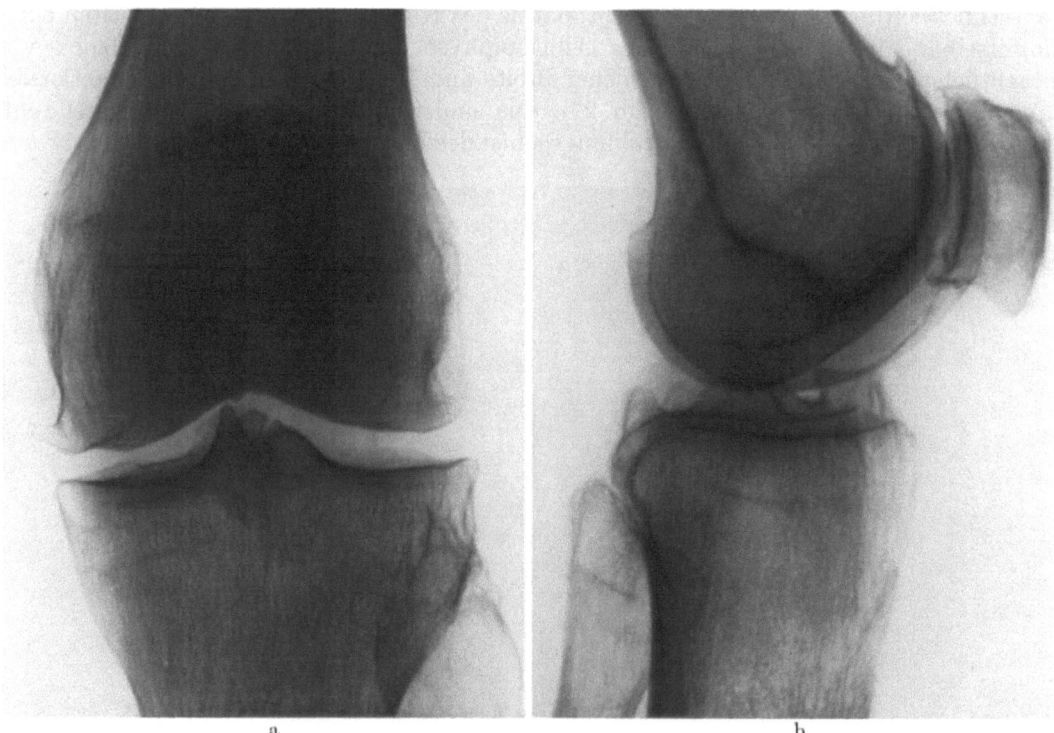

a   b

Abb. 26a. Kleine Randwülste am Femur; neben dem medialen Höcker der Eminentia intercondylaris ein abnormer, kranial glattbegrenzter Knochenblock

Abb. 26b. Seitenbild zu Abb. 26a zeigt den aus der Tibiagelenkfläche aufstrebenden, etwa 1 cm hohen Knochenblock in seiner Tiefenausdehnung

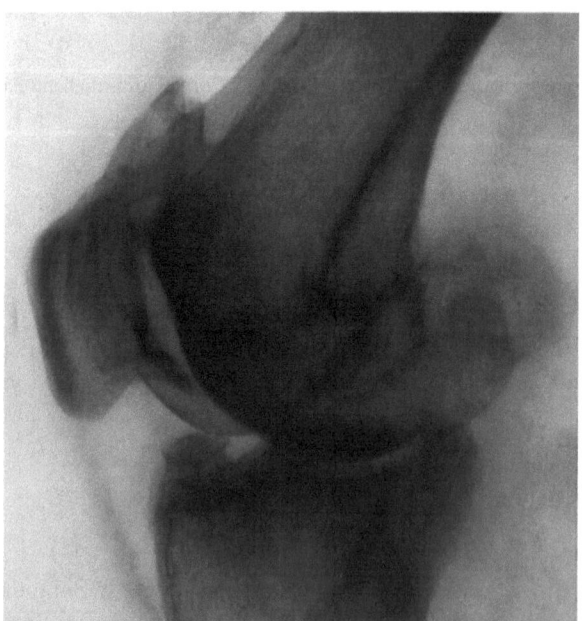

Abb. 27. Hyperplastischer Typ degenerativer Arthropathie mit mächtigen, Schliffflächen tragenden Randwülsten an der Patella, Gelenkflächenverdoppelung an den dorsalen Partien der Femurcondylen und Knochenblock vor der Eminentia intercondylaris

artige Entwicklung (Abb. 27 und 40). KIENBÖCK hat für diese Fälle den Namen *Osteomatose*
geprägt. Es ist wohl zweckmäßiger, auf die Einführung eines neuen Terminus zu verzichten und diese Veränderungen lediglich als Ergebnis einer anlagemäßig besonders

ausgeprägten Knochenneubildungsbereitschaft zu werten. Nur bei solchen hyperplastischen Fällen findet sich auch die letztbeschriebene Knochenneubildung vor der Eminentia *intercondylaris*. Als dritte Form der Randwulstbildung sind noch die sog.

γ) Resorptionsrandwülste

anzuführen, die einst Gegenstand temperamentvoller Diskussion (POMMER; AXHAUSEN; HEINE) waren. Es handelt sich um Veränderungen, die sich ergeben, wenn es im Ansatzgebiet der Gelenkkapsel zu umschriebenem Knochenabbau kommt. Den Anstoß zu

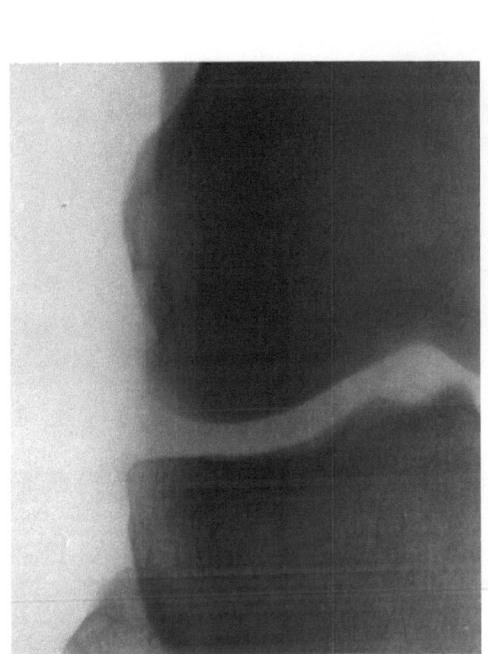
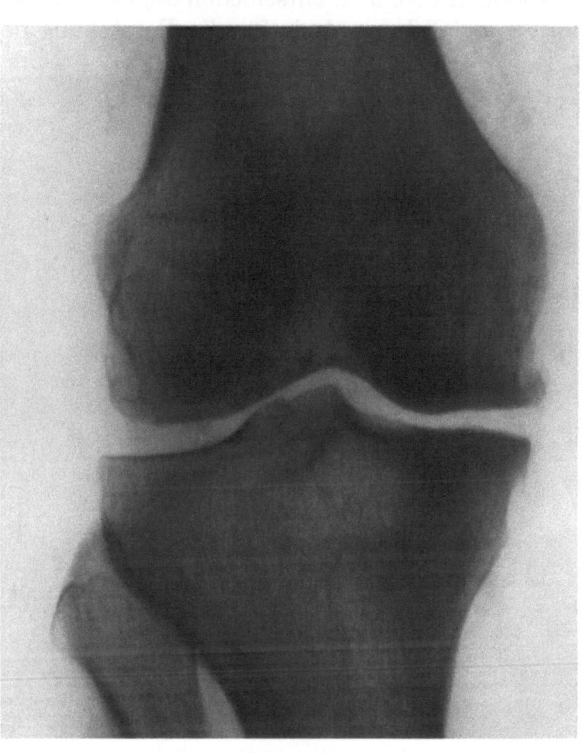

Abb. 28   Abb. 29

Abb. 28. Resorptionsdefekt am lateralen Femurcondylus, von zarter Cortexlamelle gesäumt, durch posttraumatische Entzündung entstanden bei 19jährigem Fußballer

Abb. 29. Resorptionsrandwülste an den Femurcondylen, Entrundung des medialen Condylus, beginnende Knochenbuckelbildung am lateralen Condylus. Knochenabbau im Kapselansatzgebiet. Anfangstadium eines Genu varum arthriticum

diesem grubigen Abbau gibt wohl immer ein entzündlicher Zustand der Gelenkkapsel, der sich auf deren ganzes Areal oder nur auf ein (eventuell kleines) Teilgebiet erstrecken kann; dieser entzündliche Zustand der Gelenkkapsel kann Folge einer bereits bestehenden primär-degenerativen Arthropathie sein oder auch einer anderen Noxe — etwa eines ein- oder mehrmaligen Trauma. Jedenfalls wird der Rand der knorpelgedeckten Gelenkfläche unterhöhlt, der Knorpelrand durch den entzündlich veränderten Synovialissaum geschädigt und in weiterer Folge kommt es zu enchondraler Ossifikation im Knorpelrandgebiet, also zu der für die degenerative Arthropathie so charakteristischen Veränderung; der benachbarte Substanzverlust läßt die (im übrigen meist eher geringe) äußere Randwulstbildung noch deutlicher hervortreten. Es kann im Einzelfall schwierig sein, zu entscheiden, ob es sich um einen primär-degenerativen Prozeß mit entzündlicher Kapselbeteiligung handelt oder um eine nach primär-entzündlichem Schub sekundär entstandene Arthropathie. In der Regel wird aber die Analyse des Bildes der benachbarten Knochenpartien und der benachbarten Gelenke diese Entscheidung ermöglichen. Wir finden beispielsweise einen grubigen Substanzverlust nur an einer Stelle des zirkulären Kapselansatzes bei traumatischer Entzündung der Kapsel im Bereiche eines Seitenbandes, wie dies Abb. 28 zeigt. Hier kann man noch nicht von einem Resorptionsrandwulst sprechen; denn zu einem solchen fehlt die enchondrale Ossifikation im Randgebiet des Gelenkknorpels. Wenn aber so ein grubiger Abbaubezirk der Gelenkfläche näherrückt (Abb. 29), dieselbe in ihrem Randgebiet unterminiert und überdies die den Knorpelrand deckende Synovialismembran hyperplastisch wird, dann kommt es unter derselben zu Knorpelneubildung mit nachfolgender Ossifikation und damit zum Resorptionsrandwulst. Für diesen speziellen Fall ist also die seinerzeit von Axhausen generell aufgestellte, von Pommer, Heine u. a. entschieden abgelehnte Lehre von der determinierenden Bedeutung der Synovialishyperplasie für die Entstehung der Randwülste teilweise zutreffend. Wir

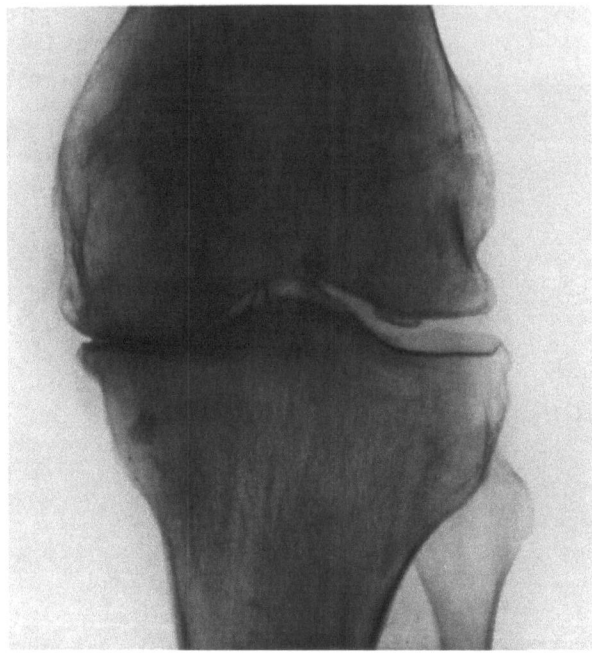

Abb. 30. Knochenbuckel über der Gelenklinie des lateralen Femurcondylus; die Gelenklinie des lateralen Tibiacondylus ist verstärkt, nicht aber die anschließenden Spongiosabälkchen. Der Gelenkspalt der medialen Gelenkhälfte fast ganz geschwunden

finden charakteristische Resorptionsrandwülste keineswegs in allen Gelenken; am prägnantesten zeigen sie sich an den Femurcondylen und an der caudalen Zirkumferenz des Humerus- und des Hüftkopfes. Was die Unterscheidung von primär-entzündlichen Prozessen betrifft, ist vor allem die Ausdehnung der Osteoporose in der Nachbarschaft des Substanzverlustes von Bedeutung, die bei den chronisch-entzündlichen Prozessen wesentlich gleichmäßiger und weiter in die Umgebung reichend ist. In Einzelfällen werden klinische bzw. Laboratoriumsbefunde heranzuziehen sein. *Für alle Arten von Randwulstbildungen aber gilt, daß sie — für sich allein — kein Hinweis sind auf das Vorliegen eines recenten Gelenkprozesses.*

h) Die Knochenbuckel

Die verschiedenen Randwulstformen sind durchaus nicht die einzige Manifestation der im Bereich der degenerativen Arthropathie eine so bedeutsame Rolle spielenden *enchondralen Ossifikation*; wir begegnen derselben auch weitab vom Knorpelrand in zentralen Partien des Gelenkknorpels. Dies ist unschwer verständlich, da — worauf bereits hingewiesen wurde — enchondrale Ossifikation überall da in Gang kommen kann, wo das statische Gleichgewicht an der Knorpel-Knochengrenze gestört oder deren Kontinuität verletzt wurde. Geschieht dies an engumschriebener Stelle — etwa durch eine kleine zentrale Knorpelusur —, so kann es in deren Ausdehnung zum Einwandern von Gefäßen (s. oben) und zu umschriebener Knochenbildung kommen. Das Röntgenbild zeigt uns (in tangentialem Strahlengang) solche umschriebene Ossifikationsherde, die über die Gelenklinie hinaus in den Knorpel vorragen, ganz vortrefflich, selbst wenn sie noch recht klein sind; man bezeichnet sie als *Knochenbuckel* (Abb. 30). Es versteht sich von selbst, daß solche Knochenbuckel nicht nur im Gefolge einer degenerativen Knorpelusur zustande kommen können, sondern auch überall dort, wo eine umschriebene

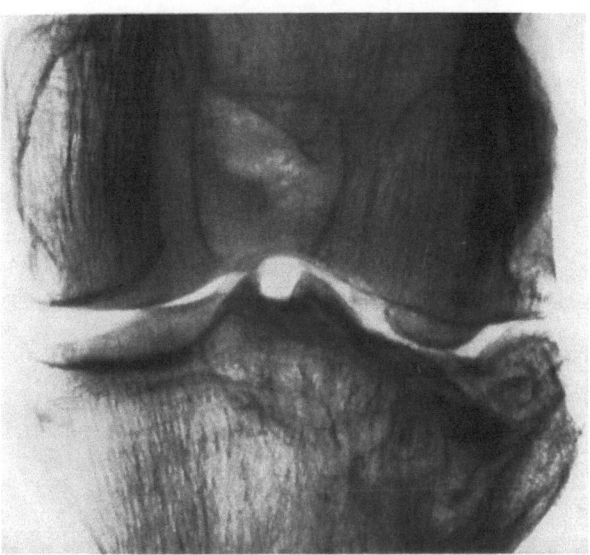

Abb. 31. Traumatischer Einbruch des lateralen Tibiacondylus; gegenüber der Einbruchstelle der Tibia ist über der Gelenklinie des Femurcondylus ein Knochenbuckel entstanden

Knorpelschädigung, die nicht primär-degenerativer Natur ist, in mechanischer Hinsicht ähnliche Verhältnisse schafft — also etwa ein grobes einmaliges Trauma oder ein akutentzündlicher Prozeß wie ein metastatischer Pyarthros oder der Durchbruch eines subchondralen Gumma in das Gelenk. Der Knochenbuckel ist somit an sich noch nicht beweisend für eine degenerative Arthropathie, wenn er auch bei dieser weitaus am häufigsten vorkommt. Differentialdiagnostisch werden aber kaum jemals Schwierigkeiten entstehen, da die Krankengeschichte des Falles sowie die Analyse des Röntgenbildes des übrigen Gelenkes und der benachbarten Knochenpartien so gut wie immer entsprechende Anhaltspunkte liefern. Hinsichtlich ihres Höhenwachstums sind die Knochenbuckel beschränkt, da sie, sobald sie das Niveau des benachbarten Gelenkknorpels erreicht haben, der mechanischen Einwirkung des anderen Gelenkteiles unterliegen. Nur dann, wenn die gegenüberliegende Gelenkfläche — etwa im Gefolge eines Kompressionsbruches — partiell abgerückt ist, kann ein Knochenbuckel größeres Ausmaß erreichen (s. Abb. 31). Wir begegnen diesem Vorkommnis am häufigsten bei Kompressionsbrüchen der proximalen Tibiaepiphyse, die zu einem Tiefertreten des Fragmentes und damit zu einem umschriebenen Abrücken von der Gelenkfläche des Femurcondyls geführt haben. Gegenüber dem so entstandenen brüsken Abbruch kommt es im Gelenkknorpel des Femur zu umschriebener Veränderung und hernach zu enchondraler Ossifikation; da hier der Druck der Gegenseite fehlt, kann dieselbe nach entsprechender Knorpelneubildung auch ein ungewöhnliches Ausmaß erreichen. Kleine Knochenbuckel treffen wir gelegentlich an (Abb. 32), ohne daß wir aus dem Röntgenbild oder aus der Anamnese irgendwelche Hinweise auf ihre Genese zu gewinnen vermögen. In anderen Fällen finden wir noch deutlich erkennbar die Folgezustände einer relativ rasch entstandenen Osteoporose, die Anlaß zu umschriebenen Kleinbrüchen im Bereiche der Knochen-Knorpelgrenze und damit zum Einsetzen enchondraler Ossifikation gegeben

hat; daß der Osteoporose — welcher Ätiologie immer sie sein mag — im Kreise der
Entstehungsbedingungen der degenerativen Arthropathie eine nicht zu unterschätzende
Bedeutung zukommt, ist durch mikroskopische Untersuchungen völlig gesichert. Gerade
die bei jungen Individuen nach rasch entstandener Porosierung des subchondralen

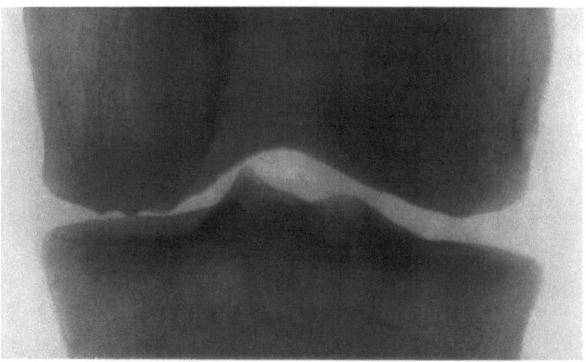

Abb. 32. Kleine Knochenbuckel am medialen Femurcondylus; klinisch symptomlos

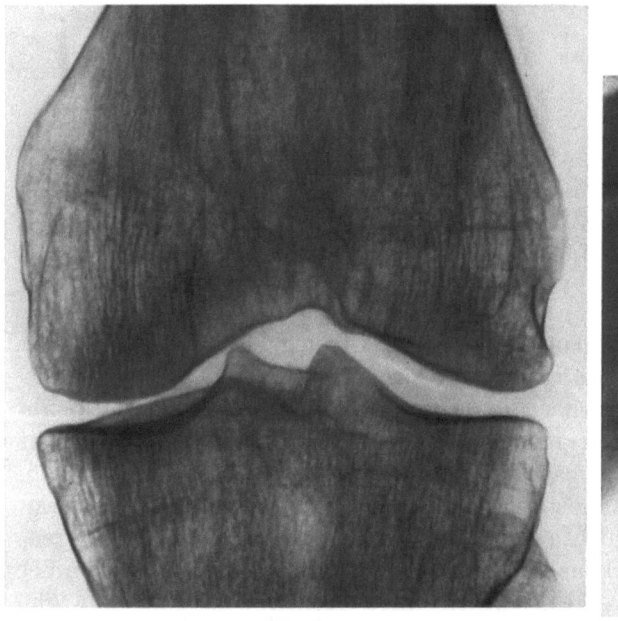
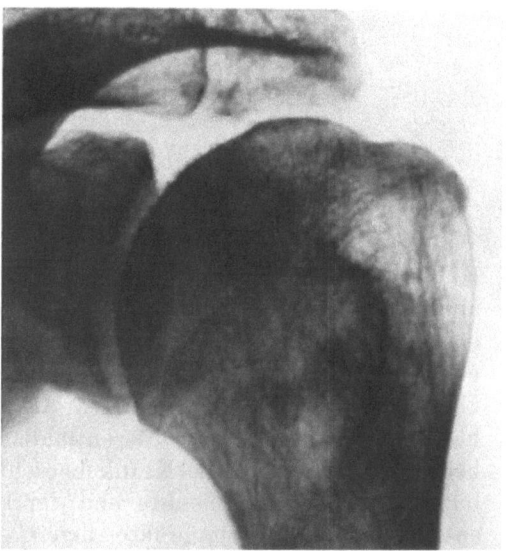

Abb. 33   Abb. 34

Abb. 33. Nach rasch entstandener Osteoporose Entrundung des lateralen Femurcondylus, am medialen Femurcondylus ein winziger Knochenbuckel. Verstärkung der Gelenklinie, besonders medial, Gas im Gelenkspalt
(lateral)

Abb. 34. Aus der Kalk-Knorpelschicht ragen kleine Knochensprossen bis zur Oberfläche des unverkalkten
Gelenkknorpels, bis zum wahren Gelenkspalt

Knochens auftretende degenerative Arthropathie (Abb. 33) ist ein viel häufigeres und
überzeugenderes Beispiel ossaler degenerativer Arthropathie, als die seinerzeit von
AXHAUSEN (s. oben) in erster Linie ins Treffen geführten aseptischen Nekrosen.

Wenn der Knorpelbelag eines Gelenkteiles in beträchtlicher Ausdehnung oder in toto
eine Schädigung erfahren hat, dann kann es in diesem ganzen Areal zu einem Vordringen
von neuen Knochensprossen bis zum Niveau der Knorpeloberfläche kommen (Abb. 34);
dabei kann dieser neue Knochen in Form zahlreicher kleiner Säulen gebildet werden und
in dieser Form auch dauernd bestehenbleiben, oder die einzelnen Knochenbildungen
verschmelzen zu einer einheitlichen, der alten Knochen-Knorpelgrenze überlagerten schalen-

förmigen Kappe. Für beide Formen hat K. WEISS 1940 in einer eigenen Studie Beispiele
gebracht; die zweitgenannte Form gehört bereits einem Vorgange zu, der in hohem Maße
charakteristisch (wenn auch nicht pathognomonisch) ist für die degenerative Arthropathie, der

i) Verdoppelung der Gelenkflächen

Dieser Vorgang ist pathoanatomisch seit mehr als 100 Jahren bekannt und wurde
wiederholt eingehend studiert; er ist in vivo ausschließlich mittels der Röntgenuntersuchung festzustellen, wurde aber erst spät Gegenstand röntgenographischer Analysen

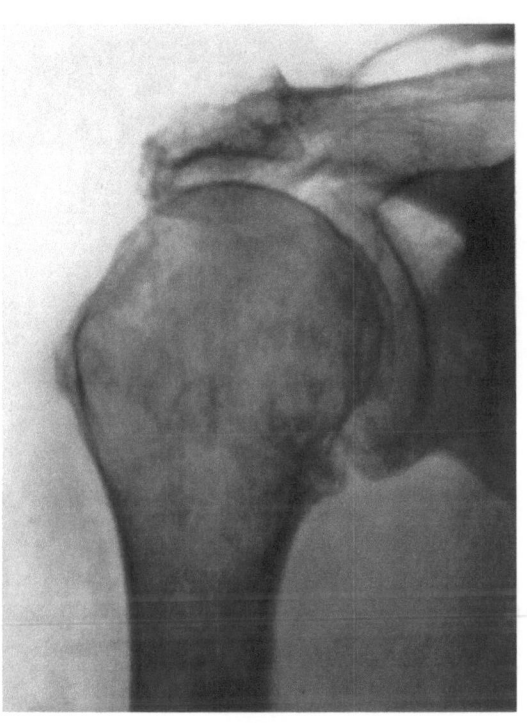 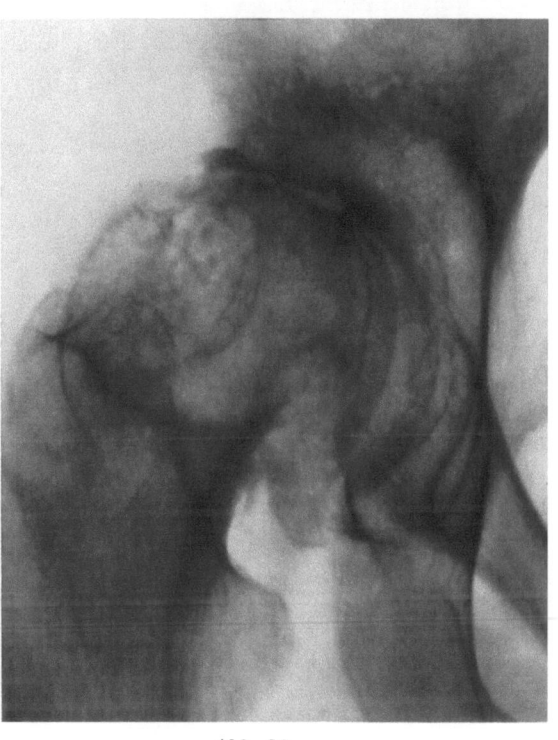

Abb. 35   Abb. 36

Abb. 35. Der Humeruskopf ist von der Pfanne (durch schrumpfenden Zug) etwas abgerückt. Vordringen des
Knochens in den gewucherten Knorpel. Neue (zweite) Gelenklinie

Abb. 36. Knorpelverlust und Schliffflächenbildung im kranialen Gelenkanteil. Mehrschichtige Knochenbildung über Pfanne und Kopf im caudalen Anteil

(H. WALTER; WIBERG; K. WEISS), obwohl doch das einfache typische Übersichtsbild des
Beckens diesen am Hüftgelenk weitaus am häufigsten und auch am eindrucksvollsten
zu beobachtenden Vorgang klar zur Darstellung bringt — während die anatomische
Untersuchung denselben nur im Zuge einer eigens darauf abgestellten, keineswegs routine-
mäßigen Untersuchung aufzuzeigen vermag.

Es wurde bereits mehrfach darauf verwiesen, daß im Gefolge jedweder Störung des
statischen Gleichgewichtes an der Knorpel-Knochengrenze die (individuell verschiedene)
virtuelle Ossifikationstendenz die enchondrale Verknöcherung wieder in Gang bringen
kann; zu den Störungen des statischen Gleichgewichtes zählt auch der Ausfall oder die
wesentliche Minderung der physiologischen Beanspruchung. Zu einer solchen kommt es
nicht selten, wenn durch Formveränderung von Gelenkkörpern umschriebene Partien
derselben außer Kontakt gestellt werden, wenn etwa der Gelenkknorpel des Pfannendaches und der gegenüberliegenden Anteile des Femurkopfes geschwunden sind und
überdies der Femurkopf durch Schliffflächenbildung einen Substanzverlust erlitten hat;
dann tritt der Femurkopf höher, die caudalen Anteile von Femurkopf und Pfanne aber

müssen voneinander abrücken; sie werden damit verringerter statischer Beanspruchung ausgesetzt oder derselben gänzlich entzogen — und dies stellt den Auftakt dar für die Mobilisierung der seit Abschluß des Knochenwachstums eingefrorenen enchondralen Ossifikation (Abb. 35); dieser wäre aber ein Ziel gesetzt mit der völligen Verknöcherung des alten Gelenkknorpels, wenn nicht auch der Knorpel des statisch unterbeanspruchten Bezirkes Veränderungen eingänge: mit dem allmählichen Absinken der Beanspruchung

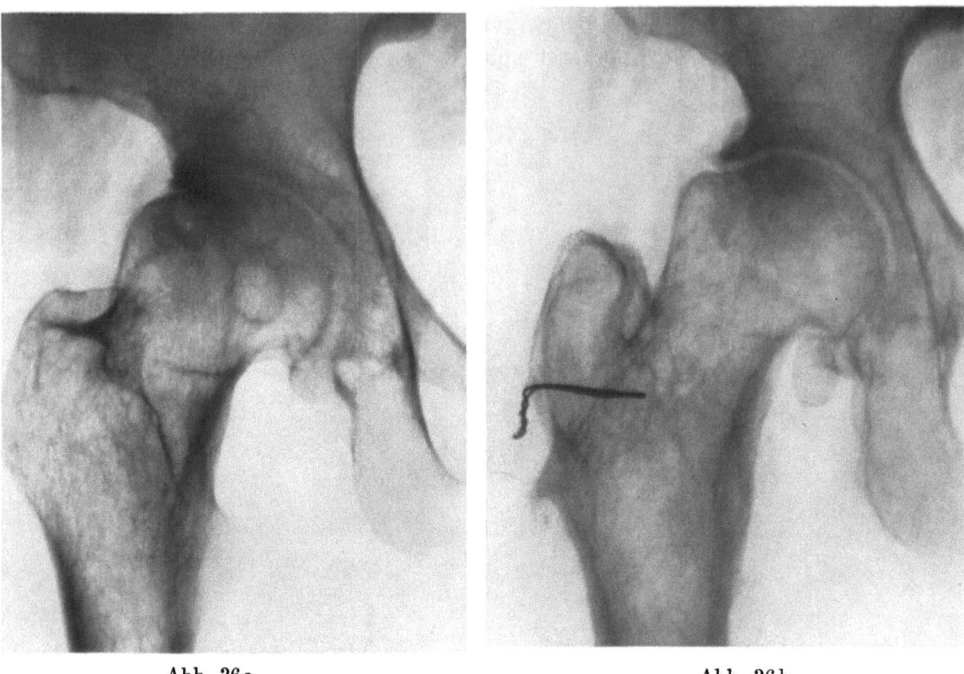

Abb. 36a   Abb. 36b

Abb. 36a. Primär degenerative Arthropathie. Der cranio-caudale Gelenkspalt-Anteil geschwunden

Abb. 36b. Derselbe Fall 16 Monate nach Entlastungs-Operation (fecit Dr. ENDLER, Wien): Neugebildeter Knorpelüberzug (Gelenkspalt)

beginnt der Gelenkknorpel zu wuchern nach Art einer ex vacuo-Bildung und die tieferen Schichten dieses neuen Knorpels werden wieder von der Knorpel-Knochengrenze her in Knochen übergeführt. Der beschriebene Vorgang kann sich über lange Zeit hinziehen, verläuft oft in mehreren Etappen (Abb. 36), deren Baugeschichte im Röntgenbild gut abzulesen ist, da Reste der jeweils von der Ossifikation überrannten Kalkknorpelschicht und auch der alten Knochengrenzlamelle stehenbleiben und deren einstigen Verlauf anzeigen. Beobachtung und Analyse dieser Vorgänge drängen zur Revision der Vorstellung, daß der Gelenkknorpel als reifes, hochdifferenziertes Gewebe nicht oder nur ganz wenig regenerationsfähig ist. Diese von ROKITANSKY, KÖLLIKER, GIES u. v. a. vertretene Anschauung wurde aber für den Bereich der degenerativen Arthropathie schon von v. VOLKMANN und POMMER abgelehnt; v. VOLKMANN wies der Knorpelneubildung bei den degenerativen Arthropathien (damals: Arthritis deformans) einen sehr breiten Raum zu und POMMER hat gezeigt, daß sich im Bereich von Knorpelusuren auch wieder sehr lebhafte Knorpelneubildung entwickeln kann. F. J. LANG hat dann im besonderen betont, daß diese Knorpelneubildung gerade in den der Beanspruchung und Abnützung entzogenen Knorpelpartien zustande kommt und H. WALTER hat hierfür den experimentellen Nachweis erbracht; diese Experimente wurden angestellt zur Klärung des überaus eindrucksvollen Röntgenbildes und des postoperativ-anatomischen Befundes typischer Gelenkflächenverdoppelung an der medio-caudalen Hälfte des Femurkopfes. Diese Lokalisation ist die häufigste und auffälligste, sie wird, da sie an der Kopf-Halsgrenze meist in einen tropfenförmigen, die Gelenkfläche überragenden Randwulst übergeht, in der angloamerikanischen Literatur als „capital-drop" bezeichnet, während CALOT von „tête coulée" sprach. Die Verdoppelung des zweiten Gelenkkörpers des Hüftgelenkes, der Pfanne (double floor), ist im Röntgenbild weniger auffällig, wenngleich auch sie für den Kundigen sich völlig eindeutig manifestiert. Anatomisch ist die Verdoppelung des Pfannenbodens schon 1851 von SCHÖMANN ausgezeichnet beschrieben und treffend mit dem Doppelmantel einer zweihäusigen Uhr verglichen worden. Gelenkflächenverdoppelung und Randwulstbildung, die ineinander übergehen, bilden vornehmlich das anatomische Substrat der allgemein bekannten „pilzförmigen" (mushroom-like) Deformation des Femurkopfes, die mit einer sehr beträchtlichen Vergrößerung der Gelenkfläche einhergeht; diese wieder ist in mehrfacher Hinsicht als Anpassungsvorgang an die hinsichtlich Topik und Statik geänderten Verhältnisse zu betrachten, da sie die drohende Inkongruenz der Gelenkflächen verhindert oder doch herabsetzt und überdies die dynamischen Einwirkungen auf die Flächeneinheit des Femurkopfes verringert.

Im Anhang zu diesem Abschnitt, der die während des ganzen Lebens vorhandene, aber normalerweise latente Neubildungsbereitschaft des Gelenkknorpels des Erwachsenen sinnfällig dartut, sei noch hingewiesen auf die oft weitgehende Knorpelregeneration, die z.B. in Hüftgelenken beobachtet werden kann, an welchen wegen schwerer degenerativer Arthropathie Entlastungsoperationen — wie „hängende Hüfte" (Voss) u.a. — vorgenommen wurden. Man findet diese Knorpel-Regeneration am häufigsten und besonders eindrucksvoll in solchen Hüftgelenken, in deren cranio-lateralem Anteil sich vor der Operation überhaupt kein Gelenkspalt mehr nachweisen ließ, 1—1½ Jahre nach der Entlastungsoperation aber wieder ein manchmal recht ansehnlich breiter, regelmäßig und glatt begrenzter Gelenkspalt radiographisch nachweisbar ist (Abb. 36a und b). Dieser Regenerationsvorgang ist jedoch keineswegs nur bei degenerativer Arthropathie anzutreffen, sondern ebenso bei primär-entzündlichen Gelenkleiden verschiedener Ätiologie.

Die oben erwähnte Knorpelneubildung in entlastetem Gelenkknorpel wird in jüngster Zeit therapeutisch angestrebt durch Herabsetzung oder Ausschaltung des die Gelenkteile aneinander pressenden Muskelzuges (Extension — Vosssche Hängehüfte). Röntgenkontrolle kann über den Erfolg dieser konservativen oder operativen Maßnahmen einen gewissen Aufschluß geben.

k) Die Schliffflächen

Zu den markantesten Teilsymptomen der degenerativen Arthropathie, die auch zu einer reellen Deformation der Gelenkteile führen, gehören ferner die der Röntgendiagnostik zugänglichen *Knochen*schliffflächen, während die *Knorpel*schliffflächen hier außer Betracht bleiben müssen. Wenn eine Knorpelusur bis zur Knorpel-Knochengrenze in die Tiefe vorrückt, kann es bei weiterwirkender funktioneller Beanspruchung zur Abschleifung des Knochens kommen; eine solche aber bedeutet bereits den Verlust der anatomischen Knorpel-Knochengrenze in umschriebenem Areal und bahnt einer Anzahl von weiteren Vorgängen den Weg. Ist die Knorpelusur bei ihrem Tieferrücken auf eine bereits kompensatorisch verstärkte Knorpel-Knochengrenze gestoßen, so wird zwar der spröde Kalkknorpel rasch dem Verschleiß unterliegen (Abb. 37), die sklerosierte (verdickte) Knochengrenzlamelle aber wird noch immer einen völligen Abschluß des spongiösen Knochens gewährleisten; und wenn auch langsam die obersten Schichten der Knochengrenzlamelle abgeschliffen werden, so kann endostale Knochenneubildung diesen flächenhaften Verlust an Tela ossea wettmachen — woraus sich eine leichte Abflachung gewölbter Gelenkflächen ergeben muß. Bei diesem weitaus günstigsten Resultat präsentiert sich bei Eröffnung des Gelenkes eine elfenbeindichte gelbweiße Knochenschicht im Bereich des völligen Knorpelverlustes; man hat darum auch diesen Typ vielfach als *eburneierte Schliffflächen* bezeichnet.

Wenn aber die Knorpelusur rascher in die Tiefe vordringt, als reaktiv von der bedrohten Knorpel-Knochengrenze enchondrale Knochenneubildung als Gegenmaßnahme eingesetzt wird, dann kommt es zu einem Defekt in der Knochengrenzlamelle und damit zu regionärer Bloßlegung des Knochenmarkes. In dem betroffenen Bezirk haben nun die Spongiosabälkchen ihr statisches Insertionselement, ihre „Obergurte" verloren und es wird von der individuellen Reparationsfreudigkeit oder -fähigkeit abhängen, inwieweit es gelingt, einen Ersatz hierfür zu schaffen. An die freigelegten Enden der Spongiosabälkchen können Callusmassen angelagert werden und in den ungeschützt dynamischen Einwirkungen ausgesetzten Markräumen kann es zu Knorpelbildung mit nachfolgender Verkalkung und Verknöcherung kommen. Jeder von diesen reaktiven Vorgängen ist imstande, für sich allein oder im Zusammenwirken mit anderen eine neue Knochengrenz-

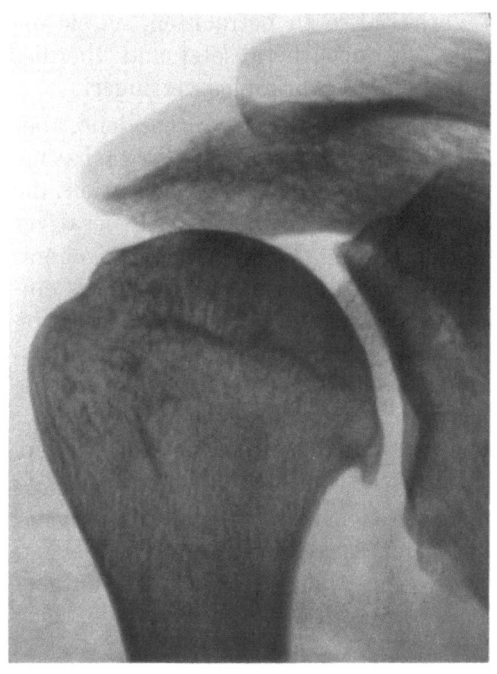 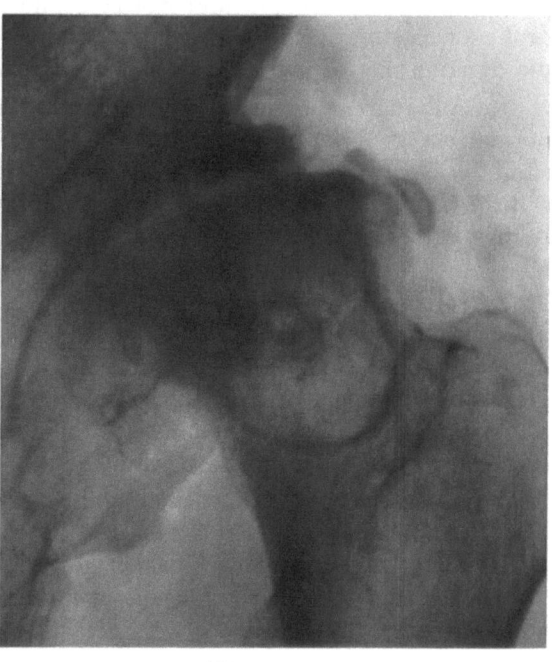

Abb. 37   Abb. 38

Abb. 37. Subchondrale Sklerosierung an Pfanne und Kopf; kleine Schliffffläche an der Pfanne gegenüber dem Randwulst am Kopf

Abb. 38. Sehr große Schliffffläche am entrundeten Femurkopf. Im Schenkelhals mächtiger cystoider Defekt

lamelle zu bilden — schlecht oder recht — mit einer reichen Stufenleiter von Qualitätsunterschieden. Daß selbst das beste dieser möglichen Resultate an statischer Leistungsfähigkeit hinter der ursprünglichen Lamelle zurückbleibt, bedarf wohl kaum der Erwähnung; doch ein Schutz des Knochenmarkes vor den dynamischen Einwirkungen der Funktion wird bis zu einem gewissen Grade erzielt. Ist aber die (konstitutionell variable) Reparationsfähigkeit eine geringe (Abb. 38), dann bleiben Markräume offen, in welche nun Detritus, Knochensplitter und Knorpelgeröll hineingepreßt werden, wozu sich häufig noch Blutungen im Knochenmark gesellen. Auf diese Weise entsteht ein Teil der cystoiden Substanzverluste in der Spongiosa der Gelenkkörper, von welchen bereits die Rede war; aus dem Stroma des benachbarten Knochenmarkes bilden sich bindegewebige Hüllen um diese Depots von verschiedenartigem Gewebeabfall und meistens wird in dieser bindegewebigen Hülle direkt Knochen gebildet, der dann als im Röntgenbild gut nachweisbare Schale den Spongiosadefekt umgibt; ebenso kann in dieser bindegewebigen Kapsel Knorpelbildung zustande kommen, welche die vielfach beschriebenen und hinsichtlich ihrer Genese lange umstrittenen Knorpelknötchen formt, deren weiteres Schicksal wiederum variabel ist: oft bleiben dieselben durch lange Zeit oder dauernd unverändert oder sie verkalken, verknöchern — oder sie gehen wieder regressive Veränderungen ein.

Aus dem Röntgenbild können wir hinsichtlich der feingeweblichen Beschaffenheit des Substrates der (Pseudo-) Cysten so gut wie keine Schlüsse ziehen; bezüglich ihrer Bestandsdauer läßt sich kaum eine Prognose stellen. Sie können größer oder kleiner werden, unverändert durch Jahrzehnte bestehen — aber auch gänzlich verschwinden. Solange sie Verbindung mit der Gelenkhöhle haben, ist natürlich mit einer Rückbildung nicht zu rechnen. Die wiederholt geäußerte Meinung, daß unter sklerotischen Schliffflächen keine „Cysten" zu finden seien, ist unzutreffend: eine solche kann ja schon zu einer Zeit entstanden sein, da die Schlifffläche noch offen, noch nicht sklerotisch war.

Den eburneierten oder *sklerotischen* Schliffflächen hat man — quasi als Antipoden — die porotischen Schliffflächen gegenübergestellt; sie sind dadurch charakterisiert, daß die Spongiosa des Gelenkkörpers gegen den Gelenkspalt nicht mehr durch eine Knochengrenzlamelle abgeschlossen wird, daß die Markräume anscheinend gegen den Gelenkspalt offen sind (Abb. 39). Diesen Eindruck gewinnt man auch aus dem Röntgenbild — und doch kann derselbe unzutreffend sein, denn die Pathoanatomie hat gezeigt, daß diese anscheinend offenen Markräume häufig durch nicht verkalkte Knorpelpfröpfe abgeschlossen sind, so daß das Knochenmark gegen dynamische Einwirkungen der Funktion einigermaßen geschützt ist. Die Schliffflächen können zur Deformation der Gelenkkörper ganz maßgeblich beitragen, ein Humerus — oder Hüftkopf kann bis zur Hälfte und noch darüber weggeschliffen werden — und ihre imposanteste Ausbildung fin-

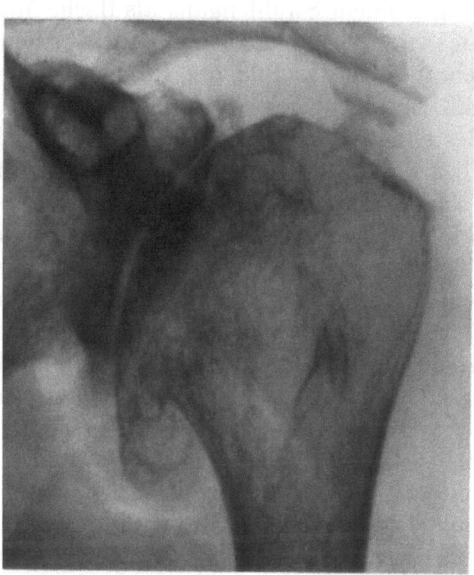

Abb. 39. Große Schlifffläche an Kopf und Pfanne, caudal Randwülste

den sie bei den Neuroarthropathien, wie etwa bei der Syringomyelie, wovon in einem späteren Abschnitt kurz die Rede sein wird. Der Vollständigkeit halber sei auch noch angeführt, daß Randwülste gar nicht selten Träger von Schliffflächen werden, sobald sie ein Ausmaß erreicht haben, das die Funktion des Gelenkes zu behindern beginnt; ein typisches Beispiel hierfür bieten Randwülste an der Patella (s. Abb. 21).

l) Veränderungen der Gelenkkapsel

Einen integrierenden Bestandteil des Gelenkorganes bildet die *Gelenkkapsel,* von welcher bisher lediglich bei der Besprechung der Resorptionsrandwülste kurz die Rede war. Als Weichgewebe, das normalerweise keine strahlenabsorbierenden Bestandteile aufweist, ist die Gelenkkapsel der direkten Darstellung im nativen Röntgenbild entzogen. Wir können lediglich aus Verlagerungen der den äußeren Schichten der Gelenkkapsel anliegenden Weichteile (epifasciales Fett und Muskel) auf Verdickung und eventuelle Dehnung der Gelenkkapsel durch intraarticuläre Flüssigkeitsansammlungen schließen. Bei den degenerativen Arthropathien spielen die Ergüsse im allgemeinen eine untergeordnete Rolle, sie werden darum ja seit langem (BROCA) als „trockene Arthritis" bezeichnet. Nur dort, wo die äußere fibröse Schicht der Gelenkkapsel in das Periost der knöchernen Gelenkkörper übergeht, wird es bei pathologischen Zuständen der Gelenkkapsel zu Veränderungen an der tela ossea der Gelenkkörper kommen, die im Röntgenbild ihren Ausdruck finden. Nun ist allerdings den Veränderungen der Gelenkkapsel bei den degenerativen Arthropathien in der Literatur nicht annähernd die gleiche Beachtung entgegengebracht worden, wie den Veränderungen an Knorpel und Knochen; sie sind aber dennoch von größter Bedeutung — vor allem darum, weil die Ernährung des Gelenkknorpels nur durch das Vorhandensein normaler Synovia gewährleistet wird. Aus den relativ spärlichen Studien, welche den Veränderungen der Gelenkkapsel bei degenerativen Arthropathien von Anatomie und Klinik gewidmet wurden, wissen wir, daß auch in frühen Stadien Kapselveränderungen bestehen und zwar fast immer degenerativer *und* entzündlicher Natur. Im Gefolge entzündlicher Kapselveränderungen kommt es im Ansatzgebiet der Gelenkkapsel am Knochen zur Entwicklung umschriebener Osteoporose, die sich bei längerem Bestande der entzündlichen Kapselhyperämie zu umschriebenem völligen Knochenschwund steigern kann (s. Abb. 3 und 29), der sich in tangentialem Strahlengang als flache Mulde oder als scharf ausgestanzte Kerbe (encoche) präsentiert. Wenn solche Defekte nahe an die überknorpelte Gelenkfläche heranreichen, schaffen sie das Bild der Resorptionsrandwülste (s. diese). Dabei ist stets festzuhalten, daß diese grubigen Substanzverluste im Kapselansatzbereich lediglich einen Hinweis auf Bestehen des entzündlichen Zustandes der Gelenkkapsel beinhalten, ohne irgend etwas über die Ätiologie des Prozesses auszusagen. Im besonderen geben sie für sich allein noch keinen Anhaltspunkt dafür, ob es sich um eine Entzündung im Verlaufe einer primär-degenerativen Arthropathie handelt, oder um einen primär-entzündlichen Prozeß. Für diese Entscheidung müssen andere Kriterien herangezogen werden. Bei der geschilderten Sachlage versteht es sich von selbst, daß die Röntgenuntersuchung entzündliche Kapselveränderungen nur mit gewissen Einschränkungen und erst nach einer beträchtlichen Latenzzeit zur Darstellung bringen kann; und es ist wichtig zu wissen, daß bei degenerativen Gelenkveränderungen, die keines von den besprochenen Röntgenzeichen aufweisen, trotzdem degenerative und entzündliche Kapselveränderungen bestehen können. So haben RETTIG und NEUENDORFF gefunden, daß schon im Kindesalter bei congenitaler Hüftluxation eine entzündliche Kapselbeteiligung nachweisbar ist. Hier handelt es sich jedenfalls um eine durch das Trauma der Funktion inkongruenter Gelenkteile ausgelöste Entzündung, die im Röntgenbild (noch) keinen Ausdruck findet. Bedeutsam erscheint ferner die Tatsache, daß im Zuge entzündlicher Kapselbeteiligung bei degenerativer Arthropathie in der Gelenkkapsel nicht selten Knorpelbildung und manchmal auch Knochenbildung zustande kommt. So finden wir an den kleinen Gelenken der Extremitäten im Kapselansatzbereich stachelartige oder punkt- oder kommaförmige Knochenbildungen, die patho-anatomisch (ROKITANSKY; HEINE) bekannt sind, in der Röntgenliteratur aber bisher kaum Beachtung gefunden haben. Dieselben sind jedenfalls nicht mit den „gewöhnlichen" Randwulstbildungen zu verwechseln.

Chirurgische und patho-anatomische Befunde haben gezeigt, daß es im Verlauf einer länger bestehenden degenerativ-entzündlichen Kapselveränderung zur Bildung von narbigen Strängen in der Gelenkkapsel kommt, zwischen welchen sich wiederum taschenartige Ausstülpungen finden, die sich unter dem Druck eines Ergusses als handschuhfingerförmige Bruchsäcke weit in die Muskulatur — manchmal bis knapp unter die Haut — erstrecken und dort palpabel werden können. Bei Vorliegen eines entsprechenden Röntgenbefundes an den knöchernen Gelenkteilen kann ein derartiger klinischer Befund die richtige Diagnose ermöglichen. K. WEISS konnte dieselbe am proximalen Tibio-Fibular- und am Acromioclaviculargelenk (s. Abb. 58) stellen und durch den Operationsbefund bestätigt erhalten.

m) Freikörperbildung

Der *Knorpelbildung* in der entzündlich veränderten Gelenkkapsel kommt Bedeutung in mehrfacher Hinsicht zu: 1. Können diese Knorpelgebilde stattliche Größe erreichen und können, wenn sie in einer Synovialiszotte sich entwickelt haben, nach Verlust ihres Stieles oder sonstigen Zusammenhanges mit der Kapsel freiwerden und damit alle Weiterungen eines freien Gelenkkörpers einleiten; von diesen Freikörpern bei den degenerativen Arthropathien soll im folgenden noch gesprochen werden. 2. Kann die zweifellos anlagemäßige Neigung zur Knorpelbildung eine so ausgedehnte und so intensive sein, daß die Knorpelbildung alle übrigen Erscheinungen der vorliegenden Gelenkerkrankung in den Schatten stellt, zum Führungssymptom wird und ein Krankheitsbild eigener Art prägt, die Kapsel-*Chondromatose*, die durch die Arbeiten von GIES, REICHEL, LEXER,

KIENBÖCK u. v. a. bekannt wurde. Es sei betont, daß in manchen Fällen weder röntgenologisch noch patho-anatomisch noch klinisch am operativ eröffneten Gelenk die Entscheidung getroffen werden kann, ob es sich um eine Chondromatose oder um eine degenerative Arthropathie mit Kapselbeteiligung und Bildung von knorpeligen Freikörpern handelt. Die drei Determinanten des vollentwickelten Zustandsbildes (degenerative Arthropathie — Kapselentzündung — multiple Chondrombildung) scheinen dann

durch einen Circulus vitiosus zusammengefaßt, in welchem der causale Primat nicht mehr feststellbar ist. Solche Fälle, die wiederholt Gegenstand eingehender Untersuchung (BARTH; KROH; KAPPIS u. a.) waren, machen eine kurze Erörterung der *Freikörperbildung im Rahmen der degenerativen Arthropathie* erforderlich. Daß sich im Bereiche einer umschriebenen Knorpelschädigung (Usur) — namentlich in deren Randpartien — unter der Wirkung der Funktion Knorpelteilchen ablösen und in die freie Gelenkhöhle gelangen können, versteht sich von selbst; es wurde dies auch von seiten der Pathoanatomie mehrfach betont (POMMER; HEINE u. a.); das Schicksal dieser Knorpelzellverbände kann verschieden sein, sie können nekrotisch werden und dem Abbau verfallen oder am Leben bleiben, irgendwo in der Synovialis einheilen oder auch frei bleiben, sie können wachsen, verkalken und schließlich auch verknöchern. Ein anderer, vielfach eindeutig nachgewiesener Entstehungsmodus freier Knorpel-Knochenkörper ist der, daß es in der Gelenkkapsel oder in deren Zotten (die nach KÖLLIKER u. a. auch normalerweise vereinzelt Knorpelzellen enthalten) zur Bildung von größeren Knor-

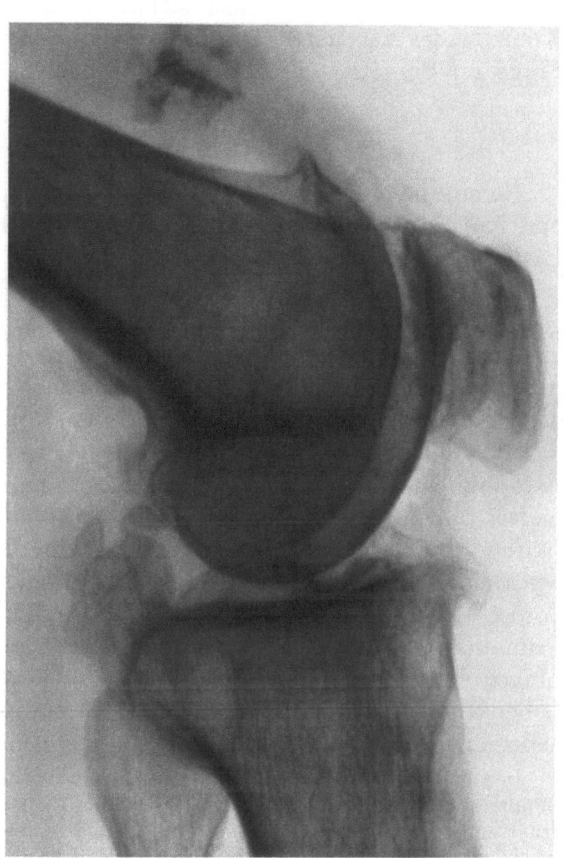

Abb. 40. Mächtige Randwulstbildung an der Tibia, besonders dorsal. Über dem dorsalen Randwulst Freikörper; ein großer verkalkter Freikörper im Recessus suprapatellaris

pelkörpern kommt, die auch verknöchern können. Diese Knorpel-Knochenbildungen können den Zusammenhang mit der Gelenkkapsel verlieren und zu *Freikörpern* werden (Abb. 40). Und schließlich ist noch zu erwähnen die Entstehung von Freikörpern durch Abbruch von Randwülsten oder von Callusmassen, welche im Bereiche einer Schlifffläche die eröffneten Markräume gegen das Gelenk abschließen und gelegentlich durch die Scherung der Gelenkfunktion abgerissen werden. Was den radiographischen Nachweis der Freikörper betrifft, ist von vornherein klar, daß nur verkalkte oder verknöcherte Freikörper demselben zugänglich sind. Erst bei schon beträchtlicher Verkalkung präsentieren sie sich als zarte, wolkige Schatten, können aber sehr beträchtliche Schattendichte erreichen. Eine Verknöcherung läßt sich erst diagnostizieren, wenn eindeutig Knochenstruktur nachzuweisen ist, die sich von der fleckigen Verkalkung deutlich unterscheidet. Eine Feststellung, ob ein nachweisbarer Knorpel-Knochenkörper dem alten Gelenkknorpel entstammt oder in der Gelenkkapsel oder an einem Randwulst sich entwickelt hat, ist auf Grund des Röntgenbildes nicht möglich; patho-anatomisch gelingt dieser Nachweis manchmal durch das Auffinden sicherer Reste der alten Knorpel-

Knochengrenze (BARTH; L. HAHN). Wichtig ist die Kenntnis der Tatsache, daß Freikörper sich mit besonderer Vorliebe in normalen oder pathologischen Ausstülpungen der Gelenkkapsel finden — so etwa im Recessus suprapatellaris oder in den oben erwähnten hernienartigen Ausstülpungen der Kapsel. Beachtung verdient ferner der Umstand, daß auch der synoviale Überzug intraarticularer Bänder Entstehungsort von knorpeligen Neubildungen sein kann, daß etwa ein Knorpel-Knochenkörper über der Eminentia intercondylaris kein Freikörper sensu strictiori sein muß, sondern dem Synovialisbelag eines Kreuzbandes zugehören kann; nur ein nachweisbarer Lagewechsel würde die offene Frage im Sinne des Freikörpers entscheiden.

n) Knochenatrophie und degenerative Arthropathie

Bereits mehrmals wurde auf die Bedeutung der „Knochenatrophie" für Entstehung und Entwicklung degenerativer Gelenkleiden hingewiesen. Die von zahlreichen älteren Patho-anatomen vertretene Meinung, daß eine (entzündliche) Knochenatrophie als generelle Ursache der „Arthritis deformans" anzusehen sei, wurde schon von POMMER richtiggestellt, der dabei die Bedeutung der aus Knochenatrophie resultierenden Osteoporose als *genetischen* Faktor durchaus anerkannte — namentlich für die Kontinuitätsverletzungen im Bereiche der Knorpel-Knochengrenze; aber als auslösende Ursache einer degenerativen Arthropathie lehnte POMMER die Knochenatrophie prinzipiell ab und ist damit wohl zu weit gegangen. Aus welch einer Ursache auch immer es zu örtlicher Atrophie eines knöchernen Gelenkteiles kommt — sie kann unter der Einwirkung normaler funktioneller Beanspruchung zu Veränderungen der Knorpel-Knochengrenze führen. Bei jugendlichen Individuen stellt dies ein relativ seltenes Ereignis dar, dem wir aber z. B. bei einer nach einem Sudeckschen Knochenumbau zurückbleibenden Osteoporose doch gelegentlich begegnen (s. Abb. 33). In solchen Fällen liegt der kausale Primat zweifellos *im* Knochen und charakterisiert die resultierenden Gelenkveränderungen eindeutig als *ossal* bedingte (sekundäre) degenerative Arthropathie. Im höheren Lebensalter finden sich degenerative Arthropathie und Knochenatrophie sehr häufig nebeneinander, was aber noch nichts über eine kausale Verflechtung aussagt.

In analoger Weise finden sich häufig neben degenerativen Gelenkschäden Veränderungen an den Gefäßen der benachbarten Weichteile; bekanntlich wurde dieses gleichzeitige Vorkommen als Ausdruck eines Kausalnexus, und zwar eines Primates des Gefäßschadens, gedeutet (WOLLENBERG; BROGSITTER u.a.); POMMER, F. J. LANG, HEINE u. ERDHEIM haben diese Annahme strikt abgelehnt und fassen gleichzeitiges Vorhandensein von degenerativen Gelenk- und Gefäßveränderungen als gleichgeordnete Manifestationen einer Mesenchymunterwertigkeit auf.

Daß selbst bei hochgradiger seniler Osteoporose Veränderungen im Sinne einer deformierenden degenerativen Arthropathie gänzlich ausbleiben können (s. Abb. 2) ist wohl neben der im Alter gegebenen Minderung der funktionellen Beanspruchung auch konstitutionellen Faktoren zuzuschreiben. Die Nennung einer degenerativen Arthropathie, die primär durch Knochenveränderung ausgelöst wird, gibt Anlaß, noch einmal kurz auf das eingangs eben nur gestreifte Problem

o) Chondrale und ossale degenerative Arthropathie

einzugehen. So wie die beiden am Aufbau der Gelenkkörper beteiligten, zu einer mechanisch-funktionellen Einheit zusammengefügten Gewebearten (Knorpel und Knochen) durchaus verschiedene, voneinander unabhängige Lebensbedingungen haben, so haben sie auch verschiedene Reaktionsformen auf Schädlichkeiten, haben verschiedene Eigenschaften und Möglichkeiten hinsichtlich Regeneration und Reparation. Diese zu kennen, ist unentbehrliche Grundlage, sie zu fördern, ist Aufgabe jeglicher Therapie mit dem Ziel einer möglichst vollständigen Erhaltung oder Wiederherstellung der Funktion. Das hat AXHAUSEN als erster klar ausgesprochen; seine Darlegungen haben allerdings (ASCHOFF; PERTHES) wenig Anklang gefunden — wohl darum, weil er den Umfang

seines Begriffes der ossalen „Arthritis deformans" viel zu eng faßte und demselben nur
die im Anschluß an aseptische Knochennekrosen sich entwickelnden Gelenkveränderungen zuordnete. Tatsächlich aber gehören alle Fälle hierhin, bei welchen irgendeine
Schädlichkeit primär zu statischer Unterwertigkeit der Tela ossea des subchondralen
Knochens geführt hat. Damit wird die Gruppe der ossal bedingten degenerativen Arthropathie natürlich quoad aetiologiam uneinheitlich, aber dies ist ja schon rein überlegungs-
mäßig zu erwarten. Denn für das Gelenkorgan und im besonderen für den Gelenkknorpel
ist es unwesentlich, ob eine Deformation des subchondralen Knochens im Gefolge einer
aseptischen Nekrose zustande kommt oder einer Pagetschen oder Gaucherschen Erkrankung oder einer einfachen umschriebenen Knochenatrophie. Wesentlich ist vielmehr folgendes: Über den Knochengrenzlamellen dieser als Beispiele angeführten Fälle
findet sich bis zum Eintritt der Knochendeformation normaler Gelenkknorpel, für welchen aber der tatsächliche Eintritt einer Deformation seiner knöchernen Unterlage zur
Noxe wird, indem er Anlaß gibt zu Falten- und Knickbildungen, zu Nekrosen und Usuren
im Knorpel. Dies begründet und rechtfertigt — unabhängig von der speziellen Ätiologie
des Einzelfalles — dessen Einbeziehung in die Gruppe der ossalen degenerativen Arthropathie. Und schon die zutreffende Erkenntnis der ossalen Bedingtheit eines Gelenkprozesses ist vielfach für die Therapie richtungweisend; sie kann in vivo einzig und allein
durch die Röntgenuntersuchung gewonnen werden. Je nach der Natur der primären
Knochenveränderung wird die Therapie natürlich verschieden sein, sie kann zu vor-
züglichen Ergebnissen führen oder a priori wenig Aussicht haben. Unabhängig von der
Natur des primären Knochenprozesses entwickeln sich im Gefolge einer Knochendeformation Stufen- und Faltenbildung im Knorpel und unter dem Einfluß der Funktion
auch degenerative Veränderungen. Daß sich demzufolge bei älteren Fällen im Röntgenbild neben den Zeichen primärer Knochenveränderung auch die Anzeichen von Knorpelschädigung finden müssen, versteht sich von selbst. In Einzelfällen ist es allerdings nicht
möglich, zu entscheiden, ob die Knochenveränderung oder die Knorpelveränderung das
Primäre war; auch dann aber ist es wertvoll, den klinischen Schwerpunkt des Prozesses
im Knochen zu erkennen und das therapeutische Vorgehen danach abzustimmen. An
Häufigkeit steht die ossale degenerative Arthropathie zweifellos beträchtlich hinter der
chondralen zurück. Es ist aber notwendig, um die Berechtigung des Begriffes einer
primär-ossalen Form der degenerativen Arthropathie zu wissen, die einen immerhin
beachtlichen Umfang hat. Es ist dies nicht nur für eine richtige Vorstellung von Genese
und Vielfalt der Erscheinungsformen der degenerativen Arthropathie unerläßlich, sondern oft für die Wahl der Therapie entscheidend. Bleibt noch die Frage zu beantworten,
wo die ossal bedingte degenerative Arthropathie in die eingangs (S. 544) gegebene Unterteilung der degenerativen Gelenkleiden in

p) Primär- und sekundär-degenerative Arthropathien

einzuordnen ist. Den ersteren soll man theoretisch alle Fälle zuzählen, bei welchen
degenerative Veränderungen im Gelenkknorpel die erste Abweichung von der Norm
(im Areal des Gelenkorganes) darstellen, in deren Gefolge es dann zu Reaktionen von
seiten der Knorpel-Knochengrenze kommt; den sekundär-degenerativen Arthropathien
alle jene Fälle, bei welchen irgendeine Schädlichkeit den Gelenkknorpel lediglich in
*Mit*leidenschaft gezogen hat. Bei den ossalen Formen z. B. trifft das Primum movens
den subchondralen Knochen und erst die konsekutive Formveränderung der Knochengrenzlamelle schädigt den anliegenden Knorpel; die ossalen Formen sind demnach den
sekundär-degenerativen Arthropathien zuzuweisen. Da röntgenographisch weder beginnende Degeneration im Gelenkknorpel, noch initiale Schädigung des subchondralen
Knochens nachgewiesen werden kann, ist eine sichere Entscheidung, in welcher Textur
der erste Schaden aufgetreten ist, aus dem Röntgenbild in der Regel nicht möglich.
Trotzdem sind für die Röntgendiagnostik diese Verhältnisse insofern wichtig, als das

Röntgenbild zeigt, wo der Schwerpunkt des Zustandsbildes zu suchen ist. Finden sich beispielsweise in einem Femurkopf bei anscheinend unveränderter Knochengrenzlamelle und normal breitem oder nur andeutungsweise verschmälertem Gelenkspalt mächtige cystoide Substanzverluste (s. Abb. 9), dann liegt der Schwerpunkt des ganzen Krankheitsbildes zweifellos *im* Knochen — wenn auch die Möglichkeit, vielleicht sogar die Wahrscheinlichkeit gegeben bleibt, daß eine umschriebene Knorpelusur zu einem entsprechenden lokalen Mikroeinbruch der Knochengrenzlamelle geführt und damit die Entstehung der cystoiden Knochendefekte eingeleitet hat. Die *Knochen*veränderungen sind es jedenfalls, die in solchen Fällen den klinischen Ablauf und das weitere Schicksal des Gelenkes bestimmen — und darum erscheint es berechtigt, dieselben trotz Unsicherheit hinsichtlich des Ortes der ersten Schädigung der *ossalen* Form der degenerativen Arthropathie zuzurechnen. Andererseits kennen wir eine ganze Anzahl von primären Knochenschäden, von denen wir genau wissen, daß sie den Gelenkknorpel erst sekundär einbeziehen — und zwar durch Veränderung der Ernährungsverhältnisse der tiefen Gelenkknorpelschichten, welche in einer gewissen Abhängigkeit von dem Zustand des subchondralen Knochens stehen (Nussbaum), wie auch durch den Eintritt von Kleinstbrüchen in der Knochengrenzlamelle oder von Einbuchtungen derselben. Von einigen dieser Formen sekundär-degenerativer Arthropathien wird noch im folgenden die Rede sein.

Für die Auswertung des Röntgenverfahrens in der Gutachtertätigkeit kommt der Unterscheidung zwischen primär- und sekundär-degenerativer Arthropathie erhebliche Bedeutung zu, da es nicht gleichgültig ist, ob der manifeste pathologische Zustand eines Gelenkes ursächlich durch übergroße (einmalige oder chronische) dynamische Einwirkungen auf normale Gelenkgewebe herbeigeführt wurde, oder ob irgendeine krankhafte Veränderung des subchondralen Knochens den Gelenkteil auch für normale Beanspruchung insuffizient gemacht hat. Kaum irgendwo zeigt es sich deutlicher als bei den letztangeführten Fragen, daß die kommentarlos gegebene Röntgendiagnose „degenerative Arthropathie" (Arthritis oder Arthrosis deformans) nur von sehr beschränktem Wert ist, daß aber eine sorgfältige Analyse des Röntgenbildes zu einer weitgehenden Klarlegung der Pathogenese und damit zu richtiger Beurteilung des Falles in klinischer und rechtlicher Hinsicht führen kann. Wie schon eingangs dieses Kapitels betont, können die Schäden, die zu degenerativen Gelenkveränderungen Anlaß geben, sehr verschiedenartig sein — so daß es nicht möglich erscheint, alle tatsächlich zur Beobachtung gelangenden Formen eingehender zu behandeln; von den wichtigsten sei zuerst das Röntgenbild einer auch klinisch sehr markanten Gelenkveränderung besprochen, deren patho-anatomische Klassifizierung lange Zeit schwankend war, der

q) Arthropathie mit Heberdenschen Knoten

Es ist hier nicht tunlich, das bis heute ungelöste Problem der Ätiologie dieser so häufigen Veränderung auch nur in knappen Zügen zu skizzieren, andererseits aber erforderlich, auf einige (in vivo nur) im Röntgenbild feststellbare Besonderheiten hinzuweisen, welche dieser Erkrankung eine gewisse Sonderstellung einräumen. Verschmälerung des Gelenkspaltes in allen Fällen spricht für frühzeitige Knorpelschädigung, der sich sehr bald Veränderungen von seiten der Knochengrenzlamelle beigesellen, die unregelmäßigen Verlauf und Kontinuitätsunterbrechungen aufweist, sowie meist kleine subchondrale, cystoide Substanzverluste (Abb. 41), die nur in Ausnahmefällen (s. Abb. 16) größeres Ausmaß erreichen. Reichliche Knochenbildung an den Rändern der Gelenkteile — enchondral und periostal entwickelt — führt zu beträchtlicher Verplumpung (Abb. 42), an der auch Verknöcherung von Sehnen- und Bandansätzen beteiligt ist. Zum Unterschied von der degenerativen Arthropathie größerer Gelenke kommt es gelegentlich zu knöcherner Ankylose (Abb. 43). Ein eigenartiges Bild findet sich — manchmal sehr frühzeitig — ja selbst als Initial- oder Führungszeichen in den Randgebieten von Gelenkflächen, wo sich kleine stachel- oder spitzkegelförmige, zuckerhutähnliche

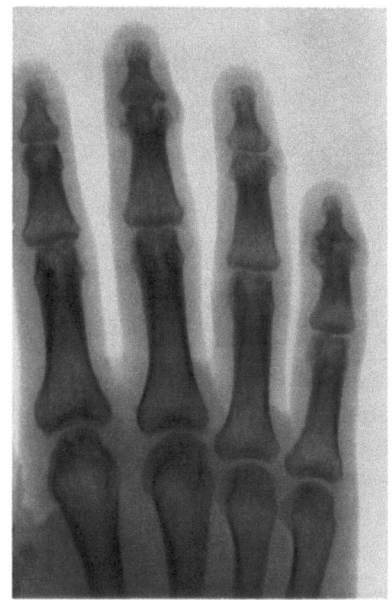
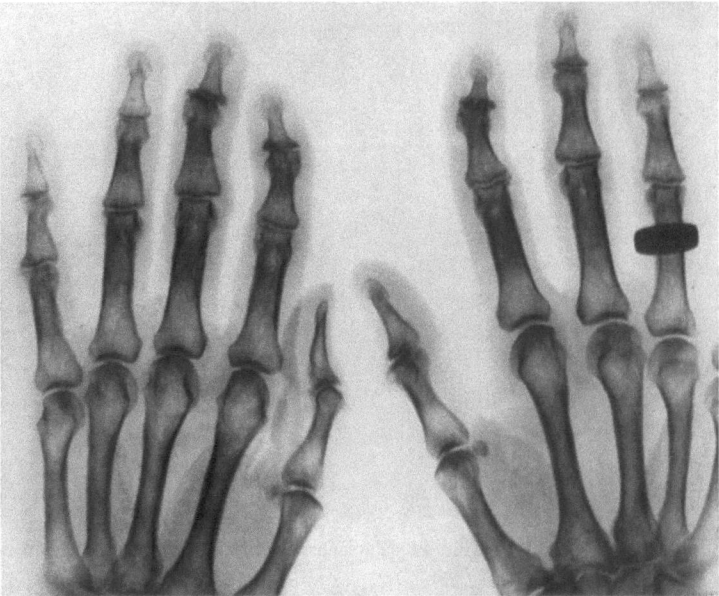

Abb. 41   Abb. 42

Abb. 41. Kleine, subchondrale cystoide Knochendefekte und Heberdensche Knoten

Abb. 42. Verplumpung der Basen der Endphalangen. Gelenkspaltverschmälerung

Knochengebilde erheben. HEINE hat in seiner großen patho-anatomischen Arbeit solche Formationen beschrieben.

Hinsichtlich der Natur dieser Gelenkerkrankung sind recht verschiedene Meinungen ausgesprochen worden. Heute werden sie allgemein den degenerativen Arthropathien zugezählt, wenn auch manche Besonderheiten im klinischen Bild die Annahme einer besonderen Komponente im Konnex der Entstehungsbedingungen gerechtfertigt erscheinen lassen. Meist findet sich der Vorgang bei Frauen nahe dem Klimakterium, er kann aber auch vereinzelt bei ganz jungen Individuen angetroffen werden, wie Abb. 41 zeigt, die von einem 18jährigen Burschen stammt, bei welchem weder irgendeine professionelle Überbeanspruchung gegeben, noch bei sorgfältigster klinischer Untersuchung irgendeine endokrine Dysharmonie auffindbar war. Kontrolle dieses Falles durch etwa 10 Jahre erwies das klinische Bild stationär, im Röntgenbild aber zeigte sich ein bemerkenswerter Wechsel in der Größe der cystoiden subchondralen Substanzverluste, deren einzelne zeitweise fast gänzlich schwanden.

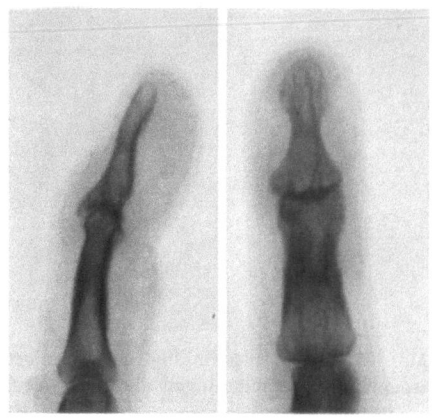

Abb. 43. Interphalangealgelenk II in knöcherner Ankylosierung. Verknöcherung eines Sehnenansatzes

Degenerative Veränderungen an den Kniegelenken finden sich bei den Trägern der Heberdenschen Krankheit sehr häufig; nicht selten auch — seit langem bekannt — ein Befall des Sattelgelenkes des Daumens (Abb. 44 und 45), meist beiderseits auftretend. Diese Veränderung führt vielfach zu Subluxation oder völliger Luxation des Metacarpale I und kann erhebliche Beschwerden verursachen. Wiederholt wurden die Gelenkveränderungen als Ergebnis eines Gefäßschadens aufgefaßt (BROGSITTER; PEMBERTON u. a.); ein Beweis für einen echten Causalnexus wurde aber nicht erbracht; es ließ sich vielmehr zeigen (ERDHEIM), daß in gleichen Altersklassen Gelenk- oder Gefäßveränderungen unabhängig voneinander und allein für

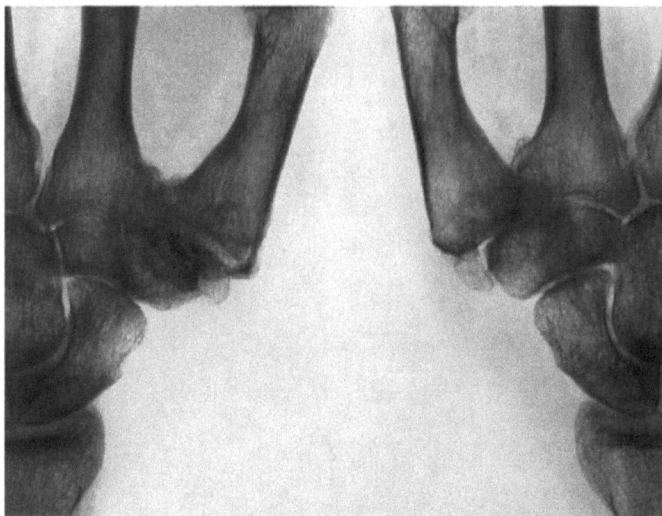

Abb. 44. Typische bilaterale Veränderungen an den Sattelgelenken

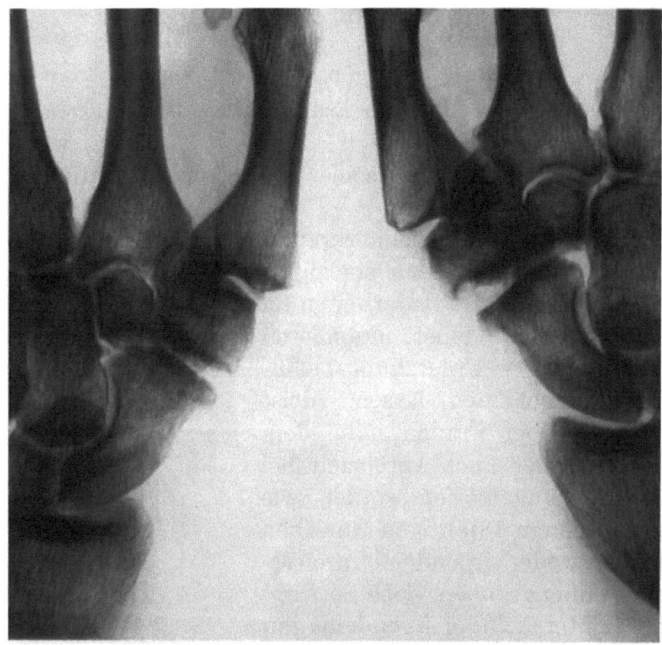

Abb. 45. Bei noch geringfügigen Veränderungen an den Interphalangealgelenken II. Ordnung beginnende degenerative Veränderungen an den Sattelgelenken und schwere gleichartige Veränderungen an den Multangulo-naviculare-Gelenken

sich vorkommen. Die degenerativen Gelenkveränderungen mit Heberden-Knoten sind wohl darum kein bevorzugtes Objekt radiologischer Untersuchung, weil sie im allgemeinen nicht zu wesentlicher Behinderung ihrer Träger führen und relativ schmerzlos sind. Einschlägige klinische und erbbiologische Untersuchungen hat in jüngerer Zeit Stecher angestellt.

r) Besondere Formen sekundärer degenerativer Arthropathie

α) Inkongruenz der Gelenkflächen

Sehr häufig begegnen wir jenen Veränderungen, bei welchen die Ursache in einer Fehlbildung oder Fehlstellung der knöchernen Gelenkteile gegeben ist; hier wieder sind es vor allem Hüft- und Kniegelenk, an denen solche Veränderungen in sehr verschieden-

gradiger Ausbildung anzutreffen sind. Ist z. B. eine Pfanne mangelhaft entwickelt, deckt
und umschließt sie den Femurkopf nicht ausreichend, dann muß eine sehr kleine Partie
des Gelenkknorpels von Pfanne und Kopf die Übertragung der statischen Einwirkungen
besorgen — eine Aufgabe, welcher der Gelenkknorpel auf die Dauer nicht gewachsen
sein *kann*. Es ist auffallend, wie lange derartige Verhältnisse subjektiv symptomlos
getragen werden können, ehe ziemlich unvermittelt einsetzende und rasch sich steigernde
Beschwerden zunächst den Eindruck einer akuten Erkrankung erwecken, bis die Röntgenuntersuchung die Situation klärt, die anlagemäßige Fehlbildung des oder der Gelenkkörper zeigt und die auf Grund der abnormen Statik sich ergebenden pathologischen

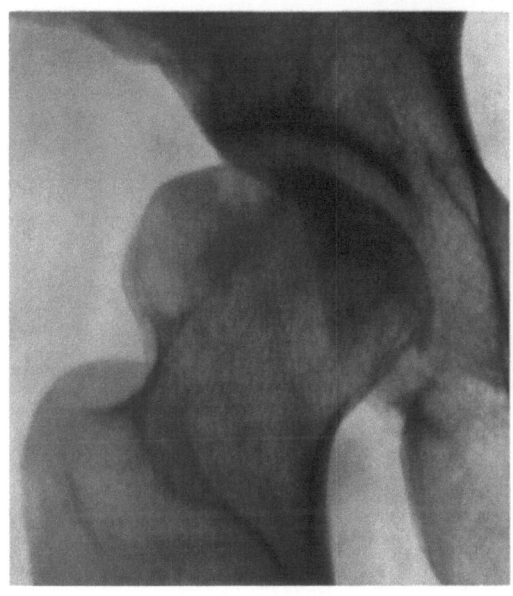 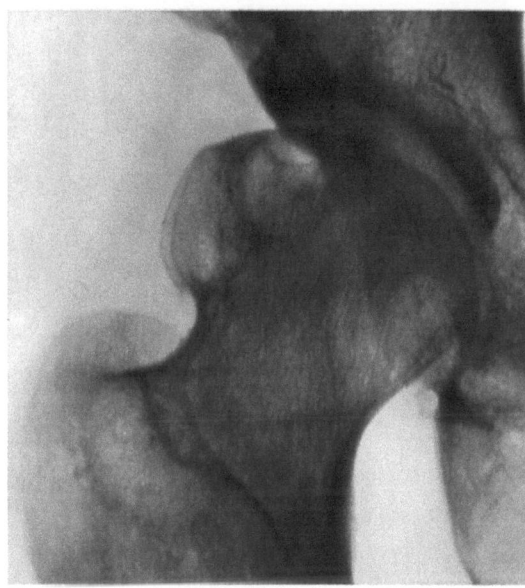

Abb. 46   Abb. 47

Abb. 46. Subluxation des Femurkopfes bei dysplastischer Pfanne einer 32jährigen Frau. Übermäßige Belastung
eines kleinen Teiles der Gelenkfläche, tiefreichender subchondraler Knochenumbau

Abb. 47. Die gleiche Patientin wie Abb. 46 3 Jahre später. Im Areal des gestörten Umbaues ein haselnußgroßer, cystoider, lamellengesäumter Defekt. Zunehmende Sklerosierung des Pfannendaches

Vorgänge in Knorpel und Knochen. Abb. 46 ist ein typisches Beispiel dieser Art: Subluxation des Femurkopfes bei dysplastischer Pfanne einer 32jährigen Frau, übermäßige
Belastung eines kleinen Teiles der Gelenkfläche, tiefreichender subchondraler Knochenumbau, der aber infolge dauernder Belastung nicht zu erfolgreichem Abschluß kam.
3 Jahre später (Abb. 47) im Areal des gestörten Umbaues ein haselnußgroßer, cystoider,
lamellengesäumter Defekt; zunehmende Verstärkung (Sklerosierung) des Pfannendaches.
Es sei aber hinzugefügt, daß weniger ausgesprochene Fälle in sehr großer Anzahl (namentlich beim weiblichen Geschlecht) zur Beobachtung kommen und daß die Bildungsanomalien vielfach so geringfügig sind, daß man die Ausmessung von Winkelgraden
(WIBERG) und andere Kriterien zur Abgrenzung der Norm und Erleichterung der Diagnose
herangezogen hat. Die Bilder ausgeprägter Fälle erweisen jedenfalls eindeutig, daß
schon die gegebene Fehlformation der Gelenkkörper allein (auch bei völlig normaler
Beanspruchung) eine enorme Überlastung engumschriebener Partien des Gelenkknorpels
von Pfanne und Femurkopf bedingt; dies führt zu degenerativer Veränderung und
mechanischer Insuffizienz des Knorpels und in weiterer Folge — gleich häufig an Pfanne
und Kopf — zu Einbrüchen der Knochengrenzlamelle, cystoiden Substanzverlusten und
gelegentlich auch zu Kreislaufschädigung und selbst zu Nekrose im Knochen. Das Beispiel der angeborenen Pfannendysplasie ist nur *ein* Repräsentant der großen Gruppe von
angeborenen und erworbenen Entwicklungsstörungen, Fehlformationen sowie Fehl-

stellungen von Gelenkkörpern, welche Inkongruenz und Fehlbelastung der Gelenkflächen verursachen und damit unter dem Einfluß der Funktion Gelenkveränderungen degenerativer Natur auslösen. Als weiteres Beispiel sei noch in Abb. 48 das Kniegelenk eines 16jährigen Mädchens mit hypophysärem Zwergwuchs gebracht: Die Condylen von Femur

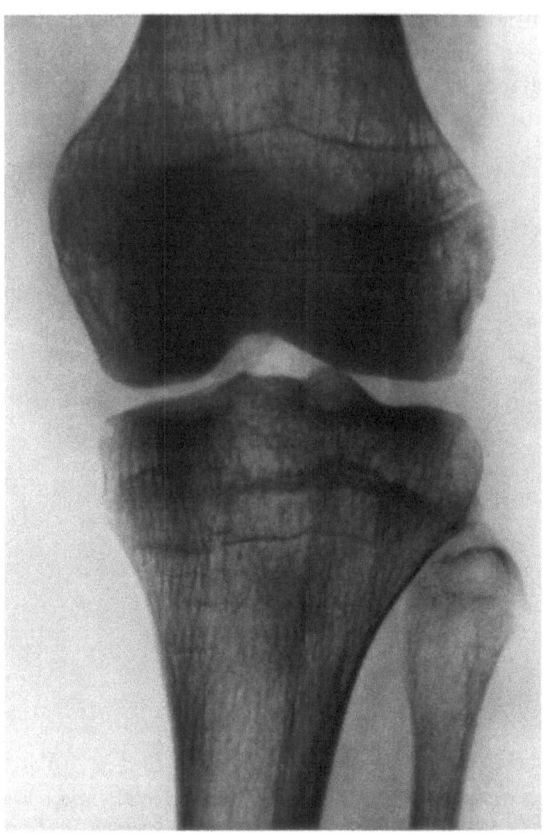

Abb. 48. 16jähriges Mädchen mit hypophysärem Zwergwuchs. Die Condylen von Femur und Tibia sind mangelhaft entwickelt. Mäßige subchondrale Sklerosierung an der Tibia, im medialen Femurcondylus ein flacher Umbaubezirk

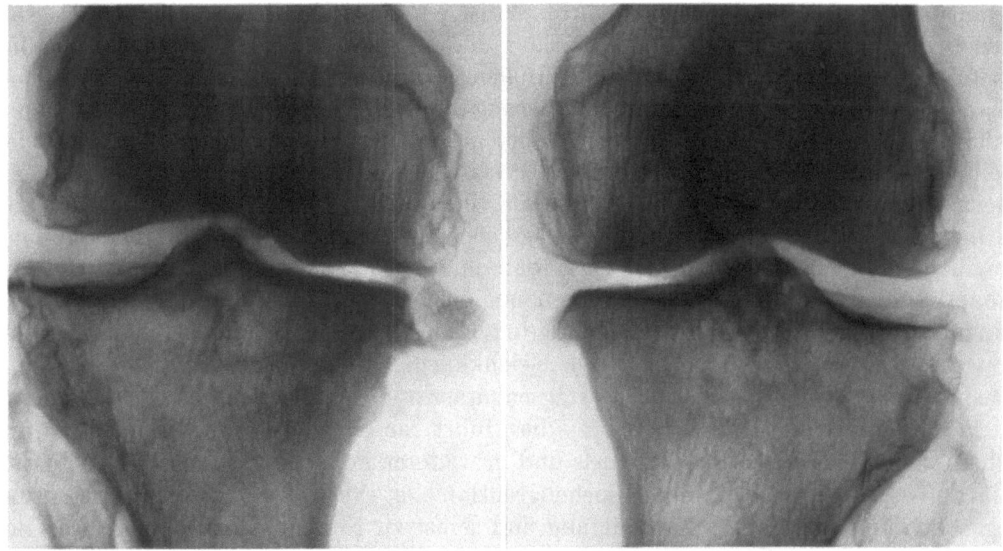

Abb. 49. Links deutliches, rechts höhergradiges „Genu varum arthriticum" (FREUND); Condylenentrundung, Inkongruenz, Gasaustritt in das Gelenk beiderseits

und Tibia mangelhaft entwickelt, zu klein; mäßige subchondrale Sklerosierung an der Tibia, im medialen Femurcondyl ein flacher Umbaubezirk, der zumindest zu facettenartiger Entrundung des Condyls führen wird. Alle Einzelformen dieser überaus bunten vielgliedrigen Gruppe, der unter anderem auch die allein für sich schon stattliche Untergruppe der sog. chondralen Dysplasien zuzuzählen ist, sind gekennzeichnet durch Versuche der Gelenkgewebe, sich den abnormen Bedingungen durch irgendwelche kompensatorische Maßnahmen anzupassen, oder durch das offensichtliche Unvermögen zu einer erfolgreichen Kompensation. In ihrer Gesamtheit gehören die Formen dieser Gruppe in den Aufgabenbereich der klinischen Orthopädie, in deren reicher Fachliteratur sich ein imposantes einschlägiges Material röntgenographisch wiedergegeben findet.

Nur darum, weil ein eigener Name hierfür geprägt wurde, sei eine spezielle, durch resultierende Fehlstellung im Kniegelenk charakterisierte Arthropathie hier genannt, die E. FREUND als *Genu varum arthriticum* bezeichnet hat. Namentlich bei älteren Frauen kommt es zur partiellen Verschmälerung der medialen Gelenkspalthälfte, zur Höhenreduktion des Gelenkknorpels; dies führt (wiederum ein Circulus vitiosus!) zur Mehrbelastung des Knorpels der medialen Gelenkhälfte und zur Dehnung und Lockerung des lateralen Seitenbandes, woraus sich ein weitgehender Knorpelschwund im medialen Anteil, ja selbst eine Schliffflächenbildung an den korrespondierenden Condylen ergeben kann (Abb. 49); das Endergebnis ist dann eine sehr beträchtliche Genu varum-Formation des Gelenkes. In gleicher Weise kann sich — wenn auch sehr viel seltener — ein Genu valgum im Zuge der degenerativen Arthropathie entwickeln. Vielfach geben alte rachitische

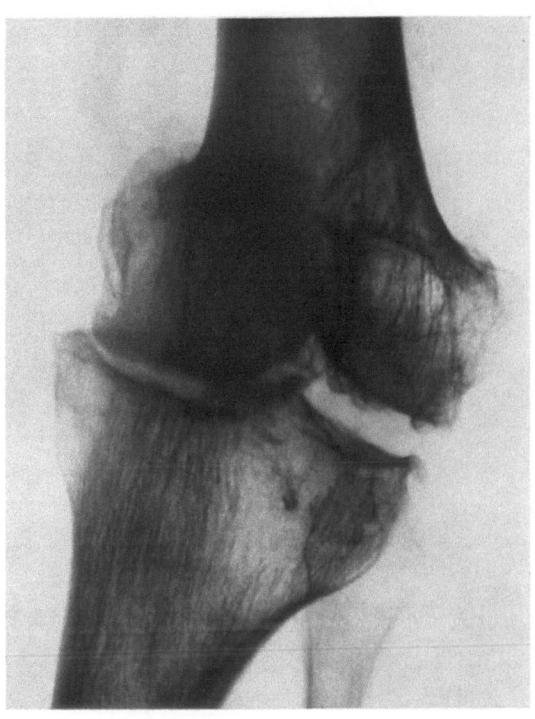

Abb. 50. Genu varum infolge von Verkrümmung des Femur und statischer Überlastung der medialen Condylen. Zahlreiche Knochenbuckel über dem lateralen Femurcondylus

Femurverkrümmungen den ersten Anlaß zu einer derartigen Entwicklung. An den Condylen der minderbeanspruchten (entlasteten) Gelenkhälfte kommt es häufig zu Knochenbuckelbildung (Abb. 50), besonders am Femur.

β) Akromegalie

Die Seltenheit der Akromegalie ließe eine Besprechung der bei dieser Erkrankung auftretenden Gelenkveränderungen um so eher entbehrlich erscheinen, als die bei derselben röntgenographisch zu erhebenden Symptome sich kaum von denen der landläufigen einfach-degenerativen Arthropathie unterscheiden; dennoch sei hier ein gedrängter Extrakt aus den in erster Linie von ERDHEIM gewonnenen Erkenntnissen gebracht, weil dieselben für das Verständnis der degenerativen Arthropathie von hohem Wert sind. Der bei der Akromegalie gegebene endokrine Wachstumsimpuls für den Knorpel führt — meist in den zentralen Partien der Gelenkfläche — zu Wucherung und Vermehrung von Zellen und Grundsubstanz des Gelenkknorpels, der hierdurch weicher, succulenter und in seiner Schubfestigkeit herabgesetzt wird; die „kalkgefesselten" Zellen der Kalkknorpelschicht bleiben von diesem Vorgang unberührt. Die über der erweichten Knorpelpartie gelegenen oberflächlichen Knorpelschichten aber werden beweglicher und diese vermehrte tangentiale Massenverschiebung führt zu Rissen in der erweichten Wucherungsschicht, in weiterer Folge zu degenerativen Veränderungen, zu Usur und Knorpelgeschwürbildung in den oberflächlichen Partien. Nicht primäre *Degeneration* der Knorpelzellen leitet hier den Vorgang ein, sondern eine endokrin ausgelöste (merkwürdigerweise lokal manifest werdende) Wucherung des Gelenkknorpels. Ist es einmal zur Usur an der Oberfläche des Gelenkknorpels gekommen, dann geht von da ab der Prozeß den gleichen Weg, als ob ein einfach-degenerativer ulceröser Substanzverlust in den knorpeligen Gelenkflächen den ganzen Vorgang eingeleitet hätte. Die reaktiven

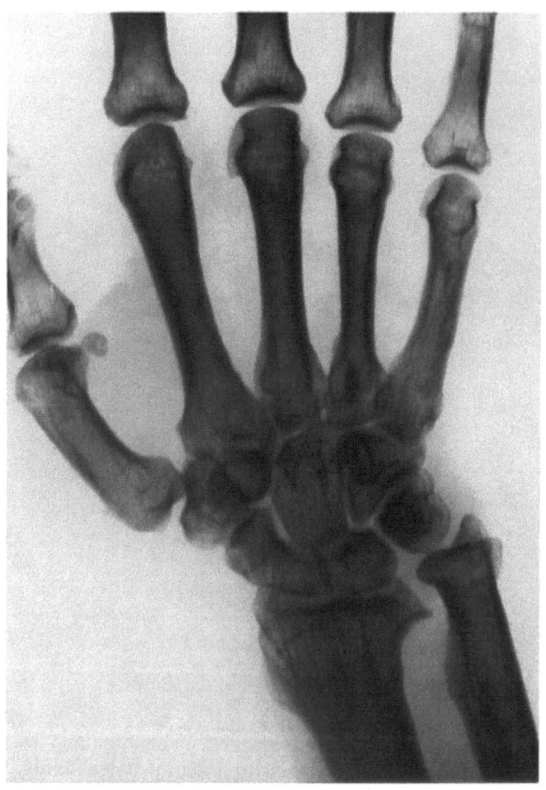 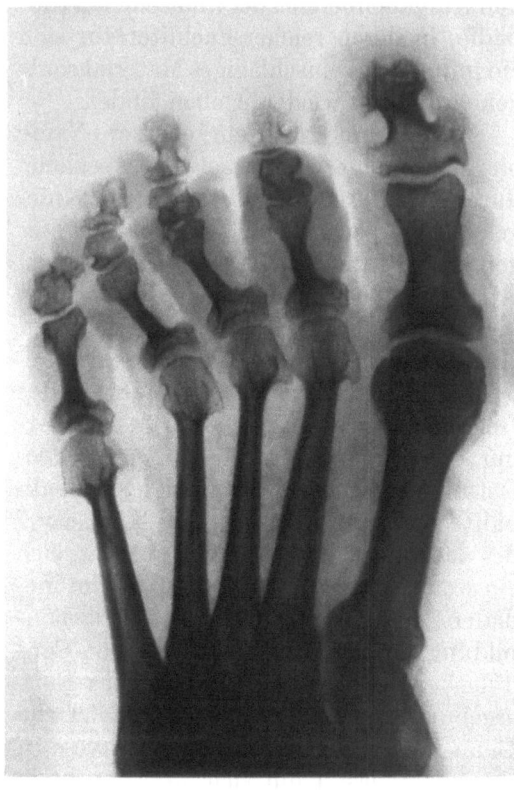

Abb. 51   Abb. 52

Abb. 51. Akromegalie. Schichtweise periostale Osteophytenbildung an Ulna und Metakarpalknochen. Randwulstbildung und Diastase im distalen Radioulnargelenk

Abb. 52. Hantelform der Phalangen. Verformung der Metatarsalköpfchen

Vorgänge von seiten der Knorpel-Knochengrenze sind darum bei der akromegalen Arthropathie prinzipiell gleichartig wie bei der gewöhnlichen (primär-) degenerativen Arthropathie. Was der akromegalen Arthropathie ihre besondere Note gibt, sind gleichzeitig eintretende Veränderungen an den knöchernen Gelenkteilen, also *extraartikuläre Knochenveränderungen*, die gekennzeichnet sind durch periostale Knochenneubildung am benachbarten Schaft der Gelenkteile (Abb. 51), die in oft mehrschichtigen Lagen zu der bekannten Verplumpung namentlich des Extremitätenskeletes (Tatzenhand!) führt. Die gelenkfernen hyperostotischen Knochenveränderungen (wie etwa die an der knöchernen Schädeldecke) sind an anderer Stelle zu beschreiben; hier sei nur noch angeführt, daß ebenso wie im Ansatzgebiet von Muskeln und Sehnen auch die periostale Knochenanbildung im Ansatzbereich der Gelenkkapsel besonders ausgesprochen sein kann und dann an den Phalangen die sog. Hantelform (s. Abb. 52) hervorruft; an den Köpfchen der Mittelhand- und Fußknochen kommt es durch Ossifikation des gewucherten Knorpels zu einer eigenartigen, bis zu einem gewissen Grade charakteristischen Formveränderung: In höhergradigen Fällen zeigen die Köpfchen derselben nicht selten volar bzw. plantar eine baskenmützenförmige Verplumpung und Ausladung (Abb. 52).

Diagnostisch kommt den Gelenkveränderungen bei Akromegalie insofern eine gewisse Bedeutung zu, als gelegentlich rheumatoide Gelenkbeschwerden als auffälligstes subjektives Symptom geringgradiger oder beginnender Akromegalie den Kranken erstmalig zum Arzt führen (E. FREUND).

γ) Paget-Arthropathie

Während die akromegale Gelenkveränderung einen ausgesprochen chondralen Typ sekundär-degenerativer Arthropathie repräsentiert, erweisen sich die Gelenkveränderungen, die im Zuge des Pagetschen Knochenumbaues von Gelenkteilen entstehen

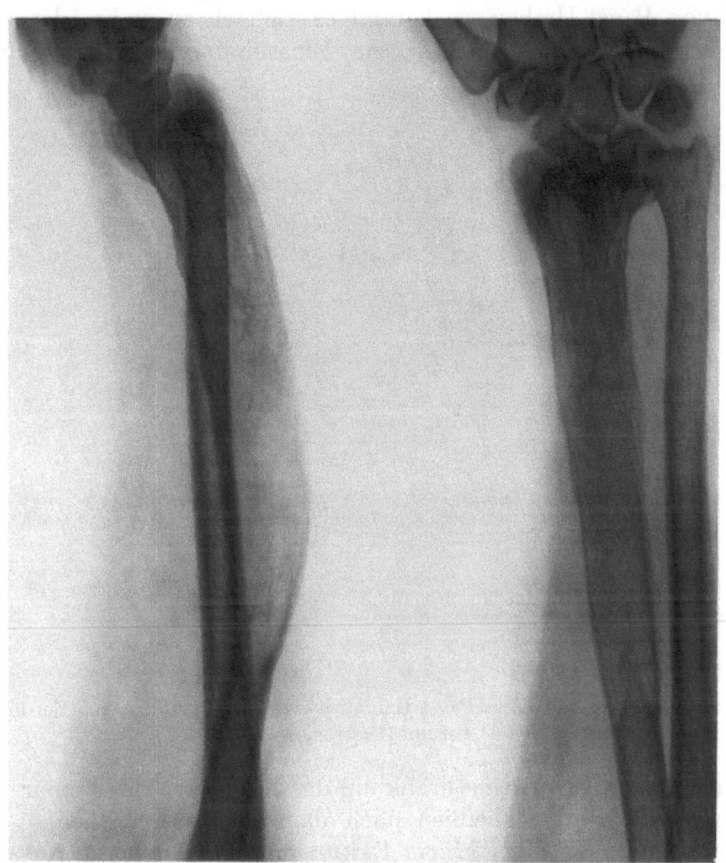

Abb. 53. Ostitis deformans Paget radii, Fehlstellung im Radiocarpalgelenk, „Gelenkspalt‟-Verschmälerung

können, als exquisit ossaler Typ. Durch radiologische und patho-anatomische Untersuchungen (LOOSER; E. FREUND; RUTISHAUSER; DE SÈZE; K. WEISS) wurde eine gewisse Eigenständigkeit derselben aufgezeigt. Den Auftakt gibt hier die Formveränderung des subchondralen Knochens, die — mehr oder weniger ausgesprochen — unmittelbar dem Umbau folgt und teils durch den Prozeß an sich, teils durch die statische Beanspruchung der neugebildeten kalklosen oder kalkarmen Knochensubstanz zustande kommt. Ohne näheres Eingehen auf die von HASLHOFER (1954) mitgeteilten mikroanatomischen Einzelheiten des eben im Gange befindlichen Paget-Umbaues sei hier nur festgehalten, daß derselbe zu Formveränderungen der subchondralen Knochengrenzlamelle führen kann (Abb. 53), die ihrerseits unter der Einwirkung der Funktion wieder Veränderungen im anliegenden Gelenkknorpel nach sich ziehen.

Hierzu kommt die durch Untersuchungen zahlreicher Autoren (RUTISHAUSER et collab. u. a. m.) festgestellte tiefgreifende Änderung der Gefäßversorgung von Knochenmark und Knochensubstanz beim Paget-Umbau, die auch zu einer Änderung der Ernährung und zu enchondraler Bildung von Paget-Knochen in den tiefliegenden Knorpelschichten

Anlaß geben mag. Waren die an erster Stelle genannten Formveränderungen der Knochengrenzlamelle relativ unbedeutend, so gesellt sich als weitere Gelenkknorpelnoxe die oft großartige Formveränderung des ganzen knöchernen Gelenkteiles hinzu, die zur Inkongruenz und Fehlbelastung der Gelenkflächen führt — und damit zu sekundärdegenerativer Knorpelveränderung. Es ist somit eine Vielfalt von zuerst den Knochen betreffenden, dann aber den Gelenkknorpel in Mitleidenschaft ziehenden Schädlichkeiten, welche der Paget-Arthropathie ursächlich zugrunde liegt. Die gar nicht seltenen Fälle, in welchen eine Beckenhälfte einschließlich der Pfanne vom Paget-Umbau befallen ist, zeigen eine deutliche Verschmälerung des Hüftgelenkspaltes der kranken Seite. Ist der Femurkopf frei von Paget-Umbau, so kommt es vielfach zu mehr oder weniger ausgesprochener Protrusio acetabuli (Abb. 54), zur Einstülpung des Pfannenbodens in das

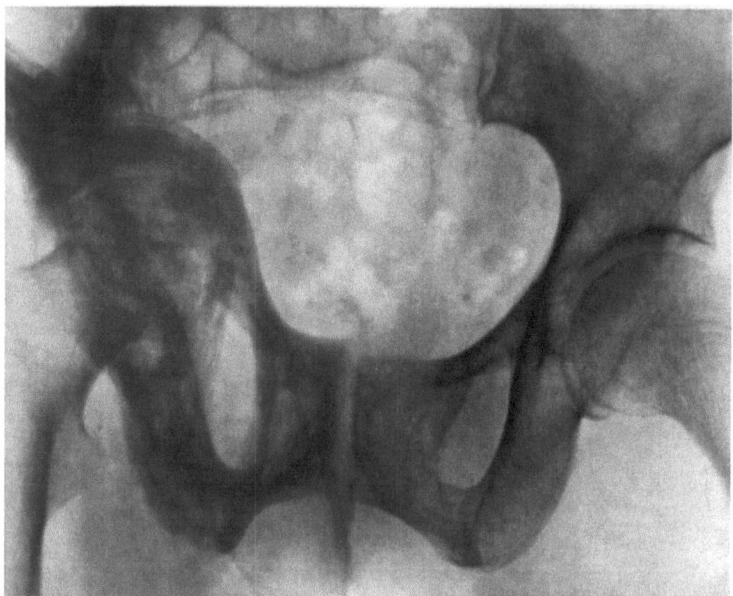

Abb. 54. Der rechte Femurkopf hat die in Paget-Umbau befindliche Pfannenregion tief in das Becken eingestülpt (Protrusion)

kleine Becken mit konsekutiver Einschränkung der Exkursion des Femur. Die Eigenart der Paget-Arthropathie wird schließlich noch dadurch unterstrichen, daß in statisch hochbeanspruchten Gelenken mit geringer Exkursion eine knöcherne Ankylose zustande kommt; das ist z. B. an den Sacroiliacalgelenken gar nicht selten der Fall (K. Weiss), kommt aber auch am Hüftgelenk vor, was Looser (1926) wohl als erster beschrieben hat.

δ) Die Arthropathie bei aseptischen Osteonekrosen

Sie hat — wie schon erwähnt — Axhausen veranlaßt, den Typ der ossalen Arthropathie aufzustellen. Erst die Formveränderung des knöchernen Gelenkteiles führt zur Schädigung des Knorpels und zwar dadurch, daß die Knochengrenzlamelle einbricht oder einsinkt und den mit ihr unlösbar verbundenen Gelenkknorpel durch Stufen-Falten und Spaltbildung in Mitleidenschaft zieht. Die funktionelle Beanspruchung führt in dem solcherart geschädigten Knorpel zu degenerativen Veränderungen und diese wiederum zu Reaktionen von seiten des Knochens, deren Art und Ausmaß abhängen von der Ausdehnung der Nekrose des subchondralen Knochens, vom Grade der Deformation des Gelenkkörpers und von der dynamischen Belastung dieser Partien bei der Funktion des Gelenkes. Als relativ häufiges Vorkommnis finden sich derartige Veränderungen am Metatarsophalangealgelenk des II. Strahles nach aseptischer Nekrose des Metatarsusköpfchens (Köhler II.); Abb. 55 zeigt die Affektion doppelseitig, gefolgt von sich fast spiegelbildlich gleichenden Gelenkveränderungen, unter welchen die mächtige Knochenbuckelbildung an der basalen Gelenkfläche der Grundphalanx ebenso imponiert wie die Randwulstbildung am Metatarsusköpfchen. Eindrucksvolle Bilder (Abb. 56) finden sich auch bei der seltenen aseptischen Nekrose des Os naviculare pedis (W. MÜLLER; K. WEISS) beim Erwachsenen. Geringeren Grades sind meist die Gelenkveränderungen nach asepti-

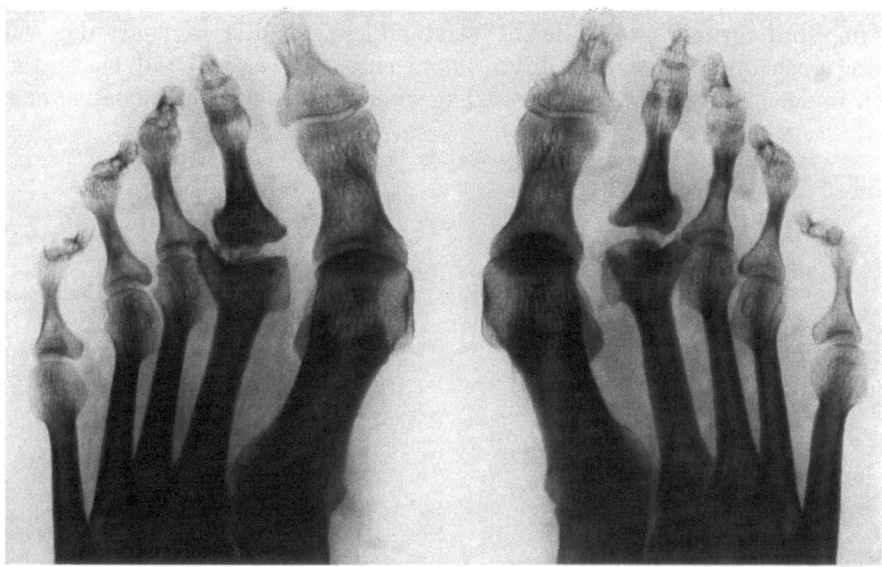

Abb. 55. Beidseitig Zustand nach Nekrose des Capitulum metatarsale II mit mächtigen Randwülsten und Knochenbuckel an der Basis der Grundphalangen (KÖHLER II)

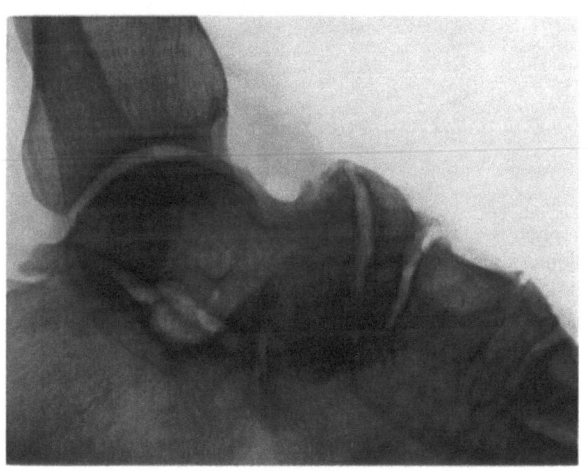

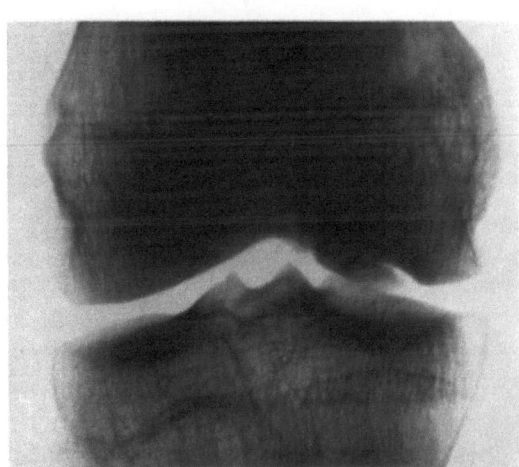

Abb. 56   Abb. 57

Abb. 56. Zustand nach Nekrose des Os naviculare beim Erwachsenen mit mächtigen Randwulstbildungen

Abb. 57. Osteochondrosis dissecans mit Porose der Kapselansatzgebiete und beginnender Gelenkflächen-verdoppelung am medialen Tibiacondylus

scher Nekrose des Lunatum carpi (KIENBÖCK) — wohl darum, weil hier ein Teil der Gelenk-fläche des Radius mit dem Naviculare articuliert, das zwar meist etwas aus seiner nor-malen Lage gedrängt wird, aber seine Form unverändert behält. Im Zuge der Osteo-chondrosis dissecans kommt es häufig zu einer entzündlichen Kapselbeteiligung, woraus in den Kapselansatzgebieten eine umschriebene Osteoporose resultiert (Abb. 57).

ε) Gelenkveränderungen bei Ochronose

Sie sind als seltenes Vorkommnis zu bezeichnen; sie werden eingeleitet von einer elektiven Knorpelschädigung durch das in demselben zur Einlagerung gelangende ochrono-tische Pigment. Dies betrifft natürlich nicht nur den Gelenkknorpel, sondern alle Knorpel

des Körpers (Rippen, Sehnenansätze, Bandscheiben, Ohrmuschel usw.); aber die Gelenkbeteiligung steht doch so sehr im Vordergrund, daß die durch dieselbe verursachten
Beschwerden die Kranken oft zum Arzt führen und somit die erste schwere Beeinträchtigung des Allgemeinzustandes beinhalten. Ähnlich der Gicht steht bei der Alkaptonurie die articuläre Manifestation im Krankheitsbild der allgemeinen Stoffwechselstörung im Vordergrund. Es ist leicht verständlich, daß die Eigenart dieser Knorpelschädigung auch im Röntgenbild ihren bis zu einem gewissen Grad charakteristischen
Ausdruck findet. In dem in Abb. 58 wiedergegebenen Schultergelenk fällt vor allem die

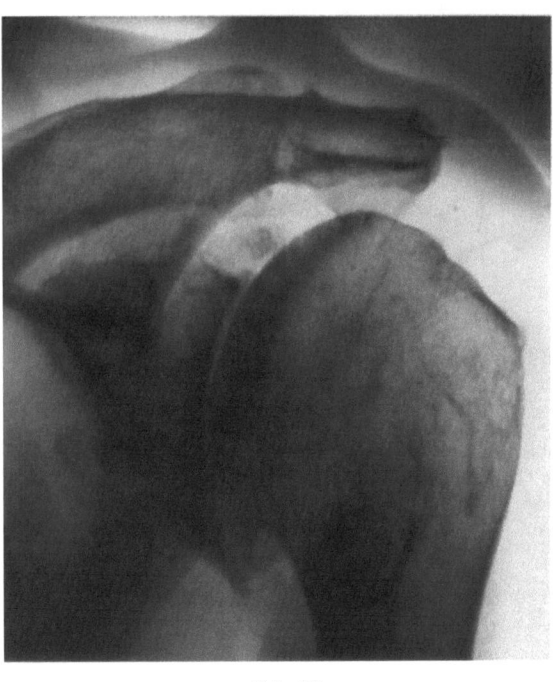
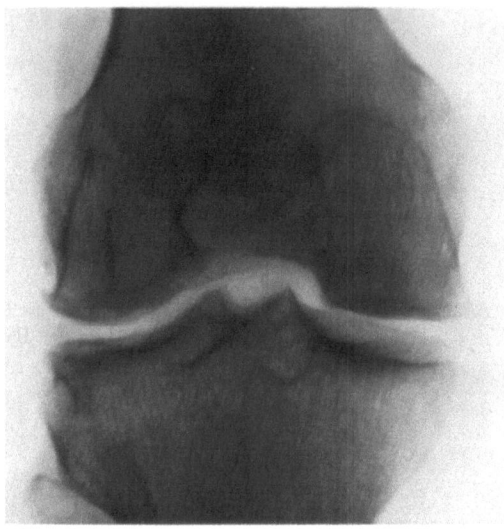

Abb. 58   Abb. 59

Abb. 58. Ochronose. Entrundung des Oberarmkopfes durch Schliffflächenbildung, Knorpelverlust, Abbrüche
von Randwülsten der Pfanne, hernienartige Kapselausstülpung cranialwärts am Acromioclaviculargelenk
(J. BAUER u. KIENBÖCK)

Abb. 59. Blutergelenk. Knochenabbau in den Kapselansatzgebieten, Ausweitung der Fossa intercondylaris,
Condylenentrundung

einen so gut wie vollkommenen Knorpelverlust anzeigende maximale Verschmälerung
des Gelenkspaltes auf sowie der Mangel von Gelenklinien an Kopf und Pfanne — was
zu der Annahme führt, daß die beiden Gelenkteile zur Gänze mittels Schliffflächen
artikulieren. Der enorme, das gesamte Areal des Gelenkknorpels betreffende Verschleiß
ist durch patho-anatomische Untersuchungen (UEBERMUTH u. a.) völlig geklärt: Durch
die Einlagerung des ochronotischen Pigmentes wird der Knorpel spröde und zerfällt
unter der mechanischen Einwirkung der (normalerweise knorpelerhaltenden) Scherung
in schollige Trümmer und Splitter. Diese abgeschilferten Knorpelsplitter werden vielfach
in die Gelenkkapsel eingelagert und rufen in derselben eine aseptische Entzündung hervor,
die ihrerseits wieder zu Pannusbildung Anlaß geben — und damit zu weiterem Knorpel-
abbau. So wird ein Circulus vitiosus geschlossen, der das Schicksal des Gelenkknorpels
besiegelt. Das Primum movens ist die chondrotrope Stoffwechselstörung; die funktionelle
Beanspruchung des schon geschädigten Gelenkes fügt die Elemente der degenerativen
Arthropathie hinzu. Obwohl wir wissen, daß die Stoffwechselstörung auch den Knochen
schädigt, läßt die Dominanz der Knorpelläsion es begründet erscheinen, das ochronotische
Gelenk der chondralen sekundär-degenerativen Arthropathie zuzuweisen.

ζ) Arthropathie bei Hämophilie

Als ausgesprochene Knorpelnoxe erweist sich auch die Blutung ins Gelenk. Payr hat es besonders betont, daß Blut ein „Gelenkfeind" ist; das gilt für den einmaligen traumatischen Bluterguß wie für die rezidivierenden Gelenkblutungen der *Hämophilen*. Daß die letzteren ihre besondere Note und ein charakteristisches Röntgenbild haben, ist a priori zu erwarten, da hier die anhaltende Drucksteigerung infolge der lange Zeit nicht zum Stillstand kommenden Blutung besondere Verhältnisse schafft: Der Druck wirkt sich zunächst auf die nicht von Knorpel gedeckten Partien aus, auf das Ansatzgebiet der Gelenkkapsel oder die Nachbarschaft von Binnenrändern der Knorpelflächen. Die Knochengrenzlamellen, die von Knorpel gedeckt sind, sind relativ gut geschützt,

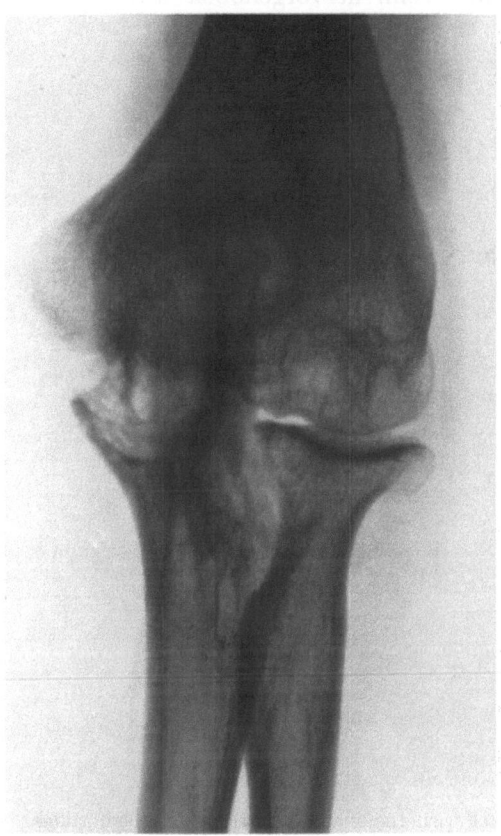 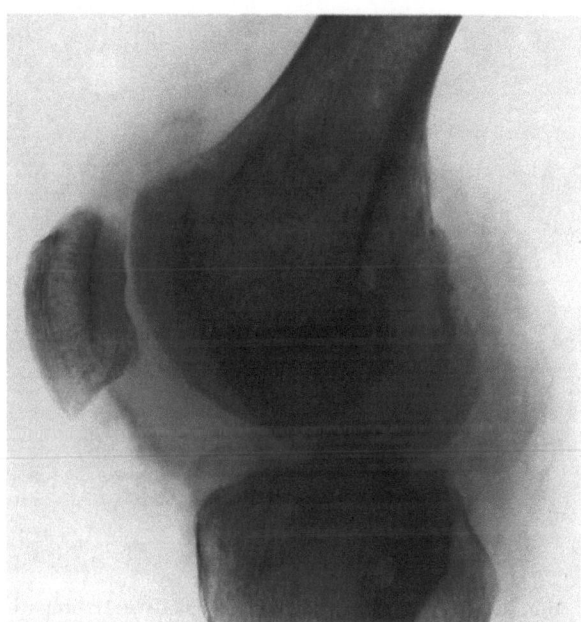

Abb. 60   Abb. 61

Abb. 60. Ellbogengelenk des gleichen Falles wie in Abb. 59; hier auch Knochenzerstörung im Bereich der Trochlea und Incisura semilunaris ulnae. Vacuolen im Bereich des Capitulum humeri

Abb. 61. Verdichtung des Bildschattens der ausgeweiteten Kapsel

da der Gelenkknorpel ja für Beanspruchung auf Druck gebaut ist; im Gegensatz dazu wird der von intraarticulärem Periost gedeckte Knochen bei abnorm hohem Binnendruck rasch abgebaut. Als erstes Zeichen im Röntgenbild findet sich darum meist die „Absumption", der Knochenabbau im Kapselansatzgebiet (Abb. 59). Der lange bestehende Bluterguß führt allerdings schließlich auch zur Schädigung von Kapsel und Knorpel und die letztere zur Höhenverminderung desselben; damit kommt es zur Verschmälerung des sog. „Gelenkspaltes" (Abb. 60 und 62), die so hochgradig und gleichmäßig sein kann wie bei der Ochronose. Fortwirkende funktionelle Beanspruchung gibt ferner Anlaß zu Verdichtung des subchondralen Knochens, zur „Sklerosierung". Als weiteres Symptom finden sich im subchondralen Knochen cystoide Substanzverluste, in der Literatur vielfach als „Vacuolen" bezeichnet, deren Genese verschieden sein kann. Entweder ist dieselbe gleichartig wie bei der gewöhnlichen degenerativen Arthropathie — oder sie geht auf Markblutungen zurück; mehrfach wurde betont, daß die verdichteten Randbezirke dieser rundlichen Substanzverluste nicht durch neuangelegte Knochenlamellen, sondern durch mit Eisenpigment imbibierte Bindegewebshüllen gebildet werden. Diese Annahme hat namentlich dann viel für sich, wenn außerhalb des Knochens das Bild der Gelenkkapsel sich ungewöhnlich schattendicht präsentiert (Abb. 61) — was nach Untersuchungen von FREUND u. a. auf einen manchmal exorbitant hohen Gehalt an Eisenpigment zurückzuführen ist. In der Regel ist die angeborene Bluterkrankheit bereits bekannt, wenn die Gelenkveränderungen Beschwerden verursachen; es können sich diese letzteren allerdings im klinischen Bild sehr in den Vordergrund schieben und in Einzelfällen den Träger praktisch zum Krüppel machen. Wenn hervorgehoben wurde, daß

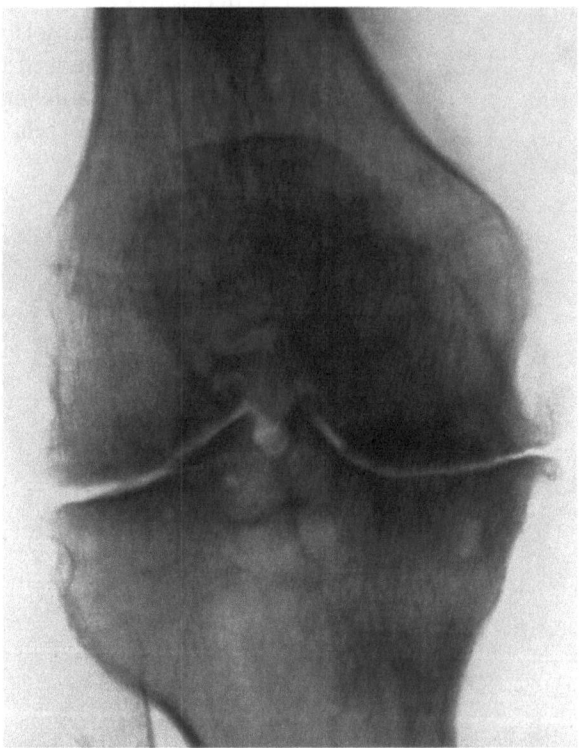

Abb. 62. Höhergradige sekundär-degenerative Arthropathie nach wiederholtem Haemarthros. Kerbenförmige Absumptionen in den Kapselansatzgebieten, „Gelenkspalt"-Verschmälerung, Randwülste, subchondrale cystoide Defekte („Vacuolen")

röntgenographisch die ersten Veränderungen meist im Knochen nächst dem Gelenkflächenrand zu statuieren sind, bedeutet dies für den Gesamtprozeß noch keine Führung der ossalen Komponente; auch die Schädigung des Knorpels, der ja auf eine normale Synovia als Nährflüssigkeit angewiesen ist, setzt zweifellos schon im Gefolge der ersten Blutung ein, sie tritt nur im Röntgenbild später in Erscheinung; aber sie bestimmt und begrenzt letzten Endes im Verein mit der schwieligen Kapselveränderung die verbleibende Restfunktion des Gelenkes. Man wird darum die regressiven Veränderungen im Blutergelenk als vorwiegend chondralen Typ bezeichnen.

η) Sonstige chondrale Formen

Schon mehrfach wurde hervorgehoben, daß jede wie immer geartete bleibende Knorpelschädigung bei erhaltengebliebener Funktion zur Entwicklung einer sekundär-degenerativen Arthropathie Anlaß gibt, deren Symptomatologie sich aufpfropft dem Bilde des durch die primäre Noxe geschaffenen Zustandes — im übrigen aber weitgehend unabhängig ist von der speziellen Ätiologie der primären Noxe. Das größte Kontingent stellen hier die Zustände nach den verschiedenen entzündlichen Gelenkerkrankungen, die heute wohl darum häufiger zur Entstehung sekundär-degenerativer Arthropathien führen, weil es durch eine wirksame Therapie öfter gelingt, den primär-entzündlichen Prozeß zum Abheilen zu bringen, ehe es zur knöchernen Ankylose gekommen ist. Aus dieser Gruppe seien einige Beispiele herausgegriffen: Im Falle der Abb. 63 hat ein entzündlicher Prozeß die Interkarpalgelenke gänzlich vernichtet und den Knorpel des Radiokarpalgelenkes weitgehend abgebaut; am distalen Radioulnargelenk findet sich reichliche Knochenbildung in Randwulstform, sowie Verdichtung der subchondralen Spongiosa. Dieser letztere Befund ist neben der Gelenkspaltverschmälerung meist das auffallendste Zeichen: So ist es an dem in Abb. 64 dargestellten Kniegelenk nach Abklingen eines akut-entzündlichen Prozesses, der den Gelenkknorpel zum größten Teil vernichtet hat, bei Wiederaufnahme der funktionellen Beanspruchung zu sehr deutlicher umschriebener Verstärkung der subchondralen Spongiosa gekommen — um das Leistungsminus des Knorpels zu

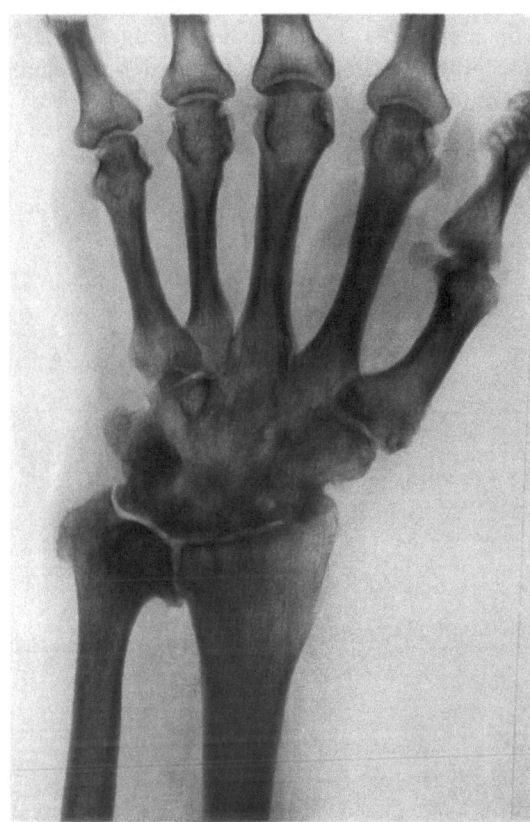

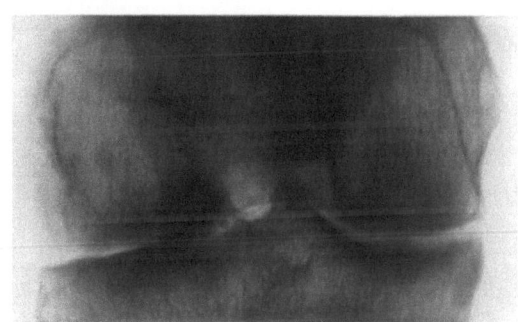

Abb. 63   Abb. 64

Abb. 63. Sekundär-degenerative Arthropathie des Handgelenkes nach Abheilung einer Infekt-Arthritis

Abb. 64. Kniegelenk nach Abklingen eines akut-entzündlichen Prozesses: der Gelenkknorpel nahezu gans zerstört, der Gelenkspalt dementsprechend weitgehend verschmälert, Verstärkung der subchondralen Spongioaz

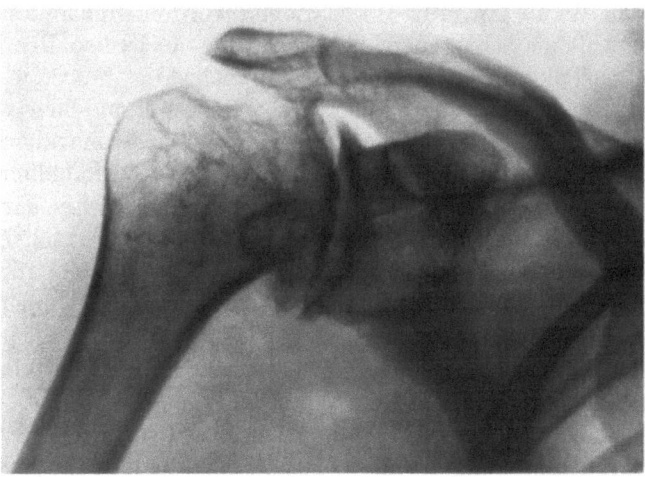

Abb. 65. Sekundär-degenerative Arthropathie nach Fungus des Schultergelenkes. Randwulst- und Cysten-bildung im Humerus, Sklerosierung und Unregelmäßigkeit der Gelenklinien beider Gelenkteile

kompensieren. Selbst ohne jede Kenntnis der Anamnese ist aus diesem Bilde mit
Sicherheit zu erschließen, daß hier ein primär-entzündlicher Prozeß zur Abheilung
gelangt ist und das beträchtlich geschädigte Gelenk wieder in Funktion gesetzt wurde.
Im Falle der Abb. 65 ist ein tuberkulöser Kapselprozeß mit ganz typischer zirkulärer Knochenusur im Kapselansatzgebiet durch tuberculostatische Therapie zur Ausheilung gelangt. In dem wieder in Funktion gesetzten Gelenk hat der zweifellos sehr
beachtliche Knorpelschaden zu Reaktionen von seiten der Knorpel-Knochengrenze geführt, vor allem zur Randwulstbildung und ausgiebiger Sklerosierung unter den unregelmäßig gestalteten Knochengrenzlamellen von Humeruskopf und Pfanne.

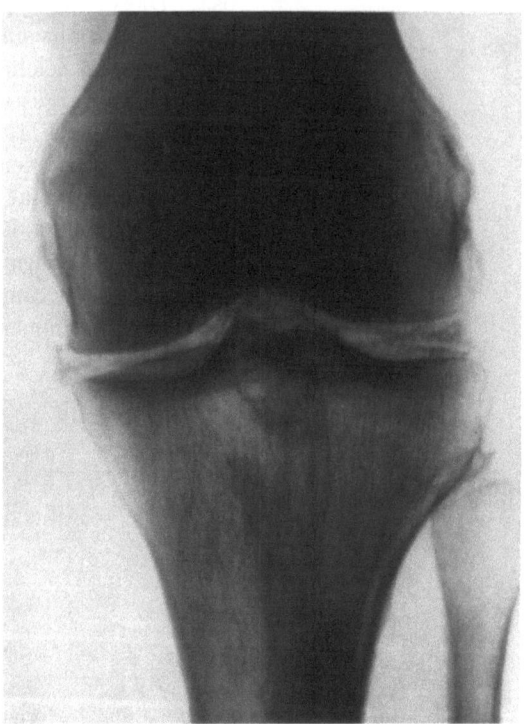

Abb. 66. Ausgedehnte Verkalkung von Gelenkknorpel und Meniscen. (Beobachtung R. Gödel, Wien)

Ein recht seltenes Vorkommen stellen mehr oder weniger ausgedehnte *Verkalkungen
im Bereich von Gelenkknorpel und Zwischengelenkscheiben* (Disci, Menisci) dar, die röntgenologisch erstmalig von Werwath (1928) beschrieben worden sind und sich als meist zarte
streifige oder auch wolkige Schatten im Areal des sog. Gelenkspaltes präsentieren. Die
Verkalkung kann Gelenkknorpel und Menisci gleichzeitig betreffen, ohne daß diesbezüglich aus dem Röntgenbild eine sichere Entscheidung möglich wäre. Das signifi-
kanteste Bildelement ist ein die Oberfläche des Gelenkknorpels markierender, zarter, kalkdichter Saum. Über die Entstehungsbedingungen dieses oberflächlichen Mineralnieder-
schlages wissen wir so gut wie nichts. In der Anamnese der bisher zur Beobachtung gelangten Fälle finden sich vielfach wiederholte entzündliche Attacken mit Erguß und
Kapselschwellung — und zwar meist polyartikulär; dies spräche für eine (toxische?)
Schädigung der oberflächlichen Knorpelschichten als auslösendes Moment für die folgende
,,Inkrustation''. Bei gleichzeitigem Manifestwerden typischer degenerativer Verände-
rungen an den knöchernen Gelenkteilen wären diese Fälle als sekundär-degenerative
Arthropathie zu klassifizieren; in anderen Fällen fehlt jeder Hinweis auf einen entzünd-
lichen Beginn ebenso wie irgendwelche subjektive Beschwerden. Die Möglichkeit einer
primär-degenerativen Entstehung ist in solchen Fällen jedenfalls gegeben. Knie- und
Schultergelenk sind der häufigste Sitz der in Rede stehenden Veränderungen, von welchen
Abb. 66 ein typisches Beispiel von Kniegelenk zeigt.

ϑ) Sonstige ossale Formen

Von exquisit ossalen degenerativen Arthropathien sind bisher nur die Veränderungen bei Pagetscher Knochenkrankheit und aseptischen Nekrosen besprochen worden; aber jeglicher pathologische Knochenprozeß, der den subchondralen Knochen in seiner Form zu verändern vermag, kann Anstoß zur Entstehung sekundärer Arthropathien werden. In der damit gegebenen Reihe von Möglichkeiten zeigen einzelne eine gewisse Eigenart: So die Gelenkveränderungen, die bei *Caissonarbeitern* und Tauchern beobachtet werden;

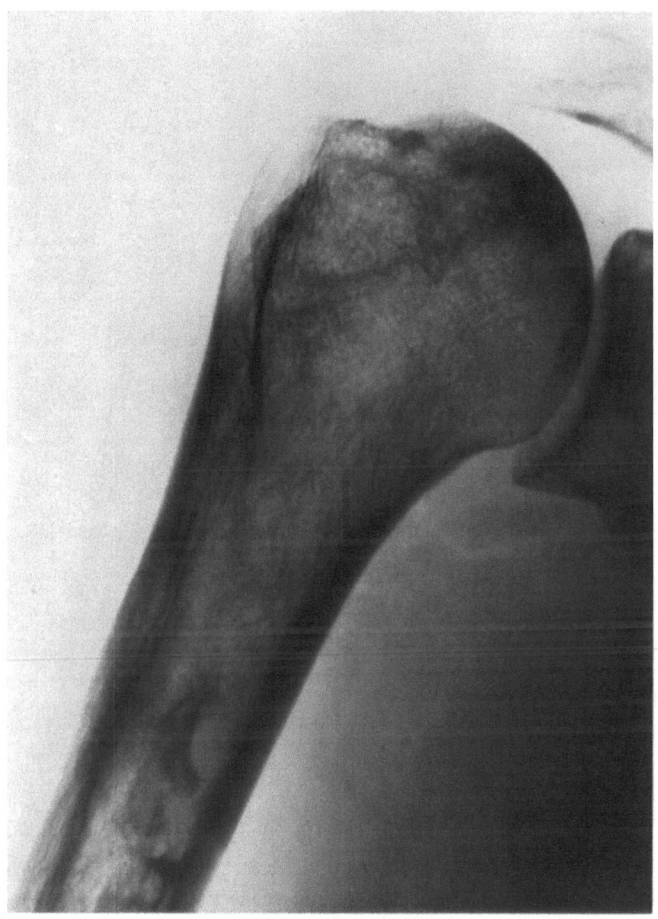

Abb. 67a. Caissonarbeiter. Im Mark des rechten Humerus Verkalkung zahlreicher Infarkte, im Humeruskopf subchondrale Sklerosierung. (Beobachtung DIETHELM, Kiel)

Gefäßverschlüsse durch in Bläschenform freiwerdendes Gas (N) führen zu Partialnekrosen in Knochenmark und Knochen — namentlich in den hinsichtlich ihrer Gefäßversorgung leicht gefährdeten Köpfen von Humerus und Femur —, die funktionelle Beanspruchung der statisch unterwertigen geschädigten Knochenpartien aber zu Einbrüchen mit allen weiteren bereits besprochenen Konsequenzen. Das im Verlaufe der letzten 50 Jahre bekanntgewordene ansehnliche Bildmaterial zeigt überzeugend die primäre Lokalisation des Prozesses in Knochen und Knochenmark — auch fernab vom Gelenk; nur der Befall subchondraler Knochenpartien führt zur Gelenkbeteiligung. Rundliche cystoide Substanzverluste im Knochen, die völlig den bei der gewöhnlichen degenerativen Arthropathie beschriebenen gleichen und sklerotische Nekrosegebiete, zum Teil mit Einbrüchen, kennzeichnen die anatomischen Vorgänge (DEAK u. ROZSAHEGYI; FOURNIER u. JULLIEN). Abb. 67a und b zeigen alle erwähnten Einzelveränderungen in den Oberarmköpfen und im Schaftmark eines 64jährigen Tauchers: Im Mark des rechten Humerus ausgedehnte

Verkalkung von Infarkten, im rechten Humeruskopf deutliche subchondrale Sklerosierung, im linken Humeruskopf mehrfache Einbrüche der Knorpel-Knochengrenze über dichtschattenden nekrotischen Spongiosapartien; zentral beiderseits ein noch nicht endgültig formierter, haselnußgroßer cystoider Defekt.

Da früher schon einmal genannt, sei hier noch die *Gauchersche Speicherkrankheit* angeführt, die gelegentlich auch Knochenveränderungen hervorruft, welche (L. Pick u.a.) bei Lokalisation im subchondralen Knochen Gelenkveränderungen nach sich zieht, die

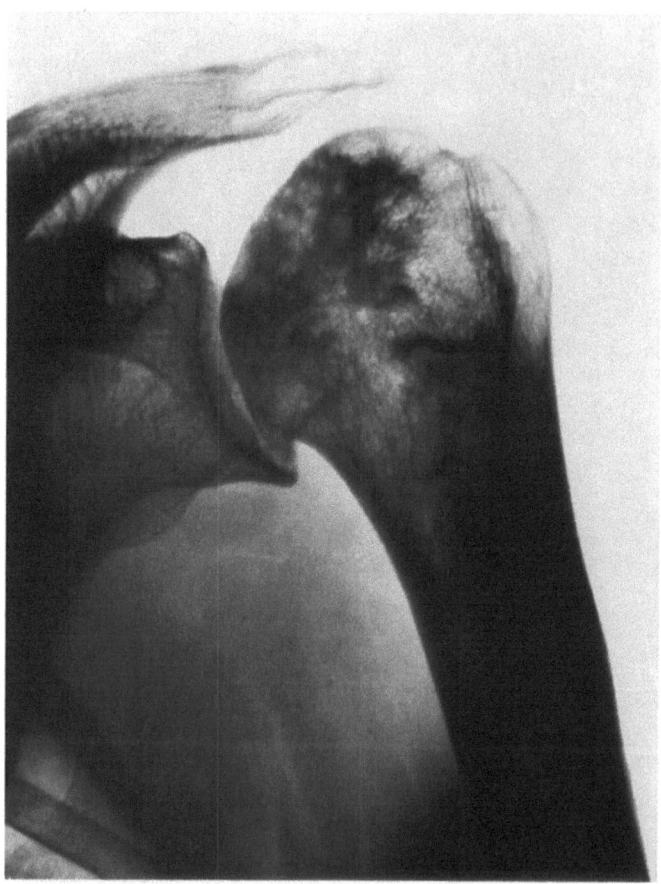

Abb. 67b. Fall von Abb. 67a. Im linken Humeruskopf mehrfache Einbrüche der Knorpel-Knochengrenze über nekrotischen Spongiosapartien

im Röntgenbild beim Kind der Perthesschen Erkrankung, beim Erwachsenen einer schweren, deformierenden, sekundären degenerativen Arthropathie (Coxarthrose) ähneln. Ob die Ursache der Knochenschädigung in Gefäßverschluß durch die bis 100 μ großen Speicherzellen besteht oder in einer Schädigung der endostalen Funktionen des Markreticulum, ist noch nicht geklärt; unbestritten aber ist die Tatsache des Primates der Knochenschädigung. Ein reiches einschlägiges Bildmaterial findet sich nebst zugehöriger Literatur in den Mitteilungen von Davies, Vaughan-Jackson sowie James (s. Literaturverzeichnis).

4. Die Neuroarthropathien

Es entbehrt nicht einer gewissen inneren Berechtigung, die durch Nervenschäden bedingten Gelenkerkrankungen im Anschluß an die degenerativen zu besprechen, denn die Patho-Anatomie hat von Virchow bis in die Gegenwart immer wieder die weitgehende Übereinstimmung dieser beiden Gruppen hervorgehoben; im wesentlichen gleichartige

Einzelsymptome finden bei den Neuroarthropathien ihre höchstgradige Entwicklung. Daß andererseits gerade die Röntgenuntersuchung wesentliche Unterschiede aufzuzeigen vermag, wird sich auch aus der folgenden gedrängten Darstellung ergeben.

Die markantesten Vertreter der Gruppe sind die Arthropathien bei Tabes und Syringomyelie, die in allem Grundsätzlichen eine fast vollkommene Übereinstimmung zeigen — so daß z. B. bei Vorliegen einer monarticulären typischen Affektion des Ellbogengelenkes aus dem Röntgenbild allein die diesbezügliche Entscheidung nicht getroffen werden kann. Bei beiden Erkrankungen ist als Grundlage der Gelenkveränderung eine abnorme Brüchigkeit der Tela ossea anzunehmen, die zu groben Frakturen der Gelenkteile oder doch zu kleinen umschriebenen Einbrüchen der Knochengrenzlamelle führt; die Sensibilitätsstörung schaltet den Warner Schmerz aus, gestattet unvermindert fortgesetzte funktionelle Beanspruchung und vermehrt damit Dislokation und Callusbildung. Von seiten der Radiologie hat KIENBÖCK die Bedeutung der initialen Fraktur am nachdrücklichsten hervorgehoben; er hat sich dabei neben seinen Röntgenbeobachtungen auf die überaus eingehende patho-anatomische Studie von MORITZ (Institut ERDHEIM) gestützt; dort wurde der intraarticulären Fraktur unter allen gestaltverändernden Vorgängen an den Gelenkteilen die wichtigste Rolle zugesprochen und deren geradezu typisches Auftreten betont. Hinweise auf die spezielle Ursache der abnormen Brüchigkeit finden sich allerdings weder bei KIENBÖCK noch bei MORITZ und die vor 50 Jahren schon von LEVY und LUDLOFF geprägte Formulierung, daß die Knochenbrüchigkeit auf eine Schädigung der faserigen (organischen) Bestandteile des Knochens zurückgeht, entspricht auch noch dem heutigen Wissensstand. Als Ursache dieser Schädigung wird nun fast allgemein eine Störung der Trophik der die Gelenkteile aufbauenden Gewebe angenommen und überdies betont, daß alle Vorgänge in den erkrankten Gelenken — Abbau wie Neubildung und Heilung — den Eindruck einer planvollen zentralen Steuerung völlig vermissen lassen; was immer in dem Gelenk vor sich geht — es trägt den Stempel des Übersteigerten, jedes gewohnte Maß Überschreitenden. In der Erkenntnis dieses Anarchie-Faktors, dieses Mangels an zweckdienlicher Konkordanz der Einzelvorgänge im erkrankten Gelenk, die in vivo so gut wie ausschließlich durch das (richtig gedeutete) Röntgenbild gewonnen werden kann, liegt hier die wesentlichste Aufgabe der Röntgenuntersuchung. Das gilt grundsätzlich für alle Neuroarthropathien.

Für die Arthropathie bei Tabes und Syringomyelie hat man wiederholt versucht, Typen aufzustellen, vor allem durch die Unterscheidung von hypertrophischen und atrophischen Formen. Der Wert dieses Einteilungsversuches ist kein allzu großer, denn die Unterschiede beruhen einerseits vielfach auf Differenzen im Alter der jeweils zur Beobachtung kommenden Entwicklungsphasen der Einzelfälle, andererseits auf konstitutionellen Eigenheiten der Träger dieser Gelenke. So erklärt es sich, daß man gerade in schweren Fällen im gleichen Gelenk neben rücksichtslosem Knochenabbau oder selbst vollkommenem Schwund ganzer Gelenkteile üppigste Knochenneubildung im Bereiche von Gelenkkapsel und pararticulärem Gewebe sowie in knorpeligen Freikörpern antrifft; oder man findet bei ein und demselben Individuum mehrere Gelenke erkrankt und dabei eines von vorwiegend atrophischem Typ, das andere mehr hypertrophischer Art. Irgendwelche für die Klinik bedeutsamen Schlußfolgerungen oder Hinweise lassen sich aus der auf Grund des Röntgenbildes erfolgten Zuweisung zu der einen oder anderen Gruppe nicht gewinnen. Daß obendrein die genannte Nomenklatur nicht ganz am Platz ist, weil die als hypertrophisch oder atrophisch bezeichneten Zustände nicht echter Hypertrophie oder Atrophie (im allgemein üblichen Sinne) entsprechen, sei nur nebenbei erwähnt. Das Hauptkriterium für die Zuweisung zu einer der beiden Formen bildet die Menge des neugebildeten Knochens, der aber vorwiegend außerhalb der alten Gelenkteile, mithin *parossal* zur Entwicklung gelangt; und die oft so mächtigen Defekte an den Gelenkkörpern sind keinesfalls durch einen Vorgang zustande gekommen, der zu Recht als Atrophie bezeichnet werden kann. Die parossale Knochenneubildung erfolgt zum großen Teil in knorpeligen Freikörpern, die aus dem alten Gelenkknorpel stammen, in

dem es zu einer überaus lebhaften (bei einfach-degenerativen Arthropathien in diesem Ausmaß unbekannten) Proliferation kommt, zur Bildung von *Brutkapseln* in der Druckschicht, die durch mechanische Zerklüftung des Knorpels und Scherung freiwerden, entweder als Freikörper im Gelenk oder in der Synovialis verankert weiter wachsen und sehr bald enchondral ossifizieren. Nicht nur im Knorpel kommt es zur Ossifikation, sondern auch in der Gelenkkapsel und im pararticulären Gewebe, die beide samt der das Gelenk beherrschenden Muskulatur in die trophische Störung einbezogen sind. Die Gelenke selbst werden durch Knorpelverlust, Knochenabschliff und Lockerung des Band-

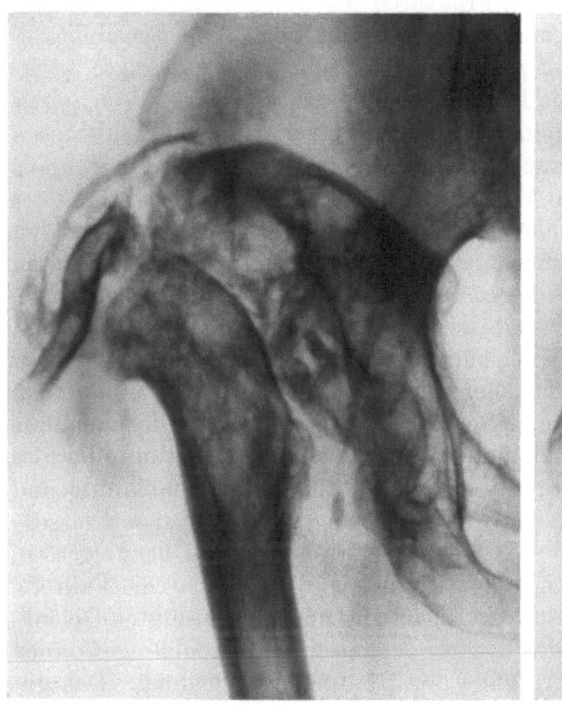 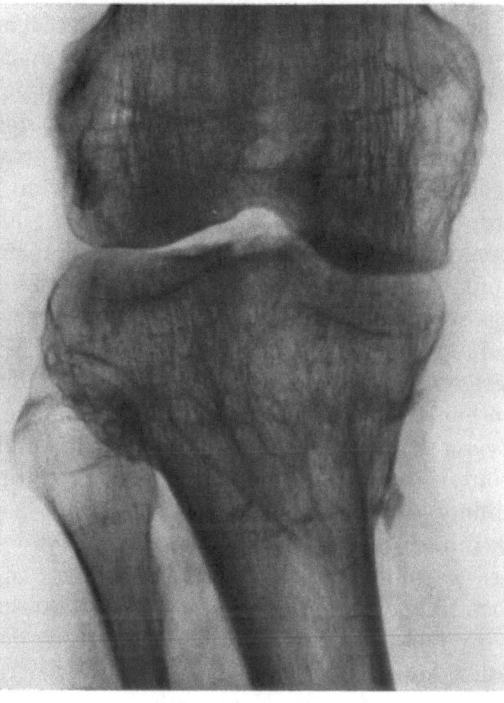

Abb. 68   Abb. 69

Abb. 68. 53jährige Frau, Tabes seit 12 Jahren. Caput und Collum femoris sind ganz verschwunden (wahrscheinlich nach Schenkelhalsfraktur), ebenso das Pfannendach. Der proximale Femurschaft ist so weit cranial verschoben, daß der Trochanter minor in Höhe der ehemaligen Pfanne steht. In der cranialwärts ausgeweiteten Kapsel ausgedehnte mehrschichtige Knochenneubildung. Zahlreiche Knorpel-Knochenkörper im alten Gelenkareal

Abb. 69. Kniegelenk der Patientin von Abb. 68. Geheilte intraarticuläre Spontanfraktur ohne sonstige Gelenkveränderung

apparates zu Schlottergelenken mit Subluxation und dauernder Fehlbeanspruchung. Das in Abb. 68 wiedergegebene Hüftgelenk läßt die Mehrzahl der beschriebenen Vorgänge gut erkennen: Caput und Collum femoris sind (wahrscheinlich nach Schenkelhalsfraktur) gänzlich geschwunden, ebenso das Pfannendach; das proximale Femurschaftende ist so weit cranial verschoben, daß der Trochanter minor in Höhe der ehemaligen Pfanne steht; in der cranialwärts ausgeweiteten Kapsel und wohl auch im pararticulären Bindegewebe findet sich eine ausgedehnte mehrschichtige Knochenneubildung, die dem Trochanter maior Halt gibt und mit ihm eine Art Nearthrose formt; im Abgangsbereich des geschwundenen Schenkelhalses grenzt sich der Schaft durch eine glatte neugebildete Knochenlamelle ab. Die zahlreichen Knorpel-Knochenkörper im alten Gelenkareal stammen sicher (zumindest zum Teil) aus dem alten abgeriebenen Gelenkknorpel. Von den Frühstadien dieses Gelenkes liegt kein Bild vor; es findet sich aber am Kniegelenk des gleichen Beines ein beachtenswerter Befund: Das proximale Ende der Tibia (Abb. 69) weist einen alten, mit nur geringer Dislokation knöchern geheilten Abbruch des medialen

Condylus auf — eine schwere Knochenverletzung, die von der Kranken überhaupt nicht perzipiert worden war; zu einer tabischen Arthropathie ist es im Kniegelenk nicht gekommen — wohl darum, weil die Fraktur die Gelenkfläche in deren Mittelkorridor, außerhalb der überknorpelten Anteile getroffen hat und überdies die funktionelle Beanspruchung infolge der zweifellos präexistenten Hüftgelenkveränderung eine geringe gewesen sein muß. Es kann demnach beim Tabiker auch eine manifeste, durch abnorme Knochenbrüchigkeit entstandene intraarticuläre Fraktur zur Ausheilung kommen, ohne eine Arthropathie nach sich zu ziehen; es ist dies aber wohl ein recht seltenes Vorkommnis, das keinesfalls zu erwarten ist, wenn die Bruchlinie die überknorpelte Gelenkfläche trifft.

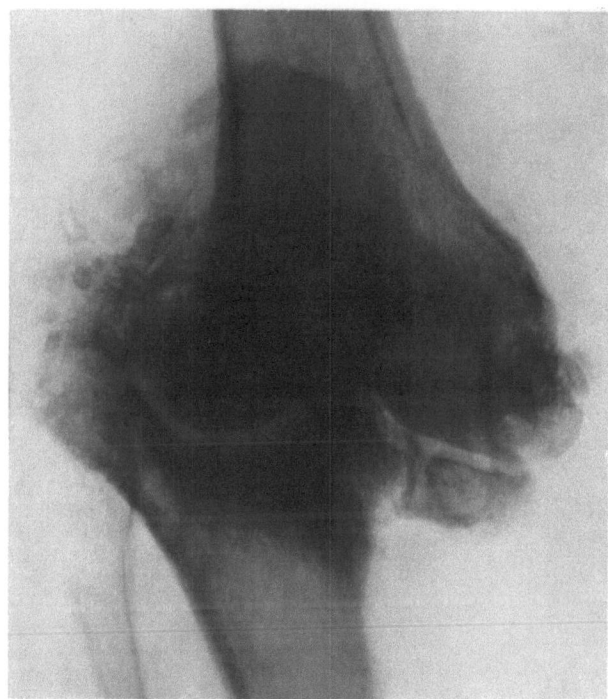 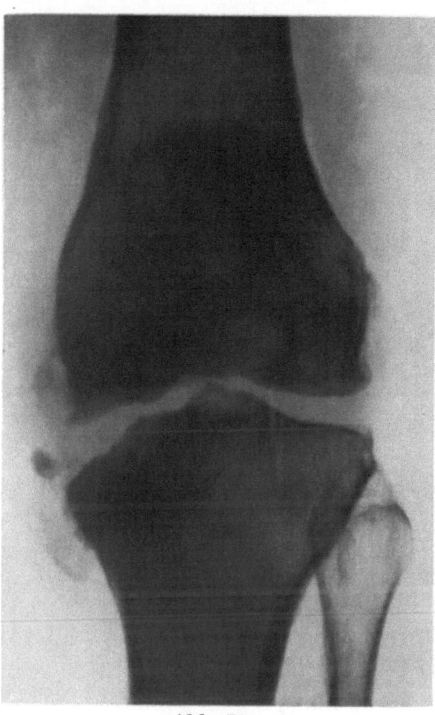

Abb. 70   Abb. 71

Abb. 70. 66jähriger Mann, Tabes seit 15 Jahren. Der abgebrochene mediale Tibiacondylus tief distalwärts verlagert, mit dem Schaft nearthrotisch verbunden. Der mediale Femurcondylus in die sklerotische Tibiametaphyse eingebettet, zahlreiche Freikörper, pararticuläre Verknöcherung

Abb. 71. 55jährige Frau, Tabes seit 6—8 Jahren. Der abgebrochene mediale Tibiacondylus ist gänzlich abgebaut; Bildung von Freikörpern und pararticulärem Knochen

Die klassische Lokalisation der Arthrotabes findet sich am Kniegelenk; sie wird meist eingeleitet durch eine intraarticuläre Fraktur, die den medialen Tibiacondylus oder ein Stück von diesem vom Schafte trennt; das Fragment wird entweder caudalwärts disloziert und konsolenartig wieder mit dem Schaft vereinigt oder geht mit diesem eine nearthrotische Verbindung ein. Tief kann sich (Abb. 70) der laterale Femurcondylus in die durch Abschliff excavierte Epi- oder selbst Metaphyse einbetten. Im Gelenkareal finden sich als Freikörper zahlreiche knöcherne Arthrophyten, die zum großen Teil aus dem zerriebenen Knochen des Gelenkteiles oder aus Knorpelsplittern herstammen. In Fällen mit geringer Neubildungsbereitschaft sind diese Freikörper entsprechend weniger zahlreich (Abb. 71).

Eine gewisse Sonderstellung in klinischer Hinsicht kommt den tabischen Veränderungen im Bereich des Fußskeletes („pied tabetique") zu; auch hier dürfte meist die Brüchigkeit des Knochens den Auftakt geben mit Einbrüchen in die Fußwurzelknochen, in Talus und Calcaneus (Abb. 72), wobei einer Relaxation des Bandapparates und konsekutivem Nachgeben des Fußgewölbes eine fördernde Rolle zukommen mag. Die kleinen

Fußwurzelgelenke gehen völlig zugrunde und nicht selten werden sämtliche Fußwurzelknochen (Abb. 73) zu einem Konglomerat zusammengebacken. Frakturen in den basalen
Partien der Mittelfußknochen und mächtige Knochenneubildung in den Weichteilen
zwischen diesen können für sich allein oder in Gemeinschaft mit den erstgenannten Veränderungen das Bild kennzeichnen. Sehnenansätze reißen gelegentlich aus dem brüchigen
Knochen beachtliche Stücke heraus und zwar auch bei völlig normaler Beanspruchung,
etwa bei ruhigem Gehen auf ebenem Boden.

Grundsätzlich gleichartig sind die Gelenkveränderungen bei Syringomyelie; nur
Frequenz und Lokalisation weisen Verschiedenheiten auf, die in Beschreibungen des

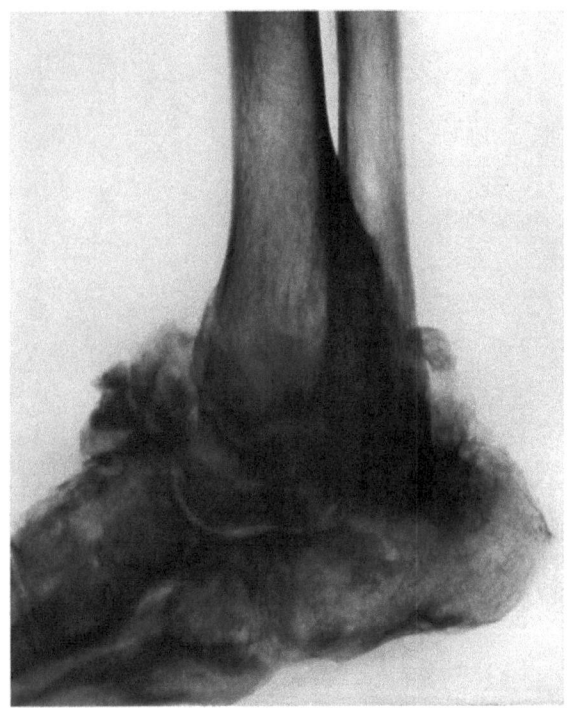
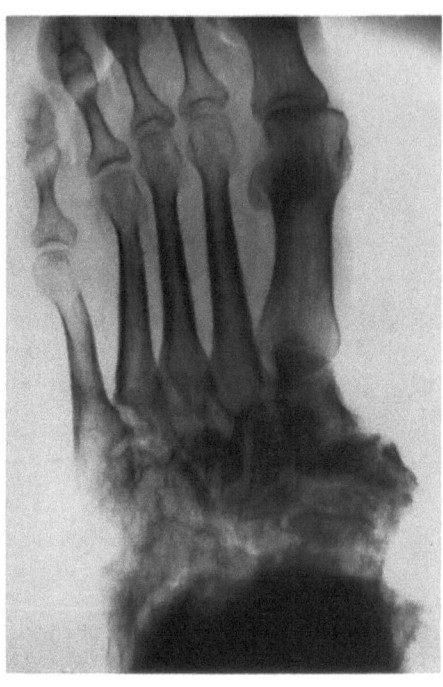

Abb. 72   Abb. 73

Abb. 72. Tabes seit 12 Jahren. Völlige Verformung von Talus und Calcaneus, abundante Knochenbildung über
dem Talonaviculargelenk. Freikörper

Abb. 73. Der gleiche Fall wie Abb. 72, die Fußwurzelknochen zu einem Konglomerat vereinigt

klinischen Bildes eingehend besprochen sind. Mindestens ebensooft wie bei Tabes deckt
hier erst die Röntgenuntersuchung eines Gelenkes das Vorliegen einer Nervenerkrankung
auf. Verblüffend ist in manchen Fällen das rasche Tempo der Ausbildung auch schwerer
Veränderungen; diese Feststellung bezieht sich natürlich nur auf das makroskopisch
Feststellbare und sagt nichts darüber aus, in welcher Zeit sich durch trophischen Einfluß
eine Qualitätseinbuße (eine Dystrophie) der Tela ossea entwickeln kann. Daß auch ein
bereits sehr eindrucksvolles und charakteristisches röntgenographisches Zustandsbild
einem klinisch-neurologisch positiven Befund vorausgeeilt sein kann, oder mit anderen
Worten, daß ein einmaliger negativer neurologischer Befund kein Argument gegen einen
auf Grund eines Röntgenbildes ausgesprochenen Verdacht auf Neuroarthropathie darstellt, sei nachdrücklich hervorgehoben. So wie bei der Tabes sich eine Arthropathie im
präataktischen Stadium entwickeln kann — gelegentlich sogar ohne irgendeine nennens-
werte statische Beanspruchung —, so können sich bei Syringomyelie die Gelenkveränderungen zu einem hohen Grad entwickeln, ohne daß (noch) irgendwelche Sensibilitätsstörungen angegeben werden und erweisbar sind. Gerade solche Fälle sind für die Anerkennung des trophischen Charakters der Gelenkveränderung von Bedeutung. Kurze

Erwähnung erfordern die Veränderungen an den kleinen Gelenken der Hände, die bei Syringomyeliekranken manchmal recht ausgesprochen und meist durch reichliche Knochenbildung an den Gelenkteilen charakterisiert sind; von diesen Bildern zu trennen sind natürlich Veränderungen, die durch die Komplikation eines Panaritium articulare bedingt sind. Im übrigen gestattet es die weitgehende Übereinstimmung des Röntgenbildes der syringomyelären Arthropathie mit dem der tabischen in allen wesentlichen Zügen, unter Hinweis auf die Abb. 74—78 von einer eingehenden Beschreibung der spezielle Röntgensymptomatologie der Arthropathie bei Syringomyelie Abstand zu nehmen.

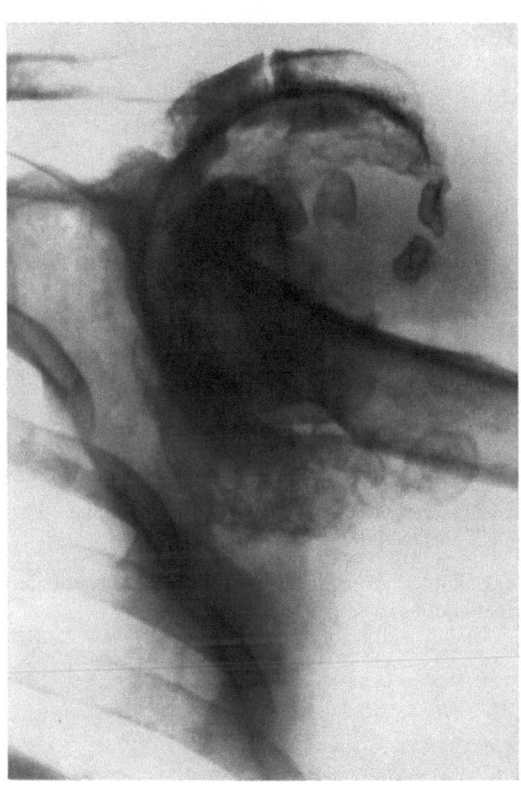 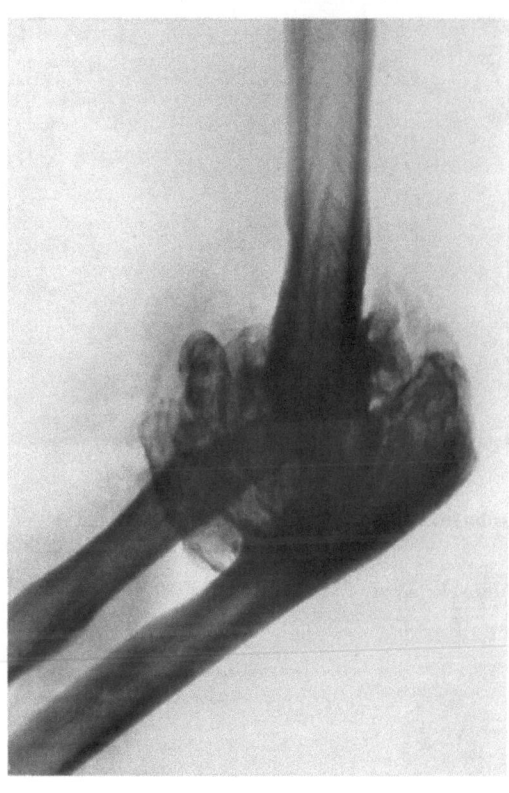

Abb. 74   Abb. 75

Abb. 74. Syringomyelie seit etwa 16 Jahren. Abschliff von Pfanne und Oberarmkopf. Mächtige Knochenbildung mit Schaffung einer neuen, sehr großen Pfanne. Freikörper

Abb. 75. Ellbogengelenk vom gleichen Fall; Fehlstellung des Humerus

Auch andere Nervenstörungen vermögen Gelenke unmittelbar oder mittelbar zu treffen. Dies gilt z. B. von der Polyneuritis KORSAKOFF, bei welcher schwere uni- oder bilaterale Gelenkveränderungen anzutreffen sind, die alle Anzeichen der trophischen Arthropathie aufweisen (Abb. 79); gerade bei dieser Nervenerkrankung sind aber auch elektive Verknöcherungen im pararticulären Gewebe beobachtet worden (LÄSKER), die zur Exkursionseinschränkung führen — ohne daß (zumindest anfänglich) Veränderungen an den Texturen des Gelenkorganes selbst bestünden. Daß es jedoch bei längerer Dauer einer derartigen Immobilisierung von Gelenken in denselben auch zu Knorpelschäden infolge des Ausfalls der für die Knorpelernährung notwendigen Funktion kommt, versteht sich von selbst. Solche pararticuläre Verknöcherungen, die sich bei Nervenschäden verschiedener Art (Trauma, Encephalitis, Myelitis, Poliomyelitis usw.) finden, gehören sensu strictiori nicht zu den Gelenkerkrankungen, sie sind dem Bereich der Myositis ossificans neurotica zuzuweisen. Gelenkveränderungen finden sich auch bei der Lepra, die bekanntlich zu schweren Skeletschäden führen kann. Lepröse Infiltrate können spezifische Periostitis und Ostitis bzw. Osteomyelitis hervorrufen und gelegentlich kann

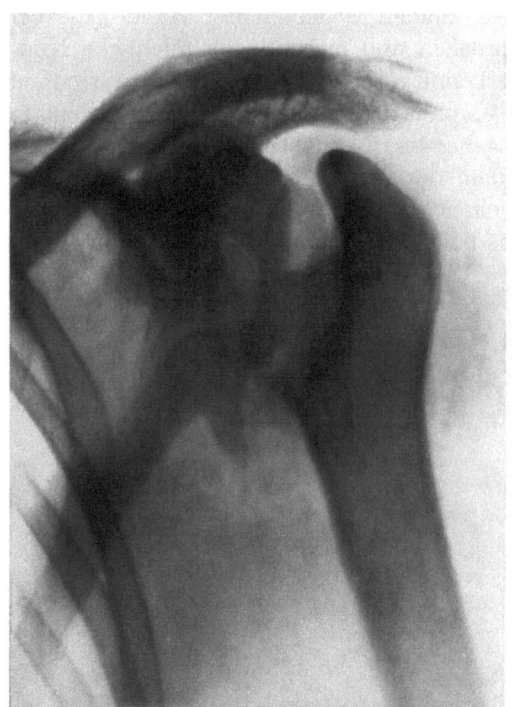 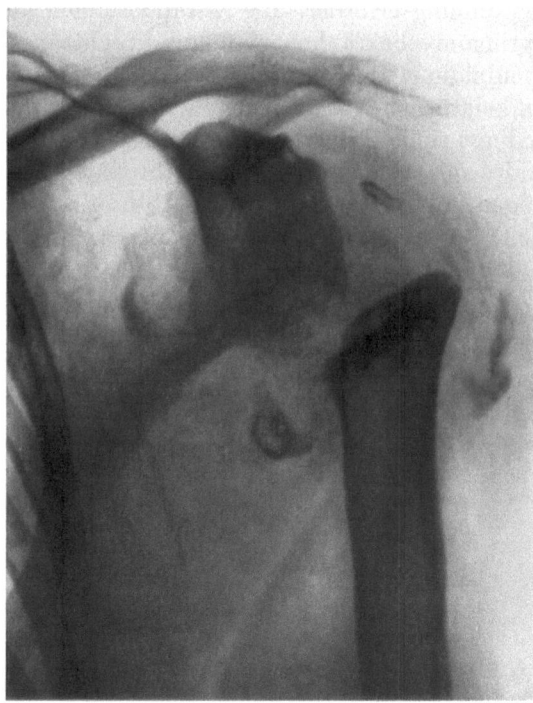

Abb. 76   Abb. 77

Abb. 76. Jüngere Syringomyelie. Mächtiger Abschliff vom Oberarmkopf. Sklerosierung der Pfanne. Pararticuläre Verkalkung und Knochenbildung

Abb. 77. Ältere Syringomyelie. Völliger Verlust des Oberarmkopfes, Abschliff des caudalen Pfannenanteiles.
Pararticuläre Knochenbildung

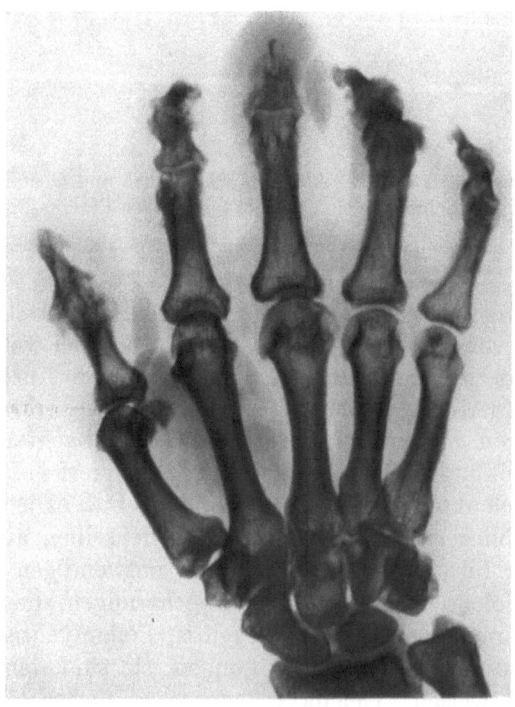

Abb. 78. Ältere Syringomyelie. Mächtige Knochenbildung an den Gelenkteilen der Interphalangealgelenke.
Am Mittelfinger Zustand nach (abgeheiltem) Panaritium

ein subchondrales Leprom auch in das Gelenk durchbrechen und damit eine spezifische
Arthritis leprosa auslösen. Alle diese Veränderungen gehören aber nicht in den Rahmen
der Neuroarthropathien. Nur wenn Leprainfiltrate sich im Nervensystem etablieren, im
Perineurium oder im Nerven selbst, kann es je nach deren Lokalisation zu trophischen
Veränderungen der Skeletgewebe kommen, die vorwiegend durch konzentrischen Knochenabbau charakterisiert sind. Wenn dieser Abbau einen Gelenkteil befällt, dann kann
es zu dessen völligem Schwund kommen, ebenso zum Schwund der Gelenkkapsel und
des zweiten Gelenkkörpers. Diese Veränderungen werden meist mit dem Namen „essentielle Osteolyse" bezeichnet, der ein Syndrom bezeichnet, aber keinen Morbus sui generis.
Solche Veränderungen finden sich bei ganz verschiedenen Erkrankungen bzw. Nervenschäden, sie haben in ihrer Erscheinungsform nichts Spezifisches. Zahlreiche Fälle dieser

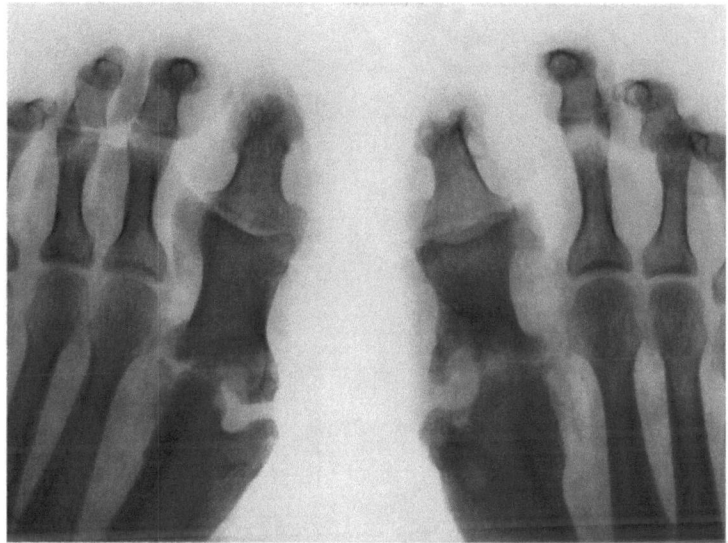

Abb. 79. Bilaterale Arthropathie bei 44jährigem Mann mit Polyneuritis Korsakoff. Vorwiegend Abschliff an
den Gelenkteilen der Metatarsophalangealgelenke I

Art wurden nach Nervenverletzungen beobachtet, andere finden sich bei Nervenstörungen, die kaum einem typischen bekannten Krankheitsbild zuzuweisen sind, vielmehr nur unbedeutende und uncharakteristische Anomalien der Sensibilität oder der
Schweißsekretion aufweisen. Aus der Fülle der Einzelbeobachtungen haben sich auch
einige Formen aussondern lassen, die erstens familiär auftreten und zweitens ähnliche
Veränderungen an den Gelenken hervorrufen wie Tabes oder Syringomyelie. Als solche
seien erwähnt die „familiäre neurovasculäre Dystrophie" und die hereditäre sensible
Neuropathie. Beide Affektionen haben gewisse Ähnlichkeit mit der Syringomyelie und
können schwere Veränderungen an Knochen und Gelenken mit sich bringen. Die Mehrzahl der hierher gehörigen Veränderungen betrifft das Fußskelet und ist häufig mit
trophischen Geschwüren (Mal perforant) kombiniert.

Eine diagnostische Bedeutung kommt der Röntgenuntersuchung derzeit nur in dem
Rahmen zu, daß sie bei klinisch unklarem, wenig ausgesprochenem Zustandsbild den
sicheren Hinweis auf das Vorliegen einer neurotrophischen Knochen- und Gelenkveränderung zu geben vermag — ohne jedoch über die besondere Art und Lokalisation der
Nervenstörung Aussagen machen zu können. Der „neurotrophische" Charakter der
Affektion kann sich zuerst im Röntgenbild eindeutig äußern. Daß auch Mißbildungen
im Bereich des Zentralnervensystems derartige Veränderungen bedingen können, hat
unter anderem KIENBÖCK betont, der den Begriff der Trophopathia pedis myelodysplastica geprägt hat. KIENBÖCKs Beobachtungen sind an sich zutreffend — nur sind die
von ihm beschriebenen Veränderungen keineswegs pathognomonisch für eine derartige

Ätiologie; sie gelangen ebenso bei anderen Grundleiden zur Beobachtung wie etwa Stoffwechselkrankheiten. So hat Jordan (1936) auf das Vorkommen von Gelenkveränderungen bei Diabetes hingewiesen und dieses Vorkommen ist seither von zahlreichen Autoren bestätigt worden. Die Vielzahl grundsätzlich ganz verschiedener Prozesse und Zustände, die zu den in Rede stehenden Knochen-Gelenkveränderungen führen können, spricht dafür, daß der Wirkungsmechanismus irgend etwas Einheitliches aufweisen muß und aus den vielfältigen diesbezüglich geäußerten Meinungen scheint sich doch das Eine zu ergeben, daß eine Störung der Gefäßinnervation als ein ursächlich wesentlicher Faktor anzusehen ist. Abschließend sei, um den Typus der „Neuroarthropathie" noch einmal

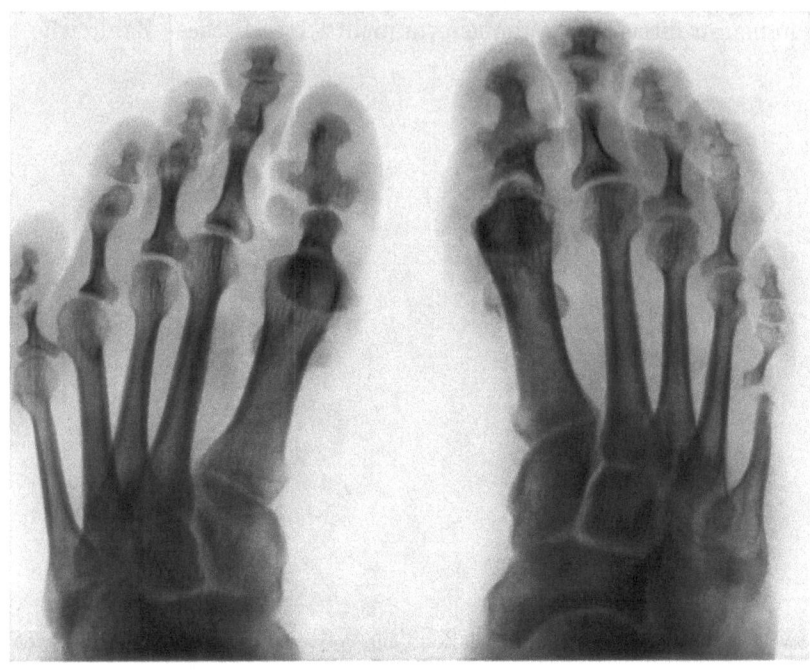

Abb. 80. Neuroarthropathie an beiden Füßen. 39jähriger Mann. Klinische Diagnose unsicher (lumbale Syringomyelie?). Konzentrische Knochenatrophie (Typ „essentielle Osteolyse") am Metatarsale V mit Zerstörung der Gelenkteile. Auch andere Gelenkteile zeigen schwere Zerstörung. Seit Jahren trophische Geschwüre

an einer Lieblingslokalisation zu zeigen, das Fußskelet eines hierhergehörigen Falles gegeben (Abb. 80), dessen klinische Diagnose trotz langer stationärer Beobachtung (Dermatologische Universitätsklinik Wien, Prof. Dr. Kerl) niemals völlig gesichert werden konnte.

Literatur

Andersch, H.: Röntgenologischer Beitrag zur Arthropathia tabica. Z. Orthop. 87, 688—691 (1956).

Axhausen, G.: Freie Gelenkkörper. Langenbecks Arch. klin. Chir. 114, 1—36 (1920).

— Die Arthritis deformans, ihre Abarten und Behandlung. Langenbecks Arch. klin. Chir. 126, 573—603 (1923).

— Anämischer Knocheninfarkt. Langenbecks Arch. klin. Chir. 151, 72—98 (1928).

Barth, A.: Freie Gelenkkörper. Langenbecks Arch. klin. Chir. 112, 369—412 (1919).

Benninghoff, A.: Der funktionelle Bau des Hyalinknorpels. Ergebn. Anat. Entwickl.-Gesch. 26, 1—54 (1925).

Bergmann, E.: Neuropathische Gelenkerkrankungen. Dtsch. Z. Chir. 243, 761—771 (1934).

Blencke, A.: Arthritis deformans und neuropathologische Arthropathie. Z. orthop. Chir. 59, 209—224 (1933).

Bloch-Michel, H.: Arthropathie bei Diabetes. Presse méd. 67, 809—812 (1959).

Bonn, R.: Ossale Arthritis deformans. Langenbecks Arch. klin. Chir. 129, 686—699 (1924).

Brogsitter, A. M.: Mikroskopische Befunde bei Heberden-Arthritis. Verh. 40. Kongr. für innere Medizin, Wiesbaden 1928, S. 640—642.

Burckhardt, H.: Ursache und Wesen der Arthritis deformans. Langenbecks Arch. klin. Chir. 162, 192—194 (1930).

BURCKHARDT H.: Chronische Gelenkkrankheiten. In: Neue deutsche Chirurgie, Bd. 52. 1932.

CALOT, F.: Diagnostik chronischer Hüftgelenkleiden. Presse méd. 34, 840 (1926).

DAVIES, F. W. T.: Gauchers disease in bone. J. Bone Jt Surg. 34, 454—459 (1952).

DEAK, P., u. J. ROZSAHEGYI: Osteoarthropathie der Caissonarbeiter. Fortschr. Röntgenstr. 84, 312—320 (1956).

DÖRING, G.: Allgemeines zur Trophik. Acta neuroveg. (Wien) 3, 154—168 (1952).

ENGELKAMP, H.: Arthropathie bei Syringomyelie. Fortschr. Röntgenstr. 85, 518—519 (1956).

ERDHEIM, J.: Nachgelassenes unveröffentliches Manuskript (1937).

FONIO, A.: Das Blutergelenk. Langenbecks Arch. klin. Chir. 191, 171—236 (1938).

FOURNIER, A. M., et G. JULLIEN: Aspects radiologiques de la maladie des caissons. J. Radiol. Électrol. 40, 529—534 (1959).

FRANCON, F.: Coxarthrie. Docum. rheumatol. Geigy No 9 (1956).

FREUND, E.: Gelenkerkrankung der Bluter. Virchows Arch. path. Anat. 256, 158—188 (1925).

— Genu varum arthriticum. Fortschr. Röntgenstr. 38, 332—338 (1928).

— Gelenkerkrankungen. Wien 1929.

GLAUNER, R., u. W. MARQUART: Röntgendiagnostik des Hüftgelenkes. Stuttgart: Georg Thieme 1956.

GRASSET, E.: La coxarthrose. Paris: Masson & Cie. 1960.

HACKENBROCH, M.: Degenerative Gelenkerkrankungen. In: Handbuch der Orthopädie, Bd. I, S. 407—452. Stuttgart: Georg Thieme 1957.

HARRISON, M., F. SCHAJOWICZ and J. TRUETA: Osteoarthritis of the hip. J. Bone Jt Surg. B 35, 598—626 (1953).

HASLHOFER, L.: Frühveränderungen bei Ostitis deformans Paget. Z. Orthop., Beilagenheft Bd. 86, 59—76 (1955).

HEINE, J.: Arthritis deformans. Virchows Arch. path. Anat. 260, 521—663 (1926).

HELLER, L., J. H. HELLER and J. G. PETRIC: Hereditary sensory Neuropathy. J. Bone Jt Surg. B 37, 632—638 (1955).

HERMODSSON, J.: Osteoarthrosis in the hip joint. Acta radiol. (Stockh.), Suppl. 66 (1947).

HILDEBRAND, O.: Neuropathische Gelenkerkrankungen. Langenbecks Arch. klin. Chir. 115, 443—493 (1921).

HORWITZ, TH.: Degenerative osteoarthritis of the hip joint. Amer. J. Roentgenol. 67, 95—102 (1952).

HOSKING, G. E., and G. CLENNAR: Calcification in articular cartilage. J. Bone Jt Surg. B 42, 530—534 (1960).

ISHIDO, B.: Gelenkuntersuchungen. Virchows Arch. path. Anat. 244, 424—438 (1923).

ISRAEL, A.: Neuropathologische Verknöcherung in zentral gelähmten Gliedern. Langenbecks Arch. klin. Chir. 118, 507—529 (1921).

JAMES, N. E.: Gauchers disease. J. Bone Jt Surg. B 34, 464—465 (1952).

JUGHENN, H., W. KRÜCKE u. H. WADULLA: Zur Frage der familiären Syringomyelie. Arch. Psychiat. Nervenkr. 182, 153—176 (1949).

KAHLSTROM, S., C. BURTON and D. PHEMISTER: Aseptic necrosis of bone. Surg. Gynec. Obstet. 68, 129—146, 631—641 (1939).

KIENBÖCK, R.: Trophostatische Arthrose des Hüftgelenkes. Arch. orthop. Unfall-Chir. 28, 425—434 (1930).

— Trophopathia pedis myelodysplastica. Fortschr. Röntgenstr. 42, 567—582 (1930).

— Über die Arthropathien bei Tabes. Fortschr. Röntgenstr. 47, 380—398, 530—550 (1933).

KNUTSSON, F.: Diabetic arthropathy. Acta radiol. (Stockh.) 36, 114—120 (1951).

LÄSKER, W.: Pararticuläre neuropathische Verknöcherung. Fortschr. Röntgenstr. 37, 830—835 (1928).

LANG, F. J.: Hüftpfanne bei Arthritis deformans. Virchows Arch. path. Anat. 252, 578—662 (1924).

— Arthritis und Spondylitis deformans. In: Handbuch der speziellen pathologischen Anatomie, HENKE-LUBARSCH, Bd. IX/2, S. 252—376. Berlin: Springer 1934.

— Chronisch-degenerative Gelenkerkrankungen. Radiol. Austriaca 6, 99—108 (1953).

LIESS, G.: Osteoarthropathie bei Caissonkrankheit. Fortschr. Röntgenstr. 84, 472—476 (1956).

LLOYD-ROBERTS, G. C.: Capsular changes in osteoarthritis. J. Bone Jt Surg. 35, 627—642 (1953).

LOOSER, E.: Über Ostitis deformans Paget. Schweiz. med. Wschr. 1926 I, 598—603.

MOLLER-FLEMMING, P.: The Roentgen-Picture of the tabetic arthropathies. Acta radiol. (Stockh.) 26, 535—547 (1945).

MORITZ, A. R.: Tabische Arthropathie. Virchows Arch. path. Anat. 267, 747—855 (1928).

MÜLLER, F. v.: Differenzierung der chronischen Gelenkentzündungen. Münch. med. Wschr. 36, 2017—2018 (1913).

MÜLLER, W.: Os naviculare pedis, eigenartige Erkrankungen. Dtsch. Z. Chir. 201, 84—89 (1927).

— Biologie der Gelenke. Leipzig: Johann Ambrosius Barth 1929.

— Biologische Grundlagen chronischer deformierender Gelenkleiden. Med. Welt 5, 1710—1711 (1931).

NICHOLS, E., and F. RICHARDSON: Arthritis deformans. J. med. Res. 21, 140—221 (1909).

NUSSBAUM, A.: Ernährung des Gelenkknorpels. Virchows Arch. path. Anat. 270, 309—313 (1928).

OTT, A.: Osteoarthropathie nach Poliomyelitis. Fortschr. Röntgenstr. 87, 135—137 (1957).

PHEMISTER, D.: Aseptische Knochennekrose. Z. Orthop. 55, 161—186 (1931).

— Changes in bones and joints resulting from interruption of circulation. Arch. Surg. 41, 436—472 (1940).

PICK, L.: Die Knochenform des Morbus Gaucher. Jena: Gustav Fischer 1927.

PLEWES, L. W.: Osteoarthritis of hip. Brit. J. Surg. 27, 682—695 (1940).

POMMER, G.: Mikroskopische Befunde bei Arthritis deformans. Denkschr. Akad. Wiss. Wien 89, 65—316 (1914).

POMMER, G.: Entstehungsbedingungen der Arthritis deformans. Virchows Arch. path. Anat. 163, 435—514 (1927).

PREISER, G.: Gelenkflächeninkongruenz. Fortschr. Röntgenstr. 12, 313—322 (1908).

— Statische Gelenkerkrankungen. Stuttgart: Enke 1911.

RAUBER, A.: Ein wenig bekanntes Röntgensymptom bei älteren Meniscusaffektionen. Z. Unfallmed. Berufskr. 7, 168—172 (1944).

RETTIG, H., u. A. NEUENDORFF: Kapselveränderungen bei Coxarthrose. Z. Orthop. 81, 567—577 (1952).

ROKITANSKY, C.: Spezielle Pathoanatomie. Lehrbuch, Bd. 2. Wien: Braumüller 1856.

RUTISHAUSER, E.: Kystes nécrobiotiques de l'os. Schweiz. med. Wschr. 34, 848—850 (1952).

SCHEIN, A., and A. ARKIN: Hip joint in Gauchers disease. J. Bone Jt Surg. 24, 396—410 (1942).

SCHMITZ, F.: Neue histologische Befunde bei Arthrosis deformans coxae. Z. Orthop. 86, 360—386 (1955).

SCHRÖDER, G.: Knocheninfarkt bei Caissonarbeitern. Mschr. Unfallheilk. 59, 161—167 (1956).

SCHULTE, E.: Schmerzhafte Arthropathie bei Syringomyelie. Münch. med. Wschr. 100, 1926—1928 (1958).

SCHULTZE, F.: Familiäre lumbale Syringomyelie. Dtsch. med. Wschr. 43, 545—547 (1917).

SOTO-HALL, R., and K. HALDEMAN: Neuropathic joint disease. J. Amer. med. Ass. 114, 2076—2078 (1940).

STECHER, R., u. A. AUSENBACHS: Heberdensche Knoten. Z. Rheumaforsch. 13, 65—85 (1954).

STEINDLER, A.: Tabetic arthropathies. J. Amer. med. Ass. 96, 250—255 (1931).

STIEHS, A.: Knochen-Nekrose bei degenerativen Gelenkleiden. Radiol. Austriaca 6, 171—176 (1953).

STRACKER, O.: Knochenneubildung in den Weichteilen bei cerebraler Erkrankung. Klin. Med. 1, 348—355 (1946).

STÜCKELBERGER, P.: Kalkknorpelschichte und Gelenklinie. Inaugural-Dissertation. Radiol. clin. (Basel) 13, 225—237 (1944).

SURY, K. v.: Arthritis traumatica. Langenbecks Arch. klin. Chir. 109, 271—375 (1918).

TRUETA, J., and M. H. M. HARRISON: The normal vascular anatomy of the femoral head in adult man. J. Bone Jt Surg. B 35, 442—461 (1953).

ÜBERMUTH, H.: Gelenkveränderungen bei Ochronose. Virchows Arch. path. Anat. 270, 276—308 (1928).

VAUGHAN-JACKSON, O. J.: Gauchers disease with involvement of hip joint. J. Bone Jt Surg. B 34, 460—463 (1952).

VERTH, J. ZUR: Spontanfractur bei Tabes dorsalis. Arch. orthop. Chir. 49, 516—520 (1958).

WALKHOFF, E.: Histomechanische Genese der Arthritis deformans. Zbl. Chir. 35, 172—173 (1908).

WALTHER, H.: Funktionelle Neubildung in arthritischen Gelenken. Arch. orthop. Unfall-Chir. 24, 620—632 (1927).

WEICHSELBAUM, A.: Die senilen Veränderungen der Gelenke und deren Zusammenhang mit der Arthritis deformans. S.-B. Akad. Wiss. Wien 3, 75—193 (1877).

WEISS, K.: „Malacie" des os naviculare pedis. Fortschr. Röntgenstr. 40, 63—67 (1929).

— Über die Verdoppelung der Gelenkflächen bei Arthritis deformans. Fortschr. Röntgenstr. 61, 240—247 (1940).

— Die statisch-kompensatorischen Veränderungen an der Knorpel-Knochengrenze und der subchondrale Knochenumbau. Fortschr. Röntgenstr. 67, 253—262 (1943).

— Die Knorpel-Knochengrenze der Pars constituens articuli im Röntgenbild. Fortschr. Röntgenstr. 67, 26—34 (1943).

— Verlagerung der Knorpel-Knochengrenze der Gelenkteile durch enchondrale Ossifikation. Wien. Z. inn. Med. 27, 145—162 (1946).

— Chondrale und ossale Arthritis deformans. Radiol. Austriaca 3, 131—158 (1950).

— Die Bedeutung der Funktion in der Gelenkpathologie. Radiol. Austriaca 4, 171—181 (1951).

— Röntgensymptomatologie der chronischen degenerativen Gelenkleiden. Radiol. Austriaca 6, 109—138 (1953).

— Gelenkveränderungen bei Pagetscher Knochenkrankheit. Klin. Med. 15, 299—305 (1960).

WERNHER, A.: Über malum coxae senile. Schmidt's Jb. 12, 99—113 (1836).

WERWATH, K.: Verkalkung von Gelenkknorpel und Meniscus. Fortschr. Röntgenstr. 37, 169—171 (1928).

WOLLENBERG, A. G.: Ätiologie der Arthritis deformans. Z. orthop. Chir. 24, 359—461 (1910).

ZIEGLER, E.: Subchondrale Veränderungen bei Arthritis deformans. Virchows Arch. path. Anat. 70, 502—520 (1877).

ZOLLINGER, F.: Traumatische Arthritis deformans. Arch. orthop. Chir. 27, 166—237 (1929).

III. Geschwülste der Gelenke

Von

R. Seyss

Mit 4 Abbildungen

1. Allgemeines

Die *gutartigen Gelenktumoren* gehören zu den seltensten Geschwulstarten, zum Teil sind sie ausgesprochene Raritäten. Dies erscheint auffällig, da die Gesamtoberfläche der Gelenke wesentlich größer ist als die anderer Organe, wie z.B. des Magens, der zu den häufigsten Tumorlokalisationsorten zählt. Vielleicht spielt eine Rolle, daß die Synovia mit Wahrscheinlichkeit dem Reticuloendothel zugezählt wird (SEEMEN; BAUMECKER). Als ein außerordentlich undifferenziertes Gewebe kann sich die Synovia nach verschiedenen Seiten hin entwickeln.

Als Matrix für das Tumorgewebe kommt in erster Linie die Synovia in Frage, jedoch auch das Fasergewebe der Zwischenknorpel, das Fettgewebe und das Knorpelgewebe. Geschwülste der Anhangsgebilde (Sehnenscheiden, Schleimbeutel) müssen ebenso zu den Gelenktumoren gezählt werden. Tumoren, die vom Knochengewebe ausgehen, werden nicht zu den Gelenkgeschwülsten gerechnet.

Auffällig ist das häufige polytope Auftreten von Tumoren in einem Gelenk, sog. „polytopes, monarticuläres Auftreten". In diesem Zusammenhang sei auf die Untersuchungen von NIEBEL, OBERSTE-LEHN, WILLIS hingewiesen, die bei genauerer Untersuchung auch bei anderen Tumoren, wie z.B. beim Magenkrebs (COLLINS u. GALL), ein polytopes Auftreten finden konnten. WILLIS spricht deshalb von einem „Feld", das für die Entstehung in Frage kommt. Auf das Gelenk übertragen, käme das ganze Gelenk als „Feld" für die Tumorentstehung in Frage. Dadurch ist noch nicht die Frage entschieden, ob bei einem solitären Auftreten nicht der ganze Tumor durch Zusammenwachsen entstanden ist oder ob wirklich eine monotope Entstehung anzunehmen ist.

So ist das polytope Auftreten von Knorpelgeschwülsten in Form der Chondromatose allgemein bekannt. Auch bei anderen Gelenktumoren können zwanglos polytope Tumoren gefunden werden: Angiom-Angiomatose, Osteom-Osteomatose, Fibrom-Fibromatose, Lipom-Lipomatose. Auch bei der eigentümlichen Form der Xanthome konnte in den letzten Jahren eine polytope Form abgegrenzt werden. Wie bereits ROKITANSKY klargelegt hat, bildet vor allem die Umschlagfalte zwischen Synovia und Knorpelgewebe eine Prädilektionsstelle. Vielleicht spielt die Wachstumsunruhe an dieser Übergangsstelle der beiden verschiedenen Gewebsarten, Synovia und Knorpelgewebe, eine unterstützende Rolle.

Die Klinik der gutartigen Tumoren ist uniform: Auftreten eines rundlichen, gut abgrenzbaren Tumors, der zunächst kaum schmerzt, in der Folge rein mechanisch Beschwerden machen kann und dadurch die Untersuchung veranlaßt.

Meist bietet das Röntgenbild wenig. In den Weichteilen findet sich ein undeutlicher Schatten, der auch „heller" (z.B. Lipome) oder „dichter" (z.B. Xanthome) erscheinen kann. Durch örtlich expansives Wachstum kommt es an den Partes constituentes zu Knochenveränderungen, wie z.B. Druckatrophie, Eindellungen, reaktiver Sklerose. Erst sekundär ist eine veränderte Gelenksmechanik nachzuweisen und es entwickelt sich das Bild einer Arthrose. K. WEISS spricht deshalb von „neoplastischen Arthrosen". Mit Hilfsuntersuchungen, z.B. Arthrographie, kann der Tumor abgegrenzt werden. Über die histologische Natur kann jedoch diese Untersuchungsmethode ebenso wie die Gefäßfüllung, die bei Weichteiltumoren oft angewendet wird, nichts aussagen.

Maligne Tumoren der Gelenke sind sehr selten zu beobachten. Es liegen einige Berichte vor, die meist aus der Frühperiode der Röntgenologie stammen. Die Einteilung ist hier besonders schwierig. Erst in den letzten Jahren wurden die Synoviome bzw. Synovialome als eigene Tumorart erkannt und richtig eingeordnet. Es ist deshalb schwierig, nachträglich die verschiedenen Berichte zu klassifizieren. Als Muttergewebe kommt bei den malignen Tumoren in erster Linie das Bindegewebe der Synovia und die Gelenkkapsel in Frage.

Die Klinik ist auch hier sehr uncharakteristisch. Es können sich Zeichen von Malignität finden.

Röntgenologisch kann kaum etwas zur Frühdiagnose beigetragen werden. Es findet sich ein Weichteilschatten von wechselnder Größe. Die Diagnose „Malignität" kann erst durch das weitere destruierende Wachstum gestellt werden, wenn Usuren und weitgehende Knochenzerstörungen gefunden werden. Die Arthrographie könnte lediglich die Ausdehnung nachweisen. Lediglich die Arteriographie kann eine maligne Gefäßverteilung zeigen, wie auch sonst bei den parossalen malignen Tumoren. Mittels Schichtaufnahmen könnten usurierte Konturen nachgewiesen werden. Auch hier bringt erst die histologische Untersuchung Klärung.

In der Literatur liegen bisher wenige Übersichtsarbeiten vor, so von ENDERLEN 1920, RAZEMON und BIZARD 1931, K. WEISS 1933, GESCHICKTER und LEWIS 1934, BRUNSCHWIG 1939, BECKER 1940 und von pathologischer Seite von CHIARI 1934. Meist finden sich verstreut Literaturberichte über Einzelfälle.

2. Gutartige Geschwülste

a) Fibrome, Myxome, Myxofibrome

α) Solide Geschwülste

Solide Fibrome sind außerordentlich selten (MAYO-ROBSON 1891; BRUNS 1907; SONNTAG 1924; KOLT 1927; SERAFINI 1927). Meistens ist dieser Tumor im Bereich des Kniegelenkes lokalisiert. Als Matrix kommt der Meniscus (KOLT; SERAFINI) oder die Gelenkkapsel (MAYO-ROBSON; SONNTAG) in Frage. WEHNER beobachtete ein Fibrom, das erst nach Abriß des Ligamentum patellae proprium auftrat. Gelegentlich kommt diese Geschwulst auch multipel vor (MAYO-ROBSON). Ein Fall von symmetrischer Fibromatose (KREINER) sei als Rarität kurz erwähnt.

Klinisch findet sich ein weicher tastbarer Tumor. Der Röntgenbefund ist meistens negativ. Manchmal kann eine Inkongruenz der Gelenkspalten bestehen, so bei den Meniscusfibromen (BRUNS). Die Ursache ist ungeklärt. Ob ein Trauma als auslösende Ursache in Frage kommt (WEHNER), bleibt dahingestellt.

Solide Myxome sind noch seltener beobachtet worden. Bei dem Fall von BOLOGNESI fand sich im Röntgenbild eine leichte diffuse Knochenatrophie. Bei der nachfolgenden Operation konnten arrodierte Knorpelflächen gefunden werden. Bei der zweiten Beobachtung von SAVARIAUD, bei der es aber nicht sicher ist, ob ein Myxosarkom oder nach SABRAZES wahrscheinlicher ein Myxom vorlag, war das Röntgenbild negativ.

Der Fall von SERAFINI, der kleine Cysten im Tumor nachweisen konnte, leitet zu den cystischen Myxofibromen über.

β) Cystische Geschwülste

Häufiger sind die cystischen Fibromyxome. Sie wurden früher meistens unter dem Namen „Ganglion" beschrieben. Vor allem im Bereich des Kniegelenkes sind sie für den Röntgenologen wichtig. Daneben werden sie im Handgelenk-, Ellbogen- und Schultergelenkbereich beobachtet. Im Bereich des Hüftgelenkes stellt dieser Tumor eine Rarität dar (BAUMECKER; HAMMESFAHR). EBNER beschrieb diesen Tumor zuerst eingehend im Kniegelenkbereich, obwohl NICAISE 1883 über ein Ganglion im Kniegelenk und auch 6 Jahre später LEDDERHOSE über 6 Ganglien, dabei 3 am Knie lokalisiert, berichtete. EMBERG beschrieb 1900 eine Cyste am fibulo-tibialen Gelenk. 1931 konnte MANDL 74 Fälle zusammenstellen, SJÖVALL berichtete 1942 über 358. Die scheinbare Seltenheit beruht wohl auf der geringen Kenntnis dieser cystischen Tumoren im Kniegelenkbereich (OTT; SMILLIE).

Hier kann der äußere Meniscus (EBNER; SCHMIDT; RIEDEL; EDEN; FUNUROLL; HAMMER; OLLERENSHAW; PHEMISTER; KÜTTNER u. HERTEL; PFAB; BENNET und SHOW; PELIZÄUS; ZÄCH-CHRISTEN; TAYLOR; KRAPF; KRÖMER; NICOL; FAIRBANK u. LLOYD; HORISBERGER; JONASCH; TRAVAGLINI u. THURNER) oder seltener der innere Meniscus (SCHAER; BONIN; SILVERSKIÖLD; SONNENSCHEIN; JAKOBY), gelegentlich auch beide (MAYER; OTT; JAKOBY), betroffen sein.

Selbstverständlich können die Myxofibrome auch von den Gelenkanhanggebilden ihren Ausgang nehmen (KÜTTNER u. HERTEL; LÖFFLER u. VOLKMANN; SUTTON; HILGENREINER; WADSTEIN; IMHÄUSER).

Während früher Degenerationsherde angenommen wurden (EBNER; PHEMISTER; TAYLOR; GRUBER u.a.m.), neigt die Mehrzahl der neueren Autoren dazu, einen echten Tumor anzunehmen (HENLE; MECKEL; TEICHMANN; KNORR; LEDDERHOSE; FLODERUS; HINTZE; KÜTTNER u. HERTEL; HERZOG; ALBERT u. KELLER; JAKOBY). HERZOG beschreibt eigene Tumorgefäße mit selbständigem myxomatösem Gewebe. Für die Tumorgenese spricht auch, daß sich Knorpelgeschwülste gelegentlich in Gelenkganglien entwickeln können (BÖHMER, HAUTKAPPE, MARIQUE).

Nach SCHLÜTER, BECKER und BECHTOLDT ist die Genese folgendermaßen anzunehmen: Aus genetisch polyvalenten Gefäßwandzellen bildet sich ein fibromatöses, mehr oder weniger myxomatöses Gewebe, dessen Zentrum schließlich zerfällt. Dadurch entstehen kleine Hohlräume, die nach peripher zu von einem fibromatösen Tumorgewebesaum umgeben sind. An der Grenze zwischen Cyste und Fibromwall bildet sich ein kernloser Zellrand, wodurch das Bild eines Pseudoendothels entsteht. Der fibromatöse Rand wird immer mehr komprimiert und es entstehen septenartige Cystenwände.

Klinisch tastet man einen weichen cystisch erscheinenden Knoten im Gelenkbereich. Meist verspüren die Patienten keinerlei Beschwerden. Im Kniegelenkbereich treten diese erst durch eine Alteration des Meniscus auf. Es entwickelt sich dann das Bild des Meniscusschadens. Dieser Meniscusschaden kann nach SCHINZ, BAENSCH, FRIEDL, UEHLINGER immer arthrographisch nachgewiesen werden, nach anderen Autoren nur in 50% der Fälle (BONIN; HORISBERGER). J. BÖHLER behauptet, bei entsprechender Sorgfalt immer einen Riß im betroffenen Meniscus festzustellen. Die Cysten können sich auch allein durch Schwund des Seitenbandes entwickeln (ALBERT u. KELLER).

Durch diese Entwicklung, die sich über mehrere Jahre hinziehen kann, sind auch die röntgenologischen Symptome bedingt. Auf Weichteilaufnahmen erkennt man eine strukturlose Verdichtung. Eine Verkalkung kann bei einer Kombination mit Chondromatose gelegentlich nachgewiesen werden (HAUTKAPPE). Gelegentlich kann eine Aufhellung in der Umgebung beobachtet werden (JAKOBY). So fand HAUTKAPPE eine geringe Aufhellung im Bereich des Hüftgelenkkopfes. Durch das expansive Wachstum bildet sich eine Eindellung vor allem im Bereich der Gelenkecken der Tibia. Schließlich entwickeln sich Zacken an den Gelenkrändern, die durch die veränderte Statik bedingt sind. Diese Zeichen für eine sekundäre Arthrose könnten auch auf den sekundären Meniscusschaden bezogen werden. Druckusuren finden sich an den Gelenkrändern (ALBERT u. KELLER; HAYEK; JAKOBY). Nach JONASCH sind bei lateralen Cysten immer irreversible Knochenveränderungen vorhanden. Diese manifestieren sich in Form einer kleinen Exostose im Bereich des Ansatzes der Gelenkkapsel an der Außenseite des äußeren Tibiacondyles oder einer Usur knapp unterhalb der Gelenkfläche ohne Exostose oder einer Exostose mit Usur.

Inwiefern die Zackenbildungen pathognomonisch sind, bleibt dahingestellt. Sicherlich können sie nur im Verein mit klinischen Zeichen verwertet werden.

Diese cystischen Tumoren können mit Kontrastmittel gefüllt werden (DICK), wodurch auch die manchmal große Ausdehnung dargestellt werden kann (WIJNBLADH) (Abb. 1). Durch die Arthrographie kann der Hohlraum in Verbindung mit dem Gelenkinneren gut dargestellt werden. Außerdem kann auch der Meniscus dargestellt werden (HORIS-BERGER). J. BÖHLER konnte durch positiv-negative Kontrastfüllung ein intraarticuläres Meniscusganglion präoperativ feststellen. Die feinen tumoreigenen Gefäße können durch die Arteriographie im allgemeinen nicht festgestellt werden. Ein Unfall als Ursache ist abzulehnen (ALBERT u. KELLER). Eine Beschleunigung des sekundären Meniscusschadens durch einen Unfall ist jedoch nicht immer abzulehnen. Eine unfallmäßige Entstehung im Sinne des Gesetzes soll bei direktem Schlag gegen das Knie in anamnestisch eindeutigen Fällen angenommen werden. Die Voraussetzungen erscheinen aber selten erfüllt (HORISBERGER).

Differentialdiagnostisch muß an alle bekannten Weichteiltumoren gedacht werden. Die Diagnose ist meist leicht zu stellen. Im Bereich des Hüftgelenkes kann gelegentlich auch eine Schenkelhernie vorgetäuscht werden (HAMMESFAHR).

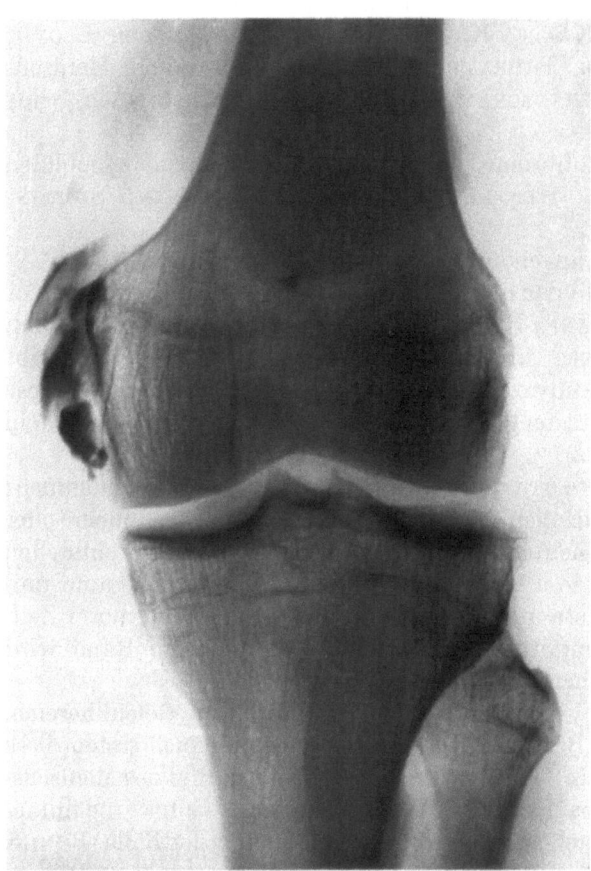

Abb. 1. Mediale Meniscuscyste, teilweise mit Kontrastmittel gefüllt. Konsolenartige Eindellung der medialen Tibiaecke

b) Lipome

Ebenso wie die soliden Fibrome und Myxome zählen die Lipome der Gelenke nach PAYR zu den allergrößten Seltenheiten. Die meisten Fälle wurden vor 1910 beschrieben (RIEDL 1871; STERNBERG; VOLKMANN 1873; BARWELL 1876; HERHOLD 1878; RIEDL 1878; LAUENSTEIN 1884; LANCERAUX 1889; OTTERBECK 1892; FAGUET u. VITRAC 1894; BISCHITZKY 1899; SCHWARZ 1904; GAUGELE 1905), so daß kaum Röntgenbefunde vorliegen können. In der Folgezeit erschienen nur noch einige Beobachtungen (PRIBRAM 1921; DIAMANT-BERGER 1930; NEUGEBAUER 1931; DRIELS 1932; FERGUSON 1934; RODI 1934; SCHNABERTH 1937; HOLLDACKER 1938; BALENSWEIG 1938; HENSCHEN 1940; STEDTFELD 1955). Meistens wurden die Lipome im Kniegelenkbereich festgestellt. Auffällig ist die häufige Lokalisation im Bereich des Hoffaschen Fettkörpers. DRIELS beobachtete drei Fälle im Bereich der Sprunggelenkkapsel, METZLER im Ellbogengelenk. SCHOEN berichtet über ein Lipom im Bereich des Hüftgelenkes mit Kalkeinlagerungen. Gelegentlich können Lipome in den Gelenkanhanggebilden nachgewiesen werden (VALDONI; WHITE).

Als Ausgangsmatrix gilt wohl im allgemeinen das Kapselfettgewebe. STEDTFELDT berichtete über zwei Fälle, bei denen er als Muttergewebe auffälligerweise den Gelenkmeniscus feststellte. Über einen ähnlichen Ausgangspunkt berichtete PRIBRAM. Ebenso konnte HENSCHEN ein Lipom operieren, das vom Meniscus ausging.

Gelegentlich können Lipome auch von den Sehnenscheiden ihren Ausgang nehmen (STRAUSS; WHITE).

Klinisch findet sich eine weiche Geschwulst von typischer Konsistenz. Diese kann eine beträchtliche Größe erreichen. SCHWARZ berichtete über ein 1,5 kg schweres Lipom. Gestielte Tumoren können zu Einklemmungserscheinungen führen. BALENSWEIG beobachtete als Komplikation eine Stieltorsion. DIAMANT-BERGER berichtete über einen Volvulus des Gelenklipoms. Diese Gebilde müssen von hypertrophischen Gelenkzotten abgegrenzt werden (JAKOBY), die ebenso zu Einklemmungserscheinungen führen können.

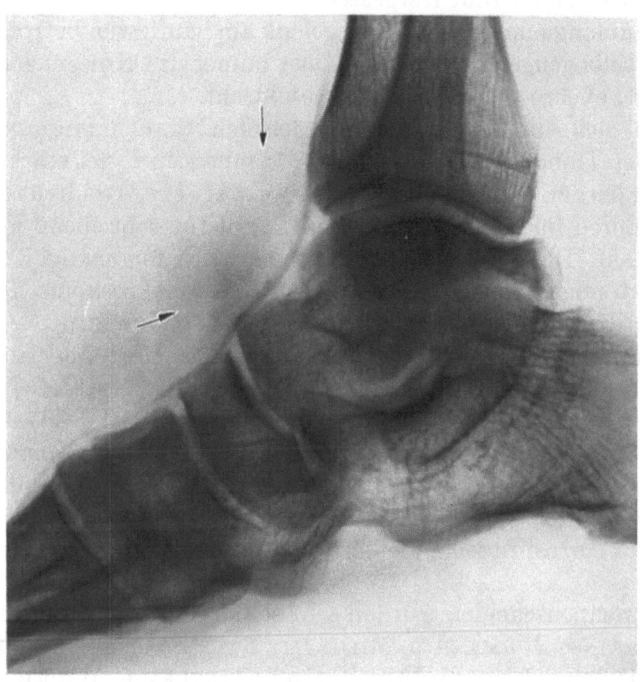

Abb. 2. Lipom im Bereich des Fußrückens. Art. dorsalis pedis durch den Tumor nach plantar zu verlagert (↑ Ausdehnung des Tumors)

Röntgenologisch bemerkenswert sind Verkalkungen und Verknöcherungen im Tumor (HOLLDACKER; NEUGEBAUER; STEDTFELD), wodurch der Tumor nachweisbar wird. Als Fettgewebe muß dieser Tumor sonst eine relative Aufhellung ergeben (NEUGEBAUER). Gelegentlich erkennt man eine Inkongruenz der Gelenkkörper. Folgeerscheinungen können durch Gelenkschäden entstehen (NEUGEBAUER). Durch die Arteriographie kann die Verlagerung der Gefäße nachgewiesen werden. Lokalisiert sich das Lipom in die Gegend kleiner Gelenke, so kann z.B. im Bereich des Sprunggelenkes nachgewiesen werden, ob der Tumor oberhalb der Gefäße oder unterhalb der Gefäße sich befindet. Im zweiten Fall wäre ein Ausgang von der Gelenkkapsel wahrscheinlich, während dies im ersten Fall abzulehnen ist (Abb. 2).

Für die Systematik bemerkenswert erscheint ein Fall von GAUGELE, der polytope Lipome im Sprunggelenk nachweisen konnte.

Das *Lipoma arborescens*, zu dessen Kasuistik ARZIMONOGLU einen bemerkenswerten Fall mitteilen konnte, wird nicht zu den echten Geschwülsten gezählt.

Differentialdiagnostisch können alle sonstigen Weichteilgeschwülste in Frage kommen. Vielleicht kann die Aufhellung durch das Fettgewebe im Röntgenbild einen gewissen Hinweis geben. Abzugrenzen ist selbstverständlich die Hypertrophie des Hoffaschen Fettkörpers. Dieser ist gleichmäßiger begrenzt und wird nicht so groß wie ein Lipom.

c) Angiome

Bei fast allen bisher beobachteten Gelenkangiomen handelte es sich um Hämangiome (Bennet u. Coberg; Bertelsmann; Duda; Eggers; Eichbaum; Eve; Gangolphe u. Sabouraud; Haas; Hilgenberg; Lauwers; Martel; Masmonteil; Mizzuno; Oeser; O'Ferral; Ragnotti; Reichel u. Nauwerk; Sabrazes, de Grailly u. Gineste; Seidener; Stahr; Tavernier; Tripier; Venezian; Weaver; Zesas; Hunt u. Todd; Bertele). Müller beobachtete einen 17jährigen Knaben, bei dem histologisch ein Lymphangiom der Synovialis festgestellt wurde. Die Zuordnung ist jedoch problematisch, da angeblich in den Räumen Blut festgestellt wurde.

Auch bei den Hämangiomen ist das Kniegelenk am häufigsten betroffen. Von 21 Fällen war nur 4mal das Ellbogengelenk befallen, sonst immer das Kniegelenk. Das jugendliche Alter ist bevorzugt, ebenso das männliche Geschlecht.

Klinisch findet sich ein Tumor, der gelegentlich Einklemmungserscheinungen verursachen kann. Der Tumor ist schwammartig, kompressibel, bei stärkerer venöser Stauung tritt er stärker hervor. Auffällig ist der hämorrhagische, rezidivierende Gelenkerguß.

Bei diesen Tumoren finden sich zwei Arten: 1. die umschriebene Form, 2. die diffuse Form (Stahr; Haas). Diese diffuse Art ist prognostisch ungünstiger. Eventuell kommt die totale Synovektomie in Betracht. Schwierig ist bei makroskopischer Betrachtung die Abgrenzung gegen die villonoduläre Arthritis (Oeser; Reichel u. Nauwerk).

Prognostisch sind diese Tumoren als gutartig zu bezeichnen, aber auch ein infiltratives Wachstum wurde beobachtet (Eve). Eggers, Seidener, Eichbaum berichteten von einem Übergreifen auf den Meniscus, Haas auf den knöchernen Anteil des Gelenkes.

Der Röntgenbefund ist praktisch negativ. Hilgenberg beobachtete eine diffuse Schattenzeichnung im Tumorgebiet. Bertele berichtete über Hämangiome des Kniegelenkes, in denen zahlreiche Steine eingelagert waren. Mizzuno empfiehlt, Kontrastmittel in den Tumor einzuspritzen. Vielleicht könnte auch die Arteriographie eine gewisse Klärung bringen.

Im Bereich der Sehnenscheiden wurden sehr selten Angiome beobachtet (Geschickter u. Keresbey; Harkins; Burmann u. Milgram; Bate). Vor allem kommt auch hier die Angiographie zur Differenzierung in Anwendung (Bartley u. Wickborn u. a. m.).

d) Chondrome (Chondromatose)

Solitäre (monotope, monoartikuläre) *Chondrome* lassen meistens auch eine Knochenstruktur erkennen. Es handelt sich also eher um Osteochondrome (Rehn 1911; Finger 1926; Hecker 1940; Schön 1940). Diese Tumoren können von der Gelenkkapsel ausgehen oder auch den Sehnenscheiden zugehören (Burton 1923; Janik 1927; Lewis 1934; Morton 1937; Shepherd 1942; Murphy u. Wilson 1958).

Klinisch tastet man einen gut abgegrenzten, harten, verschieblichen Tumor (Kienböck; Fisher), der meistens im Kniegelenk lokalisiert ist. Kienböck und Hecker wiesen ebenso wie Ross-Hume u. Arbor ein Chondrom im Sprunggelenk nach. Hecker u. Schrader fanden Chondrome im Schultergelenk, Baumecker im Bereich des Hüftgelenkes. Paitre beobachtete einen Fall im Bereich des Handgelenkes. Kienböck beschrieb einen Tumor im Bereich des Ellbogengelenkes.

Die Tumoren können eine ziemliche Größe erreichen (Schoen). Auf dem Röntgenbild findet sich ein gelappter Kalkschatten, der unschwer der Gelenkkapsel zugeordnet werden kann. Er kann auch eine Knochenstruktur aufweisen.

Gelegentlich wird ein kleineres Chondrom als freier Gelenkkörper angesprochen. Siebner behandelt die Differentialdiagnose zur Fabella.

Die polytope Form der Knorpelgeschwülste, die *Chondromatose*, wurde wesentlich häufiger beobachtet. Seit der eingehenden Erstbeschreibung durch Reichel 1900 ist die Literatur wesentlich angewachsen. Ähnliche Fälle haben früher schon Humphry 1880 und Berry 1894 beobachtet. Reichel hat aber das Zustandsbild erstmalig eingehend beschrieben. Im anglo-amerikanischen Schrifttum wird es auch als Henderson- und Jonessche Erkrankung beschrieben, da sich die beiden Autoren mit dem Krankheitsbild in diesen Ländern zuerst eingehend beschäftigt haben. Meist wurden der Seltenheit und des eindrucksvollen Bildes wegen einzelne Fälle beschrieben. Selten scheint die Chondromatose aber kaum zu sein (HABERLER). Wir selbst konnten innerhalb eines Jahres vier diesbezügliche Fälle beobachten.

Als Ausgangspunkt wird wohl allgemein die Synovia angesehen. Anscheinend differenziert sich das Mesenchym unrichtig. LEXER schuldigt versprengte Knorpelkeime an. Dafür sprachen auch die Feststellungen von KROH, der innerhalb der Synovialis bei Feten Knorpelzellen nachweisen konnte. Neben anderen Theorien — Infektion (VIRCHOW; REICHEL), Trauma (HENDERSON; RIEDEL) — herrscht heute die Ansicht vor, daß es sich um eine gutartige Geschwulstbildung auf dem Boden einer fehlerhaften Mesenchymdifferenzierung handelt.

Ob es sich um ein rezessives Erbleiden handelt (SCHINZ u. Mitarb.), kann nicht entschieden werden. Dafür spräche, daß HABERLER Skeletmißbildungen finden konnte.

Ein Zusammenhang mit einem Unfall im Sinne der Unfallgesetze ist abzulehnen. Eventuell ist eine Lösung eines Knorpeltumoranteiles durch ein Trauma denkbar (HÄBLER; BÜRKLE DE LA CAMP). Ein unfallbedingtes, schnelleres Wachstum, wie es MARTI glaubt, ist noch keinesfalls nachgewiesen.

Meist ist nur ein Gelenk betroffen, vor allem das Kniegelenk (etwa 50%), das Ellbogengelenk (28%), schließlich das Hüftgelenk (etwa 11%). Die übrigen Gelenke — Schulter (BLOOM u. PATTINSON), Hand, Fuß und Zehen, Fingergelenke (LINDÉN; GEENEZ; MANDRUZATO) — sind selten Ausgangspunkt für diese Tumoren. Nach KIENBÖCK kann jedes Gelenk ergriffen werden. Gelegentlich können auch Schleimbeutel der Ausgangspunkt sein (HAGEMANN; HAUPTMANN; WOLF), ebenso die Sehnenscheiden (JONES). MURPHY u. WILSON fanden in einer Sehne der Hand verknöcherte Chondrome. Gelegentlich findet sich ein polyarticuläres Auftreten (CAROTHERS 1914; KOPP 1916; JONES 1924; BECKMANN u. IWARSON 1929; KIENBÖCK u. SELKA 1931; HABERLER u. KREIBERG 1932).

Die Größe der einzelnen Tumoren schwankt sehr. Der Fall von LOTHEISSEN u. KIENBÖCK, die einen Tumor von Kindskopfgröße beobachten konnten, dürfte einmalig sein. Der Ausgangspunkt der Tumoren ist meist die Übergangsstelle von Synovia und Knorpelgewebe. Pathogenetisch entwickeln sich an der Synovia anhaftende Knorpelgeschwülste, die verschieden rasch an Größe zunehmen. Sie übersäen gelegentlich — ähnlich einem „Bakterienrasen" — die Gelenkinnenfläche. Sie können sich als gestielte Gebilde ablösen und bilden dann frei im Gelenk liegende Körper. Sehr selten wurde eine maligne Degeneration beobachtet (VEGH; REIMANN u. KIENBÖCK). Meist verkalken sie bzw. bilden im Zentrum Knochengewebe, wodurch sie der Nativröntgenuntersuchung zugänglich werden.

Die Chondromatose kann in jedem Alter auftreten. KNOBLICH beobachtete einen Patienten von 76 Jahren, wir selbst einen von 69 Jahren. Bei jüngeren Patienten (HENDERSON; FISCHER, 12—13 Jahre) müssen Verknöcherungsstörungen ausgeschlossen werden. Das männliche Geschlecht ist auffällig bevorzugt.

Klinisch sind diese Tumoren meist leicht zu tasten. Die Patienten klagen über Reiben, Spannungsgefühl. Die Kapsel ist verdickt.

Auf einer etwas weicheren Röntgenaufnahme kann man die verdickte Gelenkkapsel differenzieren. Meist werden verkalkte Tumoren nachgewiesen. Diese umgeben den Gelenkspalt. Die Kalkgebilde sind zart, meist bröselig-krümmelig. Sie umschließen traubenförmig, mantelförmig den Gelenkspalt (meistens das Kniegelenk) oder liegen kranzförmig in einer Zone (so z.B. im Hüftgelenk). Manchmal können sie verstreut mehr oder weniger regelmäßig um den Gelenkspalt sich lokalisieren. Da die Gelenkhöhle oft weit hinausreicht, können diese Verkalkungen gelegentlich auch weitab vom röntgenologischen Gelenkspalt gefunden werden. Manchmal liegen sie in einer Tasche. Es wird auch über ein spontanes Verschwinden dieser Körper berichtet (MUSSEY u. HENDERSON). Die

Chondrome sind gleich groß, manchmal auch unterschiedlich. Bei Verknöcherung sind die Tumoren durch eine feine Corticalis abgegrenzt (Abb. 3). Es handelt sich dann eigentlich um eine Osteochondromatose. Sekundär entwickelt sich eine Arthrose. K. Weiss spricht von einer neoplastischen Arthrose. Die Osteoporose der Gelenkkörper ist wohl durch die Inaktivität bedingt.

Gelegentlich verursachen die Tumoren grubige Usuren (Lexer; Kienböck; Hagemann; Curr; Bloom u. Pattinson). Die Arthrographie wurde bisher nur vereinzelt durchgeführt (Bloom u. Pattinson). Differentialdiagnostisch müssen vor allem freie Gelenkkörper abgegrenzt werden, ferner Verkalkungen, die sich im Laufe von Arthrosen entwickeln können.

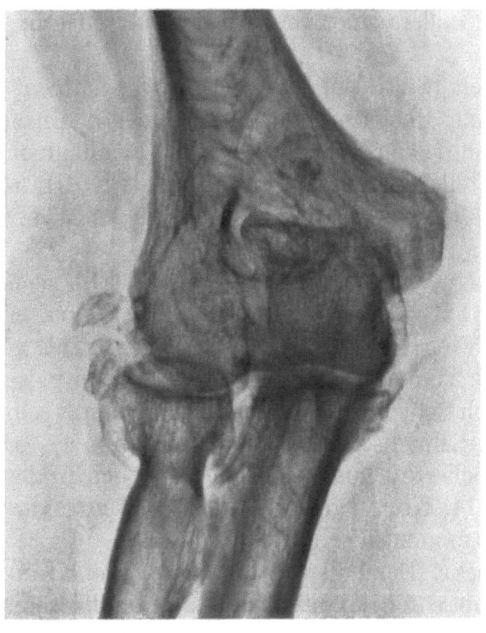 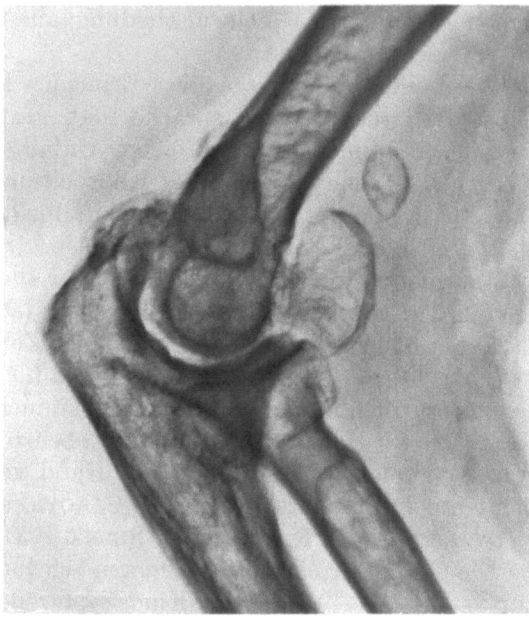

a   b

Abb. 3a u. b. Osteochondromatose im Bereich des Ellbogengelenkes. Die Tumoren weisen neben Knochenstruktur eine feine Corticalis als Begrenzung auf (69jährige Frau)

e) Osteome (Osteomatose)

Synoviale Osteome wurden bisher nur selten beobachtet (Kienböck 1923; Simon 1925; Hammer 1928; Löwenstein u. Weiss 1929; Gold 1930; Esau 1933; Giraudi 1934; Furmegalli 1934; Grabowsky 1937; Böhm 1941; Uhry 1943). In letzter Zeit berichtete Kautz 1945 über vier Fälle.

Es handelt sich um monotope, monartikuläre Geschwülste. Nach Kienböck finden sich diese Tumoren nur im Bereich des Kniegelenkes. Böhm beobachtete ein exostosenartiges Osteom am unteren Rand des Hüftgelenkes. Simon beschrieb multiple Kapselosteome im Bereich des Schultergelenkes.

Im Bereich des Kniegelenkes finden sich diese Tumoren meist im vorderen infrapatellaren Abschnitt, so auch in einem selbstbeobachteten Falle (Abb. 4).

Diese Region erscheint für Verkalkungen im Kniegelenk prädestiniert (Robillard). Schnaberth beobachtete in diesem Bereich ein Fettkörperosteom. Über einen ähnlichen Fall von Trapp (1896) liegen keine Röntgenbilder vor.

Die Tumoren erreichen eine ziemliche Größe. Sie erscheinen oft plump und lappenförmig. Nach Kienböck zeigen die Kapselosteome innen immer Spongiosa und sind außen begrenzt von einer dünnen Corticalis.

Infolge Stieldrehung — Infarzierung, Blutung (Esau) — kann ein solitäres Gelenkosteom Komplikationen verursachen. Gelegentlich kann die Geschwulst nach außen durchbrechen.

Klinisch findet sich ein Tumor unter der Haut, der sich knochenhart anfühlt und über dem Gelenk sitzt. Die Verschieblichkeit kann herabgesetzt sein. Das polytope Auftreten (Osteomatose) ist sehr selten. Meist betrifft diese Form nur ein Gelenk. Löwenstein und Weiss berichteten über einen Fall von polyarticulärer Kapselosteomatose.

Abzugrenzen sind Verknöcherungen, die im Gefolge einer chronischen Arthritis auftreten können (Simon). Selbstverständlich müssen auch Verkalkungen in den Bursae

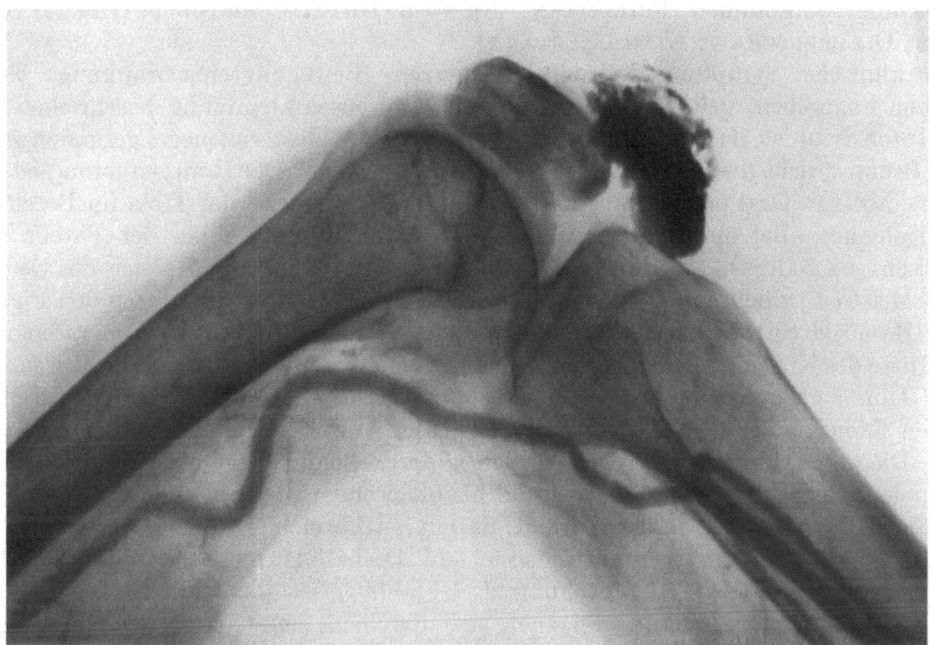

Abb. 4. Unterhalb der Patella, den vorderen Kapselanteilen angehörend, finden sich schollige Verkalkungen. Arteriographie: keine Tumorgefäße nachweisbar. Zeichen für Arteriosklerose. Histologisch: Osteom

dystrophische Verkalkungen im Rahmen einer Arthrose, akzessorische Knochen unterschieden werden. Schwierig ist die Abgrenzung gegenüber Chondromatose. Wie bereits ausgeführt, finden sich bei Knorpelgeschwülsten Verknöcherungen. Es handelt sich dann um Osteochondromatosen. Bei der nahen histologischen Verwandtschaft ist eine Abgrenzung oft kaum möglich.

f) Xanthome

Zweifellos die interessantesten benignen Gelenktumoren sind die Xanthome. Schon die Bezeichnungen, die dieser Bildung seit der Erstbeschreibung durch Simon 1865 in den verschiedenen Veröffentlichungen gegeben wurden, spiegeln wider, wie verschieden sie gewertet wurden: Xanthomatöses Riesenzellsarkom, xanthomatöse Riesenzellgeschwulst, Xanthogranulom, Xanthosarkom, gutartiges xanthomatöses Riesenzellsarkom, metabolisches Xanthom, Xanthofibrom, Tumeur à myelopraxis, Tumeur benigne à cellules giantes et lipoidiques. Biebl schlägt die Bezeichnung „metabolisches Xanthom" vor. Abzugrenzen ist ein Xanthogranulom. Es hat sich die Bezeichnung „Xanthom" eingebürgert. Die Stellung bzw. Einordnung in die echten Geschwülste ist verschieden. Wright bezeichnet das Xanthom als gutartige Variante des malignen Synovioms. Krammer unterscheidet: 1. Tumoren und tumorähnliche Bildungen, 2. generalisierte Xanthelasmen als Ausdruck einer Stoffwechselstörung. Während erfahrene Pathologen wie Albertini sich eindeutig für den Geschwulstcharakter aussprechen, bringen andere Auffassungen, die mehr für eine Entzündung oder Stoffwechselstörung sprechen. Albertini teilt 2 Gruppen ein: 1. geschwulstartige, durch Stoffwechselstörungen bedingte Bildungen, System-erkrankung als Ausdruck einer Hypercholesterinämie, 2. gutartige xanthomatöse Geschwülste (Xanthome, Xanthofibrom, Riesenzellengeschwülste).

Bisher sind über 100 Fälle beobachtet worden (Jonasch). Meist sind Menschen im mittleren Alter (15.—60. Lebensjahr) betroffen. Die Geschlechter sind gleichmäßig beteiligt.

Wie auch sonst bei Gelenktumoren ist das Kniegelenk am häufigsten befallen, an zweiter Stelle das Sprunggelenk (Moser; Weil; Matthaes; Paitre-Talbot; Stracker). Chiari beschreibt einen Fall im Bereich des Hüftgelenkes, Wenger einen im Bereich des Ellbogengelenkes. Auch in den Gelenkscheiden oder Schleimbeuteln kann dieser Tumor vorkommen (Friedmann; Joung u. Hear; Ccristol u. Gill; Harbitz; Ragins; Ollerenschaw; King; Hertaux).

Als klinische Symptome wurden Schmerzen, Bewegungseinschränkung, Tumor-bildungen angegeben, gelegentlich wurde eine Meniscuseinklemmung beschrieben (Latten). Interessant ist, daß im Blut oft ein erhöhter Blutcholesterinspiegel gefunden werden kann. Biebl spricht deshalb vom metabolischen Xanthom. Der Röntgenbefund ist meist negativ. Minear fand eine Impressionsusur an der Vorderseite der Tibia im Bereich des Sprunggelenkes. Bei einem anderen Fall war der Femur oberhalb der Patella etwas atrophisch. De Santo u. Wilson beschrieben eine Aufhellung im Bereich des Os cuneiforme. Meist ist jedoch nur ein Weichteilschatten zu beobachten, der durch den Pigment-gehalt (Hämosiderin) stärker hervortritt. Jonasch konnte durch die Pneumoradiographie in der Mitte des Kniegelenkes einen unregelmäßig begrenzten, etwa 15 mm im Durchmesser großen Tumor nachweisen. Bei der Operation lag der Tumor an der medialen Seite des vorderen Kreuzbandes. Beim zweiten Fall lag der Tumor in der Fossa intercondylaris.

Die Diagnose kann, ähnlich wie bei den anderen benignen Tumoren, kaum klinisch-röntgenologisch gestellt werden. Erst die histologische Untersuchung bringt eine Entscheidung. Prognostisch ist der Verlauf als gut zu bezeichnen, leider rezidiviert diese Tumorart sehr häufig. Malignitätszeichen fehlen. Deshalb ist die Bezeichnung „Sarkom" sicherlich zu verwerfen. Die Entstehung als Unfallfolge ist abzulehnen.

Wie bereits früher erwähnt, zeichnen sich die benignen Gelenktumoren durch ihr multiples Auftreten in einem Gelenk aus. Es lag nahe, auch bei den Xanthomen nach solchen Bildungen in der Literatur zu fahnden. Es beschrieben Jaffé u. Lichtenstein 1941 ein eigenartiges Krankheitsbild unter der Bezeichnung „Pigmented villonodular synovitis". Schon früher finden sich ähnliche Berichte. Mandl beobachtete 1928 eine chronische villöse hämorrhagische Arthritis des Kniegelenkes. Koch beschrieb einen ähnlichen Fall. Ähnliche Beobachtungen liegen von Mathieu, Sundt sowie Kling u. Saslin vor. Nach Weisser u. Robinson steht dieses Krankheitsbild zwischen entzündlicher und neoplastischer Genese. Galloway u. Mitarb. sprechen von einer essentiellen Xanthomatose. Sherry u. Anderson betonen, daß noch kein Fall gefunden worden wäre, der maligen degeneriert wäre. Uehlinger bringt in neuester Zeit dieses Bild mit den Gelenkneoplasmen in Verbindung. Joung u. Hudacek beobachteten mehrfach Blutungen, so daß das pathologische Bild den Veränderungen bei Hämophilie gleicht. Meist ist das Kniegelenk betroffen. Gelegentlich können auch die Sehnenscheiden befallen sein. Litwer fand bei einem derartigen Fall Erosionen im Bereich der Fingerknochen.

Röntgenologisch finden sich meist keine Veränderungen. Manchmal kann eine Kalk-abnahme beobachtet werden. Shafer u. Larmon fanden eine homogene Verdichtung der Weichteile. Daneben sind uncharakteristische Veränderungen im Sinne einer Arthrose (Mandl) nachgewiesen worden.

3. Bösartige Geschwülste

a) Synoviome (Synovialome)

Über maligne Gelenkkapseltumoren berichtete erstmalig 1865 Simon. Im selben Jahr erwähnte Langenbeck einen ähnlichen Fall. In der Folge referierten verschiedene Autoren über solche Tumoren (Weir 1885; Garré 1890; Stuer 1893; Annandale u. Turner

1894; THOMASHOFF 1896; MARSH 1898; LOCKWOOD 1902; TURNER 1902; KRÜGER 1903).
JULLIARD u. DESCOUDRES (1904) teilten diese Tumoren in drei Gruppen ein: 1. Tu-
moren, die große Teile der Kapsel betreffen, 2. Tumoren, die nur lokalisiert auftreten,
3. Übergangsstadien. Ebenso wie in der Folge wurden diese Tumoren vornehmlich den
Spindelzellsarkomen bzw. Fibrosarkomen zugezählt (RUEDIGER-RYDYGIER 1906; HANNE-
MÜLLER 1909; BURKHARDT 1909). LEJARS u. RUBENS-DUVAL fanden 1910 eine eigene
Zellart in den Tumoren. Diese Zellen begrenzen die Lumina, die von mucoider Flüssigkeit
erfüllt sind. Diese Autoren sprachen deshalb von „synovoidem Endothel". 1912 bezeich-
neten CHENOT und TZANK einen ähnlichen Tumor als „synoviales Endotheliom". Weitere
Berichte folgten: BLUMENTHAL 1912, FISCHER 1919, AUVRAY 1920, ENDERLEN 1920, VINO-
GRADOFF 1929, BOLOGNESI 1916, FACCINI 1923, FEDELLI 1926, TAVERNIER 1926, HARBITZ
1927, WEGELIN 1928, VILLARD 1929, PRYM 1930, WAGNER 1930, DIEZ 1927, RAZEMON und
BIZARD 1931. SABRAZES und GRAILLY bezeichnen diese Tumorart 1931 als „Synovialom".
Diesen Ausdruck bevorzugt auch WEGELIN. JOVINO reihte 1934 diese Art unter Myxofibrome ein. Schließlich veröffentlichten 1934 HOHENTHAL, 1935 COLEY, 1935 ADAIR,
1935 HODGSON u. BISHOP, 1936 BONNE und COLLET, 1936 KNOX, 1937 FEHR verschiedene
diesbezügliche Fälle. BRUNNER behandelte in einer Dissertation diese Tumorart. JÖNSSON
sammelte 1938 sämtliche Fälle, welche im Laufe der Jahre am Radiumhemmet behandelt
wurden und teilte diese 12 Fälle in zwei Gruppen: 1. Synovialome, 2. synoviale Fibrosarkome. Bei der ersten Gruppe lassen sich im histologischen Bild rundliche Hohlräume
nachweisen, welche von endothelartigen Zellen umschlossen werden. Sie setzen Metastasen
in den regionären Lymphknoten und sind strahlensensibel. Die synovialen Fibrosarkome
hingegen metastasieren in die Lunge und sind weniger strahlensensibel. Aufbauend auf
dieser Einteilung berichtete KNUTSON über zwei weitere Fälle.

1940 behandelten HUTCHINSON u. KLING dieses Thema. Außerdem erschienen Berichte von AITKEN 1941, DE SANTO, TEMANT, ROSLIN 1941, MURRAY, STOUT u. POGO-
JEFF 1944, HAAGENSEN und STOUT 1944, HARTZ 1945, BENNETT 1947, PACK u. ARIEL
1950, BOWMAN 1951, BODI und MANDELL 1953, MARTENS 1955. LAUCHE sichtete
1947 die bisherige Literatur und fügte 19 Fälle dazu. Er schied verschiedene, früher
beschriebene Fälle aus, andere wieder identifizierte er als Synovialome. 1949 berichtete
SCHAUTZ über weitere 11 Fälle. HEINE sammelte 1952 4 Fälle dazu, 1955 CRAIG, PUGH
u. SOULE, KNOLLE, 1956 KADAS und HORKAY, 1958 STURZENEGGER. MAXEINER u.
LAUGHLIN fügten die Beobachtung von 5 Fällen an, WRIGHT von 24 Fällen. Nach FREY
(1961), der über 11 Patienten berichtete, dürften heute einige hundert Fälle bekannt sein.
GEILER beschrieb 1961 von pathologischer Seite diese Geschwülste.

ALBERTINI teilte die malignen Geschwülste vom Typus des desmalen Epithels in zwei
Gruppen ein: 1. Tumoren, die vom desmalen Epithel (Mesothel) ausgehen. Dazu gehören
die Tumoren, welche von Gelenkmembranen, Sehnenscheiden und Schleimbeutel aus-
gehen. Dazu zählen die Synoviome bzw. Synovialome. 2. Tumoren, welche vom desmalen
Epithel der serösen Höhlen ausgehen (Cölomepithel). Dazu gehören die Endotheliome.
Hier interessiert nur die erste Gruppe, die Synovialome oder nach ZWAHLEN „Synoviome".

Histologisch bestehen die Synoviome aus Spindelzellen, rund- und polymorphzelligen
Fibrosarkom- und Myxosarkomzellen. Daneben findet sich als Charakteristikum ein peri-
vasculäres Wachstum, wodurch peritheliomatöse Bilder entstehen. Es kann sich auch ein
epithelialer Charakter finden: Hohlraumbildungen im sarkomatösen Gewebe, welches
von Pseudoepithel ausgekleidet ist. Dies zeigt die enge Verwandtschaft mit der Synovialis. Daneben können kubische und zylindrische Zellen und Mastzellen nachgewiesen
werden.

Diese kurze histologische Beschreibung zeigt bereits die Schwierigkeit der Diagnosenstellung für den Histologen und mehr noch für den Kliniker. Schon die Bezeichnung
dieser Tumorart zeigt die Schwierigkeit der Einordnung. Da nach Ansicht verschiedener
Autoren die Benennung Synovialom bzw. Synoviom zu wenig den bösartigen Charakter
hervorhebt, sprechen z.B. PACK und ARIEL von „malignant Synoviomata" bzw. syno-

vialen Sarkomen, ebenso BODI u. MANDELL, TILLOTSON, MURRAY, STOUT u. POGOJEFF, WARREN, um nur einige zu nennen. Vielleicht ist jedoch die Bezeichnung „Synoviom" doch besser. Neben der Tatsache, daß vor allem die Pathologen diese Bezeichnung vorziehen, sei auf den oft langsamen, fast benignen Verlauf verwiesen.

Die Ursache ist bisher ungeklärt. BUSCH glaubt ein Trauma als Ursache nachgewiesen zu haben.

Klinisch findet sich in der Gegend der Gelenke ein dattel- bis kindskopfgroßer, zunächst verschieblicher, später diffus verbackener Tumor, der auch exulcerieren kann (LEJARS u. RUBENS-DUVAL; VILLARD; HANNEMÜLLER). Zu Beginn kann oft fälschlicherweise die Diagnose auf chronisches Hygrom oder Bursitis gestellt werden (BIRKNER; KEMPF) bzw. kann auch eine Verwechslung mit einem Ganglion oder einer Tuberkulose vorkommen (FEHR). Die lokale Temperatur kann erhöht sein (LOCKWOOD; SABRAZES), ist jedoch meist normal (JULLIARD u. DESCOUDRES; JOVINO). Oft finden sich lokale Schmerzen (SMITH; ZWAHLEN; KNOX). Gelegentlich kann eine erweiterte Vene den Verdacht auf Varixknoten verfälschen.

Meistens ist das Kniegelenk betroffen; auch Mittelfuß und Sprunggelenk, Ellbogengelenk und Schulter sowie andere Gelenke können befallen sein (Finger, Hüfte). KADAS und HORKAY beobachten einen Fall des rechten Sternocostalgelenkes. Atypisch sind Lokalisationen fernab der Gelenke wie Oberschenkel, Unterschenkel und Gesäß. So kann gelegentlich ein Synoviom der Tibia ein Adamantinom vortäuschen (ANGULI). FREY fand einen Tumor im Spatium intercostale, BRIGGS an der Fußsohle, BERGER teilt 4 Fälle mit, die von Bursen und Sehnenscheiden ausgingen. HARKNESS teilt als Ausgangspunkt die Plantaraponeurose mit. Seltene Lokalisationen teilen auch noch EISENBERG, EBBINGHAUS, KASTELEIN u. VAN UNNIK mit. Nach HAAGENSEN und STOUT kommen 79% aller Synoviome an den Beinen, 21% an den Armen vor.

Der Tumor befällt beide Geschlechter gleichmäßig. RECH glaubt ein Überwiegen des männlichen Geschlechtes beobachten zu können. Das Durchschnittsalter liegt zwischen dem 30. und 40. Lebensjahr. Die Dauer der Anamnese beträgt 1—2 Monate. Im allgemeinen wachsen die Tumoren langsam, so daß Jahre bis zum Exitus vergehen können.

Die röntgenologische Literatur ist wesentlich geringer als die pathoanatomische. Vielleicht ist dies darin begründet, daß die röntgenologisch sichtbaren Erscheinungen wesentlich geringer sind, zum Teil vollkommen fehlen. Es handelt sich um Weichteiltumoren, die neben dem Knochen liegen. BAENSCH bespricht deshalb diese Geschwülste unter den parossalen Tumoren, ebenso behandeln HELLNER und POPPE mit dieser Gruppe auch die Synoviome.

Die Tumoren bieten bei der Röntgenuntersuchung außer einem Weichteilschatten nichts Auffälliges. Dieser Weichteilschatten kann vielleicht durch Eisenpigmenteinlagerung (KNOLLE) stärker hervortreten. Sonst ist lediglich seine Lage in der Nachbarschaft von Gelenken auffällig. Bei der Röntgenuntersuchung erscheinen sie, ähnlich wie im klinischen Bild, anfangs gut begrenzt, zum Teil gelappt. Gelegentlich finden sich in den Tumoren Kalkablagerungen, die unregelmäßig angeordnet sein können und auch verschiedene Größen aufweisen können (KNUTSSON). DE FOREST-HALE beschreibt ein zentrales Kalkdepot.

Die sonstige Erscheinungsform ergibt sich aus dem weiteren Wachstum der Synoviome. Eine Frühdiagnose aus dem Röntgenbild ist deshalb meist unmöglich. Durch den Druck kann der Knochen flach arrodiert werden. So berichtete LAUCHE über einen ähnlichen Fall. Andererseits können sich durch den Reiz periostale Reaktionen bilden (BAENSCH). Ist der Tumor bereits in den Knochen eingebrochen, so finden sich Destruktionen (RAZEMONT u. BIZARD; BAENSCH). Diese sind uncharakteristisch. Sie weisen nur auf einen malignen Destruktionsprozeß hin. MARTENS fand eine Destruktion des medialen Endes der linken Clavicula, BAENSCH im Bereich des distalen Femurdrittels. Über Knochendestruktionen konnten bei drei Fällen SHERMAN und CHU berichten. HEIDENBLUT konnte die Zunahme der Knochendestruktion im Bereich des Handgelenkes, die vom Os hamatum ihren Ausgang nahm und schließlich auch die anschließenden Handwurzelknochen erfaßte, beobachten.

Als diagnostisches Hilfsmittel kann die Gelenkdarstellung mit Kontrastmittel herangezogen werden. Es können Aussparungen gefunden werden. Auch die Gefäßfüllung, die sich auch sonst bei den Weichteiltumoren bewährte (DOS SANTOS; PAPE u. SEYSS; VOGLER u. DEU u.a.m.), könnte hier gelegentlich gute Ergebnisse bringen (FREY). Bei einem eigenen Fall hingegen, der keinerlei Knochenarrosionen zeigte, konnte auch die Gefäßfüllung keine weitere Entscheidung ermöglichen. SHERMAN und CHU konnten lediglich eine Verlagerung der A. poplitea beobachten.

Die Diagnose ist nach dem Vorhergesagten fast unmöglich. Nachdem schon der Histologe Schwierigkeiten mit der Abgrenzung hat, ist die klinische Diagnosenstellung fast unmöglich, noch dazu, da der Tumor keineswegs ein charakteristisches Wachstum oder Verhalten aufweist. Differentialdiagnostisch können verschiedene andere Krankheiten in Frage kommen: Tuberkulose, Myositis ossificans, verkalkte Bursitis, Myosarcome usw.

Über die Häufigkeit divergieren die Ansichten sehr. DE FOREST-HALE konnte bei 650000 Untersuchungen 17 Synoviome finden. LAUCHE betonte andererseits, daß diese Tumorart nicht zu selten vorkommt, jedoch nur selten diagnostiziert wird, da ja auch pathologisch-anatomisch die Diagnose sehr schwierig zu stellen ist.

Die Prognose wird verschieden beurteilt. Während ALBERTINI bei Synoviomen einen langsamen Verlauf beobachten konnte — sie rezidivierten nach 7---8 Jahren und führten dann durch Metastasen zum Tode —, meint BAENSCH, daß es sich um sehr bösartige Tumoren handelt. Bei dem eigenen beobachteten Fall konnten wir auch nach 6 Jahren kein Rezidiv beobachten. RECH beschrieb einen Fall, der von ihm 27 Jahre lang beobachtet wurde. Auch andere Autoren berichten über längere Krankheitsdauer (ENDERLEN 6 Jahre, HUTCHINSON und PRYM 7 Jahre, BRUNNER und KNOX 10 Jahre, KLAGES 11 Jahre). TALLARIGO unterscheidet zwei Arten. Eine Art wächst sehr rasch und führt rasch zum Tode, die andere Art führt langsam zum Exitus. Auch GEILER unterscheidet zwei Arten: benigne und maligne Synovialome. Im allgemeinen ist die Prognose jedoch als ungünstig zu bezeichnen. HAAGENSEN u. STOUT konnten aus 104 Fällen der Literatur nur 5 Fünfjahresheilungen finden. Die Tumoren setzen ihre Metastasen meistens in den Lymphknoten der Lungen, aber auch Leber, Nieren, Schilddrüse usw. DE FOREST-HALE berichtete über Metastasen auch in anderen Knochen. Jedenfalls wird die hämatogene Metastasierung betont (WILLIS; SMITH; SILVERSKIÖLD; HAAGENSEN u. STOUT).

Im allgemeinen wird folgender therapeutischer Weg empfohlen (BRIGGS; KNOX; STANFORD u. HORNE u.a.m.): 1. Erscheint der Tumor operabel, so ist eine Radikalexcision des Tumor mit postoperativer lokaler und regionärer Röntgennachbestrahlung angezeigt. 2. Kann der Tumor nicht mehr im Gesunden exstirpiert werden, so ist eine Frühamputation und Röntgennachbestrahlung des Stumpfes und der regionären Lymphknoten indiziert.

Über präoperative Röntgenbestrahlungen liegen noch keine Erfahrungsberichte vor.

b) Sarkome

Der Seltenheit entsprechend sind bis in die neueste Literatur nur spärliche Berichte zu erhalten. Außerdem ist es ja schwierig zu entscheiden, ob Sarkome oder Synoviome vorliegen. IMHÄUSER faßt sie nur kurz zusammen. CHIARI berichtete 1934 über 26 Fälle der Weltliteratur. Meistens wurden die Kniegelenke betroffen. TURNER berichtete über einen Fall, bei dem das Sprunggelenk affiziert war, EICHHOFF über ein Sarkom des Schultergelenkes.

Makroskopisch können drei Formen unterschieden werden: 1. umschrieben, 2. diffus, 3. Mischformen.

Auf dem Röntgenbild sind selten Besonderheiten zu erwarten. SALTER u. HARDIE finden kleine Knorpeldefekte, ebenso JULLIARD. Diese Berichte stammen aus dem Jahre

1904 bzw. 1884. Krüger fand 1903 eine Infiltration der Condylen. Saviraud beobachtete 1905 eine Affektion der Patella, ebenso Burkhardt 1909. Villard berichtet 1929 über ein Übergreifen auf Patella und Condylen. Beck konnte ein Kniegelenksarkom beobachten. Röntgenologisch fanden sich keine Auffälligkeiten. Chiari fügte einen eigenen Fall, bei dem ein Einwuchern in die Tibia nachgewiesen werden konnte, hinzu. Herzog untersuchte einen Fall, wobei der Tumor von der Kniegelenkkapsel ausging und den Tibiakopf weitgehend destruierte. In diesem Falle wäre sicherlich das Röntgenbild positiv gewesen.

Differentialdiagnostisch ist die Tuberkulose abzugrenzen (Jaruslawsky). Sicherlich können mittels Schichtaufnahmen die Destruktionen nachgewiesen werden bzw. durch die Arteriographie können die abnormen Gefäße nachgewiesen werden. Diesbezügliche Untersuchungen fehlen bisher.

Die Prognose ist entsprechend dem Leiden schlecht. Metastasen werden im Becken gefunden (Schön), außerdem in Lymphknoten und Sternum (Garré). Die Genese ist selbstverständlich unklar.

Sehr selten wurde eine maligne Degeneration von benignen Tumoren beobachtet. Reimann und Kienböck berichteten über einen Fall von sekundärem Chondrosarkom bei einer Chondromatose des Kniegelenkes. Viehweger nahm Stellung zur malignen Entartung der generalisierten Chondromatose.

c) Sekundäre Tumoren (Metastasen)

Meist siedeln sich die Metastasen in der Nachbarschaft von Gelenken im Knochen an und greifen per continuitatem auf das Gelenk über. Glauner u. Marquardt referierten über einen Knochentumor, der schließlich das gesamte Hüftgelenk zerstörte.

Lymphogene bzw. hämatogene Fernmetastasen zählen zu den Seltenheiten. So erwähnt Kaufmann eine Krebsmetastase im distalen Ende des Femurs nach Carcinoma uteri. Schiller berichtete über einen ähnlichen Fall im Bereich des linken Kniegelenkes. Chiari fand eine Hypernephrommetastase im proximalen Endstück der Ulna, die die Gelenkskapsel breit durchwucherte. Röntgenologisch finden sich die Zeichen eines malignen Destruktionsprozesses, wobei jedoch kaum eine Knochenmetastase abgegrenzt werden kann.

Literatur

Allgemeines

Baumecker, H.: Untersuchungen über die Veränderungen an der Gelenkskapsel und ihre Beziehungen zu den Ergüssen des Kniegelenkes. Langenbecks Arch. klin. Chir. 170, 511—569 (1932).

Becker, F.: Gutartige Gelenksgeschwülste. Ergebn. Chir. Orthop. 33, 533—564 (1940).

Brunschwig, A.: Tumors of the synovia, tendon and joint capsules of the hands and feet. Surgery 5, 101—111 (1939).

Chiari, H.: Die Geschwülste der Gelenke. In: Handbuch der speziellen pathologischen Anatomie und Histologie, herausgeg. v. Henke-Lubarsch, Bd. IX/2. Berlin: Springer 1931.

Collins, W. T., and E. A. Gall: Gastric carcinoma a multicentric lesion. Cancer News 5, 62—72 (1951).

Enderlen: Über Geschwülste der Kniegelenkskapsel. Med. Klin. 2, 717—720 (1920).

Geschickter, Ch. F., and P. Lewis: Tumors of tendon, sheaths, joints and bursae. Amer. J. Cancer 22, 96 (1934).

Hamperl, H.: In: Handbuch der allgemeinen Pathologie, herausgeg. v. A. v. Albertini, A. Butenandt u. H. Dannenberg, Bd. VI/3. Berlin-Göttingen-Heidelberg: Springer 1956.

Imhäuser, G.: Handbuch der Orthopädie, herausgeg. v. Hohmann, Hackenbroch, Lindemann, Bd. I. Stuttgart: Georg Thieme 1957.

Lichtenstein, L.: Tumors of synovia joints. bursae and tendon sheaths. Cancer (Philad.) 8, 816—830 (1958).

Niebel, R.: Das Wachstum eines Basalioms. Z. Krebsforsch. 53, 28—34 (1943).

Oberste-Lehn, H.: Histogenese des Basalioms. Z. Haut. u. Geschl.-Kr. 16, 334—339 (1954).

Razemon, P., et G. Bizard: Les tumeurs primitives des articulations. Rev. Chir. (Paris) 50, 229—296 (1931).

Rokitansky: Zit. nach K. Weiss. Z. Wien. Ärzte (1851).

Sabrazés, J., et R. de Grailly: Les tumeurs des articulations, des gaines tendineuses et des bourses sereuses. Paris: Baillière & Fils 1937.

SEEMEN, H. V.: Vitalfärbung an den Gelenken. Zbl. Chir. **55**, 113—114 (1928).

WEISS, K.: Über die arthrogenen Neubildungen. Arch. orthop. Unfall-Chir. **32**, 107—129 (1933).

WILLIS, R. A.: Pathology of tumours. London: Butterworth & Co. 1948.

Fibrome, Myxome, Myxofibrome

ALBERT, E.: Veränderungen im Röntgenbild durch Meniscus-Ganglien. Fortschr. Röntgenstr. **82**, 282—283 (1955).

—, u. G. KELLER: Über Meniscusganglien. Z. Orthop. **83**, 228—238 (1953).

ALLISON, N., and D. S. O'CONNOR: Cyste of the semilunar cartilages. Surg. Gynec. Obstet. **42**, 259 (1925).

BACHRACH, D., u. K. KÓVANÓS: Experimentelle Beiträge zur Hoffa'schen Krankheit. Z. Orthop. **82**, 420—429 (1952).

BAUMECKER, H.: Ganglien am Hüftgelenk nebst einigen Bemerkungen über Pseudotumoren in der Leistenbeuge. Bruns' Beitr. klin. Chir. **150**, 490—495 (1930).

BLUMENTHAL: Über Meniscuscysten des Kniegelenkes. Zbl. Chir. **76**, 700 (1951).

BÖHLER, J.: Interarticuläre Zyste des lateralen Meniscus. Z. Orthop. **88**, 56 (1956).

BÖHMER, C.: Zur Kasuistik der Chondromatosen in Gelenkganglien. Zbl. Chir. **78**, 274—276 (1953)

BOLOGNESI: Sul mixoma articolare. Chir. Organi Mov. **6**, 17—31 (1922).

BONIN, J. G.: Cysts of the semilunar cartilages of the knee-joint. Brit. J. Surg. **40**, 558 (1953).

BORG, T.: Meniskusganglien. Nord. Med. **42**, 941 (1949).

BORSAY, B., G. DETTRE, A. NÉMETH, Z. CZIPOTT: Z. Orthop. **82**, 420 (1952).

BRUNN, M. V.: Über ein Fibrom des äußeren Meniscus des Kniegelenkes. Bruns' Beitr. klin. Chir. **52**, 610—615 (1907).

BRUNS, V.: Zit. nach BECKER.

BURGHAM, J. A. W., and S. McDONALD: A filarial nodule simulating a cyste of the external semilunar cartilage. Brit. J. Surg. **32**, 326 (1944).

BUSSEBAUM, G.: Beitrag zur Entstehung und Behandlung der Ganglien des fibularen Meniscus. Chirurg **21**, 337—340 (1950).

CAAN, P.: Zystenbildung (Ganglion) im Ligamentum cruciatum ant. genus. Dtsch. Z. Chir. **186**, 403—408 (1924).

CAMPELL, C., and J. MITCHELL: Semilunar cartilage cysts. Amer. J. Surg. **6**, 330—336 (1929).

CHAPCHAL, G.: Beitrag zur Frage der Meniscuscysten. Arch. orthop. Unfall-Chir. **42**, 186—197 (1943).

DICK, W. G.: Ganglion menisci migrans. Bruns' Beitr. klin. Chir. **169**, 457—462 (1939).

DIETRICH, P.: La meniscite kystique. Rev. med. est. Rev. Orthop. **19**, 293—310 (1932).

DITTRICH, R. J.: Concealed cysts of the lateral meniscus of the knee. J. Bone Jt Surg. **28**, 646 (1946).

DUNKES, W.: Ein Beitrag zur Therapie von Ganglien. Med. Klin. **41**, 133—135 (1946).

EBNER, A.: Ein Fall von Ganglion am Kniegelenksmeniscus. Münch. med. Wschr. **21**, 737 (1904).

EDEN: Zit. nach IMHÄUSER.

EISENKLAMM, J.: Zur Behandlung des Ganglion am Handrücken. Wien. klin. Wschr. **1928 I**, 790—791.

EMBERG: Bidrog till kämedom om de s.k. ,,Ganglion''. Nord. med. Arch. **33**, 35 (1900).

FAIRBANK, H. A. T., and E. J. LLOYD: Cyste of external cartilage of knee with erosion of head of tibia. Brit. J. Surg. **22**, 115—118 (1934).

FISCHER, J.: Eine einfache erfolgreiche Methode der Ganglienbehandlung. Zbl. Chir. **60**, 320—321 (1933).

FLODERUS, B.: Studien in der Biologie der Skeletgewebe (unter besonderer Berücksichtigung der Pathogenese der histoiden Gelenkgeschwülste). Berlin: Friedländer 1915.

GRUBER, G. B.: Zur Pathologie der Hygrome und Bursitiden. Bruns' Beitr. klin. Chir. **181**, 401—418 (1951).

GÜNTHER, H.: Eine einfache und erfolgreiche Behandlung der Ganglien. Zbl. Chir. **59**, 1476 (1932).

GÜNTZ, E.: Meniscuscysten des Kniegelenkes. 65. Nordwestdtsch. Chir.-Kongr., Hamburg 10. 12. 1949. Zbl. Chir. **76**, 700 (1951).

GÜNZZBERG, J. J.: Über eine neue Methode der Heilung von Handwurzelganglien. Zbl. Chir. **53**, 1176—1179 (1926).

HAMMER: Zit. nach IMHÄUSER.

HAMMESFAHR, Z.: Ganglion des Hüftgelenkes (eine Schenkelhernie vortäuschend). Zbl. Chir. **56**, 285—286 (1929).

HARTUNG, F.: Über Ganglienbildung am medialen Kniegelenkmeniscus. Arch. orthop. Unfall-Chir. **47**, 149—154 (1955).

HAUTKAPPE, H.: Über eine seltene Lokalisation einer Chondromatose in einem Kniegelenkganglion. Zbl. Chir. **77**, 379—381 (1952).

HAYEK, W.: Frühdiagnose des lateralen Meniscuscystoms. Wien. klin. Wschr. **1953 I**, 180—181.

HENLE: Zit. nach IMHÄUSER.

HENSCHEN, C.: Meniscuslipom als indirekte Ursache nach einer zur Spontanruptur führenden Abnützungsmeniscopathie. Zbl. Chir. **67**, 1762 bis 1773 (1940).

HERTZ, J.: Cysts of the semilunar cartilage of the knee joint. J. int. Coll. Surg. **24**, 257 (1955).

HERZOG, G.: Über die Pathogenese der meniscalen Ganglien. Virchows Arch. path. Anat. **307**, 27—36 (1940).

HILGENREINER, H.: Über Ganglienbildung in der Kontinuität der Sehne. Bruns' Beitr. klin. Chir. **147**, 200—204 (1929).

HINTZE: Zit. nach IMHÄUSER.

HORISBERGER, B.: Über Vorkommen, Entstehung und Behandlung des Meniscusganglion. Helv. chir. Acta **26**, 128—154 (1959).

JAKOBY, E.: Erfahrungen bei Meniscusverletzungen beim Scheibenmeniscus und Meniscusganglien. Arch. orthop. Unfall-Chir. **46**, 290—311 (1954).

Jaroschy, W.: Der scheibenförmige Meniscus lateralis genu als Ursache des schnellenden Knies. Bruns' Beitr. klin. Chir. **161**, 139—179 (1935).

Jean, M. G.: Kystes du cartilage semilunair externe du genou (meniscitie chronique pseudokystique). Bull. Soc. int. Chir. **50**, 773 (1924).

Jonasch, E.: Über das Auftreten von Knochenveränderungen bei Zysten des lateralen Meniscus des Kniegelenkes. Fortschr. Röntgenstr. **93**, 466—471 (1960).

Kleinberg, S.: Cysts of the external semilunar cartilage with report of a case. J. Bone Jt Surg. **25**, 323 (1927).

Knorr: Zit. nach Imhäuser.

Kolt, B.: Eine seltene Geschwulst des Meniscusknorpels. Dtsch. Z. Chir. **202**, 406—408 (1927).

Krapf, E.: Über einen Frühfall von Ganglien am lateralen Kniegelenkmeniscus. Dtsch. Z. Chir. **232**, 682—683 (1931).

Kreiner, W.: Ein Fall von symmetrischer Fibromatose. Dtsch. Z. Chir. **212**, 410—413 (1928).

Krömer,: Zit. nach Imhäuser.

Krömer, K.: Der verletzte Meniscus. Wien: Wilhelm Maudrich 1942.

Küttner, F., u. E. Hertel: Die Lehre von den Ganglien. Ergebn. Chir. Orthop. **18**, 377—436 (1925).

Lange, M.: Orthopädisch-chirurgische Operationslehre, S. 592. München: J. F. Bergmann 1951.

Ledderhose, V.: Die Aetiologie der carpalen Ganglien. Dtsch. Z. Chir. **37**, 102—143 (1893).

Lindström, A.: Trauma and ganglia of the semilunar cartilages of the knee. Acta orthop. scand. **23**, 237 (1954).

Löffler: Zit. nach Imhäuser.

Mandl, F.: Zur Operation des „schnellenden Knies". Dtsch. Z. Chir. **191**, 121—127 (1925).
— Über verschiedenartige Meniscuscysten. Dtsch. Z. Chir. **233**, 262 (1931).

Marique: Zit. nach Imhäuser.

Mayer, R.: Über sechs Ganglien des lateralen und drei Ganglien des medialen Meniscus des Kniegelenkes. Zbl. Chir. **22**, 1358 (1927).

Mayo-Robson, A.: A case of polypoid grouth in the knee joint. Lancet **1891 I**, 934.

Meckel: Zit. nach Imhäuser.

Nicaise: Ganglion articulaire du genou. Rev. Chir. (Paris) **6**, 463 (1883).

Nicol, R.: Über Meniscuscysten. Dtsch. Z. Chir. **243**, 147 (1934).

Ollerenshaw, R.: The development of cysts in connections with the external cartilage of the knee joint. Brit. J. Surg. **16**, 555—561 (1928/29).

Orsay, R. de, P. Mc Cray and K. Ferguson: Pathology and treatment of ganglion. Amer. J. Surg. **36**, 313—319 (1937).

Ott, H. W.: Meniscusganglien. Dtsch. Z. Chir. **247**, 560 (1936).

Pelizäus, O.: Zwei Fälle von Ganglion des äußeren und ein Fall des inneren Meniscus. Dtsch. Z. Chir. **199**, 426—433 (1926).

Pfab, B.: Klinik und Therapie der Meniscuszysten. Zbl. Chir. **24**, 1429 (1933).

Phemister, D. B.: Cysts of the external semilunar of the knee. J. amer. med. Ass. **80**, 593—595 (1923).

Pisani, J. A.: Pathognomic signe for cyst of the knee cartilage. Arch. Surg. **54**, 188—190 (1947).

Pitzen, P.: Gibt es eine zuverlässige Behandlung des Ganglion (der Hand)? Z. Orthop. **64**, 170—171 (1936).

Poglayen, C.: Die Meniscuscyste. Arch. Putti Chir. Organi Mov. **3**, 588 (1953). Zit. nach Zbl. Chir. **79**, 1721 (1954).

Riedel: Seltenere Ganglien, Sehne und Sehnenscheide (Meniscus lat. genu, schmerzhafte). Dtsch. Z. Chir. **232**, 167—177 (1915).

Savariaud, I.: Tumeur maligne du genou dégénérescence myxomateuse de la synoviale. Bull. Soc. anat. Paris **10**, 890 (1905).

Schaer, H.: Der Meniscusschaden. Leipzig: Georg Thieme 1938.

Schallock, G.: Untersuchungen zur Morphologie der Kniegelenksmenisci an Hand von Messungen und histologischen Befunden. Virchows Arch. path. Anat. **304**, 559—590 (1939).

Schlüter, R., W. Becker u. W. Bechtholdt: Zur Aetiologie und Pathogenese der endoartikulären Myxofibrome des Kniegelenkes, sog. „Meniscuszysten". Chirurg **27**, 343—350 (1956).

Schmidt, E.: Ein Fall von Ganglion am Kniegelenksmeniscus. Münch. med. Wschr. **29**, 1415 (1906).

Serafini: Fibroma policistico del menisco esterno del articulazione. Arch. Sci. med. **50**, 423 (1927).

Sjövall, H.: Über Meniscusganglien. Acta chir. scand. **86**, 561 (1942).

Smillie, J. S.: Injuries of the knee joint, 2. Aufl. Edinburgh: E. & S. Livingstone Ltd. 1930.

Sonnenschein, A.: Zur Pathologie und Therapie der Ganglien. Med. Klin. **48**, 1431—1436 (1953).

Sonntag, E.: Fibromatöse Wucherung in der fibrösen Kniegelenkskapsel. Zbl. Chir. **51**, 515—516 (1924).

Starlinger, F.: Zur Behandlung der Ganglien. Wien. klin. Wschr. **48**, 506 (1935).

Sultan, C.: Ganglion der Nervenscheide des Nervus peronaeus. Zbl. Chir. **48**, 963—965 (1921).

Sutton: Zit. nach Imhäuser.

Taylor, H.: Cysts of the fibro-cartilages of the knee joint. J. Bone Jt Surg. **17**, 588—596 (1935).

Teichmann: Zit. nach Imhäuser.

Thomsen, W.: Verh. Dtsch. Orthop. Ges. 27. Kongreß 1932, Bd. 259.

Thurner, J., u. P. Nigasoli: Zur Klinik und Pathogenese der Meniskuszysten. Z. Orthop. **88**, 164 (1956).

Tobler, Th.: Zur Kenntnis der Meniscustumoren. Bruns' Beitr. klin. Chir. **140**, 545—557 (1927).

Travaglini, F., u. J. Thurner: Zur Klinik und Pathogenese der Zysten (Ganglien) im Bereich des Kniegelenkes. Z. Orthop. **88**, 536—545 (1957).

WADSTEIN: Zit. nach IMHÄUSER.

WALLENBERG, G. A.: Gibt es eine zuverlässige Behandlung des Ganglion (der Hand)? Z. Orthop. 64, 170 (1936).

WEHNER, K.: Ein großes Fibrom des Kniegelenkes, entstanden im Anschluß an einem Abriß des Ligamentum patellae. Z. orthop. Chir. 58, 77—81 (1933).

WEING, K.: Zur Geschwulstnatur der sogenannten Meniscusganglien. Frankfurt. Z. Path. 56, 23 (1942).

WIJNBLADH, H. S.: Ganglion menisci migrans. Bruns' Beitr. klin. Chir. 167, 177—188 (1938).

WITTMOSER, R.: Zur Histologie des Kniegelenksmeniscus im 1. und 2. Lebensjahrzehnt. Arch. orthop. Unfall-Chir. 39, 96—129 (1938).

ZADEK, J., and H. L. JAFFÉ: Cysts of the semilunar cartilages of the knee. Arch. Surg. 15, 677 (1927).

ZÄCH-CHRISTEN, P.: Über Meniscuszysten des Kniegelenkes. Virchows Arch. path. Anat. 279, 273—292 (1931).

Lipome

ARZIMONOGLU, A.: Bilateral arborescent lipoma of the knee (a case report). J. Bone Jt Surg. A 39, 976—979 (1957).

BALENSWEIG, J.: Acut torsion of pedunculated lipoma of the knee joint. Amer. J. Surg. 39, 127—129 (1938).

BARWELL: Clinical lectures on movabel bodies in joints. Brit. med. J. 1876.

BISCHITZKY: Über äußere subseröse Lipome des Ellbogengelenkes. Bruns' Beitr. klin. Chir. 23, 126—138 (1899).

BONACORRSI, A.: Gutartige Neubildungen des Knies in Beziehung zum Trauma. Policlinico, Sez. chir. 45, 105 (1938).

DIAMANT-BERGER, A.: Un cas de volvulus d'un lipome pediculé intra-articulaire du genou. Bull. Soc. Chirurgic Paris 56, 744 (1930).

DRIELS, A.: Über Gelenkslipome der unteren Extremitäten. Arch. orthop. Chir. 31, 330—335 (1932).

FAGUET, CH., et VITRAC: Lipome du genou. Bull. Soc. Anat. Bordeaux (1894).

FERGUSON, A. B.: Calcification in fat pads about joints. J. Bone Jt Surg. 16, 418—422 (1934).

GAUGELE, K.: Entzündliche Fettgeschwülste im Knie- und Fußgelenk. Münch. med. Wschr. 1905 II, 1439.

HENSCHEN, C.: Meniscuslipom als indirekte Ursache einer zur Spontanruptur führenden Abnützungsmeniscopathie. Zbl. Chir. 67, 1762—1773 (1940).

HERHOLD: Zur Frage des Lipoma genu. Langenbecks Arch. klin. Chir. 52, 706 (1878).

HOLLDACKER, F.: Ein weiterer Beitrag zur Kasuistik der Kniegelenkskapselgeschwülste. Z. Orthop. 67, 176—179 (1937).

JAKOBY, E.: Erfahrungen bei Meniscusverletzungen beim Scheibenmeniscus und Meniscusganglien. Arch. orthop. Unfall-Chir. 46, 290—311 (1954).

LANCERAUX: Troité d'anatomie pathologue, tome 3. 1889.

LANGE, F.: Lehrbuch der Orthopädie. München: Fischer 1922.

LAUENSTEIN: Zwei Fälle von Lipom des Kniegelenkes. Dtsch. Z. Chir. 11, 836 (1884).

MASON, M. Z.: Tumors of the hands. Surg. Gynec. Obstet. 64, 129—148 (1937).

METZLER, F.: Über einen Fall von Gelenklipom. Dtsch. Z. Chir. 196, 326—379 (1926).

MORTON, J. J.: Tumors of the tendon sheaths their close biological relationship to tumors of the joints and bursae. Surg. Gynec. Obstet. 59, 447—452 (1934).

NEUGEBAUER, G.: Zur Klinik des Osteolipoms. Med. Klin. 1931 I, 360—361.

OTTERBECK, W.: Freies Lipom im Kniegelenk. Inaug.-Diss. Rom 1892.

— Freies im Gelenk liegendes Lipom. In REICHELs Handbuch der praktischen Chirurgie, Bd. 5, 4. Aufl.

PAYR: Zit. nach CHIARI.

PRIBRAM, E. E.: Erfahrungen mit dem medialen S-Schnitt nach PAYR. Bruns' Beitr. klin. Chir. 123, 668—684 (1921).

RIEDL: Zur Pathologie des Kniegelenkes. Dtsch. Z. Chir. 10, 37—55 (1878).

RODI, G.: Lipomatosi es pseudolipomatosi articulari. Pathologica 26, 38 (1934).

SCHNABERTH, K.: Ein Fettkörperosteom des Kniegelenkes. Z. Orthop. 66, 410—412 (1937).

SCHOEN, H.: Verkreidete Lipome an der Gelenkskapsel des Hüftgclonkcs. Fortschr. Röntgenstr. 75, 363—364 (1951).

SCHWARZ: Volumineux lipome d'un genou. Bull. Soc. Chirurgie Paris 30, 180—207 (1904).

STEDTFELD, G.: Echte Lipome des Meniscus. Arch. orthop. Unfall-Chir. 47, 399—404 (1955).

STERNBERG: Zit. nach BECKER. Contribution à l'etude des lipomes du genou. Thèse de Bordeaux 1894.

STRAUSS, A.: Lipoma of the tendon sheaths. With report of a case and review of the literatur. Surg. Gynec. Obstet. 55, 161—171 (1942).

VALDONI, P.: Lipoma arborescenti sistemico delle guame tendinee delle manoe e del piede. Chir. Organi Mov. 15, 509—529 (1931).

VOLKMANN: Beiträge zur Chirurgie, Jber. Univ.-Klin. zu Halle 1873, S. 183.

WAGNER, A.: Über ein Lipom des Kniegelenkes. Inaug.-Diss. Königsberg 1867.

WEIR, R.: Über Fettgeschwülste und Sarkome des Kniegelenkes. New York med. Rec. 1885.

WHITE, J. R.: Arborescent lipomata of tendon sheaths. A report of two cases. Surg. Gynec. Obstet. 38, 489—490 (1924).

Angiome

BARTLEY, O., and J. WICKBORN: Angiographs in soft tissue hemangioma. Acta radiol. (Stockh.) 51, 81—94 (1959).

BASTON, E. S.: Angioma da synovial de joelho. Bol. Soc. Med. Chir. Sao Paulo 15, 475 (1932).

Bate, Th.: Hemangiomata of the tendon sheaths. J. Bone Jt Surg. A 36, 104—109 (1954).

Bennet, G. E., and M. L. Coberg: Hemangioma of joints. Report of fives cases. Arch. Surg. 38, 487—500 (1939).

Bertele, G.: Beitrag zur Kenntnis des Haemangiom des Kniegelenkes. Zbl. Chir. 76, 711—717 (1953).

Bertelsmann, R.: Zirkumskriptes kavernöses Haemangioma der Kniegelenkskapsel. Zbl. Chir. 54, 710—711 (1927).

Bouchut, E.: Tumeur érectile de l'articulation du genou. Gaz. Hôp. (Paris) 29, 379 (1856).

Burman, M. S., and J. E. Milgram: Hemangiomata of tendon and tendon sheaths. Surg. Gynec. Obstet. 50, 397 (1930).

Coley, M.: Hemangioma of joints. Arch. Surg. 46, 465—468 (1943).

Duda: Über einen Fall von Angiom der Kniegelenkskapsel. Diss. Greifswald 1894.

Eggers, H.: Zirkumscripte kavernöse Haemangiome der Kniegelenkskapsel. Zbl. Chir. 54, 1409—1411 (1927).

Eichbaum: Zur Frage des Geschwulstcharakters gutartiger Kniegelenkstumoren. Bruns' Beitr. klin. Chir. 152, 184—209 (1931).

Eve: Cases of angioma of synovioma and of muscle. Brit. med. J. 1903 I, 1143.

— Angioma of synovial membranes of knees. Proc. roy. Soc. Med. 7, 8 (1913).

Faldini, G.: Lympho-angioendothelioma of tendon sheath. Chir. Organi Mov. 12, 417 (1928).

Gangolphe et Sabouraud: Les angiomes profunds jux, juxtaarticulair du genou. Gaz. Hôp. (Paris) 615 (1917).

Geschickter, C. F., and L. E. Keresbey: Tumors of blood vessels. Amer. J. Cancer 23, 569 (1935).

Haas, A.: Über Gefäßtumoren der Kniegelenkskapsel. Dtsch. Z. Chir. 173, 130—141 (1922).

Harkins, H. N.: Hemangioma of a tendon sheath. Report of a case with study of twenty four cases from the literature. Arch. Surg. 34, 12—22 (1937).

Hilgenberg, F. C.: Über Haemangiome der Gelenkskapsel. Bruns' Beitr. klin. Chir. 123, 645—654 (1921).

Hunt, A. J., and J. P. Todd: Cavernous haemangiom of the knee joint. Report of a case. J. Bone Jt Surg. B 33, 106—107 (1951).

Jacobs, J. E., and F. W. Lee: Hemangioma of the knee joint. J. Bone Jt Surg. A 31, 831—836 (1949).

Lauwers, C. B.: Über Angiofibrome der Kniegelenkskapsel. Ned. T. Geneesk. 1928, 6394.

Martel: Angiomes caverneux parasynoviaux. Gaz. Hôp. (Paris) 1065 (1898).

Masmonteil, F.: Angiome de l'articulation du genou. Bull. Soc. Chirurgie Paris 28, 109 (1936).

Mizzuno, J.: Über einen Fall von Kniegelenkskapselangiom. Zbl. Chir. 64, 353—356 (1937).

Müller, W.: Beitrag zur Kenntnis des Lymphoangioms. Bruns' Beitr. klin. Chir. 84, 811 (1913).

Oeser, R.: Zur Kenntnis der gutartigen Gelenkskapselgeschwülste (Kavernöses Angiom des Kniegelenkes mit eigenartigen Zotten- und Pigmentbildungen). Bruns' Beitr. klin. Chir. 107, 65—75 (1917).

O'Ferral, O.: Hemangioma of the knee joint. J. Amer. med. Ass. 95, 505—509 (1924).

Osgood, R. B.: Tuberkulosis of the knee joint. Angioma of the knee joint. J. chir. N. Amer. 1, 605—689 (1921).

Ragnotti, E.: L'angioma della capsula articolare des ginocchio. Arch. ital. Chir. 46, 189 (1937).

Reichel, P., u. C. Nauwerk: Eine echte Zottengeschwulst (Angiofibrom) des Kniegelenks. Langenbecks Arch. klin. Chir. 95, 899—962 (1911).

Sabrazes, de Grailly et Gineste: Les angiomes juxtaarticulaires et articulaires. Gaz. Sci. med. Bordeaux 13, 15—16 (1933).

Seidener: Kniegelenksangiom. Inaug.-Diss. München 1910.

Stahr, H.: Über geschwulstartige Zottenwucherungen im Kniegelenk („Papillares Angiom"). Zbl. Chir. 65, 287—288 (1928).

Tavernier: Angioma de la synoviale du genou. Lyon chir. 35, 684 (1928).

Tripier, L.: Angiomi capsulaire sous-sereux. Bull. Acad. Méd. (Paris) 25, 674 (1891).

Venezian: Angiomi capsulari et cisti del menisco. Chir. Organi Mov. 14, 226 (1929).

Weaver, J. B.: Hemangiomata of the lower extremities. With special reference to those of the knee joint and phenomen of the spontaneous oblitteration. J. Bone Jt Surg. 20, 731—749 (1938).

Zesas: Über eine seltene Geschwulst der Knie gelenkskapsel. Dtsch. Z. Chir. 82, 267—270 (1906).

Chondrome, Chondromatose

D'Amato, G.: Über das Röntgenbild der Gelenkschondromatose. Fortschr. Röntgenstr. 35, 730—735 (1927).

Baumecker, H.: Synoviale Chondromatose des Hüftgelenkes. Vereigg nordwestdtsch. Chir. 19./20. 6. 1936. Zbl. Chir. 1936, 2683.

Beckmann u. Iwarson: Über sog. Chondromatose der Gelenkskapsel. Chir. Ref. Zbl. 1929, 816.

Berry: Multiple loose bodies from the knee joint. Brit. med. J. 1894, 1083.

Bernaedi, E. de: Condromatosi articulare in uno caso di infortunio. Radiol. med. (Torino) 25, 1012 (1939).

Beroli, O.: Klinischer und pathologisch-anatomischer Beitrag zur Osteochondromatose der Gelenke. Chir. Organi Mov. 17, 260 (1932).

Bibergeil: Chondromatose des Handgelenkes. Z. orthop. Chir. 33, 620—629 (1913).

Bloom, R., and J. N. Pattinson: Osteochondromatosis of the hip joint. J. Bone Jt Surg. B 33, 80—84 (1951).

Böhmer, C.: Zur Kasuistik der Chondromatosen in Gelenksganglien. Zbl. Chir. 78, 274—276 (1953).

BRENKMANN: La chondromatose articulaire. Ann. Anat. path. 4, 829 (1927).

BÜRKLE DE LA CAMP, H.: Das ärztliche Gutachten im Versicherungswesen, v. FISCHER-MOLINEUS, Bd. I. Leipzig: Johann Ambrosius Barth 1939.

BURTON, ST. J. P.: Tumours of tendon and tendon sheaths. Brit. J. Surg. 10, 468 (1923).

CANIGIANI, TH., u. H. PIRKER: Das Gelenkschondrom des Ellbogens als typische Spätschädigung bei Stemmer. Arch. orthop. Chir. 36, 192—197 (1936).

CAROTHERS: A case of joint-mice. Lancet 1914, 111, 320.

CHRYSOPATHES, J. G.: Fall von Osteochondromatose des Knie- und Fußgelenkes. Z. orthop. Chir. 2, 309—314 (1934).

CIRILLO, N.: Über einen Fall von Reichel'scher Krankheit. Prakt. Chir. 5, 16 (1937).

COLONNA, P. L.: Osteochondromatosis of the knee joint. Surg. Gynec. Obstet. 53, 698—703 (1931).

CONTINI, V.: Tumori primitivi della articolazioni osteochondroma della glenoide determinate una lassazione spontanea dell'articolazione scapulo-omerale. Chir. Organi Mov. 24, 539 (1939).

CURR, F. J.: Brit. Med. J. 1949 1020.

DENSTADT, T.: Osteochondromatose i hofteledet. Nord. Med. 14, 1131 (1942).

DITTRICH, R. J.: Osteochondromatosis of the elbon. Amer. J. Surg. 72, 125—127 (1946).

DUCREY, E.: Ein Fall von Osteochondromatose des Kniegelenkes. Schweiz. med. Wschr. 1935I, 1026.

EDEN R.: Gelenkschondrome. Langenbecks Arch. klin. Chir. 104, 277 (1914).

FABER, A.: Über Gelenkschondromatose. Z. orthop. Chir. 58, 568—576 (1933).

FAIRBANK, H. A. T.: Proc. royal Soc. Med. (Sect. Orthop.) 43, 113 (1950).

FINAĆZY: Zit. nach PUCKY.

FINGER: Gelenkskapselchondrom. Hospitals tidente 97, 210 (1926).

FISCHER: Loose bodies in joints. Lancet 1921I, 839.

FISHER, A. G. T.: A study of loose bodies composed on cartilage or of cartilage and bone occuring in joints. With special reference to their pathology and etiology. Brit. J. Surg. 8, 493—523 (1921).

FREUND, E.: Chondromatosis of the joints. Arch. Surg. 34, 670—686 (1937).

GAWAD HAMADA: Osteochondromatosis of the hip joint. J. Bone Jt Surg. B 33, 85—86 (1951).

GEENEZ, L.: Osteochondromatose der Gelenkskapsel. Arch. franço-belg. Chir. 33, 477 (1932).

GOCKEL, K.: Die Entstehung der Gelenkskörper und ihr Wachstum unter besonderer Berücksichtigung der Chondromatose. Diss. Münster i.W. 1934.

GRABER-DUVERNAY, J.: Klinische und therapeutische Betrachtungen über die Kniegelenksosteochondromatose. Bull. méd. (Paris) 33, 223 (1937).

GRASSER, CH. H.: Multiple Konkrementbildungen in den Schleimbeuteln des Schultergelenkes. Radiol. clin. (Basel) 17, 362 (1948).

HABERLER, G.: Über polyartikuläre Chondromatose der Gelenkskapsel. Z. orthop. Chir. 63, 22—31 (1935).

—, u. W. KREIBERG: Beitrag zur Klinik und Diagnostik der Gelenkschondromatose. Z. orthop. Chir. 56, 1—17 (1932).

HÄBLER, C.: In: Handbuch der gesamten Unfallheilkunde, herausgeg. v. H. BÜRKLE DE LA CAMP u. P. ROSTOCK, Bd. I. Stuttgart: Ferdinand Enke 1955.

HAGEMANN: Gelenkskapselchondrom des Schultergelenkes. Med. Klin. 1913II, 1243.

HAUPTMANN: Zit. nach WOLF.

HECKER, H. V.: Chondrombildung im Sprunggelenk als Unfallsbefund. Röntgenpraxis 12, 65—66 (1940).

—, u. E. SCHRADER: Gelenkschondrom der Schulter. Röntgenpraxis 12, 111—114 (1949).

HENDERSON, M. S., and R. JONES: Osteochondromatosis of the knee joint. Loose bodies. J. Bone Jt Surg. 16, 498 (1918).

— — Loose bodies in joints and bursae due to synovial osteochondromatosis. J. Bone Jt Surg. 1, 400—424 (1923).

HÖVELIMANN, H. E.: Ein Beitrag zur Chondromatose des oberen Sprunggelenkes. Mschr. Unfallheilk. 54, 118—120 (1951).

HUMBERT, R.: Radiol. clin. (Basel) 12, 238 (1943). Zit. nach KÖHLER-BIRKNER.

HUMPHRY: Brit. med. J. 1888, 707.

JANIK, A.: Tumors of tendon sheaths. Ann. Surg. 85, 897 (1927).

JANKER, R.: Über Chondromatose der Gelenkskapsel. Dtsch. Z. Chir. 211, 135 (1938).

JONES, R.: Loose bodies formation in synovial osteochondromatosis of the knee joint with references to the etiology and pathology. J. Bone Jt Surg. 22, 407 (1924).

KARTAL, ST.: Chondromatosis of the joint capsule. Surg. Gynec. Obstet. 51, 99—108 (1930).

KAUTZKY-BEY, A.: Ein seltener Fall von Knochengeschwülst. Fortschr. Röntgenstr. 31, 636—638 (1923/24).

KIENBÖCK, R.: Über Gelenkskapselchondrome und -sarkome. Fortschr. Röntgenstr. 24, 468—502 (1917).

—, u. A. SELKA: Ein Fall von polyartikulärer Gelenksosteomatose. Röntgenpraxis 1, 433 (1931).

KLEINBERG, S.: Osteochondromatose des Ellbogengelenkes. Ann. Surg. 99, 480—486 (1934).

KLINGELHÖFER, F.: Zur Pathologie der Patellasehnenverknöcherung, Osteomatose des Kniegelenkes. Zbl. all. Path. path. Anat. 91, 433 (1954).

KNOBLICH: Chondroostematose. Ref. Zbl. Chir. 1928, 1689.

KOBYLINSKY: Gelenkchondrome. Zbl. Chir. 37, 12—13 (1910).

Kopp: Osteochondromatose der Gelenkskapsel. Ned. T. Geneesk. 1916, 1175.

Krass: Ossifizierendes Chondrom der Kniegelenkskapsel. Zbl. Chir. 66, 1013 (1939).

Kroh, O.: Chondromatose des Kniegelenkes. Zbl. Chir. 59, 1528 (1932).

Langemark, O.: Zur Kenntnis der Chondrome und anderer seltener Geschwülste der Gelenke. Langenbecks Arch. klin. Chir. 73, 55—64 (1904).

Lehner, A.: Zur Schleimbeutel- und Gelenkschondromatose. Schweiz. med. Wschr. 1937 I, 634.

Lewis, D.: Tumors of the tendon sheaths. Surg. Gynec. Obstet. 59, 344—349 (1934).

Lexer, E.: Gelenkchondrom. Dtsch. Z. Chir. 88, 311—323 (1907).

Lindén, O.: Ein Fall von Osteo-Chondromatosis der Metacarpophalangealgelenke. Act. chir. scand. (Stockh.) 75, 181 (1934).

Lipowsky, K., u. A. Roslawsky: Intraarticular chondromatosis. Pol. Arch. Med. 25, 1257—1264 (1955).

Lotheissen, G., u. R. Kienböck: Ein Fall von atypischer Gelenkschondromatose. Röntgenpraxis 3, 903 (1931).

Lotsch: Zit. nach Pucky.

Mandruzato, F. A.: Interphalangeale Osteochondromatose. Amer. J. Surg. 22, 263—265 (1933).

Marti: Zit. nach Becker.

Michelson, A.: Zur Frage der Gelenkchondromatose. Kazan med. Zh. 4, 319 (1932).

Mikula, M., u. J. Novak: Acta chir. orthop. traum. čech. 18, 7 (1951).

Montecelli, G.: Considerazione sulla condromatosi articolare. Orthop. traumatol. appar. mot. 5, 387 (1949).

Mormile, G., e A. Marsella: Sulla condromatosi articolare. Radiologia (Roma) 11, 515—527 (1955).

Morton, J. J.: Tumors of the tendon sheaths. Surg. Gynec. Obstet. 59, 441—451 (1937).

Murphy, A. F., and A. N. Wilson: Tendosynovial osteochondroma in the hand. J. Bone Jt Surg. A 40, (II), 1236—1240 (1958).

Mussey, R. D., and M. S. Henderson: Osteochondromatosis. J. Bone Jt Surg. A 31, 619—627 (1949).

Nilson, F.: Ein Fall von Chondromatose des Hüftgelenkes. Langenbecks Arch. klin. Chir. 144, 458—476 (1927).

Paitre: Les carps étranges articulaires. Arch. Med. mil. Zit. nach Chiari 1934.

Panner, H. J.: Quelques observations sur la chondromatose articulair. Acta radiol. (Stockh.) 5, 295—303 (1926).

Parzinyky, K.: Zur Symptomatologie der Gelenkschondromatose. Dtsch. Z. Chir. 236, 76 (1932).

Pettinari, V.: Beitrag zur Kenntnis der sog. Gelenkchondrome. Chir. Organi Mov. 20, 395 (1934).

Pryrolin, J.: Osteochondrom der fibrösen Gelenkskapsel des Kniegelenkes, als Osteochondrosis dissecans angesprochen. Sovjetsk. Chir. 7, 141 (1936).

Pucky, P.: Über die Chondromatose der Gelenkskapsel. Langenbecks Arch. klin. Chir. 186, 719—738 (1935).

Rehn: Gelenkchondrome. Bruns' Beitr. klin. Chir. 71, 817—831 (1911).

Reichel, P.: Chondromatose der Kniegelenkskapsel. Langenbecks Arch. klin. Chir. 61, 717—724 (1900).

Reimann, H., u. R. Kienböck: Über Gelenkschondromatose mit Sarkombildung. Röntgenpraxis 3, 942 (1931).

Riedel: Verh. des Chirurgenkongr. 1, 862 (1903).

Robineau: Discussion de la communication de Rouvillois: Corps étranges confluents de l'articulation de coude. Bull. Soc. Chirurgic Paris 10, 491 (1919).

Rolando, L.: Chondromatosi articolare. Policlinico, Sez. prat. 39, 10 (1932).

Ross-Bloom, and J. N. Pattinson: Osteochondromatosis of the hip joint. J. Bone Jt Surg. B 33, 80—84 (1951).

Ross-Hume, H., and A. Arbor: An usual osteochondral tumor. J. Bone Jt Surg. A 36, 402—403 (1954).

Rostock, P.: Die Gelenkchondromatose. Bruns' Beitr. klin. Chir. 144, 58—80 (1928).

Rouvillois: Corps' étranges confluents de l'articulation du coude. Bull. Soc. Chirurgic Paris 19, 488 (1919).

Santo Tomes, E.: Clinical contribution on synovial chondromatosis. Rev. esp. Cirurg. Traum. Ortop. 5, 202 (1947).

Schinz, J. F., u. E. Uehlinger: Zur Diagnose, Differentialdiagnose, Prognose und Therapie der primären Geschwülste und Zysten des Knochensystems. Ergebn. med. Strahlenforsch. 5, 387 (1931).

Schoen, H.: Chondrome seltener Lokalisation, seltenen Ausmaßes und seltenen Verlaufes. Röntgenpraxis 12, 93—95 (1940).

Schrank, M.: Chondromatose des rechten Kniegelenkes. Zbl. Chir. 56, 593—597 (1929).

Schrattenbach, V.: Zur Frage der Chondromatose. Röntgenpraxis 3, 776—784 (1931).

Shepherd, J. A.: Osteochondromatica of tendon sheaths. A case arising from the flexor sheaths of the index finger. Brit. J. Surg. 30, 179—180 (1942).

Siebner, A.: Gelenkchondrom oder arthrotisch veränderte Patella? Röntgenpraxis 14, 382—383 (1942).

Smith, W.: Osteochondromatosis. Report of case. J. Mo. med. Ass. 30, 316—318 (1933).

Sternberg, H.: Gelenkskapselchondromatose. Ges. Wien. Chir. am 14. 11. 1935. Zbl. Chir. 1936, 461.

Suermondt, W. F.: Tumors of the point capsule. Langenbecks Arch. klin. Chir. 2, 278—289 (1950).

THELER, W.: Über das solitäre Gelenkchondrom (Gelenkchondromatose). Fortschr. Röntgenstr. **52**, 1—17 (1935).

TROELL: Über Gelenkskapselchondrom. Langenbecks Arch. klin. Chir. **104**, 210 (1914).

VALSECCHI, R., e L. PIERANGELI: La chondromatosi articulare dell ancer. Arch. ital. Chir. **23**, 805 (1938).

VEGH, J.: Über Gelenkchondromatose. Bericht über 4 Fälle. Magy. Röntgen Közl. **7**, 1 (1933).

VINCENT, G., et J. VINCENT: L'ostéo-chondromatose synoviale du genou. J. Soc. med. Lille **23**, 405 (1931).

VIRCHOW, R.: Zit. nach BECKER.

WIBERG, G.: One osteochondromatos i höfteleden. Nord. med. T. **16**, 1194 (1938).

WILMOTH, C. L.: Osteochondromatosis. J. Bone Jt Surg. **23**, 367 (1941).

WOLF: Über paraartikuläre Schleimbeutelchondrome. Z. orthop. Chir. **52**, 629 (1930).

Osteome

BAETJER, F. H., and G. A. WATERS: Injuries and diseases of the bones and joints. New York 1922.

BÖHM, E.: Beitrag zum Krankheitsbild der Gelenksosteomatose. Röntgenpraxis **13**, 222 (1941).

ESAU, P.: Angeborenes solitäres Gelenksosteom (Schilderung, Infarzierung, Gelenksblutung). Röntgenpraxis **5**, 586 (1933).

FURMEGALLI, R.: Corpi liberi articolari multipli in gravi osteosi cronica deformante post-traumatica del ginocchio. Atti Soc. oftal. lombarda Chir. **2**, 1974 (1934).

GIRAUDI, G.: Gulla cosidetta „osteomatosi articulare". Arch. Ortop. (Milano) **50**, 232 (1934).

GOLD, E.: Gelenksosteomatose. Zbl. Chir. **57**, 2067—2068 (1930).

GRABOWSKY, J.: Beitrag zur gutartigen Geschwulsterkrankung der Gelenke (Osteomatose und Chondromatose). Röntgenpraxis **9**, 799 (1937).

GRIFFITTIS, J., and R. A. MULLIGAN: Brit. med. J. **1894**, 957.

HAMMER, H.: Ein Fall von Gelenkskapselosteom. Fortschr. Röntgenstr. **37**, 860—861 (1928).

KAUTZ, F. G.: Capsular osteome of the knee joint. Radiology **45**, 112 (1945).

KIENBÖCK, R.: Über die Gelenkskapsel (Synovialis)-Osteome im Kniegelenk. Fortschr. Röntgenstr. **32**, 527—546 (1924).

— Über Gelenksosteomatose. Vestn. Roentgenol. [Russisch] **10**, 96 (1932).

— Röntgen-Diagnostik der Knochen- und Gelenkskrankheiten, H. 3. Gelenksosteomatose und Chondromatose. Berlin u. Wien: Urban & Schwarzenberg 1934.

— Gelenksosteomatose. Zbl. Chir. **57**, 2068—2069 (1939).

—, u. A. SELKA: Ein Fall von polyartikulärer Gelenksosteomatose. Röntgenpraxis **3**, 433 (1931).

LÖWENSTEIN, W., u. K. WEISS: Über einen Fall von polyartikulärer Kapselosteomatose. Fortschr. Röntgenstr. **39**, 1089—1093 (1929).

MARCHAND: Ungewöhnlich große multiple Kapselosteome des linken Kniegelenkes nach Hydrarthros. Münch. med. Wschr. **1917**, 1325.

ROBILLARD, G. L.: Ossifications of infrapatellar bursae and fat pad. Amer. J. Surg. **51**, 442—444 (1941).

RUMPEL, O.: Über Geschwülste und entzündliche Erkrankungen der Knochen im Röntgenbild. Hamburg: Lucas Gräfe u. Sillern 1908.

SCHMIDT, M. B.: In: L. ACHOFFs Lehrbuch der pathologischen Anatomie, 4. Aufl., Bd. 2, Kapitel „Bewegungsapparat" S. 204, „Kapselosteome" S. 268 u. 273. 1918.

SIMON, ST.: Über multiple Kapselosteome des Schultergelenkes. Dtsch. Z. Chir. **196**, 318—326 (1926).

SIMONS, S.: Osteom der Kniegelenkskapsel. Dtsch. Z. Chir. **190**, 116—129 (1925).

TRAPP: Über einen seltenen Fall von Osteom der oberen Tibiaepiphyse mit Beteiligung des Kniegelenkes. Dtsch. Z. Chir. **43**, 608—613 (1896).

UHRY, E.: Bull. Hosp. Jt Dis. N.Y. **4**, 70 (1943). Zit. nach KÖHLER-ZIMMER.

Xanthome

ABADIE, J.: Tumeur à myéloplaxes de la synoviale du genous. Mém. Acad. Chir. **54**, 341 (1928).

ADERLUND, II.: Acta chir. scand. **84**, 143 (1940).

ALBERTINI, A. V.: Gutartige Riesenzellgeschwülste. Leipzig: Georg Thieme 1928.

BANFALVIT, T.: Seltener Fall von Geschwulst des Kniegelenkes. Orv. Hetil. **1935**, 1293.

BIEBL, M.: Die xantomatöse (lipoide) Entzündung bei chirurgischen Krankheitsbildern und bei „metabolischen Blastomen". Langenbecks Arch. klin. Chir. **190**, 33 (1937).

— Aussprache zu MATTHAES, Über seltene Gelenkstumoren. 29. Tagg mitteldtsch. Chir., Leipzig 1938. Zbl. Chir. **66**, 1013 (1939).

BLANCO, P.: Giant cell tumor on the knee joint. Report of case. J. orthop. Surg. **3**, 156 (1921).

BONN, R.: Xanthom des Kniegelenkes als Unfallfolge. Arch. orthop. Chir. **33**, 146—148 (1933).

BORST, H.: Pathologische Histologie, 3. Aufl. Berlin: J. F. Bergmann 1938.

CHRISTOL, D. S., and A. B. GILL: Xanthome of the tendon sheath. J. Amer. med. Ass. **122**, 1013—1014 (1943).

DOR, L.: Relations des tumeurs à myéloplaxes et des Xanthomes. Congr. Franç. de Chir. **12**, 553—562 (1897).

DOWD, L. N.: Villous arthritis of the knee (Sarcoma). Amer. Surg. **56**, 363 (1912).

EICHBAUM, F.: Zur Frage des Geschwulstcharakters gutartiger Kniegelenkstumoren. Bruns' Beitr. klin. Chir. **152**, 184—209 (1931).

FISK, G. R.: Pigmented villonodular synovitis. J. Bone Jt Surg. B **32**, 746 (1950).

Fleissig, J.: Über die bisher als Riesenzellsarkome (Myelome) bezeichneten Granulationsgeschwülste der Sehnenscheiden. Dtsch. Z. Chir. **122**, 239—265 (1913).

Frangenheim, P.: Das gutartige xanthomatöse Riesenzellsarkom der Gelenkskapsel. Langenbecks Arch. klin. Chir. **157**, 738—750 (1929).

Friedmann, M. S.: Xanthoma of the Achillestendon. J. Bone Jt Surg. **29**, 761—766 (1947).

Galloway, J. D. B., A. C. Broders and R. K. Ghormley: Xanthoma of tendon sheaths and synovial membranes. A clinical and pathological study. Arch. Surg. **40**, 485—538 (1940).

Gruenfeld, G., and M. G. Seelig: The nature of so-called Xanthoma. A critical review. Arch. Path. **17**, 546 (1934).

Haesli, H.: Über experimentell erzeugte Cholesterinablagerungen (Xanthelasmen). Bruns' Beitr. klin. Chir. **95**, 198—204 (1915).

Harbitz, F.: Tumors of tendon sheaths, joint, capsules and multiple Xanthome. Arch. Path. Lab. Med. **4**, 507—527 (1927).

Hartmann, F. W.: Synovial membrane tumors of joints. Surg. Gynec. Obstet. **34**, 161—167 (1922).

Hellner, H.: Die Knochengeschwülste. Berlin-Göttingen-Heidelberg: Springer 1950.

Hertaux, M. A.: Myelome des gaines tendineuses. Arch. gén. Méd. **27**, 40—54 (1891).

Herzmark, M. H.: Giant-cell synovial tumor of the knee. J. Bone Jt Surg. **23**, 684—686 (1941).

Hubmann: Aussprache zu Matthaes, Über seltene Gelenkstumoren, 29. Tagg mitteldtsch. Chir. Zbl. Chir. **66**, 1013 (1939).

Hunter, W.: Amer. J. Path. **7**, 1913 (1931).

Jaffé, H. L., L. Lichtenstein and C. J. Suter: Pigmented villonodular synovitis, bursitis and tendosynovitis (Discussion). Arch. Path. **31**, 731 (1941).

Jonasch, E.: Xanthomatöse Riesenzellgeschwülste im Kniegelenk. Arch. orthop. Unfall-Chir. **48**, 656 (1957).

— Ein weiterer Fall von Riesenzellgeschwülsten im Kniegelenk. Arch. orthop. Unfall-Chir. **50**, 611 (1959).

Joung Forrest, A., and C. T. Harris: Complete excision and reconstruction of both Achilles tendons for giant cellxanthoma. Surg. Gynec. Obstet. **62**, 662—669 (1936).

Joung, J. M., and A. G. Hudacek: Experimental production of pigmented villonodular synovitis in dogs. Amer. J. Path. **30**, 799 (1954).

Joung u. Hears: Zit. nach Hertaux.

King, E. S. J.: Concerning the pathology of tumours of tendon-sheaths. Brit. J. Surg. **18**, 594—617 (1930/31).

Kisse, G.: Trauma u. Xanthosarkom der Kniescheibe. Zbl. Chir. **61**, 1735 (1934).

Kling, D. H., and D. Saslin: Hemorrhagic villous synovitis of the knee joint due to xanthoma. Report of a case. Arch. Surg. **30**, 52—61 (1935).

Koch, M.: Chronisch-haemorrhagische Arthritis des Kniegelenkes. Zbl. Chir. **54**, 2892—2894 (1927).

Krammer: Zit. nach Albertini.

Kuozkowsky, V.: Über einen Fall von intraartikulärem, xanthomatösem, riesenzellenhaltigem Polymorphzellsarkom des Kniegelenkes. Inaug.-Diss. Köln 1924.

Landois, F., u. M. Reid: Das pigmentierte riesenzellenartige Xantho-Sarkom der Extremitäten. Bruns' Beitr. klin. Chir. **95**, 56—73 (1914).

Largiadèr, H.: Ein primäres Sarkom der Kniegelenkskapsel unter dem Bilde des freien Gelenkskörpers. Langenbecks Arch. klin. Chir. **132**, 480—481 (1924).

Latten, W.: Seltene Ursache einer Meniscuseinklemmung im Kniegelenk. Ein Beitrag zur Klinik der xanthomatösen Riesenzellgranulome. Langenbecks Arch. klin. Chir. **161**, 416—428 (1930).

Lewis, R. W.: Roentgen diagnosis of pigmented villonodular synovitis and synovialsarcom of knee joint. Radiology **40**, 28 (1947).

Litwer, H.: Pigmented nodular tendosynovitis of the hand with erosion of bone. Radiology **69**, 247—250 (1957).

Mandl, F.: Chronische Arthritis villosa haemorrhagica des Kniegelenkes. Zbl. Chir. **55**, 597—601 (1928).

Mason, M. L., and W. H. Woolston: Isolated giant cell xanthomatic tumors of fingers and hand. Arch. Surg. **15**, 499—529 (1927).

Mathieu, P.: Synovite du genou de type histologique xanthomateux. Mém. Acad. Chir. **65**, 632 (1939).

Matthaes, G.: Über seltene Gelenkstumoren. 29. Tagg mitteldtsch. Chir., Leipzig 1938. Zbl. Chir. **66**, 1013 (1939).

McWhorther, J. A., and Weekes Carners: Multiple xanthome of the tendons. Surg. Gynec. Obstet. **40**, 199—206 (1925).

Minear, W. L.: Xanthomatous joint tumors. J. Bone Jt Surg. A **33**, 451—458 (1951).

Moser: Primäres Sarkom der Fußgelenkskapsel, Exstirpation, Dauerheilung. Dtsch. Z. Chir. **98**, 306—310 (1909).

Negrié, Canton: Tumeur á myéloplaxes de la synoviale du genou. Mém. Acad. Chir. **10**, 617 (1929).

Nigst, P. F.: Über einen Tumor des Meniscus mediales. Schweiz. med. Wschr. **1933 I**, 880.

Ollerenshaw, R.: Giant called tumours of tendon associated with xanthelasma. Brit. J. Surg. **10**, 466—468 (1923/23).

Paitre, Talbot: Tumeur á myéloplaxes primitives de l'articulation tibiotarsienne. Soc. chir. Lyon 1928.

Pape, R.: Zur Kenntnis der Xanthogranulome. Diss. Göttingen 1938.

Paradi, S. E. Y., et P. Vickemann: Blastoma giganto-cellular xanthelasmisc. Sem. méd. (Paris) **1930 I**, 961.

Pardie, M. L.: Synectomy of the knee joint. J. Bone Jt Surg. A **33**, 908 (1948).

Pinkus, F., u. L. Pick: Zur Struktur und Genese der symptomatischen Xanthome. Dtsch. med. Wschr. **34**, 1426—1430 (1908).

RAGINS, A. B.: Benign tumor of tendon sheaths of unusual size. Ann. Surg. **93**, 683—690 (1931).

ROSENTHAL, F., u. R. BRAUNISCH: Xanthomatosis und Hypercholesterinämie. Ein Beitrag zur Frage ihrer genetischen Beziehungen. Z. klin. Med. **92**, 429—441 (1921).

SANTO, D. A. DE, and P. D. WILSON: Xanthomatous tumors of joints. J. Bone Jt Surg. **21**, 531—558 (1939).

SHAFER, S. J., and W. A. LARMON: Pigmented villonodular synovitis. A report of seven cases. Surg. Gynec. Obstet. **92**, 574—580 (1951).

SHERRY, H. B., and W. ANDERSON: The natural history of pigmented villonodular synovitis of tendon sheaths. J. Bone Jt Surg. A **37**, 1005—1011 (1955).

SIMON, G.: Exstirpation einer sehr großen, mit dickem Stiel angewachsenen Kniegelenkmaus mit glücklichem Erfolg. Langenbecks Arch. klin. Chir. **6**, 573—575 (1865).

SIMON, H.: Die Sarkome. Neue Deutsche Chirurgie, Bd. **43**. 1928.

SONNTAG, E.: Xanthoblastome. Zbl. Chir. **55**, 2932 (1928).

— Über intraartikuläre Xanthome des Knies. Dtsch. Z. Chir. **232**, 346—359 (1930).

SPENCER, H., and J. W. WEMINSTER: The developement of giant-celled tendon sheath tumors and related conditions (chronic villonodular synovitis and cutaneous histocytome). J. Path. Bakt. **62**, 411 (1950).

STEDTFELD, G.: Gutartige Riesenzelltumoren der Kniegelenke. Z. Orthop. **87**, 532—541 (1956).

STEWART, J. M.: Benigne giant-cell synoviomatica and its relation to xanthoma. J. Bone Jt Surg. B **30**, 523—527 (1948).

STRACKER, P.: Ein Fall von Fibro-Xanthom. Zbl. Chir. **67**, 2246—2248 (1940).

SUNDT, H.: Zwei Fälle von seltener Tumorerkrankung im Kniegelenk. Norsk. Mag. Laegevidensk. **90**, 521 (1929).

THANNHAUSER, S. J., u. H. MAGENDANZ: Die verschiedenen klinischen Gruppen der Xanthomkrankheiten. Ann. intern. Med. **11**, 1662 (1938).

TOBLER, TH.: Zur Kenntnis der Meniscustumoren. Bruns' Beitr. klin. Chir. **140**, 545—557 (1927).

TURNER, A. L.: Primary Sarcoma of the synovial membrane. Lancet **1894 II**, 54.

UEHLINGER, E.: Die pathologische Anatomie der Gleitgewebe. Z. Orthop., Beil.-H. **91**, 285—286 (1959).

VOLKMANN: Gelenksxanthom und Unfall. 13. Tagg dtsch. Ges. Unfallheilk. 7.—8. 7. 1939. Zbl. Chir. **66**, 2645 (1939).

WEGELIN, C.: Über falsche und echte Tumoren der Kniegelenkskapsel. Schweiz. med. Wschr. **1928 I**, 722.

WEIER: Über Fettgeschwülste und Sarkome des Kniegelenkes. Med. Rec. (N.Y.) **29**, 25 (1886).

WEIL, S.: Riesenzellengeschwülste der Sehnen und Gelenke. Berl. klin. Wschr. **1915 I**, 129.

WEIR, R. F.: A fatty and sarcomatous of the knee joint. Med. Rec. (N.Y.) **28**, 725 (1886).

WEISSER, J. R., and W. ROBINSON: Pigmented villonodular synovitis of the pectineal bone. J. Bone Jt Surg. A **33**, 988—992 (1951).

WENGER: Zit. nach JONASCH.

WILLENEGGER, H.: Trauma und Xanthomentstehung. Z. Unfallmed. Berufskr. **33**, 237—240 (1939).

— Über intraartikuläre Xanthome. Dtsch. Z. Chir. **253**, 97—124 (1940).

WRIGHT, C. H. E.: Benigne giant cell synovioma. Brit. J. Surg. **38**, 257 (1951).

WUSTMANN: Beiträge zur Frage der xanthomatösen Riesenzellenbildungen. Dtsch. Z. Chir. **192**, 381—400 (1925).

ZULLIG: Tumoren der Kniegelenkskapsel. Korresp.-Bl. schweiz. Ärz. **1917**, 1468.

ZURMTOBEL, M.: Beitrag zur Klinik und Pathologie der gutartigen Sehnenscheidentumoren mit besonderer Berücksichtigung der xanthomatösen Riesenzellengeschwülste. Dtsch. Z. Chir. **247**, 501—516 (1930).

Synoviome

ADAIR, F. E.: Three cases of synovioma. Ann. Surg. **108**, 810 (1935).

AITKEN, A.: Roentgenographic recognition of synovioma. J. Bone Jt Surg. A **23**, 950—952 (1941).

ALBERTINI, A. V.: Histologische Geschwulstdiagnostik. Stuttgart: Georg Thieme 1955.

ANGULI, V. C.: Malignant synovioma invading the tibia simulating adamantinoma of the tibia. Indian J. Surg. **18**, 140—143 (1956).

ANNANDALE, W., and A. TURNER: Primary sarcoma of the synovial membrane. Lancet **1894 II**, 54.

AUVRAY: Lipo-sarcome primitif intra-articulaire du genou. Bull. Soc. Chir. **46**, 534 (1920).

BAENSCH, W.: Seltene ostale und paraostale Tumoren. Strahlentherapie **100**, 512 (1956).

BEDRICK, J. J., and S. A. ZWADZKY: Malignant synovioma. Case report. Milit. Surg. **97**, 374 (1945).

BENNETT, G. A.: Malignant neoplasmes orignating in synovial tissues (Synoviomata). J. Bone Jt Surg. A **29**, 259—265 (1947).

BERGER, L.: Synovial sarcomes in serous bursae and tendon sheaths. Amer. J. Cancer **34**, 501—539 (1938).

BIRKNER, H.: Zbl. Chir. **75**, 710 (1950).

BLUMENTHAL, M.: Primäres diffuses Sarkom der Kniegelenkkapsel. Dtsch. med. Wschr. **1912 II**, 2305.

BODI, T., and H. W. MANDELL: Synovial sarcoma of the foot. A case report. J. Bone Jt Surg. A **35**, 469—475 (1953).

BOLOGNESI, G.: Les tumeurs primitives des aponeuroses. Rev. Chir. (Paris) **51**, 876 (1916).

BONNE, C., and M. COLLET: Synoviomata. Obstr. Amer. J. Cancer **28**, 455 (1936).

BONOMANN, M. B.: Synovioma of the foot. Report of a case. Surgery **69**, 145 (1951).

BRIGGS, C. D.: Malignant tumors of synovial origin. Ann. Surg. **115**, 423—426 (1942).

Brunner, R.: Zur Frage der ortsungewöhnlichen Adamantinome und Speicheldrüsenmischgeschwülste und ihrer Beziehungen zu den Synoviomen. Med. Diss. Zürich 1936.

Budd, J.: Sarcoma of soft tissues. Calif. Med. 67, 249 (1947).

Burkhardt, H.: Primäres Kniegelenksarkom. Dtsch. Z. Chir. 101, 467 (1909).

Busch, G.: Tumorentstehung nach Kriegsende (Adenosarcom des Rektums und malignes Synovialom). Strahlentherapie 94, 537—547 (1954).

Chenot et Tzank: Endothéliome synovial du pied. Bull. Soc. Paris 87, 293 (1912).

Coley, B. L., and J. L. Pierson: Synovioma. Surg. 1, 113—124 (1937).

Coley, W. B.: Malignant tumor of synovial membrane of knee-joint. Ann. Surg. 101, 805 (1935).

Conzett, D. C.: Malignant synovioma of the ankle. J. Amer. J. Surg. 85, 350—351 (1953).

Craig, R. M., D. G. Pugh and E. H. Soule: The roentgenologic manifestations of synovial sarcoma. Radiology 65, 837—846 (1955).

Diez, J.: Diss., Un nouveau type de tumeur musculaire; de rhabdomyome granuloallulaire. Bull. Ass. franç. Cancer 16, 863 (1927).

Dos Santos, R.: Arteriography in bone tumors. J. Bone Jt Surg. B 32, 17—29 (1950).

Ebbinghaus, K. D.: Ärztl. Wschr. 8, 1071 (1953).

Eisenberg, R. B., u. R. C. Hern: Amer. J. Surg. 131, 281 (1950).

Enderlen, E.: Über Geschwülste der Kniegelenkkapsel. Med. Klin. 1920, 721.

Faccini, U.: Un caso di peritelioma sarcomatoso della capsula articolare del ginocchio dest. Arch. ital. Chir. 7, 481 (1923).

Faulkner, P. M.: Primary synovial membrane tumors of joints. Surg. Gynec. Obstet. 53, 189 (1931).

Fedelli: Contributo alla conoscenza dei tumori delle articolazioni. Chir. Organi Mov. 10, 209 (1925—1926).

Fehr, A.: Bruns' Beitr. klin. Chir. 164, 89 (1937).

Fischer, B.: Über ein Embryom der Wade. Münch. med. Wschr. 52, 1569 (1919).

Fisher, H. R.: Amer. J. Path. 18, 529 (1929).

Forest-Hale, E. de: Synovioma. Amer. J. Roentgenol. 65, 769 (1951).

Frey, E.: Zur Klinik und Therapie des Synovialsarkoms (Synovialome). Strahlentherapie 114, 609—621 (1961).

Garré: Diffuses Sarkom der Kniegelenkkapsel. Bruns' Beitr. klin. Chir. 7, 232 (1890).

Geiler, G.: Die Synovialome, Morphologie und Pathogenese. Berlin - Göttingen - Heidelberg: Springer 1961.

Haagensen, C. P., and A. P. Stout: Synovial sarcoma. Ann. Surg. 120, 826—842 (1944).

Hage, W.: Beitrag zur Klinik und Pathologie der Synovialome der Gelenke. Zbl. Chir. 77, 376—378 (1951).

Haggart, C. E.: Synovioma of the knee joint. A case report. J. Bone Jt Surg. 24, 438—442 (1942).

Hannemüller: Über primäre Sarkome der Gelenkkapsel. Bruns' Beitr. klin. Chir. 63, 307 (1909).

Harbitz, F.: Tumores of tendon sheaths, joint capsules an multiple xanthoma. Arch. Path. 4, 507 (1927).

Harkness, G. G.: Malignant synoviom. With special reference to diversity of tissue differentiation. Aust. N.Z. J. Surg. 22, 60—65 (1952/53).

Harris, V. C. J.: Three cases of synovioma. Brit. med. J. 1948I, 447—448.

Hartz, Sh. W.: Cancerous synovial tumours. Arch. Path. 40, 88 (1945).

Heidenblut, A.: Malignes Synovialom. Fortschr. Röntgenstr. 93, 809—810 (1960).

Heilmann, P.: Über die Histogenese eines Synovioms. Zbl. allg. Path. path. Anat. 85, 91 (1949).

Heine, J.: Beitrag zur Morphologie der Synovialome. Zbl. allg. Path. path. Anat. 89, 393 (1952).

Hellner, H., u. H. Poppe: Röntgenologische Differentialdiagnose der Knochenerkrankungen. Stuttgart: Georg Thieme 1956.

Hodgson, F. C., and C. Bishop: Malignant synovioma of the knee joint. J. Bone Jt Surg. 17, 184 (1935).

Hoenig, V.: Contribution a l'étude des sarcomes des membranes synoviales. Acta radiol. bohemosl. 4, 1 (1949).

Hoggart, G. E.: Synovioma of the knee joint. A case report. J. Bone Jt Surg. 24, 438—442 (1942).

Hohenthal, T.: Ett fall av primärt knäledkapselsarkom. Finska Läk. Sällsk. Handl. 76, 458 (1934).

Howard-Marsh: Primäres Sarkom des Kniegelenkes. Lancet 1898 II.

Hutchinson, W., and D. H. Kling: Amer. J. Cancer 40, 78 (1940).

Iovino: Contributo alla conoscenza dei tumori primitivi delle articolazioni. Pathologica 26, 98 (1934).

Jönsson, G.: Malignant tumors of the skeletal muscles, fascial joint capsules, tendon sheaths and serous bursae. Acta radiol. (Stockh.), Suppl. 34 (1938).

— Points regarding synovial fibrosarcoma. Acta radiol. (Stockh.) 29, 356—367 (1948).

Julliard et Descoeudres: Sarcome primitif de la synoviale du genou. Arch. int. Chir. 1, 539 (1904).

Kadas, J., u. F. Horkay: Zbl. allg. Path. path. Anat. 100, 274 (1959).

Karlén, A.: Fall av synovialom i knäleden. Nord. Med. 16, 3705 (1952).

Kastelein, D. A., u. J. A. M. van Unnik: Ned. F. Geneesk. 102, 2263 (1958).

Kempf, F. K.: Langenbecks Arch. klin. Chir. Ref. Dtsch. Z. Chir. 268, 321 (1951).

Kessel, A. E. Z.: Synovioma of right ankle region. Proc. roy. Soc. Med. 41, 383—386 (1948).

King, E. J. J.: Tissues differention in malignant synovial tumors. J. Bone Jt Surg. B 34, 97—115 (1952).

KLAGES, F.: Synoviales Sarcoendotheliom des Kniegelenks. Langenbecks Arch. klin. Chir. **197**, 137—146 (1939).

KLING, D. H.: The synovial membrane and the synovial fluid with special reference to arthritis and injuries of the joint. Los Angeles: Medical Press 1938.

KNOLLE, H.: Zur Kenntnis der Synovialome. Zbl. allg. Path. path. Anat. **94**, 205 (1955/56).

KNOX, L. C.: Synovialsarcom. Amer. J. Cancer **28**, 461—480 (1936).

KNUTSON, F.: Two synovial fibro-sarcomas. Acta radiol. (Stockh.) **29**, 4—6 (1948).

KRÜGER: Zur Anatomie und Klinik der primären Sarkome im Bereich der Kniegelenkkapsel. Diss. Leipzig 1903.

LANGENBECK: Zit. nach JÖNSSON.

LAUCHE, A.: Zur Kenntnis von Pathologie und Klinik der Geschwülste mit synovial membranartigem Bau. Frankfurt. Z. Path. **59**, 2 (1947/48).

LAZARUS, J. A., and M. S. MARKS: Synovial sarcoma ovith report of two cases. Surgery **23**, 290—308 (1943).

LEJARS, I., et A. RUBENS-DUVAL: Les sarcomes primitifs des synoviales articulaires. Rev. Chir. (Paris) **41**, 751 (1910).

LEVINSON, L. J., J. HARRIS and M. SURGER: New cark Beth Israel Hospital, Cancer conference I., Sarcoma of soft parts. J. med. Soc. N.Y. **45**, 76—79 (1948).

LEWIS, D.: Tumores of the tendon sheaths. Surg. Gynec. Obstet. **59**, 344 (1934).

LEWIS, R. W.: Roentgen recognition of synovioma. Amer. J. Roentgenol. **44**, 170—174 (1940).

— Roentgen diagnosis of pigmented synovitis and synovial sarcoma of knee joint, preliminary report. Radiology **49**, 26—38 (1947).

LOCKWOOD: Primäres Sarkom der Synovialmembran des Knies. Chir. Soc. of London 1902.

MARSH: Medullary tumour remove from the tendon of the rectus femoris muscle. Trans. path. Soc. Lond. **19**, 394 (1898).

MARTENS, V. W.: Unsual synovial tumors. Amer. J. med. Ass. **157**, 888 (1955).

MAXEINER, ST. R., and B. H. McLAUGHLIN: Synovial sarcoma. Report of five cases. J. int. Coll. Surg. **17**, 65—77 (1952).

McLEOD, J. J., D. L. DAHLIN and J. C. IVIN: Fibrosarcom a of bone. Amer. J. Surg. **94**, 431 (1957).

MORETZ, W. H.: Malignant tumore arising from the synovial membrane, with report of four cases. Surg. Gynec. Obstet. **79**, 125—132 (1944).

MUIRHEAD, E. E., L. J. KREISSL and L. E. GARDON: Synovial sarcoma and relatively benign synoviomas. Tex. St. J. Med. **45**, 202—209 (1949).

MURRAY, M. R., A. P. STOUT and J. A. POGOJEFF: Synovial sarcoma and normal synovial tissue. Cultivated in vitro. Ann. Surg. **120**, 843—851 (1944).

PACK, G. T., and J. M. ARIEL: Synovial sarcoma (Malignant synoviomata). Surgery **28**, 1047 (1950).

PAPE, R., u. R. SEYSS: Zur Beurteilung des Mesenchyms bei malignen Prozessen unter Berücksichtigung arteriographischer Befunde. Fortschr. Röntgenstr. **75**, 138—144 (1951).

PRYM, P.: Synoviales Sarkoendotheliom des Kniegelenkes. Virchows Arch. path. Anat. **279**, 71 (1930).

RECH, H.: Zbl. Chir. **84**, 1092 (1959).

RUEDIGER-RYDYGIER, A. R. v.: Zur Diagnose und Therapie des primären Sarkoms der Kniegelenkkapsel. Dtsch. Z. Chir. **82**, 211 (1906).

SALTEE and HARDIE: A case of sarcomatous degeneration of the synovial membrane of the knee joint. Lancet **1894 I**, 1619.

SANTO, D. A. DE, R. TEMANT and P. D. ROSLIN: Synovial sarcom in joints, bursae and tendon sheaths, clinical and pathological study of sixteen cases. Surg. Gynec. Obstet. **72**, 951 (1941).

SCHAUTZ, R.: Zur Pathologie, Pathogenese und Klinik der Synovialome. Frankfurt. Z. Path. **61**, 181 (1949/50).

SHACKMANN, R.: Malignant synovioma of the left elbow. Proc. roy. Soc. Med. **40**, 273—275 (1947).

SHERMAN, R. S., and F. C. H. CHU: A roentgenographic study of synovioma. Amer. J. Roentgenol. **67**, 80 (1952).

SILVERSKIÖLD, N.: Nord. Med. **8**, 1910 (1940).

SMITH, L. W.: Synoviomata. Amer. J. Path. **3**, 355—364 (1927).

SPRING, H.: A case of synovial sarcoma with metastases. Bull. U.S. Army med. Dep. **9**, 135—140 (1949).

STANFORD, S., and E. A. HORNE: Malignant synoviomata. J. Bone Jt Surg. **25**, 883—891 (1943).

STUER, J.: Med. Diss. Würzburg 1893.

STURZENEGGER, J.: Diss. Zürich 1958. Zit. nach FREY

TALLARIGO, A. J.: Tumori synoviali maligni. Boll. Oncol. **29**, 475 (1955).

TAVERNIER, M.: A propos des conjonctivers. Lyon chir. **27**, 522 (1926).

THOMASHOFF: Beitrag zur Kasuistik der sarcomatösen Geschwülste des Kniegelenkes. Diss. Würzburg 1896.

TILLOTSON, J. F., J. R. McDONALD and J. M. JANES: Synovial sarcomata. J. Bone Jt Surg. A **33**, 458—473 (1951).

TURNER: Primary sarcoma of the synovial membrane of the ankle-joint. Lancet **1902 I**, 668.

VILLARD: Contribution a l'étude des sarcomes primitifs de la synoviale du genou. Thèse, Paris 1929.

VINOGRADOFF: Un cas de sarcome de l'articulation du genous. Thèse, Paris 1929.

VOGLER, E., u. W. DEU: Der Wert der Angiographie in der Tumordiagnostik der Extremitäten. Fortschr. Röntgenstr. **83**, 158—169 (1955).

WAGNER, L. C.: Intraarticular endothelial tumors arising from synovial membrane. Ann. Surg. **92**, 421 (1930).

WAGNER, L. C.: Malignant tumor of a synovial membrane of knee joint. Ann. Surg. 101, 809—810 (1935).

WARREN, SH.: Synovial sarcoma of th soft tissue of the leg. J. Mo. med. Ass. 45, 351—354 (1948).

WEGELIN, C.: Über falsche und echte Tumoren der Kniegelenkkapsel. Schweiz. med. Wschr. 1928 II, 722.

WEIR, R. F.: Fibro-Myxosarcome of the tendons of the wrist. N.Y. med. J. 41, 309 (1885).

WILLIAMS, R. D., and H. W. MAHAFFEY: Synovioma a case report with pulmonary metastases that following irridation. Ohio St. med. J. 45, 988—990 (1949).

WILLIS, R. A.: Pathology of tumours. London 1948.

WRIGHT, C. J. E.: Malignant synovioma. J. Path. Bact. 64, 585—603 (1951).

— Benign giant-cellsynovioma. An investigation of 85 cases. Brit. J. Surg. 38, 257—271 (1951).

ZWAHLEN, P.: Sur les synoviomes des gaines tendineuses et des bourses séreuses. Bull. Ass. franç. Cancer 24, 682 (1935).

Sarkome, sekundäre Tumoren

BECK: Zur Frage der Knochensarkome. Langenbecks Arch. klin. Chir. 133, 191—195 (1924).

BURKHARDT: Ein primäres Sarkom der Kniegelenkskapsel. Dtsch. Z. Chir. 101, 467—473 (1909).

EICHHOFF: Primäres Sarkom der Schultergelenkskapsel. Südostdtsch. Chir.-Ver., Beuthen 9. 12. 1922.

GARRÉ: Diffuses Sarkom der Kniegelenkskapsel. Bruns' Beitr. klin. Chir. 8, 232 (1891).

GLAUNER, R., u. W. MARQUARD: Röntgendiagnostik des Hüftgelenkes. Stuttgart: Georg Thieme 1956.

HERZOG, G.: In: Handbuch der speziellen Pathologie, herausgeg. v. HENKE-LUBARSCH, Die primären Knochengeschwülste, Bd. IX/5. Berlin-Göttingen-Heidelberg: Springer 1949.

JARUSLAWSKY, W.: Kniegelenkstuberkulose und Sarkom. Zbl. Chir. 56, 915—917 (1919).

JULLIARD et DESCOUDRES: Sarcoma primitif de la synoviale du genou. Arch. int. Chir. 10, 519 (1904).

KAUFMANN, E.: Handbuch der pathologischen Anatomie, 2. Aufl., S. 1309. 1933.

KRÜGER: Zur Anatomie und Klinik der primären Sarkome im Bereich der Kniegelenkskapsel. Inaug.-Diss. Leipzig 1903.

KÜTTNER, H.: Zur Frage der Geschwulstentstehung nach Röntgenbestrahlung von Gelenk- und Knochentuberkulose. Langenbecks Arch. klin. Chir. 164, 5—38 (1931).

LANGEMARK: Zur Kenntnis der Chondrome und anderer seltener Geschwülste der Gelenke. Langenbecks Arch. klin. Chir. 72, 55—63 (1903).

MOSER, E.: Primäres Sarcom der Fußgelenkskapsel, Exstirpation, Dauerheilung. Dtsch. Z. Chir. 98, 306—310 (1903).

REIMANN, A., u. R. KIENBÖCK: Über Gelenkosteochondromatose mit Sarkombildung. Röntgenpraxis 3, 942 (1931).

SALTER and HARDIE: A case of sarcomatous degeneration of the synovial membrane. Lancet 1894 I, 1619.

SAVIRAUD: Tumeur maligne du genou. Dégénérescence myélomateuse de la synoviale. Bull. Soc. Chir. (Paris) 15, 890 (1905).

SCHILLER: Sitzg Gynäk. Ges., Breslau 22. 1. 1907. Ref. Mschr. Geburtsh. Gynäk. 25, 953 (1907).

SCHÖN, J.: Primäres Sarkom der Kniegelenkskapsel. Zbl. Chir. 38, 230 (1911).

SONNENSCHEIN, A.: A rare form of malignant joint tumor. J. Bone Jt Surg. A 33, 719—722 (1951).

STOUT, A., and E. W. VERNER: Chondrosarcoma of the extraskeletal soft tissues. Cancer Philad. 6, 581—590 (1953).

TURNER, G.: Primary sarcoma of the synovial membrane of the ankle-joint. Clin. Soc. London (1902).

—, and A. AMANDALE: Primary sarcoma of the synovial membrane. Lancet 1894 I, 54.

VIEHWEGER, G.: Zur Frage der malignen Entartung der generalisierten Chondromatose. Ärztl. Wschr. 1951, 737—740.

VILLARD: Contribution à l'étude des sarcomes primitifs de la synovial du genou. Thèse, Paris 1929.

C. Wuchs- und Reifestörungen

Von

H. Gött

Mit 42 Abbildungen

I. Überblick

Wachstum und Differenzierung bilden eine funktionelle Einheit, die wir Entwicklung nennen. Dieser bei allen Organismen erkennbare Synergismus von quantitativen und qualitativen Gestaltungskräften setzt die indirekte Zellteilung voraus: „Die Differenzierung eines Organs verlangt Mitosen. Mitosen sind der Ausdruck für Wachstum" (TÖNDURY). In der Unteilbarkeit dieses entwicklungsmechanischen Zusammenspieles mag auch begründet sein, daß die pathologischen Entwicklungsverläufe nicht befriedigend aufgeteilt werden können in reine Wuchs- (Wachstum) und reine Reife-(Differenzierung-)Störungen. Allerdings drängen sich demjenigen, der den Körperbau und seine Abweichungen zum Ausgangspunkt seiner diagnostischen Überlegungen macht, die beiden prägenden Faktoren als Orientierungsmöglichkeit auf: Die quantitative Gestaltungstendenz erscheint vorwiegend gestört bei den primordialen Formen des Groß- und Minderwuchses sowie bei den Alter-Wuchs-Desynchronisierungen, die qualitative hingegen viel mehr bei den Systembildungsfehlern und bei den sog. multiplen Abartungen. Somit dürften die Einteilungsversuche in proportionierte und disproportionierte, harmonische und disharmonische Fehlbildungen auch heute noch von klinischem Interesse sein, wenngleich eingehende Untersuchungen von RÖSSLE und vielen anderen gezeigt haben, daß manche diagnostisch bedeutsame Proportionsverschiebungen auch dem geschulten Auge entgehen.

Dank der Forschungen auf klinischem, anthropologischem, erbbiologischem und biochemischem Gebiet konnten auch im Bereich der normalen und pathologischen Entwicklung der Stützgewebe Erkenntnisse gewonnen werden, deren Auswirkung auf Diagnostik und Therapie noch nicht abzusehen sind; deshalb muß auch der folgende Einteilungsversuch ein provisorisches Gerüst bleiben:

I. *Großwuchs*
   A. Universeller Großwuchs
      1. Primordialer Großwuchs
      2. Temporärer Großwuchs (Alter-Wuchs-Desynchronisation)
      3. Symptomatischer Großwuchs
   B. Partieller Großwuchs
      1. Akromegalie
      2. Hemihypertrophie
      3. Umschriebene Vergrößerungen
II. *Minderwuchs*
   A. Universeller Minderwuchs
      1. Primordialer Minderwuchs
      2. Temporärer Minderwuchs (Alter-Wuchs-Desynchronisation)
      3. Symptomatischer Minderwuchs
   B. Partieller Minderwuchs
      1. Akromikrie
      2. Hemiatrophie

Das Längenwachstum des Menschen entspricht seinem Skeletwachstum. Die Geschwindigkeit, mit der sich dieses vollzieht, bestimmt die jeweilige *Alter-Wuchs-Relation*: der Schluß der Epiphysenfugen beendet das Längenwachstum und bestimmt somit seine Dauer. Die endgültige individuelle Größe und Gestalt des Erwachsenen resultiert aus dem Zusammenspiel von Wachstums-*Tempo* und -*Dauer*. Wuchs- und Reifestörungen treten auf, wenn eine oder mehrere der folgenden bekannten Faktorengruppen des normalen Wachstums pathologisch verändert sind:

1. Genügende Zufuhr eines qualitativ vollwertigen *Aufbaumateriales*.
2. Geregelter Ablauf aller physikalischen und chemischen *Stoffwechselvorgänge*.
3. Altersentsprechende *cerebrale* und *hormonale Regulationen*.
4. Altersentsprechende *Wachstumspotenz* und *Ansprechbarkeit* der *Stützgewebe*.
5. Integration durch *genetische Faktoren*.

Abb. 1 schematisiert die Wirkungsrichtung und gegenseitige Beeinflussung der verschiedenen Faktorengruppen unter dem Einfluß übergeordneter genetischer Faktoren.

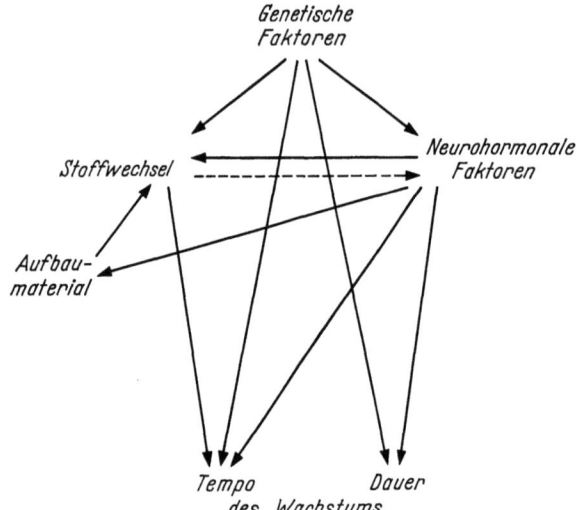

Abb. 1. Schema der Faktorengruppen, die das Wachstum der Stützgewebe steuern

So vermag die Gruppe „*Aufbaumaterial*" nach unseren gegenwärtigen Auffassungen lediglich die Wachstumsgeschwindigkeit, nicht aber die Dauer des Wachstums zu beeinflussen; sie unterliegt vornehmlich exogenen, aber auch psychogenen Einwirkungen. Auch die unter „*Stoffwechsel*" zusammengefaßte Gruppe wirkt direkt nur auf die Geschwindigkeit, vielleicht aber indirekt über neurohormonale Faktoren auch auf die Dauer des Wachstums ein. Die steuernde Wirkung der „*neurohormonalen Faktoren*" vollzieht sich sowohl unmittelbar am Erfolgsorgan (Stützgewebe) bezüglich Dauer und Tempo seines Wachstums als auch mittelbar über die Gruppen „Stoffwechsel" und „Aufbaumaterial". Schließlich bestimmen „*Genetische Faktoren*" Tempo und Dauer der Wachstumsvorgänge im Stützgewebe selbst unmittelbar oder auf dem Umweg über die Gruppen „Stoffwechsel" und „neurohormonale Regulationen". Die Körpergröße des wachsenden und des erwachsenen gesunden Menschen wird nach den Zwillingsforschungen v. Verschuers in erster Linie von erblichen Faktoren bestimmt, die sich als außerordentlich umweltstabil erweisen; das Körpergewicht ist vergleichsweise modifizierbarer und umweltlabiler.

Das extrauterine Längenwachstum verläuft nicht gleichmäßig, sondern in drei Phasen unterschiedlicher Intensität, die offenbar verschiedenen Steuerungssystemen unterliegen: Im Säuglings- und Kleinkindalter ist das außerordentlich intensive Längenwachstum, gekoppelt mit entsprechender Volumzunahme des Gehirnes, ohne erkennbare anatomische oder funktionelle Beteiligung endokriner Organe. Im Spiel- und Schulalter (3.—10. Lebensjahr) erfolgt das relativ langsame und gleichmäßige Wachstum vornehmlich unter dem Einfluß von Schilddrüse und Hypophyse. Der puberale Wachstumsschub ist gekoppelt mit der anatomischen und funktionellen Reifung von Nebennieren und Gonaden, er vollzieht sich unter dem Einfluß von Testosteron, Wachstumshormon der Hypophyse (STH) und Schilddrüsenhormon.

Bemerkenswert ist die enge Beziehung zwischen Skeletreifung und Pubertät: Erfahrungsgemäß muß die durchschnittlich einem 12—14jährigen Jungen entsprechende Knochenentwicklungsstufe erreicht sein, damit die Pubertät überhaupt in Gang kommen kann (Schwenk). Auch die exogen herbeigeführte Skeletreifung kann so zum „Schrittmacher für das Einsetzen der Gonadotropinsekretion und der Pubertät" werden (Bierich sowie Tonutti u. Weller).

Man sollte bei den diagnostischen und therapeutischen Erwägungen bezüglich der Wuchs- und Reifestörungen nie außer acht lassen, daß gerade bei diesen die *Genwirkungen die eigentlichen Determinanten* sind, die sich allerdings der verschiedensten Einflußwege bedienen. — Bennholdt-Thomsen und Freund präzisieren diesen wichtigen Gesichtspunkt folgendermaßen: „Lange Zeit wurde durch die Entdeckung der eindrucksvollen Hormonwirkungen, vor allem auch durch das Studium ihrer pathologischen Ausfalls- bzw. Überproduktionserscheinungen die Annahme begünstigt, daß den Hormonen die wesentliche und primäre Bedeutung bei der Einleitung und Bestimmung der Entwicklungs- und Reifungsvorgänge zukomme; heute wissen wir, daß *erbgebundene, konstitutionelle Faktoren die entscheidende Rolle* dabei spielen. Den *Hormondrüsen* kommt während der normalen gesunden Entwicklung die *Funktion einer Art von* „Realisatoren" der primären Genwirkung zu (H. Marx u. a.).

Während die Genwirkung aber meist mehr oder weniger versteckt bleibt, treten Hormonwirkungen von Zeit zu Zeit (Pubertät!) und von Fall zu Fall ganz in den Vordergrund. Doch selbst bei den äußerlich ganz hormongeprägten Zustandsbildern primärer Endokrinopathien, endokrin wirksamer Tumoren, von Pubertas praecox usw. beweisen familiäres und erbliches Vorkommen die häufig zugrunde liegende genetische Störung".

II. Definition des Groß- und Minderwuchses

Ausgangspunkt jeder Aussage über ein physiologisches Maß ist die Bestimmung des zugehörigen *Mittelwertes* (M) und seiner *Streuung*, die sich aus der bekannten Gaußschen Binomialkurve ergeben. Falls es sich um eine Normalverteilung handelt, umfassen der einfache statistische Streubereich (Standardabweichung = M $\pm$ 1 σ) 68,3%, der doppelte Streubereich (M $\pm$ 2 σ) 95,5% und M $\pm$ 3 σ 99,7% der gesamten Einzelwerte. — Auch die Körpergröße des Menschen zeigt im Kollektiv dieses Phänomen

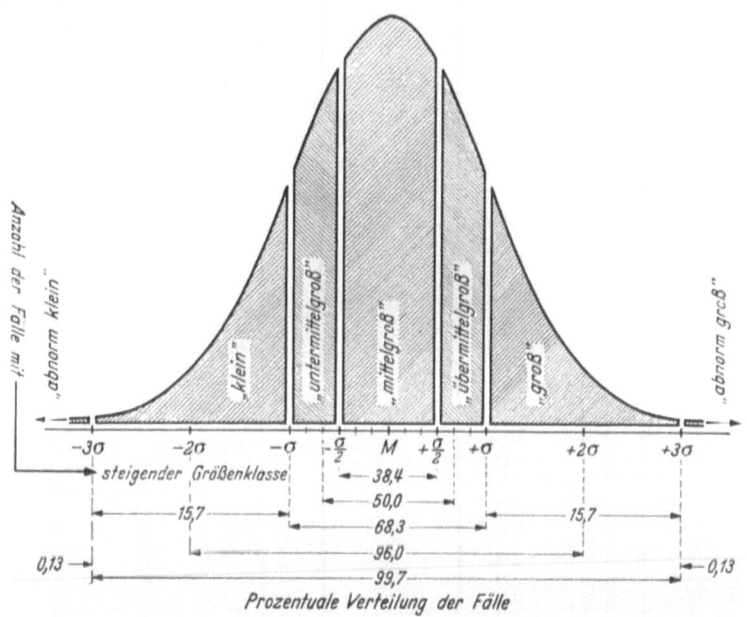

Abb. 2. Gausssche Verteilung in Form der Glockenkurve (Fehlerkurve) mit Eintragung der üblichen Benennungsweisen für die verschiedenen Streuungsbereiche. Unten sind die zwischen diesen verschiedenen „σ-Bereichen" liegenden Prozentanteile aller Fälle angegeben. (Nach DE RUDDER)

der „fluktuierenden Variabilität" im rein deskriptiven Sinne GOLDSCHMIDTs. So entsprechen beispielsweise die von HARBECK an 94603 zwanzigjährigen Wehrpflichtigen des Geburtsjahrganges 1937 erhobenen Körperlängenwerte weitgehend der Gaußschen Verteilungskurve: Der Mittelwert („Durchschnittsgröße") beträgt 173,2 cm; die mittlere Abweichung ($\pm$ 1 σ) von $\pm$ 6,5 cm umfaßt annähernd 75% aller Einzelwerte, der einfache Streubereich liegt somit zwischen 166 und 180 cm. Die doppelte Standardabweichung mit $\pm$ 13 cm umfaßt 95% vom Gesamt; der entsprechende Streubereich liegt zwischen 159 und 186 cm. Der 3-σ-Bereich erfaßt 99,3% und hat seine Grenze bei 153,7 bzw. 192,7 cm Körperlänge.

Die Nomenklatur und Einteilung der Wuchsstörungen nach Größenklassen sollte nicht von absoluten, letztlich doch willkürlich festgelegten Grenzwerten ausgehen, sondern die Variabilität der Körpergröße innerhalb der jeweiligen Population berücksichtigen: „Der Wert σ gilt dann ganz allgemein als Maßstab für die sinnvolle *Unterteilung und Benennung der gemessenen Klassen*" (DE RUDDER). Auf diese Weise können die Gruppen „*mittelgroß*", „*unter*"- und „*übermittelgroß*", „*klein*" und „*groß*" als Wuchsvarianten innerhalb der verschiedenen Streuungsbereiche charakterisiert werden. Bei Unter- bzw. Überschreitung der 3-σ-Grenze tritt das Merkmal schließlich in den Bereich des „*Abnormen*" und wird als „*zwerghaft*" oder „*riesenhaft*" definiert (Abb. 2). — Diese Klassifizierung nach der Standardabweichung gilt sinngemäß für alle Altersstufen.

Grundlage für die Beurteilung der Entwicklungsstörungen im Kindes- und Jugendalter ist die Bestimmung der *Alter-Größe-Gewichts-Relation*. Weitere wichtige Indikatoren

Knaben

Datum	Jahre	cm	±2σ	kg	±2σ
	19	175	±12	66,5	+14,1
	18	175	±13	65,0	+14,5
	17	174 173 172	±13	63,0 61,0 59,0	+14,8
	16	171 170 169 168	±15	57,8 56,7 55,6 54,5	+15,7
	15	167 166 165 164 163 162 161	±18	53,5 52,5 51,6 50,7 49,8 48,9 48,0	+16,9
	14	160 159 158 157 156 155 154	±18	47,1 46,2 45,3 44,4 43,6 42,8 42,0	+15,0
	13	153 152 151 150 149	±15	41,2 40,4 39,6 38,8 38,0	+11,8
	12	148 147 146 145 144	±14	37,4 36,8 36,2 35,6 35,0	±0,8
	11	143 142 141 140	±13	34,3 33,6 32,9 32,3	±0,1
	10	139 138 137 136	±12	31,7 31,1 30,5 30,0	±8,3
	9	135 134 133 132 131	±11	29,4 28,8 28,3 27,8 27,3	±7,4
	8	130 129 128 127 126	±10	26,8 26,3 25,8 25,4 25,0	±6,6
	7	125 124 123 122 121	±9	24,5 24,0 23,5 23,1 22,7	±6,1
	6	120 119 118 117 116	±8	22,2 21,8 21,4 21,0 20,6	±5,2
	5	115 114 113 112 111 110	±8	20,2 19,8 19,4 19,0 18,7 18,4	±4,0
	4	109 108 107 106 105 104	±8	18,1 17,8 17,5 17,2 16,9 16,6	±3,5
	3	103 102 101 100 99 98 97 96	±8	16,3 16,0 15,7 15,4 15,1 14,9 14,7 14,5	±3,0
	2½	95 94 93 92	±7	14,3 14,1 13,9 13,7	±2,9
	2	91 90 89 88 87	±7	13,5 13,3 13,1 12,9 12,7	±2,7
	1½	86 85 84 83 82 81	±7	12,5 12,3 12,1 11,9 11,7 11,5	±2,5
	1	80 79 78 77 76 75	±6	11,3 11,1 10,9 10,7 10,5 10,2	±2,3
	11 10 9 8 7 6	74 73 72 71 70 68	±5	9,9 9,6 9,2 8,8 8,3 7,8	±1,8
	5 4 3 2 1 0	66 64 61 58 54 51	±4	7,3 6,6 5,8 5,0 4,1 3,4	±1,6 ±1,6 ±1,3 ±1,3 ±0,9 ±0,9
Datum	Jahre	cm	±2σ	kg	±2σ

Mädchen

Datum	Jahre	cm	±2σ	kg	±2σ
	19	165	±11	57,0	+12,4
	18	165	±11	56,0	+12,4
	17	164	±11	54,5	+12,4
	16	163	±11	52,5	+12,8
	15	162 161 160	±12	51,5 50,5 49,5	+13,2
	14	159 158 157 156	±14	48,4 47,3 46,2 45,0	+13,8
	13	155 154 153 152 151	±15	44,0 43,0 42,0 41,0 40,0	+13,7
	12	150 149 148 147 146 145	±15	39,2 38,4 37,6 36,9 36,2 35,5	+10,6
	11	144 143 142 141 140	±14	34,7 33,9 33,1 32,3 31,5	+10,3
	10	139 138 137 136 135	±11	31,0 30,5 30,0 29,5 29,0	±8,8
	9	134 133 132 131 130	±11	28,6 28,2 27,8 27,4 27,0	±7,9
	8	129 128 127 126 125	±11	26,5 26,0 25,5 25,0 24,5	±7,0
	7	124 123 122 121 120	±10	24,1 23,7 23,3 22,9 22,5	±6,1
	6	119 118 117 116 115	±9	22,0 21,5 21,0 20,5 20,0	±5,2
	5	114 113 112 111 110 109	±9	19,6 19,2 18,8 18,4 18,0 17,6	±4,0
	4	108 107 106 105 104 103	±8	17,3 17,0 16,7 16,4 16,1 15,8	±3,5
	3	102 101 100 99 98 97 96 95	±7	15,5 15,3 15,1 14,9 14,7 14,5 14,3 14,1	±2,9
	2½	94 93 92 91	±7	13,9 13,7 13,5 13,3	±2,9
	2	90 89 88 87 86	±7	13,1 12,9 12,7 12,5 12,3	±2,7
	1½	85 84 83 82 81 80	±7	12,1 11,9 11,7 11,5 11,3 11,1	±2,5
	1	79 78 77 76 75 74	±6	10,9 10,7 10,5 10,3 10,1 9,8	±2,3
	11 10 9 8 7 6	73 72 71 70 68 66	±5	9,5 9,2 8,8 8,4 8,0 7,5	±1,8
	5 4 3 2 1 0	64 62 59 56 53 50	±4	7,0 6,4 5,6 4,8 4,1 3,3	±1,5 ±1,5 ±1,2 ±1,2 ±0,9 ±0,8
Datum	Jahre	cm	±2σ	kg	±2σ

Knaben   **Mädchen**

Abb. 3. Somatogramme für Jungen und Mädchen, beruhend auf den Meßwerten von VOGT (1959). Lebensalter, Körperlänge und Gewicht werden durch eine Linie verbunden, die beim *statistischen Idealkind* horizontal verläuft

des harmonischen oder disharmonischen Entwicklungsverlaufes sind die anthropologischen Daten für *Knochen-* und *Zahnalter, Skeletproportionen* und *sekundäre Geschlechtsmerkmale* (STRATZ; WILKINS; SCHONFELD; GREULICH u. Mitarb.; BAYLEY; SCHMID u. MOLL; OSTER). Alle diese einer Entwicklungsanalyse dienenden Werte unterliegen ausnahmslos der biologischen Variationsbreite, und man kann den Streubereich je nach Konvention entweder in Sigma-Werten (s. oben) oder in Prozentilen (z. B. BURGESS; STUART u. STEVENSON) angeben.

Die Alter-Größe-Gewichts-Relation wird in dem sog. *Somatogramm* (DRESCHER 1921; SCHLEISSNER 1926) übersichtlich dargestellt, wobei das Alter und die entsprechenden Mittelwerte für Länge und Gewicht in drei fortlaufenden Reihen nebeneinandergestellt sind. Die den Mittelwerten zugrunde liegenden Meßwerte können immer nur innerhalb einer umschriebenen Bevölkerungsgruppe volle Gültigkeit beanspruchen. Man wird jedoch im Interesse einer normierten Aussagemöglichkeit die kleinen Abweichungen — etwa zwischen Nord- und Süddeutschland — vernachlässigen dürfen, zumal die rassische und soziale Durchmischung der Bevölkerung immer weiter fortschreitet. Eine schwerwiegende Fehlerquelle erwächst hingegen aus der Progression, der das Längenwachstum seit den letzten drei Generationen unterliegt; da die Acceleration der Längen- und Sexualentwicklung Schwankungen aufweist und noch nicht abgeschlossen zu sein scheint, ist eine Korrektur der Somatogramme von Dekade zu Dekade wünschenswert. In dem von VOGT (1959) revidierten Münchner Somatogramm (Abb. 3) sind die wesentlichen Voraussetzungen enthalten. Es basiert auf Messungen von insgesamt 105 000 süddeutschen Kindern aller Altersstufen der Nachkriegszeit und gibt besonders durch die Daten der zweifachen Standardabweichung ($\pm 2\,\sigma$) eine schnelle Orientierung über den Normbereich. Schließlich erlaubt die einfache Berechnung der 3-σ-Grenze die jeweiligen Maße zu ermitteln, jenseits derer auch im Kindesalter von Riesen- oder Zwergwuchs gesprochen werden kann.

III. Großwuchs
1. Primordialer Groß- und Riesenwuchs

Die Definition geschieht in Anlehnung an den weit häufiger beschriebenen primordialen Minderwuchs: Voraussetzung ist das Fehlen irgendwelcher pathologischer Erscheinungen, einziges Symptom ist dementsprechend die weitgehend proportionierte und harmonische Vergrößerung der Stützgewebe und inneren Organe. Schon das intrauterine Wachstum verläuft beschleunigt, die Kinder werden übermäßig hinsichtlich Länge und Gewicht geboren. Die gesamte psychomotorische Entwicklung verläuft in altersentsprechenden

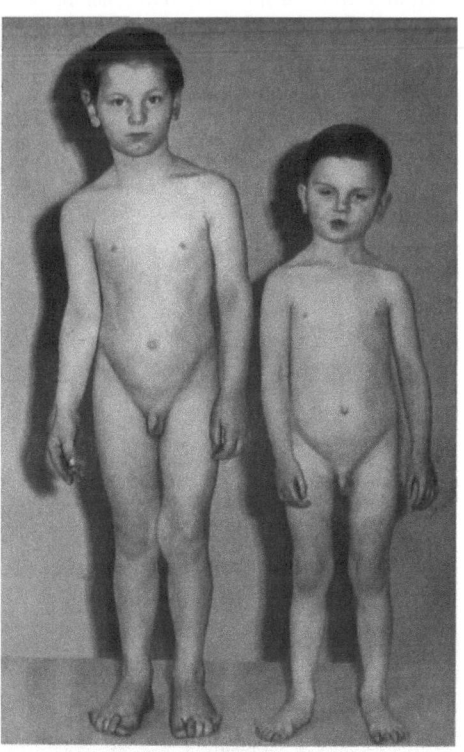
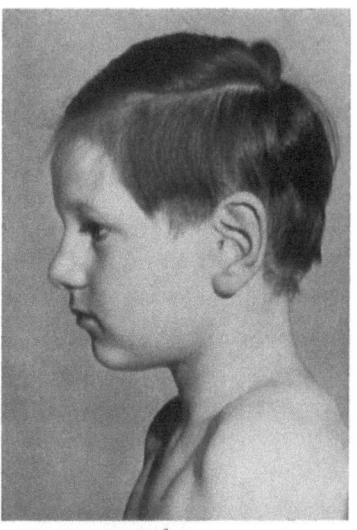

a b

Abb. 4. a 4,8jähriger Junge mit primordialem Riesenwuchs; Körperlänge 122 cm. Daneben gleichaltriges Kind (Körperlänge 108 cm). b Derselbe Junge; Kopfumfang 52 cm

Datum	Jahre		cm	±2σ	kg	±2σ
	10		137		30,5	
			136		30,0	
			135		29,4	
			134		28,8	
	9		133	±11	28,3	±7,4
			132		27,8	
			131		27,3	
			130		26,8	
			129		26,3	
	8		128	±10	25,8	±6,6
			127		25,4	
			126		25,0	
			125		24,5	
			124		24,0	
	7		123	±9	23,5	±6,1
			122		23,1	
			121		22,7	
			120		22,2	
			119		21,8	
	6		118	±8	21,4	±5,2
			117		21,0	
			116		20,6	
			115		20,2	
			114		19,8	
	5		113	±8	19,4	±4,0
			112		19,0	
			111		18,7	
			110		18,4	
			109		18,1	
			108		17,8	
	4		107	±8	17,5	±3,5
			106		17,2	
			105		16,9	
			104		16,6	
			103		16,3	
			102		16,0	
			101		15,7	
	3		100	±8	15,4	±3,0
			99		15,1	
			98		14,9	
			97		14,7	
			96		14,5	
			95		14,3	
			94		14,1	
	2½		93	±7	13,9	±2,9
			92		13,7	
			91		13,5	
			90		13,3	
			89	±7	13,1	±2,7
	2		88		12,9	
			87		12,7	
			86		12,5	

Bahnen, die termingerecht einsetzende Pubertät führt zur Maturität. Knochenreifung und epiphysäre Synostosierung entsprechen meist dem Altersdurchschnitt, können aber auch um 1—2 Jahre vorauseilen. Nicht selten sind akromegaloide Wuchstendenzen erkennbar, wie sie KRETSCHMER als Akzentuierung des athletischen Typus kennzeichnet. Während Großwüchsigkeit als allgemeines Rassen- und Familienmerkmal geläufig ist, sind die genetischen Verhältnisse bei primordialem Riesenwuchs noch nicht befriedigend zu überblicken. Es liegt nahe, eine durch ,,Paarungssiebung" bewirkte natürliche Selektion innerhalb mehrerer Generationen anzunehmen, wie dies DE RUDDER beim primordialen Zwergwuchs nachweisen konnte. Eine eigene Beobachtung von familiärem Groß- und Riesenwuchs mag diese Auffassung erläutern:

Abb. 4a und b. 4,8 jähriger Junge, zum Ausschluß endokriner Störung eingewiesen (Univ.-Kinderklinik Bonn, Kr.-Blatt 1825/55). Geburtsgewicht 4000 g. Frühkindliche Entwicklung regelrecht; psychomotorisches Verhalten altersentsprechend. Die einschlägigen klinischen Untersuchungen ergeben Werte im Normbereich (Sella, Augenhintergrund, EEG, Traubenzuckerdoppelbelastung, Konzentrations- und Verdünnungsversuch, Wa.R., Toxoplasmose, Listeriose).

Abb. 5. Somatogramm (Alter-Länge-Gewichts-Relation) desselben Jungen. In verschiedener Schattierung: Bereiche der einfachen, doppelten und dreifachen Standardabweichung bezogen auf das Alters-Längensoll

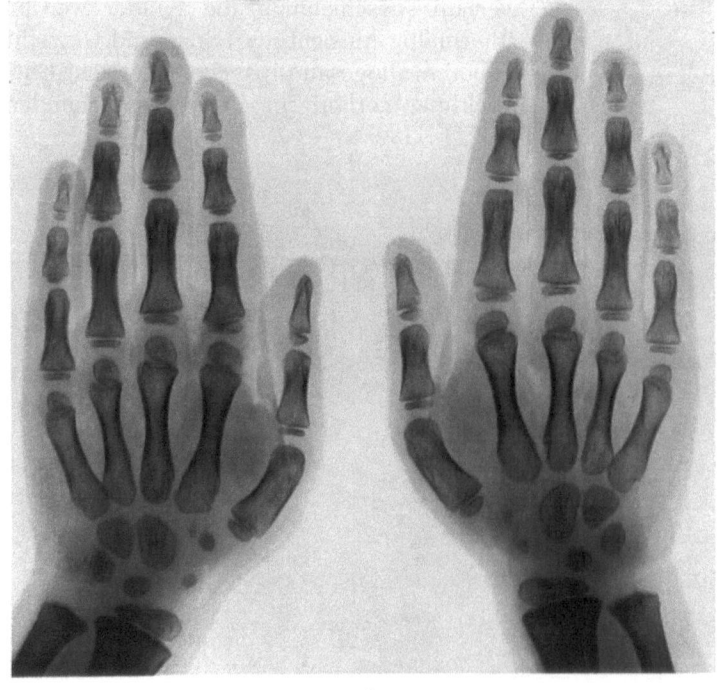 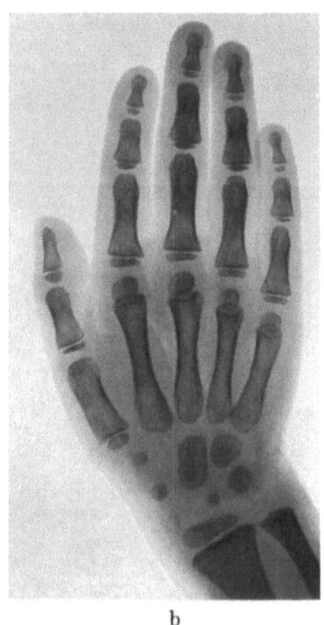

a   b

Abb. 6. a Röntgenaufnahme beider Hände desselben Jungen; Ossifikation altersentsprechend, etwas seitendifferent. b Hand eines Gleichaltrigen von 108 cm Körpergröße

Die Körperlänge von 122 cm entspricht dem Durchschnittswert eines 7—8jährigen und liegt außerhalb des 3-σ-Bereiches; das Gewicht von 27,3 kg entspricht dem eines 9jährigen (Somatogramm, Abb. 5). Breit angelegtes Skeletsystem, gut modellierte und proportionierte Muskulatur, kräftiger Schultergürtel und große, aber nicht plump wirkende Hände und Füße. Schädel- und Gesichtsbildung unauffällig, der Kopfumfang entspricht mit 52 cm etwa einem 8jährigen. Das Röntgenogramm beider Hände demonstriert

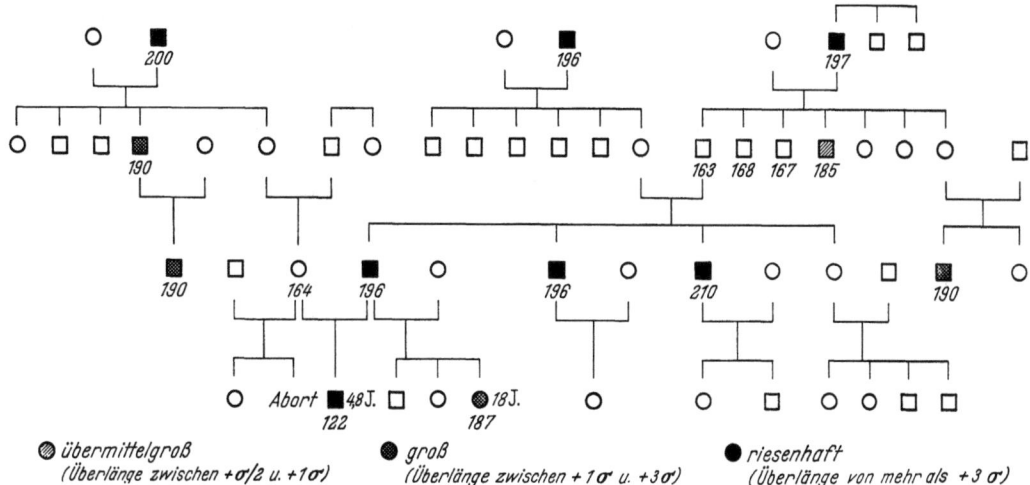

Abb. 7. Sippentafel desselben Jungen. Groß- und Riesenwuchs in vier Generationen. Die Zahlen geben die Körperlänge an

die einheitliche Vergrößerung des Skelets bei altersentsprechendem, leicht seitendifferentem Ossifikationsstand (Abb. 6). Die Sippentafel dieses Kindes zeigt die in vier Generationen nachweisbare, ganz vorwiegend auf die männlichen Familienmitglieder beschränkte Groß- und Riesenwüchsigkeit (Abb. 7).

2. Temporärer Großwuchs

Unter diesem Begriff können alle die Abweichungen der Körpergröße zusammengefaßt werden, bei denen zwar das Wachstumstempo mehr oder weniger lange beschleunigt ist, die endgültige Körpergröße aber nicht abnorm ist. Diese *Alter-Wuchs-Desynchronisation* spielt sich in einer oder mehreren der oben genannten drei Wachstumsphasen ab. So kennen wir dank der Längsschnittuntersuchungen individuelle Entwicklungsverläufe, die durch einen auf das Säuglings- und Kleinkindalter beschränkten Großwuchs gekennzeichnet und nach unserem derzeitigen Wissen nicht hormonell bedingt sind. Andererseits entsteht bei exogener Testosteronsubstitution ebenso wie bei der Pubertas praecox oder beim adrenogenitalen Syndrom in den ersten 12 Lebensjahren ein Großwuchs unter dem Einfluß der anabolisch wirkenden männlichen Geschlechtshormone. Diese forcieren aber nicht nur wie das Wachstumshormon der Hypophyse (STH) ausschließlich das Wachstums*tempo*, sondern außerdem die Knochenreifung und damit den Wachstums*abschluß*. Aus der Konkurrenz erhöhter Intensität und verminderter Dauer des Wachstums resultiert ein temporärer Großwuchs und im Endergebnis ein Kleinwuchs. Die gegenläufige Erscheinung — verzögertes Wachstumstempo bei fehlendem Pubertätswachstumsschub und Epiphysenschluß — findet sich beim Eunuchoidismus. Diese hier nur angedeuteten Beispiele werden als eindeutige Endokrinopathien an anderer Stelle dargestellt. Die Wuchsvarianten wie *Acceleration* und *Adiposogigantismus* werden wegen ihrer differentialdiagnostischen Bedeutung ausführlicher zu besprechen sein; beiden an sich nicht pathologischen Entwicklungsformen gemeinsam sind die ätiologische Vielschichtigkeit und die reversible Disharmonie der somatischen und funktionellen Reifung.

Bei der *Acceleration* („Entwicklungsbeschleunigung", „Entwicklungswandlung") handelt es sich um ein den Gesamtorganismus erfassendes, keineswegs auf den somatischen

Bereich beschränktes Phänomen. Neben dem beschleunigten Ablauf der Gesamtentwicklung hinsichtlich Knochenreifung, Längenwachstum, Dentition und Pubertät besteht Zunahme der endgültigen Körpergröße und Tendenz zur Schlankwüchsigkeit. Vorverlegung der Erstmanifestation z.B. bei Rheumatischem Fieber und der Chorea minor (LEIBER) und Zunahme vegetativer Regulationsstörungen in mannigfaltiger Symptomatik (z.B. Nabelkoliken, Kopf- und Herzschmerzen, orthostatische Ohnmachten, aber

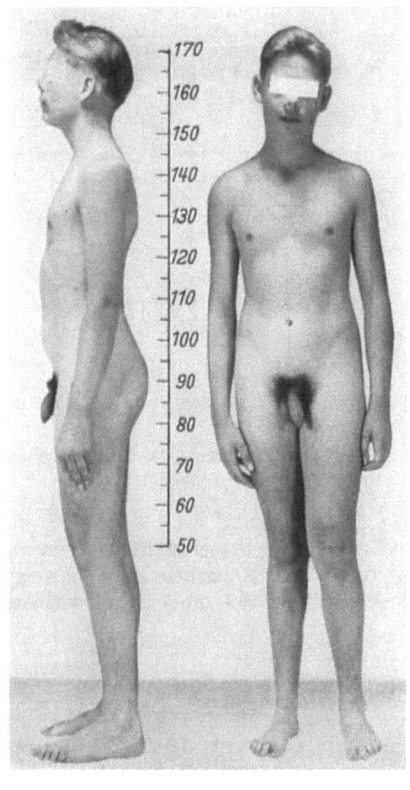 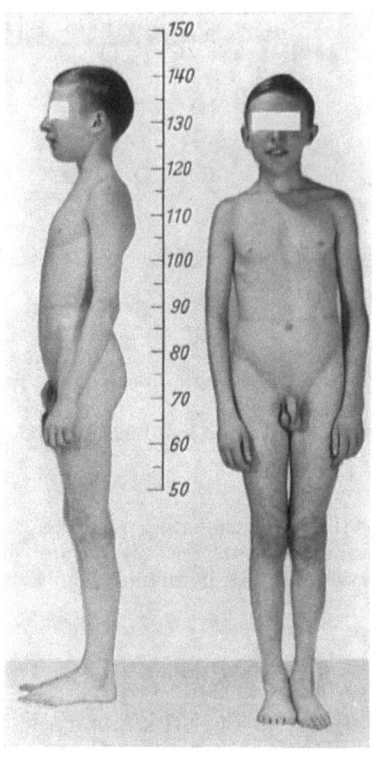

Abb. 8   Abb. 9

Abb. 8. Typ des Accelerierten. 14,6 Jahre, Länge 175 cm, Gewicht 45,0 kg. Deutlich einsetzende Pubertät. (Aus: OPITZ/DE RUDDER, Pädiatrie. Berlin-Göttingen-Heidelberg: Springer 1957)

Abb. 9. Typ des Retardierten. 13,6 Jahre, Länge 142 cm, Gewicht 32,4 kg (Unterlänge, Untergewicht), noch fast kindliche Genitalentwicklung. (Aus: OPITZ/DE RUDDER, Pädiatrie. Berlin-Göttingen-Heidelberg: Springer 1957)

auch Magenulcus) werden von BENNHOLDT-THOMSEN u.a. Autoren demselben komplexen Geschehen der Wachstumswandlung beigeordnet.

In den letzten 100 Jahren konnte in allen zivilisierten Ländern *Startvorverlegung, Tempobeschleunigung* und *Steigerung im Endergebnis* (KOCH) konstatiert werden; nach PRADER sind heute die älteren Schulkinder infolge Vorverlegung der Pubertät um 15—20 cm, die Erwachsenen um etwa 10 cm größer als vor drei Generationen. Die Ursachen dieser weltumfassenden Entwicklungswandlung sind allerdings noch nicht widerspruchsfrei geklärt. Auf der einen Seite werden vollwertigere und eiweißreichere Ernährung sowie Besserung der sozialhygienischen Bedingungen, die ja auch zu einer entscheidenden Herabsetzung der Säuglingssterblichkeit führten (LENZ), als wesentliche Faktoren angesehen. Auf der anderen Seite vertreten DE RUDDER und BENNHOLDT-THOMSEN seit Jahren den Standpunkt, daß hier eine sehr komplexe Ursachenkette vorliegt, die durch die Begriffe „Urbanisierungstrauma" und „Reizüberflutung" charakterisiert ist und in die sich die von PORTMANN vermutete erhöhte Reizempfindlichkeit der Leptosomen eingliedern läßt. — DE RUDDER zieht 1960 folgendes Facit: „Und so möchte ich nach wie vor für die Auffassung eintreten, daß das Gesamtphänomen der Wachstums-, Sexual- und Intellektual-Acceleration die Antwort des menschlichen Organismus auf das Leben im Stadtmilieu darstellt, wobei einer Massierung sensorischer und psychischer Reize und daraus entstandener Anreize eine zentrale Bedeutung zukommt; deren Wirkung wird durch das soziologische Phänomen der in Städten sich anhäufenden erhöht Reizansprechbaren noch gesteigert".

Zur Differentialdiagnose aller Wuchs- und Reifestörungen ist die Berücksichtigung der Entwicklungswandlung unerläßlich, weil diese zu einer erheblichen Erweiterung des Normbereiches aller anthropometrischen Daten führt. Ohnehin ist ja die physiologische Streubreite der Körpergröße in den Pubescenzjahren außerordentlich groß, und so sind heute nicht-accelerierte oder spätreifende Jugendliche häufiger als früher der Gefahr ausgesetzt, als entwicklungsgestört angesehen und überflüssigen diagnostischen und therapeutischen Maßnahmen ausgesetzt zu werden! Dementsprechend erreicht die doppelte Standardabweichung der Körpergröße (Somatogramm, Abb. 3) ihren Maximalwert in dem Lebensabschnitt, da die Mehrzahl der männlichen Jugendlichen ins Berufsleben eintritt: Sie beträgt bei 14- und 15jährigen Jungen ± 18 cm, umschließt somit eine Größendifferenz von 36 cm; bei Mädchen liegt sie entsprechend der früheren Pubescenz im 11. und 12. Lebensjahr und beträgt ± 15 cm. Dieser durch den Pubertätswachstumsschub bedingte außerordentlich große Normbereich wird durch die Gegenüberstellung der beiden Entwicklungs-Variationspole in Abb. 8 und 9 deutlich gemacht.

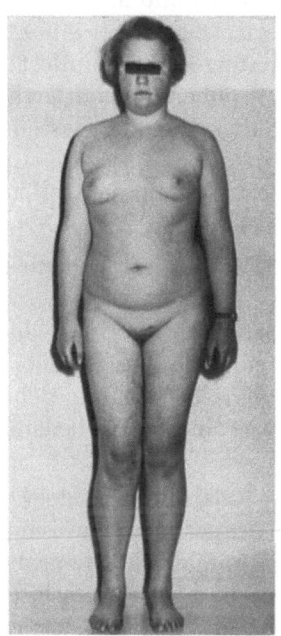

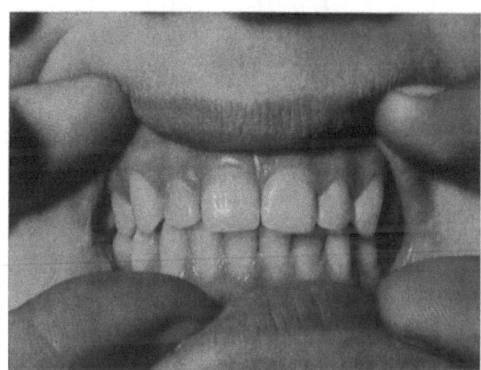

Abb. 10   Abb. 11

Abb. 10. 12,5jähriges Mädchen. Adiposogigantismus (monosymptomatische Fettsucht). Körperlänge 166 cm (19 cm Überlänge); Gewicht 81 kg (Längen-Sollgewicht 58 kg)

Abb. 11. Gebißfront desselben Mädchens. Kräftige, regelmäßige und kariesfreie Zähne

Auch der *Adiposogigantismus* kann als temporäre Großwuchsform aufgefaßt werden, bei der sich das beschleunigte Längen- und Breitenwachstum mit universeller Adipositas kombiniert. Bei dieser *monosymptomatischen Fettsucht* finden sich weder klinische Hinweise für endokrine und cerebrale Störungen noch wesentliche Einschränkungen der biologischen Funktionen. Sexotropie besteht nicht. Die endgültig erreichte Körpergröße pflegt im Bereich der Norm zu liegen. Das recht einheitliche Bild manifestiert sich meist um das 8. bis 11. Lebensjahr, nicht selten im Anschluß an längere Immobilisation infolge Krankheit oder Unfall. Die Fettverteilung ist universell ohne Mitbeteiligung der Acren, sie zeigt uncharakteristische Bevorzugung von Brust (Pseudomammae), Bauch und Hüften (Abb. 10 und 12). Die Haut ist zart, oft marmoriert und an den Unterschenkeln nach Art der „Erythrocyanosis puellarum" verändert; Stria distensae sind bei beiden Geschlechtern nicht selten. Bei den Jungen fallen die samtweichen Handflächen und das Fehlen von Schwielen, Narben und sonstigen Zeichen rauher Lebensart auf. Das Extremitätenskelet ist in seinem proximalen Anteil kräftig und breit angelegt, in den distalen Bezirken relativ grazil, die Finger spitz zulaufend (Akromikrie). Genua valga und Platt-

Knickfüße gehören ebenso zu dem Bild der Schwergewichtigen wie der Mangel an akromegaloiden Zügen bei den meist etwas verspätet in die Pubertät eintretenden männlichen Jugendlichen. Da auch das Gebiß überdurchschnittlich regelmäßig und kariesfrei ist (GÖTT), darf von einer *Sthenie des Gebiß- und Skeletsystemes* gesprochen werden (Abb. 11). Röntgenologische Veränderungen an Skelet, Schädel und Sella finden sich nicht; die Knochenkernentwicklung entspricht meist mehr der Länge als dem Alter. Verglichen mit der Altersnorm eilt das Längenwachstum um 2—3 Jahre voraus (6—9 cm). HAASE u. HOSENFELD weisen darauf hin, daß „dieser Wachstumszuwachs nicht etwa nur adipöse Kinder im Pubertäts- und Präpubertätsalter betrifft, sondern sich in gleicher Weise auch bei adipösen Kindern früherer Altersstufen findet".

In ihrem Verhalten sind die Adiposogiganten gemütlich, humorvoll und kontemplativ. Dank ihrer ökonomischen Motorik werden bei ihnen Ermüdung und Leistungsminderung selten manifest; kindlicher Bewegungsluxus und puberale Exaltiertheit sind ersetzt durch ausgereift wirkende Gesten und sparsame Hantierungen.

Ätiologisch ist das Zusammentreffen von drei Faktorengruppen bedeutsam:

1. Konstitution (Familiarität, Sthenie des Skelet- und Gebißsystemes, „psychomotorisches Phlegma").
2. Günstige Nahrungszufuhr (überschießende calorische Bilanz als conditio sine qua non).
3. Domestikation (Übermaß an Behütung und Mangel an Belastung in der Lebensführung des Kindes).

Die Alter-Wuchs-Relation ist bei der Differentialdiagnose kindlicher Adipositas wegweisend, denn die pathologischen, symptomatischen neurohormonalen Formen — Prototyp: die sehr seltene *Dystrophia adiposogenitalis Fröhlich* — sind fast ausnahmslos mit Minderwuchs gekoppelt, während die ungleich häufigere benigne und monosymptomatische Form von Großwuchs begleitet zu sein pflegt, weshalb CZENRY und KELLER den treffenden Ausdruck *Adiposogigantismus* wählten.

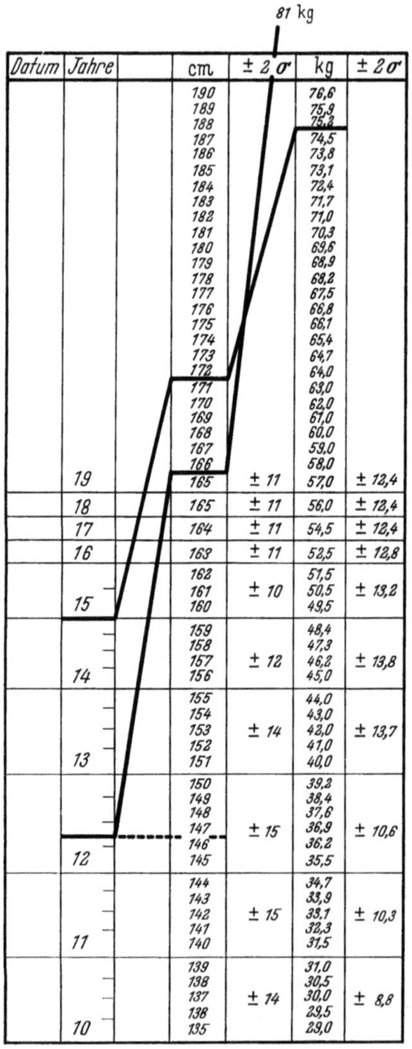

81 kg

Datum	Jahre		cm	±2σ	kg	±2σ
			190		76,6	
			189		75,9	
			188		75,2	
			187		74,5	
			186		73,8	
			185		73,1	
			184		72,4	
			183		71,7	
			182		71,0	
			181		70,3	
			180		69,6	
			179		68,9	
			178		68,2	
			177		67,5	
			176		66,8	
			175		66,1	
			174		65,4	
			173		64,7	
			172		64,0	
			171		63,0	
			170		62,0	
			169		61,0	
			168		60,0	
			167		59,0	
			166		58,0	
	19		165	±11	57,0	±12,4
	18		165	±11	56,0	±12,4
	17		164	±11	54,5	±12,4
	16		163	±11	52,5	±12,8
			162		51,5	
			161	±10	50,5	±13,2
			160		49,5	
	15					
			159		48,4	
			158		47,3	
			157	±12	46,2	±13,8
			156		45,0	
	14					
			155		44,0	
			154		43,0	
			153	±14	42,0	±13,7
			152		41,0	
			151		40,0	
	13					
			150		39,2	
			149		38,4	
			148		37,6	
			147	±15	36,9	±10,6
			146		36,2	
			145		35,5	
	12					
			144		34,7	
			143		33,9	
			142	±15	33,1	±10,3
			141		32,3	
			140		31,5	
	11					
			139		31,0	
			138		30,5	
			137	±14	30,0	±8,8
			136		29,5	
	10		135		29,0	

Abb. 12. Somatogramm desselben Mädchens mit 12,5 und 15 Jahren: Überlänge und Übergewicht haben sich mit zunehmender Maturität vermindert

IV. Minderwuchs

Allgemeines. Alle Vorgänge, die Tempo oder Dauer des Wachstums hemmen, führen zu einem vorübergehenden oder endgültigen Minderwuchs. Die röntgenologische Bestimmung des Ossifikationsstandes erlaubt die exakte Beurteilung der Skeletreife, die als wichtigster Indikator für alle diagnostischen oder prognostischen Aussagen anzusehen ist. Die Knochenkerne sind „Marksteine der Entwicklung als Funktion des Alters" (COCCHI).

Auch die Feststellung geringfügiger oder erheblicher Proportionsverschiebungen kann ein wichtiges Hilfsmittel zur klinischen Einteilung der verschiedenen Minderwuchsformen sein. Dies wird durch die Abb. 13 und 14 demonstriert.

Es gelangen im folgenden lediglich die „originären" Minderwuchsformen zur Besprechung, bei denen die Wachstumshemmung einziges oder vorherrschendes Merkmal ist. Die derzeitigen Einteilungsversuche nach ätiologischen Gesichtspunkten werden voraussichtlich mit zunehmender Kenntnis, beispielsweise der Enzymopathien und der Chromosomenstörungen, noch mancher Korrektur unterliegen!

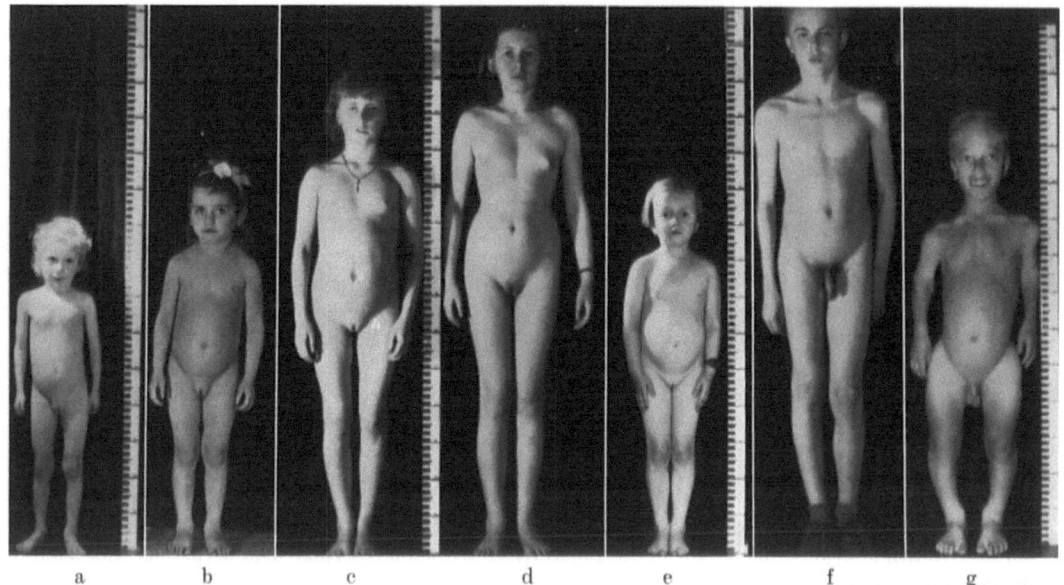

Abb. 13a—g. Verschiedene Minderwuchsformen in gleichem Maßstab. a hypoxämischer Zwergwuchs (Vitium cordis congenitum) $4^1/_2$ Jahre, 88 cm (—15 cm), 10,4 kg; b normales Mädchen, $4^1/_2$ Jahre, 105 cm, 16,5 kg; c Kleinwuchs bei chromatin-negativer Gonadendysgenesie mit Aplasie des linken Facialis- und beider Abducenskerne (Ullrich-Turner-Syndrom), $12^3/_4$ Jahre, 131 cm (17 cm), 28,4 kg; d normales Mädchen, $12^1/_2$ Jahre 145 cm, 39,7 kg; e hypophysärer Zwergwuchs, 13 Jahre, 104 cm (—47 cm), 17,0 kg; f normaler Knabe, $13^1/_2$ Jahre, 155 cm, 42,4 kg; g chondrodystrophischer Zwerg, $14^2/_{12}$ Jahre, 119 cm (—36 cm), 28,4 kg

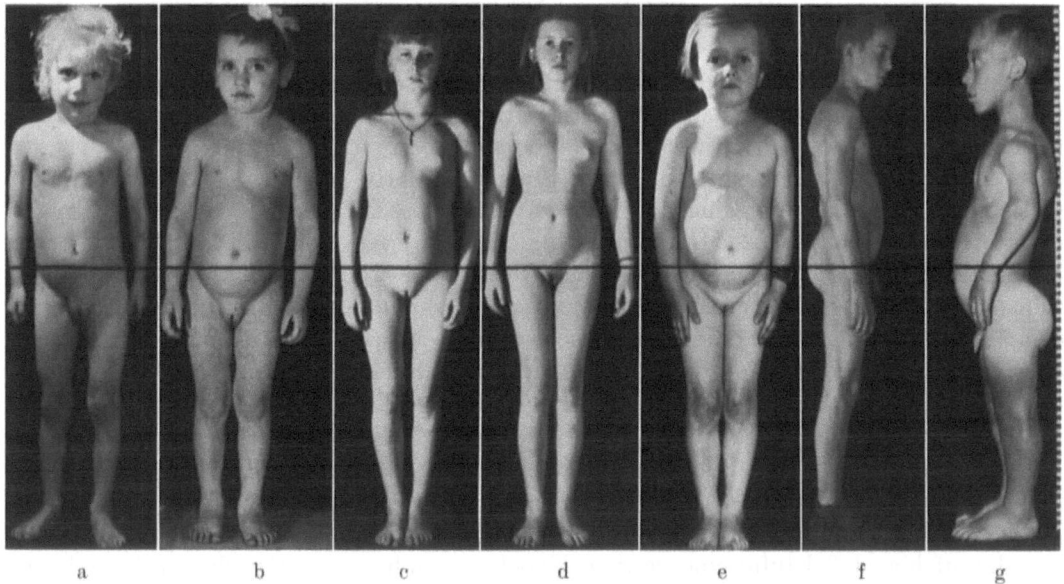

Abb. 14. Dieselben Kinder wie in Abb. 13, aber durch nachträgliche Vergrößerungen der Negative auf gleiche Körpergröße gebracht. Beachte die Proportionsverschiebung bei den normalwüchsigen Kindern mit dem Alter und die Abweichungen der minderwüchsigen von der Norm (— = Körpermitte). (Abb. 13 und 14 aus: KELLER/ WISKOTT, Lehrbuch der Kinderheilkunde. Stuttgart: Georg Thieme 1961)

Ätiologische Einteilung des Minderwuchses nach FANCONI *und* PRADER

1. *Mangel an Aufbaustoffen.*
Hypocalorischer Minderwuchs; intestinaler Minderwuchs (s. unter 3.); Proteinmangel (Kwashiorcor).

2. *Neurale und hormonale Störungen.*
Hypothalamus und Hypophyse: Dyscerebraler Minderwuchs, Mikrocephalie, Hirnmißbildungen, Laurence-Moon-Bardet-Biedl-Syndrom. Konstitutionelle Entwicklungsverzögerung. Echte Pubertas praecox*. Hypophysärer Minderwuchs.
Thyreoidea: Hypothyreotischer Minderwuchs.
Pankreas: Schlecht kontrollierter Diabetes mellitus.
Nebennieren: Cushing-Syndrom, adrenogenitales Syndrom*.
Gonaden: Pseudopubertas praecox bei Gonadentumoren*.

3. *Nicht-hormonale Stoffwechselstörungen.*
Renaler Minderwuchs: Nierenmißbildungen, chronische Nephritis, congenitale Störungen der Tubulusfunktion, z.B. renaler Diabetes insipidus.
Intestinaler Minderwuchs: Cöliakie, Pankreasfibrose, Megacolon.
Hepatischer Minderwuchs: Glykogenspeicherkrankheit, Cirrhose.
Anoxämischer Minderwuchs: Vitium cordis congenitum, Bronchiektasen, chronische Anämie.
Rachitischer Minderwuchs: Vitamin D-Mangel und vitamin D-resistente Rachitis.
Speicherkrankheiten: Morbus Gaucher, Niemann-Pick, Hand-Schüller-Christian und Mucopolysaccharidosen.

4. *Mangelhafte Wachstumspotenz der Knochen.*
Primordialer Minderwuchs.
Progerie.
Congenitale Skeletstörungen: Chondrodystrophie, Dysostosen (D. multiplex v. Pfaundler-Hurler, D. enchondralis Morquio, D. cleidocranialis).
Chromosomale Aberrationen: Mongolismus; Turner-Syndrom.
Andere multiple Abartungen: Pseudohypoparathyreoidismus; Typus degenerativus amstelodamensis und andere.

* Wachstumsrückstand erst nach Epiphysenschluß.

1. Primordialer Zwergwuchs

Die *Nanosomia primordialis* oder *Nanosomia vera* wurde erstmals 1902 von v. HANSEMANN beschrieben und gegenüber anderen Zwergwuchsformen abgegrenzt. Das Wachstum der „Miniaturmenschen" verläuft von Anfang an in kleineren Dimensionen; die Körperlänge beträgt bei der Geburt 40—45 cm, das Geburtsgewicht 1500—2500 g. Die Neugeborenen sind somit nach der Definition von PFAUNDLER zwar „Mangelgeburten" hinsichtlich des Untermaßes, aber bezüglich Schwangerschaftsdauer, anatomischer und funktioneller Reife ausgetragen und lebenskräftig. Die Daten der ossären, motorischen, intellektuellen und sexuellen Entwicklung entsprechen der Altersnorm.

In ihren Proportionen erscheinen die grazilen, relativ hochbeinigen und schmalgesichtigen Primordialzwerge harmonisch, sie gelten deshalb als Prototyp des „proportionierten Zwerges". RÖSSLE, MARTIN, HANHART u.a. weisen jedoch darauf hin, daß die Körperproportionen bei jeder Wuchsstörung mehr oder weniger stark verändert sind; nach den eingehenden körperbaulichen Analysen von KIRCHHOFF, LEHMANN u. SCHAEFER an Kindern mit primordialem Zwergwuchs sind die Proportionen in charakteristischer Weise verschoben, sofern man sie auf das der tatsächlichen Größe („Ist-Größe") des Zwerges entsprechende „konstitutionelle Alter" („Längenalter") bezieht:
Gewicht, Kopfumfang, Jochbogenbreite und Rumpflänge sind kleiner,
Gesichtslänge, Arm- und Beinlänge sowie der Index der Körperfülle sind größer,
als nach dem „Längenalter" zu erwarten wäre.

Röntgenologisch bietet der primordiale Zwergwuchs keine Besonderheiten. COCCHI weist darauf hin, daß häufig eine gewisse Knochenatrophie vorgetäuscht wird, weil die Knochen der Zwerge nicht nur kürzer, sondern auch dünner und infolgedessen strahlendurchlässiger sind.

Der Erbgang ist noch nicht zweifelsfrei geklärt. Zwar weisen die Sippenuntersuchungen von SELLE und von RÖSSLE auf dominanten, diejenigen von v. VERSCHUER u. CONRADI, von GREBE sowie von

KIRCHHOFF, LEHMANN u. SCHAEFER auf recessiven Erbgang hin. Demgegenüber konnten DE RUD-
DER u. KIPPER nachweisen, „daß primordialer Zwergwuchs nicht auf einer pathologischen Erbanlage zu beruhen braucht, sondern daß er auch auf eine Häufung physiologischer Kleinwuchsfaktoren
zurückgehen kann, die sich im Sinne einer additiven Polygenie durch das natürliche Ausleseprinzip
in Familien anreichern, wenn durch Generationen immer wieder kleinwüchsige Menschen einander
heiraten". — Da in den vorgenannten Sippenuntersuchungen die Körpergrößen der nicht-zwerghaften
Familienmitglieder nicht genau bestimmt worden sind, wird offen bleiben, ob hier wirklich ein mono-
gener Erbmodus vorliegt. Die Sippentafel eines der einschlägigen Fälle von DE RUDDER u. KIPPER
illustriert die Selektion hinsichtlich der Kleinwuchsfaktoren (Abb. 15); analoge Verhältnisse dürften
beim primordialen Riesenwuchs vorliegen (vgl. Abb. 7). Nach v. VERSCHUER ist der *rassenhafte
Zwergwuchs* der zentralafrikanischen *Pygmäen* und der südostasiatischen *Negrito* von dem primordialen
Zwergwuchs nicht wesensverschieden. „Während bei dem familiären primordialen Zwergwuchs sich

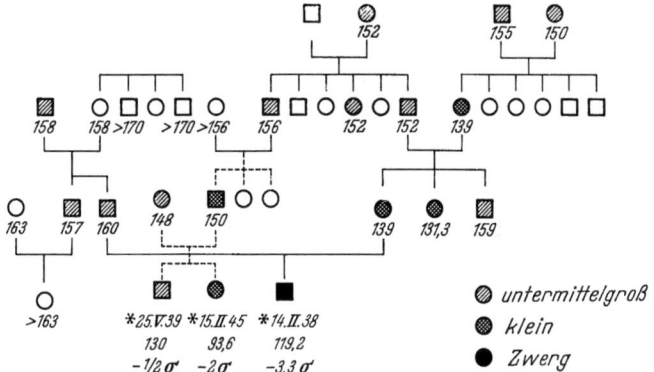

Abb. 15. Zwergwuchs und Kleinwuchs in einer Familie. Die Zahlen geben die Körpergrößen an. Bei den drei
Kindern der untersten Generation ist auch die Abweichung vom Mittelwert, ausgedrückt in σ, vermerkt [nach
B. DE RUDDER u. E. KIPPER: Zur Phänogenese primordialen Zwergwuchses. Z. Kinderheilk. **68,** 567—574
(1950)]. (Aus: V. VERSCHUER, Genetik des Menschen. München und Berlin: Urban & Schwarzenberg 1959)

die Auslesewirkung auf einzelne Sippenkreise beschränkt, hat der grundsätzlich gleiche Vorgang
— jedoch unter selektiver Anpassung an kümmerliche Lebensbedingungen — sich auf größere Sippen-
verbände ausgedehnt und zu Zwergrassen geführt" (v. VERSCHUER).

2. Vogelkopfzwerge (VIRCHOW u. SECKEL)

Als besondere Form des primordialen oder idiopathischen Zwergwuchses gilt nach
SECKEL die „*Nanosomia nanocephalica*" (VIRCHOW), die wegen ihrer vogelartigen Gesichtsbildung — Vorspringen der mittleren Gesichts-
partien bei annähernd normaler Relation von
Hirn- und Gesichtsschädel — von VIRCHOW
auch als „vogelköpfige Form des Zwergwuchses" bezeichnet wurde. Kennzeichen: Extremer Zwergwuchs, die Erwachsenen erreichen
höchstens eine Größe von 115—120 cm, im
Wachstumsalter ein Längendefizit von 6—8fa-
cher Standardabweichung. Der Schädelumfang
beträgt beim Neugeborenen etwa 27 cm, beim
Erwachsenen 39—42 cm. Zunehmende Retardierung der intellektuellen Entwicklung, die
von der Debilität zur Imbezillität führt, aber
nie die extremen Grade der mikrocephalen
Idiotie erreicht. Es besteht überzufällig häufige
Kombination mit cerebralem Krampfleiden,
Hypersplenie und Erythralgie (SECKEL); der-

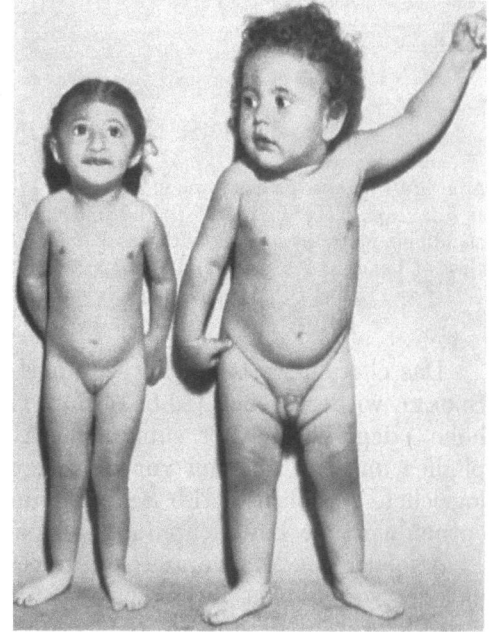

Abb. 16. Vogelkopfzwerg im Alter von 2,4 Jahren, Körperlänge 65 cm. Daneben 1jähriger Bruder, Körperlänge
75 cm

selbe Autor weist auch auf die eigentümliche phänomenologische Kombination der Vogelkopfzwerge mit bekannten Mißbildungs-Syndromen hin, u.a. mit Dysostosis mandibulofacialis (Franceschetti), Mongolismus sowie Fanconi-Anämie. Differentialdiagnostisch
sind folgende Mißbildungs- und Minderwuchs-Kombinationsbilder zu berücksichtigen:
Lejeune-Syndrom (,,Katzenschrei"-Syndrom), Rubinstein-Taybi-Syndrom, Silver-Syn-
drom.

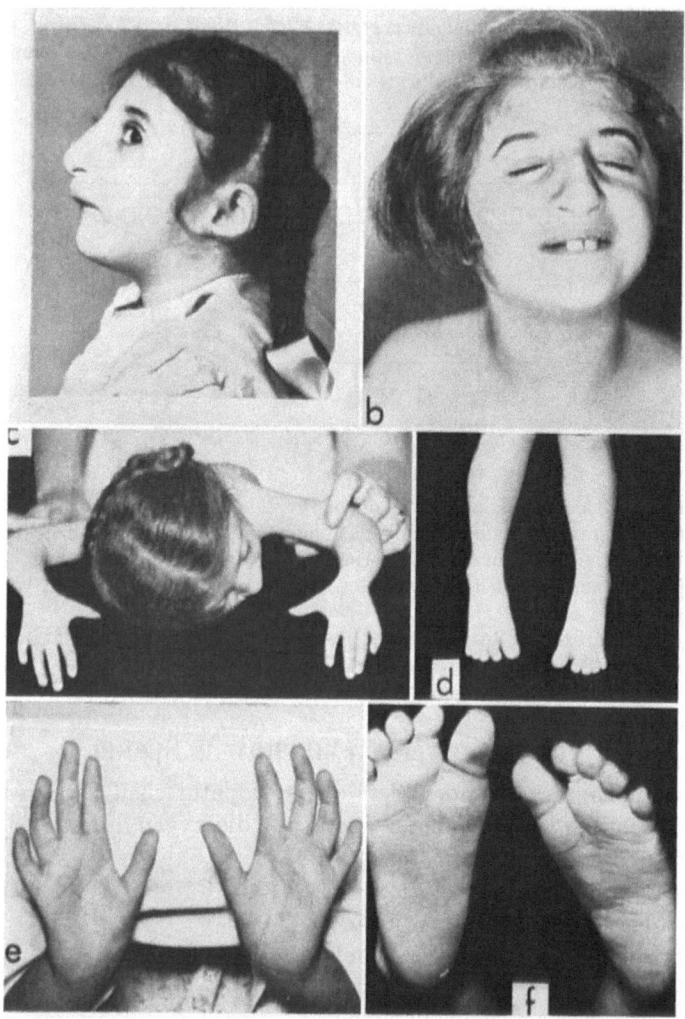

Abb. 17a—f. Dasselbe Kind (wie in Abb. 16 u. 17—20). Close-up photographs of case 1. a Lateral view of head
at 5:2 years. Note "birdhead" profile and lobeless ear. b Front view of head at 8:2 years. Note pattern of
mandibulo-malar hypoplasia with nasal preponderance, antimongoloid eye slant, huge front teeth. c Dorsal
view of hands at 2:5 years and e palmar view of hands at 9:0 years. Note pattern of the crooked fingers.
d and f Dorsal and plantar views of feet at 2:5 years. Note pattern of the simian feet

Das charakteristische Erscheinungsbild wird am besten durch die Photogramme von
Seckel wiedergegeben (Abb. 16 und 17). Da die Kopf-Rumpf-Proportion (sog. ,,Kopf-
höhe") dem Lebensalter entspricht (Abb. 18), ist die Bezeichnung nanosomia nanocephalica ungenau und nur zur Abgrenzung von anderen Formen anwendbar. Die radiologischen Verhältnisse des Schädels und Skeletsystemes sind den Abb. 19 und 20 zu
entnehmen; die Knochenreifung vollzieht sich ausgesprochen disharmonisch (Seckel).
    Ätiologie: Seckel vermutet ein recessives pleiotropes Gen. — Es steht außer Zweifel,
daß der vogelköpfige Zwergwuchs als echte Mißbildung klinisch streng vom eigentlichen

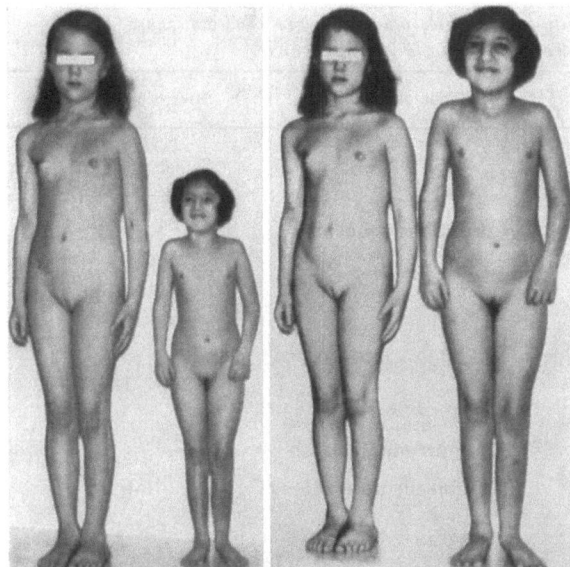

primordialen Zwergwuchs abgegrenzt werden muß, ebensowenig aber unter die geläufigen symptomatischen Zwergwuchsformen, insbesondere den Sammeltopf des sog. ,,cerebralen Zwergwuchses", eingereiht werden kann. Die Tabelle 1 enthält die differentialdiagnostischen Gesichtspunkte nach SECKEL.

Abb. 18a u. b. Dasselbe Kind (wie in Abb. 16 u. 17—20) im Alter von 9 Jahren neben gleichaltrigem Normalkind zur Demonstration der Größen- und Proportionsverhältnisse. a Absolute Maße: Patientin 93,5 cm Körperlänge; Vergleichskind 133 cm. b Relative Maße: Kopfhöhe, Rumpf- und Beinlänge entsprechen den Altersproportionen; Proportionsabweichungen betreffen hauptsächlich Mittelgesicht, Schulterbreite und Armlänge

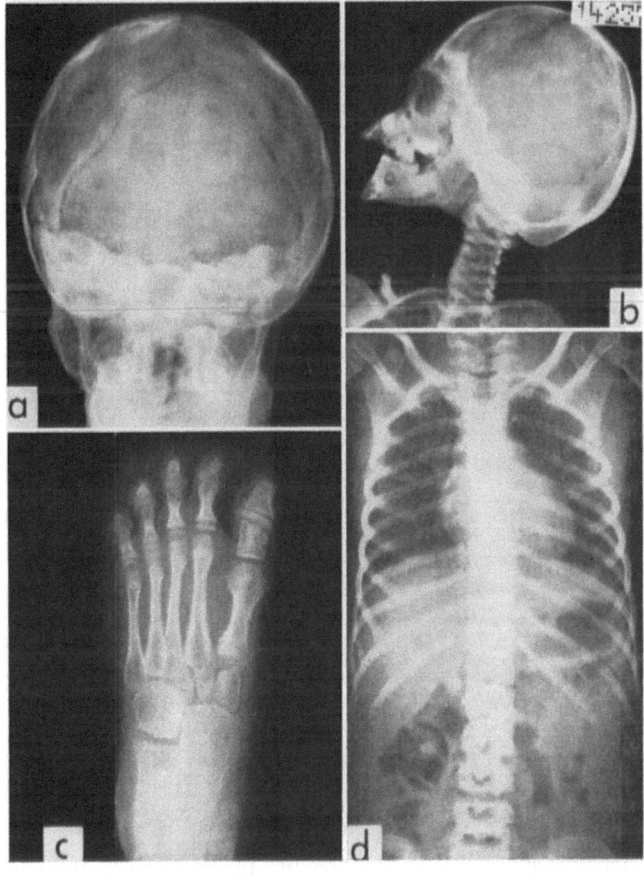

Abb. 19a—d. Röntgenbilder desselben Kindes (wie in Abb. 16—18 u. 20). a Front view of skull and face at 2:4 years. Note wormian bones at the vertex and patency of sutures (still patent at over 9 years). b Lateral view of same. Note normal relative size of sella turcica and large area of crown of unerupted permanent first molars compared with area of vertebral bodies. c A.P. view of right foot at 6:10 years. Note talonavicular synostosis (Abb. 20d), cuneiforme shape of first proximal phalanx and clinobrachydactyly of second toe, missing epiphyseal centers of all mid- and three lateral endphalanges, fusing extra-epiphysis of second metatarsal, normal tarsal bone age. d A.P. view of trunk at 7:4 years. Note proper size and shape of heart, stomach, liver, absence of last pair of ribs, ''sacralization'' of sixth presacral vertebra

Tabelle 1. *Überblick zur Unterscheidung zwischen primordialem Zwergwuchs,
Vogelkopfzwerg und mikrocephaler Idiotie* (nach SECKEL)

	Normocephaler primordialer Zwerg	Nanocephaler Zwerg	Mikrocephaler Idiot
Körpergröße	ca. 110 cm (75—130 cm)	ca. 93 cm (81—115 cm)	ca. 150 cm (96—160 cm)
Verhältnis von Gesichts- und Hirnschädel	kleiner Gesichts- und großer Hirnschädel	annähernd normal	großer Gesichts- und kleiner Hirnschädel
Kopfumfang	ca. 50 cm (45—60 cm)	40 cm (39—42 cm)	ca. 47 cm (36—51 cm)
Hirngewicht	annähernd normal	500—665 g	ca. 800 g (300—1100 g)
Hirnstruktur	normal	normal in verkleinertem Maßstab	anormal
Intelligenz	annähernd normal	debil bis imbezill	idiotisch

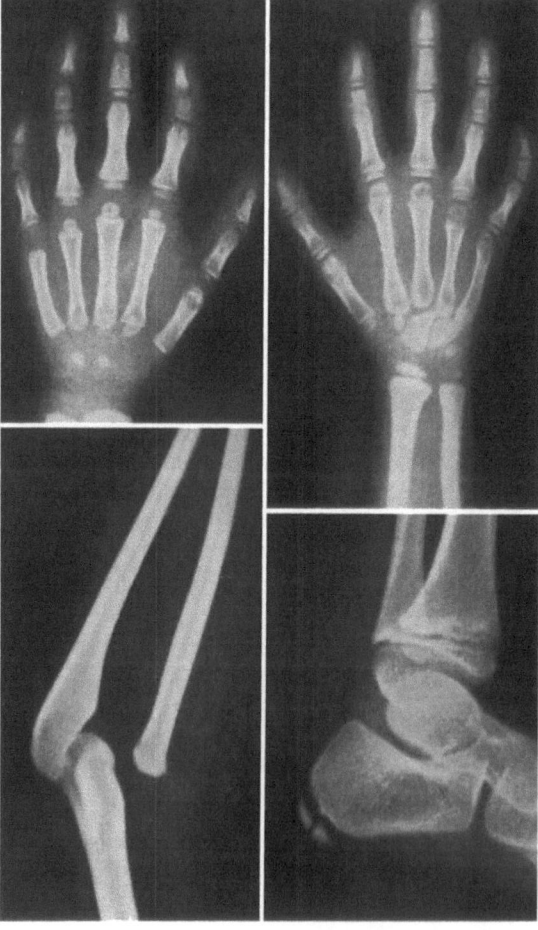

Abb. 20 a—d. Röntgenbilder desselben Kindes (wie in Abb. 16—19). Angeborene Anomalien und disharmonische
Knochenreifung. a and b, Hands at 2:4 and 6:10 years, respectively. Note pattern of the crooked fingers,
especially of second and fifth, extra-epiphyses of same metacarpals plus that of thumb. Bone age in a 9 to
12 months for wrist, 21 months for digits; in b ca. 12 months for hypoplastic phalanges, 3 to $3^1/_2$ years for
carpal bones, normal or advanced for radio-ulnar bones and well-shaped digits. c Lateral view of right elbow
at 6:10 years. Note dislocation and hypoplasia of radial head and absence of epiphyseal centers: bone age
6 months $\pm$ 5. d Lateral view of left foot at 6:10 years. Note talo-navicular synostosis. Bone age, as measured
by secondary calcanear epiphysis, 8 years $\pm$ 3. (Abb. 16, 17, 18, 19 und 20 aus: H. P. G. SECKEL, Bird-Headed
Dwarfs. Basel u. New York: S. Karger 1960)

3. Temporärer Minderwuchs

Mannigfache endogene und exogene Bedingungen können zu einer Störung der normalen Alter-Wuchs-Synchronisation führen, deren Resultat ein mehr oder weniger ausgeprägter Minderwuchs ist. Bleiben die wachstumshemmenden Faktoren (z. B. Mangelernährung, chronische Krankheiten, Hormonstörungen) nur wenige Jahre wirksam, dann kann die Verzögerung durch die nachfolgende Wachstumsbeschleunigung wieder ausgeglichen werden. Diese Kompensationsmöglichkeit beweist das Walten eines determinierenden individuellen Bauplanes für die endgültige Gestalt, wobei das Bautempo den Umständen entsprechend reguliert, d. h. gedrosselt oder erhöht werden kann. PRADER spricht hier von „Aufholwachstum", dessen Mechanismus noch nicht geklärt sei und bisher eine hormonale Vermittlung nicht erkennen lasse.

Bei der sog. *konstitutionellen Entwicklungsverzögerung* sind peristatische Ursachen nicht ersichtlich; es scheint so, als ob diese vorübergehende Alter-Wuchs-Desynchronisation schon im Bauplan festgelegt sei. Es handelt sich dabei nach PRADER weder um einen krankhaften Zustand noch um eine endokrine Störung, sondern um „eine harmlose extreme Variante des normalen Wachstums und Entwicklungsverlaufes". — Vom Manifestationsbeginn ausgehend möchte ich eine *Früh- und eine Spätform* unterscheiden.

Die *Frühform* der konstitutionellen Entwicklungsverzögerung entspricht dem von TEZNER als „Puppentypus" bezeichneten Bild: Gesunde, untermaßige, grazile und wohlproportionierte Kleinkinder, die altersentsprechend leistungsfähig, zäh und auffallend wenig infektanfällig sind. Die Kinder beiderlei Geschlechts wirken mit ihren frischen Farben und dem runden Bilderbuchgesicht ausgesprochen hübsch und puppenhaft. Ihr Geburtsgewicht ist normal bis leicht erniedrigt, aber nicht unter 2700 g. Das Längenwachstum verläuft synchron mit dem verzögerten Gewichtsansatz, so daß die Kleinkinder weder mager noch dystrophisch wirken. Sie widersetzen sich jedem Versuch, Nahrungsmenge und Eßgewohnheit zu verändern, mit einem eigentümlichen „kalorischen Bewußtsein" (TEZNER) und sind — im Gegensatz zu manchen Neuropathen und Milieugeschädigten — nicht durch Umgebungswechsel oder suggestive Manipulationen zu altersentsprechender Nahrungsaufnahme zu bringen. Eine übergeordnete oder gekoppelte Störung somatischer oder psychischer Art ist nicht ersichtlich. Bemerkenswert ist der nach einigen Jahren spontan eintretende Habituswandel, der von ungewohnter Appetitzunahme eingeleitet wird und zu befriedigender Korrektur des Gewichts- und Längendefizites führt. Über röntgenologische Veränderungen, insbesondere der Ossifikation, ist nichts bekannt.

Spätform der konstitutionellen Entwicklungsverzögerung: Ausgesprochen familiäres Vorkommen, wie sich aus den verspäteten Terminen von Menarche und Wachstumsabschluß in den betreffenden Familien ersehen läßt. Die gesamte Entwicklung verläuft verzögert, jedoch in harmonisch abgestimmter Weise; die gesunden Kinder sind in Größe, Gewicht, Knochenkernentwicklung, nicht selten auch in ihrer psychomotorischen Leistung, gegenüber dem Altersdurchschnitt um einige Lebensjahre zurück. Sexualentwicklung, Pubertätswachstumsschub und Wachstumsabschluß vollziehen sich gleichsinnig verspätet, so daß diese Menschen schließlich nach einer — gelegentlich bis über das 23. Lebensjahr — verlängerten Wachstumsdauer doch noch eine ausreichende, wenn auch meist untermittelgroße Statur erreichen (Abb. 21). Die Entwicklungsverzögerung stellt demnach in ihrer Spätform sowohl in ihrem Ablauf als auch in ihrem Endergebnis das Gegenstück zur Entwicklungsbeschleunigung dar, beide sind Varianten des menschlichen Wachstums.

Differentialdiagnostische und therapeutische Bemühungen kreisen bei der „Frühform" um das Problem „appetitloses Kind", bei der „Spätform" hingegen um die vermeintlich hormonelle Insuffizienz. Ohne Zweifel ist die prognostisch gutartige konstitutionelle Entwicklungsverzögerung die häufigste Ursache eines Minderwuchses im Schul- und Pubertätsalter; ihre Abgrenzung gegenüber dem viel selteneren *idiopathischen hypophysären Zwergwuchs* beruht auf folgenden Kriterien: Bei der Entwicklungsverzögerung sind die Zeichen der sekundären NNR-Insuffizienz, Herabsetzung der Insulintoleranz und der Ketosteroide, nicht nachweisbar, familiäres Vorkommen ist hingegen im Gegensatz zum hypophysären Zwergwuchs häufig. Da die Pubertät erst dann einzusetzen pflegt,

wenn eine dem 11. (♀) bzw. 13. (♂) Lebensjahr entsprechende Skeletentwicklung („Knochenalter")
erreicht ist, läßt sich aus dem jeweiligen Ossifikationsstand der voraussichtliche Termin des Pubertäts-
wachstumsschubes bestimmen. Diese Entwicklungsphase sollte man abwarten, um nicht durch vorzeitige Hormonsubstitution den spontanen Pubertätsablauf zu stören und das Längenwachstum
durch verfrühten Epiphysenschluß irreversibel zu hemmen.

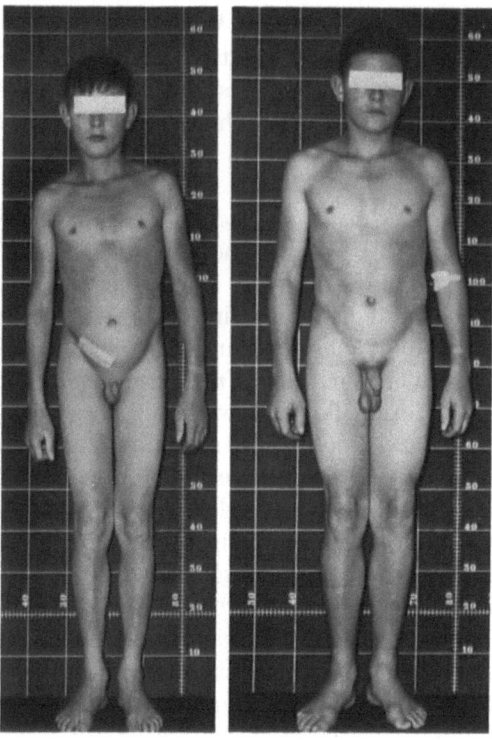

Abb. 21. Familiäre konstitutionelle Entwicklungsverzögerung mit spontaner Pubertät im Alter von 18 Jahren.
Links knapp 18jährig mit deutlichem Kleinwuchs, noch fehlender Pubertät und leicht eunuchoiden Proportio-
nen. Das Knochenalter von knapp 13 Jahren deutet auf die unmittelbar bevorstehende Pubertät. Rechts genau
1 Jahr später. Wie erwartet ist der Knabe spontan in die Pubertät eingetreten und stark gewachsen. (Aus:
A. PRADER, Wachstum und Entwicklung, in: A. LABHART, Klinik der inneren Sekretion, Berlin-Göttingen-
Heidelberg: Springer 1957)

V. Mongolismus

Synonyma: Mongoloide Idiotie, congenital acromicria syndrome, Down-Syndrom,
trisomaler dysmorpher Schwachsinn, autosomale Trisomie 21.

Bei diesem erstmals von J. L. H. DOWN 1866 beschriebenen typischen Kombinationsbild konstitutioneller Abweichungen ist der Minderwuchs lediglich ein obligates Begleit-
symptom. Der Habitus ist so charakteristisch (Abb. 22 und 23) — die einzelnen Merkmalsträger gleichen sich wie Angehörige einer Rasse —, daß dem Geübten die Diagnose
auf Anhieb gelingt; differentialdiagnostische Schwierigkeiten treten gelegentlich in der Neu-
geburtsperiode auf.

Das Kombinationsbild ist aus zahlreichen Stigmata zusammengesetzt, die als Partialsymptome
weder obligat zu sein pflegen noch zuverlässige diagnostische Beweiskraft haben: Schrägstellung der
Lidachse (medialer Lidwinkel tiefer als lateraler), kleine Lidspalte, Epicanthus, Blepharitis und Conjunctivitis. Mangelhafter Nasenrücken (Sattelnase), plumpe und rissige Zunge (lingua scrotalis),
„schlecht modellierte", undifferenzierte Ohrmuscheln, umschriebene Wangen-, Nasen- und Kinn-
rötung (Clowngesicht). Auch die Vierfingerfurche (Affenfurche, Transversalfalte) ist kein obligates
Partialsymptom des Mongolismus, bei dem sie nach BRANDER nur in etwa 50% der Fälle festgestellt
wurde. Selten fehlen die Erscheinungen der exsudativen Diathese wie Neigung zu hartnäckigen Haut-
und Schleimhautentzündungen, Infekten und Katarrhen des Respirationstraktes. Die Haut ist
trocken, rauh und marmoriert, zu Exkoriationen neigend; die Subcutis ist teigig und schlaff. Nament-

lich im ersten Lebensjahr bestehen Anklänge an die Hypothyreose: Makroglossie, grunzende Stimme, Obstipation, Untertemperatur, Muskelhypotonie und Bänderschlaffheit führen zu Rectusdiastase, überstreckbaren Gelenken (sog. Taschenmesserphänomen) und begünstigen die Retardierung der statischen Entwicklung. Obligat sind *brachymorpher Minderwuchs* (meist um $-2\,\sigma$ des Alters-Längen-Solls) sowie *mittelgradige Oligophrenie*. Charakteristisch ist die euphorisch-zutrauliche, arg- und

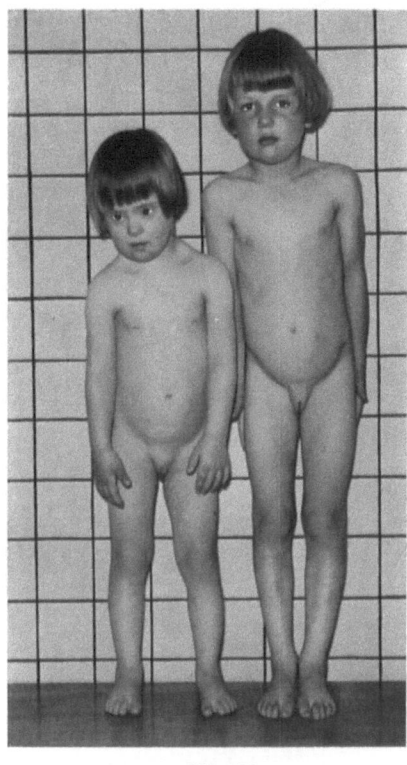

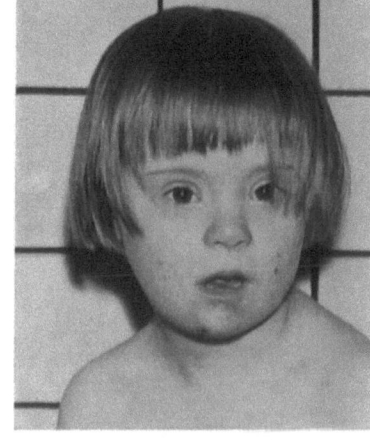

Abb. 22   Abb. 23

Abb. 22. 4,9jähriges diskordantes Zwillingspaar. Mongoloider Minderwuchs bei einem Paarling

Abb. 23. Mongoloide Facies

aggressionslose, im affektiven und sozialen Bereich dementsprechend ansprechbare Verhaltensweise, die sich heilpädagogischer Förderung zugänglich erweist.

Das Skeletsystem weist ebenfalls in einer überzufälligen Kombinationshäufung eine Reihe von Abweichungen auf, die nicht nur das Handskelet betreffen, sondern nach neueren Untersuchungen auch das Hüftgelenk und den Schädel. Die kurzfingrigen Hände sind plump und tatzenartig; in etwa 60% der Fälle ist die Mittelphalange des V. Fingers rudimentär ausgebildet (Brachymesophalangie) und es besteht Klinodaktylie. Allgemeines Wachstum, Dentition, Fontanellenschluß und Nahtsynostosierung vollziehen sich verzögert; die Handwurzelossifikation verläuft verlangsamt oder in atypischer Reihenfolge.

Der charakteristischen Brachycephalie des Mongoloiden entspricht anatomisch eine Mikrobrachyencephalie mit Verformung und Unterentwicklung der basolateralen Stirnhirnpartien (JACOB). Röntgenologisch interessieren dabei die Unterentwicklung der mittleren Schädelgrube, die generalisierte Pneumatisationshemmung und die Störungen der Nahtsynostosierung. So finden sich besonders im Säuglingsalter Steilstand der Orbitadächer und eine Dysostosis sphenoidalis mit „rucksackartigem Hängen" der Sella (SCHIFFER), beim Jugendlichen und Erwachsenen Hypoplasie der Keilbeinhöhlen mit relativ weiter Sella (Abb. 29). Häufig werden generalisierter unvollkommener Nahtschluß, persistierende Stirnbeinnaht und Schaltknochen beobachtet (Abb. 28a und b). Es können aber auch bei demselben Individuum verzögerte und vorzeitige Synostosen zugleich bestehen (PENDE; SCHIFFER).

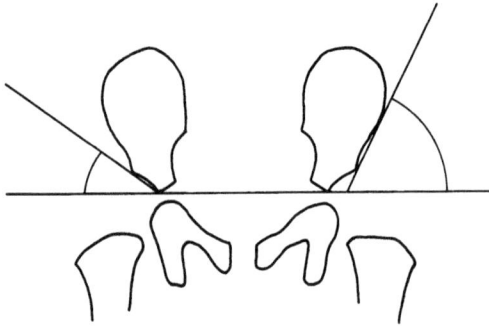

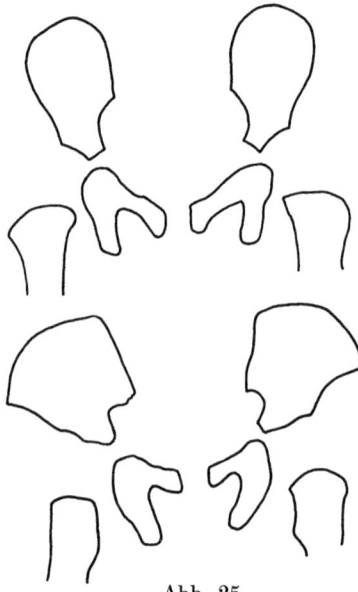

Abb. 24. Skiagramm eines normalen Neugeborenen-
Beckens. Die Hilgenreinersche YY-Linie sowie der
Pfannenwinkel (links) und der Darmbeinwinkel (rechts)
sind eingezeichnet

Abb. 25. Skiagramme zweier Neugeborenen-Becken:
oben das normale, unten das mongoloide Becken

Abb. 25

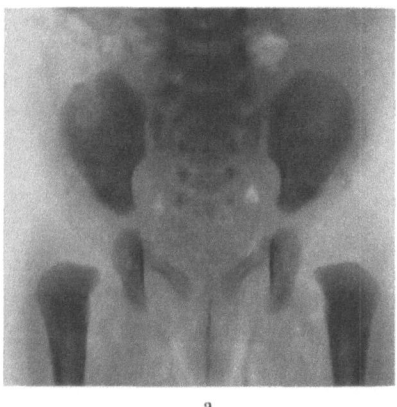

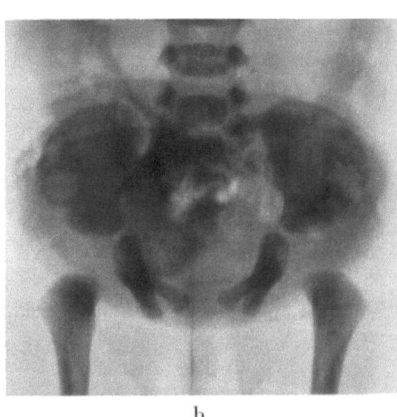

a   b

Abb. 26. a Becken eines normalen 5 Tage alten Neugeborenen: Gut ausgeprägte Pfannenwinkel, schmale
Darmbeinschaufeln, steile Darmbeinwinkel, relativ kurze ossa ischii. b Becken eines 2 Tage alten Mongoloiden:
Flache Hüftgelenkspfannen, breite Darmbeinschaufeln, kleine Darmbeinwinkel, lang ausgezogene ossa ischii

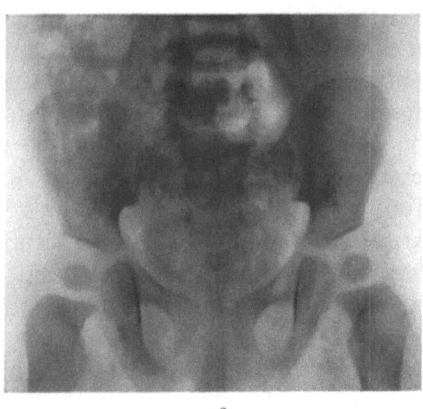

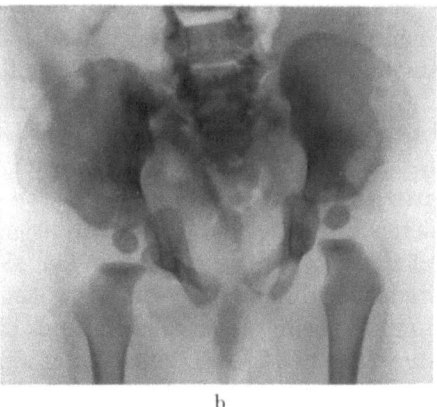

a   b

Abb. 27. a Becken eines normal entwickelten 10 Monate alten Säuglings. b Becken eines 10 Monate alten Mongoloiden. (Abb. 24, 25, 26 und 27 nach SCHULTZE-JENA)

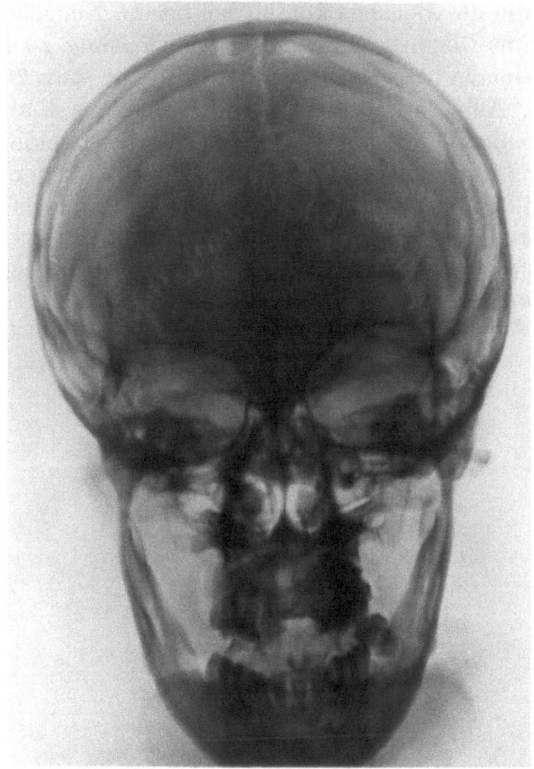

a

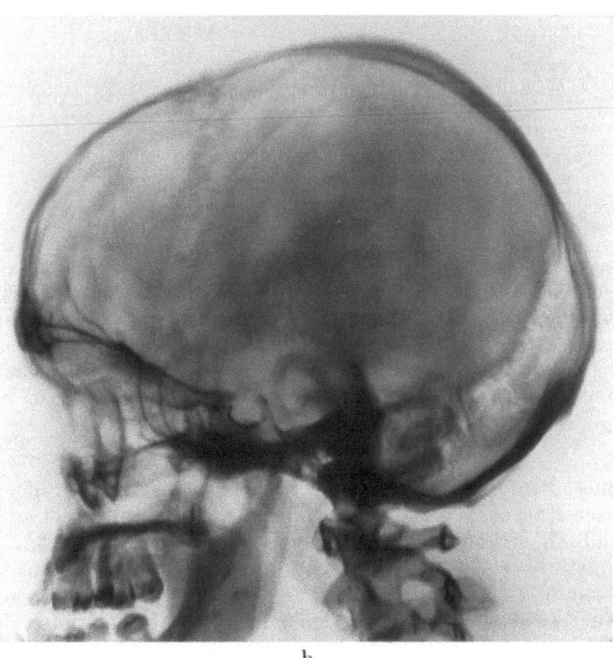

b

Abb. 28a u. b. 20jähriger Mongoloider. Schädel in zwei Ebenen. Symmetrisch konfigurierte, leicht wolkige Kalotte. Die Nähte sind unvollkommen geschlossen. Multiple Schaltknochen in der Lambda-Naht. Die kleinen Keilbeinflügel steigen lateralwärts an, während die Felsenbeine annähernd horizontal liegen. Schädelbasisknikkung ziemlich flach. Sella mittelweit mit rundem Profil bei mangelhafter Pneumatisation des Keilbeinkörpers. Die Stirnhöhlen sind ebenfalls mangelhaft entwickelt. Auffallend schmaler Siebbeinzellbereich. Es findet sich eine Hypoplasie des Mittelgesichts mit relativ kleinen Kieferhöhlen und Unterbiß. Mangelhafte Pneumatisation der Warzenfortsätze. (Röntgenbilder und Befundung wurden von Herrn Prof. Dr. K. H. SCHIFFER, Univ. Nervenklinik Mainz, zur Verfügung gestellt)

Dem Röntgenogramm des Beckens kommt bei der im Neugeborenenalter gelegentlich erschwerten Mongolismus-Diagnose eine erhöhte Bedeutung zu (Caffey u. Ross). Die normalen Beckenwinkelmaße betragen im ersten Halbjahr etwa 28⁰ (Pfannenwinkel) und 55⁰ (Darmbeinwinkel), Abb. 24 und 25. — Die Größe des Pfannenwinkels nimmt im zweiten Halbjahr um einige Grade ab. — Das Becken mongoloider Säuglinge zeigt flügel- förmiges Ausladen der Darmbeine und kleine Beckenwinkel; der Pfannenwinkel beträgt durchschnittlich 11—13⁰, der Darmbeinwinkel 39—43⁰ nach den Untersuchungen von Caffey u. Ross, Kaufmann u. Pelargonio sowie Schultze-Jena (Abb. 26 und 27).

Mit der Entdeckung eines überzähligen Autosomes (Trisomie des Chromosoms) konnten französi- sche (Lejeune, Turpin u. Gautier) und englische (Jacobs, Baikie, Brown u. Strong) Autoren den Nachweis erbringen, daß dem Mongolismus eine Chromosomenstörung zugrunde liegt. Dank der

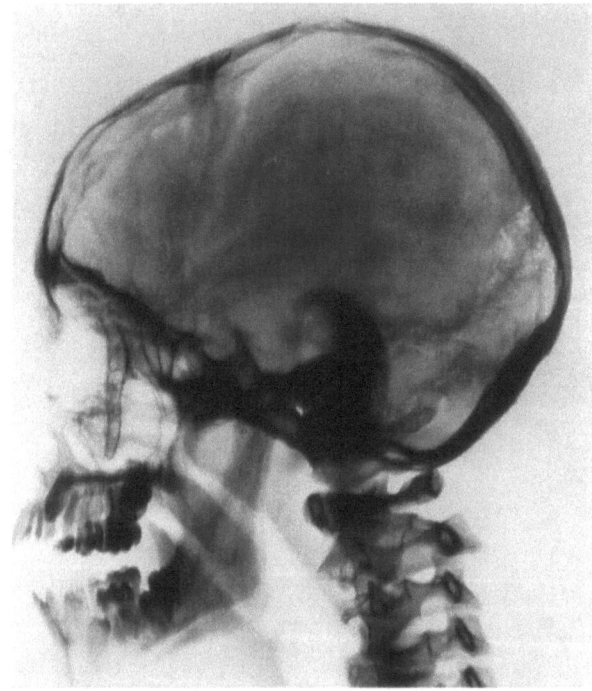

Abb. 29. 13jähriger Mongoloider. Schädel seitlich. Mikrocephaler Hirnschädel mit leichter Wolkenzeichnung. Die Nähte hellen ungewöhnlich gut auf. Kleine Schaltknochen in der Lambda-Naht. Sehr flache Basisknickung. Die Orbitadächer sind kurz und steilgestellt. Bei mangelhafter Pneumatisation des Keilbeinkörpers ist die rund- liche Sella ziemlich weit. Die Stirnhöhlen fehlen praktisch. Übrige Nebenhöhlen unauffällig. Pneumatisation der Warzenfortsätze. (Röntgenbilder und Befundung wurden von Herrn Prof. Dr. K. H. Schiffer, Univ. Nervenklinik Mainz, zur Verfügung gestellt)

morphologischen Chromosomenforschung lassen sich dem einheitlichen Phänotypus verschiedene — bis heute 3 — abnorme Karyotypen zuordnen: Trisomie 21 (,non-disjunction'); Translokation 21; trisomaler Mosaikzustand. Die Häufigkeit des Mongolismus beträgt 0,2—0,3 % aller Neugeborenen. Ganz überwiegend handelt es sich dabei um sporadische Fälle vom Typus der Nondisjunction- Trisomie, wobei die bekannte Korrelation zum hohen Gebäralter der Mütter auf peristatische Ein- flüsse schließen läßt. Nur bei etwa 2 % aller Mongoloiden läßt sich familiäre Häufung nachweisen; im Gegensatz zu den sporadischen weisen die familiären Fälle durchwegs den Karyotypus einer Translokations-Trisomie 21 (mit 46 Chromosomen) beim Kind bzw. einer Translokation (mit 45 Chromosomen) bei seiner phänotypisch unauffälligen Mutter auf. Zweieiige Zwillinge pflegen diskor- dant mongoloid zu sein, eineiige hingegen konkordant mongoloid.

Die Individualtherapie wird vorerst auf symptomatische Maßnahmen beschränkt bleiben, worauf sich kritische Ärzte seit jeher berufen haben. Die eugenische Beratung der Eltern stützt sich heute auf die Chromosomendiagnostik. Liegt beim Kind eine Trisomie 21 vor, dann ist das Risiko hin- sichtlich eines weiteren mongoloiden Kindes sehr gering und lediglich von demselben Wahrscheinlich- keitsgrad, der dem Alter der Mutter entspricht. Läßt sich hingegen bei der Mutter eine Translokation nachweisen, so ist das Risiko familiärer Häufung groß (de Rudder; Lenz).

VI. Progeria
(Hutchinson-Gilford-Syndrom)

Synonyma: Senilismus, Nanisme sénile (VARIOT), Geroderma genito-distrofico, Greisenhafter Zwergwuchs.

Das Krankheitsbild der vorzeitigen Vergreisung im Kindesalter wurde 1886 von HUTCHINSON, 1897 und 1904 von GILFORD beschrieben; letzterer prägte den Namen *Progeria*[1]. Das Syndrom des zugleich infantilen und senilen Zwergwuchses (,,mixed premature and immature development'') ist sehr selten — nach WIEDEMANN etwa 35 typische Fälle in der Weltliteratur — und dürfte in seiner makabren Ausdruckskraft weder übersehen worden noch unpubliziert geblieben sein. Allerdings tritt die generalisierte Fehlentwicklung meist erst im 2.—3. Lebensjahr deutlicher in Erscheinung, wie NOLTENIUS u. WIEDEMANN in einer eindrucksvollen Verlaufsbeobachtung darstellen konnten.

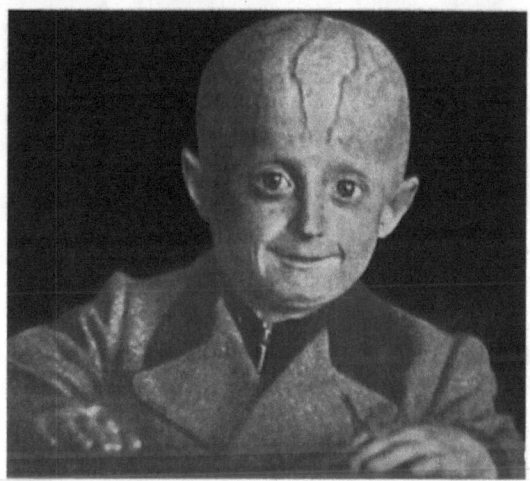

Abb. 30. Progerie. 8jähriger Junge. Körperlänge 104 cm, Gewicht 13 kg. Kein Fettpolster, atrophische Haut, Onychogryposis, Zahnungsrückstand. Bewegungseinschränkung in zahlreichen großen und kleinen Gelenken. Körperlich rasche Erschöpfbarkeit, Inappetenz. Geistig altersgemäße Entwicklung, psychisch ausgeglichenes Verhalten; besucht das erste Schuljahr

Schwangerschaftsdauer und -verlauf pflegt regelrecht, das Geburtsgewicht mit 2500 g etwas untermaßig zu sein. Längenwachstum und Gewichtsansatz verlangsamen sich mit zunehmendem Lebensalter ebenso progressiv wie der Vergreisungsprozeß sich beschleunigt: ,,Die mittlere Größe mit 18 Jahren wurde mit 117 cm, das mittlere Gewicht in diesem Alter mit 16,5 kg errechnet'' (NOLTENIUS u. WIEDEMANN). Frühzeichen sind neben der Wachstumshemmung die schlaffe, welke und runzelige Greisenhaut, das Schwinden des kleinkindgemäßen universellen Fettpolsters, wodurch die Hautvenen besonders am Schädel plastisch hervortreten, und Ausfallen der spärlichen, bisweilen schon ergrauten Kopfhaare (Abb. 30 und 31).

Spätestens um das 10. Lebensjahr ist das Syndrom durchwegs voll ausgeprägt: Auf dem zwergenhaften, ausgemergelten und gebeugten Körper erscheint der altersentsprechend große Hirnschädel hydrocephal, zumal der Gesichtsschädel klein und von greisenhaften Proportionen ist infolge Mikrogenie und scharf hervortretender Nase. Die bisweilen nach vorne oder unten verlagerten, von Wimpern und Brauen entkleideten nackten Augen verstärken den Eindruck, einen hydrocephalen Zwergengreis vor sich zu haben. Die Muskulatur des Bewegungsapparates ist erheblich reduziert, die großen Gelenke treten kontrastierend hervor und sind in ihrer Beweglichkeit eingeschränkt und schmerzhaft.

---

[1] Aus προγηράσκω = vorzeitig altern.

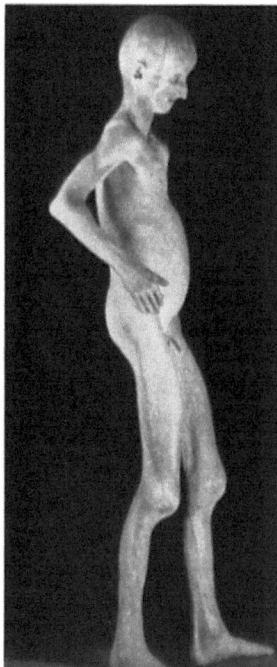 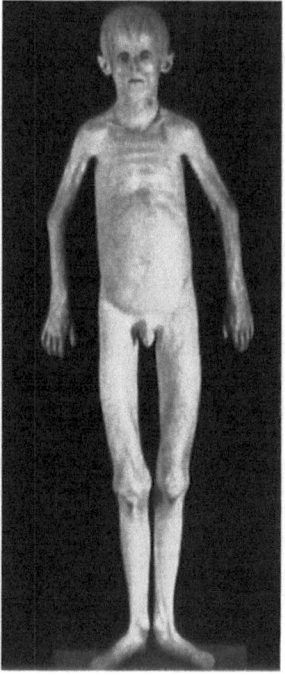 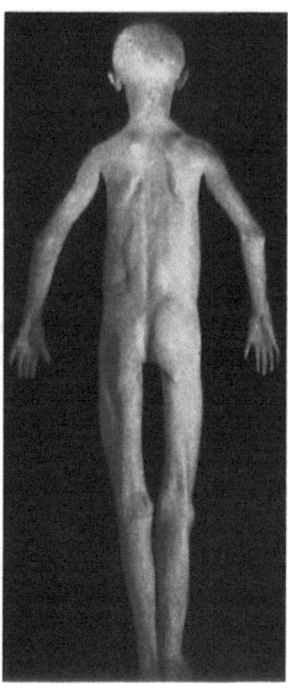

Abb. 31. Derselbe Patient (wie in Abb. 30) mit 14¹/₂ Jahren. Körperlänge 124,5 cm, Gewicht 16,8 kg. Keine Pubertätszeichen Alopecia generalisata. Herzbefund im Sinne eines kombinierten angeborenen Vitiums (Duct. Botalli-Persistenz, Ventrikelseptumdefekt), keine Dekompensation. Röntgenoskopisch Verkalkung einer Herzklappe. A. radialis als deutlicher Strang palpabel. Meteorismus. Vorspringen der Gelenke. Mühsamer Gang mit leicht schwankendem Oberkörper. Neurologisch keine Abweichungen. Habituelle Schulterluxation links. Skelet zeigt überwiegend altersgemäßen Ossifikationsstand, geringe allgemeine Osteoporose, mehrere ältere Rippenfrakturen, coxa valga bilateralis. (Patient erlag mit 15³/₄ Jahren einem Herztod)

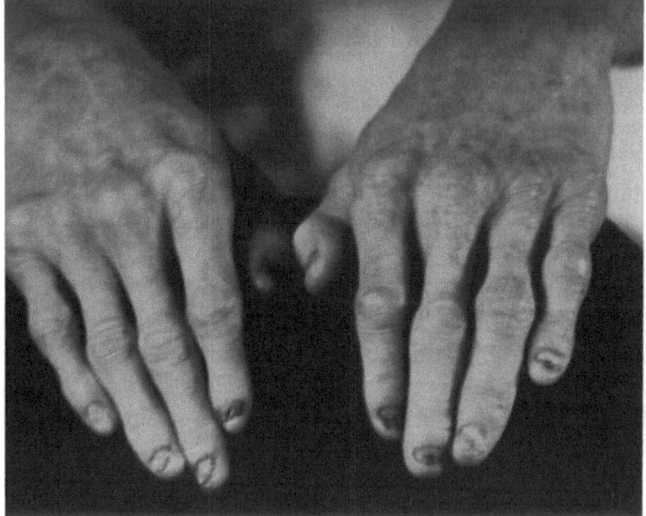

Abb. 32. Kurze Fingerendglieder (Akromikrie). Dystrophie der Nägel

Die Haut wirkt leblos und unorganisch in ihrer pergamentähnlichen Atrophie, der Pigmentinkontinenz und der weitgehenden Haarlosigkeit; es kann sich das Bild der Sklerodermie entwickeln. Veränderungen der Endphalangen fehlen fast nie, teils als angeborene An- oder Dysonychien, teils als progrediente Dystrophien („Akroosteolyse") auch beim selben Patienten vorkommend, immer zur Akromikrie führend (Abb. 32 und 33). Schon frühzeitig entwickeln sich arteriosklerotische Veränderungen, die Prognose und

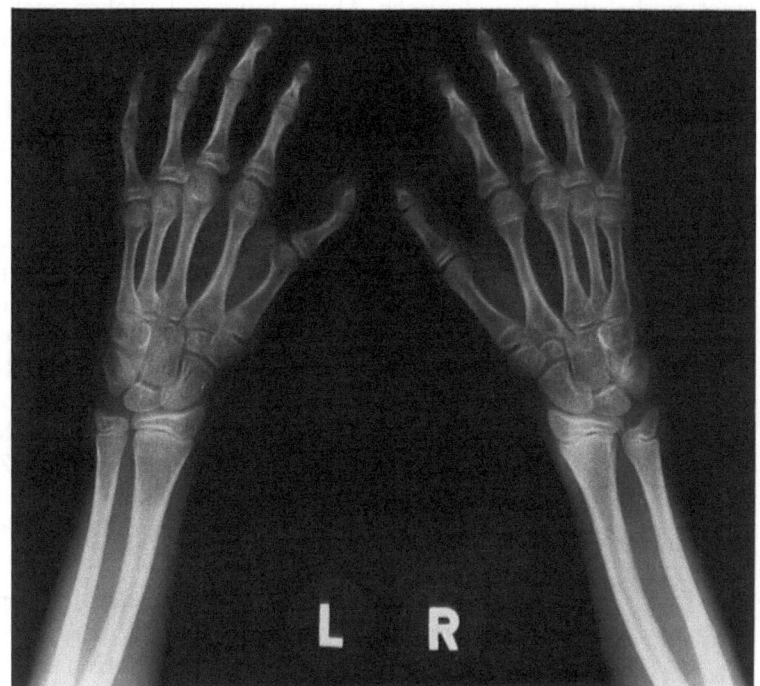

Abb. 33. Akroosteolysen, besonders an den Digiti I, III—V beiderseits

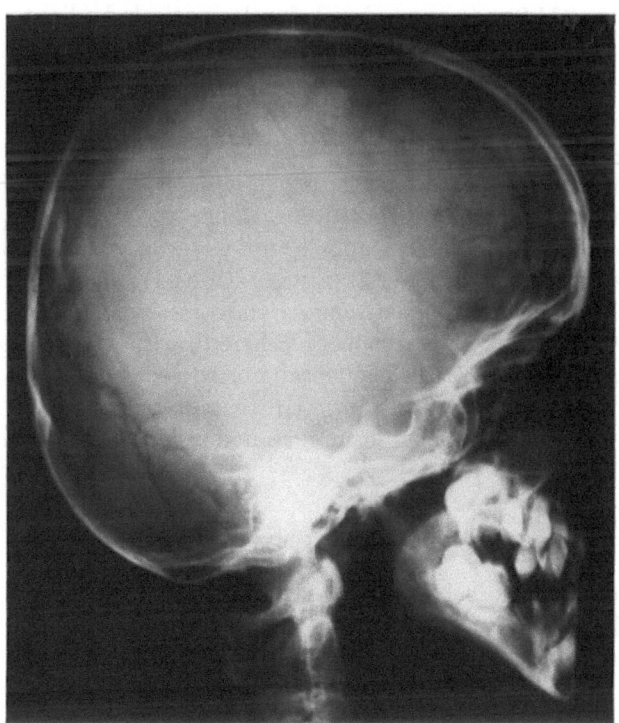

Abb. 34. Nähte im Occipitalbereich klaffend, Fontanelle ant. offen. Sella turcica schüsselförmig

Todesursache entscheidend bestimmen. So sind Coronarthrombose, Herzinfarkt, apoplektischer Insult im ersten und zweiten Lebensjahrzehnt, senile Demenz im 17. Lebensjahr beschrieben; auch Erhöhung der Blut-Lipoide und -Lipoproteine wurden beobachtet. In ihrer intellektuellen Entwicklung entsprechen die bedauernswerten Kinder ihrem

Alter, psychomotorische und neurologische Abweichungen bestehen nicht. Es kommt nicht zur Ausbildung der sekundären Geschlechtsmerkmale und zur Fertilität.

Die Ossifikation pflegt alterssynchron regelrecht fortzuschreiten und ebenso wie das Längenwachstum zum normalen Termin beendet zu werden. Sehr mannigfaltig sind die röntgenographisch nachweisbaren Veränderungen am Skeletsystem: 1. Allgemeine Osteoporose und Neigung zu Spontanfrakturen. 2. Fehlbildungen im Bereich des Schädels (Schaltknochen, „Lückenschädel", Dehiscenz vornehmlich im Bereich der frontalen Sagittalnaht, verspäteter Fontanellenschluß), der Claviculae und Scapulae (Hypoplasien) sowie der Hüftgelenke (angeborene Luxationen und coxae valgae). 3. Sekundär-dystrophische Prozesse wie Resorption der Endphalangen unter dem Bild der Akroosteolyse, Perthes-ähnliche Veränderungen und bindegewebig-knöcherne Gelenkkontrakturen. Auch im Bereich des Zahnsystemes sind Anlagestörungen erkennbar, die sich in Kümmergebiß, verzögerter Dentition und Persistieren der Milchzähne äußern (Abb. 34 und 35).

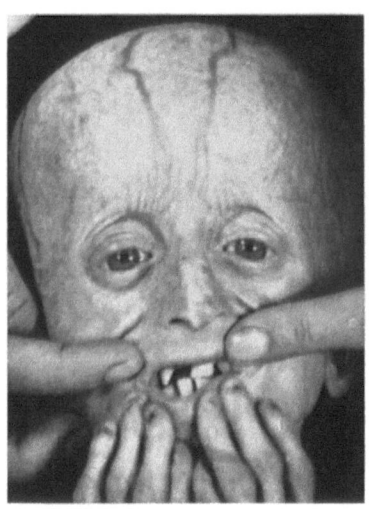

Abb. 35. Dysodontie. [Abb. 30, 31, 32, 33, 34 und 35 aus: G. Noltenius u. H. R. Wiedemann, Med. Bild-Dienst (Roche) 1960, H. 10]

Ätiologie und Pathogenese der Progerie sind nicht geklärt. Die Annahme einer hypophysär-diencephalen (Gilford; Zeder u.a.) oder interrenalen (Variot) primären Störung ließ sich nicht befriedigend begründen. Wiedemann vertritt seit Jahren die Ansicht, daß es sich um eine keimplasmatisch bedingte Störung — „Mesenchymose" — handele, und die Beobachtungen elterlicher Konsanguinität (Broc u. Mitarb.) sowie einer Geschwistererkrankung bei Konsanguinität der Eltern (Gabr; Mostafa u. Gabr) sprechen für rezessiven Erbmodus dieser meso-ektodermalen Abartung.

Die Diagnose der ausgeprägten Progerie ist einfach. Im Zweifelsfall, besonders im frühen Kindesalter, ist nach Wiedemann eine Reihe „progeroider Syndrome" differentialdiagnostisch abzugrenzen: Die Dyscephalie mit Cataracta congenita und Hypotrichose (Merkmalskomplex nach Ullrich u. Fremerey-Dohna); das Rothmund- und Thomson-Syndrom; die ektodermaldysplastischen Syndrome vom anhidrotischen und hidrotischen Typ; die Gerodermia osteodysplastica hereditaria (Bamatter, Franceschetti, Klein und Sierro); die Dysostosis cleidocranialis (Scheuthauer-Marie-Sainton); die Dermatochalasis (Ehlers-Danlos-Syndrom). Hinzu kommen nach Leiber-Olbrich: das Cockayne-Syndrom (progeria-like syndrome) und das Werner-Syndrom (Progeria adultorum).

VII. Marfan-Syndrom

Synonyma: Dolichostenomelie (Marfan 1896), Arachnodaktylie (Achard 1902); Hyperchondroplasie (Méry u. Babonneix 1902), Akromakrie (v. Pfaundler 1914); Dystrophia mesodermalis congenita, Typus Marfan (Weve 1931).

Das von dem französischen Pädiater B. A. Marfan 1896 erstmals beschriebene Syndrom ist seither in mindestens 400 Fällen dargestellt und beleuchtet worden. Wie die früheren Bezeichnungen anschaulich dartun, ist die Mißbildung gekennzeichnet durch Überlänge und Grazilität des Skeletsystemes, vornehmlich der distalen Anteile des Bewegungsapparates (Abb. 36—39). Im Verlauf der Jahrzehnte wurde das klinische Bild vervollständigt durch Einbeziehung sowohl der Augenanomalien (Ormond u. Williams; Weve) als auch der kardiovasculären Anomalien (Piper u. Irvine-Jones; Baer, Taussig u. Oppenheimer). *Das Kernsyndrom besteht aus der Trias von skeletären, oculären und kardiovasculären Dysplasien*; Abweichungen von diesem „klassischen Marfan-Syndrom" gibt es in quantitativer und qualitativer Richtung. So stellen die formes frustes oligo-symptomatische, d.h. inkomplette bzw. abgeschwächte Syndromformen dar, während

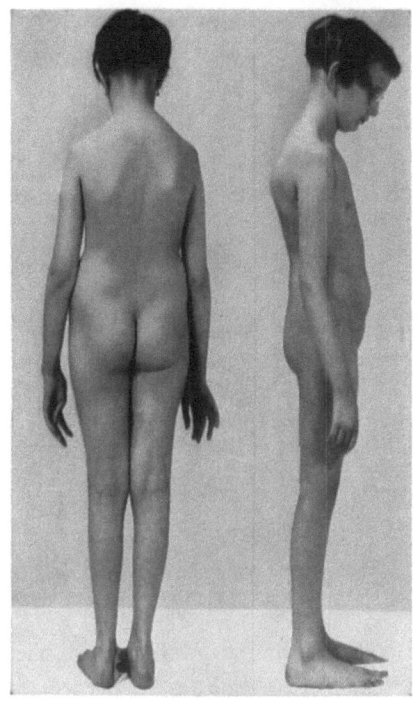

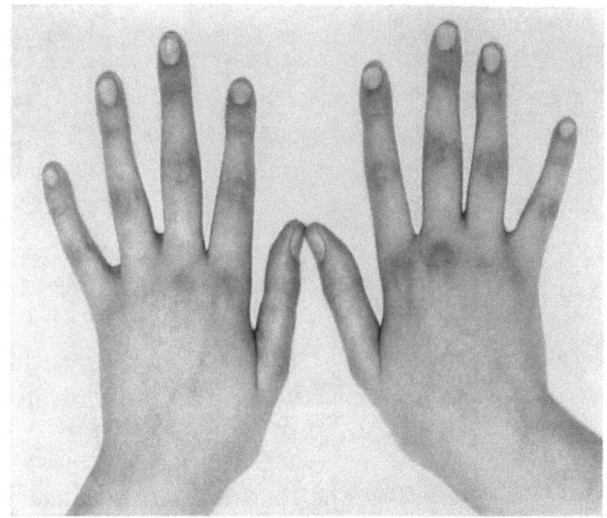

Abb. 36   Abb. 37

Abb. 36. Marfan-Syndrom bei 10¹/₂jährigem Schulkind ♀. Körperlänge 144 cm, Gewicht 32,4 kg. Gangun-sicherheit bei pedes plani und Sehbehinderung infolge bds. Linsenektopie. Arachnodaktylie, Dolichostenomelie, Schuhgröße 36, Gelenkhyperflexibilität, Kyphose. Keine manifesten kardiovasculären Anomalien. Erbliche Belastung

Abb. 37. Hände der gleichen Patientin: Handwurzel-Mittelfinger 18 cm, Mittelfingerlänge 10 cm

die akzessorischen Organanomalien das Krankheitsbild vielfältiger und vieldeutiger gestalten können. Die Erfassung der Syndrom-Abweichungen hat unsere Kenntnisse der hereditären und pathogenetischen Zusammenhänge entscheidend erweitert.

Die Reichhaltigkeit an Einzelsymptomen geht aus der folgenden Übersicht hervor; auf eine Häufigkeitsangabe wird verzichtet, da ihre Bestimmung auf allzu differenten Fall-

Tabelle 2. *Marfan-Syndrom. Häufigkeit der wichtigsten Organmanifestationen an Hand von 292 Fällen* (Nach Last)

Symptom	Anzahl	%
Arachnodaktylie	247	81
Beiderseitige Linsenluxationen . . .	229	78
Wirbelsäulendeformitäten.	108	37
Fußanomalien	77	23
Exzessive Myopie	36	12
Sphärophakie	34	12
Miosis, gegen Mydriatica resistent . .	32	11
Irisatrophie	30	10
Linsenkolobom	20	7
Erblindung infolge Augenanomalien .	18	6
Angeborene Herzfehler	41	14
Aneurysmen, meist im Aortenbereich .	12	4

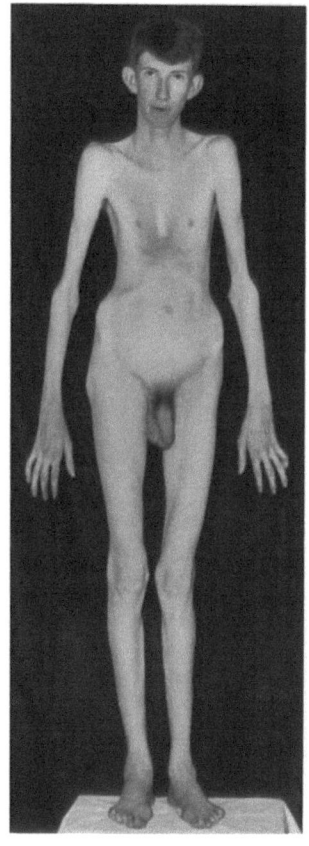

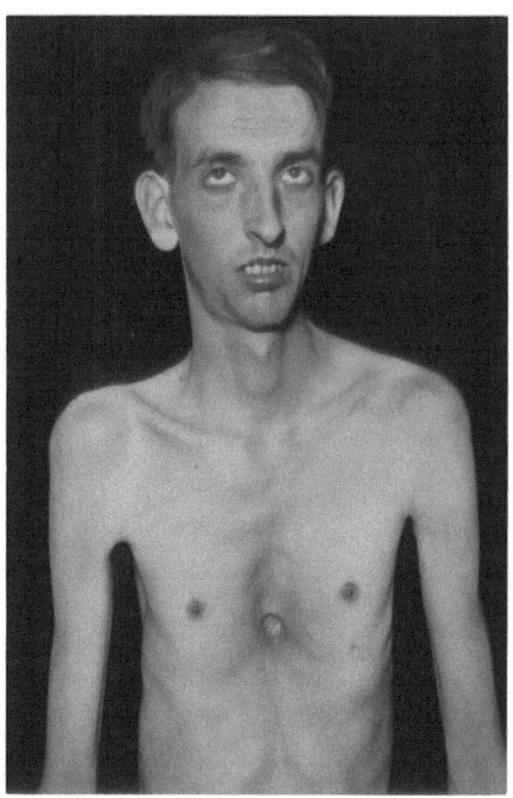

Abb. 38   Abb. 39

Abb. 38. Marfan-Syndrom bei 17jährigem. Körperlänge 187 cm, Gewicht 51 kg

Abb. 39. Marfan-Syndrom bei 27jährigem Mann. Körperlänge 168 cm, Gewicht 40 kg. Hochgradige Asthenie Dolichokephalie und Dolichostenomelie, Trichterbrust und Kyphoskoliose mit Verlagerung des Herzens, beiderseitiger Defekt des Linsensuspensoriums. Familiarität: Mutter ist ebenfalls Syndromträgerin

publikationen basiert (VERSÉ). Die Häufigkeit der wichtigsten Störungen — nach Organ-systemen geordnet — vermittelt Tabelle 2 nach LAST, für die derselbe prinzipielle Ein-wand gilt wie oben.

1. Symptomen-Übersicht beim Marfan-Syndrom

Skeletsystem

Großwuchs bei Untergewicht: Langschmalgliedrigkeit.
Überlänge der distalen Extremitätenabschnitte:
a) Proportionsverschiebungen: Beinlänge und Armspannweite im Verhältnis zur Scheitel-Fußlänge zu groß.
b) Verlängerung und Verschmälerung besonders der Phalangen, der Mittelhand und Mittelfuß-knochen; Calcaneussporn.
Dolichocephalie; Gesichtsasymmetrie.
Makrogenie; Mikrogenie; ogivaler Gaumen; Gaumenspalte.
Verzögerte erste Dentition; Mikrodontie; Dysgnathien und Zahnstellungsanomalien.
Kyphoskoliose (bisweilen schon im Säuglingsalter, meist erst mit zunehmendem Alter).
Thoraxdeformierungen (Abflachung; Kastenform; Asymmetrie; Trichter- oder Hühnerbrust).
Hypotonie der Muskulatur; Insuffizienz der Bänder und Gelenkkapseln; Hernienbildung.
Gelenkhyperflexibilität mit Spontanluxationen im Bereich des Hüft- und Kiefergelenkes, der Patella.
Kontrakturen an Fingern, Ellenbogen- und Kniegelenken.
Fußdeformierungen: Klumpfuß, Hackenfuß, Hammerzehen.

Augen

Antimongoloide Lidachse; Hypertelorismus; Enophthalmus; Aplasie der Wimpern.
Megophthalmus; Megalocornea; Mikrophthalmus; Mikrocornea; Blaufärbung der Skleren.
Irisheterochromie; Iriskolobome; Irisatrophie; mydriaticaresistente Miosis.
Linsenektopie und Iridodonesis; Sphärophakie; Linsenkolobome.
Sekundäres Glaukom; Fundusanomalien; Netzhautablösung.
Refraktionsstörungen (Achsen- und Brechungsmyopie, seltener Hypermetropie).
Astigmatismus; Nystagmus; Grünfarbenblindheit.

Gefäßsystem

Aorta: Mediadegeneration und -nekrose; Dilatation, Insuffizienz und Aneurysma der Aorta ascendens bzw. abdominalis; dissezïerendes Aneurysma; Aortenruptur; Isthmusstenose vom Erwachsenentyp.
Arteria pulmonalis: Dilatation; dissezïerendes Aneurysma; Ruptur; Pulmonalissklerose.
Weitere Gefäßmanifestationen: Carotisaneurysma; Hämangiomatose; Varicen; Teleangiektasien.

Herz

Congenitale Vitien[1]: Vorhofseptumdefekt; Fallotsche Tetralogie; Duct. Botalli persistens.
Myokardveränderungen: Herzhypertrophie und -dilatation; Myokardfibrose.
Endokardveränderungen: Fibröse Umwandlungen, Fenestrationen des Klappenapparates; murale Endokardstörungen; erweiterter Aortensinus; bakterielle Endocarditis.
Mechanisch bedingte Veränderungen: Cor pulmonale, kardiale Insuffizienz, systolische Geräusche und EKG-Veränderungen als Folge von Kyphoskoliose bzw. Trichterbrust.

Andere Organe und Systeme

Lunge: Anomalien der Segmentation, rudimentärer Mittellappen, unsegmentierte linke Lunge; pulmonale Cysten; Bronchiektasen; Fibrose und Emphysem; Spontanpneumothorax.
Verdauungsorgane und Nieren[2]: Gastrointestinale Ptosis; Brachyoesophagus; Pylorusstenose; Makroglossie; Nephroptose; Hydronephrose; Ureterverdoppelung.
Haut: Dürftiges oder fehlendes subcutanes Fettgewebe; Schwimmhautbildung; Hypotrichosis; Schrumpfung der Palmaraponeurose[2].
Ohren: Grobe Modellierung; weichlappige Muscheln, mangelhafte Knorpelstütze; fehlende, kleine oder auch vergrößerte Ohrläppchen.
Nervensystem[2]: Periphere Durchblutungsstörungen; Akrocyanose; Hydrocephalus; (Schwachsinn übersteigt nicht signifikant die Durchschnittserwartung).
Endokrine Systeme[2]: Testikeldystopie und -atrophie; verzögerte oder verspätete Pubertät; (Ergebnisse der Grundumsatzbestimmungen sehr uneinheitlich und in der Auswertung methodisch vieldeutig).
Klinische Funktionsprüfungen, hämatologische und biochemische Untersuchungen ergeben keine Besonderheiten.

Häufigkeit und pathognostischer Wert der Einzelsymptome und ihrer Korrelationen beim Marfan-Syndrom werden in der Literatur sehr unterschiedlich bewertet entsprechend dem Standpunkt des Autors.

2. Röntgenbefunde

Skelet: Die langen Röhrenknochen erscheinen grazil bei verschmälerter Corticalis und erweitertem Medullarkanal, Struktur und Schattendichte pflegen normal zu sein. Epiphysenkerne und -linien sind durchwegs normal gebildet; die Ossifikation verläuft häufig beschleunigt, vornehmlich an den distalen Skeletanteilen (ALBANESE; BÖRGER; DUBOIS; FAHEY; FRONTALI; GLANZMANN; KALLIUS; MÜLLER; NERESHEIMER; SALLE; SCHREIBER; THOMAS; ZUBER). GLANZMANN beschrieb „Patronenform" der Grundphalangen, FRONTALI supernumeräre Knochenkerne an Händen und Füßen bei zwei Brüdern. Im Bereich der Wirbelsäule fand JEQUIER epiphysäre Ossifikationsstörungen, deren Ähnlichkeit mit der Scheuermannschen Adoleszentenkyphose auch von MAMOU u. HERAULT bestätigt wurde. Vereinzelt wurde über Keilwirbel (HARRISON; KURZ; LOWE) und über Spina bifida occulta (BROCK; LLOYD; MOEHLIG; PASSOW; WEILL; WEYERS; ZUBER) berichtet. —

---

[1] Nach McKUSICK ist die echte Syndromzugehörigkeit dieser Herzanomalien sehr zweifelhaft.

[2] Sehr sporadische Symptome, deren Syndromzugehörigkeit unsicher ist; es könnte sich um Sekundärerscheinungen oder nach McKUSICK um Folgen einer weiteren Mutation handeln.

Auch die Befunde am Schädel sind uneinheitlich: häufig Verschmälerung, seltener Hyperostose der Kalotte. Schädelbasis und Sella ohne sicher pathologischen Befund. — Trotz des markanten Habitus ist die radiologische Ausbeute des Marfan-Syndromes meist recht dürftig, wie auch Versé feststellt: „Insgesamt sind also die primären Röntgenbefunde am Skelet wenig ergiebig oder — mit Ausnahme der festzustellenden Dolichostenomelie — gar pathognomonisch" (Abb. 40 und 41).

Größere diagnostische Bedeutung haben die röntgenologischen Veränderungen der Aorta. Vorwiegend ist die den stärksten Druckschwankungen ausgesetzte A. ascendens von der Dilatation betroffen, der ein fusiformes und später ein dissezïerendes Aneurysma

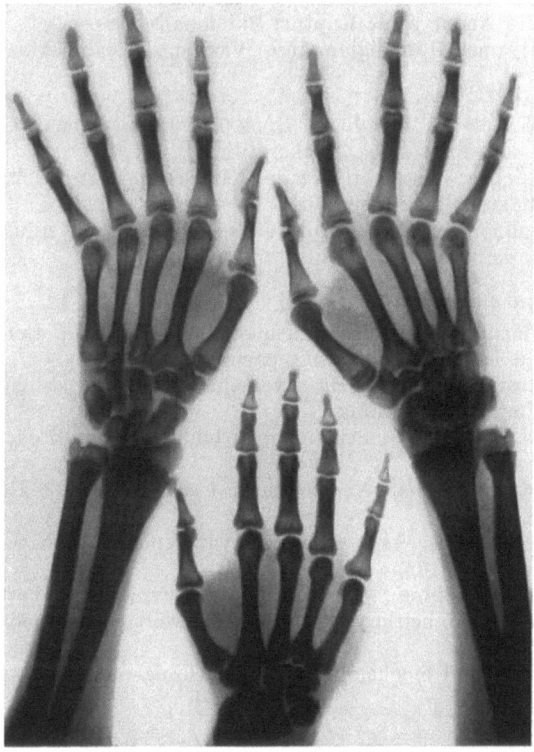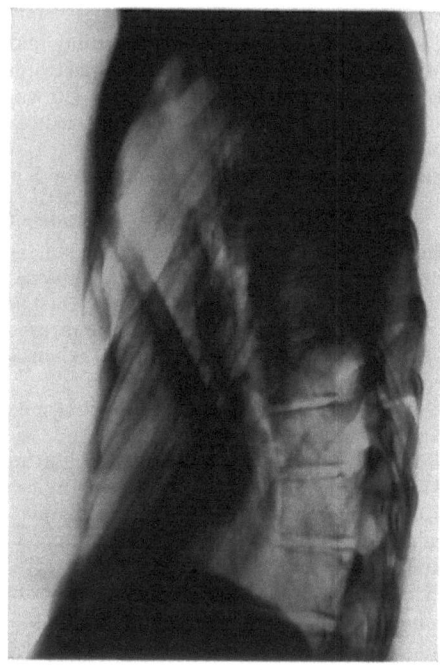

Abb. 40   Abb. 41

Abb. 40. Röntgenogramm beider Hände von 15jährigem Marfan-Syndromträger im Vergleich mit Handskelet eines 30jährigen (Fall von Weve)

Abb. 41. Derselbe Patient wie auf Abb. 39. Erhebliche Trichterbrust. Der sterno-vertebrale Abstand beträgt nur 1 cm

folgen können; viel seltener sind A. descendens oder A. abdominalis befallen. Besonders im Kindesalter wird die Feststellung einer Aortendilatation Verdacht erwecken: Abb. 42 zeigt ein Aortenaneurysma bei einem 3jährigen Kind (Siegenthaler). Ähnliche Befunde beschrieben Bronson u. Sunderland, McKusick, Steinberg u. Geller, Steinberg, Mangiordi u. Noble, Traisman u. Johnson, Tung u. Liebow. Demgegenüber sind die röntgenologisch nachweisbaren Hypertrophien, Form- und Lageveränderungen des Herzens unspezifische Befunde.

Im *EKG* können Vorhofflimmern, paroxysmale supraventriculäre Tachykardie, atrioventriculärer Block, Schenkelblock und andere Störungen der Erregungsleitung erkennbar werden (Siegenthaler u.a.). Bei der Frage der echten Syndromzugehörigkeit dieser durch Auskultation, EKG oder Röntgenogramm erhobenen physikalischen Herzbefunde ist zu bedenken, daß die gleichen Phänomene auch durch die mechanischen Thoraxveränderungen wie Trichterbrust und Kyphoskoliose hervorgerufen, also sekundärer Natur sein können (CURSCHMANN; MCKUSICK; SCHAUB u. WEGMANN; SIEGEN-THALER).

Die Diagnose des ausgeprägten Krankheitsbildes bereitet bei Berücksichtigung der versteckteren oculären und kardiovasculären Symptome keine Schwierigkeiten; hingegen sind Erkennung und Zuordnung der oligosymptomatischen und frusten Formen ohne eingehende Untersuchung der Familienmitglieder nicht möglich. *Differentialdiagnostisch* kommen folgende Krankheitsbilder und Konstitutionsanomalien in Betracht: Eunuchoider Hochwuchs, Akromegalie, Habitus asthenicus STILLER, Status dysrhaphicus PASSOW; außerdem im Säuglingsalter die congenitale atonisch-sklerotische Muskeldystrophie

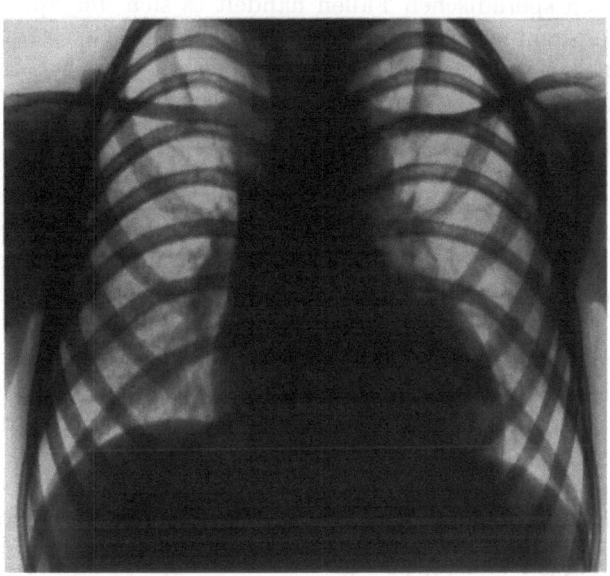

Abb. 42. Aneurysma der Aorta mit Hypertrophie des Herzens bei 3jährigem Knaben mit Marfan-Syndrom. [Abb. 36, 37, 40 aus: H. VERSÉ, Das „Marfan-Syndrom", Ergebn. inn. Med. Kinderheilk., N.F. 9, 141—205 (1959). Abb. 38, 39, 41 und 42 aus: W. SIEGENTHALER, 1. Das Marfan-Syndrom. Dtsch. med. Wschr. 81, 1188—1192 (1956). 2. Die cardio-vasculären Veränderungen beim Marfan-Syndrom. Cardiologia (Basel) 28, 135—150 (1956)]

(Typ Ullrich) (ULLRICH; GÖTT u. JOSTEN). Oculäre Manifestationen weisen diese Krankheitsbilder, mit Ausnahme des Status dysrhaphicus, nicht auf. Die oculären Anomalien sind differentialdiagnostisch besonders wichtig, weil sie zu den wesentlichsten Syndromanteilen gehören; bei 70% aller Fälle von congenitaler Linsenektopie besteht nach MCKUSICK Zugehörigkeit zum Marfan-Syndrom. Auszuschließen sind nach LAST u. VOGEL die folgenden Anomalien: Brachydaktylie und Spärophakie — Dystrophia mesodermalis hyperplastica (Marchesani-Syndrom), Ektopia lentis et pupillae, Ektopia lentis simplex.

Die Pathogenese des Marfan-Syndromes ist von vielen Seiten beleuchtet worden; die Diskussion, in der sich die verschiedenen theoretischen Auffassungen widerspiegeln, ist noch nicht abgeschlossen. Der heute allgemein abgelehnten Hypothese einer ausschließlich endokrinen Genese (SALLE; v. PFAUND-LER; BÖRGER) — hypophysär oder pluriglandulär — trat schon MARFAN entgegen mit dem Hinweis auf die grundlegende Verschiedenheit zwischen Akromegalie und Marfan-Syndrom. — WEVE löste mit der Arbeitshypothese einer selbständigen mesodermalen Systemerkrankung eine fruchtbare Diskussion aus über die Genese der oculären Mißbildungen beim Marfan-Syndrom und über dessen Beziehungen zu anderen „Mesenchymosen" und „Ektodermosen". — Der synoptische Versuch, eine weitere unizentrische Erklärung für die Arachnodaktylie und andere mesodermale Konstitutionsanomalien zu eröffnen, führte WEYERS zu der Annahme, „daß das allgemeine Prinzip in einer Störung vegetativer, jedenfalls dem innersekretorischen System übergeordneter Zentren gefunden werden könnte. Der Zeitpunkt, in dem das embryonale Gewebe von dieser Störung betroffen wird, entscheidet darüber, welche Form oder welches Formgemisch mesodermaler Dysplasie ausgebildet wird". — Schließlich vermutet MCKUSICK als Basisdefekt eine primäre metabolische Alteration der Bindegewebsgrundsubstanz, insbesondere der elastischen Fasern, analog zu den von PONSETI u. Mitarb. beim tierexperi-

42*

mentellen Lathyrismus dargestellten histologischen Veränderungen. Während diese pathogenetischen Vorstellungen für die Erklärung der Gefäßwand- und Gelenkinsuffizienz plausibel erscheinen, bleiben andere integrierende Marfan-Symptome ungeklärt, so die oculären und dolichostenomelen Charakteristika.

Ätiologie: Die Heredität des Marfan-Syndromes ist gesichert. Nach den eingehenden und kritischen Untersuchungen von LAST handelt es sich um „eine autosomal-dominante Mutation mit pleiotropem Wirkungsmuster, unvollständiger Penetranz und schwankender Expressivität". Recessiver Erbgang ist nach derselben Autorin unbewiesen und unwahrscheinlich. Bei 15% der Merkmalsträger läßt sich nach McKUSICK Familiarität nicht nachweisen; bei diesen sporadischen Fällen handelt es sich um Spontanmutationen, die ihrerseits aber wieder dominanten Erbgang in der folgenden Generation auslösen (BAUER u. BODE; GREINER u. VARGA; LAST). Grundsätzlich wird auch beim Marfan-Syndrom mit der Möglichkeit gerechnet werden müssen, daß es sich im Einzelfall um Phänokopie — exogen verursacht durch eine Kyematopathie — handeln kann.

Die **Prognose** wird für die Patienten in erster Linie durch die Gefäßalterationen bestimmt: Aorteninsuffizienz, -ruptur und Myokardfibrose. Bei Kindern steht die Infektanfälligkeit, insbesondere deren bronchopneumonische Komplikationen, im Vordergrund der Todesursachen. Die Augenmißbildungen können zu sekundärem Glaukom oder Ablatio retinae führen. Die Kranken werden infolge ihrer Sehbehinderung und Verunstaltung — nach WEVE gleichen sie einem „lebenden Skelet" — schon in der Kindheit zu scheuen, kontaktschwachen und antriebsarmen Außenseitern, deren Eingliederung in Schule und Berufsleben trotz ausreichender Intelligenz große Schwierigkeiten bereitet. Mit einer wesentlichen Rückbildung der Anomalien und ihrer Folgeerscheinungen kann nicht gerechnet werden.

Eine kausale **Therapie** ist nicht gegeben. Die Behandlung wird sich auf symptomatische und palliative Maßnahmen beschränken müssen und orthopädische, augenärztliche sowie kinderpsychiatrische Gesichtspunkte berücksichtigen. Bei Berücksichtigung der schlechten Prognose und der erheblichen erblichen Penetranz des Marfan-Syndromes wird man dem Vorschlag von LAST und VOGEL zustimmen: „Man sollte deshalb jeden Merkmalsträger, ganz gleich, ob der Familienbefund positiv oder negativ ist, wenn eine eugenische Beratung verlangt wird oder angebracht erscheint, darauf aufmerksam machen, daß durchschnittlich die Hälfte seiner Kinder ebenfalls mit dem Syndrom behaftet sein wird".

Literatur

Allgemein

BAYLEY, N.: Growth curves of height and weight by age for boys and girls, scaled according to physical maturity. J. Pediat. 48, 187—194 (1956).

BENNHOLDT-THOMSEN, C., u. J. FREUND: Physiologie und Pathologie der Pubertät. In: Pädiatrie. Berlin-Göttingen-Heidelberg: Springer 1957.

BIERICH, J. R.: In: Die Prognose chronischer Erkrankungen, F. LINNEWEH. Berlin-Göttingen-Heidelberg: Springer 1960.

CAFFEY, J.: Pediatric x-ray diagnosis, 2th ed. Chicago: Year Book Publ. 1950.

COERPER, C., W. HAGEN u. H. THOMAE: Deutsche Nachkriegskinder. Stuttgart: Georg Thieme 1954.

DECOURT, J., J. M. DOUMIC u. E. SCHLACHTER: Das Morphogramm in der Untersuchung somatischer und sexueller Entwicklungsstörungen. Münch. med. Wschr. 99, 1100—1108 (1957).

DRESCHER, A.: Ein vereinfachtes Verfahren, um aus Wägung und Messung die körperliche Entwicklung der Schulkinder zu bestimmen. Z. Schulgesundheitspflege 34, 79—84 (1921).

FALKNER, F., M. P. PERNOT-ROY, H. HABICH, J. SÉNÉCAL, and G. MASSÉ: Some international comparisons of physical growth in the two first years of life. Courrier 8, 1—11 (1958)

FANCONI, G., u. A. WALLGREN: Lehrbuch der Pädiatrie, 6. Aufl. Basel u. Stuttgart: Benno Schwabe & Co. 1960.

GREULICH, W. W., and S. J. PYLE: Radiographic atlas of skeletal development of the hand and wrist. Stanford, Cal.: Stanf. Univ. Press 1950.

HARBECK, R.: Die Körpergröße 20jähriger Männer. Wehrdienst u. Gesundheit 1, 308—313 (1960).

HEIMENDINGER, J.: Die Ergebnisse von Körpermessungen an 5000 Basler Kindern von 0 bis 18 Jahren. Schweiz. med. Wschr. 88, 785 bis 788 (1958).

HELLBRÜGGE, TH., u. D. VOGT: Zur Beurteilung des Wachstumsstandes mit Hilfe von Somatogrammen. Ärztl. Mitt. (Köln) **46**, 1275 bis 1280 (1961).

KELLER, W., u. A. WISKOTT: Lehrbuch der Kinderheilkunde. Stuttgart: Georg Thieme 1961.

LASSRICH, M. A., R. PRÉVÔT u. K. H. SCHÄFER: Pädiatrischer Röntgenatlas. Stuttgart: Georg Thieme 1955.

LEIBER, B., u. G. OLBRICH: Die klinischen Syndrome. 4. erw. Aufl. München-Berlin-Wien: Urban & Schwarzenberg 1966.

LENZ, W.: Wachstum, Proportionen, Habitus. In: J. BROCK, Biologische Daten für den Kinderarzt, Bd. 1. Berlin-Göttingen-Heidelberg: Springer 1954.

LINNEWEH, F.: Die physiologische Entwicklung des Kindes. Berlin-Göttingen-Heidelberg: Springer 1959.

MARTIN, R.: Lehrbuch der Anthropologie, 2. Aufl. Jena: Gustav Fischer 1928.

McCANCE, R. A.: Overnutrition and undernutrition. Lancet **1953 I**, 685—691, 739—745.

NEUHAUSER, E. B. D.: Growth, differentiation, and disease. Caldwell Lect. 1952. Amer. J. Roentgenol. **69**, 723—737 (1953).

OSTER, H.: Beobachtungen über den Reifeeintritt bei Knaben und Mädchen im Volks- und Berufschulalter. Ärztl. Mitt. (Köln) **46**, 2686 bis 2691 (1961).

PFAUNDLER, M. V.: Körpermaß-Studien an Kindern. Berlin: Springer 1916.

— Notiz zu „Körpermaßstudien". Z. Kinderheilk. **16**, 85—89 (1917).

PRADER, A.: Wachstum und Entwicklung. In: LABHART, Klinik der inneren Sekretion. Berlin-Göttingen-Heidelberg: Springer 1957.

RÖSSLE, R.: Wachstum und Altern. München: J. F. Bergmann 1923.

— Die pathologische Anatomie der Familie. Berlin: Springer 1940.

RUDDER, B. DE: Krankheitsbereitschaft, Krankheitsgefährdung und Lebensbedrohung im Kindesalter. In: Pädiatrie. Berlin-Göttingen-Heidelberg: Springer 1957.

SCHLEISSNER, F.: Tabellen zur graphischen Darstellung von Körperlängen und Gewichten. Med. Klin. **22**, 1798 (1926).

SCHLESINGER, E.: Das Wachstum des Kindes. Berlin: Springer 1926.

SCHMID, F., u. G. WEBER: Röntgendiagnostik im Kindesalter. München: J. F. Bergmann 1955.

—, u. H. MOLL: Atlas der normalen und pathologischen Handskeletentwicklung. Berlin-Göttingen-Heidelberg: Springer 1960.

SCHONFELD, W. A.: Deficient development of masculinity. Amer. J. Dis. Child. **79**, 17—29 (1950).

SCHWENK, A.: Störungen der Geschlechtsentwicklung. Anatomische und endokrinologische Grundlagen. Mschr. Kinderheilk. **109**, 125—131 (1961).

STRATZ, C. H.: Der Körper des Kindes und seine Pflege, 11. Aufl. Stuttgart: Ferdinand Enke 1928.

STUART, H. C.: Normal growth and development during adolescence. New Engl. J. Med. **234**, 666, 693, 732 (1946).

—, and S. ST. STEVENSON: Physical growth and development. In: Textbook of Pediatrics, 6th edit. Philadelphia: W. B. Saunders Co. 1954.

SWOBODA, W.: Das Skelett des Kindes. Entwicklung, Bildungsfehler und Erkrankungen. Stuttgart: Georg Thieme 1956.

TANNER, J. M.: Growth at adolescence. Oxford: Blackwell Sci. Publ. 1955.

— Wachstum und Reifung des Menschen. (Deutsche Übers. von WEBER). Stuttgart: Georg Thieme 1962.

TÖNDURY, G.: Embryonales Wachstum und seine Störungen. Schweiz. med. Wschr. **83**, 175—179 (1953).

TONUTTI, E., u. O. WELLER: In: Die männliche Keimdrüse. Struktur, Funktion, Klinik. Grundzüge der Andrologie. Stuttgart: Georg Thieme 1960.

VERSCHUER O. V.,: Die Erbbedingtheit des Körperwachstums. (Eugen-Fischer-Festband) Z. Morph. Anthrop. **34**, 398—412 (1934).

— Genetik des Menschen. Lehrbuch der Humangenetik. München und Berlin: Urban & Schwarzenberg 1959.

VOGT, D.: Über den gegenwärtigen Stand der Akzeleration in Bayern. Arch. Kinderheilk. **159**,, 141—156 (1959).

WIEDEMANN, H. R.: Die großen Konstitutionskrankheiten des Skeletts. Stuttgart: Gustav Fischer 1960.

WILKINS, L.: The diagnosis and treatment of endocrine disorders in childhood and adolescence, 2th edit. Springfield (Ill.): Ch. C. Thomas 1957.

ZELLER, W.: Konstitution und Entwicklung. Göttingen: Psychologische Rundschau 1952.

Großwuchs

BENNHOLDT-THOMSEN, C.: Über die Acceleration der Entwicklung der heutigen Jugend; Kritik der auslösenden Momente. Klin. Wschr. **17**, 865—871 (1938).

— Die Entwicklungsbeschleunigung der Jugend. Ergebn. inn. Med. Kinderheilk. **62**, 1153—1238 (1942).

BRUCH, H.: The importance oft overweight. New York: Norton & Co. 1957.

CLAUSER, G.: Biographie und Klinik der Adipositas. Stuttgart: Ferdinand Enke 1958.

CREMER, E., u. H. GÖTT: Beitrag zur Präpubertätsfettsucht. Ärztl. Wschr. **10**, 401—405 (1955).

CZERNY, A., u. A. KELLER: Des Kindes Ernährung, 2. Aufl. Leipzig u. Wien: Franz Deuticke 1928.

FREUND, J.: Der gegenwärtige Stand der Acceleration bei Neugeborenen und Kleinkindern. Z. Kinderheilk. **67**, 592—614 (1950).

—, u. E. H. MAIER: Zur Ätiologie der Entwicklungsbeschleunigung. Z. Kinderheilk. **71**, 1—33, 79—104 (1952).

Gigon, A.: Über Riesenwuchs und Zwergwuchs. Schweiz. Arch. Neurol. Psychiat. 8, 153 (1921).

Gött, H.: Formen der kindlichen Fettsucht. Regensburg. Jb. ärztl. Fortbild. 5, 1—11 (1956/57).

Günther, H.: Säkulare umweltbedingte Variationen der Körpergröße des Menschen. Endokrinologie 28, 52—61 (1951).

Haase, K., u. H. Hosenfeld: Zur Fettsucht im Kindesalter. Z. Kinderheilk. 78, 1—27 (1956).

Keller, A.: Beobachtungen über Adipositas im Kindesalter. Fortschr. Med. 45, 7—12 (1927).

Koch, E. W.: Über die Veränderung menschlichen Wachstums im ersten Drittel des 20. Jahrhunderts. Leipzig: Johann Ambrosius Barth 1935.

— Wesen und Abschluß der Wachstumsänderung: Stabilisierter Schnellwuchs des Menschen. Dtsch. med. Wschr. 64, 1068—1070 (1938).

Köttgen, H. U., u. H. Schütz: Zur Frage der Beziehungen zwischen Adipositas und Knochenwachstum. Mschr. Kinderheilk. 89, 341—345 (1941/42).

Lehr, U.: Berichte über den Stand des Accelerationsproblems. Vita hum. (Basel) 2, 191—212 (1959); 3, 32—60, 143—172 (1960).

Leiber, B.: Altersbiologie des akuten Rheumatismus. In: Der Rheumatismus, Bd. IV. Dresden: Theodor Steinkopff 1952.

Lenz, W.: Ursachen des gesteigerten Wachstums der heutigen Jugend. In: Akzeleration und Ernährung. Fettlösliche Wirkstoffe. (Wiss. Veröff. d. Dtsch. Ges. f. Ernährung, Bd. IV.) Darmstadt: D. Steinkopff 1959.

Meredith, H. V., and E. M. Meredith: The stature of Toronto children half a century ago today. Hum. Biol. 16, 126—131 (1944).

Mossberg, H. O.: Obesity in children. A clinical-prognostical investigation. Acta paediat. scand. 35, Suppl. II (1948).

Opitz, H.: Adipositas-Gigantismus. Kinderärztl. Prax. 4, 549—554 (1933).

— Pubertätsfettsucht. Kinderärztl. Prax. 17, 235—237 (1949).

Pachioli, R., E. Cheli e O. Olivi: La obesità nell'infanzia. (Bericht über den 24. Kongr. der Ital. Ges. f. Paediatrie, Perugia 1955.)

Patzer, H.: Cerebrale Fettsucht im Kindesalter. Acta neuroveg. (Wien) 12, 234—249 (1955).

Portmann, A.: Biologische Fragmente zu einer Lehre vom Menschen. Basel: Benno Schwabe & Co. 1951.

Prader, A.: Das Wachstum des Menschen in ärztlicher Sicht. Schweiz. med. Wschr. 89, 167—185 (1959).

Priesel, R., u. C. Frey: Fettsucht im Kindesalter. Arch. Kinderheilk., Beih. 15 (1938).

Rudder, B. de, u. F. Linke: Biologie der Großstadt. Dresden u. Leipzig: Theodor Steinkopff 1940.

— Zur Frage nach der Akzelerationsursache. Deutsch. med. Wschr. 85, 1193—1195 (1960).

Schneider, E.: Zur Frage der Wachstumssteigerung. Z. menschl. Vererb.- u. Konstit.-Lehre 29, 865—878 (1950).

Schreier, K., u. J. Spranger: Die kindliche Fettsucht im Lichte der neueren Forschung. Arch. Kinderheilk. Beih. 44 (1961).

Schütz, H.: Konstitutionelle Verhältnisse bei kindlicher Fettsucht. Arch. Kinderheilk. 122, 113—133 (1941).

Sorgo, W.: Sellaanomalie und Riesenwuchs. Z. ges. Neurol. Psychiat. 174, 681—697 (1942).

Minderwuchs

Bierich, J. R.: Störungen der sexuellen Reifung. Mschr. Kinderheilk. 109, 140—148 (1961).

Cocchi, U.: Wuchs- und Reifestörungen. In: Lehrbuch der Röntgendiagnostik, 5. Aufl., Bd. II. Stuttgart: Georg Thieme 1952.

Grebe, H.: Über Differentialdiagnose und Erbverhältnisse beim primordialen Zwergwuchs. Erbarzt 10, 195 (1942).

— Erblicher Zwergwuchs. Ergebn. inn. Med. Kinderheilk. N.F. 12, 343—427 (1959).

Günther, H.: Die Formen des Zwergwuchses. Endokrinologie 24, 25 (1941).

Hanhart, E.: Über heredodegenerativen Zwergwuchs mit Dystrophia adiposogenitalis. Arch. Klaus-Stift.Vererb.-Forsch. 1, 181—257(1925).

— Zur Phaenomenologie und Vererbung des universellen sowie des partiellen Infantilismus. Z. menschl. Vererb.- u. Konstit.-Lehre 29, 242—251 (1949).

— Die Rolle der Erbfaktoren bei den Störungen des Wachstums. Schweiz. med. Wschr. 83, 198—202 (1953).

Hansemann D. v.: Echte Nanosomie mit Demonstration eines Falles. Berl. klin. Wschr. 39, 1209 (1902). Zit. Seckel.

Harnack, G. A. v., u. J. R. Bierich: Hypophysärer Zwergwuchs und thyreotrope Insuffizienz. Z. Kinderheilk. 78, 341—358 (1956).

Horstmann, P.: Dwarfism, a clinical investigation. Acta endocr. (Kbh.), Suppl. 5 (1949).

Kirchhoff, H. W., W. Lehmann u. U. Schaefer: Klinische, erbbiologische und körperbauliche Untersuchungen bei primordialen Zwergen. Z. Kinderheilk. 75, 243—266 (1954).

Lenz, W.: Die Bedeutung mütterlicher Faktoren für die Entstehung des Zwergwuchses. Z. Kinderheilk. 78, 47—59 (1956).

— Die Bedeutung des Alters der Eltern für den Zwergwuchs. Ann. hum. Genet. 22, 44—57 (1957).

McCune, D. J.: Dwarfism. Clinics 2, 380 (1943).

Prader, A., u. F. Perabo: Körperwachstum, Knochen- und Zahnentwicklung bei den endokrinen Erkrankungen im Kindesalter. Helv. paediat. Acta 7, 517—529 (1952).

Prader, A.: Diagnose und Therapie des hypophysären Zwergwuchses im Kindesalter. Schweiz. med. Wschr. 84, 375—377 (1954).

— Der Einfluß der Nebennierenrinde auf Wachstum und Geschlechtsentwicklung. Mschr. Kinderheilk. 104, 157—165 (1956).

SECKEL, H. P. G.: Irregularities of bone maturation in congenitally malformed children. Ann. paediat. (Basel) 181, 147—160 (1953).
— Über eine besondere Form des primordialen Zwergwuchses, sogenannte Vogelkopfzwerge. Dtsch. med. Wschr. 80, 1323—1324 (1955).
— Bird-headed-dwarfs. Studies in developmental anthropology including human proportions. Basel u. New York: Karger 1960.
STRÖDER, J., u. H. ZEISEL: Das untermaßige Kind. Münch. med. Wschr. 99, 37—40, 77—79, 112—114 (1957).
TEZNER, O.: Der Puppentypus. Ann. paediat. (Basel) 172, 104—115 (1949).
VERSCHUER, O. v., u. L. CONRADI: Eine Sippe mit recessiv erblichem primordalem Zwergwuchs. Z. menschl. Vererb.- u. Konstit.-Lehre 22, 261—267 (1938).
VIRCHOW, R.: Zwergenkind. Z. Ethnologie 14, 215 (1882). Zit. SECKEL.
— Amerikanischer Zwerg. Z. Ethnologie 15, 306 (1883). Zit. SECKEL.
— Vorstellung des Knaben Dobos Janos. Berl. klin. Wschr. 29, 517 (1892). Zit. SECKEL.
WENINGER, M.: Gedanken zum Problem des Zwergwuchses. Mitt. anthrop. Ges. Wien 83, 97—130 (1954).
WILKINS, L.: Primordial dwarfism. In: Holt's pediatrics, 12th ed. New York: Appleton-Century-Crofts Inc. 1953.

Mongolismus

ALLEN, G., and G. S. BAROFF: Mongoloid twins and their siblings. Acta genet. (Basel) 5, 294—326 (1955).
BENDA, C. E.: Mongolism and cretinism. New York: Grune & Stratton 1946.
— The child with mongolism (Congenital acromicria). New York and London 1960.
BENNHOLDT-THOMSEN, C.: Über den Mongolismus und andere angeborene Abartungen in ihrer Beziehung zu hohem Alter der Mutter. Z. Kinderheilk. 53, 427—454 (1932).
BRANDER, T.: Über mongoloide Partialsymptome mit besonderer Beachtung der sogenannten Vierfingerfurche. Acta paediat. scand. 28, Suppl. I, 21—38 (1940).
CAFFEY, J., R. AMES, W. A. SILVERMAN, C. T. RYDER, and G. HOUGH: Contradiction of the congenital dysplasia-predislocation hypothesis of congenital dislocation of the hip through a study of the normal variation in acetabular angles at successive periods in infancy. Pediatrics 17, 632—641 (1956).
—, and S. ROSS: Mongolism (mongoloid deficiency) during early infancy — some newly recognized diagnostic changes in the pelvic bones. Pediatrics 17, 642—651 (1956).
DOWN, J. L. H.: Observations on an ethnic classification of idiots. London Hosp. clin. Lectures and Reports 3, 259—262 (1866).
GEYER, H.: Zur Ätiologie der mongoloiden Idiotie. Leipzig: Georg Thieme 1939.

GEYER, H.: Dysplasmatisch-idiotische Kinder ovariell insuffizienter Mütter. Arch. Gynäk. 181, 277—289 (1952).
HALLERVORDEN, J.: Mongolismus. In: Handbuch der inneren Medizin, 4. Aufl., Bd. V/3. Berlin-Göttingen-Heidelberg: Springer 1953.
HANHART, E.: Sull'eziologia del mongoloidismo in base a 72 nuove osservazioni di casi familiari. Per Aevum, 1956/57. (Annuario Acad. Istit. Mendel, Roma 1958.)
— Mongoloide Idiotie bei Mutter und zwei Kindern aus Inzesten. Acta Genet. med. (Roma) 9, 112—130 (1960).
JACOB, H.: Mongolismus. In: Handbuch der speziellen pathologischen Anatomie und Histologie, Bd. XIII/4. Berlin-Göttingen-Heidelberg: Springer 1956.
JACOBS, P. A., A. G. BAIKIE, W. M. C. BROWN, and J. A. STRONG: The somatic chromosomes in mongolism. Lancet 1959 I, 710.
KAUFMANN, H. J., u. S. PELARGONIO: Über röntgenologische Veränderungen am Becken bei Mongolismus im frühen Säuglingsalter. Schweiz. med. Wschr. 87, 1529—1532 (1957).
KLEBANOW, D.: Die Gefahr der Keimschädigung bei Rückbildungsvorgängen in den weiblichen Gonaden. Münch. med. Wschr. 74, 606—610 (1949).
KÖNIG, K.: Der Mongolismus. Erscheinungsbild und Herkunft. Stuttgart: Hippokrates 1959.
LEJEUNE, J., R. TURPIN et M. GAUTIER: Le mongolisme premier exemple d'aberration autosomique humaine. Ann. Génét. 1, 41—49 (1959).
LENZ, W.: Die Ätiologie des Mongolismus. Dtsch. med. Wschr. 86, 1097—1104 (1961).
NACHTSHEIM, H.: Betrachtungen zur Ätiologie und Prophylaxe angeborener Anomalien. Dtsch. med. Wschr. 84, 1845—1851 (1959).
OREL, H.: Mongolismus bei Zwillingskindern. Z. Kinderheilk. 51, 31—38 (1931).
OSTER, J.: The causes of mongolism. Dan. med. Bull. 3, 158—164 (1956).
PENDE, N. U. V.: Pol. endocr. (Pisa) 4, 5 (1951). Zit. SCHIFFER).
PENROSE, L. S.: The biology of mental defect, 2th ed. London: Sidgwick & Jackson 1954.
— J. R. ELLIS, u. J. D. A. DELHANTY: Chromosomal translocations in mongolism and in normal relatives. Lancet 1960 II, 409—410.
RUDDER, B. DE: Buchbesprechung (König: Der Mongolismus). Dtsch. med. Wschr. 85, 1219 (1960).
SCHIFFER, K. H.: Cerebrale Frühschädigung und Schädelbasisdysplasie. Fortschr. Röntgenstr. 75, 54—59 (1951).
— Zur mehrdimensionalen Betrachtung in der Psychiatrie am Beispiel neuroradiologischer und erbbiologischer Befunde. Kretschmer-Festschr. Stuttgart: Georg Thieme 1958.
—, u. H. STRUBEL: Über Störungen der Entwicklungsmechanik des Gehirnschädels beim Mongolismus und anderen Konstitutionsanomalien. Nervenarzt 31, 340—351 (1960).

Schultze-Jena, B. S.: Röntgenologische Merkmale des Beckens bei Mongolismus im Säuglingsalter. Kinderärztl. Prax. **27**, 141—148 (1959).

Swoboda, W.: Grenzen des Normalen und Anfänge des Pathologischen im Röntgenbild des kindlichen Skeletes. Mschr. Kinderheilk. **107**, 177—183 (1959).

Progeria

Broc, R., M. Nicolle et A. Jaubert de Beaujeu: Progeria; étude des lésions du système osseux. Presse méd. **1935 I**, 786—788.

Gilford, H.: Ateleiosis; a disease characterized by conspicuous delay of growth and development. Med.-chir. Trans. **85**, 305—359 (1902).

— Progeria, a form of senilism. Trans. **73**, 188—217 (1904).

— Disorders of postnatal growth and development. London: Adlard & son 1911.

Hutchinson, J.: Case of congenital absence of hair with atrophic condition of the skin and its appendages. Lancet **1886 I**, 923.

Jesserer, H.: Zum Erscheinungsbild der Akroosteolyse. Fortschr. Röntgenstr. **77**, 545—552 (1952).

Mostafa, A. H. and M. Gabr: Progeria in childhood. Arch. Pediatr. **71**, 136—145 (1945).

Noltenius, G., u. H. R. Wiedemann: Progerie (Hutchinson-Gilford-Syndrom). Med. Bild-Dienst (Roche) **1960**, H. 10, 3—7.

Schondel, A.: Two cases of progeria complicated by Microphthalmus. Acta paediat. scand. **30**, 286—304 (1943).

Ullrich, O., u. H. Fremerey-Dohna: Dyskephalie mit Cataracta congenita und Hypotrichose als typischer Merkmalskomplex. Ophthalmologica (Basel) **125**, 73—90, 144—154 (1953).

Variot, G., et L. Pironneau: Le nanisme type sénile. Bull. Soc. Pédiat. Paris **12**, 431 (1910).

Weyers, H.: Zur Dyscephalie mit Catarakta congenita und Hypotrichose (Ullrich-Fremerey-Dohna). Z. Kinderheilk. **74**, 468—483 (1954).

Wiedemann, H. R.: Progerie. Arch. Kinderheilk. **135**, 169—178 (1948).

— Über Greisenhaftigkeit im Kindesalter, insbesondere die Gilfordsche Progerie. Zugleich ein Beitrag zum Bereich der mesodermalen Dysplasien. Z. Kinderheilk. **65**, 670—697 (1948).

Zeder, E.: Über Progerie, eine seltene Form des hypophysären Zwergwuchses mit diffuser Sklerodermie. Z. Kinderheilk. **81**, 167—205 (1939/40).

Marfan-Syndrom

Achard, M. C.: Arachnodactylie. Bull. Soc. méd. Hôp. Paris **19**, 834 (1902).

Albanese, A.: Sulla dolicostenomelia. Arch. Ortop. (Milano) **47**, 539 (1931).

Baer, R. W., H. B. Taussig, and E. H. Oppenheimer: Congenital aneurysmal dilatation of the aorta associated with arachnodactyly. Blul. Johns Hopk. Hosp. **72**, 309 (1943).

Bauer, K. H., u. W. Bode: Arachnodaktylie. In: Handbuch der Erbbiologie des Menschen (G. Just), Bd. 3. Berlin: Springer 1940.

Börger, F.: Über zwei Fälle von Arachnodaktylie. Z. Kinderheilk. **12**, 161 (1915).

Brock, J.: Weiterer Beitrag zur Lehre von der Arachnodaktylie. Z. Kinderheilk. **47**, 702—714 (1929).

Bronson, E., and G. A. Sunderland: Ruptured aortic aneurysms in childhood. Brit. J. Child. Dis. **15**, 241 (1918). Zit. Versé.

Curschmann, H.: Über erbliche Arachnodaktylie. Nervenarzt **9**, 624—627 (1936).

Dubois, M.: Zur Dolichostenomelie. Z. angew. Anat. **1**, 226 (1914).

Fahey, J. J.: Muscular and skeletal changes in arachnodactyly. Arch. Surg. **39**, 741 (1939). Zit. Versé.

Frontali, G.: Dolichostenomelia a carattere familiare in rapporto con zone di accrescimento osseo sopranumerario. Scritti med. ded. Carlo Comba **1929**, 108; — Nourrisson **18**, 195 (1930). Zit. Versé.

Glanzmann, E.: Arachnodaktylie und Brachydaktylie. Mschr. Kinderheilk. **85**, 5—49 (1940/41).

Gött, H., u. E. A. Josten: Beitrag zur kongenitalen atonisch-sklerotischen Muskeldystrophie (Typ Ullrich). Z. Kinderheilk. **75**, 105—118 (1954).

Greiner, K., u. T. Varga: Zur Ätiologie und Pathogenese der Arachnodaktylie. Ann. paediat. (Basel) **164**, 259—272 (1945).

Harrison, J., and M. J. Klainer: Arachnodactyly: Its occurence in several members of one family. New Engl. J. Med. **220**, 621 (1939).

Jequier, M.: Le syndrome de Marfan (Dolichosténomélie ou Arachnodactylie). Étude clinique, radiologique et génétique de 18 cas nouveaux. Radiol. clin. (Basel) Suppl. ad **13** (1944).

Kallius, H. U.: Ein Fall von Arachnodaktylie. Dtsch. Z. Chir. **209**, 256 (1928).

Kurz, O.: Einige Fälle von Linsenektopie mit besonderer Berücksichtigung des konst. Moments. Klin. Mbl. Augenheilk. **92**, 193—216 (1934).

Lampen, H.: Das Marfan-Syndrom als kardiologisches Problem. Dtsch. med. Wschr. **87** 2250—2253 (1962).

Last, U.: Klinische und genetische Untersuchungen des Marfan-Syndroms an Hand eigener Fälle. Diss. Freie Univ. Berlin 1955.

—, u. F. Vogel: Bemerkungen zum Marfan-Syndrom. Dtsch. med. Wschr. **82**, 746—747 (1957).

Lloyd, R. I.: Arachnodactyly. Clinical course of eye complications. Trans. Amer. ophthal. Soc. **45**, 342 (1947).

Lowe, R. C.: Polycythemia vera, arachnodactyly with congenital defect of vertebral column and familial dystrophy in Negros. Tri State med. J. 13, 2679 (1941). Zit. Versé.

Mamou, H., et P. Herault: Maladie de Marfan et Maladie de Scheuermann. Sem. Hôp. Paris 1951, 3071.

Marchesani, O.: Brachydaktylie und angeborene Kugellinse als Systemerkrankung. Klin. Mbl. Augenheilk. 103, 392—406 (1939).

Marfan, B. A.: Un cas de déformation congénital des quatre membres, plus prononcée aux extrémités, caractérisée par l'allongement des os avec un certain degré d'amincissement (dolichosténomélie). Bull. Soc. méd. Hôp. Paris 13, 220 (1896).

— La dolichosténomélie (Dolichomélie, Arachnodactylie). Ann. Méd. 44, 5 (1938).

McKusick, V. A.: The cardiovascular aspects of Marfan's Syndrome: a heritable disorder of connective tissue. Circulation 11, 321 (1955).

— Vererbbare Störungen des Bindegewebes. (Heritable Disorders of Connective Tissue, 2nd ed. Deutsch von E. Oppenheimer.) Stuttgart: Georg Thieme 1959.

Méry, H., et L. Babonneix: Un cas de déformation congénitale des quatres membres: Hyperchondroplasie. Bull. Soc. méd. Hôp. Paris 19, 671 (1902). Zit. Versé.

Moehlig, R. C.: Arachnodactyly; 2 cases reports with etiological implications. Amer. J. Roentgenol. 61, 797 (1949).

Müller, W.: Über Arachnodaktylie und arachnodaktylieähnliche Degenerationsformen. Dtsch. Z. Chir. 218, 256 (1928).

Neresheimer, R.: Über Arachnodaktylie. Arch. Kinderheilk. 65, 391—408 (1916).

Ormond, A. W., and R. G. Williams: Case of arachnodactyly with special reference to ocular symptoms. Guy's Hosp. Rep. 74, 385 (1924).

Passow, A.: Okulare Paresen im Symptomenbild des „Status dysrhaphicus". Zugleich ein Beitrag zur Ätiologie der Sympatikusparese sowie der Trigeminus-, Abducens- und Facialisparesen. Münch. med. Wschr. 1934, 1243—1249.

—, u. H. Römmelt: Symptome und Wesen der Arachnodaktylie. Klin. Mbl. Augenheilk. 102, 422—423 (1939).

Pfaundler, M. v.: Demonstration eines einjährigen Kindes mit vielen kongenitalen Mißbildungen (Akromakrie). Münch. med. Wschr. 1914, 280.

Piper, R. K., and E. Irvine-Jones: Arachnodaktylia and its association with congenital heart disease. Amer. J. Dis. Child. 31, 832—836 (1926).

Ponseti, I. V., and W. A. Baird: Scoliosis and dissecting aneurysm of the Aorta in rats fed with Lathyrus odoratus seets. Amer. J. Path. 28, 1059 (1952).

—, and R. S. Shepard: Lesions of the skeleton and of other mesodermal tissues in rats fed sweet-pea (Lathyrus odoratus) seets. J. Bone Jt Surg. A 36, 1031 (1954).

Ross, L. J.: Marfan's syndrome. Review of recent literature and report of case with cleft palate. Amer. J. Dis. Child. 78, 417—426 (1949).

Salle, V.: Über einen Fall von angeborener abnormer Größe der Extremitäten mit einem an Akromegalie erinnernden Symptomenkomplex. Jb. Kinderheilk. 75, 540—562 (1912).

Schaub, F., u. T. Wegmann: Zur Klinik und Pathogenese des sogen. Kyphoskolioseherzens. Schweiz. med. Wschr. 1954, 1147—1152.

Schinz, H. R., W. E. Baensch, E. Friedl u. E. Uehlinger: Lehrbuch der Röntgendiagnostik, 5. Aufl., Bd. I. Stuttgart: Georg Thieme 1952.

Schreiber, G., et P. Duhem, Jubert: Un cas d'arachnodactylie chez un nouveau-né. Bull. Soc. Pédiat. Paris 26, 397 (1928).

Siegenthaler, W.: Das Marfan-Syndrom. Dtsch. med. Wschr. 81, 1188—1192 (1956).

Steinberg, I., J. L. Mangiordi, and W. J. Noble: Aneurysmal dilatation of aortic sinuses in Marfan's syndrome, angiocardiographic and cardiac catherization studies in identical twins. Circulation 16, 368 (1957).

Thomas, E.: Arachnodaktylie mit Ohrmuscheldeformität und Schwimmhautbildung. Münch. med. Wschr. 1926, 890—892.

Traisman, H. S., and F. R. Johnson: Arachnodactyly associatet with aneurysm of the aorta. J. Dis. Child. 87, 156—166 (1954).

Tung, Hsi-Lin, and A. A. Liebow: Marfans syndrome; Observations at necropsy with special reference to medionecrosis of the great vessels. Lab. Invest. 1, 382 (1952). Zit. Versé.

Ullrich, O.: Kongenitale, atonisch-sklerotische Muskeldystrophie, ein weiterer Typus der heredodegenerativen Erkrankungen des neuromuskulären Systems. Z. ges. Neurol. Psychiat. 126, 171—201 (1930).

Versé, H.: Das „Marfan-Syndrom" (Dystrophia mesodermalis congenita Typ Marfan; Arachnodaktylie). Ergebn. inn. Med. Kinderheilk. N.F. 11, 141—205 (1959).

Weill, G.: Ectopie des cristallins et malformations générales. Ann. Oculist. (Paris) 169, 21 (1932).

Weve, H. J. M.: Über Arachnodaktylie (Dystrophia mesodermalis congenita, Typus Marfan). Arch. Augenheilk. 104, 1—46 (1931).

Weyers, H.: Zur Kenntnis der Arachnodaktylie und ihrer Beziehungen zu anderen mesodermalen Konstitutionsanomalien. Z. Kinderheilk. 67, 308—342 (1949).

Wiedemann, H. R.: Über Greisenhaftigkeit im Kindesalter, insbesondere die Gilfordsche Progerie. Z. Kinderheilk. 65, 670—697 (1948).

Zuber, A.: Un cas de dolichosténomélie (arachnodactylie). Bull. Soc. Pédiat. Paris 25, 1881 (1927); — Nourrisson 15, 292 (1927). Zit. Versé.

D. Komplexe Mißbildungen

Von

E. Störig[1]

Mit 56 Abbildungen

I. Allgemeine Vorbemerkungen

Bei sinngemäßer Anwendung der Definition von E. SCHWALBE bezeichnet man als Mißbildung eine während der pränatalen Entwicklung entstandene Veränderung der Struktur, Größe, Lage, Zahl und Funktion eines Organs, Organsystems oder des ganzen Organismus, welche die normale Variationsbreite überschreitet und Lebens- und Entwicklungsfähigkeit ihres Trägers in verschiedenem Maße zu beeinflussen vermag.

Aufgrund des erweiterten Wissens auf dem Gebiet der pränatalen Pathologie hat O. THALHAMMER vorgeschlagen, den Sammelbegriff „Mißbildung" durch „angeborene Störung" zu ersetzen. Im Rahmen dieser Darstellung soll der allgemein noch gebräuchliche Begriff beibehalten werden.

Man weiß heute, daß Mißbildungen auf einer Störung des normalen Ablaufes der Ontogenese der betreffenden Organe oder Organsysteme beruhen. Für das Verständnis und die Deutung der Entstehung menschlicher Mißbildungen ist die Kenntnis entwicklungsphysiologischer und genetischer Grundlagen der normalen Ontogenese Voraussetzung. Diesbezüglich sei auf die entsprechenden Lehr- bzw. Handbücher von E. BAUR-E. FISCHER-F. LENZ, P. E. BECKER, W. BRANDT, M. CLARA, H. K. CORNING, K. GOERTTLER, R. B. GOLDSCHMIDT, W. J. HAMILTON-J. D. BOYD-H. W. MOSSMAN, F. E. LEHMANN, W. LENZ, TH. H. MORGAN, H. J. MULLER-C. C. LITTLE-L. H. SNYDER, D. STARCK, A. TOURAINE, O. v. VERSCHUER, FR. VOGEL u. a. verwiesen.

Es kann hier nur auf einige Gesetzmäßigkeiten und grundsätzliche Begriffe eingegangen werden.

Sehr bedeutsame Pionierarbeit verdanken wir in der ersten Hälfte dieses Jahrhunderts W. ROUX und H. SPEMANN. W. ROUX erschloß mit der Entwicklungsmechanik ein neues Forschungsgebiet, während die experimentelle Embryologie von H. SPEMANN durch meisterhafte Anwendung mikrochirurgischer Operationstechnik entwickelt wurde und Aufschwung erhielt.

Die wichtigsten Erkenntnisse über die normalen Entwicklungsvorgänge sind am Amphibienkeim gesammelt worden. Unter ihnen erwies sich von grundlegender Bedeutung die Entdeckung des Prinzips der abhängigen Differenzierung durch H. SPEMANN, wodurch nachgewiesen werden konnte, daß während frühester Embryonalentwicklung Keimbezirke über die Fähigkeit verfügen, auf Anlage und Entwicklung anderer Keimteile in determinierender Weise einzuwirken. Jenes Blastem, welches bei der Gastrulation zum Urdarmdach wird, aus dem später Chorda dorsalis und Mesoderm hervorgehen, hat H. SPEMANN als Determinations- bzw. Organisationszentrum bezeichnet. Durch die Fähigkeit desselben

[1] Das Original-Bildmaterial verdanke ich den Herren Professoren GRUBER, Göttingen, HACKENBROCH, Köln, KAHLAU, Frankfurt a.M., KAUFMANN, Köln, LINZBACH, Göttingen, OBERNIEDERMAYR, München, ROTTER, Frankfurt a.M., RÖTTGEN, Bonn, SCHOENMACKERS, Düsseldorf, VIETEN, Düsseldorf und Herrn Dr. ANDREE, Celle. Mein besonderer Dank gilt Herrn Prof. GRUBER, Göttingen, und Herrn Prof. DEGENHARDT, Frankfurt a.M., für die gütigst gewährte wertvolle Unterstützung.

zur Selbstdifferenzierung in craniocaudaler Richtung (J. HOLTFRETER; O. MANGOLD) entstehen die Organisationsfelder Vorderkopf, Hinterkopf und Rumpf (Abb. 1). Viele der tierexperimentell festgestellten Gesetzmäßigkeiten besitzen Gültigkeit auch für die Kyematogenese (K. GOERTTLER) des menschlichen Organismus.

Hinsichtlich der *formalen Genese* der Mißbildungen wissen wir, daß diese nicht regellos und zufällig entstehen, sondern sich aus gesetzmäßigen Abweichungen der normalen Ontogenese ergeben. Diese verläuft in charakteristischen Phasen, deren Störung zu bestimmten Mißbildungstypen führen kann. Die Entstehung der Mißbildungen erfolgt infolgedessen phasenspezifisch und zwar weitgehend unabhängig von der Art der teratogenen Noxe, also faktorenunspezifisch (H. RÜBSAAMEN; H. NAUJOKS; K. H. DEGENHARDT u. J. KLADETZKY; TH. H. INGALLS).

Die kritischen Entwicklungsphasen während der Blasto- und Embryogenese mit ihren besonders gesteigerten und leicht beeinflußbaren Stoffwechselvorgängen der biochemischen Differenzierung (F. BÜCHNER) — insbesondere Ribonucleinsäure-, Protein- und Fermentsynthesen — sind praktisch überstanden, wenn die endgültige Anlage des von der Störung bedrohten Körperteils abgeschlossen ist. Bei den wesentlichen Organen und Organsystemen ist diese spätestens bis zum Ende des dritten Embryonalmonats vollzogen. Eine Ausnahme macht nach K. IDELBERGER beim Menschen das Gehirn, wo auf Grund der zeitlich differenten Reifung der einzelnen Abschnitte Fehlbildungen noch in späterer Zeit entstehen können, von denen jedoch

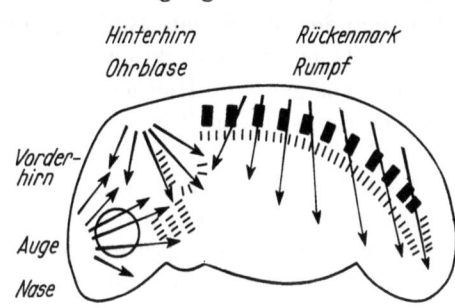

Abb. 1. Schematische Darstellung der Organisatorfelder für Vorderkopf, Hinterkopf und Rumpf. (Nach HOLTFRETER 1933)

Läsionen und Defekte normal angelegten Gewebes infolge intrauteriner Schädigungen (connatale Gewebsschäden) abzugrenzen sind (J. HALLERVORDEN 1953; J. HALLERVORDEN u. J. E. MEYER 1956; B. OSTERTAG 1956; G. PETERS u. O. E. LUND 1958).

Der Zeitpunkt, bis zu dem eine Mißbildung angelegt sein muß, läßt sich im allgemeinen auf Grund der entwicklungsphysiologischen Kenntnisse relativ genau festlegen. E. SCHWALBE hat ihn als teratogenetischen Terminationspunkt (Entstehungsgrenzpunkt der Mißbildung) bezeichnet. Demgegenüber ist der Zeitpunkt des Einwirkens der teratogenen Noxe während der Spanne zwischen Konzeption und endgültiger Organanlage in den seltensten Fällen bekannt und erfaßbar. Dieser Zeitraum, in welchem es also zur Determination der Normabweichung kommt, wird nach E. SCHWALBE teratogenetische Terminationsperiode (Entstehungsgrenzzeit der Mißbildung) benannt. Seit F. MARCHAND weiß man, daß sich eine Schädigung um so schwerer auswirkt, je früher sie stattfindet. Das bedeutet, daß schwere Mißbildungen, die häufig als Syndrom vorliegen, in den ersten Phasen der embryonalen Entwicklung determiniert werden, während leichtere auch noch in späteren entstehen können. Dieses Gesetz der Teratogenese ist durch neuere entwicklungspathologische Experimente von F. BÜCHNER, J. MAURATH u. J. REHN, H. RÜBSAAMEN u. a. bestätigt.

Je nach dem zeitlichen Auftreten der Kyematopathien (W. DOERR; K. GOERTTLER) wird bei den jeweils entstehenden pathologisch-morphologischen Folgezuständen von genetisch oder peristatisch bedingten Störungen der Kyematogenese unterschieden zwischen Gametopathien, Blastopathien, Embryopathien und Foetopathien. Den *Gametopathien* (H. D. PACHE) liegen Veränderungen bzw. Schädigungen der Keimzellen zugrunde, die auf Veränderungen des Zellplasmas beruhen können. Wesentlich größere Bedeutung besitzen jedoch Schädigungen des Zellkerns (Gen- und Chromosomenveränderungen), welche unter dem Aspekt der Mutation zu betrachten sind. Bei ihnen ist die Störung mit der Befruchtung festgelegt. Als Beispiel sei der Mongoloidismus genannt, der auf Trisomie der Autosomen 21, d. h. auf einer Abweichung von der normalen Chromosomenzahl (47 statt 46) beruht (J. Lejeune, M. Gautier u. R. Turpin; P. A. Jacobs u. Mitarb.).

Bei den *Blastopathien* handelt es sich um Folgen einer Entwicklungsentgleisung während der Blastogenese in den ersten zwei Wochen nach der Befruchtung, wobei Schädigungen das undifferenzierte Teilungsstadium von der Keimzellenvereinigung bis zur Formierung des Primitivknotens treffen. Zu ihnen gehören z. B. freie und unfreie Doppelbildungen.

Unter *Embryopathien* versteht man Veränderungen der Frucht durch Störungen während der frühen (Fundamentalmißbildungen) und späteren Embryogenese, die insgesamt mit individueller Variationsbreite vom 15. bis 90. Tag der Kyematogenese dauert. Die biologische Leistung dieser Phase ist durch die Grundvorgänge der Proliferation, Induktion und Selbstdifferenzierung gekennzeichnet, die eng mit biochemischen Prozessen verknüpft sind (G. Pliess 1962). Nach O. Thalhammer sind die Embryopathien durch nebeneinander bestehende Bildungshemmungen und Zeichen der Zerstörung charakterisiert. F. Bamatter hat diesen Begriff speziell für eine definierte exogene Schädigung des Embryos geprägt. Hierher gehören z. B. die Embryopathia rubeolosa (N. M. Gregg) und neuerdings die sog. Thalidomid-Embryopathie (W. Lenz; H. Weicker u. H. Hungerland).

Die *Foetopathien* (H. R. Wiedemann) werden nach abgeschlossener Organogenese in den letzten beiden Dritteln der Schwangerschaft verursacht und sind hauptsächlich als Wachstums- und Reifungsstörungen charakterisiert. In dieser Phase können Infektionen (z. B. Lues, Toxoplasmose, Listeriose) wirksam werden. Eigentliche Mißbildungen können infolge weitestgehend abgeschlossener Organausbildung in diesem Stadium nicht mehr entstehen, wobei das Gehirn — wie schon erwähnt — eine Ausnahme bilden kann.

Hinsichtlich der *kausalen Genese* ist gesichert, daß einer Reihe bekannter congenitaler Mißbildungen erbliche Einflüsse zugrunde liegen. Sie werden durch Fehlerhaftigkeit der Gameten verursacht und sind mit der Befruchtung bereits festgelegt (O. Thalhammer). Bei ihnen werden bestimmte kritische Phasen der Ontogenese von pathologischen Erbfaktoren beeinflußt. Die Phasenspezifität der Genese beruht auf den besonderen biochemischen Ansprüchen, die von den Entwicklungsphasen an die spezifische Aktivität der einzelnen Chromosomenloci gestellt werden (E. Hadorn). Infolge krankhafter Genstörungen können bestimmte Stoffwechselprozesse aufgrund von Ausfall oder durch ungenügende Intensität katalytischer Vorgänge (A. Butenandt) nicht mehr rechtzeitig, nicht mehr normal stark oder auch in veränderter Richtung vor sich gehen (F. Büchner). Je nach der Bedeutung für die einzelnen Teile des Organismus wird sich diese Fehlleistung des betreffenden Erbfaktors unterschiedlich auswirken. So kann bei Unterbrechung lebenswichtiger Stoffwechselketten der Keim absterben, bei Ausfall anderer Stoffwechselprodukte lediglich lokalisiert geschädigt werden. Früh eingreifende Genstörungen rufen ausgedehnte Veränderungen hervor, später einsetzende beeinflussen die Organogenese. Dasselbe Produkt einer Gentätigkeit vermag an verschiedenen Stellen des Körpers scheinbar zusammenhanglose Mißbildungen hervorzurufen, worauf typische, häufig wiederkehrende Mißbildungskombinationen zurückgeführt werden können. Eine derartige multiple Merkmalsbildung durch ein Gen wird als Polyphänie oder Pleiotropie bezeichnet. Sind an dem Zustandekommen eines Merkmals mehrere Gene beteiligt, so spricht man von Polymerie (Polygenie).

Erbliche Mißbildungen bzw. Anomalien können einen recessiven, einen geschlechtsgebunden (X-chromosomal)-recessiven, oder einen dominanten Erbgang zeigen, bei denen Penetranz und Expressivität wechseln können. Hinsichtlich der beim Menschen recht bedeutsamen geschlechtsgekoppelten Vererbung sei besonders auf die Darstellungen von U. Cocchi, H. Gloor u. H. R. Schinz sowie Fr. Vogel verwiesen.

Von großer Bedeutung für die Kyematogenese sind Zellkernschädigungen der Gameten, die mit dem von Hugo de Vries geprägten Begriff der Mutation eng verknüpft sind. Bei den *Mutationen* handelt es sich um irreversible, vererbbare Veränderungen der erbtragenden Substanz der Gameten, welche ihrerseits das Erscheinen eines oder mehrerer neuer Merkmale (Mutante) bedingen. Mutationen können einzelne Gene oder Chromosomen bzw. Chromosomenabschnitte betreffen. Bei den *Genmutationen*, die auch als Punktmutationen bezeichnet werden, liegen die Veränderungen im submikroskopischen Gefüge der Gene selbst. Sie umfassen den weitaus größten Teil aller Mutationen (F. Vogel). Ihre wirkliche Existenz ist jedoch noch nicht morphologisch nachweisbar, da sie im molekularen Bereich liegen. Die heute zum Teil mikroskopisch faßbaren *Chromosomenmutationen* entstehen infolge numerischer Abweichungen oder struktureller Veränderungen der Chromosomen (numerische bzw. morphologische Chromosomenaberrationen) durch Mitosestörungen, vor allem während der Gametogenese, wobei noch ungeklärt ist, wie weit exogene Einflüsse ihr Auftreten begünstigen oder gar hervorrufen können (G. Pliess 1962).

Normalerweise verfügt der Mensch über 22 Autosomen-Paare und 1 Heterosomen-Paar (Geschlechtschromosomen XX oder XY). Veränderungen der normalen diploiden Chromosomenzahl — *numerische Aberrationen* — können bei Autosomen und Heterosomen vorkommen. Das Fehlen eines Chromosoms nennt man Monosomie, eine Überzahl wird als Trisomie bezeichnet.

Beim Menschen sind in letzter Zeit Anomalien der Chromosomenzahl bei verschiedenen Mißbildungssyndromen, insbesondere bei Intersexformen, bekannt geworden. So findet sich Monosomie der Geschlechtschromosomen (XO) beim Ullrich-Turner-Syndrom (Gonadendysgenesie). Trisomie liegt bei der Geschlechtsanomalie des Klinefelter-Syndroms (XXY) und beim Tripel-X-Syndrom (XXX) vor. Trisomie des Autosoms 21 wurde beim Mongoloidismus entdeckt (J. Lejeune, M. Gautier u. R. Turpin). Eine Autosomen-Monosomie ist beim Menschen bisher nicht bekannt geworden, wahrscheinlich ist sie mit dem Leben nicht vereinbar. Die Entdeckung des ersten Falles von Triploidie mit 69 Chromosomen beim Menschen in Zusammenhang mit multiplen Mißbildungen wurde 1960 von J. A. Böök und B. Santesson mitgeteilt.

Die *morphologischen Chromosomenaberrationen* beruhen auf Strukturanomalien einzelner oder mehrerer Chromosomen. Diese können sich manifestieren als Stückausfälle (Deficiencies), Verdoppelungen (Duplikationen) sowie als Inversionen (um 180 Grad gedrehte Chromosomenstücke) und als Translokationen infolge falscher Anlagerung von fragmentierten Chromosomenstücken.

Übersichten über den Zusammenhang zwischen autosomalen Chromosomenanomalien und Mißbildungen finden sich unter anderem bei W. Kosenow; W. Kosenow u. R. A. Pfeiffer; W. Lenz; H. Nachtsheim und G. Pliess. Mißbildungen und Erbleiden, bei denen sich bisher keine Chromosomen-Anomalien nachweisen ließen, sind bei W. Kosenow u. R. A. Pfeiffer (1962) sowie G. Pliess (1962) zusammengestellt.

Beim Menschen stehen der exakten Bestimmung der spontan (unter natürlichen Lebensbedingungen) auftretenden Mutationshäufigkeit, der sog. Mutationsrate, verständlicherweise große Schwierigkeiten und Fehlerquellen entgegen, so daß über ihr Ausmaß nur Vermutungen möglich sind. Nach Schätzung von H. Fritz-Niggli werden von spontan entstandenen Gen- und Chromosomenmutationen etwa 6 von 10 menschlichen Gameten betroffen, wobei der größte Teil von ihnen entweder befruchtungsunfähig ist oder im Sinne von Letalfaktoren wirkt (G. Pliess 1962). Als Ursachen für die Entstehung von Spontanmutationen werden von F. Borelli, R. Doepfmer und E. Heinke bestimmte ultramikroskopische Vorgänge im Kernstoffwechsel, kosmische Strahlen, Strahlung der radioaktiven Stoffe in Erde und Gestein, Zerfallsprodukte der Radiumemanation der Luft und Strahlung der natürlich im Körper vorhandenen Isotope (Kalium, Radiumemanation, Kohlenstoff) angenommen. Die spontane Mutationsrate kann durch Einwirkung bestimmter Agentien stark erhöht werden. Als solche mutagene Faktoren kommen hauptsächlich ionisierende Strahlen jeglicher Herkunft in Frage. Auch für eine Reihe von chemischen Substanzen ist ein mutagener Effekt tierexperimentell erwiesen, beim Menschen bisher jedoch noch nicht sichergestellt.

Die strahleninduzierte Mutationsrate ist nach H. Fritz-Niggli variabel und abhängig:

1. von der Qualität der Strahlung, der Intensität, der Emissionsart und der Höhe der Dosis,

2. von physiologischen Bedingungen wie Alter und Zustand der Zelle sowie Geschlecht der Gameten,

3. von Milieufaktoren (O_2-Spannung und Anwesenheit von Enzyminhibitoren, Temperatur, „Schutz"stoffen, Sensibilatoren) und

4. von genetischen Faktoren (Genotypisches Milieu, Anwesenheit von mutationsfördernden oder hemmenden Genen).

Für den mutagenen Strahleneffekt gibt es keinen unteren Schwellenwert — also keine Toleranzdosis. Kleine, fraktioniert gegebene Strahlungsdosen summieren sich in ihrer Wirkung, so daß die erhaltene Gesamtstrahlenmenge von entscheidender Bedeutung ist. Es wird damit gerechnet, daß eine Dosis von 200 R auf die Keimzellen des Menschen im fortpflanzungsfähigen Alter die spontane Mutationsrate etwa verdoppelt bis verdreifacht. Untersuchungen an der Maus von W. L. Russell u. Mitarb. sowie von T. C. Carter ergaben, daß die Mutationsrate bei akuter Bestrahlung höher liegt als bei chronischer Bestrahlung.

Aus den Mutationen der Gameten ergeben sich sog. „*Letalfaktoren*" die im Tierreich weit verbreitet sind und sehr wahrscheinlich auch beim Menschen eine beachtliche Rolle spielen. Bei ihm entziehen sie sich zur Zeit noch der Erfassung (O. v. Verschuer). Nach E. Hadorn versteht man darunter mendelnde Erbfaktoren, welche den Tod des Individuums vor Erreichen des fortpflanzungsfähigen Alters bewirken. Ihnen liegen Änderungen im chromosomalen Gefüge der Erbsubstanz zugrunde. Die Letalfaktoren im weiteren Sinne können sich in den verschiedenartigsten Störungen wie Tod, Mißbildungen, Erbkrankheiten, reduzierte Vitalität während der Fruchtentwicklung oder postnatal mit unterschiedlicher Penetranz und Expressivität manifestieren (G. Pliess). Für eine herabgesetzte Penetranz wurden die Begriffe „Semiletalfaktor" und „Subvitalfaktor" geprägt.

Als beim Menschen vorkommende Beispiele nennt K. Idelberger u.a. die Osteogenesis imperfecta, die Chondrodystrophie, die Amyotonia congenita. Die meisten der von E. Hadorn analysierten Letalfaktoren wirken phasenspezifisch. Nach dem Zeitpunkt ihrer Entwicklungskrise unterscheidet man gametische, zygotische, embryonale, postembryonale und juvenile Letalfaktoren. Vielfach führen solche mit organspezifischer Wirkung zu Schädigungsmustern mit lokalisierten Defekten. Es werden dabei einzelne Embryonalanlagen entweder gar nicht gebildet oder es unterbleibt in ihnen die Differenzierung charakteristischer Zellstrukturen (K. H. Degenhardt). Auf die Bedeutung der Letalfaktoren für menschliche Mißbildungen und Fehlgeburten haben O. L. Mohr (1939) und besonders E. Hadorn (1955) hingewiesen.

Durch exogene Einflüsse hervorgerufene, in frühembryonalen Stadien erworbene Entwicklungsstörungen, welche in ihrem Erscheinungsbild mutativ-erblich bedingten weitgehend ähnlich sind, werden als *Phänokopien* (R. Goldschmidt) bezeichnet. Voraussetzung für die Entstehung von Phänokopien ist ein geeignetes Agens, das in der gleichen kritischen Phase, in welcher auch die pathologische Mutation wirksam wird, das betreffende Blastem modifiziert (K. Idelberger).

Für die Teratogenese beim Menschen können als exogene Einflüsse von Bedeutung sein:

1. *Chemische Faktoren.* Hierher gehören Störungen, welche eine Hemmung der Oxydationsvorgänge des embryonalen Stoffwechsels (Störungen der Synthese von Ribonucleinsäure und Proteinen [F. Büchner]) hervorrufen können wie *Sauerstoffmangel* z.B. infolge von ungünstigen Nidationsverhältnissen (ektopische Schwangerschaft, Placentaanomalien, Mucosablutungen, uterine Entzündungsvorgänge usw.) und *Glucosemangel*, z.B. durch hypoglykämische Zustände bei Diabetes mellitus, Insulinüberdosierung (G. Katsch). Ferner kommen in Frage *Vitaminmangel* in der Ernährung der Mutter, *hormonelle Dysregulation* der Mutter (Diabetes mellitus, Schilddrüsenüber- und -unter-

funktion, höheres Gebäralter), *chemische Substanzen und toxische Stoffe* (Urethan, Chinin, Nicotin, Cortison, Dicumarine, Progestin, Thalidomid [W. LENZ], Kohlenmonoxyd, Stickstofflost, Formalin u.a.) sowie antikonzeptielle Mittel und Abortiva (A. WINDORFER), insbesondere Aminopterin (J. WARKANY 1959).

2. *Physikalische Faktoren.* Zu ihnen rechnen Röntgen-, Alpha-, Beta-, Gamma-Strahlen, schnelle Neutronen, ferner schockartig wirkende Hypothermien.

3. *Virus-Infektionen des Embryo,* unter denen die teratogene Wirkung der Rubeolen gesichert ist (N. M. GREGG); diskutiert werden ferner Poliomyelitis, Masern, Variola, Varicellen, Mumps und Hepatitis epidemica (W. BICKENBACH u.a.). Es lassen sich aber bisher weder hinsichtlich der Koinzidenz noch der Art der Mißbildungen Rückschlüsse auf eine sichere teratogene Wirkung dieser Erreger ziehen (K. KNÖRR 1961).

4. *Mechanische Faktoren,* welche nur eine untergeordnete Rolle spielen. Nach G. B. GRUBER dürften von allen Mißbildungen der äußeren Körperform etwa 2—6% auf placentare bzw. amniogene Beeinträchtigung zurückzuführen sein. Intrauteriner Raummangel ist nach heutigem Wissen ohne praktische Bedeutung für die Mißbildungsgenese.

Von den angeführten Faktoren lassen sich nach K. H. DEGENHARDT (1962) außer Sauerstoffmangel bisher nur vier verschiedene äußere Einflüsse in eine relativ klare ursächliche Beziehung zur Entstehung angeborener Fehlbildungen während der Embryonalentwicklung des Menschen bringen und zwar ionisierende Strahlen, Virusinfektionen (Rubeolen), Aminopterin und synthetisches Progestin.

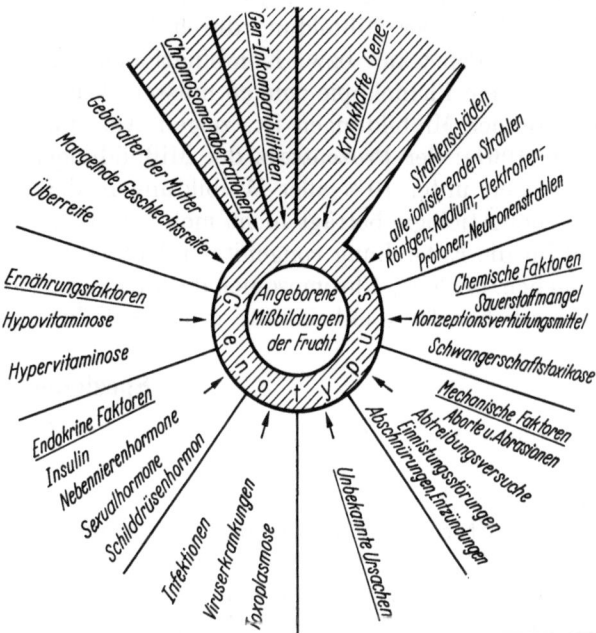

Abb. 2. Schema der verschiedenen Störungsmöglichkeiten der Fruchtentwicklung. Auf die Frucht wirkt von Beginn der Entwicklung an der kindliche Genotypus ein. Zu den vom Genotypus ausgehenden Störungsmöglichkeiten gehören krankhafte Gene, Gen-Inkompatibilitäten (Unverträglichkeiten der Allele von Mutter und Frucht z.B. der Rhesus-Faktor) und Chromosomenaberrationen. Die möglichen peristatischen Störungsfaktoren, die auf den Genotypus der Frucht treffen, sind in den weißen Sektoren des Schemas wiedergegeben. (Nach H. NACHTSHEIM 1962)

Bei den Faktoren chemischer und physikalischer Art ist die Spezifität ihrer Wirkung wahrscheinlich wesentlich unbedeutender (Faktorenunspezifität) als der Zeitpunkt ihrer Einwirkung (Phasenspezifität) auf die Ontogenese. So liegt die Hauptgefährdung durch Röntgenstrahlen in den beiden ersten Schwangerschaftsmonaten, wobei der celluläre Angriffspunkt der Röntgenstrahlen in einer allgemeinen Hemmung energieverbrauchender Syntheseprozesse des Zellkerns und des Cytoplasmas besteht (H. FRITZ-NIGGLI, E. H. GRAUL u. E. SCHERER; R. K. KEPP). Aber auch bei den Virusinfektionen, speziell bei der Rubeolenembryopathie, kommt nach der Darstellung von G. TÖNDURY dem Zeitfaktor große Bedeutung zu, da die phasenspezifische Wirkung der Viren eng mit dem besonders intensiven Nucleinsäurestoffwechsel der wachsenden embryonalen Zellen verknüpft ist. Keimschädigungen sind hierbei nur in den ersten drei Embryonalmonaten möglich. J. B. BOURQUIN hat entsprechend der Determinationszeit der Organe einen „Horaire embryopathique" aufgestellt.

Eine ätiologische Analyse hinsichtlich erblicher oder exogener Genese ist im Einzelfall der Mißbildung nur sehr schwer oder meist gar nicht möglich, was sich schon aus der

Tatsache des Vorkommens von Phänokopien und Genokopien ergibt. In Abb. 2 sind die verschiedenen Störungsmöglichkeiten der Fruchtentwicklung schematisch dargestellt. Die meisten Mißbildungen sind sowohl erb- als auch umweltbedingt und beruhen wahrscheinlich auf komplizierten Wechselwirkungen zwischen multifaktoriellen Geneinflüssen und subtilen Faktoren der intrauterinen Umwelt während der ontogenetischen Frühentwicklung (F. C. Fraser 1959; H. Nachtsheim; K. H. Degenhardt 1962). Nach H. Grebe u. A. Windorfer läßt sich eine menschliche Mißbildung nur dann als erbbedingt ansehen, wenn der Erbbeweis durch den positiven Sippenbefund unmittelbar geführt werden kann. Bei negativem Sippenbefund wird man neben der Annahme einer Verursachung der Mißbildung durch Neumutation, Recessivität, Letalfaktoren, unvollständiger Penetranz bzw. Kombinationen aus diesen vier Gruppen (K. Idelberger) stets an eine Phänokopie denken müssen. Wie groß unsere Unkenntnis über die Ätiologie angeborener Mißbildungen ist, zeigen Ausgührungen von F. C. Fraser (1959) und W. Lenz (1961): der Prozentsatz der Mißbildungen mit bekannter kausaler Ätiologie liegt sicher weit unter 10% aller Mißbildungen, der Anteil der Mißbildungen mit bekannter exogener Ätiologie beträgt nicht mehr als 10%. Nach Schätzung von J. V. Neel (1960) sind für die Entstehung congenitaler Mißbildungen verantwortlich zu machen: genetische Ursachen in 20%, Chromosomenaberrationen und Virusinfektionen in je 10% und für die restlichen 60% unbekannte erbliche Faktoren und exogene Einflüsse.

II. Spezieller Teil

Nach den einleitenden Ausführungen, in denen eine Reihe von Erkenntnissen und Grundsätzen der allgemeinen Teratogenese nur kurz dargestellt werden konnte, soll im speziellen Teil auf eine Auswahl komplexer Mißbildungen eingegangen werden, welche auf einer Störung entscheidender Phasen der normalen Ontogenese beruhen. Von ihnen gibt es nicht nur zahlreiche Variationen, sondern auch mannigfaltige Kombinationen der einzelnen Typen. Die Schwere des Schädigungsausmaßes macht es verständlich, daß sie sich nicht nur allein im Skeletbereich manifestieren. Nur ein Teil dieser hochgradigen Mißbildungen erlangt Lebenstüchtigkeit und praktisches klinisches Interesse. Umfassende pathologisch-anatomische Darstellungen finden sich besonders bei E. Schwalbe (1906, 1907, 1909, 1913), G. B. Gruber (1936, 1937, 1958) und A. Werthemann (1952, 1953, 1955).

1. Die freien und unfreien Doppelbildungen

Bei der kausalen Genese der freien und unfreien menschlichen Doppelbildungen kann nach H. Grebe mit den gleichen ätiologischen Grundlagen der allgemeinen menschlichen Teratologie gerechnet werden. Wie neueren Ausführungen von O. v. Verschuer zu entnehmen ist, kann die Frage der Ätiologie der Doppelbildung des Menschen noch nicht eindeutig beantwortet werden. Gesichert erscheint das Vorkommen von Familien mit erblicher Disposition zur dizygoten Zwillingsbildung (W. Weinberg 1902, 1909; K. Bonnevie und A. Sverdrup 1926; W. W. Greulich 1934; G. Dahlberg 1952; M. Miettinen 1954), während genetische Faktoren bei eineiigen Zwillingen nicht so deutlich erkennbar sind (F. Vogel 1961). In seinen eindrucksvollen Darstellungen des „Ovum humanum" hat L. B. Shettles auf die mögliche Bedeutung der menschlichen Eizelle bei der Entstehung von Zwillings- und Mehrlingsschwangerschaften hingewiesen. Über sicher exogene Ursachen menschlicher Zwillingsbildung liegt ein fundiertes Wissen bis jetzt nicht vor. Auch über die formalgenetischen Mechanismen der Zwillingsbildung beim Menschen ist noch wenig bekannt (K. H. Degenhardt, G. A. v. Harnack u. H. Weyers 1961). Analogieschlüsse für das Wesen dieser Vorgänge beim Menschen ergeben sich aus den Erkenntnissen der tierexperimentellen Entwicklungsphysiologie. So seien besonders die Untersuchungen am Seeigelkeim von H. Driesch angeführt und die Erzeugung von Zwillingsbildungen durch die klassischen Durchschnürungsversuche von H. Spemann am Amphibienkeim erwähnt, welche zusammenhängende Doppelbil-

dungen ergaben, wenn die Trennung nicht vollständig erfolgte. Freie und unfreie Doppelbildungen konnten außer bei Amphibien auch bei Fischen (J. EISMOND; E. R. STOCKARD;
W. LUTHER u.a.), Vögeln (S. MORITA; F. TWIESSELMANN; H. LUTZ; E. WOLFF u.a.) und
Säugetieren (J. S. NICHOLAS) erzeugt werden. H. GLOOR und H. R. SCHINZ (1950a und b)
haben die bestehenden Möglichkeiten beim Menschen an Hand der ausgeführten Tierexperimente übersichtlich dargestellt. Man erkennt daraus, daß je nach Lokalisation
und der zeitlichen Phase des Eingriffes verschiedene Doppelbildungen resultieren. Menschliche Doppelbildungen gehen stets aus einer Zygote hervor. Bei bestimmten unfreien
Duplizitäten wurde ein Verwachsen primär selbständiger Embryonalanlagen vielfach
diskutiert, da bei Tierexperimenten entsprechende Beobachtungen (z.B. von G. BORN)
gemacht werden konnten. Wie auch D. STARCK (1955)
ausführt, kommt dieses jedoch beim Menschen wohl nicht
vor. Eineiiger menschlicher Zwillingsbildung liegt somit
die Spaltung einer ursprünglich einheitlichen Keimanlage
zugrunde, welche zur Verdoppelung des ganzen Organismus
oder einzelner Teile desselben führen kann (O. V. VER-
SCHUER). Der Zeitpunkt des Doppelvorganges ist von grundlegender Wichtigkeit. Er kann zwischen dem Zweizellen-
stadium und der Phase der Primitivknotenbildung liegen
(F. E. LEHMANN; A. WERTHEMANN). Je früher er eintritt,
desto größer ist die Aussicht auf eine freie Zwillingsbildung. Unfreie Doppelbildungen scheinen um so leichter
und häufiger aufzutreten, je später die Keimdoppelung
erfolgt ist (R. LOTZE). F. BUSCHKE hat darüber hinaus
auf die Wichtigkeit der Richtung der Spaltungsachse hingewiesen.

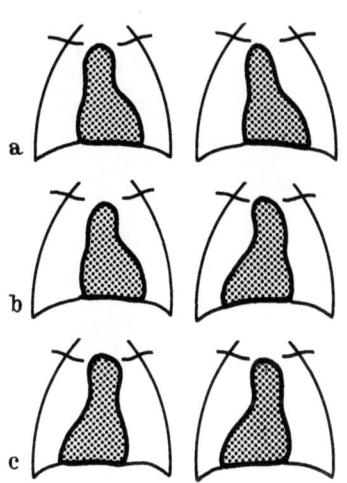

Abb. 3a—c. Verhalten des Situs
bei eineiigen Zwillingen. a Konkordanz hinsichtlich Situs normalis.
b Diskordanz hinsichtlich Situs,
spiegelbildliche Zwillinge. c Konkordanz hinsichtlich Situs inversus.
(Darstellung nach GLOOR u.
SCHINZ)

Nach dem Ort und Ausmaß des Zusammenhanges läßt
sich eine morphologisch-teratologische Reihe aufstellen,
welche bei den freien Zwillingsbildungen beginnt und
die verschiedensten Formen der unfreien Doppelbildungen
umfaßt, wie es schematisch von H. H. WILDER (Abb. 5)
unternommen wurde.

a) Freie Zwillingsbildung

Freie Zwillingsbildungen entstehen durch totale Doppelung eines Keimes. Je nachdem,
ob beide Teile in ausreichendem Maße Material zur Bildung des Grundorganisatorplanes
mitbekommen, resultieren symmetrische eineiige Zwillinge oder ein normaler Zwilling
und ein mehr oder weniger unvollständiger Partner. Man unterscheidet infolgedessen
zwischen symmetrischen und asymmetrischen Individuen.

α) Symmetrische freie Zwillingsbildung. Die röntgenologische Untersuchung normaler eineiiger Zwillinge läßt eine weitgehende Konkordanz hinsichtlich der Entwicklung
(Ossifikation), Form und Struktur des Skeletes erkennen, was der Arbeit von F. BUSCHKE
zu entnehmen ist. Auch die anthropologischen Knochenmaße zeigen nach O. V. VER-
SCHUER kaum Differenzen. Diskordanz bei eineiigen Zwillingen wird im allgemeinen auf
peristatische Einflüsse zurückgeführt. Diese These bedarf, wie O. V. VERSCHUER betont,
einer Einschränkung insofern, als erbliche Eigenschaften nicht nur durch peristatische
Einflüsse variieren, sondern auch autonom, d.h. durch eine Eigenschaft der Erbanlage
(Gene) selbst.

Der Situs innerer Organe kann bei eineiigen Zwillingen unterschiedliches Verhalten
zeigen. Wir folgen in der Darstellung im wesentlichen H. GLOOR u. H. R. SCHINZ (1950a
und b), welche die Symmetrieverhältnisse der Doppelbildungen besonders herausgestellt
haben (Abb. 3). Zwischen den normalen Symmetrieebenen (Medianebene) jedes Paarlings
besteht eine zusätzliche Symmetrieebene, welche bei unfreien Doppelbildungen deutlich

in Erscheinung tritt. Danach müßte bei dem einen Paarling ein Situs normalis und bei dem anderen ein Situs inversus mit Dextrokardie vorliegen. Es findet sich aber fast immer bei eineiigen Zwillingen ein Situs normalis (O. v. Verschuer), was darauf hinweist, daß die Doppelung der Embryonalanlagen im allgemeinen vor der Rechts-Links-Differenzierung stattfindet. Die Partner zeigen also auch hinsichtlich der normalen Asymmetrieverhältnisse innerer Organe Konkordanz.

Tritt ein Situs inversus bei einem der beiden Paarlinge auf, so handelt es sich um seitenverkehrte, spiegelbildliche eineiige Zwillinge, die in wenigen Fällen beobachtet werden konnten. Hier kann angenommen werden, daß die Doppelung des Keimes erst nach der Seitendetermination stattgefunden hat. Die bei eineiigen Zwillingen äußerst seltene Erscheinung der Spiegelbildlichkeit tritt nach O. v. Verschuer rein zufällig auf. Zeigen beide Paarlinge einen Situs inversus, dürfte wahrscheinlich der Einfluß eines genetischen Faktors im Sinne der Mutation Situs inversus, deren Existenz bekannt ist, vorliegen. Die Doppelung erfolgt auch hier vor der Seitendetermination. Bei Konkordanz inverser eineiiger Zwillinge kann es sich schließlich um die Auswirkung einer frühembryonalen, nicht genbedingten Störung handeln, da auch beim Einling eine phänotypisch bedingte seitenverkehrte Asymmetrie vorkommt. Die Annahme, daß zwischen Situs inversus und Zwillingsbildung eine Beziehung besteht, trifft nicht zu (G. B. Gruber), was auch die Untersuchungen von J. Torgersen bestätigt haben. Nach diesen kommt Situs inversus bei Zwillingen nicht häufiger vor als bei Einlingen, ferner wurden Zwillinge in den Familien von hundert unausgelesenen Fällen von Situs inversus nicht gehäuft gefunden.

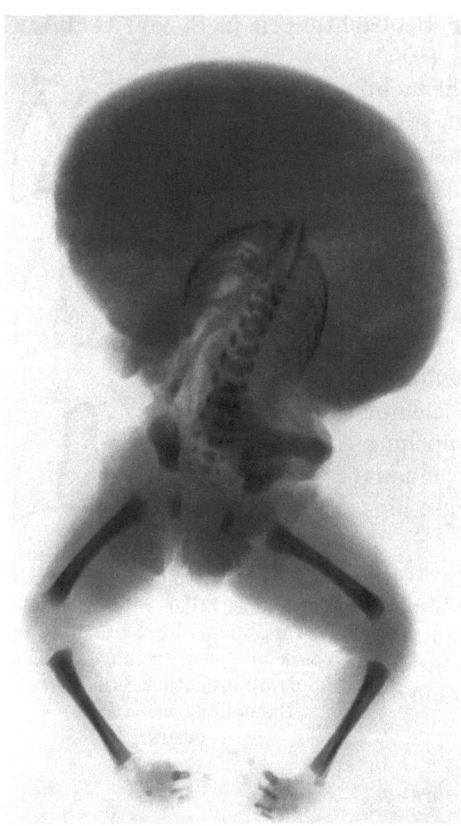

Abb. 4. Gemellus acardius acephalus abrachius. (Pathologisches Institut der Universität Göttingen)

β) Asymmetrische freie Zwillingsbildung. Eine asymmetrische freie Zwillingsbildung liegt dann vor, wenn der eine Paarling vollkommen normal entwickelt ist und der andere eine mehr oder weniger ausgeprägte Mißbildung darstellt.

Die Frage, ob die letztere anlagebedingt entsteht oder ihrer Bildung allgemein wirksame Zirkulationsstörungen in den frühen Schwangerschaftsmonaten (G. B. Gruber) z. B. placentare Zirkulationsstörungen bei arteriovenösen Anastomosen (R. Wenner) zugrunde liegen, ist noch offen. Allen diesen sog. Akardiern ist Funktionsuntüchtigkeit des Herzens gemeinsam, so daß ihre Ernährung auf einem gemeinsamen Blutkreislauf mit dem normalen Zwillingspartner beruht. Ihr Formenreichtum läßt morphologisch verschiedene Arten unterscheiden. Ist die Entwicklung des asymmetrischen Gemellus im ganzen reduziert, sind Körperformen und -teile aber noch kenntlich, spricht man von einem Hemiacardius oder Acardius anceps.

Bei der häufigsten Form, dem Holoacardius acephalus (Abb. 4), besteht ein größerer Totaldefekt des cranialen Abschnittes. Eine seltenere Abart, bei welcher der caudale Körperabschnitt in mehr oder weniger großer Ausdehnung fehlt, wird als Holoacardius acormus benannt. Beim Holoacardius amorphus handelt es sich um ein völlig gestaltloses Gebilde.

b) Unfreie (zusammenhängende) Doppelbildungen

Die freie Zwillingsbildung kann in nahezu allen Körperabschnitten gestört sein und eine mehr oder weniger zusammenhängende Doppelbildung ergeben. Hierunter versteht E. SCHWALBE Körper mit einer mindestens teilweisen Verdoppelung der Körperachse. Eine systematische Darstellung der äußeren Erscheinungsbilder dieser Duplizitäten läßt

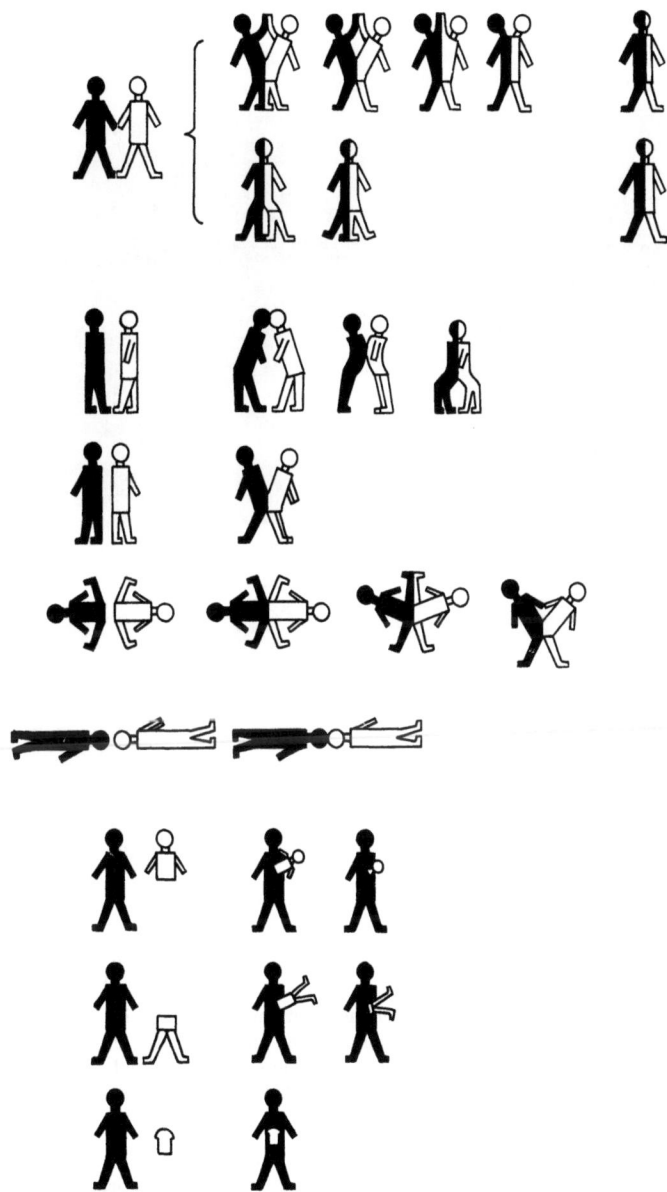

Abb. 5. Schematische Darstellung der unfreien Doppelbildungen nach H. H. WILDER

sich an Hand der schematischen Zusammenstellung von H. H. WILDER geben. Die Abb. 5 zeigt in der linken Reihe die verschiedenen Gegenüberstellungen der Paarlinge, rechts die Möglichkeiten der Vereinigung bis zur vollständigen Verschmelzung zweier Halbkörper. Die Zwillinge können monosymmetrisch medianen, frontalen, dorsalen oder horizontalen Zusammenhang besitzen. Ein bisymmetrisches Verhalten kommt dadurch zustande, daß sie außerdem durch Drehung in der eigenen Medianebene noch gegeneinander geneigt bzw. verschoben sein können. Im unteren Teil der Abbildung ist das Verhalten einiger asymmetrischer Doppelbildungen aufgeführt. Nach dem Ort und dem Grad der Vereinigung lassen sich nachstehende Hauptformen unterscheiden:

α) **Symmetrische unfreie Doppelbildungen.** Die *Kraniopagen* sind nur im Kopfbereich vereinigt und stellen eine große Seltenheit dar. Die Schädel können horizontal (Craniopagus parietalis), ventral (C. frontalis) oder dorsal (C. occipitalis) verbunden sein. Bei den bekannten Fällen handelt es sich meist um Übergänge dieser drei Formen. Der

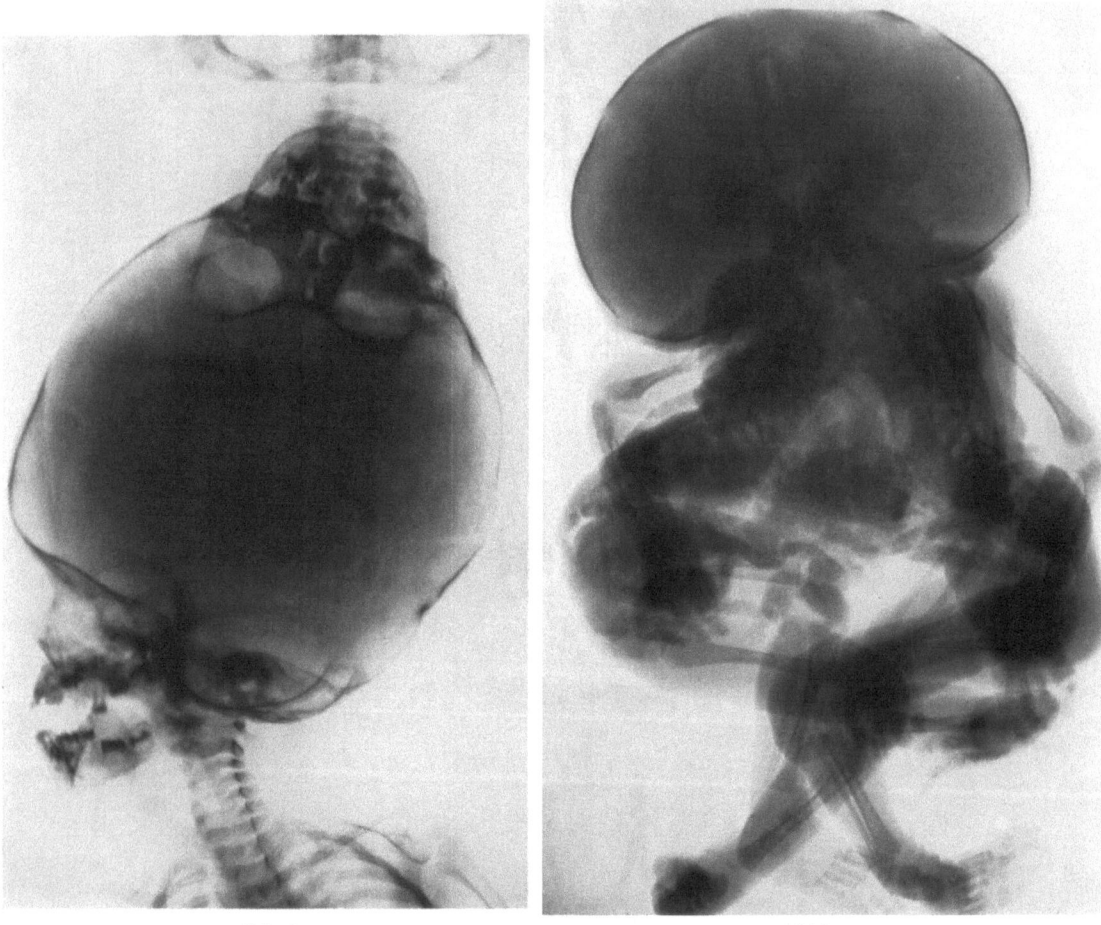

Abb. 6				Abb. 7

Abb. 6. Craniopagus frontoparietalis. Die Medianebenen der Individualanteile sind gegeneinander in einem Winkel von ca. 45° verdreht, Stirn- und Scheitelbeine stehen sich in ungewöhnlichen Nahtlinien gegenüber. Die Gesichtsschädel sind verhältnismäßig niedrig und klein ausgebildet. (Beobachtung von Dr. F. Schulte, Krankenhaus St. Johannes-Stift, Homberg/Niederrhein und Prof. Dr. Röttgen, Neurochirurgische Univ.-Klinik Bonn)

Abb. 7. Cephalothoracopagus monosymmetros. Der Schädel ist monosymmetrisch und hat nur ein ausgebildetes sekundäres Gesicht. Das Achsenskelet ist symmetrisch verdoppelt. Vorhandensein von vier normalen oberen und unteren Extremitäten. (Pathologisches Institut der Universität Göttingen)

Zusammenhang beschränkt sich im allgemeinen auf die Schädelweichteile und -knochen in wechselndem Ausmaß, so daß je nach dem Umfang des Zusammenhanges nur eine Verbindung der beiden Schädelhöhlen oder eine gemeinsame Schädelhöhle besteht (E. Schwalbe). Die Gehirne sind entweder durch die harte oder weiche Hirnhaut voneinander getrennt. Eine vollkommene, echte Cerebropagie ist nicht sicher bekannt, jedoch besteht die Möglichkeit eines gemeinsamen Liquorsystems (C. Blumensaat). Die von F. Schulte aus mütterlicher Indikation operativ entbundenen Kraniopagen (Abb. 6) wurden vierjährig von Röttgen getrennt. Ein Kind hat den Eingriff überstanden,

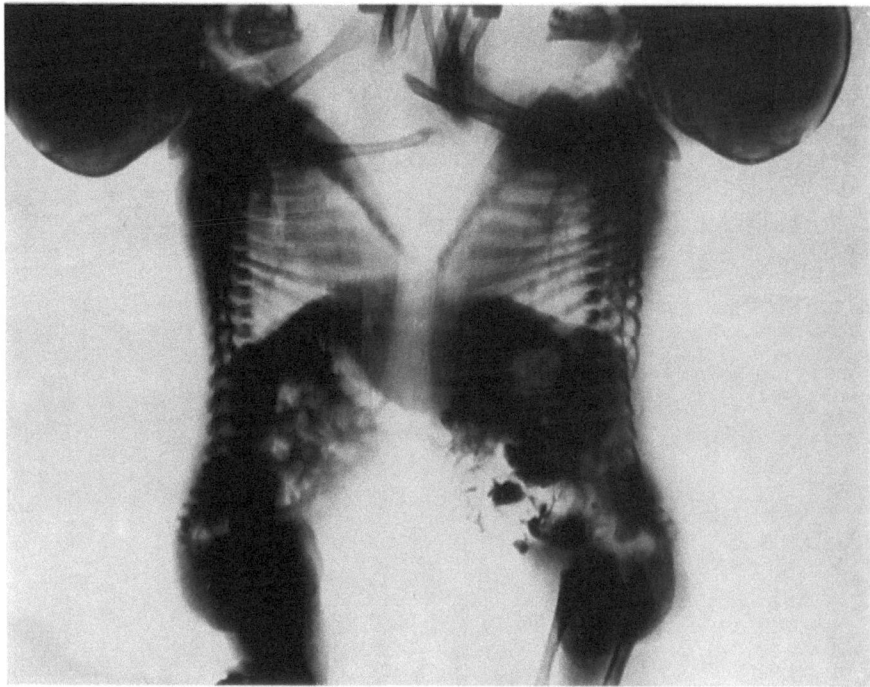

Abb. 8. Xiphopagus. Die Brustbeine zeigten eine knorpelige Verbindung. Vorhandensein einer Leberbrücke bei getrennten Peritonealhöhlen. (Prof. Dr. A. OBERNIEDERMAYR, Chir. Abt. der Kinderklinik der Universität München)

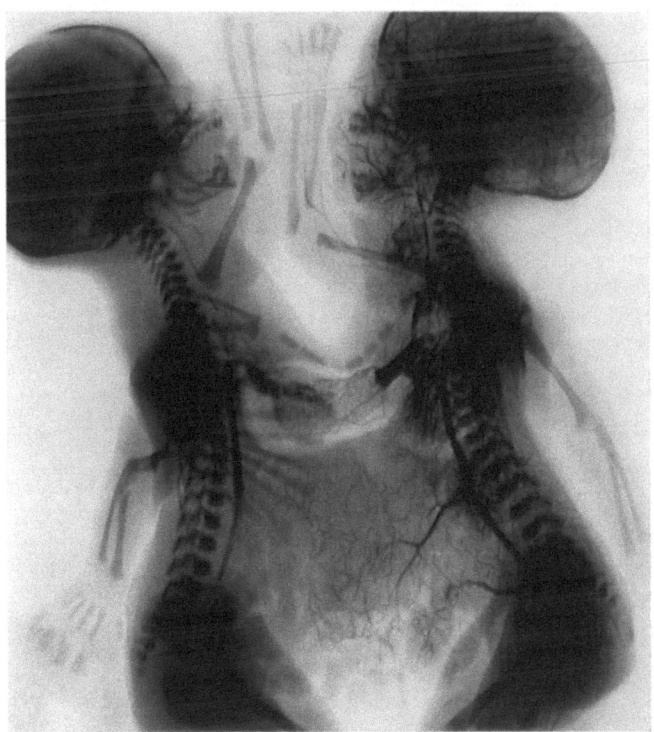

Abb. 9. Ileothoracopagus mit gemeinsamem Herzbeutel, spiegelbildlich angelegter Leber mit breiter Verbindung und gemeinsamer Bauchhöhle. Das Gefäßsystem ist durch Kontrastmitteleinbringung dargestellt. (Prof. Dr. SCHOENMACKERS u. Prof. Dr. VIETEN, Medizinische Akademie Düsseldorf)

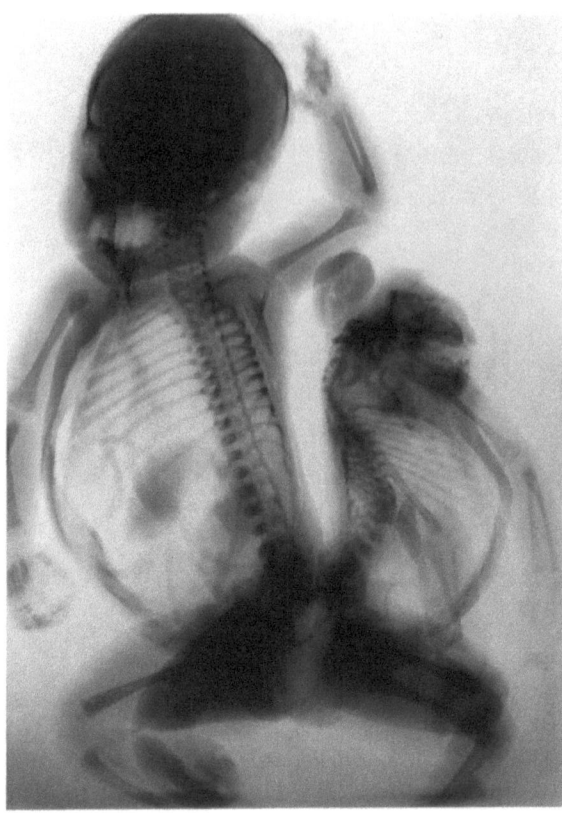

Abb. 10. Pygopagus. Der linke Partner zeigt normale Skeletverhältnisse. Der rechte ist ein Acranius mit ausgedehnter Craniorhachischisis und totaler dorsaler Rhachischisis. (Pathologisches Institut der Universität Göttingen)

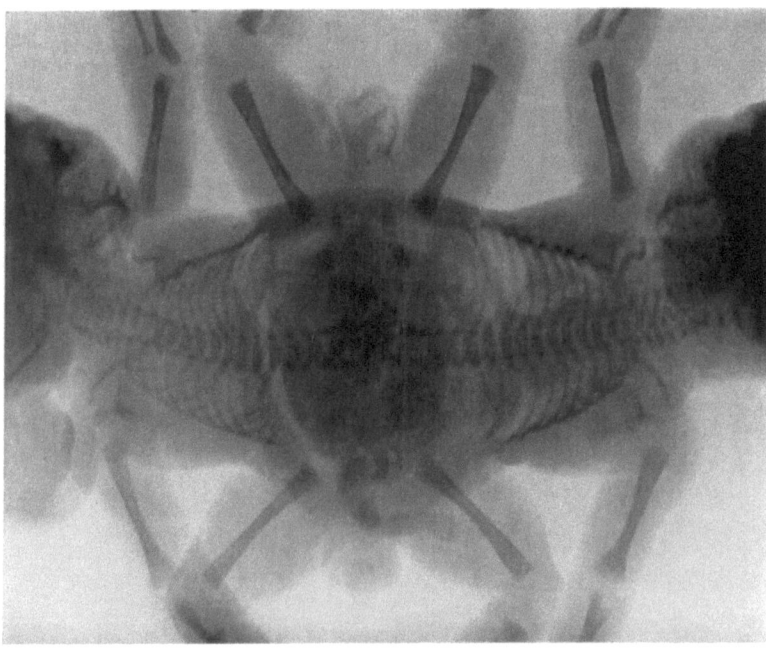

Abb. 11. Ischiopagus disymmetros. Die Achse der infraumbilikalen Teile steht senkrecht zur Achse der supra-umbilikalen Körper. (Sammlung des Pathologischen Institutes der Universität Heidelberg. Aus Schwalbe: Morphologie der Mißbildungen, II. Teil)

Kontrolluntersuchungen ergaben einen normalen Allgemein- und neurologischen Befund. Sein Schädel ist von behaarter Kopfhaut bedeckt und zeigt röntgenologisch in dem großen Defektbereich ausgedehnte, zum Teil flächenhafte Knochenneubildungen (GROTE).

Die *Kephalothorakopagen* weisen eine hochgradige Verschmelzung im Kopf- und Brustabschnitt auf. Bei frontalem Zusammenhang hat diese ausgeprägte, nie lebensfähige Duplizität vier obere und vier untere Extremitäten (Abb. 7). Im Röntgenbild läßt sich eine symmetrische Doppelung des Achsenskeletes erkennen. Der Kopf kann zwei sekun-

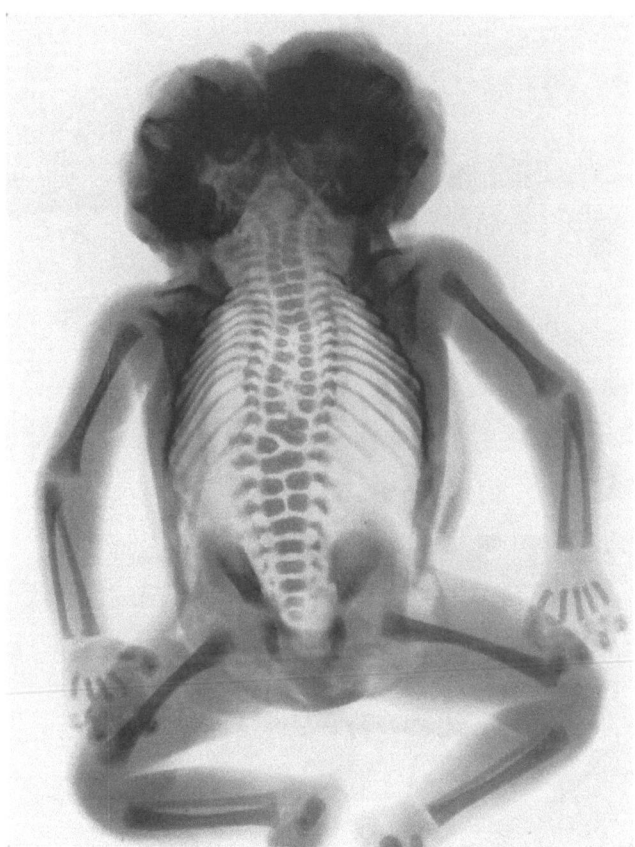

Abb. 12. Dicephalus diprosopus. Unfreie Doppelung des Kopfes. Doppelung der Wirbelkörperknochenkerne im Abschnitt der Hals-, Brust- und Lendenwirbelsäule. Normale Extremitätenentwicklung. (Pathologisches Institut der Universität Göttingen)

däre entgegengesetzte Gesichter aufweisen (Cephalothoracopagus disymmetros oder Januskopf). Ist das eine davon unvollständig ausgebildet, spricht man von einem Cephalothoracopagus monosymmetros. Am häufigsten kommen die *Thorakopagen* vor. Unter ihnen können die Sterno- bzw. Xiphopagen (sog. siamesische Zwillinge) gering ausgeprägten Kontakt aufweisen. Solche Fälle können lebensfähig und von klinischem Interesse sein. Die Abb. 8 zeigt die Röntgenaufnahme von durch Kaiserschnitt entwickelten und im Alter von vier Wochen erfolgreich getrennten Xiphopagen (A. OBERNIEDERMAYR). Bei ihnen fand sich eine Leberbrücke bei getrennten Peritonealhöhlen.

Bei den *Ileopagen* läßt sich neben der Vereinigung der Bauchhöhlen häufig eine gemeinsame Leber feststellen. Bei dem in Abb. 10 röntgenologisch festgestellten totgeborenen Ileothoracopagus mit frontaler Vereinigung (J. SCHOENMACKERS u. H. VIETEN) ergab die Autopsie:

einen gemeinsamen Herzbeutel, einen großen Vorhof mit zwei Herzohren, der die Hohlblutadern und Lungenvenen beider Feten aufnimmt; von der links gelegenen Herzkammer aus zum linken Feten einen Truncus arteriosus communis, eine rechts gelegene Herzkammer mit regelrechter Aorta

für den rechten Feten, eine spiegelbildlich angelegte Leber mit breiter Verbindung und einen gemeinsamen Dünndarm in gemeinsamer Bauchhöhle (Abb. 9).

Sind bei medianem Zusammenhang die Beckenanlagen mehr oder weniger umfangreich vereint, so können die einander genäherten medianen Beinanlagen zu einer gemeinsamen dritten unteren Extremität (Symmelie oder Sympus) verschmolzen sein.

Die *Pyopagen* (Abb. 10) weisen einen dorsalen Zusammenhang meist mit gemeinsamem Steiß- und auch Kreuzbein auf. Auch kann ein gemeinsames Rectum mit einem

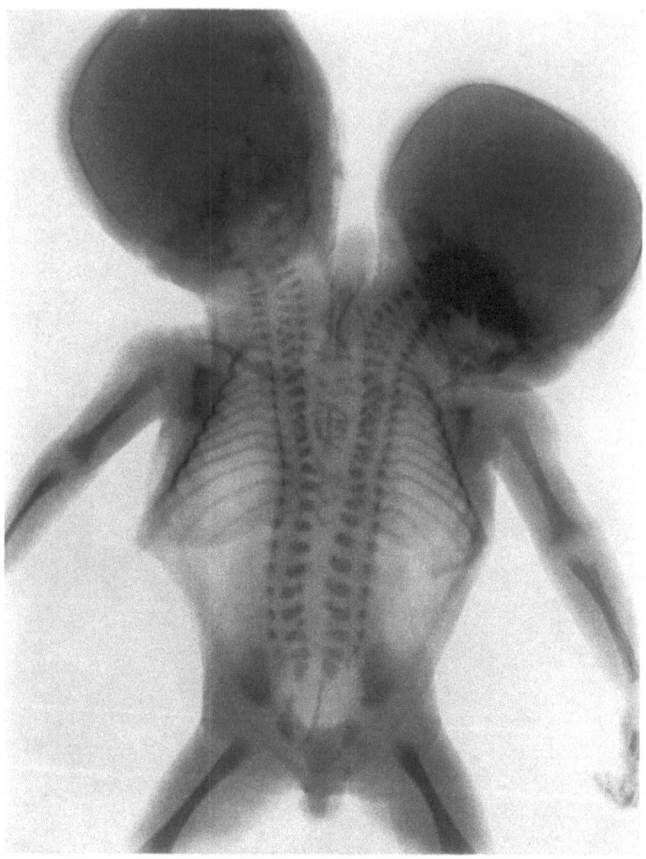

Abb. 13. Dicephalus trisomus dibrachius. Verdoppelung im gesamten Bereich der Wirbelsäule. Die median
angelegten Schlüsselbeine stehen senkrecht. (Pathologisches Institut der Universität Göttingen, veröffentlicht von G. B. GRUBER, 1931)

Anus vorhanden sein. Da diese Fälle lebensfähig sein können, wäre eine operative Trennung eventuell diskutierbar.

Ischiopagen sind bei horizontaler Lage der Zwillinge im Gesäßbereich miteinander
verbunden. Bei ihnen ist es zur Ausbildung zweier sekundärer Becken mit gemeinsamer
Beckenhöhle und zwei sekundären caudalen Vorderseiten gekommen. Auf dem Röntgenbild (Abb. 11) erkennt man die Vereinigung der beiden Wirbelsäulen. Auf einer Seite
ist ein sekundäres Sacrum sichtbar. Die sekundären Becken sind auf beiden Seiten gut
ausgebildet. Durch Neigung der sagittalen Achse der beiden Körper gegeneinander kann
es zu Verschmelzungen der unteren Extremitäten kommen. Eine operative Trennung
lebender Ischiopagen kommt nicht in Betracht.

Als *Duplicitas anterior* wird eine Divergenz der Medianebenen der Individualteile
cranialwärts bezeichnet, welche morphologisch als Diprosopus (Abb. 12), Dicephalus
(Abb. 13 und 14) und Ileothoracopagus (Abb .15) eine Reihe von geringer bis stärkster
Doppelung des cranialen Körperendes bei einheitlichem caudalen Körperabschnitt darstellen. Nach dem Grad der Doppelung sind bibrachiale (Abb. 13), tribrachiale (Abb. 14)

und tetrabrachiale (Abb. 15) Formen zu beobachten. Auch in den Fällen eines einheitlichen Thorax sieht man röntgenologisch meist eine weitgehende bis totale Doppelung
des Achsenskeletes. Lebendgeborene Dicephali haben in der Regel nur kurze Lebensdauer
(H. KOEHN; G. HELBIG). Hinsichtlich von Einzelheiten sei besonders auf die Monographie
von G. B. GRUBER „Über Zweiköpfigkeit bei Menschen" verwiesen.

Bei der beim Menschen außerordentlich selten vorkommenden *Duplicitas posterior*
findet sich bei Einheitlichkeit des cranialen Körperendes eine Divergenz caudalwärts,

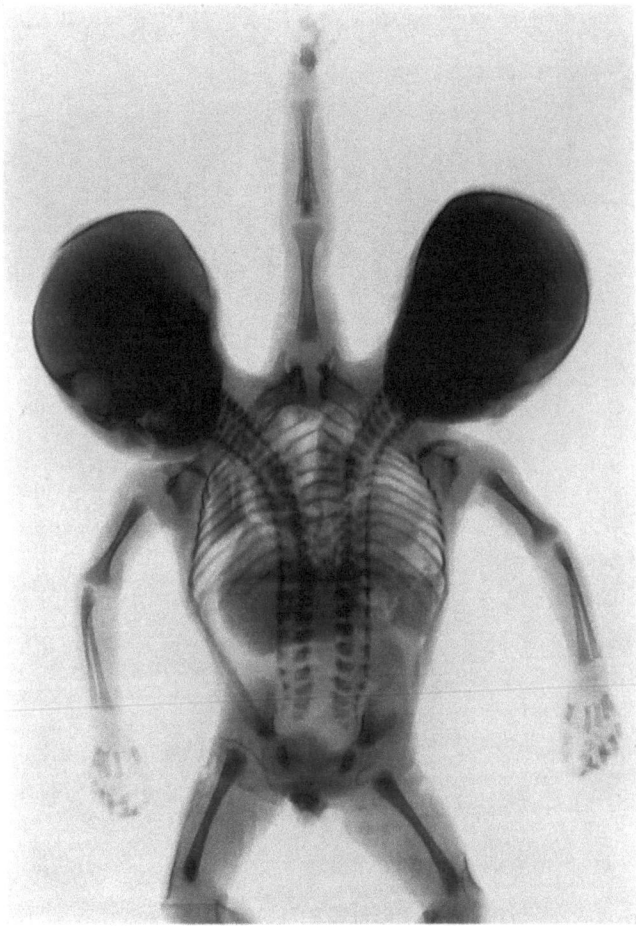

Abb. 14. Dicephalus tribrachius tetramanus. (Pathologisches Institut der Universität Göttingen, veröffentlicht
von G. B. GRUBER, 1931)

welche als Dipygie mit mehr oder weniger ausgeprägter Verdoppelung des caudalen
Abschnittes in Erscheinung tritt (Dipygus tripus, tetrapus). Der klassische Typus dieser
Mißbildung muß nach E. SCHWALBE eine Verdoppelung des caudalen Wirbelsäulenabschnittes (Sacrum) aufweisen. Zur unvollkommenen, asymmetrischem Form dieser
Gruppe, welche von F. AHLFELD als Dipygus parasiticus bezeichnet wurde, zählen Fälle,
in welchen eine Beckenanlage nur rudimentär neben einer vollkommenen zu finden ist
und eine entsprechend reduzierte Extremitätenbildung vorliegt. Zu ihnen gehört am
ehesten eine klinisch bedeutsame, von E. STÖRIG beschriebene Mißgestaltung eines Knaben
mit doppelter Anlage innerer Organe (Leber, Nieren), asymmetrischem Becken mit überzähligem Darmbein, Ausbildung dreier unterer Extremitäten sowie eines vierten Hüftkopfes (Abb. 16). Nach G. B. GRUBER könnte der Fall auch als parasitäres Ischioileo-
pagenrudiment oder als parasitäre Pyopagie klassifiziert werden.

Durch Absetzung des überzähligen rechten Beines, an dem angiographisch ein stark reduziertes
arterielles Gefäßsystem nachgewiesen werden konnte (Abb. 17), und späterer Versorgung der im

Kniegelenk exartikulierten ursprünglich mittleren Extremität mit einer Prothese konnten angemessene statische Verhältnisse geschaffen und die Mißbildung äußerlich wenig auffällig gestaltet werden.

β) Asymmetrische unfreie Doppelbildungen. Wenn der eine der zusammenhängenden Individualteile ungenügend angelegt oder verkümmert ist, entsteht neben einem normalen Zwilling (Autosit) entweder ein teilweise regelrecht organisiertes oder ein teratomartiges Gebilde (Parasit). Je nach der Stelle des Zusammenhanges spricht man von parasitärem

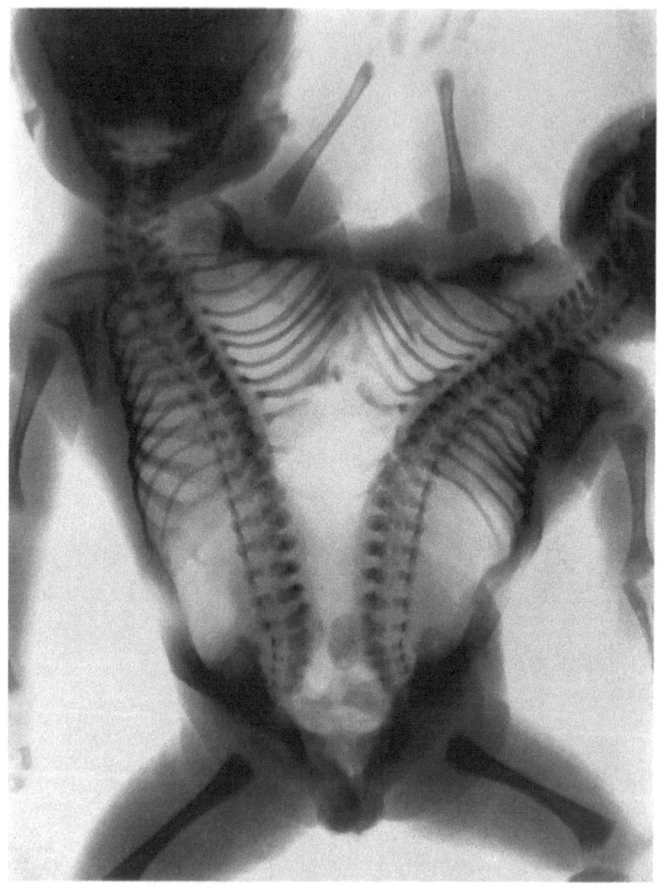

Abb. 15. Dicephalus (Ileothoracopagus) tetrabrachius bipus. Neben vollständiger Doppelung des Achsenskeletes finden sich vier obere und zwei untere normal entwickelte Extremitäten. (Pathologisches Institut der Universität Göttingen)

Craniopagus, Thorakopagus, Epigastricus (Abb. 18 und 19), Ischiopagus, Pygopagus usw. Ihnen werden angereiht die fetalen Inklusionen, die Dermoidcysten und Teratome.

Während die Teratome von E. Schwalbe als primitivste Form der Doppelmißbildungen aufgefaßt wurden, hält man sie heute für auf frühembryonaler Entwicklungsstörung beruhende echte Geschwulstbildungen (R. A. Willis u.a.), die von omnipotenten zur Bildung eines ganzen Embryo befähigten Zellen ausgehen (F. Büchner). Ihr Wachstum kann bereits im fetalen Leben, in früher Kindheit oder später, oft mit der Pubertät einsetzen (E. Goetsch). Nach F. Büchner bleibt die Ursache des Geschwulstwachstums für alle Teratome, welche außerhalb der Gonade zur Entwicklung kommen und von verirrten Urgeschlechtszellen hergeleitet werden müssen, im einzelnen ungeklärt. Besonders charakteristische Teratome mit ausgereiften Geweben können frühzeitig am Rachendach entstehen und als Epignathus (Abb. 20) aus der Mundhöhle des Feten hervorwachsen, ferner in der Steißgegend als sog. Sacralparasit (Abb. 21) zur Entwicklung kommen.

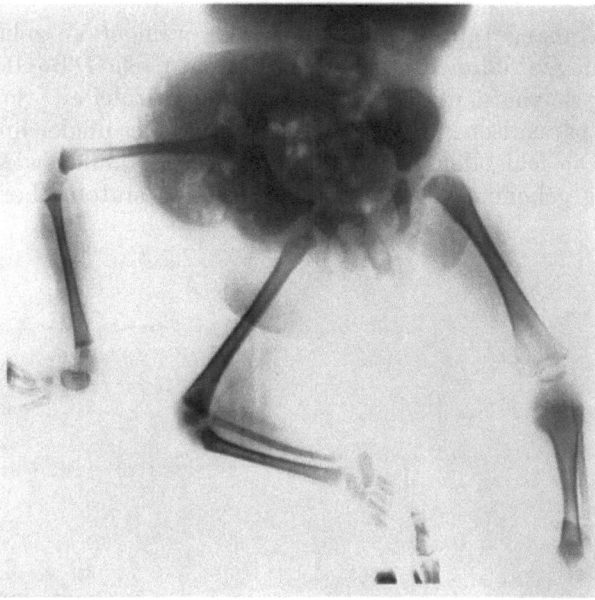

Abb. 16. Eigene Beobachtung eines Falles von unvollkommener, asymmetrischer Duplicitas posterior. Asymmetrisches Becken mit zwei normal angelegten, zur Wirbelsäule achsengerecht stehenden Darmbeinen sowie zwei Sitz- und Schambeinen. Überzähliges Darmbein zwischen rechtem Os ilium und rechten Ossa ischii und pubis. Vorhandensein dreier Beine mit drei Hüftgelenkanlagen, von denen die linke regelrecht gestaltet ist. Aplasie der Fibula und des 5. Mittelfußstrahles an der äußeren rechten Extremität. Einheitlicher caudaler Wirbelsäulenabschnitt

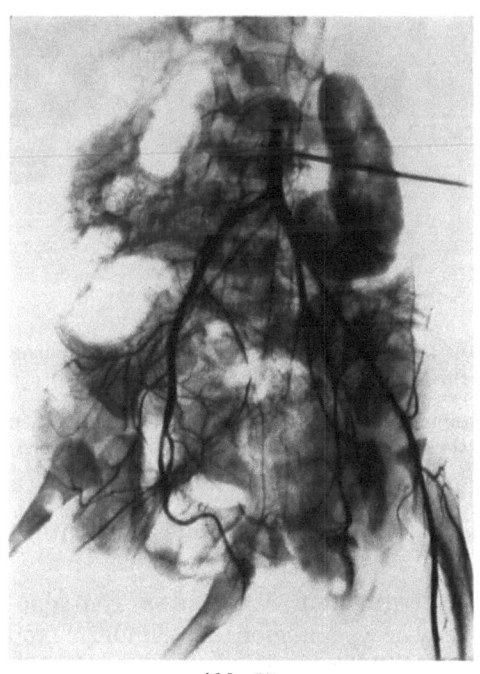

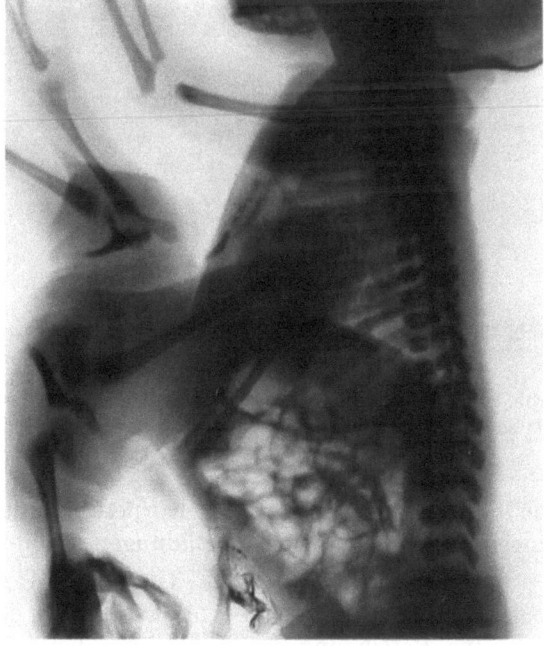

Abb. 17   Abb. 18

Abb. 17. Aortographie des in Abb. 16 dargestellten Falles. Aorta und die beiden Aa. iliacae kommen gut zur Darstellung. Links ist die Fortsetzung in die A. femoralis bis zur A. poplitea nachweisbar, während rechts sich die A. femoralis nur z. T. und mäßig gefüllt abbildet. Das rechte Bein wird lediglich durch kleinere Arterien ernährt

Abb. 18. Xiphoepigastricus parasiticus. Normal entwickelter Säugling mit bauchwärts aufsitzendem parasitärem kopflosen Gebilde mit verkümmertem Rumpf ohne Wirbelsäule und relativ gut ausgebildeten Extremitäten. (Beobachtung von ANDRÉE, Celle)

Gleichen derartige Anhänge auf Grund mehr oder weniger ausgebildeter Körperteile, Organ- und Skeletanlagen rudimentären Feten, besteht nach G. B. Gruber und A. Dietrich die Möglichkeit, sie von den Doppelmißbildungen abzuleiten. So dürfte es sich z. B. in Abb. 22 um einen parasitischen Pygopagus im Sinne eines ungleichmäßig ausgebildeten Paarlings handeln. Die fehlenden Körperabschnitte sind ähnlich wie bei den Akardiern nicht zur Ausbildung gekommen. Dagegen sind die als Teratome bezeichneten Anhänge

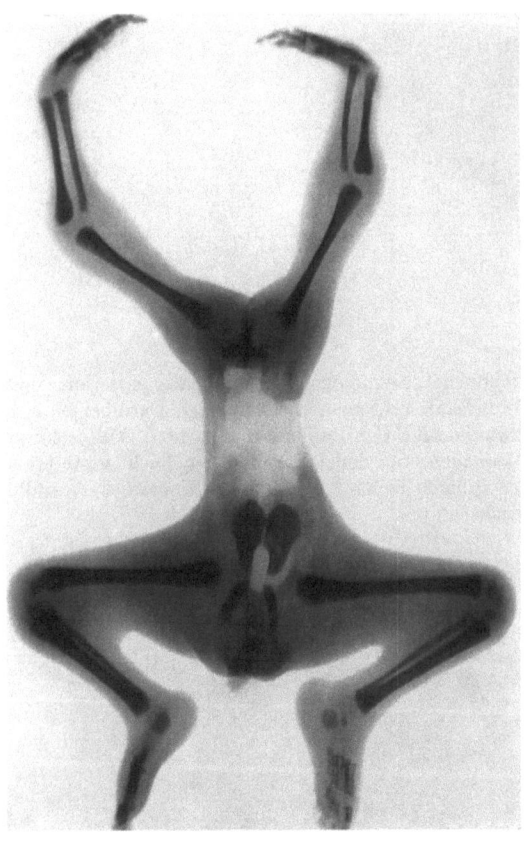 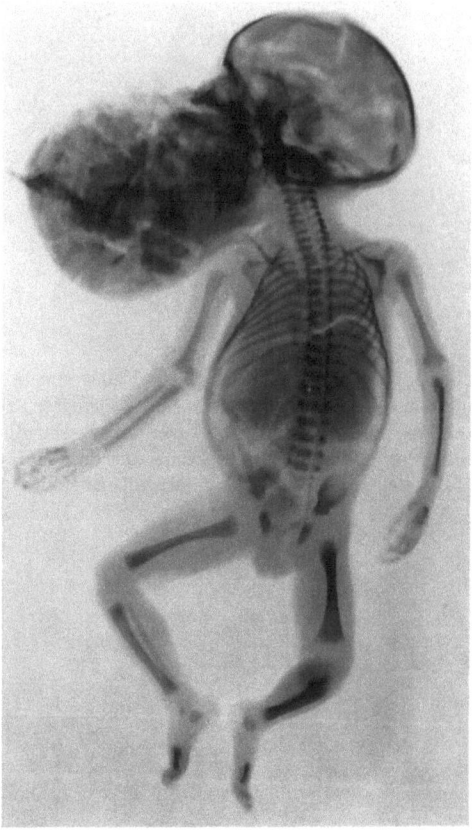

Abb. 19   Abb. 20

Abb. 19. Alleinige Darstellung des Xiphoepigastricus parasiticus (Abb. 18), der beiderseitig ein vollständiges Arm- und Beinskelet mit verkümmerter Schulterblatt- und Beckenanlage aufweist

Abb. 20. Epignathus parasiticus. Der am Rachendach des Autositen befestigte Parasit läßt in seiner amorphen Masse einige Skeletteile erkennen. (Sammlungspräparat des Pathologischen Institutes der Universität Gießen)

der Steißgegend oder anderer Körperabschnitte nach G. B. Gruber zumeist wesentlich ungeordnetere organismoide Bildungen (Abb. 21).

In zwei der 37 von R. E. Gros, H. W. Clatworthy u. J. A. Meeker röntgenologisch untersuchten Fälle von Teratomen der Sacrococcygealregion bei Kindern fand sich eine Beteiligung des Steißbeines bei fehlenden Mißbildungen im unteren Wirbelsäulenabschnitt. Über Skeletveränderungen bei Teratomen gleicher Lokalisation hat E. Goetsch berichtet und dabei auf die Möglichkeit des Auftretens gekoppelter Mißbildungen besonders im Bereich der Wirbelsäule hingewiesen.

Die besten Behandlungsergebnisse der angeborenen Steißteratome hat nach den Erfahrungen von R. E. Gros, H. W. Clatworthy und J. A. Meeker die Frühoperation wenige Tage nach der Geburt gezeigt. Die erfolgreiche Abtrennung anhängender Parasiten publizierten N. Kh. Sitdikov (Xiphopagus parasiticus) u. a.

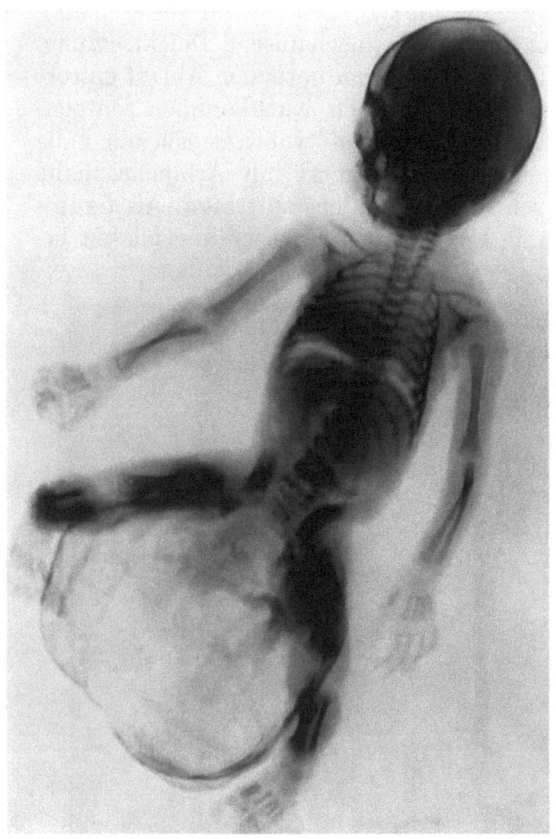 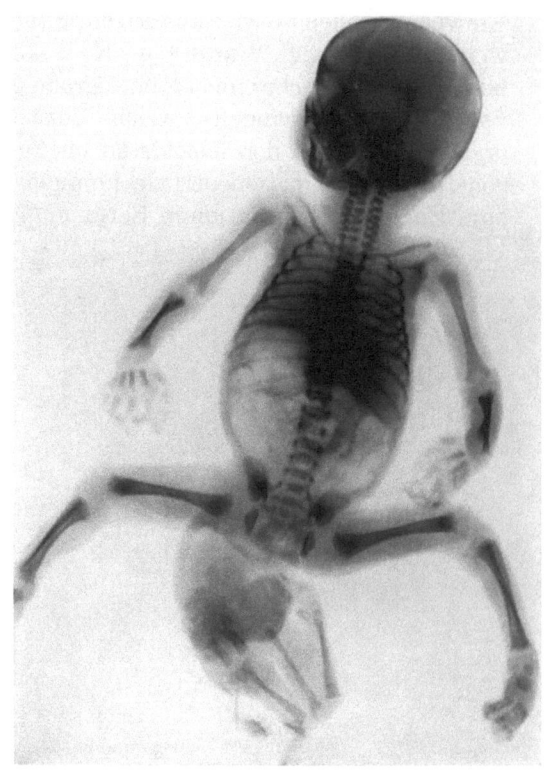

Abb. 21   Abb. 22

Abb. 21. Steißteratom. Der sog. Parasit besteht aus einer röntgenologisch homogenen Masse ohne Skelet-
bestandteile. (Sammlungspräparat des Pathologischen Institutes der Universität Gießen)

Abb. 22. Pygopagus parasiticus. Die im Steißbereich des skeletmäßig normal ausgebildeten Autositen befestigte parasitäre Doppelbildung zeigt Skeletteile von Becken und unteren Extremitäten. (Sammlungspräparat des Pathologischen Institutes der Universität Gießen)

2.) Mißbildungen am Einling

Störungen während der Ausbildung der Organisationsfelder treffen den noch wenig
differenzierten Keim bevor die Organe, an denen es zur Manifestierung des Schadens
kommt, angelegt sind und führen infolge der Bedeutung dieser Gebiete für das Deter-
minationsgeschehen zu mehr oder minder ausgedehnten charakteristischen komplexen
Fehlbildungen.

a) Mißbildungen des vorderen Körperendes

Störungen der Induktions- und Determinationsvorgänge im Gebiet der beiden funda-
mentalen Anlagen (Organisatoren) des Kopfes verursachen bestimmte Typenreihen von
Kopfmißbildungen. So führen Schädigungen des Vorderkopforganisators zu der Typen-
reihe der *Cyclopie* und *Arhinencephalie* mit allen graduellen Abstufungen. Störungen
des Hinterkopforganisators sind durch die Mißbildungsformen der Otocephalie und der
craniofacialen Dysplasien charakterisiert. Die Frage der kausalen Genese der Cyclopie-
Arhinencephalie-Gruppe ist auch heute noch weitgehend ungeklärt. Für eine erbliche
Grundlage (W. KELLER; J. v. GRUBER) könnten gelegentliches familiäres Vorkommen
(A. KLOPSTOCK 1921; G. W. DOMINOK u. H. KIRCHMAIR 1961), die große Variation
der Erscheinungen und die Kombination mit anderen erblichen Fehlbildungen, wie z.B.
Syn- und Polydaktylie, Hypospadie, sprechen. Von K. H. DEGENHARDT werden Letal-
faktoren, welche primäre Induktionsmechanismen im Kopfbereich schädigen, angeschul-

digt. Die experimentelle Teratologie hat nachweisen können, daß die für die Cephalogenese entscheidenden Phasen auch durch exogene Noxen (mechanische Defektsetzung, Einwirkung chemischer Substanzen, Sauerstoffmangel) in ihrem normalen Ablauf gestört werden können. S. Wright u. K. Wagner fanden unter den Nachkommen röntgenbestrahlter Meerschweinchen eine große Zahl von Mißbildungen, wobei es sich um Fälle von Otocephalie handelte, welche entweder rein oder kombiniert mit Arhinencephalie und Cyclopie, von den leichtesten bis zu den schwersten Graden, auftraten. Als teratogenetische Terminationsperiode kommen nach F. E. Lehmann Entwicklungsphasen bis zum Ende der Neurulation in Betracht.

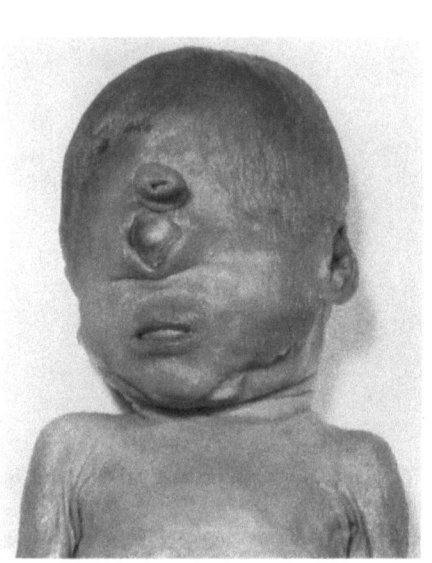
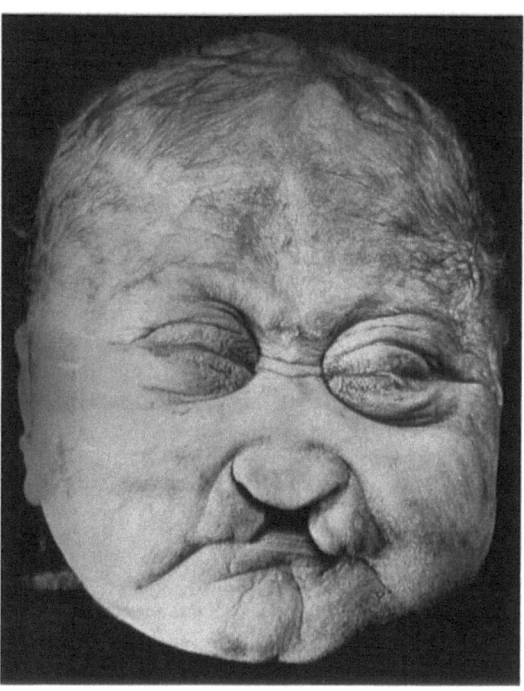

Abb. 23   Abb. 24

Abb. 23. Äußere Ansicht eines Falles von Cyclopie mit einfacher Orbita mit einem Bulbus, fehlender Nase und Proboscis. (Präparat des Pathologischen Institutes der Universität Frankfurt a. M.)

Abb. 24. Arhinencephalie. Fehlende Nase. Annäherung der Augen. Breite mediane Oberlippen-Kiefer-Gaumenspalte. Außerdem Nierendysplasie und Polydaktylie. (Sammlung Prof. Dr. Gruber, Göttingen)

Bei der *Cyclopie* besteht eine mehr oder weniger ausgeprägte komplexe Fehlentwicklung der ganzen prächordialen Kopfregion, d.h. des Vorder- und Zwischenhirnes, der Augen, der Nase und des prächordalen Schädels. Bei diesen medianen Reduktionsprozessen kommen alle Übergänge von noch doppelt erhaltenen Bulbi und einem medianen Bulbus in der gemeinsamen Orbita vor (A. Werthemann). Während die Nase fehlt, ist häufig eine Proboscis ohne Verbindung zum Rachenraum vorhanden. Am Schädel finden sich im typischen Falle eine Verschmelzung der Augenhöhlen, ferner Hypoplasie der Stirnbeine, Aplasie des Nasenskeletes, des Siebbeins sowie des Zwischenkiefers. Die Abb. 23 zeigt eine klassische Cyclopie.

Bei der *Arhinencephalie* betrifft die Störung das Riechhirn und die Nasen-Kieferregion. Äußerlich sind zwei getrennte Orbitae und Bulbi vorhanden, die jedoch meist einander stark genähert sind. Die Nase kann von leichten Störungen alle Stufen der Reduktion bis zum totalen Defekt zeigen.

Charakteristisch ist die auf Aplasie des Zwischenkiefers beruhende, mediane Oberlippenspalte, die sich nach innen analog als Kiefer- und Gaumenspalte fortsetzt (Abb. 24). Die Abbildung 25 zeigt in der oberen Reihe den Vergleich zwischen dem Schädel eines normalen neugeborenen Kindes und denen einer menschlichen Zyklopie und Arhinenzephalie in der Darstellung von J.v. GRUBER, deren Beschreibung wir wiedergeben.

Beim Cyclopen fehlen alle an der Bildung der Nasenkapsel beteiligten Knochen. Die Augenhöhle setzt sich aus jenen Knochen zusammen, die normalerweise die lateralen Anteile der beiden Orbita bilden. Die Proc. frontales maxillae fehlen. Der restliche Oberkieferknochen ist mit dem Gaumenbein zu einer einheitlichen, also unpaaren Masse verschmolzen, die bis zum Keilbeinkörper reicht. Jochbeine und Unterkiefer sind normal gestaltet. Bei dem arhinencephalen Schädel fehlen lediglich die mittleren Teile der Nasenkapsel, nämlich Zwischenkiefer, Vomer und Lamina medialis ossis ethmoidalis, während die unteren Muscheln, Tränenbeine und lateralen Anteile des Siebbeins vorhanden

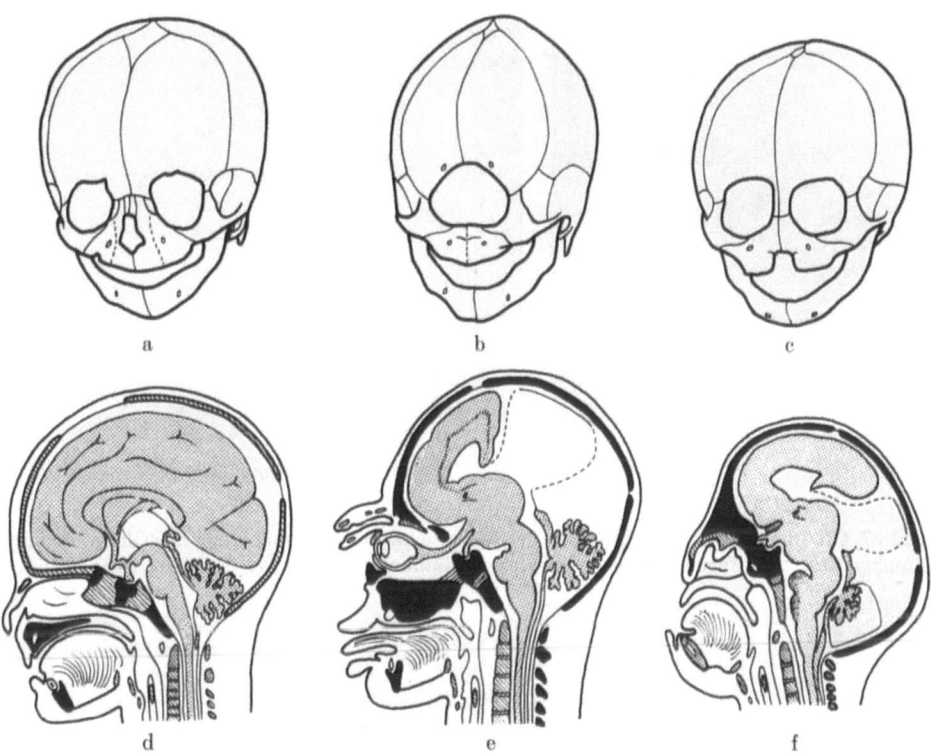

Abb. 25a—f. a Normaler Schädel eines neugeborenen Kindes. b Cyclop. c Arhinencephalie. d Sagittalschnitt durch den Kopf eines normalen frühgeborenen Kindes. e Sagittalschnitt durch den Kopf eines menschlichen Cyclopen. f Sagittalschnitt durch den Kopf einer menschlichen Arhinencephalie. (Nach J. v. GRUBER, aus GLOOR und SCHINZ in Lehrbuch der Röntgendiagnostik von SCHINZ-BAENSCH-FRIEDL-UEHLINGER). ⁞⁞⁞⁞ Hirnund Rückenmark, ■ Knochen, ▨ Knorpel

sind. Es besteht damit eine Art unpaare „Nasenhöhle", die sich zwischen die Augenhöhlen schiebt, welche nur einander genähert, aber nicht verschmolzen sind. Unterkiefer und Jochbeine sind normal ausgebildet.

Auch in der schematischen Darstellung in der unteren Reihe der Abb. 25 nach J. v. GRUBER treten der einheitliche Mißbildungstyp und die charakteristische Abweichung vom normalen am Gehirn in Erscheinung.

Das Proencephalon ist unpaar und besonders in seinem vordersten, medialen Teil reduziert. Riechhirn, Riechnerven, Septum pellucidum und Balken fehlen gänzlich. Das Telencephalon ist als eine einheitliche Blase angelegt, die den Thalamus von vorn her umfaßt. Die Hypophyse ist vorhanden. Die Fasciculi optici sind beim Arhinencephalen einander stark genähert, beim Cyclopen zu einem Bündel verschmolzen. Vom Mesencephalon gegen das Rückenmark zu normalisiert sich das Bild. Kleinhirn und Medulla oblongata sind im wesentlichen normal.

Die *Otocephalie* (Abb. 26 und 27) ist eine beim Menschen sehr seltene Erscheinung, welche hauptsächlich ein Derivat des ersten Visceralbogens und die angrenzende Furche betrifft. Die Mundregion ist infolge verschieden stark ausgeprägter Hypoplasie (Mikrognathie) oder Aplasie (Agnathie) der Mandibula mangelhaft entwickelt, wobei der Mund fehlen (Astomie) oder sehr klein sein (Mikrostomie) kann. Beide Gehörorgane sind einander genähert oder können mehr oder weniger ausgedehnt verschmolzen sein (Synotie). Bei reinen Formen finden sich am Zentralnervensystem keine auffälligen Störungen.

Die genannten drei Mißbildungstypen des Kopfbauplanes gehen vielfach ineinander über und sind nicht selten miteinander kombiniert, was aus Abb. 28 ersichtlich ist. Die

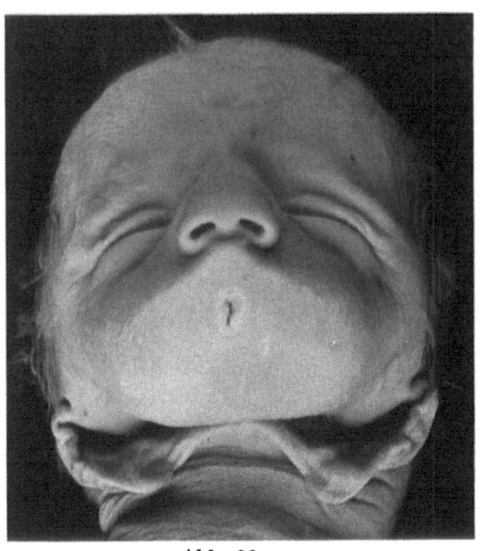 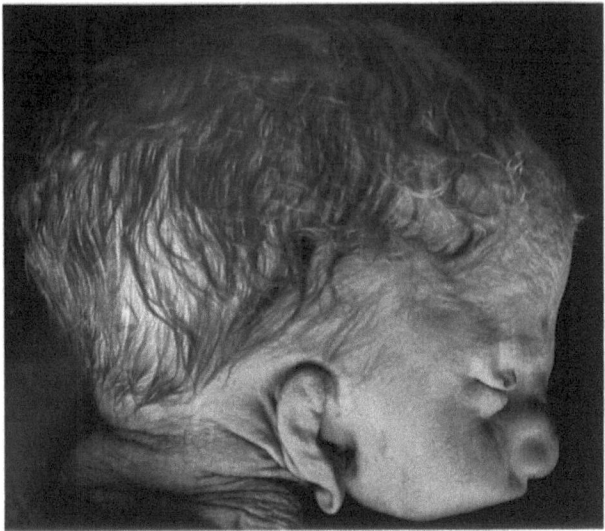

Abb. 26   Abb. 27

Abb. 26 und 27. Otocephalie (Agnathus). Fehlen der Mandibula. Starke Annäherung der Ohren. Rudimentäre Mundöffnung. Nase und Augen regelrecht entwickelt. (Sammlung Prof. Dr. G. B. Gruber, Göttingen)

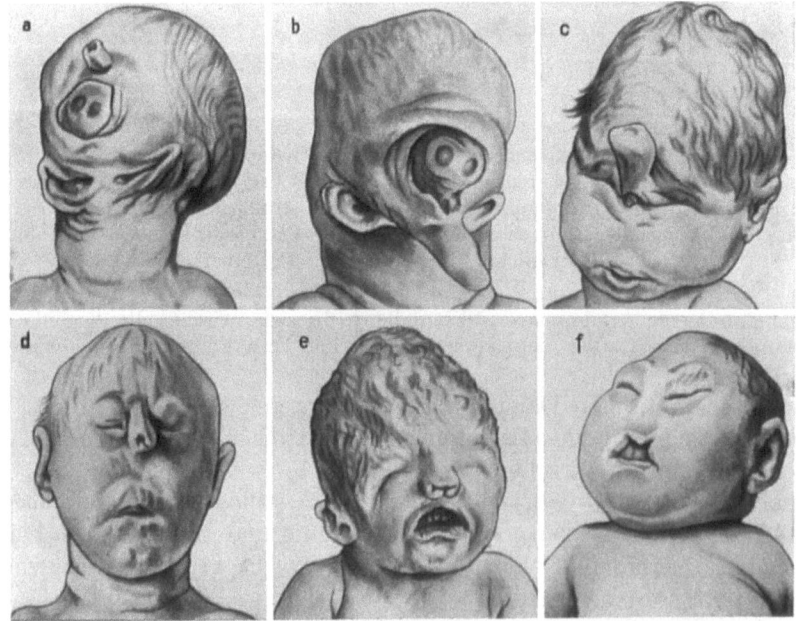

Abb. 28a—f. Verschiedene Gesichtsformen bei Arhinencephalie. a, b Otocephale Cyclopie; völlige Agnathie a Rüsselbildung über der Augenanlage (nach E. Schwalbe). b Ädocephalie; rüsselähnliche Weichgewebe-bildung unter dem Auge (Pathologisches Institut Darmstadt). c Gewöhnliches Bild der Cyclopie; Rüssel-bildung über dem Auge (Pathologisches Institut Innsbruck). d Cebocephaler Cyclop; Rüsselbildung zwischen den Augen (Pathologisches Institut Salzburg). e Geringste Stufe der Arhinencephalie mit gleichzeitiger Akro-cephalie und Mikrophtalmie. f Arhinencephalie mit Oberkieferspalte und trigonocephalem Schädel (nach W. Culp, Mainz). (Aus G. B. Gruber: „Mißbildungen" in L. Aschoff: Pathologische Anatomie)

häufige Kombination von Otocephalien mit cyclopischen Mißbildungen erklären O. Hö-VELS u. J. L. MORLINGHAUS mit einer zeitlichen Überschneidung der gegenüber schädigenden Noxen sensiblen Phasen beider Kopforganisatoren. Eine Kombination der otocephalen Gruppe mit den Reduktionsmerkmalen der Arhinencephalie und der Cyclopie wird als Sphärocephalie bezeichnet. Bei dieser hochgradigen Mißbildung fehlen beide Augen, beide Keilbeine, ferner besteht eine Reduktion der Ossa temporalia und frontalia. Als einzigstes Gesichtsmerkmal kann eine Proboscis vorhanden sein (A. WERTHEMANN).

Der Otocephalie sind die mannigfaltigen Fehlbildungen des ersten Visceral- oder Kiemenbogens nahe verwandt. Sie bilden eine formaleinheitliche Gruppe und sind gleichfalls auf eine Störung des Determinationsablaufes im Hinterkopfbereich zurückzuführen (O. HÖVELS). Sie können erhebliche Manifestationsschwankungen zeigen. Neben schweren Reduktionen des Unterkiefers, Jochbeines und Ohres gibt es halbseitige Mißbildungen des gleichen Gebietes sowie einfache Hypoplasien des Unterkiefers und des Jochbeines oder eines einzelnen Knochens (O. HÖVELS). Das Zentralnervensystem ist meist nicht mitbetroffen. Einen ausführlichen kasuistischen und kritischen Beitrag über die als Agnathie, Hemignathie, Bradygnathie und Mikrognathie bezeichneten Entwicklungsstörungen leistete G. B. GRUBER (1920). Nach den Untersuchungen von O. HÖVELS u. J. L. MORLINGHAUS treten bei den Mißbildungen des ersten Visceralbogens Kombinationen mit bestimmten anderen Störungen gehäuft auf, denen bestimmte Gesetzmäßigkeiten zugrunde liegen.

Von 328 beobachteten Mißbildungen dieser Art wiesen 69,5% weitere Fehlbildungen in anderen Organsystemen auf, wobei die Unterschiede der prozentualen Häufigkeit weitere Mißbildungen mit Ausnahme der Otocephalie im Zufallsbereich liegen. Die Häufigkeit von Begleitmißbildungen bei der Otocephalie ist in erster Linie auf Mißbildungen innerer Organe (90,3%) zurückzuführen.

Unter den Mißbildungen des embryonalen ersten Visceralbogens stellt die *Dysostosis mandibulo-facialis* (A. FRANCESCHETTI u. P. ZWAHLEN 1944) — in der Literatur auch als Berry-Syndrom, Thomson-Komplex oder Treacher-Collins-Syndrom bekannt — aufgrund ihrer relativen Häufigkeit das wichtigste Syndrom dar. Sie beansprucht ein praktisches Interesse, da durch Kiefer- und Gaumenoperationen Besserung erzielt werden kann. In vielen Fällen handelt es sich um ein polyphänes dominantes Erbleiden (O. v. VERSCHUER), jedoch kommen auch sporadische Fälle in nicht geringer Zahl vor (B. LEIBER-G. OLBRICH). Nach H. GRANRUD (1953) lassen sich exogene Noxen in früher Gravidität ätiologisch heranziehen. J. McKENZIE sieht unter besonderer Berücksichtigung der Gefäßverhältnisse während der Embryogenese die Ursache in der Umschaltung des regionalen Gefäßnetzes von der A. stapedia (aus der A. carotis int.) auf die A. carotis ext. während der 3. bis 5. Embryonalwoche. Infolge ungenügender Entwicklung oder vorzeitiger Rückbildung der phylogenetisch labilen und nur kurze Zeit in Funktion befindlichen A. stapedia kommt es nach Ansicht des Autors zu vorübergehenden Blutversorgungsstörungen und dadurch zu Fehlbildungen an den Derivaten des ersten Visceralbogens. Im Tierversuch gelang es cranio-faciale Dysplasien durch O_2-Mangel zu erzeugen (K. H. DEGENHARDT; G. BADTKE, K. H. DEGENHARDT u. O. E. LUND 1959).

Die komplette Form der Dysostosis mandibulo-facialis umfaßt antimongoloide Schrägstellung der Lidspalten, Hypoplasie der Gesichtsknochen und zwar der Maxilla, Mandibula, des Os zygomaticum und temporale, Fehlbildungen der äußeren Ohren (Mikrotie), oftmals auch des Mittel- und Innenohres, ferner hohen Gaumen und Anomalien der Zahnstellung, Makrostomie, schließlich fakultative Fehlbildungen wie Gaumenspalte, Segmentierungsanomalien der Wirbelsäule und Extremitätenmißbildungen. Daneben gibt es inkomplette und abortive Formen. Nach J. E. W. BROCHER u. D. KLEIN stützt sich der röntgenologische Nachweis auf die gestörte Proportion zwischen Hirn- und Gesichtsschädel (Abb. 29a und b) infolge Verkleinerung des letzteren, ferner auf pathognomonische Befunde vorzugsweise am Os maxillare, Os mandibulare und Os temporale. Besonders seien herausgestellt Verkleinerung und Abplattung des Sinus maxillaris, Hypoplasie bzw. Aplasie der Proc. zygomatici und des Os temporale, Verkürzung des absteigenden Unterkieferastes, Vergrößerung des Kieferwinkels, Anomalien der Zahnstellung im Ober- und Unterkieferbereich, eventuell fehlender Meatus acusticus internus, fehlende Pneumatisation im Schläfenbein, mitunter auch Anomalien in der Occipito-Cervicalgegend.

Jüngere Forschungen ergaben, daß zum Kreis des Franceschetti-Zwahlen-Syndroms seltenere Erscheinungsbilder wie die Dysostosis mandibularis (F. R. NAGER u. J. P. DE REYNIER 1948), die Dysplasia oculo-auricularis (M. GOLDENHAR 1952) die Dysmorphia oculo-mandibulo-facialis (W. HALLERMANN 1948; E. B. STREIFF 1950), die Dyscephalia oculo-mandibulo-facialis (O. ULLRICH u. H. FREMEREY-DOHNA 1953) sowie die

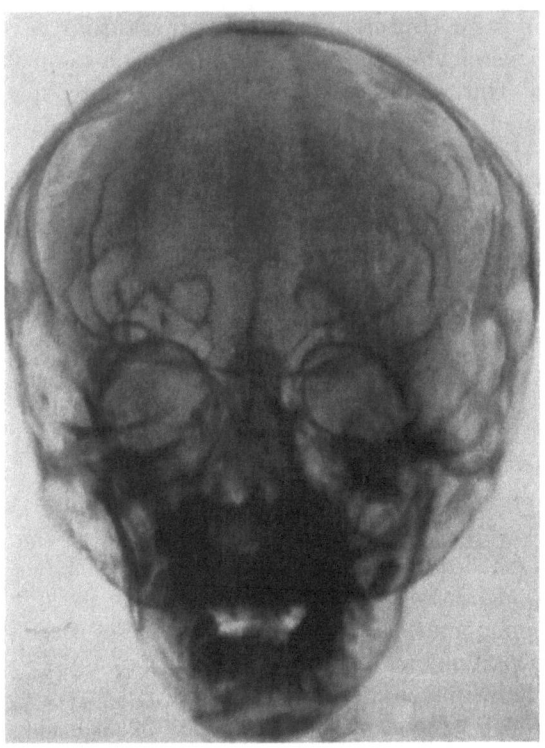 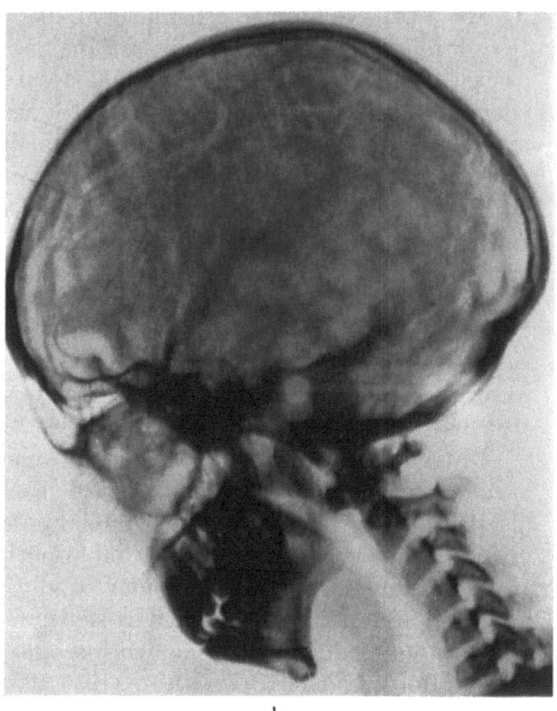

a b

Abb. 29a u. b. Dysostosis mandibulofacialis, 14jähriger Junge. a a.p. Bild: breiter Hirnschädel, hypoplastischer Gesichtsschädel, kleiner Unterkiefer, gut entwickelter Sinus frontalis, große Recessus supraorbitales. b Seitenbild: zu kleiner Gesichtsschädel, zu kleiner Sinus maxillaris, tief ausgedehnter Recessus supraorbitalis. Impressiones digitatae und Verstärkung der venösen Kanäle. (Aus BROCHER u. KLEIN: Die Dysostosis mandibulofacialis im Röntgenbild)

Dysplasia oculo-vertebralis (H. WEYERS u. C. J. THIER 1958) gehören (J. E. BROCHER u. D. KLEIN; A. FRANCESCHETTI, D. KLEIN u. J. E. W. BROCHER).

Die Dysostosis mandibulo-facialis kann auch mit unterschiedlich schweren Extremitätenfehlbildungen einhergehen. So wird die Kombination mit Phokomelie beider Arme und Radiusaplasie von H. SCHÖNENBERG (1962) mitgeteilt. E. HANHART (1950) sowie G. MARTIUS u. S. WALTER (1954) beschrieben ein Kombinationsbild (Hanhart-Syndrom) von Mikrognathie und Peromelie (Abb. 49a und b), das H. SCHÖNENBERG (1962) möglicherweise für eine Schwachform der Dysostosis mandibulo-facialis hält.

Unter den komplexen Kopfmißbildungen sind die *Dysraphien des Gehirnes* am häufigsten vertreten. Derartige Verschlußstörungen sind Folge mangelhafter Vereinigung der Neuralwülste zum Neuralrohr. Nach Ausmaß und Lage der Störung können alle Stufen der Spaltbildung des Gehirns von der Meningocele über die Encephalocele bis zur Anencephalie entstehen. Mit dem Offenbleiben der Neuralrinne ist regelmäßig eine gestörte Entwicklung der bedeckenden Schädel- und Weichteile verbunden. Das Schädeldach ist entweder überhaupt nicht (Akranie) oder nur unvollkommen ausgebildet (Hemikranie).

Dem ausbleibenden oder gehemmten Verschluß der Neuralplatte liegt eine Blastemstörung in der Phase der Neurulation zugrunde. Tierexperimente (J. Gallera; H. Rübsaamen; Th. H. Ingalls, F. J. Curley u. R. A. Prindle) haben ergeben, daß durch Störung des Gasstoffwechsels (Sauerstoffentzug) während der frühen Primitiventwicklung eine Hemmung der Neuralohrbildung herbeigeführt werden kann. Für die *Anencephalie* haben neuere Untersuchungen sichergestellt, daß beim Menschen die Erblichkeit von wesentlicher Bedeutung ist (A. Polman 1950; L. Penrose 1957; O. v. Verschuer 1959).

Das typische Bild der *Mikrocephalie* ist gekennzeichnet durch abnorme Kleinheit von Kopf und Gehirn, damit verbundener Idiotie, häufiger Unterentwicklung des Körpers und neurologischen Symptomen. Sie kann durch exogene Störung der Embryonalentwicklung entstehen, z.B. durch Röntgenbestrahlung in frühen Schwangerschaftsstadien (O. v. Verschuer), jedoch wird Erblichkeit für die hauptsächlichste Ursache gehalten (J. van den Bosch; G. Koch; E. Hanhart). Einfach recessiver Erbgang ist sichergestellt (T. Komai, K. Kishimoto u. J. Ozaki).

Auf die *Entwicklungsstörungen*, die vorwiegend das Kopfskelet (Turmschädelformen, Schädelbasisveränderungen usw.) betreffen, soll hier nicht eingegangen werden. Diesbezüglich wird auf Band VII verwiesen.

b) Mißbildungen im Gebiet des Rumpfes

Unter den Störungen der Entwicklung des Rumpfes bilden die *dorsalen Dysraphien* im Bereich des Achsensystems, welche als Rhachischisis bzw. Spina bifida zusammengefaßt werden, die wichtigste Gruppe. Mißbildungsstatistiken zeigen, daß sie zusammen mit den dorsalen Dysraphien des Kopfes an Häufigkeit weit aus der Anzahl der mannigfaltigen übrigen Mißbildungen herausragen (E. Eichmann u. H. Gesenius; F. Götz; R. Hohlbein; W. Soergel; J. Thomas; G. F. Winter u. A. Pätz; M. Worm u.a.). Sie beruhen auf einer Schädigung des Rumpforganisators während der Neurulation und sind häufig vergesellschaftet mit gestörter Entwicklung im Bereich des Kopforganisators. Es handelt sich um Verschlußstörungen komplexen Ausmaßes verschieden ausgedehnter Anteile des paarig angelegten Medullaorgans und Achsenskeletes. Aus Tierexperimenten, bei denen Exstirpation des Neuralrohres schwere Entwicklungsstörungen der Wirbelsäule zur Folge hatten, schließt G. Töndury, daß das Neuralrohr für die Differenzierung normaler Wirbel unentbehrlich ist, was auch das häufige Zusammentreffen von Mißbildungen der Wirbelbogen mit solchen des Neuralrohres erklären würde. Den Kontinuitätsunterbruch im Wirbelbogen, der schon in der mesenchymalen Phase der Wirbelsäulenentwicklung manifest wird, führt G. Töndury auf eine Störung in der ersten Anlage des Neuralbogens zurück. Die offenen, nicht weichteilbedeckten Spaltbildungen im Wirbelbogenbereich werden als *Spina bifida aperta* (oder Rhachischisis) bezeichnet. Bei totaler Rhachischisis liegt meist eine Kombination mit anderen schweren Mißbildungen der Wirbelsäule, des Kopfes und des Urogenitalapparates vor, häufig findet man Anencephalie (Craniorhachischisis). Die partielle Rhachischisis betrifft meist die Lumbosacralregion, viel seltener den cervicalen und dorsalen Abschnitt der Wirbelsäule. Aus dem Verhalten des Rückenmarkes und seiner Hüllen ergeben sich die Manifestationsgrade der Meningo-, Meningomyelo-, Meningomyelocystocele und Amyelie. Häufig, und besonders bei den schweren Formen dieser dorsalen Rumpfspalten handelt es sich um Solitärfälle. Für die erbliche Rhachischisis muß nach K. Idelberger ein (Semi-) Letalfaktor angenommen werden.

Eine umschriebene hintere Wirbelbogenspalte ohne Weichteildefekte und augenfällige Veränderungen des Rückenmarkes und seiner Hüllen wird als *Spina bifida occulta* bezeichnet. Diese bei 17 % der Gesamtbevölkerung (F. Curtius) auftretende Fehlbildung betrifft am häufigsten die Lumbosacralregion. Ebenso wie die Spina bifida aperta kann sie mit einer Entwicklungsstörung des Neuralrohres (Myelodysplasie) verbunden sein. Bei der überwiegenden Mehrzahl der Fälle einfacher Spina bifida occulta handelt es

sich nur um eine Hemmungsbildung, bei der eine fetal vorhandene Spaltbildung durch
Ausbleiben der Verknöcherung der paarig angelegten Knorpelspangen des Wirbelbogens
bestehen bleibt (M. Lange).

Auf Grund der besonders im Wachstumsalter festgestellten Häufigkeit (zwischen 95
und 50% aller Kinder bis zu 10 Jahren) weist W. Kammel auf den geringen Aussagewert
dieser im allgemeinen harmlosen, klinisch stummen Anomalie für angeborene und später
auftretende Störungen (Mißbildungen der unteren Extremitäten usw.) hin.

Weitere Mißbildungen des Achsenskeletes beruhen auf anomaler Entwicklung der
Chorda dorsalis, welche nach den Untersuchungen G. Töndurys für die Gliederung der
Wirbelsäulenblasteme entscheidende Bedeutung besitzt, sowie auf Entwicklungsfehlern

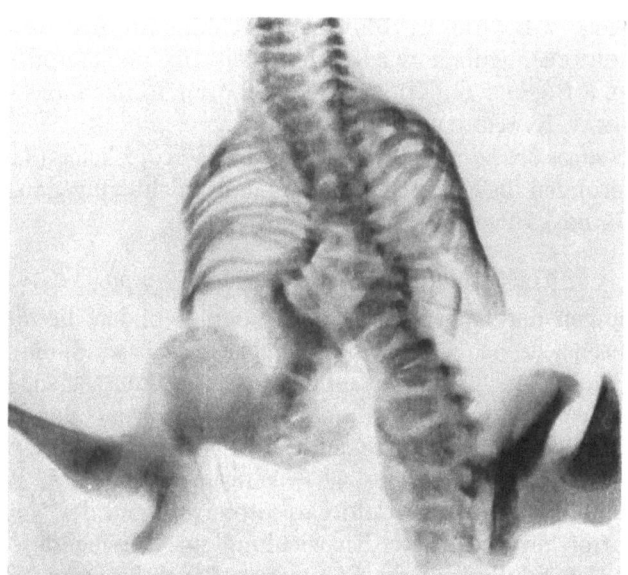

Abb. 30. Röntgenbild des Hals- und Rumpfskeletes, sowie des Beckens und der Oberschenkel bei Bauch-
Blasen-Darmspalte und schwerer dorso-lumbosacraler Diastematorhachis mit Ganzheitsdifferenzierung des
Kreuzbeins der linken Halbwirbelsäule. Spaltbecken mit übermäßig großem Abstand der Schambeine (Patho-
logisches Institut der Universität Göttingen). (Abgebildet in G. B. Gruber: Formen abdominaler Schizosomie)

der Sklerotome und der extrachordalen Segmentierung (G. Exner). Als Beispiel einer
hierher gehörenden komplexen Mißbildung sei das auf kombinierter Wirbelfehlbildung
(Block-, Spalt-, Halbwirbel) beruhende Klippel-Feilsche Syndrom im Cervicalbereich
genannt, das mit Störungen des Rückenmarkes, der Rippen, der Extremitäten und des
Herzens verbunden sein kann (G. Töndury).

Die *Spaltbildungen*, oder besser *Mangel-* bzw. *Defektbildungen* im *ventralen Rumpf-
bereich* (Schizosoma ventrale), sind der Ausdruck der Hemmung der topogenetischen
Aktivität des Anlagematerials für den ventralen Körperschluß (A. Werthemann). Wie
F. E. Lehmann ausführt, beruht das Prinzip dieser Störungen auf der mehr oder weniger
starken Beeinträchtigung der Umwandlung des flächenhaft ausgebreiteten amniotischen
Keims in den ventral abgeschlossenen Embryonalkörper. Über die in frühester Ent-
wicklungszeit stattfindenden teratogenetischen Vorgänge bei der Mehrzahl dieser ventralen Verschlußstörungen sowie über ihre Ursachen liegt ein sicheres Wissen noch nicht
vor. Ihre Ausdehnung ist jeweils durch Lokalisation und Ausmaß der primären Schädigung
bedingt. Hierher gehören das Schizosoma thoracale, die Thoraxspalten (Fissura sterni,
Ectopia cordis) und die verschiedenen Arten der Bauchspalten, des Schizosoma abdominale, vom einfachen Nabelbruch bis zur Eventration aller Bauchorgane, von der Epi-
spadie und Hypospadie bis zum schwersten Grade von Blasen-, Genital-, Darmekstrophie
(Schizosoma abdominale caudale). Das Becken ist bei den großen Bauchspalten, insbesondere bei der Ekstrophia vesicae (G. B. Gruber), meist mitbetroffen. Die Symphyse

fehlt, wobei die Schambeinäste klaffen oder die Diastase von einem Ligament überbrückt ist (B. STÜNZI-ZÜST). Die verschiedenen Formen des Spaltbeckens sind von W. PUTSCHAR (1939) näher beschrieben. Nicht selten betrifft eine derartige Mißbildung Abdomen und Thorax gemeinsam, häufig finden sich neben dem gestörten ventralen Rumpfverschluß ein Schizosoma dorsale (Abb. 30), auch sirenoide Fehlbildungen und Extremitätenmißbildungen (G. B. GRUBER 1936, 1959; A. WERTHEMANN 1955).

Auf G.B. GRUBERS Monographie ,,Formen abdominaler Schizosomie nebst Beiträgen zur Kenntnis klaffender Fehler der Brust, der Kloakengegend und Wirbelsäule" (1959) sei diesbezüglich besonders hingewiesen.

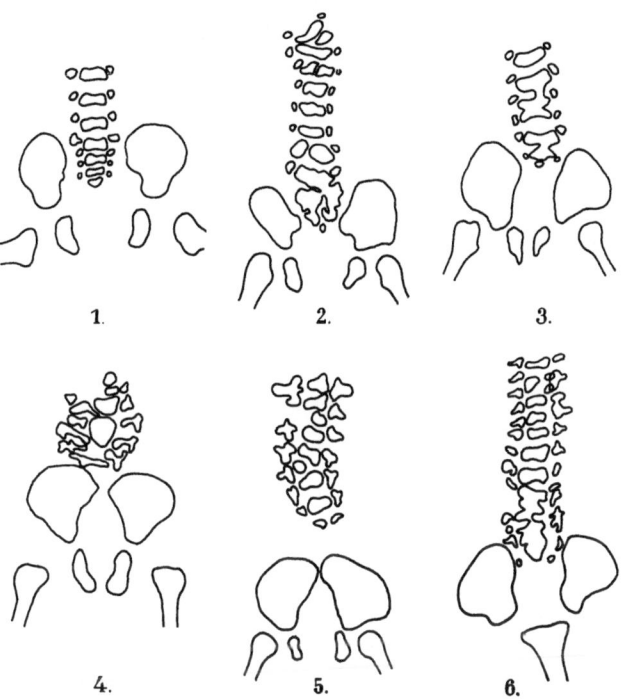

Abb. 31. Röntgenskizzen von Mißbildungen mit verschiedengradigen Defekten des caudalen Abschnittes der Wirbelsäule. *1* Normale Skeletverhältnisse; *2* Anchipodie mit Defekt ab 3. Kreuzbeinwirbel; *3* Anchipodie mit Defekt ab 2. Kreuzbeinwirbel; *4* und *5* Anchipodie mit Defekt ab Lendenwirbelsäule; *6* monopodale Sirene. (TÖNDURY 1944)

c) Mißbildungen des hinteren Körperendes

Den in diesem Körperabschnitt auftretenden komplexen Fehlbildungen liegen Störungen der Rumpfschwanzknospe, welche den gesamten hinteren Körperabschnitt bildet, nämlich das Rückenmark, die Chorda dorsalis und die Kloake, sowie die Ursegmente und die caudalen Anteile der Leibeshöhle (D. E. HOLMDAHL), zugrunde. Bei ihnen handelt es sich um ebenso gesetzmäßige Mißbildungen wie bei jenen des vorderen Körperendes. Analog läßt sich auch hier eine morphologisch-teratologische Reihe aufstellen, deren gemeinsames Merkmal auf dem wechselnd intensiven bilateral-symmetrischen Entwicklungsmangel des hinteren Körperendes beruht. Diese Störungen werden von G. B. GRUBER unter dem Namen *sirenoide Mißbildungen* zusammengefaßt und können in verschiedenen Realisationsstufen auftreten, wobei ihre Schwere von der Größe des geschädigten median liegenden Blastemkeils abhängt. Je größer dieser Ausfall ist, um so stärker werden die Blastemfelder für die unteren Extremitäten einander genähert. Im extremsten Fall kommt es zur Entwicklung einer einzigen mittelständigen Extremität (F. E. LEHMANN). Als Hauptkriterium dieser Mißbildungsgruppe haben A. FELLER u. H. STERNBERG Defektbildungen der caudalen Achsenorgane, insbesondere des Kreuzbeines und Steißbeines herausgestellt. Diese können mehr oder weniger stark ausgeprägt sein und die verschiedenen Organsysteme des hinteren Körperendes unterschiedlich mitbetreffen. Die

Abb. 31 zeigt Röntgenskizzen verschiedengradiger Defekte des caudalen Wirbelsäulenabschnittes mit entsprechenden Formveränderungen des Beckens. Aus jüngeren Bearbeitungen von A. FELLER u. H. STERNBERG (1934) sowie G. B. GRUBER (1937, 1954, 1955),
A. WERTHEMANN (1952, 1953, 1955), ferner G. FRÄDRICH (1938), G. TÖNDURY (1944),
B. STÜNZI-ZÜST (1947), P. LOUSTALOT (1950) u.a. ergibt sich eine einheitliche Systematik, welche sich nach der räumlichen Ausdehnung der Störungsfelder richtet (Abb. 32).
Ein lediglich dorsal lokalisiertes Störungsfeld betrifft allein Wirbelsäule und Rückenmark (1). Weit nach ventral reichende Schädigungen erzeugen außer einer hochgradigen
Annäherung beider unterer Extremitäten schwere Darm- und Urogenitalmißbildungen
(2—4). Ein keilförmiger, das gesamte caudale Körperende betreffender Defekt bewirkt
Sirenenbildung.

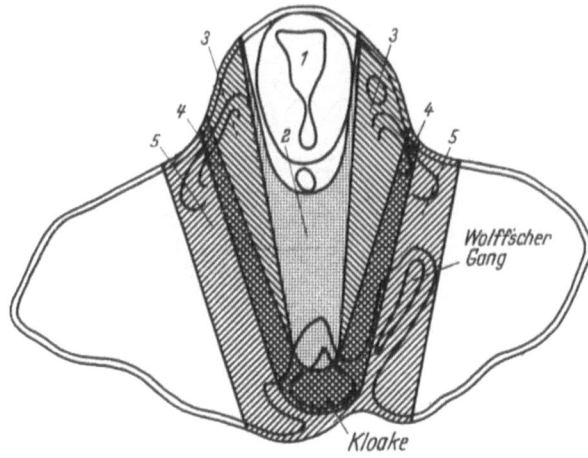

Abb. 32. Schematische Darstellung der keilförmigen Defekte des caudalen Körperendes, eingetragen im Querschnitt durch das hintere Ende eines Embryos von etwa 6 mm Länge. *1* Rein dorsaler Defekt; *2—4* dorsoventrale Defekte von verschiedener Ausdehnung, wie sie bei Anchipoden beobachtet werden; *5* keilförmiger
Defekt bei Sirenen

   Neben den verschiedenen Störungsgraden in ventro-dorsaler Richtung sind auch verschiedene Ausdehnungsgrade der Entwicklungshemmung der Rumpfschwanzknospe in
caudo-cranialer Richtung möglich. Die von L. DIETHELM herausgestellten Agenesien der
caudalen Wirbelsäule umfassen die des
      lumbo-sacro-coccygealen,
      sacro-coccygealen und
      coccygealen Abschnittes.
   Neuere Literaturzusammenstellungen über Agenesien und Dysgenesien der Lendenwirbelsäule, des Kreuz- und Steißbeines stammen von: J. M. JORGE u. H. JORGE (1948),
B. FREEDMANN (1950), V. DEL DUCA, E. V. DAVIS u. J. N. BAROWAY (1951), R. MATZ
NER (1954), C. GIORDANI (1957), J. BLUMEL, E. B. EVANS u. G. W. N. EGGERS (1959)
sowie K. REINHARDT (1961).
   Das unterschiedliche Verhalten von Becken, Hüftgelenken und Oberschenkeln hat
G. FRÄDRICH an Hand eigener Beobachtungen gezeigt (Abb. 33).
   Zu den leichtesten Formen dieser sirenoiden Fehlbildungen gehören die Fälle von
isolierter *Atresia ani et recti*, wenn eine Kombination mit Defekten im unteren Wirbelsäulenbereich vorliegt. Die damit behafteten Kinder erweisen sich meist als lebensfähig
und bedürfen operativer Behandlung.
   Als die nächst schwereren Vorkommnisse gelten die *Anchipodien* (A. FELLER u. H.
STERNBERG), bei welchen die Störung dorsal gelegene Organe des caudalen Körperendes
betrifft. Infolge des bilateralen partiellen oder totalen Fehlens caudaler Wirbelsäulenabschnitte nähern sich die Darmbeine der Medianebene, wobei sie durch gleichzeitige
Drehung fast frontal stehen (Litzmannsches dyspygisches Becken). Mit ihnen rücken die

Hüftgelenkpfannen näher zusammen und nach hinten, so daß die einzeln entwickelten unteren Extremitäten stark einander genähert und nach außen, manchmal sogar nach hinten gedreht sind. Wie L. DIETHELM ausführt, findet sich mitunter neben der Becken-veränderung der Befund einseitiger bzw. doppelseitiger Hüftluxation, welches von W. R. HAMSA als rein mechanische Folge der Beckendeformierung angesehen wird, was aber

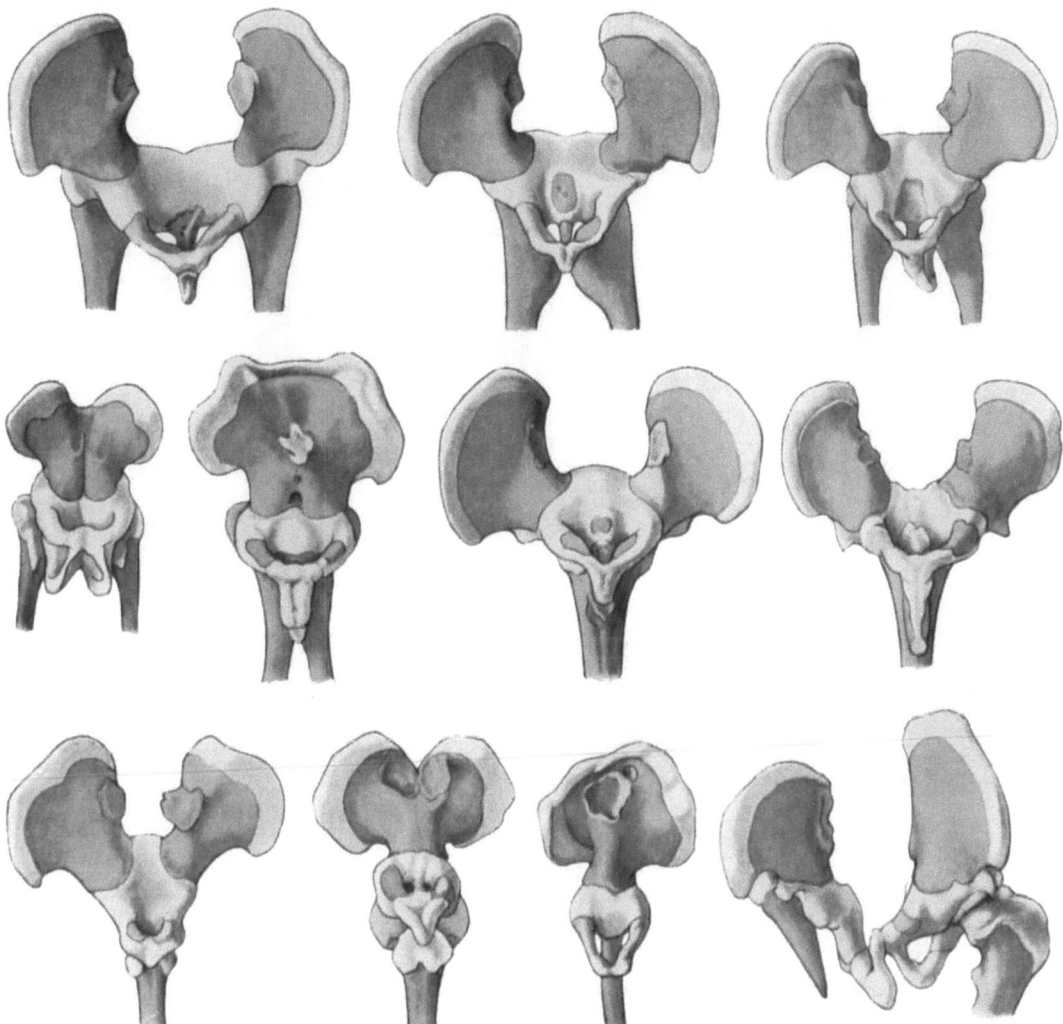

Abb. 33. Becken von Beobachtungen sireniformer Mißbildungen. (Aus G. FRÄDRICH: Über die menschlichen sireniformen Mißbildungen)

auch für eine zufällige akzidentelle Fehlbildung gehalten werden könnte. Für das letztere spräche neben der geringen Zahl des Vorkommens auch die Beobachtung von H. HILGEN-REINER einer doppelseitigen Hüftverrenkung bei Steißbeinagenesie und Spaltbildung der Kreuzbeinwirbel ohne Beckendeformierung. Zuweilen bestehen auch mehr oder weniger ausgedehnte Defekte an Enddarm und Urogenitalsystem. Die Anchipoden können lebens-fähig sein und klinische Bedeutung erlangen (H. STERNBERG; J. F. BRAILSFORD; G. DREH-MANN; L. DIETHELM; R. FITCH; W. R. HAMSA; P. M. GIRARD; B. VALENTIN; O. BOOS; H. WEICKERT).

Die Hauptform der ganzen Gruppe stellen die echten *Sirenen* dar, deren Charak-teristikum die Symmelie oder Sympodie ist, wobei je nach Fußausbildung apodale, monopodale und dipodale Formen unterschieden werden. Die Verschmelzung der Skelet-und Weichteile zu einer einzigen unpaaren Extremität erfolgt mit der lateralen Seite der Beinanlagen, so daß die gemeinsame Kniekehle nach ventral gerichtet ist (Abb. 34a). Röntgenologisch kann man unter dem gemeinsamen Weichteilmantel paarige Skeletstücke feststellen (Abb. 34b). Am Becken können die Darmbeine getrennt oder vollkommen verschmolzen sein und eine starke Auswärts- und Rückwärtswendung erkennen lassen. Die Hüftgelenke sind nach dorsal gerichtet, die Hüftpfannen getrennt oder vereint nach hinten geöffnet. Das in Abb. 35 wiedergegebene Schema verschiedener Möglichkeiten der Skeletverhältnisse symmelischer Bildungen menschlicher sireniformer Früchte stammt

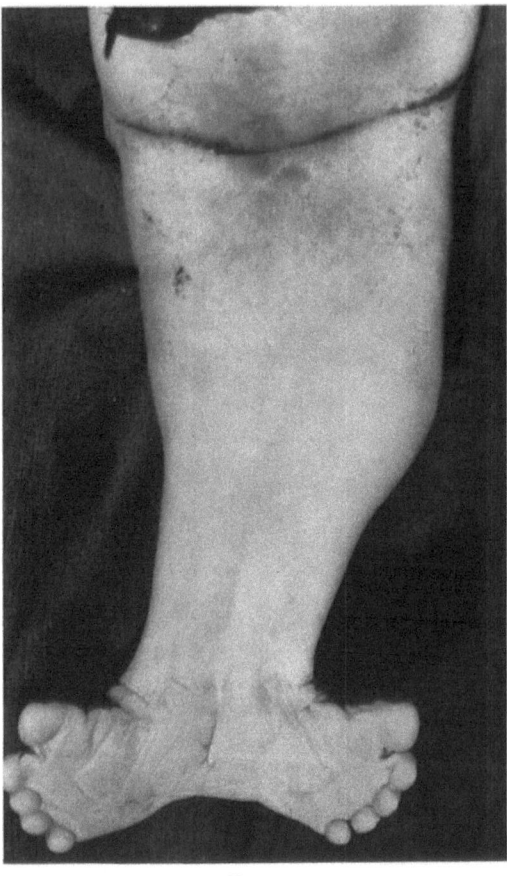 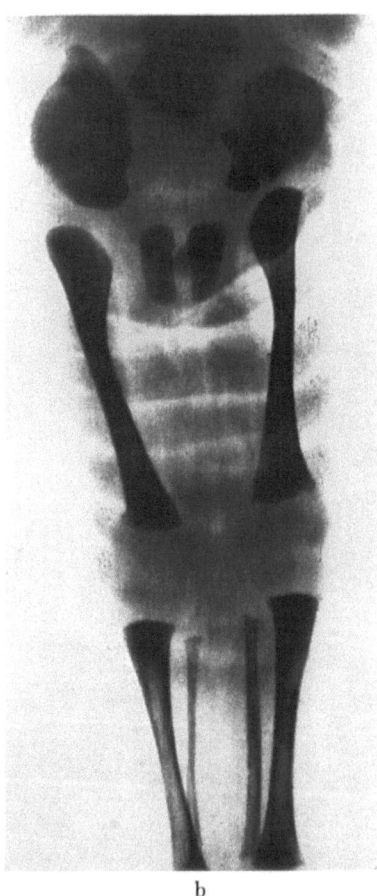

a   b

Abb. 34a u. b. Bipodale Symmelie. (Beobachtung aus der Frauenklinik und Orthopädischen Klinik der Universität Köln)

von G. B. Gruber. Den Sirenen liegt eine ventrale und dorsale bilateral-symmetrische Störung zugrunde. Es fehlen die caudalen Abschnitte der Wirbelsäule, auch Keil-, Spalt- und Blockwirbelbildungen werden beobachtet. Die Derivate der Kloake und die Organe des Urogenitalsystems sind verschiedenartig mißgebildet. Das äußere Genitale fehlt meist und fast regelmäßig besteht eine Anal- und Rectumatresie. Die Polyphänie der für die Störung in Frage kommenden Gene findet nach A. Werthemann ihren Ausdruck in der häufigen Koppelung mit anderweitigen, z.T. entfernt liegenden Fehlbildungen wie Rhachischisis, Bauch- und Nabelschnurbrüchen, Mesenterium commune, Duodenalstenosen, Herzmißbildungen, Extremitätenunterentwicklung, Polydaktylie, Spalthänden usw., auf deren Existenz besonders E. Lange und G. Frädrich hingewiesen haben. Zu den sirenoiden Mißbildungen gehören nach A. Feller und H. Sternberg auch jene Fälle, bei welchen die Störung des caudalen Körperendes ausschließlich ventral lokalisiert ist, was sich in Defekten des Urogenitalapparates auswirkt, während Wirbelsäule und Darm regelrechte Ausbildung zeigen. Die letzte Gruppe umfaßt die *sirenoiden Monopodien*, welche durch halbseitige, laterale, medial angenäherte Störung zustandekommen (Abb. 36). Sie betrifft somit nur eine Körperseite und zeigt neben Aplasie der einen unteren Extremität asymmetrische Ausbildung der unteren Lendenwirbelsäulen- und Beckengegend bei fehlendem Kreuzbein und einseitiger Defektbildung des Urogenitalsystems. Derartige Fehlbildungen können mit Bauchspalten einhergehen.

Äußerlich ähnliche Vorkommnisse ohne Störungen an den Achsenorganen werden als *amelische Monopodien* bezeichnet. Man rechnet sie nicht zu den sirenoiden Mißbildungen.

Die Störungen des caudalen Körperendes werden von A. Feller und H. Sternberg als Folgeerscheinungen einer primären Bildungsunfähigkeit des präsumptiven Anlagematerials, vornehmlich im Bereich der Chorda dorsalis, aufgefaßt. Diese Ansicht be-

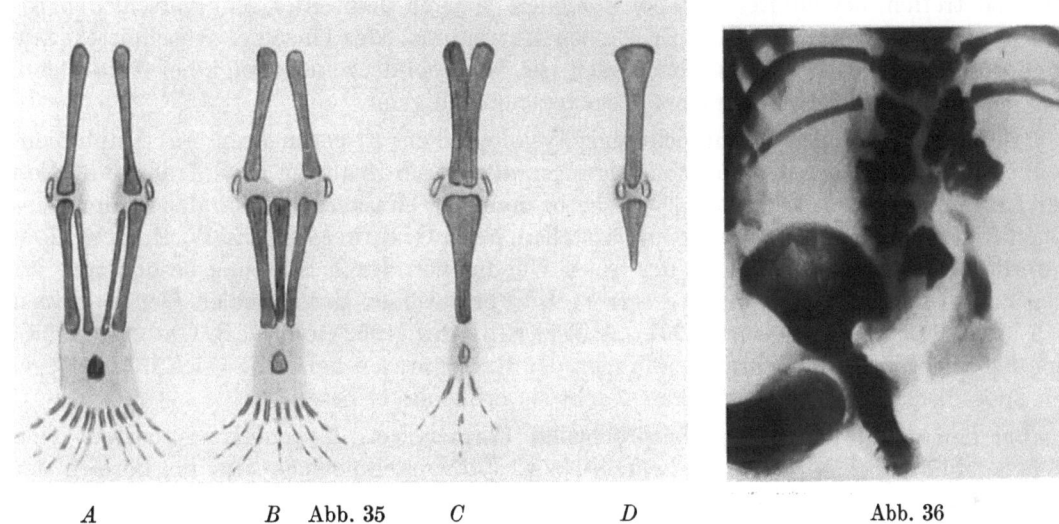

    A   *B*   Abb. 35   *C*   *D*   Abb. 36

Abb. 35. Schema verschiedener Möglichkeiten der Skeletverhältnisse symmelischer Bildungen menschlicher sireniformer Früchte. Bei zwei Femora kann je nach dem Grad der Differenzierung jeder Unterschenkelanteil eine Tibia und eine Fibula zeigen; Wadenbeine liegen medial, Schienbeine lateral im Symmelos (*A*). Bei stärkerer Annäherung der Achsenstrahlen beider Beine können beide Fibulae zu einem einzigen, medianen Röhrenknochen verschmelzen (*B*). Die Fibula- und Tibiaanlagen wandeln sich zu einem distalwärts sich verjüngenden einfachen zentralen Unterschenkelbein (*C*), das auch nur als konisch endender Knochenstummel gebildet sein kann (*D*), dementsprechend verliert die Fußplatte in ihrer Differenzierung. (Aus G. B. Gruber: Sirenenproblem in der Medizin)

Abb. 36. Sirenoide Monopodie. Block- und Spaltwirbel der Lumbosacralwirbelsäule. Fehlen des linken Beckengürtels und der linken unteren Extremität. (Aus Werthemann, in: Handbuch der allgemeinen Pathologie)

stätigen die Ergebnisse tierexperimenteller Untersuchungen von E. Wolff, der das mittlere Gebiet der präsumptiven Rumpfschwanzknospe bei Hühnerembryonen durch verschieden lokalisierte und dosierte Röntgenbestrahlung aus der Entwicklung ausschaltete, wodurch er die ganze Reihe der sirenoiden Mißbildungen im Sinne von Phänokopien hervorzurufen vermochte. G. Töndury diskutiert in Analogie zu ähnlichen Mißbildungskombinationen kurzschwänziger Mäuse auf Grund einer bestimmten Genkonstellation (L. C. Dunn u. S. Gluecksohn-Schoenheimer) die Wirksamkeit zweier mutierter Gene, die in verschiedenen Perioden der Entwicklung eingreifen, ein erstes in frühesten Stadien der Schwanzknospenbildung für die echten Sirenen, und ein zweites erst nach Herausbildung der Schwanzknospe wirksames für die Anchipodien. Beide würden Letalfaktoren mit starker Pleiotropie darstellen. In jüngerer Zeit hat G. B. Gruber (1955) die Möglichkeit exogener Keimschädigung, vor allem hypoxämische Zustände, während der embryonalen Frühentwicklung für das Zustandekommen sirenoider Mißbildungen in Betracht gezogen, ohne jedoch die Mitwirkung genetischer Faktoren auszuschließen. Der Zeitpunkt für eine sirenoide Gestaltung der menschlichen Frucht liegt nach G. B. Grubers

Ausführungen in der Bildungszeit des distalen Achsenskeletes im lumbo-sacro-coccygealen Abschnitt, etwa in der 2.—3. Woche des ersten Embryonalmonats.

d) Mehrfachbildungen der Extremitäten höheren Grades

Bei den Mißbildungen der Extremitäten bestehen deutliche Beziehungen zwischen den Überschuß- und den Rückbildungsformen, worauf besonders W. Müller (1937) und A. Werthemann (1952) hingewiesen haben. Auch S. Weil (1924) hat die nahe Verwandtschaft zwischen Gliedmaßendefekten und -verdoppelungen hervorgehoben. Die Mannigfaltigkeit der experimentell erzeugten und spontan vorkommenden Extremitätenmißbildungen erklären H. Gloor u. H. R. Schinz (1950a und b) damit, daß die Schädigungen in sehr verschiedenen Entwicklungsstadien auftreten können und dabei ein Material treffen, dessen Regenerationsfähigkeit je nach dem Alter sehr verschieden ist. Die Neigung zu Doppelungen einer ganzen Extremität oder einzelner Abschnitte ist je nach der Art des Lebewesens verschieden, sie ist besonders ausgeprägt bei Amphibien, also Tieren mit sehr vollkommener Regenerationsfähigkeit.

W. Brandt konnte in entwicklungsphysiologischen Experimenten an Amphibienkeimen die verschiedensten Vervielfältigungsgrade durch Spaltung bzw. Transplantation der Extremitätenknospe erzeugen, welche in mancher Hinsicht ihre Parallele beim Menschen finden und somit Phänokopien darstellen. Nach G. Buettner und W. F. H. Ströer unterliegen die Doppelbildungen der freien Gliedmaßen durch Spaltung besonderen, für Regenerate typischen Symmetriegesetzen. Interpretationen der formalen Genese finden sich besonders bei W. Brandt (1937), A. Werthemann (1952) und G. B. Gruber (1958). Bei den höhergradigen Mehrfachbildungen der Extremitäten handelt es sich in der Regel um sporadische Fälle ohne sicheren Nachweis erblicher Genese.

Bei den an anderer Stelle besprochenen Formen von *Hyperdaktylie* besteht eine Mehrfachbildung distal der Handwurzel- bzw. Fußwurzelknochen, also im Bereich der Finger- bzw. Zehenstrahlen. Dadurch kommt es zur überzähligen Bildung eines Fingers oder einer Zehe, am Daumen mitunter zu einer Verdoppelung. Betrifft die Mehrfachbildung gleichzeitig mehrere Strahlen, so können sieben-, acht- und noch mehrfingerige Hände entstehen, z. B. bei gleichzeitiger Doppelung des 1. und 5. Strahles. Vorkommen von Hyperdaktylie mit Doppelbildungen im Hand- bzw. Fußwurzelbereich zählen bereits zum Formenkreis der *Diplocheirie* bzw. *Diplopodie*. Noch stärkere Grade von Hand- bzw. Fußverdoppelung kommen dann zustande, wenn die Skeletanlage in einem höheren Abschnitt der Extremität (Unterarm bzw. -schenkel, Oberarm bzw. -schenkel) verdoppelt ist. Diese Extremitätenverdoppelungen höheren Grades sind sehr viel seltener als die der peripheren Abschnitte. Besteht eine Verdoppelung der Unterarmknochen, so ergibt sich als charakteristisches Merkmal, daß die entwicklungsgeschichtlich zugehörigen weiter distal gelegenen Abschnitte, also Anteile der Handwurzel und einzelne Finger-

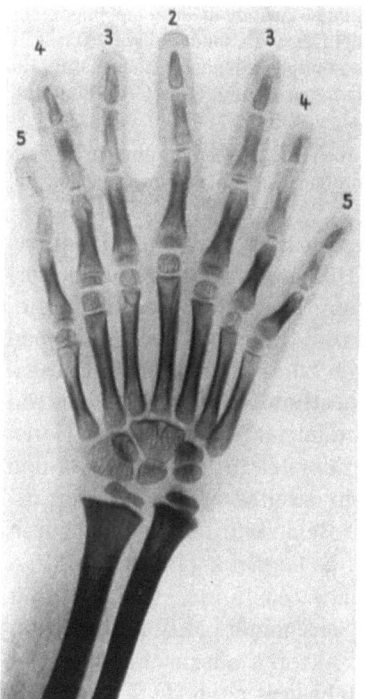

Abb. 37. Handverdoppelung. Bei Unterdrückung des Daumenstrahles und Verschmelzung des zweiten Strahles zu einem einzigen (*2*) bestehen zwei dritte Strahle (*3*), zwei vierte (*4*) und zwei fünfte Strahle (*5*), einschließlich der zugehörigen Metacarpalia. Auch das Os capitatum zeigt eine angedeutete Verdoppelung. Os naviculare und Os multangulum majus sind zu einem einheitlichen Gebilde verschmolzen. Es besteht Klumphandstellung und eine Verkürzung des Radius. (A. Hopf, in: Handbuch der Orthopädie von Hohmann-Hackenbroch-Lindemann)

strahlen ebenfalls verdoppelt sind. Nicht selten finden sich außerdem Entwicklungsstörungen des gleichseitigen Schultergelenkes, mitunter als echte angeborene Schulterluxation (A. MINSSEN; O. PRIESSNITZ). Im allgemeinen kommen Diplocheirie und Diplopodie einseitig vor, jedoch wurden vereinzelt auch doppelseitige Fälle und solche mit gleichzeitiger Beteiligung der oberen und unteren Extremität beschrieben (A. WERTHEMANN). S. WEIL hat die Diplocheirien und Diplopodien eingeteilt:

1. in Formen, deren Skeletveränderungen sich auf Hand bzw. Fuß beschränken,

2. in solche, bei denen die Unterarm- bzw. Unterschenkelknochen mitbetroffen sind und zwar

a) mit gleichzeitigem Radius- bzw. Tibiadefekt,
b) mit Ulna- bzw. Fibulaverdoppelung.

Allen derartigen Fällen ist eine typische Gesetzmäßigkeit eigen, welche in einer spiegelbildlichen Anordnung der Anlage beruht, wobei die radialen bzw. tibialen Ränder aneinander liegen und die ulnaren bzw. fibularen die Außenseite bilden. Durch Unterdrückung der radialen Abschnitte finden sich am Unterarm in der Regel zwei Ellen, aber keine Speiche, an der Hand fehlen die Ossa naviculare und Multangulum majus, nicht selten auch das Os multangulum minus, und regelmäßig der Daumenstrahl.

In analoger Weise zeigen nach S. WEIL die Doppelfüße Verschmelzung am tibialen Rand mit gelegentlichem Fehlen der Tibia oder mit Verdoppelung der Fibula. Während bei den Handverdoppelungen der erste Strahl in der Regel nicht zur Ausbildung gelangt, kommen bei der Diplopodie die Großzehenanlagen nebeneinander zur Entwicklung oder verschmelzen miteinander (H. PRZIBRAM).

Aufgrund der Variabilität der Fälle läßt sich auch hier eine morphologisch-teratologische Reihe aufstellen, die von rudimentärer Hand- bzw. Fußverdoppelung bis zu fast vollkommener Verdoppelung der Hände bzw. Füße führt. Eine Handdoppelung bei vorhandener Elle und Speiche wurde von A. HOPF (1959) beobachtet (Abb. 37). Die Verdoppelung umfaßt noch die Handwurzelknochen, die teilweise Verblockungen zeigen. Der mittlere Finger wird als Verschmelzung der beiden Zeigefinger aufgefaßt, der Daumen fehlt völlig. In Abb. 38a und b ist die eigene Beobachtung eines Falles von angeborener Ulnaverdoppelung mit Radiusdefekt bei einem 17 Monate alten Kind wiedergegeben. Es findet sich eine Handverdoppelung von der Formel 5:4:3:2:3:4:5. Bei den dargestellten Kernen der distalen Handwurzelknochen dürfte es sich um die spiegelbildliche Doppelbildung des Os capitatum und des Os hamatum handeln.

Einschlägige Fälle mit Veränderungen an den oberen Extremitäten wurden von I.J. MURRAY, TH. DWIGHT, F. KLAUSSNER, E. GRÄFENBERG, RESTEMEIER, C. MAU, S. WEIL, F. NITSCHE, N. SANTERO, G. BUETTNER, E. RAUSCH, A. MINSSEN, O. PRIESSNITZ, M. MUKERJI, A. WERTHEMANN, ST. BUNNEL, R.G. HARRISON-M.A. PEARSON-R. ROAF, und M. SALZER beschrieben.

Therapeutisch kommen redressierende Maßnahmen gegen die Handgelenksbeugekontraktur, Absetzung der überzähligen Finger, Bildung eines Daumens und Resektion des proximalen Endes der radialen Ulna zur Besserung der Ellenbogenstreckkontraktur in Frage.

Vorkommen von Diplopodie haben unter anderem R. POL, S. WEIL, E. ECKSTEIN, A. JOHNSON, A. H. SMOOK und A. WERTHEMANN veröffentlicht. Besonders sei auf die Bearbeitungen von A. WERTHEMANN (1952) und G. B. GRUBER (1958) hingewiesen.

Eine *Verdoppelung des Radius bzw. der Tibia* bei fehlender Ulna bzw. Fibula konnte bisher nicht absolut sicher nachgewiesen werden. Jedoch fand sich bei einem von P. PÉTERFEY u. ST. JONA (1942) veröffentlichten Fall mit dreifacher Armanlage eine Diplocheirie mit ulnarer Verschmelzung und Vorhandensein zweier Speichen bei einer fast normal ausgebildeten Elle (Abb. 39a—c).

Von den überaus seltenen *Verdoppelungen des Humerus* sind uns zwei Einzelbeobachtungen bekannt, welche von APPELRATH (dargestellt bei A. WERTHEMANN 1952) und von H. C. STEIN u. E. A. BETTMANN (Abb. 40a und b) stammen.

Einen analogen Fall im Bereich der unteren Extremitäten mit Verdoppelung der Hüftpfanne, unvollständiger Doppelbildung des Femur mit Vereinigung an der Seite der großen Trochanteren, doppelter Fibula bei einfacher Tibia und zwei unvollständigen Füßen mit fibularem Zusammenhang hat F. Nitsche mitgeteilt (Abb. 41a—d). Die Vor-

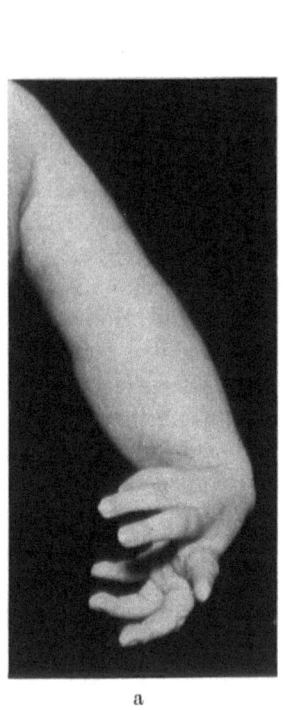
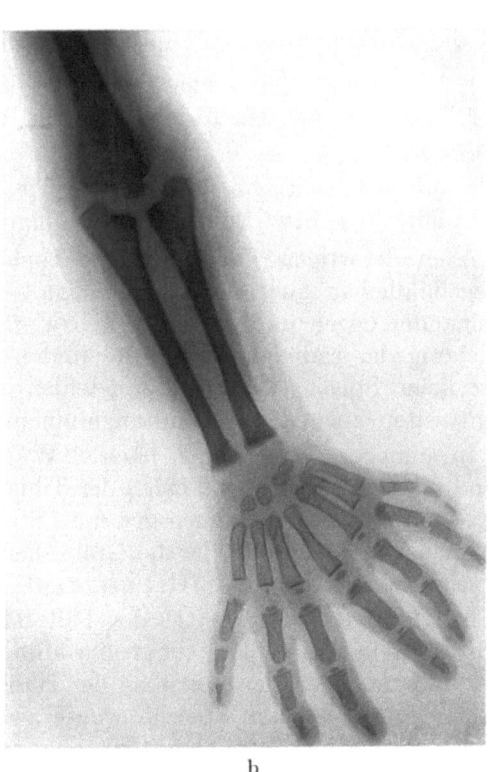

a   b

Abb. 38a u. b. Diplocheirie bei einem 17monatigen Kinde mit Verdoppelung der linken Ulna, Radiusaplasie und sieben Fingerstrahlen. Die Olecrani sind nach radial und ulnar herausgedreht. (Eigene Beobachtung)

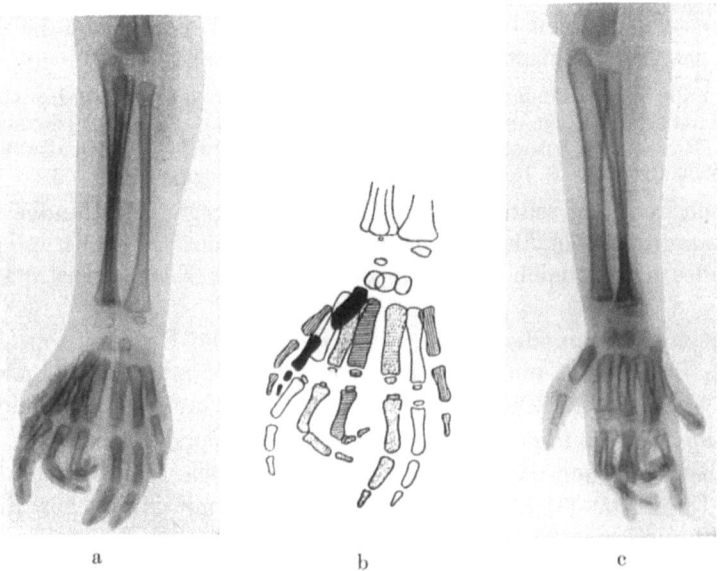

a   b   c

Abb. 39a—c. Diplocheirie mit doppeltem Radius und einfacher Ulna, dargestellt bei Pronation und Supination des Unterarmes. Auf dem Umriß sind die Daumen längsschraffiert, die Zeigefinger weiß, die Mittelfinger punktiert, der Ringfinger querschraffiert und der dorsale Kleinfinger schwarz bezeichnet. (Aus P. Péterfey u. St. Jona)

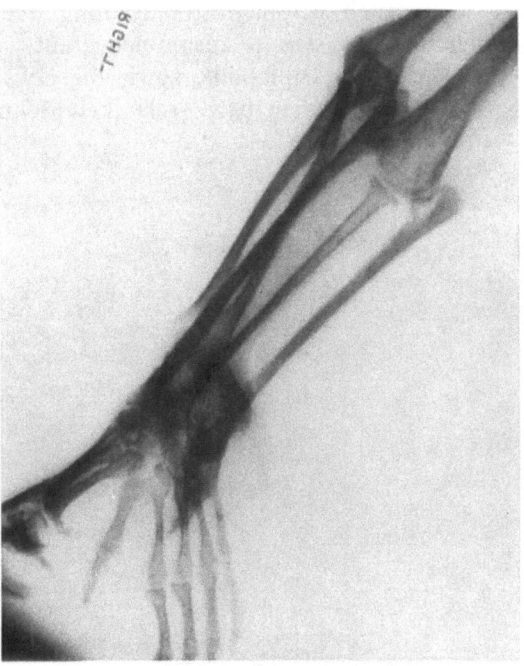

a

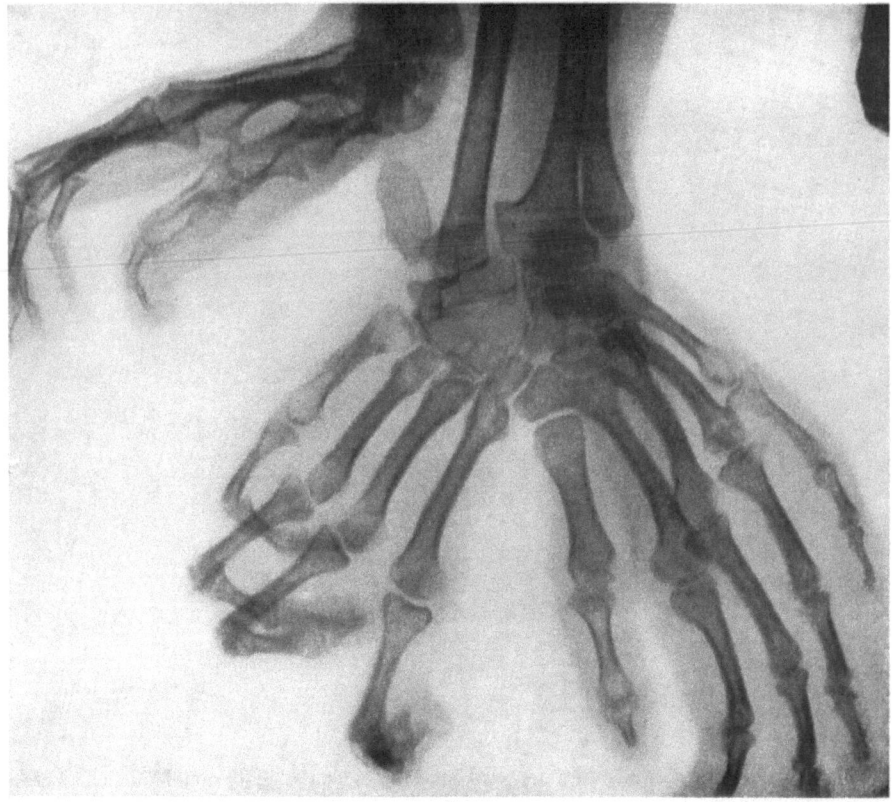

b

Abb. 40a u. b. Verdoppelung des rechten Armes bei einer 52jährigen Frau. Zwei gut ausgebildete Oberarmknochen, anschließend an den inneren Humerus zwei Ulnae, medialer Radius und neunstrahlige spiegelbildliche Doppelhand mit einem zentralen Daumen und beiderseits davon je Finger 2—5. Daneben distal des
äußeren Humerus zweiter Unterarm mit Ulna, Radius und fünffingriger Hand. (Fall von H. C. STEIN und
E. H. BETTMANN.) [Aus WERTHEMANN, in: Handbuch der speziellen Pathologie (LUBARSCH-HENKE-RÖSSLE),
Bd. 9, Teil 6, S. 44 und 45, Abb. 29c und 29d. Berlin-Göttingen-Heidelberg: Springer 1952]

kommnisse überzähliger, wenn auch rudimentärer Bildung der Extremitäten werden allgemein unter der Bezeichnung *Hypermelie* zusammengefaßt, wozu streng genommen nach R. Pol bereits Diplocheirie und Diplopodie sowie die erwähnten Verdoppelungen im Unterarm bzw. -schenkel und Oberarm bzw. -schenkelabschnitt zu rechnen sind.

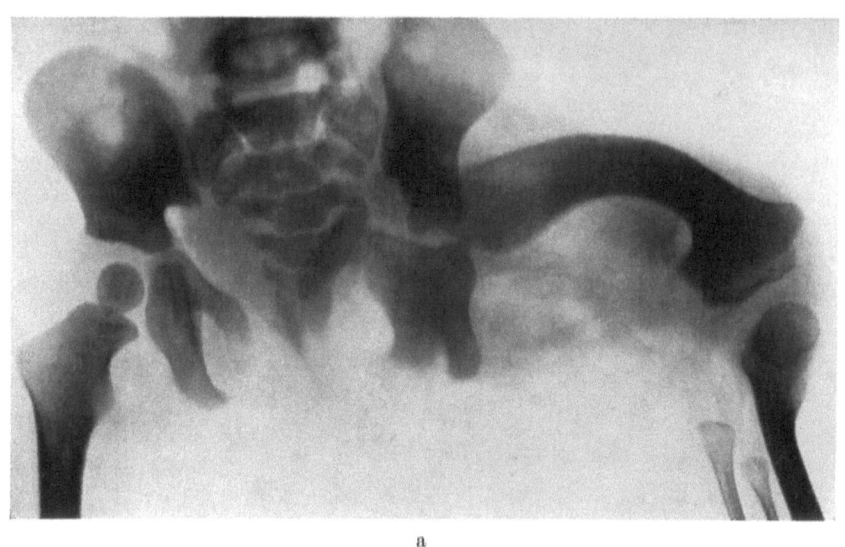

a

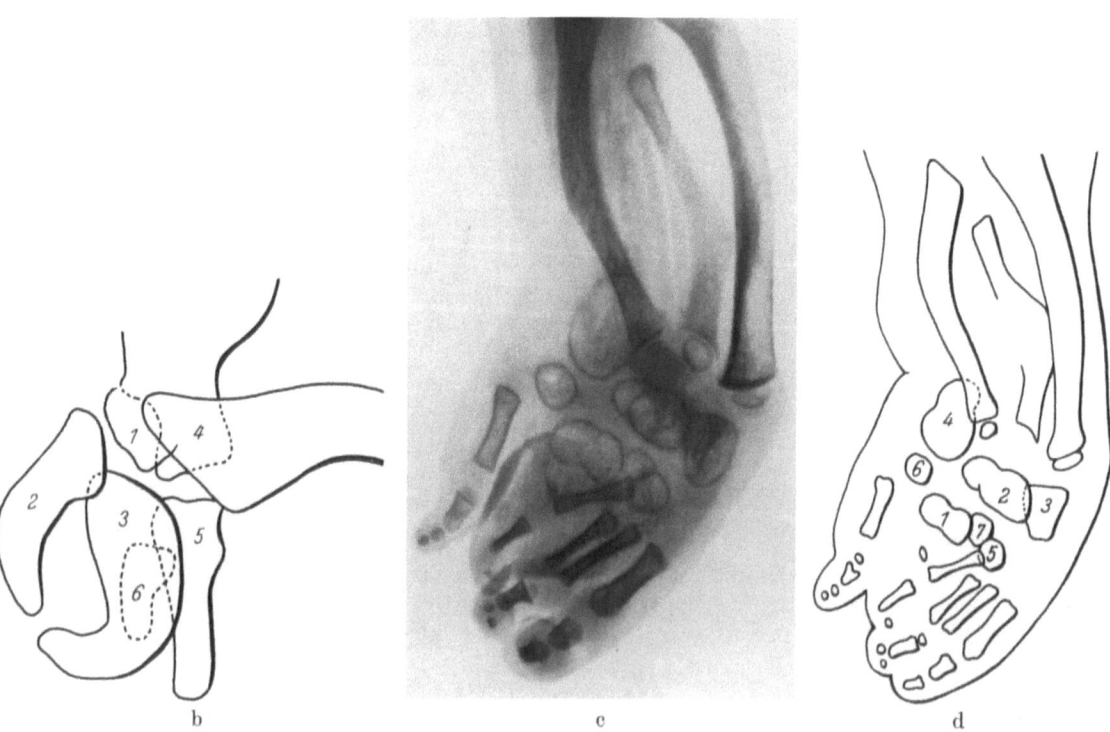

b   c   d

Abb. 41a—d. Doppelbildung der linken unteren Extremität bei einem 2jährigen Mädchen. Verdoppelung der Hüftpfanne, unvollständige Verdoppelung des Femur mit Vereinigung an der Seite der großen Trochanteren. Unterschenkel mit Tibia und zwei Fibulae. Vorhandensein zweier unvollständiger Füße mit fibularem Zusammenhang. Die Fußwurzelknochen bestehen aus zwei verschmolzenen Cuboidea (*1*), Doppelcalcaneus (*2*); es werden aufgefaßt *3* als Talus, *4* als Verschmelzungsprodukt eines zweiten Talus mit einer rudimentären zweiten Tibia, *5* und *6* wahrscheinlich als zwei Cuneiformia III, *7* ist nicht sicher zu deuten. (Fall aus dem Oskar-Helene-Heim, Berlin, F. Nitsche 1931a.) [Aus Werthemann, in: Handbuch der speziellen Pathologie und Histologie (Lubarsch-Henke-Rössle), Bd. 9, Teil 6, S. 50 und 51, Abb. 34a—d. Berlin-Göttingen-Heidelberg: Springer 1952]

Beobachtungen von überzähliger Armanlage haben R. Faltin, R. Pol (Fall von Schapiro und Thal), P. Péterfey u. St. Jona sowie E. v. Hueber u. G. Pollitzer mitgeteilt. Bis auf die letztere sind sie bei A. Werthemann (1952) und G. B. Gruber (1958) näher besprochen und dargestellt.

Erscheinungsbilder notomelischer Hypermelie, bei denen sich eine überzählige Gliedmaßenanlage am Rücken befindet, wurden von M. Castro, Unterberg, H. Hartlieb u. A. Lauche, W. Hermanns, H. Kahrmann, G. Kümmerling, C. Velluda sowie K. Krücke-meyer veröffentlicht. G. B. Gruber weist darauf hin, daß Notomelie wie auch Pygomelie mit Spaltbildungen des Achsenskeletes im Sinne der Diastematorhachis einhergehen können. Während man solche Vorkommnisse als „parasitäre" oder „unvollkommene" Formen allgemein den wahren Doppelbildungen zugerechnet hat, neigt G. B. Gruber (1958) jetzt dazu, sie als das Ergebnis einer fehlerhaften Induktion im Sinne der Brandtschen Experimente zur Erzeugung von Extremitätenverdoppelungen höheren Grades zu deuten. In analoger Weise wurden überzählige, meist rudimentäre Beinanlagen (Pygomelie) beobachtet.

Einschlägige Mißbildungen sind unter anderem von W. Braune, D'Alton, F. Ahlfeld, A. Förster, F. Geuer, B. A. Egis, W. Meyer und Schmerbach beschrieben.

Die Abb. 42 zeigt einen hierher gehörenden Fall. Solche Pygomelien sind von Formen der caudalen Doppelbildungen im Sinne der asymmetrischen Duplicitas posterior bzw. des Dypigus parasiticus und der Sacralparasiten schwer abzugrenzen. So gehört z. B. der von E. Störig mitgeteilte Fall von Tripodie (Abb. 16 und 17) am ehesten zum Formenkreis der unvollständigen caudalen Doppelmißbildungen.

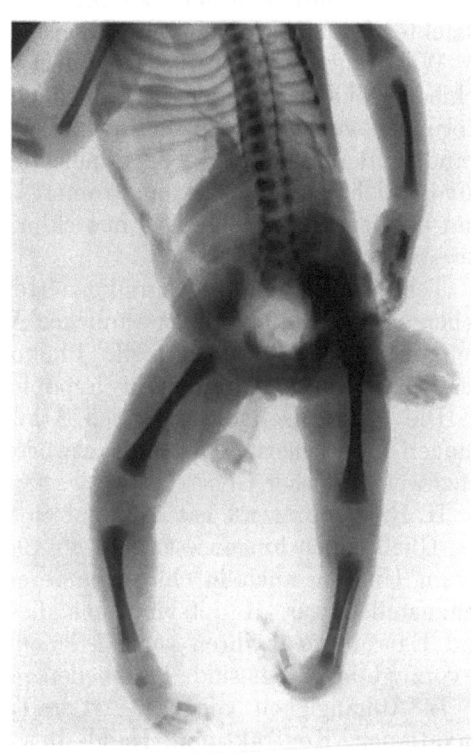

Abb. 42. Überzählige, rudimentäre Anlage einer unteren Extremität (Pygomelie) im Sacralbereich. (Fall aus dem Pathologischen Institut der Universität Göttingen)

Mit vollem Recht wird von G. B. Gruber die Analyse derartiger Mißbildungen trotz Möglichkeit der röntgenologischen Darstellung und anatomischen Präparation als schwierig genug hingestellt.

e) Mangelbildungen der Extremitäten höheren Grades

Die höhergradigen Gliedmaßenmangelbildungen im Sinne primärer Entwicklungsstörungen lassen sich morphologisch in vier typische Hauptformen klassifizieren: Das völlige Fehlen einer Gliedmaße wird als *Amelie* bezeichnet, wobei es üblich ist, je nach Lokalisation, von brachialer bzw. cruraler Amelie zu sprechen.

Bei der *Peromelie* — im anglo-amerikanischen Schrifttum (C. H. Frantz u. R. O'Rahilly, 1961) als Hemimelie benannt — liegt ein unterschiedlich langer Gliedmaßenstumpf bei fehlendem distalen Gliedmaßenabschnitt vor. Zu diesem Formenkreis rechnen auch die sog. peripheren Aplasien und Hypoplasien, zu denen Acheirie bzw. Apodie und quere Stummelbildungen im Bereiche der Hand bzw. des Fußes (Perodaktylie) gehören.

Bei der *Phokomelie* (Robbengliedrigkeit) ist nach der klassischen Definition des französischen Teratologen J. G. Saint-Hilaire die Extremität infolge fehlender Entwicklung der langen Röhrenknochen stark verkürzt, so daß Hand bzw. Fuß oder Rudimente von ihnen direkt am Rumpf ansetzen. Eine weitgehend normale Gestaltung der Hände, wie z. B. in dem von D. Schwantke (1938) beschriebenen Fall, oder Füße ist selten, meist zeigen sie mehr oder weniger starke Reduktionsbildungen.

Unter einer *Ektromelie* wird eine mehr oder weniger verkürzte Gliedmaße verstanden, bei der eine totale oder partielle Aplasie oder auch eine Hypoplasie eines oder mehrerer Röhrenknochen besteht (K. Lindemann). Hierher gehören somit alle sog. Defekte der langen Röhrenknochen.

Wie Werthemann (1952) ausführt, können die einzelnen Erscheinungsbilder als verschieden lokalisierte und unterschiedlich ausgeprägte Grade gleichsinniger Entwicklungsstörungen gedeutet werden. Auch S. Weil (1959) hält die genannten Formen für verwandt und glaubt, daß bei der Amelie die embryonale Gliedmaßenknospe in ihrer Gesamtanlage nicht zur Entwicklung kommt, bei der Peromelie die Entwicklung deren Spitze und bei der Phokomelie die Entwicklung des für die Skeletanlage vorgesehenen Achsengewebes unterbleibt.

Teils werden diese hochgradigen Hemmungsmißbildungen isoliert beobachtet, häufig gehen sie mit Mißbildungen ähnlicher Art an den übrigen Gliedmaßen einher. So finden sich Kombinationen von Amelie, Phokomelie, Peromelie und den verschiedenen Formen der Röhrenknochenaplasie und -hypoplasie.

Die Frage nach der kausalen Ätiologie dieser hochgradigen Gliedmaßenmangelbildungen bleibt meist noch unbeantwortet. Nur in Einzelfällen gelang bisher der sichere Nachweis erblicher Genese.

H. R. Wiedemann hat 1961 auf eine Häufung hypo- und aplastischer Fehlbildungen der Gliedmaßen hingewiesen, die ab 1959 in der Bundesrepublik Deutschland, in geringerem Umfang auch in einigen anderen europäischen und außereuropäischen Ländern festzustellen war. Hauptsymptome dieses Dysmeliesyndroms sind Amelie, Phokomelie und Ektromelie in ihren verschiedenen Ausprägungen, wobei die oberen Extremitäten bevorzugt betroffen sind. Peromelien gehören nicht zum typischen Bilde.

In Abhängigkeit von Ort, Art und Ausmaß der vorliegenden Dysmelie finden sich Luxationen, Kontrakturen, Hand- bzw. Fußfehlstellungen. An vergesellschafteten Entwicklungsstörungen wurden festgestellt: Mißbildungen des Kopfes (Anomalien des Ohres, capilläre Hämangiome des Mittelgesichtes, Mikrophthalmie), Mißbildungen des Herzens und der großen Gefäße, der Intestinalorgane (Agenesien und Atresien), sowie des Harn- und Urogenitaltraktes. Nach eigenen Feststellungen liegen nicht selten Wirbelsäulenfehlbildungen und Hüftgelenksdysplasien vor. Durch die Kombination von äußeren und inneren Mißbildungen ergeben sich fakultativ mindestens 50 Anomalien an fast 30 Organen (G. Pliess 1962).

Von W. Lenz (1961) und McBride (1961) wird die chemische Substanz N-Phthalyl-Glutaminsäureimid (abgekürzt Thalidomid) als teratogene Noxe dieses Mißbildungssyndroms angeschuldigt. H. Weicker und H. Hungerland (1962) halten die Bezeichnung „Thalidomid-Embryopathie" für gerechtfertigt, wenn sich auch die teratogene Wirkungsweise des Thalidomid noch unserer Kenntnis entzieht. G. Pliess (1962) vermutet, daß sie auf einer Interferenz mit biochemischen, genomspezifischen, kritischen Determinationsprozessen mesodermaler Blasteme beruht. Die Determinationsperiode dieser für das Syndrom typischen Extremitätenmißbildungen liegt nach W. Lenz u. K. Knapp zwischen dem 27. und 40. Entwicklungstag. Die peri- und postnatale Mortalität ist bei Vorliegen schwerer Mißbildungen der inneren Organe entsprechend hoch und beträgt nach Schätzung von H. Weicker und H. Hungerland etwa 30—35%.

Im folgenden sollen nun die Hauptformen der höhergradigen Mangelbildungen einer näheren Betrachtung unterzogen werden. Ausführliche Abhandlungen darüber finden sich besonders bei G. B. Gruber (1937, 1958), bei Werthemann (1952), in Beiträgen des Handbuches der Orthopädie von S. Weil (1959), A. Hopf (1959), A. Rütt (1961), K. Lindemann (1961) sowie bei H. Grebe (1964) im Handbuch der Humangenetik von P. E. Becker.

Die äußerst seltene *Amelie* kann einseitig und doppelseitig Arm oder bzw. und Beine betreffen und vergesellschaftet sein mit Mangelbildungen der übrigen Gliedmaßen im Sinne der Phokomelie (Abb. 43) und Ektromelie (Abb. 45), aber auch mit Peromelien.

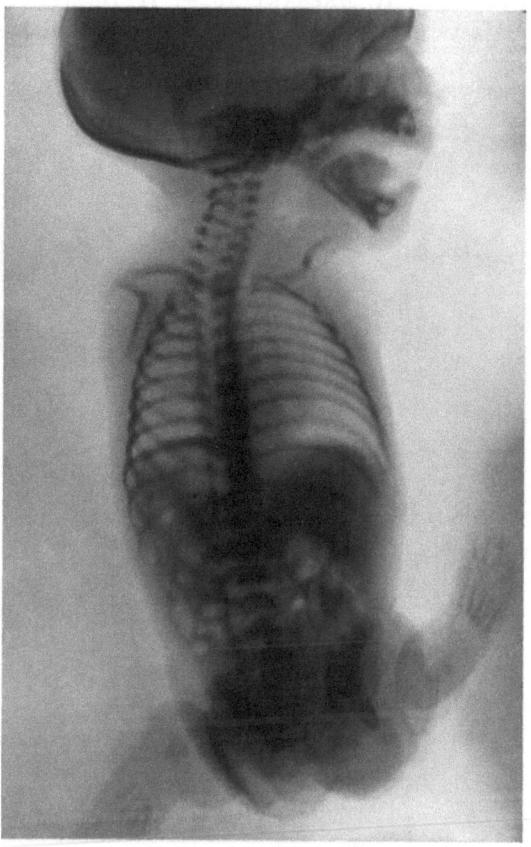

Abb. 43. Doppelseitige brachiale Amelie bei gleichzeitiger typischer Phokomelie der unteren Gliedmaßen

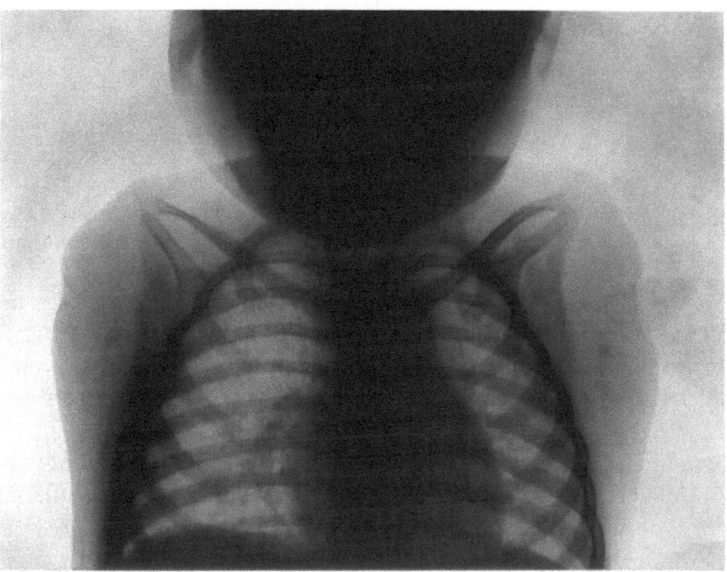

Abb. 44. Aplasie beider oberer Extremitäten (Amelie) mit vorhandenen Schultergürtelskelet bei einem 1³/₄jährigen Kind. Kleines, aktiv unbewegliches Fingerrudiment unterhalb der linken Schulter. Ferner finden sich Hypoplasie von Tibia und Fibula links und eine doppelseitige Hüftgelenkdysplasie

Vorkommen der Störungen mit kleinen bürzelförmigen Anhängseln und Fingerrudimenten (Abb. 44) leiten über zu den Formen der Phokomelie. Schulter- bzw. Beckengürtel sind meist vorhanden, können aber auch nur sehr mangelhaft entwickelt sein (Abb. 45) oder sogar fehlen (W. Müller 1922; R. Massart 1924; H. Breitenfelder 1936; O. Hepp 1962). Ihre Anteile sind fast regelmäßig hypoplastisch, wobei besonders Schulter- und

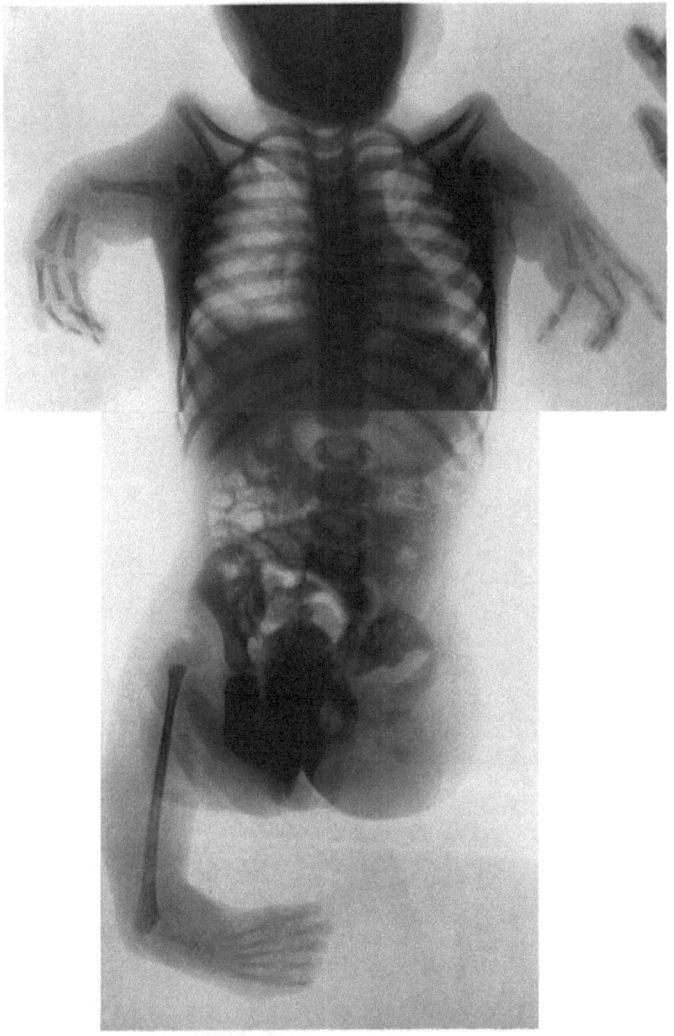

Abb. 45. Ganzaufnahme eines 2¹/₂jährigen Kindes mit Amelie des linken Beines sowie stärkerer Deformierung und partieller Aplasie der linken Beckenhälfte. Mißbildung der übrigen Extremitäten im Sinne der Ektromelie vom Achsentyp mit radialseitigem Handdefekt

Hüftpfannen eine starke Unterentwicklung zeigen. In ihrer Umgebung finden sich zuweilen kleine, rudimentäre Skeletanteile der fehlenden Extremität, welche nicht selten infolge von Spätossifikation erst im Jugend- oder Erwachsenenalter röntgenologisch sichtbar werden.

Auf die Möglichkeit der Aplasie einer unteren Extremität einschließlich dazugehöriger Beckenhälfte bei gleichzeitigen Fehlbildungen des caudalen Wirbelsäulenabschnittes und der Urogenitalorgane wurde bereits auf S. 697 hingewiesen. Derartige Fehlbildungen des caudalen Körperendes werden als sirenoide Monopodien bezeichnet.

Sieht man von der offensichtlichen Entstehungsmöglichkeit durch Thalidomidwirkung ab, so sind kausale wie auch formale Genese der Amelie noch ungeklärt. C. H. Frantz und R. O'Rahilly (1961) bezeichnen sie als ein sporadisches, nicht erbliches Vorkommnis.

Meist werden jedoch Erbeinflüsse vermutet, obwohl Familiarität nur selten nachgewiesen werden konnte (P. LEREBOULLET, A. HOVELACQUE u. H. EVRARD 1937). H. SCHÖNENBERG (1962) zieht folgende Möglichkeiten in Betracht:

1. Ausfall des für die Entwicklung der befallenen Extremitäten zuständigen Gens bzw. Genkomplexes, welcher gegebenenfalls auch für die weiteren Mißbildungen verantwortlich ist;

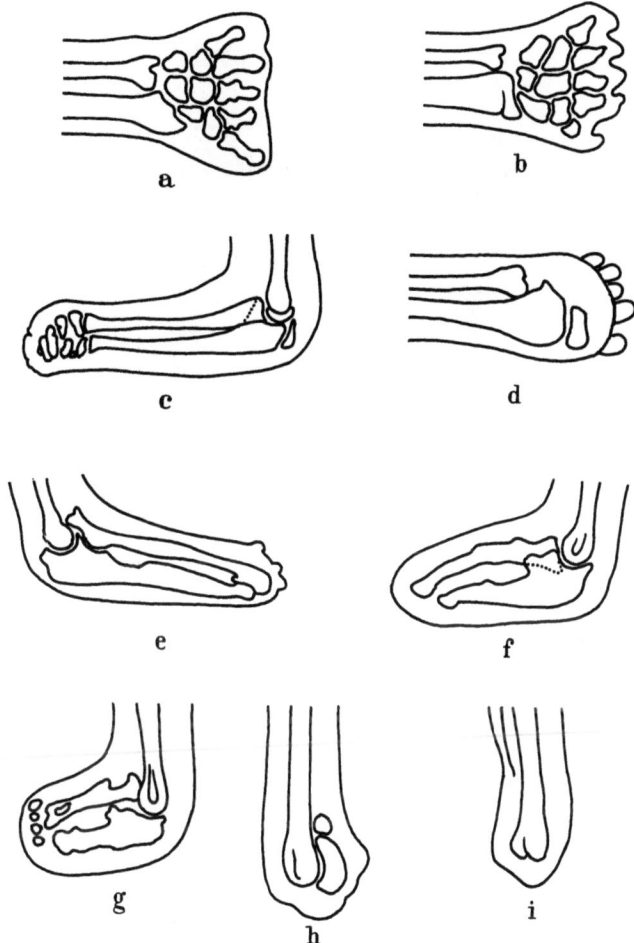

Abb. 46a—i. Röntgenskizzen verschiedener Formen von peripherer Hypoplasie (a—d) und Peromelie (e—i). (Nach L. v. UNTERRICHTER 1942)

2. Ausfall bzw. Störung eines bilateral angeordneten Organisatorfeldes;

3. Rückbildung der bereits angelegten Extremität in einem sehr frühen Stadium der Embryogenese, wobei mechanische Faktoren, z.B. mangelhafte Blutversorgung oder typische Störungen von Bedeutung sein können. Symmetrisches Vorkommen oder Kombination mit Mißbildungen der visceralen Organe und anderen Extremitäten schließen mechanische Ursachen, insbesondere amniogener Art, grundsätzlich aus.

Bei der *Peromelie* fehlt das distale Gliedmaßenende, während der proximale Abschnitt einen kürzeren oder längeren amputationsähnlichen Arm- oder Beinstummel bildet. Sie findet sich in allen Höhenlagen (Abb. 46), am häufigsten sind Unterarm- und Unterschenkelstümpfe. Die Stummelgliedrigkeit ist in den meisten Fällen einseitig, kann aber auch zwei Extremitäten, in seltenen Fällen drei oder alle vier Gliedmaßen befallen. Als am häufigsten gilt die obere Extremität betroffen. Das Stumpfende kann verschieden geformt sein und rundlich, konisch oder spitz auslaufen. G. B. GRUBER (1937) zieht aus der Gestalt der Stümpfe Rückschlüsse auf die Genese, was von K. LINDEMANN (1937,

45*

1961) sehr in Zweifel gestellt wird. Die Form ist vielmehr — nach K. Lindemanns Meinung — bedingt von der Stumpflänge, von der Gestalt der Knochenstumpfenden und dem Weichteilpolster. So enden lange Stumpfglieder meist spitz zulaufend, kürzere eher kolbig oder wie quer abgesetzt. Nicht selten finden sich am Stumpfende bürzelförmige

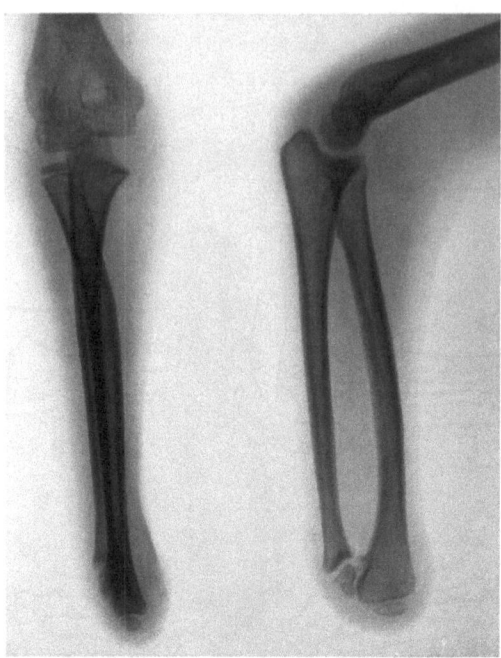

Abb. 47. Einseitige Acheirie bei einem 10jährigen Knaben

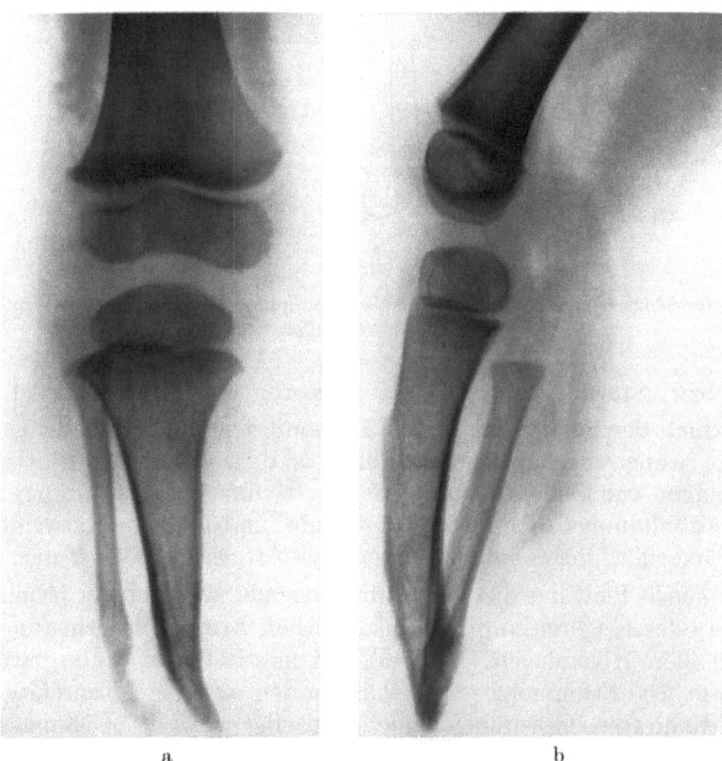

a   b

Abb. 48. Unterschenkel-Peromelie rechts bei einem 5jährigen Mädchen mit Klumpfußdeformität und Fingerenddefekten links

Fingerrudimente, welche Knorpel oder Knochen enthalten und zuweilen aktiv beweglich sein können. Peromelien können von Fehlbildungen an der betroffenen Extremität selbst und am übrigen Skelet begleitet sein. An Unterarm- bzw. Handstummeln fand K. LINDE-MANN (1937) als zusätzliche Befunde häufig Luxations- bzw. Subluxationsstellungen des hypoplastischen Radiusköpfchens, seltener radioulnäre Synostosenbildung und fast immer eine Dysplasie des Ellenbogengelenkes. Bei Peromelien der unteren Gliedmaßen waren außerdem Vorkommnisse wie Hüftluxation, Ektrodaktylie oder Aplasie der Fibula nach-

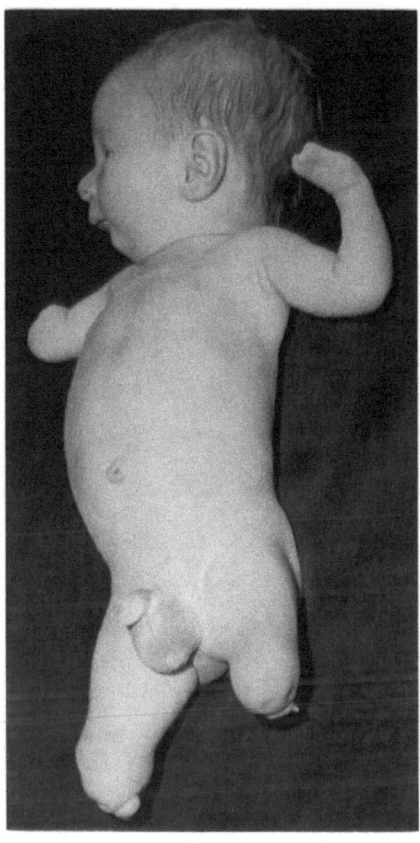 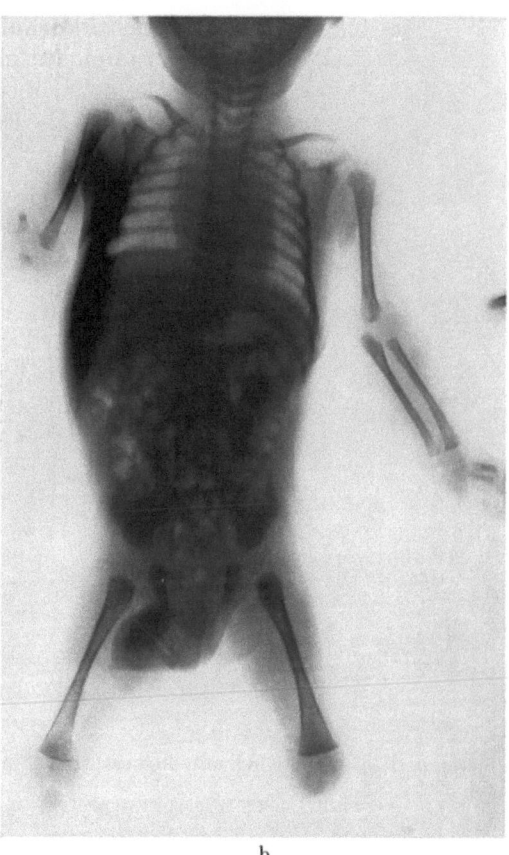

a   b

Abb. 49a u. b. Vierwöchiger Säugling mit Mikrognathie, Peromelie von drei Gliedmaßen (Hanhart-Syndrom) und sog. Löffelhand (totale Syndaktylie) links

weisbar. In dem in Abb. 48 gezeigten Fall sahen wir eine Kombination mit Klumpfuß-deformität und Fingerenddefekten links. An Begleitmißbildungen bei Unterarmperomelien beobachtete H. HOPF (1959): Monodaktylie der anderen Seite mit Radiushyperplasie, Fibula- und Tibiaaplasie, Talusaplasie, Coxa vara congenita, Oligodaktylie, knöcherne Syndaktylie und Handwurzelsynostose der anderen Seite. Über die Kombination von Peromelien mit Mikrognathie (Abb. 49a und b) berichten E. HANHART (1950), A. WERTHE-MANN (1952), G. B. GRUBER, G. MARTIUS u. S. WALTHER (1954). Von L. v. UNTER-RICHTER (1942) wird die häufige Vergesellschaftung mit Lippen-Kiefer-Gaumenspalten hervorgehoben. L. LIEBENAM (1942) macht insbesondere auf die Kombination mit Hüft-gelenkluxation aufmerksam.

Vielfach werden heute bei der Mehrzahl von Peromelien erbliche Ursachen vermutet, wofür sich in manchen Fällen Beweise familiären Vorkommens erbringen lassen (O. KOEH-LER 1936; F. SCHWARZWELLER 1938). BIRCH-JENSEN (1949) und SCHADE (1940) fanden dagegen keine Anhaltspunkte für die Erblichkeit der von ihnen untersuchten Peromelien. Die früher weitverbreitete Annahme der Entstehung durch amniogene Einwirkung wird zwar nicht absolut verworfen, aber doch nur für ganz seltene Fälle anerkannt (G. B. GRUBER 1937; A. WERTHEMANN 1952).

Als exogene Ursachen der Peromelie werden von G. PLIESS (1962) die Rubeolen-Embryopathie, der Röntgenschaden in utero und Medikation von Aminopterin angeführt.

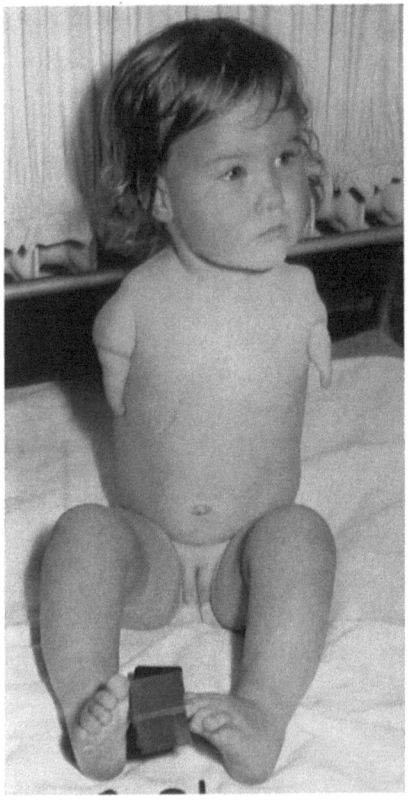

Bei der typischen *Phokomelie* sind infolge fehlender Entwicklung der langen Röhrenknochen Hand bzw. Fuß oder Rudimente von ihnen unmittelbar am Rumpf befestigt (Abb. 43, 50a und b). Relativ häufig lassen sich in Schulter- bzw. Hüftnähe schwer deutbare Skeletrudimente erkennen, was zu der sog. Schaltstückphokomelie überleitet, welche von BLAUTH und WILLERT (1963) als Ektromelie vom Achsentyp bezeichnet wird

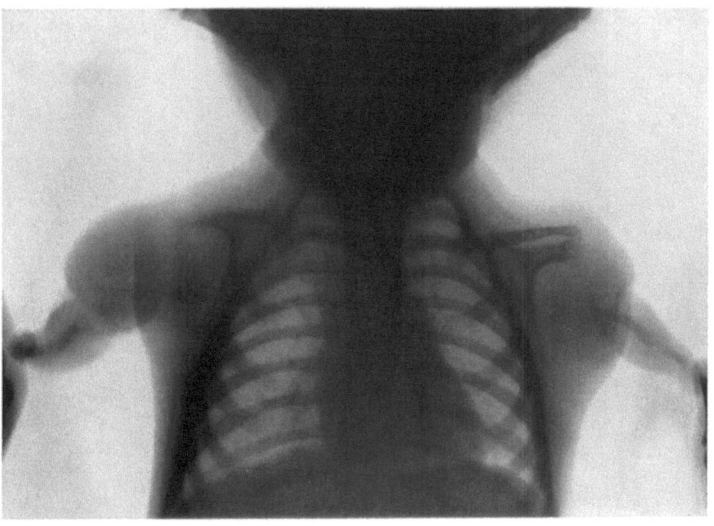

a   b

Abb. 50a u. b. 1½jähriges Kind mit doppelseitiger Einfinger-Phokomelie ohne weitere Skeletmißbildungen

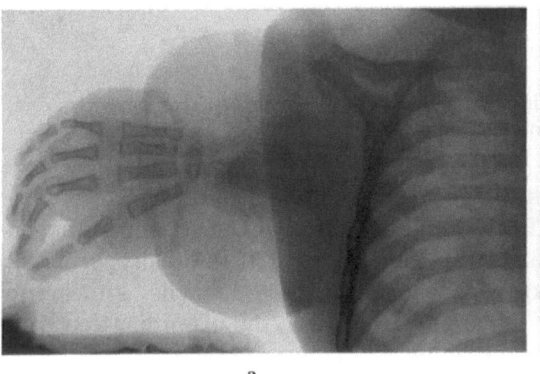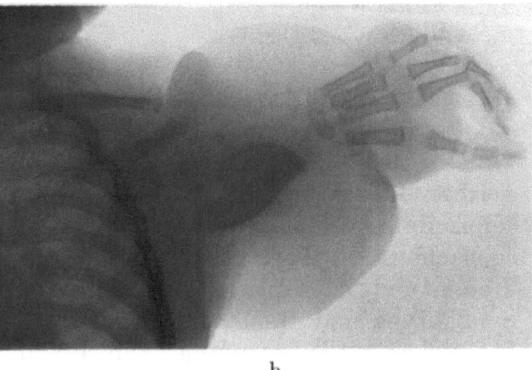

a   b

Abb. 51. Beidseitige Ektromelie vom Achsentyp mit fehlendem 1. Strahl bei einem einjährigen Knaben. Der proximal des verschmolzenen Vorderarmrudiments liegende kleine Knochenkern dürfte als verkümmerter Humerus aufzufassen sein. Außerdem ist eine Hüftgelenkdysplasie beiderseits vorhanden

(Abb. 51—54). Derartige phokomele Ektromelien kommen häufiger vor als die typische Phokomelie.

Von der Robbengliedrigkeit werden selten eine, häufiger zwei und mehr Extremitäten betroffen. Nicht selten finden sich Kombinationen mit Amelie (Abb. 43) oder Ektromelieformen.

Abgesehen von der Chemo-Teratogenese (Thalidomid) ist über die Ursache der Phokomelie noch äußerst wenig bekannt. Für die Möglichkeit erblicher Genese werden seltene
Beobachtungen mit familiärem Vorkommen und an Zwillingen herangezogen (H. SCHURIG,
G. JOACHIMSTHAL, GRANDMAIRE, H. R. O'BRIEN u. H. S. MUSTARD STILES u. DOUGAN),
jedoch scheint es sich bei den veröffentlichten Fällen überwiegend nicht um typische

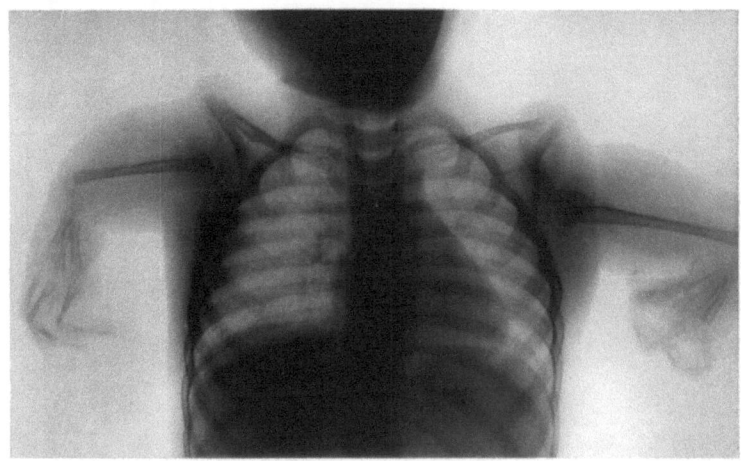

a

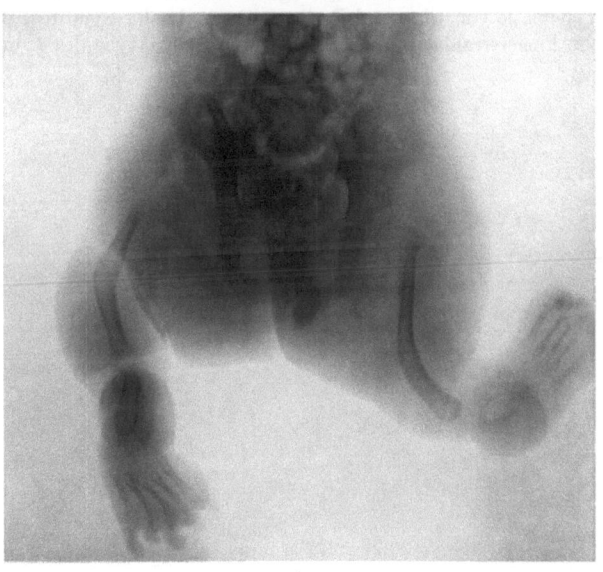

b

Abb. 52a u. b. Ektromele Tetramelie bei einem 2¹/₄jährigen Knaben

Phokomelien, sondern um Formen gehandelt zu haben, die jetzt als Ektromelien bezeichnet werden.

Der Begriff der *Ektromelie* ist weitgefaßt, ihr Erscheinungsbild ist äußerst vielgestaltig.
Es ist charakterisiert durch eine totale oder partielle Aplasie bzw. auch Hypoplasie
eines oder mehrerer langer Röhrenknochen. In der Regel verfügen die mehr oder weniger
stark verkürzten Gliedmaßen über Wachstumspotenzen, was prognostisch und therapeutisch von Bedeutung ist.

BLAUTH und WILLERT (1963) haben die ektromelen Gliedmaßen in drei Typen klassifiziert, wobei die Fehlbildungen der langen Röhrenknochen als Kriterien des röntgenologischen Erscheinungsbildes richtungweisend sind.

Am Beispiel der unteren Gliedmaßen sind die Hauptmerkmale des *Achsentyps* (Abb. 45,
52, 54) eine Hemmungsmißbildung des Beckens und des gesamten Beinskeletes mit

Störungen der Gelenkverbindung zwischen Femur und Becken, Femur und Unterschenkelknochen und Unterschenkelknochen und Fußwurzel. Fußfehlstellungen sind obligatorisch.

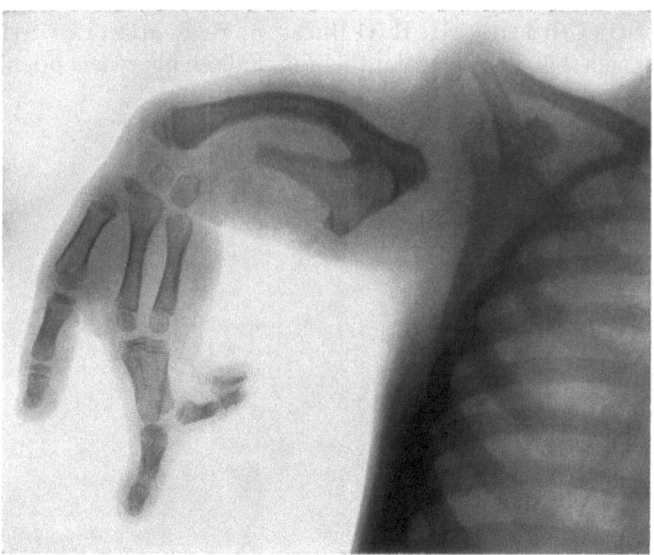

Abb. 53. Ektromelie vom Achsentyp bei einem 8jährigen Knaben. Aplasie des Schultergelenkes und des Humerus. Ausgeprägte Hypoplasie von Ulna und Radius mit proximaler Synostose und ulnarseitigem Handdefekt. Hypoplastische Fingerstrahlen 4 und 5. Knöcherne Syndaktylie des 2. und 3. Fingerstrahles

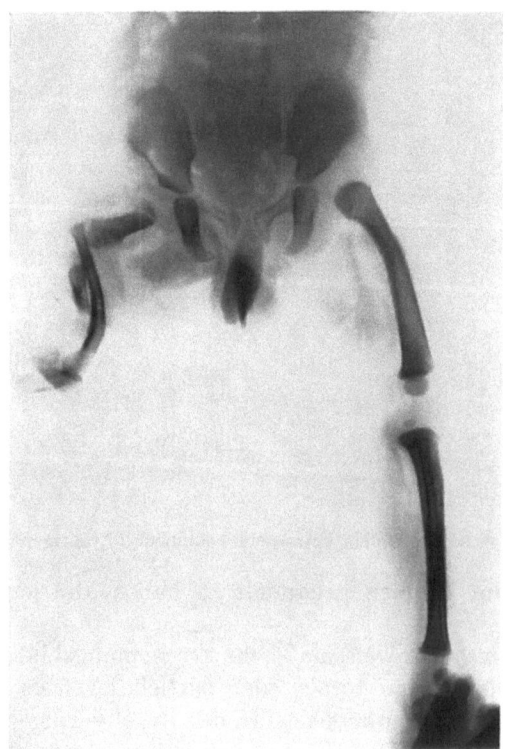

Abb. 54. Ektromelie vom Achsentyp rechts. Links Hypoplasie des Femur mit Hüftgelenkdysplasie

Der *proximale Typ* ist charakterisiert durch Hemmungsmißbildungen des Beckens und Femurs einschließlich des Hüftgelenkes. Das Unterschenkel- und Fußskelet ist nicht oder nur unwesentlich betroffen (Abb. 55). Beim *distalen Typ* muß zwischen der tibialen und fibularen Form unterschieden werden. Die tibiale Form ist gekennzeichnet durch eine totale oder partielle Aplasie der Tibia bei vorhandener aber gebogener, verdickter oder hypoplastischer Fibula mit Verrenkung des Fibulaköpfchens nach dorsal-proximal. Eine Varusfehlstellung des Fußes ist obligatorisch (Abb. 56). Bei der fibularen Form findet sich eine totale oder partielle Aplasie der Fibula bei meist verkrümmter, verkürzter oder verdickter Tibia. Immer besteht eine Fußfehlstellung im Sinne eines Pes equinovalgus.

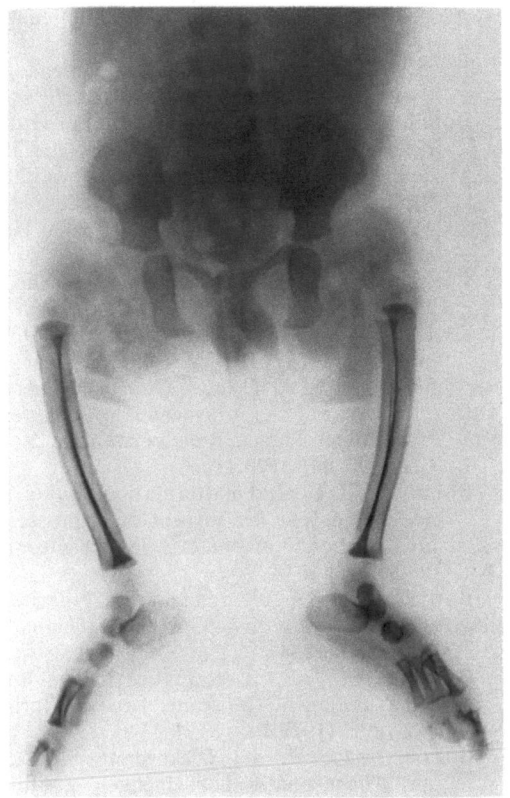 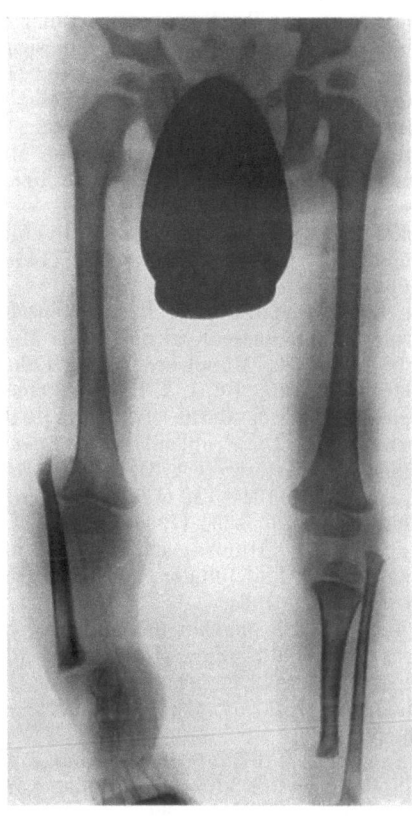

Abb. 55   Abb. 56

Abb. 55. Proximale Ektromelie beiderseits. Von den Femora ist nur je ein distaler Knochenkern sichtbar. Weitgehend normale Hüftpfannen-, Unterschenkel- und Fußskeletverhältnisse

Abb. 56. Distale Ektromelie beiderseits. Rechts Aplasie der Tibia und Hypoplasie der Fibula, links partielle Aplasie der Tibia

Unter den durch Thalidomid-Einwirkung entstandenen Extremitätenmißbildungen ist die Gruppe der Ektromelien am stärksten vertreten, wobei Doppelseitigkeit weitaus überwiegt und Befall der oberen Gliedmaßen vorherrscht.

Literatur

AHLFELD, F.: Die Mißbildungen des Menschen. Leipzig 1880.

AITKEN, G. T., and C. H. FRANTZ: Congenital amputation of the forearm. Ann. Surg. 141, 519—522 (1955).

AMREICH, J.: Über die Möglichkeit der Verhütung kindlicher Mißbildungen. Wien. med. Wschr. 1960, 6—10.

ANDERS, H. E.: Über Kloakenmißbildungen. Virchows Arch. path. Anat. 229, 531 (1921).

ANDRÉE, H. J.: Über Doppelmißbildungen an Hand eines Falles von Xiphoepigastricus parasiticus. Med. Bild-Dienst Roche 9, 30—34 (1960).

APERT, E.: De l'acrocephalosyndaktylie. Bull. Soc. méd. Hôp. Paris 23, 1310 (1906).

APPELRATH: Zur Kenntnis der Doppelbildungen einzelner Gliedmaßen. Fortschr. Röntgenstrahlen 29, 57—59 (1922).

ASCHNER, B., u. G. ENGELMANN: Konstitutionspathologie in der Orthopädie. Erbbiologie des peripheren Bewegungsapparates. Wien u. Berlin: Springer 1928.

BADTKE, G., K. H. DEGENHARDT u. O. E. LUND: Tierexperimenteller Beitrag zur Ätiologie und Phänogenese cranio-facialer Dysplasien. Z. Anat. Entwickl.-Gesch. 121, 71—102 (1959).

BAMATTER, F.: Toxoplasmosis. Ergebn. inn. Med. Kinderheilk., N.F. 3, 652—828 (1952).

— Die Klinik der Mißbildungen und Mißbildungskrankheiten. 64. Tagg Dtsch. Ges. inn. Med., Wiesbaden 1958.

BAUCKS, K. D.: Über kindliche Mißbildungen. Geburtsh. u. Frauenheilk. 22, 144—155 (1962).

BAUR, E., E. FISCHER u. F. LENZ: Menschliche Erblehre und Rassenhygiene, Bd. I: Menschliche Erblehre. München: J. F. Lehmann 1936. — 4. Aufl., Bd. I, 2. Hälfte: Erbpathologie. München u. Berlin: Lehmann 1940.

BAUTZMANN, H.: Die Problemlage des Spemannschen Organisators. Verh. Ges. dtsch. Naturf. u. Ärzte 1954, 104—112 (1955); Naturwissenschaften 42, 286—294 (1955).

BECKER, P. E.: Humangenetik. Ein kurzes Handbuch in fünf Bänden, Bd. II. Stuttgart: Georg Thieme 1964.

BERNBECK, R.: Die angeborenen und erworbenen Beckendeformitäten. In: HOHMANN, HACKENBROCH u. LINDEMANN, Handbuch der Orthopädie, Bd. II, S. 997—1046. Stuttgart: Georg Thieme 1958.

BERNDORFER, A.: Intrauterine Regeneration der Mißbildungen im klinischen Bilde. Langenbecks Arch. klin. Chir. 299, 729—736 (1962).

— Über die seitliche Nasenspalte. Acta otolaryng. (Stockh.) 55, 163—174 (1962).

BETTE, H.: Extremitätenmißbildung nach Leuchtgasvergiftung der Mutter. Münch. med. Wschr. 1957, 1246—1248.

BICKENBACH, W.: Exogene Ursachen angeborener Mißbildungen. Arch. Gynäk. 186, 370—379 (1955).

BIRCH-JENSEN, A.: Congenital deformities of the upper extremities. Opera ex domo biol. hered. human. 19, 9 (1949).

— Congenital deformities of the upper extremities. Kopenhagen: Munksgaard 1950.

BIRNBAUM, R.: Klinik der Mißbildungen und kongenitalen Erkrankungen des Fötus. Berlin: Springer 1909.

BLAUTH, W., u. H. G. WILLERT: Klinik und Therapie ektromeler Mißbildungen der unteren Extremität. Arch. orthop. Unfall-Chir. 55, 521—570 (1963).

BLUMEL, J., E. B. EVANS, and G. W. N. EGGERS: Partial and complete agenesis or malformation of the sacrum with associated anomalies. Etiologic and clinical study with special reference to heredity. J. Bone Jt Surg. A 41, 497—518 (1959).

BLUMENSAAT, C.: Craniopagus parietofrontalis bilateralis mit Liquorkommunikation. Virchows Arch. path. Anat. 285, 140—154 (1932).

BÖÖK, J. A., and B. SANTESSON: Malformation syndrome in man associated with triploidy (69 chromosomes). Lancet 1960 I, 858—859.

BONNEVIE, K., and A. SVERDRUP: Hereditary predisposition to dicygotic twin-births in Norwegian peasant families. J. Genet. 16, 125 (1926).

BOOS, O.: Zur Genese der Wirbelsäulendefekte. Dtsch. med. Wschr. 1953, 485—487.

BORELLI, S., R. DOEPFMER u. E. HEINKE: Fertilitätsstörungen beim Manne. In: Handbuch der Haut- und Geschlechtskrankheiten, Ergänzungswerk VI, Teil III, herausgeg. von A. MARCHIONINI. Berlin-Göttingen-Heidelberg: Springer 1960.

BORN, G.: Über Verwachsungsversuche mit Amphibienlarven. Arch. Entwickl.-Mech. Org. 4 (1897). Zit. bei E. SCHWALBE, Die Doppelbildungen. In: Die Morphologie der Mißbildungen, S. 42 ff. Jena: Gustav Fischer 1907

BOSCH, J. VAN DEN: Mikrocephale Kinderen uit Huwelijken Tussen Bloedverwanten. Ned. T. Geneesk. 99, 3773 (1955).

BOURQUIN, J. B.: Les malformations du nouveauné, causées par des viroses de la grossesse et plus particulièrement par la rubéole. Thèse de Genève 1948.

BOUTERWEK, H.: Asymmetrie und Polarität bei erbgleichen Zwillingen. Arch. Rassenbiol. 28, 241—280 (1934).

BRAILSFORD, J. F.: Deformaties of the lumbosacral region of the spine. Brit. J. Surg. 16, 562—627 (1929).

BRAITENBERG, H. v.: Diskordantes Auftreten der Anencephalie bei eineiigen Zwillingen. Z. Anat. Entwickl.-Gesch. 114, 123—128 (1949/50).

BRANDT, W.: Experimentell erzeugte Gliedmaßenverdoppelung bei Triton. Arch. Entwickl.-Mech. Org. 14 (1925).

— Extremitätentransplantation an Triton taeniatus. Anat. Anz. 61 (Erg.-Heft) (1926).

— Die Entstehungsursachen der Gliedmaßenmißbildungen und ihre Bedeutung für das Vererbungsproblem beim Menschen. Leipzig: Johann Ambrosius Barth 1937.

— Lehrbuch der Embryologie. Basel: S. Karger 1949.

BRAUNE, W.: Die Doppelbildungen und angeborenen Geschwülste der Kreuzsteißbeingegend. Leipzig 1862.

BREITENFELDER, H.: Über einen Fall von kongenitalem Defekt einer unteren Extremität und der dazugehörigen Beckenhälfte. Z. orthop. Chir. 64, 370—380 (1936).

BRILLING, H.-H.: Über Zweiköpfigkeit. Med. Diss. Göttingen 1937.

BROCHER, J. E. W., u. D. KLEIN: Die Dysostosis mandibulofacialis im Röntgenbild. Fortschr. Röntgenstr. 93, 67—79 (1960).

BÜCHNER, F.: Über die Veränderungen des Gehirns und seiner Entwicklung nach allgemeinem Sauerstoffmangel. Nervenarzt **19**, 310—315 (1948a).

BÜCHNER, F.: Experimentelle Entwicklungsstörungen durch allgemeinen Sauerstoffmangel. Klin. Wschr. **1948b**, 38—42.

— Biologie und Pathologie der Entwicklung. Med. Klin. **1952**, 605—611.

— Von der Ursache der Mißbildungen und Mißbildungskrankheiten. Münch. med. Wschr. **1955**, 1673—1677.

— Die angeborenen Mißbildungen in der Sicht der modernen Pathologie. Dtsch. med. Wschr. **1956**, 1341—1345.

— Die Bedeutung peristatischer Faktoren für die Mißbildungen und Mißbildungskrankheiten. Verh. 64. Tgg Dtsch. Ges. inn. Med. 1958.

— Allgemeine Pathologie, 3. Aufl. München u. Berlin: Urban & Schwarzenberg 1959.

— J. MAURATH u. H. J. REHN: Experimentelle Mißbildungen des Zentralnervensystems durch allgemeinen Sauerstoffmangel. Klin. Wschr. **1946**, 137—138.

— H. RÜBSAAMEN u. G. ROTHWEILER: Reproduktion fundamentaler menschlicher Mißbildungen am Hühnchenkeim durch Sauerstoffmangel. Naturwissenschaften **38**, 142 (1951).

BUETTNER, G.: Ulnare Polydaktylie bei Ulnaverdoppelung und Radiusdefekt. Z. menschl. Vererb.- u. Konstit.-Lehre **22**, 428—440 (1939).

BUNNELL, ST.: Chirurgie der Hand, Bd. II, S. 1150—1154. Wien-Bonn-Bern: Wilhelm Maudrich 1959.

BUSCHKE, F.: Röntgenologische Skelettstudien an menschlichen Zwillingen und Mehrlingen. Fortschr. Röntgenstr. Erg.-Bd. 46 (1934).

BUSSE, W.: Zur Frage des Ileothoracopagus tripus. Med. Diss. Göttingen 1929 u. Z. Anat. Entwickl.-Gesch. **90**, 671 (1929).

BUTENANDT, A.: Biochemie der Gene und Genwirkungen. Naturwissenschaften **40**, 91—100 (1953).

— Biochemie der Gene und Genwirkungen. In: Genetik, Wissenschaft der Entscheidung. Bd. 260. Stuttgart: Kröner 1957.

CARTER, T. C.: Radiation-induced gene mutation in adult female and foetal mal mice. Brit. J. Radiol. **31**, 407—411 (1958).

CASTRO, M.: Un enfant notomèle opéré. Rev. Soc. méd. argent. **7**, 136 (1900).

CLARA, M.: Entwicklungsgeschichte des Menschen. Berlin-Göttingen-Heidelberg: Springer 1949.

COCCHI, U.: Erbschäden mit Knochenveränderungen. In: Lehrbuch der Röntgendiagnostik von H. R. SCHINZ, W. E. BAENSCH, E. FRIEDL u. E. UEHLINGER. Stuttgart: Georg Thieme 1950.

— H. GLOOR u. H. R. SCHINZ: Kurze Einführung in die Humangenetik. Dtsch. med. Wschr. **1950**, 509—512, 548—552.

CORNING, H. K.: Lehrbuch der Entwicklungsgeschichte des Menschen, 2. Aufl. München: J. F. Bergmann 1925.

CROUZON, O.: Dysostose cranio-faciale héréditaire. Bull. Soc. méd. Hôp. Paris 10. Mai 1912.

CURTIUS, F.: Zit. bei G. PETERS u. O. E. LUND, Die Fehlbildungen des Zentralnervensystems, In: Lehrbuch der speziellen pathologischen Anatomie von M. STAEMMLER, Bd. III, Teil 1. Berlin: W. de Gruyter & Co. 1958.

—, u. O. v. VERSCHUER: Die Anlage zur Entstehung von Zwillingen und ihre Vererbung. Arch. Rassenbiol. **26**, 361 (1932).

DAHLBERG, G.: Twin births and twins from a hereditary point of view. Stockholm: Tidensdruckerei 1926.

— Die Tendenz zu Zwillingsgeburten. Acta genet. med. (Roma) **1**, 80 (1952).

D'ALTON: De monstris quibus extremitates superfluae suspensae sunt. Halle 1852.

DEBRUNNER, H.: Über die Entstehung von Mißbildungen. Mschr. Kinderheilk. **42**, 122 (1938).

DEGENHARDT, K. H.: Über die ontogenetischen Grundlagen der Extremitätenmißbildungen. Inaug.-Diss. Bonn 1947.

— Durch Sauerstoffmangel induzierte Fehlbildungen der Axialgradienten bei Kaninchen. Z. Naturforsch. 9b, 530—536 (1954).

— In Diskussion z. d. Thema: 50 Jahre Entwicklungsphysiologie. Verh. Ges. dtsch. Naturf. u. Ärzte 1954, 134 (1955).

— Phasenspezifität O_2-Mangel induzierter Wirbelsäulenmißbildungen bei Kaninchen. Acta genet. (Basel) **6**, 246—252 (1956).

— Tierexperimentelle Untersuchungen zur Ätiologie und Phänogenese axialer Fehlbildungen Z. menschl. Vererb.- u. Konstit.-Lehre **84**, 509—515 (1958a).

— Aufgaben der Phänokopieforschung. Dtsch. med. Wschr. **1958b**, 1085—1088.

— Ursachen und Folgen genetisch bedingter Störungen. Med. Klin. **1958c**, 862—867.

— Die Pathogenese angeborener Mißbildungen. Jahrbuch Fürsorge für Körperbehinderte 1962.

— Mißbildungen des Kopfes und der Wirbelsäule; Mißbildungen der Rippen-Brustdeformierungen; Mißbildungen des Beckens; Mißbildungen des Schultergürtelskelets. In: Humangenetik, herausgeg. v. P. E. BECKER. Stuttgart: Georg Thieme 1964.

— G. A. v. HARNACK u. H. WEYERS: Drillingsstudien. Stuttgart: Georg Thieme 1961.

—, u. J. KLADETZKY: Wirbelsäulenmißbildung und Chordaanlage. Z. menschl. Vererb.-Konstit.-Lehre **33**, 151—192 (1955).

DE GENNARO, FULVIO: Sulla genesi delle malformazioni fetale (Über die Genese der fetalen Mißbildungen). Minerva ginec. **10**, 542—552 (1958).

DEL DUCA, V., E. V. DAVIS, and J. N. BAROWAY: Congenital absence of sacrum and coccyx. J. Bone Jt Surg. A **33**, 248—253 (1951).

DEPPE, B.: Beiträge zur Frage der Skeletverhältnisse bei Anencephalie und Craniorhachischisis. Virchows Arch. path. Anat. **293**, 153—164 (1934).

DEPPE, P.: Beitrag zum anatomischen Wesen der Anencephalie, Amyelie, Craniorhachischisis. Med. Diss. Göttingen 1935.

DIETHELM, L.: Zur Kenntnis der Entwicklungsgeschichte der Wirbelsäule und der Wirbelkörperfehlbildungen. Fortschr. Röntgenstr. 69, 143—150 (1944).

DIETRICH, A.: Allgemeine Pathologie und pathologische Anatomie. Stuttgart: S. Hirzel 1948.

DOERR, W.: Kyematopathien und perinatale Krankheiten. Ärztl. Wschr. 1957, 721.

DOMINOK, G. W., u. H. KIRCHMAIR: Familiäre Häufung von Fehlbildungen der Arhinencephaliegruppe. Z. Kinderheilk. 85, 19—30 (1961).

DOUS, R.: Häufigkeit und Art der Mißbildungen Neugeborener an dem Krankengut der Königsberger Univ.-Frauenklinik 1926—1936. Inaug.-Diss. Königsberg 1939.

DREHMANN, G.: Über angeborene Wirbeldefekte. Bruns' Beitr. klin. Chir. 139, 191—196 (1927).

DRIESCH, H.: Entwicklungsmechanische Studien. I—II. Der Wert der beiden ersten Furchungszellen in der Echinodermentwicklung. Experimentelle Erzeugung von Teil- und Doppelbildungen. Z. wiss. Zool. 53 (1891).

— Philosophie des Organischen. Leipzig: Wilhelm Engelmann 1921.

DUNN, L. C., and S. GLUECKSOHN-SCHOENHEIMER: Tests of recombination amongst three lethal mutations in the house-mouse. Genetics 28, 29—40 (1943).

— A new complex of hereditary abnormalities in the house mouse. J. exp. Zool. 104, 25 (1947).

DWIGHT, TH.: Fusion of hands. Anat. Anz. 8, (1893).

— A clinical atlas. Variations of the bones of the hands and feet. Philadelphia: J. B. Lippincott & Co. 1907.

ECKSTEIN, E.: Über einen Fall überzähliger Bildung im Bereich des rechten Fußes. Prager med. Wschr. 1891, 595.

EGIS, B. A.: Über eine seltene Doppelmißbildung. Wratsch 18, 707 (1902).

EGLI, A.: Beitrag zur Kenntnis der Fehlbildungen am Kreuzbein. Z. Anat. Entwickl.-Gesch. 112, 245—270 (1942).

EHRAT, R.: Die Mißbildungen der Neugeborenen an der Universitäts-Frauenklinik Zürich 1921 bis 1944. Med. Diss. Zürich 1944.

EICHMANN, E., u. H. GESENIUS: Die Mißgeburtenzunahme in Berlin und Umgebung in den Nachkriegsjahren. Arch. Gynäk. 181, 168—184 (1952).

EISMOND, J.: Über Regulationserscheinungen in der Entwicklung der in Teilstücke zerlegten Rochenkeimscheiben. Arch. Entwickl.-Mech. Org. 30, 411—436 (1910).

EXNER, G.: Variationen und Fehlbildungen der Wirbelsäule. In: HOHMANN, HACKENBROCH-LINDEMANN, Handbuch der Orthopädie, Bd. II, S. 51—98. Stuttgart: Georg Thieme 1958.

FALTIN, R.: Ein Fall von Mißbildung der oberen Extremität durch Überzahl. Pflügers Arch. ges. Physiol. 1904, 350.

FANCONI, G., u. A. WALLGREN: Vererbung, Konstitution, Anomalien und Diathesen,

S. 20. In: Lehrbuch der Pädiatrie (G. FANCONI). Basel u. Stuttgart: Benno Schwabe & Co. 1958.

FELLER, A., u. H. STERNBERG: Zur Kenntnis der Fehlbildungen der Wirbelsäule. Virchows Arch. path. Anat. 272, 613—640 (1929); 278, 566—609 (1930); 280, 649—692 (1931); 285, 112—139 (1932).

— — Über Sirenenbildung. Frankfurt. Z. Path. 47, 97—99 (1935).

— — Zur Kenntnis der Fehlbildungen der Wirbelsäule. Z. Anat. Entwickl.-Gesch. 108, 283 (1938).

FILATOW, D.: Über die Bildung des Anfangsstadiums bei der Extremitätenentwicklung. Wilhelm Roux' Arch. Entwickl.-Mech. Org. 127, 767 (1933).

FITCH, R.: Congenital absence of vertebrae below the first sacral, and malformation of the lower cervical and upper dorsal vertebrae. Amer. J. orthop. Surg. 7, 540 (1910) Ref. Zbl. Chir. 38, 57—58 (1911).

FLAMM, H.: Die pränatalen Infektionen des Menschen. Stuttgart: Georg Thieme 1959.

FÖRSTER, A.: Die Mißbildungen des Menschen. Jena 1861.

FORD, C. E.: Chromosomal abnormality and congenital malformation. Ciba Foundation Symposion, 32. London: J. u. A. Churchill Ltd. 1960.

— The chromosomes in a patient showing both Mongolism and the Klinefelter syndrome. Lancet 1959, 709.

FRÄDRICH, G.: Beitrag zur Frage der Sirenenbildung. Virchows Arch. path. Anat. 297, 485—494 (1936).

— Über die menschlichen sireniformen Mißbildungen. Veröff. aus der Konstit.- u. Wehrpathologie 10, 1—84 (1938). Jena: Gustav Fischer 1938.

FRANCESCHETTI, A., F. BAMATTER et J. B. BOURQUIN: Embryopathie rubeolose. Helv. paediat. Acta 2, 339—350 (1947).

— J. E. W. BROCHER et D. KLEIN: Dysostose mandibulo-faciale unilatérale avec déformations multiples du squelette (processus paramastoide, synostose des vertèbres, sacralisation etc.) et torticollis clonique. Arch. Klaus-Stift. Vererb.-Forsch. 22, 373 (1947).

— D. KLEIN et J. E. W. BROCHER: La dysostose mandibulo-faciale dans le cadre du Syndromes du premier are branchial. Schweiz. med. Wschr. 1959, 478—483.

—, et P. ZWAHLEN: Un syndrome nouveau: de la dysostose mandibulofaciale. Bull. schweiz. Akad. med. Wiss. 1, 60—66 (1944).

FRANTZ, C. H., and R. O'RAHILLY: Congenital skeletal limb deficiencies. J. Bone Jt Surg. A 43, 1202—1224 (1961).

FRASER, F. C.: Causes of congenital malformations in human beings. J. chron. Dis. 10, 97—110 (1959).

FREEDMAN, B.: Congenital absence of sacrum and coccyx. Report of case and review of literature. Brit. J. Surg. 37, 299—303 (1950).

FREIRE-MAIA, N., A. QUELCE-SALGADO, and R. A. KOEHLER: Hereditary bone aplasias and hypoplasias of the upper extremities. Acta genet. (Basel) 9, 33—40 (1959).

FRITZ-NIGGLI, H.: Neuere Ergebnisse der Strahlengenetik. Fortschr. Röntgenstr. 85, 265—273 (1956).

— Die experimentellen Grundlagen zur Schätzung der Strahlengefährdung der menschlichen Erbmasse. Fortschr. Röntgenstr. 87, 427—443 (1957).

— Strahlenbiologie, Grundlagen und Ergebnisse. Stuttgart: Georg Thieme 1959.

GALLERA, J.: Influence de l'atmosphère artificiellement modifiée sur le développement embryonnaire du poulet. Acta anat. (Basel) 11, 549 (1951).

GEDDA, L.: Studio dei Gemelli. Roma: Orrizonte Medico 1951.

GEIPEL, P., u. E. SAUPE: Zur Kenntnis der Sirenenmißbildung. Fortschr. Röntgenstr. 34, 623 (1926).

GEOFFROY-SAINT HILAIRE, J.: Histoire générale et particuliere des anomalies de l'organisation chez l'homme et les animaux. Paris: J. B. Baillière 1832.

GERLACH, R.: Zur Kenntnis der akardialen Mißbildungen. Nachr. Akad. Wiss. Göttingen, math.-physik. Kl. II b. Biol.-physiol.-chem. Abt. 3, Nr 8 (1938).

GEUER, F.: Über die Bildung von überzähligen Extremitäten; im Anschluß an einen klinisch beobachteten Fall von Tripodie. Med. Diss. Bonn 1890.

GIORDANI, C.: Agenesia congenita del sacro contributo clinico. Minerva ortop. 8, 83—85 (1957).

GIRARD, P. M.: Congenital absence of the sacrum. J. Bone Jt Surg. 17, 1062—1064 (1935). Ref. Zentr.-Org. ges. Chir. 75, 419 (1936).

GLOOR, H., u. H. R. SCHINZ: Kurze Einführung in die allgemeine Mißbildungslehre. Dtsch. med. Wschr. 1950a, 911—918.

— — Mißbildungen. In: Lehrbuch der Röntgendiagnostik von H. R. SCHINZ, W. E. BAENSCH, E. FRIEDL u. E. UEHLINGER, 5. Aufl. Stuttgart: Georg Thieme 1950b.

GLUECKSOHN-SCHOENHEIMER, S., and L. C. DUNN: Sirens, aprosopi and intestinal abnormalities in the house mouse. Anat. Rec. 92, 201 (1945).

GOERTTLER, K.: Entwicklungsgeschichte des Menschen. Berlin - Göttingen - Heidelberg: Springer 1950.

— Über das pathologische Geschehen in der Pränatalperiode des menschlichen Organismus. Dtsch. med. Wschr. 1957, 640—644.

— Über terminologische und begriffliche Fragen der Pathologie der Pränatalzeit. Virchows Arch. path. Anat. 330, 35 (1957).

— Entwicklungsstörung als Krankheit des werdenden Menschen. Verh. dtsch. Ges. inn. Med. 64, 50 (1959).

GOERTTLER, KL.: Kyematopathien. In: Humangenetik, herausgeg. v. P. E. BECKER. Stuttgart: Georg Thieme 1964.

GOETSCH, E.: Über Skelettveränderungen bei Teratomen der Kreuzbein- und Steißbeingegend. Fortschr. Röntgenstr. 81, 166—173 (1954)

GÖTZ, F.: Zur Frage der Fehlbildungen. Med. Klin. 1960, 577—582.

GOLDENHAR, M.: 1952, zit. bei J. E. BROCHER u. D. KLEIN, Fortschr. Röntgenstr. 93, 67—79 (1960).

GOLDSCHMIDT, R.: Gen und Außeneigenschaft (Unters. an Drosophila). Z. Abstammungslehre 69, 38—69, 70—131 (1935).

GOLDSCHMIDT, R. B. Theoretische Genetik. Berlin: Akademie-Verlag 1961.

GRÄFENBERG, E.: Die entwicklungsgeschichtliche Bedeutung der Hyperdaktylie menschlicher Gliedmaßen. Stud. Path. Entwickl. (von R. MEYER u. E. SCHWALBE) 2, 565—619 (1920).

GRÄPER, L.: Beitrag zur Frage der sekundären Körperentwicklung und der Entwicklung der hinteren Extremitäten beim Menschen. Wilhelm Roux' Arch. Entwickl.-Mech. Org. 128, 766—794 (1933).

GRANDMAIRE: Une famille de phocoméliens. Thèse de Bordeaux 1897. Zit. nach A. WERTHEMANN in Handbuch der speziellen pathologischen Anatomie und Histologie, Bd. 9, Teil 6. Berlin-Göttingen-Heidelberg: Springer 1952.

GRANRUD, H.: On the etiology of dysostosis mandibulofacialis. Acta paediat. (Uppsala) 42, 499—505 (1953).

GRAUL, E. H., u. E. SCHERER: Strahlenbiologie. In: R. DU MESNIL DE ROCHEMONT, Lehrbuch der Strahlenheilkunde. Stuttgart 1958.

GREBE, H.: Können Abtreibungsversuche zu Mißbildungen führen? Geburtsh. u. Frauenheilk. 12, 333—339 (1952).

— Alter der Mutter und kindliche Mißbildung. Med. Klin. 1953, 297—301.

— Die Erblichkeit der Mißbildungen beim Menschen. 64. Tagg Dtsch. Ges. inn. Med., Wiesbaden 1958.

— Doppelbildungen. Ärztl. Mitt. (Köln) 1960, 277—285.

— Mißbildungen der Gliedmaßen. In: Humangenetik, herausgeg. von P. E. BECKER. Stuttgart: Georg Thieme 1964.

—, u. A. WINDORFER: Beitrag zur erblichen und nichterblichen Mißbildungsätiologie. Dtsch. med. Wschr. 1953, 149—151.

GREGG, N. M.: Congenital cataract following german measles in mother. Trans. ophthal. Soc. Aust. 3, 35 (1941).

— Rubeola during pregnancy of the mother with its sequelae of congenital defects in the child. Med. J. Aust. 1, 313 (1945).

GREULICH, W. W.: Heredity in human twinning. Amer. J. phys. Anthrop. 19, 391 (1934).

GROS, R. E., H. W. CLATWORTHY, and I. A. MEEKER: Sacrococcygeal teratomas in infants and children. Surg. Gynec. Obstet. 92, 341—354 (1951).

GROSSER, O., u. R. ORTMANN: Grundriß der Entwicklungsgeschichte des Menschen. Berlin-Göttingen-Heidelberg: Springer 1959.

GROTE: Persönliche Mitteilung 1. 2. 1961.

GRUBER, G. B.: Beiträge zur Kasuistik und zur Kritik der Mikrognathie, nebst der Trichterbrust. Stud. Path. Entwickl. (von R. MEYER u. E. SCHWALBE) 2, 405—447 (1920).

— Über einige Akardier. Beitr. path. Anat. 69, 517 (1921).

— Über Zweiköpfigkeit bei Menschen. Abh. Ges. Wiss. Göttingen, math.-physik. Kl., III. F., H. 4, 1 (1931).

— Beiträge zur Frage „gekoppelter" Mißbildungen. Beitr. path. Anat. 93, 459 (1934a).

— Bemerkungen zur Teratomfrage. Beitr. path. Anat. 93, 505—515 (1934b).

— Entwicklungsstörungen der Nieren und Harnleiter. In: LUBARSCH, HENKE u. RÖSSLE, Handbuch der speziellen pathologischen Anatomie und Histologie, Bd. IV/1, S. 1—150. Berlin: Springer 1934c.

— Die Entwicklungsstörungen der Harnblase. In: LUBARSCH, HENKE u. RÖSSLE, Handbuch der speziellen pathologischen Anatomie und Histologie, Bd. VI/2, S. 29—165. Berlin: Springer 1934d.

— Mißbildungen (Störungen des Formenwechsels). In: L. ASCHOFF, Pathologische Anatomie, 8. Aufl., Bd. 1, S. 291—325. Jena: Gustav Fischer 1936.

— Die Entwicklungsstörungen der menschlichen Gliedmaßen. In: E. SCHWALBE u. G. B. GRUBER, Morphologie der Mißbildungen des Menschen und der Tiere. Jena: Gustav Fischer 1937.

— Über Wesen und Abgrenzung amniogener Mißbildungen. Verh. Dtsch. Path. Ges. 1938, S. 228.

— Gesichtsspalten in Gemeinschaft mit anderen Mißbildungen, insbesondere mit Gliedmaßenfehlern. Erbarzt 9, 73—83 (1941).

— Zur Kenntnis diastematischer Fehler bei Spaltwirbelsäulen, einschließlich Notomelie und Pygomelie. Beitr. path. Anat. 109, 1—28 (1944).

— Weitere Beiträge zur Erscheinung sireniformer Mißbildungen. Beitr. path. Anat. 114, 372—397 (1954).

— Historisches und Aktuelles über das Sirenenproblem in der Medizin. Nova Acta Leopoldina 17, 89—122 (1955).

— Hyperdaktylie (Polydaktylie), Diplocheirie und Diplopodie, Hypermelie, Oligodaktylie und Defekte von Röhrenknochen. 2. Teil: Menschlicher Beobachtungskreis. In: E. SCHWALBE u. G. B. GRUBER, Die Morphologie der Mißbildungen, Bd. 1, Teil III, S. 720—808. Jena: Gustav Fischer 1958.

— Formen abdominaler Schizosomie. Jena: VEB Gustav Fischer 1959.

—, u. W. BLUME: Zur Frage der menschlichen sirenoiden Mißbildungen. Zbl. allg. Path. path. Anat. 93, 433—441 (1955).

—, u. H. EYMER: Beiträge zur Kenntnis der Dicephalie. Beitr. path. Anat. 77, 240 (1927).

GRUBER, J. v.: Versuch einer entwicklungsmechanischen Analyse menschlicher Kopf-

mißbildungen. Arch. Klaus-Stift. Vererb.-Forsch. 13, 233—265 (1948).

GRÜNWALD, P.: Die Entstehung der sog. Eventration und der Sympodie. Beitr. path. Anat. 97, 417—438 (1936).

— Mechanism of abnormal development. Arch. Path. 44, 398—402, 495—554, 648—664 (1947).

GUERRERO, M.: Zur Kenntnis der anchipodalen Mißbildungen. Med. Diss. Göttingen 1937.

HADORN, E.: Letalfaktoren in ihrer Bedeutung für Erbpathologie und Genphysiologie der Entwicklung. Stuttgart: Georg Thieme 1955.

— Biochemische und entwicklungsphysiologische Grundlagen der genbedingten Merkmalsbildung (Phänogenetik). 64. Tagg Dtsch. Ges. inn. Mediz., Wiesbaden 1958.

HALLERMANN, W.: Vogelgesicht und Cataracta congenita. Klin. Mbl. Augenheilk. 113, 315—318 (1948).

HALLERVORDEN, J.: Entwicklungsstörungen und frühkindliche Erkrankungen des Zentralnervensystems. In: Handbuch der inneren Medizin, Bd. V/III. Berlin-Göttingen-Heidelberg: Springer 1953.

—, u. J. E. MEYER: Cerebrale Kinderlähmung. (Früherworbene körperliche und geistige Defektzustände.) In: Handbuch der speziellen pathologischen Anatomie und Histologie, Bd. XIII, Teil 4. Berlin-Göttingen-Heidelberg: Springer 1956.

HAMILTON, W. J., J. D. BOYD, and H. W. MOSSMAN: Human Embryology. Cambridge: W. Heffer & Sons Limited 1946.

HAMSA, W. R.: Congenital absence of the sacrum. Arch. Surg. 30, 657—666 (1935).

HANHART, E.: Über die Kombination von Peromelie mit Mikrognathie, ein neues Syndrom beim Menschen, entsprechend der Akroteriasis congenita von WRIEDT und MOHR beim Rinde. Arch. Klaus-Stift.-Vererb.-Forsch. 25, 531 (1950).

HARNACK, G. A. v., u. B. KIRSTEN: Meningo- und Myelomeningozele. Dtsch. med. Wschr. 1958, 2122—2126.

HARRISON, R. G., M. A. PEARSON, and R. ROAF: Ulnar dismelia. J. Bone Jt Surg. B 42, 549—555 (1960).

HARTLEY, J. B.: Detection of foetal abnormalities. Proc. roy. Soc. Med., Section Radiol., 42, No 5, 301 (1949).

HARTLIEB, H., u. A. LAUCHE: Seltene Mißbildung. Notomelia thoracica posterior mit Spina bifida. Zbl. Chir. 48, 558—563 (1921).

HEBERER, G.: Zur Entstehung und Bedeutung der Mutationen. Ärztl. Mitt. (Köln) 1960, 493—497.

HEGNAUER, H.: Mißbildungshäufigkeit und Gebäralter. Geburtsh. u. Frauenheilk. 11, 777—792 (1951).

HELBIG, G.: Duplicitas lateralis sive parallela anterior, dicephalus, tetrabrachius, dipus. Arch. Kinderheilk. 149, 55—62 (1954).

HEPP, O.: Die Häufung der angeborenen Defektmißbildungen der oberen Extremitäten in der

Bundesrepublik Deutschland. Med. Klin. 1962, 419—426.

HEPP, O.: Möglichkeiten der orthopädischen Versorgung im Kindesalter. Jahrbuch Fürsorge für Körperbeh. 1962, S. 59—80.

HERLYN, K. E.: Die Zwillingspathologie unter besonderer Berücksichtigung chirurgisch-orthopädischer Erkrankungen. Bruns' Beitr. klin. Chir. 157, 421 (1933).

HERMANNS, W.: Über ein notomelisches Teratom bei einem Kind mit Spina bifida dorsalis occulta. Zbl. allg. Path. path. Anat. 64, 1—5 (1935/36).

HILGENREINER, H.: Zur Frühdiagnose und Frühbehandlung der angeborenen Hüftverrenkung. Zit. Z. Orthop. 66, 224—232 (1937a).

— Ein Fall von Anchypodie. Beitrag zum vollständigen Kreuzbeindefekt. Z. Orthop. 66, 224—232 (1937b).

HIPPEL, E. V.: Mißbildungen der einzelnen Organe und Organsysteme. In: Die Morphologie der Mißbildungen des Menschen und der Tiere, herausgeg. von E. SCHWALBE. Teil III. Die Einzelmißbildungen, 1. Liefg, Abt. 2, Kap. 1. Jena: Gustav Fischer 1909.

HIRSCH, W.: Phocomelia. J. int. Coll. Surg. 39, 238—251 (1863).

HÖVELS, O.: Die Bedeutung der Entwicklungsphysiologie für die Deutung menschlicher Mißbildungen. Medizinische 1957, 891—896.

— Entwicklungsphysiologische Deutung komplizierter menschlicher Mißbildungen. 64. Tagg Dtsch. Ges. inn. Med., Wiesbaden 1958.

—, u. J. L. MORLINGHAUS: Über multiple Mißbildungen bei Fehlbildungen des 1. Viszeralbogens. Arch. Kinderheilk. 156, 144—150 (1958).

HOHLBEIN, R.: Mißbildungshäufigkeit und Umwelteinflüsse. Dtsch. Gesundh.-Wes. 7, 281—285 (1952).

— Mißbildungsfrequenz in Dresden. Zbl. Gynäk. 81, 719—731 (1959).

HOLMDAHL, D. E.: Die erste Entwicklung des Körpers bei den Vögeln und Säugetieren, inkl. dem Menschen, besonders mit Rücksicht auf die Bildung des Rückenmarkes, des Zöloms und der entodermalen Kloake nebst einem Exkurs über die Entstehung der Spina bifida in der Lumbosacralregion. Gegenbaurs morph. Jb. 54, 333—384 (1925).

— Die zweifache Morphogenese des Vertebratenorganismus. Die primäre (indirekte) und sekundäre (direkte) Körperentwicklung. Z. mikr.-anat. Forsch. 57, 359 (1951).

HOLST, G.: Zahlenmäßige Untersuchungen über Verteilung verschiedener Mißbildungsarten in einem großen teratologischen Anschauungsgut. Inaug.-Diss. Göttingen 1939.

HOLTFRETER, J.: Organisationsstufen nach regionaler Kombination von Entomesoderm mit Ektoderm. Biol. Zbl. 53, 404—431 (1933a).

— Einige menschliche Mißbildungen im Lichte neuerer Amphibienexperimente. S.-B. Ges. Morph. u. Physiol. München 42, 78 (1933b).

HOLTFRETER, J.: Differenzierungspotenzen isolierter Teile der Urodelengastrula. Wilhelm Roux' Arch. Entwickl.-Mech. Org. 138, 522—657 (1938).

HOPF, A.: Die angeborenen Veränderungen des Unterarms und der Hand. In: HOHMANN-HACKENBROCH-LINDEMANN, Handbuch der Orthopädie, Bd. III, S. 419—506. Stuttgart: Georg Thieme 1959.

HUEBER, E. v., u. G. POLLITZER: Mißbildung der linken oberen Extremität (Polymelie oder Schizomelie). Ref. Münch. med. Wschr. 1931, 134—135.

HÜBNER, H.: Die Doppelbildungen des Menschen und der Tiere. Ergebn. allg. Path. path. Anat. 15 (1911).

HUECK, W.: Über die Bedeutung der menschlichen Doppelbildungen, insbesondere für eine Logik der Morphologie. Ber. sächs. Akad. Wiss., math.-phys. Kl. 83, 77 (1931a).

— Halbseitiger Riesenwuchs als Doppelbildung. Ein Versuch einer entstehungsgeschichtlichen Klärung. Ber. sächs. Akad. Wiss., math.-phys. Kl. 83, 19 (1931b).

— Morphologische Pathologie, 3. Aufl. Leipzig: VEB Georg Thieme 1955.

IDELBERGER, K.: Die erblichen Entwicklungsstörungen. In: Handbuch der Orthopädie (HOHMANN - HACKENBROCH - LINDEMANN), Bd. I. Stuttgart: Georg Thieme 1957.

— Ätiologie, Pathogenese und Prophylaxe menschlicher Mißbildungen. Med. Klin. 1958a, 859—862.

— Über die Entstehung der angeborenen Mißbildungen des Menschen. (Phänokopie und Erblichkeit.) Beitr. Orthop. 5, 2. Taggsbd., 187—193 (1958b).

IMHOLZ, G., u. K. KLOOS: Häufung von Mißbildungen und teratogenetische Probleme bei Embryopathien. Dtsch. med. J. 13, 414—420 (1962).

INGALIS, TH. H., F. J. CURLEY, and R. A. PRINDLE: Anoxia as a cause of fetal death and congenital defect in the mouse. Amer. J. Dis. Child. 80, 34—45 (1950).

— — Medical progress: Experimentel production of congenital anomalies, timing and degree of anoxia as factors causing fetal deaths and congenital anomalies in mouse. N. Engl. J. Med. 247, 758—768 (1952).

— TH. F. PUGH, and B. MACMAHON: Incidence of anencephalus, spina bifida and hydrocephalus related to birth rank and maternal age. Brit. J. prev. soc. Med. 8, 17—23 (1954).

JACOBS, P. A., A. G. BAIKIE, W. M. C. BROWN, and J. A. STRONG: The somatic chromosomes in mongolism. Lancet 1959, 710.

JENKEL, W.: Beitrag zur Kenntnis der Mikrognathia otocephalica. Med. Inaug.-Diss. Göttingen 1934.

JOACHIMSTHAL, G.: Über den angeborenen totalen Defekt des Schienbeins. Z. orthop. Chir. 3, 140 (1894).

— Über angeborene Anomalien der oberen Extremitäten, gleichzeitig ein Beitrag zur Vererbungslehre. Langenbergs Arch. klin. Chir. **50**, 495 (1895).

JOACHIMSTHAL, G.: Die angeborenen Verbildungen der oberen Extremitäten. Fortschr. Röntgenstr. Erg.-H. 2 (1900).

— Die angeborenen Verbildungen der unteren Extremitäten. Fortschr. Röntgenstr. Erg.-H. 8 (1902).

JOHNSON, A.: Supernumerary toes (case of polydactylism, in which nine toes existed in one foot). Trans. path. Soc. Lond. **9**, 427 (1858).

JORGE, J. M., y H. JORGE: Agenesias sacrococcigeas (totales y subtotales). Rev. Asoc. méd. argent. **62**, 3890—3898 (1948).

JURCZOK, F., u. R. SCHOLLMEYER: Zur Frage des gehäuften Auftretens von Extremitätenmißbildungen bei Neugeborenen. Geburtsh. u. Frauenheilk. **22**, 400—421 (1962).

KAESER, O.: Studien an menschlichen Abortiveiern mit besonderer Berücksichtigung der frühen Fehlbildungen und ihrer Ursachen. Schweiz. med. Wschr. **1949**, 509—515, 780—785, 803—805, 1050—1056, 1079—1084.

KAHRMANN, H. K.: Über parasitäre Doppelbildung am Rücken. Ein Beitrag zur Kenntnis der Notomelie und Notocephalie. Virchows Arch. path. Anat. **302**, 742—765 (1938).

KAMMEL, W.: Häufigkeit und klinische Bedeutung der Spina bifida occulta. Z. Orthop. **92**, 449—452 (1960).

KARTE, H.: Ursachen und Verhütung von Fehlbildungen. Medizinische **1958**, 583—587.

KATSCH, G.: In: Diskussion z. d. Thema 50 Jahre Entwicklungsphysiologie. Verh. Ges. dtsch. Naturforsch. **1954**, 134 (1955).

KELLER, W.: Beitrag zur kausalen Genese von Kopfmißbildungen bei Säugetier und Mensch unter Berücksichtigung der neuen entwicklungsmechanischen Experimente. Arch. Klaus-Stift. Vererb.-Forsch. **16**, 315—372 (1941).

KEPP, R. K.: Grundlagen der Strahlentherapie. Physik, Biologie und allgemeine Therapie. Stuttgart 1952.

KLAFTEN, E., u. G. POLITZER: Zur Kenntnis der Fehlbildungen des kaudalen Körperendes und ihrer Beziehungen zu den Sirenen. Beitr. path. Anat. **99**, 70—90 (1937).

KLAUSSNER, F.: Über die Mißbildungen der menschlichen Gliedmaßen und ihre Entstehungsweise. Wiesbaden 1900.

— Über Mißbildungen der menschlichen Gliedmaßen. Wiesbaden: J. F. Bergmann 1905.

— Ein Beitrag zur Kasuistik der Brachydaktylie. Bruns' Beitr. klin. Chir. **70**, 236 (1910).

KLEBANOW, D., u. H. HEGNAUER: Zur Frage der kausalen Genese von angeborenen Mißbildungen. Med. Klin. **1950**, 1198—1203, 1233—1240.

KLOOGMANN, R.: Die Mißbildungen der Neugeborenen am Basler Frauenspital. Inaug.-Diss. Basel 1947.

KLOPSTOCK, A.: Familiäres Vorkommen von Zyklopie und Arhinenzephalie. Mschr. Geburtsh. Gynäk. **55**, 59 (1921).

KNÖRR, K.: Der heutige Stand der Mißbildungsforschung. Ein Rückblick auf die I. Internat. Konf. über angeborene Mißbildungen in London vom 17.—22. 7. 1960. Dtsch. med. Wschr. **1961**, 1975—1979.

KOCH, G.: Genetics of mikrocephaly in man. Proc. X. Int. Congr. of Genetics, vol. 2. Montreal 1958.

KOEHLER, O.: Die hand- und fußlosen brasilianischen Geschwister. Z. Konstit.lehre **19**, 670 (1936).

KOEHN, H.: Zur Klinik der Doppelmißbildungen. Inaug.-Diss. Münster 1951.

KOMAI, T., K. KISHIMOTO, and Y. OZAKI: Genetic study of mikrocephaly based on japanese material. Amer. J. hum. Genet. **7**, 51—65 (1955).

KOSENOW, W.: Neue Ergebnisse der Chromosomenforschung und ihrer Bedeutung für die kindliche Pathologie. Arch. Kinderheilk. **162**, 219 (1960).

—, u. R. A. PFEIFFER: Chromosomen-Aberrationen und ihre Bedeutung für die Klinik. Dtsch. med. Wschr. **1962**, 1413—1419.

KRANZ, H.: Zwillingsforschung. In: Neue deutsche Klinik, Bd. 14, 4. Erg.-Bd., S. 134. Berlin u. Wien: Urban & Schwarzenberg 1937.

KREMER, E.: Die kindlichen Mißbildungen an der Univ.-Frauenklinik Göttingen aus den Jahren 1926—1946. Diss. Göttingen 1949.

KRONE, H.: Klinische Untersuchungen zur Ätiologie menschlicher Mißbildungen. Ref. 128. Tagg Mittelrhein. Ges. Geburtsh. u. Gynäk., Trier 6. 5. 62.

KRONE, H. A.: Die Bedeutung der Eibettstörungen für die Entstehung menschlicher Mißbildungen. H. 62 der Veröff. aus der morphologischen Pathologie. Stuttgart: Gustav Fischer 1961.

KRÜCKEMEYER, K.: Seltene Anomalie der Oberarmentwicklung (Notomelie ?). Zbl. allg. Path. path. Anat. **95**, 60—64 (1956).

KÜHNE, K.: Die Zwillingswirbelsäule. Z. Morph. u. Anthrop. **35** (1935).

KÜMMERLING, G.: Ein Fall von Doppelbildung — Notomelia anterior — beim Menschen. Wien. klin. Wschr. **1941**, 767—770.

LANDAUER, W.: Hereditary abnormalities and their chemically induced phenocopies. Growth Sympos. 1948, S. 12.

—, and L. BAUMANN: Rumplessness of chicken embryos produced by mechanical shaking of eggs. J. exp. Zool. **93**, 51—74 (1943).

LANGE, E.: Über eine Sirenenmißbildung, insbesondere das Urogenitalsystem der Sirenen. Stud. Path. Entwickl. (von R. MEYER u. E. SCHWALBE) **2**, 467—526 (1920).

LANGE, M.: Lehrbuch der Orthopädie und Traumatologie, 1. Bd. Stuttgart: Ferdinand Enke 1960.

LATASTE, E.: Question tératologique. Interprétation de la notomélie. Bull. Soc. franç. Zool. No 55 (1931).

LAUSECKER, H.: Beitrag zu den Mißbildungen des Kreuzbeins. Virchows Arch. path. Anat. **322**, 119—129 (1952).

LEHMANN, F. E.: Einführung in die physiologische Embryologie. Basel: Birkhäuser 1945.
— Die embryonale Entwicklung. Entwicklungsphysiologie und experimentelle Teratologie. In: Handbuch der allgemeinen Pathologie, Bd. VI, Teil 1, S. 1—57. Berlin-Göttingen-Heidelberg: Springer 1955.
LEIBER, B., u. G. OLBRICH: Wörterbuch der klinischen Syndrome, 2. Aufl. München u. Berlin: Urban & Schwarzenberg 1959.
LEJÉUNE, J., u. M. GAUTIER: Le mongolisme premier exemple d'aberration autosomique humaine. Ann. Génét. 1, 41—49 (1959).
— — et R. TURPIN: Étude des chromosomes somatiques de neuf enfants mongoliens (Study of somatic chromosomes from 9 mongoloid children). C.R. Acad. Sci. (Paris) 248, 1721—1722 (1959).
LENZ, W.: Die Abhängigkeit der Mißbildungen vom Alter der Eltern. Verh. dtsch. Ges. inn. Med. 64, 74—88 (1959).
— Klinik und Therapie genetisch bedingter Störungen. Dtsch. med. Wschr. 1959, 1810.
— Genetisch bedingte Störungen der embryonalen Geschlechtsdifferenzierung. Dtsch. med. Wschr. 1960, 268.
— Medizinische Genetik. Stuttgart: Georg Thieme 1961.
— Störungen der primären Geschlechtsentwicklung. Mschr. Kinderheilk. 109, 131 (1961).
— Diskussionsbemerkung zur Frage der exogenen Entstehung schwerer Extremitätenmißbildungen. Tagg Rhein.-Westfäl. Kinderärztever.igg in Düsseldorf am 19. 11. 61.
—, u. K. KNAPP: Die Thalidomid-Embryopathie. Dtsch. med. Wschr. 1962, 1232—1242.
LEREBOULLET, P., A. HOVELACQUE et H. EVRARD: De l'amélie (à propos de deux observations). Arch. Méd. Enf. 40, 617 (1937).
LEWIN, H., u. G. FISCHER: Über kongenitale Mißbildungen. Zbl. Gynäk. 80, 413—429 (1958).
LIEBENAM, L.: Über gleichzeitiges Vorkommen multipler Mißbildungen. Z. Konstit.-Lehre 26, 242 (1942).
LINDEMANN, H.: Das Becken der Steißteratomträger. Med. Diss. Göttingen 1939.
LINDEMANN, K.: Über die Beziehungen der angeborenen Gliedmaßenstummel zu erblichen Mißbildungen. Z. Orthop. 66, 328—342 (1937).
— Peromelie und erbliche Mißbildungen. Münch. med. Wschr. 1939, 513.
— Die angeborenen Deformitäten des Unterschenkels. In: G. HOHMANN-M. HACKENBROCH-K. LINDEMANN, Handbuch der Orthopädie, Bd. IV, Teil II, S. 741—780. Stuttgart: Georg Thieme 1961.
—, u. E. MARQUARDT: Mitteilung über Standardprothesenversorgung bei armlosen Kindern. Rehabilitation (Stuttg.) 1, 33—36 (1962).
LITZMANN, H.: Ein durch mangelhafte Entwicklung des Kreuzbeins querverengtes Becken. Arch. Gynäk. 25, 31—39 (1885).
LOTZE, R.: Zwillinge. Einführung in die Zwillingsforschung. Oehringen: Hohenlohesche Buchhandlung Ferd. Rau 1937.

LOUSTALOT, P.: Über Mißbildungen des kaudalen Körperendes; ein Beitrag zur Frage der sirenoiden Fehlbildungen. Med. Diss. Basel 1950, zugleich Acta anat. (Basel) 9 (4), 366 (1950).
LUTHER, W.: Entwicklungsphysiologische Untersuchungen am Forellenkeim: Die Rolle des Organisationszentrums bei der Entstehung der Embryonalanlage. Biol. Zbl. 55, 114 (1935).
LUTZ, H.: Sur la production expérimentale de la polyembryonie et de la monstruosité double chez les oiseaux. Arch. Anat. micr. Morph. exp. 38, 79 (1949).
— L'influence du niveau de la section et du stade de l'incubation sur l'orientation des embryons doubles obtenus expérimentalment chez le canard. C.R. Soc. Biol. (Paris) 144, 1410 (1950).
MAIER, W.: Die Frühbehandlung der Extremitäten-Dysmelien. Dtsch. med. Wschr. 1963, 69—74.
MANGOLD, O.: Das Determinationsproblem (Nervensystem und Sinnesorgane). Ergebn. Biol. 3, 152—227 (1928).
— Das Determinationsproblem II. Die paarigen Extremitäten der Wirbeltiere in der Entwicklung. Ergebn. Biol. 5, 290—404 (1929).
— Das Determinationsproblem (Wirbeltierauge in der Entwicklung und Regeneration). Ergebn. Biol. 7, 193—403 (1931).
— Über die Induktionsfähigkeit der verschiedenen Bezirke der Neurula von Urodelen. Naturwissenschaften 21, 761—766 (1933).
— Experimente zur Analyse der Zusammenarbeit der Keimblätter. Naturwissenschaften 24, 753—760 (1936).
— Totale Keimblattchimären bei Triton. Naturwissenschaften 36, 112—120 (1949).
MANNES, G.: Über die Natur der sog. Thorakopagen-Parasiten. Med. Diss. Göttingen 1935.
MARCHAND, F.: Mißbildungen. Eulenburgs Realencyklop. 1881, 1897 (3. Aufl.), 1910 (4. Aufl.).
— Ein menschlicher Pygopagus. Beitr. path. Anat. 17, 1 (1895).
MARQUARDT, E.: Pneumatische Armprothesen bei Kindern. Jahrbuch Fürsorge Körperbehinderte 1962, S. 82—89.
— Aktive Prothesenversorgung eines armlosen Kleinkindes im 2. Lebensjahr. Jahrbuch Fürsorge Körperbehinderte 1962, S. 245—254.
MARTIUS, G., u. S. WALTER: Peromelie und Mikrognathie als Mißbildungskombination (Hanhartsches Syndrom). Geburtsh. z. Frauenheilk. 14, 558—563 (1954).
MASSART, R.: Absences congénitales du membre inférieur. Arch. franco-belg. Chir. 27, 205 (1924). Ref. Z. orthop. Chir. 474 (1925).
MATZNER, R.: Die angeborene Kreuz- und Steißbeinagenesie. Kinderärztl. Prax. 22, 548—553 (1954).
MAU, C.: Der kongenitale Radiusdefekt. Med. Ges. Kiel 1921. Ref. Münch. med. Wschr. 1921, 1034.

MAU, C.: Ein weiterer Fall von Doppelbildung der Ulna bei fehlendem Radius. Z. orthop. Chir. **42**, 355—366 (1922).

MAURATH, J., u. J. REHN: Beiträge zur experimentellen Erzeugung einfacher Mißbildungen durch Sauerstoffmangel an Tritonen. Frankfurt. Z. Path. **60**, 495—516 (1949).

MAY, C.: Beitrag zum Dysmelie-Syndrom. Zbl. Gynäk. **84**, 1610 (1962).

MCBRIDE, W. G.: Thalidomid in congenital abnormalities. Lancet **1961 II**, 1358.

MCKENZIE, J.: The first arch syndrome. Arch. Dis. Childh. **33**, 477 (1958).

MCLAREN, D. W.: Separation of conjoined twins. Brit. med. J. **1936**, 971.

MEIER, A.: Ähnlichkeitsdiagnose bei 100 gleichgeschlechtlichen Zwillingspaaren. Inaug.-Diss. Basel 1951.

MEYER, K. F.: Beitrag zur kausalen Genese von Kopfmißbildungen bei Säugetier und Mensch. Inaug.-Diss. med. Zürich 1944.

MEYER, W.: Neue Beobachtungen von Dipygus tripus des Menschen. Med. Diss. Göttingen 1934 u. Zbl. allg. Path. path. Anat. **60**, 197 (1934).

MIETTINEN, M.: On triplets and quadriplets in Finland. Acta paediat. (Uppsala) **43**, Suppl. 99 (1954).

MINSSEN, A.: Ein weiterer Fall von angeborener Doppelbildung der Ulna. Z. Orthop. **78**, 570—574 (1949).

MOHR, O. L.: Lethal genes in higher animal and man. Anat. a. Genet. Inst. Oslo 1939.

MORGAN, T. H.: Embryology and genetics. New York 1934.

MORITA, S.: Die künstliche Erzeugung von Einzelmißbildungen, Zwillingen, Drillingen und Mehrlingen im Hühnerei. Anat. Anz. **82**, 81—102 (1936).

MÜLLER, W.: Über die Beziehungen zwischen intrauterinen Wirbelsäulenverbiegungen und Defektbildungen am Wirbelkörper. Arch. orthop. Chir. **20**, 345—354 (1922).

— Die angeborenen Fehlbildungen der menschlichen Hand. Leipzig: Georg Thieme 1937.

— Die verschiedenen Fehlbildungstendenzen am Vorderarm. Arch. orthop. Chir. **39**, 541—557 (1939).

MUKERJI, M.: Congenital anomaly of hand: "mirror hand". Brit. J. plast. Surg. **9**, 222—227 (1956).

MULLER, H. J., C. C. LITTLE, and L. H. SNYDER: Genetics, medicine, and man. New York: Cornell University Press, Ithaca, 1947.

MURRAY, J. J.: Case of a woman with three hands, illustrated analogues malformations in the lower animals. Med.-chir. Trans. **46**, 32 (1863).

NACHMANSOHN, E.: Beitrag zur Lehre vom kaudalen Körperende. Frankfurt. Z. f. Path. **44**, 117—136 (1933).

NACHTSHEIM, H.: Bedeutung genetischer Faktoren für die Mißbildungen und Mißbildungskrankheiten. 64. Tgg Dtsch. Ges. inn. Med. 1958. Ref. Med. Klin. **1958**, 879.

NACHTSHEIM, H.: Chromosomenaberrationen beim Säuger und ihre Bedeutung für die Entstehung von Mißbildungen. Naturwissenschaften **46**, 637 (1959).

— Chromosomenaberrationen beim Menschen und ihre Bedeutung für die Entstehung von Mißbildungen. Naturwissenschaften **47**, 361 (1960).

— Zusammenspiel und Gegenspiel von Genen und exogenen Faktoren bei der Entstehung angeborener Anomalien. Dtsch. med. Wschr. **1961**, 330—334.

— Ursachen angeborener Mißbildungen. Umschau Fortschr. Wiss. u. Techn. **1962**, 232—235.

NAGES, F. R., u. J. P. DE REYNIER: 1948 zit. bei J. E. BROCHER u. D. KLEIN. Fortschr. Röntgenstrahlen **93**, 67—79 (1960).

NAUJOKS, H.: Der Einfluß kurzfristigen Sauerstoffmangels auf die Entwicklung des Hühnchens in den ersten fünf Bruttagen. Beitr. path. Anat. **113**, 221—252 (1954).

NEEDHAM, J.: Biochemistry and morphogenesis. Cambridge: Cambridge University Press 1942.

NEEL, J. V.: Zit. bei K. KNÖRR. Dtsch. med. Wschr. **1961**, 1975.

NICHOLAS, J. S.: Experimental approaches to problems of early development in the rat. Quart. Rev. Biol. **22**, 179 (1947).

— Experiments on developing rats. VII. Transplantations to intestinal mucosa. J. exp. Zool. **113**, 741 (1950).

NILSONNE, H.: Über den kongenitalen Femurdefekt. Arch. orthop. Unfall-Chir. **26**, 138 (1928).

NITSCHE, F.: Doppelmißbildung der unteren Extremitäten mit fibularem Zusammenhang. Z. orthop. Chir. **55**, 384—389 (1931 a).

— Über lokalisierte Doppelmißbildungen und ihre Genese. Z. orthop. Chir. **55**, 601—617 (1931 b).

—, u. P. ARMKNECHT: Orthopädische Leiden bei Zwillingen. Z. orthop. Chir. **58**, 518—537 (1933).

OBERNIEDERMAYR, A.: Erfolgreiche Trennung Siamesischer Zwillinge. Chirurg **30**, 481—483 (1959).

O'BRIEN, H. R., and H. S. MUSTARD: An adult living case of total phocomelia. J. Amer. med. Ass. **77**, 1964 (1921).

O'RAHILLY, R.: Morphological patterns in limb deficiencies and duplications. Amer. J. Anat. **89**, 135—193 (1951).

OSTER, H.: Mißbildungen und Mißgeburten. Ärztl. Mitt. (Köln) **1959**, 1062.

OSTERTAG, B.: Mißbildungen. In: Handbuch der speziellen pathologischen Anatomie und Histologie, Bd. XIII, Teil 4. Berlin-Göttingen-Heidelberg: Springer 1956.

PACHE, H. D.: Pädiatrie. Münch. med. Wschr. **1951**, 2430—2434.

PÄTAU, K., D. W. SMITH, E. THERMAN, S. C. INHORN, and H. P. WAGNER: Multiple congenital anomaly caused by an extra autosome. Lancet **1960**, 790.

PENROSE, L. S.: Familial data on 144 cases of anencephaly, spina bifida and congenital hydrocephaly. Ann. Eugen (Lond.) **13**, 73 (1947/47).

PENROSE, L. S.: Genetics of anencephaly. J. ment. Defic. Res. **1**, 5—14 (1957).

PÉTERFEY, P., u. ST. JONA: Zwei Fälle von seltener Anomalie der Oberarmentwicklung. Zbl. Chir. **69**, 878—887 (1942).

PETERS, G., u. O. E. LUND: Die Fehlbildungen des Zentralnervensystems. In: Lehrbuch der spziellen pathologischen Anatomie von M. STAEMMLER, Bd. III, Teil 1. Berlin: W. de Gruyter & Co. 1958.

PETERSEN, C. E.: Thalidomid und Mißbildungen. Med. Welt **1962**, 753—756.

PFEFFER, W.: Über Zweiköpfigkeit bei Tier und Mensch. Med. Diss. Göttingen 1932 u. Beitr. path. Anat. **89**, 576 (1932).

PFEIFFER, L.: Die Mißbildungen der Neugeborenen am Basler Frauenspital 1920—1933. Inaug.-Diss. Basel 1935.

PFEIFFER, R. A., u. W. KOSENOW: Zur Frage einer exogenen Verursachung von schweren Extremitätenmißbildungen. Rhein.-Westf. Kinderärztever.igg 18. 11. 61 Düsseldorf. Münch. med. Wschr. **1962**, 68—74.

PLIESS, G.: Pränatale Schäden. In: Ergebnisse der inneren Medizin und Kinderheilkunde, Bd. 17. Berlin-Göttingen-Heidelberg: Springer 1962.

— Beitrag zur teratologischen Analyse des neuen Wiedemann-Dysmelie-Syndroms (Thalidomid mißbildungen?). Med. Klin. **57**, 1567—1573 (1962).

POL, R.: Die Vertebratenhypermelie. Stud. Path. Entwickl. (R. MEYER-E. SCHWALBE) **1**, 71 (1914).

POLMAN, A.: Anencephaly, spina bifida and hydrocephaly. Genetica **25**, 29 (1950).

PRIESSNITZ, O.: Ein neuer Fall von ulnarer Polydaktylie (Spiegelhand) bei Ulnaverdoppelung, Radiusdefekt und angeborener Schulterluxation. Arch. orthop. Unfall-Chir. **46**, 569—577 (1954).

PRZIBRAM, H.: Die Bruch-Dreifachbildung im Tierreich. Arch. Entwickl.-Mech. Org. **48**, 205 (1921).

PUTSCHAR, W.: Spezielle Pathologie des Beckens. In: Handbuch der speziellen pathologischen Anatomie und Histologie von O. LUBARSCH, F. HENKE u. R. RÖSSLE, Bd. 9, Teil 4, S. 430—579. Berlin: Springer 1939.

RAJEWSKY, B.: Strahlendosis und Strahlenwirkung. Stuttgart: Georg Thieme 1954.

RAUSCH, E.: Zur Frage der Hyperdaktylie und Diplocheirie (Diplopodie). Med. Diss. Göttingen 1946.

REINHARDT, K.: Agenesie und Dysgenesie des Kreuzbeines. Fortschr. Röntgenstr. **95**, 381—393 (1961).

RESTEMEIER: Eine Mißbildung der Hand und des Unterarms infolge Doppelbildung der Ulna bei fehlendem Radius. Dtsch. Z. Chir. **155**, 120—135 (1920).

RETT, A.: Exogene Ursachen angeborener Mißbildungen. Wien. klin. Wschr. **1958**, 37—43.

RETTIG, H.: Patho-Physiologie angeborener Fehlbildungen der Lendenwirbelsäule. Beilageheft Z. Orthop. **91**, (1959).

RÖVER, O.: Betrachtungen zur Frage des Ileothorakopagus. Beitr. path. Anat. **99**, 91—106 (1937).

ROTH, A.: Kurze Übersicht über den Entstehungsmechanismus kongenitaler Mißbildungen. Ther. Umschau 243—249 (1960).

ROTMANN, E.: Das Induktionsproblem in der tierischen Entwicklung. Ärztl. Forsch. **3**, 209 (1949).

RÜBSAAMEN, H.: Mißbildungen am Zentral-Nervensystem der Tritonen durch allgemeinen O_2-Mangel bei normalem Druck. Wilhelm Roux' Arch. Entwickl.-Mech. Org. **143**, 615—641 (1948).

— Die Wirkung des experimentellen Sauerstoffmangels auf die Entwicklung von Tritonkeimen nach beendeter Gastrulation. Wilhelm Roux' Arch. Entwickl. Org. **144**, 301—321 (1950).

— Über die teratogenetische Wirkung des O_2-Mangels in der Frühentwicklung. Beitr. path. Anat. **112**, 335—379 (1952).

— Mißbildungen durch Sauerstoffmangel im Experiment und in der menschlichen Pathologie. Verh. Ges. dtsch. Naturforsch. **98**, 126—132 (1955).

— Menschliche Mißbildungen durch Eibettstörungen in der Frühschwangerschaft. Verh. dtsch. Ges. Path. 257—260 (1958).

—, u. O. LEDER: Zu den Ursachen menschlicher Mißbildungen; zugleich ein Überblick über die am Pathologischen Institut Freiburg i. Br. in den Jahren 1945—1954 beobachteten Mißbildungen. Beitr. path. Anat. **115**, 348—372 (1955).

RÜTT, A.: Der kongenitale Femurdefekt. In: Handbuch der Orthopädie, Bd. IV/1. Stuttgart: Georg Thieme 1961.

RUSSELL, W. L., L. B. RUSSELL, and E. M. KELLY: Radiation dose and mutation frequency. Science **128**, 1546—1550 (1958).

— —, and E. F. OAKBERG: Radiation genetics of mammals. Radiation biology and medicine, p. 189—205 (ed. W. D. CLAUS). Reading, Mass.: Addison Wesley Publ. Co. 1958.

RYSANEK, M.: Zyklopie. Zbl. Gynäk. **82**, 677 (1960).

SALZER, M.: Die angeborene Ulnaverdoppelung beim Radiusdefekt. Z. Orthop. **94**, 429—435 (1961).

SANTERO, N.: Dichiria con duplicità dell'ulna e assenza del radio (rivista sintetica e contributo clinico). Arch. ital. Chir. **43**, 173—193 (1936).

SCHADE, H.: Untersuchungen zur Frage der Erblichkeit von Mangel- und Fehlbildungen der Gliedmaßen. Erbarzt 8, 239 (1940).

SCHINZ, H. R.: Über Untersuchungen an eineiigen Zwillingen. Verh. Schweiz. Naturforsch. Ges. in Lugano 1919.

— Konkordanz, Diskordanz und Penetranz bei eineiigen Zwillingen. Arch. Klaus-Stift. Vererb.-Forsch. **20**, 13—25 (1945).

Schinz, H. R.: Erbmasse und ionisierende Strahlung. 64. Tagg Dtsch. Ges. inn. Med., Wiesbaden 1958.

Schlegel, K. F.: Neurologische Komplikationen bei Mißbildungen, Erkrankungen und Verletzungen der Wirbelsäule. In: Hohmann, Hackenbroch u. Lindemann, Handbuch der Orthopädie, Bd. II, S. 802—898. Stuttgart: Georg Thieme 1958.

Schmerbach: Über eine dreibeinige Mißgeburt. Würzburg. med. Z. 74, 646 (1860).

Schönenberg, H.: Über Mißbildungen der Extremitäten. Basel: S. Karger 1962.

Schoenmackers, J., u. H. Vieten: Über die Bedeutung der postmortalen Arteriendarstellung für die röntgenologische und pathologisch-anatomische Analyse angeborener Herz- und Gefäßfehler. Fortschr. Röntgenstr. 75, 21—29 (1951).

Schubert, G., u. H. Henke: Die perinatale Sterblichkeit im Lichte der Genetik. Dtsch. med. Wschr. 1956, 1947—1951.

Schubert, J.: Zur Wirkung kleinster Strahlendosen auf menschliche Embryonen. Dtsch. med. Wschr. 1960, 213—217.

Schulte, F.: Geburtsverlauf und Demonstration von Craniopagen. Tagg. niederrhein.-westfäl. Ges. Gynäk. u. Geburtsh., Düsseldorf 19. 1. 52.

Schurig, H.: Über einen Fall von symmetrischer Mißbildung beider oberer Extremitäten. Gegenbaurs morph. Jb. 51, 231 (1921).

Schwalbe, E.: Allgemeine Mißbildungslehre (Teratologie). In: Die Morphologie der Mißbildungen des Menschen und der Tiere, herausgeg. von E. Schwalbe, Teil I. Jena: Gustav Fischer 1906.

— Die Doppelbildungen. In: Die Morphologie der Mißbildungen des Menschen und der Tiere. Teil II. Jena: Gustav Fischer 1907.

—, u. H. Josephy: Die Mißbildungen des Kopfes. In: Die Morphologie der Mißbildungen des Menschen und der Tiere, herausgeg. v. E. Schwalbe, Teil III. Die Einzelmißbildungen. XI. Liefg, 1. Abt., 5. u. 6. Kap. Jena: Gustav Fischer 1913.

—, u. F. Kermauner: Mißbildungen der äußeren Form. In: Die Morphologie der Mißbildungen des Menschen und der Tiere. Teil III. Die Einzelmißbildungen, 1. Liefg, 1. Abt. Jena: Gustav Fischer 1909.

Schwantke, D.: Ein Beitrag zur Kenntnis der Mißbildungen der oberen Extremität. Z. Anat. Entwickl.-Gesch. 108, 719 (1938).

Schwarzweller, F.: Ein Beitrag zur Genese und Systematik der Gliedmaßenfehlbildungen. Arch. orthop. Unfall-Chir. 39, 400—419 (1938).

Seegers, W.: Beiträge zur Frage der Steißteratome. Beitr. path. Anat. 93, 491—504 (1934).

Seidel, Fr.: Geschichtliche Linien und Problematik der Entwicklungsphysiologie. Verh. Ges. Dtsch. Naturforsch. 1954, 93—104 (1955) u. Naturwissenschaften 42, 275—286 (1955).

Senn, L.: Über Steißteratome bei Neugeborenen mit besonderer Berücksichtigung der Zwillingspathologie. Inaug.-Diss. med. Zürich 1936.

Shettles, L. B.: Ovum humanum, Wachstum, Reifung, Ernährung, Befruchtung und frühe Entwicklung. München u. Berlin: Urban & Schwarzenberg 1960.

Siemens, W.: Die Zwillingspathologie. Berlin: Springer 1924.

Sitdikov, N. Kh.: Remote results of surgical treatment of congenital deformity of xyphopagus parasiticus type in a child 50 days old. Akush. i. Ginek 33, H. 6, 91—94 (1957). Ref. Zbl. Kinderheilk. 65, 26 (1958).

Smook, A. H.: Doppelbildung eines menschlichen Fußes. Anat. Anz. 78, 209—228 (1934).

Sobotta: Eineiige Zwillinge und Doppelmißbildungen des Menschen im Lichte neuerer Forschungen der Säugetierembryologie. Stud. Path. Entw. 1, 394 (1914).

Soergel, W.: Über die Bedeutung der Schwangerschaftsanamnese für die Beurteilung angeborener Mißbildungen. Med. Welt 1960, 2154—2158.

Spemann, H.: Entwicklungsphysiologische Studien am Triton-Ei. Arch. Entwickl.-Mech. Org. 12, 224—264 (1901).

— Neue Arbeiten über Organisatoren in der tierischen Entwicklung. Naturwissenschaften 15, 946—951 (1927).

— Experimentelle Beiträge zu einer Theorie der Entwicklung. Berlin: Springer 1936.

—, u. H. Falkenberg: Über asymmetrische Entwicklung und Situs inversus viscerum bei Zwillingen und Doppelbildungen. Arch. Entwickl.-Mech. Org. 45, 371—422 (1919).

—, u. H. Mangold: Über Induktion von Embryonalanlagen durch Implantation artfremder Organisatoren. Arch. mikr. Anat. 100, 599—638 (1924).

Starck, D.: Embryologie. Stuttgart: Georg Thieme 1955.

Stein, H. C., and E. A. Bettmann: Rare malformation of the arm, double humerus with 3 hands and 16 fingers. Amer. J. Surg. 50, 336—343 (1940).

Stein, K. F., and I. A. Rudin: Development of mice homozygous for the gene for looptail. J. Hered. 44, 59—69 (1953).

Steinmann, P.: Über seitenverkehrte Zwillinge und über die Symmetrie von Doppel-Monstrositäten. Arch. Klaus-Stift. Vererb.-Forsch. 18, 703—707 (1943).

Sternberg, H.: Defekte und Entwicklungsstörungen des kaudalen Wirbelsäulenabschnittes. Arch. Orthop. 30, 20—26 (1931).

— Angeborener Kreuzbeindefekt. Ges. Chir. in Wien: Ref. Zbl. Chir. 3, 164 (1937).

Stiles, K. A., and P. Dougan: A pedigree of malformed upper extremities. J. Hered. 31, 65 (1940).

Stockard, E. R.: Developmental rate and structural expression: an experimental study of twins, "double monsters" and single deformities, and the interaction among embryonic organs during their origin and development. Amer. J. Anat. 28, 115 (1921).

STÖRIG, E.: Ein Beitrag zur Klinik der Doppel-mißbildungen. Zbl. Chir. 84, 1935—1946 (1959).

— Angeborene Extremitäten-Mißbildungen und Möglichkeiten ihrer Behandlung und Versorgung. 234. Sitzg Frankfurt. Med. Ges. am 4. 7. 1962. Klin. Wschr. 1962, 1027.

STREIFF, E. B.: Dysmorphie mandibulo-faciale (tête d'oiseau) et altérations oculaires. Ophthalmologica (Basel) 120, 79—83 (1950).

STRÖER, W. F. H.: Die Extremitätenmißbildungen und ihre Beziehung zum Bauplan der Extremität. Z. Anat. Entwickl.-Gesch. 108, 136—160 (1937).

STROHHOFER, M.: Die in den letzten 20 Jahren 1912—1931 in der Univ.-Frauenklinik und Hebammenschule München zur Beobachtung gelangten Mißgeburten. Inaug.-Diss. München 1935.

STRUPLER, W.: Diskordante Mißbildungen bei eineiigen Zwillingen. Arch. Klaus-Stift. Vererb.-Forsch. 22, 169 (1947).

STÜNZI-ZÜST, B.: Zur Frage der Mißbildungen des kaudalen Körperendes. Arch. Klaus-Stift. Vererb.-Forsch. 22, 45—72 (1947).

THALHAMMER, O.: „Mißbildung". Vorschlag zu einer neuen Nomenklatur angeborener Störungen. Arch. Kinderheilk. 145, 100—115 (1952).

— Pränatale Pathologie. Pädiat. Prax. 4, 447 (1962).

THEILER, K.: Die Auswirkung von partiellen Chordadefekten bei Triton alpestris. Beitrag zur Entwicklungsmechanik der Wirbelsäule. Wilhelm Roux' Arch. Entwickl.-Mech. Org. 144, 476—490 (1950a).

— Blockwirbelbildung bei Defekten des hinteren Körperendes. Arch. Klaus-Stift. Vererb.-Forsch. 25, 343—373 (1950b).

THIER, C. J.: Symptomenkomplexe im Rahmen der mandibulofazialen Dysplasien. Klin. Mbl. Augenheilk. 135, 378—388 (1959).

THISSEN, E.: Extremitätenmißbildungen. Münch. med. Wschr. 1962, 2282—2288.

THOMAS, J.: Der heutige Stand unserer Kenntnisse über Entstehung und Vorkommen menschlicher Mißbildungen. Zbl. Gynäk. 82, 1417—1427 (1960).

— Thalidomid-Extremitätendysplasien und ihre Begleitmißbildungen. Zbl. Gynäk. 84, 1633—1646 (1962).

TÖNDURY, G.: Beitrag zur Kenntnis der Fehlbildungen mit Defekten am hinteren Körperende. Z. Anat. Entwickl.-Gesch. 110, 322—343 (1939).

— Zur Kenntnis der Fehlbildungen mit Defekten des hinteren Körperendes. Arch. Klaus-Stift. Vererb.-Forsch. 19, 225—263 (1944a).

— Mißbildung und Vererbung. Über die genetischen und entwicklungsphysiologischen Grundlagen menschlicher Mißbildungen. Arch. Klaus-Stift. Vererb.-Forsch. 19, 492—509 (1944b).

TÖNDURY, G.: Die Bedeutung der Chorda dorsalis für die Entstehung der Wirbelsäule. Arch. Klaus-Stift. Vererb.-Forsch. 24, 237—246 (1949).

— Neuere Ergebnisse über die Entwicklungsphysiologie der Wirbelsäule. Arch. orthop. Unfall-Chir. 45, 313—322 (1952a).

— Zur Wirkung des Erregers der Rubeolen auf den menschlichen Keimling. Helv. paediat. Acta 7, 105 (1952b).

— Zur Kenntnis der Wirkung der Sexualhormone auf die embryonale Entwicklung. Vjschr. naturforsch. Ges. Zürich 97, 12 (1952c).

— Embryonales Wachstum und seine Störungen. Verh. schweiz. med. biol. Ges. Bern 19, (1953).

— Entwicklungsstörungen durch chemische Faktoren und Viren. Verh. Ges. dtsch. Naturf. 1954, 119—126 (1955).

— Entwicklungsgeschichte und Fehlbildungen der Wirbelsäule. Stuttgart: Hippokrates 1958.

— Über Infektionsweg und Pathogenese der Viruserkrankungen des menschlichen Keimlings. Dtsch. med. Wschr. 1962, 2561—2565.

TORGERSEN, J.: Situs inversus, asymmetry, and twinning. Amer. J. hum. Gent. 1—2, 361 (1949/50).

TOURAINE, A.: L'Hérédité en Médecine. Caractères, maladies, corrélations. Paris: Masson & Cie. 1955.

TRAUTMANN, J., u. C. KRAFT: Die Schädigung der in utero heranreifenden Frucht durch ionisierende Strahlen. Med. Klin. 1961, 465—471.

TWIESSEIMANN, F.: Expériences de scission précoce de l'aire embryogène chez le poulet. Arch. Biol. (Liége) 49, 285 (1938).

ULLRICH, O., u. H. FREMERY-DOHNA: Dyskephalie mit Cataracta congenita und Hypotrichose als typischer Merkmalskomplex. Ophthalmologica (Basel) 125, 73—90, 144—154 (1953).

UNGER, H.: Über einen Diprosopus triorbitarius tetrophtalmicus mit geschlossenem Cranium beim Menschen. Z. Anat. Entwickl.-Gesch. 108, 726 (1938).

UNTERBERG: Zit. nach G. B. GRUBER, Hyperdaktylie, Diplocheirie und Diplopodie, Hypermelie, Oligodaktylie und Defekte von Röhrenknochen. In: Morphologie der Mißbildungen von SCHWALBE/GRUBER, Bd.III/1, S. 720—808. Jena: Gustav Fischer VEB 1958.

UNTERRICHTER, L. v.: Über angeborene Gliedmaßenstummel. Erbarzt 7, 104—115 (1939).

— Die Peromelie. Fortschr. Erbpath. Rassenhyg. 6, 32—54 (1942).

VALENTIN, B.: Konstitution und Vererbung in der Orthopädie. Stuttgart: Ferdinand Enke 1932.

— Agenesia sacro-coccygea (Anchipodia). Zbl. allg. Path. path. Anat. 90, 281—294 (1953).

VELLUDA, C. C.: Sur un cas de notomelie chez l'homme. Ann. Anat. path. 15, 915—923 (1938).

VERSCHUER, O. v.: Erbpathologie. Dresden u. Leipzig: Theodor Steinkopff 1934.

VERSCHUER, O. v.: Woran erkennt man die Erblichkeit körperlicher Mißbildungen? Langenbecks Arch. klin. Chir. 193, 187—203 (1938).

— Die Anwendung von Erkenntnissen der allgemeinen Genetik auf den Menschen und ihre Grenzen. Akad. Wiss. u. Lit., Abh. math.-nat. Kl. 1950, Nr 4. Wiesbaden: Steiner.

— Wirksame Faktoren im Leben des Menschen. Beobachtungen an ein- und zweieiigen Zwillingen durch 25 Jahre. Wiesbaden: Steiner 1954.

— Zwillingsforschung im Dienste der inneren Medizin. 64. Tagg Dtsch. Ges. inn. Med., Wiesbaden 1958.

— Genetik des Menschen. In: Lehrbuch der Humangenetik. München u. Berlin: Urban & Schwarzenberg 1959.

—, u. H. C. EBBING: Die Mutationsrate des Menschen, Forschungen zu ihrer Bestimmung. I. Mitt. Z. menschl. Vererb.- u. Konstit.-Lehre 35, 93 (1959). II. Mitt. Z. menschl. Vererb.- u. Konstit.-Lehre 35, 163 (1959).

VERSÉ, H.: Praenatale und konnatale Fruchtschäden durch exogene Noxen. Ärztl. Mitt. (Köln) 1962, 1869—1874.

VOGEL, FR.: Lehrbuch der Allgemeinen Humangenetik. Berlin-Göttingen-Heidelberg: Springer 1961.

WAARDENBURG, P. J., u. H. NAVIS: Beitrag zur Kenntnis der Dysostosis mandibulofacialis und ihrer Ontogenese. Acta genet. (Basel) 1, 219 (1949).

WACKER, A.: Bakterien-Transformation. Chemie der Genetik. Berlin-Göttingen-Heidelberg: Springer 1959.

WAGNER, F.: Zur Kenntnis der sirenoiden, anchipodalen Mißbildungen. Z. Kinderheilk. 59, 379—390 (1938).

WARKANY, J.: Congenital malformations induced by maternal nutritional deficiency. J. Pediat. 25, 476 (1944).

— Etiology of congenital malformations. Adv. Pediat. 2, 1 (1947).

— Congenital anomalies. Pediatrics 7, 607 (1951).

— Über experimentelle Erzeugung angeborener Mißbildungen bei Säugetieren. Z. Kinderheilk. u. Kinderfürsorge 10, 165—176 (1954).

— Congenital malformations induced by maternal dietary deficiency nutricion. Pediatrics 13, 289 (1955).

— Congenital malformations following aminopterin ingestion by the mother. Nutr. Rev. 17, 8, 232 (1959).

WATTEVILLE, H. DE, R. JÜRGENS u. H. PFALTZ: Einfluß von Vitaminmangel auf Fruchtbarkeit, Schwangerschaft und Nachkommen. Schweiz. med. Wschr. 1954, 875—883.

WEICKER, H., u. H. HUNGERLAND: Thalidomid-Embryopathie. Dtsch. med. Wschr. 1962, 992—1002.

WEICKERT, H.: Beitrag zu den angeborenen Fehlbildungen der Lendenwirbelsäule, des Kreuz- und Steißbeines. Z. Orthop. 95, 3—11 (1961).

WEIL, S.: Verdoppelung der Hand mit Defekt des Radius bei doppelter Ulna. Klin. Wschr. 1923, 278.

— Diplocheirie und Diplopodie. Z. orthop. Unfall-Chir. 43, 595—607 (1924).

WENNER, R.: Zur Frage der Bedeutung von Blutgefäßanostomosen in den Placenten eineiiger Zwillinge. Gynaecologia (Basel 132, 307 (1951a).

— Probleme der menschlichen Zwillingsforschung. Verh. naturforsch. Ges. Basel 62, 63 (1951b).

WERTHEMANN, A.: Über Beziehungen sirenoider Fehlbildungen zu Schizosomen. Schweiz. med. Wschr. 1947, 270.

— Über höhere und höchste Grade der Extremitätenvervielfältigung. Schweiz. Z. allg. Path. 13, 756—779 (1950).

— Die Entwicklungsstörungen der Extremitäten. In: Handbuch der speziellen pathologischen Anatomie und Histologie von LUBARSCH, HENKE u. RÖSSLE, Bd. 9, Teil 6. Berlin-Göttingen-Heidelberg: Springer 1952.

— Die Mißbildungen des Feten. In: Lehrbuch der Geburtshilfe von KOLLER, 2. Aufl. Basel: S. Karger 1953.

— Allgemeine Teratologie mit besonderer Berücksichtigung der Verhältnisse beim Menschen. In: Handbuch der allgemeinen Pathologie, Bd. 6, S. 58. Berlin-Göttingen-Heidelberg: Springer 1955.

— M. REINIGER u. H. THOELEN: Untersuchungen über den Einfluß des O_2-Mangels auf die fetale Entwicklung von Säugetieren. Schweiz. Z. allg. Path. 13, 756—779 (1950).

WEYERS, H., et C. J. THIER: Malformations mandibulo faziales et délimitation d'un syndrome oculo-vertébral. J. Génét. hum. 7, 143—173 (1958).

WIEDEMANN, H. R.: Toxoplasmose — eine für den Kinderarzt wichtige Krankheit. Kinderärztl. Prax. 18, 543—555 (1950a).

— Angeborene Mißbildungen nach Virusinfektionskrankheit der Mutter während der Schwangerschaft. Ärztl. Wschr. 1950b, 453—459.

— Schädigungen der Frucht in der Schwangerschaft. Med. Mschr. 9, 14 (1955).

— Hinweis auf eine derzeitige Häufung hypo- und aplastischer Fehlbildungen der Gliedmaßen. Med. Welt 1961, 1863—1866.

— Derzeitiges Wissen über Exogenese von Mißbildungen im Sinne von Embryopathien beim Menschen. Med. Welt 1962, 1343—1349.

WILDER, H. H.: Palms and soles. Amer. J. Anat. 1, No 4 (1902).

— Duplicate twins and dubble monsters. Amer. J. Anat. 3, 387 (1904).

— Zur körperlichen Identität bei Zwillingen. Anat. Anz. 33, 193 (1908).

WILLIS, R. A.: Pathology of tumours. London: Butterworth & Co. 1953.

WILSON, J. G., B. ROTH, and J. WARKANY: An analysis of the syndrome of malformations induced by maternal vitamin A deficiency.

Effects of restoration of vitamin A at various times during gestation. Amer. J. Anat. 92, 189—217 (1953). Ref. Ber. ges. Gynäk. Geburtsh. 51, 181—182 (1954).

WINDORFER, A.: Zum Problem der Mißbildung durch bewußte Keim- und Fruchtschädigung. Med. Klin. 1953, 293—297.

WINTER, G. F., u. A. PÄTZ: Die Mißbildungshäufigkeit in Berlin und Umgebung in den Jahren 1950—1956. Arch. Gynäk. 190, 404—408 (1958).

WITT, H. J.: Vorkommen und Verteilung von Mißbildungen in den letzten 55 Jahren. Zbl. Gynäk. 80, 1432 (1958a).

— Über die Zunahme der prozentualen Mißbildungshäufigkeit. Niedersächs. Ärztebl. 12, 364 (1958b).

— Vermehrtes Auftreten von Mißbildungen? Landarzt 36, 372—375 (1960).

WOLFF, E.: Production expérimentale de la symmélie chez le poulet. Soc. de Biol. de Strasbourg 1934. C. R. Soc. Biol. (Paris) 116, 780 (1934).

— Les bases de la tératogénèse expérimentale des vertébrés amniotes d'après les résultats de méthodes directes. Arch. Anat. (Strasbourg) 22, 1—375 (1936).

WOLFF, E.: La duplication de l'axe embryonnaire et la polyembryonie chez les vertébrés. C. R. Soc. Biol. (Paris) 142, 1282 (1948).

— La régulation chez l'embryon d'oiseau. Ann. Biol. (Liège) 26, 229 (1950).

WOLLENBERG, A.: Röntgenologie der Deformitäten. In: H. GERHARTZ, Leitfaden der Röntgenologie. 1922.

WORM, M.: Disk.-Beitrag zur Mißbildung. Statistik, Wiss. Ges. Geburtsh. u. Gynäk. Humboldt-Univ. Berlin Juli 1950. Zbl. Gynäk. 74, 873—876 (1952).

WRETE, M.: Die kongenitalen Mißbildungen, ihre Ursache und Prophylaxe. Stockholm: Almquist & Wiksell 1955.

WRIGHT, S., and K. WAGNER: Types of subnormal development of the head from inbred strains of guinea pigs and their bearing on the classification and interpretation of vertebrate monsters. Amer. J. Anat. 54, 383 (1934).

WUSTROW, F.: Über eine monopodale Sirenenbildung. Zbl. allg. Path. path. Anat. 90, 223—230 (1953).

ZELIGS, I. M.: Congenital absence of sacrum. Arch. Surg. 41, 1220—1228 (1940).

Namenverzeichnis — Author Index

Die *kursiv* gesetzten Seitenzahlen beziehen sich auf die Literatur

Page numbers in *italics* refer to the bibliography

Nakano,H., Y.Ichkawa, S.Morii
u. T.Nishimura *378*
Nanta,A., A.Bazex u. A.Dupré
378
Narasimhan,P. s. Bruno,M.S.
453, 455, *460*
Nash,F.W., u. J.B.Cavangh *378*
Nassim,J.R. s. Saville,P.D. 401,
406
Nassim,R. s. Dixon,Th.F. 258,
260
Natali,C. 320, *378*
Nather,F.B. 193, *239*
Natvig,P. 171, *179*
Naujoks,H. 667, *722*
Naumann,H. *166*
Nauwerk,C. s. Reichel,P. 608, *620*
Navis,H. s. Waardenburg,P.J.
726
Naylor,J. s. Hsia,D.Y. 308, *370*
— s. Yi-Yong,D. *389*
Nedelcu,E. s. Feldioreanu,T. *365*
Needham,J. *722*
Neef,P. *166*
Neel,J.V. *378*, 672, *722*
— H.F.Falls u. A.R.Test 491,
493, 496, *508*
— H.A.Itano u. J.S.Lawrence
289, 299, *304*
— s. Crowe,F.W. 391, *405*
— s. Powell,M.N. 299, *304*
Nègre,A. s. Dumont,A. 463, *483*
Negrié,Canton *624*
Neideck,J. *260*
Neimann,N., u. P.Arnould *378*
— Stehlin, James u. Frezal 416
— — u. M.Manclaux 47, 48, *427*
— s. Caussade,L. *359*, 482, *485*
Nelson,L.A. s. Davenport,C.B.
418, *427*
Németh,A. s. Borsay,B. *617*
Nenterborm *378*
Neresheimer,R. 657, *665*
Nestor,N. s. Feldioreanu,T. *365*
Netto Coelho,A.S. s. Flosi,A.Z.
337, *365*
Neuberger,A. 482, *486*
Neuendorff,A. s. Rettig,H. 572,
602
Neugebauer,G. 606, 607, *619*
Neuhauser,E.B.D. 131, *142*, 153,
166, 661
— H.Schwachmann, M.Witten-
borg u. J.Cohen 124, 125, 126,
127, 130, 132, 135, *142*
— s. Cohen,J. 65
Neumaier,F. s. Barisone,D. 215,
226, *236*
Neumann,G. *142*
— u. L.Huebner 400, *406*
Neustadt,E, 417, *428*
Nevent,B. *378*
Nevin,S. s. Greenfield,J.G. *368*
Newcomet,W.S. 183, 189, 193,
196, 223, *239*

Newell,F.W., u. A.Koistinen *378*
Newnum,R.L. s. Gatzmios,Chr.D.
367
Newsholme,A. 415, *427*
Nezelof,Ch. s. Lamy,M. 471, *484*
Nicaise 605, *618*
Niccolini,G. *239*
Nicholas,J.S. 673, *722*
Nichols,B.H., u. E.L.Shiflett 170,
179, 223, 227, 234, *239*
Nichols,E., u. F.Richardson 601
Niclós,J.M., F.Campoy u.
V.Arenal *378*
Nicod,M. 455, *461*
Nicol,R. 605, *618*
Nicolas,S. s. Sacrez,R. 319, 320,
382
Nicole,R. s. Freudenberg,E. 50,
53, 57, 62, 63, *65*
Nicolle,M. s. Broc,R. 654, *664*
Niebel,R. 603, *616*
Nieddu,G., u. B.Ventura 304
Niederland,W. *507*
Niemann,A. 312, 313, *378*
Nierhoff,N., u. O.Hübner *43*
Nievergelt,K. 431, 432, *456*
Nigasoli,P. s. Thurner,J. *618*
Nigst 423
Nigst,P.F. *624*
Nikiforow,P. s. Goldstein,D. *42*
Nilson,F. *622*
Nilsonne 14, *417*
Nilsonne,H. *722*
Nilsson,F. 470, *484*
Nisbet,N.W., u. B.F.Cupit *378*
Nishimura,T. s. Nakano,H. *378*
Nissler,H. *378*
Nitsche,F. 699, 700, 702, *722*
— u. P.Armknecht *722*
Nitter,L. *378*
Nixon,J., u. J.Perry *378*
Niźnikowska-Marks,M.J. *378*
Njä,A. *378*
Noble,W.J. s. Steinberg,I. 658,
665
Nóbrega,V.V. s. Almeida,R.A.de
355
Noel,A. s. Gillet,P. *367*
Nöller,F. *378*
Nöller,H.G. 320, 321, 332, 333,
378
— I.Wagner u. C.Bodenstedt *378*
Nogueron s. Lisker 453
Noltenius,G., u. H.R.Wiede-
mann 651, 654, *664*
Noordenbos,W. *304*
Nordio,S. 218, 227, *239*
Nordmann,J. *378*
Norman,R.M., H.Urich u. O.C.
Llyod *378*
— u. N.Wood 316, *378*
— s. Bishton,R.L. *357*
— s. Tingey,A.H. *386*
Normand,E. s. Marie,J. 317, *376*
Norris,W.P. s. Carter,H.E. *359*

Notter,G. *378*
Noufflard s. Marie,J. 317, *376*
Novak,J. s. Mikula,M. *622*
Novara 455
Nove-Josserand, Horand,R. 255,
260
Novotny,R. s. Vichnar,M. 506,
511
Nuñez,O.P. 171, 174, *179*
Núñez Beato,J. s. Valdés
Rodriguez,A. *387*
Nussbaum,A. 576, *601*
Nussey,A.M. *122*
Nutt,J.J. 244, *260*

Oakberg,E.F. s. Russell,W.L.
670, *723*
Oats,M.B. s. Young,A.C. 525, *542*
Obe,Y. *378*
Oberdalhoff,H., H.Vieten u.
H.Karcher 506
Oberling,C., u. P.Woringer *378*
Oberniedermayr,A. 666, 677, 679,
722
Oberste-Lehn,H. 603, *616*
O'Brien,H.R., u. H.S.Mustard
711, *722*
O'Connel,J.G. *179*
O'Connor,D.S. s. Allison,N. *617*
Ode,A.M. 496, *509*
Odelberg-Johnson,O. 116, *122*,
229, 230, *239*
Odessky,J.N., u. P.A.Shirshnev
166
Odiévre,M. s. Rossier,A. 347, 351,
381
Oehlecker,F. 94, 99, *103*, *507*
Oehlecker,G. 54, 59, 63, *66*
Oehme,C. 145, *166*
Oehme,J. 482, *486*
Oeser,R. 608, *620*
Österreicher,W. 436, *457*
Oetzel,Chr. 318, *378*
O'Ferral,O. 608, *620*
O'Flym s. Smith,E. *384*
Ogryzlo,M.A. *103*
Ohkura,K. 430, *456*
Ohrt,V. *379*
Okner,H.B. s. Meyer,S.J. *377*
Olaso,A. s. DeCardenas,M. *460*
Olbrich,G. s. Leiber,B. 506, *506*,
636, 654, *661*, 689, *721*
Oldfield,M.C. 491, *507*
Oleck,H.-G. s. Bürgel,E. 229, *236*
Olega,F., u. J.Muguruza 510
Olivetti,R.G. s. Feld,H. 116, *121*
Olivi,O. s. Pachioli,R. *662*
Ollendorff,H. s. Buschke,A. 190,
215, 217, 218, 219, 227, *236*
Ollendorff-Curth,H. 217, *239*
Ollerenshaw,R. 605, 612, *618*, *624*
Ollier,L. 470, 471
Olmer,J., M.Mongin u. M.Martin
379

Troell *623*

Tropp, C., u. T. Baumann *386*

Trousseau, A. *167*

Trueta, J., u. M. H. M. Harrison *602*

— s. Harrison, M. *601*

Truffi, G. *167*

Truog, G. s. Moor-Jankowski, J. K. 466, *483*

Tschernogobow, A. *462*

Tuchel, V. s. Coenstantinescu, M. *507*

Tuchman, L. R., G. Goldstein u. M. Clyman 312, *386*

— H. Suna u. J. J. Carr 312, *386*

— s. Antopol, W. *355*

— s. Sobotka, H. 313, 314, *385*

— s. Tyson, M. C. 312, *387*

Tung, Hsi-Lin u. A. A. Llebow 658, *665*

Tunick, I. S. s. Pomerantz, M. M. 481, *486*

Turano, A. F., K. A. Fagan u. P. A. Corbo *123*

Turnbull, H. M. s. Burrows, A. *460*

Turner 613, *627*

Turner, A. s. Annandale, W. 612, *625*

Turner, A. L. *625*

Turner, E. K. *48*

Turner, G. 615, *628*

— u. A. Amandale *628*

Turner, J. W. 436, 438, *457*

Turner, O. A., u. W. J. Gardner 390, *406*

Turpin, R., u. F. Delbarre 312, *386*

— u. J. Lafourcade *386*

— s. Lejeune, J. 650, *663*, 668, 669, *721*

Tuthill, C. R. *387*

Twiesselmann, F. 673, *725*

Tyler Frank, H. s. Krivit, W. *373*

Tyson, M. C., W. I. Grossman u. L. R. Tuchman 312, *387*

Tzank s. Chenot 613, *626*

Uas, A. s. Weinberg, H. *44*

Ubbens, R. s. Buchem, F. S. van 120, 124, 126, 134, 135, 138, 142

Uebelhart, R., W. Hinderling u. W. Voellmy 186, 190, 191, 206, *241*

Übermuth, H. 586, *602*

Uehlinger, E. 48, 76, 77, 117, 118, 119, *123*, 133, 140, 144, 145, 146, 147, 154, 155, 156, 157, 158, 161, 162, *167*, *180*, 203, 231, *241*, 245, 248, 255, *261*, 317, *387*, 401, 402, 403, *406*, 612, *625*

— s. Baumann-Schenker *236*

— s. Gloor, H. U. 538, *541*

Uehlinger, E. s. Gsell, O. 538, *541*

— s. Schinz, H. R. *43*, *103*, 115, *122*, 125, 132, 139, *143*, 145, 161, 162, *167*, 183, *240*, 245, *261*, *383*, 467, 470, *484*, 525, 530, 531, 537, *542*, 605, 609, *622*, *665*, 687

Ugland, O. M. 51, 52, 58, 59, *67*

Uhlig 506

Uhlig, H. *44*

Uhry, E. 610, *623*

Ullrich 69, 438

Ullrich, O. 16, 44, 308, 339, 342, 343, 350, *387*, *510*, 659, *665*

— u. H. Fremery-Dohna 654, *664*, 690, *725*

— u. H. R. Wiedemann *44*, 344, *387*

— s. Binzwenger, E. *357*

Ulstrom, R. A., M. R. Ziegler, D. Doeden u. I. McQuarrie *387*

Umber, F. 527, 529, *542*

Underdahl, L. O. s. Martin, W. J. 482, *486*

Undritz, E. 301, *305*

— s. Bernard, J. 267, *301*

Unger, H. *725*

Unger, S. M. s. Sum, P. W. 116, *123*

Unna, P. G. 159, *167*, *462*

Unnik, J. A. M. van s. Kastelein, D. A. 614, *626*

Unshelm, E. 352, 354, *387*

Unterberg 703, *725*

Unterrichter, L. V. *428*, 707, 709, *725*

Uraban, N. s. Rodeck, H. *381*

Urabana, R. E., u. L. Schour 83, *93*

Urakami, M. s. Miyazaki, T. 244, 260

Urich, H. s. Norman, R. M. *378*

— s. Tingey, A. H. *386*

Uzma, L. L. *387*

Vague, H. 145, 161, *167*

Vague, J. 161, *167*

Valdés, R. s. Rousselot Diaz, J. *382*

Valdés Rodriguez, A., C. Montalvo, J. A. Picaza u. J. Beato Nuñez *387*

Valdoni, P. 606, *619*

Valentin, B. 174, *180*, *428*, 459, 695, *725*

Valentino, L. *305*

Vallat, G. s. Passouant, P. *103*

Valsecchi, R., u. L. Pierangeli 470, *484*, *623*

Vandendorp, F. s. Lefèbre, C. 120, *122*

Van der Hoeve, J., u. A. de Klein 82, 86, *93*

Vannier s. Gennes, L. de 196, 231, *237*

Varcasia, E. s. Sbraccia, C. *382*

Varga, T. s. Greiner, K. 660, *664*

Variot, G., u. L. Pironneau 651, 654, *664*

Vas 145, *167*

Vassella, F. *387*

Vassena, E. *387*

Vastine, J. H. II., M. F. Vastine u. O. Arango 245, *261*

Vastine, M. F. s. Vastine, J. H. II. 245, *261*

Vaughan 116

Vaughan-Jackson, O. J. 592, *602*

Vay, A. D. le *180*

Veasey, C. A. *387*

Vecchione, F. 169, 174, *180*

Vega, J. C. de la, u. J. Solis *241*

Vegh, J. 609, *623*

Veil, P. s. Terrien, F. *93*

Veit, G. *428*

Velde Anneke van der s. Keyzer, J. L. *372*

Veller, K., u. A. Laur *180*

Velluda, C. C. 703, *725*

Venezian 608, *620*

Ventura, B. s. Nieddu, G. *304*

Verdura, G., u. C. E. Pini *387*

Verger s. Debois *237*

— s. Fontan *365*

Verger, P. *387*

Vérin s. Fontan *365*

Vermassen, A. s. Winckel, H. v. *181*

Verner, E. W. s. Stout, A. *628*

Verneuil 442

Verney, R. s. Bernheim, M. *356*

Verschuer, O. V. *44*, *181*, 410, *425*, 444, 491, 492, 630, 640, 641, *661*, 666, 670, 672, 673, 674, 689, 691, *725*, *726*

— u. L. Conradi 640, *663*

— u. H. C. Ebbing *726*

— s. Curtius, F. *715*

Verse, H. 454, 656, 658, 659, *665*, *726*

Versiani, O., I. M. Figueiro u. M. A. Junqueira 324, *387*

Verth, J. zur *602*

Vertruyen, H. s. Hooft, C. *370*

Veslot, Duperrat, Browaeys, Garnier u. Pley *387*

Veyrassat, J. *508*

Vialte, M. s. Bernheim, M. *356*

Vialtel, M. s. Paufique, L. *379*

Vialtet, M. s. Jeune, M. *178*

Vichnar, M., J. Havlik u. R. Novotny 506, *511*

Vickemann, P. s. Paradi, S. E. Y. *624*

Victor, A. B., u. L. E. Imperiale *305*

Videback, A. s. Hastrup, B. *369*

Videbaek, A. 313, 315, *387*

Viehweger, G. 616, *628*

Vieten, H. s. Oberdalhoff, H. *506*

— s. Schoenmackers, J. 666, 677, 679, *724*

Vigliani, F. 274, *305*

Sachverzeichnis

(Deutsch-Englisch)

Bei gleicher Schreibweise in beiden Sprachen sind die Stichwörter nur einmal aufgeführt

Subject Index

(English-German)

Where English and German spelling of a word is identical the German version is omitted

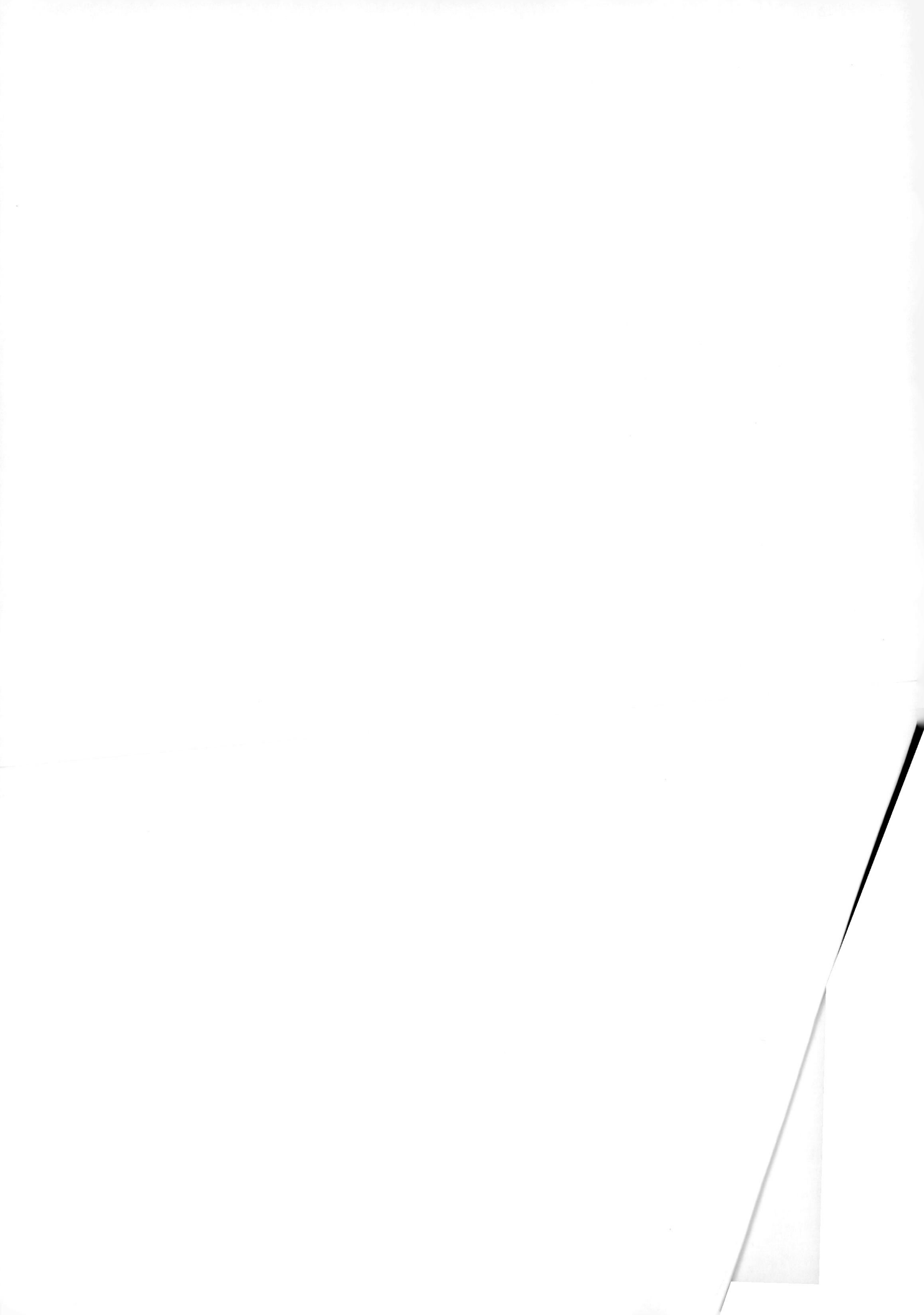